L'ENCYCLOPÉDIE VISUELLE DES ALIMENTS

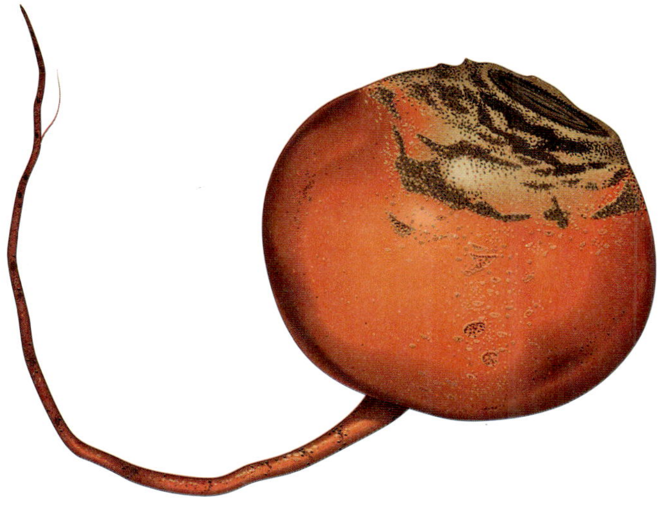

Données de catalogage avant publication (Canada)

Vedette principale au titre :

Encyclopédie visuelle des aliments

Comprend des réf. bibliogr. et un index.

ISBN 2-89037-884-5

1. Aliments - Encyclopédies. 2. Cuisine - Encyclopédies. 3. Aliments - Ouvrages illustrés. 4. Cuisine - Ouvrages illustrés. I. Fortin, François.

TX349.E52 1996 641.3'003 C96-940701-7

L'Encyclopédie visuelle des aliments fut conçue et créée par **Québec/Amérique International**, une division de

Les Éditions Québec/Amérique inc.
425, rue Saint-Jean-Baptiste, Montréal, Québec, H2Y 2Z7
Téléphone : (514) 393-1450 - Télécopie : (514) 866-2430

D'après l'ouvrage de Solange Monette intitulé le *Dictionnaire encyclopédique des aliments,* publié chez Les Éditions Québec/Amérique Inc.

Imprimé et relié au Canada.

10 9 8 7 6 5 4 3 2 1 99 98 97 96

L'ENCYCLOPÉDIE VISUELLE DES ALIMENTS

Éditions Québec/Amérique

Éditeur
Jacques Fortin

Direction éditoriale
François Fortin

Rédacteur en chef
Serge D'Amico

Nutritionnistes consultantes
Marie Breton Dt. P.
Isabelle Emond Dt. P.

Conception graphique
Anne Tremblay

Réalisation infographique
Jean-Yves Ahern
Rielle Lévesque
Pascal Bilodeau
François Escalmel
Marc Lalumière
Michel Rouleau
Mamadou Togola

Mise en pages
Lucie Mc Brearty
Georges Audet
Pascal Goyette
Chantal Boyer

Programmation
Daniel Beaulieu

Recherche
Nathalie Daneau

Coordination/Retouche photographique
Josée Gagnon

Rédaction des recettes
Ariane Archambault

Photographies
Studio Focus-Pocus

Chef
Laurent Saget

Correction
Liliane Michaud

Production
Tony O'Riley

Remerciements
Pour la réalisation de l'*Encyclopédie visuelle des aliments*, nous avons bénéficié de la collaboration d'organismes et de personnes qui nous ont transmis de la documentation technique ou des avis judicieux, parmis lesquels nous tenons à remercier plus particulièrement :

Bibliothèque de l'Office de la langue française du Québec, Mme Chantal Robinson et le personnel de la bibliothèque
Bibliothèque des arts de l'UQAM, le personnel
Bibliothèque nationale du Québec, M. Michel Godin
Blacker-Wood Library, Université McGill, Mrs. MacLean
Fédération des producteurs d'agneaux et de moutons du Québec, Mme Sylvie Arseneault
Institut de tourisme et d'hôtellerie du Québec, Mme Céline Beauchemin et le personnel de la bibliothèque
Jardin botanique de Montréal, Mme Céline Arseneault
Jean-Claude Corbeil
Liliane Michaud
Ministère de l'Agriculture, des pêcheries et de l'alimentation, Québec, centre de documentation, M.Michel Hogue,
Musée des beaux-arts de Montréal, Mme Marie-Claude Saïa
Normand Fleury
Pêche et Océans Canada (Ottawa)
Union des producteurs associés du Canada : Rosa Viau, Jocelyne Beauregard.

Ouvrage imprimé et relié par Métropole litho inc., une division des imprimeries Transcontinental inc.
Texte composé en ITC Garamond Condensed, Industria et Frutiger.

Avant-propos

La vie moderne a profondément modifié nos habitudes alimentaires : la disponibilité croissante d'une plus grande variété d'aliments ainsi qu'une préoccupation accrue vis-à-vis de nos besoins nutritionnels, sans oublier notre intérêt pour la nouveauté, nous placent aujourd'hui devant une multitude de produits parmi lesquels il faut savoir choisir.

Le principe et la conception de L'*Encyclopédie visuelle des aliments* visent à aider le lecteur (débutant ou spécialiste) à trouver rapidement une information claire et précise sur un aliment particulier. C'est avant tout un guide pratique doublé d'un ouvrage de référence qui permet aux curieux de découvrir de nouveaux produits ou de nouvelles façons d'utiliser des produits connus.

Cette encyclopédie, bien qu'elle comprenne des recettes, n'est pas un livre de recettes : c'est une somme de connaissances sur les aliments. Elle fournit les renseignements pratiques sur l'origine et la description, l'achat et les techniques de préparation, les possibilités d'utilisation, les modes de cuisson, la valeur nutritionnelle et les procédés de conservation des aliments. L'information est présentée dans une mise en pages dynamique et moderne en rubriques faciles à repérer.

L'*Encyclopédie visuelle des aliments* permet au lecteur de trouver en un seul volume toute l'information qu'il recherche sur des sujets aussi divers que les viandes, les épices, les algues et les poissons. C'est un véritable guide qui aide à faire des choix éclairés devant l'abondance de l'information diffusée aujourd'hui sur l'alimentation et les aliments.

Le recours à l'illustration est ici essentiel et sa valeur, didactique ; elle permet de reconnaître, de distinguer ou de connaître les produits en un coup d'œil. Selon le contexte, des photographies et des illustrations d'une grande qualité et d'une grande précision révèlent tous les détails et contribuent à lever des ambiguïtés. L'image vient appuyer la description et aide à distinguer les variétés et les espèces.

Ce livre de référence est l'œuvre d'une vaste équipe qui y a consacré plus de trois années. Il traite de plus de 1000 aliments et comprend au-delà de 1300 illustrations, photographies et recettes. Les divisions en thèmes et en sous-thèmes, la table des matières, l'index détaillé et le glossaire des termes spécialisés sont autant de manières de parvenir à l'information recherchée.

Que vous désiriez améliorer vos habiletés culinaires, rafraîchir vos notions sur les aliments, vous assurer de la qualité nutritionnelle d'un produit ou tout simplement vous laisser émerveiller devant la diversité des aliments dont elle traite, L'*Encyclopédie visuelle des aliments* sera le livre que vous aurez plaisir à consulter et à regarder.

Jacques Fortin
éditeur

Guide d'utilisation

Chaque thème est composé d'aliments traités de façon détaillée.

Illustrations en couleurs et mise en pages dynamique, attrayante et explicite.

Historique et description de l'aliment et de ses principales variétés.

Suggestions d'apprêts classiques ou inusités pour chaque aliment.

Conseils pertinents pour l'achat de produits frais et saisonniers.

Les pictogrammes facilitent le repérage des différentes rubriques.

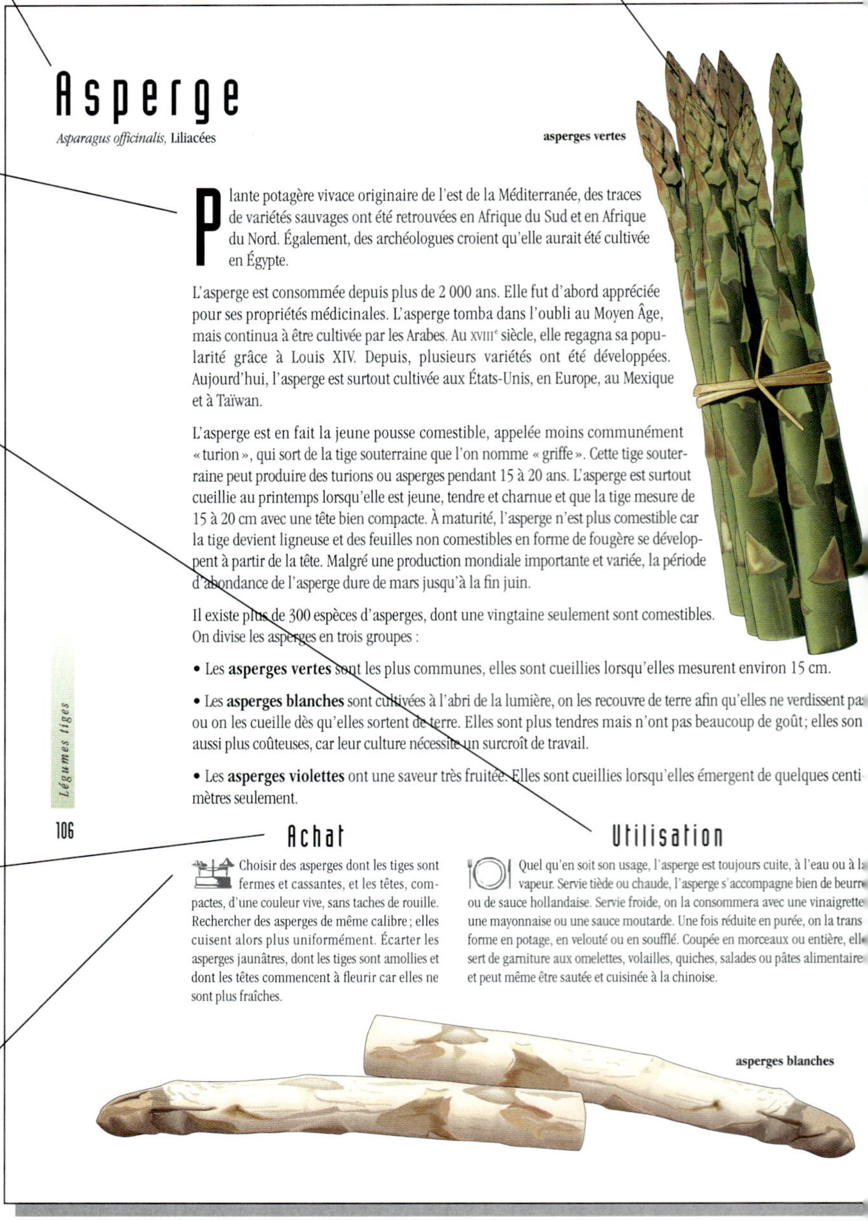

Asperge

Asparagus officinalis, Liliacées

asperges vertes

Plante potagère vivace originaire de l'est de la Méditerranée, des traces de variétés sauvages ont été retrouvées en Afrique du Sud et en Afrique du Nord. Également, des archéologues croient qu'elle aurait été cultivée en Égypte.

L'asperge est consommée depuis plus de 2 000 ans. Elle fut d'abord appréciée pour ses propriétés médicinales. L'asperge tomba dans l'oubli au Moyen Âge, mais continua à être cultivée par les Arabes. Au XVIIIe siècle, elle regagna sa popularité grâce à Louis XIV. Depuis, plusieurs variétés ont été développées. Aujourd'hui, l'asperge est surtout cultivée aux États-Unis, en Europe, au Mexique et à Taïwan.

L'asperge est en fait la jeune pousse comestible, appelée moins communément « turion », qui sort de la tige souterraine que l'on nomme « griffe ». Cette tige souterraine peut produire des turions ou asperges pendant 15 à 20 ans. L'asperge est surtout cueillie au printemps lorsqu'elle est jeune, tendre et charnue et que la tige mesure de 15 à 20 cm avec une tête bien compacte. À maturité, l'asperge n'est plus comestible car la tige devient ligneuse et des feuilles non comestibles en forme de fougère se développent à partir de la tête. Malgré une production mondiale importante et variée, la période d'abondance de l'asperge dure de mars jusqu'à la fin juin.

Il existe plus de 300 espèces d'asperges, dont une vingtaine seulement sont comestibles. On divise les asperges en trois groupes :

- Les **asperges vertes** sont les plus communes, elles sont cueillies lorsqu'elles mesurent environ 15 cm.
- Les **asperges blanches** sont cultivées à l'abri de la lumière, on les recouvre de terre afin qu'elles ne verdissent pas ou on les cueille dès qu'elles sortent de terre. Elles sont plus tendres mais n'ont pas beaucoup de goût; elles sont aussi plus coûteuses, car leur culture nécessite un surcroît de travail.
- Les **asperges violettes** ont une saveur très fruitée. Elles sont cueillies lorsqu'elles émergent de quelques centimètres seulement.

Légumes tiges

106

Achat

Choisir des asperges dont les tiges sont fermes et cassantes, et les têtes, compactes, d'une couleur vive, sans taches de rouille. Rechercher des asperges de même calibre ; elles cuisent alors plus uniformément. Écarter les asperges jaunâtres, dont les tiges sont amollies et dont les têtes commencent à fleurir car elles ne sont plus fraîches.

Utilisation

Quel qu'en soit son usage, l'asperge est toujours cuite, à l'eau ou à la vapeur. Servie tiède ou chaude, l'asperge s'accompagne bien de beurre ou de sauce hollandaise. Servie froide, on la consommera avec une vinaigrette, une mayonnaise ou une sauce moutarde. Une fois réduite en purée, on la transforme en potage, en velouté ou en soufflé. Coupée en morceaux ou entière, elle sert de garniture aux omelettes, volailles, quiches, salades ou pâtes alimentaires et peut même être sautée et cuisinée à la chinoise.

asperges blanches

Conseils utiles sur la préparation de centaines d'aliments.

Photographies détaillées illustrant clairement, au besoin, les techniques de préparation.

Tableaux regroupant les données nutritionnelles essentielles des aliments. Rubrique soulignant les aspects spécifiques à chacun.

Asperge

Préparation

Avant de cuire l'asperge, couper la tige à la base (on peut réduire cette partie en purée et l'utiliser pour faire des potages, par exemple). L'asperge a pas nécessairement besoin d'être pelée. Bien la laver à l'eau froide pour la ébarrasser de sable et de terre.

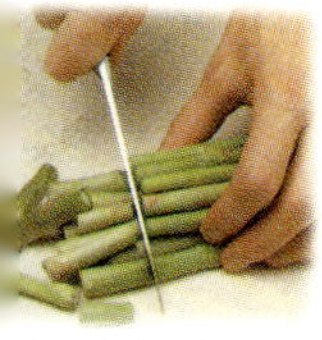

Couper la base des asperges avec un couteau tranchant.

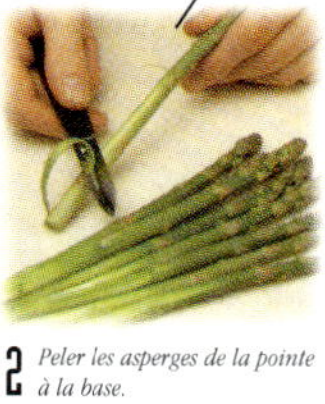

2 Peler les asperges de la pointe à la base.

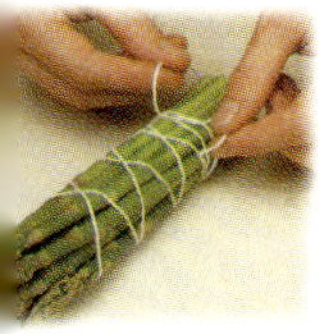

Ficeler les asperges en bottes.

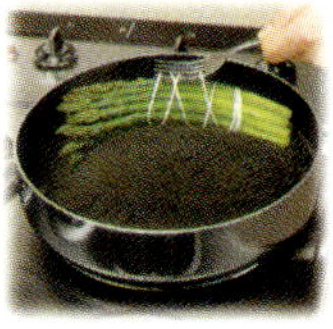

4 Ainsi ficelées, les asperges se retirent facilement du récipient après la cuisson.

Asperges à la polonaise

4 PORTIONS

1 kg (2 lb) d'asperges fraîches
2 œufs
125 g (¼ de lb) de beurre
3 c. à soupe de chapelure
3 c. à soupe de persil frais

1. Débarrasser les asperges de leur extrémité dure. Les peler, les laver et les ficeler en 4 bottes identiques. Ciseler le persil.
2. Plonger les asperges dans l'eau bouillante salée. Les faire blanchir de 10 à 15 min jusqu'à ce qu'une lame de couteau les traverse aisément. Bien les égoutter. Enlever les ficelles. Les disposer sur un plat de service. Garder au chaud.
3. Faire durcir les œufs en les laissant bouillir 10 min. Les rafraîchir et les écaler. Écraser à la fourchette les jaunes d'œufs. Y ajouter le persil. En saupoudrer les tiges d'asperges.
4. Dans une casserole, faire fondre le beurre. Y ajouter la chapelure. Laisser blondir 5 min en remuant constamment. Retirer du feu.
5. Verser cette sauce sur les tiges d'asperges et servir immédiatement.

Valeur nutritive

	crue
eau	92%
protéines	2,6 g
matières grasses	0,3 g
glucides	4,2 g
calories	24
	par 100 g

L'asperge est une excellente source d'acide folique et contient de la vitamine C, du potassium, de la thiamine, de la riboflavine, de la vitamine B_6, du cuivre, de la vitamine A, du fer, du phosphore et du zinc. Son passage dans l'organisme ne passe pas inaperçu, car l'asperge contient une substance sulfurée qui «parfume» l'urine. L'asperge contient de l'asparagine, une substance acide qui lui donne sa saveur particulière et qui est diurétique. On dit l'asperge laxative, reminéralisante et tonique.

Cuisson

Éviter de trop cuire les asperges sinon elles ramollissent et perdent saveur, couleur et valeur nutritive. Pour la cuisson à l'eau, il est plus facile de récupérer les asperges si elles sont attachées en botte. Il est recommandé de les cuire à la vapeur, et préférablement dans une marmite à asperges. Il s'agit d'une marmite étroite et haute dans laquelle on dépose les asperges debout dans un panier intérieur et dans l'eau bouillante. On obtient alors une cuisson parfaite, car les pointes, plus fragiles, cuisent à la vapeur seulement. Les asperges sont cuites lorsqu'elles sont tendres mais encore fermes. Arrêter la cuisson des asperges qui seront mangées froides en les plongeant immédiatement dans de l'eau froide sans toutefois les laisser tremper. On peut aussi cuire les asperges au four à micro-ondes. Éviter de cuire les asperges dans une casserole en fer, car le tannin qu'elles contiennent en grande quantité réagit avec le fer et altère leur couleur.

Conservation

L'asperge est très fragile. Enveloppée d'un linge humide et placée au réfrigérateur dans un sac de plastique perforé, elle se conservera 3 jours au maximum. L'asperge blanchie et congelée se conserve 9 mois.

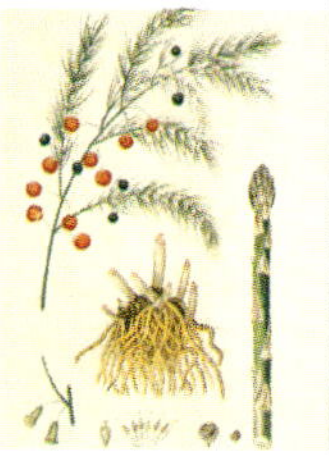

L'asperge est en fait la jeune pousse comestible qui sort d'une tige souterraine que l'on nomme «griffe». Cette tige souterraine peut produire des asperges pendant 15 à 20 ans.

Légumes tiges

107

Une illustration met en évidence un aspect historique ou botanique particulier.

Indications des modes de cuisson à privilégier et à éviter.

Repères de thèmes et de sous-thèmes qui simplifient la recherche de la section désirée.

Description des modes de conservation à adopter après l'achat ou l'utilisation de l'aliment.

*À l'occasion, l'*Encyclopédie visuelle des aliments *suggère des recettes simples et classiques.*

Table des matières

Valeur nutritive des aliments

Les besoins nutritionnels de notre organisme représentent les quantités de substances alimentaires essentielles nécessaires pour assurer une bonne croissance et le maintien d'une bonne santé. Afin de répondre à ses besoins nutritionnels, l'organisme possède un signal distinctif : la sensation de la faim. À première vue, la faim nous pousse à chercher de la nourriture par plaisir, mais ce serait plutôt principalement pour fournir au corps les substances qui lui sont indispensables. Si le corps n'en reçoit pas suffisamment, il manifestera des signes de carence par divers symptômes, dont la fatigue, des problèmes de concentration, de l'essoufflement, certaines infections fréquentes, etc. Tout ce qu'effectue le corps humain (dormir, manger, bouger, grelotter) dépend du travail des cellules, et, pour un bon fonctionnement de l'organisme, celles-ci exigent une quantité minimale de substances alimentaires diversifiées.

On distingue trois types de substances alimentaires aux rôles bien distincts :

• les **éléments de synthèse** qui assurent la croissance et la multiplication des cellules ainsi que l'entretien normal du corps ; ce sont les protéines et certains minéraux (calcium, magnésium et phosphore) ;

• les **substances énergétiques** qui jouent un rôle dans la fabrication des cellules, dans la digestion ou tout simplement dans le maintien des fonctions corporelles telle la température constante du corps : ce sont les glucides et les lipides ;

• les **substances régulatrices** qui permettent une utilisation efficace des substances énergétiques et des éléments de synthèse par le corps, plus spécifiquement les cellules ; il s'agit de l'eau, des vitamines et des minéraux.

Lors de la digestion, les éléments nutritifs présents dans les aliments sont disponibles pour l'organisme, afin de lui assurer un fonctionnement optimal. Puisque les éléments nutritifs sont contenus en quantités variables dans les aliments, il est nécessaire de consommer une variété d'aliments en quantité suffisante, et ce, chaque jour ; tous les éléments nutritifs sont essentiels, chacun remplit des fonctions spécifiques.

Les protéines

Les protéines tirent leur nom du mot grec *protos* qui signifie « premier » ou « de première importance », car elles sont les constituants de base des cellules vivantes. Les protéines servent à la construction, à la réparation et à l'entretien de l'organisme, fonctions essentielles de la matière vivante. De plus, elles accélèrent certaines réactions biochimiques, agissent comme messagères hormonales, comme constituantes du système immunitaire ainsi qu'à titre de neurotransmetteurs. Lorsque l'apport alimentaire en glucides et en lipides est insuffisant, elles peuvent être utilisées comme source d'énergie ; ainsi, un gramme de protéines fournit 4 kilocalories (17 kJ).

Composées d'acides aminés dans des proportions relatives différentes, on dit des protéines qu'elles sont « complètes » ou « incomplètes ». Parmi les 20 acides aminés dont elles peuvent être composées, 8 sont dits « essentiels » car l'organisme ne peut les fabriquer, tandis que les autres peuvent être synthétisés par le corps humain. Les protéines d'origine animale sont dites complètes et celles d'origine végétale sont qualifiées d'incomplètes. C'est pourquoi le végétalisme ou végétarisme strict exige la consommation d'une grande variété de protéines végétales afin d'obtenir tous les acides aminés essentiels dans des proportions idéales. Car si un des acides aminés n'est pas présent en quantité suffisante, il constitue un « facteur limitant », ce qui fait que la synthèse ne peut utiliser les autres acides aminés que dans la limite où le moins abondant est présent. Par contre si on associe une protéine pauvre en un certain acide aminé à une protéine riche en cet acide aminé, c'est le phénomène de la complémentarité et la valeur biologique de l'ensemble s'en trouve améliorée (voir *Théorie de la complémentarité*). La viande, la volaille, le poisson, les œufs et les produits laitiers constituent les principales sources de protéines animales. Les protéines végétales proviennent des légumineuses, des noix et graines et des produits céréaliers. Ces dernières sources sont à privilégier puisqu'elles ne renferment que peu de matières grasses tout en étant riches en fibres alimentaires.

Les glucides

Les glucides tirent leur nom de *glucis* qui signifie « doux ». Ils représentent la principale source d'énergie nécessaire au métabolisme et fournissent l'énergie nécessaire au fonctionnement du cerveau et du système nerveux. Ils sont également un des éléments constituants des membranes cellulaires. Puisqu'ils sont digérés rapidement, les glucides libèrent leur énergie de façon relativement plus rapide que les protéines et les lipides. Les glucides fournissent 4 kilocalories par gramme (17 kJ). On distingue trois principales sortes de glucides :

• les **glucides simples** formés d'un ou de deux sucres tels que le glucose, le fructose, le saccharose et le lactose. Ces glucides sont absorbés par l'organisme sans avoir été préalablement digérés ; on les retrouve dans les fruits, les légumes et le miel, ainsi que dans le sucre de table (cassonade, sirop de maïs, mélasse, sirop d'érable) ;

• les **glucides complexes** constitués de trois sucres ou plus, tels que l'amidon, le glycogène et la cellulose ; ils doivent être brisés lors de la digestion afin d'être absorbés sous forme de glucides simples par l'organisme. On les retrouve dans les produits céréaliers, les légumineuses, les noix et les graines, ainsi que dans certains légumes féculents tels que la pomme de terre, les pois verts, le maïs et la patate douce ;

• les **fibres alimentaires** composées en grande partie de glucides et aussi d'éléments de la structure de la plante qui résistent à la digestion. Les fibres ne sont pas nécessairement solides et filamenteuses (fibres insolubles), elles peuvent aussi se retrouver sous forme de gélatine et de mucilage (fibres solubles). N'étant pas digérées, les fibres ne fournissent pratiquement pas d'énergie ; elles contribuent plutôt à stimuler le fonctionnement de l'intestin. Leur efficacité est reconnue quant à la prévention et au traitement de la constipation. Les fibres se retrouvent en proportions variables dans les produits céréaliers surtout à grains entiers, les légumineuses, les légumes et les fruits, ainsi que les noix et graines.

Une alimentation riche en glucides complexes (amidon et fibres alimentaires) est souhaitable et recommandée, car ils auraient un effet dans la prévention de certaines maladies comme le cancer du colon ou l'hypercholestérolémie. Les aliments riches en sucre simple devraient être consommés avec modération, autant pour prévenir la carie dentaire que parce qu'ils contiennent peu ou pas d'éléments nutritifs ; ils sont d'ailleurs souvent qualifiés d'aliments « à calories vides ».

Les lipides

Les lipides tirent leur nom du grec *lipos* qui signifie « graisse ». Malgré leur mauvaise réputation, il faut rappeler que les lipides sont nécessaires au maintien d'une bonne santé : ils contribuent à la formation des membranes des cellules, à la synthèse des hormones ; ils donnent de la saveur aux aliments et procurent une sensation de satiété ; sans oublier qu'ils représentent une source concentrée d'énergie : 9 kilocalories par gramme de lipides (37 kJ), soit deux fois plus que les glucides ou les protéines. De plus, les lipides servent de moyen de transport à certaines vitamines dites « liposolubles » (solubles dans les graisses) (A,D,E et K) et facilitent ainsi leur absorption. Ils fournissent les acides gras essentiels, soit l'acide linoléique et l'acide alpha-linoléique, les seules matières grasses dont le corps ne peut se passer car il ne peut les fabriquer lui-même. Ces acides gras essentiels assurent l'intégrité de toutes les cellules du corps en leur permettant de faire les bons échanges avec l'extérieur et de protéger leur contenu intérieur. Ces acides gras essentiels se retrouvent principalement dans les céréales à grains entiers, dans les huiles et dans les noix et graines.

Le cholestérol est une sorte de gras que l'on retrouve normalement dans le sang et qui est essentiel à la synthèse des hormones sexuelles, des acides biliaires, des membranes cellulaires et de la vitamine A. Seuls les aliments d'origine animale contiennent du cholestérol ; il n'y en a aucune trace dans les aliments d'origine végétale. Contrairement aux acides gras essentiels, le cholestérol est fabriqué par le corps humain à environ 70 %, le reste étant fourni par l'alimentation. Il n'y a pas de risque de déficience, même avec une alimentation qui en serait exempte. En fait, le cholestérol alimentaire n'a que peu d'influence sur le cholestérol sanguin, ce dernier est beaucoup plus influencé par les acides gras.

Dans les aliments, la plupart des lipides se retrouvent sous forme de triglycérides qui, eux, sont composés d'acides gras. Ces acides gras peuvent être polyinsaturés, monoinsaturés ou saturés, selon la présence ou l'absence de doubles liaisons entre les atomes de carbone dont ils sont composés. Ces acides gras sont en proportions variables dans les huiles et les corps gras. Généralement, on dit que les aliments d'origine animale contiennent plus d'acides gras saturés que les aliments d'origine végétale. Font exception à cette règle les huiles de noix de coco et de palme qui sont en grande partie saturées et les poissons et fruits de mer qui contiennent une bonne part d'acides gras polyinsaturés. Les acides gras polyinsaturés se retrouvent principalement dans les huiles végétales et les monoinsaturés, dans l'huile d'olive, l'huile de canola, l'huile de noisette, l'avocat et les amandes.

Les acides gras saturés ont donc pour effet de faire augmenter le cholestérol sanguin surtout chez les personnes qui en consomment beaucoup et qui sont vulnérables. Par contre les acides gras polyinsaturés et monoinsaturés ont tendance à faire diminuer le taux de cholestérol sanguin. Comme on le sait, les graisses alimentaires sont étroitement associées aux maladies coronariennes. Selon des études cliniques, il semblerait qu'une consommation modérément réduite en matières grasses, dont on aurait plus spécifiquement diminué les gras saturés et augmenté les gras monoinsaturés et polyinsaturés, permettrait de diminuer de façon significative les risques de maladies coronariennes.

Les vitamines

Le nom vitamine vient de l'anglais *vitamin*, lui-même construit à partir du latin *vita* qui signifie « vie ». Il s'agit de substances organiques indispensables mais présentes en quantités infimes, et que fournit l'alimentation ; on compte 13 vitamines essentielles. Tout en ne fournissant aucune énergie, elles assurent la transformation des lipides et glucides en énergie utilisable par le corps humain ; elles sont nécessaires pour assurer la croissance, la reproduction et le bon fonctionnement de l'organisme. Chacune joue un rôle spécifique, sans qu'elles puissent être remplacées par une autre, car elles n'ont aucune similitude de leur structure. Il est possible de les regrouper en vitamines hydrosolubles (solubles dans l'eau) et liposolubles (solubles dans les graisses). Parmi les vitamines hydrosolubles, on trouve la vitamine C et les vitamines B qui comprennent la thiamine (B_1), la riboflavine (B_2), la niacine (B_3), le pantothénate (B_5), la vitamine B_6 ou pyridoxine, la vitamine B_{12} ou cobalamine, la biotine et l'acide folique. Les vitamines hydrosolubles ne sont pas stockées en quantités appréciables dans l'organisme ; solubles dans l'eau, elles sont éliminées par l'urine et la sueur ; l'alimentation doit donc en fournir quotidiennement. On les retrouve principalement dans les fruits et les légumes pour ce qui est de la vitamine C et dans les céréales à grains entiers, la viande et les produits laitiers dans le cas des vitamines B. Les vitamines hydrosolubles agissent dans un grand nombre de réactions biochimiques impliquées dans la régénération des cellules de la peau, du sang et du système nerveux. Ainsi, la vitamine C, que l'on nomme également acide ascorbique, participe à la formation du collagène, contribue à la résistance de la peau, des cartilages, des os, des dents et des vaisseaux sanguins. Elle contribue également à l'absorption du fer contenu dans les aliments. Les vitamines B agissent de concert ; lorsqu'il y a déficience de l'une ou de l'autre, cela nuit à l'utilisation de certaines d'entre elles. Elles sont particulièrement efficaces à transformer les protéines, glucides et lipides en énergie et à la libérer dans l'organisme. Elles ont un rôle à jouer dans la formation des anticorps et des globules rouges et assurent le bon fonctionnement du système nerveux et digestif.

Le groupe des vitamines liposolubles comprend les vitamines A, D, E et K. Puisqu'elles sont solubles dans les graisses, il est possible de les stocker dans la graisse corporelle ainsi que dans le foie. Elles s'éliminent très lentement par la bile, et peuvent donc être toxiques si leur consommation est excessive, surtout dans le cas des vitamines A et D prises sous forme de suppléments vitaminiques.

La vitamine A, que l'on trouve principalement dans les produits laitiers, le foie et le jaune d'œuf, joue un rôle important dans la vision en luminosité restreinte ainsi que dans le bon fonctionnement du système immunitaire. Cette vitamine se retrouve aussi sous forme de précurseurs (le carotène, substance présente dans les aliments, qui favorise la création de vitamines dans l'organisme) dans les fruits et les légumes jaunes, verts ou orangés.

On nomme parfois la vitamine D « vitamine soleil », car la peau contient un précurseur qui, sous l'action des rayons ultraviolets du soleil, se transforme en vitamine D. Cette vitamine favorise l'absorption du calcium et du phosphore pour assurer la formation du tissu osseux. Une carence en vitamine D au cours de la croissance entraîne une malformation des os : le rachitisme. Même si quelques minutes d'exposition au soleil suffisent à combler les besoins en vitamine D, au Canada, le lait et la margarine sont enrichis de cette vitamine car les conditions d'ensoleillement et les périodes d'exposition sont souvent insuffisantes. On trouve donc la vitamine D dans le lait et également dans les œufs, le foie et les poissons gras.

La vitamine E est un agent antioxydant qui empêche la formation de radicaux libres, susbtances qui stimulent la prolifération de cellules pouvant s'avérer cancérigènes. On trouve la vitamine E principalement dans les huiles végétales, le germe de blé et les huiles de poisson.

La vitamine K est un facteur antihémorragique nécessaire à la coagulation du sang, son nom vient d'ailleurs de l'allemand *Koagulation*. Plus de la moitié des besoins sont produits par la flore bactérienne de l'intestin et on la trouve également dans les épinards et le chou, ainsi que dans le lait, le foie et les œufs, et ce, en quantités moindres.

Les minéraux

Les minéraux sont des substances inorganiques qui contribuent au métabolisme des lipides, des glucides et des protéines, à la formation du squelette et au bon fonctionnement du système nerveux et des muscles. Tout comme dans le cas des vitamines, ils ne fournissent pas d'énergie. On trouve 22 minéraux essentiels qui se regroupent en macrominéraux et microminéraux ou oligo-éléments.

Les macrominéraux sont nécessaires en grandes quantités (d'où leur nom) ; il s'agit du calcium, du phosphore, du magnésium, du sodium, du chlore et du potassium.

Les microminéraux, dont seules d'infimes quantités sont nécessaires, comprennent le fer, le zinc, le cuivre, l'iode, le fluor et le sélénium. Les minéraux sont présents dans un grand nombre d'aliments souvent en petites quantités, mais suffisantes pour combler les besoins. Font exception à cette règle le fer et le calcium dont les besoins sont plus importants tout en étant, dans bien des cas, plus difficiles à combler. Dans l'alimentation, le fer se trouve dans les viandes et substituts, principalement dans le foie et les légumineuses, ainsi que dans les produits céréaliers et les légumes vert foncé. On trouve principalement le calcium dans les produits laitiers et également dans les mollusques et les crustacés, les légumineuses, les légumes verts, et les noix et graines. Il est donc important d'adopter une alimentation variée afin de combler tous les besoins de l'organisme autant en protéines, en lipides, en glucides, en vitamines et en minéraux.

L'eau

Du point de vue quantité, l'eau est le constituant le plus important de l'organisme : environ 55 % du corps de l'adulte en est constitué. Elle est indispensable à la vie, et on ne peut survivre que quelques jours sans eau. Elle joue un rôle dans la thermorégulation du corps, dans la lubrification des articulations et la transmission du son dans l'oreille, et elle sert également d'amortisseur dans le système nerveux. En fait, tous les phénomènes physiologiques de l'être humain ont besoin d'eau pour assurer leur bon fonctionnement. Elle est essentielle à la digestion, à l'absorption, à la circulation et à l'excrétion des déchets de l'organisme ainsi qu'au transport des éléments nutritifs ou à la reconstitution des tissus. L'apport en eau est réglé par la soif et devrait compenser la quantité éliminée, on conseille donc la consommation de 1,5 à 2 l de liquide par jour. Par liquide, on entend l'eau, le lait, le jus, le café, le thé, les tisanes et les boissons gazeuses ; les légumes et les fruits représentent aussi une source alimentaire de liquide puisqu'ils sont composés de 60 à 90 % d'eau.

Recommandations

Pour combler les besoins du corps en éléments nutritifs indispensables, des lignes directrices ont été établies, non pas en vue de lutter contre les maladies de carence mais plutôt en vue de réduire les risques de maladies chroniques. En effet, les pays industrialisés, loin de faire face à des problèmes de sous-alimentation, sont aux prises avec un problème de suralimentation. Une surconsommation d'aliments riches en graisses saturées combinée à un mode de vie sédentaire contribuent au développement de plusieurs maladies dites « de l'opulence » ; des maladies telles que le diabète, les cancers du système digestif, la maladie coronarienne, la maladie cérébrovasculaire, le cancer du sein, certains troubles du foie et la carie dentaire. Les nombreuses recherches effectuées jusqu'à maintenant démontrent clairement le lien entre l'alimentation et la prévention possible de ces maladies. Toutefois, ces études n'ont eu que très peu d'influence sur les comportements. En effet, la plupart des recommandations alimentaires déjà prônées par Hippocrate 500 ans avant notre ère demeurent encore valables aujourd'hui. Les recommandations actuelles ont le double défi de réduire les risques de maladies chroniques tout en comblant les besoins nutritionnels. Ainsi un régime alimentaire équilibré :

- devrait fournir les quantités recommandées des éléments nutritifs essentiels ;
- ne devrait pas leur fournir plus de 30 % de la quantité totale d'énergie sous forme de lipides et pas plus de 10 % sous forme de graisses saturées.

Toutefois, ces recommandations ne sont pas faciles à implanter de façon permanente dans les habitudes alimentaires : la résistance au changement est tenace. Sans offrir aucune garantie, elles accroissent cependant les chances de conserver une bonne santé et, par le fait même, une bonne qualité de vie.

Légumes

sommaire

Introduction

Nom donné aux nombreuses variétés de plantes potagères utilisées en alimentation. L'importance des légumes dans l'alimentation humaine a varié selon les époques et les cultures. Avec les céréales, ils ont longtemps constitué la base de l'alimentation humaine. Il est plutôt difficile pour les scientifiques de retracer l'histoire de tous les légumes qui ont été consommés à travers les âges. Néanmoins, il existe des indices qui permettent de proposer une hypothèse sur l'origine de la culture des légumes.

Bien avant le début de l'agriculture (il y a 12 000 ans), les individus étaients nomades et vivaient de chasse, de pêche et de cueillette. Cette période dura plus de 2 millions d'années. Puis, des populations nomades s'établirent dans certaines régions et commencèrent à réunir des animaux et à récolter des plantes sauvages. On ne sait exactement comment l'être humain a appris à semer, mais il semble que deux techniques ont été mises en pratique. La première consistait à semer des graines, alors que la seconde consistait à utiliser des repousses de la plante ou des racines. L'hybridation des diverses espèces serait survenue à la suite des migrations des individus et de leurs plantes, ce qui créa d'autres variétés. Ces végétaux se sont adaptés aux changements d'environnement, et ce durant plusieurs générations.

Les plus importantes améliorations dans certaines variétés de légumes n'ont eu lieu que tout récemment, soit à la fin du XIXe et au début du XXe siècle, suite à la compréhension des principes de la génétique élaborés par Darwin et Mendel. Ainsi, plusieurs espèces furent produites en fonction de caractéristiques organoleptiques bien précises, ainsi que du rendement de la récolte. Aujourd'hui, dans la plupart des pays occidentaux, on consomme peu les légumes ; on ne s'en sert souvent que pour accompagner les plats principaux. Par contre, en Asie et au Moyen-Orient, les légumes ont toujours occupé une place importante dans l'alimentation. En Amérique du Nord, la consommation des légumes est à la hausse depuis le milieu des années 70, ce qui reflète une préoccupation accrue pour une saine alimentation. En effet, grâce aux conseils des professionnels de la santé et à la suite de recherches scientifiques démontrant un lien étroit entre la consommation élevée de fruits et de légumes et la prévention de certaines maladies, les bienfaits de la consommation de légumes sont mieux connus. La plus grande diversité et la plus grande disponibilité des légumes sur le marché ont également contribué à favoriser leur consommation.

Une façon simple de classifier les légumes consiste à les regrouper selon la partie de la plante qui est consommée, soit :

- les légumes bulbes : ail, ciboule, ciboulette, échalote, oignon, poireau... ;
- les légumes racines : betterave, carotte, céleri-rave, malanga, navet, panais, radis, rutabaga, salsifis, bardane... ;
- les légumes fruits : aubergine, avocat, chayote, concombre, courge, gombo, olive, poivron, tomate... ;
- les légumes feuilles : chicorée, chou, cresson, épinard, laitue, mâche, ortie, oseille, pissenlit, radicchio... ;
- les légumes tiges : asperge, bambou, bette, cardon, céleri, chou-rave, crosse de fougère, fenouil... ;
- les légumes tubercules : crosne, igname, jicama, manioc, patate douce, pomme de terre, taro, topinambour... ;
- les légumes fleurs ou inflorescences : artichaut, brocoli, chou-fleur, rapini...

Achat

L'aspect des légumes est un indice de leur fraîcheur. Afin de préserver cette fraîcheur, les producteurs enduisent certains légumes de cire, notamment l'aubergine, le concombre, les courges, le navet, la patate douce, le panais, le poivron, la tomate. Ce procédé a pour but de retarder la perte d'humidité et la respiration. Rechercher des légumes fermes, intacts et bien colorés, exempts de moisissures et de parties molles. Éviter d'acheter les légumes fragiles s'ils sont demeurés longtemps à l'étalage ou les légumes déjà épluchés ainsi que ceux qui présentent des signes de meurtrissures ou de gel, ou ceux dont les feuilles sont fanées ou la peau, flétrie.

Préparation

La préparation, l'utilisation et la conservation des légumes ont une influence sur leur saveur, leur valeur nutritive, leur texture et leur apparence. Tout comme les fruits, les légumes réagissent à l'air et à la chaleur, car ils continuent à vivre après la cueillette ; on dit qu'ils respirent. Une seule heure passée à la température ambiante les détériore deux fois plus rapidement que s'ils sont réfrigérés, car le rythme de respiration et de mûrissement est plus accéléré.

En préparant les légumes, éviter une exposition prolongée à l'air, à la chaleur et à l'eau :

- bien laver les légumes à l'eau courante sans les mettre à tremper, ni avant de les couper ni après, afin de limiter la perte de vitamines hydrosolubles telles que les vitamines du complexe B et la vitamine C. Certains légumes (cultivés avec ou sans pesticides) peuvent contenir des vers (chou, brocoli, chou-fleur, etc.) ; il s'agit alors de les mettre à tremper dans de l'eau fraîche salée environ 30 min avant de les apprêter ;
- dès que les légumes sont mûrs, éviter de les laisser à la température de la pièce ;
- les légumes consommés crus devraient être préparés au dernier moment à l'aide d'instruments en acier inoxydable, puis assaisonnés d'un ingrédient acide et réfrigérés, pour limiter la perte de vitamine C notamment ;
- couper les légumes que l'on destine à la cuisson de taille égale, ils cuiront uniformément ; plus les légumes sont coupés finement, plus ils sont exposés à l'air et plus la perte de vitamines, notamment les vitamines B et C, de minéraux et de saveur, est importante.

Utilisation

Presque tous les légumes peuvent être consommés crus. Toutefois des légumes frais entreposés trop longtemps ou dans de mauvaises conditions ne sont pas nécessairement plus avantageux qu'un légume surgelé, en conserve ou bien cuit. Car selon le mode de cuisson utilisé, l'apport nutritionnel des légumes cuits sera plus ou moins différent de celui des légumes crus. Il est important de consommer des légumes crus car leurs éléments nutritifs ne sont pas altérés par la cuisson. Les possibilités d'utilisation des légumes sont presque illimitées, de l'entrée au dessert jusqu'à la fabrication de vin.

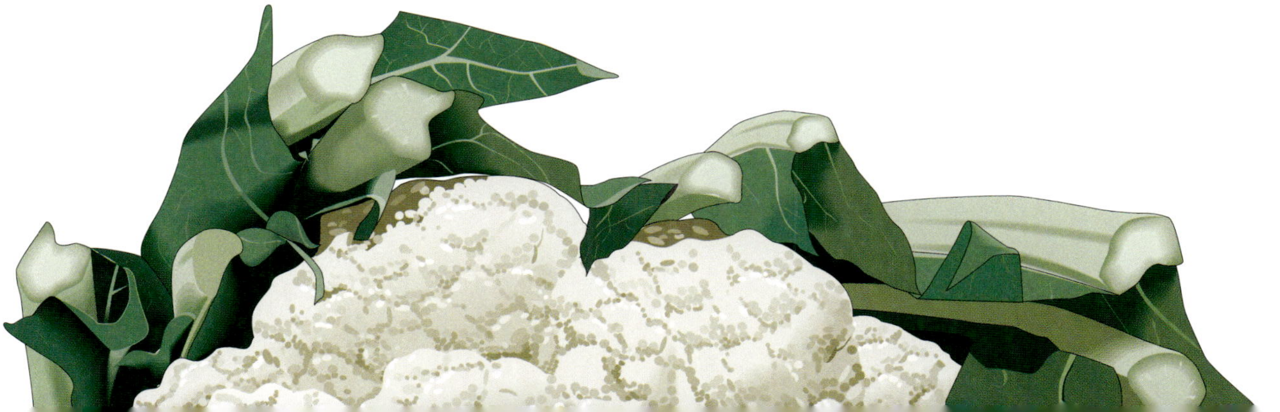

Cuisson

Certains légumes, dont la pomme de terre riche en amidon, ne peuvent être consommés crus ; ils doivent être cuits afin que l'amidon soit plus facilement assimilé par l'organisme. D'autres, comme le malanga et le taro, contiennent des substances irritantes ou nocives, que la cuisson détruit. La cuisson transforme l'amidon en glucides, attendrit la cellulose, libère les substances logées entre les fibres et dissout les pectines contenues dans les légumes.

La cuisson des légumes doit être la plus brève possible ; la surcuisson les rend insipides et détrempés, et leur fait perdre une certaine quantité de vitamines et de minéraux. Ainsi une cuisson à forte température et de courte durée (comme à l'autocuiseur) entraînera une perte limitée de vitamines B et C.

Le mode de cuisson varie selon que l'on cuit des légumes verts, jaunes, rouges ou blancs, qui réagissent différemment à la cuisson.

Les **légumes verts** se décolorent rapidement. En effet, la chaleur libère les acides contenus dans les légumes qui réagissent alors avec la chlorophylle (qui leur donne leur couleur verte) et la fait disparaître en partie; le légume perd ainsi sa coloration vive et devient plutôt vert brunâtre.

Les **légumes jaunes et oranges** sont riches en carotène (provitamine que le corps transforme en vitamine A), substance peu soluble à l'eau, stable à la chaleur et non altérée par l'acidité des légumes.

Les **légumes rouges et pourpres** contiennent de l'anthocyanine, un pigment à l'origine de leur couleur rouge, tirant parfois sur le bleu. L'ajout d'acidité lors de la cuisson avive la couleur des légumes rouges et pourpres. Ceux-ci perdent de la couleur en cuisant, surtout lorsqu'ils sont coupés puisque l'acidité contenue dans les légumes s'évapore en même temps que l'eau.

Les **légumes blancs** contiennent un pigment qui se nomme l'anthoxanthine ; l'ajout d'un ingrédient acide lors de la cuisson en avive la couleur. Une cuisson trop longue ou l'ajout d'une substance alcaline jaunit ou brunit ces légumes ; de plus, ils ont tendance à réagir au contact du fer et de l'aluminium, devenant brunâtres, verdâtres ou jaunâtres. Pour éviter cet inconvénient, utiliser de préférence l'acier inoxydable ou le verre.

Certains légumes, comme le céleri-rave, le panais, les fonds d'artichauts, le salsifis et le topinambour s'oxydent et deviennent brunâtres dès qu'ils sont épluchés, sauf si on les trempe immédiatement dans une solution acide (jus de citron, eau vinaigrée, vinaigrette) et qu'on les réfrigère par la suite. Le fait de cuire les légumes avec leur pelure limite les pertes de vitamines et de minéraux à la cuisson.

La couleur des légumes et divers autres facteurs sont à considérer lorsque l'on choisit un mode de cuisson, afin de conserver la plus grande quantité d'éléments nutritifs.

Cuisson à l'eau

La cuisson à l'eau est simple, les légumes cuisent dans de l'eau bouillante, mais elle occasionne une diminution importante de la saveur et de la valeur nutritive, surtout lorsque l'on surcuit les légumes et que l'on jette l'eau de cuisson par la suite. C'est la méthode la plus usitée et la plus mal utilisée.

Il est habituellement préférable d'utiliser peu d'eau et de conserver cette eau de cuisson, riche en vitamines et en minéraux que les légumes ont perdus en cuisant ; on peut l'utiliser pour cuisiner soupes et sauces. Se servir d'un récipient adapté à la quantité de légumes à cuire permettant ainsi une cuisson uniforme et surveiller le niveau d'eau afin que les légumes n'attachent pas.

On ajoute les légumes à pleine ébullition et on maintient le feu à intensité maximale afin que l'ébullition reprenne rapidement; on baisse ensuite l'intensité pour laisser mijoter les légumes. Le temps de cuisson est ainsi quelque peu abrégé, les légumes ont meilleur goût et le changement de couleur est moindre.

L'utilisation d'un couvercle

Il est nécessaire de cuire les légumes à couvert, à l'exception des légumes verts. La cuisson à couvert permet de réduire le temps de cuisson ainsi que l'évaporation des substances volatiles, ce qui conserve la saveur et préserve la couleur et la valeur nutritive des légumes. Dans le cas des légumes verts, il est conseillé de les cuire à découvert car les acides qu'ils contiennent se concentrent (à couvert), détruisent la chlorophylle et les décolorent.

Température de l'eau de cuisson

Il est recommandé de plonger tous les types de légumes dans une eau à pleine ébullition, ce qui permet de neutraliser rapidement les enzymes qui détruisent les vitamines. Après avoir mis les légumes dans l'eau bouillante, garder l'intensité maximale afin que l'ébullition reprenne le plus vite possible, puis diminuer l'intensité. Les légumes ne cuisent pas plus rapidement si l'intensité demeure vive, car l'eau qui continue à bouillir reste toujours à 100 °C.

Ajout d'un ingrédient alcalin

L'ajout d'un ingrédient alcalin (tel le bicarbonate de sodium) à l'eau de cuisson des légumes verts préserve leur couleur. Ce procédé s'avère cependant inutile pour les légumes jaunes, décolore les légumes rouges qui peuvent devenir pourpres, bleutés ou verdâtres, et jaunit les légumes blancs s'ils cuisent trop longtemps. Dans le cas des légumes verts, cette pratique n'est tout de même pas souhaitable, car le bicarbonate de sodium s'attaque aux cellules des légumes leur donnant une texture très molle; il altère la saveur, détruit la thiamine et accélère la perte de vitamine C. Pour éviter la décoloration des légumes verts, il vaut mieux diminuer le temps de cuisson ou choisir un autre mode de cuisson.

Ajout d'un ingrédient acide

Un ingrédient acide (vinaigre, jus d'agrume, vin sec, cidre) permet aux légumes rouges et blancs de rester fermes et il préserve leur couleur, allant même jusqu'à la restaurer et l'aviver, ce qui est le cas des betteraves par exemple.

L'addition d'un ingrédient acide n'est pas recommandé pour les légumes verts, car il s'attaque aux molécules de la chlorophylle et leur donne une couleur verte peu appétissante.

Il est inutile dans le cas des légumes jaunes, dont la couleur est stable. Les légumes qui noircissent facilement (artichaut, salsifis) une fois coupés ou épluchés nécessitent une cuisson dans un blanc, qui consiste à ajouter 15 ml de farine mélangée à 45 ml d'eau et additionnée du jus d'un demi-citron à 1 litre d'eau bouillante salée.

Ajout de sel

Une des propriétés du sel est de soutirer l'eau contenue dans les légumes soit par absorption ou par osmose; c'est pourquoi il les attendrit. Ajouté en début de cuisson, il fait s'écouler les sucs des légumes, entraînant une perte de valeur nutritive. De plus, le sel se concentre lorsque la cuisson se prolonge. Il est contre-indiqué avec les légumes ayant une forte teneur en eau (champignons, concombres, tomates, etc.) et peu souhaitable avec plusieurs autres (choux rouges, poivrons, etc.) auxquels il fait perdre saveur et fermeté.

Le temps de cuisson

Le temps de cuisson des légumes doit être le plus bref possible. Des légumes encore croustillants ont plus de saveur et de valeur nutritive. Lorsque la cuisson à l'eau est terminée, égoutter les légumes et récupérer le liquide pour cuisiner. Écourter la cuisson si les légumes doivent être réchauffés ou servis froids car la cuisson se poursuit tant qu'ils demeurent chauds. Il est possible d'arrêter la cuisson en passant les légumes sous l'eau froide, mais cette pratique entraîne une légère perte de vitamines et de minéraux.

Cuisson à la vapeur

Les légumes cuisent par la chaleur dégagée par l'ébullition d'une petite quantité d'eau. Ce mode de cuisson entraîne une perte d'éléments nutritifs et de saveur moindre que la cuisson à l'eau. Il convient à presque tous les légumes mais plus particulièrement aux légumes fragiles, tels que le chou-fleur, le brocoli et l'asperge. On dispose les légumes en une seule couche pour obtenir une cuisson uniforme et ce, à environ 2,5 cm au-dessus d'une eau frémissante. On se sert habituellement d'une étuveuse ou d'un panier-marguerite et d'un couvercle hermétique. On dépose les légumes dans l'étuveuse seulement lorsque l'eau commence à bouillir. Lorsque le couvercle vibre ou qu'il laisse s'échapper de la vapeur, diminuer l'intensité afin de maintenir l'eau frémissante ; éviter de soulever le couvercle inutilement car cela ralentit la cuisson et occasionne une évaporation des substances responsables de la valeur nutritive. Si le couvercle n'est pas adéquat ou si l'intensité est trop élevée, il faudra peut-être ajouter de l'eau (l'arrêt du bouillonnement est un bon indice). Le temps de cuisson est légèrement plus long que pour la cuisson à l'eau.

Cuisson à l'autocuiseur

Il s'agit aussi d'une méthode de cuisson à la vapeur. Sa singularité réside dans le fait que la vapeur s'accumule dans la marmite fermée hermétiquement. Il se crée alors une pression et la température s'élève au-dessus du point d'ébullition, ce qui fait en sorte que les légumes cuisent très rapidement. Ce procédé économise temps et énergie, mais il faut veiller à respecter scrupuleusement le temps de cuisson par un minutage précis.

Cuisson à l'étuvée

Ce mode de cuisson (appelé aussi cuisson à l'étouffée) ressemble beaucoup à la cuisson à la vapeur, à la différence que les légumes cuisent à couvert, par évaporation de l'eau qu'ils contiennent, après qu'on les aura fait revenir dans très peu de matières grasses. Si on le désire, on peut ajouter un peu de liquide (eau, vin, sauce tomate, fond, etc.) en début de cuisson pour amorcer le processus, mais ce n'est pas essentiel. La cuisson s'effectue à feu doux, ce qui permet de bien marier les arômes et d'obtenir des légumes moelleux. Il ne reste en général que très peu de liquide ; c'est le mode de cuisson tout indiqué pour les courges, champignons, tomates, oignons et échalotes.

La cuisson en papillote de filets de poisson ou de pommes de terre est en fait une cuisson à l'étouffée.

Braisage

La cuisson par braisage convient particulièrement bien aux légumes durs (fenouil, cardon, artichaut, chou, céleri, etc.). Après avoir fait revenir les légumes dans un corps gras, on les cuit, à couvert, entiers ou en morceaux à feu doux dans un liquide. Les légumes sont braisés seuls ou avec une pièce de viande pour créer des mélanges savoureux. La ratatouille niçoise utilise le principe du braisage pour la cuisson. Tout comme pour les autres modes de cuisson, les légumes doivent être taillés en morceaux de grosseur égale pour cuire uniformément.

Cuisson à la chaleur sèche

Comme son nom l'indique, il n'est plus question de vapeur ou d'eau, la cuisson s'effectuant à la chaleur du four ou d'un barbecue. Ce procédé rend inutile l'ajout d'un ingrédient acide ou alcalin ; il rend les légumes tendres, juteux et savoureux. Les légumes cuits au four peuvent être cuits entiers dans leur peau ou coupés en morceaux. La perte de valeur nutritive est limitée quand les légumes ne sont pas épluchés car une moins grande surface de l'aliment est exposée à l'air. Certains légumes, comme la pomme de terre et l'aubergine, risquent d'éclater sous l'augmentation de la pression interne ; s'ils sont cuits entiers, il vaut mieux les piquer ou les fendre légèrement, ce qui permet aussi une cuisson plus uniforme.

Cuisson au wok

Cuisson par friture légère et rapide, ou à la vapeur, ou par une combinaison des deux procédés. La friture légère consiste à saisir les légumes en les enrobant d'huile chaude le plus rapidement possible, puis à les cuire très peu, ce qui permet d'emprisonner les éléments nutritifs et de conserver couleur, texture, saveur et valeur nutritive. Couper les légumes en bouchées de taille égale pour une cuisson uniforme. Ce mode de cuisson convient particulièrement bien aux légumes fermes comme les chou-fleur, brocoli, carotte, etc. Préparer tous les légumes avant d'entreprendre la cuisson, car elle ne doit pas être interrompue, et les regrouper selon leur temps de cuisson. Il s'agit de huiler suffisamment le wok, d'y ajouter des aromates (gingembre, ail) si on le désire. Ensuite, on ajoute les légumes en finissant par les légumes nécessitant peu de cuisson, en remuant constamment.

Quand tous les légumes sont enrobés d'huile, diminuer légèrement l'intensité du feu et verser si nécessaire un peu de liquide (eau, sauce tamari, bouillon, etc.) lié avec de la fécule de maïs pour en faire une sauce. Au besoin, poursuivre la cuisson en remuant ou cuire à couvert encore quelques minutes, jusqu'à ce que les légumes soient à point.

Friture

Cuisson à haute température par immersion des légumes dans un bain de matières grasses, le plus souvent de l'huile. L'huile doit pouvoir supporter les hautes températures, on recommande donc l'utilisation de l'huile d'arachide, de carthame ou de soya (voir *Huile*). L'utilisation d'un thermomètre à cuisson permet de mieux contrôler la température de cuisson qui doit osciller entre 150 et 180 °C. La température ne doit pas dépasser 210-220 °C, car l'huile risquerait de prendre feu.

Bien assécher les légumes ou les recouvrir d'un enrobage, sinon l'eau s'évapore immédiatement au contact de l'huile et provoque des éclaboussures d'huile bouillante. L'enrobage varie selon la nature de l'aliment. Ce dernier peut être simplement fariné, pané à l'anglaise (farine, œuf battu et chapelure) ou trempé dans une pâte à frire. L'enrobage permet également de réduire l'assèchement des légumes. Si on le désire, les légumes plus longs à cuire (brocoli, chou-fleur) pourront être préalablement blanchis.

Le temps de cuisson de chaque légume est très variable, mais quel que soit le type de friture, les légumes remontent à la surface lorsqu'ils sont cuits. Il faut alors les laisser égoutter puis les éponger sur du papier absorbant. Lorsque plusieurs légumes sont cuits ensemble, commencer par ceux qui exigent plus de temps de cuisson. La friture ajoute beaucoup de matières grasses aux légumes sans pour autant améliorer leur valeur nutritive. Ainsi 100 g de pommes de terre frites contiennent trois fois plus de calories que des pommes de terre cuites au four. De nombreuses recherches soulignent le rôle nocif du gras dans l'alimentation lorsqu'il est consommé en grande quantité ; il est donc préférable de limiter la consommation d'aliments frits.

Cuisson au four à micro-ondes

La cuisson des légumes au four à micro-ondes donne de très bons résultats. Elle permet de conserver la couleur et la saveur des légumes plus adéquatement que tout autre mode de cuisson. Ces avantages s'expliquent par le fait que les ondes agissent sur les molécules de gras, de sucre et d'eau contenues dans les aliments et que les légumes ayant une teneur élevée en eau peuvent donc cuire rapidement grâce aux ondes. Comme toujours, les légumes doivent cependant être très frais afin d'obtenir des résultats optimaux.

La cuisson par micro-ondes s'effectue au moyen d'ondes ultracourtes, de même nature que les ondes radios. Ces ondes possèdent deux caractéristiques de base : elles sont absorbées par les aliments et elles sont réfléchies par le métal.

Lorsqu'elles pénètrent les aliments, les ondes provoquent une activation intense des molécules. Les molécules se frottent les unes aux autres, ce qui produit de la chaleur et cuit les aliments. La chaleur part de la surface et se disperse vers l'intérieur des aliments. Les molécules continuent de vibrer pendant un certains temps même après l'interruption de la cuisson. D'ailleurs, peu importe le mode de cuisson utilisé, les aliments continuent de cuire même s'ils ne sont plus en contact avec la source de chaleur. Ce phénomène est d'autant plus présent avec la cuisson au four à micro-ondes ; contrairement à la cuisinière électrique ou au gaz, la chaleur ou le degré d'activation des molécules est mesuré en niveaux d'intensité de cuisson et non en degrés de température.

Il est nécessaire d'utiliser des contenants destinés expressément à la cuisson au four à micro-ondes. Ainsi, les plats de verre ou de porcelaine peuvent être utilisés à condition de ne pas présenter de dorures. Les sacs et les contenants en plastique qui ne sont pas conçus spécialement pour la cuisson au four à micro-ondes ne devraient pas être utilisés, car ils ont tendance à ramollir et une partie des substances toxiques qu'ils contiennent, activées par les micro-ondes, peuvent se transmettre aux aliments qui y sont placés. De même, il n'est pas conseillé d'utiliser des plats émaillés.

Temps de cuisson

Le temps de cuisson ne peut être qu'approximatif : il varie en fonction de la puissance en watts du four, de sa dimension et des niveaux d'intensité ; un four d'une puissance élevée, 800 watts, par exemple, permet une cuisson plus rapide qu'un four moins puissant de 400 watts. Lire attentivement le manuel du fabricant, car il existe de grandes différences dans la puissance en watts des fours à micro-ondes. Le temps de cuisson varie aussi en fonction de la quantité d'aliments à cuire, de leur teneur en eau, en matières grasses et en sucre, de la quantité d'eau ajoutée, de leur taille, de leur température initiale et de la façon dont ils sont disposés dans le four. Le temps de cuisson dépend également des dimensions du four : plus le four est petit, plus les aliments cuisent rapidement.

Si l'on augmente ou réduit la quantité d'aliments indiquée dans une recette, il faudra modifier le temps de cuisson proportionnellement :

- ainsi, plus il y a d'aliments, plus la cuisson sera longue ;

- plus les légumes contiennent d'eau, de matières grasses ou de glucides, plus ils cuisent rapidement ou quelquefois, de façon inégale ;

- plus il y a d'eau dans le récipient, plus le temps de cuisson est long ;

- les aliments à la température de la pièce exigent un temps de cuisson plus court que les aliments froids ou congelés ;

- les aliments cuisent mieux s'ils sont placés au centre du four. Dans les fours récents, un répartiteur, un ventilateur ou une antenne rotative placé dans la partie supérieure du four distribue les micro-ondes de façon uniforme et évite de devoir tourner les plats manuellement. La plupart des fours à micro-ondes sont munis d'un plateau tournant qui permet de cuire les aliments de façon plus uniforme.

Disposer les légumes ou les parties plus charnues ou plus épaisses qui exigent une cuisson plus longue sur les bords du plat de cuisson, et placer ceux qui cuisent plus rapidement au centre ; les plus petits morceaux cuiront plus rapidement et de façon plus uniforme s'ils sont de même grosseur. Additionner le temps de cuisson requis pour chaque légume pris individuellement, puis abréger légèrement ce temps de cuisson du plat au total. De plus, vérifier le degré de cuisson, pour éviter de trop cuire, et remettre à cuire si nécessaire.

Ne pas oublier de tenir compte du temps de repos puisque les aliments continuent de cuire lorsqu'ils sont hors du four. Si les légumes ne sont pas consommés immédiatement, arrêter la cuisson lorsqu'ils sont encore fermes. Le temps de cuisson au micro-ondes est généralement plus rapide qu'au four traditionnel ; toutefois, dans le cas de grosses portions à cuire, le temps de cuisson peut être tout aussi long.

Les légumes cuits entiers et dont la peau est ferme ou épaisse (aubergine, manioc, pomme de terre, courge, tomate) doivent être piqués à quelques endroits à l'aide d'une fourchette ou d'un couteau avant d'être enfournés. Cela permet à la vapeur de s'échapper et évite l'éclatement des légumes. Il ne faut pas envelopper les légumes dans du papier aluminium, mais plutôt les disposer sur du papier essuie-tout s'il s'agit de gros morceaux.

Veiller à couvrir le récipient lorsque l'on cuit des légumes pelés ou tranchés pour éviter qu'ils ne se déshydratent. Se servir du couvercle du récipient ou recouvrir le plat avec un film alimentaire conçu pour le micro-ondes. Percer le film à 2 ou 3 endroits avec une fourchette pour permettre à la vapeur de s'échapper ou en relever un des coins. Ne saler et n'assaisonner qu'en fin de cuisson car le sel peut produire des taches noirâtres sur les légumes, tandis que les aromates perdent de la saveur ou voient leur saveur intensifiée. N'ajouter qu'une petite quantité d'eau pour cuire les légumes fibreux, les légumes frais n'en ont souvent pas besoin, car un surplus d'eau augmente le temps de cuisson et occasionne une perte de valeur nutritive. Il n'est pas nécessaire d'ajouter de l'eau aux légumes surgelés pour les faire cuire au micro-ondes.

Le four à micro-ondes est idéal pour faire bouillir les aliments, les cuire à la vapeur ou les pocher, entre autres ; il peut aussi servir à blanchir les légumes avant la congélation, à condition de blanchir des légumes de taille égale et de ne pas en blanchir une trop grande quantité à la fois.

Verser 75 ml d'eau sur 500 ml de légumes. Couvrir le récipient et cuire le temps nécessaire. Retirer les légumes du four, les plonger dans de l'eau glacée, les égoutter, les assécher, les envelopper, les étiqueter, puis les congeler.

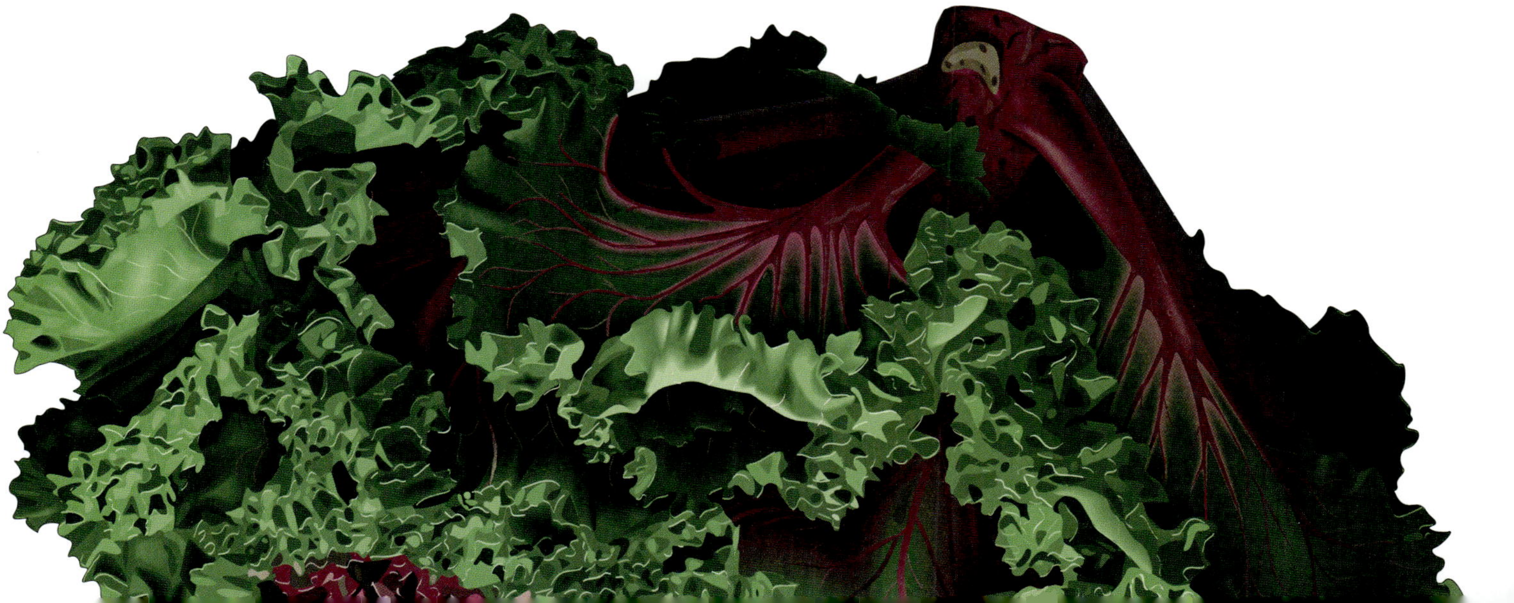

Valeur nutritive

Chaque légume fournit un ensemble d'éléments nutritifs, dans des proportions qui lui est propre. Cependant, de ce point de vue, les légumes partagent certaines caractéristiques :

- ils fournissent un ensemble de vitamines et de minéraux, particulièrement la vitamine A sous forme de carotène, la vitamine B_6, la vitamine C et l'acide folique, ainsi que le potassium, le fer, le magnésium et le calcium ;
- ils sont riches en eau, soit 80 à 95 % de leur composition ;
- ils fournissent des fibres solubles et insolubles ;
- ils sont pauvres en matières grasses, à l'exception de l'avocat et de l'olive ;
- ils sont généralement pauvres en protéines ;
- la plupart sont pauvres en calories et ne contiennent pas de cholestérol étant d'origine végétale.

Divers facteurs influencent la saveur et le contenu nutritif des légumes, avant, pendant et après la récolte, notamment la saison et le sol. D'autres sont imprévisibles, comme les conditions climatiques. La plupart cependant relèvent de l'intervention humaine, comme les méthodes de culture et l'usage de pesticides. Leur importance a augmenté durant le XXe siècle au fil du développement des méthodes de culture industrielles et des exigences des consommateurs. Ces exigences organoleptiques rendent nécessaire l'utilisation de pesticides, car un légume de couleur ou de forme moins parfaites sera moins attrayant (même s'il a une valeur nutritive comparable) que le légume de forme et d'aspect parfaits.

La plupart des légumes entrent en contact avec des produits chimiques et une partie de ces substances demeure sous forme de résidus. Une certaine quantité de ces résidus peut pénétrer le légume lui-même (contamination systémique) ou demeurer en surface (contamination topique). On ignore encore les effets sur la santé de beaucoup de ces produits, surtout à moyen et à long terme. Depuis plusieurs années déjà, les producteurs agricoles contrôlent de mieux en mieux l'utilisation des pesticides dans le but d'entraîner une diminution des résidus sur les aliments. Au Canada, des études démontrent que la quantité de résidus de pesticides décelés dans l'alimentation ne représente que 1 % des doses journalières admissibles établies par les organismes gouvernementaux de la santé.

Si l'on désire limiter l'ingestion de résidus, on doit veiller à laver et brosser soigneusement les légumes sous un filet d'eau froide ou à les peler (il y a alors une perte des éléments nutritifs logés sous la pelure ainsi que les fibres qu'elle contient). Le fait de peler l'aliment fait disparaître la quasi-totalité des pesticides topiques, alors que la cuisson à l'eau réduit la teneur en pesticides systémiques. La consommation de légumes cultivés biologiquement est une autre solution, qui demeure actuellement à la portée d'une minorité de consommateurs car leur coût est élevé.

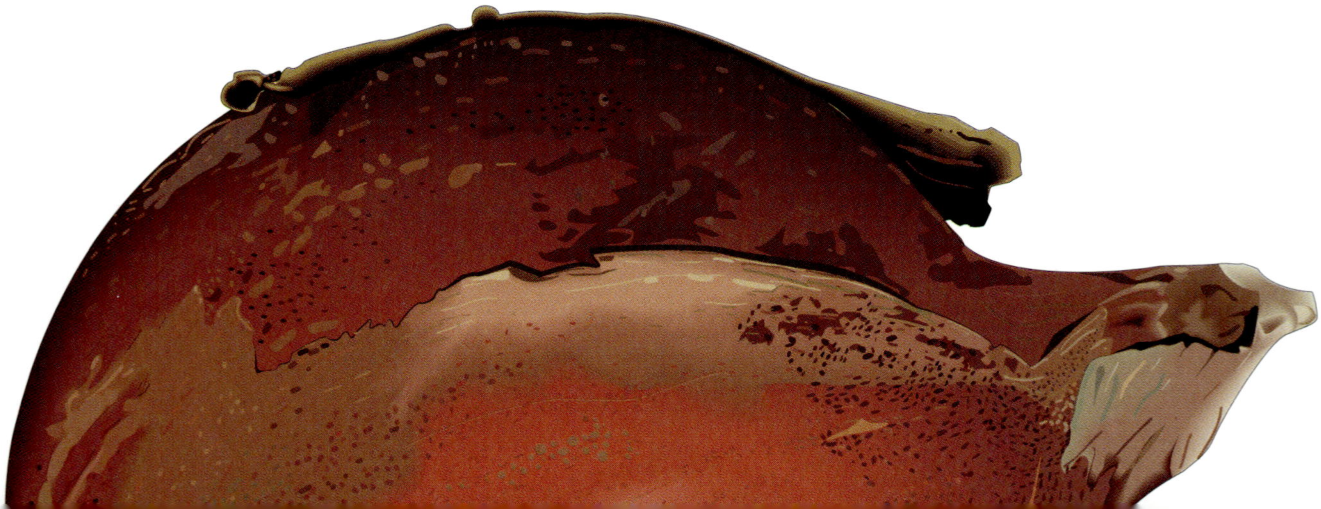

Conservation

Il existe plusieurs façons de conserver les légumes, soit la réfrigération, l'entreposage en chambre froide, la congélation, la mise en conserve, la déshydratation, le marinage, etc. Plus les légumes sont sains et fermes, plus ils se conservent longtemps. Certains, tels la courge d'hiver, l'ail, l'oignon, la pomme de terre et le taro, se conservent facilement à l'air ambiant. Cependant, la plupart des légumes doivent être réfrigérés rapidement. Le bac à légumes est l'endroit désigné pour les légumes fragiles. L'air y est moins froid et plus humide que sur les clayettes du réfrigérateur où les légumes sont exposés à l'air sec qui circule et qui les déshydrate. Il est donc préférable de recouvrir presque tous les légumes entreposés sur les clayettes du réfrigérateur.

Pour plusieurs légumes, une distinction s'impose entre la conservation d'été et la conservation d'hiver. Ainsi carotte, chou, navet, panais et betterave sont des légumes qui peuvent se conserver un certain temps au frais, dans une chambre froide par exemple, non lavés et enfouis dans du sable, de la mousse ou de la sciure de bois. L'été cependant, il est préférable de consommer ces légumes immédiatement, de n'acheter que ce que l'on désire consommer dans une courte période de temps et de conserver le surplus au réfrigérateur.

Les légumes nécessitent des soins différents selon leurs caractéristiques, qui sont traitées sous la rubrique « conservation » à chaque entrée spécifique. Il est préférable de ne pas conserver les légumes dans l'eau froide et de ne pas les mettre à tremper s'ils sont défraîchis, ce qui occasionnerait une perte d'éléments nutritifs. Pour que les légumes amollis redeviennent croustillants, ajouter plutôt un peu d'humidité dans le récipient, en mettant un papier mouillé par exemple, ou en les aspergeant légèrement ou encore en les plongeant quelques minutes dans de l'eau glacée. Ne pas fermer le récipient hermétiquement, ce qui pourrait causer le pourrissement.

Irradiation

Un autre moyen utilisé par les producteurs en vue d'améliorer la durée de conservation et la qualité est l'irradiation. C'est un procédé qui est à base de radiations de cobalt-60 ou de césium 137, agissant directement sur les molécules sans toutefois rendre les aliments radioactifs. Il réduit la germination, détruit les bactéries de même que les insectes, et évite par son efficacité que certains fruits et légumes ne soient aspergés de pesticides suite à la récolte. Actuellement, le Canada n'autorise que l'irradiation des pommes de terre, des oignons, du blé et de la farine de blé, ainsi que des épices et assaisonnements déshydratés. De plus, la nouvelle réglementation exigera la présentation d'un symbole permettant d'identifier clairement les aliments irradiés. Des études effectuées jusqu'à maintenant indiquent que la santé publique n'est pas menacée par la consommation d'aliments irradiés.

Congélation

La congélation est une méthode de conservation très répandue pour les légumes, et la plupart la supportent bien. Ce procédé est attrayant puisqu'il permet de consommer des légumes saisonniers pendant toute l'année et d'apparence très semblable à celle des légumes frais. Faite dans de bonnes conditions, la congélation permet de conserver la couleur, la texture, la saveur et une grande partie de la valeur nutritive des légumes. Pour de meilleurs résultats, congeler des légumes de première qualité, frais et mûris à point rapidement après la récolte ou l'achat, sinon les mettre en attente au réfrigérateur. La congélation n'arrête pas la détérioration des aliments, elle ne fait que la ralentir. La congélation arrête la croissance des micro-organismes mais ne les détruit pas; elle ralentit également l'activité enzymatique responsable de saveurs désagréables, de pertes de couleur et d'éléments nutritifs des légumes si ces derniers n'ont pas subi de blanchiment avant d'être congelés. Il est donc nécessaire de blanchir les légumes pour retarder leur détérioration en désactivant les enzymes. Un légume qui est bien blanchi et congelé de façon appropriée aura une valeur nutritive comparable à celle du légume cuit à l'état frais. Seuls quelques légumes protégés par leur haut taux d'acidité n'ont pas besoin d'être blanchis. Même congelés, les légumes peuvent se déshydrater au contact de l'air sec du congélateur, il faut donc veiller à utiliser des emballages hermétiques.

Le blanchiment consiste à soumettre les légumes crus à l'action de l'eau bouillante pendant un temps variable; la durée variant selon la nature et la taille des légumes; ceux-ci sont ensuite refroidis et égouttés. Pour être efficace, le blanchiment doit s'effectuer en respectant les durées, car des légumes insuffisamment blanchis se détérioreront rapidement; s'ils sont trop blanchis, ils seront presque cuits en plus d'avoir subi tous les désavantages de la cuisson à l'eau. Il faut donc minuter le temps de blanchiment très précisément et refroidir les légumes rapidement.

Pour blanchir à l'eau bouillante :

• mettre à bouillir une bonne quantité d'eau, soit 4 l d'eau pour environ 500 g de légumes, ou 8 l d'eau pour 500 g de légumes feuilles;

• déposer les légumes dans un panier métallique ou dans une mousseline afin de pouvoir les retirer facilement et rapidement de l'eau;

• les immerger à pleine ébullition, couvrir le récipient et commencer à minuter la durée du blanchiment. L'ébullition doit reprendre rapidement;

• le temps écoulé, refroidir les légumes en les plongeant immédiatement dans de l'eau très froide (10 °C) et les laisser juste le temps nécessaire à leur refroidissement (ils ne doivent pas tremper inutilement).

• égoutter les légumes, les empaqueter dans des sacs à congélation en chassant l'air. Indiquer sur le sac le nom du légume, la quantité et la date de congélation.

Puisque les légumes contiennent une forte teneur en eau, une congélation rapide permet d'éviter la formation de gros cristaux qui endommagent les cellules des légumes, rendant ainsi la texture très amollie et ces derniers perdent alors de leurs sucs et une partie de leur valeur nutritive. Éviter de surcharger le congélateur de produits à congeler en même temps, ne mettre que la quantité qui peut être congelée en 24 heures, soit entre 1 et 1,5 kg par 27 litres d'espace; des petits paquets congèleront plus rapidement. Une durée d'entreposage maximale avec une qualité optimale se fait à une température constante et ce, à -18 °C ou moins. À cette température, les légumes se conservent en moyenne pendant un an.

La décongélation n'est pas nécessaire pour la plupart des légumes avant la cuisson mais certains demandent une décongélation totale ou partielle. Il est même préférable d'éviter une décongélation complète, car cela limite les pertes de saveur et de valeur nutritive. Pour décongeler les légumes, les laisser dans leur emballage scellé soit à la température ambiante ou au réfrigérateur. Prévoir plus de temps pour la décongélation au réfrigérateur.

Pour cuire, ajouter les légumes à pleine ébullition, couvrir, attendre que l'ébullition reprenne puis diminuer l'intensité. La cuisson est plus courte qu'avec des légumes frais, car les légumes ont déjà subi une cuisson partielle lors du blanchiment.

Mise en conserve

La mise en conserve est un procédé beaucoup plus ancien que la congélation. Malgré l'apparition des aliments surgelés, la consommation de certains légumes en conserve dépasse largement celle des légumes surgelés. La valeur nutritive des légumes en conserve est souvent moindre ou comparable à celle des légumes frais ou congelés. La perte en vitamines et en minéraux est encore augmentée lorsqu'on jette le liquide dans lequel baignent les légumes (une pratique fréquente).

Les conserves peuvent contenir des additifs (E.D.T.A., gluconate de calcium, divers sels de calcium, de l'acide citrique) destinés, notamment, à conserver la couleur, à raffermir, à rehausser la saveur des légumes, ainsi qu'à prolonger la conservation.

Ne jamais acheter une conserve bombée ou bosselée car son contenu risque d'être altéré et potentiellement dangereux.

Toujours jeter, sans même y goûter, le contenu d'une conserve qui coule ou dont le liquide jaillit lors de l'ouverture, qui contient de l'écume, dont le contenu semble faire des bulles, de la moisissure ou qui dégage une odeur de pourri, de moisi ou de soufre. En cas de doute, mieux vaut jeter la conserve sans y goûter.

À la maison, les légumes mis en conserve doivent être traités par le procédé de cuisson sous pression car, comme tous les aliments peu acides (viande, fruits de mer, etc.), ils peuvent devenir très toxiques s'ils ne sont stérilisés que dans un bain d'eau bouillante, à cause de la toxine du botulisme qui affectionne les environnements peu acides. Cette toxine sera détruite à environ 120 °C, température qui ne peut être atteinte qu'avec un autoclave. Seule la tomate est assez acide pour ne requérir qu'une stérilisation à l'eau bouillante ; les autres légumes exigent une stérilisation sous pression.

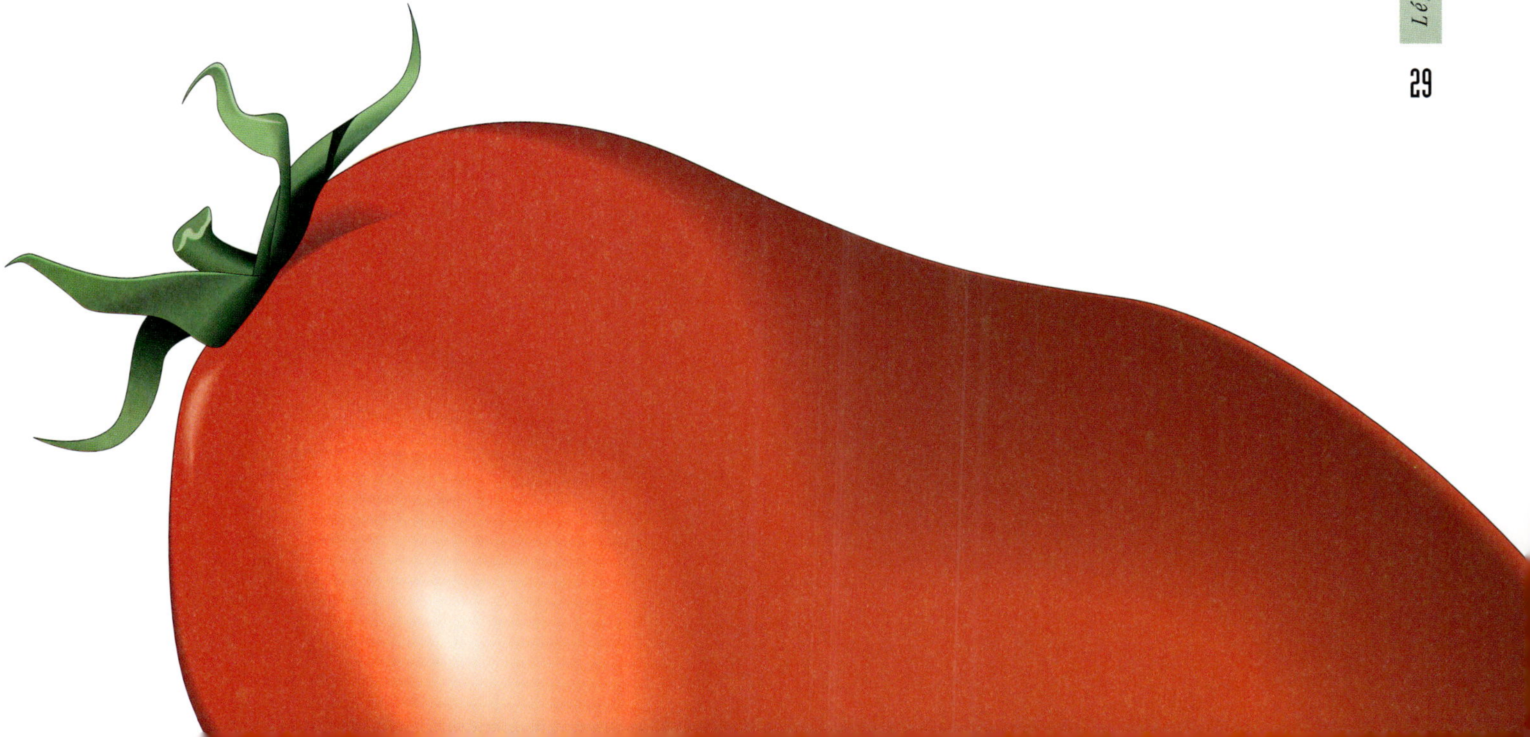

Ciboulette

Allium schoenoprasum et *Allium tuberosum*, Liliacées

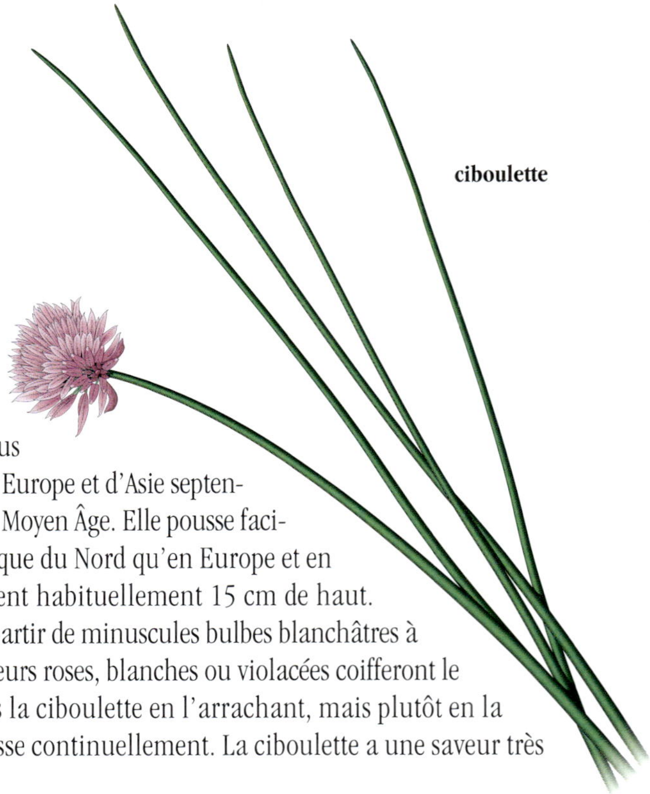

ciboulette

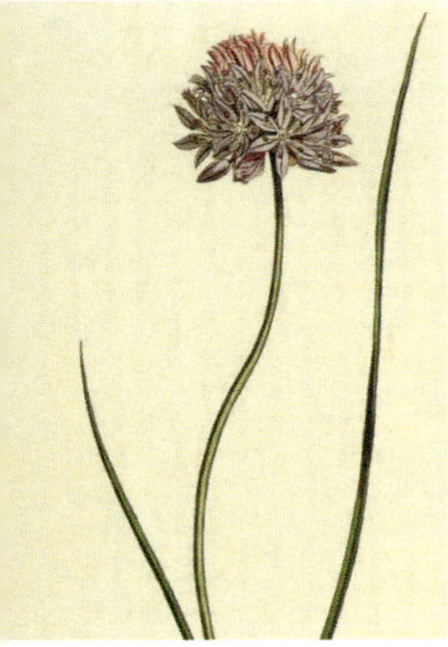

La ciboulette est la plus petite plante de la famille de l'oignon; on coupe les tiges étroites creuses et pointues, et elles repoussent continuellement.

Plantes aromatiques originaires d'Orient, la ciboulette et la ciboulette chinoise sont apparentées à l'ail, à la ciboule, à l'oignon et au poireau.

La **ciboulette** (*Allium schoenoprasum*) est la plus petite de la famille de l'oignon; elle est originaire d'Europe et d'Asie septentrionale et ne fut cultivée et appréciée qu'à partir du Moyen Âge. Elle pousse facilement à l'état sauvage ou cultivée, tant en Amérique du Nord qu'en Europe et en Asie. Ses longues feuilles vertes filiformes mesurent habituellement 15 cm de haut. Étroites, creuses et pointues, ces tiges se forment à partir de minuscules bulbes blanchâtres à peine formés, réunis en touffes au ras du sol. Des fleurs roses, blanches ou violacées coifferont le sommet des tiges non récoltées. On ne récolte pas la ciboulette en l'arrachant, mais plutôt en la coupant sans la tailler trop près du sol; elle repousse continuellement. La ciboulette a une saveur très douce et fine.

La **ciboulette chinoise** (*Allium tuberosum*) est cultivée en Chine depuis plus de 2 000 ans et occupe une place importance dans la cuisine asiatique. Elle a une saveur plus prononcée que la ciboulette cultivée en Occident.

La ciboulette chinoise pousse en touffe; les plants sont pourvus de rhizomes qui portent des caïeux peu développés. Chaque bulbe contient 4 à 5 feuilles plates et minces de couleur vert foncé. La ciboulette chinoise est récoltée lorsque ses tiges mesurent de 35 à 45 cm de haut et environ 5 mm de large. À la fin de l'été, on blanchit souvent la ciboulette chinoise, la soustrayant de la lumière en la recouvrant, afin que ses tiges demeurent jaunâtres.

Achat

Choisir de la ciboulette aux feuilles fraîches, d'un vert soutenu, sans signe de jaunissement, de mollesse ou d'assèchement.

Préparation

Couper finement la ciboulette à l'aide de ciseaux.

Valeur nutritive

	ciboulette
eau	92%
protéines	0,1 g
glucides	0,1 g
fibres	0,1 g
calories	1
	par 15 ml (3 g)

Le jus de ciboulette est utilisé comme vermifuge.

Utilisation

La ciboulette et la ciboulette chinoise sont souvent considérées comme des fines herbes et utilisées pour assaisonner un grand nombre de mets, aussi bien chauds que froids. Elles aromatisent et décorent vinaigrettes, mayonnaises, salades, trempettes, légumes, soupes, sauces, fromages, omelettes, pâtes alimentaires, tofu, poisson, fruits de mer, viande et volaille.

Les ajouter en fin de cuisson afin de conserver leur saveur; il est toutefois préférable de ne pas les cuire et de ne les ajouter qu'au moment de servir.

Conservation

La ciboulette et la ciboulette chinoise se conservent quelques jours au réfrigérateur dans le bac à légumes. Elles se congèlent facilement sans blanchiment.

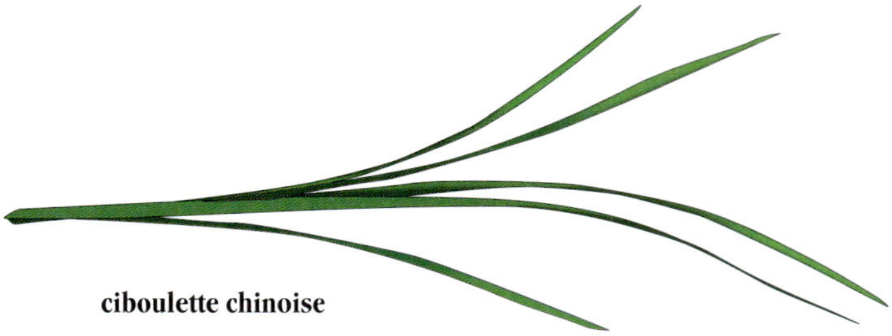

ciboulette chinoise

Ciboule

Allium fistulosum, Liliacées

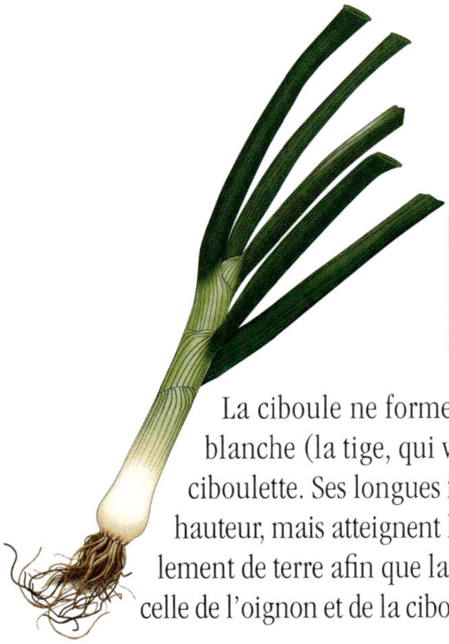

Plante aromatique originaire du sud-ouest de la Sibérie. Cultivée en Chine depuis plus de 2 000 ans, ce n'est qu'au XVIe siècle que la ciboule fut introduite en Europe. Au Québec, c'est cette plante que l'on nomme improprement «échalote» .

La ciboule ne forme pas de bulbe, mais la base de la plante est légèrement renflée; la partie blanche (la tige, qui va de la racine aux feuilles) est plus charnue et plus longue que celle de la ciboulette. Ses longues feuilles vertes sont étroites et creuses et peuvent mesurer jusqu'à 150 cm de hauteur, mais atteignent habituellement de 30 à 50 cm. On la cultive souvent en la recouvrant partiellement de terre afin que la tige blanche soit plus longue. Sa saveur légèrement piquante se situe entre celle de l'oignon et de la ciboulette. Il en existe plusieurs variétés.

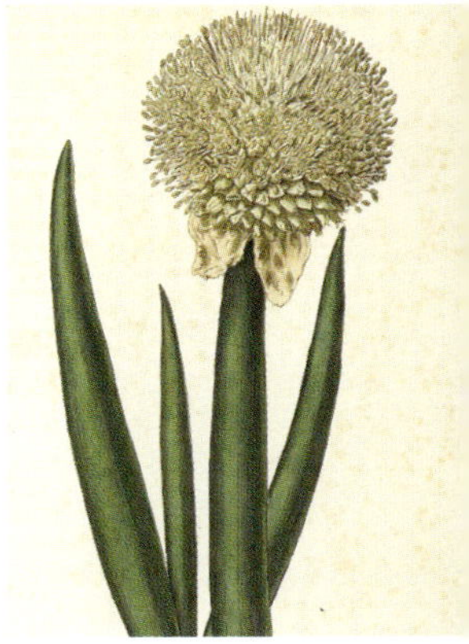

Les longues feuilles vertes, étroites et creuses de la ciboule ont une saveur légèrement piquante qui se situe entre celle de l'oignon et de la ciboulette.

Achat

Choisir de la ciboule aux feuilles fraîches, d'un vert soutenu et dégageant une bonne odeur.

Préparation

Couper finement les tiges de ciboule avec des ciseaux ou les hacher avec un couteau.

Utilisation

La partie verte de la ciboule est souvent considérée comme faisant partie des fines herbes et utilisée pour assaisonner un grand nombre de mets, aussi bien chauds que froids. Elle aromatise et décore vinaigrettes, mayonnaises, salades, trempettes, légumes, soupes, sauces, fromages, omelettes, pâtes alimentaires, tofu, poisson, fruits de mer, viande et volaille. L'ajouter en fin de cuisson afin de conserver sa saveur.

La partie blanche de la ciboule est utilisée comme l'oignon. Les feuilles vertes peuvent remplacer la ciboulette, mais en quantité moindre.

Valeur nutritive

eau	90,5%
protéines	1,9 g
matières grasses	0,4 g
glucides	6,5 g
fibres	1,7 g
calories	34
	par 100 g

La ciboule crue est une bonne source de vitamine C et de potassium; elle contient de la vitamine A, du fer, de l'acide folique, du zinc et du phosphore. Le jus de ciboule est employé comme vermifuge.

Conservation

La ciboule se conserve quelques jours au réfrigérateur dans le bac à légumes. Elle se congèle facilement sans blanchiment, ce qui est préférable à la déshydratation.

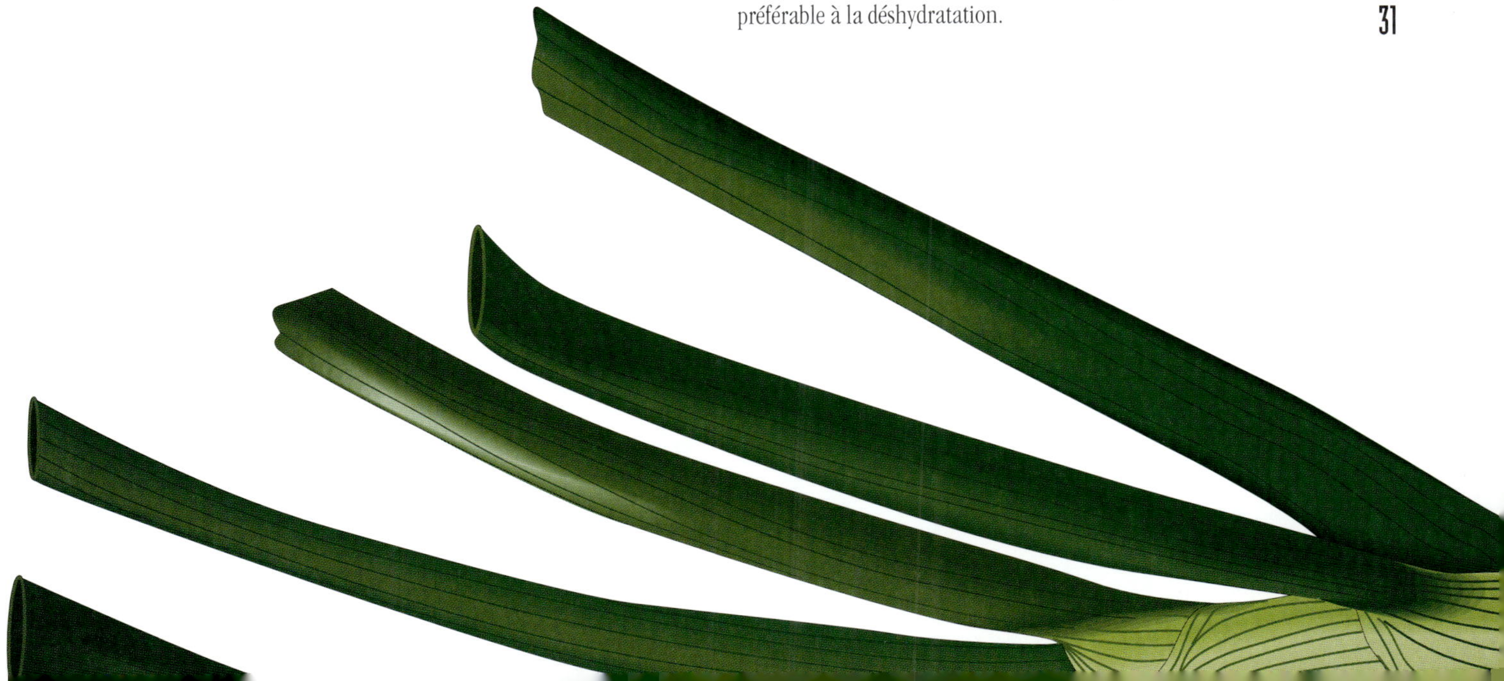

Poireau

Allium porrum, Liliacées

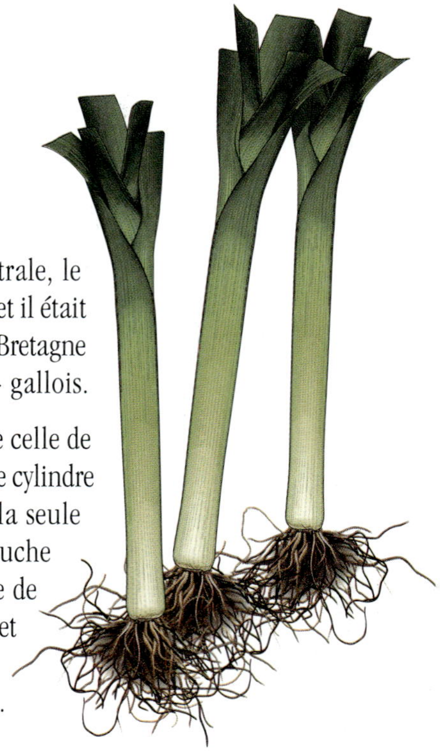

Plante potagère bisannuelle probablement originaire de l'Asie centrale, le poireau est connu depuis l'Antiquité; il en est question dans la Bible et il était déjà cultivé par les Égyptiens. Les Romains l'introduisirent en Grande-Bretagne où il fut très apprécié des Celtes; il constitue le « légume national » gallois.

Le poireau a une saveur subtile et délicate, plus douce et plus sucrée que celle de l'oignon. La partie souterraine constituée de feuilles engainantes en forme de cylindre est la partie blanche et tendre du poireau la plus appréciée et souvent la seule consommée, c'est le « blanc de poireau ». Elle rehausse les plats d'une touche subtile sans en camoufler la saveur. Les feuilles vertes coupées à la base de l'endroit où elles s'écartent servent surtout pour parfumer potages, bouillons et plats mijotés, il s'agit du « vert de poireau ». Le poireau atteint de 50 cm à 1 m de haut; on le récolte lorsque sa base mesure environ 2,5 cm ou plus.

Achat

Choisir un poireau droit, ferme et intact, exempt de taches brunâtres et dont les feuilles sont d'un beau vert. Écarter un poireau amolli, dont la base est craquée ou renflée, dont les feuilles sont séchées et décolorées.

Utilisation

Le poireau se mange cru ou cuit. Cru et finement haché, il est souvent mis dans les salades. Il remplace l'oignon ou lui est associé. Surnommé « l'asperge du pauvre » en Europe, il est cuit et apprêté comme celle-ci. Il est excellent avec de la vinaigrette, de la crème ou des pommes de terre. Poireaux et pommes de terre sont d'ailleurs combinés dans la vichyssoise, cette délicieuse soupe traditionnellement servie froide. Le poireau peut remplacer l'endive dans les recettes au gratin. Ses feuilles aromatisent bouillons, ragoûts et autres mets du genre, et peuvent remplacer la ciboulette ou l'échalote. Le poireau se cuisine très bien avec le veau, le jambon et le fromage; il se marie bien avec le citron, le basilic, la sauge, le thym et la moutarde. Le blanc de poireau taillé en julienne ou en brunoise aromatise les courts-bouillons et les fonds de cuisson.

Préparation

Il faut toujours nettoyer soigneusement le poireau afin d'éliminer la terre et le sable emprisonnés entre ses feuilles. Pour ce faire, couper la partie filamenteuse de la racine ainsi que la partie supérieure des feuilles, en laissant un peu de vert si désiré, puis enlever les feuilles extérieures si elles sont défraîchies. Faire quelques incisions à égale distance dans le sens de la longueur jusqu'à 2 ou 3 cm à la base, puis écarter les feuilles et les laver soigneusement à l'eau fraîche. Égoutter.

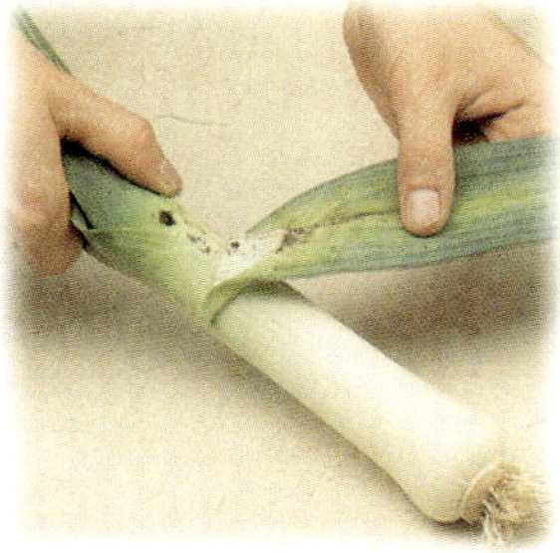

1 *Enlever les feuilles extérieures défraîchies, puis couper la partie supérieure des feuilles.*

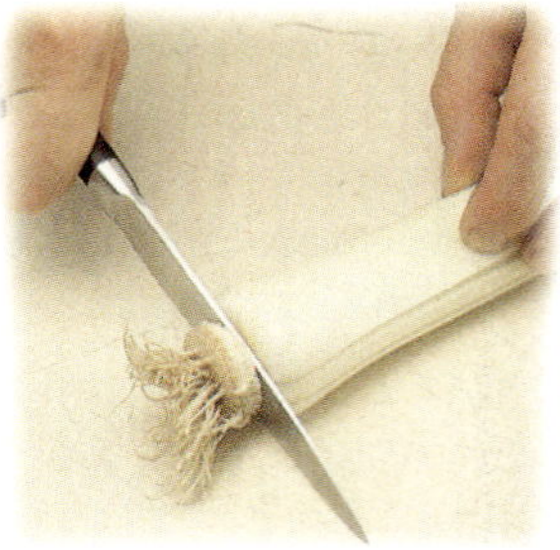

2 *Couper la partie filamenteuse de la racine.*

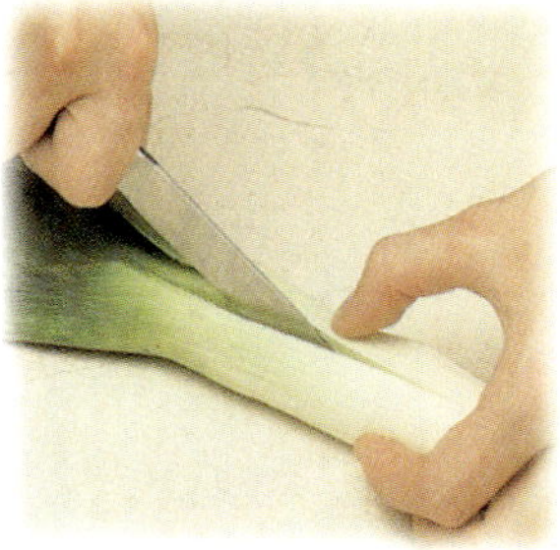

3 *Inciser le poireau sur la longueur jusqu'à 2 cm de la base.*

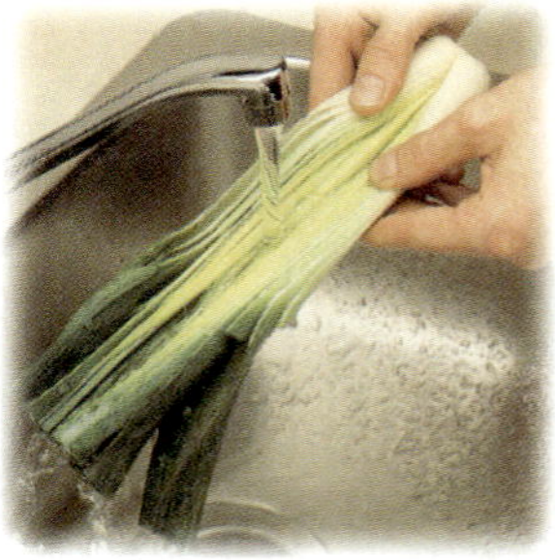

4 *Rincer le poireau sous un filet d'eau froide en écartant les feuilles. Égoutter et émincer selon la recette choisie.*

Cuisson

Le poireau nécessite une brève cuisson, car il devient rapidement pâteux et amolli s'il est trop cuit. Pour une cuisson uniforme, choisir des poireaux de même grosseur. Prévoir de 15 à 20 min s'ils sont cuits à l'eau entiers ou fendus, et de 25 à 35 min s'ils sont braisés ou cuits au four. Des poireaux émincés demandent de 20 à 25 min de cuisson pour être fondus, de 3 à 5 min si on les fait sauter ou de 10 à 15 min s'ils sont mijotés.

Vichyssoise

8 PORTIONS

5 blancs de poireaux
4 pommes de terre moyennes
1 branche de céleri
60 ml (¼ de tasse) de beurre non salé
1 l (4 tasses) de bouillon de poulet
750 ml (3 tasses) de lait
500 ml (2 tasses) de crème épaisse (35 %)
2 c. à soupe de ciboulette
½ c. à thé de sel

1. Laver les poireaux et les émincer. Éplucher les pommes de terre, les laver et les couper en dés. Couper le céleri en lamelles. Ciseler la ciboulette.

2. Dans une casserole, faire fondre le beurre. Faire cuire légèrement les poireaux à couvert, sans coloration. Ajouter les pommes de terre, le céleri, le bouillon de poulet, le sel. Porter à ébullition et laisser cuire, à feu moyen, 35 min.

3. Passer le tout au mélangeur et réduire en purée.

4. Reverser dans la casserole, ajouter le lait et la moitié de la crème épaisse. Amener à ébullition en fouettant régulièrement. Retirer immédiatement du feu et laisser refroidir.

5. Verser le potage dans une soupière. Lier avec le reste de la crème épaisse et mettre 1 h au réfrigérateur.

Ce potage se sert froid, saupoudré de ciboulette ciselée.

Valeur nutritive

	cru
eau	83 %
protéines	1,5 g
matières grasses	0,3 g
glucides	14 g
fibres	1,8 g
calories	61
	par 100 g

Le poireau cru est une excellente source d'acide folique ; une bonne source de potassium et de fer ; il contient de la vitamine C, de la vitamine B_6, du magnésium, du cuivre et du calcium.

On le dit laxatif, antiarthritique, antiseptique, diurétique et tonique. Il est reconnu pour nettoyer le système digestif.

Conservation

Le poireau se conserve au réfrigérateur où il se gardera environ deux semaines. Il est possible de l'entreposer non lavé entre 1 et 3 mois au frais, avec 90 à 95 % d'humidité.

Cuit et réfrigéré, le poireau risque de devenir nocif et indigeste après deux jours. Il peut être congelé, mais perd de sa texture et une partie de sa saveur à la décongélation. S'il est coupé en tranches, le congeler ; s'il est entier, le blanchir 2 min. Il se conservera congelé pendant 3 mois. Le cuire sans le décongeler afin qu'il soit plus savoureux.

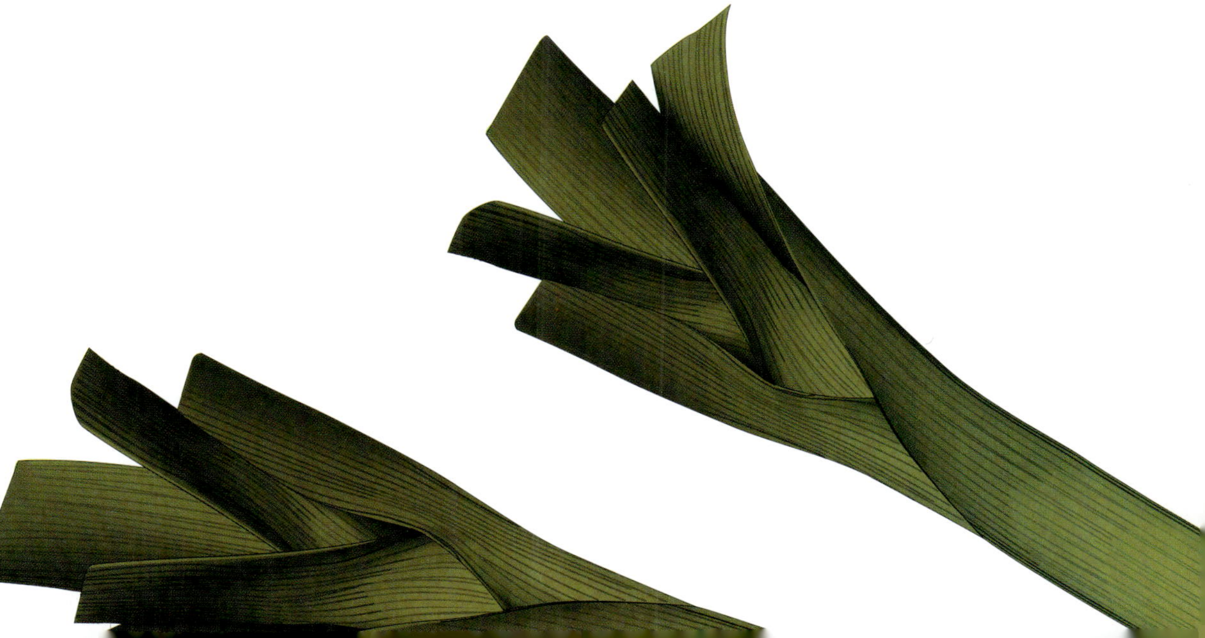

Ail

Allium sativum, Liliacées

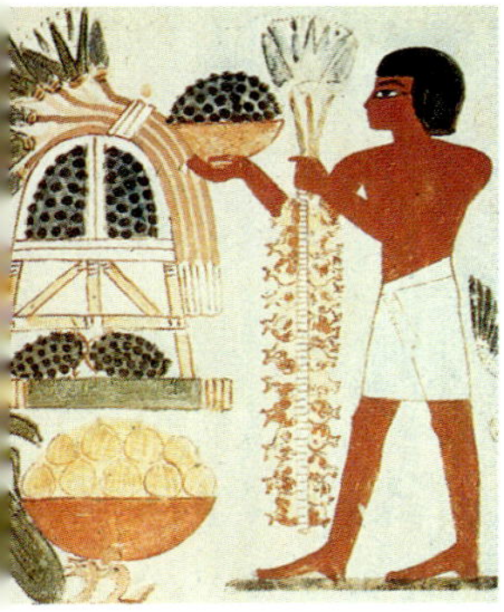

Les Égyptiens élevèrent l'ail au rang de divinité ; il servait de salaire et on en reproduisait l'image dans les tombes.

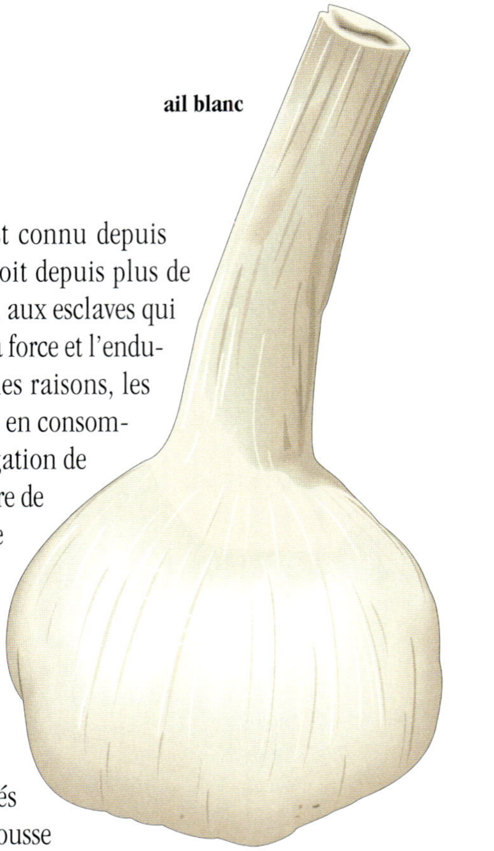

ail blanc

Plante potagère annuelle originaire de l'Asie centrale, l'ail est connu depuis l'Antiquité et est l'une des plus anciennes plantes cultivées, soit depuis plus de 5 000 ans. Les Égyptiens donnaient une ration quotidienne d'ail aux esclaves qui construisaient les pyramides, car ils croyaient qu'il augmentait la force et l'endurance. De plus, ils élevèrent l'ail au rang de divinité. Pour ces mêmes raisons, les athlètes grecs mangeaient de l'ail avant les compétitions, et les soldats en consommaient avant d'aller au combat. Les croisés ont contribué à la propagation de l'ail en Europe. Au cours des siècles, l'ail se vit attribuer un grand nombre de propriétés thérapeutiques, comme celle d'assurer une protection contre la peste. Aujourd'hui, on cultive l'ail principalement en Chine, en Corée du Sud, en Inde, en Espagne et aux États-Unis.

L'ail a une saveur particulièrement tenace qui laisse des traces persistantes dans l'haleine et qui imprègne la transpiration. Ces effets sont peut-être à l'origine de sa mauvaise réputation.

Le bulbe ou « tête d'ail » est formé de caïeux, plus souvent nommés gousses. On en compte de 12 à 16 par tête. Le bulbe ainsi que chaque gousse sont recouverts d'une membrane blanchâtre extrêmement fine. À maturité, lorsque ses longues feuilles vertes et plates, pouvant atteindre 30 cm, commencent à faner, l'ail est prêt à être cueilli ; on le laisse alors sécher au soleil quelques jours. Il est très souvent mis à sécher mais peut se consommer frais.

Il existe plus de 30 variétés d'ails. Parmi les plus courantes, on retrouve l'ail blanc, l'ail rose ou l'ail violet (seule l'enveloppe est colorée). L'ail rocambole (*A. scorodoprasum*) ou « ail d'Espagne » est une autre variété d'ail avec une saveur semblable, quoique plus douce.

Achat

Choisir des bulbes dodus et fermes, exempts de germes et de taches, et dont la pelure est intacte.

L'ail est disponible sous diverses formes : en flocons, en poudre, haché, en pâte, etc. Ces préparations sont pratiques, mais il est préférable de se servir d'ail frais si l'on désire avoir le maximum de saveur.

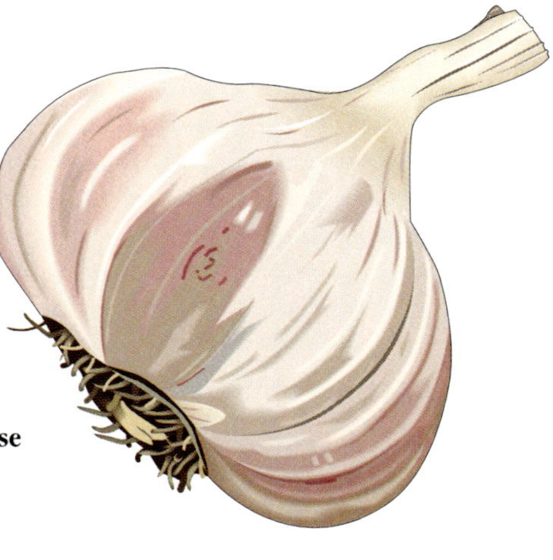

ail rose

Préparation

Pour peler facilement les gousses d'ail, les écraser légèrement avec le plat d'un couteau ; la pellicule s'enlève ensuite presque d'elle-même, puis retirer le germe vert que l'on retrouve parfois au centre de la gousse ; ce germe rendrait l'ail indigeste et serait responsable de l'odeur qu'il laisse dans l'haleine.

Utilisation

L'ail peut être consommé comme légume, mais il est surtout utilisé comme condiment. Il aromatise un grand nombre d'aliments (vinaigrettes, potages, légumes, tofu, viandes, ragoûts, charcuterie, marinades, etc.) sous différentes présentations. Ainsi, de l'ail cru haché ou pilé entre dans la fabrication de l'aïoli, la rouille, la tapenade, le pistou, le pesto et le beurre à l'ail ; les viandes, comme le gigot d'agneau, peuvent être piquées d'ail.

Pour transmettre une délicate touche aillée, frotter de l'ail cru, épluché et coupé en deux à l'intérieur des plats à salade, des plats à fondue. Pour parfumer de l'huile, y mettre quelques gousses d'ail légèrement écrasées ; plus les gousses resteront longtemps, plus la saveur sera prononcée. On peut se servir des tiges vertes de l'ail frais pour remplacer l'échalote ou la ciboulette.

Mâcher du persil, de la menthe ou des grains de café afin de se rafraîchir l'haleine après l'ingestion d'ail.

Cuisson

La saveur de l'ail n'apparaît que lorsqu'il est coupé, écrasé ou haché; la rupture des membranes de l'ail libère des substances qui deviennent actives à l'air libre. L'intensité de la saveur dépend de la façon dont on coupe l'ail; ainsi plus il est coupé finement, plus sa saveur sera prononcée.

Afin d'obtenir un maximum de saveur, n'ajouter l'ail qu'en fin de cuisson; pour obtenir une saveur discrète qui rappelle la noisette et qui épargne l'haleine, laisser l'ail entier et le cuire sans l'éplucher ni le couper. On doit éviter de frire l'ail jusqu'à ce qu'il brunisse, car cela détruit presque toute la saveur tout en le rendant âcre, âcreté qui se transmet aux autres aliments.

Conservation

L'ail n'a pas besoin d'être réfrigéré, d'ailleurs son odeur se transmettrait aux autres aliments; il se conserve plusieurs mois à l'air ambiant dans un endroit sec, bien aéré, froid ou tempéré. Dans un milieu chaud et humide, l'ail germe et moisit rapidement. La température indiquée pour une conservation prolongée doit osciller autour de 0 °C et un taux d'humidité d'au plus 60 %.

Les tiges de l'ail peuvent être tressées et suspendues dans un endroit aéré; ces tresses décoratives se conserveront plusieurs mois. D'une façon générale, l'ail blanc frais se conserve environ 6 mois.

L'ail se congèle tel quel, simplement débarrassé de sa pellicule extérieure; la durée de sa conservation est d'environ 2 mois.

Sauce aïoli

6 PORTIONS

6 gousses d'ail
2 jaunes d'œufs
250 ml (1 tasse) d'huile d'olive
2 c. à soupe de jus de citron
sel et poivre

Tous les ingrédients doivent être à la température de la pièce.

1. Éplucher les gousses d'ail, les fendre en deux et en retirer le germe.

2. Au mélangeur: mettre l'ail, les jaunes d'œufs, un quart de tasse d'huile, le sel et le poivre. Mélanger. Sans interruption, incorporer le reste de l'huile en filet jusqu'à ce que la préparation ait la consistance d'une mayonnaise épaisse. Terminer par le jus de citron.

L'aïoli se sert avec des œufs, des légumes à l'eau, du poisson poché ou des viandes froides.

Par tradition, l'aïoli se fait dans un grand mortier. Au mélangeur, c'est simple, efficace et sûr!

Valeur nutritive

eau	59 %
protéines	0,6 g
matières grasses	0,1 g
fibres	0,1 g
glucides	3 g
calories	13
	3 gousses (9 g)

L'ail consommé en quantité, comme légume, devient une excellente source de sélénium. Certains éprouvent de la difficulté à digérer l'ail ou y sont allergiques, allergie qui se manifeste sous forme de rougeurs ou d'irritation de la peau.

L'ail est réputé pour ses diverses propriétés médicinales; depuis longtemps, il est, pour beaucoup, considéré comme une véritable panacée. On le dit notamment diurétique, carminatif, stomachique, tonique, antispasmodique, antiarthritique, antiseptique et vermifuge. On s'en sert aussi pour soulager un grand nombre de maux, entre autres bronchite, goutte, hypertension et problèmes digestifs.

Des recherches médicales ont confirmé certaines propriétés médicinales de l'ail. Ainsi, l'ail est connu pour être un antibiotique efficace depuis fort longtemps; on s'en est même abondamment servi lors de la Première Guerre mondiale. Des recherches médicales ont depuis confirmé qu'il contenait du sulfure d'allyle, un puissant antibiotique.

D'autres recherches ont démontré que l'ail contient certaines substances comme l'allicine qui, sous forme concentrée aurait un effet sur la santé cardiovasculaire, notamment sur le taux de cholestérol sanguin. Selon ces recherches, les quantités efficaces d'allicine correspondent à l'ingestion de 7 à 28 gousses d'ail frais par jour. Fait à noter, le principe prétendument actif, l'allicine, peut être détruit lors de son extraction pour la fabrication de comprimés. De plus, l'effet escompté est de courte durée, pas plus de 24 heures. En conclusion, il est trop tôt pour croire que l'ail, à l'état frais ou en comprimés, puisse réduire de façon notable le taux de cholestérol sanguin.

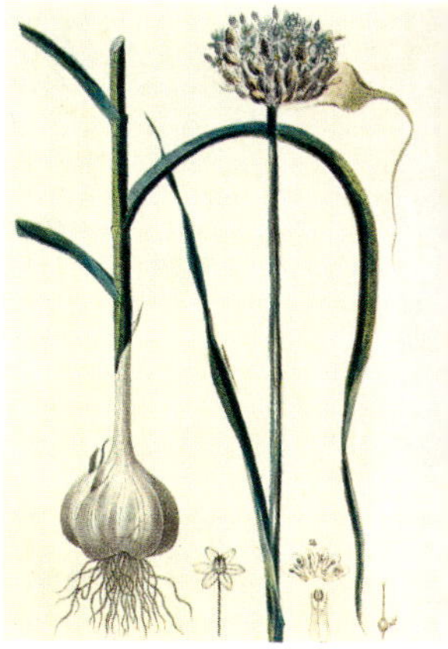

Le bulbe ou « tête d'ail » est formé de gousses; on en compte de 12 à 16 par tête. Le bulbe ainsi que chaque gousse sont recouverts d'une membrane blanchâtre extrêmement fine.

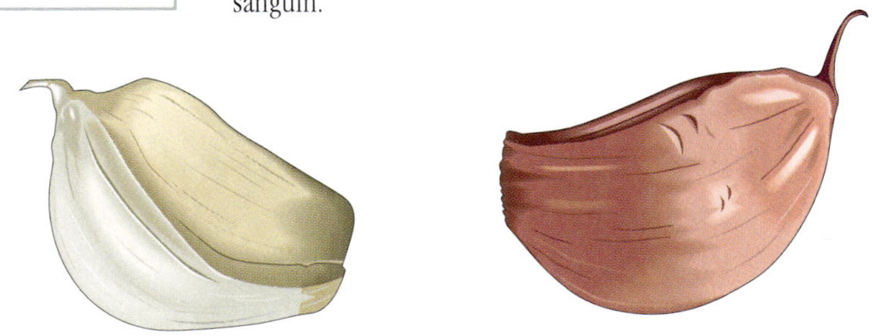

gousses d'ail

Oignon

Allium cepa, Liliacées

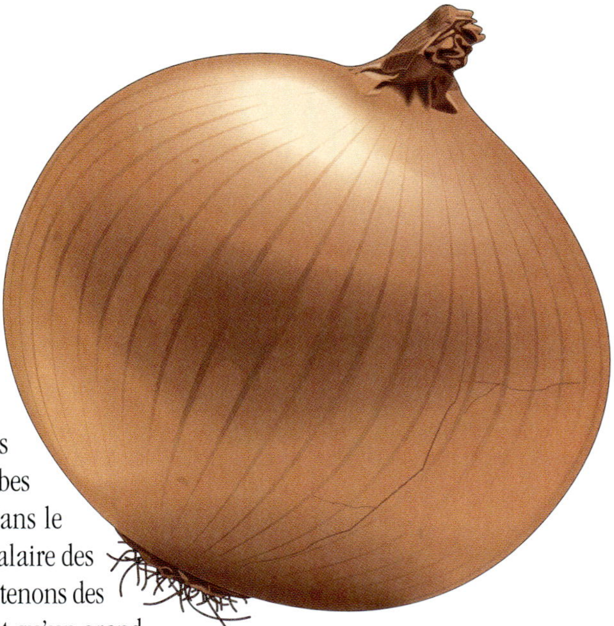

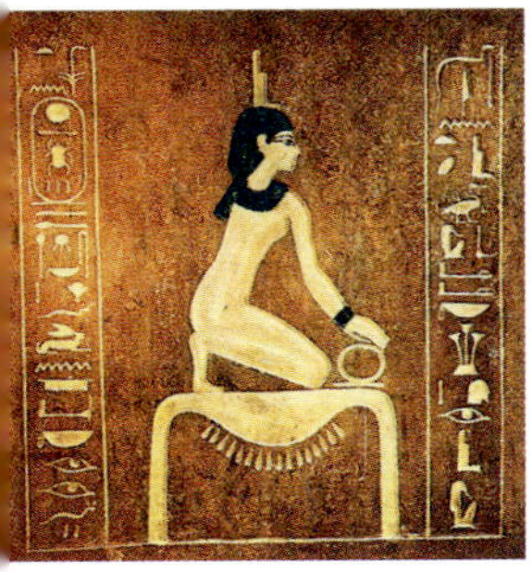

Particulièrement apprécié des Égyptiens, l'oignon faisait partie des offrandes faites aux dieux ; on en a retrouvé dans le tombeau de Toutankhamon.

Plante potagère originaire d'Asie centrale et de Palestine, l'oignon est à la fois un légume et un condiment très apprécié, en plus de posséder de très nombreuses propriétés médicinales. L'oignon est cultivé depuis plus de 5 000 ans. Il fut particulièrement apprécié des Égyptiens ; il faisait partie des offrandes faites aux dieux, ou était déposé dans les tombes comme provision pour l'au-delà. On en a retrouvé dans le tombeau de Toutankhamon. L'oignon représentait le salaire des esclaves qui érigeaient les pyramides égyptiennes. Nous tenons des Gaulois la croyance qu'il peut prédire le temps par le fait qu'un grand nombre de pelures annoncera un hiver rigoureux. Depuis le Moyen Âge, l'oignon est un des aliments de base de la cuisine et de l'alimentation et ce, surtout dans les pays du nord de l'Europe. Les oignons furent apportés dans le Nouveau Monde par Christophe Colomb lors de son deuxième voyage en 1493. Aujourd'hui, l'oignon est entre autres cultivé en Chine, en Inde, aux États-Unis, en Russie et en Turquie. En fait, il s'agit de l'aromate le plus universel.

L'oignon est un légume bisannuel cultivé en annuel, composé de feuilles disposées en couches concentriques. Charnues et juteuses, ces feuilles blanchâtres sont emprisonnées par une dernière couche de fines pelures qui prennent des colorations diverses quand l'oignon est séché, allant du blanc au pourpre, en passant par le jaune, le brun et le rouge, selon les variétés. L'oignon se consomme frais, mi-sec ou sec. L'oignon peut être de forme, de taille et de saveur variables. La douceur de l'oignon dépend du climat et des variétés. L'oignon espagnol est l'un des plus doux, l'oignon blanc est doux et sucré et l'oignon rouge est le plus sucré. Certaines variétés nommées « oignons verts » ou « oignons nouveaux » (*Allium cepa*) sont vendues fraîches en bottes.

Les bulbes d'oignon peuvent être récoltés dans un premier temps comme oignons verts, lorsque le bulbe n'est pas encore à maturité et très petit ou dans un deuxième temps lorsque le bulbe est mûr ou séché, c'est-à-dire lorsque les feuilles en surface commencent à jaunir et à se faner.

Certains éprouvent de la difficulté à digérer l'oignon, surtout lorsqu'il est cru. L'oignon signale son passage dans l'organisme en imprégnant l'haleine ; on peut la rafraîchir en mâchant quelques brins de persil, un peu de menthe ou des grains de café. L'arôme caractéristique de l'oignon provient de son huile essentielle volatile qui est riche en sulfure d'allyle.

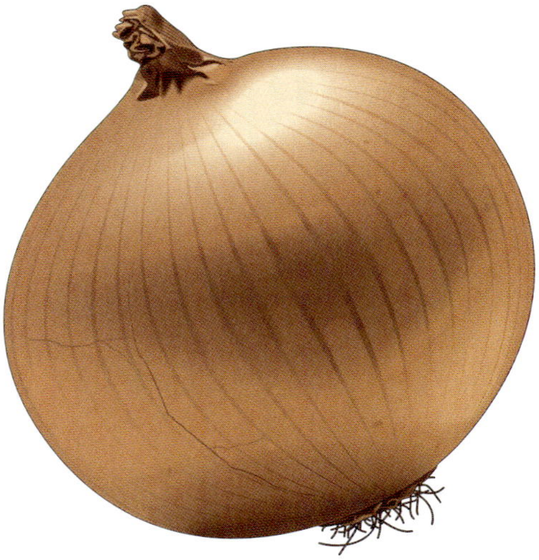

oignon espagnol

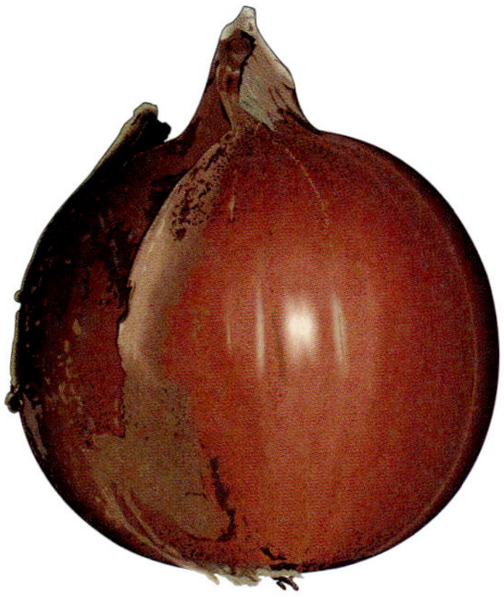

oignon rouge

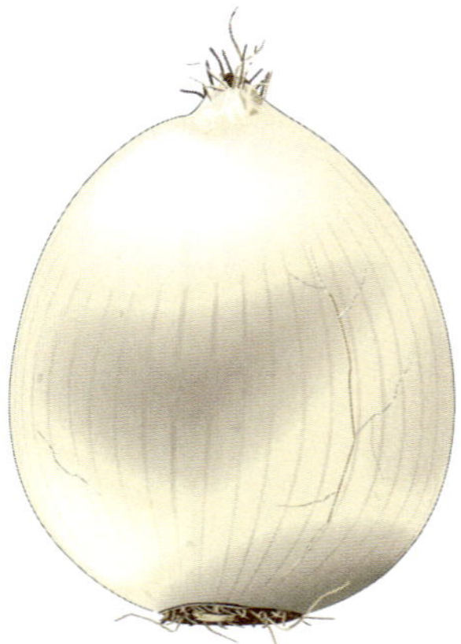

oignon blanc

Utilisation

L'utilisation de l'oignon est presque illimitée; ce légume est quasi indispensable, sauf dans les desserts! On l'emploie aussi bien cuit que cru, surtout lorsqu'il est doux. On peut atténuer la saveur de l'oignon cru coupé en l'ébouillantant quelques minutes (le passer à l'eau froide pour arrêter l'action de la chaleur), ou en le mettant à tremper dans de l'eau froide ou dans du vinaigre; cela entraîne cependant une très légère perte de valeur nutritive. L'oignon jaune est un élément essentiel de nombreux plats classiques tels que la tarte à l'oignon, la pissaladière, la soupe à l'oignon, les préparations à la Soubise, à la niçoise. L'oignon peut également être apprêté au gratin, frit, à l'orientale, à la crème ou être farci. Il sert également de condiment dans une multitude de plats, chauds ou froids, qu'il soit cuit ou cru, haché, émincé ou coupé en rondelles. Piqué de clou de girofle, l'oignon ajoutera du goût au pot-au-feu ou à un bouillon.

Les petits oignons peuvent être glacés ou préparés au vinaigre; on les ajoute aussi entiers dans les ragoûts ou les plats mijotés, comme dans le classique bœuf bourguignon.

Tarte à l'oignon

4 À 6 PORTIONS

1 abaisse de pâte brisée de 23 cm (9 po) de diamètre, non cuite
750 g (1½ lb) d'oignon
125 ml (½ tasse) de lait
125 ml (½ tasse) de crème épaisse (35 %)
2 c. à soupe de beurre
1 c. à soupe d'huile
2 œufs
2 c. à soupe de farine
1 pointe de muscade
sel et poivre blanc

1. Préchauffer le four à 190 °C (375 °F).

2. Beurrer et fariner un moule à tarte de 23 cm (9 po). Le garnir d'une abaisse de pâte brisée. En piquer le fond avec une fourchette et faire cuire à blanc 5 min. Laisser en attente.

3. Éplucher les oignons et les émincer. Dans une poêle, faire chauffer le beurre et l'huile. Ajouter les oignons et les faire blondir à feu doux 5 à 7 min, en remuant constamment. Ils doivent être tendres.

4. Dans un bol, battre légèrement les œufs. Ajouter le lait, la crème et la farine. Saler, poivrer, ajouter la muscade. Mélanger.

5. Garnir l'abaisse des oignons et y verser ensuite le mélange liquide.

6. Cuire au four 30 min jusqu'à ce que la garniture ait gonflé et que le dessus soit légèrement doré.

Achat

À l'achat d'oignons séchés, rechercher des oignons fermes, sans signe de germination ou de moisissures, avec une pelure extérieure bien sèche, lisse et cassante, et un collet le plus petit possible.

Les oignons sont souvent traités chimiquement contre la germination, par irradiation, ce qui est rarement indiqué sur l'emballage, malgré le fait que la législation de la plupart des pays oblige les producteurs à le mentionner; les oignons achetés au début de l'automne sont susceptibles de ne pas être traités, car ils n'auront pas à demeurer dans les entrepôts. L'oignon est aussi disponible déshydraté, sous forme de flocons ou de poudre vendue telle quelle ou assaisonnée (sel à l'oignon par exemple). Ces préparations sont pratiques, mais les poudres assaisonnées ne constituent pas toujours un bon achat, car certaines contiennent plus de sel que d'oignon.

Valeur nutritive

	cru
eau	89,7 %
protéines	1,2 g
matières grasses	0,2 g
glucides	8,6 g
fibres	1,6 g
calories	38
	par 100 g

L'oignon contient du potassium, de la vitamine C, de l'acide folique et de la vitamine B_6. Cuit, il contient sensiblement les mêmes proportions de vitamines et de minéraux. L'oignon est presque une panacée tellement on lui attribue de propriétés médicinales; on le dit notamment diurétique, antibiotique, antiscorbutique, stimulant et expectorant. On l'utilise aussi pour traiter la grippe, les parasites intestinaux, les calculs biliaires, la diarrhée et les rhumatismes.

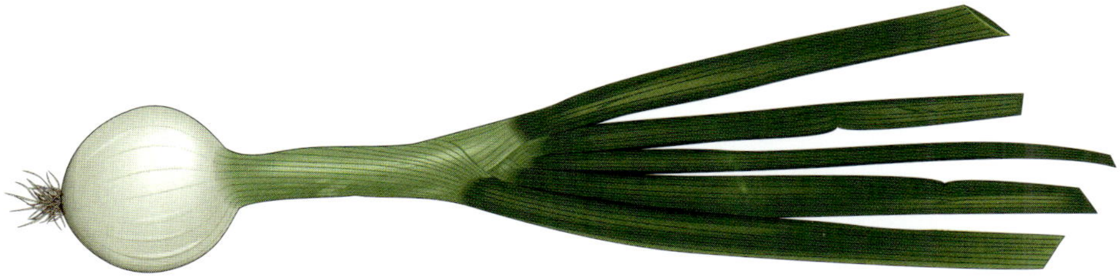

oignon vert

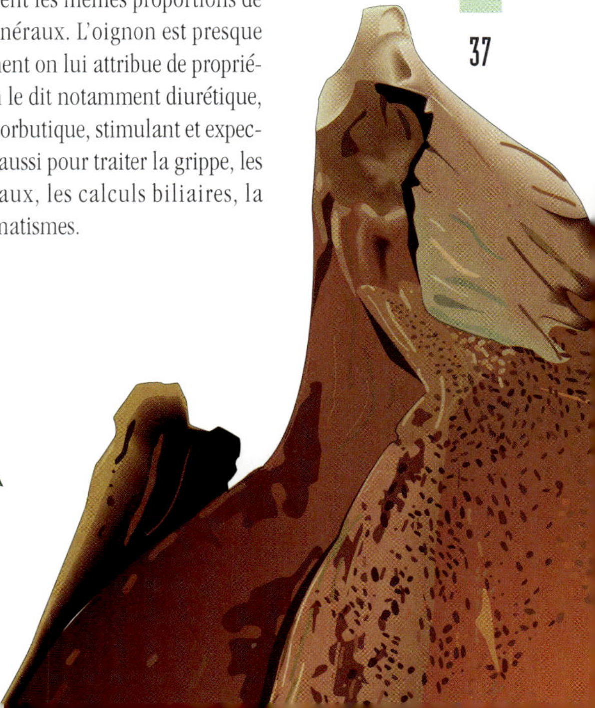

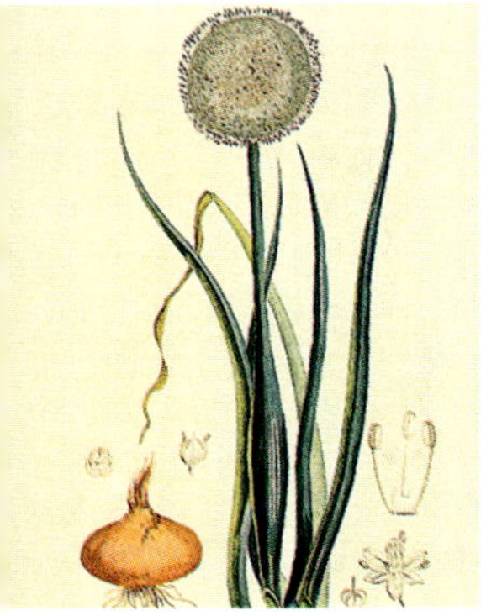

Les bulbes d'oignon peuvent être récoltés comme oignons verts, avant la pleine maturité, à maturité ou séchés, lorsque les feuilles en surface commencent à jaunir et à se faner.

Préparation

La préparation de l'oignon peut être une corvée car elle s'accompagne souvent de larmes causées par la rupture des cellules de l'oignon lorsqu'on le coupe; ces cellules libèrent alors des substances sulfurées qui, au contact de l'air ambiant, créent une nouvelle molécule, du sulfate d'allyle, qui irrite l'œil. Plus l'oignon est fort, plus il pique les yeux. Divers trucs sont proposés pour empêcher de pleurer :

- utiliser un couteau bien coupant et se tenir le plus loin possible de l'oignon, donc rester debout pour le couper, diminueraient les larmes;
- refroidir l'oignon une heure au réfrigérateur ou une quinzaine de minutes au congélateur retarderait l'action de l'enzyme;
- se protéger les yeux afin qu'ils ne soient pas en contact direct avec la substance irritante;
- couper l'oignon sous un filet d'eau froide, ce qui dissout les molécules irritantes qui sont solubles à l'eau.

Afin que ses feuilles se séparent facilement, enlever complètement la partie fibreuse de la base (le plateau). Plus l'oignon est haché finement, plus il cuit rapidement mais plus il perd de saveur. Un oignon coupé perd du jus; éviter de le préparer longtemps à l'avance et de le laisser en attente sur le comptoir ou sur une surface en bois qu'il imbiberait. Pour se départir de l'odeur d'oignon sur les mains, les frotter avec du jus de citron ou du vinaigre. Il faut éviter de hacher l'oignon au robot, car il se transforme en purée.

Cuisson

La cuisson rend l'oignon plus sucré et lui fait perdre ses enzymes sulfurés, ce qui l'adoucit. Faire revenir brièvement l'oignon dans un peu de corps gras, en le laissant croustillant et sans le faire brunir : il aura plus de goût.

Conservation

La plupart des oignons séchés entrent dans une période de dormance après la cueillette; c'est pourquoi ils se conservent plusieurs semaines sans germer. Leur durée de conservation dépend des variétés. Il est bien connu que plus un oignon est « fort », meilleure sera sa conservation; cela est dû au fait que le composé responsable du « piquant » de l'oignon aide aussi à sa conservation. Un oignon à forte saveur et pas trop riche en eau, tel l'oignon jaune, se conserve mieux que l'oignon blanc. Ainsi l'oignon jaune se conserve de 2 à 3 mois dans un endroit frais et sec, tandis que l'oignon rouge ne se conservera que de 2 à 4 semaines. Conserver les oignons séchés suspendus dans un filet, dans un endroit aéré, frais et sec. Ne pas les garder au réfrigérateur, leur odeur se communiquerait aux autres aliments. Les tenir éloignés des pommes de terre, car ils absorbent leur humidité, ce qui les fait pourrir et germer. Éviter de conserver un oignon entamé, il perd ses vitamines et peut devenir nocif car il s'oxyde rapidement. Placer l'oignon frais tel l'oignon vert au réfrigérateur, il se conservera environ 1 semaine.

L'oignon se congèle, mais la congélation l'amollit et lui fait perdre de la saveur; une plus grande quantité est alors nécessaire pour parfumer les plats. L'éplucher et le hacher; il n'est pas nécessaire de le blanchir.

L'oignon se déshydrate facilement; le couper en tranches minces, le placer sur une plaque et l'exposer au soleil 2 ou 3 jours, puis le passer au four à 90 °C (185 °F) environ 10 min, ou le mettre dans un déshydrateur quelques heures (65 à 70 °C).

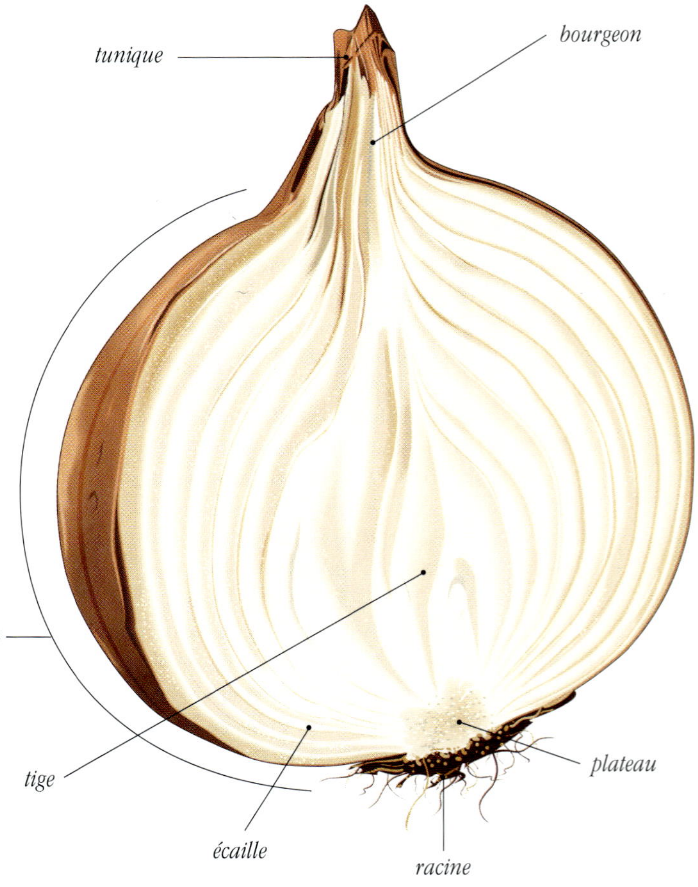

Échalote

Allium ascalonicum, Liliacées

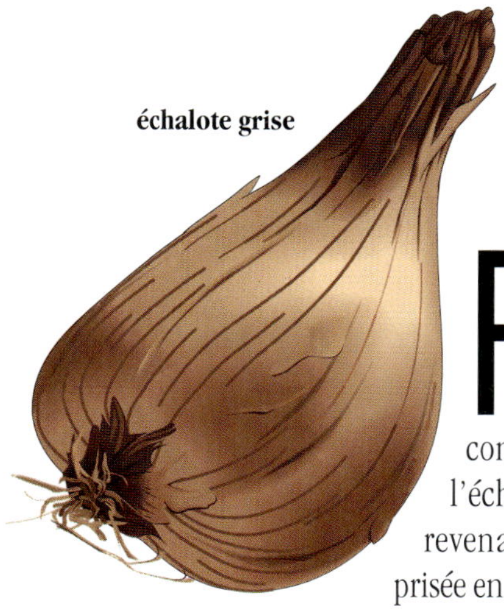

échalote grise

Plante potagère à bulbe, probablement originaire du Proche-Orient car son nom scientifique serait dérivé du nom d'un port antique de la Palestine, soit Ascalon. L'échalote était très appréciée des Grecs et des Romains ; ces derniers la considéraient autant comme aliment que comme aphrodisiaque. Plusieurs historiens et botanistes croient que l'échalote aurait été introduite en Europe aux XIIe et XIIIe siècles par les croisés revenant du Proche-Orient. Quoi qu'il en soit, l'échalote est particulièrement prisée en France, pays réputé pour la qualité de cette plante.

L'échalote est une plante vivace cultivée en annuelle. Sa saveur est plus parfumée et plus subtile que celle de l'oignon et moins âcre que celle de l'ail. Contrairement à ceux-ci, elle « parfume » peu l'haleine. De la taille d'un bulbe d'ail, elle comporte deux ou trois gousses. Il en existe plusieurs variétés, les plus communes étant :

- l'**échalote grise** ou ordinaire, petite, de forme allongée, à la peau grise et à la tête violacée, à chair ferme et piquante ;
- l'**échalote de Jersey**, au bulbe court et renflé, à la pelure rosacée, et à la chair veinée et moins piquante ;
- l'**échalote cuisse de poulet**, au bulbe allongé, dont la couleur cuivrée de la peau rappelle celle de l'oignon.

Achat

Rechercher des échalotes fermes à la pelure bien sèche. Écarter des échalotes germées, amollies ou dont la pelure est tachée.

Utilisation

L'échalote se consomme crue ou cuite. Elle est plus souvent utilisée comme condiment que comme légume, pour donner une touche raffinée aux aliments. Elle entre dans la composition des sauces béarnaise, Bercy ou au vin rouge, notamment. Elle accompagne les salades, les poissons et viandes grillés ou poêlés. Elle parfume le beurre blanc. Elle s'avère plus digestible après la cuisson que l'oignon. Les tiges vertes sont savoureuses et peuvent être utilisées au printemps comme la ciboulette. Les caïeux peuvent aromatiser le vinaigre ou l'huile. L'échalote aromatise aussi les soupes, les vinaigrettes et les légumes.

Conservation

L'échalote se conserve environ 1 mois dans un endroit sombre, frais, sec et bien ventilé. Réfrigérée, elle se conserve une quinzaine de jours seulement.

Lorsqu'elle est coupée, l'envelopper d'un film alimentaire ou la mettre dans un récipient et la recouvrir d'huile d'olive pour la réfrigérer. Cette huile devient très aromatique et peut être utilisée pour cuisiner.

Cuisson

L'échalote revenue dans un corps gras ne doit jamais griller ou roussir, car elle deviendrait amère ; il faut plutôt la laisser fondre à feu très doux.

Valeur nutritive

	crue
eau	80 %
protéines	0,3 g
glucides	1,7 g
calories	7
	par 15 ml (10 g)

On dit l'échalote minéralisante, apéritive et stimulante. On s'en sert pour soulager brûlures et piqûres d'insectes.

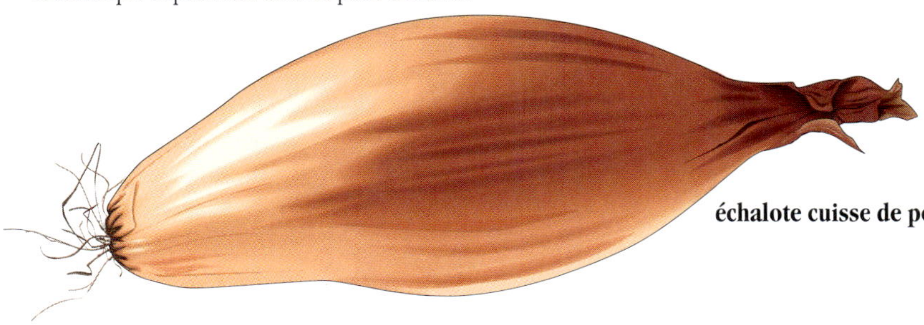

échalote cuisse de poulet

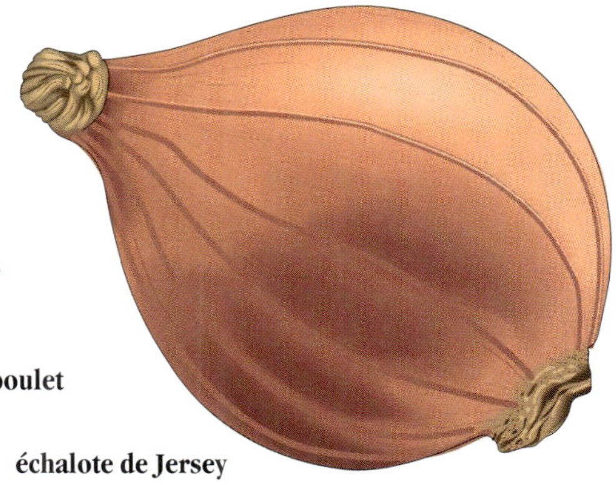

échalote de Jersey

Châtaigne d'eau

Eleocharis dulcis et *Trapa spp,* Cypéracées

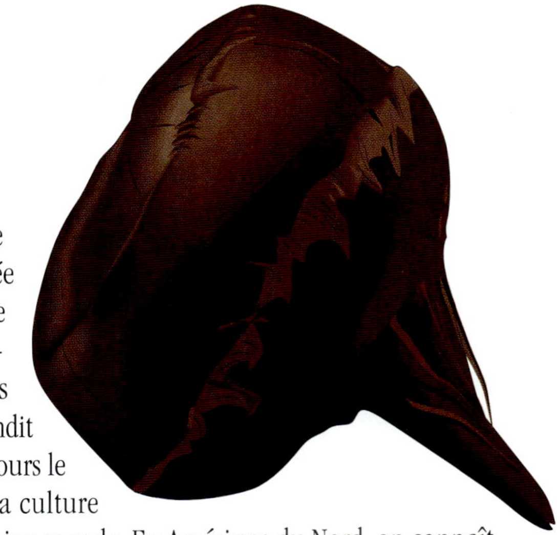

Nom donné au bulbe aquatique d'une plante originaire du sud de la Chine, la châtaigne d'eau est consommée depuis les temps reculés en Asie. Elle occupe une place importante dans les cuisines chinoise, japonaise et vietnamienne. En Chine, on l'utilisa d'abord pour ses propriétés médicinales; longtemps cultivée dans ce pays, sa culture s'étendit de l'Inde jusqu'à Madagascar. Aujourd'hui, la Chine est toujours le principal pays producteur de châtaigne d'eau, bien que sa culture s'effectue à plus petite échelle dans d'autres régions de l'ancien monde. En Amérique du Nord, on connaît surtout la châtaigne d'eau importée de Chine, vendue en conserve dans les épiceries spécialisées; il s'agit de la variété *Eleocharis dulcis*. La châtaigne d'eau de la variété *Trapa natans* qui est cultivée dans certaines régions d'Asie et d'Europe n'a aucun lien de parenté avec la châtaigne d'eau *Eleocharis dulcis*.

La châtaigne d'eau pousse dans les eaux peu profondes des lacs, des ruisseaux et des marais. Comme le riz, elle a besoin d'une grande quantité d'eau. En Asie, on la cultive souvent dans les rizières, où elle est plantée au printemps puis récoltée à l'automne lorsque les rizières sont asséchées.

La châtaigne d'eau *Eleocharis dulcis* ressemble à la châtaigne commune; de forme arrondie, elle mesure généralement de 2,5 cm à 4 cm de diamètre. Son extrémité supérieure est légèrement aplatie et se termine par une petite touffe d'où germerait une herbe si la châtaigne n'était pas récoltée. Le bulbe est emprisonné dans une rude écorce de couleur brun noirâtre; la chair blanche, croustillante, juteuse, sucrée et parfumée, est recouverte d'une mince peau brunâtre. La châtaigne d'eau cuite a une saveur qui rappelle celle du maïs.

L'espèce *Trapa* comporte 2 variétés. La variété *Trapa bicornis* est ornée de 2 cornes courbées, tandis que la variété *Trapa natans* est formée de 4 cornes. Appelée « noix de jésuite », car on se servait souvent des graines de cette plante pour fabriquer des rosaires, cette châtaigne d'eau fut autrefois fort prisée en Europe; elle est maintenant tombée dans l'oubli. Ces bulbes ne peuvent pas être consommés crus, car ils contiennent des substances toxiques qui sont neutralisées à la cuisson.

Valeur nutritive

	crue	***en conserve***
eau	74 %	86 %
protéines	1,5 g	1,1 g
matières grasses	0,2 g	0,1 g
glucides	24 g	12 g
calories	107	50
		par 100 g

La châtaigne d'eau crue est une excellente source de potassium; elle contient de la riboflavine, du magnésium, de la vitamine et du phosphore. En conserve, elle contient du potassium et du fer.

On dit la châtaigne d'eau tonique.

Utilisation

Les châtaignes d'eau se consomment crues (espèce *Eleocharis dulcis* seulement) ou cuites. Crues, on les sert en hors-d'œuvre ou on les consomme nature, notamment en collation. Cuites, les châtaignes d'eau sont délicieuses telles quelles, seulement enrobées de beurre comme le maïs sucré. Elles ajoutent une note croquante inhabituelle à une grande quantité de mets, notamment aux soupes, salades composées et salades de fruits, aux plats sautés à base de tofu ou de légumes, aux pâtes alimentaires et quiches, aux viandes, volailles et fruits de mer. Elles sont délicieuses cuites avec du riz et des épinards, puis gratinées.

La purée de châtaignes d'eau peut s'apprêter en soupe savoureuse. L'incorporer à un bouillon de poulet dans lequel on ajoutera oignons, pommes et crème légère. On peut aussi la combiner à une purée de pommes de terre, de patates douces ou de courges d'hiver.

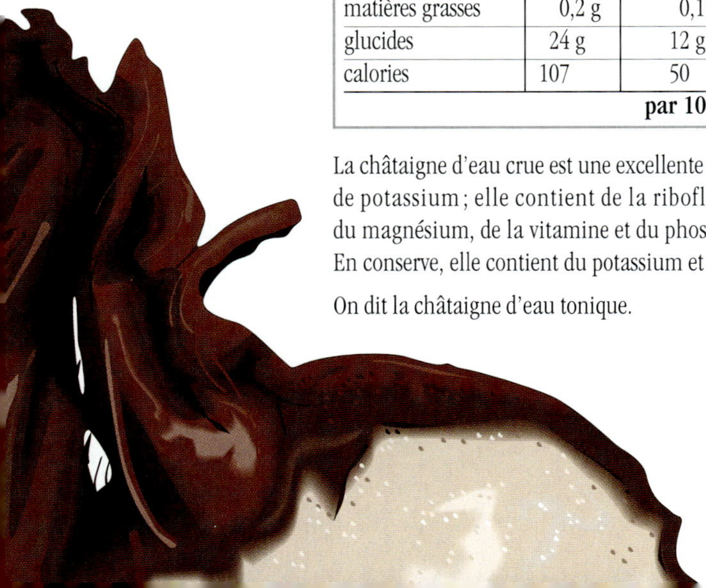

Préparation

Laver soigneusement les châtaignes d'eau fraîches pour les débarrasser de toute trace de boue, enlever toute partie molle ou brunie et jeter les châtaignes endommagées ou qui auraient fermenté.

On peut peler les châtaignes d'eau avant ou après la cuisson. Il y aura moins de perte si on pèle après la cuisson, mais la couleur de la chair en sera altérée, elle deviendra beige comme la peau. Se servir d'un couteau tranchant facilite la tâche, qui est plutôt longue. Pour éviter que les châtaignes d'eau pelées ne noircissent, les plonger dans de l'eau citronnée.

Pour les peler après la cuisson, faire d'abord une incision en forme de croix sur la partie plate des châtaignes d'eau. Dans une casserole, recouvrir les châtaignes d'eau d'eau bouillante, laisser bouillir 4 à 5 min. Les égoutter puis les peler pour enlever leur mince peau brunâtre.

Cuisson

La cuisson rend les châtaignes d'eau légèrement plus sucrées. Elle n'altère pas la texture de la chair qui demeure croustillante. La chair noircit cependant à la cuisson, sauf si on ajoute un peu de jus de citron à l'eau de cuisson. On peut aussi les cuire dans du bouillon ou dans un mélange moitié eau moitié lait. Lorsque les châtaignes d'eau seront utilisées par la suite dans une préparation comme un sauté à la chinoise, les cuire seulement 5 min à l'eau ou de 7 à 8 min à la vapeur. On peut utiliser les châtaignes d'eau entières, coupées en moitiés, en tranches, en dés ou en julienne, ou réduites en purée.

Châtaignes d'eau au bacon

ENVIRON 16 BOUCHÉES

1 boîte de châtaignes d'eau
125 ml (½ tasse) de sauce soya
1 c. à thé de gingembre en poudre
8 tranches de bacon
125 ml (½ tasse) de sucre

1. Égoutter les châtaignes d'eau et les rincer.

2. Dans un bol, mêler la sauce soya et le gingembre. Y ajouter les châtaignes d'eau égouttées. Laisser reposer 1 h à la température de la pièce. Remuer fréquemment.

3. Couper les tranches de bacon en moitiés. Égoutter les châtaignes.

4. Verser le sucre dans un bol. Y rouler chaque châtaigne avant de l'enrouler dans la demi-tranche de bacon. Fixer à l'aide d'un cure-dent. Disposer les bouchées sur une plaque à biscuits.

5. Faire cuire à four préchauffé à 200 °C (400 °F), 15 min environ.

Ces bouchées se servent avec l'apéritif.

Achat

Choisir des châtaignes d'eau fraîches très dures, exemptes de meurtrissures et de parties molles.

Conservation

Les châtaignes d'eau sont passablement fragiles, aussi est-il préférable de les conserver non pelées. On peut mettre les châtaignes d'eau fraîches dans un récipient, les couvrir d'eau et les placer au réfrigérateur où elles se conserveront jusqu'à 2 semaines. Cette méthode de conservation laisse les châtaignes d'eau fraîches et croustillantes, mais diminue légèrement leur saveur.

On peut aussi mettre les châtaignes d'eau fraîches dans un sac de papier sans les laver et les placer à l'endroit le plus froid du réfrigérateur; elles se conserveront également jusqu'à 2 semaines. Il est nécessaire de les surveiller cependant, car elles peuvent commencer à sécher ou fermenter.

Les châtaignes d'eau pelées se conservent au réfrigérateur 2 ou 3 jours. Réfrigérer la part non-consommée des châtaignes d'eau en conserve dans de l'eau que l'on rafraîchira tous les jours. Les châtaignes d'eau peuvent se congeler crues ou cuites, pelées ou non pelées. Crues et non pelées elles se conservent environ 6 mois. Cuites et en purée, elles se conservent environ 1 an. La purée peut se séparer à la décongélation; la mélanger afin qu'elle redevienne homogène. On peut ajouter 15 ml de beurre ou de miel avant de congeler la purée pour éviter qu'elle ne se sépare.

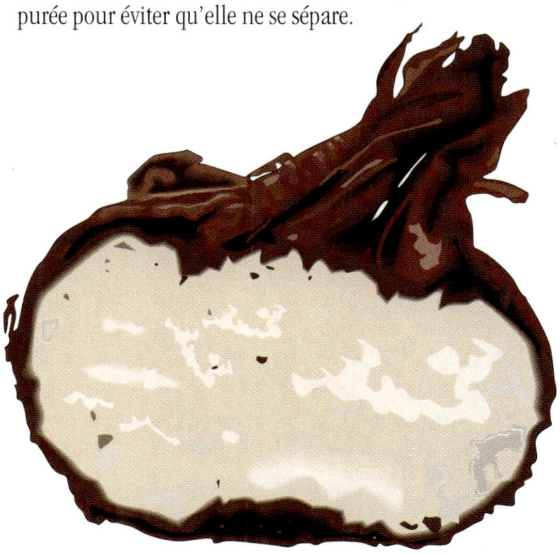

Betterave

Beta vulgaris, Chénopodiacées

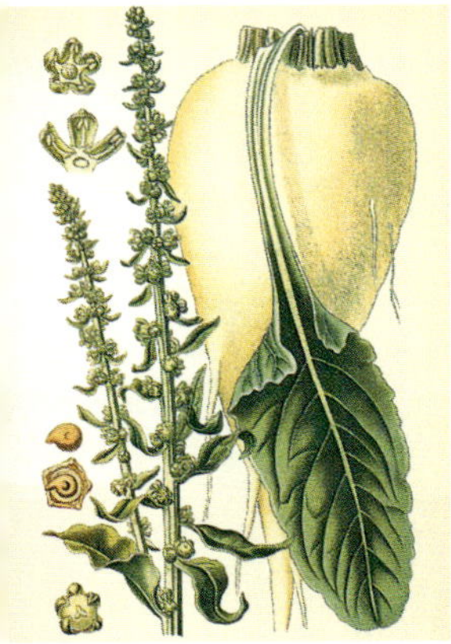

La chair de la betterave habituellement de couleur rouge vif peut aussi être blanche.

Plante potagère à racine charnue probablement originaire d'Afrique du Nord. Les betteraves rouge et blanche étaient connues des Romains qui faisaient usage de leurs racines, alors que d'autres peuples utilisaient leurs feuilles seulement. À partir du XVIe siècle, la betterave dite potagère était couramment consommée par les Anglais et les Allemands, alors que la betterave blanche était utilisée comme fourrage pour les animaux. La première usine d'extraction du sucre de betterave fut construite au début du XIXe siècle en Pologne. C'est à cette même époque qu'a débuté la culture des betteraves aux États-Unis.

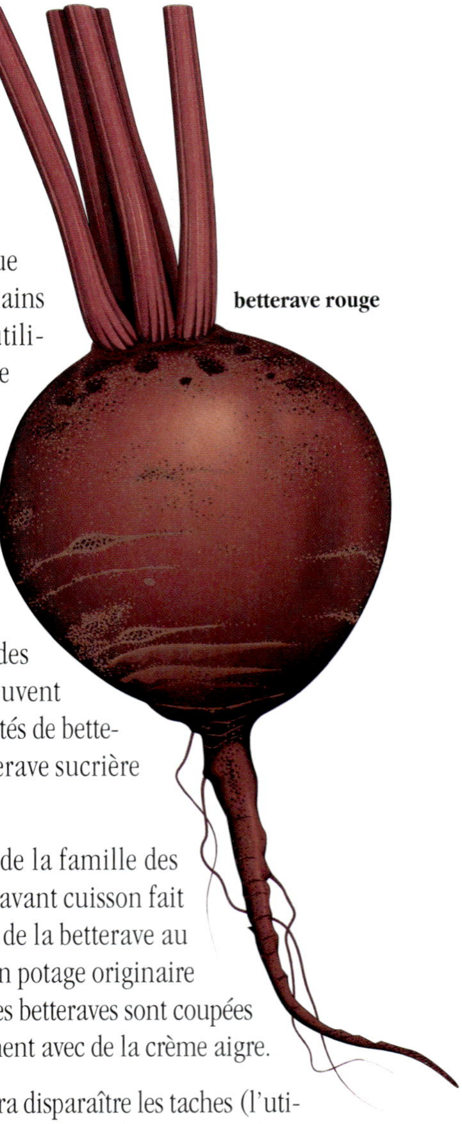

betterave rouge

La betterave est plus ou moins charnue et sa peau mince est lisse. Sa chair, habituellement couleur rouge vif, peut aussi être blanche. Ses grandes feuilles très colorées, ondulées ou plissées, sont comestibles. Elles peuvent mesurer plus de 35 cm de long et 25 cm de large. Il existe plusieurs variétés de betteraves, dont la betterave fourragère qui sert à nourrir le bétail et la betterave sucrière transformée en sucre ou en alcool.

La betterave doit sa coloration typique à la bétacyanine, un pigment de la famille des anthocyanines, extrêmement soluble à l'eau. La moindre meurtrissure avant cuisson fait « saigner » la betterave, c'est-à-dire que cela fait suinter le suc pourpre de la betterave au contact d'un liquide. Cette caractéristique est exploitée dans le bortsch, un potage originaire d'Europe orientale qui peut être plus ou moins consistant et dans lequel les betteraves sont coupées très finement afin que le potage soit très coloré ; il est servi traditionnellement avec de la crème aigre.

Le jus de la betterave tache facilement les doigts, un peu de jus de citron fera disparaître les taches (l'utilisation de gants évite cet inconvénient). Il peut aussi colorer urine et selles, ce qui ne doit pas inquiéter.

Achat

Choisir des betteraves fermes et lisses, sans taches ni meurtrissures, et d'une belle coloration rouge foncé. Rechercher des betteraves de même taille, elles cuisent plus uniformément. Éviter les très grosses betteraves ou celles aux longues racines, car elles risquent d'être plus fibreuses. L'état des feuilles de betterave n'est pas nécessairement un indice de la qualité de la racine ; à moins de vouloir utiliser ces feuilles, auquel cas elles doivent alors être bien vertes et tendres.

Utilisation

La betterave peut être mangée crue, cuite, en conserve ou au vinaigre. Crue, la peler, la trancher ou la râper et, si désiré, l'assaisonner. Cuite, elle peut être mangée chaude ou froide ; elle est souvent arrosée de vinaigrette ou incorporée aux salades. Ses feuilles sont délicieuses cuites et s'apprêtent comme l'épinard ou la bette.

La betterave peut aussi servir de substitut au café ; tranchée finement, elle est séchée, torréfiée, puis réduite en poudre. Cette poudre s'utilise telle quelle ou mélangée avec d'autres ingrédients comme la chicorée.

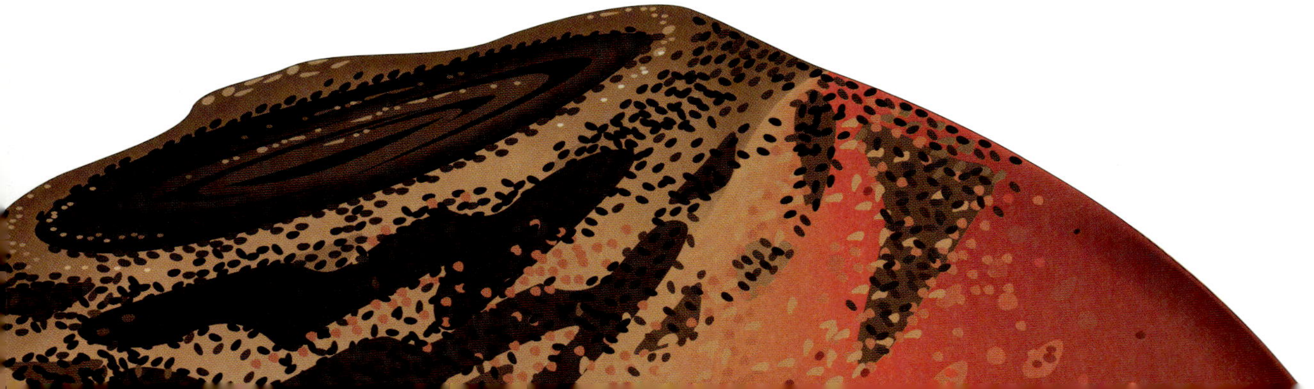

Conservation

La betterave fraîche peut se conserver de 2 à 4 semaines au réfrigérateur ou dans un endroit frais (0 °C) et humide (90 à 95 %), si elle a conservé ses feuilles ou de 5 à 8 cm de tige et les racines. Gardées dans la terre ou dans un cellier d'hiver, les betteraves se conservent plus longtemps, mais ont tendance à devenir plus dures. Les feuilles non lavées resteront fraîches pendant 3 à 5 jours au réfrigérateur; les placer dans un sac de plastique perforé.

La betterave crue ne se congèle pas, car à la décongélation sa texture devient molle; elle peut être congelée une fois cuite.

Bortsch maigre

8 PORTIONS

2 l (8 tasses) d'eau
500 ml (2 tasses) de betteraves crues
250 ml (1 tasse) de chou blanc ou vert
1 carotte
1 branche de céleri
1 oignon
1 gousse d'ail
2 c. à soupe de concentré de tomates
2 c. à soupe d'huile
1 c. à soupe de jus de citron
2 c. à soupe de persil plat
125 ml (½ tasse) de crème aigre
sel et poivre

1. Peler, laver, détailler les betteraves en petits dés. Couper le chou en fines lanières. Gratter la carotte, la laver, la couper en rondelles. Enlever les filaments de la branche de céleri, la laver, la couper en lamelles. Peler l'oignon et l'émincer. Éplucher l'ail et le hacher. Ciseler le persil.

2. Dans une casserole, faire chauffer l'huile et y faire fondre l'oignon. Ajouter les betteraves, la carotte, le céleri, l'eau, le sel et le poivre. Porter à ébullition et couvrir. Laisser cuire à feu modéré 45 min. Ajouter ensuite le chou, l'ail, le concentré de tomates et laisser cuire encore pendant 30 min.

3. Ajouter le jus de citron et le persil. Rectifier l'assaisonnement.

4. Au moment de servir, déposer à la surface du bortsch des cuillérées de crème aigre.

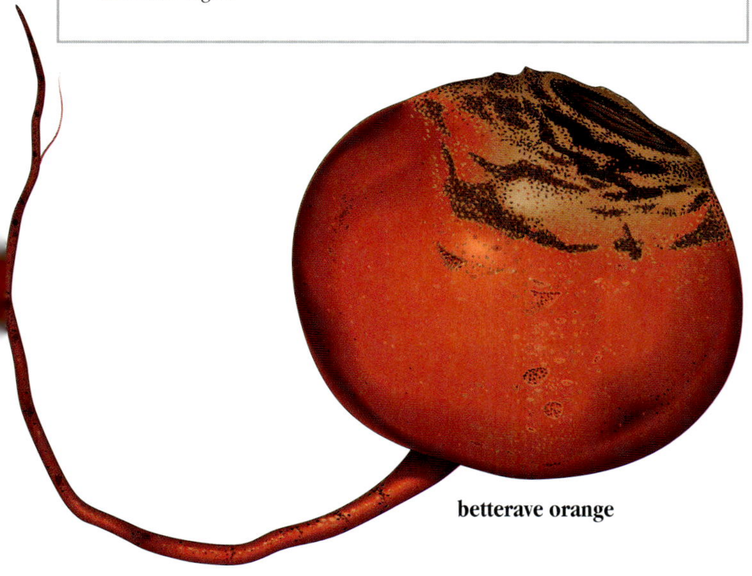

betterave orange

Cuisson

Laver la betterave à l'eau courante sans la meurtrir; la brosser délicatement si nécessaire. Cuire la betterave entière, sans la peler ni la meurtrir, en laissant la racine et 2 à 3 cm de tiges. La cuisson restaure et avive la couleur de la betterave si on ajoute un ingrédient acide (jus de citron, vinaigre). Un ingrédient alcalin comme le bicarbonate de sodium bleuit la betterave, tandis que le sel la décolore; ne saler qu'en fin de cuisson.

Selon la grosseur de la betterave, prévoir de 30 à 60 min pour la cuisson à l'eau ou à la vapeur. La cuisson au four conserve la saveur et accentue la couleur. Pour vérifier le degré de cuisson, passer le légume sous un filet d'eau froide, la pelure s'enlèvera facilement si elle est bien cuite. Éviter de piquer la betterave avec une fourchette ou la pointe d'un couteau, car elle perdra de la couleur si la cuisson se poursuit.

Valeur nutritive

	cuite	*feuilles cuites*
eau	89 %	90,9 %
protéines	2,6 g	1,1 g
matières grasses	0,2 g	0,1 g
glucides	5,5 g	6,7 g
fibres	2,9 g	2,2 g
calories	27	31

par 100 g

La betterave est une excellente source de potassium et de vitamine A; elle est une bonne source de vitamine C, de magnésium, de riboflavine et contient du fer, du cuivre, du calcium, de la thiamine, de la vitamine B_6, de l'acide folique, du zinc et de la niacine.

Les feuilles de betterave sont une excellente source de potassium; elles sont une bonne source d'acide folique et de magnésium et contiennent de la vitamine C et du fer.

On dit la betterave apéritive et facilement digestible. Elle soulagerait les maux de tête et serait utile contre la grippe et l'anémie.

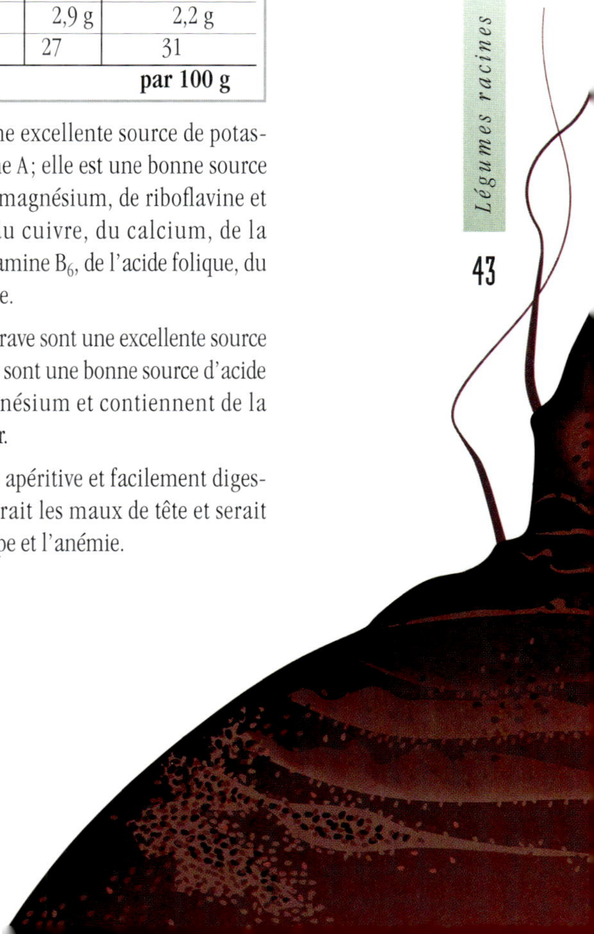

Navet

Brassica rapa, Crucifères

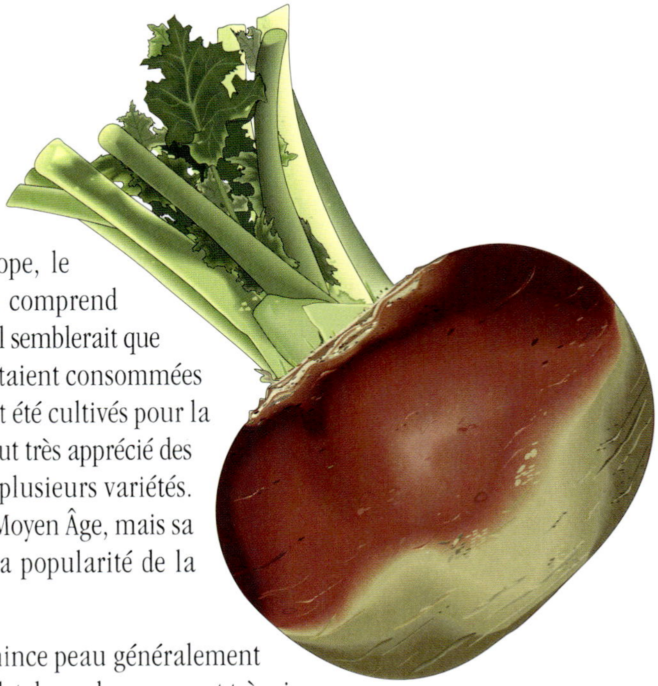

Plante potagère à racine, originaire d'Europe, le navet appartient à une grande famille qui comprend notamment le chou, la moutarde et le radis. Il semblerait que les feuilles et les racines du navet sauvage étaient consommées bien avant le début de l'agriculture. Les navets ont été cultivés pour la première fois il y a 4 000 ans au Proche-Orient. Il fut très apprécié des Grecs et des Romains qui en auraient développé plusieurs variétés. En Europe, il était abondamment consommé au Moyen Âge, mais sa consommation a diminué au XVIIIe siècle avec la popularité de la pomme de terre.

La chair blanche du navet est recouverte d'une mince peau généralement blanchâtre, dont la partie supérieure forme un collet de couleur souvent très vive (rouge ou pourpre). Ses fanes (son feuillage) légèrement velues sont comestibles. Le navet est souvent confondu avec une espèce voisine à chair jaune, le rutabaga. Il se distingue de ce dernier par ses feuilles qui se rattachent directement au sommet de la racine et non autour du collet.

Achat

Rechercher un navet ferme, lourd et non ridé, sans taches ni meurtrissures. Écarter un gros navet car il risque d'être amer et fibreux. Les fanes, si elles sont présentes, devraient être fermes et d'un beau vert.

Valeur nutritive

	cru
eau	92 %
protéines	0,9 g
matières grasses	0,1 g
glucides	6,2 g
fibres	1,8 g
calories	27
	par 100 g

Le navet est une bonne source de vitamine C et de potassium; il contient de l'acide folique. Les substances soufrées peuvent causer de la flatulence, surtout si le navet est gros, s'il est creux à l'intérieur et s'il est trop cuit.

Les fanes sont riches en vitamines A, B et C, en potassium et en magnésium. On le dit revitalisant, diurétique, antiscorbutique, rafraîchissant, émollient et pectoral.

Préparation

Il n'est pas nécessaire de peler le navet s'il est très frais, peu volumineux et non ciré, il suffit alors de le brosser. Sinon, il doit être pelé et lavé juste avant de le cuire pour éviter qu'il ne noircisse. Il est préférable de blanchir le navet 10 min avant de le préparer car il se digère mieux, conserve plus de valeur nutritive et son odeur se répand moins.

Utilisation

Le navet se mange cru ou cuit. En fait, il s'apprête habituellement comme les carottes. Il est délicieux dans les soupes et les ragoûts, réduit en purée ou farci et braisé. Lorsqu'il est tendre, le navet est souvent cuisiné à la crème, à la sauce Mornay ou au gratin; on peut aussi le mettre dans les salades, cru ou cuit. Ses fanes sont savoureuses et s'apprêtent comme les épinards.

Cuisson

Le navet nécessite un temps de cuisson un peu plus long que la carotte; prévoir de 10 à 15 min pour la cuisson à l'eau et un peu plus pour la cuisson à la vapeur, selon la taille du légume. Le navet absorbe facilement les graisses, aussi devient-il très calorifique lorsqu'il est frit.

Conservation

Le navet se conserve entre 1 et 3 semaines au réfrigérateur. Enlever les fanes et placer le navet dans un sac de plastique perforé sans le laver. Les fanes se conservent de 4 à 5 jours au réfrigérateur, placées dans un sac de plastique perforé. Le navet se congèle facilement après un blanchiment de 2 min ou après avoir été cuit et réduit en purée.

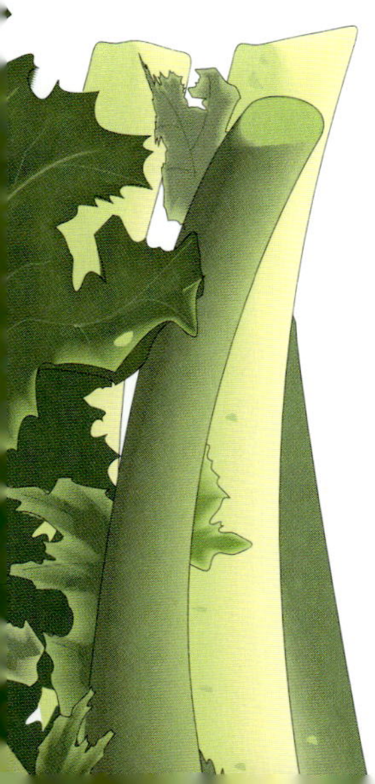

Panais

Pastinaca sativa, Ombellifères

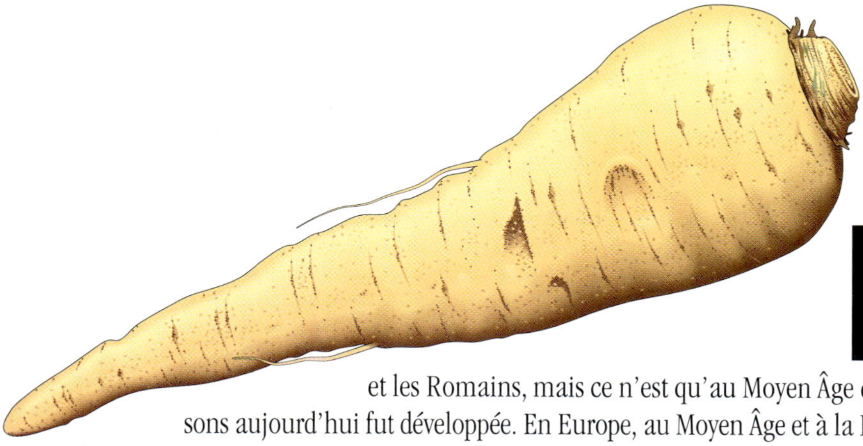

Plante potagère à racine originaire de la région méditerranéenne, le panais fut largement utilisé par les Grecs et les Romains, mais ce n'est qu'au Moyen Âge que la variété que nous connaissons aujourd'hui fut développée. En Europe, au Moyen Âge et à la Renaissance, le panais était aussi populaire que l'est la pomme de terre de nos jours. Au début du XVIe siècle, des colons anglais l'introduisirent aux États-Unis, mais il ne fut pas très populaire autant par son goût peu apprécié que par le fait qu'il pousse trop lentement pour être rentable. C'est encore de nos jours un légume fort méconnu.

Le panais est une racine qui mesure de 18 à 30 cm de long et de 5 à 8 cm de diamètre. Sa texture rappelle celle du navet et ses fanes sont semblables à celles du céleri (ce sont des légumes de la même famille). Sa chair jaunâtre et fruitée a presque un goût de noisette. Elle devient plus sucrée si le panais subit un peu de gel lorsqu'il est encore en terre, car le froid transforme son amidon en sucre.

Préparation

On ne pèle pas le panais, sauf s'il est ciré, ce qui est souvent le cas. Comme la carotte, on le brosse ou on le pèle. Sa peau très mince s'enlève très facilement après la cuisson, surtout si le panais est cuit entier ou s'il s'agit d'un vieux panais. La chair du panais noircit au contact de l'air; il faut donc la cuire immédiatement dès qu'on la coupe ou la mettre à tremper dans une eau citronnée ou vinaigrée. Il peut s'avérer nécessaire de retirer le cœur d'un vieux panais ou d'un panais volumineux, car il est souvent dur, fibreux et sans saveur.

Utilisation

Le panais s'apprête comme la carotte, le salsifis ou le navet, qu'il peut remplacer dans la plupart des recettes. Il est délicieux réduit en purée, frit comme les pommes de terre frites, servi froid et arrosé de vinaigrette, servi glacé comme les carottes ou tout simplement comme légume d'accompagnement. Ne pas craindre de le consommer cru ou de le mettre dans les soupes ou les ragoûts. Il a plus de saveur s'il est cuit entier et peu longtemps. Il requiert sensiblement le même temps de cuisson que la carotte.

Conservation

Le panais se conserve et se congèle facilement. Placé au réfrigérateur, il se gardera environ 4 semaines. Prendre soin de l'envelopper car il perd beaucoup d'humidité lorsqu'il est laissé à l'air libre; le placer dans un sac perforé avec une feuille de papier absorbant pour éviter qu'il ne pourrisse.

Congeler le panais entier ou coupé. Entier, le blanchir 5 min; coupé, le blanchir 3 min.

Achat

Choisir des panais fermes, lisses, sans meurtrissures et assez petits, car ils sont plus tendres.

Valeur nutritive

	cuit
eau	77,7 %
protéines	1,3 g
matières grasses	0,3 g
glucides	19,5 g
fibres	4 g
	par 100 g

Le panais se distingue par sa haute teneur en glucides qui dépasse largement celle de la carotte, ce qui le rend sucré et passablement calorique.

Ce légume est une excellente source de potassium et d'acide folique; il contient de la vitamine C, du magnésium, de l'acide pantothénique, du cuivre, du phosphore et de la vitamine B_6. On le dit désintoxiquant, emménagogue, antirhumatismal et diurétique.

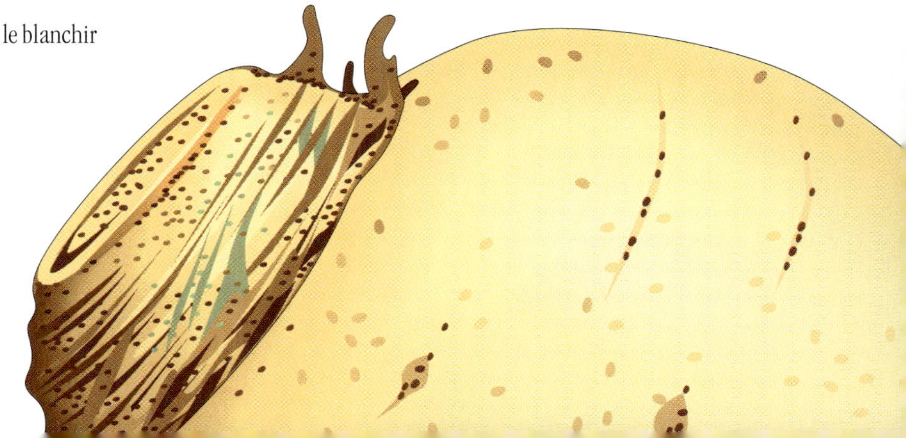

Carotte

Daucus carota var. *sativa*, **Ombellifères**

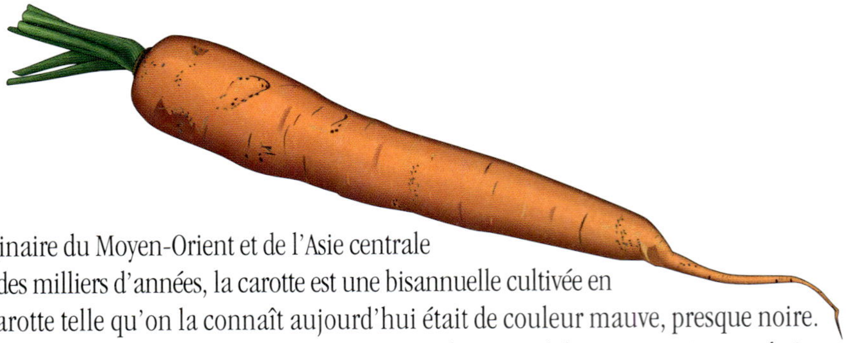

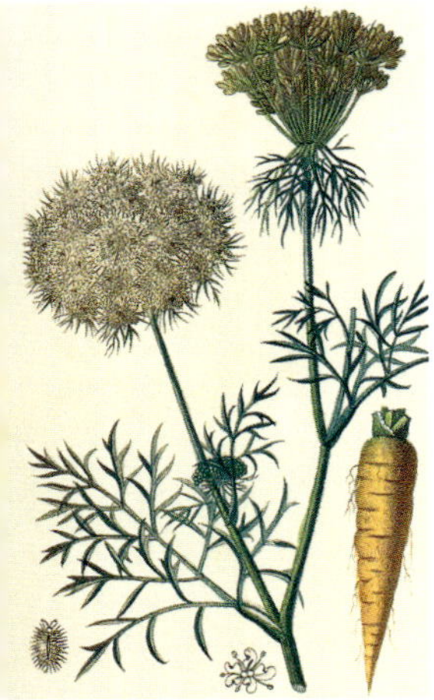

La carotte n'acquit sa couleur orangée qu'au XIXe *siècle ; son ancêtre était de couleur mauve, presque noire.*

Plante potagère à racine originaire du Moyen-Orient et de l'Asie centrale où elle fut cultivée pendant des milliers d'années, la carotte est une bisannuelle cultivée en annuelle. L'ancêtre de la carotte telle qu'on la connaît aujourd'hui était de couleur mauve, presque noire. La variété jaune est probablement apparue suite à une mutation. Ces deux variétés, mauve et jaune, étaient utilisées par les Grecs et les Romains pour leurs propriétés médicinales. La carotte fut longtemps un légume peu apprécié, car jusqu'à la Renaissance, elle était jaunâtre et coriace avec un cœur très ligneux. Peu à peu la texture de la carotte s'est améliorée, et elle acquit sa couleur orangée au milieu du XIXe siècle, grâce à l'intervention d'agronomes français.

La carotte est plus ou moins allongée ou trapue, selon les variétés, qui dépassent la centaine. Elle mesure de 6 à 90 cm de long et entre 1 et 6 cm de diamètre. Sa couleur peut être orangée, blanche, jaune, rouge, pourpre ou noire. Aujourd'hui, les principaux pays producteurs de carottes sont la Chine, les États-Unis, la Pologne, le Japon, la France et l'Angleterre.

Valeur nutritive

	crue	*cuite*
eau	87,8 %	87,4 %
protéines	0,9 g	1,2 g
matières grasses	0,1 g	0,1 g
glucides	3,2 g	10,5 g
fibres	3,2 g	1,9 g
calories	43	45
		par 100 g

La carotte crue est une excellente source de vitamine A et de potassium ; elle contient de la vitamine C, de la vitamine B_6, de la thiamine, de l'acide folique et du magnésium. La carotte cuite est une excellente source de vitamine A, une bonne source de potassium et contient de la vitamine B_6, du cuivre, de l'acide folique et du magnésium.

Bien mastiquer la carotte crue permet d'assimiler une plus grande quantité d'éléments nutritifs. On lui reconnaît de nombreuses propriétés médicinales, notamment celles d'être diurétique, reminéralisante, vermifuge, antidiarrhéique, tonique et antianémique. Son rôle pour le maintien d'une bonne vision est bien connu. Crue, râpée et appliquée en cataplasme, elle serait utile pour soulager les brûlures. Son jus hautement régénérateur semble particulièrement bénéfique pour le foie. Une consommation abusive de carottes colore la peau de jaune à cause de la présence du carotène. Ce phénomène fréquemment observé chez les enfants en bas âge est sans danger.

Les semences de carotte en infusion (1 c. à thé pour 250 ml d'eau bouillante) auraient des effets carminatifs, apéritifs, diurétiques et emménagogues.

Achat

Choisir des carottes fermes et bien colorées. Ce légume est habituellement vendu sans ses fanes (tiges et feuilles) que l'on enlève à la cueillette pour diminuer la perte d'humidité. Si les fanes sont présentes, elles doivent être fermes et bien colorées. Écarter les carottes amollies, aux parties détrempées ou qui ont commencé à germer.

Utilisation

Les possibilités d'utilisation de la carotte sont presque illimitées, des hors-d'œuvre au dessert, jusqu'à la fabrication du vin. Crue, on la consomme nature ou on la met dans les salades et les hors-d'œuvre. On l'intègre aussi dans la pâte à gâteaux et dans la pâte à biscuits. Cuite, la carotte sert de légume d'accompagnement, seule ou avec d'autres légumes. Elle peut être apprêtée à la crème, en jardinière, glacée ou tout simplement au beurre. Elle est délicieuse réduite en purée avec des pommes de terre. On incorpore aussi la carotte dans un grand nombre de mets, notamment dans les soupes, les ragoûts, les quiches, les soufflés et les omelettes. Elle peut également être conservée au vinaigre. Les fanes, riches en sels minéraux, font d'excellents potages ou s'ajoutent aux salades et aux sauces.

Conservation

Les carottes se conservent assez facilement. Les placer au réfrigérateur, elles se conserveront entre 1 et 3 semaines (2 semaines pour les carottes nouvelles). Prendre soin de les envelopper, car elles perdent beaucoup d'humidité lorsqu'elles sont laissées à l'air libre. Ne pas les mettre dans un sac hermétique ; il se crée alors de la condensation qui les fait pourrir ; percer quelques trous dans le sac ou y mettre une feuille de papier absorbant. On peut stocker les carottes dans un endroit sombre, frais (1 °C), humide (93 à 98 % d'humidité) et bien ventilé. Plus la température est basse, plus elles garderont leur saveur longtemps.

Ne pas entreposer les carottes près des fruits ou des légumes qui dégagent beaucoup de gaz éthylène, telles poires, pommes ou pommes de terre, car elles mûriront trop rapidement et deviendront amères. Une des meilleures façons d'entreposer les carottes consiste à les enfouir dans du sable sans les laver ; elles se conserveront ainsi jusqu'à 6 mois. Les carottes peuvent hiberner dans le jardin, bien enterrées et recouvertes de paillis ; on les récolte au besoin et ce, à condition qu'il n'y ait pas de grands froids. Les carottes se congèlent facilement. Préalablement blanchies 3 min si elles sont coupées ou 5 min si elles sont entières, elles se conserveront pendant 1 an à -18 °C.

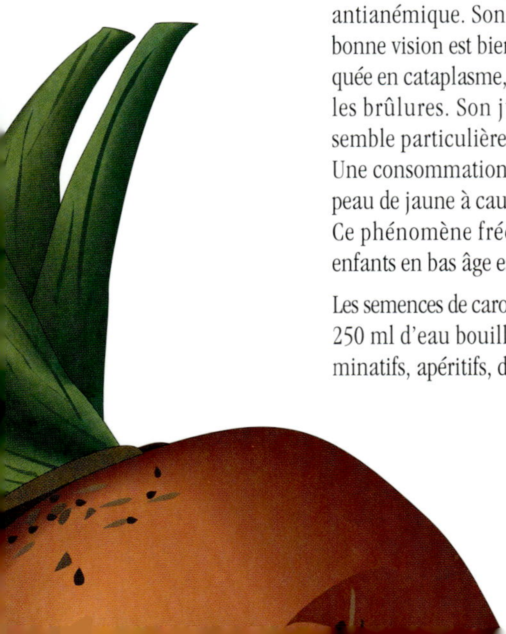

Préparation

Laver ou brosser délicatement la carotte ; ne l'éplucher que si elle est vieille. Si la partie près de la tige est verte, c'est que la carotte a été exposée au soleil ; enlever cette partie, qui est amère. La carotte peut être consommée crue ou cuite entière, coupée en bâtonnets, en rondelles, en tronçons, en julienne ou en dés, tranchée ou râpée plus ou moins finement.

Cuisson

Tous les modes de cuisson conviennent à la carotte ; abréger le temps de cuisson pour conserver le maximum de saveur et de valeur nutritive.

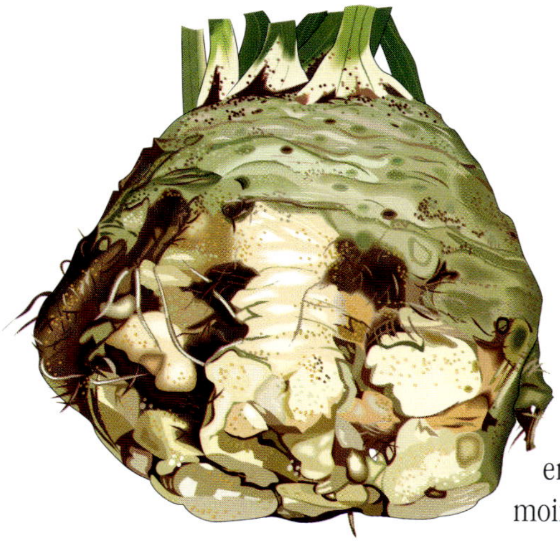

Céleri-rave

Apium graveolens var. *rapaceum,* Ombellifères

Plante potagère originaire de la région méditerranéenne, le céleri-rave est une variété de céleri. C'est un légume prisé en Europe depuis plusieurs siècles ; du temps des Romains et des Grecs, il était utilisé pour purifier le sang. Il est relativement peu connu en Amérique du Sud et en Australie. Il est surtout cultivé en Allemagne, en France et dans d'autres pays européens, et à une moins grande échelle en Asie et en Amérique du Nord.

Le céleri-rave mesure habituellement 10 cm de diamètre et pèse de 800 g à 1 kg. De forme irrégulière, il est parsemé de petites touffes de radicelles et sa taille se compare à celle d'un gros navet. Sa peau brunâtre est rugueuse et épaisse. Sa chair croquante d'un blanc crème a une saveur légèrement piquante, plus prononcée que celle du céleri. Se cultivant plus facilement que ce dernier, le céleri-rave se conserve également plus aisément, ce qui en fait un excellent légume d'hiver.

Achat

Rechercher un céleri-rave lourd, ferme et intact, exempt de meurtrissures ; s'il est de forme régulière, il sera facile à peler. Écarter un céleri-rave qui sonne creux et qui mesure plus de 12 cm de diamètre ou qui pèse plus de 500 g, car il sera alors trop fibreux.

Préparation

La préparation de ce légume est simple ; le laver puis le peler ou le peler après la cuisson. La chair du céleri-rave noircit rapidement au contact de l'air. Pour éviter l'oxydation, l'arroser de vinaigrette ou de jus de citron dès qu'elle est coupée, ou la cuire sans délai.

Utilisation

Le céleri-rave est habituellement mangé cru. Coupé en lamelles, en cubes ou râpé, il est généralement assaisonné de mayonnaise moutardée pour donner le classique céleri en rémoulade.

Le céleri-rave peut être cuit seul ou avec d'autres légumes que l'on peut réduire en purée, comme les pommes de terre. Il parfume agréablement soupes et ragoûts. Le braisage lui convient particulièrement bien et il est délicieux nappé de sauce Mornay ou béchamel, puis gratiné.

Valeur nutritive

	cru	*cuit*
eau	88 %	92,3 %
protéines	1,5 g	1 g
matières grasses	0,3 g	0,2 g
glucides	9,2 g	5,9 g
calories	39	25
		par 100 g

Le céleri-rave cru est une excellente source de potassium, une bonne source de vitamine C, de phosphore, de vitamine B_6, de magnésium et de fer. Le céleri-rave cuit est une bonne source de potassium. Il contient de la vitamine C, du phosphore, de la vitamine B_6 et du magnésium. On le dit apéritif, diurétique, dépuratif, stomachique, reminéralisant et tonique.

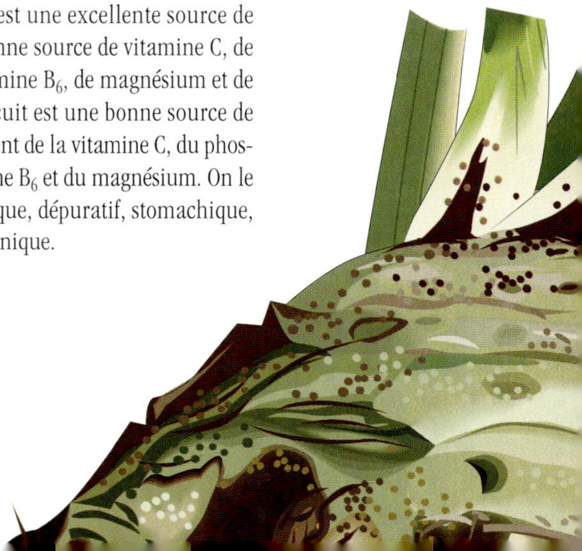

Cuisson

Il est préférable d'abréger la cuisson du céleri-rave, car sa chair se transforme en une bouillie peu savoureuse et collante si on la cuit trop longuement. Prévoir de 10 à 15 min pour la cuisson à l'eau et de 12 à 18 min pour la cuisson à la vapeur. L'ajout d'un ingrédient acide au liquide de cuisson (5 ml de jus de citron ou de vinaigre) empêche l'oxydation.

Conservation

Placer le céleri-rave au réfrigérateur, il se conservera pendant quelques semaines. Retirer ses feuilles (si elles sont présentes) et mettre le céleri-rave dans un sac de plastique perforé, car il se déshydrate rapidement. On peut aussi conserver le céleri-rave à une température se situant autour du point de congélation. Tout comme le céleri, le céleri-rave ne supporte pas bien la congélation.

Radis noir

Raphanus sativus var. *niger*, Crucifères

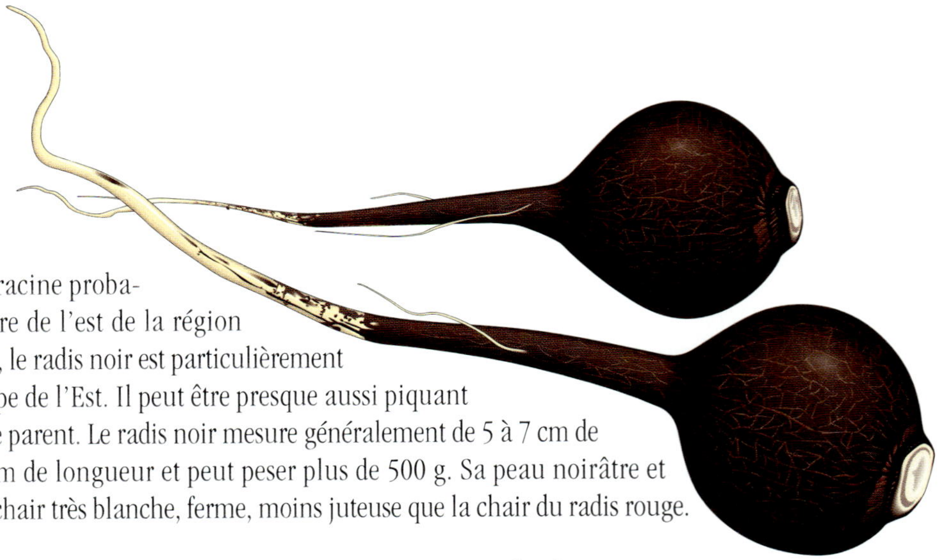

Plante potagère à racine probablement originaire de l'est de la région méditerranéenne, le radis noir est particulièrement apprécié en Europe de l'Est. Il peut être presque aussi piquant que le raifort, un proche parent. Le radis noir mesure généralement de 5 à 7 cm de diamètre, jusqu'à 15 cm de longueur et peut peser plus de 500 g. Sa peau noirâtre et rugueuse recouvre une chair très blanche, ferme, moins juteuse que la chair du radis rouge.

Achat

Choisir des radis noirs très fermes, exempts de taches et de craquelures. Les fanes, si elles sont encore présentes, devraient être d'un vert éclatant.

Préparation

Les radis noirs sont grattés, brossés et pelés.

Valeur nutritive

Le suc fraîchement extrait du radis noir à raison de 20 à 50 g par jour serait antiscorbutique et anti-allergique. On l'utilise comme sédatif nerveux et comme tonique respiratoire. On s'en sert aussi pour traiter le foie, la dyspepsie, les lithiases biliaire et urinaire, les affections pulmonaires (toux, bronchites chroniques, asthme), la coqueluche, les rhumatismes, l'arthrite, la goutte et l'eczéma.

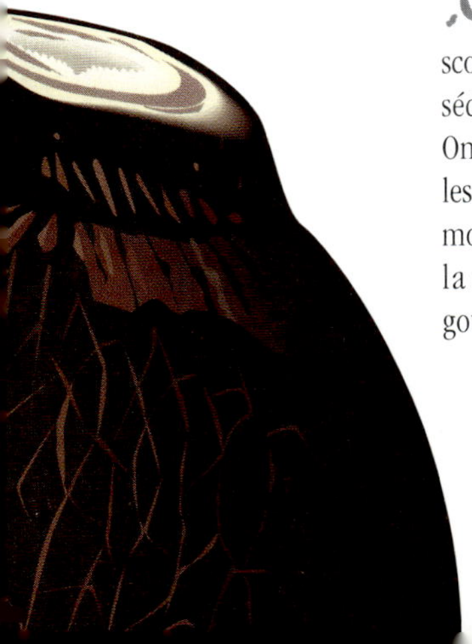

Cuisson

On cuit le radis noir à la chinoise. Il nécessite de 10 à 25 min de cuisson, selon sa fraîcheur.

Utilisation

Le radis noir est rarement consommé tel quel, car il est trop piquant. Il peut être mis à dégorger ou cuit. Pour le dégorger, râper grossièrement le radis noir ou le couper en de minces tranches ou bâtonnets, le saupoudrer de sel, bien mélanger, couvrir le bol hermétiquement car l'odeur qui se dégage est très forte ; laisser le tout reposer environ une heure, rincer, bien égoutter, puis préparer selon la recette choisie.

Le radis noir dégorgé est souvent assaisonné d'échalote et de crème aigre ou mis dans les salades ; il s'apprête aussi en rémoulade. Le radis noir est très décoratif lorsqu'on lui laisse sa peau.

Cuit, le radis noir a une saveur qui rappelle le rutabaga. On le met dans les soupes, les ragoûts, les omelettes et le tofu.

Conservation

Le radis noir se conserve facilement ; le placer au réfrigérateur dans un sac de plastique perforé ; il se conservera plusieurs semaines mais perdra de la fermeté. Le laver au moment de l'utiliser. Enlever ses fanes si elles sont présentes, car elles accélèrent la perte d'humidité.

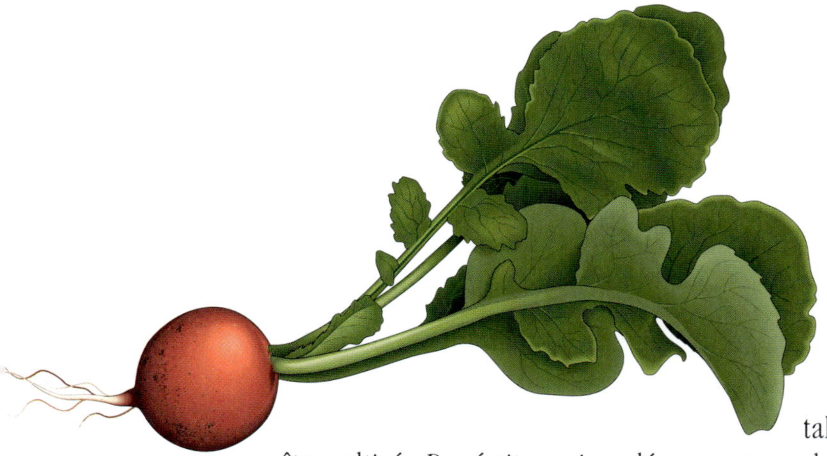

Radis

Raphanus sativus, Crucifères

Plante potagère annuelle à racine comestible, probablement originaire de l'est de la région méditerranéenne, en Asie occidentale. Ce fut l'un des premiers légumes à être cultivés. Des écrits anciens démontrent que le radis était consommé il y a environ 4 000 ans par les Babyloniens et les Égyptiens, et était particulièrement apprécié pour ses propriétés médicinales. Il aurait été introduit en Chine environ 500 ans avant notre ère. Les Chinois ont développé de nouvelles variétés de radis, à racine plus grosse et plus longue et au goût beaucoup plus doux que les petits radis ronds que nous connaissons. Son nom latin est dérivé du grec *raphanos* signifiant « qui lève facilement », et fait référence au fait que ce légume pousse sans difficulté. Fait à noter, le radis ne fut cultivé en France qu'à partir du XVIe siècle.

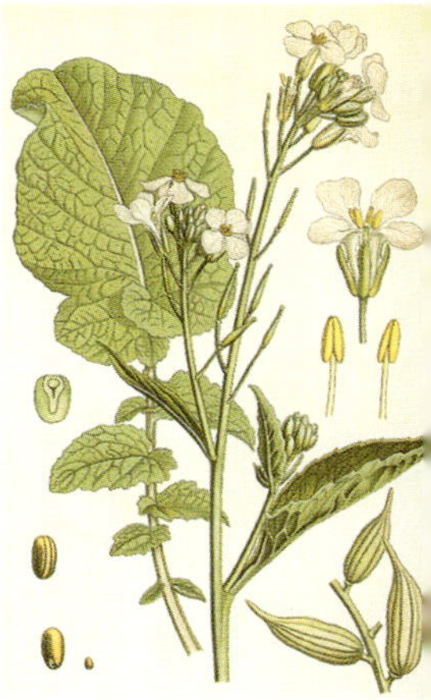

Les fanes du radis sont comestibles ; elles s'apprêtent comme l'épinard lorsqu'elles sont fraîches et tendres.

Il existe diverses espèces de radis, comprenant les radis rouges, les radis noirs et les radis blancs (ou orientaux). Les radis rouges sont ronds ou légèrement allongés ; ils mesurent habituellement 2 à 2,5 cm de diamètre ; la chair blanche, crème ou parfois rouge est juteuse et croquante. Leur saveur est généralement moins piquante que celle des radis noirs et leurs fanes rugueuses sont comestibles.

Achat

Choisir des radis fermes, à la peau lisse, exempte de taches et de meurtrissures. Écarter les gros radis, car ils risquent d'être fibreux et plus piquants. Les fanes, si elles sont encore présentes, devraient être d'un vert éclatant.

Utilisation

Le radis se consomme cru ou cuit. En Occident, on le consomme surtout cru. On le sert en hors-d'œuvre, on l'ajoute aux trempettes, aux salades ou aux sandwichs. En Orient, on aime bien le mariner ou le cuire. La saveur du radis s'adoucit à la cuisson et rappelle légèrement celle des petits navets. On met le radis dans les soupes, les pot-au-feu, les omelettes, ou on le cuit à la chinoise. Les fanes s'apprêtent comme l'épinard lorsqu'elles sont fraîches et tendres. On peut les incorporer dans un potage ou une purée de pommes de terre. Elles peuvent aussi être séchées puis infusées.

Les graines de radis sont mises à germer comme les germes de luzerne. Leur saveur est piquante, un peu comme celle du cresson. Les germes de radis s'incorporent aux soupes, aux sandwichs et aux omelettes. Elles assaisonnent tofu et poisson. Les ajouter au dernier moment afin qu'elles conservent tout leur croquant et toute leur saveur.

Conservation

Le radis se conserve assez bien, surtout s'il n'a plus ses fanes qui accélèrent la perte d'humidité ; le mettre dans un sac de plastique perforé et le réfrigérer sans le laver, il se conservera environ 1 semaine.

Cuisson

La cuisson restaure et avive même la couleur du radis rouge si un ingrédient acide (jus de citron) est ajouté au liquide de cuisson. Par contre, un ingrédient alcalin (bicarbonate de sodium) décolore le radis rouge et diminue sa très faible teneur en thiamine.

Valeur nutritive

	cru
eau	95 %
protéines	0,6 g
matières grasses	0,5 g
glucides	3,6 g
fibres	2,2 g
calories	17
	par 100 g

Le radis cru est une bonne source de vitamine C et de potassium ; il contient de l'acide folique. On le dit notamment antiseptique, antiarthritique, antiscorbutique, antirachitique, antirhumatismal et apéritif. Il pourrait également faciliter la digestion, soigner bronchite, asthme, scorbut, déminéralisation et traiter le foie et la vésicule biliaire. Plusieurs personnes éprouvent de la difficulté à digérer le radis.

Préparation

La saveur piquante des radis provient de leur huile essentielle concentrée principalement à la surface du légume. Il n'est pas nécessaire de les peler, sauf si l'on désire qu'ils soient moins piquants ; on coupe les racines et les feuilles, puis on les rince à grande eau et on les égoutte. Les radis sont laissés entiers, tranchés, coupés en bâtonnets ou en dés, hachés ou râpés.

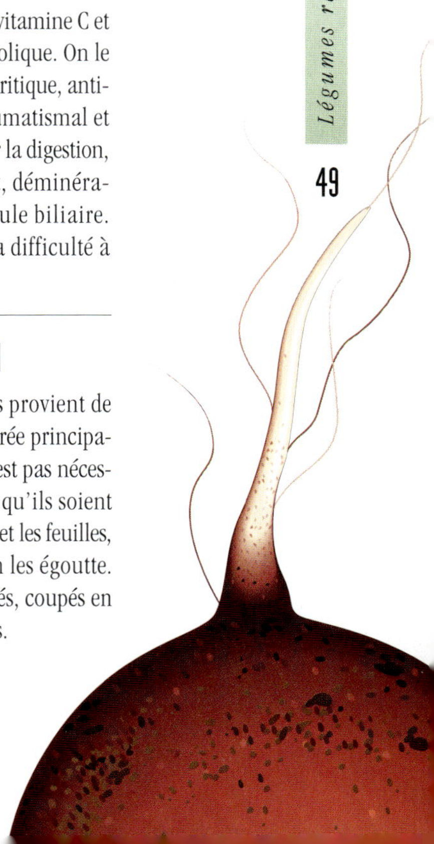

Radis oriental

Raphanus sativus var. *longipinnatus,* Crucifères

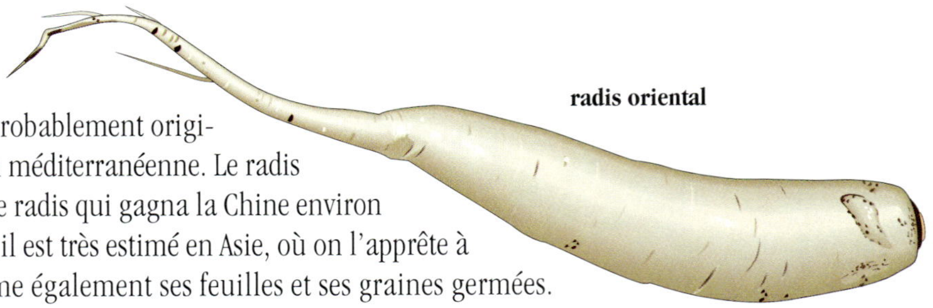

radis oriental

Plante potagère à racine probablement originaire de l'est de la région méditerranéenne. Le radis oriental est une variété de radis qui gagna la Chine environ 500 ans avant notre ère; il est très estimé en Asie, où on l'apprête à toutes les sauces; on consomme également ses feuilles et ses graines germées.

Le radis oriental ou «daïkon» est un radis d'hiver à chair blanche recouverte d'une peau mince et lisse, habituellement blanchâtre, mais pouvant être noire, rose ou verte. Sa chair croquante et juteuse a une saveur relativement douce. Plusieurs variétés ont une chair sucrée. La variété la plus courante sur les marchés occidentaux a la forme d'une grosse carotte et mesure habituellement 30 cm de long. Le radis oriental peut cependant mesurer de 10 à 60 cm de long et de 2,5 à 10 cm de diamètre.

Achat

Choisir des radis orientaux fermes et luisants, exempts de taches et de meurtrissures. Éviter les très gros radis car ils sont souvent fibreux, spongieux et moins savoureux. Écarter les radis dont la peau est opaque, car ils manquent de fraîcheur. Les fanes, si elles sont encore présentes, devraient être d'un beau vert.

Valeur nutritive

eau	94,5 %
protéines	0,3 g
glucides	1,8 g
calories	8
	par 50 g

Le radis oriental cru contient de la vitamine C et du potassium.

On le dit notamment antiseptique, diurétique, apéritif et tonique. En phytothérapie, on l'utilise entre autres pour faire tomber la fièvre, arrêter la toux et les hémorragies, faciliter la digestion et soigner le foie et la vésicule biliaire.

Préparation

Brosser le radis oriental ou l'éplucher, en n'enlevant qu'une mince pelure de la partie utilisée. Il peut être râpé, coupé en bâtonnets, en dés, en julienne ou en fines tranches, ou réduit en purée après cuisson. Éviter de le surcuire, car il perd alors son croquant et sa saveur.

Utilisation

Le radis oriental se mange cru ou cuit. Cru, on le consomme en hors-d'œuvre ou en trempette, ou on l'ajoute aux salades et aux sandwichs. Râpé puis arrosé de vinaigrette ou simplement de vinaigre ou de jus de citron, il accompagne légumes, volaille, fruits de mer ou poisson. Au Japon, le daïkon râpé est souvent servi avec le sashimi et le tempura.

Cuit, le radis oriental s'utilise comme le navet, notamment dans les potages. Il est également délicieux ajouté dans un plat sauté à la chinoise. Ses fanes s'apprêtent comme l'épinard. Crues, on les ajoute aux salades, surtout lorsqu'elles sont fraîches et tendres, ou aux soupes.

Les graines sont mises à germer; leur saveur est piquante, un peu comme celle du cresson. Les germes de radis se mettent notamment dans les soupes, les sandwichs et les omelettes. Elles assaisonnent tofu et poisson. Les ajouter au dernier moment afin qu'elles conservent leur croquant et leur saveur.

En Asie, on aime bien confire le radis dans le sel ou le cuire. On le met notamment dans les soupes ou on le fait frire en compagnie d'autres aliments. Sa saveur s'adoucit à la cuisson.

Conservation

Malgré son apparence, le radis oriental est un légume fragile, car il amollit et s'assèche rapidement. Le conserver au réfrigérateur dans un sac de plastique perforé, sans ses fanes qui accélèrent la perte d'humidité. L'utiliser tout au plus 3 ou 4 jours après l'achat s'il est consommé cru. Toutefois, on peut le garder environ 1 semaine s'il est destiné à la cuisson.

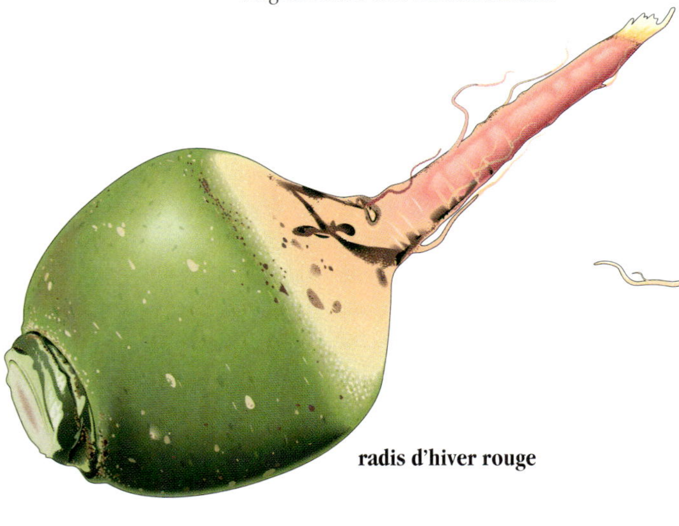

radis d'hiver rouge

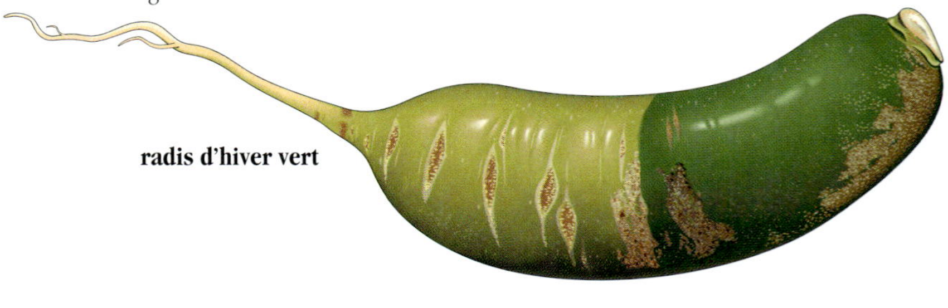

radis d'hiver vert

Rutabaga

Brassica napus var. *napobrassica,* Crucifères

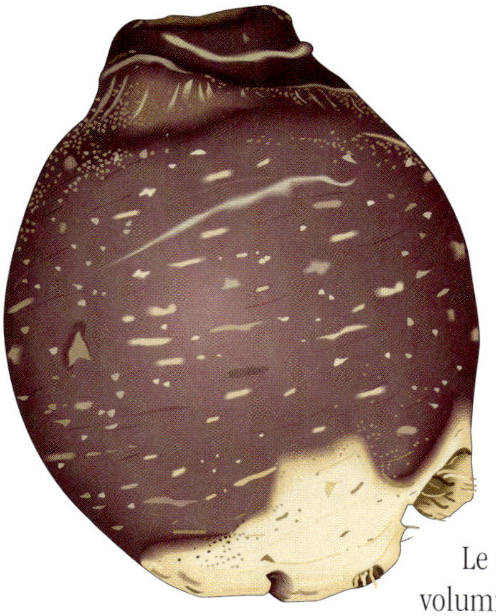

Plante potagère issue d'une hybridation d'un membre de la famille du chou (le chou frisé) et du navet, le rutabaga aurait été développé en Scandinavie au Moyen Âge; son nom d'ailleurs vient du suédois *rotabaggar*. Ce légume fut un aliment de base en Europe durant la Seconde Guerre et ce, grâce aux Allemands; depuis, pour plusieurs, il symbolise un aliment de disette. Certaines variétés de rutabagas servent à nourrir le bétail.

Le rutabaga est un chou-navet dont la racine est comestible. Il est plus volumineux que le navet et ses fanes (son feuillage) sont plus grandes et plus charnues. La chair et la peau sont habituellement de couleur jaunâtre, mais on retrouve aussi une variété à la chair blanche. La saveur du rutabaga est plus prononcée que celle du navet; il se distingue de celui-ci par le fait qu'il possède une partie saillante au sommet de la racine à laquelle se rattachent les feuilles.

Achat

Choisir un rutabaga ferme et lourd, exempt de taches et pas trop volumineux (un gros rutabaga risque d'être dur et fibreux).

Ce légume est habituellement vendu sans son feuillage, qu'on enlève à la cueillette pour diminuer la perte d'humidité. De plus, ce feuillage, contrairement à celui du navet, est rarement consommé.

Préparation

Éplucher le rutabaga puis le couper. Enlever le cœur s'il est brunâtre, ce qui est causé par un manque de bore dans le sol. Plus le rutabaga a une odeur prononcée, plus son goût est piquant. Pour en atténuer la saveur, le blanchir environ 5 min avant de le cuire.

Utilisation

Le rutabaga se mange cru ou cuit. On le met dans les soupes et les ragoûts; il est particulièrement délicieux en soufflé et peut remplacer le navet dans la plupart des recettes. Les sauces et les crèmes l'avantagent. Il est également savoureux réduit en purée et mélangé aux pommes de terre et aux carottes en purée.

Cuisson

Le rutabaga doit être cuit plus longuement que le navet; prévoir environ 15 min pour la cuisson à l'eau, un peu plus pour la cuisson à la vapeur.

Valeur nutritive

	cuit
eau	90 %
protéines	1,1 g
matières grasses	0,2 g
glucides	7,7 g
fibres	2,1 g
calories	34
	par 100 g

Le rutabaga est une excellente source de potassium, une bonne source de vitamine C, il contient du magnésium, de l'acide folique et du phosphore. On le dit reminéralisant et diurétique.

Conservation

Le rutabaga se conserve environ 3 semaines au réfrigérateur. Le placer dans un sac de plastique perforé sans le laver. On peut enfouir le rutabaga dans du sable comme la carotte (voir *Carotte*).

Ce légume se congèle facilement après avoir été blanchi 2 min, ou cuit puis réduit en purée.

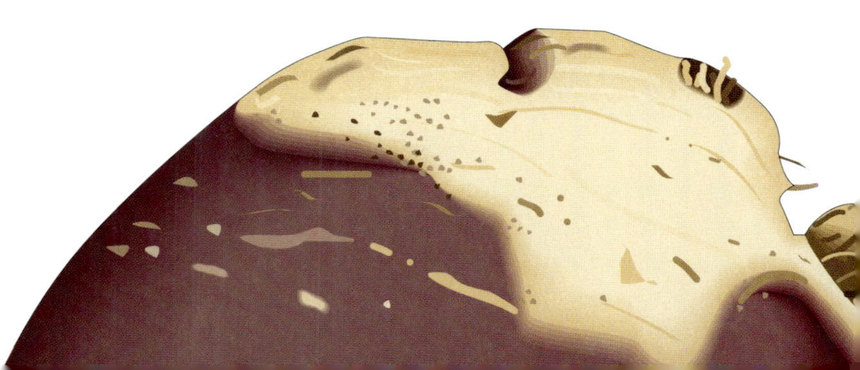

Malanga

Xanthosoma sagittifolium, Aracées

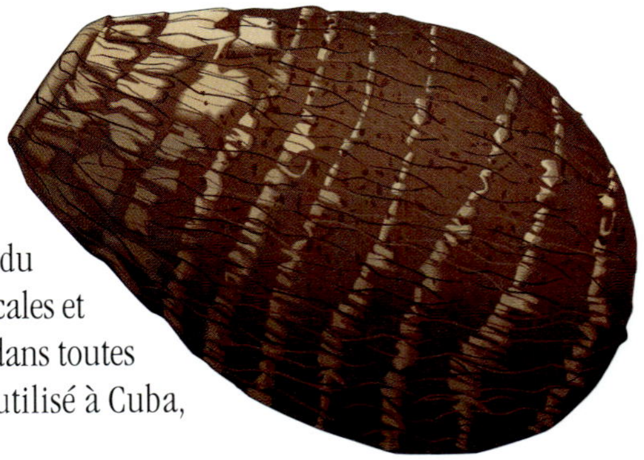

Tubercule d'une plante originaire du nord de l'Amérique du Sud et des Antilles, le malanga pousse dans les régions tropicales et subtropicales. C'est un aliment de base dans les Antilles et dans toutes les colonies hispaniques tropicales. *Malanga* est le nom utilisé à Cuba, tandis que *yautia* est le nom utilisé à Puerto Rico.

Le malanga appartient à une famille de plantes décoratives ; il est apparenté au philodendron et au dieffenbachia. Il en existe une quarantaine d'espèces dont certaines, tel le malanga jaune, ressemblent à s'y méprendre au taro, une espèce voisine. Leur saveur permet de les différencier ainsi que les feuilles des plantes, ce qui n'est guère utile lors de l'achat.

Le plant de malanga peut atteindre 2 m de haut. Ses imposantes feuilles peuvent mesurer plus de 1 m de long ; elles sont comestibles, mais rarement disponibles dans les marchés occidentaux. Les tubercules de forme irrégulière mesurent de 18 à 25 cm de long et pèsent généralement entre 250 g et 1 kg. Ils sont recouverts d'une peau mince qui peut être lisse, velue ou ornée de radicelles selon les variétés. Cette peau brunâtre recouvre, sans la cacher totalement, une chair ferme et croustillante, légèrement visqueuse qui peut être blanchâtre, orangée, jaunâtre, rose ou rougeâtre. Sa saveur prononcée est légèrement terreuse et rappelle vaguement la noisette. Certaines variétés ressemblent à la patate douce et d'autres, au taro. Comme la pomme de terre, le malanga contient beaucoup d'amidon.

Achat

Rechercher des malangas très fermes, exempts de moisissures et de parties molles. Faire une petite incision dans la chair avec l'ongle pour vérifier si la chair est bien juteuse. Idéalement, le malanga devrait être coupé en deux afin que l'on puisse juger de la qualité de la chair.

Préparation

Peler le malanga, puis le recouvrir d'eau fraîche s'il n'est pas utilisé immédiatement.

Valeur nutritive

eau	66 %
protéines	1,7 g
matières grasses	0,3 g
glucides	31 g
calories	132
	par 100 g

Le malanga contient de la thiamine, de la vitamine C, du fer et du phosphore. Plusieurs variétés de malanga contiennent des substances âcres et irritantes qui sont neutralisées à la cuisson.

Utilisation

Le malanga se consomme cuit parce qu'il est riche en amidon non digestible et que certaines variétés contiennent des cristaux d'oxalate de calcium, substance irritante pour le système digestif, qui est détruite par la cuisson. On le râpe et on le cuit en crêpes. Aux Antilles, on l'utilise râpé pour préparer les acras, une sorte de beignet frit fait d'une pâte et de poisson ou de légumes assaisonnés d'aromates. L'utiliser avec modération car sa saveur forte peut masquer celle des autres aliments. Il est délicieux frit ou nappé de sauce. On le transforme en amidon utilisé dans la fabrication d'alcool.

Les feuilles du malanga se cuisinent comme l'épinard ou servent à envelopper des aliments qui seront cuits au four. Ces feuilles contiennent aussi des substances âcres et irritantes qui sont détruites par la cuisson.

Cuisson

Il est préférable de cuire d'abord le malanga à l'eau ou à la vapeur puis de l'ajouter en fin de cuisson au ragoût ou au potage, et ce afin d'éviter de le surcuire car il se défait alors en morceaux.

Il est souvent cuit à l'eau une vingtaine de minutes comme la pomme de terre et servi tel quel comme légume d'accompagnement ou en purée.

Conservation

Le malanga est fragile. Il sèche, s'amollit et perd rapidement sa saveur caractéristique de noisette. Il ne se conserve que quelques jours à l'air ambiant ou au réfrigérateur. Les feuilles se conservent plusieurs jours au réfrigérateur ; les essuyer avec un linge humide et les placer dans un sac de plastique perforé.

Salsifis

Tragopogon porrifolius et *Scorzonera hispanica,* Composées

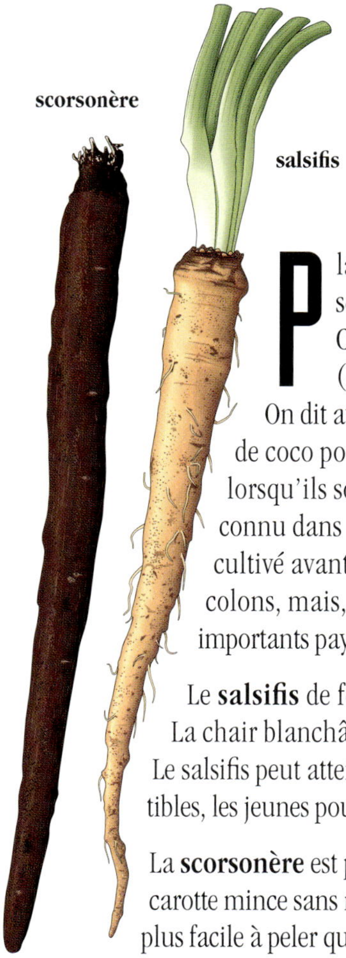

Plantes potagères à racines originaires de la région méditerranéenne, le salsifis et la scorsonère sont de proches parents, tant par leur forme que par leur saveur. Cette saveur douce et sucrée est souvent comparée à la délicate saveur de l'huître (ce qui explique pourquoi on nomme parfois ces légumes *oyster plant* en anglais). On dit aussi qu'ils ont un léger goût d'asperge ou d'artichaut, avec un arrière-goût de noix de coco pour certains. Leur chair fondante devient plus sucrée s'ils subissent un léger gel lorsqu'ils sont encore en terre, car le froid transforme leur amidon en sucre. Le salsifis est connu dans le sud de l'Europe depuis plus de 2 000 ans. Toutefois, il ne semble pas avoir été cultivé avant le XVIIe siècle. Cette plante fut introduite en Amérique du Nord par les premiers colons, mais, encore de nos jours, le salsifis demeure un légume fort méconnu. Un des plus importants pays producteurs de salsifis noirs est la Belgique.

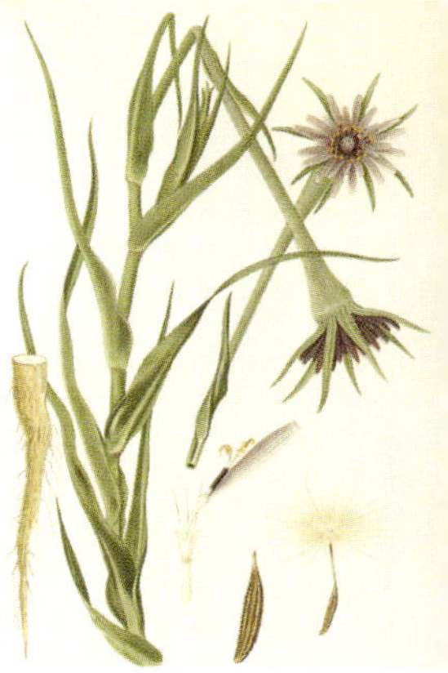

Le salsifis et la scorsonère sont des légumes racines qui ressemblent à la carotte et au panais ; le salsifis est de couleur brun crème alors que la scorsonère est noire.

Le **salsifis** de forme allongée ressemble au panais, sauf qu'il est formé de plusieurs racines. La chair blanchâtre est recouverte d'une mince peau couleur brun crème et garnie de radicelles. Le salsifis peut atteindre 30 cm de long et 5 cm de diamètre. Ses longues feuilles étroites sont comestibles, les jeunes pousses surtout sont délicieuses ; leur saveur rappelle celle de l'endive.

La **scorsonère** est parfois nommée **salsifis noir**. De forme cylindrique, elle ressemble à une longue carotte mince sans ramification, mais sa chair est de couleur crème et sa pelure brun noirâtre. Elle est plus facile à peler que le salsifis, moins fibreuse et plus savoureuse.

Achat

Choisir des légumes fermes (ils sont alors un peu moins fermes que les carottes cependant), de grosseur moyenne (ils sont moins fibreux) et sans parties détrempées.

Préparation

Contrairement à la carotte, ces légumes noircissent au contact de l'air lorsqu'on les pèle et qu'on les coupe. On doit les tremper dans une eau vinaigrée ou citronnée ou les faire bouillir entiers 15 min avant de les peler et de les apprêter. La pelure de ces légumes peut tacher temporairement les mains lorsqu'on les pèle.

Utilisation

Le salsifis et la scorsonère sont délicieux dans les soupes et les ragoûts, ou gratinés, nappés de béchamel ou de sauce au fromage. Ils se mangent aussi froids, arrosés de vinaigrette par exemple. Le salsifis se marie bien avec la pomme de terre, le poireau, le céleri, l'oignon et les épinards. Il est aussi délicieux braisé avec le veau, la volaille ou le poisson ; il peut également être glacé comme la carotte.

Cuisson

Il est préférable d'abréger la cuisson de ces légumes pour éviter que leur chair ne se transforme rapidement en une bouillie peu savoureuse. La cuisson à la vapeur leur convient mieux que la cuisson à l'eau ; prévoir de 10 à 15 min pour une cuisson à la vapeur ou de 8 à 12 min pour une cuisson à l'eau.

Valeur nutritive

	salsifis cuit
eau	81 %
protéines	2,7 g
matières grasses	0,2 g
glucides	15,4 g
fibres	3,1 g
	par 100 g

Le salsifis est une bonne source de potassium ; il contient de la vitamine B_6, de la vitamine C, du magnésium, de l'acide folique et du phosphore. Il renferme de l'inuline, un glucide voisin de l'amidon, que les diabétiques peuvent consommer car il n'aurait pas d'effet sur le taux de glucose sanguin. L'inuline provoque des gaz chez certaines personnes. Les personnes fragiles ou qui mangent des salsifis pour la première fois devraient n'en consommer qu'une petite portion. On dit ces légumes draineurs sanguins et décongestionnants du foie et des reins.

Conservation

Ces légumes se conservent plusieurs jours au réfrigérateur. Les placer dans un sac de plastique perforé sans les laver. Plus on les consomme frais, meilleurs ils sont.

Bardane

Arctium lappa, Composées

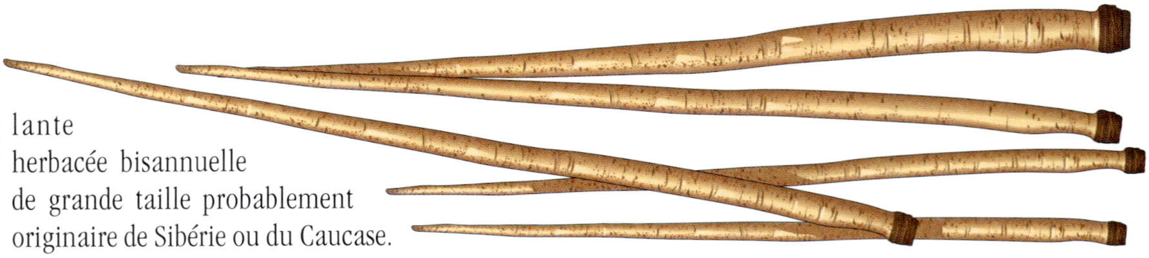

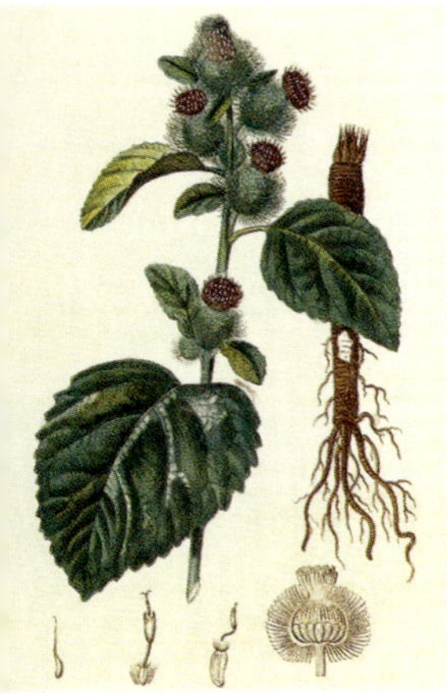

Les racines comestibles sont déterrées avant que la tige florale n'ait fait son apparition ; leur saveur rappelle celle du salsifis.

Plante herbacée bisannuelle de grande taille probablement originaire de Sibérie ou du Caucase.

La bardane est une plante dont les fruits sont des bractées piquantes terminées en petits crochets qui s'accrochent au poil des animaux et aux vêtements. La bardane est aussi connue sous les noms d'« herbe aux teigneux » ou de « glouteron ». Elle pousse à l'état sauvage près des routes et dans les terrains vagues des régions tempérées, notamment en Asie, en Europe et en Amérique du Nord. Elle est cultivée comme légume au Japon. Les parties comestibles sont les jeunes pousses, les larges feuilles ovales vert pâle et les racines. Celles-ci mesurent de 30 à 60 cm. Leur chair blanchâtre est fibreuse et spongieuse. Elle est recouverte d'une mince peau brunâtre comestible. Les racines sont déterrées avant que la tige florale n'ait fait son apparition. Leur saveur rappelle celle du salsifis et elles peuvent être apprêtées comme celui-ci ou comme les asperges.

Achat

Choisir des racines fermes, mesurant environ 2 cm de diamètre et pas plus de 40 cm de long, elles sont plus tendres et plus savoureuses.

Valeur nutritive

	racines bouillies
eau	76 %
protéines	2,1 g
matières grasses	0,2 g
glucides	21 g
calories	88
	par 100 g

Les racines de bardane sont une excellente source de potassium, une bonne source de magnésium et contiennent du phosphore, du fer et du calcium. La bardane est reconnue pour ses propriétés médicinales depuis les temps les plus reculés. On la dit sudorifique, diurétique, dépurative et cholérétique. Elle a la réputation de purifier le sang et serait efficace en cataplasme pour les problèmes de peau. Les médecins chinois l'utilisaient pour traiter les infections de la gorge, les rhumes, la grippe, la pneumonie et les empoisonnements. Toutes les parties de la plante auraient des propriétés curatives contre le cancer.

Pour préparer une infusion, utiliser 1 c. à soupe de feuilles et de fleurs pour 250 ml d'eau et laisser infuser 10 min. Pour préparer une décoction avec les racines, utiliser 2 c. à thé pour 250 ml d'eau, et laisser bouillir 10 min.

Préparation

On peut cuire la bardane avec la peau, surtout lorsqu'elle est mince. Bien la nettoyer pour enlever tout résidu de terre. La chair de la bardane noircit au contact de l'air. Pour éviter le noircissement, elle doit être cuite dès qu'elle est coupée, ou mise à tremper quelques minutes dans de l'eau froide légèrement vinaigrée ou citronnée. Si on désire faire disparaître le léger arrière-goût amer que laisse la bardane, la faire tremper de 5 à 10 min dans de l'eau salée avant la cuisson.

On choisit souvent de râper la bardane, car sa chair reste légèrement fibreuse après la cuisson. On peut aussi la couper en minces tranches ou en petits dés.

Utilisation

La bardane s'utilise comme légume ou comme assaisonnement, selon qu'on apprécie ou non sa saveur légèrement terreuse. On l'utilise dans les ragoûts et les marinades, ou on la cuisine à la chinoise. Les jeunes pousses et feuilles de bardane servent à préparer des soupes ou peuvent se manger braisées. Les feuilles se cuisinent aussi comme n'importe quel légume feuillu, notamment comme la bette ou l'épinard.

Conservation

Envelopper la bardane dans un papier humide, la placer dans un sac de plastique perforé ; elle se conservera plusieurs jours au réfrigérateur.

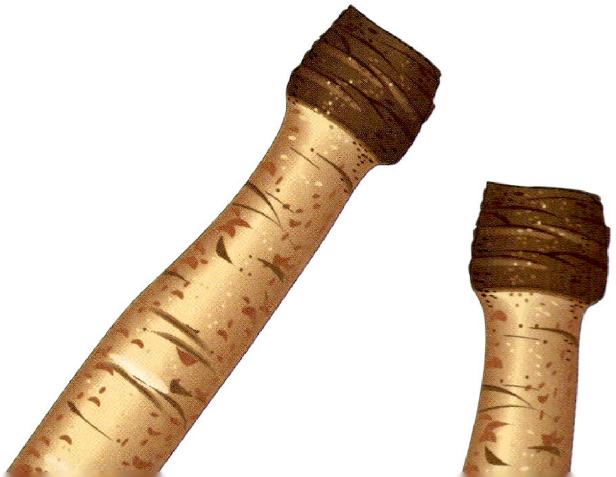

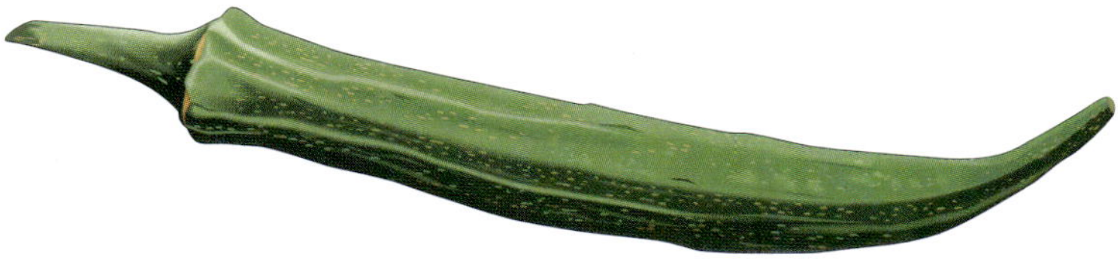

Gombo

Hisbiscus esculentus et *Abelmoschus esculentus,* Malvacées

Fruit d'une magnifique plante potagère probablement originaire d'Afrique, le gombo est apparenté à l'hibiscus, à la mauve et au coton ; il pousse dans les régions tropicales et les régions tempérées assez chaudes. Son nom angolais *ngombo* est à la source de sa dénomination française. Le gombo est consommé en Afrique, en Inde, au Moyen-Orient, aux Antilles, en Amérique du Sud et en Louisiane. Quelques historiens pensent que le gombo aurait été apporté d'Afrique en Espagne lors de l'invasion des Maures au VIIIe siècle. Il fut introduit aux États-Unis par les esclaves africains, où pendant longtemps il fut considéré comme un aliment réservé aux pauvres ; c'est pourquoi on l'ignora par la suite.

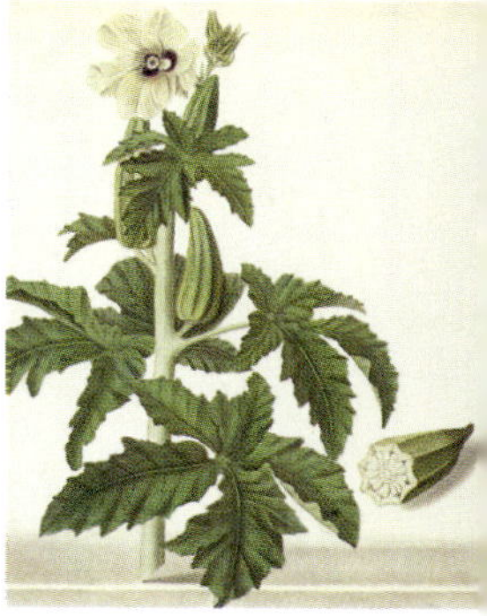

L'intérieur du gombo est divisé en sections qui renferment de nombreuses graines comestibles ; ce légume contient une substance mucilagineuse qui le rend particulièrement utile pour épaissir soupes et ragoûts.

Le gombo possède une mince peau comestible, lisse ou légèrement duveteuse, selon les variétés ; l'intérieur du légume est divisé en sections qui renferment de nombreuses graines comestibles, de couleur verte ou brunâtre. Ce légume fruit contient une substance mucilagineuse qui s'échappe lorsqu'on fend la gousse et qui le rend particulièrement utile pour épaissir soupes et ragoûts ainsi que le fameux plat nommé « gombo ». Sa saveur subtile s'apparente à celle de l'aubergine, aliment qu'il peut avantageusement remplacer ; sa texture est toutefois inhabituelle. On le cueille avant sa maturité complète, soit entre 3 et 4 jours après son apparition. Le gombo mesure alors de 5 à 10 cm de long, ses graines sont petites, car elles ne sont pas complètement formées ; c'est à ce moment qu'il est très tendre et particulièrement savoureux. À pleine maturité, il devient dur et fibreux.

Achat

Choisir des gombos bien colorés, tendres mais fermes, exempts de taches et de meurtrissures et qui ne mesurent pas plus de 10 cm de long ; si le gombo est trop mûr, il aura une texture très collante.

Préparation

Frotter doucement les gombos qui ont du duvet avec une brosse à légumes ou un papier absorbant. Laver les gombos puis les égoutter ; ne couper que la tige et le bout du capuchon si on cuit les gombos entiers. Une fois les gombos cuits, on peut les couper en rondelles si on désire épaissir des préparations comme un potage ou un ragoût.

Utilisation

Le gombo se mange cru ou cuit. Il peut être préparé comme l'asperge ou l'aubergine, qu'il peut remplacer dans la plupart des recettes (diminuer cependant le temps de cuisson). Il se marie bien avec les tomates, les oignons, les poivrons et l'aubergine ainsi qu'avec plusieurs assaisonnements, tels le curry, la coriandre, l'origan, le citron et le vinaigre.

Il est particulièrement utile pour épaissir soupes et ragoûts ; il suffit de l'ajouter environ 10 min avant la fin de la cuisson. Il est délicieux froid, arrosé de vinaigrette ou incorporé à une salade après avoir été blanchi. Le gombo fait partie de nombreux plats à la créole ; il accompagne le poulet aux États-Unis. Parfois séché, il est transformé en farine. On tire de ses graines une huile comestible ; séchées et torréfiées, ces graines furent utilisées comme succédané de café.

Cuisson

Le gombo peut être braisé, bouilli, cuit à la vapeur, pané puis frit, sauté ou mariné, mais il faut éviter de le réduire en purée. On peut le cuire seul (8 à 15 min à la vapeur) ou avec d'autres légumes et le servir comme accompagnement. Éviter de le cuire dans une casserole en fer ou en cuivre, car il se décolore au contact de ces métaux sans que cela affecte cependant son goût. Le gombo devient pâteux s'il est trop cuit.

Valeur nutritive

	cuit
eau	90 %
protéines	22 g
matières grasses	0,2 g
glucides	7,2 g
fibres	3,2 g
calories	32
	par 100 g

Le gombo cuit est une excellente source de potassium ; il est une bonne source de magnésium et d'acide folique ; il contient de la vitamine C, de la thiamine, de la vitamine B_6, du zinc, de la vitamine A, du calcium, du phosphore et de la niacine.

Il est facilement digestible et serait légèrement laxatif. Il a des propriétés émollientes.

Conservation

Le gombo est fragile, il se conserve 2 à 3 jours au réfrigérateur dans un sac de papier ou enveloppé d'un papier absorbant et déposé dans un sac de plastique perforé.

Le gombo se congèle après avoir été blanchi 2 min, entier.

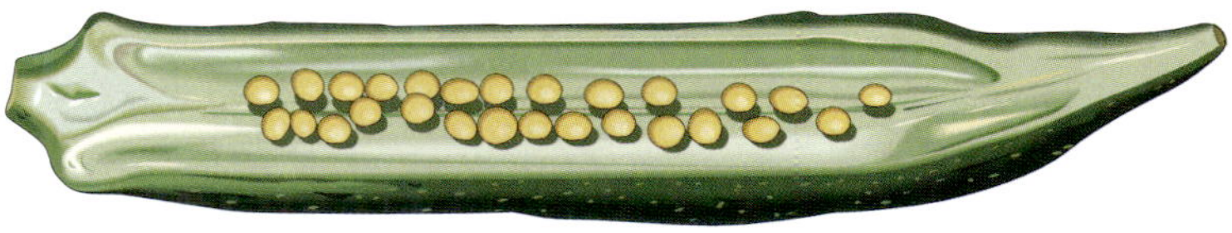

Aubergine

Solanum melongena, Solanacées

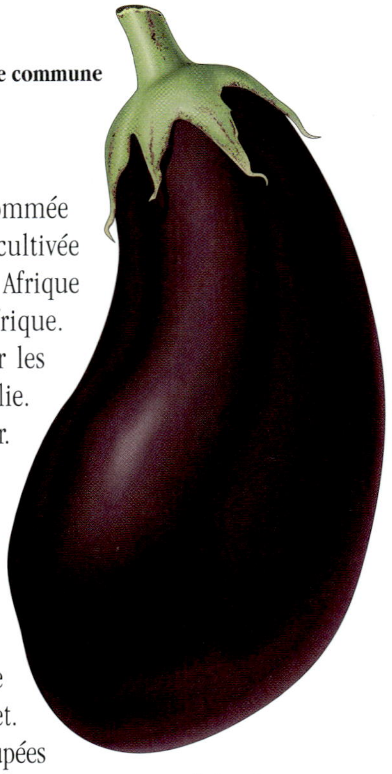

aubergine commune

Fruit d'une plante originaire de l'Inde, l'aubergine est une baie consommée comme légume, connue en Asie depuis plus de 2 500 ans. Elle était cultivée en Chine à cette époque ; les Arabes et les Perses l'auraient rapportée en Afrique avant le Moyen Âge. Au XIVe siècle, elle fut introduite en Italie par l'Afrique. Les Européens l'apprécièrent d'abord pour ses qualités ornementales, car les premières variétés étaient très amères, et ils croyaient qu'elle provoquait la folie. La culture et les croisements de l'aubergine permirent d'en améliorer la saveur. Aujourd'hui, l'aubergine est cultivée principalement en Chine, en Turquie, au Japon, en Égypte et en Italie.

Il existe plusieurs variétés d'aubergines. La plupart préfèrent les climats chauds, mais certaines se sont adaptées aux climats tempérés. La variété la plus connue, tant en Amérique du Nord qu'en Europe, est l'aubergine pourpre foncé de forme allongée et ressemblant à une grosse poire. Elle croît sur une plante qui peut atteindre 1 m et qui produit de magnifiques fleurs bleu-violet. Plusieurs autres variétés sont maintenant disponibles ; elles sont souvent regroupées sous la catégorie d'aubergines orientales ; ces aubergines peuvent être aussi petites qu'un œuf, être longues et effilées, ou même avoir l'aspect d'une grappe de raisins. La peau luisante, lisse et mince est pourpre foncé, lavande, crème, blanche, verte ou orange ; cette peau est comestible tout en ayant un goût amer dans certaines variétés. La chair d'un blanc jaunâtre est spongieuse et contient de petites graines brunâtres, comestibles. Une aubergine qui est jeune ou petite contiendra moins de graines et aura une peau plus tendre et moins amère.

Achat

Rechercher une aubergine ferme et lourde, à la peau lisse et de couleur uniforme. Écarter un fruit à la peau ratatinée, flasque ou parsemée de taches brunes ; il sera défraîchi et amer. Pour vérifier si l'aubergine est mûre, exercer une légère pression sur les côtés avec les doigts : si l'empreinte demeure visible, l'aubergine est à point ; si la chair rebondit, c'est qu'elle n'est pas encore à maturité.

Préparation

La chair de l'aubergine noircit rapidement lorsqu'elle est coupée, aussi est-il préférable de l'apprêter sans délai ou de l'asperger de jus de citron si elle est mise en attente. Il est conseillé de faire dégorger l'aubergine de grosse taille une heure ou deux, en la couvrant de gros sel afin qu'elle perde une partie de son eau et de son amertume. L'amertume des aubergines étant variable, cette opération n'est pas toujours nécessaire. Puisque la substance amère est soluble à l'eau, on peut aussi mettre l'aubergine à tremper dans l'eau une quinzaine de minutes. On peut aussi peler l'aubergine, car la substance responsable de l'amertume est logée sous la peau, ou simplement la cuire telle quelle s'il s'agit d'une variété peu amère.

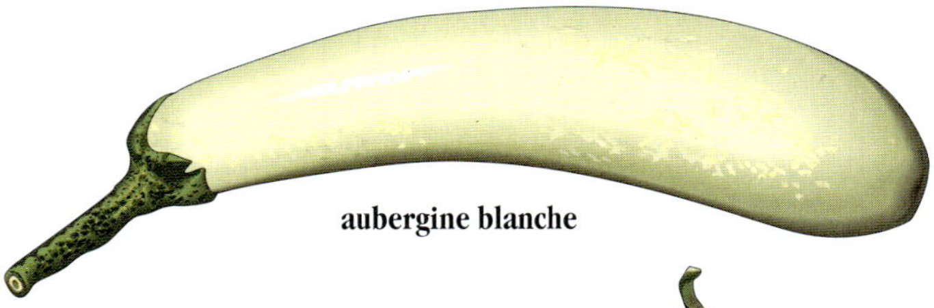

aubergine blanche

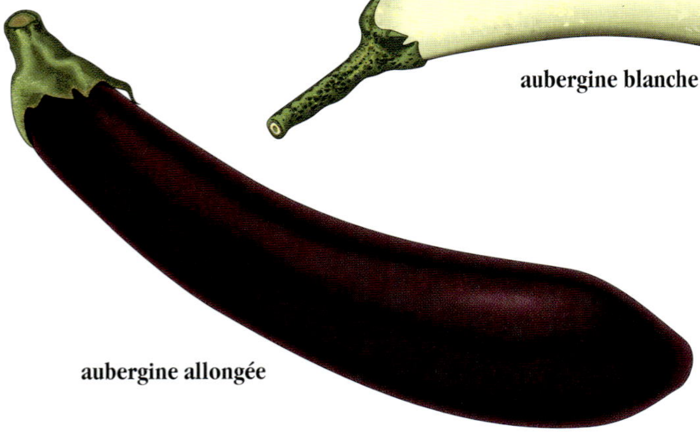

aubergine allongée

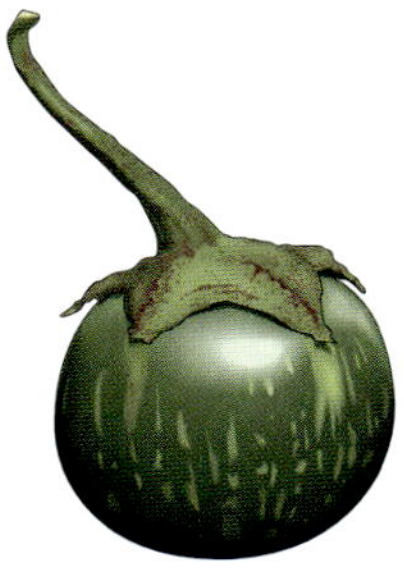

aubergine thaïlandaise

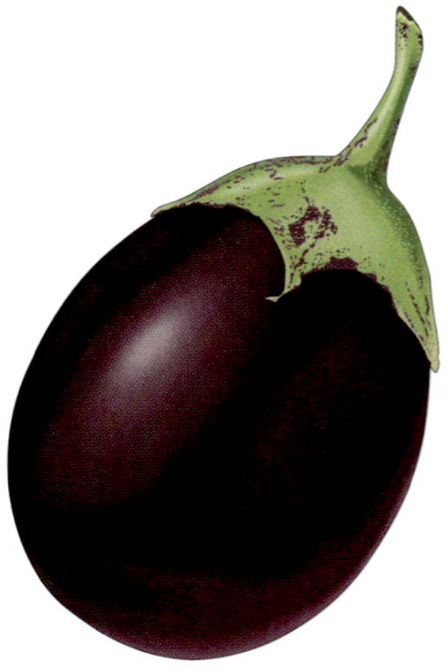

aubergine ronde

Utilisation

L'aubergine est délicieuse chaude ou froide et s'apprête de plusieurs façons : farcie, grillée, gratinée, en casserole, en brochettes, réduite en purée. Elle est un ingrédient indispensable de la cuisine orientale et méditerranéenne qui l'accompagne souvent de tomates, d'ail et d'huile d'olive, comme dans la ratatouille, le caviar d'aubergine ou la moussaka. Certaines variétés orientales se mangent crues, en salade.

Ratatouille niçoise

6 PORTIONS

1 kg (2 lb) de tomates
1 kg (2 lb) de courgettes
500 g (1 lb) d'aubergines
500 g (1 lb) de poivrons verts
3 oignons moyens
4 gousses d'ail
80 ml (⅓ de tasse) d'huile d'olive
1 feuille de laurier
1 bouquet garni
2 c. à soupe de basilic frais
1 c. à soupe de persil frais
sel et poivre

1. Ébouillanter les tomates, les peler, les épépiner, les couper en quartiers. Éplucher l'ail et le hacher. Éplucher les oignons et les émincer.

Tailler les aubergines et les courgettes en rondelles, sans les peler. Retirer le pédoncule des poivrons, les couper en deux, en enlever les graines et les filaments blancs puis les tailler en lanières. Hacher le basilic et le persil.

2. Faire chauffer 2 c. à soupe d'huile dans une cocotte. Y faire dorer les aubergines, puis les retirer. Mettre le reste de l'huile à chauffer dans la cocotte. Faire revenir successivement, en les réservant un à un, les courgettes, les poivrons, les oignons, les tomates et l'ail.

Remuer de temps à autre et rectifier l'assaisonnement.

3. Remettre tous les légumes dans la cocotte, avec le bouquet garni, le sel et le poivre. Mélanger quelques minutes à feu vif, puis laisser mijoter à couvert pendant 1 h environ, jusqu'à ce que les légumes soient cuits et que leur jus se soit évaporé.

4. Verser dans un plat creux et parsemer de basilic et de persil hachés.

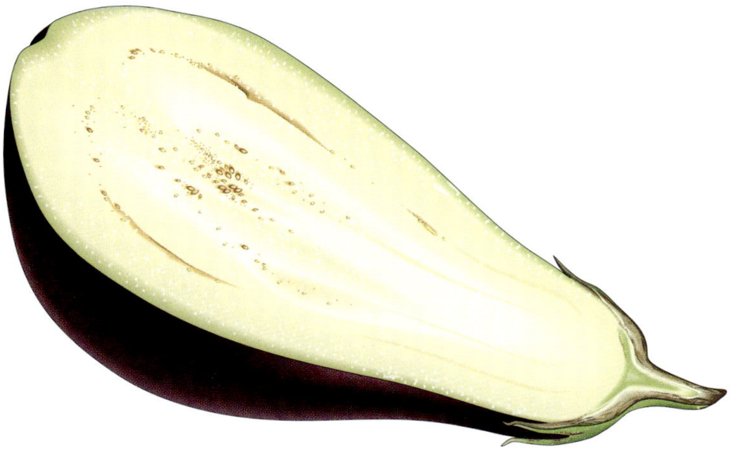

Valeur nutritive

	crue
eau	92 %
protéines	1,2 g
glucides	6,3 g
fibres	1,5 g
calories	27
	par 100 g

L'aubergine est une bonne source de potassium et elle contient de l'acide folique, du cuivre, de la vitamine B_6 et du magnésium. On dit l'aubergine diurétique, laxative et calmante.

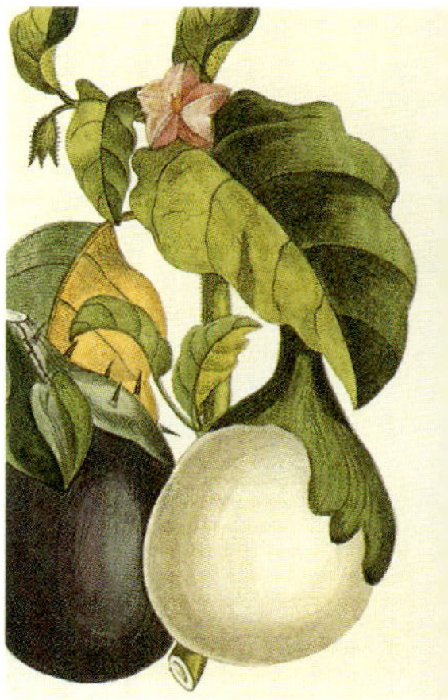

Il existe plusieurs variétés d'aubergines de couleurs et de tailles différentes ; elles peuvent avoir la taille d'un œuf ou être très volumineuses.

Cuisson

L'aubergine absorbe le gras comme une éponge. Si l'on désire tout de même la frire, il est possible de limiter quelque peu l'absorption de gras en formant une couche protectrice de panure ; c'est-à-dire en enrobant de farine, d'œuf battu et de chapelure les tranches d'aubergine qui seront ensuite cuites en grande friture ou à la poêle. On peut cuire l'aubergine au four : entière et non pelée, on doit alors la piquer pour éviter qu'elle n'éclate ; cuire de 15 à 25 min selon la grosseur à 175 °C (345 °F). On peut également la cuire coupée en deux, en incisant la chair afin qu'elle cuise uniformément. Selon qu'elle est farcie ou non, elle cuira de 35 min à 1 h à 175 °C (345 °F). Coupée en tranches ou en morceaux, l'aubergine sera cuite en 15 ou 20 min. Pour lui donner plus de goût, on peut la badigeonner d'un peu d'huile d'olive et l'assaisonner. L'aubergine peut aussi être cuite à l'eau, à la vapeur, au four à micro-ondes ou au gril ; on peut la blanchir quelques minutes avant de l'apprêter. Elle devient très molle à la cuisson. Éviter de la saler, surtout en début de cuisson.

Conservation

L'aubergine doit être manipulée avec soin, car elle se meurtrit facilement. Elle est très sensible aux changements de température. La pratique commerciale qui consiste à l'envelopper d'un film alimentaire l'empêche de respirer ; retirer cet emballage le plus rapidement possible, puis mettre l'aubergine dans un sac de plastique perforé avant de la réfrigérer. Elle se conserve environ une semaine au réfrigérateur.

L'aubergine blanchie ou cuite à la vapeur et congelée peut se conserver de 6 à 8 mois au congélateur.

Avocat

Persea americana, Lauracées

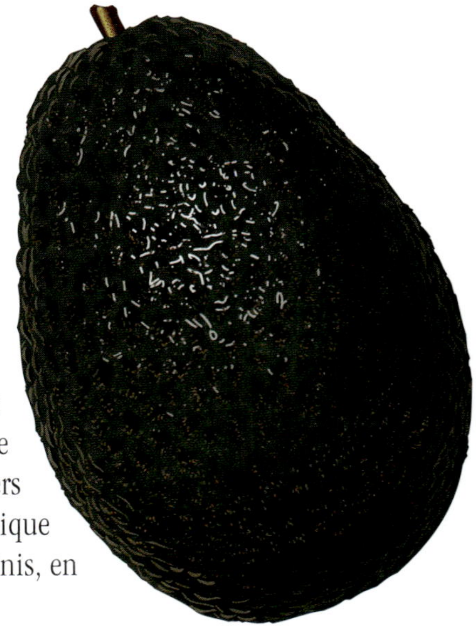

avocat Hass

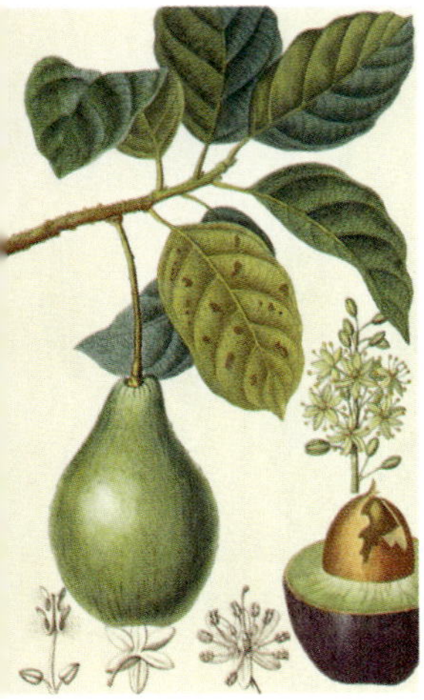

Exception faite de l'avocat miniature, on retrouve au centre de l'avocat un gros noyau qui se détache facilement.

Fruit piriforme de l'avocatier, arbre originaire d'Amérique centrale ou d'Amérique du Sud, où il est connu depuis des temps immémoriaux. Les Aztèques désignaient ce fruit sous le nom d'*ahuacalt*, terme que les Espagnols transformèrent en *ahuacate* puis en *aguacate* (encore utilisé), qui se transforma en *avocado*. La popularité de l'avocat, tant en Amérique du Nord qu'en Europe, est récente. Les premiers explorateurs espagnols remarquèrent que l'avocat était cultivé du Mexique au Pérou. Aujourd'hui, il est surtout cultivé au Mexique, aux États-Unis, en République dominicaine, au Brésil et en Colombie.

L'avocatier croît sous les climats tropicaux et subtropicaux ; il peut atteindre 20 m de haut. Ses feuilles ovales et cireuses sont persistantes. Il existe près d'une dizaine d'espèces qui produisent pour la plupart des grappes de petites fleurs blanchâtres ou jaune verdâtre très odorantes. La floraison, qui s'effectue en deux temps, ne donnera qu'une faible proportion de fruits.

L'avocat peut varier de forme, de couleur et de poids, selon les variétés. Parmi celles qui sont plus connues, l'avocat de type Hass, de forme ovale, présente une peau rugueuse noire ou brun violacé et brillante lorsqu'il est mûr. Cette variété compte pour plus de 75 % de la production américaine. À maturité, les avocats de type Fuerte, Zutano et Bacon présentent une peau verte et brillante et sont tous de forme ovale. Il existe également un avocat miniature sans noyau, appelé « avocat cornichon » ou « avocat cocktail ». Le poids de ces différentes variétés varie de 250 g à plus de 1 kg, mais quelle que soit la variété, la chair est onctueuse, avec la consistance du beurre et un léger goût de noisette, et la peau n'est pas comestible. La chair est de couleur jaune verdâtre.

Exception faite de l'avocat miniature, on retrouve un gros noyau logé au centre de l'avocat qui se détache facilement ; il est recouvert d'un suc laiteux qui prend une teinte rougeâtre au contact de l'air et qui peut tacher les tissus.

Achat

Choisir un avocat plutôt lourd pour sa taille, pas trop ferme et exempt de taches noires et de meurtrissures. Si l'avocat est très mou, il est trop mûr ; la couleur de la peau n'est pas un indice de la maturité, mais dépend plutôt de la variété. L'avocat est à point quand il cède à une légère pression du doigt.

Préparation

On coupe habituellement l'avocat en deux, dans le sens de la longueur, à l'aide d'un couteau en acier inoxydable. Si la chair adhère au noyau, séparer les deux moitiés en les faisant pivoter doucement dans le sens contraire, puis enlever le noyau en le soulevant à l'aide d'un couteau planté en son centre ou à l'aide d'une cuillère.

La pulpe noircit au contact de l'air ; l'arroser avec du jus de citron ou du vinaigre pour éviter le noircissement par oxydation.

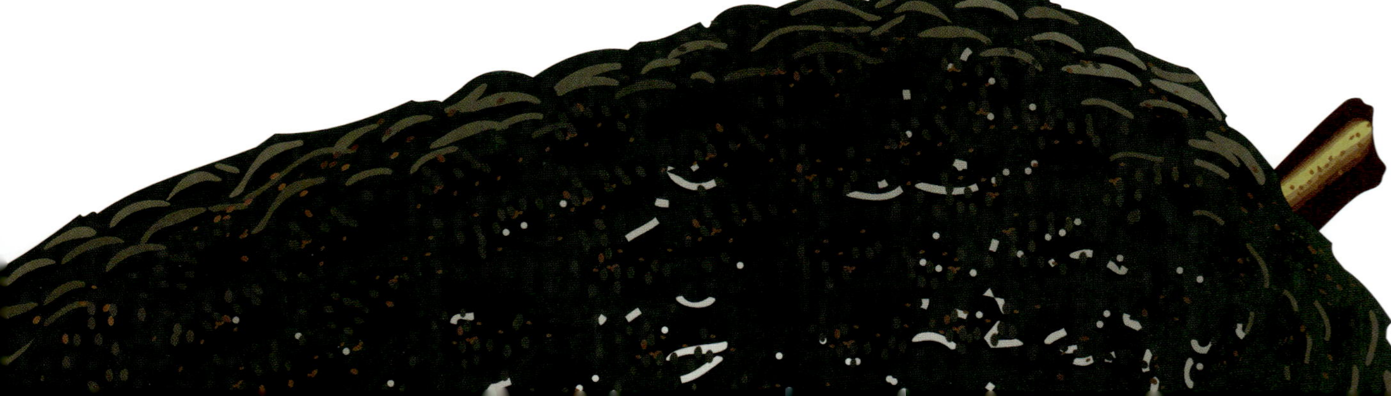

Utilisation

L'avocat se consomme habituellement cru puisqu'il supporte mal la cuisson. Ne l'ajouter donc qu'en fin de cuisson et éviter l'ébullition, car il perd vite son goût. On le sert souvent tel quel, simplement coupé en deux, en ajoutant dans sa cavité de la vinaigrette, de la mayonnaise ou du jus de citron assaisonné de sel et de poivre.

L'avocat s'incorpore aux sandwichs et salades. On le cuisine en potages chauds ou froids et en desserts (crème glacée, mousses, salade de fruits, etc.). On le farcit de fruits de mer ou de poulet.

Le guacamole, purée d'avocats relevée de piments, d'oignons, d'épices et de jus de lime que l'on sert avec des tortillas, est un incontournable de la cuisine mexicaine.

Guacamole

4 PORTIONS

2 avocats bien mûrs
1 tomate
2 c. à soupe d'oignon haché finement
1 petit piment vert
2 limes
2 c. à soupe de coriandre fraîche
2 c. à soupe d'huile d'olive extra vierge
sel et poivre noir du moulin
4 gouttes de sauce Tabasco®

1. Couper les avocats en deux et enlever les noyaux. En extraire la pulpe. Réduire celle-ci en purée et l'arroser du jus de lime. Ajouter l'huile d'olive.

2. Peler la tomate et la couper en dés. Hacher finement l'oignon. Hacher le piment menu, en retirer les graines. Ciseler la coriandre.

3. Bien mélanger tous les ingrédients. Assaisonner. Garder au réfrigérateur.

Servir en hors-d'œuvre avec des crudités et des tortillas.

Conservation

Laisser l'avocat mûrir à la température de la pièce; il ne mûrira plus s'il est réfrigéré. Le placer dans un sac de papier si l'on désire qu'il mûrisse plus rapidement, car le gaz éthylène qui se dégage lors de la maturation est emprisonné, ce qui accélère le processus. L'avocat mûr se conserve deux à trois jours au réfrigérateur. L'avocat entamé se conservera au réfrigérateur un jour ou deux (arroser la partie exposée à l'air avec du jus de citron pour éviter le noircissement). L'avocat peut se congeler en purée avec du jus de citron, il se conservera environ un an.

Valeur nutritive

	cru
eau	74,3 %
protéines	2 g
matières grasses	15,3 g
glucides	7,4 g
fibres	2,1 g
calories	161
	par 100 g

L'avocat est une excellente source de potassium et d'acide folique, il est une bonne source de vitamine B_6 et contient du magnésium, de l'acide pantothénique, de la vitamine C, du cuivre, de la niacine, du fer, de la vitamine A et du zinc.

L'avocat est très énergétique et nutritif. Il se digère facilement malgré sa teneur élevée en gras, car il contient de nombreux enzymes qui facilitent la digestion des matières grasses. On le dit bénéfique pour l'estomac et l'intestin.

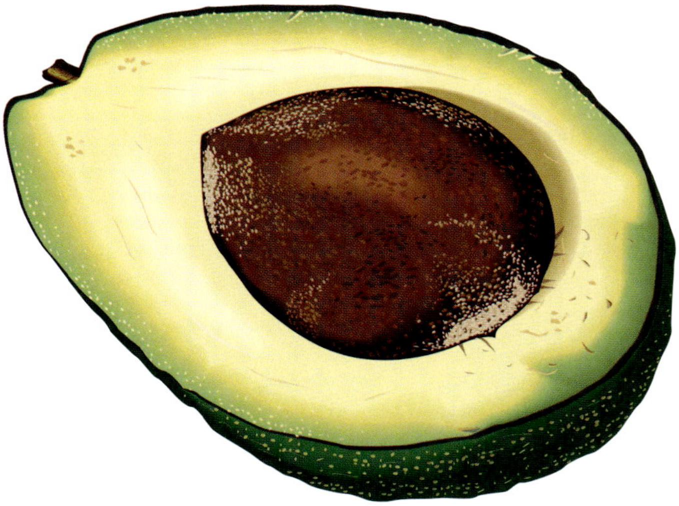

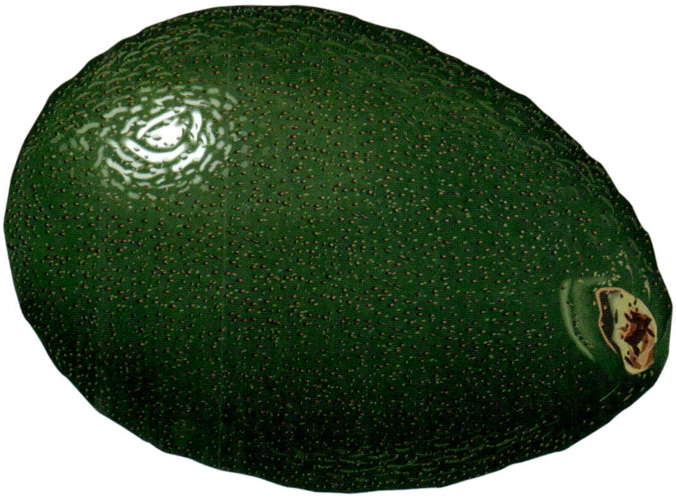

avocat Bacon

Poivron

Capsicum annuum, Solanacées

poivron vert

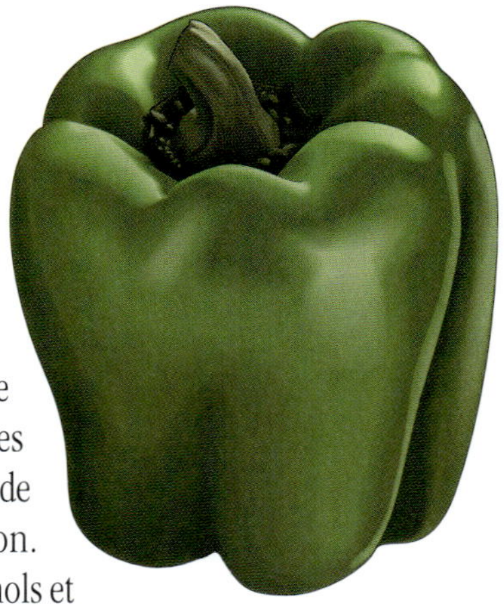

Fruit d'une plante originaire d'Amérique latine, le poivron appartient à une grande famille qui comprend notamment l'aubergine, la pomme de terre, la tomate, l'alkékenge et le tamarillo. Ce fut une des premières plantes à être cultivée en Amérique du Sud. Des graines de poivron datant de 5 000 ans avant notre ère proviendraient de la variété sauvage du poivron. L'expansion de la culture du poivron est largement due aux explorateurs espagnols et portugais, et à sa facilité d'adaptation. Le poivron est vivace dans les régions tropicales, et annuel dans les régions tempérées. Les principaux pays producteurs de poivrons sont la Chine, la Turquie, le Nigeria, l'Espagne, le Mexique et la Roumanie.

Le poivron est une gousse plus ou moins charnue qui renferme de multiples graines blanchâtres dans sa cavité intérieure, il pousse sur un plant pouvant atteindre 1 m de haut. Il en existe des dizaines de variétés, de taille, de forme, de couleur et de saveur différentes. Les poivrons sont charnus et leur chair douce est délicatement sucrée. Ils mesurent en général de 7 à 16 cm de long et de 5 à 12 cm de diamètre. La variété la plus populaire en Amérique du Nord a quatre lobes, ce qui lui donne une forme légèrement carrée. En anglais, on nomme ce poivron *bell pepper* tandis qu'en France on parle de « poivron d'Amérique ». Certaines variétés de poivrons ont trois lobes tandis que d'autres sont dépourvues de lobes et effilées.

Les poivrons verts sont cueillis avant la pleine maturité, car un poivron vert laissé sur le plant deviendra jaune puis rouge en mûrissant, tandis que les poivrons pourpres, bruns et noirs redeviennent verts s'ils sont laissés à mûrir sur le plant. Les poivrons mûris sur le plant sont plus sucrés et plus parfumés ; en fait, les poivrons rouges et orangés sont les plus sucrés.

Achat

Choisir des poivrons fermes, luisants, lisses et charnus, exempts de taches et de parties amollies. Leur chair devrait céder sous une légère pression des doigts et leur couleur devrait être éclatante.

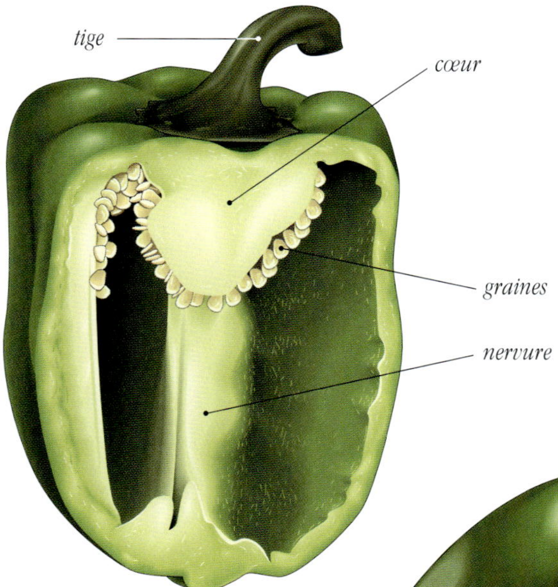

Préparation

Le poivron est coupé en rondelles, en lanières, en morceaux ou en dés. Enlever d'abord la tige, retirer le cœur et les graines, puis couper le poivron.

Lorsque le poivron est farci, couper délicatement autour de la tige et retirer cette partie ; enlever soigneusement les graines et le cœur en grattant l'intérieur, couper les nervures dures et blanchâtres, farcir, puis replacer la tige. Pour accélérer la cuisson du poivron farci, on peut le blanchir avant de l'évider et de le remplir. Si on désire enlever la peau du poivron, le placer sous le gril du four et le laisser griller uniformément de 10 à 12 min en le retournant souvent, jusqu'à ce que la peau noircisse et gonfle. Couvrir le poivron d'un linge humide ou le déposer dans un sac de papier jusqu'à ce qu'il soit froid. Lorsqu'il est refroidi, le peler à l'aide d'un couteau et le rincer sous l'eau courante.

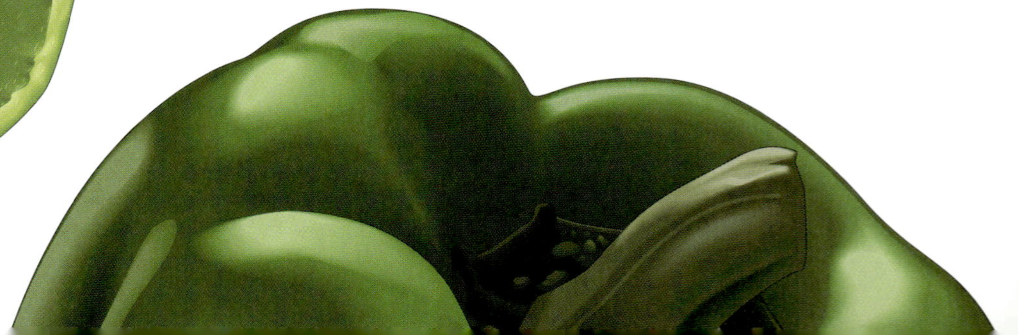

Utilisation

Le poivron se consomme cru ou cuit. Bien qu'il s'agisse d'un fruit, il est utilisé comme légume. Cru, il est souvent mangé nature, servi en trempettes ou en hors-d'œuvre, ou mis dans les salades. Le poivron est couramment intégré aux soupes, omelettes, tofu, ragoûts, brochettes, riz, pâtes alimentaires et pizzas. Il accompagne bien le poulet, le lapin, le jambon, le thon et les œufs. Indispensable au gaspacho, à la piperade et à la ratatouille, il entre aussi dans la confection de marinades. On le sert souvent farci. Il est typique des préparations à la portugaise et à la mexicaine.

Poivrons marinés à l'huile

4 PORTIONS

4 poivrons : 2 verts, 1 rouge, 1 jaune
1 c. à soupe de persil plat
2 gousses d'ail
180 ml (¾ de tasse) d'huile d'olive
sel

1. Préchauffer le four à 230 °C (450 °F).

2. Poser les poivrons sur la grille du four pendant 20 min ou jusqu'à ce que leur peau soit légèrement brûlée. Retourner les poivrons à mi-cuisson.

3. Peler et hacher finement l'ail. Ciseler le persil.

4. Sortir les poivrons du four, les envelopper dans une grande feuille de papier aluminium pendant 15 min et les laisser tiédir.

5. La peau devrait alors s'enlever facilement. Les peler à l'aide d'un couteau, puis les fendre en deux et enlever les graines et les filaments blancs.

Bien éponger l'intérieur. Les couper en lanières et les disposer, par couleur, dans un plat de verre. Parsemer l'ail et le persil sur le dessus. Assaisonner.

6. Recouvrir de l'huile d'olive. Laisser mariner, au frais, au moins 1 h avant de servir.

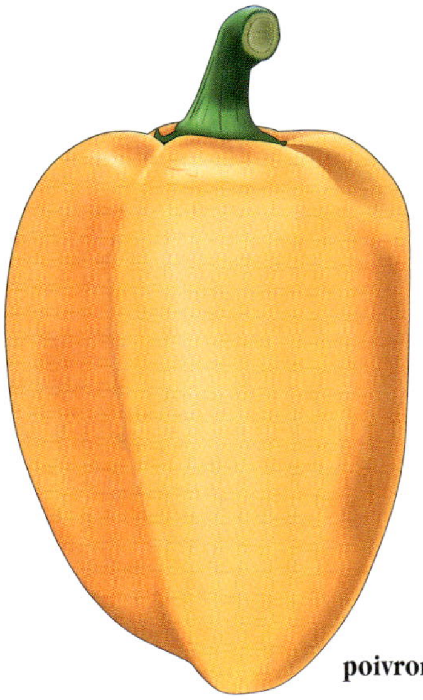

poivron jaune

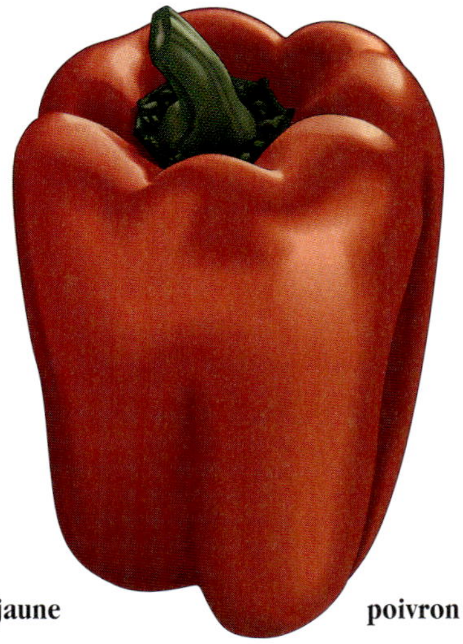

poivron rouge

Cuisson

La cuisson rend les poivrons plus sucrés. Éviter la surcuisson qui les décolore et leur fait perdre de la saveur et de la valeur nutritive.

La cuisson verdit les poivrons bruns, noirs ou pourpres.

Valeur nutritive

eau	92,2 %
protéines	0,9 g
matières grasses	0,2 g
glucides	6,4 g
fibres	2 g
calories	27
	par 100 g

Les poivrons rouges ou verts sont une excellente source de vitamine C et de vitamine A, et une bonne source de potassium. Ils contiennent de la vitamine B_6 et de l'acide folique. Qu'ils soient crus ou cuits, leur valeur nutritive est semblable. À poids égal, ils contiennent plus de vitamine C que les oranges. La proportion des divers éléments nutritifs est fortement influencée par les variétés. Ainsi les poivrons rouges contiennent beaucoup plus de vitamine A et de vitamine C que les poivrons verts.

Les poivrons ont diverses propriétés médicinales ; on les dit notamment stomachiques, diurétiques, stimulants, digestifs et antiseptiques. Certaines personnes éprouvent de la difficulté à digérer les poivrons ; cet inconvénient diminue ou disparaît si on les pèle.

Conservation

Conserver les poivrons au réfrigérateur sans les laver. Déposés dans un sac de plastique perforé et placés dans le bac à légumes, ils se garderont environ une semaine. Les poivrons se congèlent facilement sans blanchiment, simplement lavés. Pour conserver un maximum de saveur et de valeur nutritive, il est préférable de les laisser entiers car moins de parties sont exposées à l'air. Les poivrons sont faciles à déshydrater et se conservent au moins un an lorsqu'ils sont séchés. On peut aussi les mariner.

Olive

Olea europaea, Oléacées

olives vertes

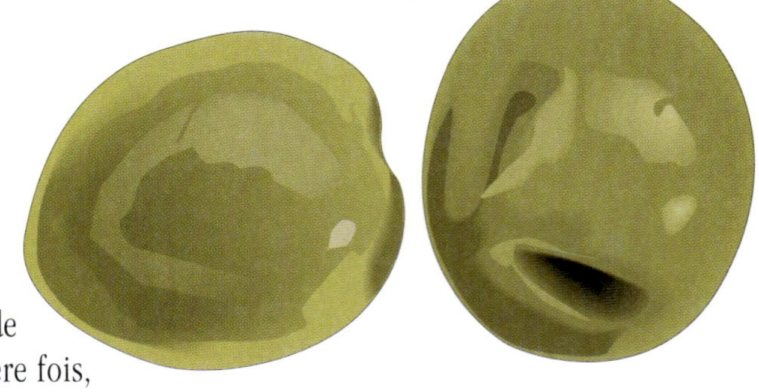

Fruit de l'olivier, arbre d'une longévité exceptionnelle, l'olive est un des plus anciens fruits cultivés ; on ne connaît pas exactement la période où l'olivier sauvage fut cultivé pour la première fois, toutefois des fouilles archéologiques amènent certains historiens à penser que la culture a commencé de 5 000 à 3 000 ans avant notre ère en Crète puis se serait déplacée vers l'Égypte, la Grèce, la Palestine et l'Asie Mineure. L'histoire de l'olivier se confond avec celle de l'agriculture et du bassin méditerranéen ; on fait déjà mention du rameau de l'olivier dans l'histoire du Déluge. Dès le IIIe millénaire avant notre ère, les moulins à huile ont fait partie du paysage. Symbole mondial de paix et de sagesse, l'olivier occupe une place importante dans la mythologie ; Égyptiens, Grecs et Romains le vénérèrent.

À la Renaissance, les Espagnols et les Portugais implantèrent l'olivier en Amérique. L'olivier permit à des populations entières de se nourrir de ses fruits et de son huile, de s'éclairer et de se traiter avec son huile. Encore aujourd'hui, l'économie de plusieurs pays méditerranéens repose en bonne partie sur la culture de l'olive. Ainsi l'Italie et l'Espagne fournissent environ 50 % de la production mondiale d'olives et d'huile d'olive. La Grèce, la Turquie, la Syrie, le Maroc, la Tunisie, le Portugal et les États-Unis sont les principaux producteurs d'olives de table.

Pouvant parfois atteindre 15 m de haut, l'olivier mesure généralement de 3 à 7 m ; il produit en abondance des fruits charnus dont la taille, la chair et la couleur de la chair diffèrent selon les variétés, le climat et les méthodes de culture. La chair recouvre un noyau ligneux.

Atteignant leur poids maximal 6 à 8 mois après la floraison, les olives sont immangeables telles quelles. Elles contiennent un hétéroside très amer, l'oleuropéoside, qui irrite le système digestif ; elles doivent macérer et subir divers traitements qui diffèrent selon les régions et dépendent aussi de la variété, afin de les rendre comestibles. L'olive de table doit être de taille moyenne ou grosse, soit peser de 3 à 5 g ; le noyau doit s'enlever facilement, la peau doit être fine, élastique et résistante aux chocs et à la saumure. Elle doit contenir un minimum de 4 % de glucides ainsi qu'une faible teneur en huile, ce qui facilite sa conservation.

Les olives vertes sont cueillies lorsqu'elles ont atteint leur taille normale et juste avant qu'elles ne changent de couleur. Elles sont préparées selon deux types de procédés : la méthode espagnole avec fermentation, et la méthode américaine, sans fermentation ; la méthode grecque « au sel » ne s'applique qu'aux olives mûres (noires). Ces méthodes de préparation ont pour but de rendre les olives comestibles, c'est-à-dire d'enlever leur amertume.

La méthode espagnole consiste à faire tremper les olives non mûres (vert pâle) et encore fermes dans une solution de soude caustique qui permet d'éliminer leur amertume naturelle ; elles sont rincées et sont ensuite mises à tremper dans une saumure qui entraîne la fermentation et leur permet d'acquérir leur couleur verte caractéristique. La saumure originale est ensuite remplacée pour la mise en marché et les olives sont empaquetées dans des contenants de format réduit. Elles peuvent être dénoyautées et farcies.

La méthode américaine diffère du procédé espagnol par le fait que le trempage des olives dans une saumure s'effectue sans fermentation ; on cueille les olives lorsqu'elles sont à moitié mûres et qu'elles passent du jaune au rouge ; elles sont mises à tremper dans une solution alcaline et exposées à l'air : elles deviennent noires. Ces olives « noires » sont ensuite mises en conserve dans une solution saline puis stérilisées.

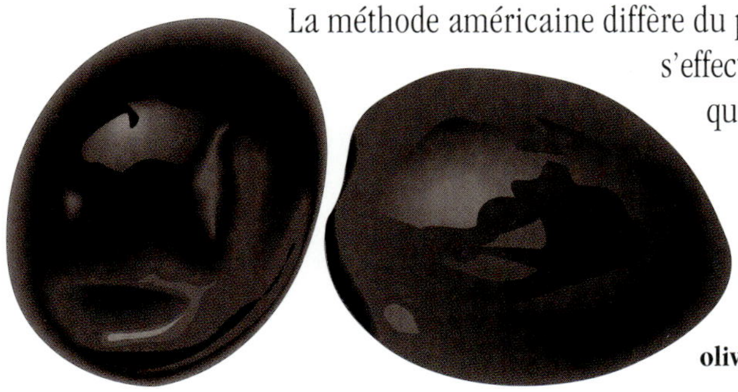

olives noires

La méthode grecque consiste à récolter des olives complètement mûres, lorsqu'elles sont pourpre foncé, presque noires. La Grèce n'autorise pas l'usage de la solution de soude caustique, c'est pourquoi on pratique une fermentation lente en saumure (6 mois) pour la préparation des olives.

Il existe d'autres méthodes de préparation qui utilisent ou non la solution de soude caustique ainsi que la saumure. On peut aussi conserver les olives dans le sel ; cette méthode donne des olives ridées mais dont la peau demeure intacte ; leur saveur est fruitée et légèrement amère.

Une fois prêtes pour la consommation, les olives sont laissées dans des barils ou mises dans des contenants ; certaines sont dénoyautées et farcies notamment de poivron, d'oignon, d'amande ou d'anchois et même relevées d'épices. Elles peuvent aussi être coupées en deux, en quartiers, tranchées, émincées ou transformées en pâte.

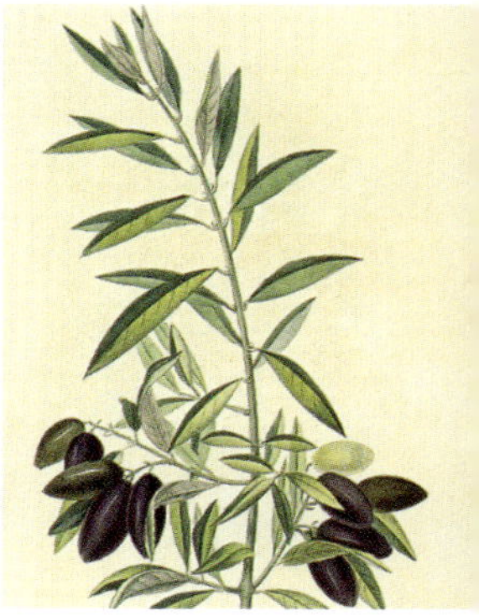

Les olives sont immangeables telles quelles, après la floraison. Elles contiennent une substance très amère et doivent subir divers traitements pour être comestibles.

Achat

L'olive s'achète en vrac, en pots ou en conserve. S'assurer que les olives en vrac sont manipulées et conservées avec soin.

Utilisation

L'olive est bien connue comme hors-d'œuvre mais son utilisation est beaucoup plus variée. Elle se met dans les salades et elle accompagne viande et volaille. Elle entre dans la composition d'une multitude de plats cuisinés, notamment dans la tapenade (purée d'olives noires relevée de câpres et d'anchois), la pizza, les paupiettes et la daube. L'olive intervient dans de nombreux plats méditerranéens tels que les tapas espagnoles, les préparations à la niçoise ou à la provençale.

Pour diminuer l'âcreté ou la teneur en sel des olives, les ébouillanter une quinzaine de minutes (elles perdront cependant un peu de leur parfum). On peut aussi remplacer totalement ou partiellement le liquide dans lequel les olives baignent par de l'eau ou un mélange d'eau et de vinaigre que l'on assaisonne avec de l'ail, du thym, de l'origan, etc.

Tapenade

4 À 6 PORTIONS

180 ml (¾ de tasse) d'olives noires dénoyautées
3 c. à soupe de câpres égouttées
60 ml (¼ tasse) de filets d'anchois
2 gousses d'ail
125 ml (½ tasse) d'huile d'olive
1 c. à soupe de jus de citron
poivre noir

La tapenade accompagne les crudités, les œufs durs, les poissons et les viandes grillées. Elle se sert aussi comme tartinade sur du pain grillé.

1. Mettre les olives, les câpres, les filets d'anchois et l'ail épluché et dégermé dans le mélangeur. Réduire en purée à haute vitesse.
2. Monter comme une mayonnaise en incorporant l'huile en filet. La tapenade doit être épaisse et lisse.
3. Ajouter le jus de citron et le poivre. Mélanger.

Valeur nutritive

	verte marinée	**noire**
protéines	28 g	16 g
matières grasses	2,5 g	2,5 g
glucides	0,3 g	1,5 g
fibres	0,9 g	0,5 g
calories	23	25
		par 100 g

L'olive est très riche en matières grasses, de 12 à 30 %, selon la période de l'année et la variété (on en tire d'ailleurs une huile d'une saveur remarquable). L'olive verte contient un peu plus de matières grasses et de calories que l'olive noire. L'olive contient également quelques vitamines et minéraux, surtout à l'état de traces. L'olive noire contient du fer.

L'olive aurait des propriétés laxatives, apéritives et cholagogues. En usage externe, l'huile d'olive serait efficace contre la chute des cheveux et les furoncles. Les feuilles de l'olivier ont des propriétés astringentes, hypotensives et hypoglycémiantes.

Conservation

Les olives peuvent se conserver environ un an dans un contenant scellé ; les placer au réfrigérateur une fois le contenant ouvert.

Les olives vertes et les olives noires séchées au sel sec se gardent moins longtemps. Placer les olives achetées en vrac dans un récipient fermé au réfrigérateur.

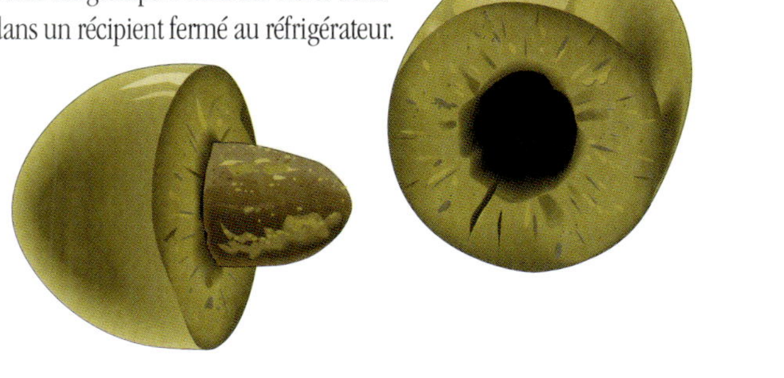

Concombre

Cucumis sativus, Cucurbitacées

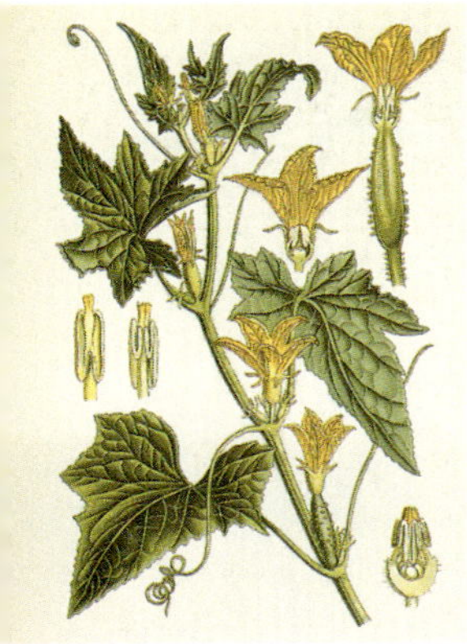

concombre américain

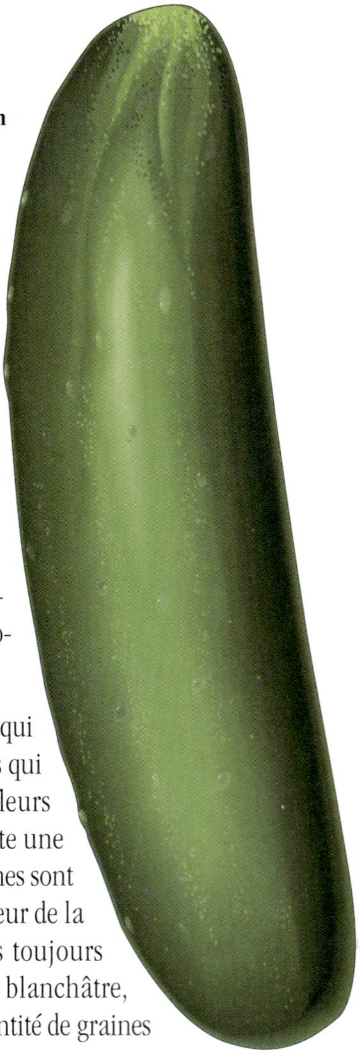

Le concombre apparaît après la floraison de grandes fleurs jaunes ; il a une forme allongée et cylindrique.

Fruit d'une plante herbacée annuelle originaire du sud de l'Asie où on aurait trouvé des graines vieilles de plus de 10 000 ans. On suppose que le concombre aurait été par la suite introduit en Extrême-Orient, en Asie centrale et en Inde par des navigateurs. Ce légume fut très apprécié des Égyptiens, des Grecs et des Romains. Il est utilisé depuis les temps anciens tant comme aliment que pour les soins de la peau. La Quintinie, agronome français sous Louis XIV, inventa la culture du concombre sous abri afin d'en devancer la récolte et de le servir au roi qui en était très friand. La variété *gherkin* a été introduite dans le Nouveau Monde avec la venue des esclaves d'Afrique et est devenue une culture importante en Inde occidentale. Plus récemment, les Anglais ont développé une variété de concombre sans pépins cultivée exclusivement en serre sans pollinisation par les abeilles. Les premiers colons introduisirent le concombre en Amérique du Nord.

Le concombre est apparenté aux courges et aux melons. Il pousse sur une plante qui atteint entre 1 et 3 m de long, et dont les tiges rampantes sont munies de vrilles qui leur permettent de grimper ; le fruit apparaît après la floraison de grandes fleurs jaunes ; il a une forme allongée et cylindrique et atteint de 8 à 60 cm. Il existe une quarantaine de variétés de concombres ; les variétés dites anglaises ou européennes sont les plus longues, tandis que les variétés américaines sont plus trapues. La couleur de la peau varie du vert au blanc ; elle peut être lisse, côtelée ou rugueuse mais toujours brillante ; certaines variétés ont des protubérances parfois épineuses. La chair blanchâtre, croquante et fraîche est légèrement amère et contient, selon les variétés, une quantité de graines comestibles plus ou moins grande.

Généralement, ce que l'on nomme « cornichon » désigne certaines variétés de concombres cueillis encore verts et à peine développés pour en faire des marinades. Il existe une variété de concombre (*C. anguria*) qui est de petite taille, mesure environ 5 cm de longueur et 2,5 cm de diamètre, et de forme oblongue. Il s'agit du vrai concombre *gherkin* cultivé et utilisé spécifiquement pour faire des marinades ; on le nomme aussi « cornichon épineux », car il est recouvert de petites épines.

Le concombre peut être difficile à digérer ; les variétés européennes et certaines variétés nouvelles se digèrent plus facilement. Aujourd'hui les plus grands producteurs de concombres sont la Chine, le Japon, la Turquie, les États-Unis et la Roumanie.

concombre européen

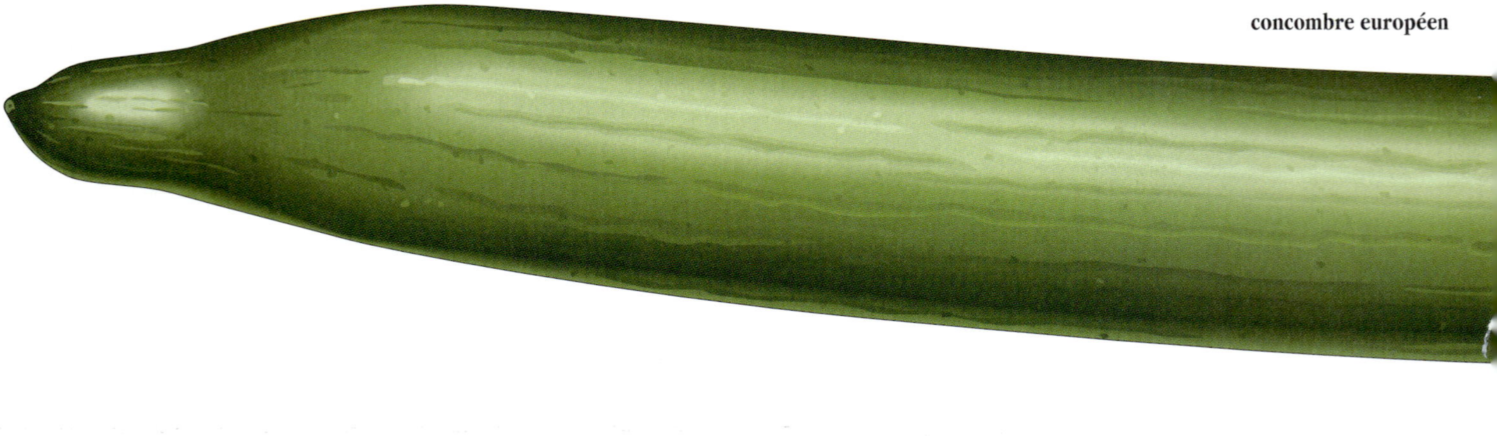

Concombre

Achat

Choisir un concombre bien vert et ferme, non meurtri, sans teintes jaunâtres et de taille moyenne. Plus le concombre est volumineux, plus il risque d'être amer et fade, et de contenir de nombreuses graines dures.

Préparation

Le concombre est consommé cru la plupart du temps, mais il peut aussi être cuit; il s'apprête alors comme la courgette, qu'il peut remplacer dans la plupart des recettes.

Enlever les graines lorsqu'elles sont dures. On peut laisser la pelure, surtout si le concombre est bien frais, pas trop volumineux et qu'il n'est pas enduit de cire.

Certaines recettes suggèrent de laisser dégorger le concombre (il s'agit de le saupoudrer de sel) afin qu'il perde de l'eau et de son amertume. Sa chair deviendra molle et son arôme sera moins prononcé, mais il sera plus digeste; il faudra veiller à bien l'égoutter pour éviter que la préparation à laquelle il est ajouté ne devienne trop liquide.

Utilisation

Râpé ou coupé en long, en tranches ou en dés, le concombre cru peut être accompagné de vinaigrette, de yogourt ou de crème aigre; il peut aussi être farci de fruits de mer. On le prépare également en salade composée, à la grecque ou à la menthe.

Le concombre peut aussi être cuit, confit ou mariné. Il fait d'excellents potages, comme le célèbre gaspacho espagnol; il accompagne viandes et poissons et se met dans les ragoûts ou peut être cuisiné au gratin, ou à la béchamel. On peut le sauter ou le préparer à l'étuvée. Réduit en purée, il peut remplacer jusqu'aux trois quarts l'huile d'une vinaigrette, ce qui diminue considérablement les calories.

Valeur nutritive

eau	96 %
protéines	0,5 g
matières grasses	0,1 g
glucides	2,9 g
fibres	0,7 g
calories	13
	par 100 g

Le concombre est très rafraîchissant. C'est une excellente source de potassium, de vitamine C et d'acide folique.

On le dit diurétique, dépuratif et calmant.

Réduite en purée et incorporée à d'autres ingrédients, la chair de concombre est utilisée dans la fabrication de masques pour les soins de la peau.

Conservation

Le concombre est sensible aux fluctuations de température. Le placer au réfrigérateur où il se conservera de 3 à 5 jours. Lorsqu'il est coupé, bien l'envelopper, car il transmet son goût aux aliments environnants.

Le concombre résiste mal à la congélation qui l'amollit.

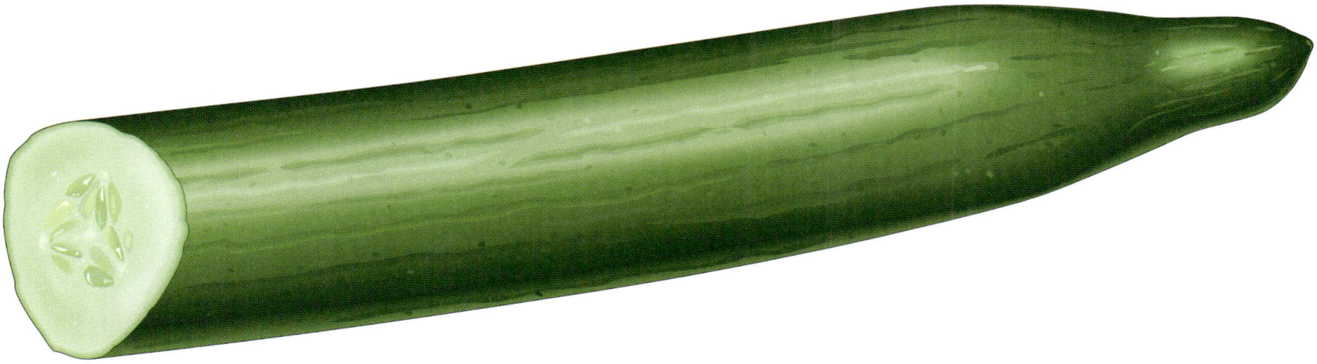

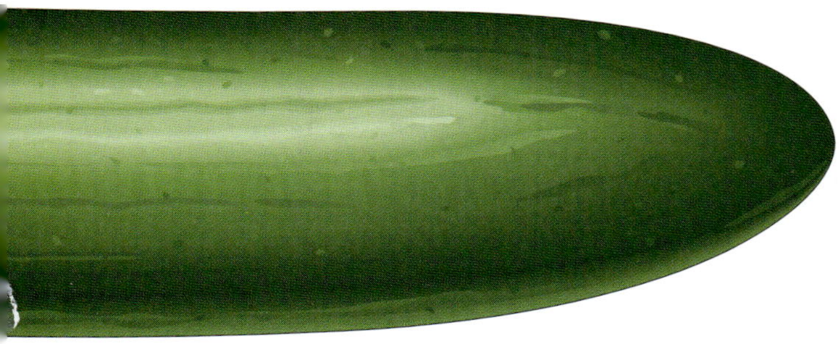

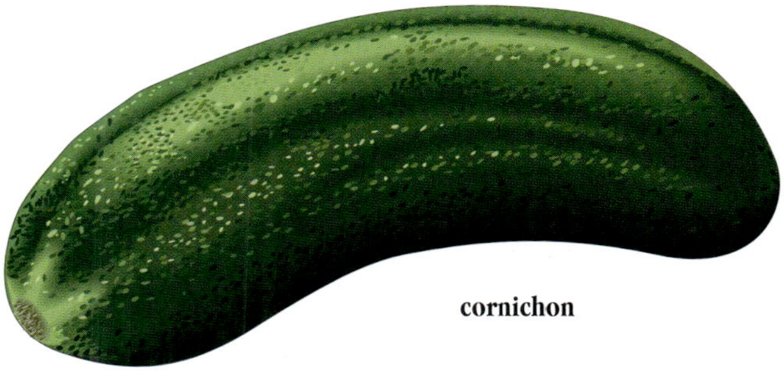

cornichon

Tomate

Lycopersicon esculentum, Solanacées

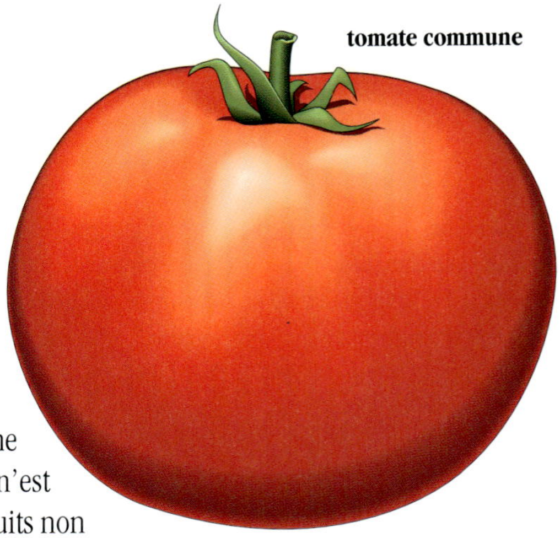

tomate commune

Fruit d'une plante originaire du Mexique et de l'Amérique centrale. À l'origine, la tomate était un petit fruit rond semblable à la tomate cerise que l'on connaît aujourd'hui. Les Indiens la cultivaient et la firent connaître aux premiers colons espagnols. Elle fut longtemps considérée comme vénéneuse et jusqu'au XVIIIe siècle, on s'en servait surtout comme plante ornementale. On croyait qu'elle rendait malade, ce qui n'est pas surprenant puisque l'on sait que ses feuilles, ses tiges et ses fruits non mûrs contiennent un alcaloïde toxique. C'est au XVIe siècle que la tomate fit son entrée dans la cuisine italienne ; les Italiens la nommèrent *pomodoro* qui signifie « pomme d'or ». Elle ne devint populaire aux États-Unis qu'à partir du XIXe siècle.

La tomate pousse sur une plante buissonnante, parfois rampante. Le mot « tomate » est dérivé de *tomalt*, le nom de ce légume en nahualt, la langue parlée par les Aztèques. Annuelle sous les climats tempérés et vivace à courte vie sous les climats tropicaux, la tomate nécessite toujours une longue période de chaleur et d'ensoleillement. Les principaux pays producteurs de tomates sont les États-Unis, la Russie, la Turquie, la Chine, l'Italie, l'Égypte et l'Espagne. Il existe plus d'un millier de variétés de ce légume dont la tomate cerise et la tomate oblongue appelée aussi tomate italienne, ainsi que la tomate biotechnologique, une tomate dont les gènes ont été altérés afin qu'elle se conserve plus longtemps et la tomate de culture hydroponique. La tomate peut être arrondie, ovale, globulaire et même carrée. Cette variété fut créée par des agronomes américains en 1984 pour répondre aux besoins de l'industrie qui voulait une tomate facile à cueillir et à empaqueter.

La taille des tomates varie selon les espèces ; ainsi la minuscule tomate cerise mesure de 2,5 à 3 cm de diamètre. La tomate oblongue ressemble à une petite poire ; elle mesure de 5 à 10 cm de long et de 3 à 5 cm de diamètre ; elle contient moins de pépins et est moins juteuse que d'autres espèces de tomates. Quant à la tomate commune, elle est arrondie et mesure entre 6 et 12 cm de diamètre et peut peser entre 75 g et 1 kg, parfois plus. Certaines variétés de tomates sont vertes, même mûres, mais la plupart deviennent rouges, roses, orangées ou jaunes. La saveur des tomates dépend entre autres du degré d'acidité, du contenu en sucre et en eau, de la texture de la chair (parfois assez farineuse) et de la peau, ainsi que du moment de la cueillette. De nos jours, les tomates offertes sur le marché sont presque toujours fermes et leur peau est épaisse.

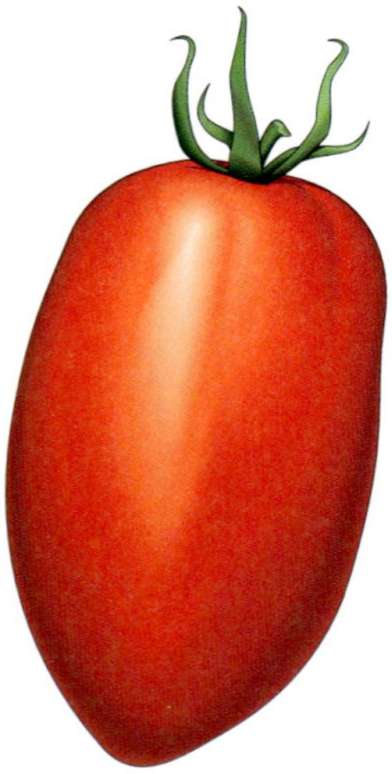

tomate italienne

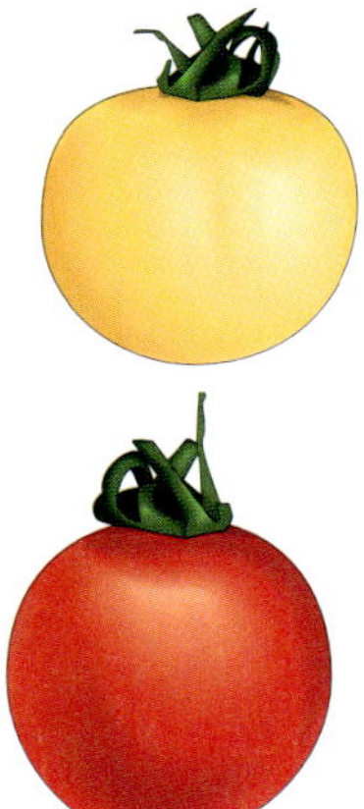

tomates cerises

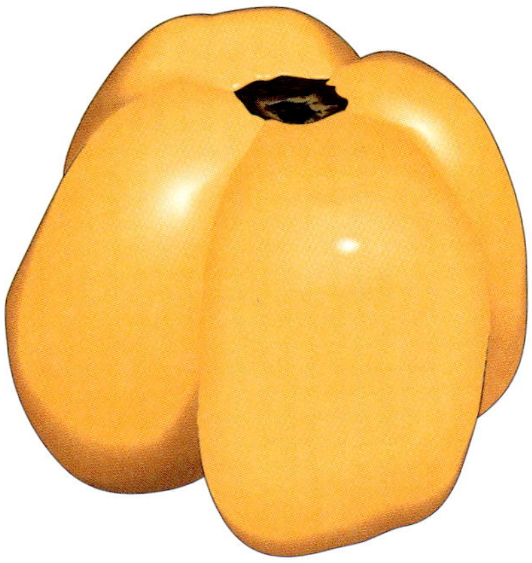

tomate jaune

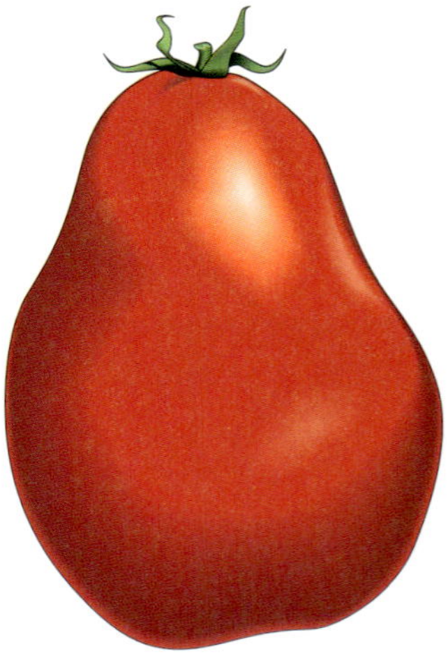

tomate poire

Achat

Choisir des tomates intactes, sans crevasses ni rides, fermes mais cédant un peu sous une légère pression des doigts, d'une couleur franche et dégageant une bonne odeur. Écarter les tomates molles, tachées ou meurtries, elles sont plus aqueuses, ont moins de saveur et se conservent difficilement. C'est à la fin de l'été que l'achat des tomates fraîches est le plus satisfaisant, car les tomates locales sont disponibles et elles sont cueillies à maturité.

Au Canada, depuis 1986, 95 % des conserves ne présentent pas de soudure au plomb, ce qui signifie qu'il n'y a aucun risque de contamination par le plomb des aliments contenus dans ces conserves. Il n'en est pas de même pour ce qui est des conserves importées, ce qui crée une situation problématique dans le cas des conserves de fruits, de tomates et de leur jus car ils sont plus acides ; cette acidité entraîne une certaine corrosion, donc une migration des métaux de la boîte vers les aliments.

Préparation

On prépare les tomates en les lavant puis, si désiré, en les pelant, les épépinant et les parant.

Peler ou monder

On plonge les tomates de 15 à 30 s dans de l'eau bouillante (elles ne doivent ni cuire ni tremper), puis on les laisse refroidir ou on les passe sous l'eau froide. Pour faciliter l'opération, on peut mettre les tomates dans une passoire ou un panier métallique. Des tomates très mûres peuvent être pelées directement ; faire des incisions sur la peau, saisir la peau entre le pouce et la lame d'un couteau, puis la retirer.

Épépiner

Il suffit de les couper en deux et de les presser pour que s'écoulent le jus et les graines, puis de déloger les graines restantes.

Parer

On enlève la partie dure qui retenait le pédoncule en coupant un cercle tout autour.

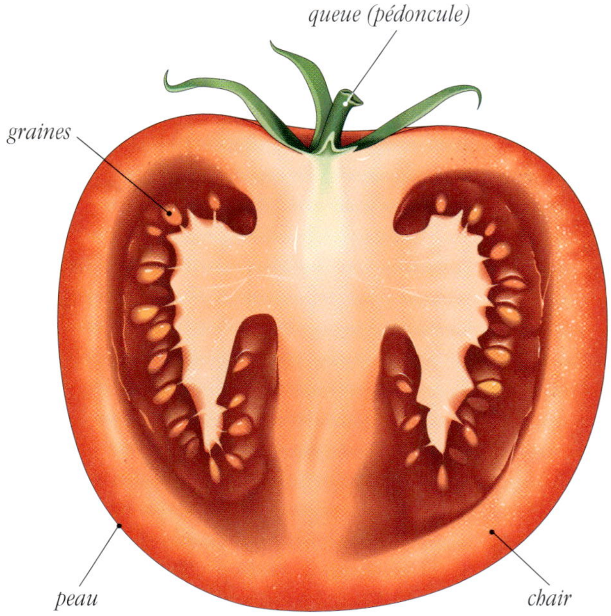

Utilisation

La tomate se consomme crue ou cuite et ses possibilités d'utilisation sont variées. Crue, on la consomme telle quelle, arrosée ou non de vinaigrette, ou on la met dans les salades, les hors-d'œuvre et les sandwichs. La tomate cerise s'utilise crue, très souvent à des fins décoratives.

La tomate se cuisine de multiples façons : on la farcit, on la cuit en confiture ou on la met dans les soupes, les sauces, les omelettes, les risottos, les pot-au-feu et les marinades. C'est l'ingrédient indispensable de la ratatouille, du gaspacho, de la pizza et de la caponata. Elle se marie très bien avec l'ail, l'échalote, le basilic, l'estragon, le thym, le laurier, l'origan et le cumin ; elle est aussi délicieuse avec l'olive, le poivron et l'aubergine.

Les cuisines italienne, provençale, grecque, mexicaine et espagnole ne peuvent s'en passer. Le coulis de tomates et les tomates concassées aromatisent et garnissent de nombreux plats. La tomate accompagne parfaitement le thon, la sardine et le rouget ainsi que le bœuf, le poulet, le veau ou les œufs, sans parler des nombreuses sauces et préparations à l'italienne.

Les tomates vertes sont comestibles une fois cuites. Elles sont souvent sautées, frites ou mises en marinades. La tomate peut être transformée en jus, en sauce, en coulis, en purée. Ces divers produits sont souvent interchangeables dans les recettes.

On peut aussi sécher la tomate, elle devient alors plissée et de couleur brun rougeâtre. Sa saveur est exquise et convient bien à l'antipasto. Afin de la conserver, on la place dans un contenant et on la recouvre d'huile d'olive de préférence.

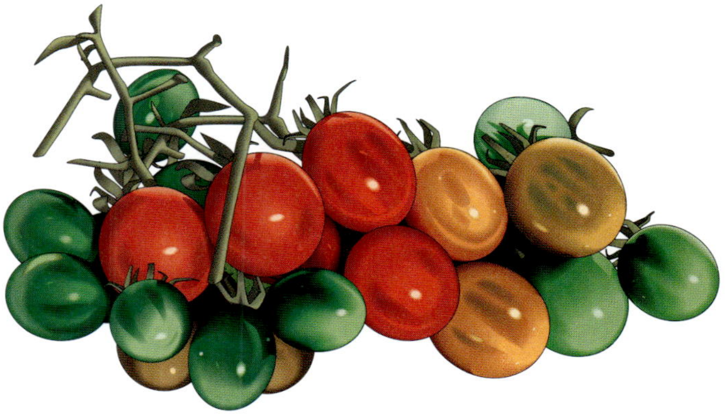

tomates à grappe

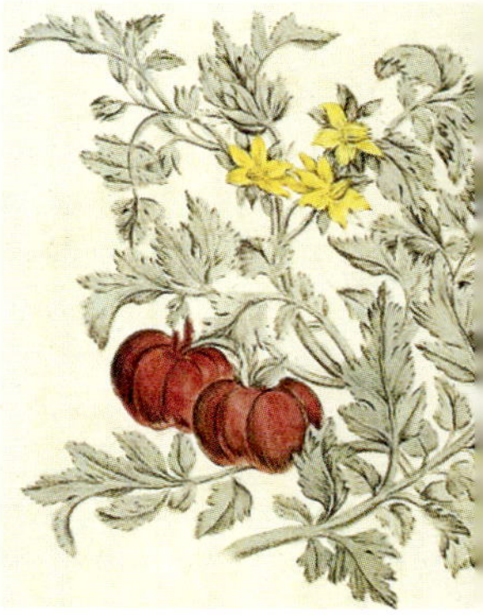

Le plant de tomate fut longtemps considéré comme vénéneux ; ses feuilles, ses tiges et ses fruits non mûrs contiennent un alcaloïde toxique.

Conservation

Garder les tomates à la température de la pièce et à l'abri du soleil, elles se conserveront environ 1 semaine. Ne les laver qu'au moment de les utiliser. Réfrigérer les tomates très mûres pour ralentir leur mûrissement, elles se conserveront de 2 à 3 jours. Sortir les tomates à l'air ambiant une trentaine de minutes avant de les consommer, pour plus de saveur.

Les tomates vertes peuvent mûrir à la température de la pièce et à l'abri du soleil direct; les envelopper individuellement dans du papier ou les recouvrir d'un linge accélère le processus. Ne pas les exposer à des températures au-dessous de 10 °C car le froid arrête le mûrissement. À l'abri du soleil, les tomates vertes peuvent demeurer quelques semaines à l'air ambiant.

Les tomates se congèlent mais s'affaissent et perdent leur jus à la décongélation; on les utilise alors surtout pour la cuisson et si possible encore congelées. Les congeler entières, mais les blanchir de 30 à 60 s et les passer sous l'eau froide avant de retirer la peau sans les laisser tremper. On peut cuire les tomates doucement de 5 à 6 min ou jusqu'à tendreté avec du sel et du sucre (5 ml de chacun) avant de les congeler.

Les tomates sont souvent mises en conserve à la maison. Cette méthode est efficace à condition d'utiliser la stérilisation et de verser la préparation dans des bocaux appropriés et stérilisés. L'acidité variant selon les variétés de tomates, les conditions climatiques et le moment de la cueillette (une tomate qui n'est pas mûre sera très acide), il est nécessaire d'obtenir un degré d'acidité suffisant pour empêcher le développement de micro-organismes. Il est alors préférable d'ajouter du jus de citron en bouteille (le jus de citron frais n'est pas assez concentré) ou de l'acide citrique; ajouter 15 ml de jus de citron pour 500 ml de tomates ou 1 ml d'acide citrique. Ajouter également 2 ml de sel pour une meilleure conservation. Verser ces ingrédients lorsque les tomates sont dans le récipient.

Cuisson

Éviter de cuire les tomates dans des récipients en aluminium puisque l'acidité des tomates a un effet corrosif et qu'elles prennent un goût métallique déplaisant et nocif. L'ajout d'un peu de sucre ou de miel lors de la cuisson permet de neutraliser l'excès d'acidité des tomates; la quantité nécessaire dépend de la variété de tomate et du degré d'acidité.

Une cuisson prolongée des tomates à haute intensité est déconseillée. C'est souvent une cuisson à feu vif qui rend la sauce tomate indigeste; il vaut mieux la cuire à feu très lent.

Valeur nutritive

	tomate rouge crue	*tomate rouge cuite*
eau	93,8 %	92,2 %
protéines	0,8 g	1,1 g
matières grasses	0,3 g	0,4 g
glucides	4,6 g	5,8 g
fibres	1,2 g	1,5 g
calories	21	27
		par 100 g

La tomate est une bonne source de vitamine C et de potassium; elle contient de l'acide folique et de la vitamine A.

La tomate verte est très acide et contient une substance toxique, la solanine, qui disparaît à la cuisson. On dit la tomate apéritive, diurétique, énergétique, antiscorbutique, désintoxiquante et reminéralisante.

Salade de tomates aux bocconcini

4 PORTIONS

4 tomates moyennes
2 fromages bocconcini
2 c. à soupe de basilic frais
2 c. à soupe d'huile d'olive
sel et poivre du moulin

Servir cette salade en entrée.

1. Couper les tomates et les bocconcini en tranches. Hacher le basilic.
2. Sur une assiette plate, disposer les tranches de tomates et de bocconcini en cercles concentriques, se chevauchant légèrement.
3. Saler et poivrer généreusement. Verser l'huile et parsemer de basilic haché.

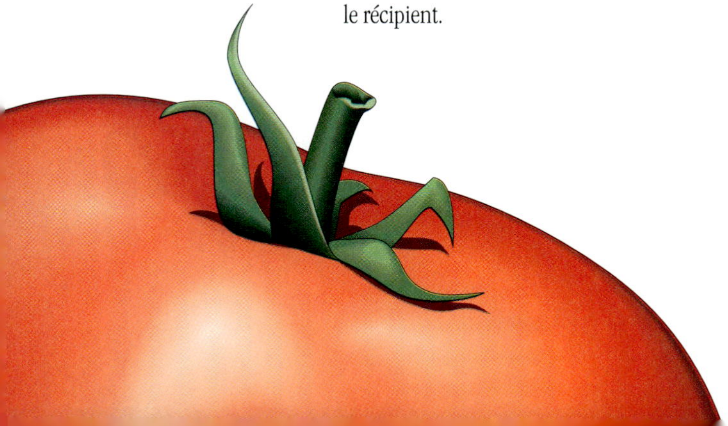

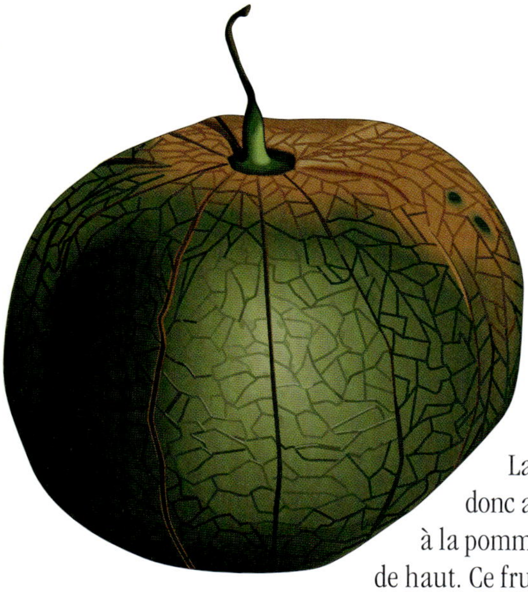

Tomatille

Physalis ixocarpa, Solanacées

Fruit d'une plante annuelle probablement originaire du Mexique, la tomatille est cultivée dans ce pays depuis le temps des Aztèques. En Amérique, elle est relativement peu connue hors du Mexique et du sud de la Californie, région où vivent un grand nombre de Mexicains.

La tomatille appartient à la grande famille des solanacées, elle est donc apparentée notamment à la tomate, à l'aubergine, au poivron et à la pomme de terre et elle pousse sur une plante qui atteint de 1 à 1,2 m de haut. Ce fruit est une baie qui mesure habituellement entre 2 et 3 cm de diamètre ; elle est plus ferme et plus lustrée que la tomate. Habituellement cueillie verte, elle peut devenir pourpre ou jaunâtre à maturité. Sa fine membrane (calice) de couleur orange brunâtre est veinée de pourpre.

La tomatille est légèrement gélatineuse et acidulée ; sa saveur est un peu plus prononcée que celle des autres variétés de *physalis*, notamment de l'alkékenge.

Achat

Choisir des tomatilles fermes et de coloration uniforme. Si elles sont vendues avec leur calice, ce dernier devrait être cassant, signe que les fruits sont mûrs et exempts de moisissures.

Préparation

Enlever la membrane puis laver le fruit, en prenant soin de nettoyer la base de la tige, car il s'y loge une substance résineuse ; nettoyer la tomatille seulement au moment de l'utiliser. Enlever le cœur.

Utilisation

La tomatille est le plus souvent cuite, mais elle peut aussi se manger crue ; on la consomme telle quelle ou on l'incorpore dans les salades. Elle est plus ferme que la tomate. C'est l'ingrédient parfait des sauces ; au Mexique, cette utilisation est courante, on y fabrique la fameuse sauce *mole verde*, à base de tomatille, qui assaisonne de nombreux mets mexicains (viande, *tacos*, *burritos*, *enchiladas*, etc.). On peut ajouter la tomatille crue et hachée au gaspacho ou au guacamole.

À cause de son apparence inusitée, la tomatille s'utilise à des fins décoratives ; il s'agit d'entrouvrir légèrement sa membrane ou de la renverser sur la tige.

Conservation

La tomatille se conserve au réfrigérateur environ 1 semaine dans le bac à légumes. Cuite, elle se congèle aussi bien que la tomate. Elle se conserve aussi à la température de la pièce à condition de l'utiliser dans les 2 jours.

Valeur nutritive

	crue
eau	91,7 %
protéines	0,9 g
matières grasses	1,2 g
glucides	6 g
calories	32
	par 100 g

La tomatille est une bonne source de potassium, elle contient de la vitamine C, du magnésium, de la niacine et de la thiamine. On la dit fébrifuge, diurétique, antirhumatismale et dépurative.

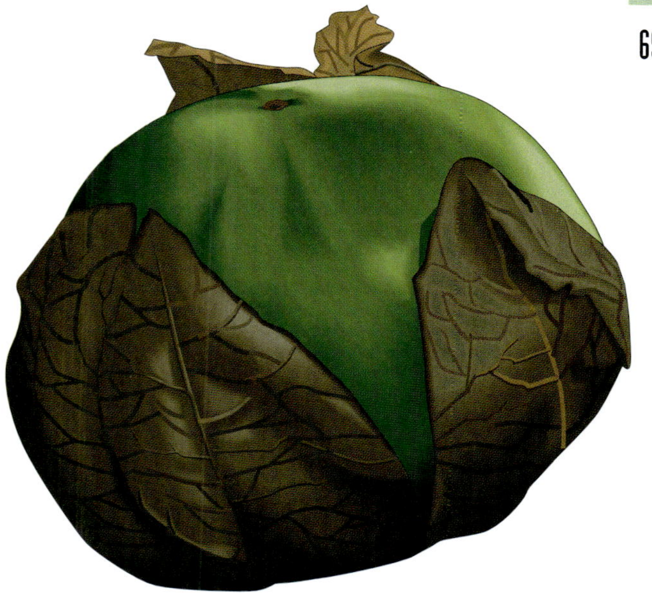

Melon d'hiver chinois

Benincasa hispida, Cucurbitacées

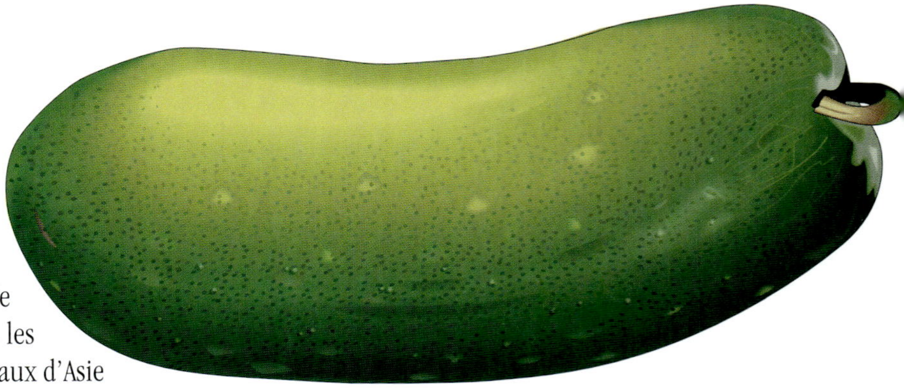

Fruit d'une plante potagère annuelle originaire de Malaisie, le melon d'hiver chinois est apparenté à la courge, au melon et au concombre et il pousse de façon identique. Il croît sous les climats tropicaux et subtropicaux d'Asie et occupe une place de choix dans l'alimentation de plusieurs peuples, notamment en Inde et en Asie du Sud-Est; il est relativement nouveau sur les marchés occidentaux.

Le melon d'hiver chinois pousse sur une plante qui mesure plusieurs mètres de long. De forme sphérique ou cylindrique, il est habituellement plus large que long. Il ressemble par sa forme au melon d'eau et mesure généralement de 15 à 25 cm de diamètre et de 20 à 35 cm de long; il peut peser jusqu'à 15 kg. La peau vert pâle épaissit à mesure que le fruit parvient à maturité et elle se recouvre d'un mince duvet blanc. Ce duvet blanchâtre, qui épaissit avec le temps, continue à se former même après la récolte. La chair blanche est ferme, douce et savoureuse; des graines semblables aux graines de concombre sont logées dans sa cavité.

Valeur nutritive

	cuit
eau	96 %
protéines	0,5 g
matières grasses	0,2 g
glucides	2,9 g
fibres	0,8 g
	par 100 g

Le melon d'hiver chinois contient de la vitamine C.

Achat

Certaines variétés volumineuses de melon d'hiver chinois sont souvent vendues en morceaux, mais certaines variétés plus petites sont exportées. Choisir un melon ferme, exempt de meurtrissures.

Préparation

Enlever l'écorce et retirer la partie fibreuse qui contient les graines. Couper la chair en morceaux de même taille, ainsi ils cuiront uniformément.

Utilisation

Le melon d'hiver chinois est surtout incorporé aux potages ou cuit à la chinoise. Il s'utilise comme la courge ou la citrouille qu'il peut souvent remplacer. Il accompagne bien les mets épicés. Il est parfois confit. Les jeunes feuilles et les boutons floraux sont comestibles, ainsi que les grains qui peuvent être frits.

Conservation

Le melon d'hiver chinois entier se conserve plusieurs semaines s'il est placé dans un endroit frais et sec, à l'abri de la lumière. Il peut se conserver plus de 6 mois à une température de 13 à 15 °C dont l'humidité ne dépasse pas 70 à 75 %. Il résiste mal à la congélation qui l'amollit.

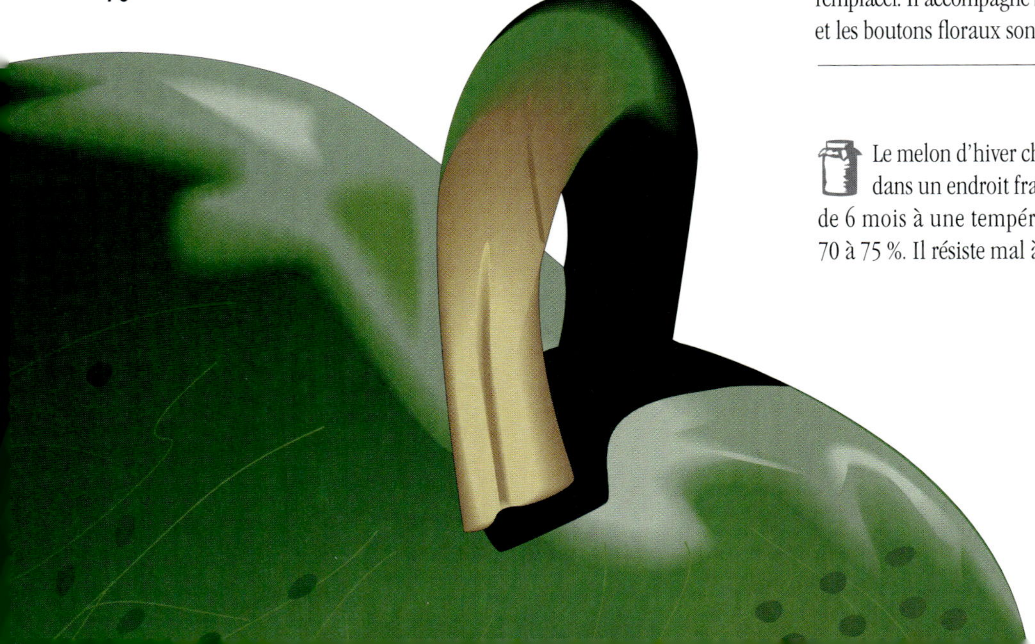

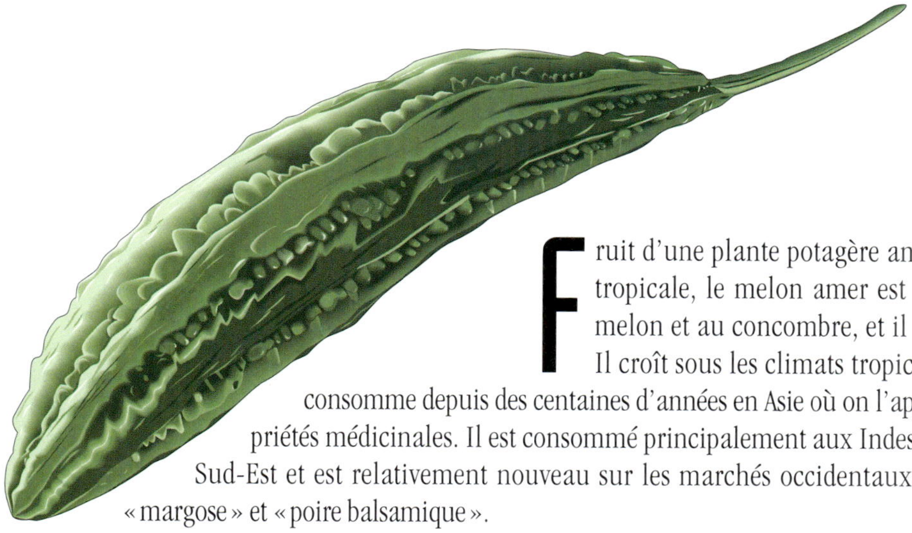

Melon amer

Momordica charantia, Cucurbitacées

Fruit d'une plante potagère annuelle originaire de l'Inde tropicale, le melon amer est apparenté à la courge, au melon et au concombre, et il pousse de façon identique. Il croît sous les climats tropicaux et subtropicaux. On le consomme depuis des centaines d'années en Asie où on l'apprécia d'abord pour ses propriétés médicinales. Il est consommé principalement aux Indes, en Indonésie et en Asie du Sud-Est et est relativement nouveau sur les marchés occidentaux. On le nomme également « margose » et « poire balsamique ».

Le melon amer pousse sur une plante qui atteint de 7 à 10 m de long, et dont les tiges rampantes sont munies de vrilles qui leur permettent de grimper. Il a la forme d'un concombre et mesure de 7 à 25 cm de long. Sa peau non comestible d'un vert très pâle est orné de sillons et de boursouflures. Sa chair nacrée et épaisse est plutôt sèche et renferme de nombreuses graines blanchâtres, et sa forte teneur en quinine lui donne un goût amer. Elle est toutefois moins amère lorsque le fruit n'est pas à maturité ; on peut distinguer le degré de maturation par la coloration du melon amer, car il devient jaune ou orangé en vieillissant.

Préparation

Peler le melon amer, le couper en deux dans le sens de la longueur et retirer les graines et la partie blanche qui les abrite. Couper la chair en morceaux de même taille, ils cuiront uniformément. Si on désire réduire l'amertume du melon amer, le blanchir quelques minutes dans de l'eau bouillante ou le faire dégorger. Pour dégorger le melon amer, saupoudrer la chair de sel, laisser macérer environ 30 min, puis rincer à l'eau fraîche. Il n'est pas nécessaire de peler le melon amer que l'on fait dégorger.

Utilisation

Le melon amer a une utilisation plutôt limitée à cause de son amertume. Il est trop amer pour être mangé cru. Dans la cuisine chinoise, il est souvent cuit à la vapeur seulement ou incorporé dans un plat qui contient porc, oignon, gingembre et sauce aux haricots noirs. Il est souvent ajouté aux potages chinois.

En Inde on aime bien le servir en début de repas, seul ou combiné avec des lentilles ou des pommes de terre, assaisonné de curcuma et de cumin. Il est souvent mariné.

Achat

Choisir un melon amer ferme et vert foncé, il sera moins amer, et exempt de moisissures.

Conservation

Le melon amer se conserve une semaine au réfrigérateur enveloppé et mis dans le bac à légumes. Il résiste mal à la congélation.

Valeur nutritive

eau	94 %
protéines	1 g
matières grasses	0,2 g
glucides	3,7 g
fibres	1,4 g
calories	17
	par 100 g

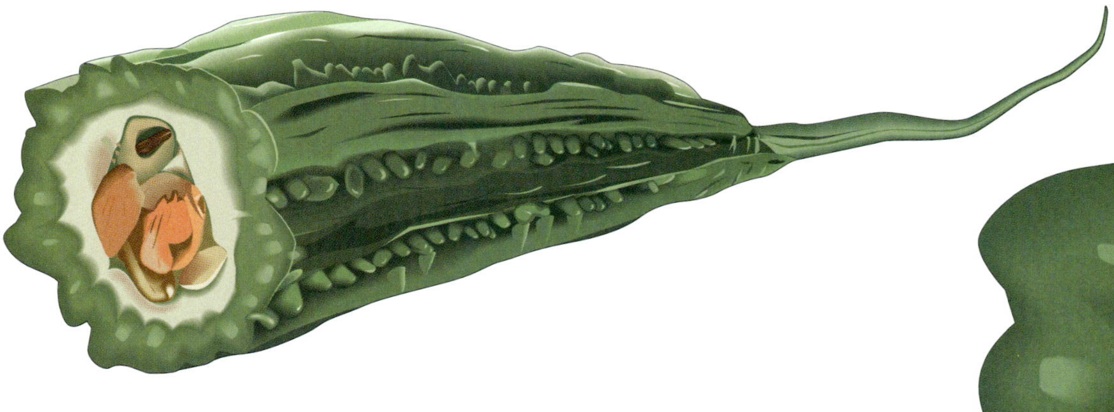

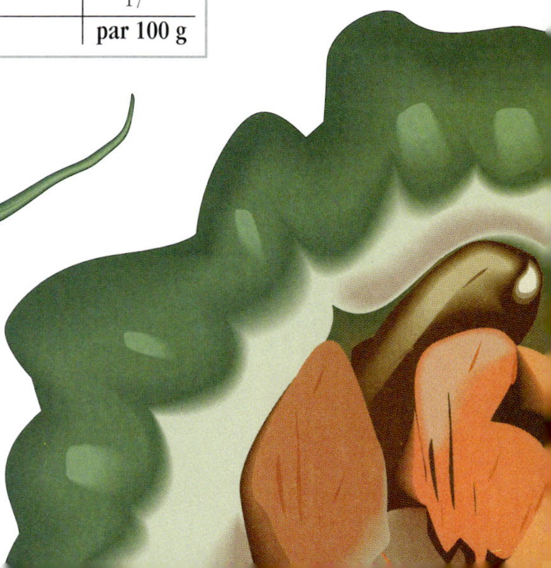

Courge

Cucurbita spp, Cucurbitacées

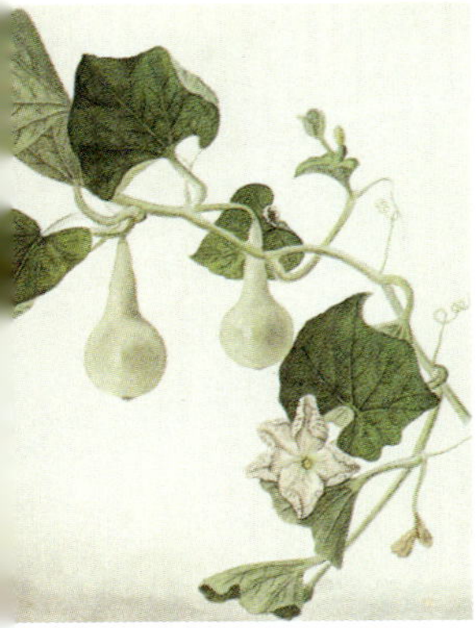

La diversité des courges est impressionnante ; elles sont apparentées aux concombres et aux melons et croissent de la même façon, sur le sol.

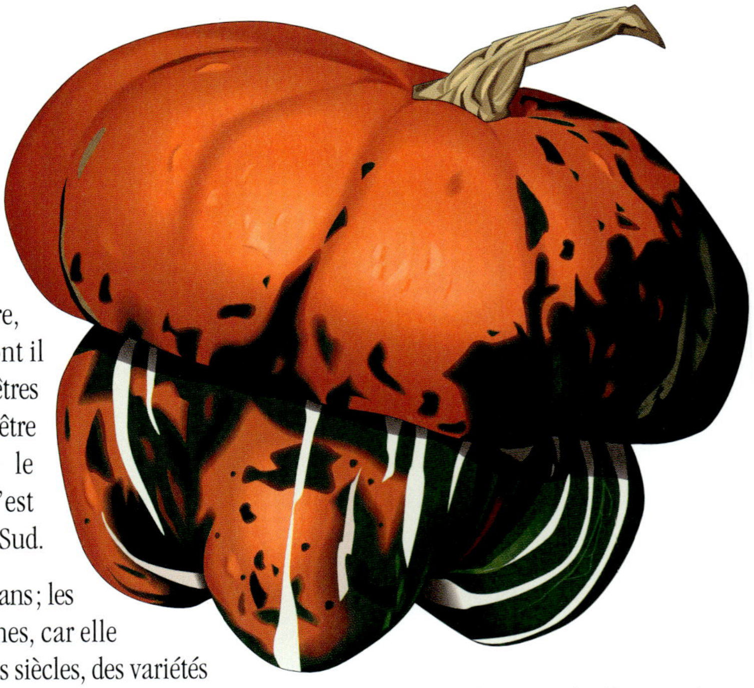

Fruit d'une plante potagère annuelle apparentée au melon et au concombre, qui croît d'une façon identique, et dont il existe une très grande variété. Les ancêtres des courges, les courges sauvages, semblent être originaires d'Amérique centrale, entre le Mexique et le Guatemala ; leur culture s'est répandue jusqu'en Amérique du Nord et du Sud.

Les courges sont consommées depuis 10 000 ans ; les Indiens cultivaient la courge pour ses graines, car elle contenait alors très peu de chair. À travers les siècles, des variétés ayant plus de chair et une saveur plus fruitée ont été développées, et elle étaient cultivées avec le maïs et les fèves par les Aztèques, les Incas et les Mayas, peuples de l'Amérique latine. Christophe Colomb fut le premier occidental à connaître ces fruits. Peu après la découverte de l'Amérique, la culture des courges et des citrouilles a été introduite en Europe.

La plupart des courges sont regroupées en deux grandes catégories : les courges d'été et les courges d'hiver. Cette classification repose sur la durée de conservation des courges ; les courges d'été se conservent peu de temps, alors que les courges d'hiver se conservent une bonne partie de l'hiver, si les conditions d'entreposage sont favorables. Aujourd'hui, les courges et les citrouilles sont cultivées principalement en Chine, Roumanie, Égypte, Argentine, Turquie, Italie et au Japon.

COURGES D'ÉTÉ

Les courges d'été sont cueillies très jeunes, de 2 à 7 jours après la floraison. Leur peau est tendre et comestible tout comme leurs graines. Elles sont fragiles et se conservent peu de temps ; celles qui poussent jusqu'à maturité demeurent comestibles, mais leur chair est plus sèche, leurs graines dures et leur peau plus épaisse.

La diversité des courges d'été est impressionnante, tout comme celle des courges d'hiver d'ailleurs ; elle ne cesse de croître avec les nouvelles espèces créées par hybridation.

La **courgette** (*C. pepo*) est probablement la courge la plus connue. Il s'agit d'une courge à moelle cueillie avant maturité. Au Québec, on la nomme souvent *zucchini*, un emprunt à l'italien qui signifie « courgette ». Cette courge, qui a vu le jour en Italie, ressemble à un gros concombre. La peau mince et lisse est jaune ou verte et parfois rayée de jaune ou marbrée. La chair blanchâtre et aqueuse n'a pas beaucoup de saveur et contient plus ou moins de graines. La courgette est particulièrement savoureuse lorsqu'elle mesure entre 15 et 20 cm de long. À maturité, la saveur et la qualité de sa chair sont moindres. Français et Italiens dégustent les fleurs de courgette, farcies ou frites en beignets.

La **courge à moelle** verte et rayée de blanc ressemble à une courgette de grande taille.

La **courge à cou tors** ou **courge torticolis** et la **courge à cou droit** (var. *melopepo* f. *torticolis*) sont jaunes tant à l'intérieur qu'à l'extérieur, mais peuvent aussi avoir une pelure de couleur verte ; elles sont couvertes de petites bosses et leur base est renflée. La courge à cou tors (que l'on nomme « courge d'Italie » en Europe) a un mince cou crochu et ressemble à une oie. Ces courges sont au maximum de leur saveur lorsqu'elles mesurent entre 20 et 25 cm de long. La courge à cou droit est le résultat d'une amélioration génétique humaine de la courge à cou tors.

Le **pâtisson** (var. *melopepo* f. *clypeiformis*) est une courge à la forme inusitée, souvent comparée à un chapeau de champignon ; elle a une forme arrondie avec une couronne festonnée. La peau vert très pâle, presque blanchâtre, ou même jaune doré est un peu moins tendre que celle de la courgette. Elle blanchit et devient dure comme celle des courges d'hiver lorsque la courge est très mûre ; on doit alors enlever la peau. La chair blanchâtre, ferme et légèrement sucrée est moins aqueuse que celle de la courgette et sa saveur rappelle celle de l'artichaut. Le pâtisson est savoureux lorsqu'il mesure de 8 à 10 cm de diamètre. De très petits pâtissons peuvent être conservés dans le vinaigre.

COURGES D'HIVER

Les courges d'hiver sont récoltées à pleine maturité. Elles sont de forme, de grosseur, de couleur et de saveur diverses ; la chair orangée est plus sèche, plus fibreuse, beaucoup plus sucrée que celle des courges d'été et elle devient moelleuse à la cuisson. Des graines parfaitement développées, donc coriaces, sont nichées dans une cavité à l'intérieur de la chair, comme pour le melon ; nettoyées, séchées, salées ou non et souvent rôties, elles sont délicieuses et nourrissantes, telles les graines des citrouilles, les plus connues. La peau des courges d'hiver est épaisse, dure et non comestible ; elle est difficile à percer et sert de protection efficace durant une période qui varie de 30 à 180 jours, selon les variétés.

La **courge musquée** (*C. moschata*) est meilleure lorsqu'elle mesure de 20 à 30 cm de long et que sa base a une douzaine de centimètres de diamètre ; elle ressemble à une grosse poire ; la chair moelleuse est plus ou moins sucrée et très orangée car son contenu en carotène est particulièrement élevé. La peau lisse de couleur crème se pèle facilement ; si elle est verdâtre, c'est que la courge n'est pas à maturité.

La **courge Hubbard** possède une peau très dure et nervurée, moyennement ou fortement bosselée et de couleur vert foncé, gris-bleu ou rouge orangé ; elle est plutôt grosse et de forme ovale ou ronde. La chair épaisse et sèche est moins sucrée et parfois moins orangée que la chair de la plupart des autres courges d'hiver. La courge Hubbard verte pèse habituellement autour de 5 kg. Elle se conserve 6 mois.

Le **giraumon turban** (*Cucurbita maxima* var. *turbaniformis*) présente une chair jaune orangé ou jaune doré sèche, épaisse mais douce, très sucrée, avec une légère saveur de noisette ; la cavité qui abrite les graines est petite. L'écorce, bosselée, mince et dure, est de couleur verte rayée de diverses couleurs ou parsemée de taches. La courge turban mesure à maturité 15 à 20 cm de diamètre et pèse environ 1,5 kg.

La **courge buttercup** (*Cucurbita maxima* var. *turbaniformis*) a une chair orangée moelleuse et sucrée ; elle ressemble à la chair de la courge musquée. La peau est épaisse et lisse de couleur verte ou orangée. Dans certaines variétés, elle est tellement dure qu'un couteau réussit à la couper seulement si on le frappe avec un maillet en bois, un rouleau à pâtisserie ou même un marteau. Habituellement, cette courge pèse environ 1,4 kg. Elle se conserve environ un mois.

Le **courgeron** ou **courge poivrée** est orné de profondes nervures qui compliquent l'épluchage ; elle a une peau lisse et dure, d'un vert assez foncé, avec des teintes orangées si elle a été cueillie à maturité. La chair jaune orangé assez pâle est fine et peu fibreuse avec un goût de noisette et de poivre. Cette courge est meilleure lorsqu'elle mesure une douzaine de centimètres de haut et de 15 à 20 cm de diamètre. Elle se conserve de 30 à 50 jours.

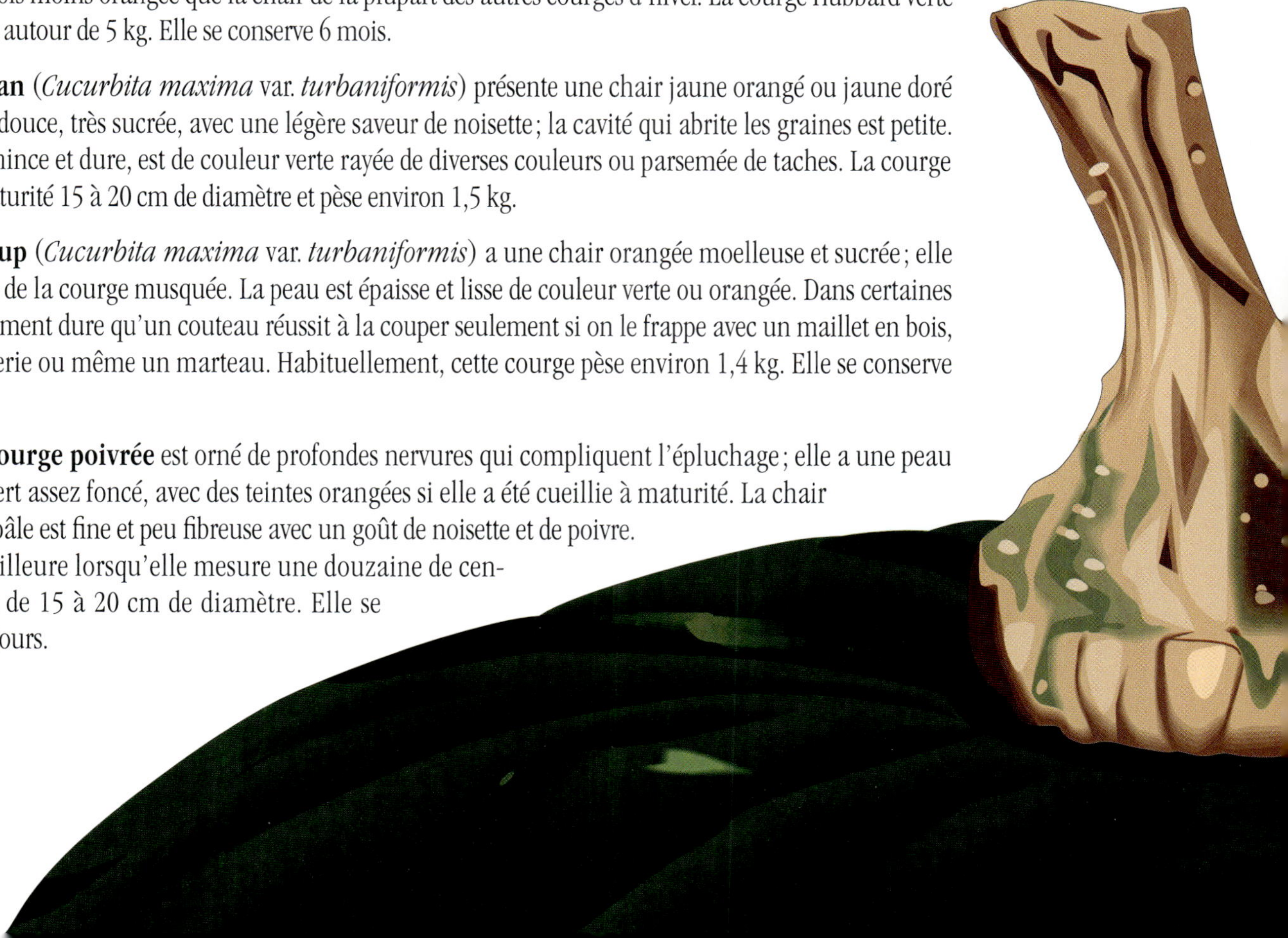

Certaines variétés de courges sont moins courantes telle la **courge banane** (*C. maxima*) de forme cylindrique, qui mesure de 50 à 60 cm de long et environ 15 cm de diamètre. La peau peut être de couleur ivoire ou rosée. La chair orangée est ferme et peu fibreuse. Comme la courge banane est souvent vendue coupée, il est plus facile de juger de la qualité de la chair.

C'est aussi le cas de la variété **Mammouth** qui ressemble à la citrouille sauf qu'elle est souvent blanche ; elle peut aussi être vert foncé, vert grisâtre, bleu-vert ou orangée. Elle peut peser plus de 65 kg.

La **citrouille** (*C. pepo*) et le **potiron** (*C. maxima*) sont souvent confondus, car ils se ressemblent beaucoup ; même les dictionnaires ne s'entendent pas sur leur description. L'utilisation de la citrouille est plus courante en Amérique du Nord alors que l'usage du potiron est plus usuel en Europe. Ces courges sont volumineuses et pour les distinguer, l'examen de leur pédoncule est nécessaire. Celui de la citrouille est dur et fibreux, avec 5 côtés anguleux, et sans renflement à son point d'attache. Celui du potiron est tendre, spongieux, cylindrique et évasé au point d'attache. Ces variétés de courges se distinguent par leur chair un peu plus épaisse et de saveur un peu plus prononcée que celle des autres courges d'hiver. Elles sont rarement utilisées comme simple légume, on les cuit plutôt en soupe, en dessert ou en confiture. Elles peuvent peser 50 kg et mesurer plus de 1,7 m de circonférence. Leur peau lisse et dure est habituellement dans les teintes orangées ; celle du potiron est parfois jaune ou verte. Leur chair jaune orangé assez foncé est plus ou moins épaisse, sèche et sucrée. Leurs graines sont plus appréciées que celles des autres courges ; celles de la variété **Tripletreat** ont même l'avantage d'être dépourvues d'écales. Trop souvent achetée uniquement pour servir de décoration pour la fête de l'Halloween, la citrouille peut être substituée ou combinée aux autres courges.

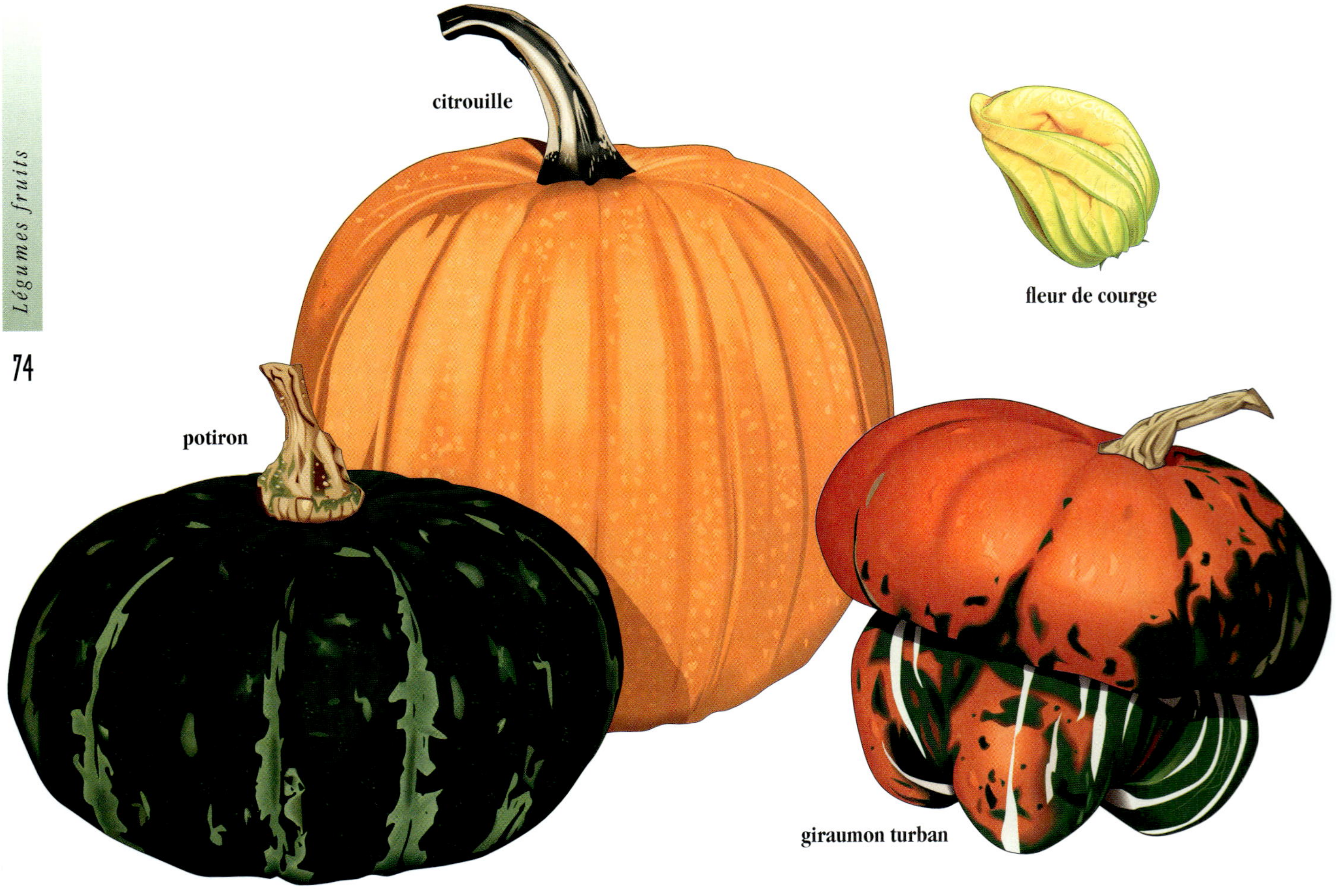

Achat

Rechercher des courges d'été fermes et intactes, avec une peau brillante, sans taches et non craquelées; écarter les courges ternes, car elles manquent de fraîcheur, et les courges qui ont des taches, signes qu'elles ont souffert du froid. Les courges trop grosses sont fibreuses et amères tandis que les courges très petites manquent de saveur.

Vérifier soigneusement l'état de la courge d'hiver, car une courge qui n'est pas à maturité sera peu savoureuse et sa peau sera luisante; une courge trop vieille sera fibreuse et légèrement pâteuse. Choisir une courge intacte et ferme, lourde pour sa taille, avec une peau terne, signe qu'elle a été cueillie à pleine maturité. La courge entière devrait conserver une partie de la tige qui la reliait à la plante, ce qui ralentit sa déshydratation. Écarter une courge d'hiver fendue ou dont la peau présente des taches brunâtres et amollies.

Valeur nutritive

	courge d'été cuite	*courge d'hiver cuite*
eau	93,7 %	89 %
protéines	0,9 g	0,9 g
matières grasses	0,3 g	0,6 g
glucides	4,3 g	8,8 g
fibres	1,6 g	2,8 g
calories	20	39

par 100 g

Les courges d'hiver cuites sont plus calorifiques que les courges d'été car elles renferment plus de glucides; elles sont une excellente source de potassium et de vitamine A; elles contiennent de la vitamine C, de l'acide folique, de l'acide pantothénique et du cuivre.

Conservation

Manipuler les courges d'été avec soin, car elles s'abîment facilement. Les placer dans un sac de plastique perforé et les réfrigérer; elles se conserveront environ 1 semaine. Les laver au moment de les utiliser.

Les courges d'été se congèlent, mais leur chair amollit à la décongélation. Les couper en tranches d'un centimètre d'épaisseur et les blanchir 2 min. Une fois congelées, elles se conservent de 3 à 4 mois.

Les courges d'hiver se conservent entre 1 semaine et 6 mois (selon les variétés) à l'abri du froid, de la chaleur et de la lumière. Le froid les endommage et la chaleur cause une transformation trop rapide de leur amidon. Une température de 10 à 15 °C, un taux d'humidité de 60 % et une bonne aération sont recommandés. Laisser une partie de la tige qui reliait les courges à la plante et enlever toute trace de terre. Ne réfrigérer les courges d'hiver que si elles sont coupées ou cuites. Un morceau de courge crue doit être enveloppé d'un film alimentaire et peut être conservé au réfrigérateur pendant un jour ou deux. Les courges d'hiver se congèlent bien, surtout cuites et réduites en purée. Les congeler par portion est bien pratique lorsqu'on les utilise dans des recettes.

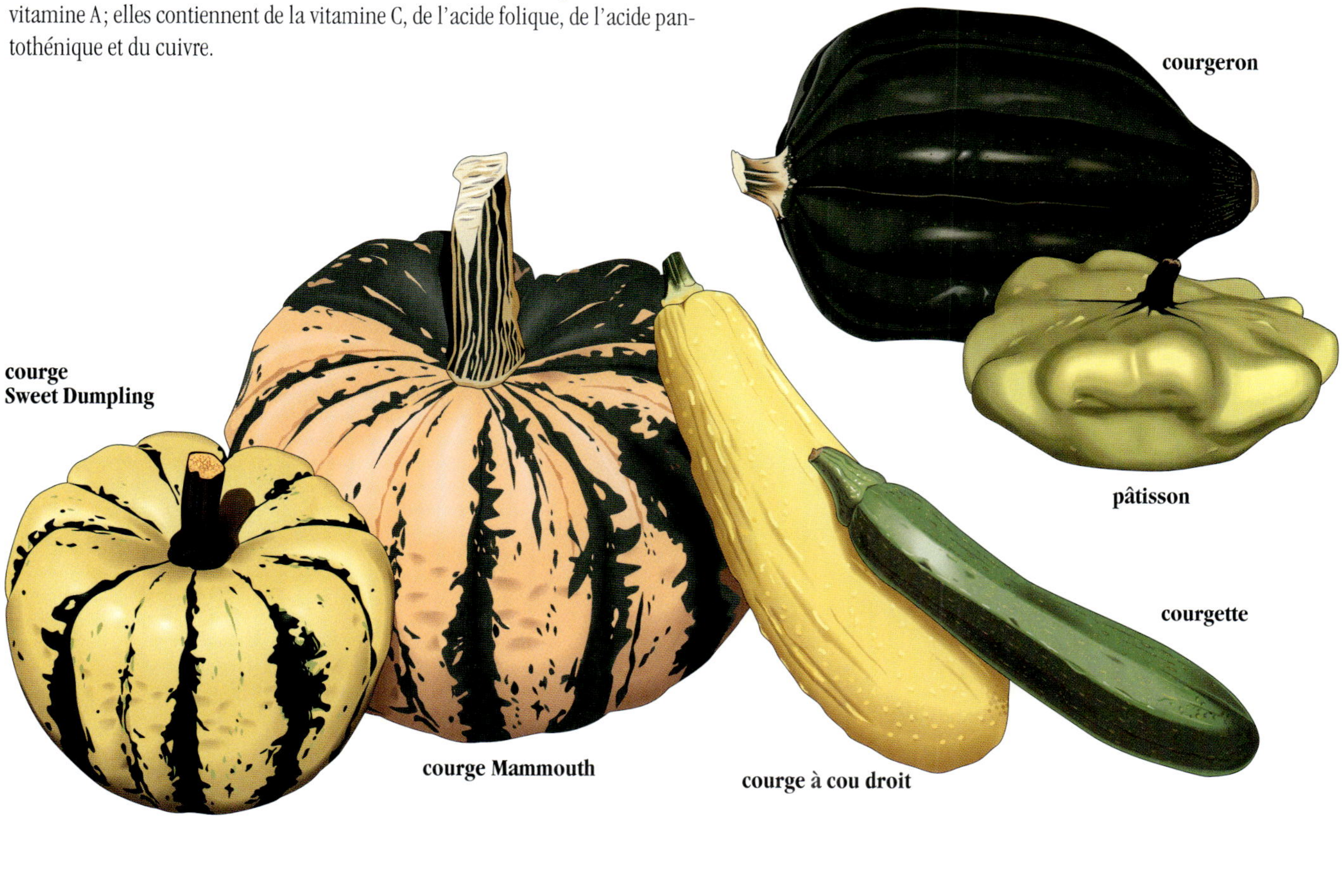

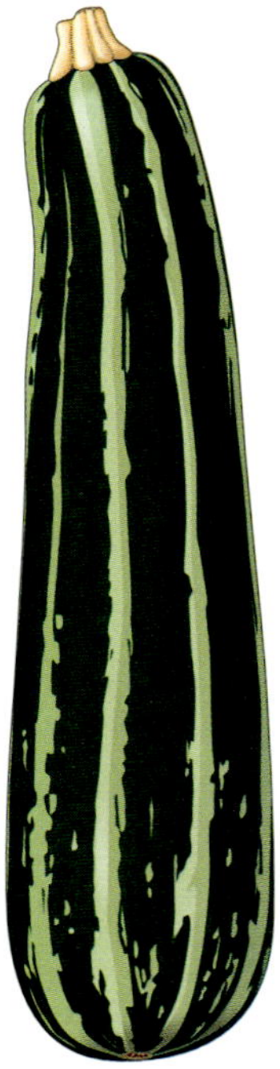

courge à moelle

Préparation

Laver les courges d'été puis couper les extrémités. Laisser les courges entières, les râper ou les couper en deux, en dés, en julienne ou en tranches. On peut aussi les couper en deux dans le sens de la longueur, les évider en barquettes et les farcir. Riches en eau, les courges sont souvent mises à dégorger. Cette pratique n'est pas essentielle, mais peut être nécessaire si les courges risquent de déséquilibrer le mets par leur trop grande teneur en eau.

Pour faire dégorger la courgette, il faut d'abord la couper en tranches plus ou moins épaisses. Ensuite, disposer les tranches dans un plat peu profond, saupoudrer uniformément de gros sel et laisser reposer de 20 à 30 min. À l'aide d'une passoire, rincer les tranches abondamment sous l'eau froide courante. Éponger les tranches et les apprêter selon la recette choisie.

Peler et enlever les graines des courges très mûres. Étant moins aqueuses, ces courges n'ont pas besoin d'être mises à dégorger. Elles nécessitent plus de cuisson. Leur saveur étant moins subtile, on les utilise notamment dans les soupes et les ragoûts, ou en purée.

Laver la courge d'hiver, la peler et enlever les graines ainsi que les fibres qu'elle contient, de préférence à l'aide d'une cuillère. Conserver les graines, qui sont excellentes une fois séchées. Il est parfois plus facile de sectionner la courge en deux ou en quatre avant de la peler.

Quand la recette le permet, laisser la peau avant de la faire cuire (c'est même essentiel si la courge est farcie ou lorsque la peau est très dure).

Utilisation

Les courges d'été se consomment crues ou cuites. Crues, on les mange telles quelles ou en trempettes, on les met dans les entrées, les salades ou les sandwichs, on les marine. Crues, râpées, mélangées à des œufs, de la farine et des assaisonnements, on les transforme en petites crêpes. Elles sont délicieuses cuites dans leur jus avec ail, oignons et tomates. On peut aussi les farcir et les cuire au four, les gratiner, les braiser, les frire enrobées de pâte à frire ou de panure ou les griller. On les incorpore dans les soupes, les ragoûts, les quiches et les omelettes. La courgette est indispensable à la ratatouille.

Pour en rehausser le goût, assaisonner les courges d'été d'épices ou de fines herbes : aneth et menthe leur conviennent particulièrement bien. Ces courges peuvent remplacer le concombre dans la plupart des recettes ; comme elles ont moins de goût, la saveur des mets sera plus douce.

Les fleurs des courges et des courgettes sont comestibles. De saveur délicate, elles parfument et décorent agréablement soupes, beignets, crêpes, omelettes, riz, fruits de mer, volaille. Elles sont souvent frites légèrement à feu vif ou farcies puis passées au four. Elles ajoutent une note inhabituelle au menu. Les cueillir une fois qu'elles sont ouvertes pour éviter qu'une abeille y soit emprisonnée.

Les courges d'hiver s'incorporent aux soupes, ragoûts, couscous, currys et autres mets du genre. Cuites et réduites en purée, elles sont délicieuses combinées à des pommes de terre en purée ou peuvent servir à préparer des potages. Elles font aussi d'excellents desserts (tartes, gâteaux, muffins, biscuits, puddings, soufflés, crèmes). Étant plutôt fades, les courges d'hiver gagnent à être bien assaisonnées. On peut les substituer aux patates douces dans la plupart des recettes.

courge buttercup

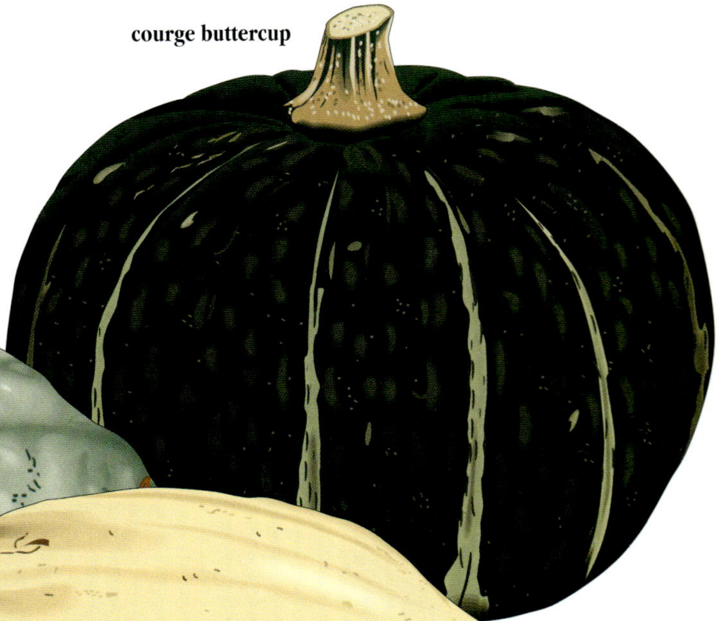

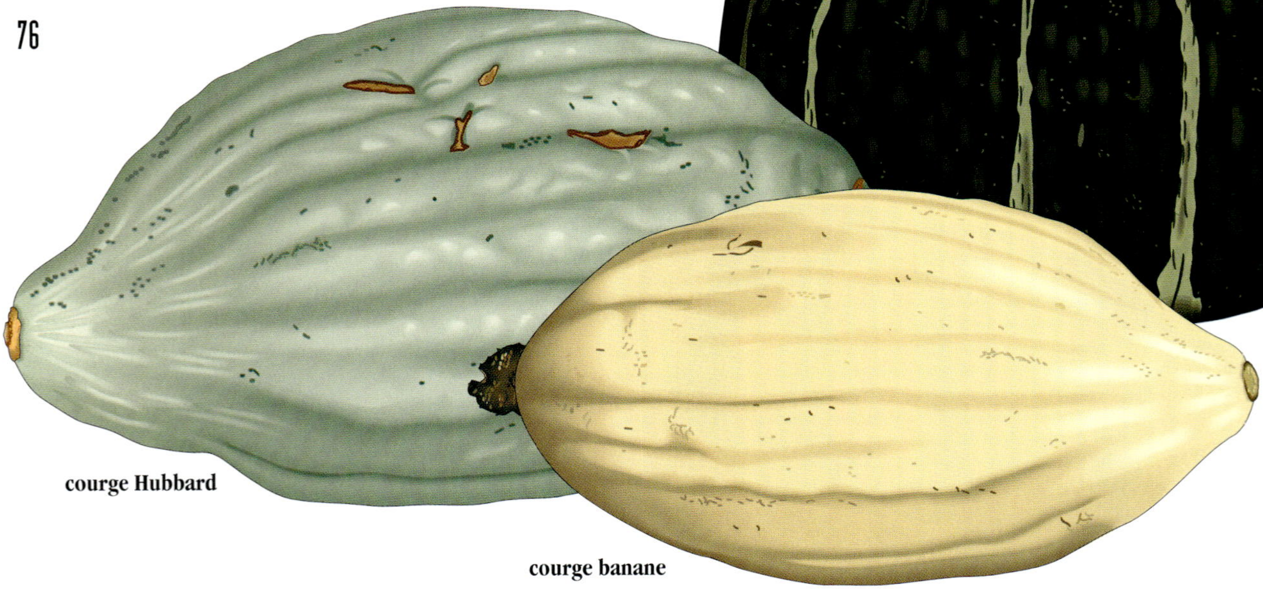

courge Hubbard

courge banane

Courgettes sauce moutardée

4 PORTIONS

4 courgettes moyennes
3 c. à soupe de mayonnaise
1 c. à soupe de moutarde de Dijon
1 c. à soupe de yogourt nature
4 gouttes de sauce Tabasco®
1 c. à soupe de ciboulette
sel et poivre du moulin

1. Peler les courgettes. Les émincer à la râpe. Ciseler la ciboulette. Mettre dans un saladier.

2. Mélanger intimement la mayonnaise et la moutarde. Ajouter le yogourt, la sauce Tabasco®, le sel, le poivre et la ciboulette ciselée. Ajouter aux courgettes émincées. Laisser reposer 15 min avant de servir.

Présenter en entrée.

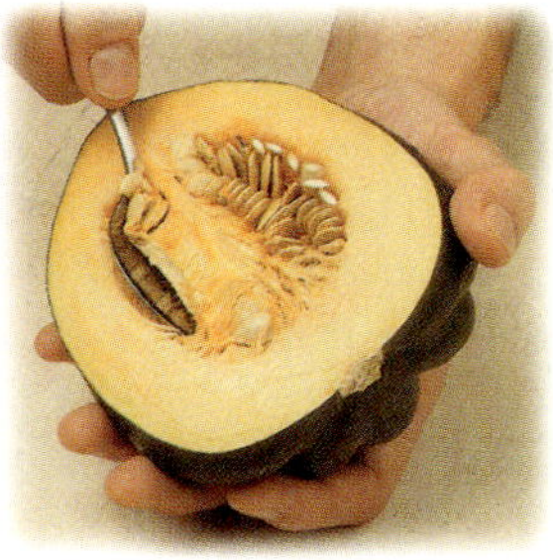

1 *Couper la courge en deux et en retirer les graines et les filaments à la cuillère.*

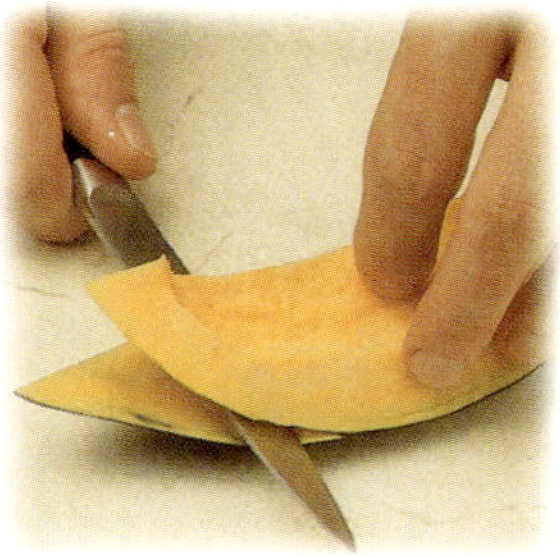

2 *Couper la courge en petits quartiers, puis détacher l'écorce de la chair avec un couteau tranchant.*

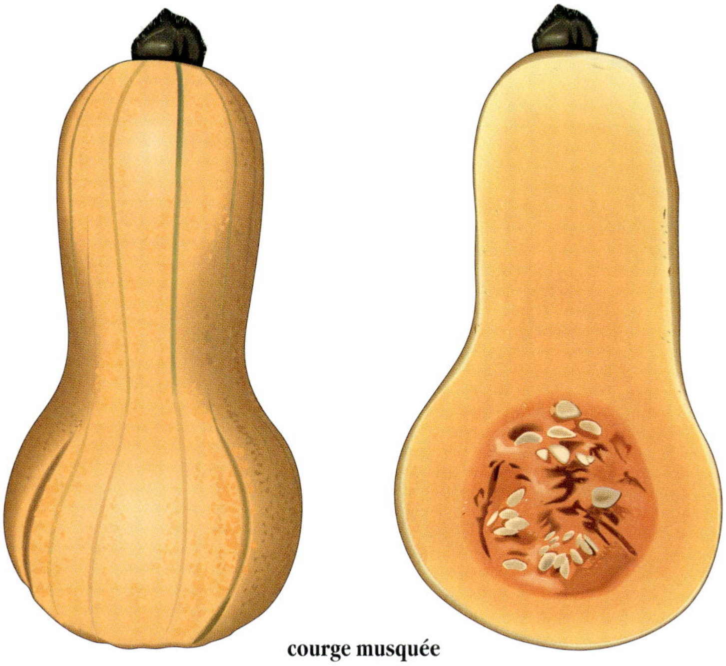

courge musquée

Cuisson

Les courges peuvent être cuites notamment à l'eau, à la vapeur, au four, dans l'autocuiseur ou au micro-ondes.

• La cuisson à l'eau donne les moins bons résultats, car elle atténue la saveur et rend les courges très aqueuses. Couper les courges en cubes de 2 à 4 cm, utiliser peu d'eau et cuire de 10 à 15 min, jusqu'à tendreté.

• On peut aussi cuire les courges entières et non pelées. Les piquer à quelques endroits avec une fourchette, les recouvrir d'eau et les faire bouillir environ 1 h.

• La cuisson des courges à la vapeur est particulièrement recommandée ; il s'agit de les couper en moitiés, en tranches ou en morceaux, de les saler et de les déposer sur une claie dans une grande casserole. Le temps de cuisson varie de 15 à 40 min, selon la grosseur des morceaux.

• Au four, non pelées et coupées en moitiés (ou en quatre si elles sont grosses), mettre un peu d'huile ou de beurre dans la cavité, saler et poivrer, saupoudrer de muscade et de cannelle ou de tout autre assaisonnement ; verser un peu d'eau, de jus d'orange ou de jus de citron dans la cavité ; placer les courges dans un récipient contenant de 2 à 5 cm d'eau et cuire jusqu'à ce qu'elles soient tendres, entre 30 et 60 min. On peut aussi mettre un peu de cassonade, de miel ou de sirop d'érable dans la cavité, garnir de fromage et gratiner, ou farcir les courges.

Si l'on désire cuire la courge d'hiver au four à micro-ondes, couper celle-ci en deux, retirer les graines de la cavité ; recouvrir la courge d'une pellicule en relevant un des coins ou la placer dans un sac de plastique conçu pour la cuisson au four à micro-ondes ; cuire à intensité maximale environ 10 à 15 min, selon la grosseur ou jusqu'à tendreté.

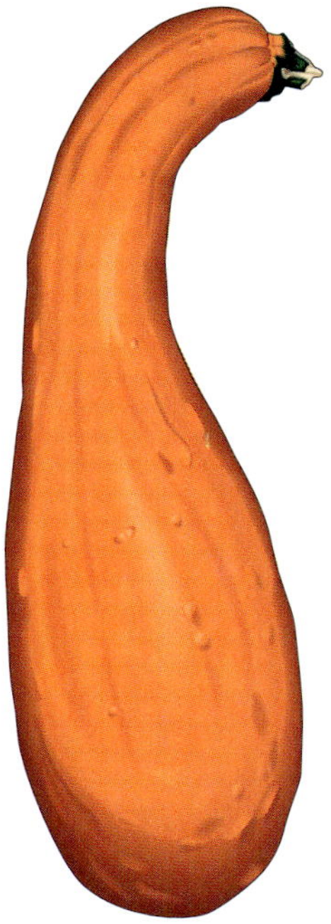

courge à cou tors

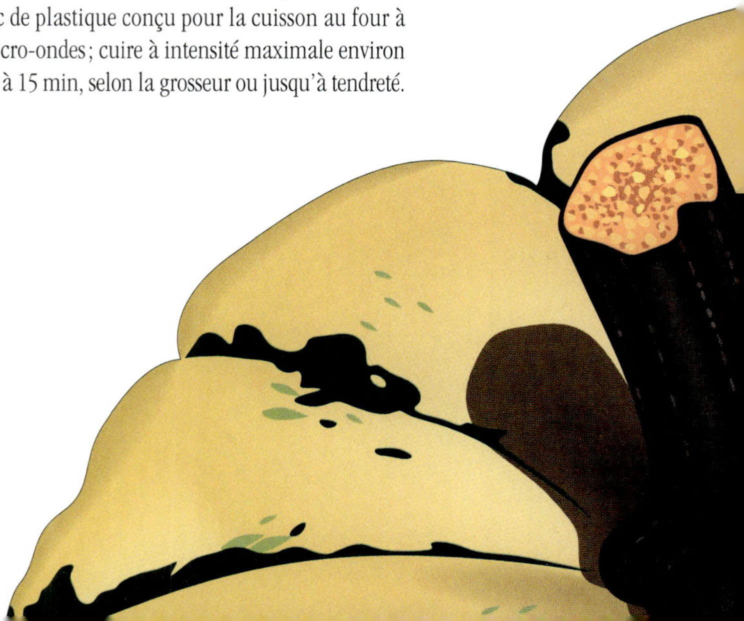

Graines de courge séchées

Valeur nutritive

	graines de courge d'hiver
eau	7 %
protéines	33 g
matières grasses	42 g
glucides	13,4 g
fibres	13,8 g
calories	522
	par 100 g

Les graines de courge séchées sont très nourrissantes et énergétiques. Elles sont une excellente source de magnésium, de fer, de phosphore, de zinc, de cuivre, de potassium, de niacine et d'acide folique ; une bonne source de riboflavine et de thiamine et elles contiennent de l'acide pantothénique.

Les graines rôties à l'huile contiennent généralement des acides saturés et sont encore plus énergétiques que les graines nature. On attribue diverses propriétés médicinales aux graines de courge ; elles seraient diurétiques et contribueraient à soigner les infections urinaires et les troubles de la prostate. Elles ont aussi la réputation d'être aphrodisiaques.

Conservation

Conserver les graines de courge séchées dans un endroit frais et sec, à l'abri des insectes ou des rongeurs, ou les congeler. Les réfrigérer si elles sont hachées ou moulues, pour éviter qu'elles ne rancissent.

Préparation

Rôtissage des graines

Retirer délicatement toutes les graines contenues dans la cavité de la courge ainsi que les filaments visqueux qui les enrobent ; jeter les filaments, bien assécher les graines à l'aide d'un papier absorbant. Ne pas les rincer ;

- étendre les graines sur une plaque à biscuits et les laisser sécher à l'air libre quelques jours si possible, sinon toute une nuit ;
- les mettre au four (180 °C) (350 °F) jusqu'à ce qu'elles soient bien dorées. Les secouer à quelques reprises durant l'opération. Les enduire d'un peu d'huile et de sel, au goût ;
- retirer les graines du four et de la plaque afin d'arrêter la cuisson ;
- s'assurer que les graines sont refroidies et bien séchées avant de les ranger dans un contenant hermétique, sinon elles moisiront.

Utilisation

Les graines de courge séchées s'utilisent nature ou rôties, entières, hachées ou moulues. On les consomme telles quelles ou mélangées à des noix, des amandes, des arachides et des fruits secs. Elles confèrent une note croustillante aux salades, pâtes alimentaires, sauces et légumes.

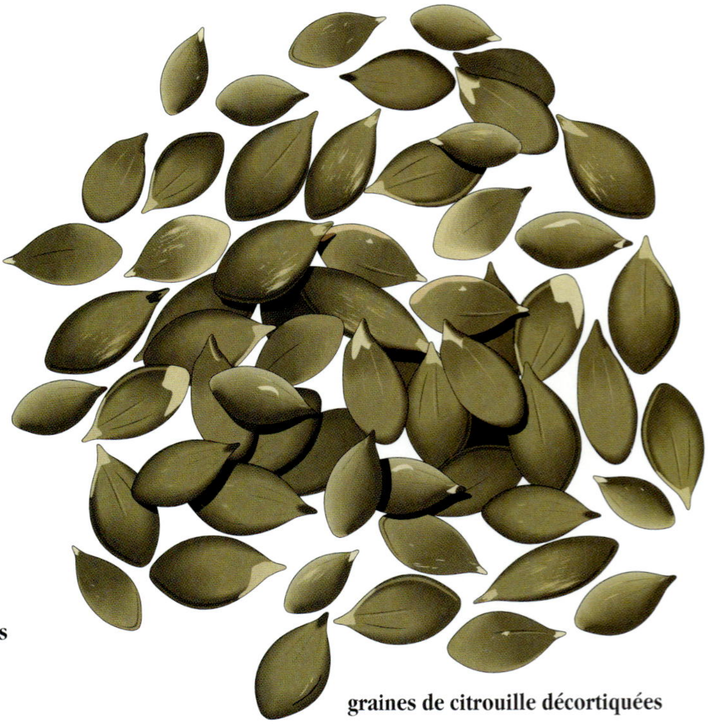

graines de citrouille décortiquées

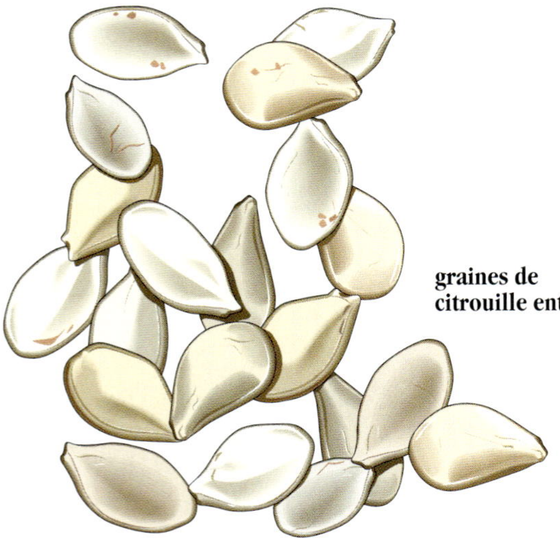

graines de citrouille entières

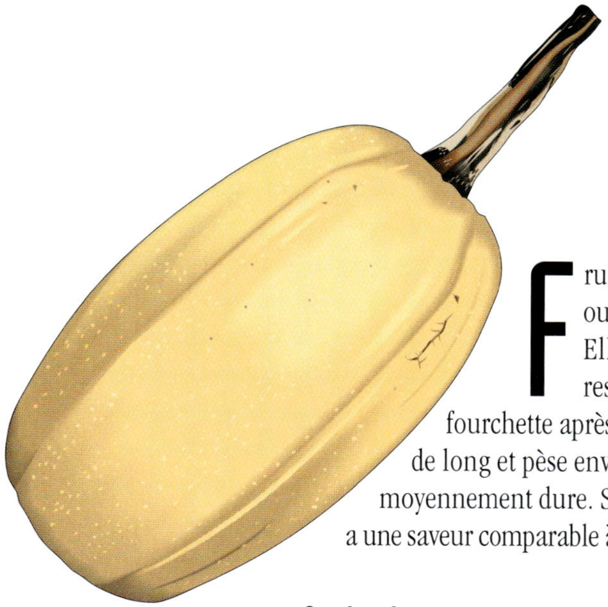

Courge spaghetti

Cucurbita pepo, Cucurbitacées

Fruit d'une plante potagère originaire d'Amérique du Nord ou d'Amérique centrale ; son histoire demeure nébuleuse. Elle se distingue des autres courges par sa chair qui ressemble à du spaghetti lorsqu'on la sépare avec une fourchette après la cuisson. La courge spaghetti mesure de 20 à 35 cm de long et pèse environ 2 kg. Sa peau blanchâtre ou jaunâtre est lisse et moyennement dure. Sa chair d'un jaune très pâle, tirant parfois sur le vert, a une saveur comparable à celle des courges d'été.

Achat

Choisir une courge spaghetti dure, intacte, exempte de meurtrissures et non colorée de vert, indice d'un manque de maturation.

Utilisation

La courge spaghetti peut remplacer le spaghetti dans la plupart des recettes, elle peut donc être nappée de diverses sauces pour pâtes. On peut aussi l'utiliser comme les autres courges, notamment dans les soupes et les ragoûts.

Cuite et refroidie, on la met dans les salades ou on l'arrose de vinaigrette, ou de mayonnaise. On la consomme et on l'apprête souvent crue et râpée. On doit presque toujours l'essorer pour enlever le surplus d'eau ; l'essoreuse à salade est très efficace.

Cuisson

On cuit la courge spaghetti au four ou à l'eau bouillante, en la laissant entière ou en la coupant en deux sur la longueur (enlever les graines logées dans la cavité centrale). Entière, la piquer à divers endroits ; en moitié, placer la cavité sur le dessus. Plus la courge est mûre, plus le temps de cuisson est court. Si la courge est entière, prévoir près d'une heure de cuisson à 180 °C (350 °F) ; si elle est coupée en moitiés, de 30 à 45 min.

Pour la cuisson par ébullition, cuire la courge de 30 à 45 min si elle est entière, et environ 20 min si elle est sectionnée. Vérifier la cuisson en piquant la courge entière (elle est prête lorsqu'elle est amollie) ou en vérifiant si la chair de la courge coupée se détache facilement en filaments. Essorer la chair quelques instants si elle contient trop d'eau. Éviter une cuisson trop longue, qui rend la chair fade et molle ; celle-ci est meilleure lorsqu'elle est encore croustillante.

Si l'on désire cuire la courge spaghetti au four à micro-ondes, couper la courge en deux et retirer les graines, placer chaque demie dans une assiette, la cavité sur le dessus et recouvrir d'une pellicule de plastique en relevant un des coins. Cuire chaque courge séparément à intensité élevée de 6 à 8 min, ou jusqu'à ce que la chair se sépare facilement. Retirer celle-ci et apprêter selon la recette choisie.

Valeur nutritive

	cuite
eau	92,3 %
protéines	0,7 g
matières grasses	0,3 g
glucides	6,5 g
fibres	1,4 g
	par 100 g

La courge spaghetti contient du potassium, de la vitamine C et de l'acide pantothénique.

Conservation

La courge spaghetti se conserve à l'abri du froid, de la chaleur et de la lumière. Elle peut se garder jusqu'à 3 mois si elle est en bonne condition et si la température se situe entre 10 et 15 °C. Laisser la partie de la tige qui reliait la courge à la plante et enlever toute trace de terre. Réfrigérer la courge spaghetti lorsqu'elle est coupée ou cuite.

La courge spaghetti se congèle crue et râpée ou cuite. Prévoir 125 ml de plus que la quantité nécessaire si on la congèle déjà mesurée et crue, car elle perd de l'eau à la décongélation et diminue de volume.

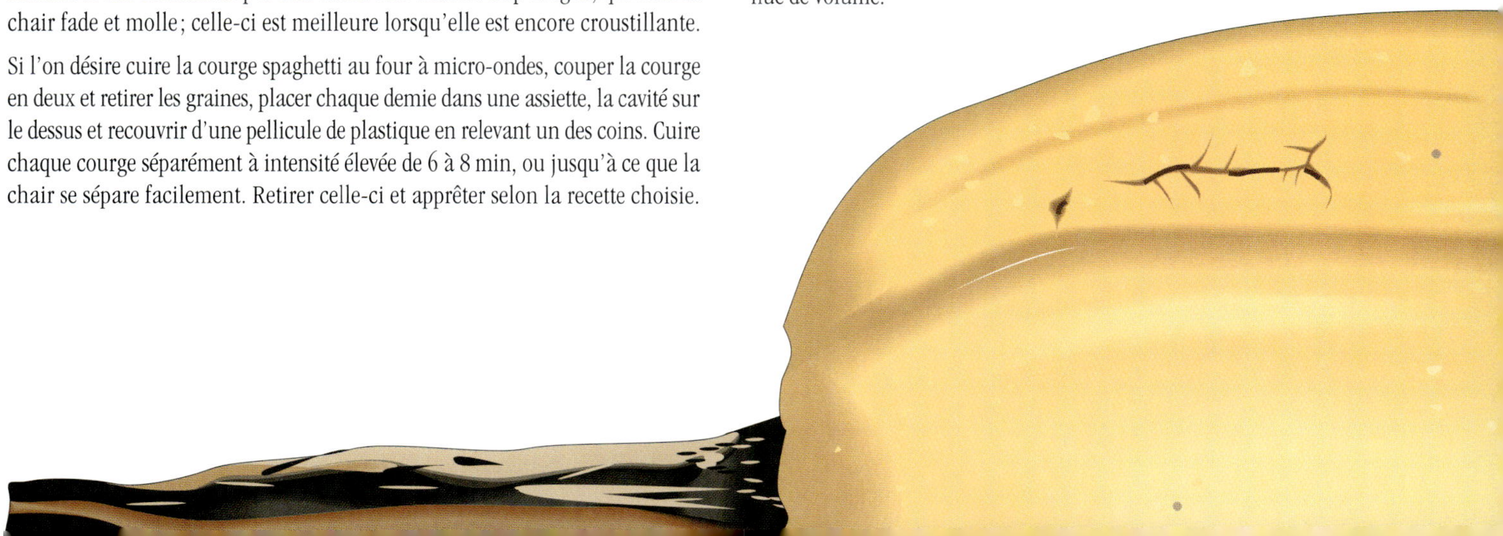

Chayote

Sechium edule, Cucurbitacées

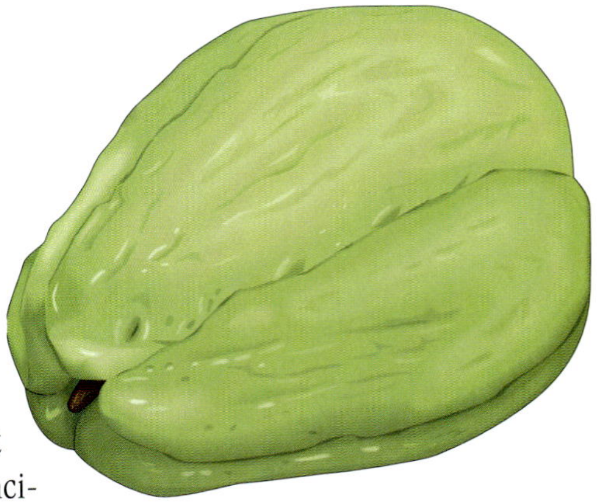

Fruit d'une plante potagère annuelle originaire du Mexique et d'Amérique centrale, la chayote est une courge qui préfère les pays tropicaux et subtropicaux, mais qui peut être cultivée sous les climats tempérés lorsque la température demeure chaude une bonne partie de l'automne. La chayote est cultivée dans les Caraïbes et dans plusieurs autres pays mais principalement au Costa Rica. Elle était cultivée par les Mayas et les Aztèques. Le mot « chayote » est d'ailleurs dérivé de *chayotl*, le nom de ce légume en nahuatl, langue des Aztèques.

La chayote, qui ressemble à une poire, mesure de 8 à 20 cm de long. Sa peau mince, rugueuse, vert pâle, vert foncé ou blanc jaunâtre est comestible; elle est marquée de quelques aspérités sur sa longueur. La chair ferme et croustillante de couleur blanchâtre n'a pas beaucoup de saveur et est riche en eau. Elle renferme un seul noyau, comestible après cuisson, long de 2 à 5 cm, qui a la propriété de germer à l'intérieur du fruit.

Achat

Choisir une chayote ferme, sans être dure, et exempte de taches. Une chayote à la pelure trop dure aura une chair fibreuse.

Valeur nutritive

eau	93 %
protéines	0,6 g
matières grasses	0,5 g
glucides	5,1 g
fibres	0,7 g
calories	24
	par 100 g

La chayote crue est une bonne source de potassium, contient de la vitamine C, de l'acide folique, de la vitamine B_6, du cuivre et du magnésium.

Préparation

La peau de la chayote demeure ferme après cuisson, aussi la chayote est-elle presque toujours pelée. On peut la peler avant ou après la cuisson. On porte des gants de caoutchouc ou on pèle ce légume sous un filet d'eau courante, car une substance mucilagineuse apparaît lorsqu'on le pèle.

Utilisation

La chayote se consomme crue ou cuite. Crue, elle est souvent incorporée aux salades ou servie telle quelle, arrosée de vinaigrette. Il existe une multitude de façons de l'apprêter.

Lorsqu'elle est bien mûre (le germe commence à pointer), la chayote est pelée et cuite pour être apprêtée à la créole; elle sert à confectionner acras et gratins. Cuite, elle est aussi délicieuse nappée de sauce, gratinée ou cuite en compote; cette compote constitue un excellent dessert si on lui ajoute du sucre et des assaisonnements (du jus de lime, de la cannelle et de la muscade, par exemple).

La chayote s'incorpore aux soupes et aux ragoûts, se cuit à la chinoise, se farcit, se met dans les marinades et les chutneys, etc. Elle peut remplacer les courges d'été dans la plupart des recettes.

Cuisson

De saveur douce, la chayote est meilleure si elle est légèrement croquante après cuisson; prévoir de 10 à 15 min pour la cuisson à l'eau ou à la vapeur.

Conservation

La chayote enveloppée d'un film alimentaire se conserve quelques semaines au réfrigérateur dans le bac à légumes.

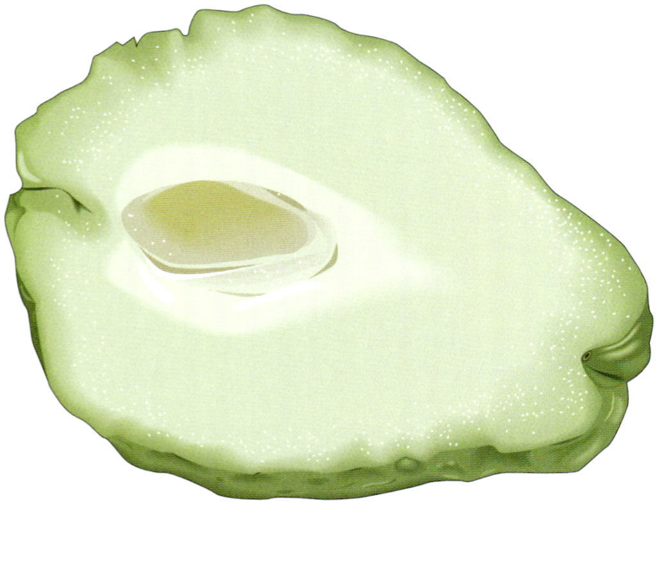

Épinard

Spinacia oleracea, **Chénopodiacées**

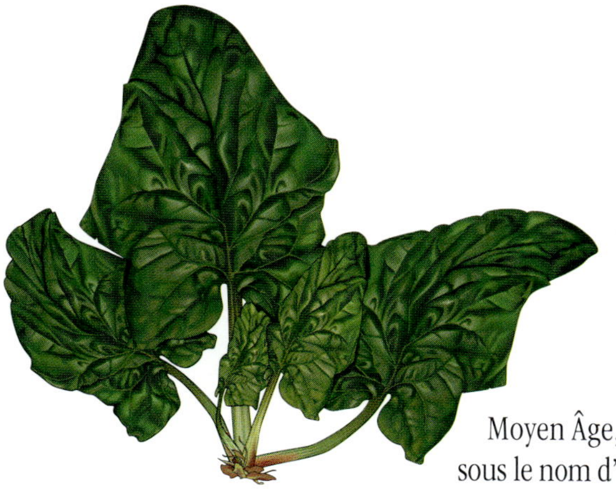

Plante potagère annuelle probablement originaire de Perse, l'épinard était inconnu des civilisations gréco-romaines; il semble qu'il fut introduit en Espagne par les Arabes, puis se répandit dans toute l'Europe. Au Moyen Âge, les boulettes d'épinards pressés frais ou cuits se vendaient sous le nom d'« espinoche ». L'appellation « à la florentine » rappelle la ville de Florence que Catherine de Médicis quitta en 1533 pour épouser le roi de France, non sans avoir amené avec elle ses cuisiniers italiens avec mission d'apprêter son mets préféré, l'épinard, à toutes les sauces.

L'épinard croît dans la plupart des régions tempérées. Les États-Unis, les Pays-Bas et la Scandinavie sont les principaux pays producteurs d'épinards. La récolte s'effectue lorsque les feuilles sont jeunes, avant qu'elles ne deviennent coriaces et qu'une tige florale n'apparaisse.

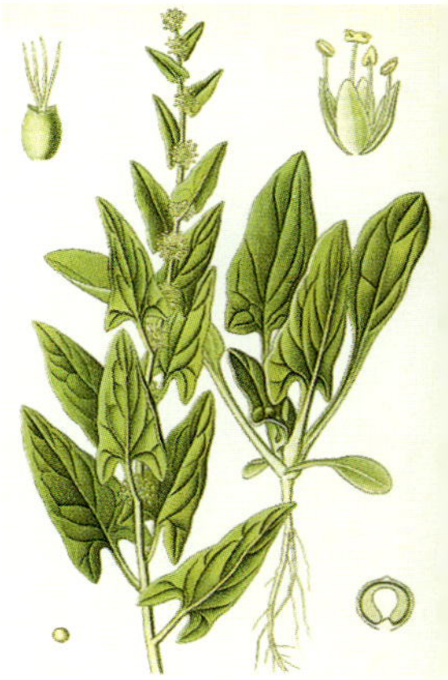

La récolte s'effectue lorsque les feuilles sont jeunes, avant qu'elles ne deviennent coriaces et qu'une tige florale n'apparaisse.

Préparation

On prépare l'épinard avec soin, car ce légume feuille emprisonne sable et terre (cependant, il est souvent vendu prélavé). Le laver seulement avant de le consommer sinon les feuilles perdent leur belle apparence. Ne pas le mettre à tremper. Le laver rapidement à grande eau, dans un récipient assez grand pour permettre de le recouvrir d'eau et de le secouer doucement; changer l'eau si nécessaire. Si les tiges sont grosses, les enlever ou les sectionner, car entières elles cuiront plus lentement que les feuilles.

Utilisation

L'épinard se consomme cru ou cuit. Cru, il est excellent dans les salades et les sandwichs. Cuit, il est consommé nature, arrosé d'un peu de beurre et de jus de citron, accompagné de sauce Mornay, béchamel ou à la crème, ou encore gratiné. Il est aussi réduit en purée seul ou avec des pommes de terre. Se mariant bien avec le lait (qui atténue son acidité) et avec les œufs, il leur est souvent associé. On l'incorpore notamment dans les omelettes et les quiches. L'épinard est l'accompagnement classique du veau, de la volaille et du poisson. Il entre dans la composition de farces, de soufflés et de gratins. C'est le légume des préparations dites « à la florentine ».

Cuisson

L'eau qui reste dans les feuilles lavées et légèrement secouées est généralement suffisante pour cuire les épinards. Les cuire rapidement (1 à 3 min) à feu vif dans une casserole couverte. Ce légume réduit considérablement de volume à la cuisson. Dans les plats mijotés, les ajouter en fin de cuisson. La cuisson à l'autocuiseur n'est pas souhaitable, car l'épinard y cuit trop. La cuisson à la vapeur risque de développer l'amertume des épinards.

Pour éviter l'oxydation de l'épinard, utiliser des récipients et ustensiles de verre ou d'acier inoxydable; éviter l'aluminium non traité et la fonte.

L'épinard trop cuit prendra une couleur brunâtre.

Achat

Choisir des épinards frais d'un beau vert foncé ayant des feuilles tendres et souples au toucher. Écarter des épinards ternes, jaunis, amollis ou détrempés.

Valeur nutritive

	cru
eau	91,6 %
protéines	2,9 g
matières grasses	0,3 g
glucides	3,5 g
fibres	2,6 g
calories	23
	par 100 g

L'épinard cru est une excellente source d'acide folique, de vitamine A, de potassium et de magnésium; il est une bonne source de vitamine C et de fer et contient de la riboflavine, de la vitamine B_6, du calcium, du cuivre, du zinc, de la niacine et du phosphore.

On dit l'épinard reminéralisant, antiscorbutique et antianémique.

Conservation

Garder les épinards au réfrigérateur, ils se conserveront 4 ou 5 jours. Ne les laver qu'au moment de les utiliser, car des épinards mouillés dépérissent rapidement. Les épinards cuits se conservent difficilement. Les épinards se prêtent bien à la congélation pourvu qu'ils soient bien frais; les blanchir 2 min. La décongélation les laisse très amollis; éviter de les décongeler complètement avant de les apprêter.

Oseille

Rumex spp, Polygonacées

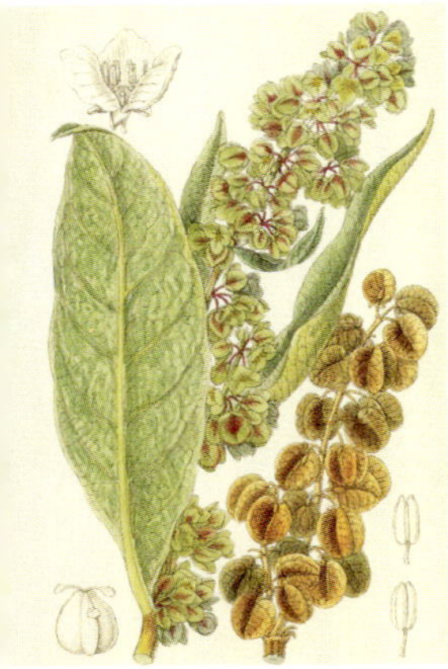

L'oseille a des feuilles larges et tendres, d'un vert brillant. Comme la rhubarbe, elle possède une saveur piquante et acidulée.

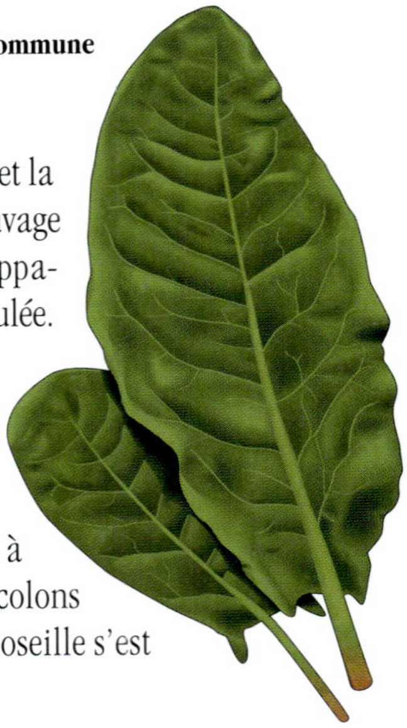

oseille commune

Plantes potagères vivaces originaires d'Asie septentrionale et d'Europe, l'oseille et la patience sont 2 variétés d'une même espèce qui croît spontanément à l'état sauvage ou qui sont cultivées un peu partout sous les climats tempérés. Elles sont apparentées à la rhubarbe et ont comme cette dernière une saveur piquante et acidulée. Le mot « oseille » fait d'ailleurs référence à cette caractéristique, il est dérivé de l'ancien français *surele* signifiant « sur ». Les Romains et les Égyptiens appréciaient l'oseille pour ses vertus digestives. Elle est populaire en Europe depuis les temps anciens ; les cuisines françaises et anglaises notamment lui font une place de choix. Ainsi, au Moyen Âge, les herboristes avaient remarqué que l'oseille aidait à prévenir le scorbut. L'oseille a été introduite en Amérique du Nord par les premiers colons anglais qui l'ont alors plantée dans leurs jardins en Nouvelle-Angleterre. De là, l'oseille s'est rapidement répandue jusqu'au Canada.

L'**oseille commune** ou grande oseille (*Rumex acetosa*) a des feuilles larges et tendres, d'un vert brillant. Plus ou moins dentelées selon les variétés, ces feuilles ont une forme de pointes de flèche et mesurent habituellement de 15 à 20 cm de long mais peuvent atteindre jusqu'à 90 cm. Les tiges florales produisent des grappes de fleurs rougeâtres en forme de clochettes.

La **patience** (*Rumex patientia*) est plus grande que l'oseille et ses feuilles arrondies sont rugueuses ; ses grappes de fleurs sont vertes, elle peut mesurer jusqu'à 1,5 m de haut ; elle est souvent considérée comme une mauvaise herbe. Ses feuilles sont moins savoureuses.

Achat

Rechercher de l'oseille aux feuilles fermes et luisantes, d'un beau vert, avec des tiges fines, car elles sont moins fibreuses.

Valeur nutritive

	oseille crue
eau	92,9 %
protéines	1,9 g
matières grasses	0,8 g
glucides	3,1 g
	par 100 g

L'oseille est une excellente source de vitamine C, de magnésium, de vitamine A et de potassium ; elle est une bonne source de fer et contient du phosphore. L'oseille cuite contient sensiblement les mêmes proportions de vitamines et minéraux que l'oseille crue.

Comme l'épinard et la rhubarbe, l'oseille et la patience renferment une bonne quantité d'acide oxalique ; il est donc préférable de les consommer avec modération. On les dit diurétiques, revitalisantes, rafraîchissantes, apéritives, digestives, antiscorbutiques et légèrement laxatives.

Préparation

Laver l'oseille seulement avant de la consommer sinon les feuilles perdent leur belle apparence. Ne pas la mettre à tremper ; la laver à grande eau, dans un récipient assez grand pour permettre de la recouvrir d'eau et de la secouer doucement ; renouveler l'eau si nécessaire. L'oseille est habituellement cuite sans les tiges. Pour retirer celles-ci, plier la feuille en deux dans le sens de la longueur et tirer sur la tige qui se séparera facilement de la feuille.

Utilisation

L'oseille peut être consommée crue ou cuite. Sa saveur acidulée rappelant le citron ajoute un cachet rafraîchissant aux salades, il est préférable d'utiliser des jeunes feuilles. Elle se cuit et s'apprête comme l'épinard et est particulièrement délicieuse dans les soupes et dans les sauces.

Le potage à l'oseille est un classique dans plusieurs cuisines européennes, dans certains pays de l'Europe centrale et en Russie. La sauce à l'oseille se marie bien avec la volaille, les œufs et les quiches. L'oseille est l'accompagnement traditionnel du poisson (alose, brochet) et du veau. Réduite en purée, elle s'intègre bien dans une purée de pommes de terre ou de légumineuses.

Afin d'atténuer l'acidité de l'oseille, on peut l'apprêter accompagnée de feuilles de laitue ou l'arroser de crème.

Cuisson

Éviter de cuire l'oseille et la patience dans une casserole en aluminium ou en fonte, car elles noircissent au contact de ces métaux; on devrait également utiliser un couteau en acier inoxydable. La cuisson de l'oseille à la vapeur risque de développer l'amertume.

Conservation

Ces légumes sont fragiles, les consommer le plus tôt possible. Ils se conserveront 1 jour ou 2 au réfrigérateur, placés dans un sac de plastique perforé. Les laver uniquement au moment de les utiliser. Une fois cuite, l'oseille peut se congeler.

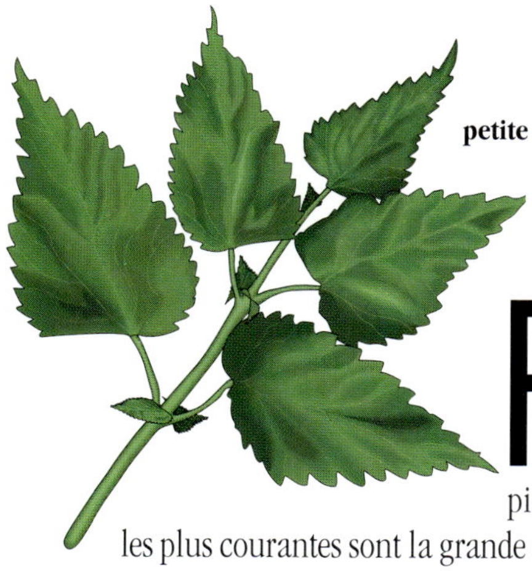

petite ortie

Ortie

Urtica dioïca et *Urtica urens*, **Urticacées**

Plante herbacée aux poils urticants originaire d'Eurasie, l'ortie croît dans la plupart des régions tempérées et on la retrouve le long des routes, au bord de l'eau et dans les terrains vagues. Elle n'a pas bonne réputation mais c'est une plante comestible à saveur plus ou moins piquante, selon les espèces, qui sont au nombre d'une centaine. Les espèces les plus courantes sont la grande ortie et la petite ortie.

La **grande ortie** (*U. dioïca*) est une plante vivace appelée parfois « ortie dioïque » ou « ortie commune » qui peut atteindre 1,5 m de haut; sa longue tige cannelée et hérissée de poils se rigidifie en vieillissant. Ses larges et longues feuilles ovales vert foncé sont couvertes de poils. Ses fleurs contiennent un liquide irritant retenu dans un petit réservoir logé à leur extrémité. Ses feuilles s'utilisent seules ou mélangées avec l'oseille.

La **petite ortie** (*U. urens*) est une plante annuelle appelée parfois « ortie romaine » ou « ortie brûlante » qui mesure environ 50 cm de haut. Ses feuilles lisses, très dentelées et plus arrondies que celles de la grande ortie, provoquent une irritation plus forte. On l'utilise surtout en salade.

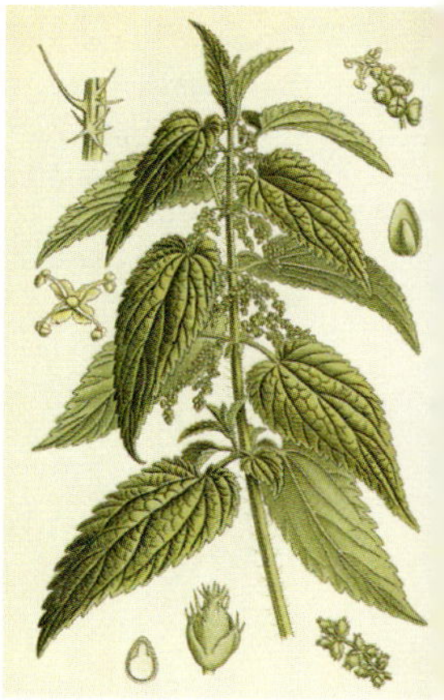

Les feuilles de l'ortie peuvent provoquer une irritation ; elles perdent leur caractère irritant dès qu'elles sont cuisinées ou séchées.

Achat

L'ortie se récolte avant que ses tiges ne durcissent. On peut se munir de gants, mais ce n'est pas nécessaire si on évite de toucher au sommet des feuilles.

Utilisation

Les feuilles perdent leur caractère irritant dès qu'elles sont cuisinées ou séchées. On utilise l'ortie comme l'épinard. Elle est particulièrement délicieuse en soupe, avec des pommes de terre, du poireau, du cresson, du chou ou des légumineuses. On la cuit souvent à l'étuvée accompagnée d'oignon, d'ail et de muscade.

Les feuilles plus tendres et les variétés moins piquantes peuvent être utilisées crues, hachées finement. Contenant beaucoup de chlorophylle, elles resteront d'un beau vert si elles cuisent peu.

Conservation

L'ortie est fragile et se conserve au réfrigérateur. La placer sans la laver dans un sac de plastique perforé.

Valeur nutritive

protéines	5,5 g
matières grasses	0,7 g
glucides	7 g
calories	57
	par 100 g

L'ortie est riche en fer, en calcium, en potassium, en magnésium et en vitamines A et C. On la dit astringente, tonique, digestive, galactogène, dépurative, antirhumatismale et diurétique. On s'en sert en gargarisme pour prévenir les problèmes d'infection de la bouche ou en décoction contre la chute des cheveux ou les problèmes de pellicules.

En tisane, faire bouillir 2 à 3 min 50 g de racines et de feuilles par litre d'eau et laisser infuser 20 min.

Pissenlit

Taraxacum officinale, Composées

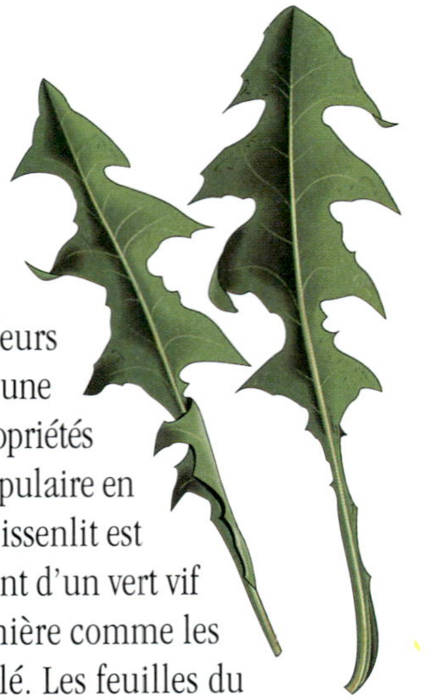

Plante vivace qui serait originaire d'Europe, d'Afrique du Nord, d'Asie centrale et du Nord et d'Amérique du Nord, le pissenlit est une plante familière aux fleurs jaunes qui pousse un peu partout, et qui est habituellement considérée comme une mauvaise herbe. Il fut cependant apprécié pendant plusieurs siècles pour ses propriétés médicinales et culinaires, particulièrement en Europe. Il est encore passablement populaire en France. Son action hautement diurétique lui a valu le nom de «pisse-en-lit». Le pissenlit est aussi appelé «dent-de-lion» car ses feuilles sont profondément dentées. Celles-ci sont d'un vert vif lorsqu'il s'agit du pissenlit sauvage ou, si elles ont été cultivées à l'abri de la lumière comme les endives et les asperges, elles sont alors blanchâtres et d'un goût délicat et acidulé. Les feuilles du pissenlit sauvage sont plus petites et plus amères que celles du pissenlit cultivé. Les feuilles ont de longues et minces tiges blanchâtres, qui contiennent un suc laiteux, tout comme les tiges des fleurs. Les racines sont longues et charnues de couleur blanchâtre à l'intérieur et brune à l'extérieur.

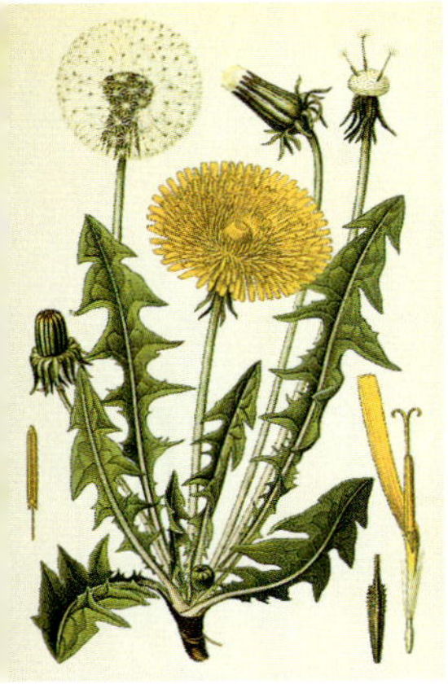

Le pissenlit est une plante familière aux fleurs jaunes qui pousse un peu partout, et qui est habituellement considérée comme une mauvaise herbe.

Préparation

On peut blanchir les pissenlits 1 ou 2 min dans de l'eau bouillante avant de les apprêter, si on désire diminuer leur amertume.

Valeur nutritive

	feuilles crues
eau	85,6 %
protéines	1,6 g
matières grasses	0,4 g
glucides	5,3 g
fibres	2 g
calories	26
	par 60 g (250 ml)

Les feuilles de pissenlit crues sont une excellente source de vitamine A, une bonne source de vitamine C et de potassium; elles contiennent du fer, du calcium, de la riboflavine, de la thiamine, du magnésium, de la vitamine B_6, de l'acide folique et du cuivre.

On dit le pissenlit dépuratif, diurétique, tonique, apéritif, antiscorbutique et décongestif. On l'utilise depuis les temps anciens pour soigner ulcères, hépatite et démangeaisons.

Des substances amères, telle la taraxacine contenue dans la racine, sont responsables de son action stimulante au niveau du foie et de la vésicule biliaire. La racine aurait également des propriétés légèrement laxatives efficaces contre la constipation. Les feuilles sont bien connues pour avoir un effet diurétique puissant. Le pissenlit peut causer une réaction allergique chez les personnes sensibles, allergie qui se manifeste sous forme d'éruption bénigne de la peau.

Achat

Rechercher des pissenlits aux feuilles fraîches ayant encore leurs racines car ils se conservent plus longtemps. Écarter les pissenlits aux feuilles séchées, ternes ou amollies.

La cueillette des pissenlits s'effectue lorsque les feuilles sont très jeunes, avant la formation des tiges florales, moment où elles sont plus tendres et moins amères. Écarter les plantes exposées à la pollution, celles situées en bordure des routes par exemple, car elles risquent d'avoir un contenu élevé en plomb provenant des émanations des automobiles.

Utilisation

Les pissenlits se mangent crus ou cuits. Crus, on les met dans les salades, particulièrement les jeunes feuilles fraîches. De l'huile et du vinaigre au goût prononcé, comme de l'huile de noisette, de l'huile d'olive, du vinaigre à la framboise ou du vinaigre de vin, se marient bien avec la saveur amère des pissenlits. Ils sont délicieux arrosés d'une vinaigrette chaude, car la chaleur amollit légèrement la texture fibreuse des feuilles et adoucit leur amertume. Traditionnellement, en France, la salade de pissenlits s'accompagne de lardons, de vinaigre et de croûtons à l'ail.

Les pissenlits sont souvent braisés accompagnés de porc (jambon, lardons ou bacon). En fait, les pissenlits sont apprêtés comme l'épinard. Les boutons floraux sont parfois marinés, les fleurs transformées en vin et les racines servent de substitut au café comme les racines de la chicorée.

Conservation

Placer les pissenlits au réfrigérateur dans un sac de plastique perforé, ils se conserveront au maximum 5 jours. Ne les laver qu'au moment de les consommer. Il est préférable de les utiliser le plus rapidement possible car ils sont plus savoureux lorsqu'ils sont bien frais.

Les pissenlits se congèlent facilement après avoir été blanchi 2 min. La décongélation les laisse toutefois très amollis. Si possible, éviter de les décongeler complètement avant de les apprêter.

Pourpier

Portulaca oleracea, **Portulacées**

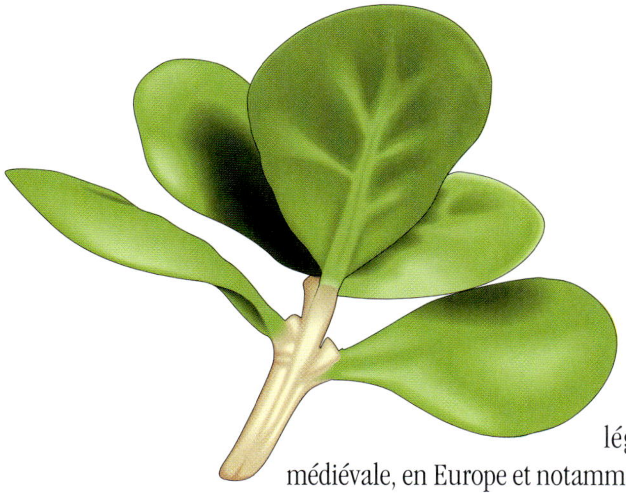

Plante vivace très commune dans les régions relativement chaudes d'Europe centrale, d'Amérique du Nord et du Sud, où elle pousse souvent le long des routes et sur les terrains vagues. Il existe une quarantaine d'espèces de cette plante très décorative utilisée depuis plus de 3 500 ans tant comme légume que pour ses propriétés médicinales. À l'époque médiévale, en Europe et notamment en Angleterre, le pourpier était très apprécié.

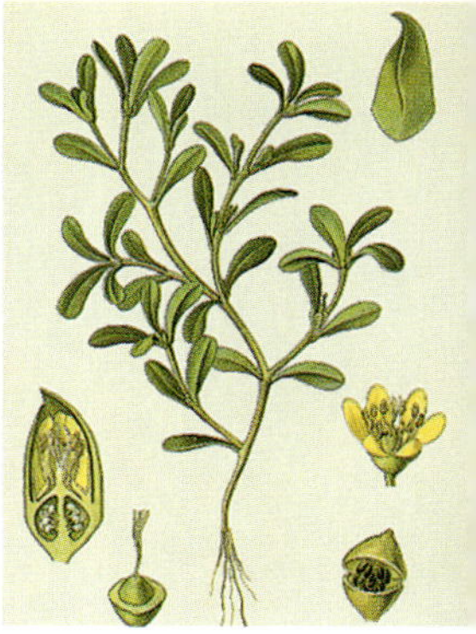

Les tiges ramifiées ont une consistance caoutchouteuse. Le pourpier a une saveur légèrement acide et piquante.

Le pourpier atteint environ 5 à 10 cm de haut. Ses tiges ramifiées ont une consistance caoutchouteuse; elles se gorgent d'eau, tout comme ses feuilles épaisses, tendres et charnues, de forme arrondie rappelant celle d'une larme, de couleur vert jaunâtre. Le pourpier se cueille avant la période de floraison. Il a une saveur légèrement acide et piquante.

Utilisation

Le pourpier se mange cru ou cuit. Les tiges tendres peuvent s'apprêter comme l'épinard ou le cardon, avec une certaine modération cependant, surtout lorsque la saveur n'est pas familière. Ses feuilles sont plus tendres près du sommet de la tige et s'apprêtent comme le cresson.

Le pourpier parfume et décore soupes, sauces, mayonnaises, omelettes et ragoûts. Il est excellent avec des carottes râpées ou une purée de pommes de terre. Il accompagne laitues et tomates. Ses tiges et ses feuilles peuvent être marinées dans du vinaigre comme les câpres. Au Moyen-Orient, le pourpier entre dans la préparation de salades nommées *fattouch*.

Achat

Choisir du pourpier aux tiges et aux feuilles fermes.

Valeur nutritive

eau	93 %
protéines	1,6 g
matières grasses	0,1 g
glucides	3,6 g
calories	17
	par 100 g

Le pourpier est une excellente source de potassium et de magnésium et une bonne source de vitamine A; il contient de la vitamine C, du calcium et du fer. Il contient des mucilages et des antioxydants. Il peut apaiser la soif grâce à sa teneur élevée en eau. On le dit diurétique, vermifuge, dépuratif et émollient.

Conservation

Le pourpier est très fragile; l'utiliser le plus tôt possible.

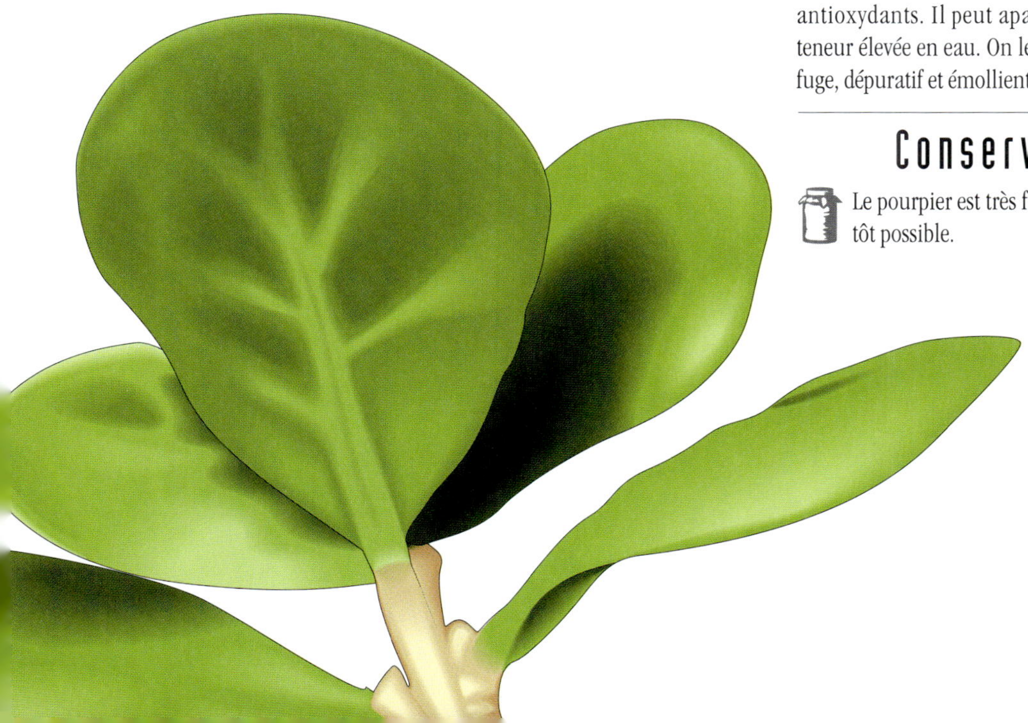

Mâche

Valerianella locusta et *Valerianella olitoria*, Valérianacées

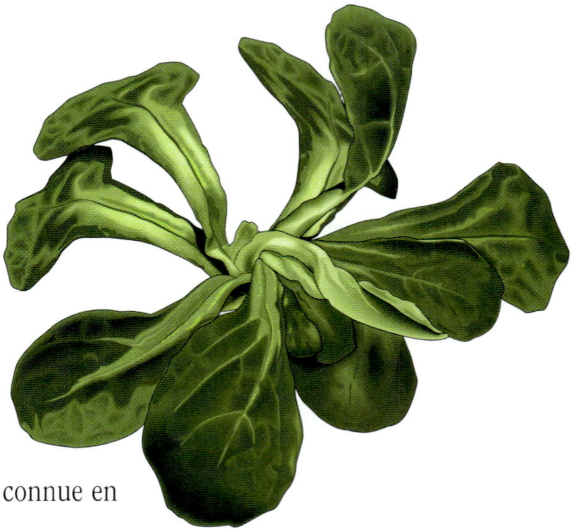

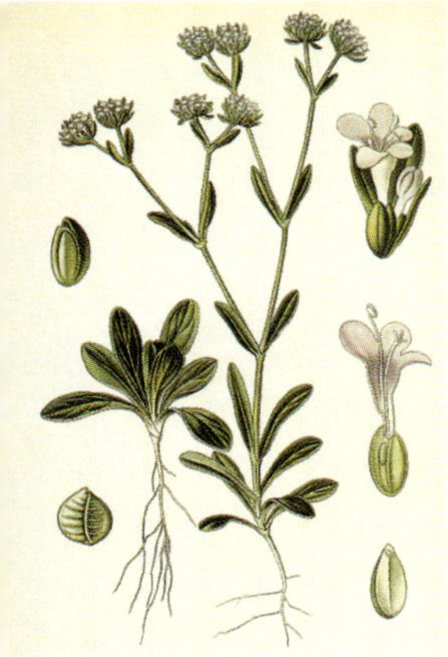

La mâche est cultivée et consommée comme la laitue. Très tendre, elle a une saveur délicate.

Plante annuelle probablement originaire de la région méditerranéenne, la mâche est cultivée et consommée comme la laitue ; c'est une plante résistante au gel appréciée des Européens depuis l'époque romaine à cause de la délicate saveur de ses feuilles tendres. La France et la Hollande sont aujourd'hui les principaux pays producteurs de mâche. Elle est peu connue en Amérique du Nord.

La mâche est une proche parente de la valériane, fleur dont l'odeur attire les chats et qu'on appelle aussi « herbe-à-chats ». Il en existe plusieurs variétés ; toutes forment au ras du sol des touffes de feuilles qui mesurent entre 10 et 30 cm de haut. Selon les variétés, ces feuilles au bout rond ou pointu sont larges ou étroites et d'un vert moyen ou foncé ; certaines variétés ont une saveur de noisette. Très tendre (d'où son autre nom de « doucette »), la mâche a une saveur fine, sauf si elle est vieille, elle devient alors amère.

Achat

La mâche est habituellement vendue en petits bouquets, avec ses racines. Choisir de la mâche aux feuilles fraîches et lustrées, d'un beau vert ; écarter les feuilles amollies d'un vert douteux.

Valeur nutritive

	crue
eau	93 %
protéines	2 g
matières grasses	0,4 g
glucides	3,6 g
calories	21
	par 100 g

La mâche crue est une excellente source de vitamine A, de vitamine C et de potassium ; c'est une bonne source de fer et de vitamine B_6. Elle contient aussi du cuivre, du zinc, de l'acide folique, du magnésium et du phosphore. On la dit diurétique, revitalisante et laxative.

Préparation

Enlever les racines. Laver soigneusement la mâche, car elle est habituellement cultivée en sol sablonneux. Procéder délicatement, changer l'eau si nécessaire et ne pas laisser les feuilles tremper. Les assécher soigneusement.

N'assaisonner la mâche qu'au moment de servir, afin qu'elle demeure tendre et savoureuse. Il est préférable de ne la laver qu'au moment de s'en servir.

Utilisation

La mâche est délicieuse seule, en salade ou combinée à des laitues tendres comme la Boston et la Bibb. Prendre soin de ne pas masquer sa saveur douce avec des légumes ou une vinaigrette au goût trop prononcé. Un filet d'huile de noisette, quelques gouttes de jus de citron, une pincée de sel mettront en valeur son goût fin.

La mâche peut aussi décorer les potages ; il s'agit alors de la couper en petits morceaux et de l'ajouter en fin de cuisson. Elle colore notamment omelettes, salades de pommes de terre ou salades de riz. Ne l'ajouter qu'au moment de servir pour obtenir un effet maximal. Elle est délicieuse dans les salades de noix, de pommes ou de betteraves ; on peut aussi l'incorporer aux farces de volaille.

Conservation

La mâche est très périssable. Elle se conserve 2 jours au réfrigérateur : l'envelopper dans un papier absorbant et la placer dans un sac de plastique perforé. Il est préférable de la consommer le plus tôt possible pour profiter de la finesse de sa saveur.

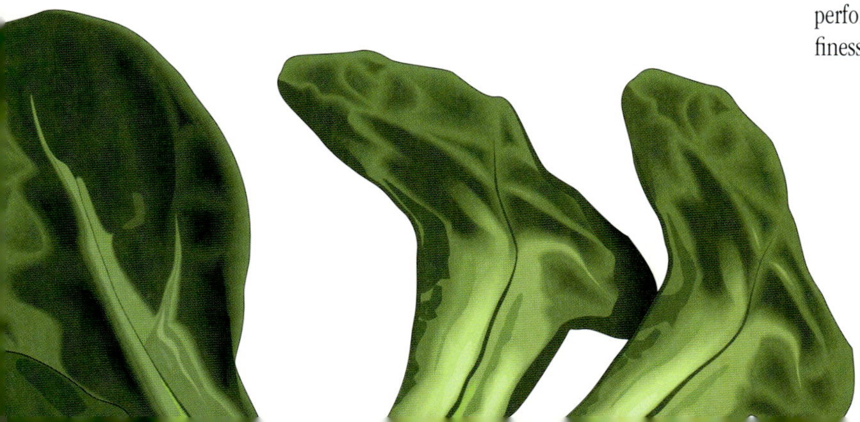

Roquette

Eruca sativa, Crucifères

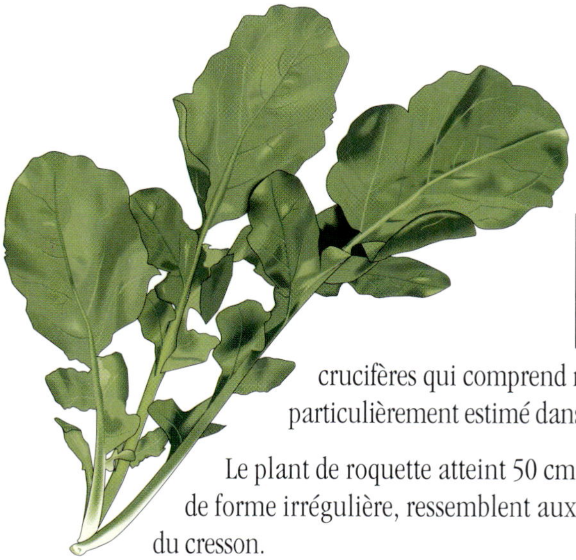

Plante herbacée annuelle très odorante originaire d'Europe et d'Asie occidentale, la roquette était déjà connue des Romains qui en utilisaient les feuilles et les graines. La roquette fait partie de la famille des crucifères qui comprend notamment le cresson, le radis et la moutarde. Ce légume est particulièrement estimé dans le sud de la France, en Égypte et en Italie.

Le plant de roquette atteint 50 cm de haut et ses tendres feuilles vertes très découpées et lisses, de forme irrégulière, ressemblent aux feuilles de pissenlit. Sa saveur très prononcée rappelle celle du cresson.

Achat

Choisir de la roquette aux feuilles fraîches, tendres, bien vertes et bien découpées. Écarter des feuilles amollies, jaunies ou tachées. Il est préférable de choisir de jeunes feuilles et de les cueillir avant la floraison car lorsqu'elles sont plus mûres, elles sont dures et amères, et leur goût trop moutardé.

Préparation

Enlever les racines et couper les tiges qui semblent fibreuses. Laver la roquette soigneusement, sans la laisser tremper, car elle emprisonne sable et terre, et ce, seulement avant de la consommer sinon les feuilles perdent leur belle apparence.

Utilisation

La roquette se mange crue ou cuite. Il est préférable de l'utiliser avec modération car elle a une forte saveur, même après la cuisson. Elle décore et assaisonne salades, soupes, mayonnaises, sandwichs, salades de pommes de terre et pâtes alimentaires. Elle est excellente en purée incorporée dans les potages ou les sauces. Les graines de roquette servent à préparer une moutarde très forte appréciée dans la région méditerranéenne et au Moyen-Orient.

Valeur nutritive

	crue
eau	92 %
protéines	0,3 g
glucides	0,4 g
matières grasses	0,1 g
	par 10 g (125 ml)

On dit la roquette stimulante, diurétique et stomachique.

Conservation

La roquette est très fragile et se conserve mal, même réfrigérée. Enrouler un papier humide autour de ses racines, mettre le tout dans un sac de plastique perforé et placer au réfrigérateur; la roquette se conservera de 2 à 3 jours. La consommer le plus tôt possible.

Comme pour les fleurs coupées, on peut aussi conserver la roquette en mettant ses tiges dans un récipient contenant de l'eau fraîche, que l'on renouvelle chaque jour.

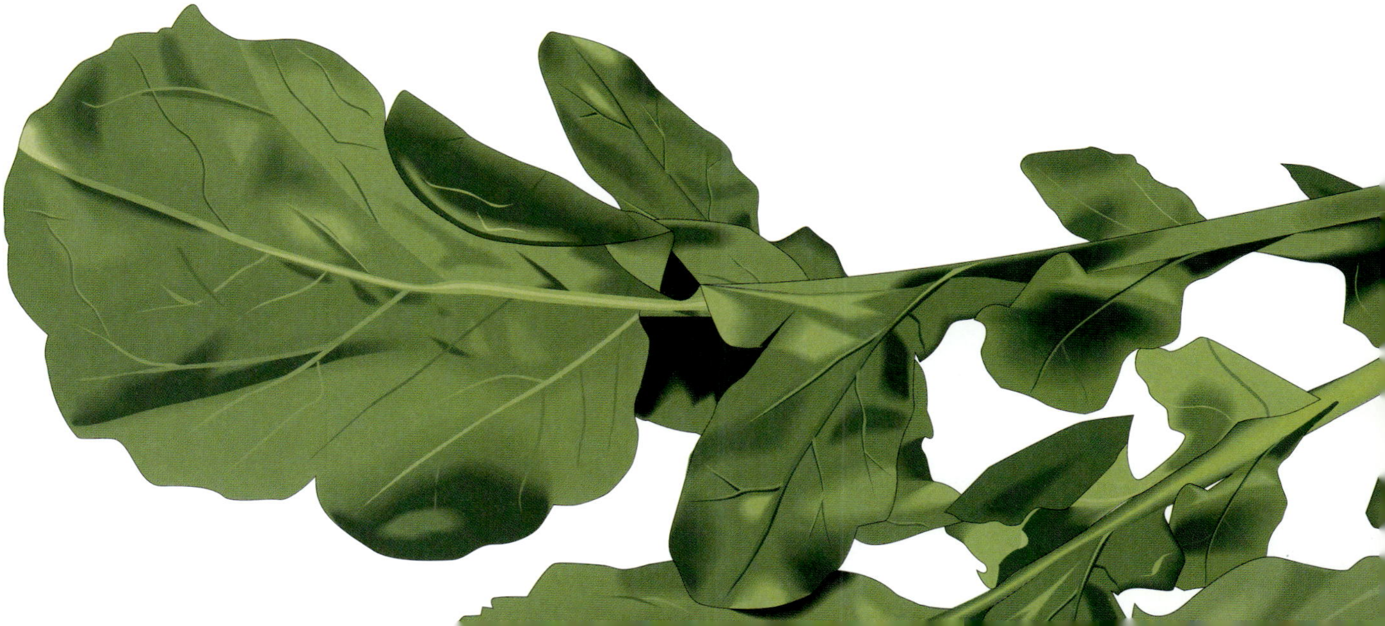

Cresson

Nasturtium officinale et *Lepidium sativum*, Crucifères

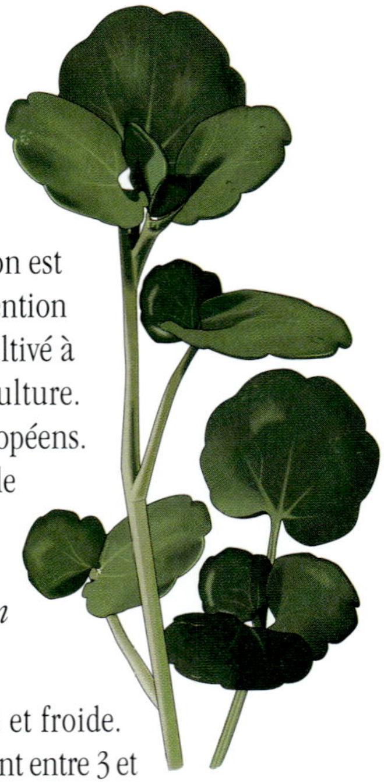

cresson de fontaine

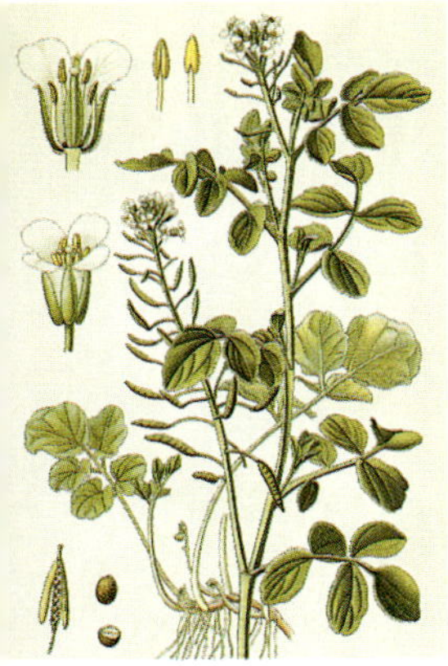

Le cresson pousse dans l'eau courante. Ses feuilles ont une saveur légèrement piquante et poivrée.

Plante herbacée vivace probablement originaire du Moyen-Orient. Le cresson est reconnu depuis l'Antiquité pour ses propriétés médicinales. On en trouve mention dans les écrits grecs datant du Ier siècle de notre ère. Il n'était toutefois pas cultivé à grande échelle car il requiert des conditions très particulières pour sa culture. Le cresson a été introduit dans diverses parties du monde par les immigrants européens. Le terme botanique latin copié sur le grec *nasturtium* souvent utilisé pour décrire le cresson est dérivé de *nasus tortus*, signifiant « nez tordu », et fait allusion à la saveur forte, poivrée et âcre du cresson qui fait grimacer. Il existe plusieurs espèces de cresson dont les plus connues sont le **cresson de fontaine** (*Nasturtium officinale*) et le **cresson alénois** (*Lepidium sativum*).

Le cresson est une plante dont les racines poussent dans l'eau courante, claire et froide. Ses tiges fines peuvent atteindre de 20 à 50 cm de haut. Ses feuilles lustrées contiennent entre 3 et 11 petites feuilles (folioles) rondes ou allongées, d'un vert foncé. De minuscules fleurs blanches cruciformes apparaissent si la plante n'est pas cueillie. Les feuilles ont une saveur légèrement piquante et poivrée.

Valeur nutritive

	cru
eau	95 %
protéines	2,3 g
matières grasses	0,1 g
glucides	1,3 g
fibres	1,8 g
calories	11
	par 100 g

Le cresson est une excellente source de vitamine C, de vitamine A et de potassium; il contient du calcium, du magnésium, de la riboflavine, de la vitamine B_6 et du phosphore. On dit le cresson de fontaine tonique, diurétique, apéritif, dépuratif, antiscorbutique, reminéralisant, anti-anémique et vermifuge.

Achat

Le cresson est vendu en bottes. Choisir du cresson aux feuilles fraîches, tendres et bien vertes. Écarter le cresson aux feuilles amollies, jaunies ou tachées.

Préparation

Enlever les racines. Trier et laver le cresson soigneusement car il emprisonne sable et terre. Le mettre dans un récipient assez grand afin de pouvoir le recouvrir d'eau et le secouer doucement; changer l'eau autant de fois que cela est nécessaire. Ne pas laisser tremper le cresson. Le laver seulement avant de le consommer sinon les feuilles perdent leur belle apparence.

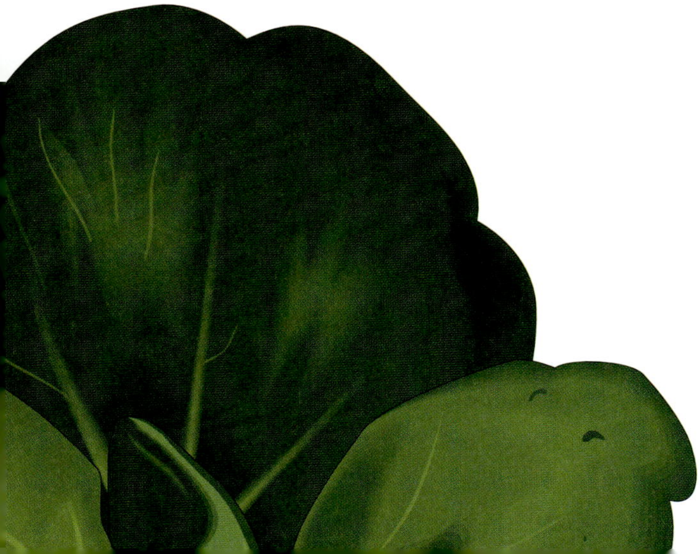

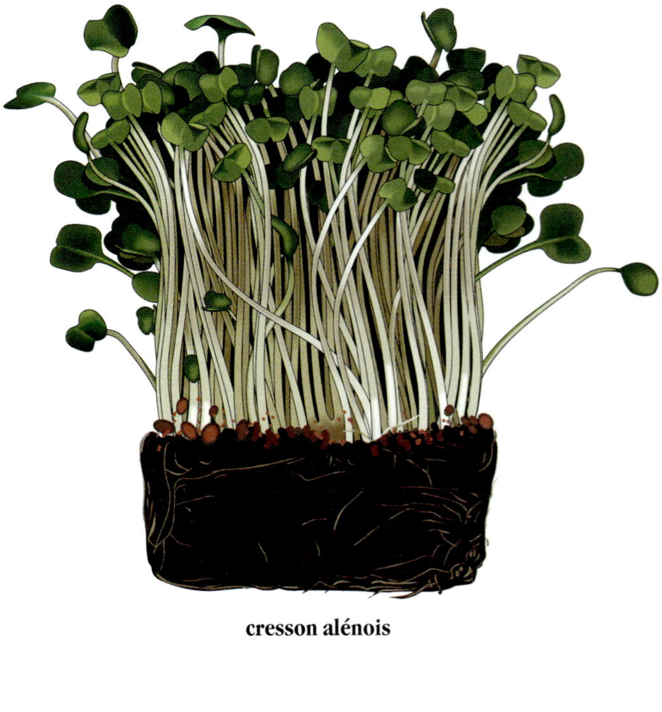

cresson alénois

Utilisation

Le cresson se mange cru ou cuit. Le cresson de fontaine tendre et juteux est particulièrement apprécié cru. Ses feuilles fines ont un goût moutardé agréable dans les salades. Le cresson alénois possède une saveur plus piquante qui aromatise salades, sauces et sandwichs.

Il est préférable d'utiliser le cresson avec modération afin que sa saveur prononcée ne masque pas la saveur des autres aliments. Le cresson décore et assaisonne mayonnaises, trempettes, salades de pommes de terre, pâtes alimentaires et tofu. Il se cuit et s'apprête comme l'épinard. Il est excellent en purée incorporée dans les sauces, la purée de pommes de terre; on le sert aussi en potage.

Conservation

Très fragile, le cresson se conserve mal, même réfrigéré. Enrouler un papier humide autour de ses racines et mettre le tout dans un sac de plastique perforé au réfrigérateur; le cresson se conservera alors 1 jour ou 2. Le consommer le plus tôt possible. On peut prolonger la durée de conservation du cresson en mettant ses tiges dans un récipient contenant de l'eau fraîche, que l'on change chaque jour.

Radicchio

Cichorium intybus var. *foliosum*, Composées

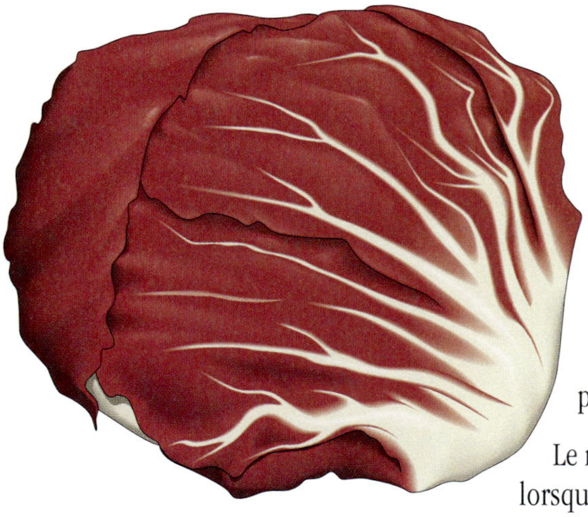

Plante potagère originaire du nord de l'Italie, de la province de Veneto, cultivée depuis dans le midi de la France, le radicchio est une variété de chicorée rouge. Il est cultivé en Italie depuis le XVIe siècle et ce pays en est le principal producteur.

Le radicchio possède des feuilles d'abord vertes, qui rougissent lorsque la température fraîchit. Les feuilles de certaines variétés, cependant, demeurent vertes malgré le froid ou ne s'ornent que de petites taches roses ou rouges. Le radicchio peut avoir la taille d'une laitue Boston ou d'une endive. La variété de radicchio la plus connue possède des feuilles rondes et brillantes, de couleur rouge foncé aux nervures blanches. La saveur est légèrement amère et légèrement acidulée.

Achat

Rechercher un radicchio à la base ferme et intacte, et aux feuilles compactes, bien colorées et sans décoloration brunâtre à leur pointe.

Préparation

Retirer le cœur. Séparer les feuilles et enlever toute partie brunâtre. Laver, puis assécher les feuilles.

Utilisation

Le radicchio se mange cru ou cuit. Cru, il est très décoratif et peut servir comme saladier pour recevoir crudités, olives, fromage, salade de pommes de terre, salade de riz, fruits, etc. Il ajoute une note croquante et colorée aux salades. Puisque sa saveur est passablement amère, il convient de le combiner à d'autres laitues pour l'apprécier pleinement. Cuit, il colore soupes, riz, légumineuses, pâtes alimentaires, omelettes, tofu. Il peut aussi être cuit entier à la broche. Il remplace ou accompagne l'endive et la scarole dans la plupart des recettes.

Valeur nutritive

eau	93 %
protéines	0,6 g
matières grasses	0,2 g
glucides	1,8 g
	par 40 g (250 ml)

Le radicchio contient de l'acide folique, du potassium, du cuivre et de la vitamine C. On le dit apéritif, dépuratif, diurétique, stomachique, reminéralisant et tonique.

Conservation

Conserver le radicchio au réfrigérateur. Le mettre dans un sac de plastique perforé sans le laver, il se gardera environ 1 semaine. Il est plus savoureux et plus ferme cependant s'il est consommé sans délai.

Chicorée

Cichorium intybus et *Cichorium endivia,* Composées

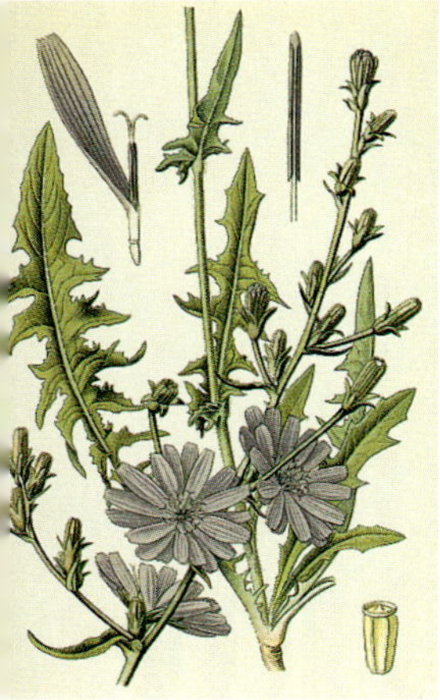

La chicorée sauvage est très amère ; ses tiges courtes sont formées de feuilles vertes à bords dentés rappelant le pissenlit.

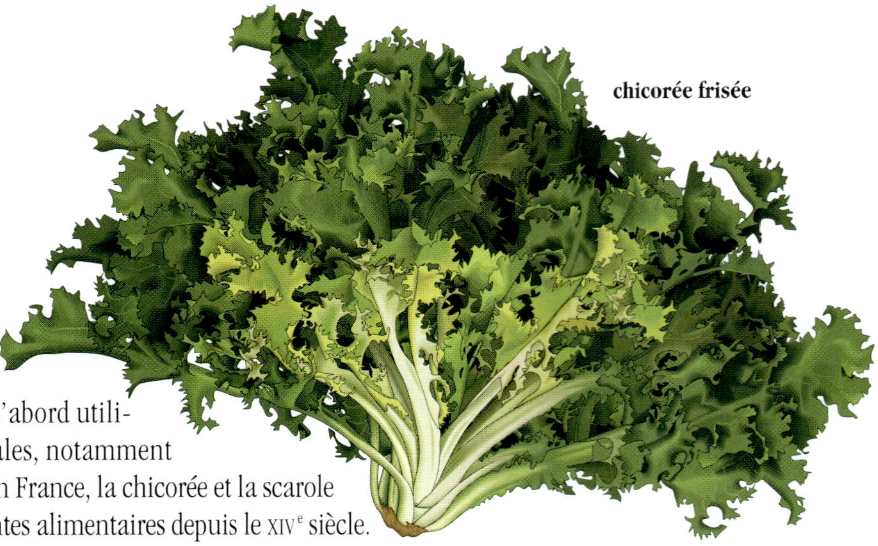

chicorée frisée

Plantes potagères annuelles probablement originaires de la région méditerranéenne, la chicorée et la scarole furent d'abord utilisées comme plantes médicinales, notamment par les Romains et les Grecs. En France, la chicorée et la scarole sont consommées comme plantes alimentaires depuis le XIVe siècle.

La **chicorée sauvage** (*Cichorium intybus*) pousse un peu partout à l'état sauvage en Amérique du Nord, en Europe et dans les régions tempérées de l'Afrique du Nord. Elle est très amère. Ses tiges courtes sont formées de feuilles vertes à bords dentés rappelant le pissenlit ; elle se consomme en salade lorsqu'elle est jeune et tendre.

La racine de chicorée sauvage peut se transformer par forçage en un légume savoureux car moins amer, plus croquant et plus sucré. Nommé *witloof* en flamand, ce qui signifie « feuille blanche », ce légume est plus connu sous le nom d'endive.

La **chicorée frisée** (*Cichorium endivia* var. *crispa*) peut mesurer 45 cm de long, formant un plant volumineux, elle se consomme surtout en salade. Ses feuilles vertes, fortement dentelées, étroites et pointues poussent en rosette ; elles ont des nervures blanchâtres ou rougeâtres et sont passablement amères. Le cœur et les feuilles du centre sont jaunâtres ou blanchâtres.

La **scarole** (*Cichorium endivia* var. *latifolia*) a de larges feuilles moins frisées et moins amères que celles de la chicorée. Plus ou moins ondulées, ces feuilles sont légèrement dentées sur les bords et forment un plant moins volumineux. Les feuilles intérieures sont plus pâles (blanches bordées de jaune) et moins amères que les feuilles extérieures. La scarole souffre souvent d'une infection qui brunit le bout de ses feuilles, surtout au centre ; il faut jeter ces parties brunes.

Achat

Rechercher des légumes au cœur pâle entouré de feuilles fermes, lustrées, croustillantes, bien frisées et d'un vert vif.

Conservation

Pour bien conserver la chicorée et la scarole, les mettre dans un sac de plastique perforé ou les envelopper, sans trop serrer, dans un linge humide. Elles se conserveront ainsi jusqu'à 1 semaine. Éviter de les emballer hermétiquement, car ces légumes pourriront s'ils ne peuvent plus respirer ; il est préférable de les assécher le plus possible avant de les ranger au réfrigérateur.

S'ils sont défraîchis, ces légumes pourront redevenir croquants après avoir été plongés dans de l'eau glacée. La chicorée et la scarole sont trop fragiles pour être congelées.

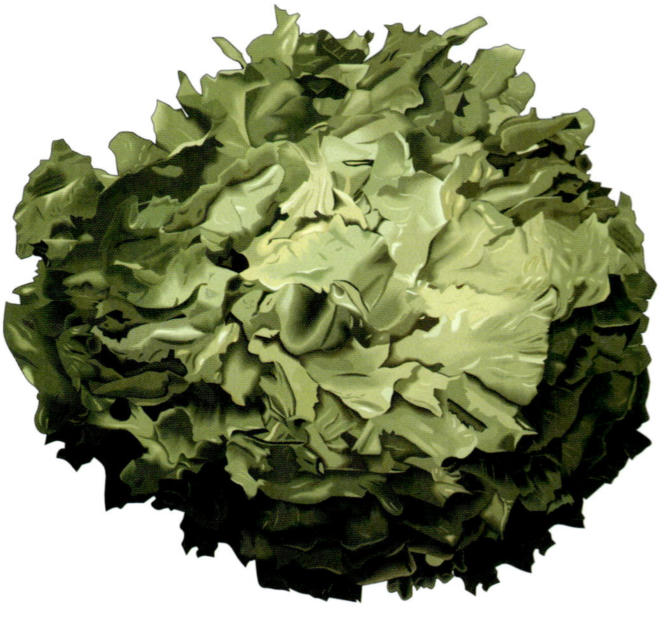

scarole

Utilisation

La chicorée et la scarole se mangent le plus souvent crues, mais on peut aussi les cuire. Crues ou cuites, on les utilise comme la laitue ou l'épinard qu'elles peuvent remplacer ou accompagner. Crues, elles sont surtout servies en salade, arrosées de vinaigrette ou de mayonnaise. Il est intéressant de les combiner à d'autres verdures, le coup d'œil, la saveur et l'apport nutritionnel des salades en sont améliorés.

Ces légumes peuvent être braisés ou mis dans des soupes en fin de cuisson pour les parfumer. Ils peuvent également être braisés puis gratinés, être incorporés aux flans, quiches ou béchamel. Il s'agit d'excellents moyens d'utiliser des feuilles défraîchies; écarter les toutes premières feuilles, sauf s'il s'agit de légumes biologiques.

Salade de chicorée frisée aux lardons

4 PORTIONS

1 chicorée frisée
125 g (¼ de lb) de lard fumé
1 c. à soupe de beurre
1 petit oignon
1 c. à soupe de persil
1 c. à soupe de ciboulette
80 ml (⅓ de tasse) d'huile d'olive
1 c. à thé de moutarde de Dijon
2 c. à soupe de vinaigre de vin rouge
sel et poivre

1. Éliminer les feuilles extérieures abîmées de la laitue. La laver, l'essorer et la diviser en bouchées. La mettre dans un saladier.

2. Peler l'oignon et l'émincer. L'ajouter à la chicorée ainsi que la ciboulette et le persil hachés.

3. Retirer la couenne du lard et tailler celui-ci en dés. Dans une poêle, les faire dorer au beurre.

4. Préparer la vinaigrette : dans un bol, mélanger le sel, le poivre et le vinaigre de vin. Ajouter la moutarde et l'huile d'olive. Bien émulsionner. Verser sur la salade. Remuer.

5. Parsemer la salade de lardons chauds, en évitant d'y ajouter la graisse de cuisson. Remuer à nouveau.

Préparation

Laver ces légumes rapidement à grande eau sans les laisser tremper seulement avant de les consommer, sinon leurs feuilles perdent leur belle apparence. Enlever les feuilles flétries et les parties dures. Ne couper et n'assaisonner ces légumes qu'au moment de les utiliser, afin d'éviter qu'ils ne se détrempent et pour diminuer la perte de vitamines.

Valeur nutritive

	chicorée sauvage crue	*chicorée frisée et scarole*
eau	92 %	94 %
protéines	1,7 g	1,2 g
matières grasses	0,3 g	0,2 g
glucides	4,7 g	3,4 g
calories	23	17
		par 100 g

La chicorée sauvage est une excellente source d'acide folique, de vitamine A et de potassium; elle est une bonne source de vitamine C, d'acide pantothénique et de cuivre. Elle contient du magnésium, du calcium, du fer, de la riboflavine, de la vitamine B_6 et du zinc.

La chicorée frisée et la scarole sont une excellente source d'acide folique et de potassium; elles sont une bonne source de vitamine A et contiennent de l'acide pantothénique, de la vitamine C, du zinc, du fer, du cuivre et du calcium.

On dit ces légumes apéritifs, dépuratifs, diurétiques, stomachiques, vermifuges, cholagogues, reminéralisants et toniques. Le « café » à base de chicorée serait légèrement laxatif et aurait un effet tonique intestinal.

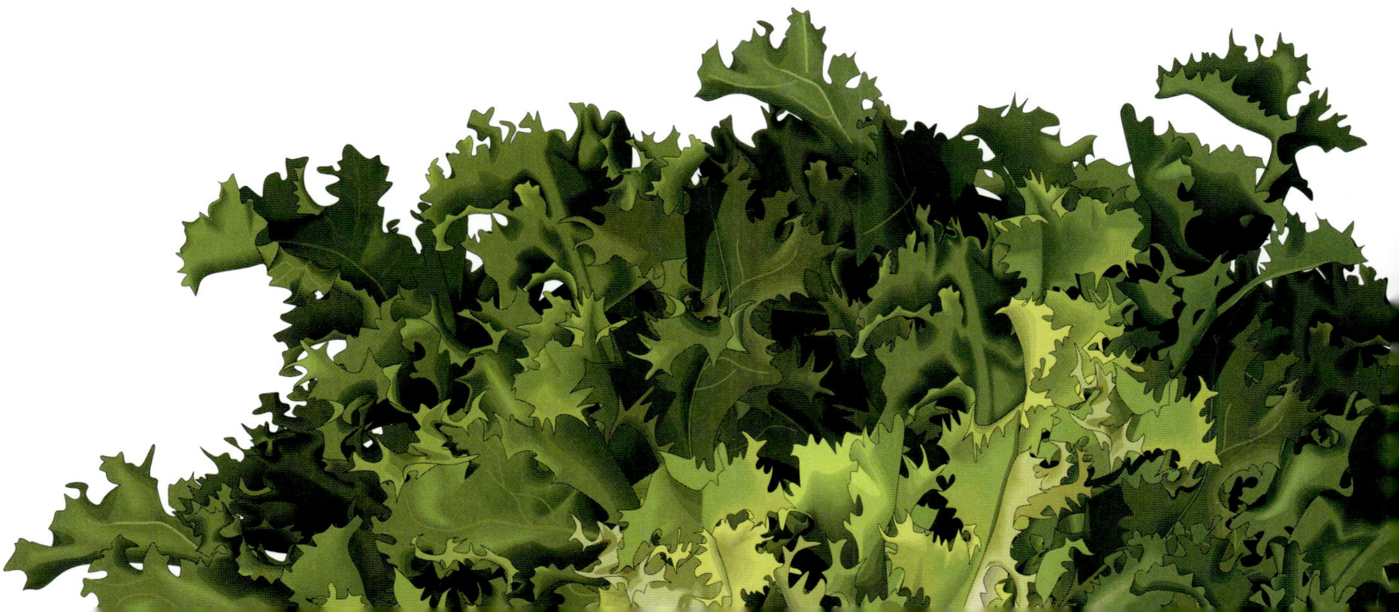

Endive

Cichorium intybus, Composées

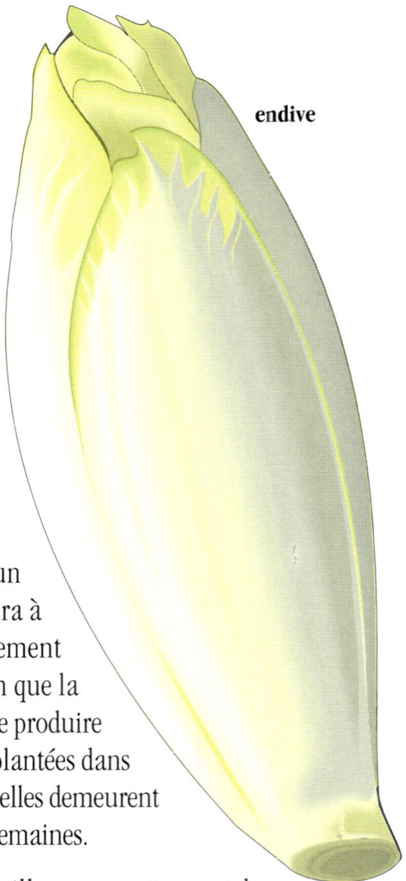
endive

Plante potagère qui fut créée par hasard au XIXe siècle. Vers 1850, un paysan belge découvrit accidentellement des racines de chicorée sauvage qui avaient l'allure de pousses allongées, jaunâtres et comestibles. Par la suite, un botaniste belge, Brézier, en améliora la culture pour obtenir l'endive que l'on connaît aujourd'hui. Nommé *witloof* en flamand, qui signifie « feuille blanche », ce légume est plus connu sous le nom d'« endive » ou de « chicon ». Longtemps inconnue en Amérique du Nord, l'endive y est maintenant cultivée, notamment au Québec. En Europe, on la cultive en France, en Hollande, en Belgique et en Italie.

La culture de l'endive est assez complexe. Au printemps, on trouve dans un premier temps un turion (le bourgeon formé à fleur de terre) qu'on récoltera à l'automne pour ses racines qui seront bien développées. Ces racines fraîchement cueillies sont entreposées à l'extérieur pendant au moins un mois, de façon que la température fraîche stimule le métabolisme de la racine pour lui permettre de produire l'endive. Ensuite, ces racines sont « forcées », c'est-à-dire qu'elles sont transplantées dans un milieu chaud et à l'abri de la lumière (afin qu'elles ne verdissent pas et qu'elles demeurent douces), ce qui permet la croissance de l'endive qui sera récoltée après 3 ou 4 semaines.

L'endive mesure de 12 à 20 cm de long et environ 5 cm de diamètre. Les feuilles croquantes sont de couleur blanc crémeux devenant jaunâtre à la pointe, et leur saveur est légèrement amère. Une nouvelle variété d'endive, l'endive rouge, est apparue récemment sur les marchés. Il s'agit d'une hybridation de l'endive blanche et du radicchio rouge ; sa saveur est plus douce que celle de l'endive blanche. Elle ne peut pas être cuite, car elle se décolore et perd son goût caractéristique.

Achat

Choisir des endives fermes aux feuilles compactes d'un blanc crémeux. L'endive blanche constitue un meilleur achat si elle est cinq fois plus longue que large et si seulement deux feuilles extérieures sont visibles. Écarter des endives amollies aux feuilles vertes, car elles seront amères, ou celles dont l'extrémité des feuilles a bruni.

Préparation

Il n'est pas nécessaire de laver l'endive, on peut essuyer les feuilles extérieures avec un linge humide. Il est même conseillé de ne pas la laisser tremper dans l'eau, car cela la rend amère. Ne couper et n'assaisonner l'endive qu'au moment de l'utiliser pour éviter qu'elle ne brunisse au contact de l'air. Laisser les feuilles de l'endive entières ou les trancher. Pour séparer les feuilles, couper un petit cône de 2,5 cm environ à la base de l'endive où se concentre l'amertume.

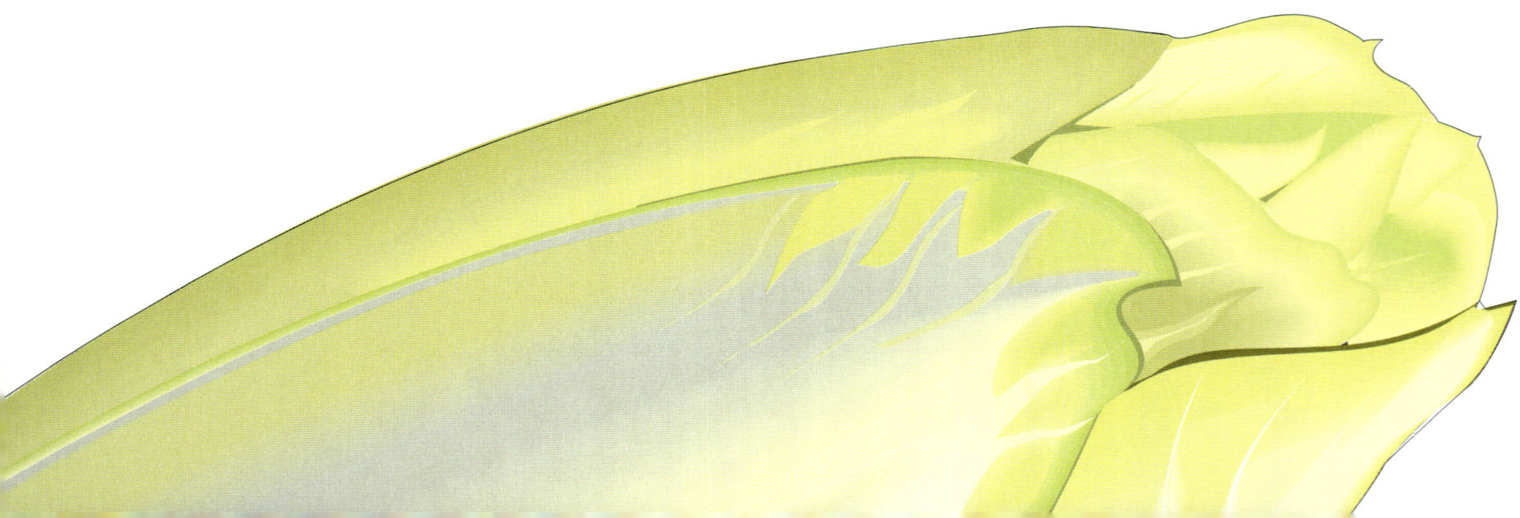

Endives gratinées au jambon

4 PORTIONS

8 endives
8 tranches minces de jambon de Paris
125 ml (½ tasse) de gruyère râpé
4 c. à soupe de beurre
500 ml (2 tasses) de sauce béchamel
1 pincée de sucre
½ citron
sel et poivre

1. Essuyer les endives avec soin. Enlever les feuilles extérieures et, à l'aide d'un petit couteau, enlever le trognon en forme de cône.

2. Faire cuire les endives à l'étuvée : dans une cocotte, faire fondre le beurre. Y disposer les endives côte à côte avec une pincée de sel et le jus de citron. Saupoudrer de sucre. Faire cuire à feu très doux pendant 45 min.

3. Préchauffer le four à 200 °C (400 °F). Beurrer un plat à four.

4. Retirer les endives de la cocotte, les égoutter et les enrouler séparément dans une tranche de jambon. Ranger les endives dans le plat beurré. Les napper de sauce béchamel chaude. Parsemer de gruyère râpé et de noisettes de beurre. Gratiner au four préchauffé environ 20 min.

Utilisation

L'endive se consomme crue ou cuite. C'est un aliment recherché. Crue, elle est souvent servie en salade, arrosée de vinaigrette ou de mayonnaise. Les feuilles utilisées en barquettes peuvent être farcies de fromage. Il est intéressant de la combiner à d'autres verdures, le coup d'œil, la saveur et l'apport nutritionnel en sont améliorés. L'endive peut également être braisée, cuite à l'étuvée et nappée de béchamel ou tout simplement arrosée de beurre et assaisonnée de fines herbes. Elle peut aussi être étuvée et enroulée de jambon puis gratinée : une recette classique.

Cuisson

On peut braiser l'endive au four de 30 à 45 min ou la cuire à la vapeur de 25 à 35 min.

Conservation

L'endive se conserve entre 5 et 7 jours au réfrigérateur dans un sac de plastique perforé ou enveloppée dans un linge humide, sans trop serrer. Elle est meilleure très fraîche. La congélation ne lui convient pas.

Valeur nutritive

	crue
eau	95 %
protéines	1 g
matières grasses	0,1 g
glucides	3,2 g
calories	15
	par 100 g

L'endive est une excellente source d'acide folique, une bonne source de potassium et elle contient de la vitamine C, de l'acide pantothénique, de la riboflavine et du zinc.

On la dit apéritive, dépurative, diurétique, digestive, cholagogue, reminéralisante et tonique.

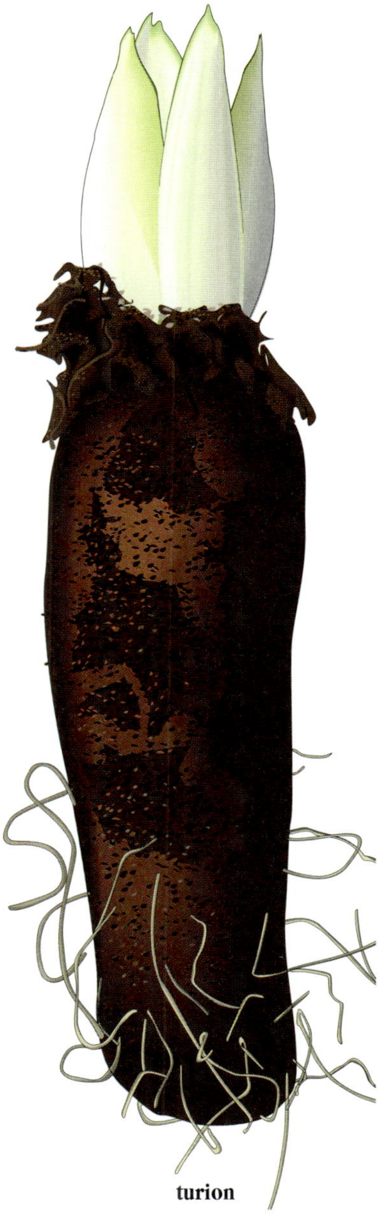
turion

Laitue

Lactuca sativa, Composées

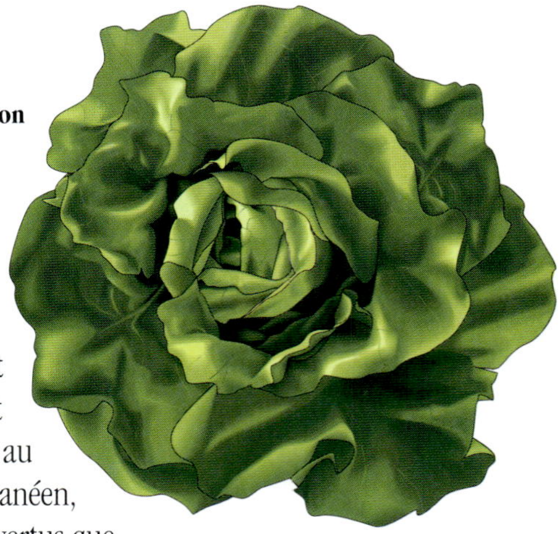
laitue Boston

Plante potagère originaire de l'est de la Méditerranée et de l'Asie occidentale dont la culture remonte aussi loin que 4 500 ans avant notre ère ; on soupçonne qu'à cette époque la laitue était cultivée pour l'huile contenue dans ses graines. Par contre, il est certain que la laitue était consommée pour ses feuilles par les Perses au VIe siècle avant notre ère. Fortement implantée dans le bassin méditerranéen, la laitue fut très appréciée des Grecs et des Romains, autant pour ses vertus que comme légume. Lors d'un voyage aux Caraïbes, Christophe Colomb y aurait introduit des graines de laitue.

Le mot laitue vient du latin *lactuca*, dérivé de *lactus* signifiant « lait », parce qu'une substance laiteuse s'écoule de ses tiges entaillées.

La laitue est une plante annuelle dont il existe plus de 100 variétés ; les feuilles tendres et croquantes sont habituellement vertes, mais peuvent aussi être rouges. Leur forme et leur saveur diffèrent selon les variétés. On trouve principalement sur le marché la laitue pommée, la laitue beurre, la frisée, la romaine et la laitue asperge.

Laitue pommée (var. *capitata*). En Amérique du Nord, la plus connue de cette variété de laitue est la laitue iceberg. L'appellation s'est imposée au début de la commercialisation à grande échelle de cette laitue, car on la recouvrait de glace pour la conserver durant le transport. Les feuilles sont vertes et croquantes à l'extérieur, puis jaunâtres ou blanchâtres au centre, car elles ne sont pas exposées à la lumière. Cette laitue moins colorée que les autres contient moins d'éléments nutritifs.

Laitue beurre (var. *capitata*). Les deux variétés de laitue beurre les plus connues en Amérique du Nord sont la laitue Bibb et la laitue Boston ; ces laitues sont très tendres. Il existe au sein de ces deux groupes une certaine variation tant au niveau de la coloration, de la taille que de l'apparence. Ces laitues se distinguent par la tendreté de leurs larges feuilles légèrement pommées mais non compactes, qui se séparent très facilement. La laitue Boston a les feuilles plus larges et d'un vert plus pâle que la laitue Bibb, dont certaines variétés sont colorées de rouge. Les feuilles du centre de la laitue beurre sont jaunâtres ; très estimée en Europe, cette laitue est partout appréciée pour sa finesse.

Laitue frisée (var. *crispa*). Laitue non pommée aux feuilles frisées et ondulées dont il existe plusieurs variétés qui ont toutes en commun de larges et longues feuilles tendres et savoureuses, colorées de vert, parfois de rouge ou simplement ornées de rouge dans leur partie supérieure. Certaines variétés ont une légère saveur de noisette.

Laitue romaine (var. *longifolia*). Cette laitue possède de longues feuilles fermes et cassantes d'un vert soutenu, et une côte principale rigide, fibreuse, et particulièrement cassante. Les feuilles intérieures, d'un vert plus pâle et avec une côte jaunâtre, sont plus tendres.

Laitue asperge (var. *angustana*). Cette laitue est issue d'un croisement entre le céleri et la laitue. Sa saveur rappelle ces deux légumes ; plutôt rare en Amérique du Nord, la laitue asperge est surtout connue en Orient où ses tiges sont consommées crues ou cuites comme le céleri, tandis que ses feuilles sont surtout utilisées cuites.

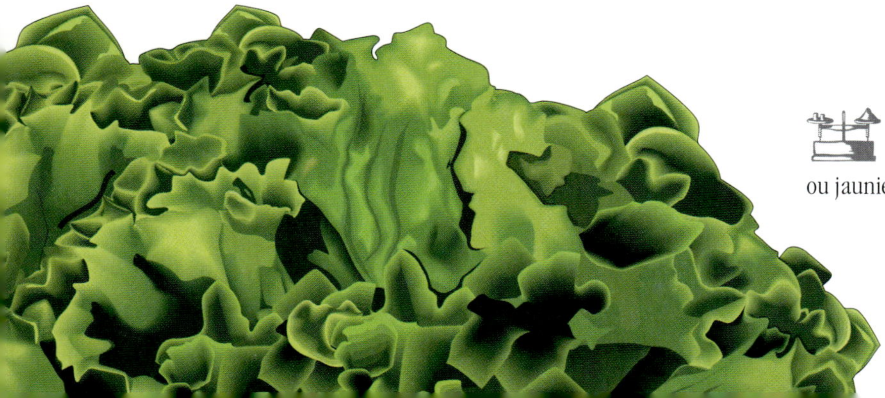

Achat

Rechercher une laitue au cœur pommé et aux feuilles lustrées, fermes et croustillantes ; écarter une laitue molle, terne, détrempée, rouillée ou jaunie, ou celles dont les extrémités sont desséchées ou brunies.

Valeur nutritive

	Boston	*iceberg*	*frisée*	*romaine*	*asperge*
eau	95,6 %	95,9 %	94 %	94,9 %	94,5 %
protéines	0,7 g	0,6 g	0,8 g	1 g	0,5 g
matières grasses	0,1 g	0,1 g	0,2 g	0,1 g	0,2 g
glucides	1,3 g	1,2 g	2,1 g	1,4 g	2,2 g
calories	8	8	11	9	13

par 60 g (250 ml)

La laitue est riche en eau et pauvre en calories ; elle est généralement riche en acide folique. Son contenu en vitamines et en sels minéraux varie selon les variétés.

Plus la laitue est verte, plus elle contient de vitamines et de minéraux. On la dit apéritive, analgésique, émolliente et calmante ; elle est recommandée contre l'insomnie, la toux et l'excitation nerveuse ou sexuelle. Les moines du Moyen Âge étaient tenus d'en manger afin de préserver leur chasteté.

Salade César

4 PORTIONS

1 romaine
2 œufs
4 filets d'anchois à l'huile
1 gousse d'ail
80 ml (⅓ de tasse) de parmesan râpé
1 c. à soupe de câpres
3 tranches de pain de mie
½ citron
4 c. à soupe d'huile d'olive
sel et poivre

1. Effeuiller la romaine, la laver et l'essorer. Mettre dans un saladier.
2. Faire durcir les œufs en les laissant bouillir 10 min. Les rafraîchir, les écaler, puis les couper en quartiers.
3. Égoutter les filets d'anchois et les hacher.
4. Peler les gousses d'ail et les hacher.
5. Écroûter les tranches de pain et les tartiner avec du beurre à l'ail.

Les couper en petits cubes. Les déposer sur une plaque à biscuits et les faire dorer au four à 180 °C (350 °F) jusqu'à ce qu'ils soient bien secs.

6. Mélanger le demi-citron, l'huile, le sel et le poivre.
7. Dans le saladier, verser cette vinaigrette sur la romaine et bien remuer.
8. Ajouter les œufs, les anchois et les câpres. Parsemer les croûtons à l'ail et poudrer la salade de parmesan.

Utilisation

La laitue se mange le plus souvent crue, mais on peut aussi la cuire. Comme le persil, c'est un aliment que l'on peut utiliser presque partout. Crue, elle est surtout servie en salade, arrosée de vinaigrette ou de mayonnaise, ou elle est mise dans les sandwichs. Il est intéressant de combiner plusieurs variétés de laitues dans une salade ; le coup d'œil, la saveur et l'apport nutritionnel en sont améliorés.

La laitue est souvent braisée ou mise dans des soupes. Taillées en chiffonnade et ajoutées dans la soupe en fin de cuisson, les feuilles de laitue cuiront avec la chaleur du bouillon qu'elles parfumeront délicatement ; il s'agit d'un excellent moyen d'utiliser un reste de laitue ou de feuilles défraîchies ; éliminer les toutes premières feuilles, sauf s'il s'agit de laitue biologique ou de culture hydroponique. Réduites en purée, les feuilles font aussi un excellent potage.

Les feuilles de laitue servent à préparer les petits pois à la française (cuits avec laitue et petits oignons). La laitue romaine est utilisée pour préparer la classique salade César.

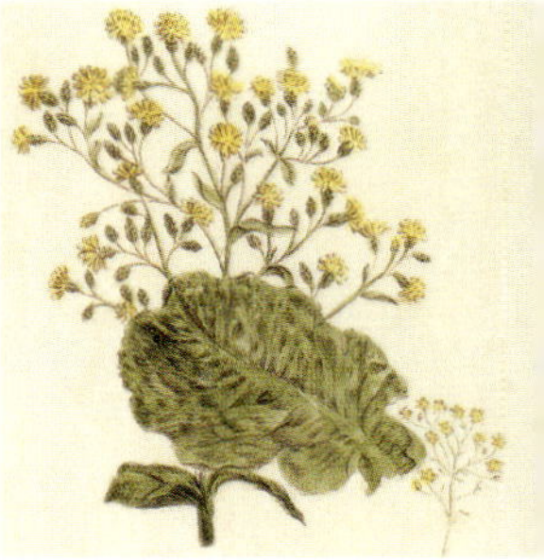

La laitue est une plante dont il existe plus de 100 variétés ; les feuilles tendres et croquantes sont habituellement vertes, parfois rouges ; leur forme et leur saveur varient selon les variétés.

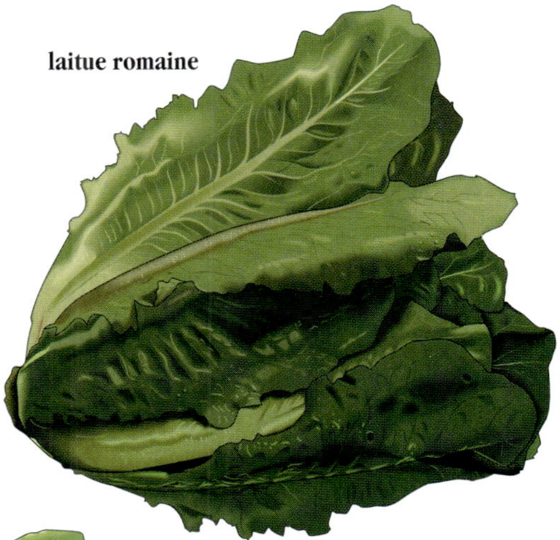

laitue romaine

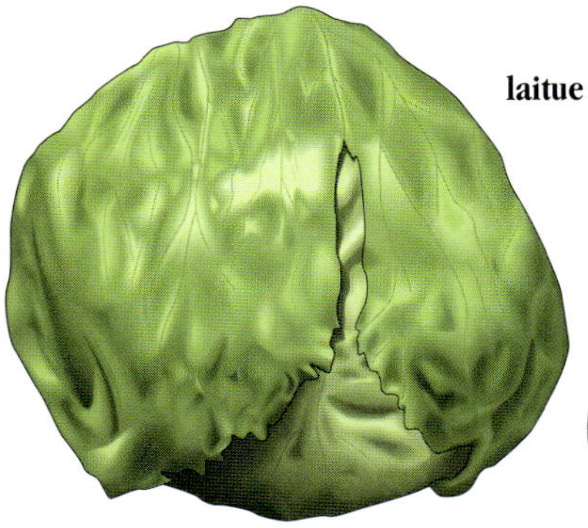

laitue iceberg

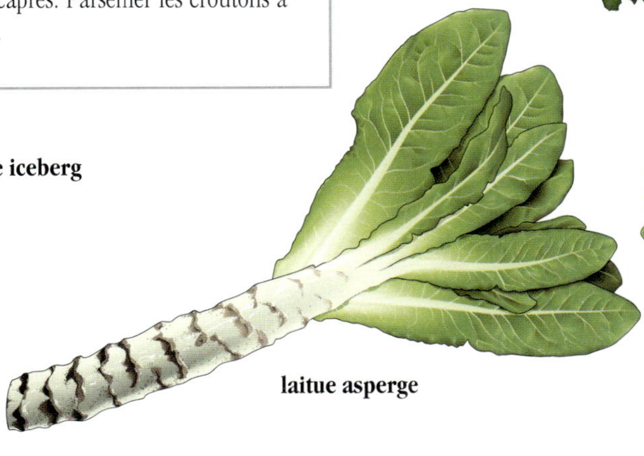

laitue asperge

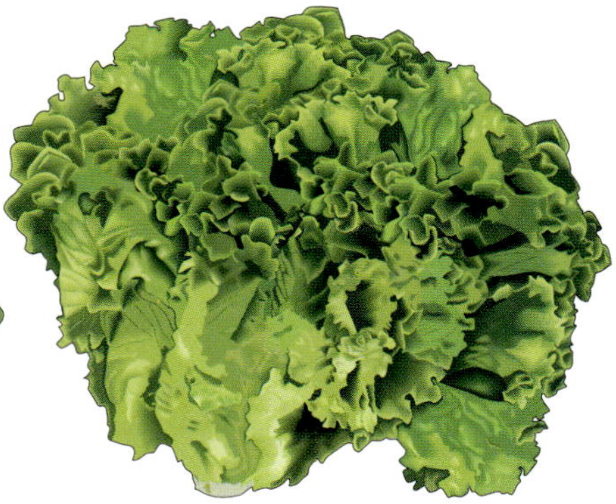

laitue frisée

Préparation

Retirer les premières feuilles flétries et les parties dures. Laver soigneusement la laitue pour enlever sable, terre et insectes logés dans les feuilles. Certaines variétés, dont la laitue frisée, nécessitent un lavage minutieux. Laver les feuilles dans plusieurs eaux, si nécessaire en les secouant doucement et sans les laisser tremper. Les égoutter soigneusement (une essoreuse à salade facilite la tâche).

L'assaisonnement adhère mieux aux feuilles bien égouttées. Déchiqueter la laitue à la main plutôt qu'à l'aide d'un couteau qui la ferait rouiller. On détache plus facilement les feuilles de laitue en retirant le trognon. Ne sortir la laitue du réfrigérateur et ne l'assaisonner de vinaigrette qu'au moment de servir afin d'éviter qu'elle ne s'amollisse. Si la laitue est trop amère, on peut la blanchir en la plongeant quelques minutes dans de l'eau bouillante.

Conservation

Pour bien conserver la laitue, il est important de l'empêcher de pourrir et de se déshydrater. Laver la laitue frisée et la laitue romaine avant de les réfrigérer afin de les débarrasser de la terre, des insectes et très souvent d'un surplus d'humidité qui les détériorent.

Ne laver la laitue Boston, la laitue Bibb et la laitue iceberg qu'au moment de les utiliser, car elles sont très fragiles. Une laitue très tendre doit être consommée rapidement. La laitue romaine se conserve de 3 à 5 jours; la laitue iceberg, de 1 à 2 semaines; la laitue Boston, de 2 à 3 jours, tout comme la laitue frisée. Dans tous les cas, elle se conserve au réfrigérateur enveloppée dans un linge humide, sans trop serrer, ou dans un plat hermétique. Une laitue pourra redevenir croustillante si elle est plongée dans l'eau froide. Éloigner la laitue des fruits ou des légumes produisant de l'éthylène en quantité (pommes, poires, bananes, cantaloups et tomates), car ce gaz fait brunir les feuilles.

La laitue est trop fragile pour être congelée.

Violette

Viola odorata, Violacées

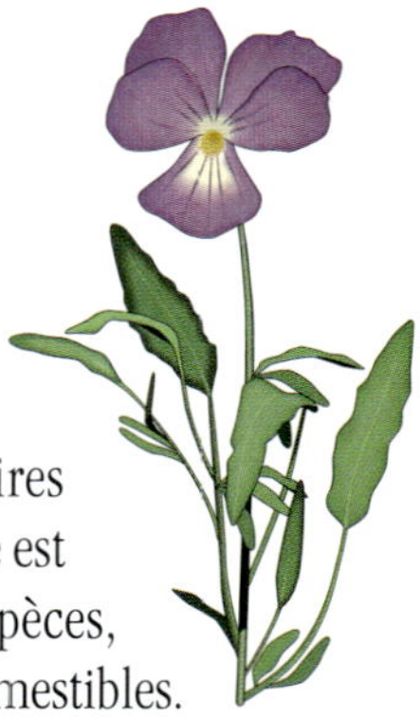

Plante ornementale vivace dont les feuilles et les fleurs servent à des fins culinaires (lorsqu'elles sont nouvellement écloses), et à des fins médicinales. La violette odorante est très utilisée en cuisine. Elle appartient à une grande famille qui comprend 500 espèces, incluant notamment les pensées. Les pensées sauvages comportent aussi des feuilles comestibles.

La violette atteint environ 15 cm de hauteur. Ses feuilles et ses fleurs ont une saveur suave et délicate. Autrefois, la violette était principalement utilisée pour ses vertus expectorantes; aujourd'hui, on l'utilise en confiserie.

Achat

Ne pas acheter les violettes chez les marchands de fleurs, car celles-ci ne sont pas destinées à être consommées et peuvent contenir des produits chimiques nocifs; se procurer les feuilles et les fleurs de violette dans les épiceries fines ou spécialisées.

Conservation

Les feuilles et les fleurs de violette sont fragiles, il vaut mieux les consommer dès qu'on les achète. Elles se conservent cependant quelques jours au réfrigérateur.

Utilisation

Les feuilles et les fleurs de violette s'utilisent fraîches, séchées ou confites; elles décorent salades, pâtisseries et boissons; elles peuvent aromatiser des entremets et être ajoutées dans des farces de volaille ou de poisson.

Dans les salades, incorporer la vinaigrette avant de déposer les fleurs afin qu'elles ne s'imbibent pas d'huile. On extrait de la violette une essence qui sert à parfumer gâteaux, crème glacée, friandises et liqueurs; cette essence est abondamment utilisée par l'industrie cosmétique.

Valeur nutritive

La violette aurait plusieurs propriétés médicinales; on la dit notamment expectorante et elle pourrait soulager les migraines et la fièvre. En infusion, elle aurait des propriétés légèrement sédatives. Les feuilles en cataplasme auraient des propriétés émollientes.

La violette fait de délicieuses tisanes; mettre 1 c. à thé de feuilles ou de fleurs pour 250 ml d'eau et laisser infuser 10 min.

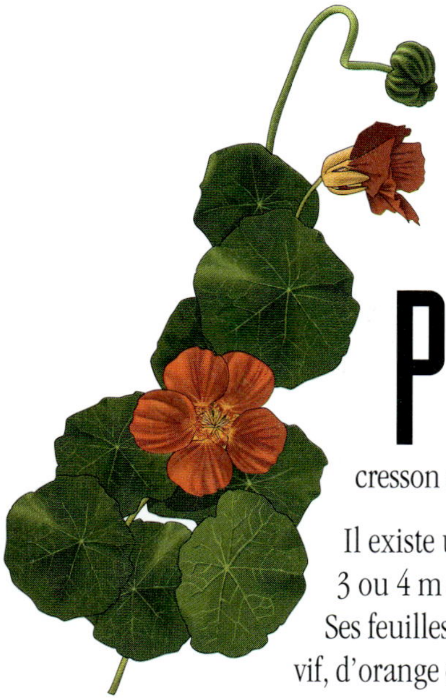

Capucine

Tropæolum majus, Tropæolacées

Plante ornementale originaire d'Amérique du Sud dont on consomme les feuilles, les fleurs et les boutons floraux. La capucine est vivace sous les climats tropicaux et pousse en annuelle sous les climats tempérés ; elle fut initialement nommée « cresson des Indes », parce que son goût est piquant comme celui du cresson et que l'on avait confondu l'Amérique avec les Indes.

Il existe une centaine de variétés de capucines dont certaines peuvent atteindre jusqu'à 3 ou 4 m de haut ; l'espèce commune est basse et compacte et dépasse rarement 30 cm. Ses feuilles vertes sont plates et arrondies. Ses fleurs délicates prennent des teintes de jaune vif, d'orange ou de rouge.

Achat

Acheter les feuilles et les fleurs de capucine dans les épiceries ou boutiques spécialisées, car les capucines vendues chez les marchands de fleurs ne sont pas destinées à être consommées et peuvent contenir des produits chimiques nocifs.

Utilisation

Les jeunes feuilles et les fleurs ajoutent une note piquante et décorative aux salades ; incorporer la vinaigrette avant de déposer les fleurs afin qu'elles ne s'imbibent pas d'huile. Les fleurs peuvent aussi décorer soupes, légumes, volaille, poisson, viande, pâtisseries et boissons. Les boutons floraux et les fruits verts, encore tendres, sont confits dans du vinaigre à l'estragon et peuvent remplacer les câpres.

Valeur nutritive

La capucine a un certain nombre de propriétés médicinales ; on la dit stimulante, expectorante, antiscorbutique, diurétique et topique. Cette dernière propriété aiderait à prévenir la perte de cheveux par l'application d'une lotion à base de capucine sur le cuir chevelu.

Les graines de capucine auraient un effet purgatif.

Conservation

Les feuilles et les fleurs de capucine sont fragiles. On devrait les consommer dès qu'on se les procure.

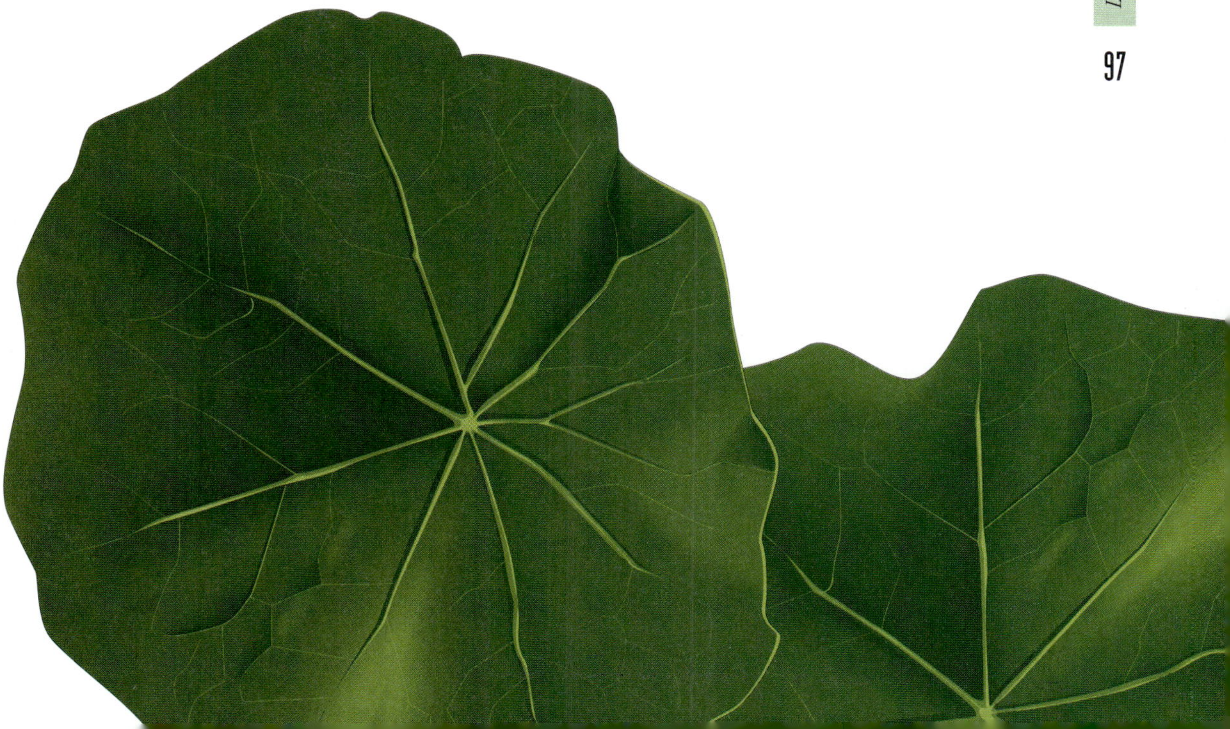

Chou

Brassica oleracea, Crucifères

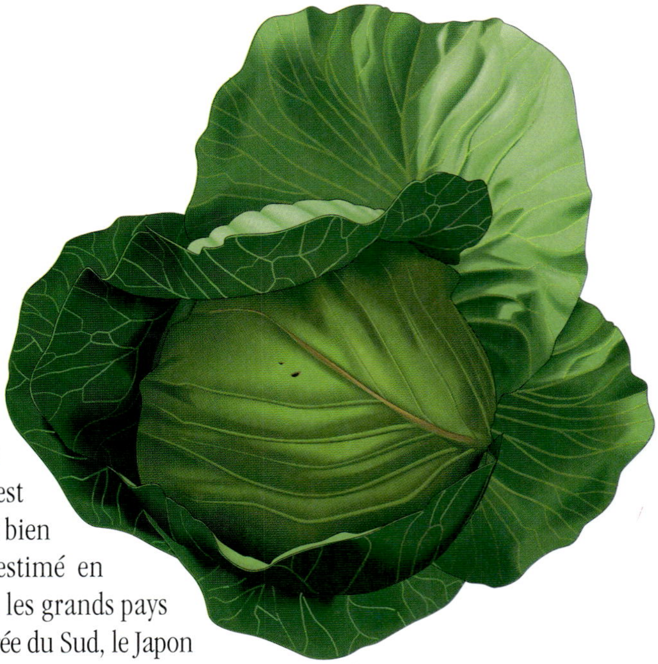

Plante potagère probablement rapportée d'Asie Mineure en Europe environ 600 ans avant notre ère. Quoique d'autres variétés aient été développées par les Grecs et les Romains dans la région méditerranéenne, elles ne formaient pas encore de « tête pommée » telle qu'on la connaît aujourd'hui. La culture du chou s'est répandue dans le nord de l'Europe parce qu'elle est bien adaptée au froid. Ce légume devint donc très estimé en Allemagne, en Pologne et en Russie. Aujourd'hui, les grands pays producteurs de choux sont la Russie, la Chine, la Corée du Sud, le Japon et la Pologne. Le chou est reconnu pour ses nombreuses propriétés médicinales depuis les temps anciens. Les Grecs et les Romains le considéraient comme une véritable panacée.

Le chou fait partie d'une grande famille qui comprend notamment le chou frisé, le brocoli, le chou cavalier, le chou de Bruxelles, le chou laitue, le chou chinois, le chou-fleur, le chou de Milan, le chou marin et le chou-rave. Il est formé d'une superposition de feuilles épaisses, pommées ou non, lisses ou frisées, de couleur verte, blanche ou rouge. Les feuilles intérieures sont plus pâles que les feuilles extérieures car la lumière ne les atteint pas. Les choux pèsent généralement de 1 à 3 kg et mesurent de 10 à 20 cm de diamètre.

Il existe près de 400 variétés, fort différentes tant par leur forme que par leur genre et leur couleur. On trouve des choux à inflorescences (brocoli, chou-fleur), d'autres à tige (chou-rave, chou frisé, chou cavalier, choux chinois) ou à feuilles lisses ou frisées (chou de Milan, choux verts, choux blancs et choux rouges). Toutes les espèces partagent cependant certaines caractéristiques dans leur composition et leurs propriétés médicinales.

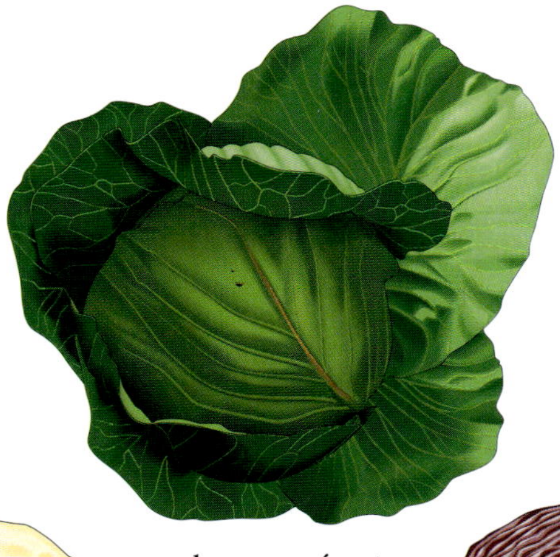

chou pommé vert

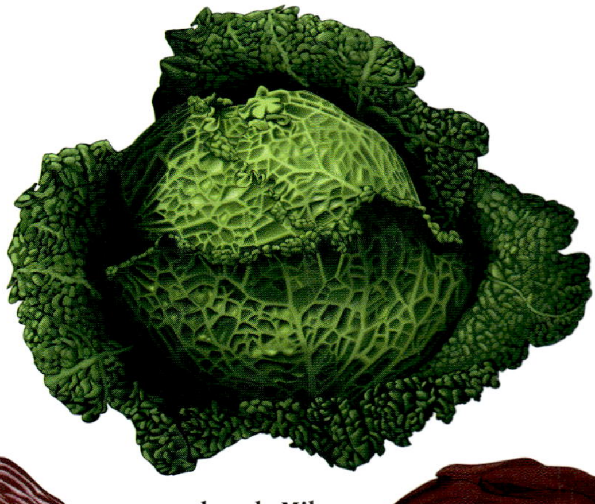

chou de Milan

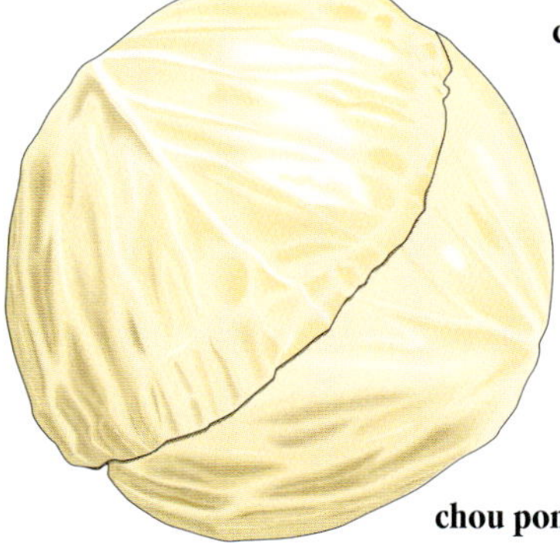

chou pommé blanc

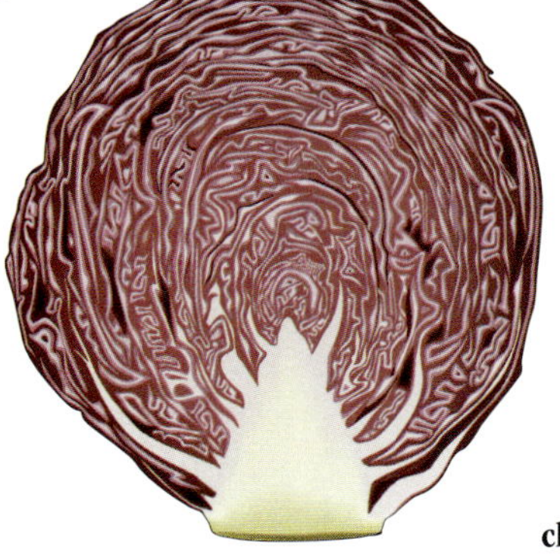

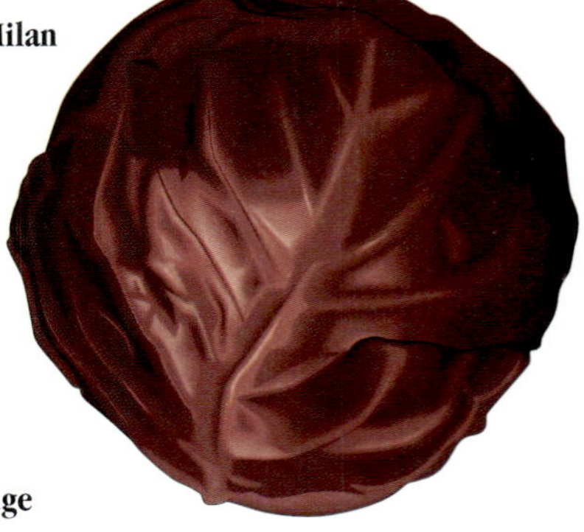

chou pommé rouge

Achat

Choisir des choux lourds et compacts, aux feuilles brillantes, bien croustillantes et colorées, exemptes de taches, de craquelures et de meurtrissures.

Préparation

Les choux peuvent contenir des vers. Pour plusieurs, cette caractéristique est positive car cela signifie souvent qu'ils ont été cultivés sans insecticides chimiques. Pour déloger les vers encore présents, mettre le chou à tremper une quinzaine de minutes dans de l'eau salée ou vinaigrée.

Les choux exempts de vers n'ont pas besoin de tremper, les laver après les avoir débarrassés de leurs feuilles extérieures fibreuses ou endommagées.

Feuilles de chou farcies

6 PORTIONS

1 chou vert moyen
125 ml (½ tasse) d'oignon haché
500 g (1 lb) de viande hachée (bœuf, veau ou porc)
250 ml (1 tasse) de riz cuit
1 c. à soupe de beurre
280 ml (10 oz) de bouillon de bœuf
280 ml (10 oz) de jus de tomate
2 c. à soupe de concentré de tomates
1 gousse d'ail
3 c. à soupe de persil frais
le jus de ½ citron
½ c. à thé de zeste de citron
1 pincée d'origan
sel et poivre

1. Préchauffer le four à 180 °C (350 °F).
2. Enlever le cœur du chou. Plonger le chou dans une grande casserole d'eau bouillante salée. Faire bouillir, sans couvrir, pendant environ 10 min, le temps que les feuilles extérieures aient ramolli. Égoutter et laisser refroidir.
3. Peler et hacher finement l'oignon et l'ail. Ciseler le persil.
4. Dans une poêle, faire fondre le beurre. Y faire revenir, à feu moyen, l'oignon, l'ail, la viande. Assaisonner. Incorporer le riz cuit, le concentré de tomates, le zeste et le jus de citron. Mélanger 2 min et retirer du feu. Laisser tiédir.
5. Séparer avec soin les feuilles de chou, en mettant de côté celles qui sont trop grosses. Les éponger avec du papier absorbant, les étaler et répartir la farce entre elles. Rouler les feuilles de chou sur elles-mêmes en repliant les extrémités vers l'intérieur.
6. Beurrer un plat à four et y déposer les rouleaux.
7. Dans un bol, mélanger le bouillon de bœuf et le jus de tomate. Verser délicatement sur les rouleaux. Couvrir d'une feuille de papier aluminium. Faire cuire au four 1 h ou plus, jusqu'à ce que les rouleaux soient tendres.

Utilisation

Le chou peut être consommé cru, cuit ou fermenté. Le chou fermenté donne la choucroute. La fermentation est obtenue par l'action du sel sur du chou finement émincé, ce qui entraîne la production d'acide lactique. Cette fermentation rend le chou plus digestible, transforme la consistance et la saveur, et laisse le contenu en vitamines et en sels minéraux presque intact.

Cru, le chou peut être râpé ou coupé ; il est délicieux en salade. Une salade de chou sera plus savoureuse si elle a séjourné au moins 30 min au réfrigérateur. Le chou peut être cuit à l'étouffée, à la vapeur, être braisé, sauté, farci, etc. Il connaît autant d'apprêts rustiques que classiques. On le met dans les soupes et les ragoûts, on le cuit à la chinoise. Il se cuisine bien avec les carottes, oignons, pommes de terre ainsi qu'avec le lard et les saucisses.

Cuisson

Une cuisson trop longue ou à grande eau décolore le chou, le rend pâteux et occasionne une perte de valeur nutritive et de saveur et, de plus, son odeur devient pénétrante et désagréable. Utiliser très peu d'eau (1 à 2 cm au fond du récipient) et ne pas ajouter d'ingrédient acide (vinaigre, jus de citron), sauf s'il s'agit du chou blanc, ni d'ingrédient alcalin (bicarbonate de sodium). Déposer le chou uniquement lorsque l'eau bout et cuire brièvement (chou râpé de 5 à 8 min, en quartiers de 10 à 15 min). Le chou rouge requiert des soins particuliers si on veut éviter sa décoloration. On devrait le couper avec un couteau en acier inoxydable afin d'empêcher que ses pigments bleuissent. Pour en faire une salade, on devrait l'arroser d'un peu de vinaigre après l'avoir détaillé en lanières. L'ajout d'un ingrédient acide à l'eau de cuisson avive sa couleur ; trop d'eau le décolore.

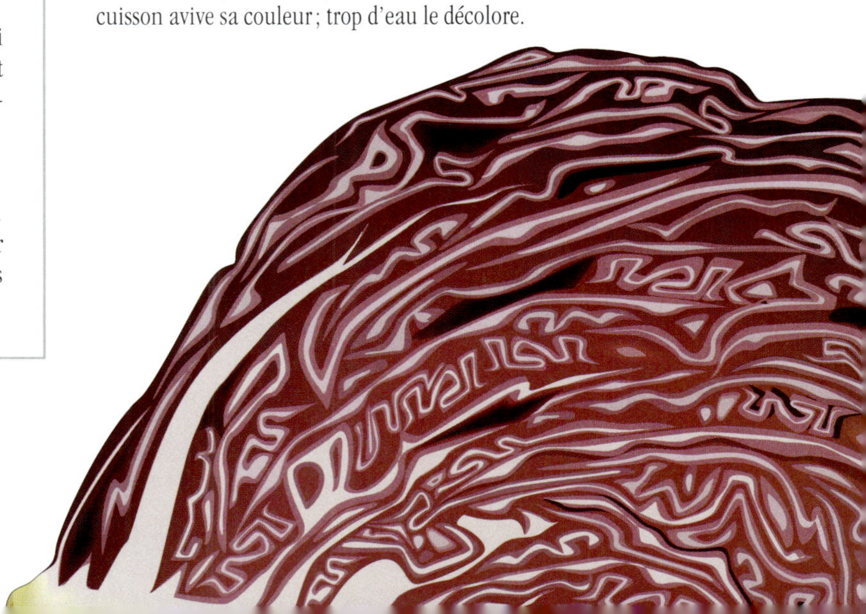

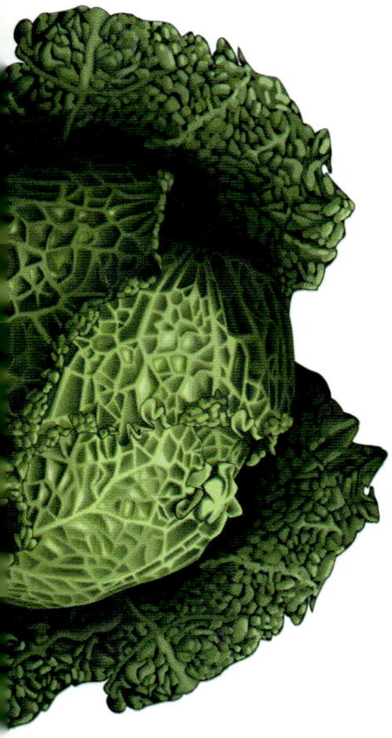

Conservation

Conserver les choux au réfrigérateur dans le bac à légumes ou dans un sac de plastique perforé. Ils se conserveront environ 2 semaines. Les choux acquièrent une odeur plus prononcée en vieillissant, surtout s'ils sont coupés ; les couvrir et éviter de les placer près d'aliments auxquels ils pourraient communiquer leur odeur. Les choux peuvent se conserver dans une chambre froide si les conditions sont idéales, soit 90 à 95 % d'humidité et une température ne dépassant pas 3 °C, se situant si possible près de 0 °C.

Les choux se congèlent après avoir été blanchis pendant 1 min s'ils sont râpés et 2 min s'ils sont coupés en pointes. Ils auront toutefois une texture ramollie à la décongélation. Les choux peuvent être déshydratés.

Valeur nutritive

	cru	*cuit*
eau	93 %	93,6 %
protéines	1,2 g	1,0 g
matières grasses	0,2 g	0,2 g
glucides	5,4 g	4,8 g
fibres	1,8 g	1,7 g
calories	24	21
		par 100 g

Le chou cru est une excellente source de vitamine C et d'acide folique, une bonne source de potassium, et il contient de la vitamine B_6. Le chou cuit est une bonne source de vitamine C et de potassium ; il contient de l'acide folique.

On dit le chou anticancéreux et son jus d'une grande efficacité pour le traitement des ulcères d'estomac. On le dit aussi antidiarrhéique, antiscorbutique, antibiotique, reminéralisant et apéritif. En phytothéraphie on s'en sert pour traiter plus de 100 maladies.

Le chou renferme une substance qui provoque souvent la flatulence, ainsi que diverses substances soufrées responsables de la saveur et de l'odeur caractéristiques du chou. Les substances soufrées sont libérées lorsque l'on coupe le chou et deviennent donc actives à l'air ambiant.

Chou marin

Crambe maritima, Crucifères

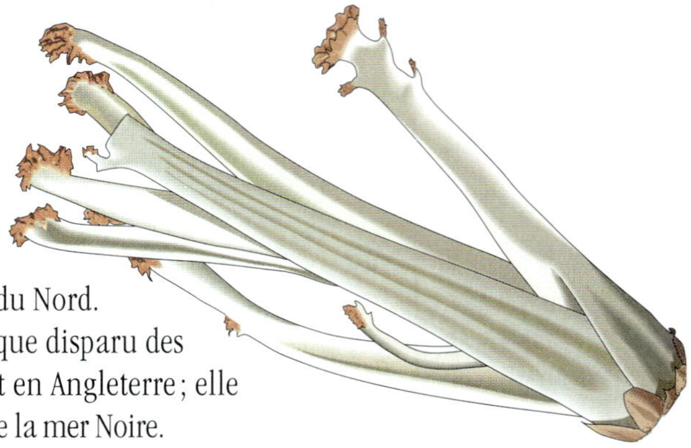

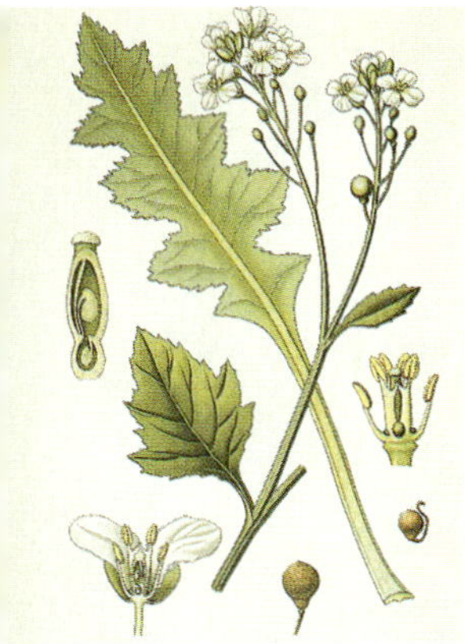

Les feuilles du chou marin sont souvent recouvertes (comme l'endive) pour en retarder le développement et obtenir seulement des côtes bien charnues, presque jaunes.

Plante originaire de l'Europe occidentale, le chou marin est plus connu en Europe qu'en Amérique du Nord. C'est une espèce protégée en France et elle a presque disparu des côtes bretonnes. On la cultive encore en France et en Angleterre ; elle pousse aussi sur les rives de l'Atlantique, de la Baltique et de la mer Noire.

Vivace et mesurant entre 15 et 60 cm de haut, le chou marin a des feuilles vert pâle aux pétioles larges et charnus qui sont comestibles ; elles sont souvent recouvertes (comme l'endive) pour en retarder le développement et obtenir seulement des côtes bien charnues, presque jaunes. Il en existe de 20 à 30 variétés.

Valeur nutritive

	cuit
eau	95 %
protéines	1,4 g
glucides	0,8 g
	par 100 g

Les feuilles de chou marin auraient des propriétés diurétiques et antiscorbutiques.

Cuisson

Les feuilles du chou marin nécessitent environ 10 min de cuisson à la vapeur.

Utilisation

Le chou marin bouilli est particulièrement délicieux nappé d'une sauce relevée ou tout simplement sauté à l'ail. Ses tiges blanchies sont comestibles et s'apprêtent comme les asperges, nappées de beurre ou d'une sauce légère ; elles sont meilleures lorsqu'elles mesurent 20 cm. Le chou marin peut également être dégusté cru avec une vinaigrette.

Conservation

Le chou marin se conserve au réfrigérateur de 2 à 3 jours ou au congélateur pendant 1 an, après avoir été blanchi.

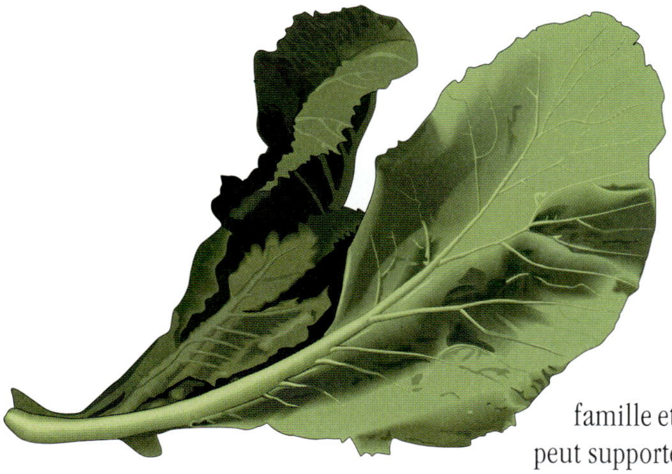

Chou cavalier

Brassica oleracea var. *viridis,* Crucifères

Plante potagère originaire de l'est de la région méditerranéenne ou de l'Asie, le chou cavalier appartient à la grande famille des choux. C'est l'un des plus anciens membres de la famille et l'un des plus résistants. Comme le chou frisé, il peut supporter des températures aussi basses que -15 °C et il survit aussi à des températures élevées. Le chou cavalier fut introduit en Amérique du Nord par les esclaves africains et ne fut consommé pendant longtemps que dans le sud des États-Unis.

Les feuilles lisses, épaisses et nervurées sont aplaties ou frisées au bord, selon les variétés. Les côtes centrales blanchâtres sont coriaces et peu agréables à manger. Le chou cavalier a une forte saveur qui est cependant plus douce que celle du chou frisé.

Achat

Choisir des choux cavaliers aux feuilles fermes, bien colorées et relativement petites, exemptes de taches et de moisissures.

Préparation

Bien laver le chou cavalier à l'eau courante, car souvent du sable et de la terre sont emprisonnés dans ses feuilles. Séparer chaque feuille de la côte centrale et jeter cette côte fibreuse, sauf si le chou cavalier est jeune et tendre.

Utilisation

Le chou cavalier frais ajoute une note piquante aux salades; l'utiliser avec modération, cependant, car sa texture et sa saveur sont assez particulières. Le blanchir quelques minutes avant de le cuisiner si on désire que sa saveur soit moins prononcée. En fait, il peut être apprêté comme l'épinard.

Le chou cavalier se marie particulièrement bien avec l'orge, le riz brun, le kasha, les pommes de terre et les légumineuses. Il confère sa forte saveur aux soupes et aux ragoûts. Il est délicieux nappé de sauce et gratiné ou en purée, servie telle quelle ou mélangée avec de la purée de pommes de terre, de patates douces ou de légumineuses. Il s'incorpore très bien aux omelettes et aux quiches. On le cuit souvent à l'étuvée, accompagné de porc fumé, jusqu'à ce que les feuilles deviennent molles ou demeurent légèrement fermes, au goût, ou alors comme les épinards. On peut servir les feuilles de chou cavalier avec un soupçon de beurre et de jus de citron.

Conservation

Placer le chou cavalier au réfrigérateur sans le laver, enveloppé dans un papier absorbant humide et un sac de plastique perforé. Il peut se conserver plusieurs jours, mais il est plus savoureux et moins amer lorsqu'il est consommé sans délai.

Le chou cavalier peut se congeler; le blanchir 2 ou 3 min, le temps que les feuilles amolissent légèrement.

Cuisson

On cuit le chou cavalier à la vapeur, à l'étuvée ou à la chinoise.

Valeur nutritive

	cru	***cuit***
eau	90,5 %	92 %
protéines	1,6 g	1,4 g
matières grasses	0,2 g	0,2 g
glucides	7,1 g	6,1 g
calories	31	27

par 100 g

Le chou cavalier cru est une excellente source de vitamine A et une bonne source de vitamine C; il contient du potassium et de l'acide folique. Cuit, c'est une excellente source de vitamine A; il contient de la vitamine C et du potassium.

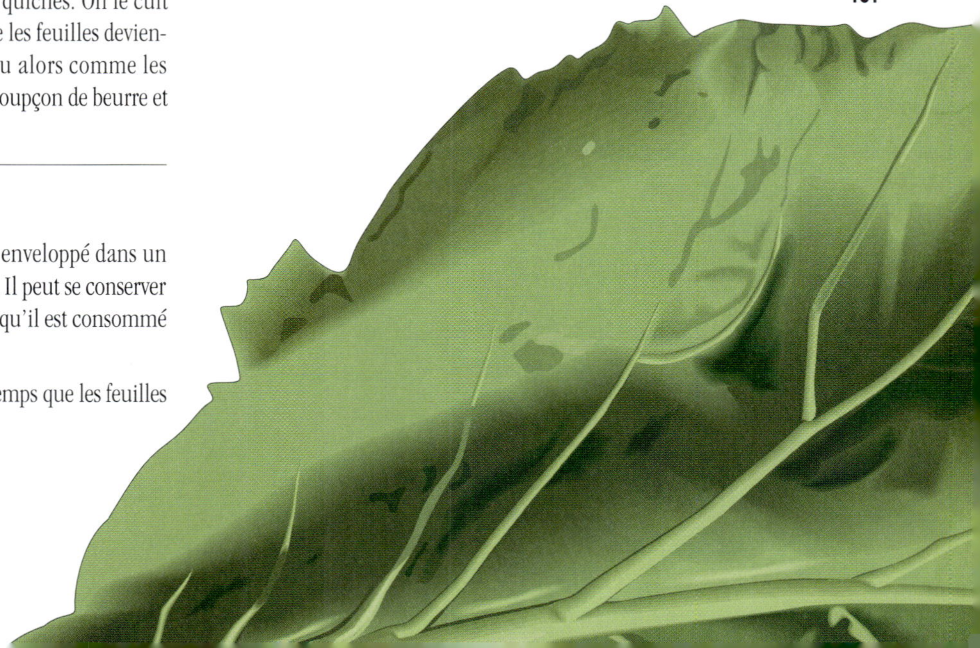

Chou frisé

Brassica oleracea var. *acephala f. sabellica,* Crucifères

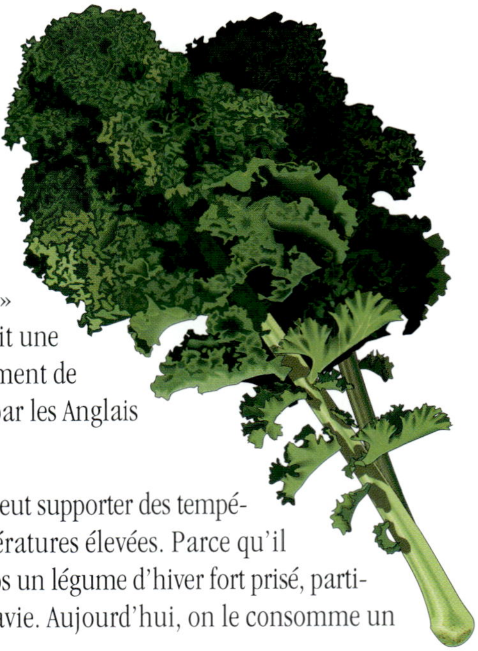

Plante potagère dont les premières cultures auraient eu lieu dans la région méditerranéenne. On l'appelait alors « chou » bien avant que la variété pommée n'existe. Le chou frisé était une culture importante du temps des Romains ; il devint un aliment de base chez les paysans au Moyen Âge et fut apporté aux États-Unis par les Anglais au XVIIe siècle.

Le chou frisé est l'un des plus résistants de la famille des choux ; il peut supporter des températures aussi basses que -15 °C mais il ne supporte pas des températures élevées. Parce qu'il résiste au froid et qu'il pousse facilement, le chou frisé fut longtemps un légume d'hiver fort prisé, particulièrement en Écosse, en Allemagne, en Hollande et en Scandinavie. Aujourd'hui, on le consomme un peu partout dans le monde.

Le chou frisé a de grandes feuilles fibreuses, très frisées, de saveur prononcée. Leur couleur varie du vert pâle au vert foncé, parfois même au vert bleuté. Ces feuilles ne sont pas pommées, caractéristique exprimée par le mot latin qui décrit cette variété de chou *acephala* et qui signifie « sans tête ». Ces feuilles surmontent de fines tiges blanchâtres très fibreuses, pouvant mesurer de 30 à 40 cm. Le chou frisé est tellement décoratif qu'on en a développé des variétés ornementales (voir *Chou laitue*).

Achat

Rechercher des choux frisés aux feuilles fermes, bien colorées et relativement petites, exemptes de taches et de moisissures.

Valeur nutritive

	cru	cuit
eau	84,5 %	91 %
protéines	3,3 g	1,9 g
matières grasses	0,7 g	0,4 g
glucides	10 g	5,6 g
fibres	1,5 g	2,0 g
calories	50	32
		par 100 g

Le chou frisé cru est une excellente source de vitamine C, de vitamine A et de potassium ; il est une bonne source de vitamine B_6 et de cuivre et contient de l'acide folique, du calcium, du fer, de la thiamine, de la riboflavine, de la niacine et du zinc.

Le chou frisé cuit est une excellente source de vitamines A et C et une bonne source de potassium ; il contient du cuivre, de la vitamine B_6, du calcium, du fer et de l'acide folique.

Préparation

Enlever les feuilles du pourtour, couper le trognon, séparer chaque feuille. Bien laver à l'eau courante ou à l'eau vinaigrée pour retirer la terre et les insectes qui peuvent s'y trouver.

Utilisation

Même s'il est rarement consommé cru, car il est plutôt coriace, le chou frisé frais peut ajouter une note piquante aux salades ; l'utiliser modérément cependant car sa texture et sa saveur sont particulières. Il transmet sa saveur prononcée aux soupes et aux ragoûts. Le blanchir quelques minutes à l'eau bouillante salée avant de le cuisiner si on désire atténuer sa saveur.

Le chou frisé est délicieux nappé de sauce et gratiné, ou en purée servie telle quelle ou ajoutée à une purée de pommes de terre.

Cuisson

On cuit le chou frisé à l'eau ou à la vapeur de 20 à 30 min, braisé en cocotte, farci ou sauté à la chinoise.

Conservation

Placer le chou frisé feuilles bien serrées plutôt qu'écartées au réfrigérateur sans le laver, dans un sac de plastique perforé. Il peut se conserver ainsi de 5 à 10 jours, mais il est plus savoureux et moins amer lorsqu'il est consommé rapidement. Le chou frisé peut se congeler après avoir été blanchi 2 à 3 min, le temps que les feuilles amolissent légèrement.

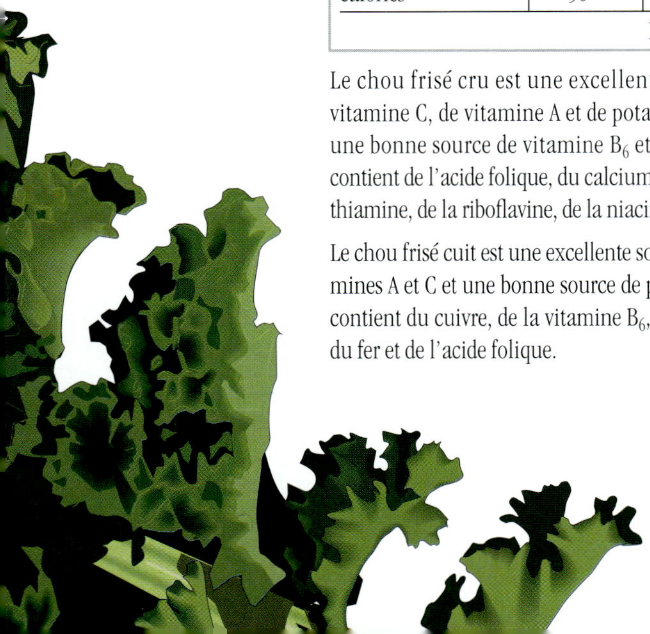

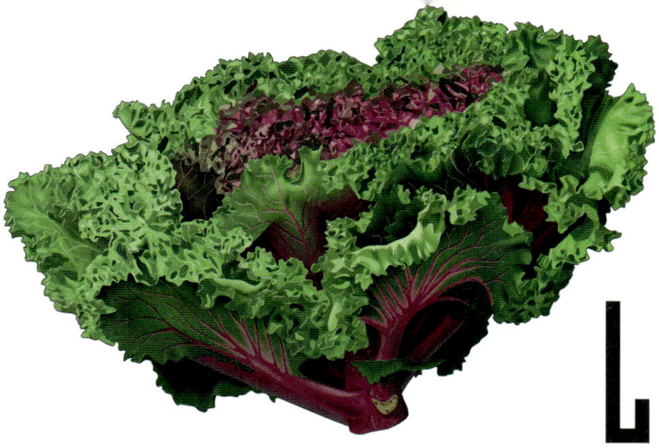

Chou laitue

Brassica oleracea var. *acephala,* **Crucifères**

Légume feuille qui appartient à la grande famille des Crucifères. Le chou laitue ou laitue Savoie est un proche parent du chou décoratif et du chou frisé. Il est apparu récemment sur les marchés. Un producteur de légumes californien, John Moore, a contribué à sa commercialisation ; il a découvert cette plante dans un jardin suédois et il fut tellement emballé par son aspect magnifique qu'il décida d'en améliorer la saveur.

Le chou laitue est très décoratif. Il ressemble plus à une fleur qu'à un légume ; ses feuilles non-compactes surmontent de courtes tiges. Elles sont frisées et leur couleur varie : pourpre rose, crème, vert ou blanc. Le chou laitue, tout en étant croquant, est plus tendre que le chou mais plus ferme que la laitue. Son goût moelleux rappelle celui du brocoli ou du chou-fleur.

Utilisation

Le chou laitue se consomme cru ou cuit. Cru, il ajoute une note croustillante et colorée aux salades. Le chou laitue colore soupes, riz, légumineuses, pâtes alimentaires, omelettes, tofu. Il est très décoratif. On peut s'en servir pour tapisser les assiettes de service ou comme décoration pour contenir trempette, amuse-gueule, fromage, salade de pommes de terre, salade de riz et salade de fruits en son centre.

Cuisson

On cuit le chou laitue à la vapeur, à l'étuvée, à la chinoise. Éviter la surcuisson afin de préserver la couleur, la saveur et la valeur nutritive. L'ajout d'un ingrédient acide (vinaigre, jus de citron) aide à conserver la couleur.

Conservation

Placer le chou laitue au réfrigérateur sans le laver. L'envelopper d'un papier absorbant humide et le mettre dans un sac de plastique perforé ; il est plus savoureux consommé sans délai, mais il peut se conserver jusqu'à 1 semaine au réfrigérateur.

Achat

Choisir un chou laitue aux feuilles fermes et bien colorées, sans taches ni moisissures.

Préparation

Séparer chaque feuille de la base. Couper et jeter la tige si elle est coriace. Laver le chou laitue à l'eau courante.

Valeur nutritive

eau	92 %
protéines	2,1 g
matières grasses	0,4 g
glucides	3 g
calories	12
	par 100 g

Le chou laitue est riche en vitamine A, en vitamine C, en potassium, en phosphore, en calcium et en fer.

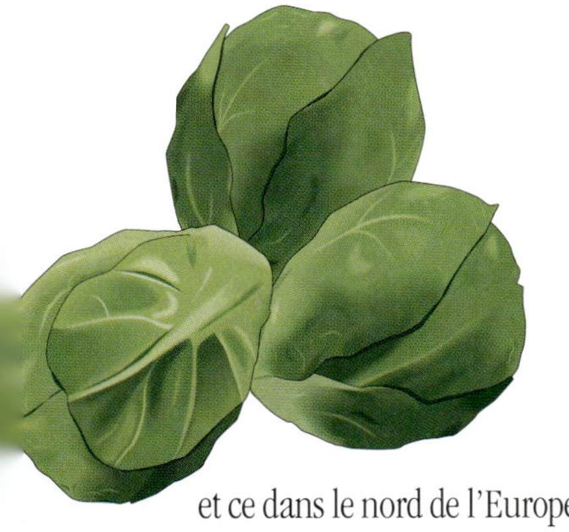

Chou de Bruxelles

Brassica oleracea var. *gemmifera,* **Crucifères**

Plante potagère dont l'origine est obscure ; même si le chou de Bruxelles est parent avec la variété sauvage du chou, utilisé depuis des milliers d'années, il semblerait que le chou de Bruxelles tel qu'on le connaît aujourd'hui n'aurait été développé que depuis quelques centaines d'années seulement, et ce dans le nord de l'Europe près de Bruxelles, raison pour laquelle on lui aurait donné le nom de cette ville.

Les choux de Bruxelles poussent en formation serrée à l'aisselle des feuilles étagées le long d'une tige qui peut atteindre 1 m de haut, et qui peut contenir de 20 à 40 pommes. On les cueille habituellement lorsqu'ils mesurent 3 cm de diamètre, moment où ils sont le plus tendres ; ils ressemblent à de petits choux pommés.

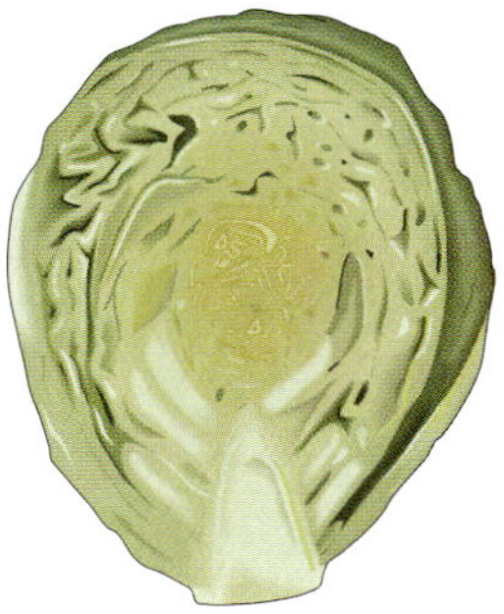

Préparation

Couper les trognons, éliminer les feuilles défraîchies, puis bien laver les choux de Bruxelles à l'eau courante ou les mettre à tremper une quinzaine de minutes dans de l'eau citronnée ou vinaigrée, s'il y a présence de vers.

Valeur nutritive

	cuit
eau	87 %
protéines	2,5 g
matières grasses	0,5 g
glucides	8,7 g
fibres	4,3 g
calories	39
	par 100 g

Le chou de Bruxelles est une excellente source de vitamine C, d'acide folique et de potassium; il contient de la vitamine B_6, du fer, de la thiamine, du magnésium, de la vitamine A, du phosphore et de la niacine. Comme tous les membres de la famille des crucifères, il aurait des propriétés anticancéreuses.

Achat

Choisir des choux de Bruxelles fermes et compacts, d'un beau vert brillant, sans feuilles jaunies, et de même taille car ils cuisent plus uniformément.

Utilisation

Contrairement aux autres choux, les choux de Bruxelles ne se consomment que cuits. On les sert comme légume d'accompagnement, seuls, arrosés de beurre ou nappés de béchamel et parfois gratinés. On les met dans les soupes et les ragoûts, on les cuit à la chinoise et on peut les réduire en purée avec des pommes de terre. On peut également les servir cuits mais froids, en salade.

Cuisson

Les choux de Bruxelles se cuisent entiers. Pour accélérer et rendre leur cuisson plus uniforme, faire une incision en forme de croix d'environ 5 mm à la base des choux.

Cuire les choux de Bruxelles rapidement afin d'éviter qu'ils ne deviennent pâteux. Pour cuire les choux de Bruxelles à l'eau, ne mettre que 1 ou 2 cm d'eau et cuire de 8 à 12 min. À la vapeur ou par braisage, les cuire environ 15 min; le temps de cuisson varie selon qu'on aime les choux de Bruxelles plus ou moins tendres.

Conservation

Les choux de Bruxelles se conservent 3 ou 4 jours au réfrigérateur dans un sac de plastique perforé, dans le bac à légumes, sans les laver.

Ils se congèlent entiers une fois blanchis pendant 3 min pour les petits choux ou 5 min pour les gros; ils se conserveront alors pendant 1 an.

Choux chinois

Brassica rapa, Crucifères

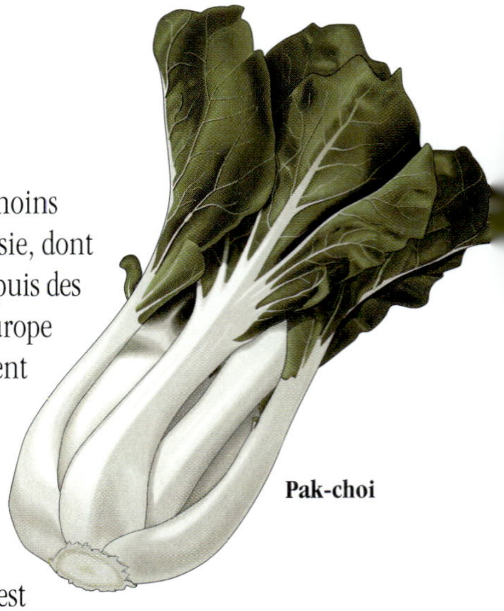

Pak-choi

Plantes probablement originaires de Chine et de l'est de l'Asie. Pas moins de 33 variétés différentes de choux chinois ont été répertoriées en Asie, dont très peu sont connues en Occident. Bien qu'ils soient consommés depuis des milliers d'années en Chine, les choux chinois ne sont connus en Europe que depuis le début du XVIIIe siècle. Les variétés les plus connues en Occident sont le chou de Pékin ou Pé-tsai, le Pak-choi ou Bok choy et le Gai lon. Une grande confusion existe dans leur classification et leurs dénominations tant scientifiques que communes.

Le **chou de Pékin** ou **Pé-tsai** (var. *pekinensis*) est originaire de Chine où on le consomme depuis des milliers d'années. Dans le nord de la Chine, c'est un aliment de tous les jours, qu'on aime bien consommer mariné. Le chou de Pékin ressemble par sa forme à une laitue romaine. C'est l'espèce connue depuis le plus longtemps en Occident. Les variétés les plus répandues sont la Michihili, qui peut atteindre 45 cm de long et 10 cm de diamètre, aux feuilles et aux tiges aplaties, et la variété Napa, large et compacte. Les feuilles extérieures, d'un vert pâle, sont plus foncées que les feuilles internes, d'un blanc verdâtre. Le chou de Pékin est plus riche en eau que les autres variétés, il est donc plus croquant et plus rafraîchissant. Il est aussi moins fibreux, de saveur moins prononcée mais plus agréable que le chou.

Le **Pak-choi** ou **Bok choy** (var. *chinensis*) est originaire de Chine. Ce chou fut introduit aux États-Unis par les Chinois qui participèrent à la ruée vers l'or à la fin du XIXe siècle. Le Pak-choi ressemble au céleri ou à la bette à carde ; ses tiges blanchâtres sont juteuses, croustillantes et de saveur douce. Elles se terminent par des feuilles nervurées, d'un vert soutenu, de saveur moins prononcée que celle du chou pommé. Il en existe de nombreuses variétés, aux tiges longues ou courtes.

Le **Gai lon** (var. *alboglabra*) est aussi nommé «*tsai shim*» ou « brocoli chinois », car il s'agit d'une sorte de brocoli. Les feuilles et les fines tiges florales sont comestibles. On a dit du Gai lon qu'il constituait le légume au goût le plus fin de toute la famille des choux.

Utilisation

Le chou de Pékin se consomme cru, cuit ou mariné. On ne doit le laver qu'au moment de l'utiliser. Retirer le nombre de feuilles voulu et couper la base de chacune. Laver, égoutter et utiliser cuit ou cru. Cru, il est délicieux dans les salades, où ses tiges croustillantes peuvent même remplacer le céleri. Cuit, il parfume délicatement les soupes, les plats mijotés, les pâtes alimentaires et les plats cuisinés à la chinoise. Mariné, il est particulièrement délicieux comme salade d'accompagnement. Hacher le chou de Pékin grossièrement, le saupoudrer de sel et le laisser dégorger quelques heures, en le brassant de temps en temps, jusqu'à ce qu'il soit légèrement amolli. Égoutter soigneusement. Incoporer 2 ou 3 gousses d'ail écrasées, du gingembre râpé, des oignons verts hachés finement, du vinaigre de riz, de la sauce soya et une pincée de sucre, de sel et de piment de Cayenne.

Le Pak-choi se mange cru, cuit ou mariné. Couper la base, enlever autant de tiges que désiré. Les tailler en gros tronçons, après avoir coupé la partie feuillue. Il est délicieux cuit à la chinoise ; cuire d'abord les tiges et n'ajouter les feuilles qu'à la toute fin car elles nécessitent très peu de cuisson ; les tiges de Pak-choi ne devraient être cuites que quelques minutes pour conserver leur texture croquante. On met le Pak-choi dans les soupes, on le gratine, on l'intègre au riz ou on le sert comme légume d'accompagnement, préparé à la chinoise avec d'autres légumes orientaux. On cuisine souvent ses tiges et ses feuilles séparément ; les tiges peuvent remplacer le céleri et les feuilles, l'épinard ou la bette.

Le Gai lon se consomme cru ou cuit. Il se prépare et s'utilise comme le brocoli ; il nécessite une cuisson plus brève cependant, on peut aussi le cuire sauté à la chinoise.

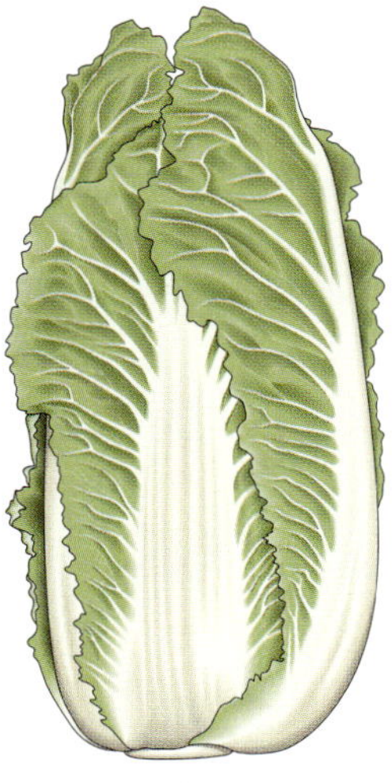

Pé-tsai

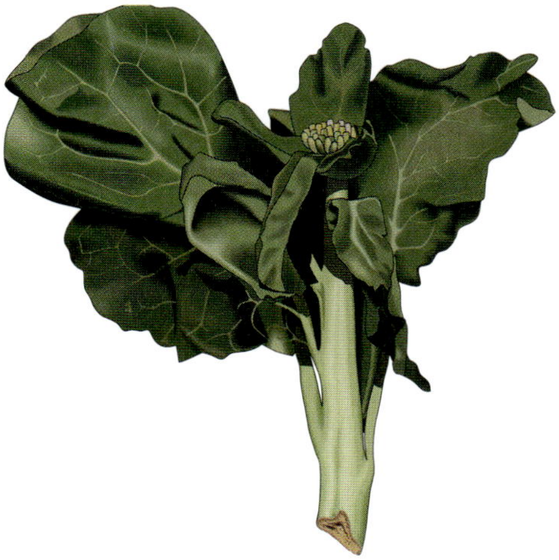

Gai lon

Achat

Rechercher des choux chinois aux tiges compactes, fermes et fraîches, exemptes de taches brunâtres. Les feuilles peuvent toutefois être légèrement amollies, surtout si on les destine à la cuisson.

Valeur nutritive

	chou de Pékin cuit	*Pak-choi cuit*
eau	95 %	95,5 %
matières grasses	0,2 g	0,2 g
protéines	1,5 g	1,6 g
glucides	2,4 g	1,8 g
fibres		1,6 g
calories	13	12
		par 100 g

Le chou de Pékin cuit est une bonne source de vitamine C, d'acide folique et de potassium ; il contient de la vitamine A.

Le Pak-choi cuit est une excellente source de potassium et de vitamine A, il est une bonne source de vitamine C et d'acide folique, il contient de la vitamine B_6, du calcium et du fer.

Le Gai lon est riche en vitamine A, en vitamine C, en calcium et en fer.

Conservation

Les choux chinois se conservent au réfrigérateur dans un sac de plastique perforé, dans le bac à légumes. Le chou de Pékin peut se conserver environ 2 semaines, mais il est préférable de l'utiliser le plus rapidement possible, surtout si on le consomme cru, car il a plus de saveur et sa texture est plus croquante.

Relativement fragiles, le Pak-choi et le Gai lon se conserveront quelques jours ; ne laver le Pak-choi qu'au moment de l'utiliser.

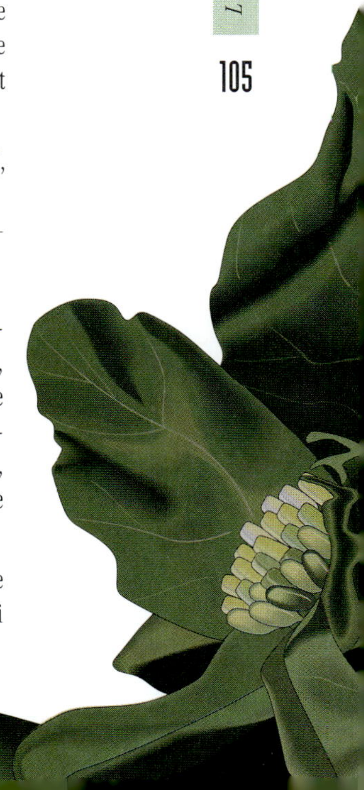

Asperge

Asparagus officinalis, Liliacées

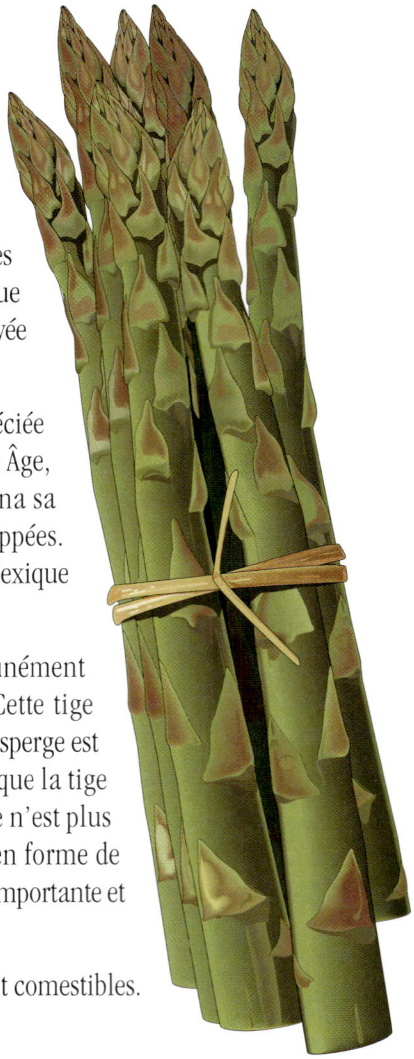

asperges vertes

Plante potagère vivace originaire de l'est de la Méditerranée, des traces de variétés sauvages ont été retrouvées en Afrique du Sud et en Afrique du Nord. Également, des archéologues croient qu'elle aurait été cultivée en Égypte.

L'asperge est consommée depuis plus de 2 000 ans. Elle fut d'abord appréciée pour ses propriétés médicinales. L'asperge tomba dans l'oubli au Moyen Âge, mais continua à être cultivée par les Arabes. Au XVIIIe siècle, elle regagna sa popularité grâce à Louis XIV. Depuis, plusieurs variétés ont été développées. Aujourd'hui, l'asperge est surtout cultivée aux États-Unis, en Europe, au Mexique et à Taïwan.

L'asperge est en fait la jeune pousse comestible, appelée moins communément « turion », qui sort de la tige souterraine que l'on nomme « griffe ». Cette tige souterraine peut produire des turions ou asperges pendant 15 à 20 ans. L'asperge est surtout cueillie au printemps lorsqu'elle est jeune, tendre et charnue et que la tige mesure de 15 à 20 cm avec une tête bien compacte. À maturité, l'asperge n'est plus comestible car la tige devient ligneuse et des feuilles non comestibles en forme de fougère se développent à partir de la tête. Malgré une production mondiale importante et variée, la période d'abondance de l'asperge dure de mars jusqu'à la fin juin.

Il existe plus de 300 espèces d'asperges, dont une vingtaine seulement sont comestibles. On divise les asperges en trois groupes :

- Les **asperges vertes** sont les plus communes, elles sont cueillies lorsqu'elles mesurent environ 15 cm.
- Les **asperges blanches** sont cultivées à l'abri de la lumière, on les recouvre de terre afin qu'elles ne verdissent pas ou on les cueille dès qu'elles sortent de terre. Elles sont plus tendres mais n'ont pas beaucoup de goût; elles sont aussi plus coûteuses, car leur culture nécessite un surcroît de travail.
- Les **asperges violettes** ont une saveur très fruitée. Elles sont cueillies lorsqu'elles émergent de quelques centimètres seulement.

Achat

Choisir des asperges dont les tiges sont fermes et cassantes, et les têtes, compactes, d'une couleur vive, sans taches de rouille. Rechercher des asperges de même calibre; elles cuisent alors plus uniformément. Écarter les asperges jaunâtres, dont les tiges sont amollies et dont les têtes commencent à fleurir car elles ne sont plus fraîches.

Utilisation

Quel qu'en soit son usage, l'asperge est toujours cuite, à l'eau ou à la vapeur. Servie tiède ou chaude, l'asperge s'accompagne bien de beurre ou de sauce hollandaise. Servie froide, on la consommera avec une vinaigrette, une mayonnaise ou une sauce moutarde. Une fois réduite en purée, on la transforme en potage, en velouté ou en soufflé. Coupée en morceaux ou entière, elle sert de garniture aux omelettes, volailles, quiches, salades ou pâtes alimentaires et peut même être sautée et cuisinée à la chinoise.

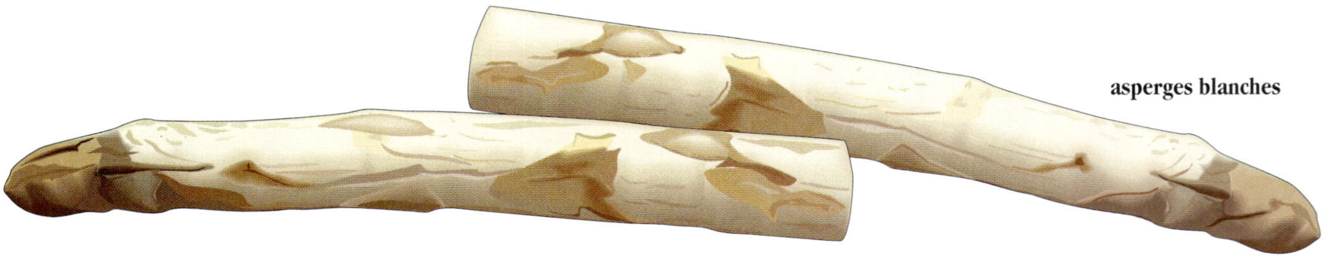

asperges blanches

Préparation

Avant de cuire l'asperge, couper la tige à la base (on peut réduire cette partie en purée et l'utiliser pour faire des potages, par exemple). L'asperge n'a pas nécessairement besoin d'être pelée. Bien la laver à l'eau froide pour la débarrasser de sable et de terre.

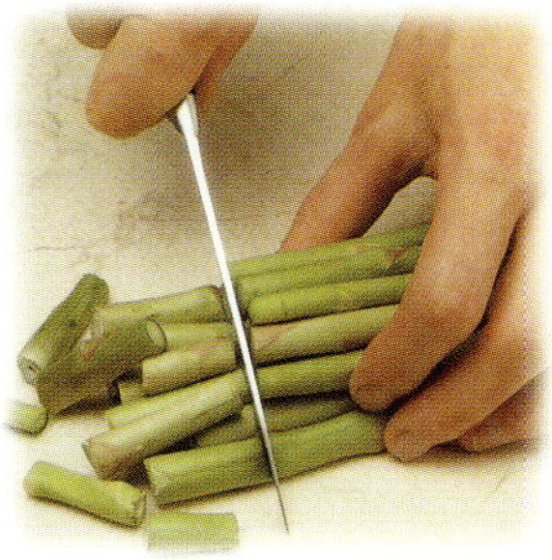

1 *Couper la base des asperges avec un couteau tranchant.*

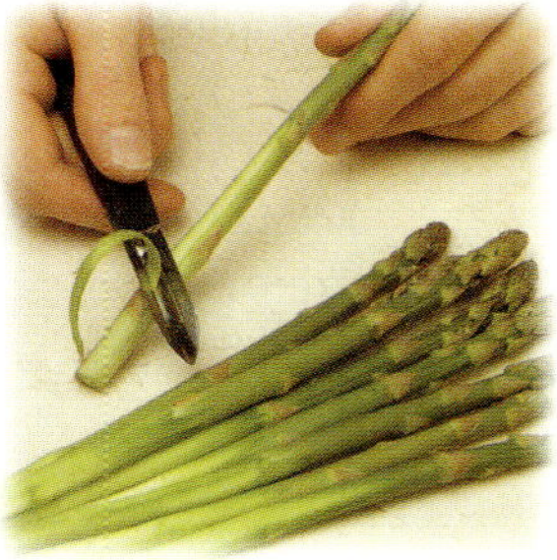

2 *Peler les asperges de la pointe à la base.*

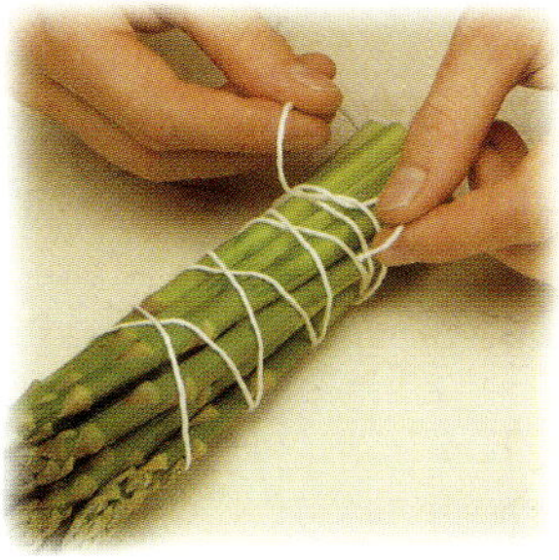

3 *Ficeler les asperges en bottes.*

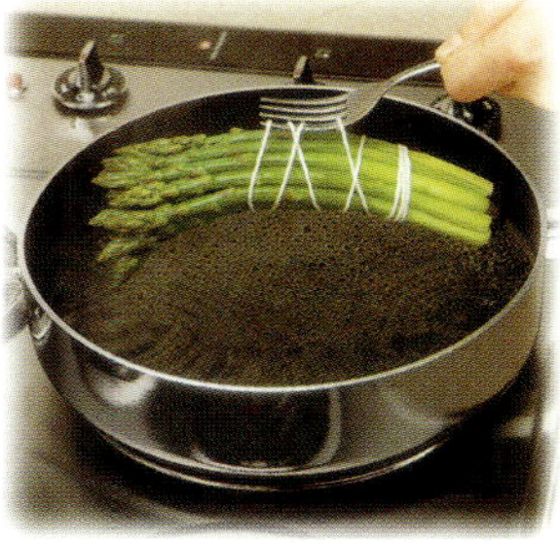

4 *Ainsi ficelées, les asperges se retirent facilement du récipient après la cuisson.*

Asperges à la polonaise

4 PORTIONS

1 kg (2 lb) d'asperges fraîches
2 œufs
125 g (¼ de lb) de beurre
3 c. à soupe de chapelure
3 c. à soupe de persil frais

1. Débarrasser les asperges de leur extrémité dure. Les peler, les laver et les ficeler en 4 bottes identiques. Ciseler le persil.

2. Plonger les asperges dans l'eau bouillante salée. Les faire blanchir de 10 à 15 min jusqu'à ce qu'une lame de couteau les traverse aisément. Bien les égoutter. Enlever les ficelles. Les disposer sur un plat de service. Garder au chaud.

3. Faire durcir les œufs en les laissant bouillir 10 min. Les rafraîchir et les écaler. Écraser à la fourchette les jaunes d'œufs. Y ajouter le persil. En saupoudrer les tiges d'asperges.

4. Dans une casserole, faire fondre le beurre. Y ajouter la chapelure. Laisser blondir 5 min en remuant constamment. Retirer du feu.

5. Verser cette sauce sur les tiges d'asperges et servir immédiatement.

Valeur nutritive

	crue
eau	92 %
protéines	2,6 g
matières grasses	0,3 g
glucides	4,2 g
calories	24
	par 100 g

L'asperge est une excellente source d'acide folique et contient de la vitamine C, du potassium, de la thiamine, de la riboflavine, de la vitamine B_6, du cuivre, de la vitamine A, du fer, du phosphore et du zinc. Son passage dans l'organisme ne passe pas inaperçu, car l'asperge contient une substance sulfurée qui « parfume » l'urine. L'asperge contient de l'asparagine, une substance acide qui lui donne sa saveur particulière et qui est diurétique. On dit l'asperge laxative, reminéralisante et tonique.

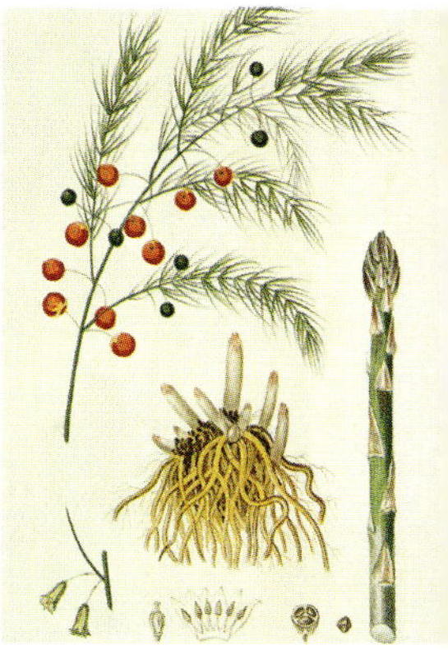

L'asperge est en fait la jeune pousse comestible qui sort d'une tige souterraine que l'on nomme « griffe ». Cette tige souterraine peut produire des asperges pendant 15 à 20 ans.

Cuisson

Éviter de trop cuire les asperges sinon elles ramollissent et perdent saveur, couleur et valeur nutritive. Pour la cuisson à l'eau, il est plus facile de récupérer les asperges si elles sont attachées en botte. Il est recommandé de les cuire à la vapeur, et préférablement dans une marmite à asperges. Il s'agit d'une marmite étroite et haute dans laquelle on dépose les asperges debout dans un panier intérieur et dans l'eau bouillante. On obtient alors une cuisson parfaite, car les pointes, plus fragiles, cuisent à la vapeur seulement. Les asperges sont cuites lorsqu'elles sont tendres mais encore fermes. Arrêter la cuisson des asperges qui seront mangées froides en les plongeant immédiatement dans de l'eau froide sans toutefois les laisser tremper. On peut aussi cuire les asperges au four à micro-ondes. Éviter de cuire les asperges dans une casserole en fer, car le tannin qu'elles contiennent en grande quantité réagit avec le fer et altère leur couleur.

Conservation

L'asperge est très fragile. Enveloppée d'un linge humide et placée au réfrigérateur dans un sac de plastique perforé, elle se conservera 3 jours au maximum. L'asperge blanchie et congelée se conserve 9 mois.

Pousse de bambou

Phyllostachys spp, Graminées

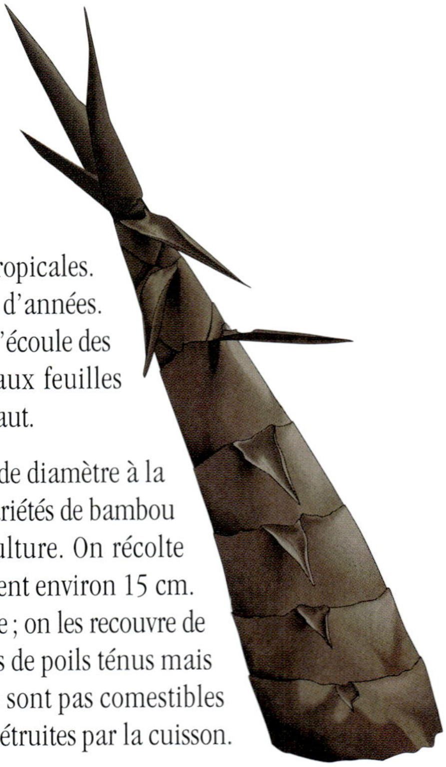

Plante vivace originaire d'Asie, le bambou croît dans les régions tropicales. On consomme les pousses de bambou en Asie depuis des milliers d'années. Sont aussi comestibles les feuilles, le cœur et le liquide sucré qui s'écoule des tiges entaillées. Il existe plus de 200 espèces de cette plante aux feuilles caduques ou persistantes. Les tiges ligneuses peuvent atteindre 30 m de haut.

De forme conique, les pousses de bambou mesurent en moyenne 7 cm de diamètre à la base sur 15 cm de haut. Toutes les espèces sont comestibles. Certaines variétés de bambou peuvent être transformées en pâte à papier ou en engrais pour la culture. On récolte les pousses de bambou dès qu'elles sortent de terre, lorsqu'elles mesurent environ 15 cm. Elles sont de couleur blanc ivoire, car elles poussent à l'abri de la lumière ; on les recouvre de terre afin qu'elles ne verdissent pas. À l'état frais, elles sont recouvertes de poils ténus mais acérés dont on doit les débarrasser pour ensuite les blanchir. Elles ne sont pas comestibles crues à cause des substances toxiques qu'elles contiennent et qui sont détruites par la cuisson.

Valeur nutritive

	en conserve
eau	94 %
protéines	1,8 g
matières grasses	0,4 g
glucides	3,2 g
calories	19
	par 100 g

Les pousses de bambou contiennent du potassium.

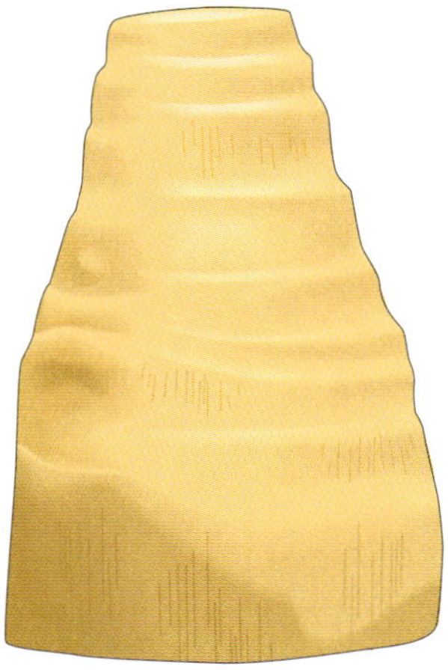

pousse de bambou pelée

Achat

Dans les pays occidentaux, les pousses de bambou sont surtout disponibles séchées ou en conserve (nature ou au vinaigre) dans les épiceries spécialisées. On trouve parfois des pousses de bambou fraîches dans les marchés asiatiques.

Utilisation

Les pousses de bambou sont très populaires en Chine et dans toute l'Asie. En conserve, elles sont comestibles sans autre cuisson ou on peut les émincer et les bouillir, les sauter ou les braiser pour accompagner viandes et poissons ou tout plat asiatique. Vendues en lamelles ou en bâtonnets, elles peuvent être utilisées dans les hors-d'œuvre, les soupes et les plats mijotés. Au Japon, les pousses de bambou sont indispensables pour préparer le sukiyaki.

Cuisson

Crues, les pousses de bambou sont coupées en bâtonnets, en dés ou en tranches. Les cuire dans de l'eau légèrement salée jusqu'à ce qu'elles soient tendres, environ 30 min, puis les apprêter selon la recette choisie.

Conservation

Conserver au réfrigérateur toute portion de pousses de bambou en conserve non utilisée. Les mettre dans un récipient hermétique et les recouvrir d'eau fraîche ; changer l'eau chaque jour ou aux deux jours. Les pousses de bambou fraîches se conservent ainsi au réfrigérateur plusieurs jours.

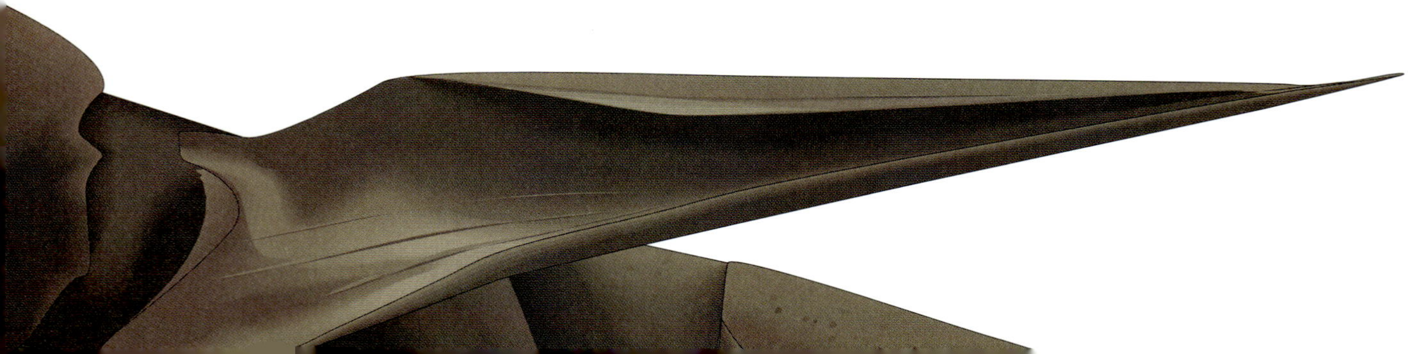

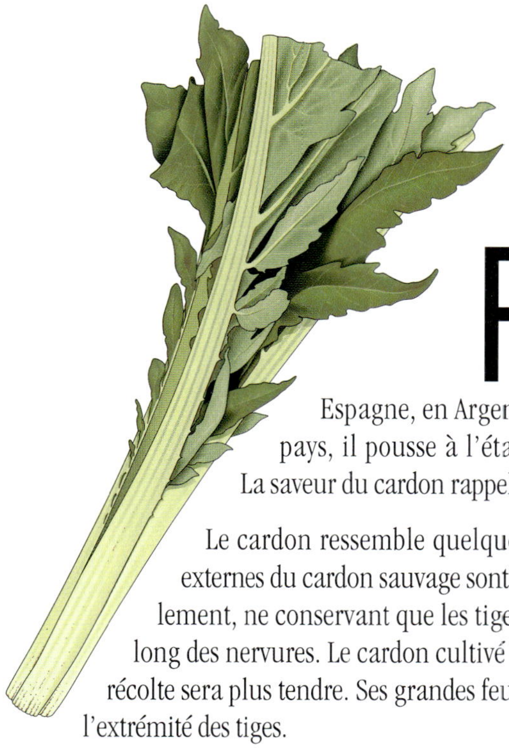

Cardon

Cynara cardunculus, Composées

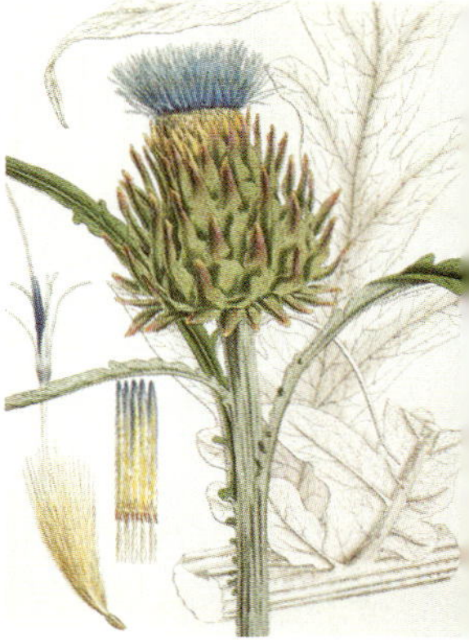

Le cardon est un proche parent de l'artichaut ; ils sont tous deux des chardons comestibles.

Plante potagère vivace originaire de la région méditerranéenne, le cardon est un proche parent de l'artichaut ; ils sont tous deux des chardons comestibles. On le cultivait intensivement en Europe au Moyen Âge. Il est toujours populaire en Italie, en Espagne, en Argentine, en Australie et en France, où on le cultive. Dans plusieurs pays, il pousse à l'état sauvage. Ce légume est peu commun en Amérique du Nord. La saveur du cardon rappelle celle de l'artichaut, du céleri ou du salsifis.

Le cardon ressemble quelque peu au céleri, avec ses branches longues et souples. Les tiges externes du cardon sauvage sont ligneuses, dures et couvertes d'épines molles. On les jette habituellement, ne conservant que les tiges internes, que l'on débarrasse du feuillage et des fils présents le long des nervures. Le cardon cultivé et mis à l'abri de la lumière pendant quelques semaines avant la récolte sera plus tendre. Ses grandes feuilles supérieures sont enlevées lors de la récolte, ce qui fait brunir l'extrémité des tiges.

Achat

Rechercher des cardons aux tiges fermes et croquantes, d'un blanc crémeux, assez larges et charnues.

Utilisation

Le cardon s'apprête comme le céleri ou l'asperge. Il ne peut toutefois être mangé cru. Il est souvent cuisiné à la crème, gratiné ou rissolé et peut même être réduit en purée avec des pommes de terre. Il sert de légume d'accompagnement ou se met dans les soupes et les ragoûts. On le mange également froid avec de la vinaigrette ou de la mayonnaise.

Cuisson

Le cardon est presque toujours blanchi avant d'être cuisiné, ce qui permet de l'attendrir et de réduire considérablement son amertume. À l'aide d'un éplucheur, enlever les fils au dos de chaque tige extérieure. Couper les tiges en tronçons de 10 à 12 cm de long et ajouter entre 5 et 10 ml de vinaigre à l'eau bouillante afin d'éviter que les tiges ne noircissent.

Les morceaux de cardon peuvent noircir lorsqu'on les prépare, mais leur couleur deviendra plus uniforme à la cuisson. Plonger les tiges dans l'eau et laisser bouillir 10 à 15 min pour les blanchir ou 30 min pour les cuire, égoutter, puis apprêter selon la recette choisie.

Valeur nutritive

	cuit
eau	93,5 %
protéines	0,8 g
matières grasses	0,1 g
glucides	5,3 g
calories	22
	par 100 g

Le cardon est une excellente source de potassium et une bonne source de magnésium ; il contient du calcium et du fer. Il aurait des propriétés calmantes.

Conservation

Enrouler un papier absorbant autour de sa base et placer le cardon dans un sac de plastique perforé ou de papier au réfrigérateur, de préférence dans le bac à légumes ; il se conservera 1 ou 2 semaines au maximum. On peut aussi entreposer le cardon dans une chambre froide, enfoui dans du sable.

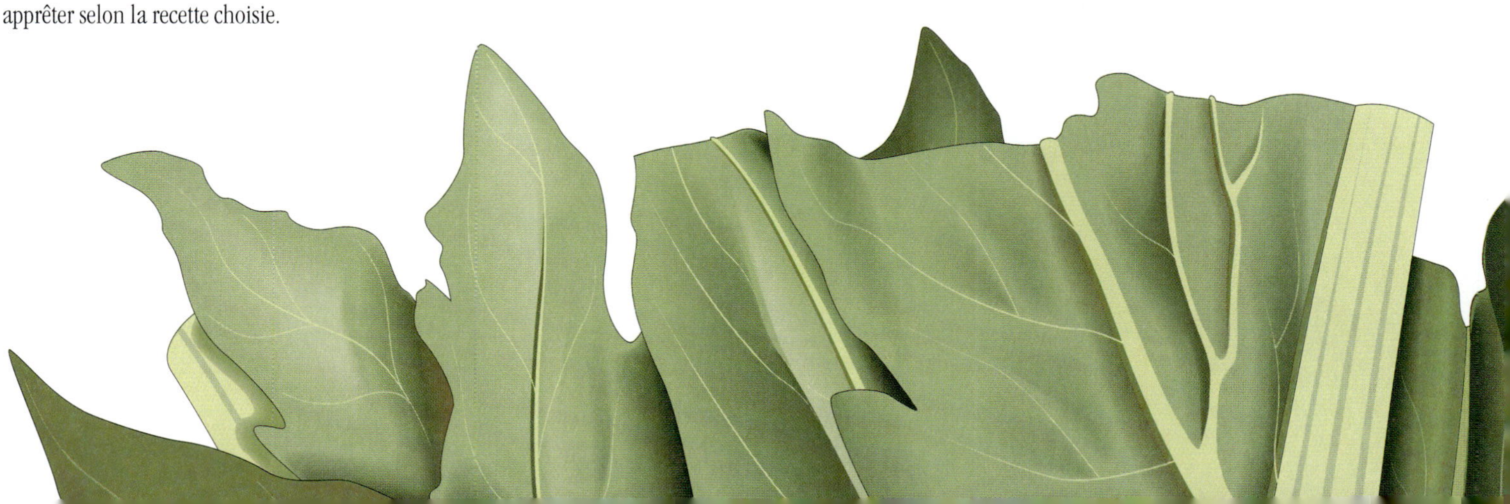

Bette

Beta vulgaris var. *cicla,* Chénopodiacées

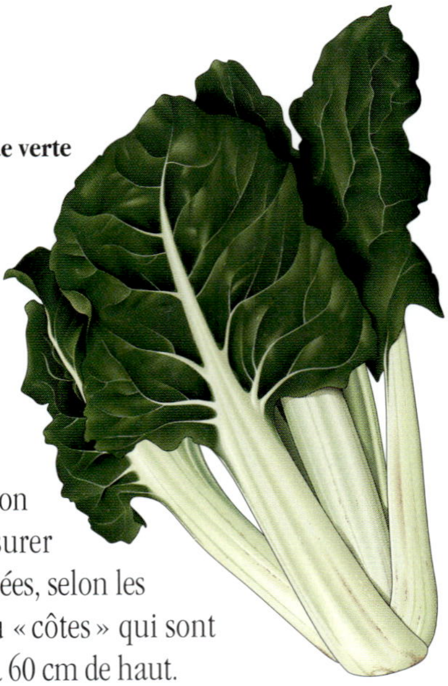

bette à carde verte

Plante potagère bisannuelle parente de la betterave, mais dont on ne consomme que les tiges (cardes) et les feuilles. On trouve mention de descriptions de bettes dans des écrits grecs datant du IVe siècle de notre ère ; les Grecs et les Romains louaient ses propriétés médicinales. Par la suite, la culture de la bette se répandit à travers toute l'Europe.

On compare souvent la bette à l'épinard, quoique ses feuilles soient de dimension plus imposante et d'un goût moins prononcé. Les feuilles, qui peuvent mesurer plus de 15 cm de large, sont de couleur vert pâle ou vert foncé, unies ou ondulées, selon les variétés. Elles surmontent de longues tiges charnues appelées « cardes » ou « côtes » qui sont tendres et croustillantes, de couleur blanche ou rouge et qui atteignent jusqu'à 60 cm de haut.

Achat

Rechercher des bettes aux tiges fermes sans taches brunes, et aux feuilles croquantes, bien colorées.

Valeur nutritive

	crue	*cuite*
eau	92,7 %	92,7 %
protéines	1,8 g	1,9 g
matières grasses	0,2 g	0,1 g
glucides	3,7 g	4,1 g
fibres	1,6 g	2,1 g
calories	19	20
		par 100 g

La bette à carde crue est une excellente source de vitamine C, de vitamine A, de magnésium et de potassium ; elle contient du fer, du cuivre, de l'acide folique, de la riboflavine, de la vitamine B_6 et du calcium. La bette à carde cuite est une excellente source de potassium, de magnésium et de vitamine A, elle est une bonne source de vitamine C et de fer et contient du cuivre, de la riboflavine, du calcium et de la vitamine B_6. Les feuilles de bette seraient laxatives et diurétiques.

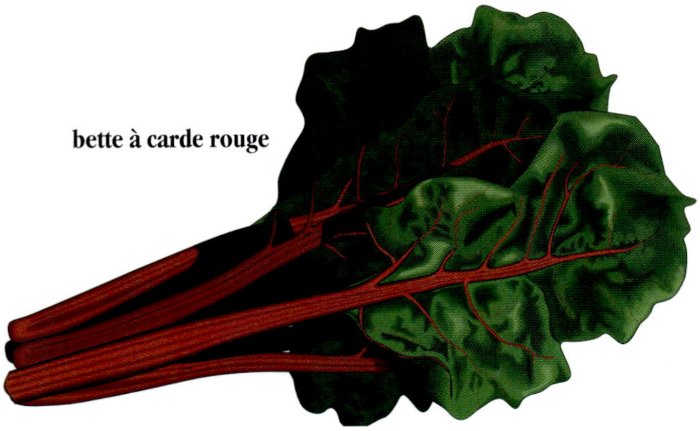

bette à carde rouge

Préparation

Comme pour l'épinard, laver soigneusement la bette, car elle emprisonne souvent sable et terre. Si les cardes sont fibreuses, en couper la base et retirer les fibres qui s'enlèvent comme des fils. Selon l'usage choisi, séparer les cardes des feuilles à l'aide d'un couteau ou de ciseaux.

Utilisation

La bette se consomme aussi bien crue que cuite. Crues, les jeunes feuilles très fraîches sont délicieuses dans les salades. La bette cuite se mange aussi bien froide que chaude. On peut la cuisiner entière ou cuire les cardes et les feuilles séparément. Les cardes s'apprêtent comme l'asperge ou le céleri nappées de sauce (Mornay, hollandaise) ou de vinaigrette. Elles remplacent très bien le chou chinois dans des préparations sautées à la poêle ou peuvent s'incorporer à une soupe ou un ragoût.

Les feuilles de bette s'apprêtent comme l'épinard et peuvent le remplacer dans toutes les préparations.

Cuisson

On peut d'abord blanchir les cardes dans de l'eau salée jusqu'à ce qu'elles s'attendrissent légèrement (1 ou 2 min) ou les arroser de jus de citron ou de vinaigre. Pour éviter que les cardes ne noircissent à la cuisson, les cuire dans une eau acidulée en évitant les casseroles en aluminium ou en fer. Au four, braisées, les cardes cuisent en 20 ou 30 min, tandis qu'à la vapeur, il faut prévoir de 5 à 8 min de cuisson. Les feuilles de bettes cuites à la vapeur ou bouillies demandent 5 à 8 min de cuisson. Il est préférable de cuire les feuilles séparément des cardes si ces dernières mesurent plus de 1,5 cm de large.

Conservation

La bette se conserve (non lavée, dans un sac de plastique perforé au réfrigérateur) jusqu'à 4 jours. Comme l'épinard et, contrairement aux cardes, les feuilles se congèlent bien après un blanchiment de 2 min.

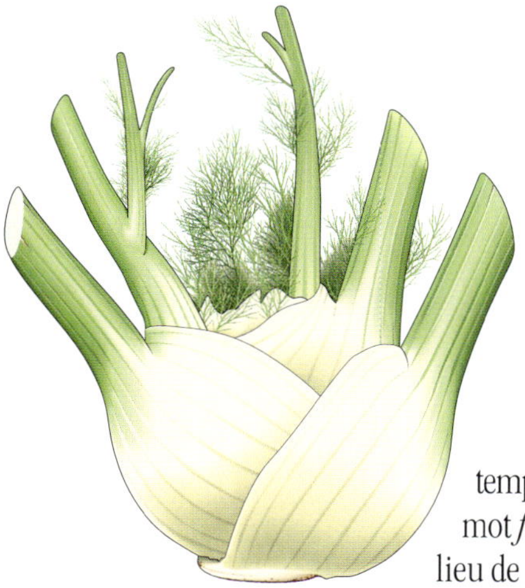

Fenouil

Foeniculum vulgare, **Ombellifères**

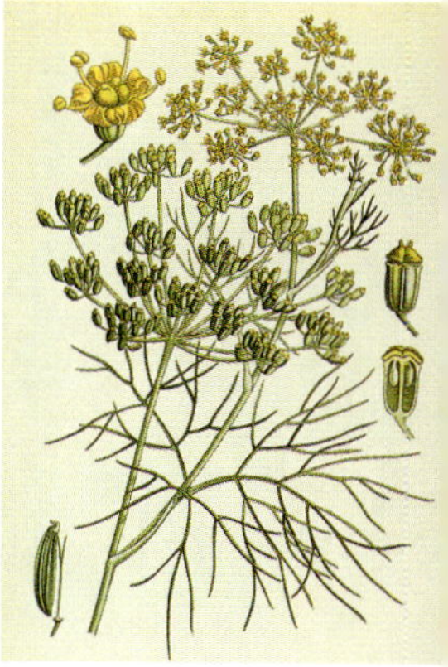

De petites fleurs jaunes donneront naissance à deux graines allongées, ornées de côtes saillantes, de couleur vert pâle.

Plante potagère originaire de la région méditerranéenne. Le fenouil est vivace lorsque le sol et le climat sont favorables, sinon il est bisannuel. Appelé « fenouil doux » ou « fenouil de Florence », il est utilisé comme légume, comme aromate ou pour ses propriétés médicinales depuis les temps anciens. Il fut particulièrement apprécié des Grecs et des Romains. En latin, le mot *fenouil* signifie « petit foin », mais les Grecs l'ont appelé « marathon », nom du lieu de la bataille où ils vainquirent les Perses. Le fenouil devint donc un symbole de victoire et de succès pour eux. Les Romains croyaient qu'il rendait l'acuité à la vue, bien que rien ne l'ait jamais prouvé et ils lui accordaient une place de choix dans leur cuisine. Ils appréciaient le fenouil en tant que légume et il est d'ailleurs encore très apprécié notamment en Italie et en Scandinavie où il est cuit et consommé comme les asperges.

De nos jours, le fenouil est associé à la cuisine italienne. Il a une saveur douce légèrement sucrée et agréable qui rappelle celle de l'anis ou de la réglisse, c'est pourquoi il est parfois nommé à tort anis ou aneth.

Le fenouil est composé d'un bulbe charnu de couleur vert pâle ou blanchâtre, formé à partir de feuilles qui s'imbriquent les unes dans les autres et qui sont surmontées de plusieurs tiges robustes, légèrement striées, de couleur vert pâle. Le fenouil doux possède des tiges qui mesurent jusqu'à 180 cm de haut. Elles sont ornées d'une multitude de feuilles plumeuses, découpées en lanières plutôt allongées et très étroites, d'un vert assez foncé. Elles sont supportées par de très petites tiges. De petites fleurs jaunes regroupées en ombelles donneront naissance à deux graines allongées, ornées de côtes saillantes, de couleur vert pâle.

Achat

Choisir un fenouil ferme, de forme arrondie, odorant, bien blanc et exempt de taches, dont les tiges sont en bonne condition. Les ramifications sont parfois vendues seules comme aromate ; elles devraient être fraîches et d'un beau vert.

Utilisation

Le fenouil s'utilise cru ou cuit, après avoir été débarrassé des feuilles dures. Le cuire le moins possible pour éviter la perte de saveur. Le fenouil est délicieux avec de la crème ou du yogourt. Cru, il peut être coupé en tranches, en lamelles ou en bâtonnets, et être incorporé aux salades. Blanchi, il peut être braisé, sauté avec d'autres légumes ou seul. On peut l'apprêter à la crème, au gratin ou grillé et servi avec du citron. Il s'accommode comme le céleri, mais avec en plus un délicieux parfum d'anis. Il accompagne légumes, légumineuses, lapin, porc, agneau, bœuf, fruits de mer et poisson. En Provence, le loup de mer au fenouil est une spécialité. Les graines aromatisent fromage, pain, potages, sauces, pâtisserie ou vin. Les feuilles sont traditionnellement associées au poisson, mais elles peuvent également s'utiliser comme herbe dans plusieurs autres mets. On en extrait une huile essentielle utilisée en liquoristerie et en parfumerie.

Conservation

Le fenouil se conserve au réfrigérateur environ 1 semaine. Il a tendance à devenir filandreux en vieillissant et sa saveur s'affadit.

Il peut se congeler après avoir été blanchi, mais sa saveur y perd beaucoup.

Les feuilles, qui se déshydratent difficilement, peuvent être mises à sécher au four à micro-ondes entre 30 s et 2 min.

Valeur nutritive

	cru	*graines*
eau	90,2 %	8,8 %
protéines	1,3 g	0,3 g
matières grasses	0,2 g	0,2 g
glucides	7,2 g	1,1 g
calories	31	7
	par 100 g	**par 2 g**

Le fenouil cru est une excellente source de potassium, il contient de la vitamine C, de l'acide folique, du magnésium, du calcium et du phosphore.

On dit le fenouil apéritif, diurétique, antispasmodique, stimulant et vermifuge. Il aiderait à combattre la flatulence, à soulager la douleur gastrique et à assimiler les aliments gras et indigestes. Son huile essentielle contient de l'anéthol, substance également présente dans l'anis, d'où leur similitude de goût.

En tisane, mettre 2 c. à soupe de racines par litre d'eau, faire bouillir 5 min puis laisser infuser 10 min, ou mettre 1 c. à thé de graines par 250 ml d'eau, faire bouillir 30 s et laisser infuser 10 min.

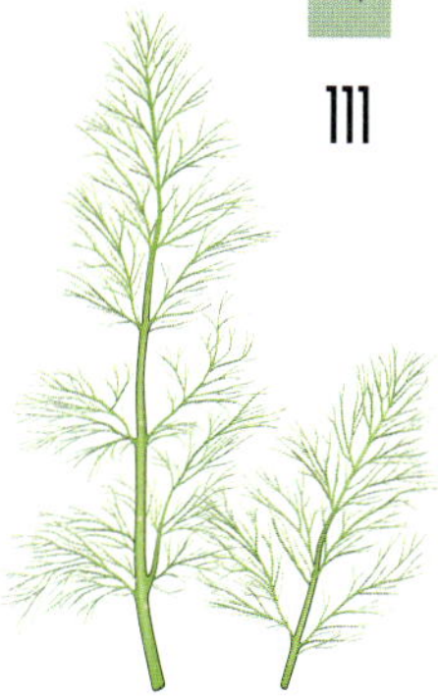

feuilles de fenouil

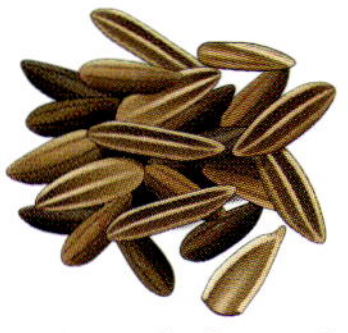

graines de fenouil

Crosse de fougère

Matteuccia struthiopteris et *Osmunda cinnamomea*, Polypodiacées

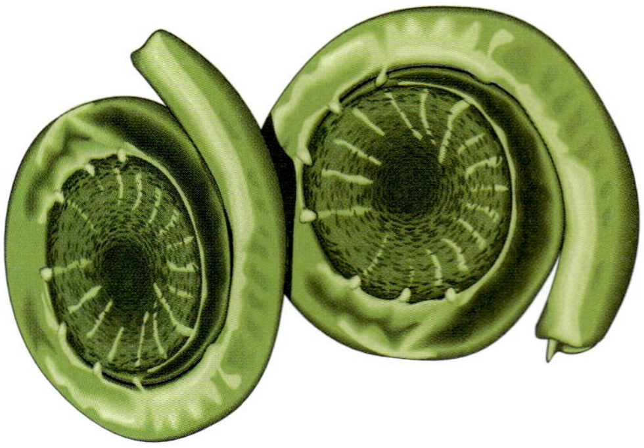

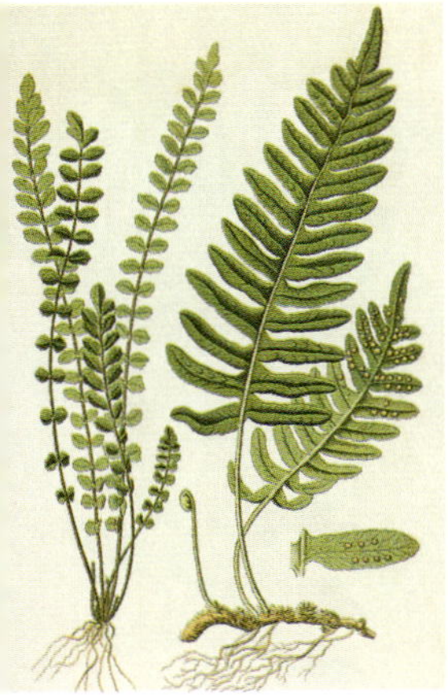

On cueille les crosses de fougère avant que les jeunes pousses ne se déroulent et ne soient plus comestibles.

Jeune pousse de fougère. La crosse de fougère est aussi connue sous l'appellation « tête de violon », calque de l'anglais *fiddle head*, qui rappelle sa forme en tête de violon.

On cueille les crosses de fougère au printemps lorsqu'elles sont encore enroulées sur elles-mêmes et qu'elles mesurent de 10 à 15 cm de haut. Cet état dure environ 15 jours, pendant la période qui varie entre la mi-avril et le début de juillet selon la région. On doit cueillir les crosses dans les jours suivant leur apparition, sinon elles se déroulent et ne sont plus comestibles. En Amérique du Nord, les crosses de fougère étaient consommées par les Indiens bien avant l'arrivée des Européens. Elles sont aussi connues depuis fort longtemps des Japonais et des aborigènes australiens et néo-zélandais.

Il existe plusieurs milliers d'espèces de fougères mais seules les crosses de certaines espèces sont comestibles, dont celles de la **fougère-à-l'autruche** (*Matteuccia struthiopteris*) et de l'**osmonde cannelle** (*Osmunda cinnamomea*). Les crosses de la grande fougère contiennent une substance cancérigène cependant. Au Japon, où ce légume est particulièrement apprécié, on grille les crosses avant de les apprêter afin de neutraliser la substance cancérigène. Les crosses de la grande fougère poussent en solitaire et leur goût est plus amer que celui de la fougère-à-l'autruche.

Valeur nutritive

eau	62 %
protéines	2,5 g
matières grasses	0,3 g
glucides	3,3 g
calories	20
	par 100 g

Les crosses de fougère nature sont une bonne source de potassium; elles contiennent de la vitamine C, de la niacine et du fer.

Préparation

Frotter les crosses de fougère avec les mains pour les débarrasser de leurs écailles. On peut aussi les mettre dans un sac et les secouer. Les laver soigneusement, les assécher, puis les apprêter. Il est recommandé de ne les laver qu'au moment de les utiliser.

Cuisson

Éviter de surcuire les crosses de fougère ou d'ajouter du bicarbonate de sodium à l'eau de cuisson, car cela affecte leur couleur; ne pas s'étonner si l'eau de cuisson brunit. Pour la cuisson à l'eau, il est préférable qu'elle soit salée, la crosse de fougère aura bon goût si elle est cuite à point, soit de 5 à 7 min à l'eau bouillante.

La cuisson à la vapeur ou à l'étuvée donne de très bons résultats; prévoir de 5 à 10 min, selon la tendreté désirée.

Achat

Les crosses de fougère s'achètent fraîches, congelées ou en conserve. Les crosses de fougère fraîches ne sont disponibles qu'au printemps. Elles devraient être bien enroulées, fermes, d'un beau vert, posséder encore leurs écailles brunâtres et mesurer de 2 à 4 cm de diamètre sur une tige courte. Si on cueille soi-même les crosses de fougère, s'assurer de bien identifier les fougères car les espèces non comestibles sont à l'origine d'intoxications alimentaires; certaines sont même vénéneuses. Il est très important de ne pas raser la plante complètement, car elle ne pourra plus se reproduire; ne récolter que 3 à 5 crosses par plante dans le cas de la fougère-à-l'autruche.

Utilisation

On consomme les crosses et une petite partie de la tige. Ne jamais manger les crosses de fougère qui ne sont plus enroulées, car elles ne sont plus comestibles. Les crosses de fougère se mangent généralement cuites, chaudes ou froides. Elles sont délicieuses simplement arrosées de beurre, de vinaigrette ou nappées de sauce hollandaise, de sauce au fromage ou de béchamel, gratinées ou non. Elles servent de légume d'accompagnement ou se mettent dans les salades, les pâtes alimentaires, les omelettes, les ragoûts. Les crosses de fougère peuvent également se manger crues. Elles font de plus un excellent potage.

Conservation

Les crosses de fougère sont fragiles. Les réfrigérer le plus rapidement possible pour arrêter leur maturation, et les mettre dans un sac de plastique, enveloppées d'un papier absorbant. Elles se conservent 1 journée ou 2 après l'achat.

Les crosses de fougère supportent bien la congélation. Les blanchir 1 ou 2 min dans de l'eau bouillante, les plonger dans l'eau froide, les sécher parfaitement et les mettre à congeler étalées sur une plaque à biscuits, puis les déposer dans un contenant hermétique. Les cuire sans les décongeler.

Chou-rave

Brassica oleracea var. *gongylodes*, **Crucifères**

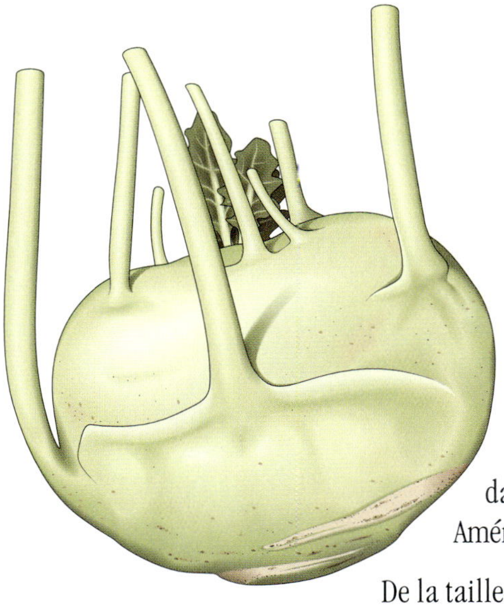

Renflement de la tige d'une plante apparemment originaire du nord de l'Europe. Le chou sauvage (*Brassica oleracea*) et le navet sauvage (*Brassica campestris* var. *rapifera*) sont les ancêtres du chou-rave. Le chou-rave fut populaire aux XVIe et XVIIe siècles, en Europe centrale et de l'Est. Il est encore très apprécié dans ces régions, mais demeure toutefois relativement peu connu en Amérique du Nord.

De la taille d'une orange, le chou-rave a une forme très particulière : sa base bulbeuse pousse hors du sol, de minces tiges orientées dans toutes les directions sont attachées à cette base et se terminent par de grandes feuilles comestibles. Le chou-rave peut être vert très pâle, blanc ou pourpre ; il est recouvert d'une mince peau comestible. Sa chair est sucrée et croquante avec une subtile saveur de radis, tandis que les tiges et les feuilles goûtent le chou.

Préparation

Le chou-rave peut être pelé avant ou après la cuisson ; la pelure s'enlève plus facilement après la cuisson. Pour le consommer cru, enlever d'abord les tiges, puis le peler en prenant soin d'enlever toute la couche fibreuse logée sous la pelure. On peut râper le chou-rave ou le couper en julienne, en dés, en tranches ou en morceaux.

Utilisation

Le chou-rave se mange cru ou cuit. Cru, il est délicieux tel quel, servi en trempette ou arrosé de vinaigrette ; il est aussi souvent mis dans les salades. Cuit, le chou-rave est servi comme légume d'accompagnement, incorporé aux soupes et ragoûts, réduit en purée ou farci. Il est aussi délicieux cuit à la vapeur, pelé ou non, et arrosé de jus de citron et de beurre fondu. Il est délicieux nappé de sauce ou de crème aigre, gratiné, ou assaisonné de gingembre et d'ail.

La plupart des fines herbes et épices se marient bien à sa saveur douce. Lorsqu'il est jeune et tendre, le chou-rave se prépare comme le navet et peut très bien le remplacer, ou comme le céleri-rave. Sa chair s'apprête comme le navet et ses feuilles, comme l'épinard. Les feuilles nécessitent très peu de cuisson et seront délicieuses arrosées d'un peu de jus de citron et d'une noisette de beurre. Le chou-rave pourpre change de couleur à la cuisson.

Cuisson

Pour cuire le chou-rave à l'eau ou à la vapeur, mieux vaut le peler après la cuisson qui demande de 20 à 30 min selon la grosseur, ou jusqu'à ce qu'il soit tendre. Pour le faire braiser, sauter, rôtir, ou cuire au four, il vaut mieux le peler avant la cuisson.

Achat

Choisir un chou-rave lisse, exempt de taches et ne dépassant pas 7 cm de diamètre afin d'éviter qu'il ne soit fibreux. Les feuilles (si elles sont présentes) doivent être fermes et bien colorées.

Valeur nutritive

	cru
eau	91 %
protéines	1,7 g
matières grasses	0,1 g
glucides	6,2 g
fibres	1 g
calories	27
	par 100 g

Le chou-rave est une excellente source de vitamine C et de potassium ; il contient de la vitamine B_6, de l'acide folique, du magnésium et du cuivre. Ses feuilles sont riches en vitamine A.

Conservation

Le chou-rave se conserve environ une semaine au réfrigérateur sans ses feuilles, dans un sac de plastique perforé. Conserver les feuilles séparément, elles ne resteront fraîches qu'un jour ou deux.

La congélation ne convient pas vraiment à ce légume, car il perd sa consistance ; s'il est réduit en purée, c'est la couleur qui en souffre.

Céleri

Apium graveolens var. *dulce*, Ombellifères

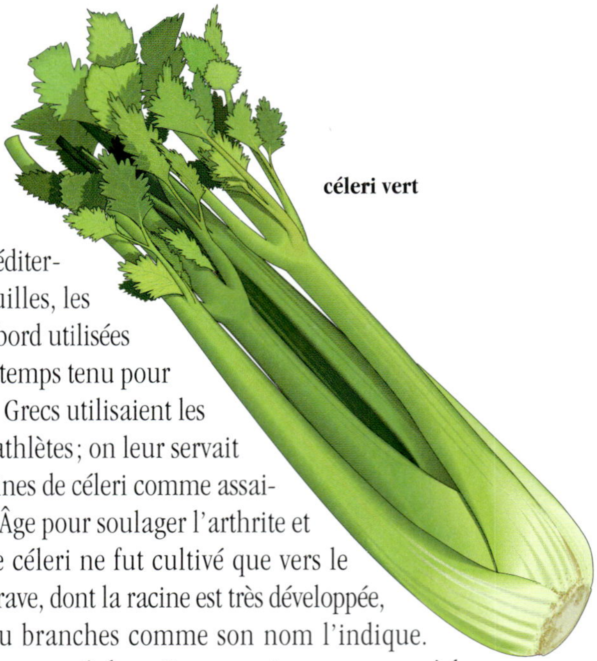

céleri vert

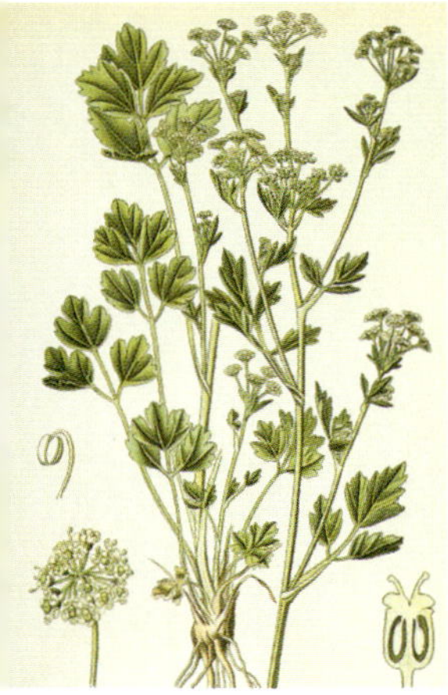

Le céleri est une plante potagère dont on utilise les tiges, les feuilles, les racines et les graines.

Plante potagère bisannuelle originaire de la région méditerranéenne dont on utilise les tiges (ou côtes), les feuilles, les racines et les graines. Les feuilles de céleri furent d'abord utilisées pour leurs propriétés médicinales; le céleri fut longtemps tenu pour un puissant aphrodisiaque. Avant l'époque chrétienne, les Grecs utilisaient les feuilles de céleri comme le laurier pour couronner leurs athlètes; on leur servait aussi du vin de céleri. Les Romains utilisaient déjà les graines de céleri comme assaisonnement. Un élixir de céleri était consommé au Moyen Âge pour soulager l'arthrite et pour faciliter la digestion. Poussant à l'état sauvage, le céleri ne fut cultivé que vers le XVIe siècle. On a pu obtenir deux variétés de céleri : le céleri-rave, dont la racine est très développée, et le céleri-branche, qui fut développé pour ses tiges ou branches comme son nom l'indique. Longtemps on consomma le céleri cuit; ce n'est que vers le XVIIIe siècle en Europe qu'on commença à le manger cru. Le céleri ne fut introduit aux États-Unis qu'au début du XIXe siècle.

Le céleri (ou céleri-branche), s'élève au-dessus de la terre d'environ 30 ou 40 cm. Ses tiges charnues et côtelées, réunies à la base, forment un « pied ». L'intérieur du céleri, appelé cœur, constitue la partie la plus tendre. Il existe plusieurs variétés de céleri aux tiges plus ou moins vertes ou blanchâtres. Les Européens préfèrent le céleri blanc tandis que les Nord-Américains ont adopté le céleri vert. Lorsque le céleri est cultivé pour ses graines, il est laissé en terre, car il ne fleurira que l'année suivante. Des fleurs blanches disposées en ombelles apparaîtront, puis se transformeront en graines fortement aromatiques, couramment utilisées en cuisine. Le sel de céleri est un mélange de graines moulues et de sel que l'on utilise comme assaisonnement. Le céleri est souvent cultivé en étant blanchi, c'est-à-dire recouvert de terre, de papier ou de planches, à l'abri de la lumière, afin qu'il ne soit ni trop vert ni de saveur trop prononcée. Certaines variétés améliorées n'ont pas besoin d'être blanchies.

Achat

Choisir un céleri aux tiges lustrées, fermes et cassantes, aux feuilles d'un beau vert (si elles sont présentes). Éviter les tiges molles, endommagées, portant des cicatrices brunâtres ou ayant des feuilles jaunies.

Préparation

Le céleri est facile à préparer : couper la base, laver les tiges à l'eau courante, puis sectionner les tiges de la longueur désirée. Si nécessaire ou si désiré, il est possible d'enlever les fibres présentes à la surface de la tige du céleri; il s'agit seulement de couper une mince couche du céleri à la base ou au haut des tiges et de tirer sur les fibres filiformes.

Utilisation

Le céleri se mange cru ou cuit. Cru, il est souvent servi comme hors-d'œuvre, tel quel ou farci de fromage, de préparations aux fruits de mer, à la volaille ou aux œufs. On le met aussi dans les salades et les préparations à sandwichs. Cuit, il parfume une grande variété de mets, notamment soupes, sauces, ragoûts, pâtes alimentaires, tofu, quiches, omelettes et riz. Il sert aussi de légume d'accompagnement, une fois braisé, gratiné, nappé de sauce béchamel ou tout simplement au beurre.

Les feuilles du céleri ne devraient pas être jetées, car elles ajoutent de la saveur aux aliments. Elles peuvent être hachées ou utilisées telles quelles, tant fraîches que séchées soit dans les salades, potages, sauces ou courts-bouillons.

Les graines sont légèrement amères et ont une saveur concentrée de céleri; on les utilise entières ou pulvérisées pour les farces, légumes pochés, biscuits salés, marinades et sauces.

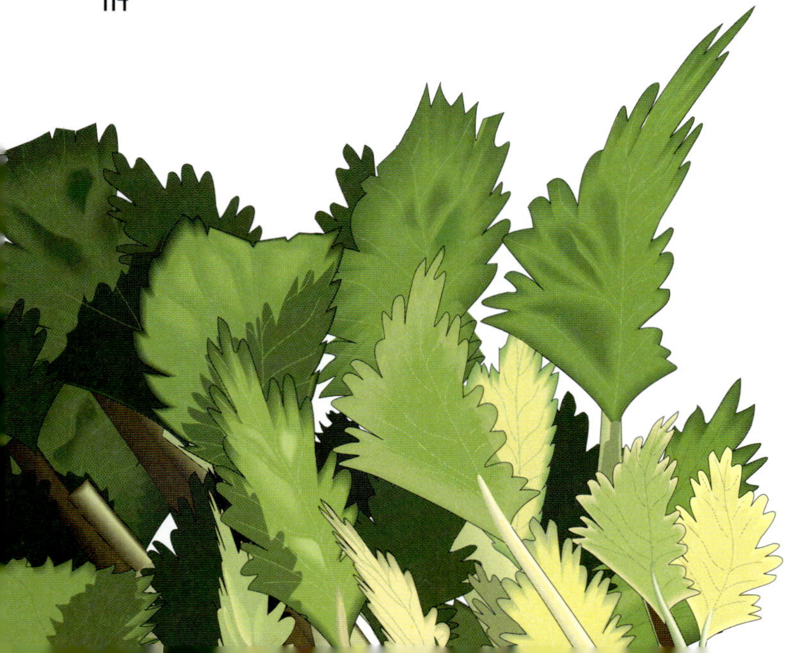

Céleri braisé

6 PORTIONS

6 pieds de céleri moyens
1 c. à soupe de beurre doux
2 c. à soupe d'huile d'olive
1 oignon
1 gousse d'ail
250 ml (1 tasse) de bouillon de poulet
125 ml (½ tasse) de vin blanc sec
1 feuille de laurier
persil frisé
sel et poivre

1. Préchauffer le four à 180 °C (350 °F).
2. Détacher les branches extérieures du céleri et ne garder que le cœur. L'écourter en coupant ses branches à 15 cm du pied. Laver soigneusement à grande eau pour éliminer toute trace de terre. Émincer l'oignon. Dégermer l'ail et le hacher finement. Hacher le persil.
3. Faire blanchir les cœurs de céleri à grande eau bouillante salée pendant 10 min. Les égoutter.
4. Dans une cocotte, mettre à chauffer l'huile d'olive et le beurre. Ajouter la feuille de laurier. Y faire revenir l'oignon et l'ail, sans laisser prendre couleur, pour les attendrir. Ajouter les cœurs de céleri égouttés et les faire revenir quelques minutes sur toutes leurs faces. Saler, poivrer.
5. Mouiller avec le bouillon de poulet et le vin blanc. Amener à ébullition et laisser braiser au four jusqu'à ce que le céleri soit tendre. Environ 45 min.
6. La cuisson terminée, retirer le céleri, le couper en deux ou en quatre, selon la grosseur. Réserver au chaud dans un plat de service.
7. Sur la cuisinière, faire réduire le liquide de cuisson. Vérifier l'assaisonnement. Verser la sauce sur le céleri. Parsemer de persil haché.

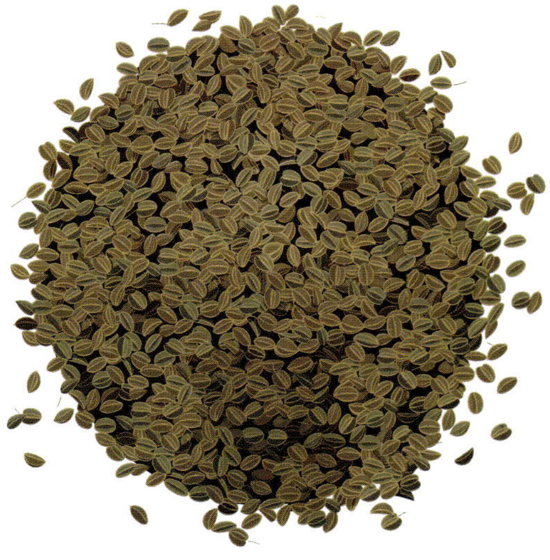

graines de céleri

Valeur nutritive

	cru	cuit
eau	95 %	94 %
protéines	0,8 g	0,8 g
matières grasses	3,8 g	4 g
glucides	9,2 g	5,9 g
calories	15	17
		par 100 g

Le céleri est une excellente source de potassium ; il contient de la vitamine C, de l'acide folique et de la vitamine B_6.

On le dit apéritif, diurétique, dépuratif, stomachique, reminéralisant, antiscorbutique, antiseptique, antirhumatismal et tonique. Le jus de céleri faciliterait la cicatrisation d'ulcères et de blessures lorsqu'il est appliqué directement en compresse. Les graines de céleri ont aussi plusieurs propriétés médicinales ; on les utilise pour traiter grippes, rhumes, insomnie, indigestion et arthrite. Le céleri contiendrait un principe actif susceptible d'abaisser la tension artérielle en abaissant le taux d'hormones du stress.

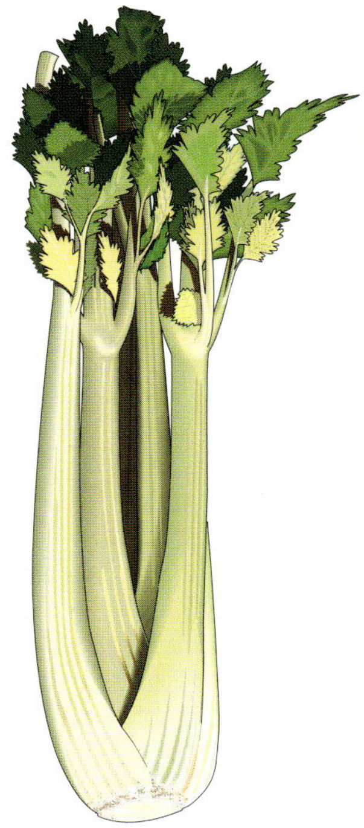

céleri blanc

Conservation

Conserver le céleri au réfrigérateur dans un sac de plastique perforé, dans un linge humide ou dans un récipient fermé. Il se conservera 1 semaine. Comme il contient beaucoup d'eau et qu'il se déshydrate passablement rapidement, ne pas laisser le céleri à la température de la pièce. On peut laisser tremper la base des tiges dans de l'eau froide et salée, il se conservera ainsi plusieurs jours. Éviter de conserver le céleri paré et coupé dans de l'eau, car le trempage entraîne une légère perte de valeur nutritive. Pour raffermir le céleri, l'humecter légèrement et le réfrigérer ; après quelques heures il sera redevenu croquant. On peut entreposer le céleri dans un endroit frais (0 °C) et très humide sans le laver, en lui laissant ses racines et en l'enveloppant dans un sac de plastique perforé. Le céleri résiste mal à la congélation qui l'amollit, ce qui n'est pas un inconvénient majeur si on le destine à la cuisson.

Manioc

Manihot esculenta et *Manihot dulcis,* Euphorbiacées

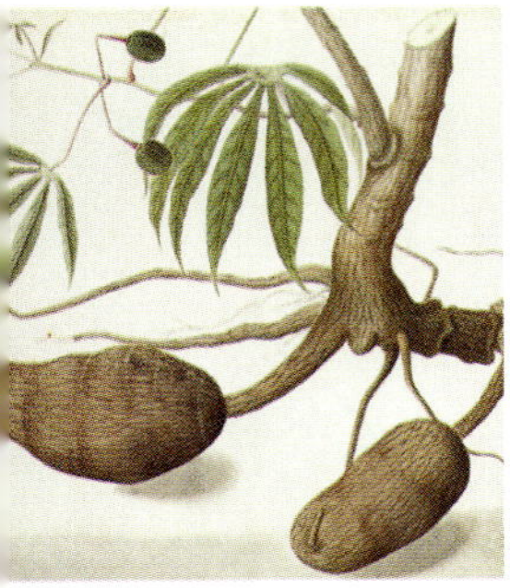

Le manioc occupe une place importante dans l'alimentation de plusieurs peuples d'Afrique, d'Asie, d'Amérique du Sud et d'Amérique centrale.

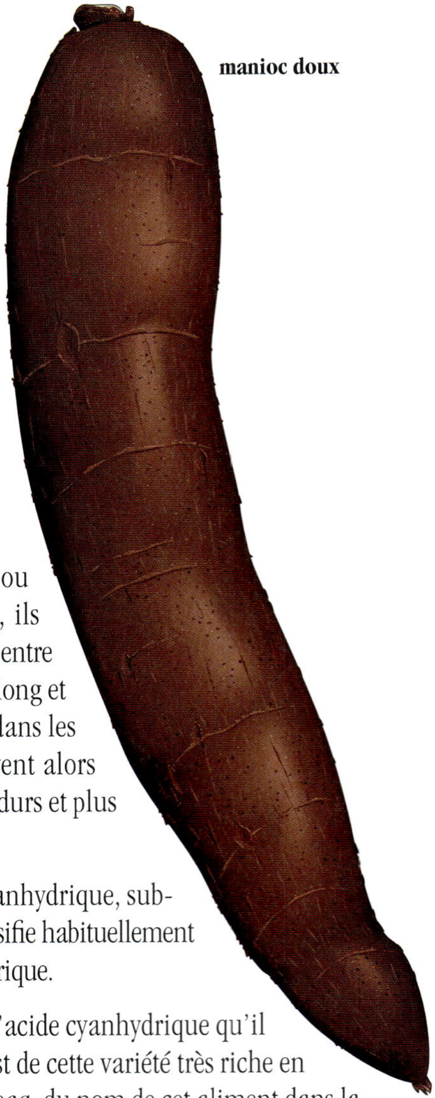

manioc doux

Tubercule d'un arbrisseau aux grandes feuilles palmées qui mesure entre 1 et 3 m de haut, originaire du nord-est du Brésil et du sud-ouest du Mexique. Il pousse dans les régions tropicales et subtropicales. Le manioc occupe une place importante dans l'alimentation de plusieurs peuples d'Afrique, d'Asie, d'Amérique du Sud et d'Amérique centrale. Dans certaines parties du monde, on le nomme *yuca* (à ne pas confondre avec le yucca, plante ornementale de la famille des Liliacées). Les plus grands pays producteurs sont le Nigeria, le Brésil, la Thaïlande, le Zaïre et l'Indonésie.

Les tubercules possèdent une chair de couleur blanchâtre, jaunâtre ou rougeâtre sous une écorce brune; de forme conique ou cylindrique, ils ressemblent à la patate douce lorsqu'ils sont de petite taille. On les récolte entre 6 mois et 1 an après la plantation, lorsqu'ils mesurent de 20 à 40 cm de long et de 4 à 10 cm de diamètre. En Afrique, on laisse parfois les tubercules dans les champs jusqu'à 6 ans en prévision d'une éventuelle disette. Ils peuvent alors mesurer 1 m de long et peser 25 kg; toutefois, ils deviennent alors plus durs et plus fibreux. Les tubercules sont très périssables et voyagent mal.

Il existe plusieurs variétés de manioc; toutes contiennent de l'acide cyanhydrique, substance toxique qui disparaît à la cuisson ou à la déshydratation. On les classifie habituellement en manioc amer et en manioc doux d'après leur contenu en acide cyanhydrique.

Le **manioc amer** (*M. esculenta*) doit son goût à la grande quantité d'acide cyanhydrique qu'il contient; il n'est comestible qu'après avoir subi divers traitements. C'est de cette variété très riche en amidon que l'on obtient le tapioca. Le mot «tapioca» est dérivé de *tipioca*, du nom de cet aliment dans la langue tupi. Il faut environ 4,5 tonnes métriques de tubercules pour obtenir 1 tonne métrique de tapioca avec des méthodes d'extraction efficaces.

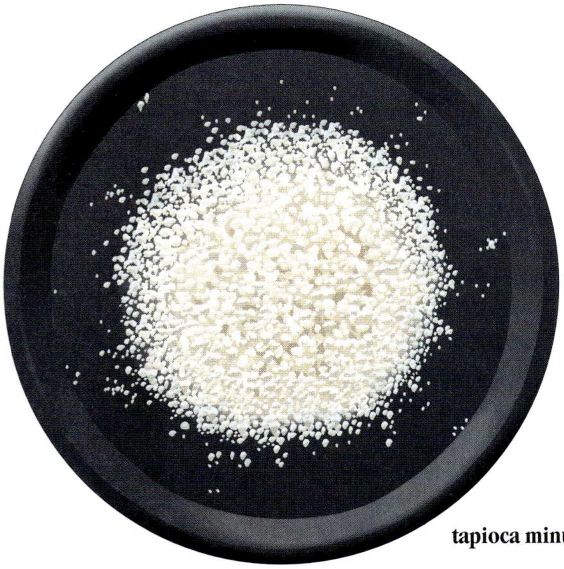

tapioca minute

Achat

Rechercher un tubercule exempt de moisissures et de parties gluantes. L'écorce est rarement intacte, mais on choisira un légume peu endommagé; écarter un tubercule qui dégage une forte odeur ou qui présente des parties de couleur gris-bleu. Un tubercule de manioc endommagé contiendra beaucoup d'acide cyanhydrique.

Préparation

Même si le manioc amer contient beaucoup plus d'acide cyanhydrique que le manioc doux, il est suggéré de les traiter tous deux afin de diminuer leur toxicité. Il s'agit de faire tremper le tubercule après l'avoir pelé puis râpé ou coupé en morceaux. Couper le tubercule en deux ou trois tronçons, les sectionner dans le sens de la longueur, puis détacher l'écorce à l'aide d'un couteau. Après l'avoir pelé, il est important de bien laver le manioc sous l'eau courante. Le manioc sera ensuite mis à cuire dans une casserole remplie d'eau fraîche que l'on prendra soin de couvrir pour empêcher l'évaporation des vapeurs cyanhydriques. Le fait de bouillir ou de rôtir le manioc entier ou en morceaux inactive l'enzyme responsable de la production d'acide cyanhydrique.

Fabrication du tapioca

• Les tubercules sont lavés, épluchés et râpés; la pulpe est ensuite mise à macérer, elle est tamisée, égouttée puis déshydratée. Durant la déshydratation, l'amidon obtenu (le tapioca) prend la forme de billes de couleur blanchâtre et de grosseur inégale. Ce tapioca que l'on nomme « tapioca perlé » doit tremper de 45 à 75 min avant d'être cuisiné.

• Le tapioca peut être transformé en flocons, en farine ou en petits granules; on obtient alors le « tapioca minute ». Le tapioca minute étant cuit presque complètement avant d'être commercialisé, il ne nécessite qu'une dizaine de minutes de cuisson additionnelle.

Valeur nutritive

	tapioca minute sec	*tapioca perlé sec*	*manioc cru*
eau			68,5 %
protéines	0,2 g	0,1 g	3,1 g
glucides	15,6 g	26,6 g	26,9 g
matières grasses			0,4 g
fibres		0,4 g	0,1 g
calories	64	102	120
	par 30 g	**par 30 g**	**par 100 g**

Le manioc renferme plus de calories que la pomme de terre, car il est plus riche en glucides. C'est une excellente source de vitamine C, de potassium, de fer et de magnésium et une bonne source de thiamine et de vitamine B_6; il contient de l'acide folique, de la niacine, du cuivre, du calcium, du phosphore, de la riboflavine et de l'acide pantothénique.

Utilisation

Le manioc doux (*M. dulcis*) est consommé nature, à la manière de la pomme de terre ou de la patate douce, qu'il peut remplacer dans la plupart des recettes.

Au Brésil, de la farine de manioc grillée aromatisée et garnie d'oignons, de raisins secs et de noix de cajou est servie en accompagnement du plat national brésilien, le *feijoada*. Ce plat à base d'oignons et de saucisses doit son nom à l'ingrédient principal, le haricot noir ou *feijao*.

On extrait du manioc doux une farine utilisée pour la confection de sauces, de pains, de ragoûts, de galettes et de gâteaux. Le manioc peut également servir à la fabrication d'une eau-de-vie populaire au Brésil, le cavim.

Le tapioca est insipide; il est cependant très utile pour épaissir soupes, sauces, ragoûts, tartes, fruits et puddings, car il prend la saveur du mets auquel on l'ajoute. Cuit dans du lait, il donne de délicieux desserts.

Le tapioca est utilisé par l'industrie des pâtes et papiers où il entre dans la confection du papier gaufré. Il sert également à fabriquer la colle des timbres-poste.

Cuisson

La cuisson du tapioca est facile, mais il est nécessaire de le brasser pour éviter la formation de grumeaux.

Conservation

Le manioc est fragile; un taux élevé d'humidité et une température dépassant 20 °C l'endommagent. Placé au réfrigérateur, il se conserve quelques jours.

On peut le congeler simplement pelé et coupé.

Pomme de terre

Solanum tuberosum, Solanacées

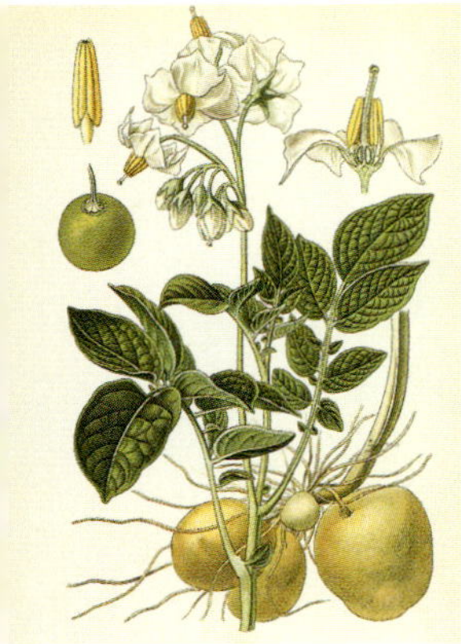

On récolte les pommes de terre après la floraison, lorsque les plants jaunissent ; seuls les tubercules enfouis sous la terre sont comestibles.

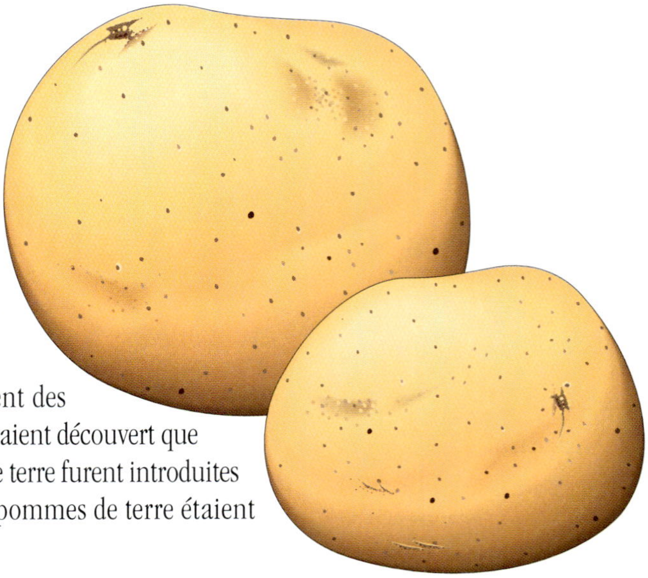

Tubercule d'une plante dont la culture remonterait entre 4 000 et 7 000 ans dans les Andes de la Bolivie et du Pérou et qui est un aliment de base des sociétés andines depuis les temps anciens. La pomme de terre était une plante sauvage ; il semblerait que la variété choisie pour la culture était moins amère.

Au début du XVIe siècle, les Espagnols transportaient des pommes de terre avec eux sur leurs navires, car ils avaient découvert que ce légume pouvait prévenir le scorbut ; les pommes de terre furent introduites en Europe par l'Espagne. Peu de temps après, les pommes de terre étaient consommées par les Italiens et les Allemands.

Au XVIIe siècle, un comité scientifique anglais et des dirigeants allemands tentèrent de promouvoir la culture et l'usage de la pomme de terre sans succès, car on croyait à cette époque qu'elle transmettait la lèpre. Par conséquent, ce ne fut pas avant la fin du XVIIIe siècle que la pomme de terre fut cultivée à grande échelle dans le nord de l'Europe. Ce revirement de situation survint suite à la promotion de la pomme de terre par Parmentier, qui permit le vol des tubercules par les gens du peuple dans un des jardins du roi, et il servit la pomme de terre en purée avec du beurre et des assaisonnements, la rendant ainsi méconnaissable. Il gagna un concours institué par le gouvernement français pour trouver un aliment pouvant remplacer le pain, devenu une denrée rare, en créant un plat de pommes de terre qui porte encore son nom aujourd'hui. Louis XVI baptisa ce légume « pomme de terre » pour en rehausser l'image.

À la même époque en Irlande, les habitants se rabattirent sur la culture de la pomme de terre pour éviter la disette. En 1845 et 1846, un parasite détruisit les récoltes entraînant une terrible famine en Irlande et un exode de la population, notamment vers les États-Unis. Ce ne fut pas avant le XIXe siècle que la pomme de terre y fut cultivée à grande échelle. Aujourd'hui les principaux pays producteurs de pommes de terre sont les pays de la CÉI, la Pologne, la Chine, les États-Unis et l'Inde.

La pomme de terre pousse sur une plante vivace cultivée en annuelle qui comporte une partie aérienne constituée de tiges atteignant parfois 1 m de haut. Ces tiges sont ornées de feuilles oblongues. On récolte les pommes de terre après la floraison lorsque les plants jaunissent. Il existe 3 000 variétés de pommes de terre dont seulement une centaine sont destinées à la consommation humaine. Ces variétés se différencient par la forme, la couleur et la grosseur mais également par la saveur et le contenu en amidon.

Seuls les tubercules, parties renflées enfouies sous la terre, sont comestibles. Leur chair blanchâtre ou jaunâtre est recouverte d'une peau de couleur rougeâtre, brunâtre, jaunâtre, verdâtre ou bleu violacé. Plus ou moins ronds, allongés et lisses, les tubercules sont ornés de petits « yeux ». C'est de ces « yeux » que sortiront éventuellement les bourgeons. Les pommes de terre sont fragiles et s'endommagent facilement.

Préparation

Jeter toute pomme de terre verte à plus de 50 %, elle sera amère et ne sera plus comestible. Bien brosser la pomme de terre si on la cuit avec sa peau, enlever les yeux et toute trace de verdissement. La pomme de terre nouvelle n'a pas besoin d'être pelée, la cuire telle quelle ou la brosser ; enlever toute chair verte.

La chair de la pomme de terre noircit au contact de l'air. Pour éviter le noircissement, la cuire dès qu'elle est coupée ou la mettre dans l'eau froide jusqu'au moment de l'utiliser. Ce bref trempage permet aussi de prévenir l'effritement de la pomme de terre si on renouvelle l'eau pour la cuisson.

Gratin de pommes de terre

4 PORTIONS

1 kg (2 lb) de pommes de terre
2 c. à soupe de beurre
crème légère (15 %)
1 gousse d'ail
sel et poivre blanc
1 pincée de muscade

1. Éplucher les pommes de terre, les laver, les éponger et les couper en très fines rondelles.
2. Frotter un plat à gratin avec l'ail et l'enduire de 1 c. à soupe de beurre. Y disposer les pommes de terre en les faisant se chevaucher. Saler et poivrer entre chaque couche.
3. Couvrir de crème sans toutefois recouvrir la dernière couche.
4. Assaisonner d'une pincée de muscade.
5. Mettre au four préchauffé à 200 °C (400 °F), environ 25 min ou jusqu'à ce que le gratin soit bien doré.

Achat

Choisir des pommes de terre fermes et intactes, exemptes de germes et de parties vertes. Dans le commerce, les pommes de terre sont souvent conditionnées dans des sacs de papier opaque laissant échapper l'humidité et empêchant la lumière de pénétrer, ce qui ne laisse pas voir la qualité du tubercule et risque d'entraîner de mauvais achats. Toutefois, les sacs de papier sont préférables aux sacs de plastique qui devraient être perforés pour permettre à l'humidité de s'échapper et aux pommes de terre de respirer.

Des pommes de terre sont parfois vendues prélavées ; leur conservation est plus difficile car elles ont perdu leur couche protectrice et deviennent plus vulnérables aux bactéries. En outre, ces pommes de terre coûtent plus cher, ce qui représente souvent une dépense inutile puisqu'on les relave presque toujours. S'assurer qu'elles ne présentent pas de parties vertes, car elles sont souvent vendues en vrac, non protégées de la lumière.

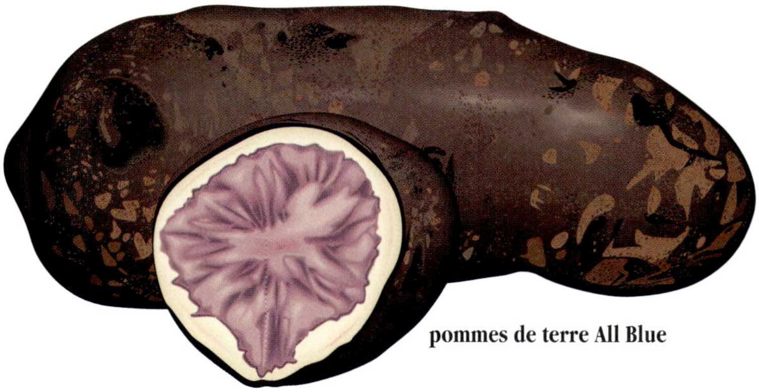

pommes de terre All Blue

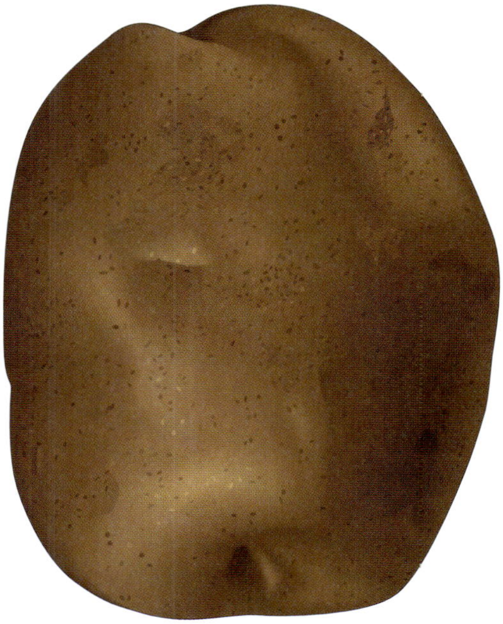

pomme de terre blanche Marfona

Utilisation

La pomme de terre se consomme cuite car elle est composée à près de 20 % d'amidon non digestible, qui se transforme en sucre à la cuisson. La pomme de terre est beaucoup plus qu'un légume d'accompagnement. Elle est également à la base de nombreuses préparations tels l'aligot, le gratin dauphinois, la goulache, le rösti suisse ou le ragoût irlandais. Bien entendu, elle accompagne presque toutes les viandes, volailles et poissons. Son goût parfois jugé fade peut être relevé avec du fromage, de l'oignon, des fines herbes ou des aromates. Elle s'incorpore bien aux potages, ragoûts et omelettes. C'est un ingrédient de base des croquettes, des quenelles et des gnocchis.

On la transforme en fécule pour la pâtisserie, la charcuterie, les puddings et elle sert d'agent de liaison et d'épaississement.

Souvent considérée comme un aliment de pauvre, on oublie qu'elle peut entrer dans la préparation de plats élaborés et raffinés comme le gratin dauphinois ou les pommes duchesse ainsi que dans les soufflés, les potages et les ragoûts. C'est l'ingrédient de base de la vodka. On la congèle, on la déshydrate et on en fait des conserves.

Afin d'obtenir une bonne purée, il est nécessaire de démarrer la cuisson des pommes de terre épluchées à l'eau froide et d'ajouter ensuite le sel. Lorsqu'elles sont cuites et bien égouttées, on incorpore le beurre à l'aide d'une spatule de bois puis le lait bouillant. Le temps de battage et la quantité de lait ou de crème ajoutée sont importants ; plus on ajoute de lait ou de crème et plus on bat les pommes de terre longtemps, plus la purée sera légère.

Cuisson

La pomme de terre supporte divers modes de cuisson ; elle peut notamment être cuite à l'eau, à la vapeur ou au four, être frite, rissolée ou réduite en purée.

Cuisson à l'eau ou à la vapeur

On devrait cuire les pommes de terre entières avec leur pelure dans très peu d'eau, et ne pas jeter l'eau de cuisson (l'utiliser dans les soupes et les sauces). Il est préférable aussi de plonger les pommes de terre dans de l'eau bouillante salée ; couvrir la casserole et veiller à ce que les pommes de terre ne collent pas. Il arrive parfois que les pommes de terre deviennent jaunâtres à la cuisson à cause d'une plus grande alcalinité de l'eau ; l'addition de jus de citron à l'eau de cuisson conservera leur blancheur. Entières, les pommes de terre cuisent entre 20 et 30 min à l'eau (30 à 45 min à la vapeur) tandis que sectionnées, elles nécessitent de 10 à 15 min à l'eau ou à la vapeur.

Cuisson au four

Piquer les pommes de terre à quelques endroits à l'aide d'une fourchette avant de les enfourner, afin de permettre à la vapeur de s'échapper, sinon les pommes de terre risquent d'éclater. Il n'est pas absolument nécessaire d'envelopper les pommes de terre dans un papier aluminium ; non enveloppées, elles deviennent cependant plus sèches. Les pommes de terre enveloppées nécessitent plus de cuisson ; la peau reste tendre et la chair humide car la cuisson s'effectue aussi par la chaleur qui reste emprisonnée dans le papier.

Pour une pomme de terre de taille moyenne, compter de 40 à 50 min dans un four à 220 °C (425 °F) ou environ 70 min si la température est réduite à 180 °C (350 °F) ; cela n'est pas nécessairement un inconvénient, car on peut cuire les pommes de terre en même temps qu'une pièce de viande, pour une économie d'énergie et de temps.

Friture

Les pommes de terre contenant le moins d'humidité donnent de meilleurs résultats à la friture. On peut frire les pommes de terre avec la pelure.

Les couper en lanières plus ou moins fines, d'égale grosseur pour une cuisson uniforme, mais sans dépasser 1 cm d'épaisseur car les frites seront très grasses.

Dès qu'elles sont épluchées, les pommes de terre doivent être rincées à l'eau sans toutefois les laisser tremper ; on les éponge ensuite soigneusement pour éviter les éclaboussures lorsqu'on plonge les pommes de terre dans l'huile bouillante. Ces opérations permettent de limiter quelque peu l'absorption de gras par la pomme de terre et les empêchera aussi de coller tout en les rendant croustillantes. On peut aussi seulement éponger les pommes de terre.

Le bain de friture devrait être constitué d'un corps gras pouvant supporter une chaleur élevée sans se dégrader, c'est-à-dire une température de 170 °C (340 °F) (voir *Huile*).

Le niveau d'huile froide devrait atteindre le tiers de la hauteur du récipient afin que les pommes de terre puissent flotter librement et ne pas rester collées les unes aux autres, le tout sans risque de débordement lorsque l'huile est chauffée.

Chauffer préalablement le bain de friture ; utiliser si possible un thermomètre afin de plonger les pommes de terre lorsque la température de l'huile se situe entre 170 et 180 °C (340 et 350 °F), et pour ne pas dépasser le point de fumée qui rendrait l'huile nocive, généralement entre 210 et 220 °C (410 et 425 °F), selon l'huile utilisée. L'huile qui grésille lorsqu'on y plonge les pommes de terre est assez chaude.

Ne plonger qu'une petite quantité de pommes de terre à la fois afin de ne pas trop refroidir le bain de friture, car avec l'abaissement de la température de l'huile, les frites ne pourront être saisies; elles absorberont beaucoup d'huile et seront molles. On peut aussi hausser le feu pour compenser la baisse de température, mais il s'agit de surveiller la cuisson pour être en mesure de réduire l'intensité lorsque la chaleur est revenue au point maximal.

Deux méthodes de cuisson sont possibles, en une seule fois ou en deux fois; cette deuxième pratique présenterait l'avantage de rendre les frites plus croustillantes. Il s'agit de cuire les pommes de terre une première fois de 5 à 6 min dans une friture moyenne de 150 à 160 °C (300 à 320 °F) et de les retirer avant qu'elles ne dorent; puis de les égoutter et de les laisser refroidir. Ensuite, on les remet 2 ou 3 min dans une friture très chaude soit à 180 °C (350 °F), jusqu'à ce qu'elles soient dorées. Les éponger dans un papier absorbant; elles ne doivent être salées qu'au moment de servir.

Le bain de friture doit être en bon état sinon il devient facilement et rapidement nocif. Filtrer l'huile avant de la ranger au réfrigérateur ou dans un endroit frais car les débris frits d'une cuisson précédente dénaturent l'huile et son goût en brûlant. Si l'huile est très foncée, épaisse et rance, ou si elle fume avant d'atteindre 150 °C (300 °F), il faut la jeter. Il est préférable de ne pas ajouter d'huile fraîche lorsque le niveau d'huile est trop bas, car l'huile nouvelle se dénature très vite au contact de l'huile « défraîchie ».

On peut frire les pommes de terre au four; elles seront alors moins grasses :

- les enrober d'huile chaude à raison d'environ 15 ml par 250 ml de pommes de terre et les cuire à 230 °C (450 °F) environ 8 min;
- baisser la chaleur à 190 °C (375 °F) et cuire jusqu'à tendreté, ou les griller de 15 à 20 min à 8 cm de la source de chaleur en les remuant de temps en temps.

Les frites congelées peuvent être cuites en grande friture ou au four; la cuisson au four les laisse la plupart du temps molles et graisseuses, souvent pas assez cuites et plutôt insipides. Les frites congelées sont rarement aussi bonnes au goût que les frites fraîches; de plus elles contiennent souvent des additifs, tels des sulfates, de l'arôme artificiel, du B.H.A et du glutamate monosodique. Vérifier la liste des ingrédients sur l'étiquette si on désire éviter l'ingestion d'additifs.

Les croustilles sont aussi des pommes de terre frites, mais elles sont coupées en minces rondelles; elles ont trempé dans de l'eau pour perdre de l'amidon qui les empêche d'être croustillantes. Les croustilles nécessitent une température de cuisson très élevée et plutôt longue afin d'être cuites de façon à éliminer l'humidité, mais cela les rendrait très foncées et l'huile serait décomposée assez rapidement. Pour remédier à cela, il existe trois méthodes pour frire les croustilles; la première consiste à terminer la friture de croustilles déjà partiellement frites au micro-ondes; la deuxième termine la friture à sec et la troisième utilise la méthode sous vide pour terminer la friture.

Cuisson au four à micro-ondes

- Piquer la pomme de terre entière et non pelée à quelques endroits afin d'éviter qu'elle n'éclate et la placer sur un papier absorbant;
- la cuire à chaleur élevée de 3 à 4 min (si plus d'une pomme de terre est cuite en même temps, le temps de cuisson doit être augmenté);
- retourner la pomme de terre une fois pendant la cuisson, si le micro-ondes n'est pas muni d'un plateau tournant;
- la laisser reposer 2 min enveloppée dans un papier absorbant avant de la servir.

Conservation

Après la cueillette, les pommes de terre demeurent en repos pour une période de 4 à 15 semaines, selon les variétés. Elles entrent ensuite dans une période de dormance, puis elles commencent à germer. Les conditions d'entreposage vont déterminer la durée de conservation; à une température n'excédant pas 4 °C, on peut entreposer les pommes de terre jusqu'à 9 mois.

Mettre les pommes de terre dans un endroit sombre, sec, aéré et frais, idéalement là où la température oscille entre 7 et 10 °C, elles se garderont environ deux mois. Plus la température est élevée, moins les pommes de terre se conservent longtemps. La pratique qui consiste à les placer dans le garde-manger (à la température de la pièce) n'est pas adaptée, car elle favorise la germination et la déshydratation.

Éviter les sacs de plastique qui favorisent les moisissures; ou alors les perforer à plusieurs endroits.

Le réfrigérateur convient aux pommes de terre nouvelles ou très vieilles; les placer loin des aliments à forte saveur tels les oignons. Les pommes de terre nouvelles se conservent peu de temps, environ une semaine tout comme les pommes de terre cuites qui prennent un goût désagréable, surtout si elles sont bouillies ou réduites en purée.

Valeur nutritive

La pomme de terre crue contient 79,4 % d'eau. Elle est une excellente source de potassium et une bonne source de vitamine C ; elle contient de la vitamine B_6, du cuivre, de la niacine, du magnésium, de l'acide folique, du fer et de l'acide pantothénique.

La vitamine C disparaît graduellement avec le temps ; ainsi, après 3 mois d'entreposage dans l'obscurité à 12 °C, il n'en reste que 68 % et après 6 mois, il n'en reste plus que 50 %. Cette perte de vitamine C est de l'ordre de 40 % au cours des 2 premiers mois d'entreposage ; elle ralentit et se stabilise par la suite à partir du septième mois d'entreposage.

La pomme de terre aurait plusieurs propriétés médicinales ; le jus cru de la pomme de terre aurait des propriétés antispasmodiques, diurétiques, antiscorbutiques et cicatrisantes. Elle serait utile contre les ulcères. Crue et tranchée ou râpée ou transformée en fécule, on s'en sert pour soigner les inflammations, les insolations, les brûlures et les gerçures. Son jus cru peut être utilisé comme cicatrisant des muqueuses, calmant, diurétique et pour soulager les ulcères gastriques.

L'exposition de la pomme de terre à la lumière ou au soleil entraîne la formation de taches vertes ou vert foncé. Ces parties vertes donneront un goût amer à la pomme de terre et peuvent contenir des quantités significatives de solanine, une substance alcaloïde toxique. À petite dose, la solanine peut causer des crampes d'estomac, des maux de tête ou de la diarrhée ; à forte dose, elle peut affecter le système nerveux. Il faut enlever toute trace de vert sur la pomme de terre car la solanine n'est pas détruite par la cuisson. Il est aussi nécessaire d'ôter les germes et les yeux car la solanine s'y accumule.

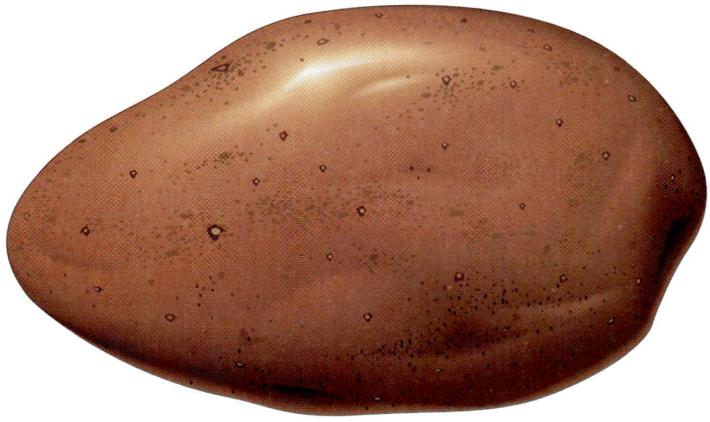

pomme de terre rouge Desiree

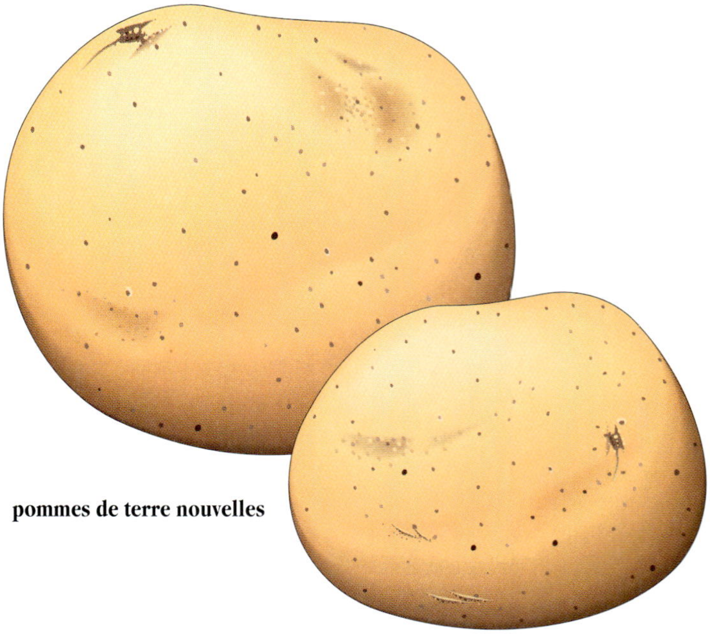

pommes de terre nouvelles

	crue	*au four (entière)*	*bouillie (entière)*	*bouillie (pelée)*	*frites (grande friture)*	*croustilles*
protéines	2,1 g	2,3 g	1,9 g	1,7 g	4,0 g	6,6 g
glucides	18 g	25,2 g	20,1 g	20 g	39,6 g	48,5 g
matières grasses	0,1 g	0,1 g	0,1 g	0,1 g	10,6 g	35,4 g
calories	79	109	87	86	315	539
fibres	1,5 g	2,3 g	1,5 g	1,4 g	0,8 g	1,4 g
vitamine C	19 mg	13 mg	13 mg	7 mg	11 mg	58 mg

par 100 g

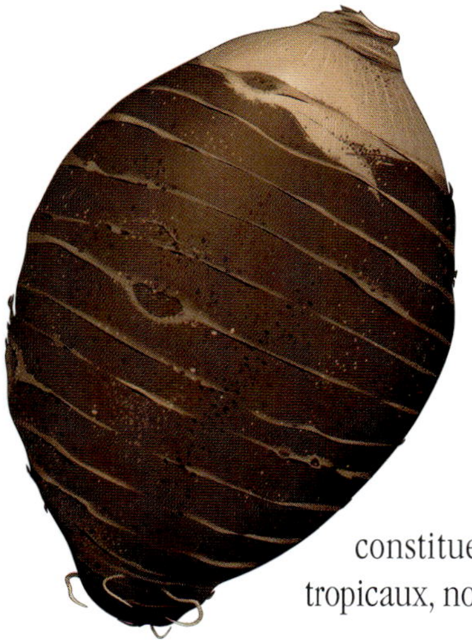

Taro

Colocasia esculenta, Aracées

Tubercule d'une plante probablement originaire du Sud-Est asiatique, le taro pousse dans les régions tropicales ainsi que dans les régions tempérées assez chaudes. Il aurait été cultivé pour la première fois il y a entre 4 000 et 7 000 ans et introduit par la suite au Japon et en Chine. Les forêts vierges constituent son habitat naturel. Le taro sert d'aliment de base dans plusieurs pays tropicaux, notamment dans les îles du Pacifique, dans les Caraïbes et en Asie.

Le taro appartient à une famille de plantes décoratives ; il est apparenté au philodendron et au dieffenbachia. Il en existe plus de 100 variétés. Certaines sont de forme allongée et ressemblent à la patate douce, tandis que d'autres sont arrondies et ressemblent au céleri-rave. D'une façon générale, l'apparence extérieure est plutôt lisse et peu bosselée. Le plant de taro peut atteindre 1,8 m de haut. Ses imposantes feuilles et les jeunes pousses blanchies sont comestibles ; elles sont rarement disponibles sur les marchés occidentaux. Les tubercules recouverts d'une épaisse peau rugueuse et velue et brune, ornée de minces cercles renferment une chair de couleur crème, blanche ou lilas grisâtre, qui est parfois veinée de rose ou de brun. La chair farineuse est sucrée.

Achat

Rechercher des taros très fermes, sans moisissures ni parties molles. Faire une petite incision dans la chair afin de vérifier si celle-ci est bien juteuse ; idéalement, un taro devrait être coupé en deux afin qu'on puisse juger de la qualité de la chair.

Préparation

Peler le taro, puis le recouvrir d'eau fraîche s'il n'est pas utilisé immédiatement. Le taro contient un liquide collant qui peut irriter la peau ; se munir de gants pour le peler ou le peler sous l'eau courante.

Utilisation

Le taro se consomme cuit parce qu'il est riche en amidon non digestible et qu'il contient des cristaux d'oxalates de calcium, substances amères et irritantes pour le système digestif mais qui sont détruites par la cuisson. La cuisson change la couleur de sa chair qui devient grisâtre ou mauve.

Le taro s'utilise comme la pomme de terre. Il est meilleur servi très chaud car sa texture change lorsqu'il refroidit. Le taro épaissit soupes et ragoûts dont il absorbe la saveur. Il est délicieux frit comme les pommes de terre ou nappé de sauce. On peut le râper puis le cuire en crêpes. Il est parfois servi en entremets sucré ou en dessert ; on le coupe en morceaux que l'on cuit dans un sirop, comme les marrons glacés.

Le taro est broyé en fécule surtout utilisée dans la cuisine asiatique. Les feuilles se cuisinent comme l'épinard ou servent à envelopper des aliments qui seront cuits au four. Ces feuilles contiennent aussi des oxalates de calcium détruits par la cuisson.

Conservation

Le taro se conserve dans un endroit frais, sombre, sec et aéré. Il est préférable de le consommer le plus rapidement possible car il amollit.

Les feuilles du taro se conservent plusieurs jours au réfrigérateur ; les essuyer avec un linge humide et les placer dans un sac de plastique perforé.

Valeur nutritive

	cuit
eau	64 %
protéines	0,4 g
matières grasses	0,2 g
glucides	34,5 g
calories	142
	par 100 g

Le taro est riche en potassium ; il contient du magnésium, du phosphore et du fer.

Cuisson

Le taro est bouilli (cuire une vingtaine de minutes), cuit à la vapeur ou au four à micro-ondes. On peut aussi le cuire au four (environ 25 min) mais sa saveur s'intensifie et sa chair s'assèche considérablement. Le badigeonner fréquemment de beurre, de margarine ou de sauce et le servir très chaud.

Le taro devient gluant lorsqu'il est réduit en purée, aussi est-il préférable de cuire la purée pour l'assécher, en croquettes ou en soufflés par exemple. Afin d'éviter qu'il ne soit trop cuit et qu'il ne se défasse en morceaux, ajouter le taro en fin de cuisson d'une soupe ou d'un ragoût après l'avoir cuit à la vapeur ou bouilli.

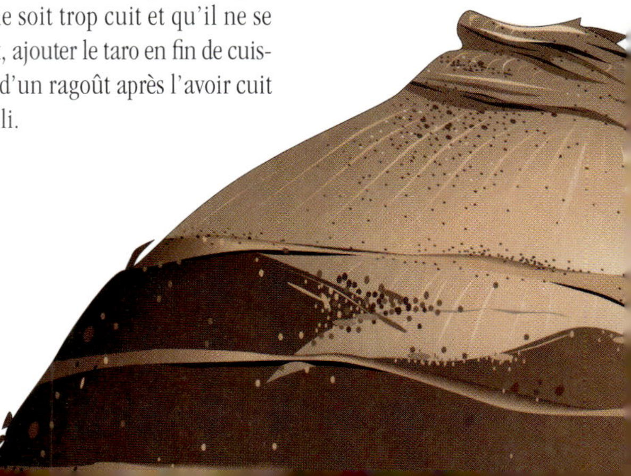

Igname

Dioscorea spp, Dioscoréacées

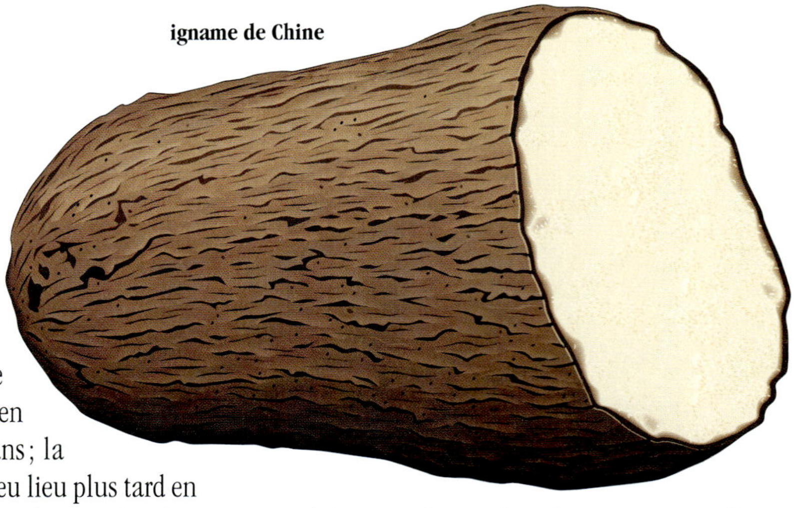

igname de Chine

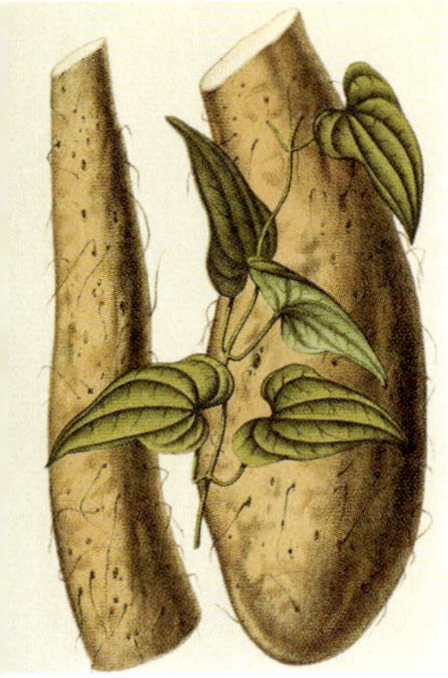

L'igname est allongée comme la patate douce avec laquelle elle est souvent confondue. Une seule variété, l'igname de Chine, croît en région tempérée.

Tubercule d'une plante grimpante dont le pays d'origine est inconnu. Des fouilles archéologiques laissent croire que l'igname était cultivée en Afrique et en Asie de l'Est il y a plus de 10 000 ans ; la première récolte de l'igname aurait eu lieu plus tard en Amérique du Sud. L'igname est un des aliments les plus consommés à travers le monde ; elle constitue un aliment de dans plusieurs pays, notamment en Amérique du Sud et dans les Antilles.

L'igname est différente de la patate douce avec laquelle on la confond parfois en Amérique du Nord. Elle fait p d'une tout autre famille et l'on en compte pas moins de 200 variétés. Elle pousse principalement dans les régions tropi et subtropicales, telles que l'Afrique, l'Asie et l'Amérique ; une seule variété, l'igname de Chine (*D. batata*), cro région tempérée.

L'igname est allongée comme la patate douce, ou arrondie. Sa chair blanche, jaune, ivoire, rosée ou rose brunâtre est r en amidon et contient une substance mucilagineuse qui la rend glissante. Elle devient crémeuse à la cuisson ou reste fe selon les variétés. Sa peau épaisse dont la couleur varie du blanc au rose et au brun-noir, peut être velue ou rugue L'igname peut peser jusqu'à 20 kg et mesurer 50 cm de diamètre. Son goût est voisin de celui de certaines variétés de pa douces, quoique plus terreux et moins sucré.

Achat

Choisir des ignames fermes et intactes, sans moisissures ni parties molles.

Valeur nutritive

	crue
eau	70 %
protéines	1,5 g
matières grasses	0,1 g
glucides	28 g
fibres	3,9 g
calories	116
	par 100 g

L'igname est une excellente source de potassium ; elle contient de la vitamine C, de la vitamine B_6, de la thiamine, du cuivre, de l'acide folique, du magnésium et du phosphore. Elle contient plus d'amidon que la pomme de terre, ce qui la rend plus farineuse. Certaines variétés sauvages d'ignames renferment un stéroïde utilisé par l'industrie pharmaceutique, notamment pour la fabrication de produits contraceptifs.

Utilisation

L'igname est apprêtée comme la pomme de terre ; on la met dans les potages et les ragoûts ; on la râpe et on la cuisine en gâteaux ou en pains.

L'igname bouillie ou mise en purée a peu de saveur, aussi ce légume est rarement servi tel quel dans les pays où il constitue un aliment de base. On lui ajoute des épices, on la cuit avec d'autres aliments, on l'arrose de sauce ; ou au contraire, l'igname sert à atténuer la saveur très relevée de préparations culinaires des Antilles.

L'igname est délicieuse frite. Elle s'assèche considérablement lorsqu'elle est cuite au four et gagne à être servie nappée de sauce. Elle peut être substituée à la patate douce et à la pomme de terre dans plusieurs recettes. Seules les plus petites ignames peuvent être cuisinées avec leur peau. On tire également une fécule nommée « arrow-root de la Guyane » à partir de l'igname.

Cuisson

Comme la pomme de terre, l'igname se consomme cuite, car elle contient une grande quantité d'amidon non digestible qui se transforme en sucre sous l'effet de la cuisson. On la pèle, on la coupe en cubes puis on la blanchit de 10 à 20 min à l'eau bouillante salée.

Conservation

Conserver l'igname dans un endroit sombre, frais, sec et bien aéré. Plus la température est élevée, moins l'igname se garde longtemps. Éviter de la mettre dans un sac de plastique ; cela favorise la moisissure.

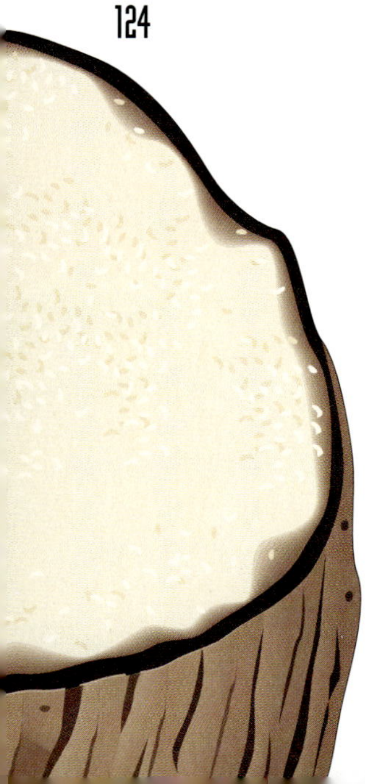

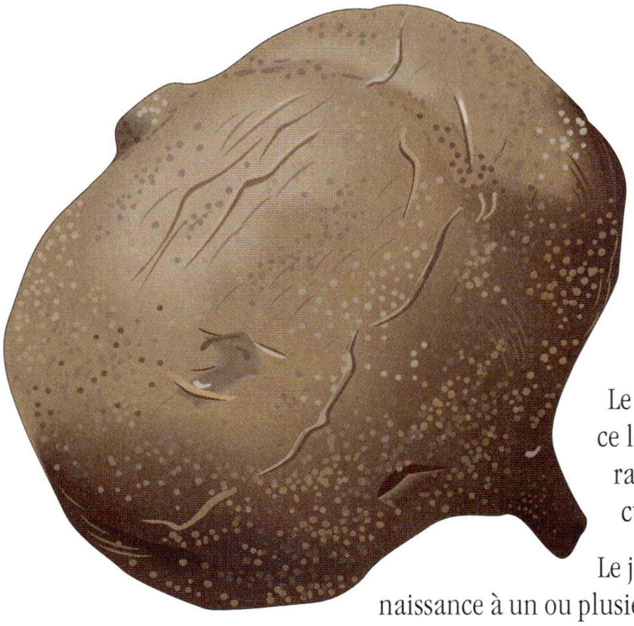

Jicama

Pachyrhizus erosus et *Pachyrhizus tuberosus,* Légumineuses

Tubercule d'une plante originaire du Mexique, de l'Amérique centrale et de l'Amérique du Sud, le jicama était connu des Aztèques qui utilisaient ses graines comme médicament. Le mot jicama est d'ailleurs dérivé de *xicamalt*, nom de ce légume en nahuatl, langue des Aztèques. Les explorateurs espagnols apportèrent le jicama en Asie où sa culture se répandit par la suite.

Le jicama pousse sur une plante grimpante qui donnera naissance à un ou plusieurs tubercules. Il existe deux variétés de jicama ; la plus imposante (*Pachyrhizus tuberosus*) est originaire de l'Amazonie et pousse dans les régions tropicales et tempérées de l'Amérique, dont les Andes et l'Équateur, ainsi qu'en Chine et dans les Caraïbes. On la récolte lorsqu'elle mesure de 20 à 30 cm de long et 2,5 cm de diamètre. À maturité, elle peut cependant mesurer 30 cm de diamètre, mais elle n'est plus comestible car elle contient une substance toxique, la rotenone, utilisée surtout comme insecticide. Très juteuse, cette variété de jicama est presque toujours consommée crue.

L'autre variété, *Pachyrhizus erosus*, originaire du Mexique et de l'Amérique centrale, est plus petite et mesure de 15 à 20 cm de long. Cultivée en Amérique du Sud, on la consomme crue ou cuite. Selon les variétés, le jicama ressemble à un navet dont les deux extrémités sont légèrement aplaties. Sa mince peau brun pâle n'est pas comestible ; elle recouvre une chair blanchâtre juteuse, croquante et sucrée, de saveur douce qui rappelle celle des châtaignes d'eau.

Achat

Choisir un jicama ferme, de grosseur moyenne ou petite, à la peau mince, exempte de meurtrissures. Un jicama volumineux et à la peau épaisse risque d'être fibreux et peu juteux. Faire une petite incision dans la peau avec l'ongle pour vérifier si la peau est mince et si la chair est bien juteuse.

Préparation

Il est plus facile de peler le jicama avec un couteau. Une fois pelé, on le râpe ou on le coupe en dés, en julienne ou en tranches.

Utilisation

Le jicama se consomme cru ou cuit. Cru on le met dans les salades, les trempettes et les hors-d'œuvre. Il est souvent coupé en minces tranches, arrosé de jus de citron ou de lime, saupoudré d'assaisonnement au chili et de sel, pour un amuse-gueule typiquement mexicain.

Le jicama demeure croustillant même après cuisson. Il ajoute une note croquante inhabituelle à une grande quantité de mets, notamment aux soupes, légumes, riz, tofu, quiches, viandes, volailles, fruits de mer et même aux salades de fruits. Il est délicieux dans les ragoûts ou dans les plats aigres-doux, car il absorbe les saveurs sans amollir. Il peut remplacer les pousses de bambou ou les châtaignes d'eau dans la plupart des recettes.

Cuisson

Le jicama se cuit comme la pomme de terre, ou à la friture légère et rapide.

Conservation

Conserver le jicama au réfrigérateur dans le bac à légumes sans l'envelopper, il se gardera environ 3 semaines. Conservé comme les pommes de terre dans un endroit frais et sec, il se garde pendant plusieurs semaines.

On peut le garder environ 1 semaine au réfrigérateur lorsqu'il est coupé. Le mettre alors dans un sac de plastique perforé.

Valeur nutritive

eau	85 %
protéines	1,4 g
glucides	12,8 g
calories	55
	par 100 g

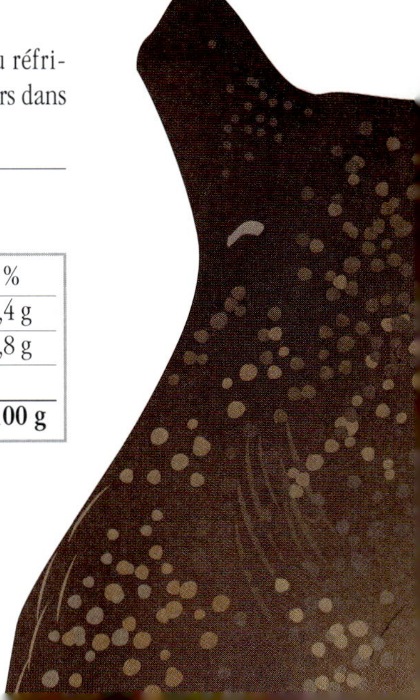

Patate douce

Ipomoea batatas, Convolvulacées

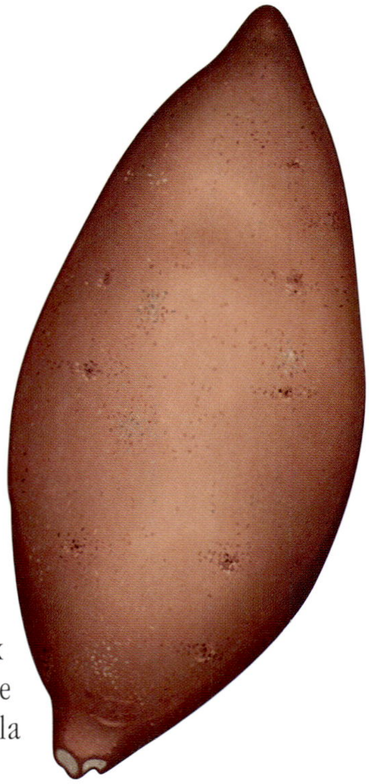

Tubercule d'une plante originaire d'Amérique centrale, la patate douce n'est pas apparentée à la pomme de terre, contrairement à ce que l'on pourrait croire. Les fleurs de la patate douce sont en forme de clochettes et elle est classée avec les plantes ayant cette caractéristique, soit la famille des convolvulacées, dont font partie les gloires du matin.

La patate douce est consommée depuis les temps préhistoriques. Des restes de patate vieux de 10 000 et 12 000 ans ont été découverts dans une grotte au Pérou ; on suppose qu'il s'agit d'un hybride d'une variété sauvage, ancêtre originaire de la région comprise entre le Mexique et le nord de l'Amérique du Sud. Durant le XVIe siècle, la patate s'est propagée jusqu'aux Philippines grâce aux Espagnols et jusqu'en Afrique, en Inde, dans le sud de l'Asie et en Indonésie grâce aux Portugais. Aujourd'hui les plus grands producteurs de patates douces sont la Chine, l'Indonésie, le Vietnam, l'Ouganda, le Japon et l'Inde.

Ce légume est un aliment de base, tant en Asie qu'en Amérique latine. Il est aussi très apprécié dans le sud des États-Unis où sa culture fut implantée vers le XVIe siècle. Il demeure relativement peu connu au Canada et dans le nord des États-Unis. La patate douce est souvent confondue avec l'igname, mais cette dernière est moins savoureuse et plus féculente.

La partie aérienne de la plante est composée de longues tiges rampantes atteignant jusqu'à 5 m de long et ornées de feuilles qui peuvent être consommées comme l'épinard. La patate douce compte plus de 400 variétés. Sa mince peau comestible, lisse ou rugueuse, est blanche, jaune, orange, rouge ou pourpre ; sa chair est blanche, jaunâtre ou orangée. Les différentes variétés de patates se divisent en deux catégories, celles dont la chair est sèche et celles à chair humide. La patate à chair sèche demeure plus farineuse à la cuisson.

Achat

Rechercher des patates douces fermes, exemptes de taches molles, de fissures et de meurtrissures. Écarter les patates réfrigérées, car le froid les altère.

Préparation

La patate douce est souvent cirée et teinte, ce qui peut inciter à la peler ou non. La chair de la patate douce noircit au contact de l'air ; dès qu'elle est coupée, mettre la patate douce dans de l'eau froide jusqu'au moment de l'utiliser ou la cuire le plus rapidement possible (la recouvrir complètement d'eau).

Utilisation

La patate douce se mange toujours cuite comme la pomme de terre. Elle est plus sucrée que celle-ci, aussi son utilisation est-elle plus variée. Elle peut remplacer la courge d'hiver dans la plupart des recettes. Comme cette dernière, et étant donné son goût sucré, elle peut entrer dans la confection de gâteaux, de tartes, de pains, de poudings, de marmelades, de biscuits et de muffins. Elle peut être cuisinée en croquettes, en gratin, en soufflé et à la crème. La cuisine créole en fait grand usage. La patate douce se marie bien avec la cannelle, le miel, la noix de coco, la muscade et la lime. Elle accompagne très bien le porc, le jambon et la volaille. Elle est particulièrement délicieuse cuite au four ou réduite en purée.

Elle est aussi séchée et transformée en flocons ou en croustilles. On en tire de l'alcool, de la fécule et de la farine.

Cuisson

La patate douce se prépare et se cuit comme la pomme de terre; son temps de cuisson est à peu près identique.

Si l'on désire cuire la patate douce entière et non pelée au four à micro-ondes, la piquer à quelques endroits, l'envelopper dans un papier absorbant; la cuire à intensité élevée de 5 à 7 min; retourner la patate douce une fois à mi-cuisson et la laisser reposer 2 min avant de servir.

Pour la cuire au four, la laisser entière, ne pas la peler, la piquer à quelques endroits afin d'éviter qu'elle n'éclate et la cuire entre 45 et 60 min, jusqu'à ce qu'elle soit tendre. Pour la faire cuire à l'eau, mieux vaut ne pas la peler avant, elle cuira pendant 20 à 30 min et la pelure est plus facile à enlever après la cuisson.

Patates douces au four

4 PORTIONS

2 grosses patates douces
2 c. à soupe d'huile d'olive
persil plat
sel et poivre

Servir comme accompagnement de volaille.

1. Préchauffer le four à 180 °C (350 °F).
2. Laver soigneusement les patates à l'eau courante et les éponger. Ne pas les éplucher. Les couper par la moitié dans la longueur. Ciseler le persil.
3. Badigeonner les moitiés de patates avec l'huile d'olive.
4. Saler, poivrer. Saupoudrer de persil. Déposer dans un plat à four. Cuire environ 45 min.

Valeur nutritive

	cuite bouillie (sans pelure)
eau	73 %
protéines	1,6 g
matières grasses	0,3 g
glucides	24,3 g
fibres	2,5 g
calories	105
	par 100 g

La patate douce est une excellente source de vitamine A; c'est aussi une bonne source de potassium. Elle contient de la vitamine C, de la vitamine B_6, de la riboflavine, du cuivre, de l'acide pantothénique et de l'acide folique. Plus elle est colorée, plus elle contient de vitamine A.

Elle est plus riche en amidon que la pomme de terre (jusqu'à 18 % selon les variétés), mais elle contient sensiblement la même quantité de glucides.

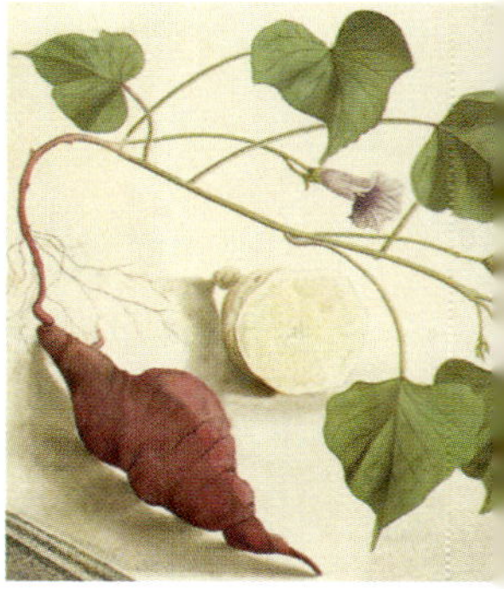

La partie aérienne de la plante est composée de longues tiges rampantes; la mince peau comestible de la patate douce, lisse ou rugueuse, est blanche, jaune, orange, rouge ou pourpre.

Conservation

Manipuler la patate douce avec soin, car elle est plus fragile que la pomme de terre. Conservée dans un endroit frais, sombre et aéré, elle se gardera de 7 à 10 jours. Éviter si possible de la conserver à une température supérieure à 16 °C, car elle germe, fermente, et parfois dans certaines variétés, une partie de la chair devient ligneuse.

Ne pas la réfrigérer car le froid l'endommage. Une fois cuite, elle se conserve environ une semaine au réfrigérateur et peut être congelée.

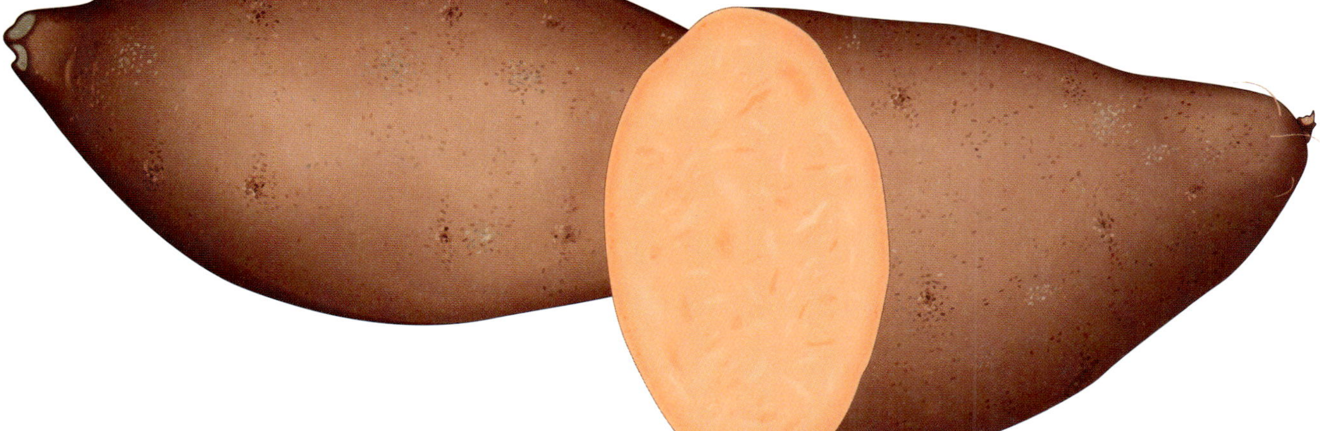

Topinambour

Helianthus tuberosus, Composées

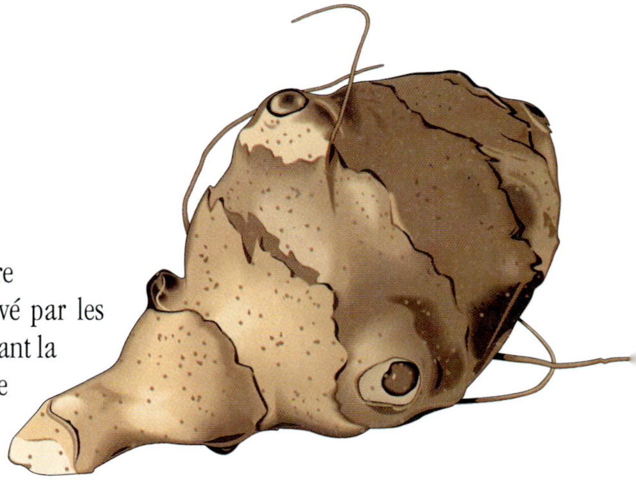

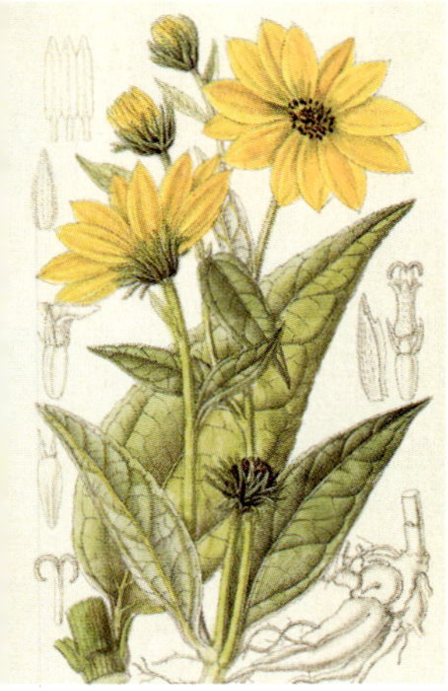

Le plant de topinambour est tellement grand et décoratif que, dans certaines régions, on s'en sert pour délimiter les terrains.

Tubercule d'une plante potagère vivace originaire d'Amérique du Nord, le topinambour était cultivé par les Indiens qui habitaient ce que l'on nomme maintenant la Nouvelle-Angleterre. L'explorateur français Samuel de Champlain l'introduisit en France où on le nomma topinambour. On dit que le mot « topinambour » aurait pour origine *topinambus*, le nom d'une tribu brésilienne qui visitait la France au moment où les Français découvrirent ce légume. Ceux-ci se servirent de ce nom exotique pour mousser la vente du tubercule ; ils l'appréciaient beaucoup, mais ce légume perdit de sa popularité au détriment de la pomme de terre. Il est également considéré comme un légume de pauvre car, durant la Seconde Guerre, le topinambour était un des seuls légumes disponibles.

Le plant de topinambour mesure entre 1,80 et 4 m de haut. Il est tellement grand et décoratif que dans certaines régions, tels le Moyen-Orient et le sud des États-Unis, on s'en sert pour délimiter les terrains ; il pousse facilement et on peut difficilement s'en débarrasser, car il est très résistant.

Les topinambours mesurent de 7 à 10 cm de long et de 3 à 6 cm de diamètre. Ils ressemblent au gingembre, car ils sont plus ou moins bosselés. Leur chair blanche jaunâtre est croquante, juteuse, sucrée, de saveur délicate et recouverte d'une mince peau comestible beige, parfois teintée de rouge ou de violet, selon la nature du sol où ils poussent. La saveur des topinambours s'améliore avec le temps, surtout si on les récolte après un léger gel.

Valeur nutritive

	cru
eau	78 %
protéines	2 g
matières grasses	2 g
glucides	17,4 g
fibres	1,6 g
calories	76
	par 100 g

Le topinambour cru est une excellente source de potassium, une bonne source de fer et de thiamine ; il contient de la niacine, du phosphore, du cuivre, du magnésium, de l'acide folique et de l'acide pantothénique.

Ce légume renferme de l'inuline, un glucide voisin de l'amidon, qui se transforme en fructose ; l'inuline provoque des gaz chez certains. Les personnes fragiles ou qui consomment des topinambours pour la première fois devraient n'en consommer qu'une petite portion. On le dit désinfectant, énergétique et galactogène.

Achat

Choisir de petits topinambours fermes, avec une peau intacte. Écarter les tubercules qui sont teintés de vert ou qui ont commencé à germer.

Préparation

Pour éviter que les topinambours ne noircissent au contact de l'air lorsqu'ils sont coupés, les tremper dans une eau citronnée ou vinaigrée.

Les topinambours se pèlent difficilement et seulement si nécessaire, aussi sont-ils souvent cuits non pelés après un brossage minutieux ; on peut, au goût, enlever la pelure après la cuisson, ce qui est plus facile, mais sans trop attendre cependant, car refroidie elle se retire plus difficilement.

Utilisation

Le topinambour se mange cru, cuit ou mariné. Il s'apprête de diverses façons, notamment en purée, au gratin ou à la crème. Cru, il ajoute une touche rafraîchissante aux salades ; on le sert aussi en hors-d'œuvre (l'arroser d'un liquide acide pour l'empêcher de noircir). Cuit, il remplace agréablement les châtaignes d'eau et les pommes de terre. On l'incorpore aux soupes, ragoûts, crêpes et beignets. Il accompagne bien le poireau et la volaille.

Le topinambour est transformé en alcool ou, séché, en une farine très nourrissante.

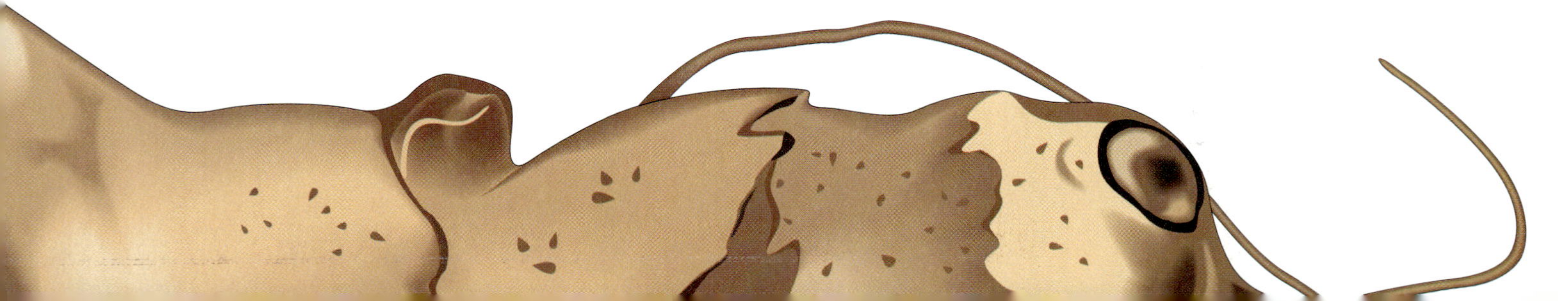

Cuisson

Il est préférable d'abréger la cuisson du topinambour, car 1 min ou 2 de trop et sa chair se transforme facilement en une bouillie peu savoureuse.

La cuisson au four, à la vapeur et au wok lui convient bien; prévoir de 30 à 45 min pour le cuire entier au four, comme la pomme de terre, selon la grosseur, de 10 à 15 min pour la cuisson à la vapeur, de 8 à 12 min pour la cuisson à l'eau, de 5 à 7 min pour le sauter, et l'ajouter au dernier moment si on le cuit au wok. Éviter de cuire le topinambour dans une casserole en aluminium ou en fer, car il noircit au contact de ces métaux.

Conservation

Manipuler le topinambour avec soin, car il est fragile et se meurtrit facilement; le mettre dans un sac de plastique perforé sans le laver avec un papier absorbant pour éliminer le surplus d'humidité et le placer au réfrigérateur, il se conservera jusqu'à 2 semaines. On peut l'enfouir dans du sable comme la carotte; il se conservera de 1 à 2 mois.

Le topinambour supporte très mal la congélation et la mise en conserve car sa chair noircit et sa texture dégénère. On peut le mariner.

Crosne

Stachys spp, **Labiacées**

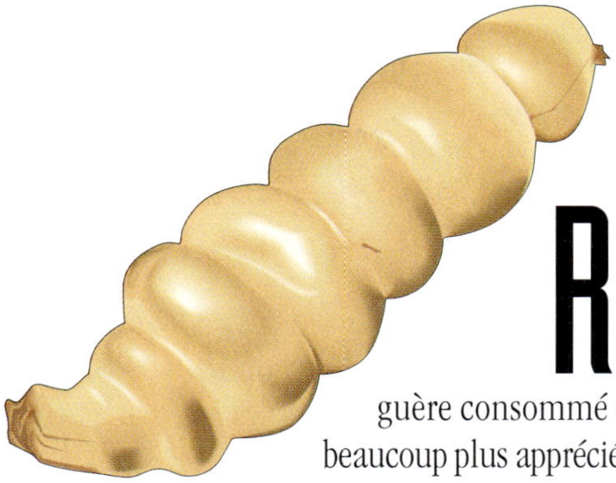

Renflement des rhizomes tubéreux d'une plante potagère vivace originaire du Japon. Ce légume fin et délicat fut introduit en France en 1882, et acclimaté dans un village nommé Crosne. Même s'il a connu un grand succès entre 1890 et 1920, il n'est plus guère consommé en Europe et il est presque inconnu en Amérique du Nord. Il est beaucoup plus apprécié en Asie.

Le crosne pousse sur une plante formée de tiges qui atteignent de 30 à 45 cm de haut. Ces tiges sont ornées de grandes feuilles ovales, rudes et boursouflées, d'un vert terne. Les tubercules, dont la peau mince est comestible, mesurent de 5 à 8 cm de long et entre 1,5 cm et 2 cm de diamètre. Leur goût très fin et légèrement sucré rappelle le salsifis ou l'artichaut (en anglais, on nomme ce légume « artichaut chinois » ou « artichaut japonais »).

Préparation

Il est préférable de ne pas peler ce légume; d'ailleurs il n'est pas facile à peler à cause de sa forme noueuse. La façon la plus facile de le nettoyer consiste à le mettre dans un sac rempli de gros sel, à le secouer vigoureusement puis à le laver pour le débarrasser des pellicules qui pourraient rester.

Utilisation

Le crosne est utilisé et apprêté comme la pomme de terre, le topinambour ou le salsifis. On peut le faire bouillir, l'étuver, le frire, le confire dans le vinaigre ou le mettre en purée. On le met dans les salades ou on le cuit avec d'autres légumes. Il est souvent préalablement blanchi (2 min) avant d'être cuisiné. Il est délicieux sauté au beurre ou nappé de crème.

Conservation

Le crosne est assez fragile puisqu'il s'assèche rapidement. Éviter de le laisser séjourner longtemps à la température de la pièce. Le conserver au réfrigérateur.

Achat

Le crosne se dessèche rapidement et perd facilement sa saveur; il est meilleur fraîchement cueilli. Rechercher des crosnes fermes, non ridés et aux extrémités de couleur uniforme.

Valeur nutritive

protéines	2,7 g
glucides	17,3 g
calories	80
	par 100 g

Chou-fleur

Brassica oleracea var. *botrytis,* Crucifères

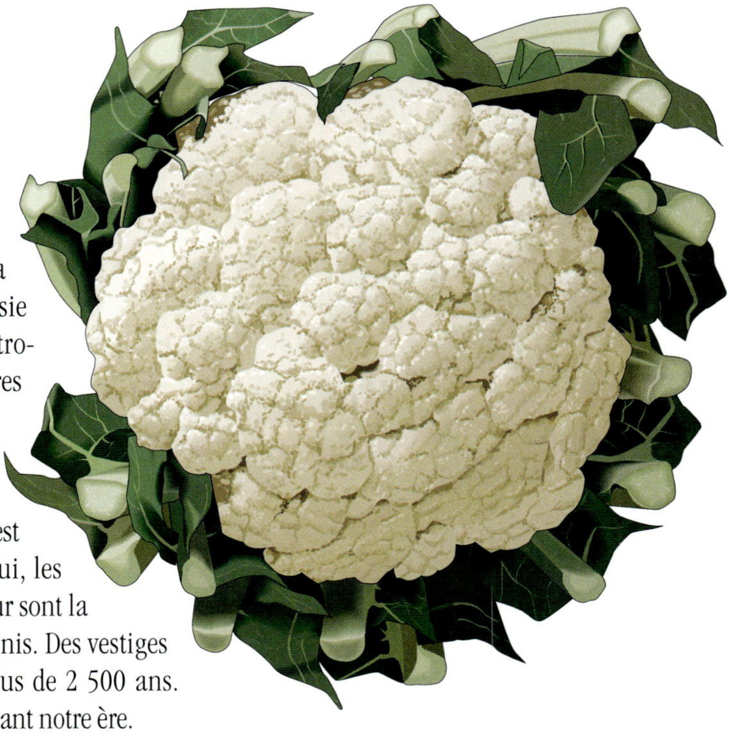

Plante potagère dont on suppose que la forme primitive serait originaire d'Asie Mineure ; par la suite, elle aurait été introduite en Italie où elle aurait subi d'autres transformations. La France découvrit le chou-fleur au milieu du XVe siècle ; plus tard le chou-fleur aurait été apporté dans le nord de l'Europe et dans les îles Britanniques, où il est maintenant encore fort apprécié. Aujourd'hui, les plus importants pays producteurs du chou-fleur sont la Chine, l'Inde, la France, l'Italie et les États-Unis. Des vestiges révèlent que ce légume est connu depuis plus de 2 500 ans. Le chou-fleur était cultivé en Égypte 400 ans avant notre ère.

Le chou-fleur est composé d'une tête compacte (nommée aussi « pomme ») formée de plusieurs inflorescences non développées qui sont rattachées à une courte tige centrale. Ces inflorescences deviennent de petites fleurs jaunes peu savoureuses si on les laisse se développer. Le chou-fleur est habituellement blanc, mais certaines variétés sont teintées de pourpre (elles deviennent vertes en cuisant). Le chou-fleur pourpre se rapproche beaucoup du brocoli, il cuit plus rapidement que le chou-fleur blanc et sa saveur est plus douce.

Le chou-fleur est recouvert de plusieurs couches de feuilles vertes rattachées à la tige. Ces feuilles forment un écran qui empêche les rayons du soleil d'atteindre la pomme. On les attache parfois afin que le chou-fleur conserve sa couleur blanche. Les feuilles extérieures sont longues, coriaces et d'un vert foncé. Les feuilles intérieures, plus petites, plus tendres et d'un vert jaunâtre sont comestibles.

Achat

Choisir un chou-fleur à tête ferme et compacte, d'un blanc crémeux, possédant encore des feuilles d'un beau vert. La fraîcheur des feuilles extérieures garantit la fraîcheur de la pomme. Écarter le chou-fleur décoloré, aux taches brunes ou qui commence à fleurir.

Préparation

Enlever les feuilles extérieures et le trognon et laisser les petites feuilles vertes. Les feuilles extérieures et le trognon peuvent servir à préparer des soupes. Séparer les bouquets de la tige principale, en laissant cependant une partie de la tige ; laisser les bouquets intacts ou les sectionner s'ils sont très gros, ce qui accélérera la cuisson et la rendra plus uniforme. Laver à l'eau courante ou le mettre à tremper dans de l'eau légèrement vinaigrée ou salée s'il y a présence de vers.

Utilisation

Le chou-fleur se mange cru ou cuit. Cru, on le mange tel quel, on le sert en trempette, on le met dans les hors-d'œuvre ou dans les salades. Cuit, il peut être mangé chaud ou froid et gagne à être consommé encore ferme. Il sert de légume d'accompagnement ou se met dans les soupes, les ragoûts, les pâtes alimentaires, les omelettes, les quiches. Il est délicieux recouvert de sauce Mornay ou hollandaise, de béchamel et gratiné. Cuit et réduit en purée, il s'incorpore aux soufflés et aux potages. C'est aussi un ingrédient des marinades, des relishs et des chutneys. Les apprêts du brocoli lui conviennent bien, ces légumes sont d'ailleurs interchangeables dans la plupart des recettes.

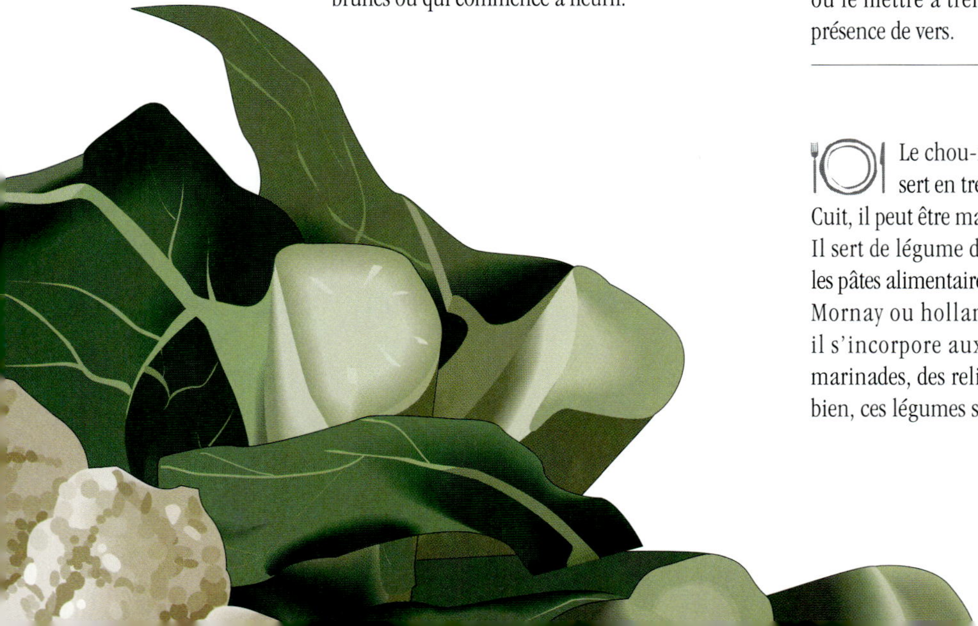

Chou-fleur au gratin

4 PORTIONS

chou-fleur de 1 kg (2 lb)
sauce Mornay :
30 ml (1 oz) de beurre
1 c. à soupe de farine
500 ml (2 tasses) de lait
60 ml (¼ de tasse) de gruyère râpé
1 pincée de muscade
sel et poivre blanc

1. Défaire le chou-fleur en bouquets et les faire tremper 10 min dans de l'eau froide vinaigrée. Égoutter.

2. Les faire cuire à l'eau bouillante salée ou à la vapeur, jusqu'à ce qu'ils soient tendres mais encore fermes.

3. Les égoutter à fond, s'ils ont été cuits à l'eau, et les disposer dans un plat à gratin. Couvrir. Garder en attente.

4. Préparer la sauce Mornay : faire fondre le beurre sur feu doux. Ajouter la farine. Délayer quelques secondes jusqu'à ce que le mélange commence à mousser. Ajouter d'un seul coup le lait froid. Ajouter la muscade, le sel et le poivre. Mélanger et laisser cuire, tout en tournant constamment, jusqu'à épaississement. Hors feu, ajouter la moitié du gruyère râpé.

5. Napper les bouquets de chou-fleur de la sauce Mornay. Saupoudrer la surface avec le reste du gruyère réservé et parsemer de quelques copeaux de beurre.

6. Glisser sous le gril préchauffé et laisser gratiner quelques minutes, jusqu'à ce que la surface soit dorée.

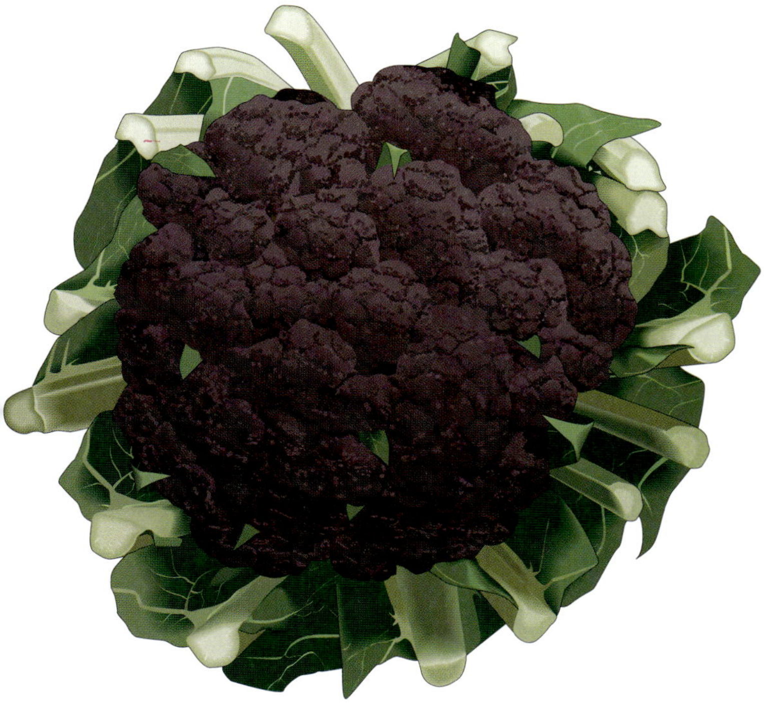

chou-fleur pourpre

Cuisson

Le chou-fleur cuit très rapidement. Surveiller sa cuisson attentivement, car il se défait et devient vite pâteux, ce qui lui fait perdre saveur et valeur nutritive. Il requiert les soins particuliers des légumes blancs (voir *Introduction*). On le cuit à l'eau, à la vapeur, à la chinoise, au four à micro-ondes. Pour le faire cuire à l'eau et atténuer son odeur, on ajoute un croûton de pain à l'eau de cuisson qui absorbera une partie de l'odeur.

Valeur nutritive

	cru	***cuit***
eau	92 %	92,5 %
protéines	2 g	1,9 g
matières grasses	0,2 g	0,2 g
glucides	5 g	4,6 g
fibres	1,8 g	1,8 g
calories	24	24

par 100 g

Le chou-fleur cru est une excellente source de vitamine C, d'acide folique et de potassium ; il contient de la vitamine B_6 et de la niacine. Cuit, le chou-fleur est une excellente source de vitamine C et de potassium ; il est une bonne source d'acide folique ; il contient de la vitamine B_6 et du cuivre.

Le chou-fleur contient de l'acide citrique et de l'acide malique. C'est le plus digestible de la famille des choux. Comme tous les membres de cette famille, il aurait des propriétés anticancérigènes.

Conservation

Conserver le chou-fleur non lavé au réfrigérateur dans un sac de plastique perforé, il se gardera une dizaine de jours. Cuit, le chou-fleur est plus fragile et ne se conserve que deux ou trois jours. Plus le chou-fleur vieillit, plus son odeur et sa saveur deviennent prononcées.

Le chou-fleur se congèle après avoir été blanchi trois minutes à l'eau bouillante. Sa texture en est toutefois altérée, il est plus aqueux à la décongélation.

Brocoli

Brassica oleracea var. *italica,* Crucifères

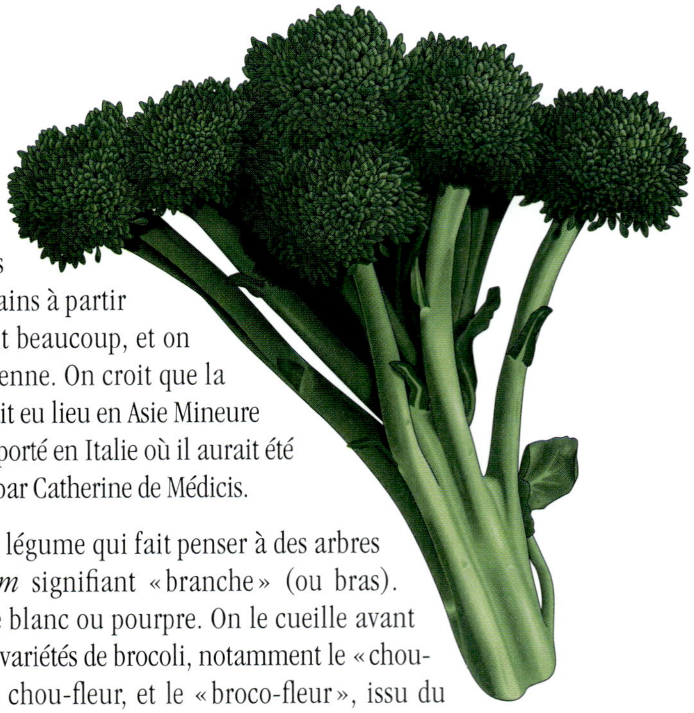

Plante potagère originaire du sud de l'Italie, le brocoli est cultivé depuis l'Antiquité. Il fut développé par les Romains à partir du chou sauvage. Ceux-ci l'appréciaient beaucoup, et on l'associe encore aujourd'hui à la cuisine italienne. On croit que la culture du brocoli pour ses pousses florales aurait eu lieu en Asie Mineure et que, par la suite, les navigateurs l'auraient apporté en Italie où il aurait été développé et amélioré. Il fut introduit en France par Catherine de Médicis.

Le mot « brocoli » fait référence à la forme du légume qui fait penser à des arbres miniatures ; il est dérivé du latin *bracchium* signifiant « branche » (ou bras). Habituellement vert, le brocoli peut aussi être blanc ou pourpre. On le cueille avant l'éclosion de ses fleurs jaunes. Il existe d'autres variétés de brocoli, notamment le « chou-brocoli » (var. *botrytis*) qui se rapproche du chou-fleur, et le « broco-fleur », issu du croisement du brocoli et du chou-fleur.

Valeur nutritive

	cuit
eau	90,6 %
protéines	2,9 g
glucides	5,1 g
matières grasses	0,4 g
fibres	2,6 g
calories	28
	par 100 g

Le brocoli cuit est une excellente source de vitamine C et de potassium ; il est une bonne source d'acide folique et contient de la vitamine A, du magnésium, de l'acide pantothénique, du fer et du phosphore. On le dit anticancérigène comme les autres membres de la grande famille des choux, car il contient des bêta-carotènes.

Préparation

Se départir des feuilles fanées ou fibreuses, mais garder les petites feuilles qui sont plus tendres. On peut ajouter les feuilles fibreuses aux soupes et ragoûts, qu'elles parfumeront. Laisser les têtes intactes ou les sectionner en bouquets si elles sont très grosses ; la cuisson sera plus rapide et uniforme. Laver le brocoli à l'eau courante ou le mettre à tremper une quinzaine de minutes dans de l'eau légèrement salée ou vinaigrée afin de retirer tous les insectes qui peuvent s'y trouver.

Achat

Rechercher un brocoli ferme et bien coloré, aux bouquets compacts. Délaisser le brocoli fleuri, jauni, flétri, taché ou qui perd ses bourgeons, il n'est ni frais ni tendre. Les feuilles extérieures doivent être bien vertes avec des tiges fermes.

Utilisation

Le brocoli se mange cru ou cuit. Cru, on le mange tel quel, en trempette, dans les hors-d'œuvre ou en salade. Cuit, il peut être mangé chaud ou froid et gagne à être consommé un peu ferme. Il est délicieux arrosé de vinaigrette, nappé de béchamel ou de sauce Mornay ou hollandaise et gratiné, ou tout simplement avec du beurre ou réduit en purée. Il sert de légume d'accompagnement ou s'incorpore aux soupes, ragoûts, omelettes, soufflés, quiches et pâtes alimentaires. Les apprêts du chou-fleur lui conviennent bien.

Cuisson

La tige cuit plus lentement que la tête. On peut choisir de la cuire seule quelques minutes, de la peler si elle est très fibreuse, ou encore de faire des incisions sur la longueur, ou même carrément de la couper (ce qui est indispensable si elle est très épaisse). Prévoir de 10 à 15 min pour la cuisson à l'eau ou à la vapeur du brocoli en entier. Le brocoli restera plus vert si une très petite quantité de sucre est ajoutée. On le cuit à l'eau, à la vapeur, à la chinoise ou au four à micro-ondes.

Conservation

Ce légume dépérit rapidement : ses feuilles se fanent, ses bourgeons fleurissent, jaunissent ou tombent, et sa tige se durcit. Le ranger au réfrigérateur dans le bac à légumes où il se conservera de 2 à 5 jours. Le brocoli se congèle après avoir été blanchi et se conserve ainsi jusqu'à un an à -18 °C.

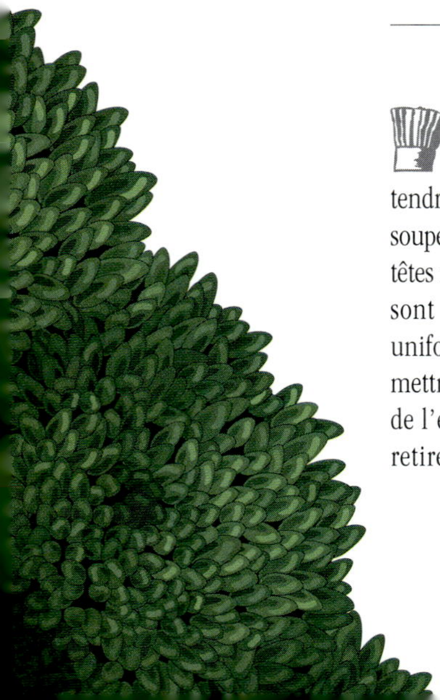

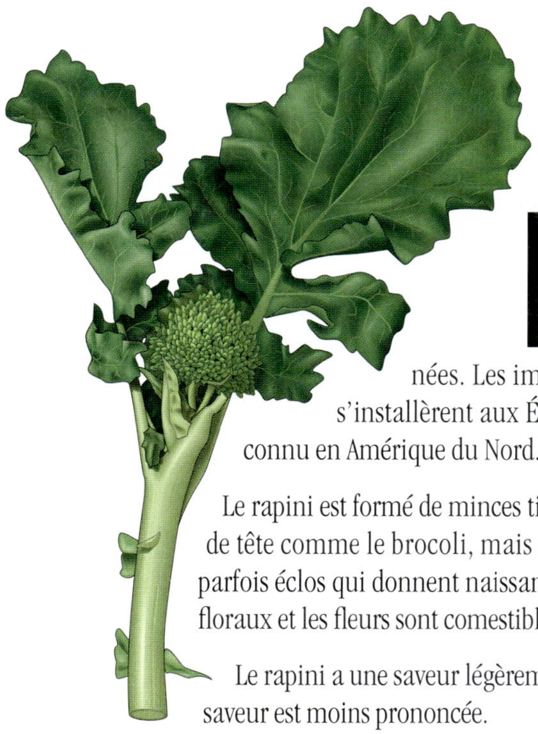

Rapini

Brassica rapa var. *ruvo* ou *italica,* Crucifères

Plante potagère originaire de la région méditerranéenne, le rapini s'apparente au brocoli, au chou et aux nombreux autres membres de la famille des crucifères. On le consomme en Italie depuis des centaines d'années. Les immigrants italiens lui firent traverser l'Atlantique lorsqu'ils s'installèrent aux États-Unis au début du XXᵉ siècle ; il demeure relativement peu connu en Amérique du Nord.

Le rapini est formé de minces tiges vertes qui se terminent par des feuilles dentelées. Il n'a pas de tête comme le brocoli, mais certaines tiges sont ornées d'une grappe de boutons floraux parfois éclos qui donnent naissance à de petites fleurs jaunes. Les tiges, les feuilles, les boutons floraux et les fleurs sont comestibles.

Le rapini a une saveur légèrement amère. Les tiges sont souvent préférées aux feuilles car leur saveur est moins prononcée.

Achat

Choisir des rapinis aux tiges petites et fermes contenant relativement peu de boutons floraux ou de fleurs écloses. Écarter des rapinis aux tiges molles et aux feuilles fanées ou jaunies.

Préparation

Bien laver les rapinis à l'eau courante. Couper le bas des tiges, puis laisser les rapinis entiers ou les couper. On peut séparer les tiges des feuilles, qui nécessitent un peu plus de temps de cuisson.

Utilisation

Le rapini peut se manger cru, mais sa forte saveur n'est pas toujours appréciée ; il s'apprête comme le brocoli, qu'il peut remplacer dans la plupart des recettes ; il cuit toutefois plus rapidement. Cuit, on le mange chaud ou froid. Il est délicieux arrosé de vinaigrette.

Le rapini ajoute une note piquante aux aliments qui ont peu de saveur, tels le tofu, les pâtes alimentaires et les pommes de terre. Il arrive qu'il soit amer lorsqu'il est cuit à l'étuvée. Il est délicieux nappé de sauce béchamel ou de fromage, puis gratiné ou tout simplement arrosé d'un filet de jus de citron et d'une noisette de beurre.

Cuisson

Cuire les tiges 1 min dans très peu d'eau bouillante, puis ajouter les feuilles et les boutons floraux et cuire de 2 à 4 min. La texture sera tendre et les feuilles conserveront leur belle couleur verte. On peut aussi blanchir le rapini 1 min, ce qui diminue quelque peu sa saveur.

Conservation

Le rapini, non lavé, se conserve environ une semaine au réfrigérateur dans un sac de plastique perforé. Le consommer le plus rapidement possible car plus il est frais, plus il est savoureux.

Valeur nutritive

	cru
eau	89 %
protéines	3,6 g
glucides	5,9 g
fibres	1,5 g
calories	32
	par 100 g

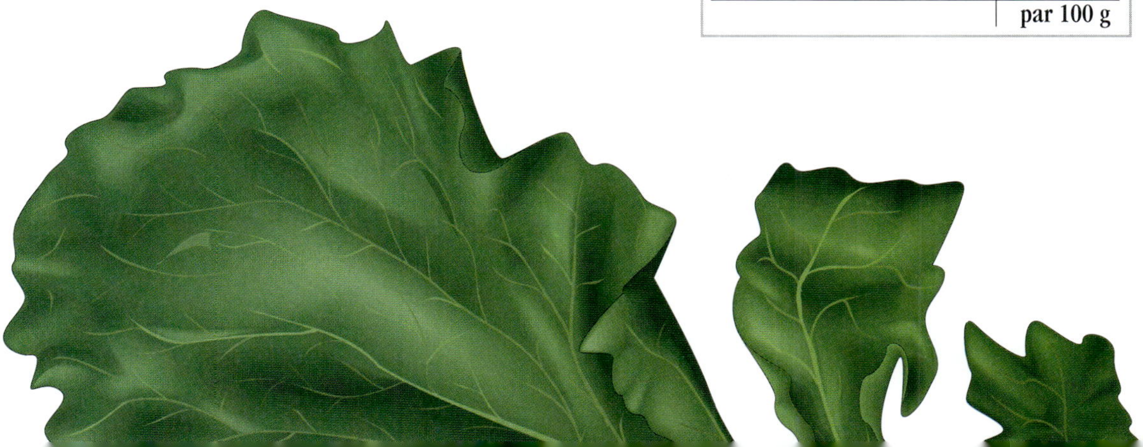

Artichaut

Cynara scolymus, Composées

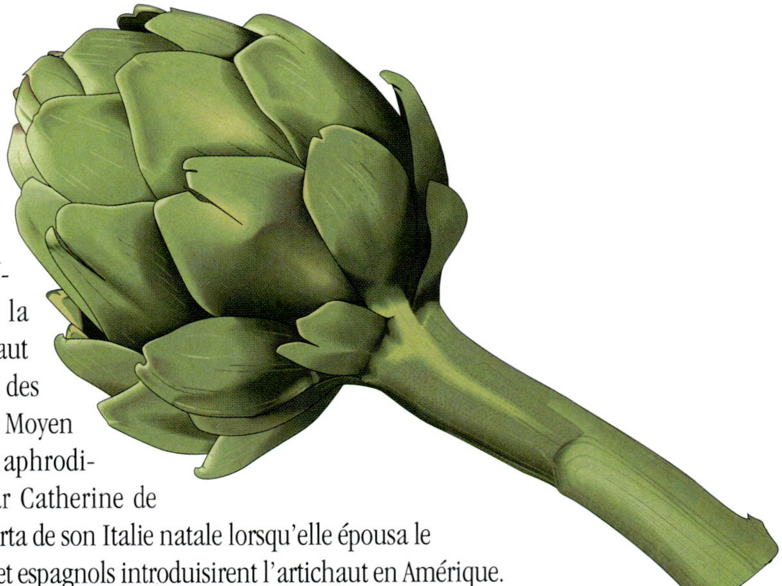

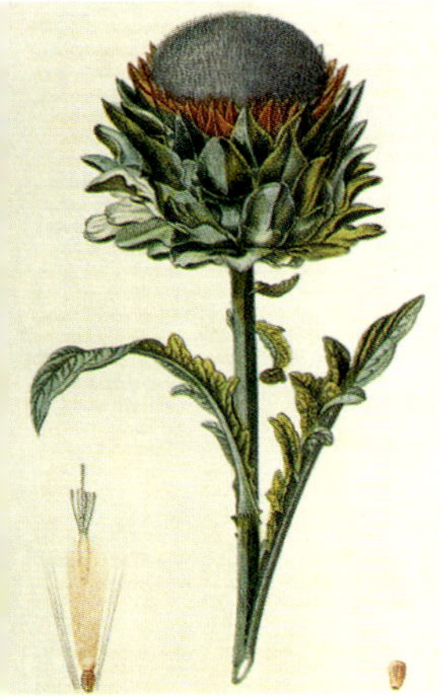

L'artichaut est le bouton d'une plante dérivée du chardon ; il est comestible avant la floraison.

Bouton d'une plante potagère dérivée du chardon originaire de la région méditerranéenne, l'artichaut était particulièrement apprécié des Grecs et des Romains. Il devint rare au Moyen Âge où il acquit la réputation d'être aphrodisiaque. Il fut introduit en France par Catherine de Médicis, qui en était friande ; elle l'apporta de son Italie natale lorsqu'elle épousa le roi de France. Les explorateurs français et espagnols introduisirent l'artichaut en Amérique.

L'artichaut est cultivé abondamment en Italie, en Espagne et en France. Plus de 80 % de la production mondiale provient de ces pays. On le cultive aussi dans le sud des États-Unis, notamment à Castroville, en Californie.

L'artichaut pousse sur une plante qui peut atteindre de 1 à 1,5 m de haut et dont les feuilles sont largement découpées. Il est comestible avant la floraison. Les parties comestibles sont le réceptacle (le fond) et la base des feuilles qui sont en réalité des bractées. Le foin sur le fond, qui donne éventuellement naissance aux fleurs, ne se consomme pas.

Il existe une quinzaine d'espèces d'artichauts qui diffèrent de forme (habituellement ronde et légèrement allongée) et de couleur (vert assez foncé tirant sur le bleu ou le violacé). L'artichaut appelé « violet de Provence » est plutôt petit et possède un foin peu développé ; il peut donc se consommer cru. L'artichaut préfère les climats chauds où il est vivace ; ailleurs, il est souvent annuel.

Achat

Choisir un artichaut compact et lourd aux bractées bien cassantes et serrées, d'un beau vert. Noter que la taille n'est pas un indice de qualité car elle varie selon les variétés. Écarter un artichaut dont les bractées sont décolorées ou tachées de noir au sommet, car il a perdu sa fraîcheur, et sa saveur sera prononcée. Un artichaut ayant des bractées ouvertes est trop mûr, il sera alors dur et doté d'un foin abondant. On peut aussi se procurer des artichauts en conserve ; il s'agit alors de cœurs d'artichauts prêts à être consommés, baignant dans de l'eau salée, non salée ou vinaigrée.

Utilisation

On peut manger l'artichaut cru, seulement s'il s'agit de la variété « violet de Provence ». Cuit, on le consomme chaud, tiède ou froid. Les artichauts entiers, cuits à l'eau ou à la vapeur se consomment tièdes ou froids. Il s'agit de retirer les bractées une à une et de racler leur base qui est charnue avec les dents. Lorsque les bractées sont toutes enlevées, on peut retirer un cône central de couleur rose ou mauve. On enlève également le foin qui recouvre le cœur avant de savourer ce dernier. L'artichaut est souvent servi avec une vinaigrette ou une mayonnaise dans laquelle on trempe chaque bractée, puis le cœur.

Fréquemment, le cœur seul est consommé en conserve ou mariné dans une vinaigrette. On incorpore les cœurs d'artichauts notamment aux salades et aux hors-d'œuvre ou on l'utilise comme garniture.

L'artichaut entier peut être farci et cuit au four. Il est délicieux nappé de béchamel, de sauce au beurre, de sauce hollandaise ou cuit à la niçoise.

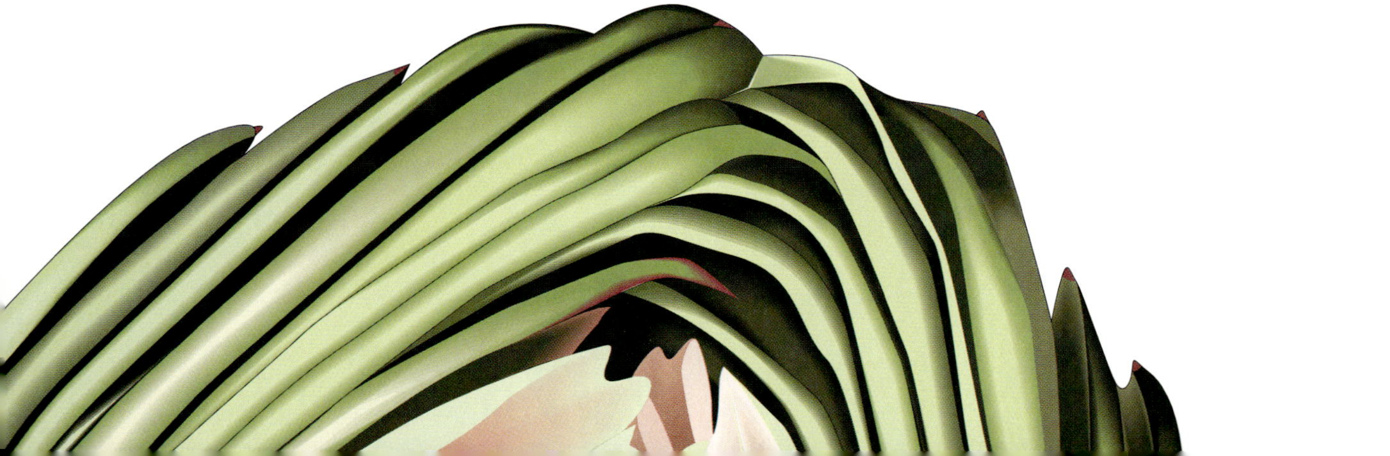

Préparation

Pour nettoyer l'artichaut, le laver à l'eau courante et le faire tremper dans de l'eau vinaigrée pour en déloger les saletés et les insectes. Éviter de toucher les extrémités, qui se terminent par des piquants. Il est préférable de rompre la tige avec les mains au lieu de la couper avec un couteau, cela permet d'enlever quelques feuilles de la base qui sont trop fibreuses. Égaliser ensuite la tige avec un couteau afin que l'artichaut puisse se tenir bien à plat. Frotter la base avec du citron pour éviter l'oxydation. On peut enlever les piquants des feuilles en coupant environ 1 cm de l'extrémité à l'aide de ciseaux. Avec un gros couteau, égaliser aussi le sommet de l'artichaut.

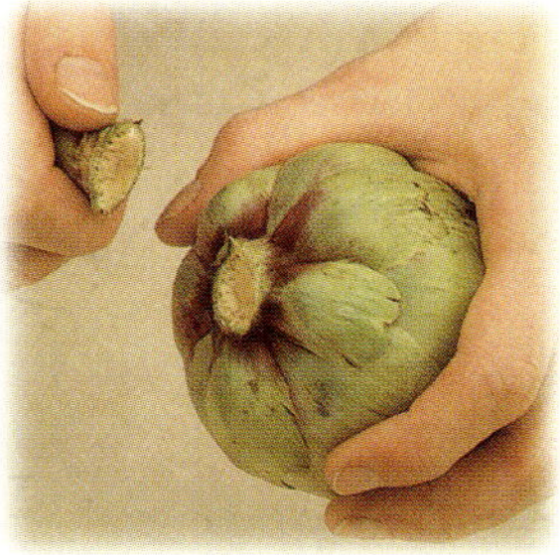

1 *Rompre la tige de l'artichaut, ce qui permet de retirer des fibres dures du fond.*

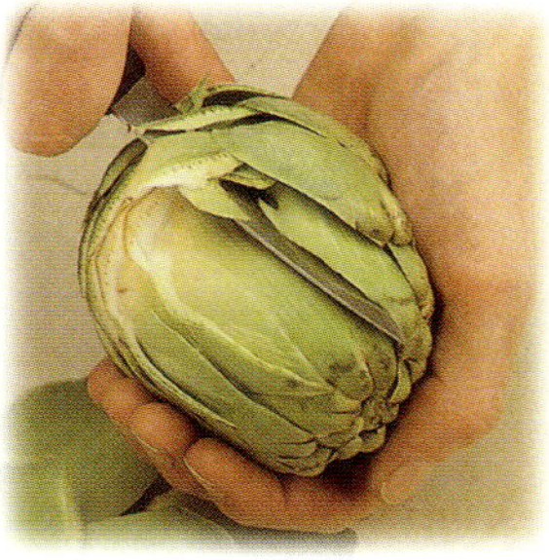

2 *Couper les feuilles extérieures autour du fond en laissant les feuilles tendres.*

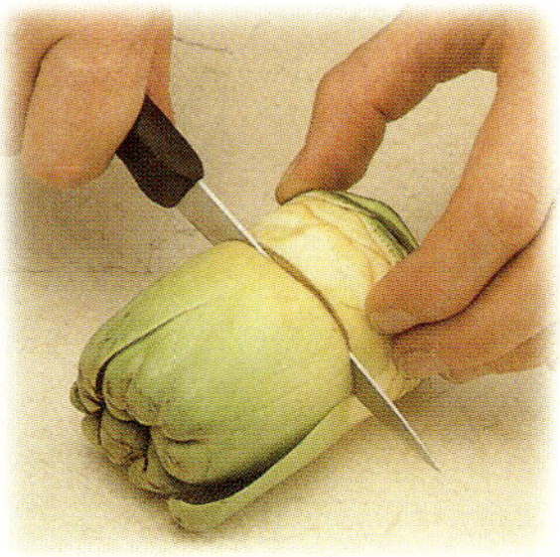

3 *Couper les feuilles de l'artichaut aux deux tiers de la hauteur.*

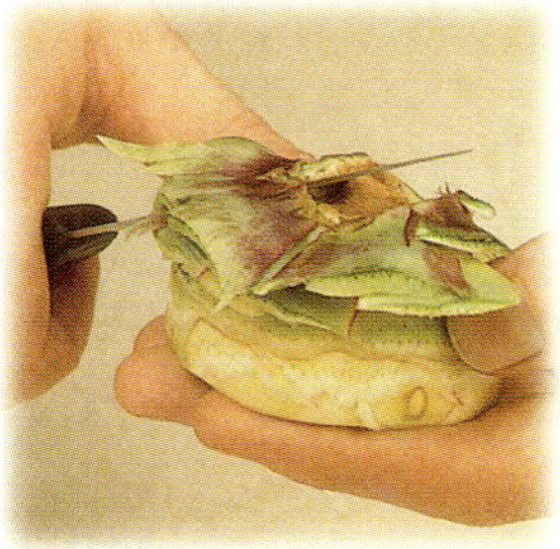

4 *Retirer les restes de feuilles de la base de l'artichaut et lui donner une forme régulière.*

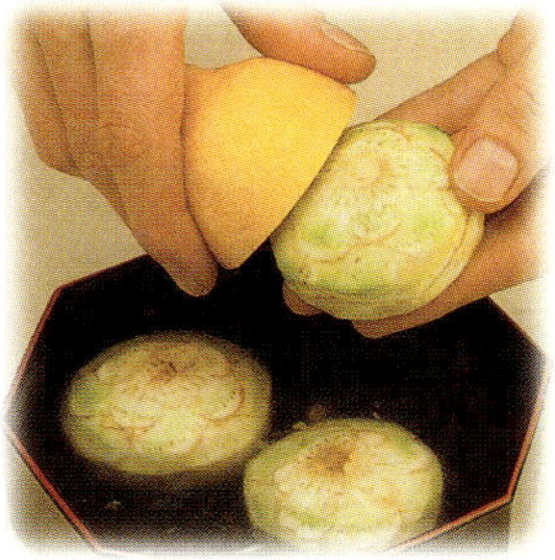

5 *Citronner la base pour éviter l'oxydation et réserver les artichauts dans une eau citronnée.*

Cuisson

L'artichaut se cuit de diverses façons, notamment au four, à l'eau ou à la vapeur. Prévoir de 35 à 45 min pour la cuisson à l'eau selon la taille des artichauts. Les artichauts entiers noirciront en cuisant s'ils ne sont pas totalement immergés dans l'eau, qui doit être salée. On peut les maintenir au fond de la casserole en déposant un plat dessus ou en les couvrant d'un linge. Éviter d'ajouter du bicarbonate de sodium ; cet élément alcalin rend l'artichaut d'un vert peu appétissant et diminue légèrement le contenu en vitamines. Éviter aussi de cuire l'artichaut dans un récipient en aluminium ou en fer car il deviendra grisâtre. L'artichaut entier est cuit lorsque les feuilles du centre se détachent facilement. Avant de servir, égoutter l'artichaut entier quelques instants en le renversant pour libérer l'eau des feuilles. Les fonds d'artichauts se cuisent dans de l'eau citronnée ou vinaigrée pour éviter qu'ils ne noircissent. Ils seront cuits à feu très doux de 15 à 20 min, jusqu'à ce que la lame d'un couteau les traverse facilement.

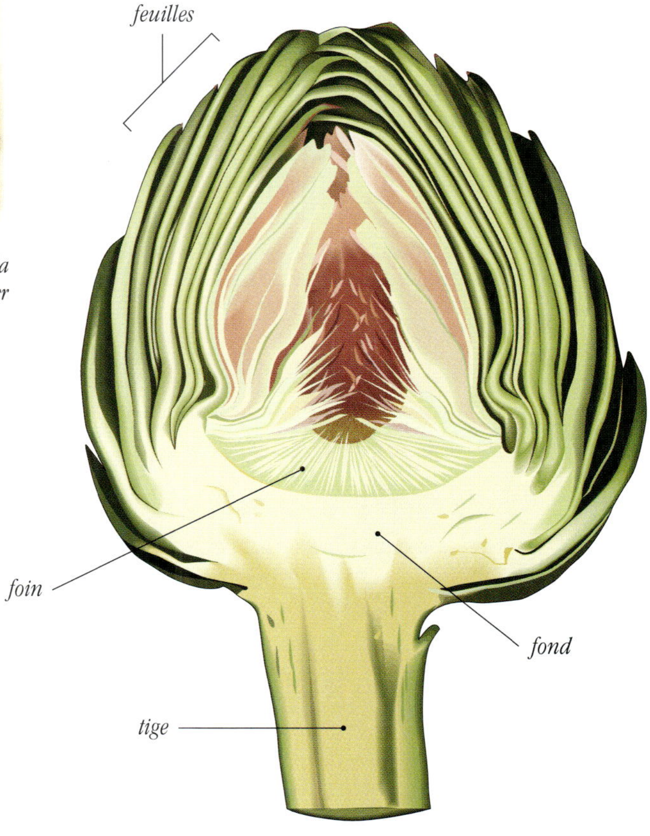

Valeur nutritive

	cuit
eau	84 %
protéines	3,5 g
matières grasses	0,2 g
glucides	11,2 g
calories	50
	par 100 g

L'artichaut est une excellente source de potassium et de magnésium, il est une bonne source d'acide folique; il contient de la vitamine C, du cuivre, du fer, du phosphore, de la niacine, de la vitamine B_6, du zinc, de l'acide pantothénique et du calcium. Il contient des substances qui pourraient stimuler la sécrétion biliaire et qui auraient des effets diurétiques. L'artichaut est reconnu pour posséder de nombreuses propriétés médicinales; on le dit apéritif, dépuratif sanguin, antitoxique et diurétique; il serait excellent pour le foie. On obtient le maximum des effets thérapeutiques en infusant les larges feuilles dentelées (et non les bractées que l'on consomme).

Conservation

Placer l'artichaut au réfrigérateur sans le nettoyer, il se conserve bien emballé de 4 à 5 jours dans un sac de plastique perforé. S'il possède encore une tige, il peut se conserver dans l'eau, comme une fleur coupée, au réfrigérateur. Ne pas le laisser longtemps à la température de la pièce lorsqu'il est cuit car il se détériore rapidement. Une fois cuit, l'artichaut se conservera 24 heures au réfrigérateur. Les fonds d'artichauts cuits se conservent quant à eux de 6 à 8 mois au congélateur.

Artichauts à la sauce citronnée

4 PORTIONS

4 gros artichauts
250 ml (1 tasse) de crème épaisse (35 %)
1 c. à soupe de farine
80 ml (⅓ de tasse) de beurre
80 ml (⅓ de tasse) de jus de citron
1 pincée de sucre
muscade
Sel

1. Rompre la tige des artichauts. Enlever le tiers supérieur de chaque artichaut et couper la pointe des feuilles extérieures avec des ciseaux. Les laver, les égoutter, en frotter la base avec une rondelle de citron.

2. Plonger les artichauts dans l'eau bouillante salée et laisser cuire à bonne ébullition 30 à 40 min. Les artichauts sont cuits lorsqu'une feuille extérieure se détache facilement.

3. Retirer les artichauts de l'eau et les placer à l'envers dans une passoire pour les égoutter.

4. Au moment de servir, retirer le cœur et le foin des artichauts.

5. Préparation de la sauce citronnée : dans une casserole, mélanger la crème et la farine. Faire cuire doucement, en remuant constamment, 3 ou 4 min, jusqu'à obtention d'une sauce lisse et onctueuse. Pendant la cuisson, ajouter le beurre, le sucre et le jus de citron et assaisonner de sel et de muscade au goût.

6. Verser un peu de sauce sur chaque artichaut et le reste dans une saucière chaude.

Servir immédiatement.

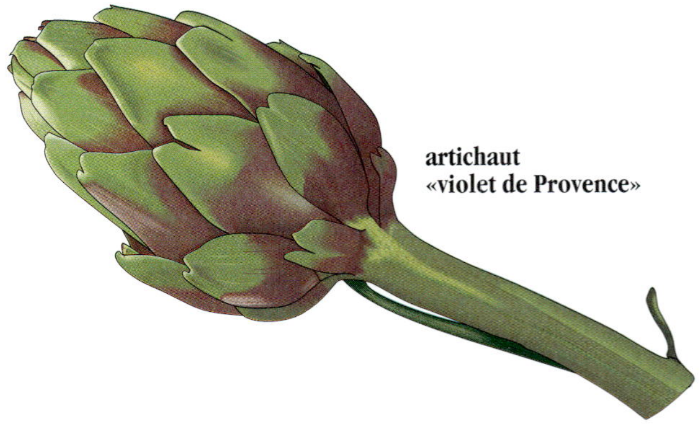

artichaut «violet de Provence»

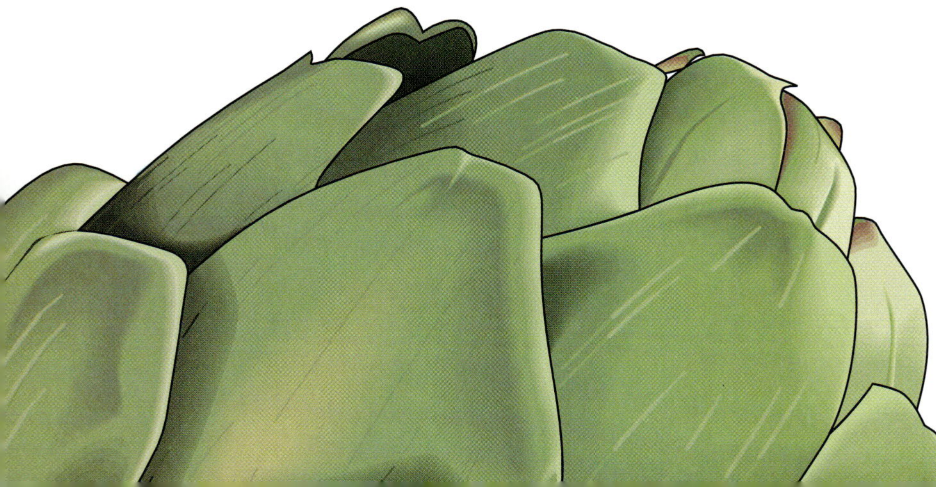

Légumineuses

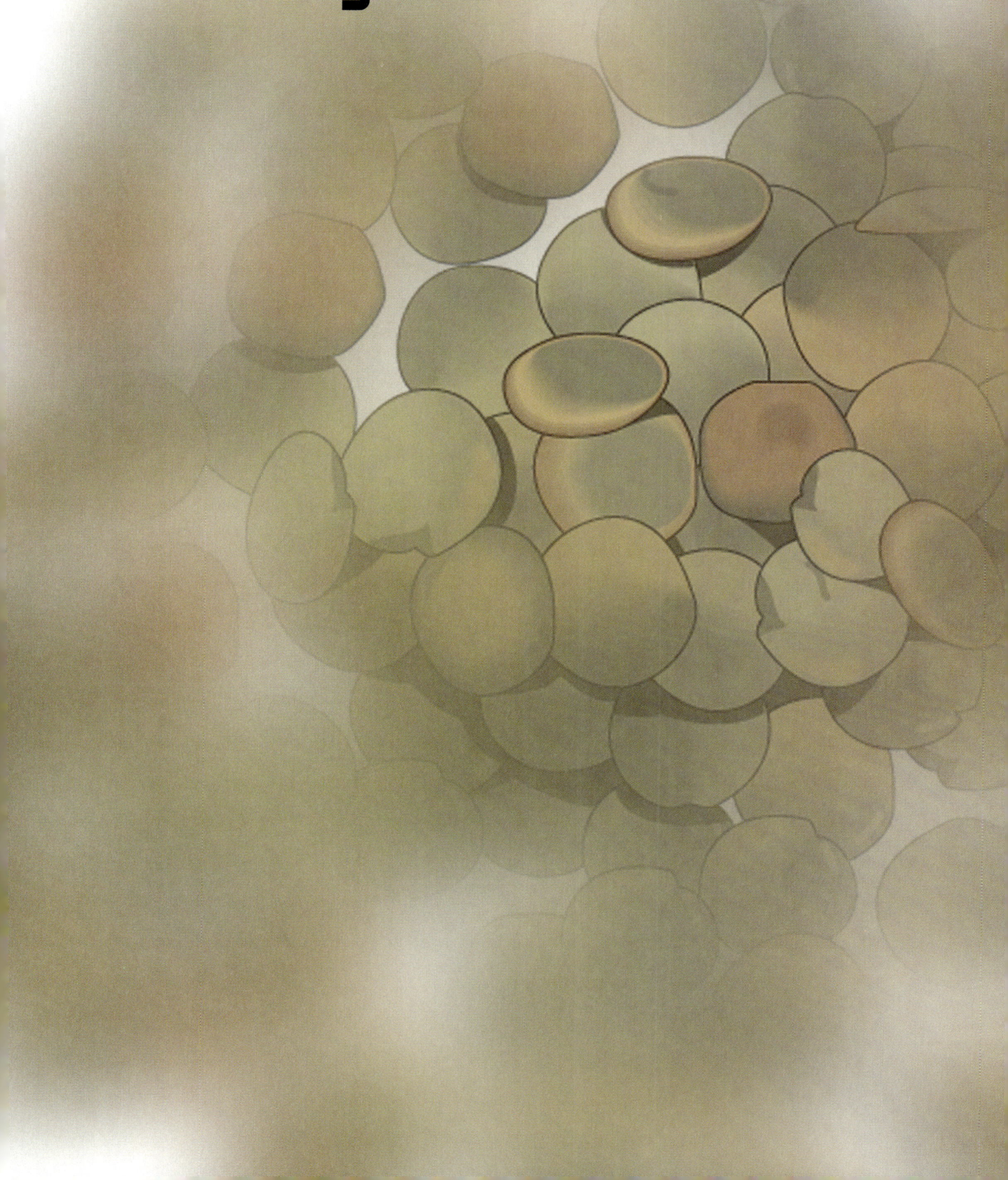

Introduction

Le terme « légumineuses » désigne à la fois les plantes dont le fruit est contenu dans une gousse, et la famille de ces plantes. Les légumineuses constituent une très vaste famille comprenant plus de 600 genres et plus de 13 000 espèces. Les lentilles (*Lens*), les haricots (*Phaseolus*), les fèves (*Vicia*), les soyas (*Glycine*) et les arachides (*Arachis*) appartiennent à cette grande famille.

Les légumineuses sont consommées depuis les temps reculés ; elles furent parmi les premières plantes à être cultivées. Certaines civilisations les tenaient en haute estime tandis que d'autres les méprisaient. On cultivait déjà quelques variétés de légumineuses dans la préhistoire ; il semble que la première culture de légumineuses eut lieu en Asie du Sud-Est, plutôt qu'au Moyen-Orient comme on le croyait jusqu'à maintenant ; des découvertes archéologiques récentes de graines de fèves et d'autres légumineuses datant de plus de 11 000 ans ont été faites dans cette région qui est également le lieu d'origine des pois chiches et des lentilles.

Les Grecs et les Romains considéraient les légumineuses comme une nourriture de pauvres ; Pythagore, quant à lui, était un fervent ennemi des légumineuses. Durant tout le Moyen Âge, les légumineuses furent un aliment de base dans l'Europe du Nord à cause du climat qui ne permettait pas une bonne culture des céréales. Aux XVe et XVIe siècles, l'exploration et le commerce ont entraîné l'introduction de variétés de légumineuses dans d'autres régions du monde.

Les légumineuses occupent une place importante dans l'alimentation de plusieurs peuples, notamment en Afrique du Nord, en Amérique latine et en Asie. La plupart sont annuelles ; elles poussent sur des plantes qui peuvent être buissonnantes, naines ou géantes (pouvant atteindre selon les variétés plus de 2 m). Ces plantes portent souvent des vrilles qui s'agrippent à l'environnement immédiat. Les pois et les fèves préfèrent des températures fraîches et peuvent même être semés précocement. Cependant, la majorité exige plus de chaleur. Après l'apparition de fleurs de couleurs variant selon les espèces se développent des gousses qui atteignent habituellement de 8 à 20 cm de long. Elles renferment de 4 à 12 graines, souvent réniformes. Ces graines varient en taille et en couleur (verte, noire, brune, blanche, rouge, jaune). Consommées fraîches ou séchées, les légumineuses sont cependant toujours cuites. Les gousses qui ne sont pas encore à maturité sont comestibles (dolique, haricot adzuki, haricot de Lima, soya, etc.).

Achat

Choisir des légumes secs intacts, lisses (sauf les variétés bosselées comme les pois chiches), de couleur vive et de grosseur uniforme. Délaisser les graines ternes, ridées ou trouées par des insectes, elles sont vieilles, ont subi de mauvaises conditions d'entreposage et se réhydrateront difficilement.

Préparation

La préparation des légumes secs pour la cuisson est simple et consiste, à part le trempage, en l'ajout des ingrédients qui les assaisonneront.

Trempage

Le trempage vise à redonner aux légumes secs l'eau qu'ils ont perdu, permet de diminuer le temps de cuisson et préserve les vitamines et les minéraux. Le trempage permet aussi de réduire la flatulence. Certaines légumineuses peuvent s'en passer, comme les lentilles, les pois cassés, les haricots mungo et les haricots adzuki. Le trempage dure généralement de 6 à 8 heures, c'est pourquoi on l'effectue souvent la nuit. Il peut cependant être abrégé, il s'agit alors de trempage rapide, ou il peut être omis lorsqu'on utilise l'autocuiseur. On peut faire tremper une grande quantité de légumes secs et en congeler une partie.

Trempage lent

Trier et laver les légumes secs. Écarter les grains tachés et craquelés et les débris divers. Il est important de trier les légumes secs avant de les laver plusieurs fois à l'eau froide et de les laisser tremper. Se départir des impuretés et des grains qui flottent à la surface, ces derniers sont souvent attaqués par les vers (l'opération est facilitée par l'utilisation d'un tamis). Placer les légumes secs dans un grand bol, les recouvrir de trois parties d'eau pour une partie de légumineuses et les laisser tremper toute une nuit au frais ou au réfrigérateur.

Trempage rapide

Trier et laver les légumes secs. Les mettre dans un récipient, verser de 750 à 1000 ml d'eau froide pour 250 ml de légumes secs (environ 185 g) puis amener lentement au point d'ébullition. Laisser mijoter 2 min, couvrir la casserole et retirer du feu. Laisser reposer 1 h ou 2, le temps que les haricots gonflent. Égoutter et cuire selon les indications de la recette.

Au four à micro-ondes, placer les légumes secs dans un plat suffisamment grand pour les contenir lorsqu'ils gonfleront; les recouvrir d'eau froide et les cuire à intensité maximale de 8 à 10 min ou jusqu'à ébullition. Poursuivre l'ébullition 2 min, puis laisser reposer 1 h.

Certaines précautions sont à prendre lorsqu'on veut réduire la flatulence provoquée par les légumineuses : celle-ci est causée par la fermentation de sucres, d'amidon et de fibres par l'action des bactéries de l'intestin :

• consommer des légumes secs décortiqués;

• ne pas utiliser l'eau de trempage pour la cuisson; on peut également renouveler l'eau de trempage à quelques reprises, ou cuire les légumineuses 30 min, puis renouveler l'eau de cuisson et les laisser cuire jusqu'à ce qu'elles soient très tendres. Une certaine quantité des éléments nutritifs demeure dans l'eau de cuisson et de trempage et sera perdue si l'on renouvelle l'eau; ces pertes peuvent être réduites en ajoutant un peu de levure alimentaire au moment de servir;

• cuire lentement et complètement;

• bien mastiquer et veiller à ne pas terminer le repas par un dessert sucré, ni ajouter de sucre ou d'ingrédients sucrés lors de la cuisson des légumineuses.

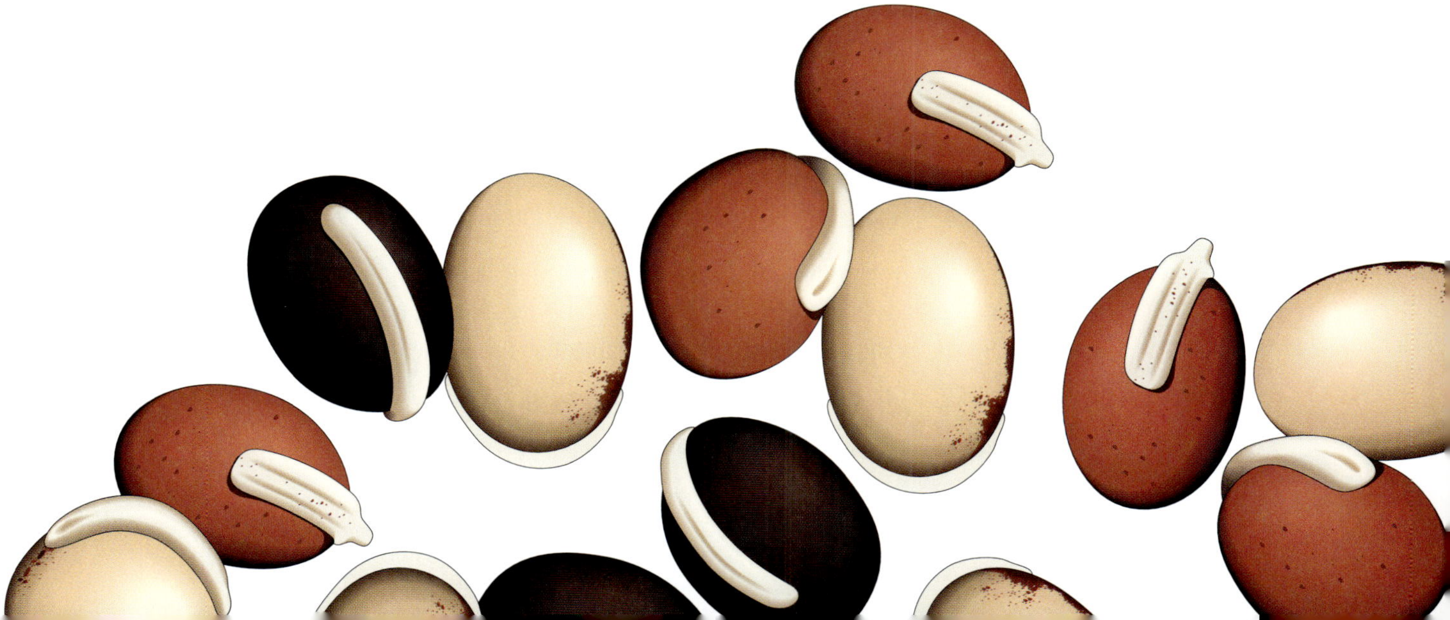

Utilisation

Les légumes secs se consomment chauds ou froids, entiers ou réduits en purée. Ils peuvent également être rôtis ou moulus en farine ou fermentés. Ils sont également disponibles précuits en conserve. Certains sont mis à germer.

On utilise les légumes secs en entrée, comme collation une fois rôtis (à la manière des arachides), dans les salades, les soupes, les plats principaux et les desserts. Réduits en purée, on prépare le hummos du Moyen-Orient à partir de pois chiches ainsi que le dahl indien à partir de lentilles épicées. Plusieurs variétés sont moulues en farine avec laquelle on prépare crêpes, quiches, pains plats, gâteaux et friandises. Les Asiatiques se servent des haricots adzuki et des haricots mungo pour confectionner divers desserts sous forme de gelée sucrée très appréciée. Les légumineuses peuvent servir de mets d'accompagnement ou elles peuvent être l'ingrédient de base de mets principaux, comme les tacos et les burritos mexicains et les falafels, boulettes frites d'origine libanaise ou comme le célèbre cassoulet français ou la savoureuse feijoada brésilienne.

Cuisson

La cuisson des légumes secs est souvent perçue comme une corvée. La plupart des légumes secs doivent être réhydratés avant d'être mis à cuire et la durée de cuisson est passablement longue (sauf à l'autocuiseur).

La cuisson peut s'effectuer sur la cuisinière, au four ou à l'autocuiseur. Traditionnellement, les légumes secs étaient placés dans des récipients de terre cuite et mijotaient jusqu'à 2 jours, ce qui leur donnait une saveur unique. La cuisson s'effectue maintenant plus rapidement (la plupart des légumes secs cuisent en 2 h). Recouvrir les légumes secs d'eau froide, les amener à ébullition, réduire l'intensité et laisser mijoter à feu doux jusqu'à ce que les légumineuses soient tendres. Il faut éviter d'utiliser de l'eau chaude pour démarrer la cuisson car les légumineuses risqueraient de fermenter.

La cuisson est plus rapide à l'autocuiseur. La saveur est cependant moindre car les légumes secs cuits n'ont guère le temps d'absorber la saveur des aliments qui les accompagnent. Il est préférable d'utiliser l'autocuiseur lorsqu'il y a peu d'ingrédients de cuisson et d'assaisonnements à incorporer en début de cuisson. L'autocuiseur est également utile pour cuire des légumineuses nature. La cuisson lente est préférable lorsque les légumineuses sont cuites avec d'autres ingrédients afin qu'elles absorbent toutes les saveurs.

La cuisson à l'autocuiseur comporte certains risques, surtout pour les légumes secs qui forment passablement d'écume tels le soya, les haricots de Lima et les pois. Elle n'est pas conseillée pour les lentilles et les pois cassés.

Pour obtenir de bons résultats :

• ajouter un peu d'huile à l'eau de cuisson afin d'éviter la formation d'écume et que le régulateur de pression et la soupape ne se bloquent ; les haricots cuits à l'autocuiseur doivent être amenés à ébullition sans couvercle pour retirer l'écume qui se forme. On baisse ensuite l'intensité et on laisse mijoter, puis on met le couvercle pour cuire sous pression ; on minute le temps requis selon la variété lorsque la pression voulue est atteinte ;

• ne pas cuire une trop grande quantité de légumes secs ; les légumineuses et l'eau de cuisson ne doivent pas remplir plus du tiers de la capacité de l'autocuiseur. Les légumes secs prennent de l'expansion en cuisant ; 250 ml (environ 185 g) de la plupart des légumes secs doublent ou triplent de volume à la cuisson ;

• ne pas cuire à feu vif ; passer la marmite sous l'eau froide dès que la cuisson est terminée ; toujours bien nettoyer le régulateur de pression et la soupape après utilisation pour prévenir leur éventuel blocage ;

• si le régulateur de pression ou la soupape se bloquent, passer immédiatement l'autocuiseur sous l'eau froide et nettoyer le régulateur de pression et la soupape.

La pratique qui consiste à ajouter du bicarbonate de sodium à l'eau de cuisson ou de trempage détruit une partie de la thiamine, rend les acides aminés moins assimilables et modifie souvent la saveur des légumes. Cette pratique avait pour but d'abréger le temps de cuisson et d'attendrir les légumineuses. L'addition d'un peu d'algues abrège légèrement la cuisson, attendrit les légumes secs et augmente la valeur nutritive.

L'ajout de sel et d'ingrédients acides (tomates, vinaigre, jus de citron) s'effectue en fin de cuisson car ils la prolongent et font durcir les légumes secs. Certaines légumineuses exigent qu'on ne les remue pas une fois l'ébullition commencée, les brasser durant la cuisson les ferait coller au fond du récipient. S'il est nécessaire d'ajouter de l'eau en cours de cuisson, verser de l'eau bouillante. Le lard ou l'huile figurent souvent dans les recettes de légumes secs ; si possible, il est préférable d'éliminer le gras à la cuisson ou de le diminuer, et de n'ajouter qu'un peu d'huile au moment de servir.

On peut aisément remplacer un légume sec par un autre dans la plupart des recettes. Il est cependant difficile de cuire simultanément deux variétés, même si elles ont en théorie le même temps de cuisson. Trop de facteurs influencent leur contenu en eau, ce qui rend leur cuisson rarement uniforme. Il est préférable de les cuire séparément. Il est important de bien cuire les légumes secs car la plupart contiennent certaines substances qui en diminuent l'apport nutritionnel, substances qui disparaissent à la cuisson. Plusieurs assaisonnements et condiments conviennent particulièrement bien aux légumes secs, dont la moutarde, le tamari, le vinaigre, le laurier, le thym, la sarriette, la sauge, la tomate, l'ail, le fenouil, l'oignon et le céleri. La sarriette leur est souvent associée car elle en facilite la digestion en diminuant la flatulence.

Valeur nutritive

Les légumineuses sont nourrissantes. Cuites, elles contiennent généralement de 6 à 9 g de protéines, de 0,1 à 0,7 g de matières grasses, de 18 à 28 g de glucides, de 5 à 8 g de fibres et de 105 à 140 calories/100 g.

Les protéines des légumineuses diffèrent des protéines de la viande. On les dit incomplètes parce que certains de leurs acides aminés, soit la méthionine, la cystine et le tryptophane, sont dits limitants, c'est-à-dire qu'ils sont présents en quantité moindre par rapport aux autres. Ces protéines peuvent néanmoins être complétées par celles des céréales, notamment. La plupart des légumineuses sont d'excellentes sources d'acide folique et de potassium, elles sont de bonnes sources de fer et de magnésium et contiennent également de la thiamine, du zinc et du cuivre. Elles constituent habituellement une source très élevée de fibres alimentaires. Fraîches ou germées, elles contiennent en outre de petites quantités de vitamine C.

Pour obtenir une assimilation maximale du fer contenu dans les légumineuses, il est préférable de servir au même repas un aliment riche en vitamine C, tels un agrume, du poivron ou un légume de la famille des choux. Éviter de boire du thé car le tannin qu'il contient diminue grandement l'absorption du fer.

Conservation

Les légumineuses se conservent un an sans perte importante de valeur nutritive dans un contenant hermétique et dans un endroit frais et sec. Ne pas ranger dans un même contenant des légumes secs achetés à des moments ou à des endroits différents. Les légumineuses cuites se conservent environ 5 jours au réfrigérateur et jusqu'à 3 mois au congélateur. Il est souvent plus pratique de les égoutter avant de les congeler. Les légumineuses en conserve doivent être entreposées dans un endroit frais et sec et utilisées dans l'année.

Haricot

Phaseolus spp, Légumineuses

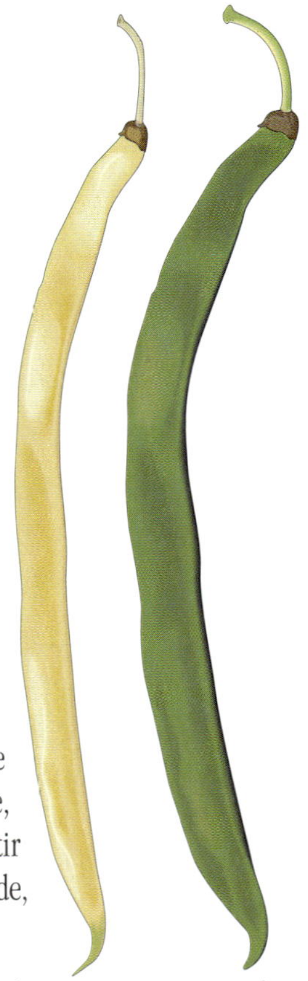

Fruit d'une plante originaire d'Amérique centrale et d'Amérique du Sud. Le mot « haricot » désigne à la fois le fruit, la graine et la plante qui les produit. Il est dérivé de *ayacotl*, nom de ce légume en nahuatl, langue parlée par les Aztèques. Au Québec, on nomme souvent improprement cette légumineuse « fève », alors qu'au sens botanique, le terme « fève » ne s'applique qu'aux membres de la famille *Vicia* (voir *Fève*).

Il y a environ 7 000 ans, le haricot était cultivé par les tribus indiennes du Mexique ainsi qu'au Pérou. Graduellement, la culture s'est répandue à travers l'Amérique au fil des migrations des Indiens, de sorte que par la suite les explorateurs espagnols du XVe et du XVIe siècle retrouvèrent cette plante dans toute l'Amérique latine, et les colons anglais la retrouvèrent sur la côte est américaine au XVIIe siècle. Les haricots et leur culture se sont répandus en Afrique, en Asie et en Europe au début du XVIIe siècle grâce aux explorateurs espagnols et portugais. En Europe, cette plante fut d'abord cultivée pour ses grains ; le haricot vert frais ne fut consommé qu'à partir de la fin du XIXe siècle en Italie. Aujourd'hui, les grands producteurs de haricots secs sont l'Inde, le Brésil, la Chine, les États-Unis, le Mexique et l'Indonésie.

Il existe plus de 100 espèces de haricots de forme, de couleur, de saveur et de valeur nutritive diverses. Les gousses de la plupart des variétés peuvent être consommées fraîches, avant leur maturité, comme les haricots beurre verts ou jaunes que l'on connaît bien de la variété *Phaseolus vulgaris*. À maturité, les gousses ne sont plus comestibles ; on les écosse et les graines peuvent être utilisées fraîches ou séchées, et toujours cuites ; ce sont celles que l'on nomme légumineuses. Le haricot frais provient généralement d'espèces naines cultivées dans toutes les régions du monde, notamment en Chine, en Turquie, en Espagne, en Italie, en France, en Égypte, aux États-Unis, en Roumanie et au Japon. Les gousses peuvent être vertes (parfois striées de pourpre ou de rouge) jaunes ou pourpres (ces dernières deviennent vertes en cuisant). Elles sont longues et étroites, droites ou légèrement recourbées. Certaines variétés sont exemptes de fils, comme dans le cas de la variété dite haricots mange-tout. Les gousses mesurent généralement de 8 à 20 cm de long et renferment de 4 à 12 graines de diverses couleurs ; ces graines unies, tachetées ou rayées sont réniformes ou globulaires et mesurent de 7 mm à 1 cm de long.

Les **haricots blancs** comprennent de nombreuses variétés parmi lesquelles on trouve :

- le **haricot blanc**, en forme de rognon, assez gros et carré aux extrémités et le **haricot blanc fin** plus petit ;
- le **haricot Great Northern**, de dimension moyenne, moins réniforme que le haricot blanc, plus rond et aux bouts arrondis ;
- le **haricot cannellini**, variété fort prisée en Italie, est légèrement réniforme et carré aux extrémités ;
- le **petit haricot blanc**, de la taille d'un pois et de forme ovale ;
- le **haricot canneberge**, gros, rond et peu farineux, blanc crème, tacheté de rose ou de brun, est très populaire en Europe où on le nomme haricot coco (il est surtout utilisé dans les ragoûts et le cassoulet).

Tous ces haricots sont interchangeables dans la plupart des recettes ; de saveur moins prononcée que les haricots rouges, ils acquièrent la saveur des préparations dans lesquelles ils cuisent.

Le **haricot pinto** est de taille moyenne, plutôt plat et réniforme, de couleur beige tacheté de brun clair ; il doit son nom au fait qu'il est délicatement teinté (le terme *pinto* signifie « peint » en espagnol). Ces taches disparaissent toutefois à la cuisson, il prend alors une coloration rosée et acquiert une texture crémeuse. Il remplace avantageusement le haricot rouge et, comme ce dernier, ajoute une note colorée aux plats. Il est délicieux réduit en purée.

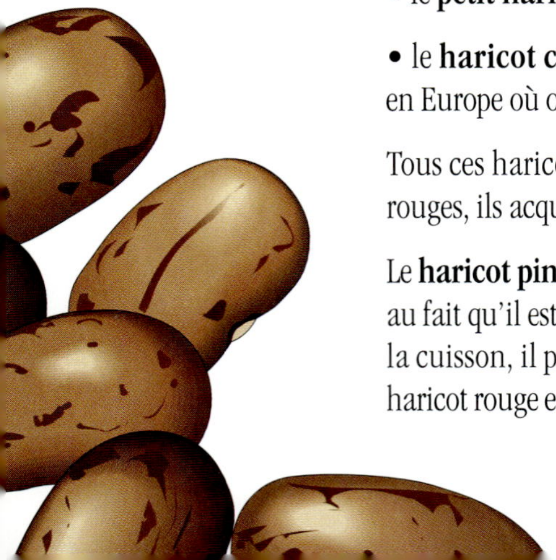

Le **haricot romain** est réniforme, de couleur brunâtre (certaines variétés sont beiges), plus ou moins moucheté, et ressemble au haricot pinto tout en étant souvent plus gros et plus foncé. Il est très estimé en Italie où on le nomme *fagiolo romano*. Cet excellent haricot devient uni à la cuisson ; sa texture est douce et il absorbe la saveur des aliments avec lesquels il cuit. On peut l'utiliser à la place du haricot pinto ou du haricot rouge.

Le **haricot rouge** est l'un des plus connus ; rouge et réniforme, de texture et de saveur douces, il est très utilisé dans les plats mijotés dont il absorbe les saveurs. Il entre dans la composition du chili con carne, un mets très nourrissant, et est souvent mis en conserve car il garde sa forme et sa texture ; on l'utilise à la place des haricots romains ou des haricots pinto.

Le **flageolet** est vert pâle, mince, aplati et moins farineux que la plupart des autres légumineuses. Souvent nommé « fayot » en Europe, il est particulièrement estimé en France où il accompagne traditionnellement le gigot d'agneau. Le flageolet est surtout disponible séché ou en conserve.

Le **haricot noir** est légèrement réniforme et complètement noir ; on le retrouve rarement hors des États-Unis, de l'Amérique centrale et du Mexique d'où il provient, et où il constitue depuis toujours un aliment de base de la cuisine de ces pays. On utilise abondamment le haricot noir dans la cuisine mexicaine, notamment pour les frijoles refritos, qui sont des haricots que l'on cuit plusieurs fois. Une présentation classique consiste à les servir avec les burritos et les enchiladas mexicains ou à les incorporer aux soupes et aux salades.

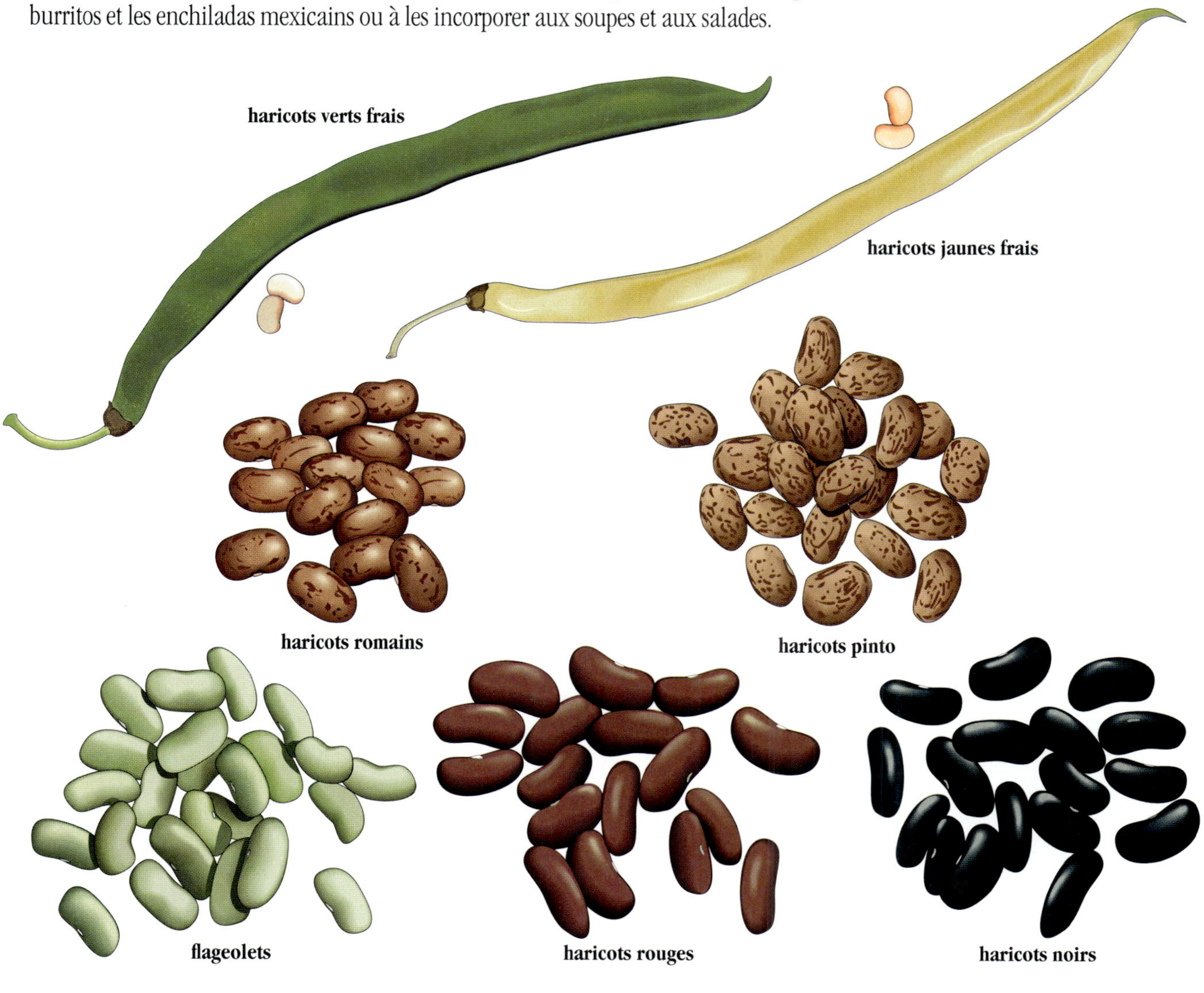

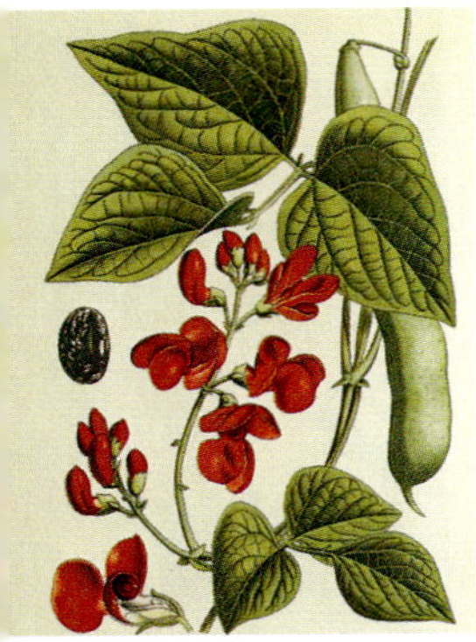

Les gousses de la plupart des variétés de haricots sont consommées fraîches (avant la maturité), comme les haricots verts ou jaunes. À maturité, les gousses ne sont plus comestibles ; on les écosse et les graines sont utilisées fraîches ou séchées.

Achat

Rechercher des haricots frais fermes et cassants, bien verts ou jaune doré, exempts de meurtrissures et de taches brunes, et de forme régulière. Si la cassure est légèrement humide, c'est qu'ils sont bien frais. Les haricots frais deviennent durs et farineux s'ils sont trop mûrs ou trop vieux.

Préparation

Ne laver les haricots frais qu'au moment de les cuire ; prendre soin tout d'abord de casser les deux extrémités et de faire suivre les fils (si nécessaire).

Conservation

Les haricots frais non lavés se conserveront de 2 à 3 jours au réfrigérateur ; les placer dans un sac de plastique troué afin qu'ils puissent respirer.

Les haricots frais se congèlent après avoir été blanchis mais leur saveur résiste assez mal à une congélation prolongée, soit plus de 12 mois. Les blanchir 3 min s'ils sont coupés et 4 min s'ils sont entiers.

Valeur nutritive

Le haricot frais cru est une bonne source de potassium et d'acide folique ; il contient de la vitamine C, du magnésium, de la thiamine, du fer, de la vitamine A et de la niacine ainsi que des traces de cuivre, phosphore et calcium. Le haricot frais cuit est une excellente source de potassium, une bonne source d'acide folique et contient de la vitamine C, du magnésium, du fer, de la vitamine A et du cuivre.

Les haricots secs sont pour la plupart une excellente source de potassium et d'acide folique, une bonne source de magnésium et de fer, et ils contiennent du cuivre, du phosphore, du zinc, de la thiamine, de la niacine et de la vitamine B_6.

On dit le haricot frais diurétique, dépuratif, tonique et anti-infectieux.

Utilisation

Le haricot frais se consomme plus souvent cuit que cru. Cuit, on le mange chaud ou froid. Il sert souvent de légume d'accompagnement mais son utilisation peut être plus variée ; on l'incorpore aux salades, aux soupes, aux ragoûts et aux marinades. On le cuit à la chinoise. Il est délicieux gratiné ou arrosé de sauce ou de vinaigrette ; tomate, thym, origan, romarin, menthe, marjolaine, moutarde, anis, muscade et cardamome lui conviennent particulièrement bien.

Les haricots secs se consomment chauds ou froids, entiers ou réduits en purée. On les incorpore aux soupes, aux salades, aux tartinades à sandwichs et aux plats principaux. On les cuisine parfois en dessert. La purée de haricots secs peut servir comme aliment d'accompagnement ou peut être la base de mets principaux, en croquettes et en beignets par exemple.

Cuisson

La cuisson des haricots verts et pourpres frais requiert un certain soin car ils perdent leur couleur (voir *Introduction des légumes*). La durée de cuisson varie selon le mode utilisé, la taille des haricots et s'ils sont entiers ou coupés. Les cuire le plus brièvement possible, car ils sont plus savoureux, plus nutritifs et plus colorés lorsqu'ils sont encore croquants. Prévoir de 5 à 15 min pour la cuisson à l'eau ou à la vapeur.

Les haricots secs se cuisent après trempage (voir *Introduction*). Le temps de cuisson des nombreuses variétés de haricots varie de 1½ à 2 h.

Haricots à la grecque

4 PORTIONS

500 g (1 lb) de haricots verts frais
2 grosses tomates fraîches
2 gros oignons
3 gousses d'ail
3 c. à soupe de persil plat
60 ml (¼ de tasse) d'huile d'olive
origan, basilic au goût
1 feuille de laurier
sel et poivre

1. Émincer les oignons. Hacher finement l'ail. Ébouillanter, peler et couper grossièrement les tomates. Ciseler le persil.

2. Dans une cocotte, de préférence en fonte émaillée, verser l'huile. Ajouter les haricots crus, les oignons émincés, les tomates et l'ail. Saler, poivrer. Ajouter les fines herbes. Déposer à la surface la feuille de laurier. Couvrir. Laisser mijoter à feu doux environ 1 h.

Servir chaud ou tiède, comme accompagnement de viande ou de poisson grillés.

	haricot frais cru	***haricot frais cuit***	***haricot blanc sec bouilli***	***haricot pinto sec bouilli***	***haricot rouge sec bouilli***
eau	90,3 %	89,2 %	63,0 %	64,0 %	66,9 %
protéines	1,8 g	1,9 g	9,7 g	8,2 g	8,7 g
matières grasses	0,1 g	0,3 g	0,3 g	0,5 g	0,5 g
glucides	7,1 g	7,9 g	25,0 g	25,6 g	22,8 g
fibres	1,8 g	2,4 g	6,3 g	8,6 g	7,4 g

par 100 g

Haricot de Lima

Phaseolus lunatus, Légumineuses

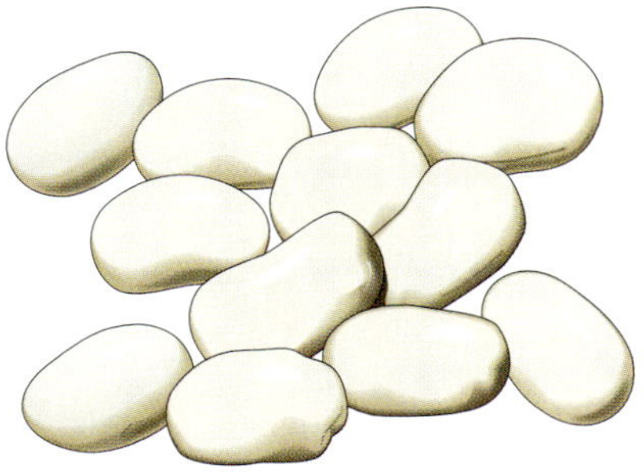

Fruit d'une plante herbacée annuelle originaire d'Amérique du Sud. On a retrouvé au Pérou des vestiges de cette légumineuse datant de plus de 7 000 ans ; le haricot de Lima était cultivé aux Caraïbes, en Amérique centrale et en Amérique du Sud lors de la découverte de l'Amérique par Christophe Colomb. Les explorateurs espagnols l'introduisirent en Europe.

Le haricot de Lima pousse sur une plante buissonnante ou grimpante qui peut atteindre de 0,5 à 4 m de haut. Les gousses plates et oblongues ont entre 5 et 10 cm de long ; elles contiennent de 2 à 4 graines lisses plus ou moins réniformes et plates, aux extrémités arrondies. Leur taille est variable ; certaines variétés présentent des graines minuscules, d'autres très grosses, mesurant plus de 5 mm d'épaisseur. Les haricots peuvent être blancs, rouges, pourpres, brunâtres ou noirâtres, unis ou tachetés ; les plus courants sont crème ou verts. Ils sont savoureux et leur texture est farineuse.

Certaines variétés de haricots de Lima des Caraïbes contiennent une forte proportion de glycosides cyanogénétiques, des substances toxiques que le trempage et la cuisson neutralisent. Les variétés cultivées aux États-Unis contiennent des quantités négligeables de ces substances.

Achat

Les haricots de Lima frais devraient être propres et brillants. Éviter ceux qui sont ridés, tachetés ou jaunis, ils seront plutôt durs et fades. Les haricots de Lima écossés devraient être rondelets, avec une peau tendre de couleur verte ou vert blanchâtre.

Utilisation

Le haricot de Lima non mûr peut être consommé frais, avec ou sans sa gousse ; il est souvent servi comme légume. À l'état frais, on peut l'utiliser dans les salades, les soupes et les ragoûts. Toutes les préparations lui conviennent. Sa saveur douce permet de l'utiliser dans les recettes où les autres légumineuses à saveur plus prononcée viendraient masquer la finesse du plat. Le haricot de Lima peut être réduit en purée, il remplace alors agréablement les pommes de terre. On peut aussi le faire germer. Il possède une texture farineuse.

Cuisson

Le haricot de Lima a tendance à se transformer rapidement en bouillie dès qu'il est amolli, d'où l'importance d'éviter une cuisson prolongée. Il se forme aussi beaucoup d'écume à la cuisson, ce qui est dangereux dans l'autocuiseur car la soupape et la valve de sécurité peuvent bloquer (voir *Introduction*).

À l'autocuiseur, le haricot de Lima exige 15 min de cuisson pour la variété à gros grains et seulement 10 min pour celle à petits grains. La cuisson à l'eau des haricots frais demande de 15 à 25 min et environ 1 ½ h pour le haricot séché, selon la taille des grains.

Valeur nutritive

	haricot de Lima bouilli
eau	69,8 %
protéines	7,8 g
matières grasses	0,4 g
glucides	20,9 g
fibres	7,2 g
calories	115
	par 100 g

Le haricot de Lima est une excellente source d'acide folique et de potassium, une bonne source de magnésium et de fer, et il contient de la thiamine, du phosphore, du zinc, du cuivre, de la niacine et de l'acide pantothénique. Il est aussi une très bonne source de fibres.

Les protéines sont dites incomplètes car elles sont déficientes en certains acides aminés (voir *Théorie de la complémentarité*).

Conservation

Aussi fragile que le petit pois, le haricot de Lima perd rapidement de sa saveur et devient visqueux s'il est laissé à la température de la pièce. Une fois écossés, les haricots ne se conservent pas longtemps, ils sont très périssables.

Haricot mungo

Phaseolus aureus ou *Vigna radiata,* Légumineuses

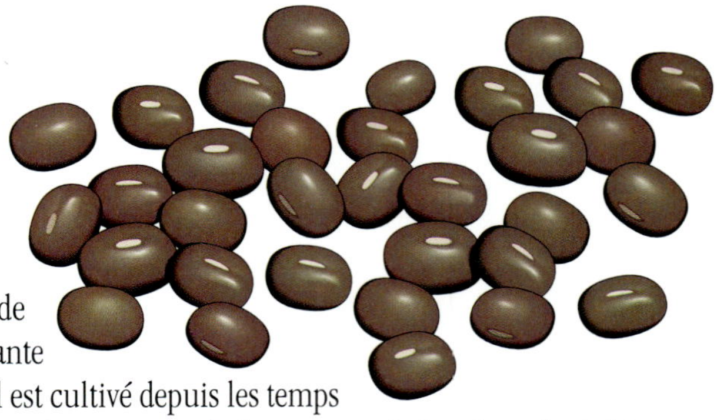

Fruit d'une plante herbacée annuelle originaire de l'Inde, le haricot mungo occupe une place importante en Inde et dans plusieurs autres pays asiatiques. Il est cultivé depuis les temps anciens. Aujourd'hui, la plus grande part de la production mondiale provient de l'Inde et du Pakistan. En Occident, on l'utilise surtout germé ; c'est l'ingrédient de base du *chop soui*. Point à souligner, l'expression « fèves germées » est à éviter, d'une part parce que ce ne sont pas des fèves mais des haricots et d'autre part, parce que ce n'est pas le haricot que l'on consomme, mais le germe lui-même. On devrait plutôt utiliser l'expression « germes de haricots mungo ».

Ce haricot pousse sur une plante atteignant de 30 cm à 1,2 m de haut. Les gousses longues, minces et légèrement velues mesurent de 2,5 à 10 cm de long ; elles contiennent entre 10 à 20 graines naines de 3,2 à 5 mm de long et environ 3 mm de large. La variété la plus courante est verte, mais il existe plus de 200 variétés qui peuvent être jaune doré, brunes, vert olive et brun violacé, unies ou tachetées.

Achat

Dans le commerce, on retrouve les germes de haricots mungo à l'état frais dans un sac de plastique et cuits, en conserve.

Cuisson

Le haricot mungo est cuit entier ou concassé. Il n'a pas besoin de trempage. Il nécessite de 45 à 60 min de cuisson. Dans l'autocuiseur (103 kPa) : avec trempage, 5 à 7 min, sans trempage, 10 min.

Utilisation

Le haricot mungo s'utilise comme n'importe quelle légumineuse qu'il peut remplacer ou avec laquelle il peut se combiner. En Asie, on le transforme fréquemment en purée ou en farine. En Chine, cette farine sert notamment à fabriquer des nouilles. Le germe de haricot mungo est l'ingrédient de base du *chop soui*. On le met aussi dans les salades ou dans une variété de plats cuisinés à l'orientale. Les gousses non mûres sont comestibles. On les prépare et les cuisine comme les haricots verts.

Valeur nutritive

	germes crus	*haricots mungo bouillis*
eau	90,4 %	72,7 %
protéines	3,1 g	7,0 g
matières grasses	0,2 g	0,4 g
glucides	5,9 g	19,2 g
fibres	1,5 g	2,5 g
calories	30,8	105,4
		par 100 g

Le haricot mungo est une excellente source d'acide folique ; une bonne source de potassium et de magnésium ; il contient de la thiamine, du fer, du zinc, du phosphore, du cuivre et de l'acide pantothénique. Il constitue une source de fibres.

Les protéines sont dites incomplètes, car elles sont déficientes en certains acides aminés (voir *Théorie de la complémentarité*).

Haricot mungo à grains noirs

Phaseolus mungo ou *Vigna mungo,* Légumineuses

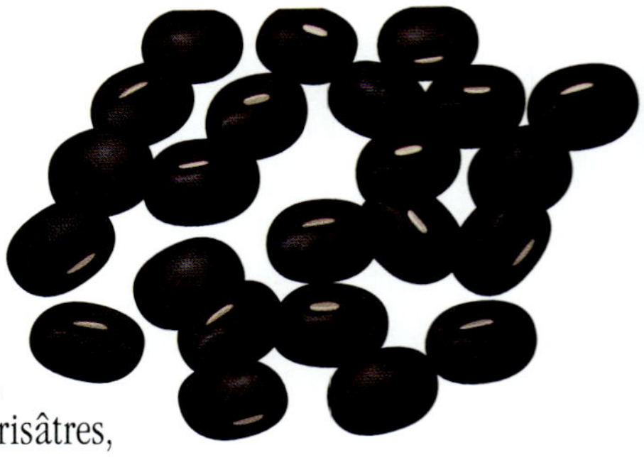

Fruit d'une plante annuelle originaire d'Asie, le haricot mungo à grains noirs est particulièrement estimé en Inde, en Birmanie et au Pakistan. Il croît sous les climats tropicaux secs sur une plante qui mesure de 20 à 90 cm de haut. Les gousses droites très duvetées mesurent de 4 à 7 cm de long et renferment de 4 à 10 graines assez petites, légèrement réniformes qui mesurent de 4 à 5 mm de long. Noires ou grisâtres, elles peuvent aussi être brunâtres ou vert foncé. Elles ont un hile blanc et sont de couleur blanc crème à l'intérieur.

Utilisation

Les gousses qui ne sont pas encore à maturité sont comestibles, on les utilise souvent comme légume. À maturité, leurs longs poils les rendent immangeables. De texture douce et de saveur prononcée, le haricot mungo à grains noirs s'apprête comme les autres légumineuses.

En Asie, le haricot mungo à grains noirs est l'élément de base d'une sauce noire très appréciée. En Inde, le haricot mungo à grains noirs est habituellement décortiqué et fendu, il est alors utilisé avec du riz pour préparer une galette (dhosai), ou une purée de lentilles épicée, le dahl. On le moud aussi en farine utilisée pour confectionner des friandises, des galettes et des pains.

Cuisson

Le haricot mungo à grains noirs nécessite environ 1½ h de cuisson. Ne pas s'étonner si l'eau de cuisson noircit. Dans l'autocuiseur (103 kPa) : avec trempage, 15 min ou sans trempage, de 20 à 25 min.

Valeur nutritive

	bouillis
eau	72,5 %
protéines	7,6 g
matières grasses	0,6 g
glucides	18 g
fibres	1 g
calories	105
	par 100 g

Le haricot mungo à grains noirs bouilli est une excellente source d'acide folique, de magnésium et une bonne source de potassium; il contient du phosphore, du fer, de la thiamine, du zinc, du cuivre, de la niacine, de l'acide pantothénique, de la riboflavine et du calcium.

Les protéines sont dites incomplètes, car elles sont déficientes en certains acides aminés (voir *Théorie de la complémentarité*).

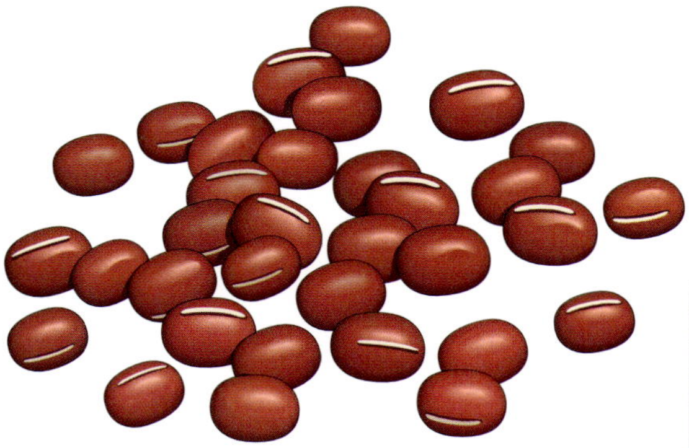

Haricot adzuki

Phaseolus angularis ou *Vigna angularis,* **Légumineuses**

Fruit d'une plante herbacée annuelle originaire d'Asie, probablement du Japon ou de Chine, où elle est cultivée et très appréciée depuis des siècles. Il est aujourd'hui la deuxième légumineuse en importance, derrière le haricot de soya. En Chine, on croit que le haricot adzuki porte chance et il doit faire partie du menu lors des festivités. Sa popularité grandissante en Amérique depuis les années 60 serait liée à la promotion de la pratique de la macrobiotique.

Le haricot adzuki pousse sur une plante souvent buissonnante, atteignant de 25 à 90 cm de haut. Les gousses cylindriques mesurent de 6 à 12 cm de long et renferment de 4 à 12 graines, généralement rectangulaires, aux extrémités arrondies. Ces graines minuscules de couleur habituellement rouge brunâtre peuvent aussi être noires, jaune clair, vertes ou grises. Elles sont unies ou tachetées et ornées d'un hile blanchâtre. Il existe plusieurs variétés d'adzuki.

Utilisation

Les gousses du haricot adzuki qui ne sont pas encore à maturité sont comestibles et s'utilisent comme le haricot vert. On le trouve plus souvent séché et il s'utilise alors comme les autres légumineuses; sa saveur est délicate. Il est fréquemment servi avec le riz.

Les Asiatiques transforment souvent le haricot adzuki en pâte qui entre dans la confection de divers mets, aussi bien salés que sucrés. Cette pâte peut remplacer le concentré de tomate. Le haricot adzuki sert de substitut de café, il peut aussi être soufflé comme le maïs ou mis à germer. Moulu finement, on l'utilise comme farine dans les gâteaux, les soupes et dans les substituts de lait.

Cuisson

Le haricot adzuki se cuit après avoir trempé dans l'eau froide pendant 2 à 3 h pour ensuite le faire mijoter entre 1½ h à 2 h. Dans l'autocuiseur (103 kPa) : avec trempage, environ 20 min et sans trempage, de 20 à 25 min.

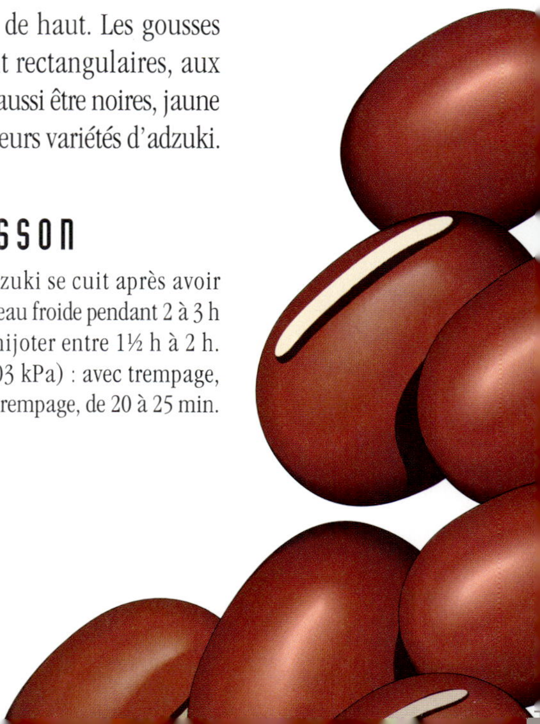

Haricot adzuki

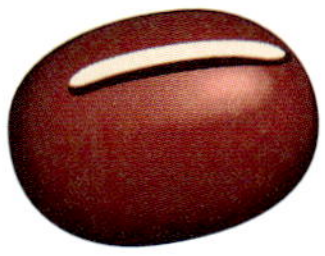

	haricot adzuki bouilli
eau	66 %
protéines	7,5 g
matières grasses	0,1 g
glucides	25 g
fibres	8 g
	par 100 g

Valeur nutritive

Le haricot adzuki est une excellente source de potassium, une bonne source de magnésium, de zinc, de phosphore et de cuivre; il contient du fer et de la thiamine, et constitue une source très élevée de fibres. Les protéines sont dites incomplètes, car elles sont déficientes en certains acides aminés (voir *Théorie de la complémentarité*).

Haricot d'Espagne

Phaseolus coccineus ou *Phaseolus multiflorus*, Légumineuses

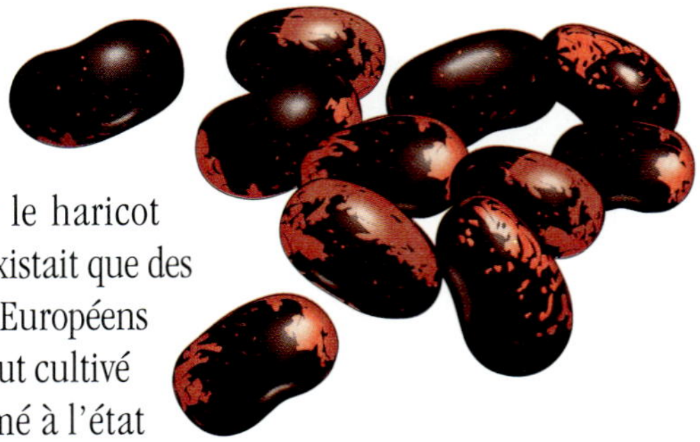

Fruit d'une plante herbacée probablement originaire du Mexique ou d'Amérique centrale. Des vestiges archéologiques démontrent que les Indiens du Mexique auraient utilisé le haricot d'Espagne comme aliment il y a 9 000 ans, alors qu'il n'en existait que des variétés sauvages. La culture aurait commencé il y a 4 000 ans; les Européens ont commencé à le cultiver au XVIIIe siècle. Aujourd'hui, il est surtout cultivé dans les régions froides, comme en Angleterre où il est consommé à l'état frais, tandis qu'en Amérique centrale on le consomme comme légumineuse.

Il existe plusieurs variétés de haricots d'Espagne, dont une particulièrement populaire en Amérique du Nord, aux fleurs décoratives de couleur écarlate. Une autre variété très appréciée en Europe produit des haricots qui ressemblent aux haricots de Lima.

Le haricot d'Espagne pousse sur une plante qui peut atteindre plus de 4 m. Les gousses teintées de rose mesurent de 10 à 40 cm et contiennent de 6 à 10 graines convexes, aplaties ou oblongues de couleur blanche tachetée de rouge ou rouge tachetée de noir.

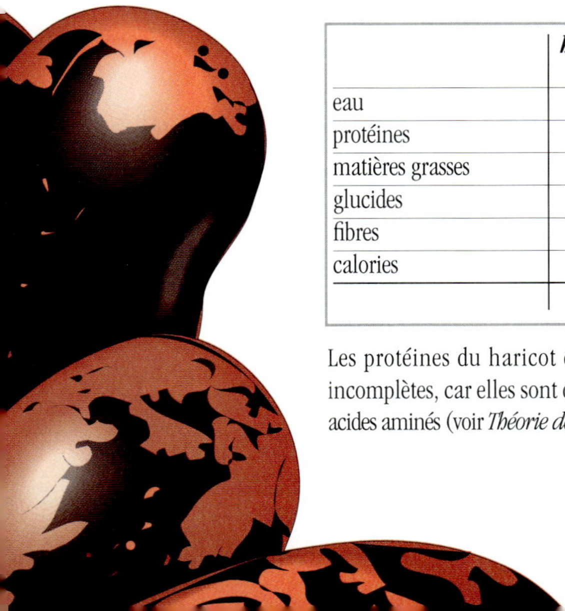

Valeur nutritive

	haricot d'Espagne cuit
eau	12 %
protéines	23 g
matières grasses	2 g
glucides	70 g
fibres	5 g
calories	385
	par 100 g

Les protéines du haricot d'Espagne sont dites incomplètes, car elles sont déficientes en certains acides aminés (voir *Théorie de la complémentarité*).

Utilisation

À pleine maturité, les graines se consomment fraîches ou séchées. On les cuit et on les prépare comme les graines des autres légumineuses, plus particulièrement comme les haricots rouges. Le haricot d'Espagne se marie bien avec les oignons, les tomates et le thon. Les gousses qui ne sont pas encore mûres sont comestibles. On les prépare et on les utilise comme les haricots verts.

Cuisson

Faire tremper les haricots d'Espagne plusieurs heures, puis les cuire de 1 à 1½ h. Dans l'autocuiseur (103 kPa) : avec trempage, 10 à 15 min; sans trempage, entre 15 à 20 min.

Lupin

Lupinus spp, Légumineuses

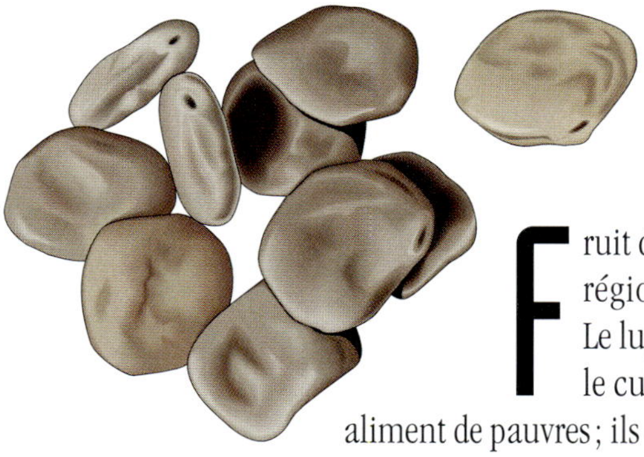

lupins blancs

Fruit d'une plante herbacée dont certaines variétés sont originaires de la région méditerranéenne et d'autres, d'Amérique du Nord ou du Sud. Le lupin est cultivé en Europe depuis plus de 2 000 ans. Grecs et Romains le cultivèrent intensivement. Ces derniers le considéraient comme un aliment de pauvres ; ils cuisaient d'énormes chaudronnées de lupins lors de festivités et de fêtes religieuses et les distribuaient gratuitement.

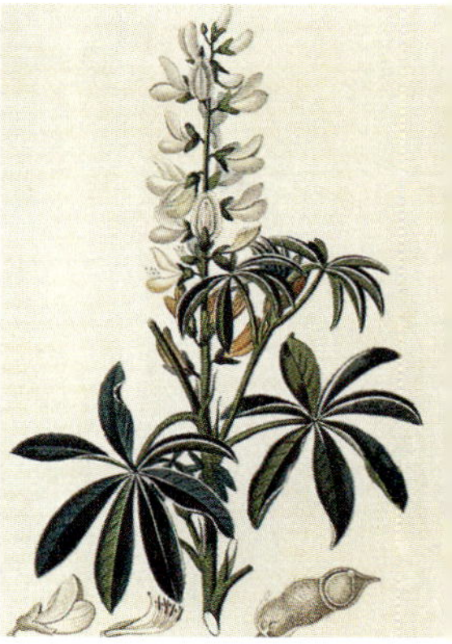

Les graines de lupin blanc lisses et comprimées sont probablement les plus consommées, car elles sont exemptes de substances toxiques et ne nécessitent pas une longue préparation.

Le lupin pousse dans les pays chauds ; il est surtout consommé en Italie, au Moyen-Orient, en Afrique du Nord et en Amérique du Sud. Il est peu connu en Amérique du Nord. Il en existe environ 100 espèces, dont quelques-unes contiennent des alcaloïdes toxiques qui leur confèrent une saveur amère ; elles ne sont comestibles qu'après une longue préparation.

Le lupin blanc (*L. albus*) est probablement le plus consommé, car depuis 1930 des variétés exemptes de substances toxiques ont été créées. Il pousse sur une plante annuelle qui peut atteindre 1,2 m de haut. Les gousses droites mesurent de 6 à 10 cm de long et de 3 à 5 cm de large. Elles renferment de 3 à 6 graines d'un jaune pâle terne, mesurant de 8 à 14 mm de diamètre. Ces graines lisses et légèrement rectangulaires sont généralement comprimées.

Préparation

La plupart des lupins doivent être traités afin de neutraliser les alcaloïdes qui les rendent amers :

- recouvrir 500 ml de lupins de 1,5 l d'eau froide puis les laisser tremper 12 h ;
- les égoutter, les rincer puis les recouvrir d'eau fraîche ;
- cuire doucement les lupins jusqu'à ce qu'ils soient tendres (environ 2 h). Comme leur chair reste ferme, on vérifie si les lupins sont cuits en se servant de la pointe d'un couteau ;
- égoutter les lupins, les recouvrir d'eau froide et les laisser reposer jusqu'à refroidissement complet ; égoutter à nouveau, recouvrir encore une fois les lupins d'eau froide, incorporer 30 ml de sel et placer les lupins dans un endroit frais (pas au réfrigérateur) ; les laisser tremper de 6 à 7 jours en changeant l'eau salée 2 fois par jour ;
- lorsqu'il ne reste plus aucune trace d'amertume, conserver les lupins au réfrigérateur dans de l'eau salée et dans un contenant hermétique ;
- pour servir les lupins, égoutter la quantité nécessaire et les servir tels quels ou arrosés de jus de citron.

Utilisation

On mange souvent les lupins tels quels ou arrosés de jus de citron, avec ou sans leur peau. On les sert nature en amuse-gueule à la manière des olives surtout en Italie et au Moyen-Orient. On transforme les lupins en farine que l'on met notamment dans les soupes, les sauces, les biscuits, les pâtes alimentaires et les pains ; ils peuvent aussi être rôtis et moulus pour en faire un substitut de café.

Valeur nutritive

eau	71 %
protéines	15,5 g
matières grasses	2,9 g
glucides	9,9 g
fibres	0,7 g
calories	119
	par 100 g

Le lupin blanc est très nourrissant. Bouilli, il est une bonne source de magnésium, de potassium et de zinc. Il contient du phosphore, du cuivre, de la thiamine, du fer et du calcium. Les protéines sont dites incomplètes, car elles sont déficientes en certains acides aminés (voir *Théorie de la complémentarité*).

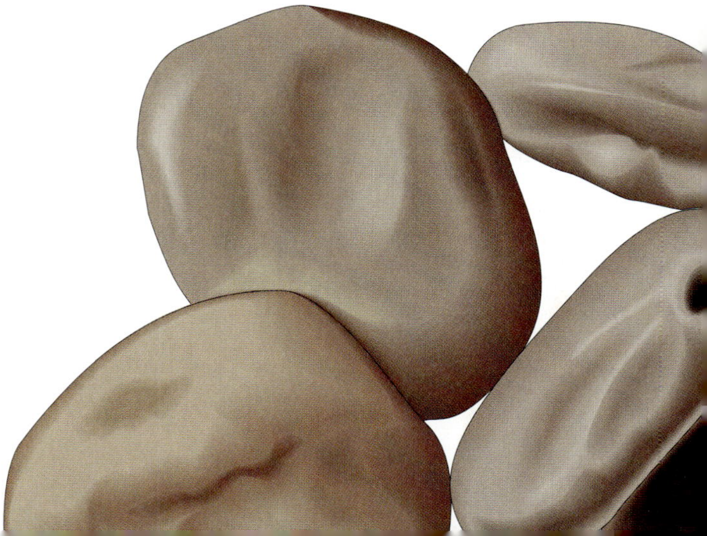

Lentille

Lens esculenta ou *Lens culinaris,* Légumineuses

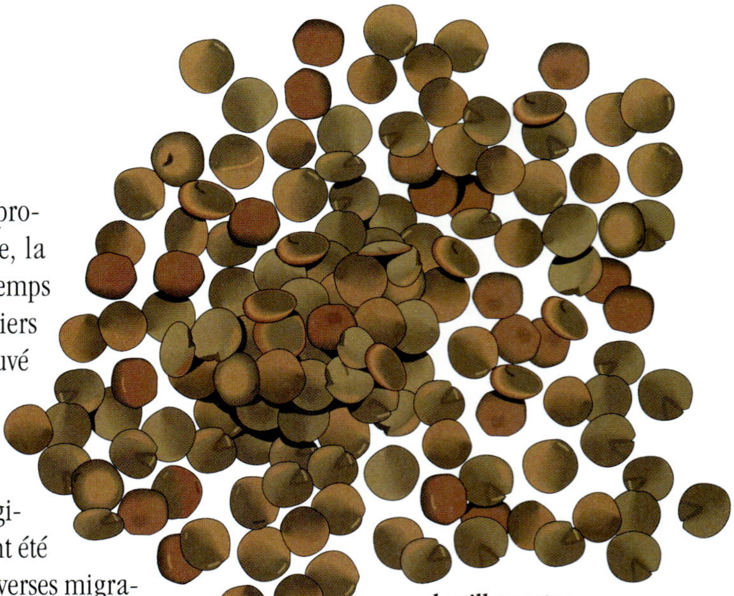

lentilles vertes

Fruit d'une plante herbacée annuelle probablement originaire d'Asie centrale, la lentille est consommée depuis les temps préhistoriques. Ce fut l'un des premiers aliments cultivés. Des archéologues ont trouvé des graines de lentilles dans des sites d'agriculture du Proche-Orient datant de 8 000 ans; celles-ci étaient consommées avec l'orge et le blé qui sont également originaires de cette région. Ces trois aliments ont été apportés en Europe et en Afrique lors de diverses migrations. La lentille a été introduite en Inde avant notre ère; on la nomme *dhal* et elle est depuis toujours un aliment de base. On mentionne la lentille dans la Genèse. Aujourd'hui, les plus importants producteurs de lentilles sont la Turquie, l'Inde, le Canada, le Bengladesh, la Chine et la Syrie.

La lentille pousse sur une petite plante touffue à tiges très fines et anguleuses, qui atteignent de 35 à 45 cm de haut. Les gousses courtes, plates et oblongues, mesurent rarement plus de 1,5 cm de long; elles contiennent 1 ou 2 graines.

Les lentilles sont divisées en 2 groupes selon leur taille : la variété *macrospermae* (grosse lentille) et la variété *microspermae* (petite lentille). Il existe des dizaines de variétés à l'intérieur de ces groupes. Une des plus connues en Occident est la lentille ronde en forme de disque biconvexe, de couleur verte ou brunâtre dont l'écorce est conservée. La lentille peut cependant être plus ou moins arrondie, plus ou moins ovale, plate ou en forme de cœur. Elle est de couleur noire, jaune, rouge ou orange. Certaines se vendent entières, d'autres décortiquées, séparées alors en deux demies comme les pois cassés. La texture et la saveur varient selon les espèces.

Préparation

Les lentilles n'ont pas besoin de tremper. Les laver avec soin, car elles contiennent souvent de petites pierres.

Plonger les lentilles dans de l'eau bouillante faciliterait leur digestion.

Utilisation

Les gousses des lentilles sont cueillies seulement lorsqu'elles sont à pleine maturité. Séchées, les lentilles ne servent pas uniquement à préparer des soupes nourrissantes, elles se mettent aussi dans les salades et les mets principaux. On les réduit en purée avec laquelle on prépare notamment des croquettes.

En Inde, lentilles et riz sont souvent associés, ce qui rend ces aliments plus nourrissants car leurs acides aminés se complètent. On cuisine ainsi les lentilles en curry, sorte de ragoût consistant très aromatisé.

On peut faire germer les lentilles ou les transformer en farine, utilisée notamment pour confectionner des galettes et mélangée avec de la farine de céréale pour en faire un supplément protéiné.

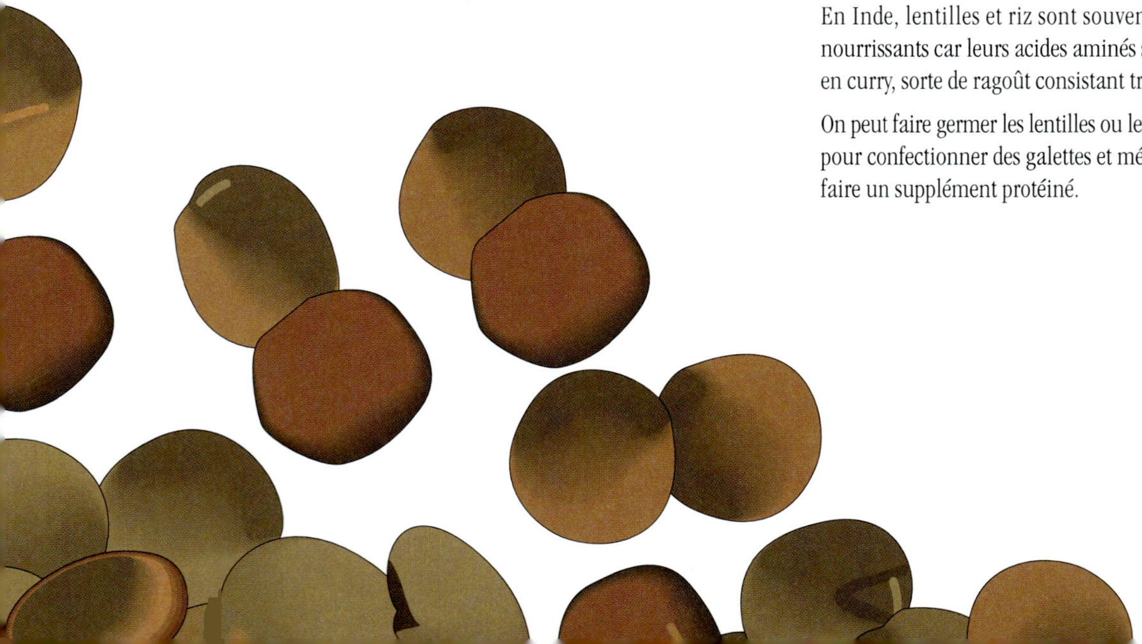

Soupe aux lentilles

4 PORTIONS

250 ml (1 tasse) de lentilles vertes
1 oignon moyen
2 gousses d'ail
1 carotte
1 branche de céleri
4 c. à soupe d'huile d'olive
2 tomates
1 c. à soupe de concentré de tomates
2 c. à soupe de vinaigre de vin blanc
1 c. à thé de persil frais haché
1,5 l (6 tasses) d'eau
1 feuille de laurier
sel et poivre

1. Trier et laver les lentilles. Les laisser tremper 1 h ou 2 dans l'eau froide, puis les égoutter.

2. Émincer l'oignon. Hacher l'ail finement. Couper le céleri et la carotte en dés. Ébouillanter les tomates, les peler, les épépiner et les couper en petits morceaux.

3. Dans une cocotte, faire chauffer l'huile d'olive et faire revenir rapidement tous les légumes avec le concentré de tomates.

4. Ajouter les lentilles aux légumes avec l'eau, le laurier, le sel et le poivre. Amener à ébullition, couvrir et laisser mijoter 45 min à feu doux.

5. Ajouter le vinaigre de vin, le persil et laisser mijoter encore 10 min ou jusqu'à ce que les lentilles soient cuites.

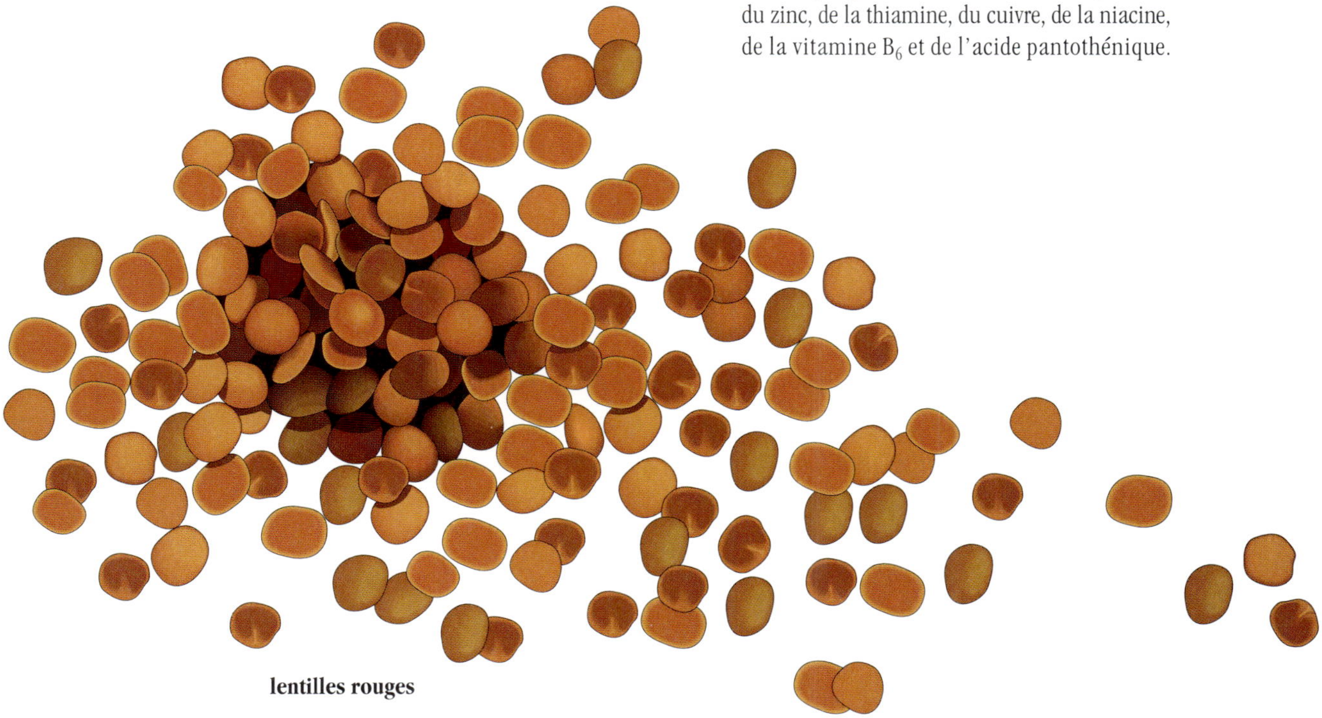

lentilles rouges

Cuisson

Éviter une cuisson trop longue qui transforme les lentilles en purée. Prévoir 60 min pour la lentille brune, et de 15 à 20 min pour la lentille orange.

Dans l'autocuiseur, il est recommandé d'ajouter un peu d'huile pour la cuisson des lentilles afin de prévenir la formation d'écume qui pourrait bloquer la valve de sécurité : prévoir de 15 à 20 min pour la lentille brune, et environ 5 min pour la lentille orange.

Valeur nutritive

	lentille sèche bouillie
eau	69,6 %
protéines	9,0 g
matières grasses	0,4 g
glucides	20 g
fibres	3,9 g
calories	116
	par 100 g

La lentille est une excellente source d'acide folique et de potassium ; elle est aussi une bonne source de fer et de phosphore, et elle contient du magnésium, du zinc, de la thiamine, du cuivre, de la niacine, de la vitamine B_6 et de l'acide pantothénique.

Dolique

Vigna spp ou *Dolichos lablab,* Légumineuses

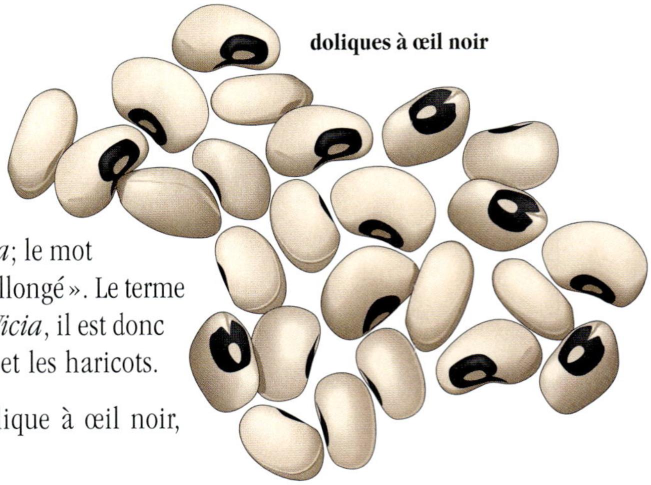

doliques à œil noir

Nom commun des légumineuses du genre *Vigna*; le mot « dolique » vient du grec *dolikhos* signifiant « allongé ». Le terme fève ne s'appliquant qu'aux plantes du genre *Vicia*, il est donc inapproprié de nommer « fèves » les doliques et les haricots.

Il existe plusieurs variétés de doliques, dont le dolique à œil noir, le dolique asperge et le dolique d'Égypte.

Le **dolique à œil noir** (*Vigna unguiculata* ou *Vigna sinensis*) est une légumineuse dont une des variétés vendues en France se nomme « cornille ». Probablement originaire du nord de l'Afrique où il est consommé comme aliment depuis des milliers d'années, il aurait été apporté d'Afrique en Inde il y a environ 3 000 ans ; il était également bien connu des Grecs et des Romains. Bien plus tard, le dolique aurait été introduit dans le Nouveau Monde par les explorateurs espagnols et les esclaves africains. Le nom de « dolique à œil noir » lui vient du fait que son hile (point d'attache à la gousse) forme une tache foncée, habituellement noire, parfois brune, rouge ou pourpre foncé selon les variétés, qui lui donne l'aspect d'un œil. Ce hile disparaît à la cuisson. Il existe environ 7 000 variétés de doliques à œil noir ; ils peuvent être blancs, rouges, bruns, noirs, vert jaunâtre ou crème, unis, tachetés ou marbrés. Le haricot pousse sur une plante annuelle qui peut mesurer plus de 80 cm de haut et qui croît dans les régions tropicales et subtropicales. Les gousses droites, spiralées ou courbées mesurent de 4 à 7 cm. Elles renferment de 2 à 12 graines lisses ou plissées, réniformes, globulaires ou légèrement rectangulaires.

Le **dolique asperge** (*Vigna sesquipedalis*) pousse sur une plante grimpante qui atteint de 2 à 4 m ; ses très belles fleurs sont de couleur azur violacé. On croyait le dolique asperge originaire d'Asie tropicale ; toutefois, il est maintenant presque certain que l'espèce sauvage ancêtre des espèces de doliques soit originaires d'Afrique centrale. À partir de l'Afrique, l'espèce dolique d'origine se serait répandue vers l'est jusqu'en Inde et en Chine, vers le nord jusqu'en Méditerrannée et en Europe, et vers l'ouest jusqu'aux Caraïbes et jusqu'en Amérique. Il pousse sous les climats tropicaux et subtropicaux, notamment en Extrême-Orient, en Afrique, aux Caraïbes, à Hawaï et en Californie. Il est particulièrement apprécié en Extrême-Orient, en Afrique et dans les Caraïbes. Les gousses droites ou crochues atteignent de 30 cm à 1 m. D'ailleurs, son nom latin *sesquipedalis* signifie « un pied et demi de long » faisant référence ainsi à sa longueur remarquable. Elles contiennent de 15 à 20 graines réniformes et allongées, habituellement noires ou brunes. Ces graines mesurent de 15 à 20 mm de long. Leur saveur est à mi-chemin entre celle du haricot et de l'asperge.

Le **dolique d'Égypte** (*Lablab purpureus, Lablab niger, Lablab vulgaris* ou *Dolichos lablab*) est probablement originaire de l'Inde où il est consommé depuis très longtemps ; il est aussi apprécié en Afrique, en Amérique centrale, en Amérique du Sud et en Asie. Il pousse sur une plante tropicale et subtropicale très résistante aux sécheresses, qui mesure le plus souvent de 2 à 3 m, mais qui peut atteindre 6 m. Les gousses souvent recourbées sont oblongues, plates ou enflées. Elles mesurent de 5 à 20 cm de long. Elles contiennent des graines plates et allongées, blanches, brunes, noires ou rouges, unies ou mouchetées, selon les variétés, estimées à près de 50. Elles sont ornées d'un long hile blanc proéminent. Le plant de dolique d'Égypte peut être utilisé comme plante décorative pour ses fleurs et ses gousses d'une belle couleur rouge pourpre.

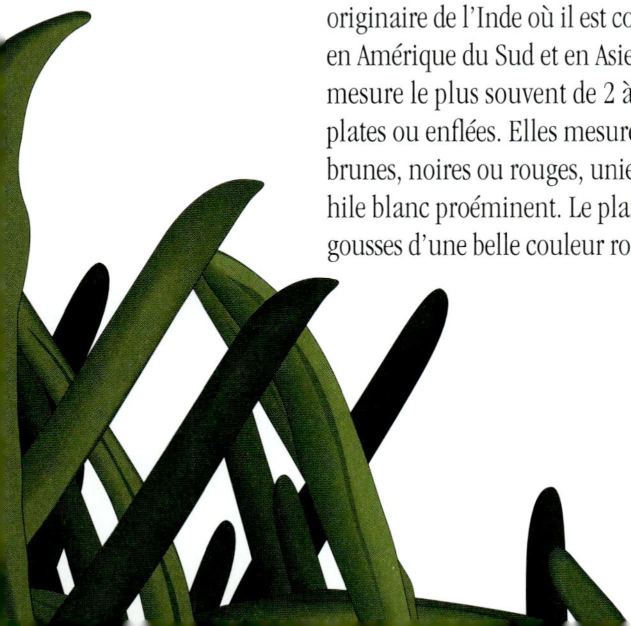

Valeur nutritive

	dolique à œil noir cuit	dolique asperge bouilli	dolique d'Égypte frais et bouilli
eau	70 %	68,8 %	86,9 %
protéines	7,7 g	8,3 g	2,9 g
matières grasses	0,5 g	0,5 g	0,2 g
glucides	20,8 g	21,1 g	9,2 g
fibres	9,6 g	2 g	1,8 g
calories	116	118	49
			par 100 g

Le dolique à œil noir est une excellente source d'acide folique ; une bonne source de potassium, de magnésium, de fer et de thiamine ; il contient du phosphore, du zinc, du cuivre, de la niacine, de l'acide pantothénique et de la vitamine B_6.

Le dolique asperge est une excellente source d'acide folique, de magnésium et de potassium ; une bonne source de fer, de phosphore et de thiamine ; il contient du zinc, du cuivre, de l'acide pantothénique et de la vitamine B_6.

Le dolique d'Égypte est une excellente source de cuivre, une bonne source de potassium et de magnésium ; il contient de la riboflavine, du fer et du phosphore.

Les doliques sont une source de fibres alimentaires. Les protéines sont dites incomplètes, car elles sont déficientes en certains acides aminés (voir *Théorie de la complémentarité*).

Cuisson

Le dolique à œil noir nécessite environ 1 h de cuisson. Éviter la surcuisson qui le transforme facilement en purée. Dans l'autocuiseur (à 103 kPa) : prévoir 10 min de cuisson avec trempage préalable ou de 10 à 20 min sans trempage.

Utilisation

Les gousses du dolique à œil noir sont comestibles avant leur pleine maturité et sont souvent servies comme légume vert, comme les haricots verts. Les feuilles et les racines sont également comestibles.

Le dolique à œil noir est très savoureux ; on le met dans les soupes et les salades, on le cuit en beignets ou à la casserole. On le réduit en purée ou on le fait germer. Il est typique de la cuisine du sud des États-Unis où il est traditionnellement cuisiné avec du porc.

Le dolique asperge se consomme principalement frais, comme le haricot vert. Il est moins juteux et moins sucré cependant. Sa saveur plus prononcée ressemble davantage à celle des haricots secs. La cuisson à l'orientale convient particulièrement bien au dolique asperge. Les graines séchées s'apprêtent commes les graines des autres légumineuses.

Le dolique d'Égypte une fois séché s'utilise comme les autres légumineuses qu'il peut remplacer dans la plupart des recettes. Séché puis moulu en farine, on l'incorpore au pain ou on s'en sert pour confectionner des boulettes cuites comme le gruau ; on le fait aussi germer. Cueilli encore frais, on l'utilise comme les haricots verts. En Inde, les doliques d'Égypte sont séchés puis séparés en deux, on les utilise alors comme les pois cassés, ce qui abrège leur temps de cuisson.

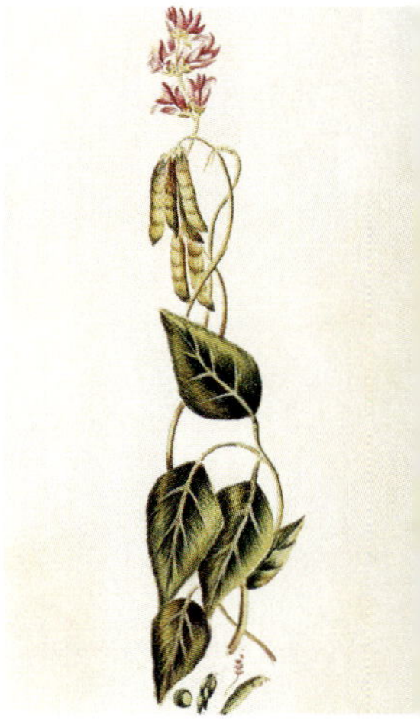

Les doliques ressemblent aux haricots et ont les mêmes utilisations, secs ou frais.

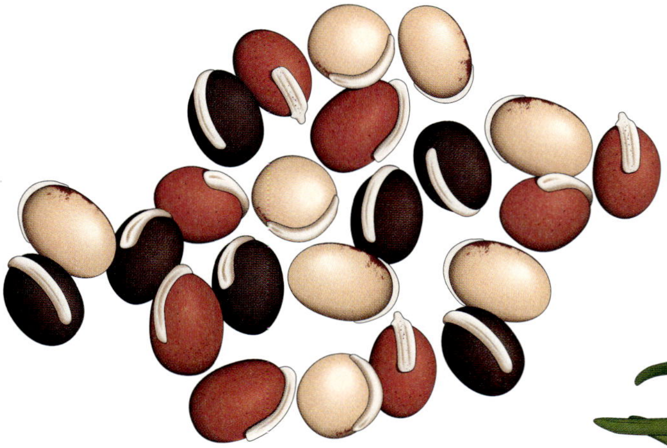

doliques d'Égypte

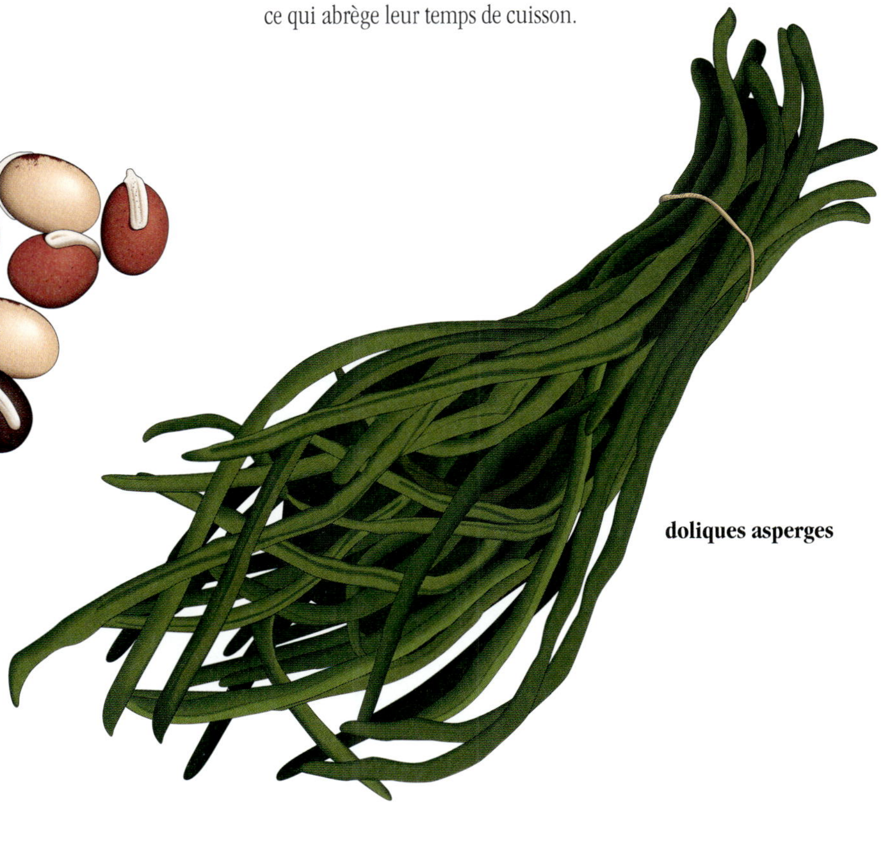

doliques asperges

Fève

Vicia faba, Légumineuses

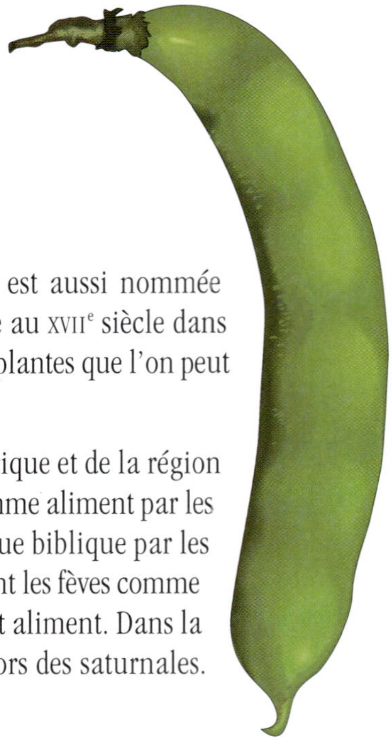

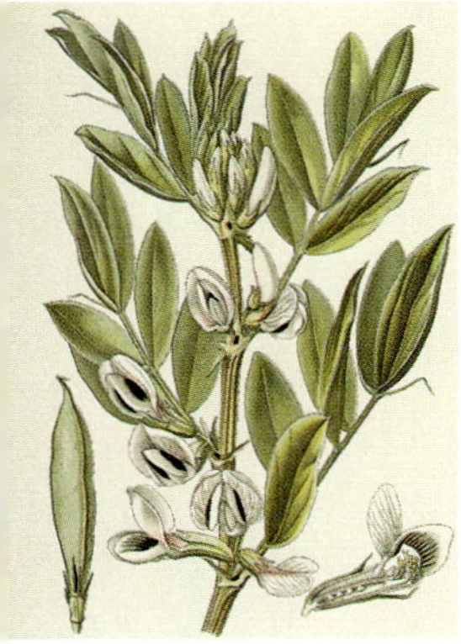

Les gousses robustes mesurent de 15 à 25 cm ; l'intérieur est tapissé d'une couche duveteuse blanchâtre et abrite de 5 à 10 graines plates.

Fruit d'une plante herbacée annuelle, la fève ou fève des marais est aussi nommée « gourgane » au Québec, dénomination dont l'étymologie remonte au XVIIe siècle dans l'ouest de la France. Les légumineuses du genre *Vicia* sont les seules plantes que l'on peut nommer « fèves ».

D'après les études des botanistes, la fève serait originaire du nord de l'Afrique et de la région méditerranéenne. Des écrits anciens font mention de l'usage de la fève comme aliment par les Chinois il y a plus de 5 000 ans. La fève était également cultivée à l'époque biblique par les Hébreux puis par les Égyptiens, les Grecs et les Romains. Les Grecs utilisaient les fèves comme bulletin de vote et croyaient que les âmes pouvaient se réincarner dans cet aliment. Dans la Rome antique, la fève servait de jeton pour désigner le roi du banquet lors des saturnales. Cette coutume semble être à l'origine de la fève du gâteau des rois.

La fève fut introduite en Amérique peu après la découverte par Christophe Colomb ; elle est maintenant cultivée dans quelques régions de l'Amérique latine. Ce fut longtemps la seule légumineuse connue en Europe, jusqu'à ce que les Espagnols introduisent le haricot (*Phaseolus vulgaris*) rapporté d'Amérique du Sud au XVIe siècle.

La fève pousse sur une plante pouvant atteindre de 30 cm à 2 m. Elle préfère les températures fraîches et croît dans les régions tempérées, ou en altitude dans les régions tropicales. Les grands producteurs de fèves sont la Chine, l'Égypte, l'Éthiopie, le Maroc, l'Allemagne et l'Italie.

Les gousses robustes mesurent de 15 à 25 cm de long et ont une extrémité en pointe. L'intérieur est tapissé d'une couche duveteuse blanchâtre qui abrite de 5 à 10 graines plates aux bouts arrondis. Ces graines sont de couleur verte, rougeâtre, brunâtre ou violacée, selon les variétés fort nombreuses. Elles mesurent habituellement de 2 à 5 cm de long.

Valeur nutritive

	fève bouillie
eau	71,5 %
protéines	7,6 g
matières grasses	0,4 g
glucides	19,6 g
fibres	5,1 g
	par 100 g

La fève est une excellente source d'acide folique ; une bonne source de potassium et de magnésium ; elle contient du cuivre, du phosphore, du zinc, du fer, de la thiamine et de la riboflavine. Elle est une source élevée de fibres. Les protéines sont dites incomplètes car elles sont déficientes en certains acides aminés (voir *Théorie de la complémentarité*).

Utilisation

La fève est farineuse et de saveur prononcée. Jeune et fraîche, on la consomme parfois crue, sans la peau épaisse qui contient des tannins laissant un goût amer. Fraîche ou séchée, elle est délicieuse dans les soupes et les plats mijotés, entière ou réduite en purée. La purée est l'apprêt le plus classique de la fève. L'apprêt gastronomique espagnol, le fabada, est une sorte de cassoulet où la fève remplace le haricot avec du boudin, du porc, du chorizo et du chou. En Italie, on l'apprête alla pancetta, avec des oignons et du lard. Au Moyen-Orient, elle est apprêtée en purée, en beignets ou en salade.

On peut sauter la fève et la consommer en amuse-gueule, à la manière du maïs soufflé. La fève cuite peut être consommée froide, entière ou en purée. On la met notamment dans les hors-d'œuvre, les salades et les sandwichs en tartinade. Les gousses qui ne sont pas à maturité sont comestibles, on les utilise comme les haricots verts.

Salade de fèves

4 PORTIONS

250 g (½ lb) de fèves sèches décortiquées
2 gousses d'ail
4 c. à soupe d'huile d'olive
le jus de 1 citron
1 c. à soupe de coriandre fraîche
sel et poivre

1. Peler et presser l'ail. Ciseler la coriandre.

2. Faire cuire les fèves dans de l'eau bouillante salée jusqu'à ce qu'elles soient tendres, environ 1 h. Elles doivent s'écraser entre les doigts. Les égoutter et les laisser refroidir.

3. Ajouter aux fèves le jus de citron et l'ail, puis l'huile. Bien mélanger. Vérifier l'assaisonnement et rectifier au besoin.

Servir cette salade froide en entrée, saupoudrée de coriandre ciselée.

Cuisson

On cuit les fèves fraîches ou sèches avec ou sans leur peau; c'est une question de préférence, selon qu'on apprécie ou non la saveur amère qu'elle transmet. Pour enlever la peau, plonger d'abord les fèves quelques minutes dans de l'eau bouillante, les égoutter puis les refroidir sous un filet d'eau froide. La peau s'enlève aussi après un trempage de 12 à 24 heures (renouveler l'eau quelques fois).

La fève sèche nécessite environ 2 ½ h de cuisson. Si la fève est décortiquée, elle ne demande que 8 à 12 h de trempage et environ 1 ½ h de cuisson. La fève fraîche demande environ 20 min de cuisson. Dans les régions de la Méditerranée et au Moyen-Orient, plus particulièrement en Égypte et en Italie, on fait tremper les fèves dans l'eau pendant 48 heures, en renouvelant l'eau souvent, ce qui facilite le décorticage avant la cuisson. Les fèves trempées et non cuites servent à préparer le falafel.

Dans l'autocuiseur (pression à 103 kPa) : avec trempage, environ 20 min; sans trempage, environ 25 min.

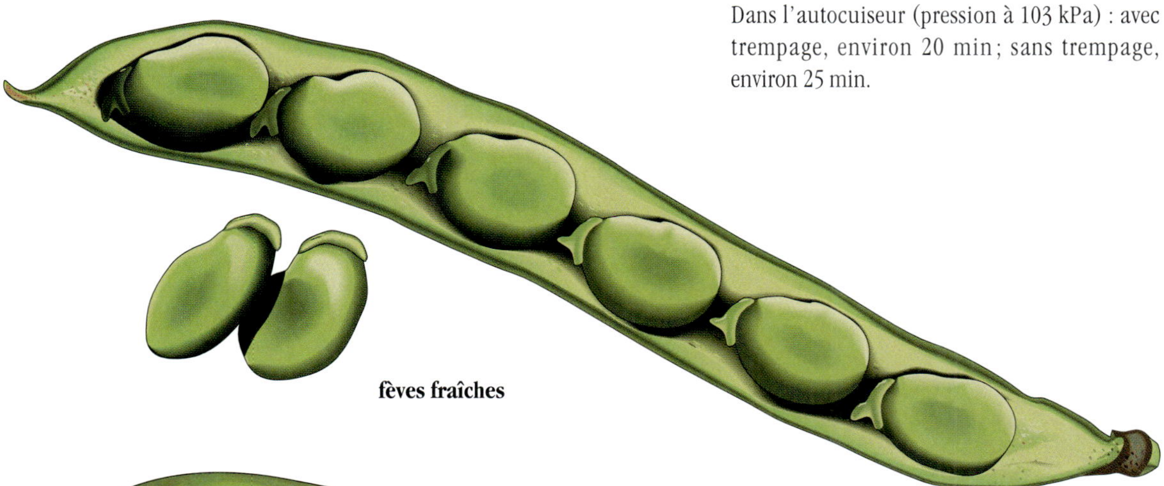

fèves fraîches

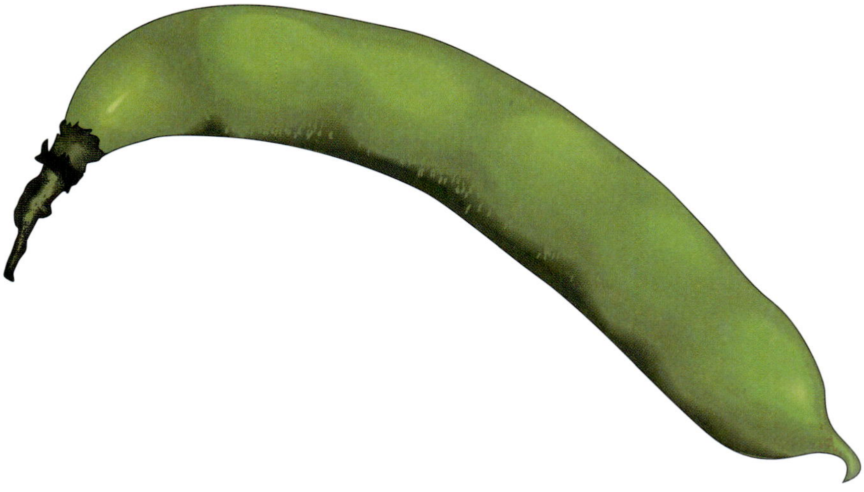

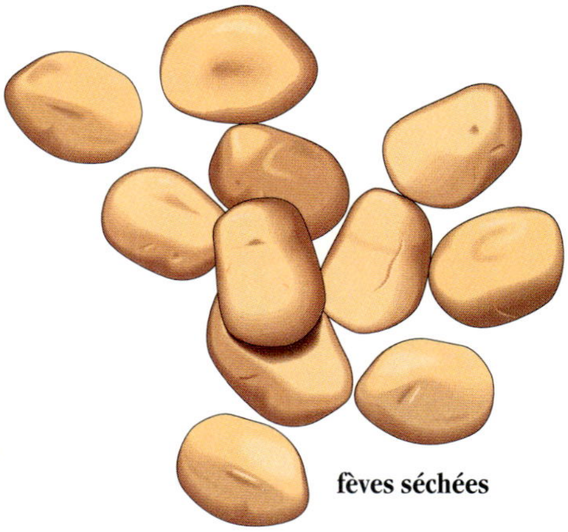

fèves séchées

Pois

Pisum sativum, Légumineuses

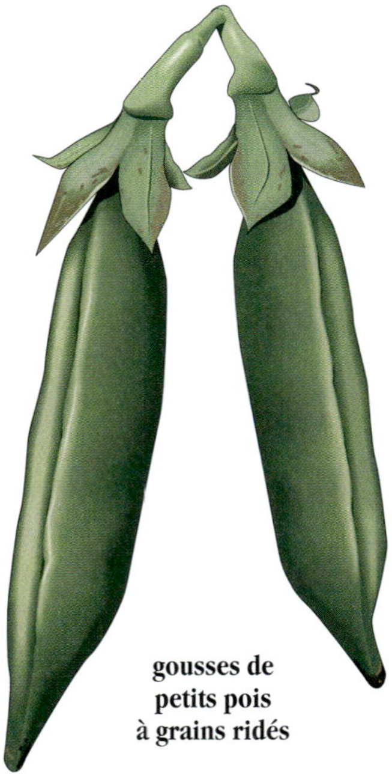

gousses de petits pois à grains ridés

Fruit d'une plante herbacée annuelle, le pois de jardin serait un dérivé du pois des champs résultant de centaines d'années de culture et de sélection en vue d'obtenir certaines caractéristiques. Le pois est originaire d'Asie centrale et d'Europe et est connu des Chinois depuis plus de 4 000 ans. Il était également très apprécié des Grecs, des Romains et des Égyptiens de l'Antiquité. Il fut introduit en Amérique au XIXe siècle.

Longtemps les pois n'étaient consommés que sous forme de purée obtenue à partir des pois séchés, aliment qui constitua la base alimentaire de nombreux peuples. Il semblerait que les Chinois furent les premiers à consommer la cosse et les grains comme légume. En Europe, le pois vert n'apparaît au menu qu'au XVIe siècle, popularisé par la royauté française. Le pois fut le premier légume à faire l'objet de croisements. À la fin du XIXe siècle, plusieurs transformations avaient été apportées au pois, notamment celles du moine autrichien Mendel, qui a contribué ainsi à développer la génétique, soit la science de la transmission des caractères héréditaires.

Le pois pousse sur une plante buissonnante ou grimpante qui peut atteindre entre 30 cm et 1,5 m de haut. Il préfère les climats frais ; on peut donc le semer tôt au printemps. Les gousses vertes et lisses sont droites ou légèrement incurvées, bombées ou aplaties. Elles mesurent de 4 à 15 cm de long et abritent entre 2 et 10 graines de taille variable, de forme arrondie mais parfois légèrement carrée. Habituellement vertes, ces graines peuvent être grisâtres, blanchâtres ou brunâtres. Fraîches, on les nomme « petits pois » alors que séchées on les nomme « pois secs ». Ces derniers sont jaunes ou verts et sont vendus entiers ou fendus ; on les nomme alors pois cassés.

Il existe plus de 1 000 variétés de pois, comprenant les pois lisses, les pois ridés et les pois mange-tout (nommés surtout « pois gourmands » en Europe). Les pois lisses poussent mieux sous les climats froids. Ils sont plus farineux que les pois ridés ; ce sont ceux qu'utilise l'industrie de la congélation. Les pois ridés sont plus sucrés ; on les destine surtout à la mise en conserve.

Les pois mange-tout ou pois gourmands (var. *saccharatum* et *macrocarpon*) se distinguent par le fait que leurs gousses sucrées et croquantes sont comestibles. Seules les gousses qui sont aplaties sont bonnes à manger ; si elles sont bombées, elles sont alors devenues fibreuses et immangeables. En fait, on devrait à peine percevoir les pois à l'intérieur de la cosse. Ce n'est pas le cas des pois *sugar-snap*, variété relativement nouvelle, car les gousses demeurent savoureuses même lorsque les petits pois sont bien formés.

Les plus importants pays producteurs de pois secs sont la Russie, la France, la Chine et le Danemark, tandis que les pays producteurs de pois frais sont les États-Unis, la Grande-Bretagne, la Chine, la Hongrie et l'Inde.

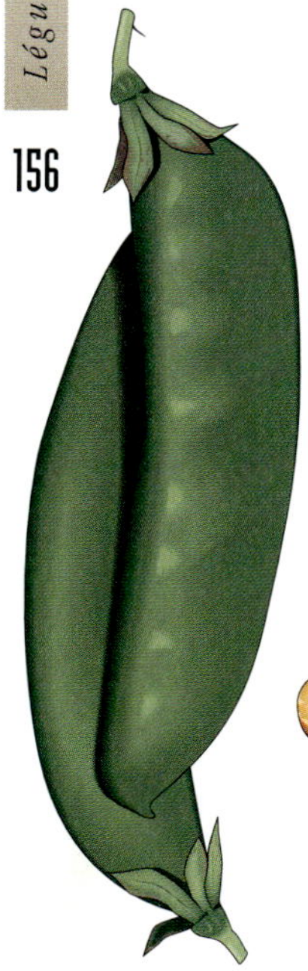

pois mange-tout

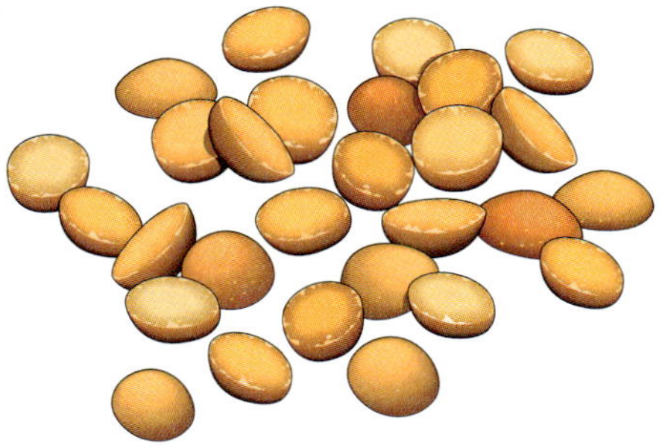

pois cassés jaunes

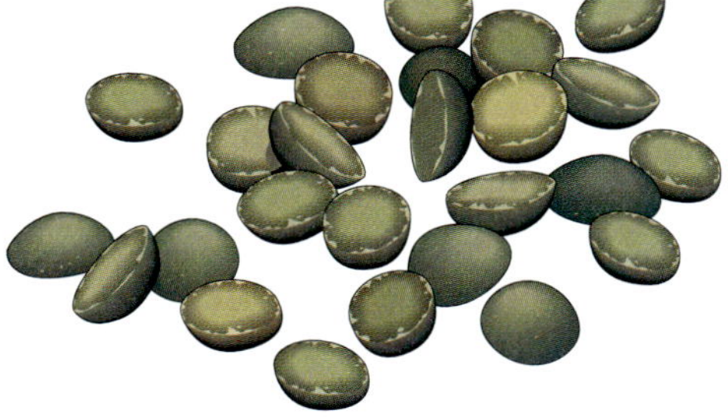

pois cassés verts

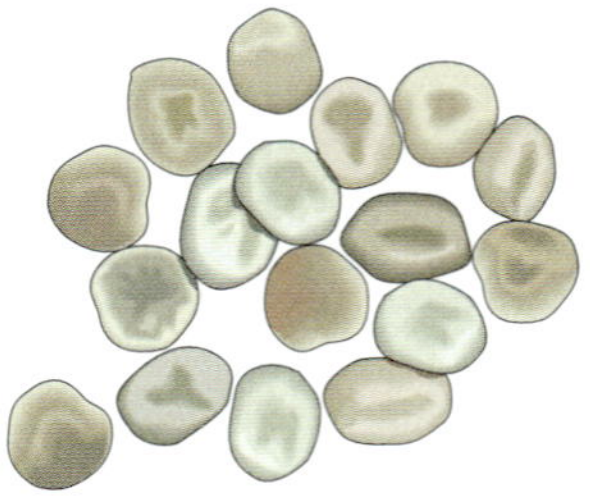

pois séchés

Achat

Les petits pois frais deviennent rapidement farineux et perdent de leur saveur sucrée car leurs glucides se transforment en amidon s'ils sont cueillis trop tard ; ils doivent être cueillis au bon moment, lorsqu'ils sont ni trop gros ni trop petits. Pour obtenir les pois secs, on laisse les pois dans le champ jusqu'à ce qu'ils parviennent à complète maturité, ils sont ensuite cueillis puis séchés.

À l'état frais, les pois verts sont plutôt rares sur le marché et sont assez coûteux. Choisir des gousses lisses, bien pleines de pois pas trop gros mais lustrés et de couleur vert brillant. La plus grande partie de la récolte est congelée ou mise en conserve.

Les pois mange-tout sont principalement commercialisés à l'état frais. Choisir des pois pas trop gros aux gousses fermes, croquantes et intactes, d'un beau vert brillant. Éviter les gousses molles, plissées, jaunies ou tachées.

Préparation

Certains suggèrent de ne pas conserver des gousses de petits pois plus de 12 heures ; il est alors préférable de les écosser et de les garder au frais jusqu'au moment de les utiliser. Avant de les écosser, les passer brièvement à l'eau fraîche, puis casser la partie supérieure des cosses et tirer sur le fil qui se loge à la jonction des deux cosses (certaines variétés n'ont pas de fil). Répéter l'opération avec l'autre bout, séparer les cosses et extraire les pois. Les petits pois n'ont pas besoin d'être lavés.

Petits pois bonne femme

4 PORTIONS

750 g (1½ lb) de petits pois surgelés
125 g (¼ de lb) de lard maigre
12 petits oignons blancs
1 c. à soupe de beurre
1 c. à soupe de farine
250 ml (1 tasse) de bouillon de poulet
1 bouquet garni
1 pincée de sucre
sel et poivre

1. Peler les oignons. Enlever la couenne du lard. Le couper en dés. Faire blanchir 1 min dans une casserole d'eau bouillante.

2. Dans une cocotte, faire fondre le beurre. Ajouter les petits oignons entiers et les lardons. Les faire revenir jusqu'à ce que tout soit bien doré. Retirer de la cocotte et réserver.

3. Incorporer la farine au beurre de cuisson, tout en remuant avec une cuillère de bois, pour former une pâte lisse. Saler, poivrer. Mouiller avec le bouillon de poulet. Ajouter le bouquet garni, les oignons et les lardons réservés. Porter à ébullition sans cesser de tourner. Ajouter les petits pois et le sucre. Mélanger. Couvrir. Laisser cuire à feu doux environ 10 min.

Servir chaud comme accompagnement pour le veau ou l'agneau.

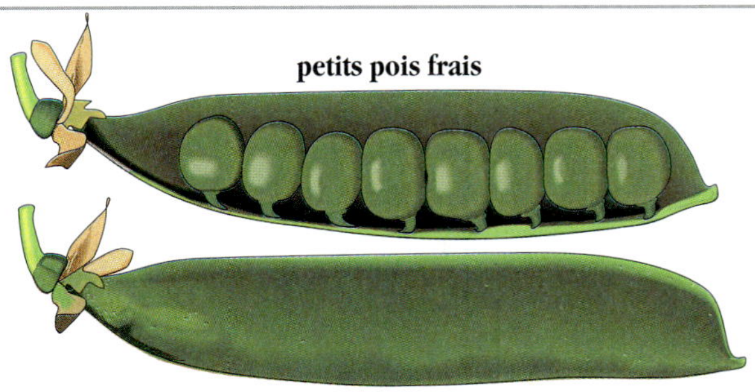

Utilisation

Les pois mange-tout et les petits pois très jeunes et très frais peuvent être mangés crus ; la cuisson les rend cependant plus sucrés.

Les pois verts frais peuvent être cuits à l'eau bouillante ou au beurre accompagnés de carottes ou de pointes d'asperges. Ils accompagnent très bien la viande et la volaille. On peut les transformer en soupes et potages. Froids, ils s'intègrent très bien à une salade composée ; ils font partie de la macédoine et des préparations à la jardinière. Les pois verts surgelés s'utilisent de la même façon que les pois verts frais.

Les pois mange-tout sont excellents crus ou cuits ; ils s'utilisent comme le haricot, qu'ils peuvent remplacer dans la plupart des recettes. Crus, ils s'incorporent aux salades et hors-d'œuvre. Cuits, ils s'apprêtent comme les pois frais, mais ils sont surtout excellents dans les préparations à la chinoise.

Les pois séchés entiers sont surtout cuisinés en soupes, traditionnellement en compagnie d'un os de jambon et de jambon en cubes. Les pois cassés sont habituellement réduits en purée. On les utilise dans les soupes, les potages et ils peuvent accompagner des mets principaux.

Cuisson

La cuisson des pois devrait être très brève afin de minimiser la perte de couleur et de saveur. Prévoir de 10 à 15 min pour la cuisson des petits pois frais à l'eau, selon leur taille. On peut aussi cuire les petits pois à la vapeur ou les braiser. Une façon intéressante de les braiser consiste à les déposer entre deux couches de feuilles de laitue non essorées.

Les pois mange-tout peuvent être cuits et apprêtés comme les haricots verts ; prévoir de 6 à 15 min pour la cuisson à l'eau ou à la vapeur. Ils deviendront pâteux s'ils sont trop cuits.

Les pois secs sont disponibles entiers ou en demis ou cassés. Seuls les pois secs entiers nécessitent une période de trempage avant d'être cuits, et leur cuisson, plutôt longue (de 1 à 2 h), s'effectue à petits frémissements.

Les pois cassés, jaunes ou verts sont moins farineux et leur cuisson est plus rapide, soit de 1 à 1 h 30. Ces légumes seront cuits lorsqu'ils sont tendres, mais auront tendance à se défaire s'ils sont trop cuits.

Il est préférable de ne pas cuire les pois cassés dans l'autocuiseur car il se forme trop d'écume, ce qui peut bloquer la soupape et la valve de sécurité (voir *Introduction*).

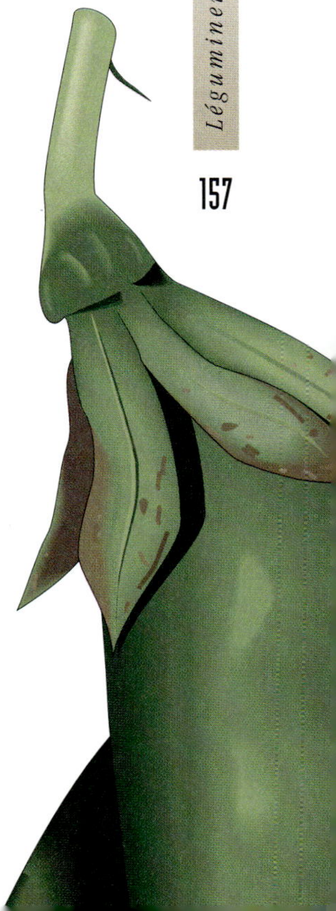

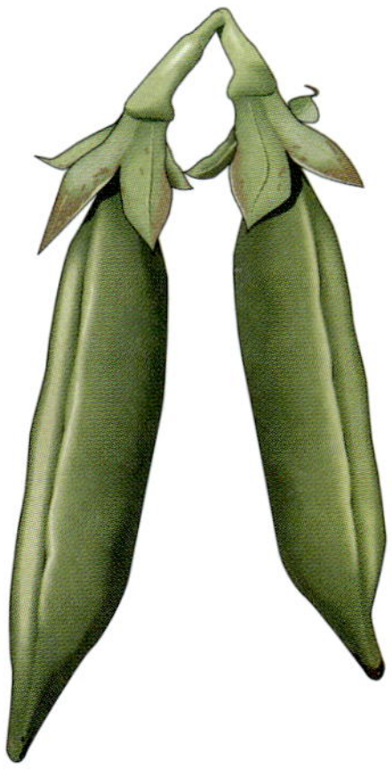

Valeur nutritive

Les pois verts cuits sont une bonne source d'acide folique, de potassium, de thiamine et de magnésium ; ils contiennent de la vitamine C, du zinc, de la vitamine B_6, de la niacine, du fer et du phosphore.

Les protéines des pois secs sont dites incomplètes car elles sont déficientes en certains acides aminés (voir *Théorie de la complémentarité*). Ils sont une excellente source de potassium et d'acide folique ; une bonne source de thiamine, et ils contiennent du magnésium, du zinc, du fer, du cuivre, du phosphore et de l'acide pantothénique.

Les pois mange-tout cuits sont une excellente source de vitamine C, une bonne source de potassium et ils contiennent du fer, de l'acide folique, du magnésium, de la thiamine, de l'acide pantothénique, de la vitamine B_6 et du phosphore.

	petit pois cuits verts	***pois secs cuits***	***pois mange-tout cuits***
eau	77,9 %	69,5 %	88,9 %
protéines	5,4 g	8,4 g	3,3 g
matières grasses	0,2 g	0,4 g	0,2 g
glucides	15,6 g	21,1 g	7,0 g
fibres	6,7 g	4,0 g	2,8 g
			par 100 g

Conservation

Réfrigérer les petits pois frais le plus vite possible pour retarder la transformation des glucides en amidon. Les placer dans un récipient non hermétique ou dans un sac perforé, ils se conserveront 4 à 5 jours.

Les petits pois et les pois mange-tout supportent très bien la congélation, après un blanchiment de 1 ou 2 min, selon leur taille.

Pois chiche

Cicer arietinum, Légumineuses

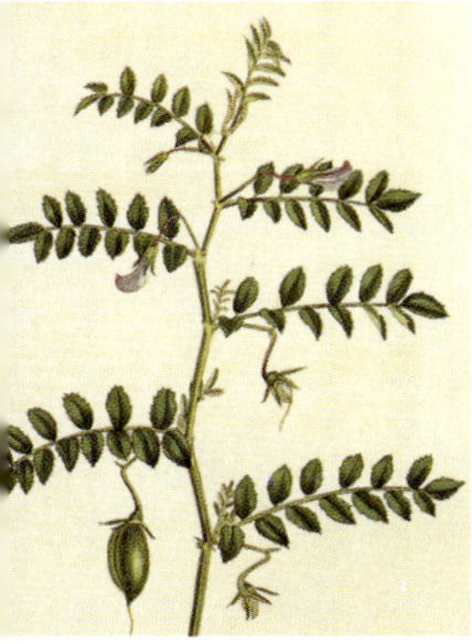

Le pois chiche pousse sur une plante d'aspect buissonnant qui croît sous les climats chauds et secs. Les gousses courtes et enflées contiennent jusqu'à 4 graines arrondies et bosselées.

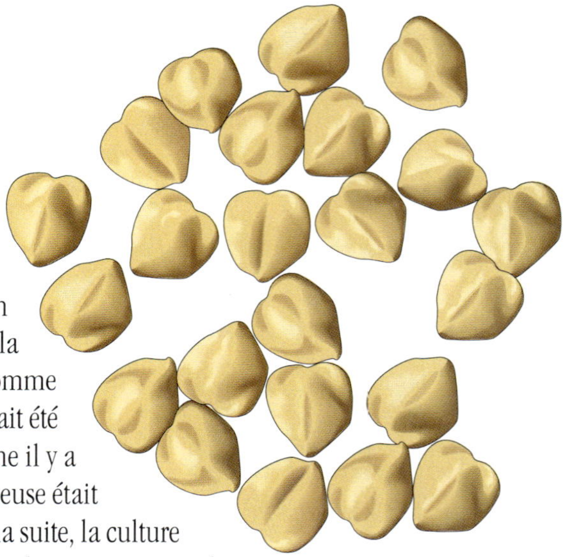

Fruit d'une plante herbacée annuelle probablement originaire du Moyen-Orient, le pois chiche est un aliment important dans plusieurs pays, notamment en Afrique du Nord, en Inde, en Espagne et dans le sud de la France. Les premières traces d'utilisation du pois chiche comme aliment datent d'il y a environ 7 000 ans ; il semble qu'il aurait été cultivé pour la première fois dans la région méditerranéenne il y a 5 000 ans, et en Inde il y a environ 4 000 ans. Cette légumineuse était aussi appréciée des Grecs, des Égyptiens et des Romains. Par la suite, la culture du pois chiche s'est répandue à travers le monde grâce aux explorateurs espagnols et portugais et aux immigrants indiens dans les régions subtropicales. Le terme latin *arietinum* désignant le pois chiche signifie « petit bélier », et fait référence à la forme irrégulière du pois, comparée à la tête d'un bélier.

Le pois chiche pousse sur une plante d'aspect buissonnant qui peut atteindre de 20 cm à 1 m de haut et qui croît sous les climats chauds et secs. Aujourd'hui, le pois chiche est cultivé principalement en Inde, en Turquie, au Pakistan, en Chine, au Mexique et en Éthiopie. Plus des trois quarts de la production mondiale proviennent de l'Inde et de la Turquie.

Les gousses courtes et enflées mesurent de 2 à 3,5 cm de long et contiennent entre 1 et 4 graines plus ou moins arrondies et bosselées, qui mesurent environ 1 cm de diamètre. Il en existe plusieurs variétés, ce qui a une incidence sur la couleur (crème, verdâtre, jaunâtre, rougeâtre, brunâtre ou noirâtre), la consistance (plus ou moins pâteuse) et la saveur (certaines ont le goût de la noisette).

Préparation

Mettre les pois chiches à tremper de 12 à 16 h avant de les cuire ; on peut aussi les mettre à tremper toute une nuit puis les congeler dans leur eau de trempage, les dégeler le lendemain puis les faire cuire, cela réduit le temps de cuisson d'environ 1 h.

Utilisation

Les pois chiches cueillis lorsque leurs gousses ne sont pas à maturité se préparent et se cuisinent comme les haricots verts. Les graines à maturité, fraîches ou séchées, s'apprêtent comme les graines des autres légumineuses ; à la différence de la plupart de celles-ci, elles ne se défont pas à la cuisson.

Les pois chiches sont, avec les haricots, les légumineuses dont l'utilisation est la plus variée ; on les sert en entrées, on les met dans les soupes et les plats principaux. Ils sont délicieux froids dans les salades composées ou en purée. Deux spécialités du Moyen-Orient, l'hoummos (une purée qui se mange froide) et les falafels (des boulettes frites), sont à base de pois chiches. Il existe aussi de nombreuses spécialités du midi de la France, notamment l'estouffade, la potée, le ragoût, le puchero et le cocido. Le pois chiche est un des éléments traditionnels du couscous.

On transforme les pois chiches en farine, on les fait rôtir ou germer. La farine sert surtout à préparer pâtes à frire, pains non levés et galettes ; elle est très utilisée en Inde.

Les pois chiches rôtis, salés ou non, se mangent souvent en collation à la manière des arachides.

Hoummos

10 PORTIONS

1 boîte de pois chiches
3 c. à soupe de tahini
1 gousse d'ail
60 ml (¼ de tasse) de jus de citron
1 c. à soupe d'huile d'olive
quelques olives noires
paprika
sel

Note : le tahini est un beurre de sésame que l'on trouve dans les magasins d'aliments naturels ou les épiceries fines.

1. Égoutter et rincer les pois chiches à l'eau courante.
2. Peler, dégermer et presser l'ail.
3. Écraser les pois chiches à la fourchette.
4. Mettre au mélangeur les pois chiches, le tahini, l'ail et le jus de citron et réduire en une purée épaisse et lisse.
5. Présenter dans un plat creux. Saupoudrer généreusement le dessus de paprika après l'avoir lissé avec le dos d'une cuillère. Arroser d'un filet d'huile d'olive. Garnir avec quelques olives noires.

Accompagne les hors-d'œuvre et les crudités.

Cuisson

Les pois nécessitent généralement de 2 à 2½ heures de cuisson après trempage.

Pour la cuisson à l'autocuiseur (103 kPa), prévoir de 20 à 25 min avec trempage, et de 35 à 40 min sans trempage.

Valeur nutritive

	pois chiche sec bouilli
eau	60 %
protéines	8,9 g
matières grasses	2,6 g
glucides	27,4 g
fibres	3,5 g
calories	164
	par 100 g

Le pois chiche est une excellente source d'acide folique et de potassium ; une bonne source de fer, de magnésium, de cuivre, de zinc et de phosphore ; il contient de la thiamine, de la niacine, de la vitamine B_6 et du calcium. Il est une source de fibres. Les protéines sont dites incomplètes, car elles sont déficientes en certains acides aminés (voir *Théorie de la complémentarité*).

On dit le pois chiche diurétique, stomachique et vermifuge.

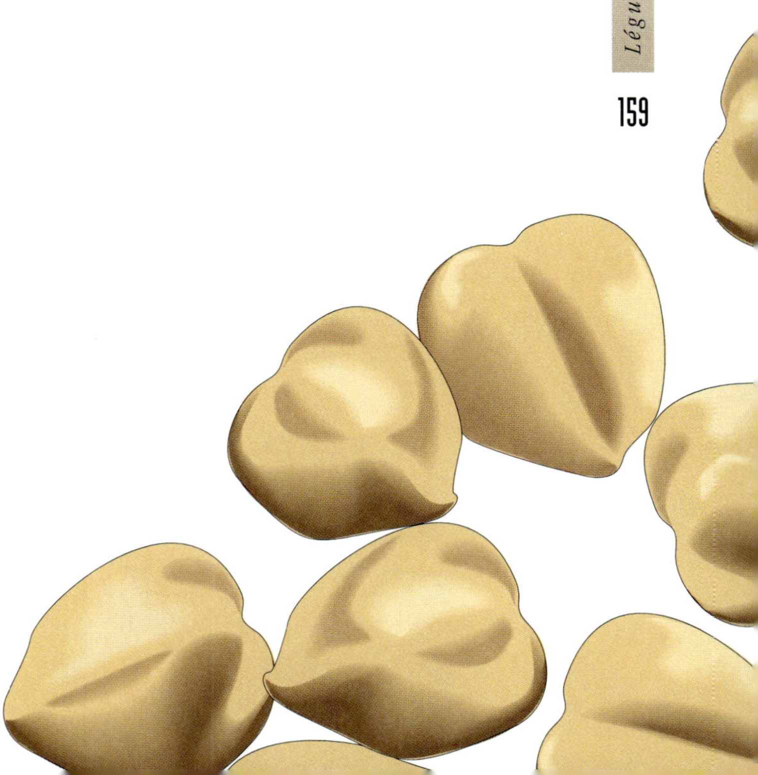

Arachide

Arachis hypogaea, Légumineuses

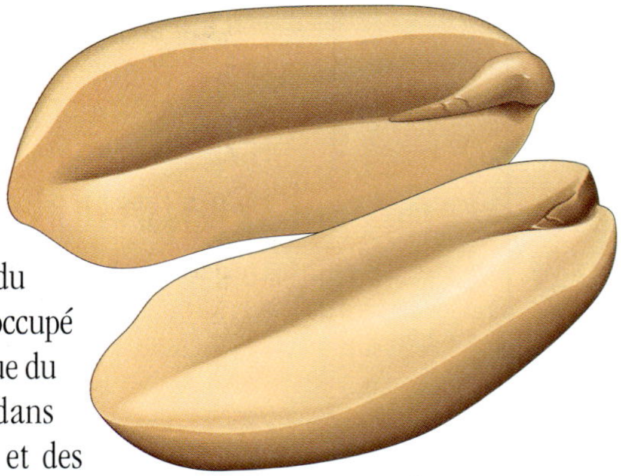

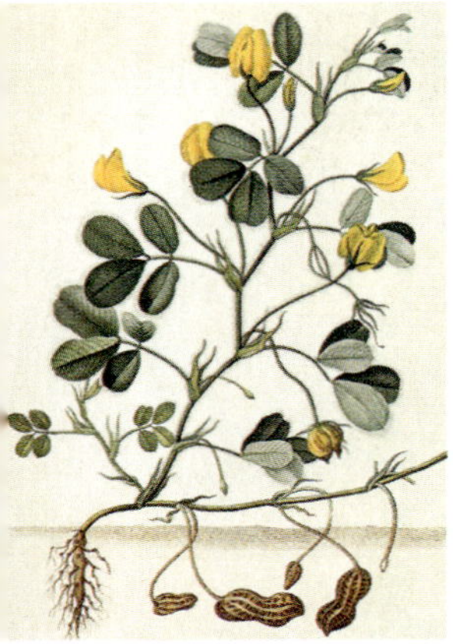

L'arachide croît d'une manière très particulière ; les tiges florales s'allongent, se courbent vers le sol et y pénètrent, et donnent naissance sous terre à l'arachide.

Fruit d'une plante annuelle qui serait originaire d'Amérique du Sud (Brésil ou Bolivie) ou de Chine. L'arachide a longtemps occupé une place de choix dans l'alimentation des peuples d'Amérique du Sud ; elle était déjà cultivée par les Aztèques et appréciée dans toute l'Amérique du Sud bien avant la venue des Espagnols et des Portugais au XVe siècle. Ceux-ci l'introduisirent en Afrique et aux Philippines. L'arachide gagna les États-Unis lors de la traite des esclaves africains. Vers la fin du XIXe siècle et le début du XXe, une plantation massive de plants d'arachides eut lieu, et en 1890, le beurre d'arachide fut inventé, avec le succès qu'on lui connaît aujourd'hui. L'Asie et l'Afrique produisent 90 % de la production mondiale d'arachides. Les pays grands producteurs sont l'Inde, la Chine, les États-Unis, le Nigeria et l'Indonésie.

On considère habituellement l'arachide comme une noix. C'est en fait une légumineuse appartenant à la même famille que les pois, les fèves et les haricots, et pouvant être utilisée de la même façon. L'arachide est aussi appelée « cacahuète », de *tlacacahuatl*, le nom de cet aliment en nahuatl, langue des Aztèques.

L'arachide préfère les climats tropicaux et subtropicaux, mais on arrive à la cultiver en régions tempérées. Elle pousse sur une plante grimpante ou buissonnante qui mesure jusqu'à 75 cm de haut. Le plant d'arachides produit de petites fleurs jaunes continuellement pendant 2 à 3 mois. Ces boutons floraux éclosent au lever du soleil, ils sont fertilisés durant la matinée puis se flétrissent et meurent avant midi. Quelques jours après, les tiges florales s'allongent, se courbent vers le sol et y pénètrent à une profondeur de 3 à 8 cm ; l'extrémité de cette tige florale se gonfle, mûrit et produit la gousse sous terre. Les gousses nervurées deviennent cassantes lorsqu'elles sont séchées. Elles mesurent habituellement de 3 à 4 cm de longueur et abritent de 2 à 3 graines. Chaque graine ovoïde est recouverte d'une membrane brun rougeâtre et renferme deux cotylédons épais et charnus de couleur blanchâtre entre lesquels on peut voir l'embryon. Les deux cotylédons et l'embryon forment l'arachide telle qu'on la consomme une fois grillée ou à l'état frais.

La récolte s'effectue par l'arrachage de la plante entière qui est laissée à sécher quelques jours dans les champs ou dans un séchoir, après quoi les gousses sont retirées. Il existe une dizaine d'espèces d'arachides et de très nombreuses variétés ; les plants sont buissonnants ou rampants.

Cuisson

L'arachide gonfle légèrement à la cuisson et conserve une certaine fermeté, qu'elle perd cependant quand le mets est réchauffé ou qu'elle est cuite trop longtemps. Pour que l'arachide demeure croquante, ne l'ajouter si possible que dans la portion d'aliment qui sera consommée immédiatement. Le temps de cuisson est d'environ 30 min.

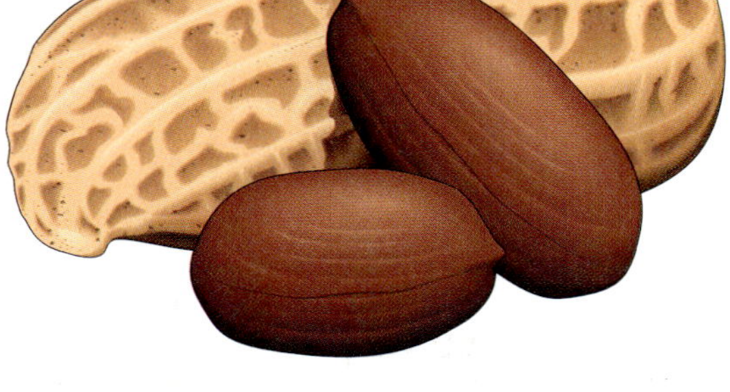

Achat

L'arachide peut être contaminée par l'aflatoxine, une moisissure produite par l'*Aspergillus flavus*. Cette moisissure, invisible à l'œil nu, a entraîné l'apparition de cancers chez des animaux de laboratoire, mais la formation de cancers dus à l'aflatoxine n'a pas encore été démontrée chez l'humain. La plupart des aliments peuvent être contaminés par cette moisissure, mais l'arachide est particulièrement vulnérable car elle est exposée à la chaleur et à l'humidité ; des températures entre 30 et 35 °C et une humidité relative de 80 % sont les conditions idéales pour son développement. Les fabricants et les organismes de protection de la santé voient à la détection des arachides impropres à la consommation par un contrôle rigoureux des conditions d'entreposage et de la qualité de toutes les noix et de tous les produits des noix (dont le beurre d'arachide). Pour s'assurer de ne pas consommer d'arachides contaminées, écarter celles qui sont vieillies, tachées, noircies, rances ou moisies.

Utilisation

L'arachide est laissée entière, pilée, moulue ou transformée en pâte. Elle est disponible salée ou non, pelée ou non, grillée à sec ou au miel, enrobée de chocolat ou d'huile; on la consomme souvent en amuse-gueule ou en collation. Dans les pâtisseries, elle peut remplacer les amandes ou les pistaches.

Le beurre d'arachide (une excellente source de protéines) n'est pas vraiment une invention américaine, comme pourrait le faire croire l'importance de cet aliment en Amérique du Nord. Africains, Indiens d'Amérique du Sud et Indonésiens préparent une pâte semblable depuis longtemps. L'arachide occupe une place de choix dans la cuisine de ces pays, accompagnant viande, poisson et volaille ou aromatisant soupes, sauces, salades, plats mijotés et desserts. En Indonésie notamment, l'arachide est l'ingrédient de base de la sauce satay, une sauce piquante, et du gado gado, un plat de légumes assaisonnés d'une sauce contenant arachides, lait de coco, piment et ail.

Cette graine donne une excellente huile de saveur neutre qui convient pour tous les usages et qui peut supporter de hautes températures et de nombreuses fritures sans se dénaturer (voir *Huile*). Environ les deux tiers de la production mondiale d'arachides sont transformés en huile.

Crevettes sauce aux arachides

4 PORTIONS

80 ml (⅓ de tasse) d'arachides rôties, décortiquées
1 petit oignon
1 gousse d'ail
1 c. à thé de coriandre fraîche
1 c. à thé de cumin en poudre
1 c. à thé de gingembre frais râpé
75 ml (5 c. à soupe) d'huile d'arachide
80 ml (⅓ de tasse) de lait de coco
1 c. à soupe de jus de lime ou de citron
1 pincée de piment de Cayenne et de sel
500 g de crevettes fraîches décortiquées

1. Dans le mélangeur, broyer les arachides en une pâte lisse. Réserver.
2. Hacher l'oignon et l'ail. Râper le gingembre.
3. Dans une poêle, faire chauffer 2 c. à soupe d'huile d'arachide, y faire revenir l'oignon. Ajouter l'ail, la coriandre, le cumin et le gingembre râpé, la pâte d'arachide et cuire à feu doux 1 min en mêlant bien tous les ingrédients.
4. Intégrer peu à peu à ce mélange le lait de coco et assaisonner d'une pincée de piment de Cayenne et de sel. Laisser cuire jusqu'à l'obtention d'une sauce lisse et consistante. Réserver au chaud.
5. Faire chauffer 3 c. à soupe d'huile d'arachide dans une poêle à frire, y faire sauter rapidement les crevettes pour qu'elles soient roses des deux côtés.
6. Terminer la sauce à l'arachide en y ajoutant le jus de lime, laisser frémir un moment, vérifier l'assaisonnement.

Servir les crevettes nappées de cette sauce avec du riz nature.

Valeur nutritive

	crue	*rôtie à sec*
eau	5,6 %	1,4 %
protéines	13 g	11,8 g
matières grasses	23,8 g	24,8 g
glucides	9,3 g	10,7 g
fibres	1,2 g	3,9 g
calories	282	293
		par 50 g

L'arachide est nourrissante car elle est riche en protéines, en matières grasses et en calories. L'arachide crue est une excellente source de thiamine, de niacine, de magnésium et de potassium, une bonne source d'acide pantothénique, de cuivre, de zinc et de phosphore et elle contient du fer.

L'arachide rôtie à sec est une excellente source de magnésium, de niacine et de potassium et une bonne source de zinc, de cuivre, de thiamine et de phosphore. Elle contient de l'acide pantothénique, du fer et de la vitamine B_6. C'est aussi une source élevée de fibres. L'arachide rôtie à l'huile renferme sensiblement les mêmes proportions d'éléments nutritifs.

Les protéines contenues dans l'arachide sont dites incomplètes, car certains acides aminés sont présents en plus faible proportion par rapport aux autres (voir *Théorie de la complémentarité*).

Les matières grasses de l'arachide sont composées à 85,5 % d'acides non saturés dont 57 % d'acides monoinsaturés et 28,5 % d'acides polyinsaturés (voir *Corps gras*). L'arachide peut être difficile à digérer, surtout lorsqu'elle est rôtie à l'huile. On peut acheter des arachides rôties à sec, mais leur teneur en matières grasses est semblable et elles contiennent souvent des additifs alimentaires.

Conservation

L'arachide crue se détériore plus rapidement que l'arachide rôtie, aussi est-elle plus difficile à conserver et beaucoup plus rare sur le marché. La ranger au réfrigérateur dans un contenant hermétique. L'arachide rôtie se conserve à l'abri des insectes et des rongeurs dans un endroit frais et sec.

L'arachide se congèle, elle se conservera 6 mois. Au réfrigérateur, elle se conserve 9 mois en écale ou 3 mois décortiquée.

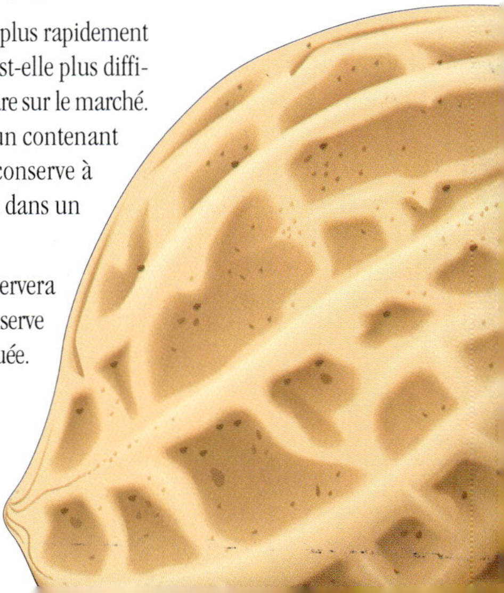

Luzerne

Medicago sativa, Légumineuses

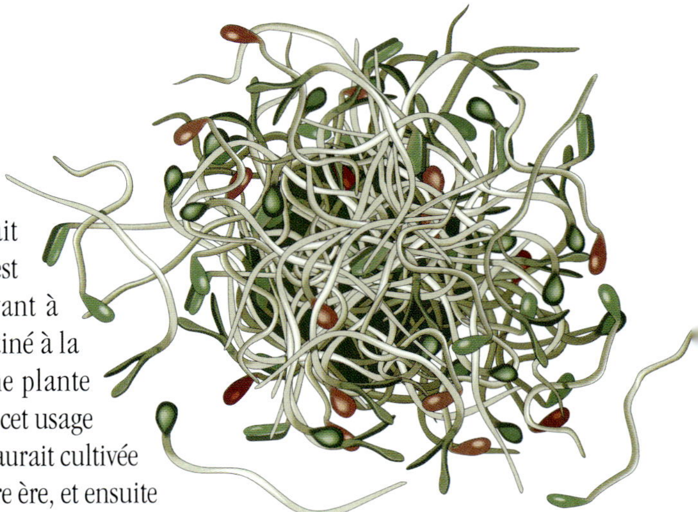

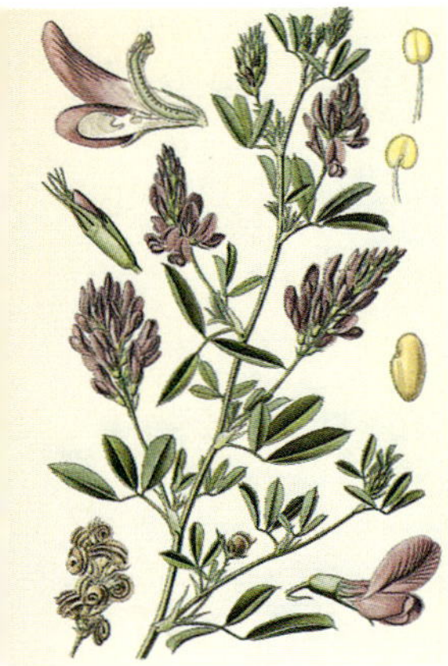

Ce sont les graines que l'on retrouve dans les gousses et que l'on fait germer qui servent à la consommation humaine ; la plante sert à nourrir le bétail.

Fruit d'une plante herbacée vivace qui serait originaire du sud-ouest de l'Asie, la luzerne est beaucoup plus connue comme plante servant à nourrir le bétail que comme un aliment destiné à la consommation humaine. Elle est utilisée comme plante fourragère depuis très longtemps, on en faisait déjà cet usage dans le sud-ouest de l'Asie dans la préhistoire. On l'aurait cultivée en Grèce et en Italie durant le premier siècle de notre ère, et ensuite dans d'autres régions d'Europe. Les explorateurs espagnols l'introduisirent en Amérique du Sud. Ce sont surtout les graines germées qui servent à la consommation humaine. La germination augmente la valeur nutritive en rendant la luzerne plus digestible et en haussant la teneur de ses divers nutriments. Les jeunes feuilles servent parfois comme légume ou pour préparer des infusions.

La luzerne pousse sur une plante passablement ramifiée qui peut atteindre de 30 cm à 80 cm de haut. Elle croît dans les régions chaudes des pays tempérés et dans les endroit frais des régions subtropicales. Les gousses spiralées abritent de 6 à 8 minuscules graines réniformes ou ovoïdes, de couleur brunâtre ou jaunâtre.

Achat

Acheter les graines sèches vendues spécialement pour la germination, car les graines utilisées pour les semences sont souvent traitées chimiquement. Il n'est pas nécessaire d'acheter une grande quantité à la fois, car les graines sont petites et légères et leur rendement est élevé.

À l'achat de graines germées, choisir des germes fermes, avec leurs petites feuilles bien colorées de vert. Éviter les germes détrempés, décolorés ou qui dégagent une odeur de moisi.

Valeur nutritive

	germes crus
eau	91 %
protéines	1,4 g
matières grasses	0,2 g
glucides	1,3 g
fibres	1 g
calories	10
	par 35 g (250 ml)

Les germes de luzerne crus contiennent de l'acide folique et du zinc.

On les dit antiscorbutiques, diurétiques, stimulantes et efficaces contre les ulcères peptiques et les problèmes urinaires ou intestinaux.

Utilisation

Contrairement aux germes de haricot mungo, les germes de luzerne peuvent être mangés crus car ils sont très fins et leur goût est délicat. On les met dans les salades, les sandwichs et les hors-d'œuvres ; on les ajoute au moment de servir dans les plats cuisinés tels les soupes, les ragoûts, les omelettes, les légumes et les tacos.

La farine de luzerne fabriquée à partir des feuilles peut être incorporée en petites quantités dans différents produits céréaliers.

Préparation

Germination dans un bocal de verre

Mesurer 10 à 15 ml de graines de luzerne sèches et les mettre à tremper dans l'eau toute une nuit ;

- égoutter, rincer, et placer les graines dans un grand bocal de verre stérilisé au large goulot ; couvrir le bocal d'une mousseline et maintenir en place à l'aide d'un anneau de métal ou d'une bande élastique ; renverser le bocal puis le placer dans un endroit sombre et chaud ;
- 2 fois par jour pendant 3 ou 4 jours, rincer les graines à l'eau tiède, puis les égoutter et replacer le bocal au même endroit, de façon que le liquide s'égoutte complètement (il est important que les graines ne s'assèchent pas) ;
- lorsque les germes atteignent 4 à 5 cm de long, les exposer une journée à la lumière du jour afin que les feuilles verdissent ; servir ou réfrigérer.

Conservation

Les germes de luzerne se conservent près d'une semaine au réfrigérateur. Les graines séchées se conservent environ un an dans un endroit frais et sec dans un contenant hermétique.

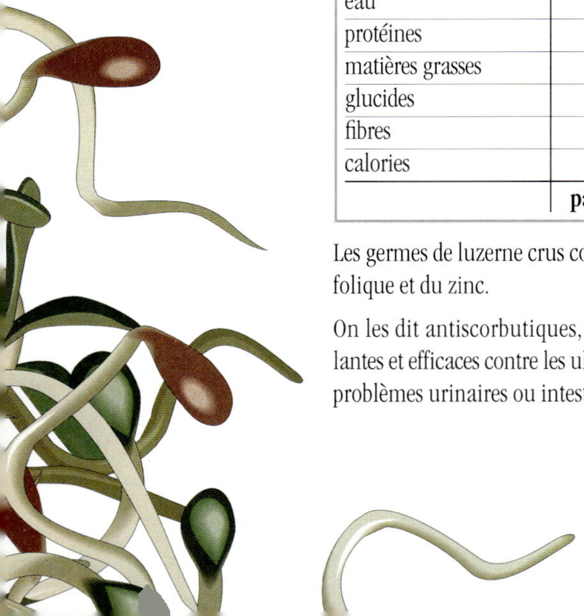

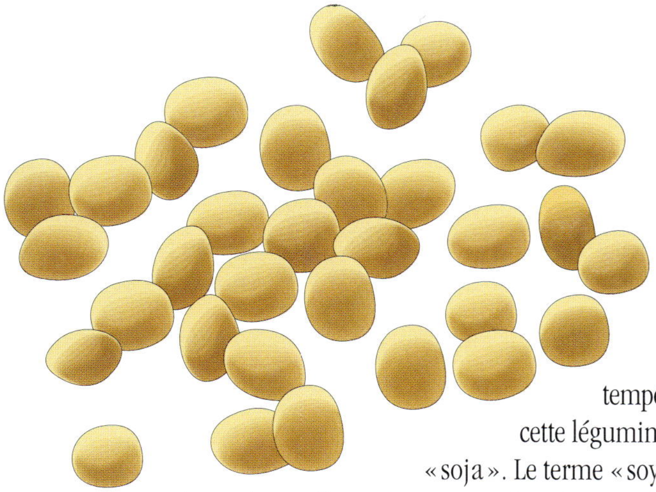

Soya

Glycine max, Légumineuses

Fruit d'une plante annuelle originaire de l'Asie de l'Est, probablement de Mandchourie, le soya pousse mieux dans les pays chauds mais il croît aussi dans les régions chaudes des pays tempérés. Les francophones d'Amérique du Nord nomment cette légumineuse « soya » alors que ceux de l'Europe la nomment « soja ». Le terme « soya » est inspiré de l'anglais *soy*, lui-même emprunté au japonais, tandis que le terme « soja » s'inspire de l'allemand.

La culture du soya est ancienne en Asie, particulièrement en Corée, en Mandchourie, au Japon et en Chine. Cultivé en Chine depuis 13 000 ans, c'est l'un des premiers aliments à être cultivés par l'être humain. Les Chinois considéraient le soya comme un des cinq grains de vie, avec le riz, l'orge, le blé et le millet. La culture du soya ne fut introduite en Europe qu'au XVIIe siècle par un botaniste allemand. Introduit aux États-Unis au début du XIXe siècle, la culture intensive du soya ne débuta que dans les années 30.

Les Américains sont aujourd'hui les plus importants producteurs de soya, avec près de 50 % de la production mondiale, suivis du Brésil, de la Chine, de l'Argentine, de l'Inde et de l'Italie. En Orient, la Chine demeure le principal producteur ; le Japon importe plus de soya que tout autre pays. Les États-Unis ont créé une industrie puissante et florissante ; on transforme le soya en huile (à l'origine de la mise au point de la margarine, substance créée lors de recherches pour trouver un débouché pour l'huile produite en abondance), le résidu de pressage (tourteau) sert à nourrir le bétail.

Le soya pousse sur une plante fortement ramifiée atteignant de 30 cm à 2 m de haut. Les gousses oblongues de couleur jaune pâle, grise, brune ou noire sont recouvertes d'un doux duvet et mesurent de 3 à 5 cm de long ; elles abritent de 1 à 4 graines très dures de couleur variable.

Le haricot frais est cueilli jeune, avant qu'il ne devienne huileux et amidonneux. On le mange seul ou dans sa gousse. Il sert souvent de légume ou peut être cuisiné comme le haricot séché. Pour l'écosser plus facilement, on peut le blanchir environ 5 min en le plongeant dans de l'eau bouillante, ou on le cuit tout simplement sans l'écosser.

Le soya est excellent dans les mets mijotés ; il reste ferme et confère au plat sa saveur de noisette.

Le haricot séché est préparé et utilisé comme les autres légumineuses. Il est important de bien le cuire pour inactiver les facteurs antinutritionnels qui disparaissent à la chaleur.

Le **haricot de soya concassé** est un haricot dont on a retiré l'enveloppe extérieure avant d'être moulu en granules plus ou moins fins. Il cuit beaucoup plus rapidement que le haricot entier (une trentaine de minutes) ; utiliser 4 parties d'eau pour 1 partie de soya.

Le haricot concassé est ajouté à une variété de mets qu'il enrichit (soupes, ragoûts, sauces à spaghetti, biscuits, pains). Selon l'usage prévu, le recouvrir préalablement d'eau bouillante ou le faire bouillir quelques minutes, cela le rend plus digeste et inactive les facteurs antinutritionnels. Cette précaution est inutile s'il cuit longtemps, dans les soupes par exemple.

Les **germes de haricot de soya** sont prêts à manger après une germination de quelques jours, lorsqu'ils atteignent environ 10 cm de long. Ils sont plus nourrissants et plus savoureux que les germes de haricot mungo. On les utilise de la même façon. Ces germes de soya se consomment légèrement cuits ou crus, au goût. Au Vietnam, les germes de haricot de soya entrent dans la composition des rouleaux du printemps.

La **farine de soya** est une farine dépourvue de gluten ; elle ne lève donc pas. Cette farine contient 2 à 3 fois plus de protéines que la farine de blé et 10 fois plus de matières grasses dans le cas de la farine de soya non dégraissée.

La farine de soya dégraissée peut se conserver à la température de la pièce, tandis que la farine non dégraissée doit être réfrigérée, car elle rancit rapidement.

On utilise surtout la farine de soya pour lier les sauces ou pour confectionner gâteaux, muffins et biscuits, qu'elle enrichit. Comme elle ne lève pas, elle ne peut pas remplacer totalement la farine de blé entier. De plus, parce que sa saveur est assez prononcée, on préfère l'utiliser en petites quantités.

Un **substitut de café** est obtenu à partir de haricots moulus après rôtissage et infusés comme le café, dont ils imitent plus ou moins la saveur.

Préparation

Les haricots de soya exigent une période de trempage avant la cuisson pour retrouver leur humidité, ce qui permet de diminuer quelque peu le temps de cuisson et de préserver les vitamines et minéraux. La période de trempage permet aussi de réduire la flatulence.

Utilisation

À l'état frais, le haricot de soya contient des facteurs antinutritionnels tels que des inhibiteurs de la trypsine et l'acide phytique. La cuisson et la fermentation neutralisent l'action de ces substances ; il est donc particulièrement important de bien cuire les haricots de soya. Les Asiatiques consomment surtout le soya transformé, principalement sous forme de miso, de tamari, de lait et de tofu ; les facteurs antinutritionnels sont ainsi inactivés. En outre, le soya cuit se digère et s'assimile plus facilement.

Le haricot de soya est la seule légumineuse dont on peut extraire un liquide, le « lait de soya » (ou « filtrat de soja »), dont on se sert entre autres pour fabriquer le tofu. Ce haricot peut être consommé non seulement frais ou séché, mais également concassé, germé, rôti, moulu (farine), pressé (voir *Huile*) et fermenté (voir *Miso, Sauce soya, Tempeh*). On l'utilise aussi comme substitut de café et on le transforme en protéines texturées, qui remplacent la viande et avec lesquelles on prépare divers autres produits (voir *Protéines végétales texturées*).

Salade de germes de soya

4 PORTIONS

500 ml (2 tasses) de germes de soya
500 ml (2 tasses) d'épinards
½ branche de céleri
4 gros champignons très frais
1 poivron rouge
½ courgette
80 ml (⅓ de tasse) de noix de cajou
80 ml (⅓ de tasse) de raisins secs
1 c. à soupe de coriandre fraîche

Sauce d'accompagnement

80 ml (⅓ de tasse) d'huile végétale
2 c. à soupe de sauce soya
1 gousse d'ail
1 c. à soupe de gingembre frais
quelques gouttes d'huile de sésame

1. Laver et essorer les épinards et les germes de soya. Déchiqueter les épinards. Émincer très finement le céleri, la demi-courgette, les champignons et le poivron rouge. Ciseler la coriandre.
2. Couper finement l'ail et le gingembre de la sauce d'accompagnement.
3. Dans un grand saladier, mêler tous les légumes. Ajouter les noix de cajou et les raisins secs.
4. Réunir tous les éléments de la sauce et verser sur la salade.

Cuisson

Le haricot séché nécessite au moins 3 h de cuisson, parfois jusqu'à 7 ou 9 h, selon les variétés. Les haricots de soya sont cuits lorsqu'on peut les écraser facilement à la fourchette. Utiliser un peu plus d'eau que pour les autres légumineuses et veiller à ce qu'il n'en manque pas, car le soya en absorbe beaucoup.

Pour la cuisson à l'autocuiseur, il est nécessaire d'amener les haricots à ébullition dans l'autocuiseur sans couvercle pour enlever l'écume qui se forme, puis de réduire l'intensité et de laisser mijoter. On met alors le couvercle pour cuire sous pression. Lorsque la pression requise est atteinte, on minute le temps requis, soit 30 m pour des haricots de soya ayant subi une période de trempage. Les haricots de soya et l'eau de cuisson ne doivent pas remplir plus du tiers de l'autocuiseur.

Valeur nutritive

	haricots de soya bouillis	*farine de soya non dégraissée*	*farine de soya dégraissée*
eau	62,5 %	5,2 %	7,2 %
protéines	16,6 g	34,5 g	47 g
matières grasses	9 g	20,6 g	1,2 g
glucides	9,9 g	35,2 g	38,4 g
fibres	2 g		
calories	173	436	329
			par 100 g

C'est la plus nourrissante des légumineuses car elle contient plus de protéines et de calories que toutes les autres. Ainsi 250 ml de haricots de soya cuits contiennent autant de protéines que 100 g de viande, volaille ou poisson cuits. De plus, ses protéines sont d'excellente qualité, ses acides aminés étant plus équilibrés, même si la méthionine demeure le facteur limitant. La lysine est présente en abondance, faisant du haricot de soya un complément idéal des céréales, car la lysine constitue le facteur limitant des céréales (voir *Théorie de la complémentarité*). Les matières grasses sont non saturées à 78 %, dépourvues de cholestérol et contiennent de la lécithine. On dit le haricot de soya bénéfique pour le foie et il serait reminéralisant et énergétique. Des études démontrent que les fibres contenues dans les haricots de soya abaisseraient le taux de cholestérol des personnes ayant un taux de cholestérol sanguin élevé, mais auraient peu d'effet chez les personnes ayant un taux de cholestérol sanguin normal. Certaines recherches expérimentales indiquent également que le soya contiendrait plusieurs composés potentiellement anticancéreux, et que la consommation de soya réduirait les risques de cancer du colon.

Les haricots de soya sont une excellente source de potassium, de magnésium, de fer et d'acide folique ; une bonne source de phosphore, de cuivre, de niacine et de riboflavine ; ils contiennent de la vitamine B_6, du zinc, de la thiamine et du calcium.

La farine de soya (dégraissée ou non) est une excellente source de potassium, de magnésium, de folacine, de cuivre, de niacine, de fer, de phosphore, de thiamine, de zinc et de vitamine B_6, ainsi qu'une bonne source de calcium.

De plus, la farine de soya non dégraissée est une excellente source de riboflavine et une bonne source d'acide pantothénique, tandis que la farine de soya dégraissée est une excellente source d'acide pantothénique et une bonne source de riboflavine.

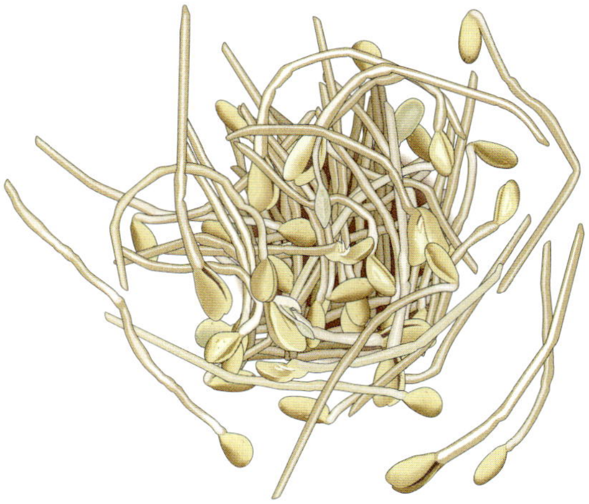

germes de haricot de soya

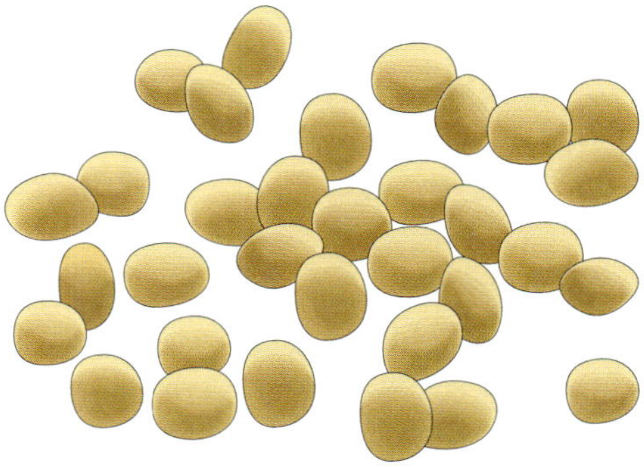

haricots de soya secs

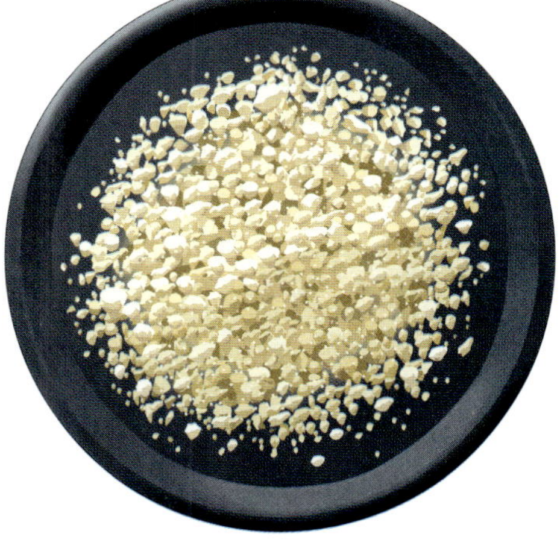

farine de soya

Lait de soya

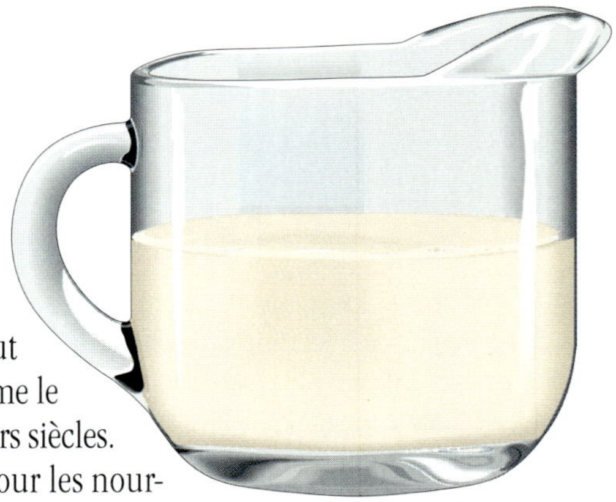

Liquide ayant l'apparence du lait, tiré des haricots de soya broyés ; le soya est la seule légumineuse dont on peut extraire un tel liquide. Le lait de soya (que l'on utilise comme le lait d'origine animale) est consommé en Asie depuis plusieurs siècles. En Occident, on l'a longtemps utilisé comme substitut de lait pour les nourrissons. On a découvert récemment que les possibilités d'utilisation du lait de soya sont beaucoup plus variées.

Le lait de soya a un goût prononcé qui provient d'un enzyme libéré lors du broyage des haricots. L'intensité de cette saveur est directement influencée par la méthode de fabrication. Le broyage des haricots à l'eau bouillante l'atténue grandement.

Pour obtenir du lait de soya, les haricots sont d'abord lavés, trempés, puis broyés. Le liquide est ensuite filtré et chauffé, dans un ordre qui dépend du procédé de fabrication. Le lait est finalement presque toujours pasteurisé ou stérilisé. Ce liquide peut aussi se préparer à partir de la farine de soya non dégraissée. Le lait de soya est commercialisé en liquide (souvent aromatisé artificiellement et très sucré) ou en poudre. La fabrication du lait de soya donne naissance à un résidu comestible nommé « okara » (voir *Okara*).

Valeur nutritive

eau	93,3 %
protéines	7 g
glucides	4,6 g
matières grasses	4,8 g
calories	84
	par 250 ml

Le lait de soya est une excellente source de thiamine et de potassium ; une bonne source de magnésium et de cuivre ; il contient du phosphore, de la riboflavine, du fer, de la niacine et de la vitamine B_6.

Les protéines du lait de soya sont d'excellente qualité, mais elles sont pauvres en méthionine, un acide aminé (voir *Théorie de la complémentarité*). Les matières grasses sont composées en grande partie d'acides non saturés et, étant d'origine végétale, elles sont dépourvues de cholestérol et contiennent de la lécithine. Contrairement au lait d'origine animale, le lait de soya ne contient pas de lactose, substance causant parfois une intolérance (voir *Lait*).

Le lait de soya possède de nombreuses propriétés médicinales. On le dit alcalinisant et bénéfique pour le système digestif. Il serait efficace pour prévenir l'anémie et pour stimuler la production d'hémoglobine, car il contient du fer. La lécithine contenue dans le lait de soya serait efficace pour diminuer les triglycérides et le cholestérol sanguin. Un usage exclusif ou très poussé du lait de soya combiné à une alimentation végétarienne stricte peut créer une carence en calcium et en vitamine B_{12}. Ces carences peuvent être évitées si le lait est fortifié en calcium, si on consomme d'autres aliments riches en calcium et en vitamine B_{12}, ou si on ingère un supplément de ces éléments nutritifs.

Préparation

Fabrication du lait de soja

Laver 250 ml (180 g) de haricots, les recouvrir d'eau en quantité suffisante pour permettre leur expansion ; laisser tremper toute une nuit ou au moins 10 heures ;

- chauffer 125 ml d'eau dans une grande casserole ;
- entre-temps, réduire les haricots en purée en ajoutant de 500 à 750 ml d'eau ;
- verser le mélange dans la casserole, amener à ébullition, diminuer l'intensité et laisser mijoter de 12 à 25 min (30 min pour du lait à saveur plus douce) ;
- verser cette préparation dans une mousseline déposée sur une passoire placée au-dessus d'un récipient ;
- presser ou tordre la mousseline pour en extraire le liquide ;
- ouvrir la mousseline et verser 125 ml d'eau (chaude ou froide), refermer et bien tordre à nouveau.

Utilisation

L'utilisation du lait de soya est des plus variées ; comme le lait d'origine animale, on s'en sert notamment pour confectionner soupes, sauces, yogourts, sorbets, crèmes glacées, puddings, boissons et pâtisserie. Coagulé, le lait de soya se transforme en tofu, un aliment nourrissant souvent comparé au fromage (voir *Tofu*).

Conservation

Le lait de soya liquide se conserve plusieurs jours au réfrigérateur. On peut le congeler, mais il se sépare une fois décongelé.

La poudre, très pauvre en matières grasses, se conserve à la température de la pièce dans un contenant hermétique.

Tofu

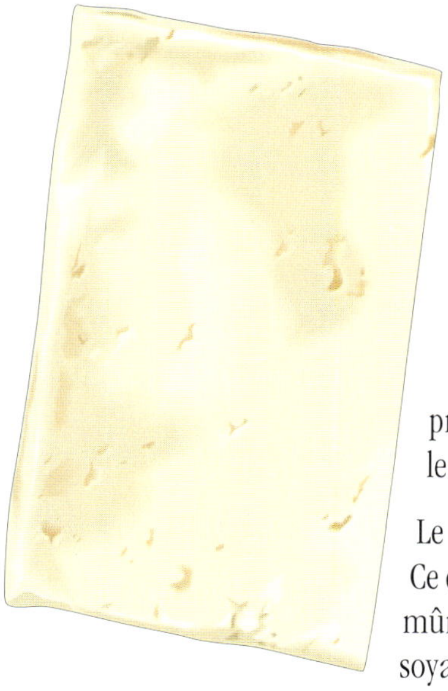

Nom japonais du caillé obtenu à partir du liquide laiteux extrait des haricots de soya. Cet aliment, nommé *doufu* en Chine d'où il est originaire, est connu depuis plus de 2 000 ans ; il occupe une place importante dans la cuisine asiatique. Les Japonais découvrirent ce produit vers le VIIIe siècle et le nommèrent tofu ; ils devaient beaucoup plus tard le faire connaître au monde occidental.

Le tofu est parfois désigné sous le nom de pâté, de caillé ou de fromage de soya. Ce dernier terme porte à confusion parce que le tofu n'est ni fermenté, ni vieilli, ni mûri, qu'il ne s'agit pas d'un produit laitier et qu'il existe un véritable fromage de soya. Généralement commercialisé en blocs rectangulaires, le tofu a une consistance quelque peu gélatineuse mais ferme qui surprend la première fois ; on compare d'ailleurs souvent sa texture à celle d'un flan assez ferme. La saveur est fade mais elle peut être modifiée à volonté puisque le tofu absorbe celle des aliments avec lesquels il est préparé.

Achat

Le tofu est vendu en vrac baignant dans de l'eau, enveloppé individuellement (le plus souvent dans un emballage sous vide), déshydraté ou congelé.

S'il est vendu en vrac, s'assurer qu'il est bien frais et que les conditions d'hygiène sont adéquates, notamment que personne ne touche le tofu avec les mains et que l'eau est propre.

L'empaquetage scellé élimine les risques de contamination et prolonge la durée de conservation du tofu. Puisque le tofu se conserve moins de 90 jours, la date de péremption doit obligatoirement figurer sur l'emballage ; cette date est valable aussi longtemps que l'emballage n'a pas été ouvert.

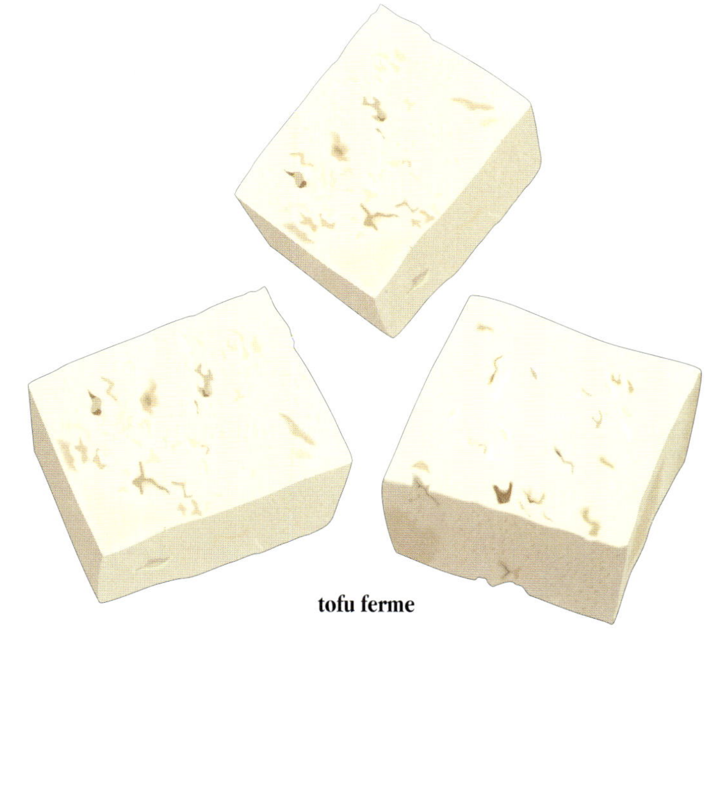

tofu ferme

Préparation

La première étape de la fabrication du tofu est identique à celle du lait de soya (voir *Lait de soya*), à ceci près que le lait doit être plus épais que celui à boire. Vient ensuite le caillage effectué à l'aide de sel ou d'un ingrédient acide. Parmi les sels, le nigari est traditionnellement utilisé ; c'est un extrait de sel de mer que l'on trouve sous forme naturelle, une poudre de cristaux de couleur beige ou blanchâtre. Le chlorure de magnésium (extrait du nigari), le chlorure de calcium (produit tiré d'un minerai extrait de la terre), le sulfate de calcium (gypse) et le sulfate de magnésium (sel d'epsom) sont aussi utilisés. On peut également se servir de vinaigre, de jus de citron ou de limette.

Le coagulant est ajouté au lait chaud et 15 à 20 min plus tard un caillé blanchâtre se forme. Le caillé est par la suite égoutté et débarrassé de son petit lait, égouttage qui se fait à l'aide d'une mousseline. Il est habituellement ensuite pressé pour acquérir forme et consistance. Le tofu est laissé nature ou il est assaisonné.

Le coagulant utilisé a un effet sur la texture et la saveur du tofu. Ainsi, le tofu est plus léger et de saveur plus délicate et plus douce avec le chlorure de magnésium, le nigari et l'eau de mer. Il est plus fade et de texture plus molle avec le gypse, et il est plus ferme et de saveur plus délicate avec les sels d'epsom. En outre, plus l'égouttage se prolonge, plus le tofu est ferme et compact.

Tofu

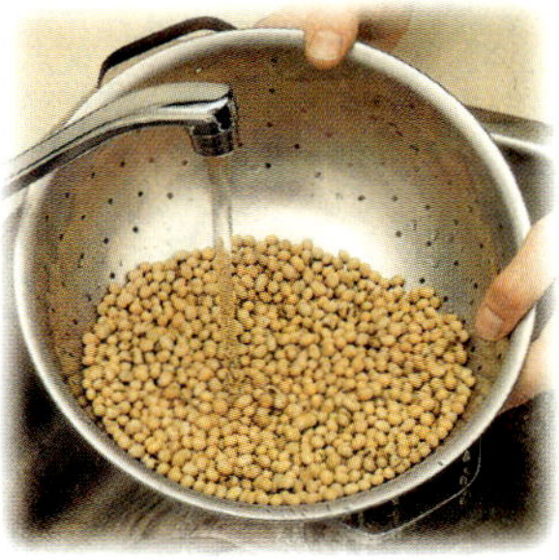

1 *Rincer les haricots (250 g) sous l'eau froide. Dans un bol, les recouvrir d'eau, puis les laisser tremper 8 h.*

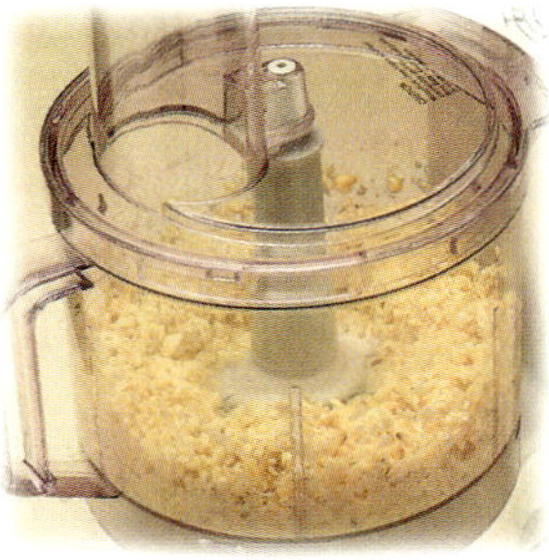

2 *Rincer à nouveau, égoutter, puis réduire en purée au robot avec 750 ml (3 tasses) d'eau.*

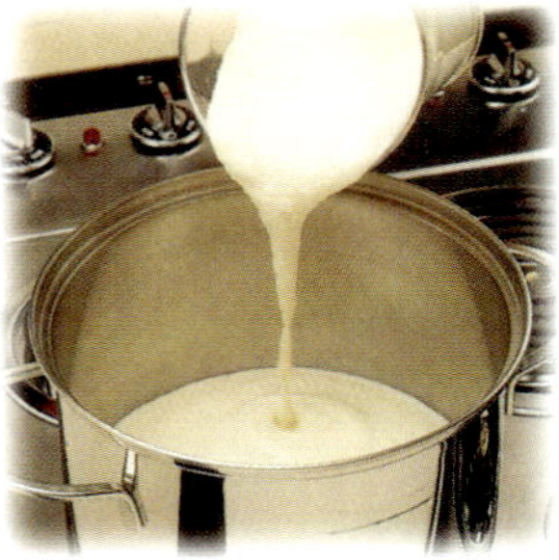

3 *Amener 2 l (8 tasses) d'eau à ébullition, et y ajouter la purée. Cuire 10 min à feu moyen en remuant constamment.*

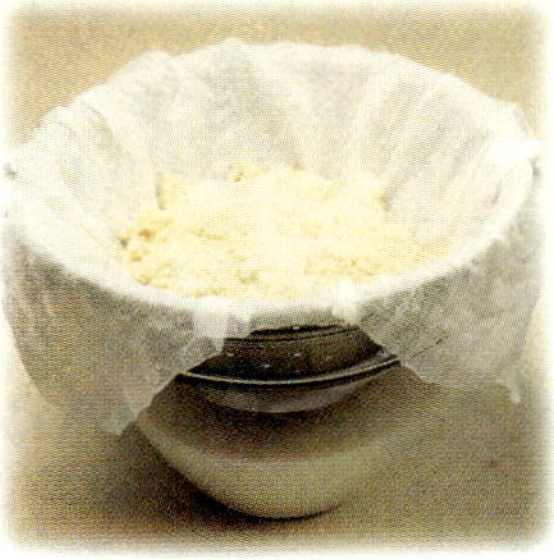

4 *Verser la pâte de soya dans une passoire recouverte d'une mousseline (au-dessus d'un bol), puis tordre la mousseline pour en extraire le lait de soya.*

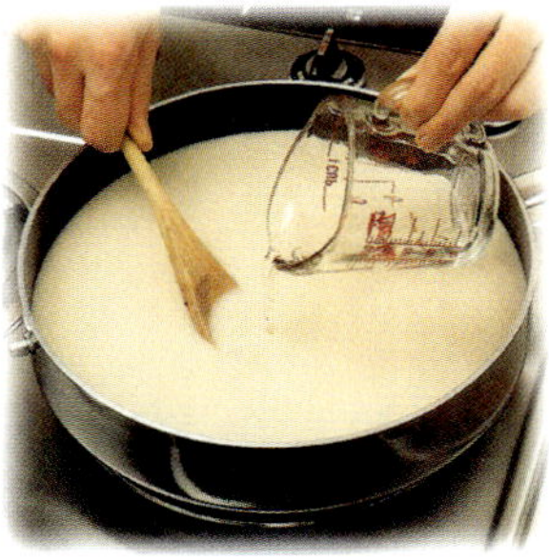

5 *Chauffer le lait de soya jusqu'à frémissement ; verser ⅓ du coagulant préalablement dissous dans un peu d'eau froide. Remuer, ajouter le reste du coagulant, remuer à nouveau et laisser reposer 5 min.*

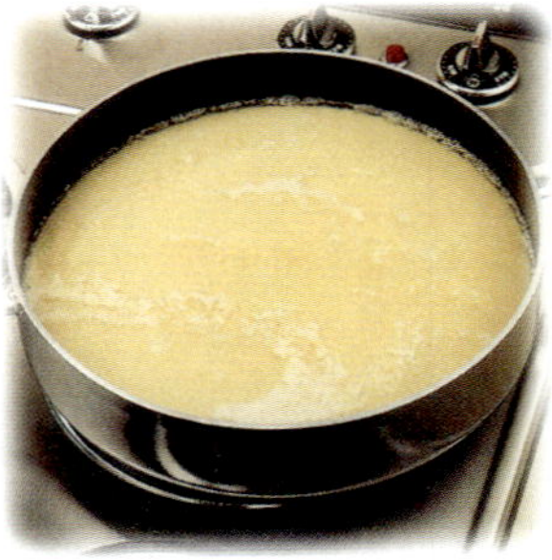

6 *Lorsque le caillé est formé, enlever le liquide restant (le petit-lait) à la louche.*

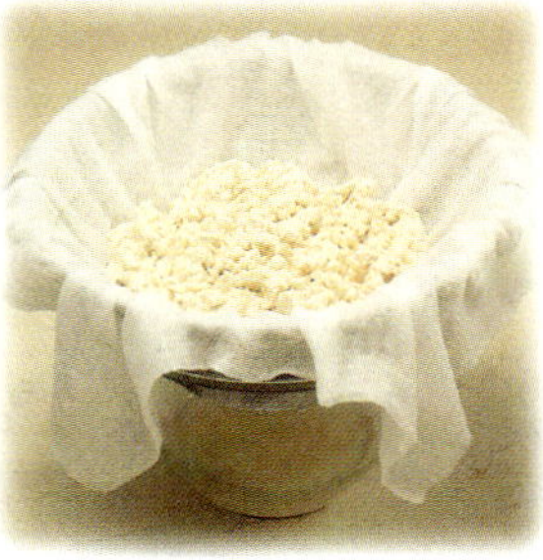

7 *Mettre le caillé dans une passoire recouverte d'un linge et l'envelopper.*

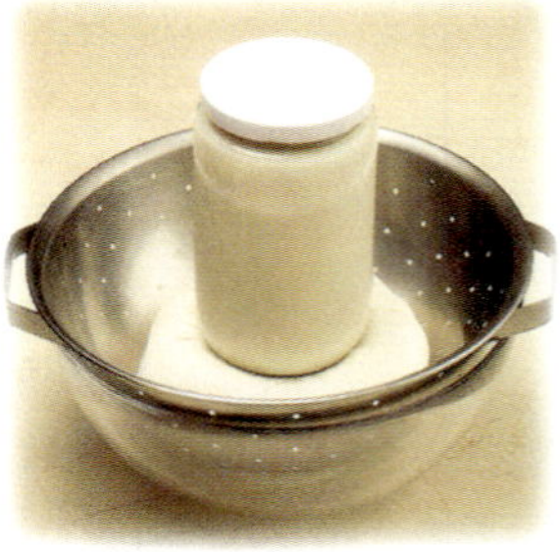

8 *Poser un objet lourd sur le caillé et laisser reposer entre 15 et 30 min selon la fermeté désirée.*

Tofu sauté au gingembre

4 PORTIONS

4 tranches de tofu de 8 cm carré (environ 3 po)
30 ml (2 c. à soupe) d'huile de soya
15 ml (1 c. à soupe) de coriandre fraîche

Marinade :
30 ml (2 c. à soupe) de sauce soya
30 ml (2 c. à soupe) d'eau ou de saké
15 ml (1 c. à soupe) de jus de citron
30 ml (2 c. à soupe) de miel
2 cm (environ ¾ de po) de gingembre frais
1 gousse d'ail
30 ml (2 c. à soupe) d'huile de soya

1. Couper chaque tranche de tofu en 2 triangles. Hacher finement la racine de gingembre, la gousse d'ail et la coriandre.

2. Réunir tous les ingrédients de la marinade. Laisser mariner le tofu dans cette sauce 1 h.

3. Dans une poêle, faire revenir le tofu dans 30 ml (2 c. à soupe) d'huile de soya. Réserver

4. Déglacer la poêle avec la marinade. Laisser réduire. Verser sur les tranches de tofu.

Servir avec des légumes, coupés en gros morceaux, légèrement revenus à l'huile de soya : poivrons rouges, poivrons verts, céleri, oignons. Saupoudrer de coriandre.

Utilisation

L'utilisation du tofu est très variée. Étant donné son goût très fade, on l'emploie de l'entrée au dessert, et même dans les boissons. Selon le type de plat que l'on désire préparer, on utilisera du tofu ferme ou mou. Il se sert chaud ou froid, on le met notamment dans les soupes, les pâtes alimentaires, les pizzas, les pains de viande, les gâteaux, les tartes, les biscuits et les muffins. Cru, broyé et bien assaisonné, le tofu s'ajoute aux sandwichs, aux salades et aux hors-d'œuvre. Le tofu mou se liquéfie facilement au mélangeur et peut ainsi remplacer la crème aigre, le yogourt et les fromage frais (cottage, ricotta, en crème). Il peut se substituer aux œufs dans les œufs brouillés ou les préparations à sandwichs.

Le tofu ferme peut être sauté, braisé, mijoté, frit, grillé. Sa cuisson est rapide (quelques minutes suffisent). On peut le transformer en vinaigrette, en trempette ou en tartinade. Le tofu est l'ingrédient de base d'un produit semblable à de la crème glacée, souvent commercialisé sous le nom de « tofutti ». Le tofu se transforme en divers sous-produits prêts à être consommés tels que croquettes, burgers, saucisses à hot-dog. Ces produits coûtent toutefois plus chers, mais leur valeur nutritive est beaucoup plus intéressante : plus de protéines, beaucoup moins de gras et de sel et très peu d'additifs alimentaires.

La saveur du tofu est rehaussée par la sauce Worcestershire, les sauces aux piments forts et la sauce soya ainsi que par l'ail, le gingembre frais, le cari, la poudre de chili et la moutarde forte.

Cuisson

Le tofu est l'aliment caméléon par excellence ; non seulement absorbe-t-il la saveur des aliments avec lesquels on le combine, mais il peut aussi en quelque sorte adapter sa texture à celle des préparations dans lesquelles on l'intègre. On peut l'égoutter, le presser, l'émietter, le broyer et l'étuver ; plus on l'égoutte, plus il absorbera les saveurs.

Le tofu peut être plus ou moins humide, plus ou moins granuleux selon les méthodes de préparation. Le tofu ferme garde mieux sa forme, se tranche et se met en cubes plus facilement que le tofu mou, qui s'émiette et s'écrase plus facilement.

La congélation rend le tofu plus charnu, plus caoutchouteux, plus spongieux et plus perméable aux sauces et aux saveurs. La cuisson à l'ébullition a un effet semblable ; la consistance du tofu dépendra de la durée de l'ébullition. Laisser le tofu entier ou le couper en cubes puis le faire bouillir de 4 à 20 min, selon la taille des morceaux et la texture désirée. Le tofu frais, consommé le plus tôt possible après sa fabrication ou son achat, a plus de goût. Le tofu âgé est plus ferme et d'un goût plus prononcé, il gagne à être bien assaisonné.

Valeur nutritive

	tofu ferme
eau	69,8 %
protéines	15,7 g
matières grasses	8,6 g
glucides	4,3 g
fibres	0,1 g
calories	146
	par 100 g

Le tofu est un aliment nourrissant. Il est une excellente source de fer et de magnésium ; une bonne source de potassium, de niacine, de cuivre, de calcium, de zinc et de phosphore ; il contient de l'acide folique, de la thiamine, de la riboflavine et de la vitamine B_6.

Les protéines sont riches en lysine, ce qui fait du tofu un complément idéal des céréales (voir *Soya*). Les matières grasses sont non saturées à 78 % et elles ne contiennent pas de cholestérol, étant d'origine végétale. La quantité de glucides est minime car la majeure partie se retrouve dans le petit lait lors du caillage. La quantité de tofu normalement consommée (100 g) renferme la moitié moins de protéines qu'une portion de 60 g de viande cuite. Toutefois, les autres sources de protéines ingérées durant la journée suffiront à combler les besoins en protéines. Et le fait d'accompagner le tofu de produits céréaliers ou d'un aliment d'origine animale au cours du même repas rendra la qualité des protéines du tofu comparable à celle des protéines de la viande, du fromage ou des œufs.

Étant donné son processus de fabrication, le tofu a perdu la majeure partie des fibres contenues dans les haricots de soja. D'autre part, le tofu contient de 2 à 3 fois plus de fer qu'une portion de viande cuite. L'absorption de ce fer sera facilitée et augmentée par la consommation d'une bonne source de vitamine C au même repas.

Conservation

Le tofu frais se conserve au réfrigérateur ou au congélateur. Le tofu acheté en vrac ou dont l'emballage sous vide est ouvert doit être entreposé au réfrigérateur dans un contenant hermétique rempli d'eau. Cette eau de trempage doit être renouvelée tous les 2 jours afin de pouvoir conserver le tofu encore environ 1 semaine. Ce procédé peut aussi s'appliquer au tofu emballé sous vide mais dont la date de fraîcheur est passée ; il faut seulement s'assurer que le tofu ne dégage pas d'odeur désagréable lorsqu'on l'ouvre et qu'il n'est pas visqueux.

La congélation du tofu se fait sans eau dans un récipient hermétique en chassant l'air ou directement dans son emballage sous vide. La décongélation devrait s'effectuer au réfrigérateur, de façon à limiter la modification de la texture et la prolifération des bactéries. La congélation rend le tofu plus caoutchouteux et sa couleur devient blanc jaunâtre.

Okara

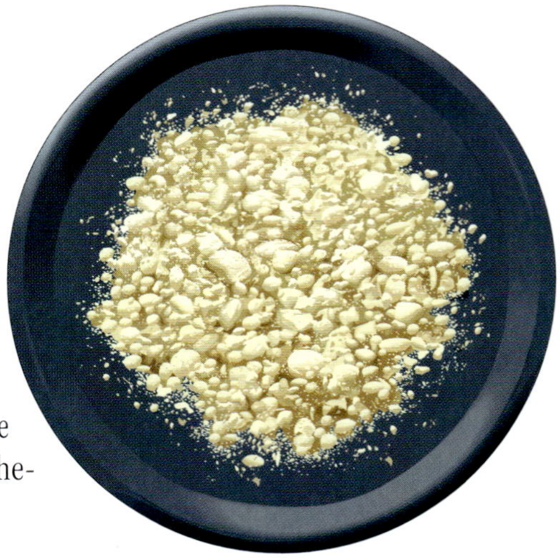

Pulpe égouttée des haricots de soya, l'okara est le résidu de la fabrication du lait de soya. De couleur beige, il a une fine texture émiettée qui rappelle la noix de coco fraîchement râpée.

Valeur nutritive

eau	82 %
protéines	3,3 g
matières grasses	1,8 g
glucides	12,6 g
fibres	4,1 g
calories	77
	par 100 g

L'okara est une bonne source de potassium ; il contient du magnésium, du fer, du calcium et du phosphore. Il est une source élevée de fibres. Sa richesse en cellulose le rend utile pour prévenir la constipation.

Utilisation

On se sert de l'okara pour enrichir les aliments, leur donner de la consistance et les épaissir. L'okara améliore la texture des pains et des pâtisseries qui deviennent plus légers et qui se conservent plus longtemps car ils sèchent plus lentement. Il absorbe facilement les saveurs et peut être ajouté dans une grande variété d'aliments (céréales, pâtes à frire, crêpes, muffins, biscuits, hamburgers, croquettes, ragoûts). On l'utilise aussi comme substitut de viande, comme chapelure et pour épaissir les soupes (sauf les consommés qui deviennent brouillés) et les sauces. On utilise l'okara humide ou séché. Son degré d'humidité dépend du degré d'extraction du lait et il influence son mode d'utilisation. On peut le sécher au soleil, dans un déshydrateur, ou au four de 120 à 235 °C (250 à 450 °F). Le brasser de temps à autre ; pour obtenir un mélange plus fin, le passer ensuite au mélangeur.

Conservation

L'okara séché se conserve presque indéfiniment dans un endroit frais et sec à l'abri des insectes et des rongeurs. L'okara humide se conserve environ 1 semaine au réfrigérateur.

Tempeh

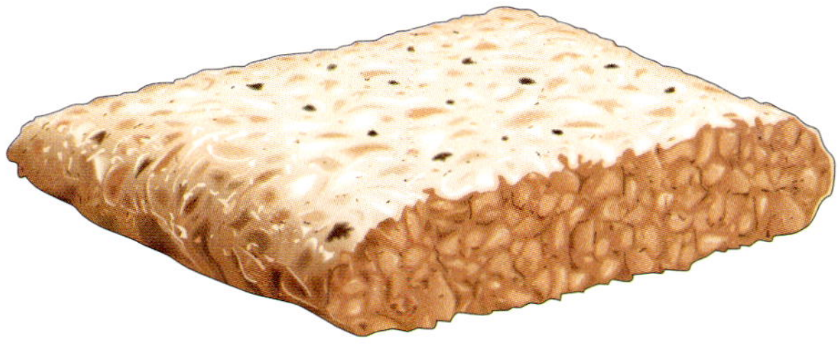

Produit fermenté dont la texture est légèrement caoutchouteuse et la saveur, prononcée. Le tempeh serait originaire d'Indonésie où il constitue un aliment de base des plus nourrissants depuis près de 2 000 ans. Il est fait traditionnellement avec des haricots de soya. On peut aussi le préparer avec d'autres légumineuses (arachide, haricot rouge, petit haricot blanc), des céréales (blé, avoine, orge) et de la noix de coco.

Les haricots doivent d'abord être cassés en deux et débarrassés de leur peau, puis ils subissent un début de cuisson avant d'être ensemencés avec le ferment *Rhizopus oligosporus*; il s'agit de champignons filamenteux qui se développent adéquatement à une température se situant entre 30 et 35 °C. La fermentation prend habituellement 24 heures. Des moisissures blanches se développent de part en part du produit, dont la texture ressemble alors au nougat et dont l'aspect extérieur rappelle la croûte fleurie de certains fromages (camembert, brie).

Achat

Le tempeh est vendu dans les épiceries asiatiques ou les magasins d'alimentation naturelle. Le tempeh frais est recouvert d'une mince couche blanchâtre et dégage une odeur de champignon. Ne pas s'inquiéter s'il contient des taches noires ou grises, ce sont seulement des endroits qui ont davantage fermenté; il est toutefois préférable de ne pas le laisser fermenter jusqu'à ce point. S'il est orné de taches roses, jaunes ou bleues ou s'il dégage une odeur d'ammoniaque ou une odeur de pourriture, il a mal fermenté et n'est pas comestible.

Utilisation

La saveur du tempeh est prononcée et sa texture, surprenante; il ne plaît pas à tous. Il peut remplacer le tofu ou y être combiné dans beaucoup de recettes. Il est surtout utilisé comme ingrédient principal plutôt que comme assaisonnement. Comme le tofu, il est plus savoureux s'il a mariné (au moins une vingtaine de minutes) ou si on lui ajoute de l'ail et du gingembre frais ou de la moutarde forte. Le tempeh est ajouté aux soupes, sauces, farces, trempettes, sandwichs, salades composées, ragoûts, lasagnes et pizzas.

Cuisson

Le tempeh doit toujours être mangé cuit. Il est très souvent sauté ou frit (5 à 10 min), il devient alors doré et croustillant (l'égoutter sur un papier absorbant avant de servir).

Conservation

Le tempeh se conserve au réfrigérateur. Il peut être congelé après avoir été blanchi afin d'inactiver les enzymes.

Valeur nutritive

	tempeh de soya
eau	55 %
protéines	18,9 g
matières grasses	7,7 g
glucides	17 g
fibres	3,0 g
calories	199
	par 100 g

Le tempeh de soya est une excellente source de vitamine B_{12}, de niacine, de cuivre, de potassium et de magnésium; une bonne source d'acide folique, de zinc, de phosphore, de vitamine B_6 et de fer; il contient de la thiamine, du calcium, de la vitamine A, de la riboflavine et de l'acide pantothénique. Il est une source de fibres.

Le tempeh est un des rares aliments d'origine végétale contenant des quantités importantes de vitamine B_{12}, ce qui est dû à la fermentation.

Comme tous les aliments fermentés, le tempeh a une grande valeur nutritive, car la fermentation transforme les nutriments. Ainsi, les protéines sont partiellement hydrolysées, ce qui les rend plus faciles à digérer et augmente leur taux d'assimilation. De plus, la teneur en méthionine, l'acide aminé limitant des légumineuses, augmente lors de la fermentation du tempeh. La teneur en vitamines et en minéraux est aussi plus élevée.

Protéines végétales texturées

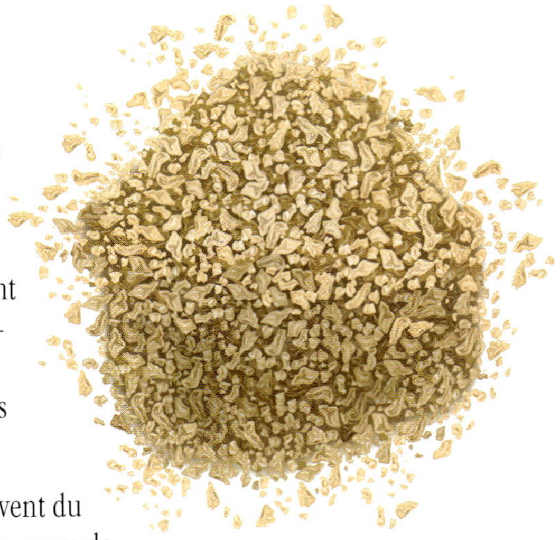

Protéines extraites (isolées) de certains végétaux par un processus chimique. Les protéines végétales texturées entrent dans une multitude de produits alimentaires et servent principalement de substitut de viande.

Le procédé chimique pour isoler les protéines a été mis au point dans la dernière moitié du xxe siècle ; on s'y est tout d'abord intéressé parce que l'on croyait que ce pourrait être une solution efficace pour remplacer la viande, le coût de production de ces protéines étant modique et le contenu en protéines élevé.

Les protéines végétales texturées (PVT) proviennent très souvent du haricot de soya ; celui-ci remplit les conditions idéales pour ce genre de transformation, à savoir son abondance, son coût peu élevé, la richesse et l'équilibre de ses acides aminés, et la facilité avec laquelle les protéines peuvent être isolées. D'autres végétaux aux qualités semblables, dont le blé, le tournesol et la luzerne, se prêtent aussi à ce genre d'opération. Selon les procédés de fabrication utilisés, les protéines isolées sont plus ou moins gélatineuses, visqueuses et solubles. Leur valeur nutritive est variable.

Il est possible de fabriquer à la maison un produit semblable aux protéines végétales texturées et ce, sans l'apport d'additifs. Utiliser du tofu congelé, le décongeler dans une passoire et en extraire l'eau le plus possible. Écraser le tofu égoutté soit à la fourchette soit à l'aide d'un pilon, l'assaisonner d'ingrédients variés (bouillon, jus de tomate, tamari, fines herbes, etc.). Bien mélanger puis s'en servir tel quel ou le déshydrater (120 à 135 °C) pour une utilisation future.

Achat

Il est préférable de vérifier la liste des ingrédients sur les étiquettes si on se préoccupe d'éviter les additifs alimentaires, car leur nombre varie selon les produits.

Préparation

Pour réhydrater les protéines, y incorporer de l'eau bouillante (200 ml par 250 ml de granules) et laisser reposer de 10 à 15 min. Se mouiller les mains pour empêcher les protéines réhydratées de coller lorsqu'on les façonne.

Conservation

Les protéines de soya texturées déshydratées peuvent être laissées à la température de la pièce. Si elles sont réhydratées, les placer au réfrigérateur, elles se conserveront environ 1 semaine.

Utilisation

Les protéines végétales texturées peuvent facilement adopter diverses formes (granules, poudre, cubes, tranches) ; elles sont commercialisées nature ou aromatisées. Elles absorbent très efficacement les saveurs. Elles peuvent être aromatisées à presque tout (viande, légumes, noix, poissons, fruits de mer, etc.) et entrent dans la préparation de nombreux mets cuisinés (sauces, ragoûts, lasagnes, hamburgers, desserts congelés, céréales préparées, etc.).

On peut facilement consommer des protéines végétales sans s'en rendre compte, car ces protéines figurent dans la composition de divers produits ou servent comme additif alimentaire ; elles peuvent donc remplacer la viande ou y être combinées, ce que la législation oblige à indiquer dans l'étiquetage. Les protéines végétales texturées réduites en poudre sont très bien adaptées pour l'utilisation en charcuterie. De plus, elles sont utiles dans une multitude d'applications ; on les utilise par exemple dans les produits céréaliers ainsi que dans les pâtisseries et les pains de fabrication industrielle.

Valeur nutritive

La composition des protéines de soya texturées est très variable, car elle dépend des procédés de fabrication et des ingrédients utilisés. Dans les préparations commerciales cuisinées, la variété est tellement grande qu'il est très difficile de connaître la valeur nutritive à moins que l'étiquette ne la révèle.

Du point de vue diététique, les protéines végétales texturées sont très intéressantes, car elles contiennent très peu de matières grasses et elles sont riches en protéines.

Fruits

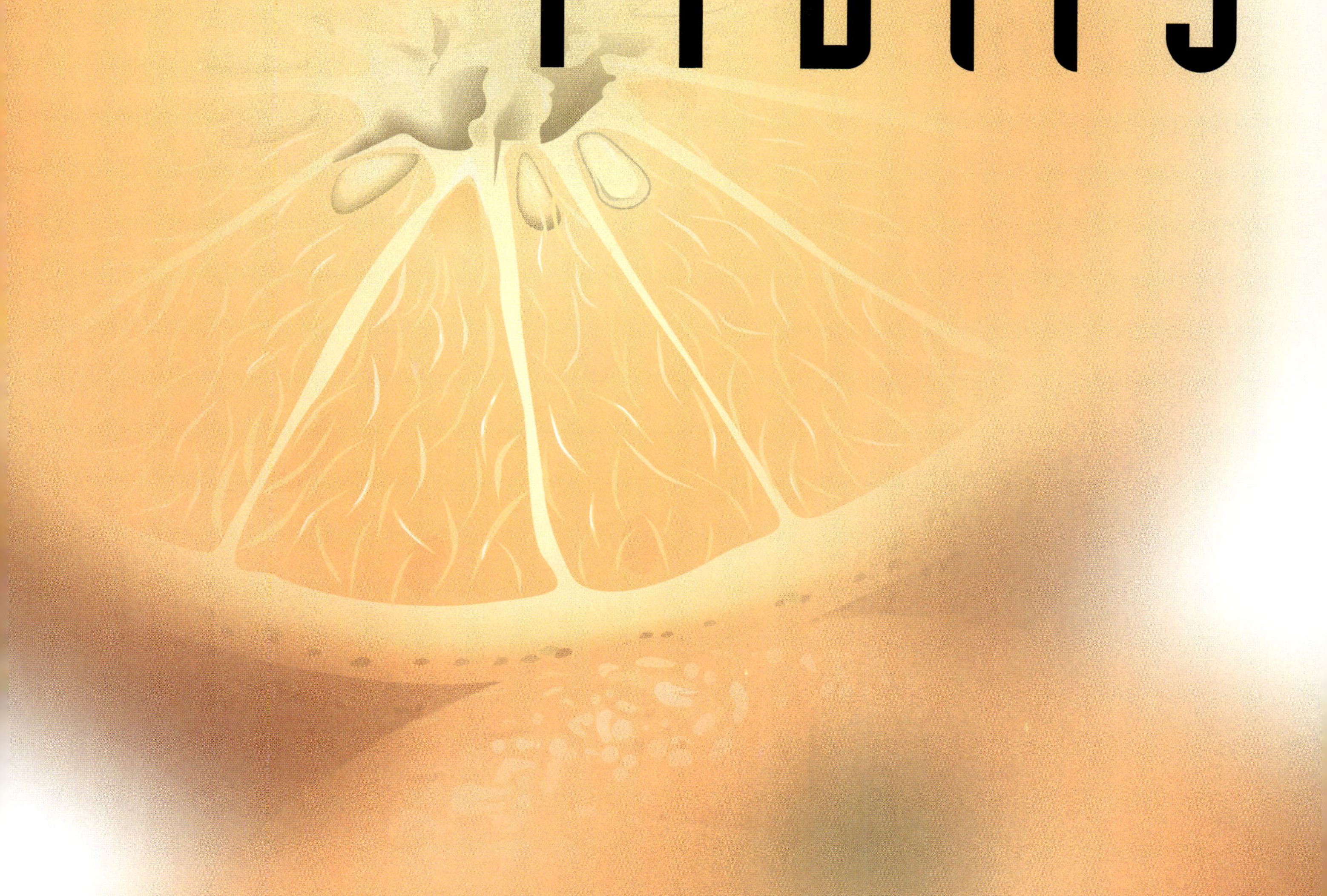

Sommaire

Introduction

Au sens botanique, le fruit est ce qui se développe lorsque l'ovaire de la fleur a été fécondé, et qui protège les ovules devenus des graines. L'usage courant du mot fruit s'applique aux aliments généralement doux que l'on consomme au dessert, au petit déjeuner ou en collation. Certains végétaux cependant, tels l'aubergine, la tomate, la courge, l'olive, l'avocat et les noix sont aussi des fruits. Jusqu'au XVIIIe siècle, les légumes étaient également nommés « fruits », car ils faisaient partie de ce que l'on nommait les « fruits de la terre ».

Les fruits sont consommés depuis les temps préhistoriques aussi bien par les êtres humains que par les animaux; ils sont cultivés depuis environ 6 000 ans. En saison, ils constituaient une part importante de l'alimentation des peuples primitifs. L'être humain apprit à sécher les fruits et il put les consommer ainsi hors saison. Pendant des millénaires, à la suite de croisements spontanés et de la sélection d'espèces résistantes, les plantes de culture ont été introduites sur d'autres continents. Même si les techniques utilisées par les premiers cultivateurs de fruits manquaient de raffinement, il est étonnant de constater à quel point leur méthode de propagation des plants était efficace, et ce bien avant la connaissance des principes de base, le concept de sexualité des fleurs n'ayant été « démontré » qu'au XVIIe siècle. Une fois la culture d'une variété de fruits étant bien établie en un endroit, il devenait alors possible de la disperser de façon intentionnelle ou accidentelle. Les expéditions des Espagnols, des Portugais, des Anglais, des Français et des Hollandais contribuèrent à l'échange de fruits et de légumes entre le Nouveau et l'Ancien Monde. L'établissement de jardins botaniques contribua à la distribution des fruits à travers le monde.

Jamais auparavant dans l'histoire une aussi grande diversité de fruits n'a été offerte sur les marchés. Plusieurs facteurs expliquent ce changement :

- l'amélioration des procédés de conservation permet d'offrir une plus grande variété de fruits ainsi que des fruits plus frais tout au long de l'année ;
- le développement du marché international a rendu possible la commercialisation de nombreux fruits exotiques ;
- la diversité des sources de production assure un approvisionnement constant. Les fruits proviennent maintenant de divers pays des deux hémisphères. Ainsi, par exemple, lorsque l'Amérique du Nord et l'Europe sont sous la neige, l'Amérique du Sud et l'Australie sont en plein été. En fait, la production de fruits n'a cessé d'augmenter durant le XXe siècle. Au niveau mondial, les fruits produits en plus grandes quantités sont entre autres les raisins, les oranges, les bananes, les pommes, les pastèques et les bananes plantains.

Achat

Choisir des fruits intacts et bien colorés, ni trop fermes, ni trop mous, exempts de moisissures et de meurtrissures et dégageant une odeur agréable. La fine pellicule blanche, la pruine, qui se dépose naturellement sur les prunes et les raisins est un signe de parfaite fraîcheur et non celui d'un résidu de traitement.

Préparation

Laver les fruits avant de les consommer, sauf certains qui sont trop fragiles telles les framboises et les mûres. La chair d'une grande variété de fruits s'oxyde au contact de l'air et brunit, surtout lorsqu'ils ne sont pas consommés ou cuits immédiatement (abricot, banane, pomme, poire, pêche, nectarine). Pour éviter cette réaction, qui survient lorsque la chair est en contact avec l'air, il s'agit de préparer les fruits au dernier moment, d'arroser les fruits coupés avec un ingrédient acide (jus d'agrume, vinaigre, vinaigrette, alcool, selon l'usage que l'on en fera) ou de les pocher dans un sirop de sucre. Il est également préférable d'utiliser des ustensiles inoxydables. Plus le degré d'acidité est élevé, plus les fruits résistent longuement au brunissement. La réfrigération ralentit l'oxydation, la cuisson l'arrête complètement.

La cuisson devrait être la plus courte possible afin de préserver la saveur et la valeur nutritive des fruits.

Utilisation

L'utilisation des fruits est des plus variées. On les consomme crus, cuits, déshydratés, confits, flambés, pochés, en beignets, en conserve ou macérés dans de l'alcool. On les transforme en compote, en coulis, en gelée, en confiture, en marmelade, en beurre, en jus, en vinaigre, en boissons alcoolisées (liqueurs, eaux-de-vie, vins, cidres) ou non alcoolisées (jus de fruits frais).

On cuisine les fruits en dessert ou avec des aliments salés. On les met notamment dans les sauces, les soupes, les salades de fruits, les salades composées, les gâteaux, les muffins, les mousses, les charlottes, les bavarois, les tartes, les crèmes glacées et les sorbets, les crêpes, les flans, les strudels, les clafoutis et les puddings. La cuisson des fruits en compote permet de tirer parti de fruits trop mûrs ou abîmés.

Les fruits mûrs à point, juteux et fermes peuvent être pochés dans un sirop de sucre.

Certains fruits, tels les pommes, poires, bananes ou ananas se cuisent aussi en beignets. Les morceaux de fruits sont enrobés d'une pâte à frire puis cuits en grande friture jusqu'à ce que la pâte soit dorée.

Les fruits se marient particulièrement bien avec les fromages, le jambon, les crustacés, les poissons fumés, le gibier, le porc et la volaille ; le citron est le fruit qui est le plus utilisé en cuisine.

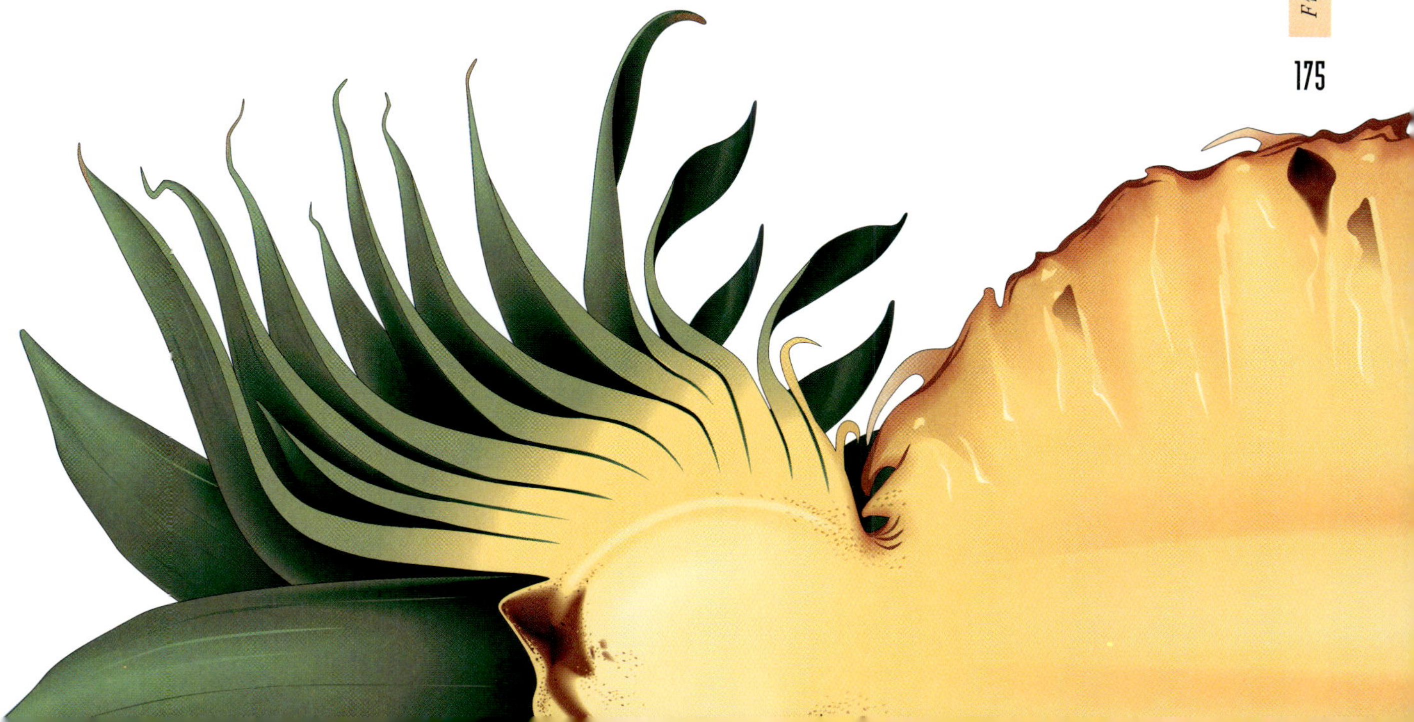

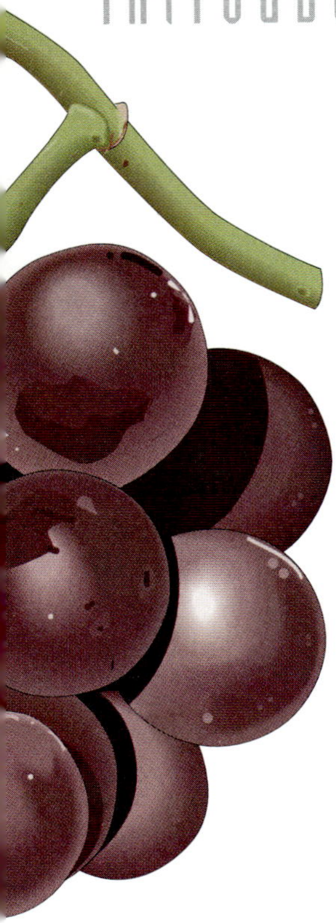

Valeur nutritive

Chaque fruit est composé de divers éléments nutritifs dans une concentration qui lui est propre. Comme groupe d'aliments cependant, les fruits partagent certaines caractéristiques :

- la plupart des fruits sont riches en eau (de 80 à 95 %), ils sont donc désaltérants ;
- ils renferment habituellement de 13 à 23 g de glucides ;
- ils contiennent généralement peu de calories, entre 30 et 100 calories/125 ml de fruits sans sucre ajouté ;
- ils sont généralement pauvres en protéines et en matières grasses (de l'état de traces jusqu'à environ 1 g de matières grasses/100 g). Font exception les noix (amande, acajou, noix de coco, etc.), l'avocat et l'olive qui contiennent de 8 à 35 g de matières grasses/50 g ;
- ils sont habituellement riches en vitamine A, en vitamines B_6, en vitamine C, en potassium, en calcium, en fer et en magnésium. Les agrumes (citron, orange, lime, etc.) sont particulièrement riches en vitamine C. Plus un fruit est coloré et foncé, plus il est riche en vitamines et minéraux ;
- les fruits contiennent de nombreux acides organiques (notamment les acides citrique, tartrique, malique, acétique et oxalique) qui produisent des sels alcalins augmentant la sécrétion des sucs digestifs. Les tannins sont plus élevés lorsque le fruit n'est pas assez mûr, ce qui lui confère un goût amer ;
- les fruits sont riches en fibres solubles et insolubles, ce qui facilite notamment le transit intestinal.

Il est important de consommer des fruits frais avec la pelure car les vitamines, les fibres et les minéraux sont conservés. Certaines personnes peuvent toutefois éprouver de la difficulté à digérer les fruits crus.

Plusieurs facteurs influencent la saveur et le contenu nutritif des fruits avant, pendant et après la récolte. Certains sont incontrôlables, comme les conditions climatiques. La plupart relèvent cependant de l'intervention humaine. C'est de plus en plus le cas depuis le début du XXe siècle avec le développement des méthodes de culture industrielles.

La plupart des fruits seront en contact avec des produits chimiques durant leur croissance et après la cueillette (engrais, herbicides, insecticides, cire, teinture, etc.). De façon naturelle, certains fruits se recouvrent de cire en guise de protection. De la même façon, les producteurs en ajoutent pour retarder la perte d'humidité des fruits. Même s'il s'agit d'une cire comestible, il est tout de même préférable de bien brosser les fruits sous l'eau courante. Une partie de ces substances demeure dans les fruits sous forme de résidus. Ces résidus peuvent se loger à l'intérieur du fruit (contamination systémique) ou demeurer en surface (contamination topique). De nombreuses recherches visent à trouver des produits phytosanitaires plus sûrs et des techniques naturelles pour remplacer ces substances chimiques. Il serait bon toutefois de souligner que le blanchiment, étape préliminaire à la congélation, réduit de façon appréciable la teneur en pesticides, de même que la cuisson et la mise en conserve. Les jus de fruits contiennent très peu de résidus de pesticides car 90 % sont éliminés avec les pelures alors que la stérilisation fait disparaître le reste. Parmi les pesticides utilisés, aucun n'est reconnu cancérigène pour l'humain selon l'Agence internationale de recherche sur le cancer.

La plupart des fruits sont cueillis avant leur pleine maturité afin de supporter le transport et les longs délais de la mise en marché. Ils sont placés en chambre froide ou dans des entrepôts à atmosphère contrôlée (AC) pendant un temps plus ou moins long allant de quelques jours à quelques mois. L'entreposage des fruits en AC sert à contrôler la respiration des fruits : plus leur respiration est rapide, plus les fruits « vieillissent » rapidement. Il s'agit donc de les entreposer dans une pièce hermétique, réfrigérée et dont les taux d'oxygène et de gaz carbonique sont maintenus à des niveaux bien précis. Une baisse de température a pour effet de réduire l'activité des micro-organismes et des enzymes et de là, de retarder la maturation des fruits. La conservation à atmosphère contrôlée permet de prolonger l'offre de produits saisonniers. Le contenu en sucre de la plupart des fruits n'augmente plus après la cueillette, mais la texture et la teneur en acidité continuent à évoluer.

Conservation

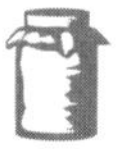

Les fruits sont fragiles, ils continuent de vivre après la cueillette ; on dit qu'ils respirent. La température ambiante a une grande influence sur le rythme de respiration. Plus elle est élevée, plus les fruits respirent, ce qui entraîne une perte d'eau et accélère le mûrissement. Tous les fruits ne sont pas aussi fragiles cependant ; l'orange, par exemple, se conserve plus facilement que la fraise. Les fruits ont besoin d'un certain degré d'humidité et de froid pour demeurer frais plus longtemps ; plus l'air ambiant est humide, plus leur déshydratation est retardée.

Pour accélérer le mûrissement, laisser les fruits à la température ambiante loin des rayons du soleil tout en veillant à ce qu'ils ne deviennent pas trop mûrs, car plusieurs se gâtent très vite. Les fruits sont mûrs lorsqu'ils cèdent sous une légère pression des doigts et qu'ils sont odorants. Les conserver alors au réfrigérateur et les utiliser rapidement.

Les fruits produisent en abondance de l'éthylène, un gaz qui accélère le mûrissement. On peut mettre les fruits dans un sac qui emprisonne ce gaz pour accélérer leur maturation. Retirer les fruits du sac dès qu'ils sont à point, sinon ils deviendront trop mûrs. Ne pas placer les fruits dans un contenant en plastique hermétique car le plastique retient l'air et l'humidité, ce qui les fait pourrir. Pour ce qui est des jus de fruits, il est préférable de les conserver dans des contenants opaques et étanches afin de limiter la perte de valeur nutritive.

Étant donné que le gaz éthylène dégagé par les fruits fait « passer » les légumes, il vaut mieux conserver les fruits et les légumes séparément. Le gaz éthylène peut cependant être utilisé pour stimuler la floraison de plantes qui ne fleurissent pas. Mettre la plante dans un sac avec un fruit, une pomme ou une banane notamment, favorisera la floraison. Manipuler les fruits avec soin, car toute meurtrissure les détériore plus vite et accélère le processus de maturation. Les tenir éloignés des aliments à odeur forte car la plupart des fruits ont tendance à absorber les odeurs.

Presque tous les fruits peuvent être congelés, exception faite des poires et des cerises douces qui deviennent trop molles à la décongélation. À la congélation, certains enzymes causent le brunissement des fruits, il est donc nécessaire de les additionner de sucre ou d'ingrédients acides (jus de citron, acide ascorbique) pour ralentir ce processus.

Pour effectuer une mise en conserve de fruits de qualité, on doit utiliser un stérilisateur à eau bouillante, même si les fruits sont très acides, afin de détruire toutes bactéries, moisissures et levures. Il faut s'assurer d'utiliser uniquement des fruits mûrs, fermes et bien formés. Les conserves maison bien préparées se conservent jusqu'à un an dans un endroit sombre et frais de préférence.

La déshydratation est un des procédés les plus anciens de conservation des aliments. Elle était utilisée il y a 5 000 ans par les peuples du Moyen Orient. Les fruits les plus couramment soumis à la déshydratation sont les abricots, les dattes, les figues et les raisins. La déshydratation assure la conservation par le fait que les fruits séchés ne contiennent plus suffisamment d'eau pour favoriser la croissance de micro-organismes. La déshydratation des fruits exige une certaine préparation car les enzymes présents peuvent entraîner des changements de couleur et de saveur durant le processus. Il s'agit donc soit de les blanchir soit de les sulfurer pendant un certain temps. Les fruits sont ensuite déshydratés jusqu'à ce que leur centre ne présente plus d'eau. La texture sera souple et semblable à celle du cuir. Le temps de déshydratation varie de 5 à 15 h, selon la variété de fruits et la grosseur des morceaux.

Fruits séchés

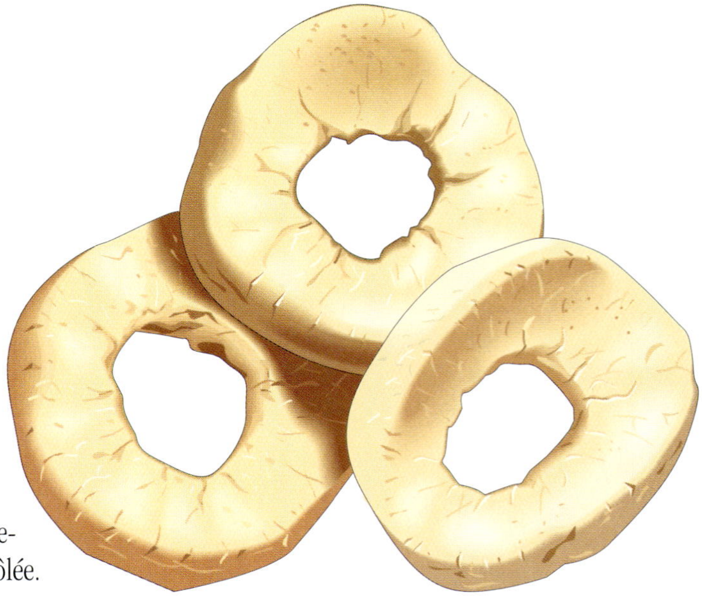

pommes séchées

Fruits dont on a extrait une partie de l'eau qu'ils contenaient. La déshydratation est l'un des plus anciens procédés de conservation. Pendant des siècles, on fit délibérément sécher des fruits au soleil, après avoir observé que les fruits laissés sur les branches demeuraient comestibles. De nos jours, la déshydratation commerciale est hautement mécanisée et s'effectue sous chaleur contrôlée.

Achat

Les fruits séchés s'achètent en vrac ou emballés. Il arrive souvent qu'aucune information ne permette de vérifier si les fruits contiennent ou non des additifs. Lorsque les fruits séchés ne contiennent pas de sulfites, ils sont plus secs et de couleur plus prononcée, plus brunâtre que ceux qui en contiennent. Par exemple, des ananas, des papayes et des abricots séchés contenant des sulfites auront conservé leur couleur vive.

Se procurer les fruits déshydratés dans des commerces où l'écoulement des marchandises est rapide permet de s'assurer de leur qualité et de leur fraîcheur. Écarter les fruits additionnés de sulfites qui sont durcis, car ils manquent de fraîcheur.

Préparation

Pour réhydrater les fruits séchés, les mettre à tremper dans de l'eau, du jus ou de l'alcool jusqu'à ce qu'ils gonflent et s'attendrissent. Les laisser de 6 à 8 h dans un liquide froid et au minimum une trentaine de minutes dans un liquide chaud.

Utilisation

Les fruits déshydratés sont consommés tels quels ou réhydratés, cuits ou non. On les consomme en dessert ou en collation. On peut aussi les transformer en purée. On ajoute les fruits déshydratés dans les céréales, les salades de fruits, les salades composées, les sauces, les farces, le riz, les gâteaux, les biscuits, les puddings, la pâtisserie. Parce qu'ils sont très sucrés, il est souvent préférable de diminuer la quantité de sucre des préparations dans lesquelles on les ajoute.

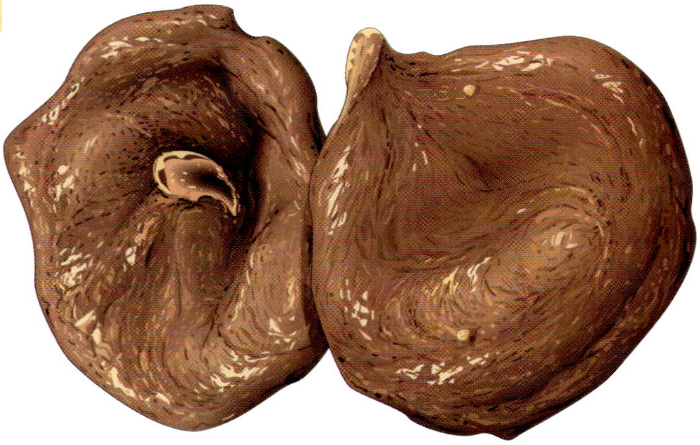

figues séchées

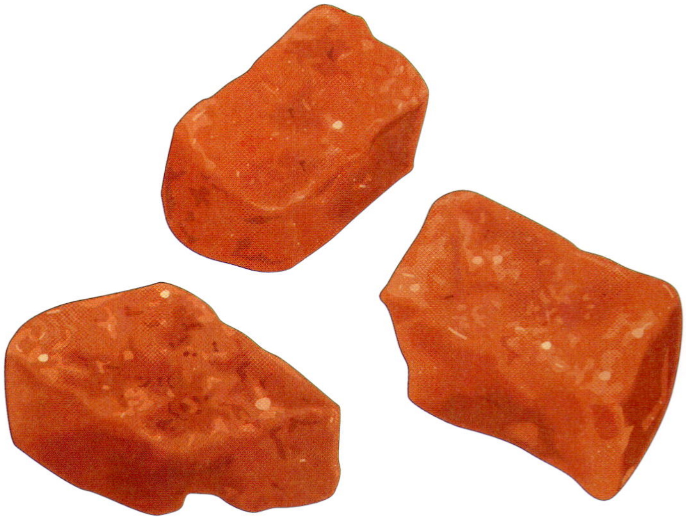

papayes séchées

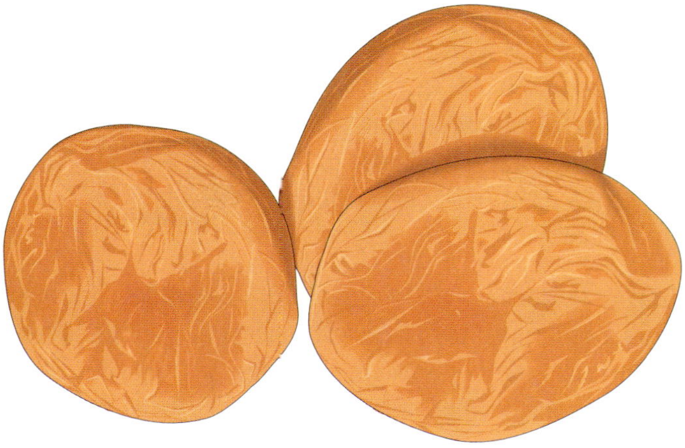

abricots séchés

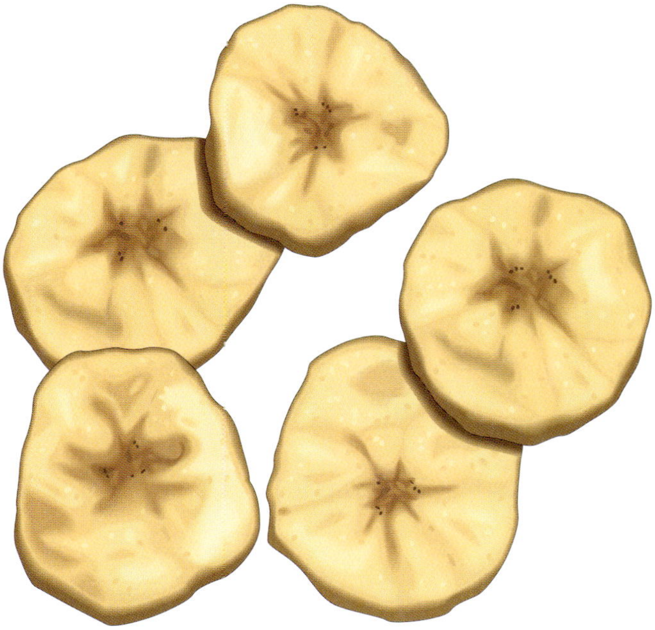

bananes séchées

Valeur nutritive

Les fruits séchés contiennent 3 fois moins d'eau que leur équivalent frais, ce qui concentre leurs éléments nutritifs. Ils contiennent habituellement de 4 à 5 fois plus de nutriments (à poids égal) que lorsqu'ils sont frais, ce qui les rend hautement énergétiques. L'énergie qu'ils fournissent est immédiatement disponible, car leurs glucides se métabolisent rapidement. Les fruits déshydratés peuvent provoquer la carie dentaire étant donné leur contenu élevé en sucre et le fait qu'ils adhèrent facilement aux dents.

Ils contiennent souvent des agents de conservation qui évitent la décoloration ou le brunissement, le durcissement et le développement de moisissures et de bactéries. L'acide sorbique, le sorbate de potassium, le bisulfite de potassium ou le bisulfite de sodium peuvent être ajoutés aux fruits séchés, leur emploi n'est toutefois pas obligatoire. Les fruits séchés ne contiennent donc pas tous des sulfites. L'utilisation d'agents de conservation inquiète certains consommateurs mais ces additifs ne représentent aucun danger, sauf pour les personnes chez qui ces substances peuvent provoquer une réaction allergique ou une hypersensibilité.

Conservation

Conserver les fruits déshydratés à l'abri de l'air et des insectes, dans un endroit frais et sec. La durée de conservation varie de 6 à 12 mois, selon les variétés. Les fruits déshydratés se congèlent facilement.

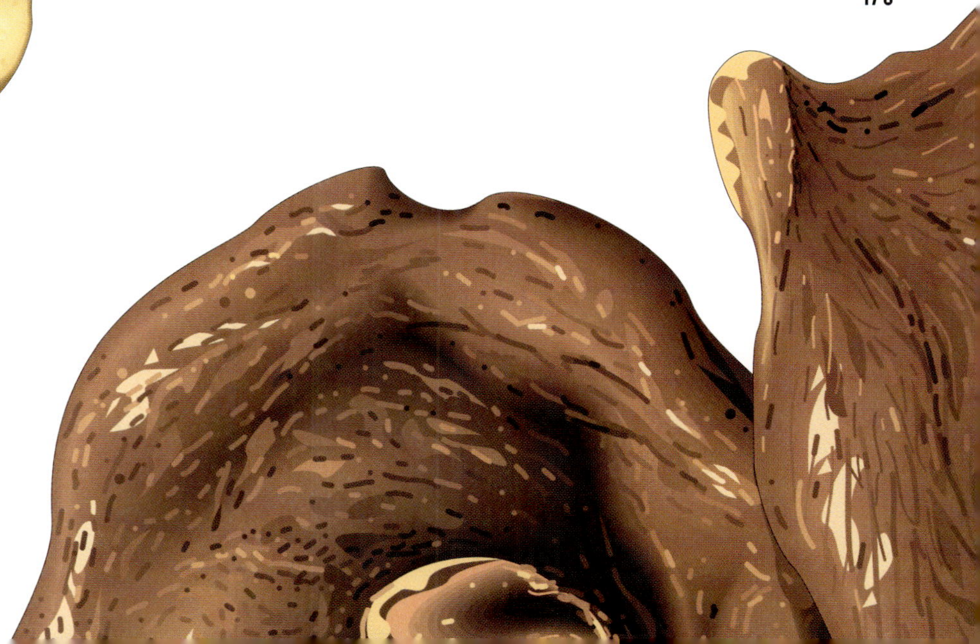

Fruits confits

cerises confites

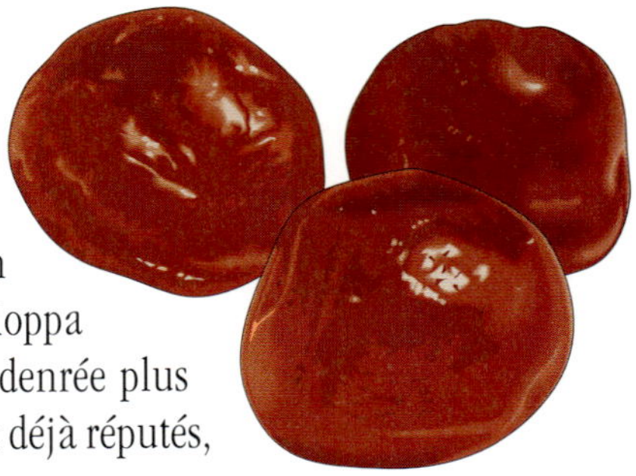

Fruits conservés au sucre : l'eau contenue dans les fruits est remplacée par le sucre. La confection de fruits confits remonte à des temps reculés : des documents révèlent qu'ils étaient consommés en Égypte il y a environ 4 000 ans. L'art de confire des fruits se développa réellement en Europe au XVe siècle, lorsque le sucre blanc devint une denrée plus facilement accessible. À la fin du XIVe siècle, les fruits confits d'Apt étaient déjà réputés, et ils le sont encore aujourd'hui.

Le procédé traditionnel consiste à blanchir les fruits pour les attendrir (à l'exception des fraises et des abricots). Les fruits sont d'abord cueillis peu avant maturité pour avoir le maximum de saveur ; on les fait ensuite macérer dans des sirops de plus en plus concentrés qui imprègnent la chair de sucre sans l'endommager. Le dosage des divers sirops dépend des fruits à confire. Ces sirops sont chauffés à des températures précises afin d'éviter qu'ils ne cristallisent ou qu'ils ne se caramélisent. On effectue des changements de concentration de sirops ; la méthode dite « à l'ancienne » s'étend jusqu'à 2 mois et s'applique aux fruits fragiles, tandis que la méthode plus rapide (« en continu ») s'utilise pour les fruits moins fragiles et s'effectue en moins d'une semaine en moyenne. Après l'égouttage, les fruits sont séchés. Ils sont ensuite vendus tels quels ou après avoir été glacés de sucre, ce qui les rend moins collants et plus faciles à conserver.

La plupart des fruits peuvent être confits ; on les confit entiers ou en morceaux ; on confit aussi l'écorce des agrumes ainsi que les tiges d'angélique et les pétales de violette.

Valeur nutritive

	abricot confit
eau	12 %
protéines	0,6 g
matières grasses	0,2 g
glucides	86,5 g
	par 100 g

Les fruits confits sont caloriques car ils sont riches en sucre.

Utilisation

Les fruits confits sont utilisés à des fins décoratives, en pâtisserie ou comme friandises. Ils sont indispensables dans les puddings anglais et dans les gâteaux aux fruits. En Italie, ils sont souvent intégrés à la crème glacée.

Conservation

Conserver les fruits confits dans un endroit frais et sec, à l'abri de l'air et des insectes ; ils peuvent en effet se conserver jusqu'à 6 mois à l'abri de la chaleur.

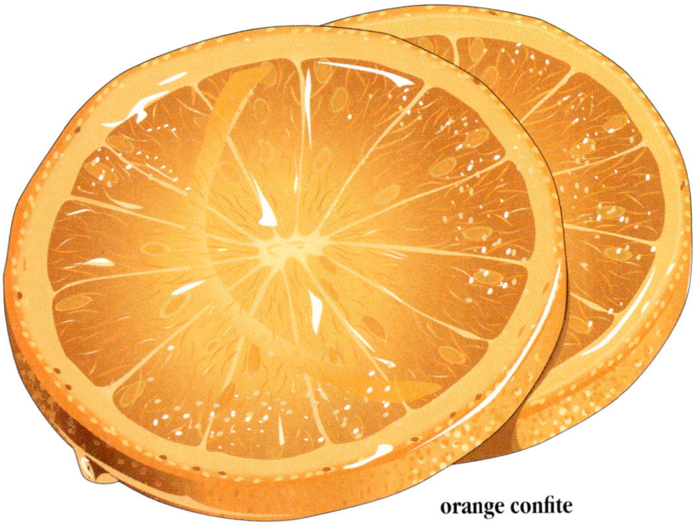

orange confite

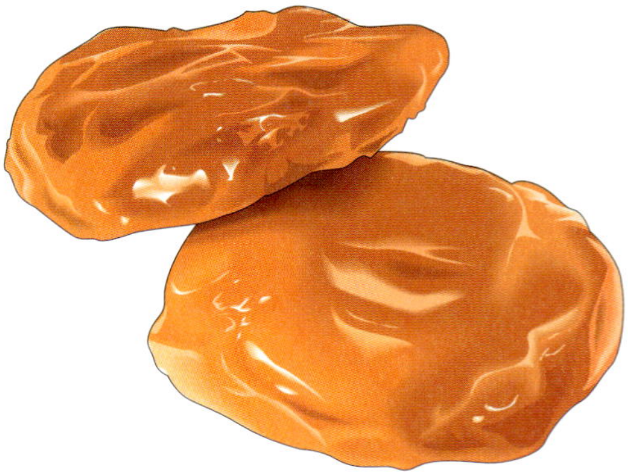

abricots confits

Rhubarbe

Rheum rhaponticum, Polygonacées

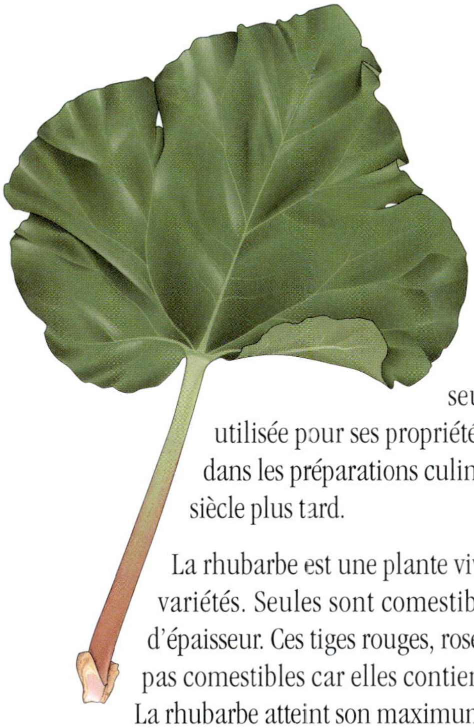

Plante potagère qui serait originaire d'Asie du Nord (du Tibet ou de Mongolie). La rhubarbe est habituellement consommée comme fruit mais il s'agit d'un légume. Elle appartient à la même famille que l'oseille et le sarrasin. Le mot « rhubarbe » vient du latin *reubarbarum* signifiant « racine barbare » (on qualifiait alors de barbare ce qui était étranger). La rhubarbe était inconnue en Occident et seuls les peuples barbares la consommaient. La rhubarbe fut d'abord utilisée pour ses propriétés médicinales ou comme plante ornementale. Elle ne fit son apparition dans les préparations culinaires européennes qu'au XVIIIe siècle. L'Amérique du Nord la découvrit un siècle plus tard.

La rhubarbe est une plante vivace qui peut atteindre plus de 1 m de haut. Il en existe une vingtaine de variétés. Seules sont comestibles les tiges, épaisses et croquantes, qui peuvent mesurer de 2 à 7 cm d'épaisseur. Ces tiges rouges, rosées ou vertes se terminent par de larges feuilles nervurées. Celles-ci ne sont pas comestibles car elles contiennent beaucoup d'acide oxalique, une substance qui les rend laxatives. La rhubarbe atteint son maximum de saveur au printemps.

Préparation

La préparation de la rhubarbe consiste à couper les deux extrémités de la tige pour enlever la feuille et la base, laver les tiges puis les sectionner en morceaux d'environ 2 cm. Peler la tige si elle est trop fibreuse ; procéder comme avec le céleri en tirant sur les fibres.

Utilisation

La rhubarbe est parfois mangée crue, trempée dans du sucre ou du sel. Elle est plus souvent cuite. On en fait de la compote, de la marmelade ou des marinades. On la met dans les gâteaux, les muffins, les punchs, les sorbets, la crème glacée ou les tartes. Elle est délicieuse combinée à d'autres fruits, en particulier des fraises ou des pommes. Elle se marie bien avec la cannelle, le citron et le gingembre. La rhubarbe peut être associée aux mets salés et accompagner viande et poisson. Elle peut remplacer la canneberge dans la plupart des recettes.

Cuisson

Cuire la rhubarbe une vingtaine de minutes à feu modéré dans une petite quantité d'eau jusqu'à ce que les fibres soient amollies ; il est inutile d'attendre que la rhubarbe se transforme en purée.

Conservation

La rhubarbe se conserve au réfrigérateur quelques jours seulement car elle ramollit rapidement. Elle se congèle facilement, simplement coupée en morceaux, sans sucre ni blanchiment, ou encore en compote. On peut la mettre en conserve stérilisée à chaud ou à froid. La mise en conserve à froid consiste à mettre la rhubarbe coupée en morceaux dans des bocaux, à remplir les bocaux en alternant les couches de fruits avec du sucre, à fermer les bocaux, puis à les stériliser à l'eau bouillante.

Achat

Choisir des tiges fermes et cassantes, sans taches.

Valeur nutritive

eau	94 %
protéines	0,9 g
matières grasses	0,2 g
glucides	4,5 g
calories	21
	par 100 g

La rhubarbe crue est riche en potassium ; elle contient de la vitamine C et du calcium. On consomme rarement la rhubarbe nature car elle est très acide. Comme on lui ajoute presque toujours une grande quantité de sucre, elle devient calorique.

La rhubarbe est réputée pour ses propriétés purgatives et toniques. On la dit également apéritive, cholagogue, antiputride et vermifuge.

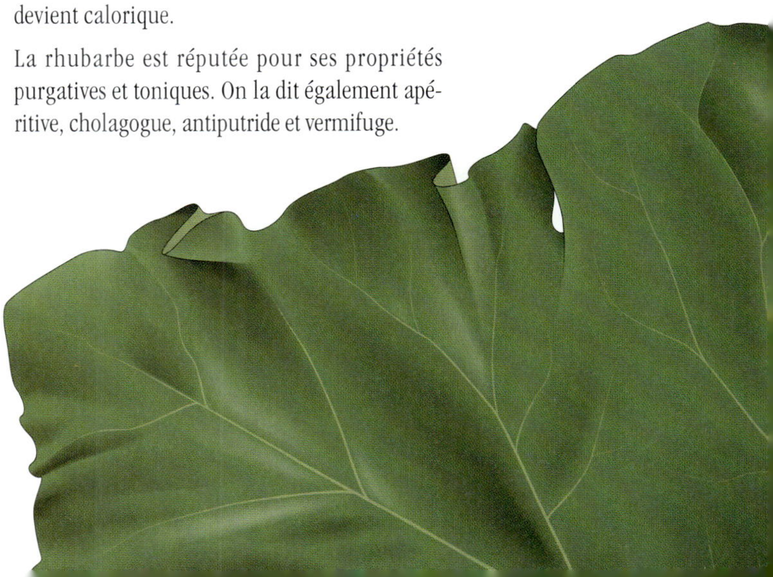

Groseille

Ribes spp, Saxifragacées

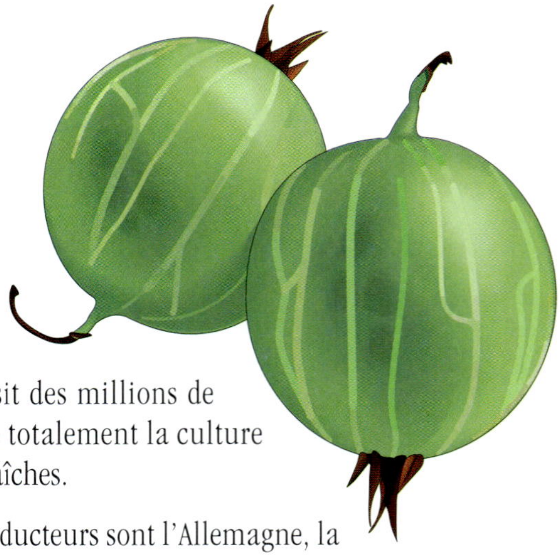

Fruit du groseillier, arbuste touffu aux branches ornées d'épines pouvant atteindre plus de 1 m de haut. En Amérique du Nord, à la fin du XIXe siècle, les groseilliers furent les hôtes d'un champignon qui détruisit des millions de pins. Cela eut pour conséquence de faire disparaître presque totalement la culture des groseilles dans cette région ; elles y sont rarement offertes fraîches.

Il existe environ 150 variétés de groseilles. Les plus grands producteurs sont l'Allemagne, la Pologne et la Russie. On classe ces fruits en deux catégories comprenant le vaste groupe des groseilles à grappes et celui des groseilles à maquereau.

La **groseille à grappes** (*Ribes rubrum, sativum, vulgare*, etc.), que l'on nomme parfois « gadelle » au Québec, serait originaire d'Europe du Nord et d'Asie. C'est une baie ronde, blanche ou rouge, qui ne dépasse pas 5 mm de diamètre.

Le **cassis** (*Ribes nigrum*) est une groseille noire qui provient du cassissier (ou groseillier noir), originaire d'Europe du Nord et qui ressemble à la myrtille. Sa culture ne débuta en Europe qu'au milieu du XVIIIe siècle ; il n'est pas cultivé en Amérique du Nord. Ces fruits sont recouverts d'une mince peau translucide semblable à celle des raisins. Leur chair juteuse, aigrelette et aromatique renferme de minuscules graines.

La **groseille à maquereau** (*Ribes grossularioides*) que l'on nomme simplement « groseille » au Québec, serait originaire d'Europe où elle est particulièrement appréciée. Les Anglais lui firent une place de choix dans leur cuisine. Ils ont créé une sauce aigre-douce qui accompagne le maquereau ; cette sauce aurait donné son nom à la groseille. La groseille à maquereau diffère de la groseille à grappes par le fait qu'elle pousse sur un arbrisseau épineux, qu'elle s'y développe en solitaire et non en grappes, et qu'elle est plus grosse. Selon les variétés, elle est jaunâtre, verdâtre, blanchâtre ou rougeâtre. Sa peau est duveteuse ou lisse selon les variétés. Sa chair remplie de minuscules graines comestibles est acide. Elle laisse souvent un arrière-goût âcre.

Achat

Rechercher des fruits intacts et bien colorés.

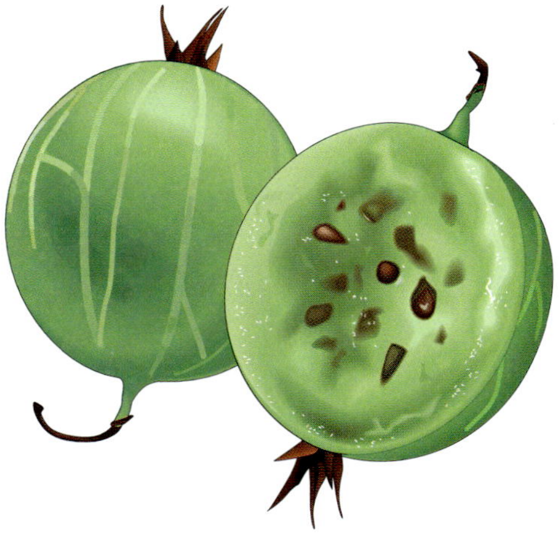

Préparation

Pour égrener les groseilles à grappes, se servir de ses doigts, d'une fourchette ou d'un peigne à larges dents.

Utilisation

Les groseilles à grappes se consomment nature, seules ou en salades. Cependant, on les consomme plus souvent cuites que crues, car elles ont une saveur aigrelette. On les met dans les puddings, les gâteaux et les tartes. Elles se marient bien avec les poires, les prunes, les framboises et l'ananas. Les groseilles à grappes sont principalement préparées en compote, en gelée, en confiture, en sirop et en vin. Le jus de groseille est excellent dans la vinaigrette ; il remplace le vinaigre.

L'utilisation de la groseille à maquereau est plus variée. On peut la consommer crue avec du sucre ou en faire des tartes, des sorbets, des gelées et des sirops. On peut l'incorporer aux puddings, chutneys et salades de fruits. Elle peut également servir de garniture pour les viandes et les poissons.

Le cassis est surtout recherché pour la fabrication des liqueurs, vins, coulis et gelées. On peut également l'apprêter de la même manière que la groseille à grappes. Toutefois, il est rarement vendu frais comme fruit de table.

Valeur nutritive

	groseilles à grappes	*cassis*	*groseilles à maquereau*
eau	84 %	82 %	88 %
protéines	1,4 g	1,4 g	0,9 g
matières grasses	0,2 g	0,4 g	0,6 g
glucides	14 g	15 g	10 g
fibres	4,3 g	5,4 g	4,3 g
calories	55	64	45

par 100 g

La groseille à grappes est riche en vitamine C et en potassium, elle contient du fer et du magnésium ainsi que des traces de phosphore, de calcium et de sodium. Le cassis est une excellente source de vitamine C et de potassium, elle contient du fer, du magnésium, de l'acide pantothénique, du phosphore et du calcium ainsi que des traces de vitamine A.

Une tasse (250 ml) de cassis frais contient trois fois plus de vitamine C qu'une petite orange.

La groseille à maquereau est une bonne source de vitamine C et de potassium et contient des traces d'acide pantothénique, de vitamine A et de phosphore.

Ces fruits sont riches en acide citrique (responsable de leur saveur aigrelette) et en pectine. Si l'on prévoit utiliser ces fruits en confitures ou en gelées, mieux vaut les choisir lorsqu'ils ne sont pas complètement mûrs, leur contenu en pectine est alors plus élevé. Par contre, les fruits choisis pour être consommés nature devront être bien mûrs, afin d'avoir un maximum de saveur. On les dit apéritifs, digestifs, diurétiques et dépuratifs. Ils sont laxatifs, particulièrement le cassis qui doit d'ailleurs son nom à la « casse », fruit purgatif longtemps populaire en Europe.

Sauce aux groseilles à maquereau

4 PORTIONS

250 g (½ lb) de groseilles à maquereau
250 ml (1 tasse) d'eau
2 c. à soupe de sucre
2 c. à soupe de beurre
½ c. à thé de zeste de citron

1. Égrapper, laver et équeuter les groseilles à maquereau. Les mettre dans une casserole avec l'eau. Amener à ébullition et laisser cuire à feu modéré jusqu'à ce que les fruits soient très tendres et que la pulpe se sépare de la peau.

2. Retirer la casserole du feu. Passer son contenu au tamis fin. Ne pas trop presser sur les fruits pour éviter que la purée ne soit trouble. Jeter les peaux et la pulpe restant dans le tamis.

3. Ajouter à la purée le beurre, le sucre et le zeste de citron. Mélanger pour homogénéiser les ingrédients. Servir chaud.

Accompagne le poisson, le canard et l'oie.

Cuisson

Cuire les fruits lentement dans une petite quantité d'eau ou de jus, juste assez pour les empêcher de coller, de 3 à 5 min. Ajouter du sucre après la cuisson.

Conservation

À l'état frais, ces fruits se conserveront au réfrigérateur de 2 à 3 jours seulement. Ne les nettoyer qu'au moment de les utiliser. Ils se congèlent facilement entiers, avec ou sans sucre. Les utiliser avant une décongélation totale, ils auront plus de saveur.

groseilles à maquereau

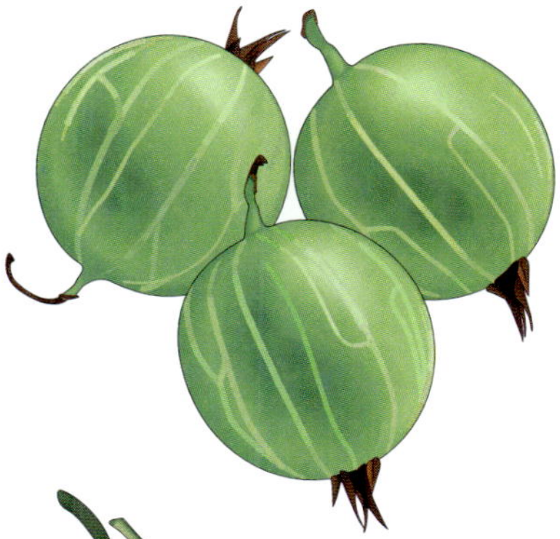

groseilles à grappes

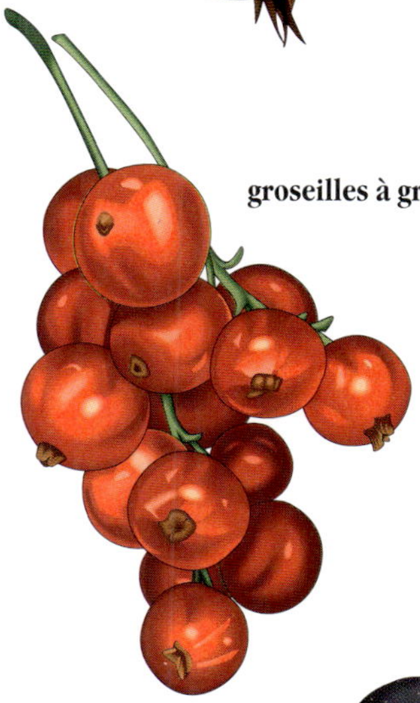

cassis

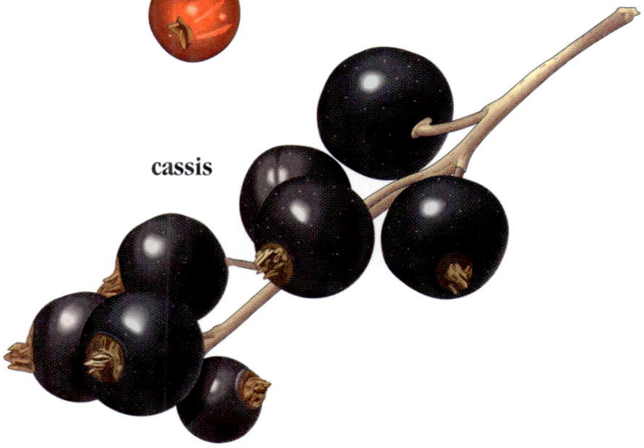

Bleuet/Myrtille

Vaccinium spp, Éricacées

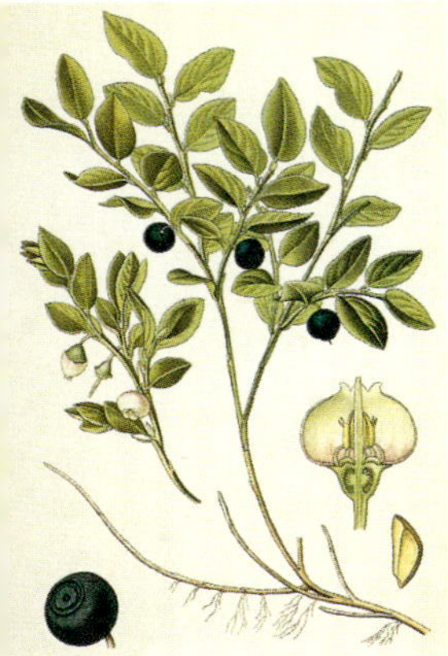

Les arbrisseaux de bleuets, de moins de 30 cm de haut, produisent des fruits minuscules de la taille de petits pois.

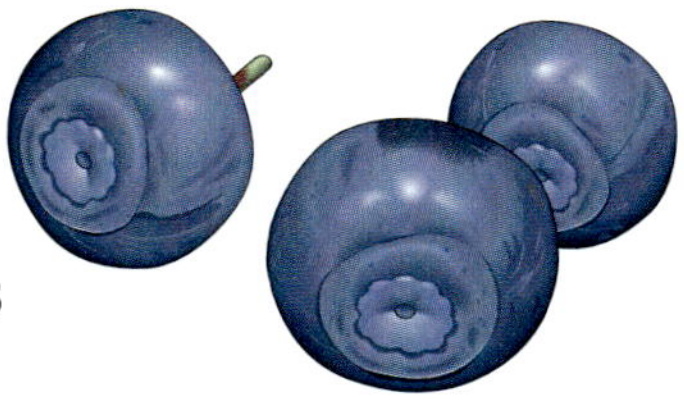

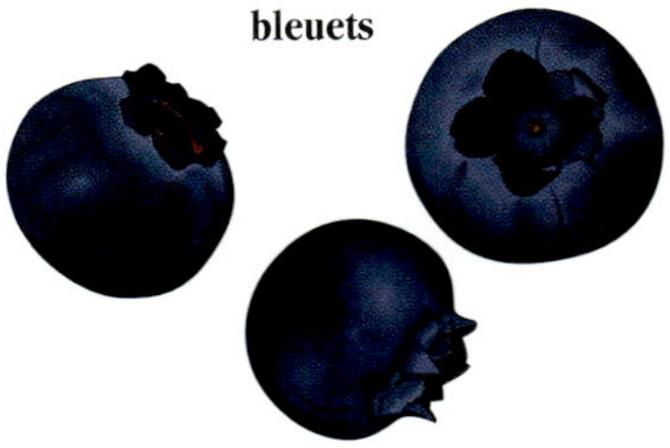

Le bleuet et la myrtille font partie de la famille des airelles qui comprend 150 espèces, pas toutes comestibles cependant.

Le **bleuet**, originaire d'Amérique du Nord, est surtout cultivé au Canada et aux États-Unis. Très rare en Europe, il a été introduit récemment en Australie. Il pousse à l'état sauvage dans les bois, les tourbières ou en montagne. Les Indiens d'Amérique du Nord se servaient de bleuets pour assaisonner le pemmican, concoction de viande séchée et de gras.

Il en existe une trentaine d'espèces. La plupart sont des arbrisseaux de moins de 30 cm de haut qui produisent des fruits minuscules, de la taille de petits pois. Certaines variétés géantes atteignent plus de 2 m et produisent des bleuets gros comme des billes. Les fleurs d'un blanc rosé ont la forme de clochettes. Les fruits sont réunis en grappes. La chair sucrée du bleuet contient de très petites graines. Le bleuet nain (*Vaccinium angustifolium*) est souvent plus sucré et plus savoureux que le bleuet géant (*Vaccinium corymbosum*). Une mince pellicule cireuse et naturelle, la pruine, recouvre fréquemment ce fruit et lui donne un aspect terne.

La **myrtille** (*Vaccinium myrtillus*), originaire d'Europe et d'Asie, croît surtout à l'état sauvage sur un arbrisseau atteignant de 20 à 60 cm de hauteur dont le feuillage vert devient rouge foncé à l'automne. Elle apparaît en petites grappes après la floraison de petites fleurs blanches. C'est un fruit d'environ 8 mm de diamètre. La myrtille ressemble au bleuet mais provient d'une espèce différente.

Achat

Choisir des fruits bien colorés, non ratatinés et exempts de moisissures.

Préparation

Le bleuet et la myrtille sont fragiles. Les laver brièvement, si nécessaire, juste avant de les consommer.

Valeur nutritive

eau	85 %
protéines	0,7 g
matières grasses	0,4 g
glucides	14 g
fibres	2,3 g
calories	56
	par 100 g

Le bleuet et la myrtille sont une source de vitamine C, de potassium, de sodium et de fibres. Ils renferment plusieurs acides, notamment l'acide oxalique, malique et citrique ainsi que des anthocyanides. Ces derniers seraient responsables de l'efficacité des bleuets à traiter les infections urinaires. On les dit astringents, antibactériens et antidiarrhéiques.

Utilisation

Ces fruits sont excellents nature. On les mange tels quels ou on les incorpore dans les salades de fruits, les céréales, les crêpes et les gaufres. On les consomme aussi arrosés de crème fraîche, de jus d'orange, de Grand Marnier ou de vodka. Comme toutes les baies, on les utilise pour confectionner de nombreux desserts, notamment muffins, tartes, gâteaux, crème glacée, yogourt et sorbets. Les bleuets sont délicieux en gelée ou en confiture. On les transforme en jus ou en boissons alcoolisées. On peut aussi les déshydrater. Les Indiens d'Amérique du Nord avaient l'habitude de cuire les bleuets en une pâte concentrée qu'ils faisaient sécher au soleil, ce qui leur permettait de pouvoir les consommer hors saison.

Conservation

Les bleuets et les myrtilles sont fragiles. Les placer au réfrigérateur sans les laver, ils se conserveront quelques jours. Enlever les fruits endommagés, car ils feront pourrir les autres. Le bleuet et la myrtille se mettent en conserve ou se congèlent. Les congeler tels quels après les avoir lavés, triés et asséchés ; l'ajout de sucre n'est pas nécessaire. La congélation altère la saveur et la texture, ce qui importe peu si les fruits sont utilisés pour la cuisson. Les cuisiner sans les laisser dégeler complètement, ils auront plus de saveur.

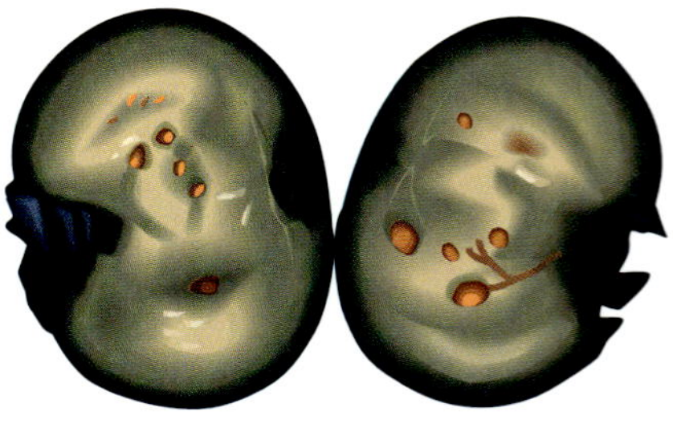

Mûre

Rubus spp, Rosacées

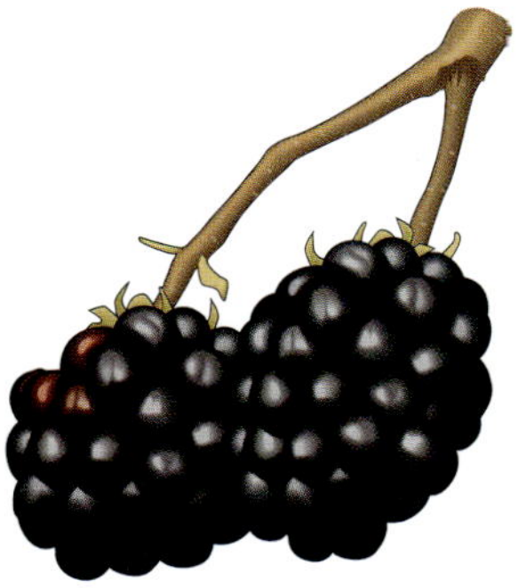

Fruit d'une ronce appartenant à la même famille que le framboisier et le fraisier. Les ronces poussent dans les jardins, les champs et les bois et grimpent sur les murs et tous les obstacles qu'elles rencontrent. Elles donnent des fruits appelés « mûres » (parfois « mûrons »). Il ne faut pas confondre ces fruits avec les mûres produites par le mûrier (*Morus spp*), arbre de la famille des Urticacées qui est l'hôte du vers à soie. La mûre est originaire des régions tempérées. On la retrouve notamment en Amérique, en Europe, dans les îles Britanniques et en Australie.

La plupart des ronces sont armées d'épines. Leurs délicates fleurs blanchâtres ou rosâtres poussent en grappes. Il existe plus d'un millier de variétés de mûres. La grande majorité pousse à l'état sauvage. La mûre est une baie composée de nombreux petits fruits juteux reliés les uns aux autres. Ces petits fruits sont nommés « drupéoles », car chacun contient une petite graine que l'on nomme drupe. La mûre est noire, rouge pourpre ou parfois blanc jaunâtre. La mûre noire présente une difficulté particulière lorsqu'il s'agit de la récolter car elle devient noire avant d'être mûre ; de plus, contrairement à la framboise, le réceptacle central qui rattache la mûre à la plante demeure à l'intérieur de la mûre lorsqu'on la cueille. Il faut la cueillir lorsqu'elle est molle et qu'elle se détache facilement ; elle est alors moins acide et plus sucrée. Comme pour la framboise, le meilleur moment pour la cueillette est le matin. Le croisement de la mûre et de la framboise a donné de nouveaux fruits qui portent souvent le nom de leur créateur (mûre de Logan, mûre de Boysen...).

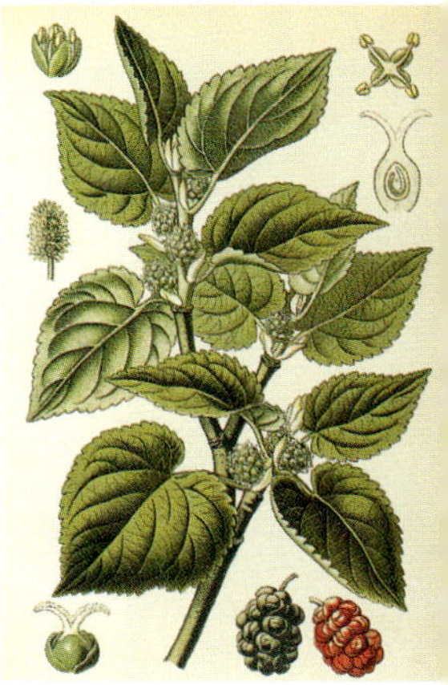

La mûre est noire, rouge pourpre ou parfois blanc jaunâtre. Il en existe plus d'un millier de variétés.

Achat

Les mûres sont fragiles, elles supportent mal la chaleur, les manipulations et le transport. Elles pourrissent rapidement et contaminent les autres aliments. Choisir des mûres fermes et brillantes. Écarter les mûres molles, ternes ou entassées, elles sont soit trop mûres soit moisies et manquent de fraîcheur.

Lorsque cela est possible, cueillir les mûres soi-même ; le meilleur moment est le matin, où elles sont plus sucrées et se conservent plus longtemps.

Préparation

Les mûres supportent mal d'être lavées car elles se gorgent d'eau et ramollissent. Les nettoyer uniquement si c'est absolument nécessaire en procédant délicatement, rapidement et seulement au moment de les utiliser. Lorsqu'elles sont fraîchement cueillies, il peut être nécessaire de les secouer légèrement afin de déloger les insectes qui pourraient s'y trouver.

Conservation

Les mûres sont très périssables. Éviter de les exposer au soleil et de les laisser longtemps à la température de la pièce. Réfrigérées, les mûres se conservent quelques jours. Elles se garderont plus facilement si elles ne sont pas entassées ni lavées, et si on a pris soin d'enlever les mûres abîmées. Ajouter une petite quantité de sucre aux mûres permet de les conserver un peu plus longtemps et d'atténuer le changement de couleur.

Les mûres se congèlent facilement telles quelles ou en coulis, sucrées ou non. Entières, elles perdent moins de valeur nutritive, car moins de parties sont exposées à l'air. La perte de vitamines peut cependant être limitée si l'on recouvre les mûres écrasées de jus de citron. Lorsque l'on ajoute du sucre aux mûres, veiller à diminuer la quantité de sucre dans les recettes où ces mûres sont utilisées. On peut congeler les mûres individuellement, il suffit de les étendre en une seule couche sur une plaque à biscuits, puis lorsqu'elles sont bien congelées, il ne reste plus qu'à les mettre dans un sachet hermétique. Les mûres seront meilleures si elles sont décongelées complètement avant d'être utilisées.

Utilisation

Les mûres s'utilisent comme les framboises. Elles sont délicieuses nature ou accompagnées de crème glacée, de yogourt ou de crème fraîche. On les met dans les salades de fruits, les crêpes, les tartes et les céréales au petit déjeuner. On en fait des confitures, de la gelée, du jus, du sirop, du vin ou de l'eau-de-vie (ratafia). On les transforme en coulis que l'on peut intégrer aux gâteaux, puddings, crème glacée, sorbets, flans et bavarois, ou utiliser comme garniture. Pour préparer un coulis, passer les mûres au mélangeur, puis les tamiser afin d'éliminer les nombreux petits grains. On peut déshydrater les mûres. Les Indiens d'Amérique faisaient sécher les mûres entières. Ils préparaient aussi une pâte de mûres à partir de fruits écrasés puis séchés au soleil ou sur le feu.

Valeur nutritive

eau	86 %
protéines	0,7 g
matières grasses	0,4 g
glucides	13 g
fibres	4,6 g
calories	51
	par 100 g

La mûre est une bonne source de vitamine C et de potassium ; elle contient du magnésium et du cuivre. On la dit astringente, dépurative et laxative.

Raisin sec

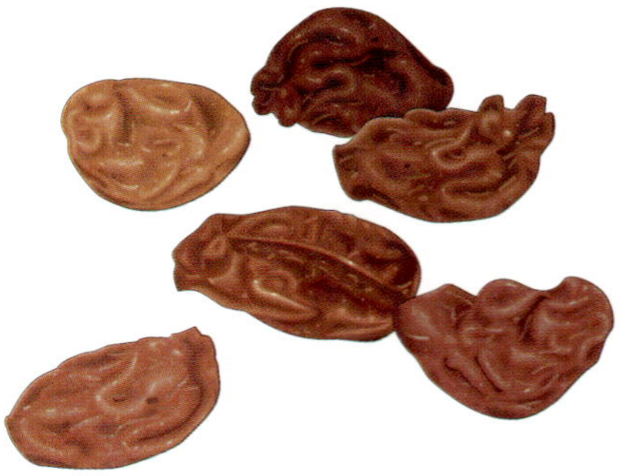

Raisin déshydraté. La déshydratation des raisins remonte aux temps anciens; les raisins de Damas étaient réputés dès le XIIIe siècle. Depuis toujours, ce procédé permet de consommer le fruit hors saison. Plusieurs pays produisent des raisins secs, dont les États-Unis, l'Australie, l'Afrique du Sud, la Grèce, l'Espagne, la Turquie et le Chili. On en retrouve également dans l'est du bassin méditerranéen et au Moyen-Orient. Les plus grands producteurs de raisins secs sont les États-Unis, la Turquie et la Grèce.

On déshydrate le plus souvent les raisins de table (rarement les raisins à vin). Les raisins à déshydrater ont une peau tendre, une saveur riche et un contenu élevé en sucre. Les Muscat, Malaga, Sultana et Thompson Seedless (ce dernier représente plus de 95 % de la production américaine) sont parmi les plus commercialisés. Plus de 30 % de la production américaine de raisins est transformée en raisins secs. Les raisins secs contiennent ou non des pépins, selon les variétés. La variété Muscat, plus grosse que les Sultana et Thompson, contient des pépins qui sont enlevés après la déshydratation.

Les **raisins de Corinthe** ou **raisins Zante** sont des raisins noirs miniatures, sans pépins, particulièrement recherchés en pâtisserie. Ils portent le nom de villes grecques où s'effectuait le commerce intensif de ces raisins il y a plus de 2 000 ans. La plupart des raisins sont déshydratés par le soleil, directement dans le vignoble entre les rangées de vigne. Selon la température, cela peut prendre de 2 à 4 semaines. La couleur du fruit change du vert au brun pourpre et le degré d'humidité passe de 75 % à moins de 16 %.

Par contre, les raisins secs dorés sont obtenus à partir des raisins de la variété Thompson. Ces derniers sont traités aux sulfites avant d'être déshydratés afin de ne pas brunir et de conserver une couleur pâle, qui va du vert au jaune doré ou ambré.

Valeur nutritive

eau	15 à 19 %
protéines	3 à 4 g
matières grasses	0,3 à 0,5 g
glucides	74 à 80 g
fibres	3,7 à 6,8 g
calories	283 à 302
	par 100 g

Comme tous les fruits déshydratés, les raisins secs sont nourrissants, car leurs éléments nutritifs sont concentrés. Ils fournissent rapidement de l'énergie. Les raisins secs sont une excellente source de potassium, une bonne source de fer, de magnésium et de cuivre; ils contiennent du calcium, du phosphore, du zinc, ainsi que de la vitamine C.

Les raisins jaune doré sont traités aux sulfites pour les empêcher de noircir.

Achat

Les raisins secs sont habituellement commercialisés sous emballages scellés, ce qui ne permet pas de vérifier leur état. Si l'emballage est transparent, s'assurer que les raisins sont intacts et pas trop secs.

Utilisation

Les raisins secs se mangent tels quels, souvent en collation. On s'en sert aussi bien comme condiment que comme ingrédient. On les met dans à peu près tous les aliments : céréales, salades, sauces (sauce au porto), fricassées, farces de volaille, pains de viande, pâtés, tartes, pains, muffins, biscuits, brioches, et puddings. On les retrouve aussi dans les feuilles de vignes farcies, les couscous, les tajines et les pilafs.

Les cuisines du nord et de l'est de l'Europe les utilisent mélangés à d'autres fruits secs. On les emploie directement ou on les réhydrate dans de l'eau, du jus ou de l'alcool.

Conservation

Les raisins déshydratés se conservent environ un an. Les placer à l'abri de l'air dans un endroit frais et sec.

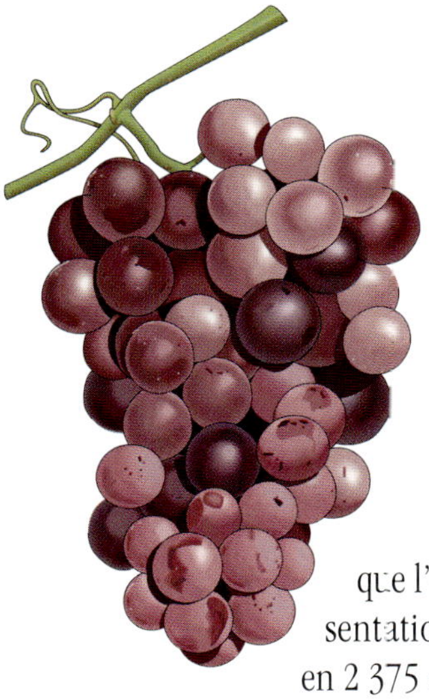

Raisin

Vitis spp, Vitacées

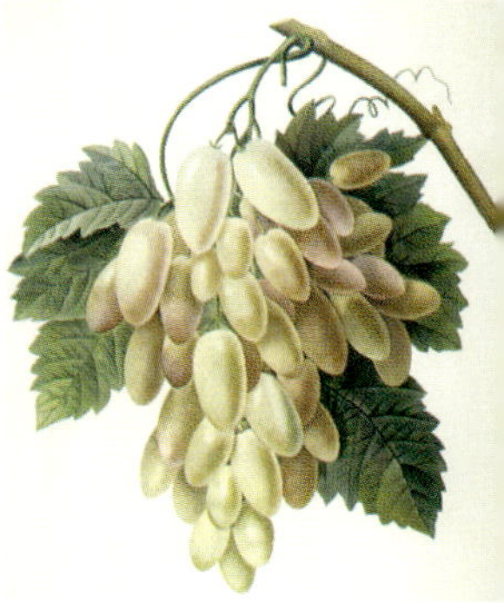

L'espèce européenne Vitis vinifera *produit le raisin par excellence pour la fabrication du vin.*

Fruit de la vigne, arbuste grimpant. On ignore le lieu d'origine exact de celle-ci. Il semble que ce pourrait être l'Asie Mineure, la région de la mer Caspienne ou l'Arménie. Le raisin est un des fruits les plus anciens et les plus répandus à travers le monde. Il existe depuis des milliers d'années. Des études suggèrent que l'on faisait la culture du raisin dans l'ouest de l'Asie il y a plus de 7 000 ans. Des représentations dans des lieux de sépulture égyptiens indiquent qu'on cultivait le raisin en 2 375 av. J.-C. En Chine, la culture du raisin est aussi et peut-être même plus ancienne. Le raisin est l'ingrédient de base du vin et de diverses boissons alcoolisées (armagnac, cognac, porto, champagne, etc.). La fabrication du vin remonte aussi à des temps immémoriaux. Cette boisson a toujours été fort prisée au long des siècles ; les Grecs et les Romains notamment la consommèrent en abondance et louèrent ses bienfaits sous le culte de Dionysos et d'Osiris. À la chute de l'Empire romain, les Gaulois favorisèrent la viticulture puis les monastères poursuivirent et améliorèrent la fabrication du vin.

La famille des raisins comprend trois espèces principales. L'espèce européenne, la *Vitis vinifera*, produit le raisin par excellence pour la fabrication du vin. C'est l'espèce la plus cultivée (95 % des raisins proviennent de cette espèce). Il en existe des milliers de variétés que l'on nomme cépages. La seconde espèce est la nord-américaine, dans laquelle on retrouve deux variétés principales : la *Vitis labrusca* et la *Vitis rotundifolia*. Le raisin Concorde (noir), le Niagara (vert) et le Catawba (rouge) notamment, sont des variétés *labrusca*. Le raisin Delaware (rouge) est un croisement de l'espèce *vinifera* avec l'espèce *labrusca*. La peau des raisins de l'espèce *labrusca* se sépare facilement de la pulpe. La troisième espèce regroupe les hybrides, appelés aussi « hybrides français » qui ont été développés à partir de l'espèce européenne *Vitis vinifera*.

L'espèce *Vitis vinifera* a presque disparu en France en 1863. Ce désastre dans le plus important pays producteur de vin fut causé par l'importation accidentelle d'Amérique du Nord d'un minuscule puceron *phylloxera vastatrix*, qui vit et se nourrit des racines de vignes et les détruit. Les vignes américaines en sont immunisées contrairement aux cépages de l'espèce *vinifera*. Vers 1865, la vallée du Rhône et le Bordelais étaient infestés. On estime qu'environ 2 500 000 acres de vignes furent ainsi décimées en Europe. Seule la décision de greffer la vigne *vinifera* sur des porte-greffes américains de l'espèce *Vitis labrusca* résistante au puceron sauva les vignobles. Le Chili, Chypre, le sud de l'Australie, quelques endroits en Hongrie, en Autriche et au nord-ouest des États-Unis sont maintenant les seuls pays où l'on retrouve l'espèce *Vitis vinifera*, car ils ont été miraculeusement épargnés. Les plus grands producteurs de raisins sont l'Italie, la France et l'Espagne.

La vigne peut mesurer plus de 17 m de long. On la taille cependant pour faciliter la récolte. En fait, pour la fabrication du vin, la vigne est taillée de façon à restreindre la production du cep à quelques grappes seulement, ce qui concentre les saveurs. La vigne développe des vrilles qui se lignifient et qui peuvent se fixer très solidement à peu près partout. Ces vrilles permettent aux rameaux de bien supporter le poids des grappes de fruits. Ces grappes, parfois jusqu'à 50 par vigne, sont peu visibles lors de leur apparition car elles sont dissimulées par des feuilles à 5 lobes, longues de 10 à 20 cm. La vigne fleurit au printemps et 3 mois plus tard, le raisin est mûr et prêt à être cueilli.

Les raisins sont des baies, couramment nommées grains. Ronds ou légèrement allongés, ces grains sont plus ou moins charnus. Ils sont regroupés en grappes plus ou moins grosses qui contiennent de 6 à 300 grains. Leur couleur est variable : vert (en Europe on dit blanc), jaune verdâtre, rougeâtre ou bleu presque noir. La pulpe juteuse et sucrée est recouverte d'une peau claire qui est elle-même recouverte d'une mince pellicule poudreuse que l'on nomme « pruine ». La pulpe comporte de 1 à 4 pépins ou en est exempte, selon les variétés.

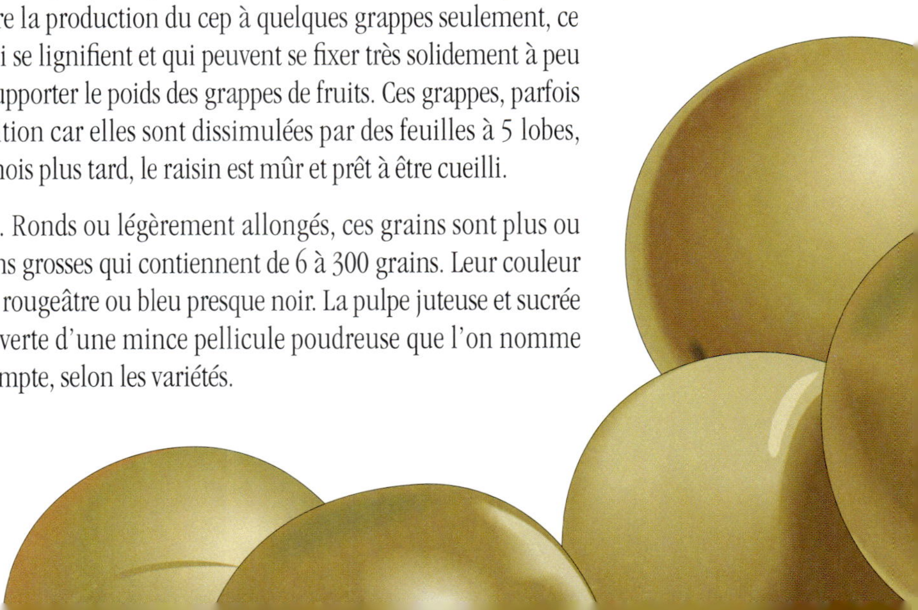

Raisin

Les raisins sont regroupés en raisins de table servis comme fruits ou utilisés en pâtisserie ou en cuisine, en raisins à vin, et en raisins destinés à la production des raisins secs. La plupart des variétés croissent mieux sous les climats chauds. Certaines supportent les climats tempérés. Parmi les variétés européennes les plus connues se trouvent le cardinal, le muscat de Hambourg, le lival et le Ribier classés dans la catégorie des raisins bleus ou noirs ; leur peau est violacée ou bleu foncé. Dans la catégorie des raisins verts ou blancs, on trouve le chasselas, le muscat blanc, le gros-vert et le servant. En Amérique du Nord, on trouve le Concorde, un raisin bleu avec pépins ; le Flame, le Delaware et le Ruby, des raisins rouges sans pépins ; ainsi que le Thompson et le Niagara, des raisins verts sans pépins. Contrairement aux variétés européennes, la peau des raisins des variétés américaines n'adhère pas à la pulpe.

Les raisins de Corinthe noirs se distinguent des autres raisins par leur taille minuscule. On les nomme aussi raisins Zante ou raisins à champagne. Corinthe est le nom de la ville grecque et Zante le nom de l'île grecque où s'effectuait le commerce intensif de ces raisins il y a plus de 2 000 ans. L'appellation « raisins à champagne » tient son origine des États-Unis, plus précisément de Californie. Dans cette région, on sert le champagne dans des verres ornés de petites grappes de ces raisins. Ces raisins décoratifs sont dépourvus de pépins et sont très sucrés et très savoureux.

grappe de raisins

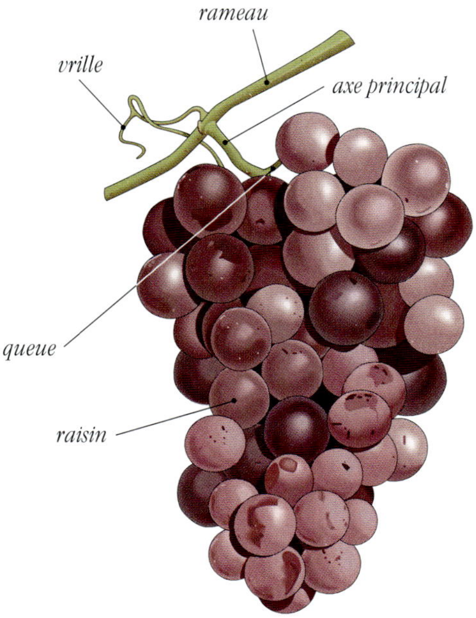

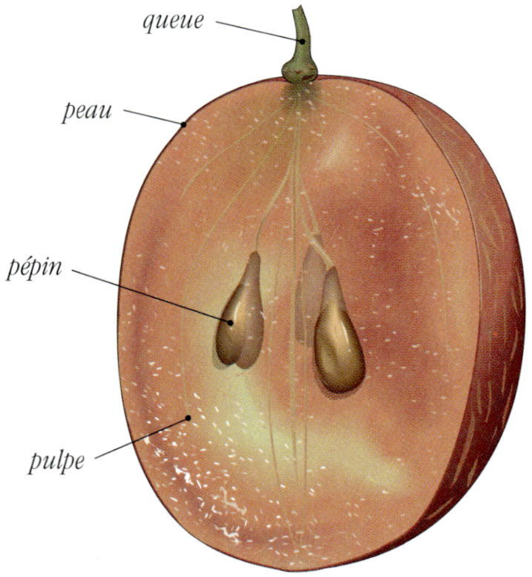

Achat

Choisir des raisins fermes, intacts, bien colorés, ayant encore leur pruine, et solidement rattachés à la grappe. Les raisins verts sont plus sucrés s'ils ont des teintes jaunâtres. Écarter les raisins mous, ridés, tachés ou blanchis à l'extrémité rattachée à la tige, car ils manquent de fraîcheur.

Préparation

Laver soigneusement le raisin, qui a presque toujours été traité avec des produits chimiques (sulfate de cuivre et hydrate de calcium). Ne pas confondre les résidus de traitement (qui cesse bien avant la récolte) avec la pruine, cette pellicule cireuse naturelle qui recouvre les grains de raisin. Détacher de petits grappillons de raisins de la grappe mère en se servant de ciseaux, ce qui facilite la tâche. Ne pas retirer quelques raisins ça et là, au hasard, car les tiges se déshydratent et les raisins qui restent amollissent et se ratatinent.

Valeur nutritive

	raisin de type américain	*raisin de type européen*
eau	81 %	81 %
protéines	0,7 g	0,7 g
matières grasses	0,3 g	0,6 g
glucides	17 g	18 g
fibres	0,9 g	1,2 g
calories	63	71
		par 100 g

Le raisin est une bonne source de potassium, il contient de la vitamine C, de la thiamine et de la vitamine B_6. On lui attribue de nombreuses propriétés médicinales. On le dit notamment diurétique, énergétique, cholagogue, laxatif, tonique et reminéralisant. Le raisin noir est un excellent tonique à cause de son colorant, l'œnocyanine. On fait des cures de raisin pour purifier l'organisme grâce à leurs propriétés revigorantes et dépuratives.

Utilisation

Le raisin est délicieux nature, cuit, déshydraté et en jus. On le mange tel quel ou incorporé aux salades de fruits, tartes, flans, confitures. Dans la pâtisserie, il peut remplacer les cerises ou les pommes. On en fait de la confiture (le raisiné) et de la gelée. On le met dans les sauces, les farces, les currys, les ragoûts, les salades composées. Il se marie bien avec la volaille, le gibier, le lapin, le poisson et les fruits de mer. Le raisin accompagne particulièrement bien le foie de veau ou de canard ainsi que les cailles.

Le jus de raisin est très apprécié, nature et fermenté. Des pépins, on extrait une huile de table (voir *Huile*). Les feuilles de vignes sont comestibles. Elles sont utilisées notamment en Afrique du Nord, en Grèce, en Israël et en Iran, souvent farcies de riz ou de viande.

Confiture de raisins

6 PORTIONS

Raisins mûrs, mais fermes
Sucre

1. Égrener les grappes de raisins en éliminant les grains trop mûrs ou abîmés et bien les laver. Couper les grains par la moitié et enlever délicatement les pépins.
2. Peser les raisins. Le poids du sucre dépend de celui des raisins : un poids égal pour une longue conservation, un poids de moitié pour consommation rapprochée.
3. Faire un sirop : verser le sucre dans une casserole, ajouter ¼ de verre d'eau (50 ml) par kilo (2 lb) de sucre et faire fondre à feu doux. Amener à ébullition 4 min.
4. Ajouter les raisins. Amener de nouveau à ébullition et faire cuire 15 min. Écumer en fin de cuisson.
5. Retirer les raisins, les réserver.
6. Laisser épaissir le sirop jusqu'à ce qu'il ait une belle consistance. Y replonger les raisins, cesser la cuisson aussitôt que l'ébullition reprend. Mettre en pots et sceller hermétiquement.

Conservation

Les raisins sèchent et fermentent s'ils sont laissés à la température de la pièce. Placés au réfrigérateur enveloppés dans du papier absorbant et dans un sac de plastique perforé, ils se conserveront quelques jours. Éliminer préalablement les raisins abîmés. Laisser les raisins à la température ambiante une quinzaine de minutes avant de les consommer afin qu'ils soient plus savoureux. Le raisin supporte mal la congélation. La macération dans l'alcool lui convient parfaitement.

raisins de Corinthe

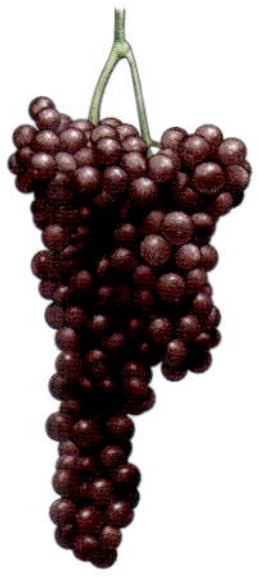

raisins muscat

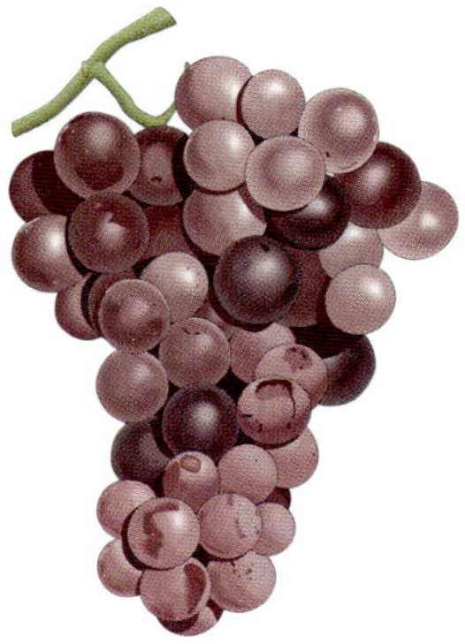

raisins cardinal

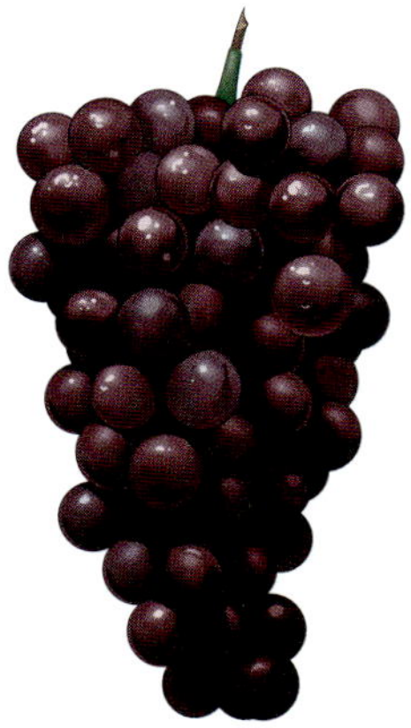

raisins Thompson

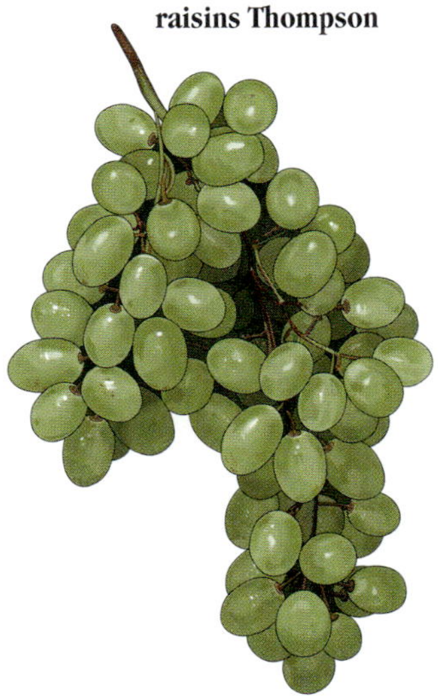

raisins chasselas

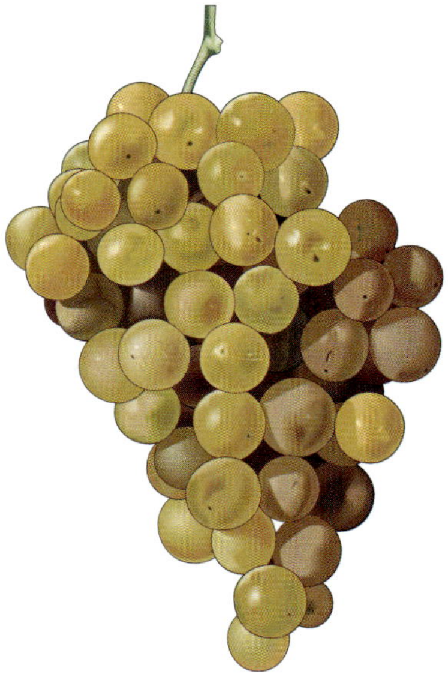

Fraise

Fragaria spp, Rosacées

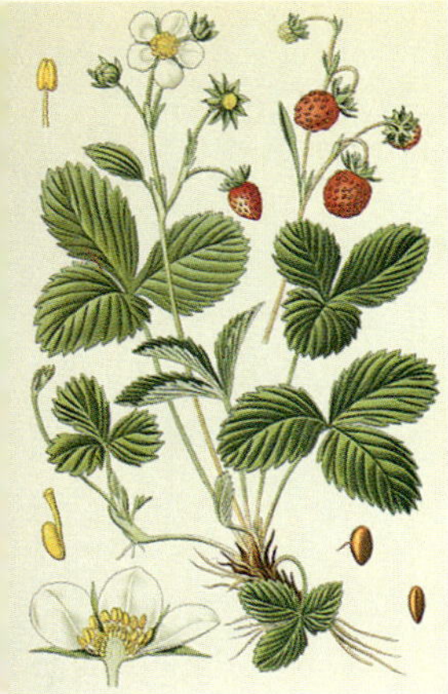

La fraise des bois est l'ancêtre des fraises de culture.

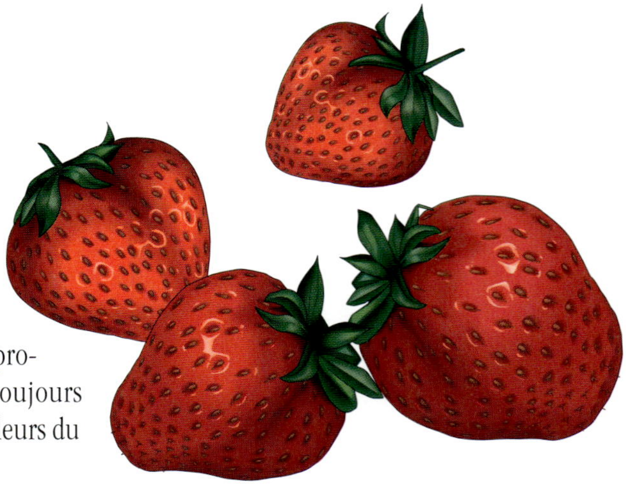

Fruit du fraisier, plante vivace des régions tempérées la plus répandue dans le monde ; certaines variétés de fraises sont originaires des régions tempérées d'Europe, alors que d'autres proviennent d'Amérique du Nord et du Sud. Ce fruit a toujours fasciné par sa saveur exquise ; le mot fraise vient d'ailleurs du latin *fragare* qui signifie « sentir bon ».

La fraise des bois est l'ancêtre des fraises de culture. Elle est petite, juteuse, plus savoureuse et plus parfumée que la fraise cultivée. En 1714, François Amédée Frézier croisa deux variétés de fraises des bois et obtint ainsi d'énormes fraises charnues. Ces dernières se répandirent en Europe et seraient à l'origine, après d'autres croisements, des fraisiers à gros fruits que nous connaissons aujourd'hui. Il en existe plus de 600 variétés qui diffèrent de taille, de texture, de couleur et de saveur.

Le fraisier est une plante basse qui comporte des tiges (stolons) qui courent sur le sol et qui s'y enracinent, produisant de nouveaux plants. Au sens botanique, la fraise n'est pas un fruit. La pulpe que nous consommons est le renflement du pédoncule après la fécondation de la fleur ; les vrais fruits sont en fait les petits grains jaunes, les akènes, disséminés à la surface. Le moment de la récolte et l'utilisation des fraises varient selon les variétés. Des variétés nommées « quatre-saisons » produisent plus d'une fois par année.

Achat

Certaines variétés se prêtent mieux à la congélation, d'autres sont plus savoureuses nature ou supportent mieux la cuisson. Ces caractéristiques sont difficiles à identifier cependant, car elles sont rarement révélées au moment de l'achat.

Choisir des fraises fermes, brillantes et bien colorées. La majorité des fraises sur le marché sont d'un rouge brillant, cela signifie que lorsqu'elles sont ternes, elles manquent de fraîcheur.

Ce fruit supporte très mal la chaleur, les manipulations et le transport. Le moindre choc le meurtrit ; il pourrit alors très rapidement et contamine les autres. Écarter les fraises molles, ternes et moisies. Vérifier l'état des fraises au fond du contenant.

Préparation

Laver les fraises avant de les équeuter, car cette opération cause une blessure d'où s'écoule du jus. Les laver seulement au moment de les utiliser, sans quoi les fraises, très fragiles, pourriront. Utiliser de l'eau froide sans les laisser tremper, sinon les fraises se gorgent d'eau et perdent de la saveur.

Utilisation

Les fraises s'utilisent de multiples façons. Elles sont très souvent consommées nature, entières, coupées ou écrasées. Lorsqu'elles sont bien mûres et bien sucrées, on peut les employer crues et les agrémenter de yogourt ou de crème glacée, les arroser de crème fraîche ou d'alcool, ou les tremper dans une fondue au chocolat. Pour aviver la couleur des fraises cuites, en purée ou en coulis, incorporer un peu de jus d'agrume. On peut aussi ajouter les fraises aux salades de fruits, aux omelettes, à la crème glacée ou aux sorbets. Les fraises moins belles peuvent être cuisinées en tartes, en biscuits, en mousses, en soufflés, en flans, en puddings et en gâteaux. On utilise les fraises à des fins décoratives, pour garnir hors-d'œuvre ou assiettes de fromages.

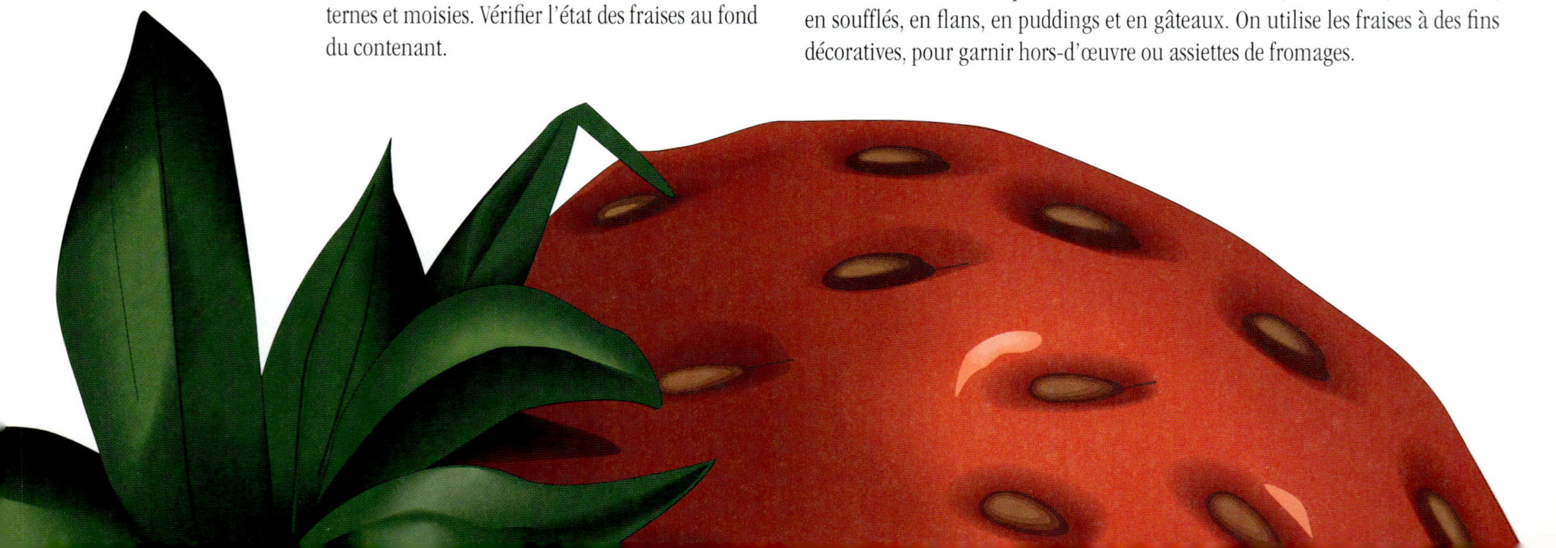

Conservation

Les fraises sont très périssables. Il faut éviter de les exposer au soleil et de les laisser longtemps à la température de la pièce. Réfrigérées, elles se conservent de 2 à 3 jours. Elles se garderont plus facilement si elles ne sont ni entassées, ni lavées, ni équeutées, et si on a pris soin d'enlever les fraises abîmées. Les couvrir pour éviter que leur odeur ne se communique aux aliments environnants. Pour conserver des fraises déjà lavées ou défraîchies, les sucrer légèrement. Les fraises se congèlent facilement (éliminer cependant les fruits peu ou trop mûrs). Les congeler entières, tranchées, en quartiers ou écrasées, avec ou sans sucre.

Les fraises entières perdent moins de leur valeur nutritive (notamment la vitamine C) que les fraises coupées ou écrasées, car une moins grande surface est exposée à l'air. La perte de vitamine C peut cependant être atténuée si on ajoute du jus de citron ou de pomme. L'ajout du sucre n'est pas indispensable mais contribuerait à diminuer légèrement la perte de couleur, tout comme le ferait le jus d'agrume. Toutefois, lorsque les fraises sont additionnées de sucre, veiller à diminuer la quantité de sucre dans les recettes où elles sont utilisées. Les fraises garderont leur forme si on évite de les décongeler complètement.

Fraises au citron

4 PORTIONS

500 g (1 lb) de fraises
3 c. à soupe de sucre
le jus d'un citron

1. Laver, égoutter, équeuter les fraises.
2. Les mettre dans un compotier avec le sucre. Arroser avec le jus de citron.
3. Laisser macérer au frais 2 h avant de servir.

Valeur nutritive

eau	92 %
protéines	0,6 g
matières grasses	0,4 g
glucides	7 g
fibres	2,6 g
calories	30
	par 100 g

La fraise constitue une excellente source de vitamine C, une bonne source de potassium et une source d'acide folique, d'acide pantothénique et de magnésium. On la dit tonique, dépurative, diurétique, reminéralisante et astringente. L'essence des fraises est utilisée dans les soins de beauté pour combattre les rides et les taches de rousseur et pour tonifier la peau.

Les feuilles infusées donnent un astringent doux employé contre la diarrhée, tandis que les fraises consommées en quantité sont laxatives et qu'une infusion de racine de fraisier agirait comme diurétique. Certaines personnes ont une réaction allergique lorsqu'elles consomment des fraises. Cette allergie se manifeste sous forme d'éruption cutanée bénigne et disparaît relativement rapidement.

fraises des bois

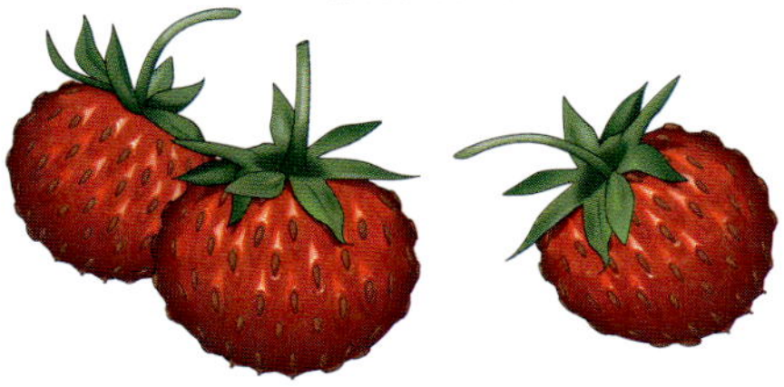

fraises cultivées

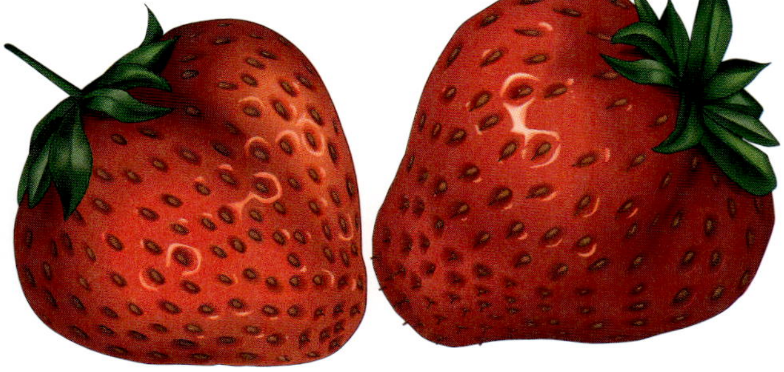

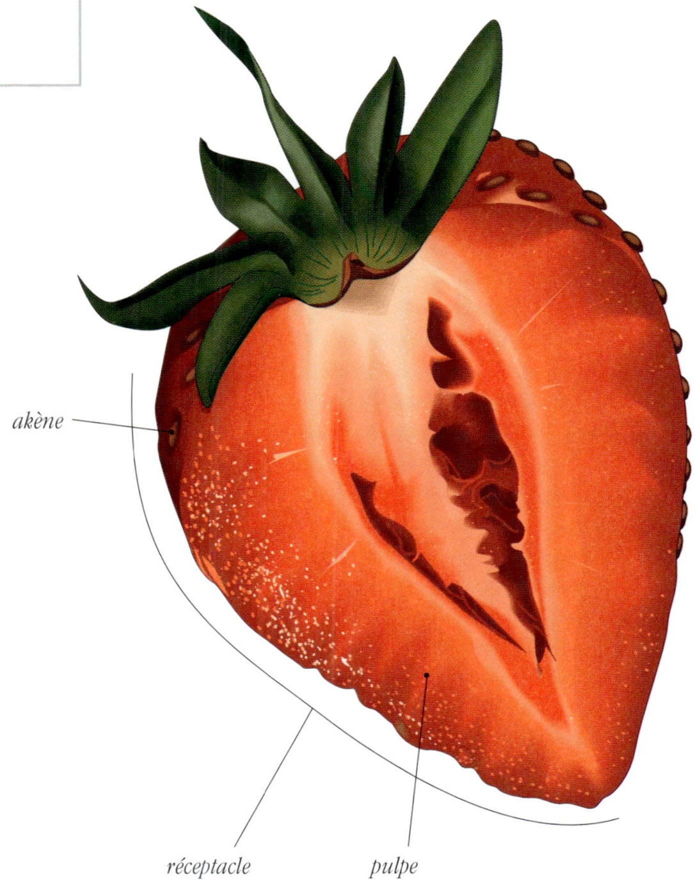

Framboise

Rubus spp, Rosacées

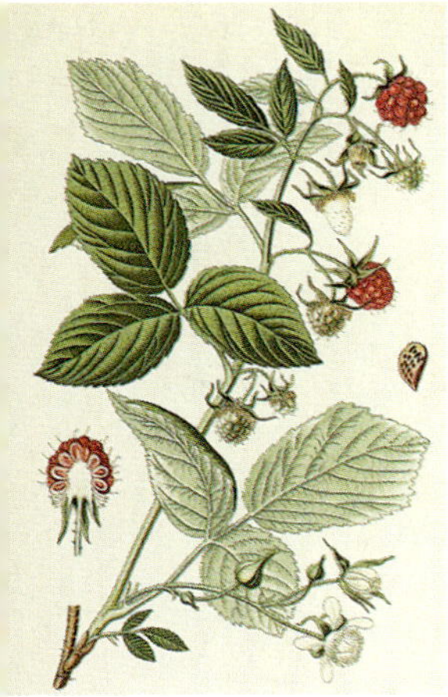

Le framboisier possède des tiges ligneuses garnies d'épines ; ses délicates fleurs blanches donneront naissance aux framboises.

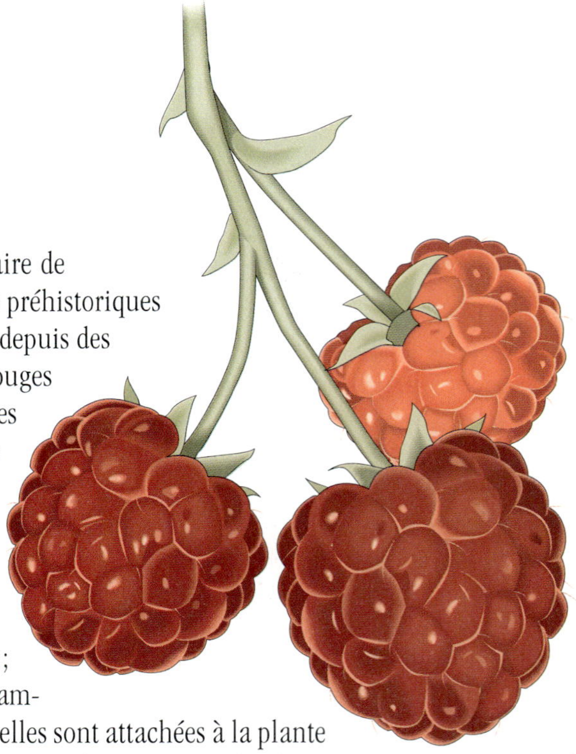

Fruit du framboisier, ronce probablement originaire de l'Asie de l'Est. Des vestiges trouvés dans des sites préhistoriques révèlent que la framboise existe à l'état sauvage depuis des temps immémoriaux. Les premières framboises rouges cultivées en Europe furent les *rubus idaeus*; ces dernières avaient été trouvées durant les croisades aux environs du mont Ida, en Turquie (d'où leur nom de *rubus idaeus*). Par la suite, la culture connut des améliorations au XVIIIe siècle, mais ne se répandit en Europe et en Amérique du Nord qu'au XIXe siècle.

Le framboisier possède des tiges ligneuses garnies d'épines ; ses délicates fleurs blanches donneront naissance aux framboises. Celles-ci ont une cavité centrale, à l'endroit où elles sont attachées à la plante (le réceptacle central). Elles sont composées de nombreux petits fruits juteux reliés les uns aux autres et nommés « drupéoles », car chacun contient une petite graine appelée drupe.

Les framboises sauvages sont plus petites que les framboises cultivées. Habituellement rouges, elles peuvent être noires (sans être des mûres), jaunes, orange, ambrées ou blanches. Sucrées et d'un parfum suave, elles sont moyennement acidulées et plus fragiles que les fraises. Des croisements entre la mûre et la framboise ont donné des fruits qui portent souvent le nom de leur créateur, telles la baie de Logan et la baie de Boysen.

Préparation

Il est fortement déconseillé de laver les framboises, car elles se gorgent d'eau et ramollissent. Les laver uniquement si c'est absolument nécessaire en procédant délicatement et rapidement, au moment de les utiliser. Lorsqu'elles sont fraîchement cueillies, il peut être nécessaire de secouer légèrement les framboises afin de déloger les insectes qui pourraient s'être logés dans leurs cavités, particulièrement la punaise des framboises.

Utilisation

Les framboises s'utilisent comme les fraises ; ces fruits sont d'ailleurs interchangeables dans la plupart des recettes. Pour en faire un coulis, il est plus agréable pour le palais de tamiser les framboises après les avoir passées au mélangeur afin d'éliminer les nombreux petits grains. Le coulis de framboises est intégré à divers aliments, notamment aux gâteaux, aux puddings, à la crème glacée, aux sorbets, aux flans, aux bavarois. On s'en sert aussi pour napper divers aliments auxquels il donne une saveur exquise. Tout comme pour les fraises, incorporer un peu de jus de citron ou d'orange avive la couleur des framboises cuites ou en coulis. Délicieuses nature, les framboises sont aussi souvent servies accompagnées de crème glacée, de yogourt ou de crème fraîche. Elles garnissent bien les salades de fruits, les céréales, les gâteaux ou les crêpes. On en fait des boissons fermentées, des liqueurs et de l'eau-de-vie. On en fait aussi des tartes, des sirops, des confitures, de la gelée, de la compote, du vin, de l'eau-de-vie ou de la bière. Les framboises se conservent en sirop, à l'eau-de-vie ou au naturel. Le jus de framboises sert à parfumer les glaces et les sorbets. Elles aromatisent agréablement le vinaigre.

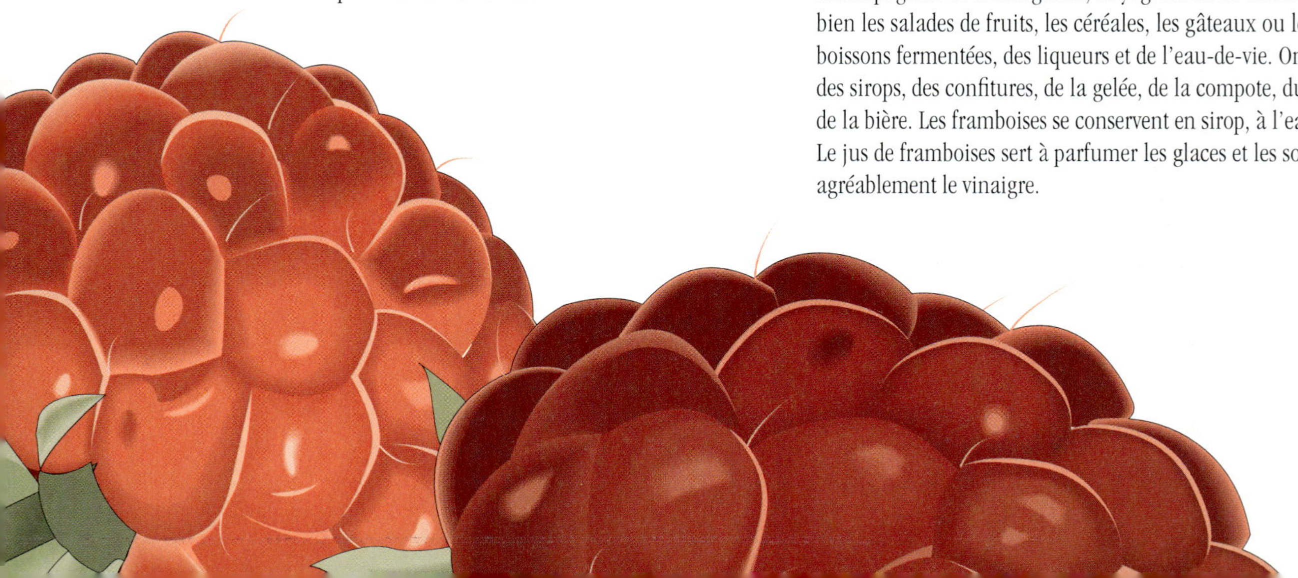

Achat

Les framboises sont fragiles, elles supportent mal la chaleur, les manipulations et le transport. Elles pourrissent rapidement et contaminent les autres. C'est pourquoi elles sont plus souvent disponibles à prix modique, à l'état frais, durant la haute saison, près des lieux de culture. Choisir des framboises fermes et brillantes. Écarter les framboises molles, ternes ou entassées; elles sont soit trop mûres, soit moisies. Lorsque cela est possible, l'idéal est de cueillir les framboises soi-même lorsqu'elles sont mûres, car elles ne mûrissent plus une fois cueillies. Le meilleur moment est le matin; les framboises sont alors plus sucrées et se conserveront plus longtemps.

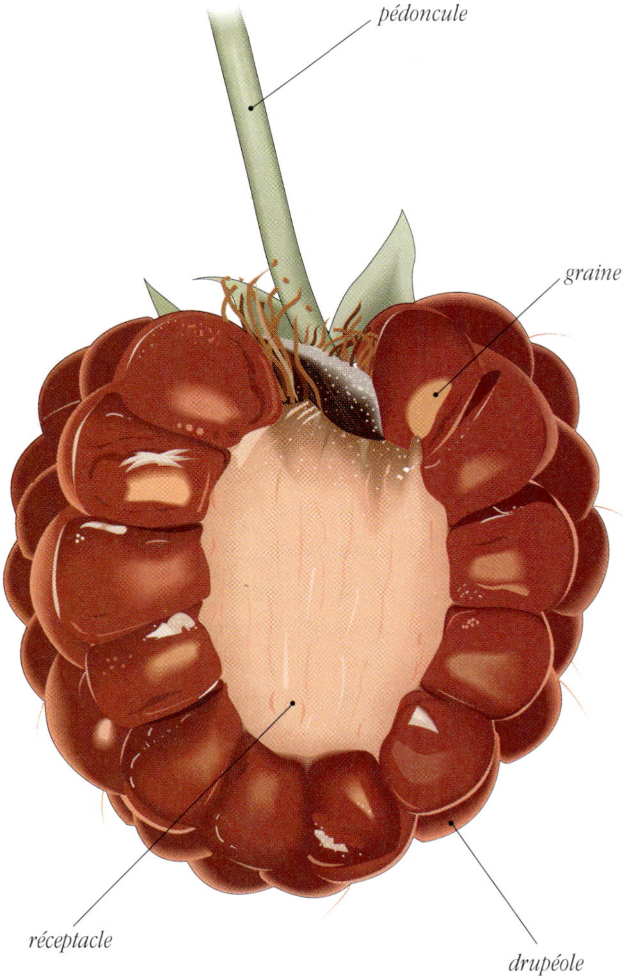

Valeur nutritive

eau	87 %
protéines	0,9 g
matières grasses	0,6 g
glucides	11,5 g
fibres	4,7 g
calories	50
	par 100 g

La framboise est une bonne source de vitamine C, elle contient du potassium et du magnésium ainsi que des traces de calcium et de vitamine A. Les framboises sont également considérées comme une source élevée de fibres. On la dit diurétique, tonique, dépurative, apéritive, sudorifique, stomachique et laxative. Elle soulagerait entre autres les aigreurs d'estomac et la constipation. Les feuilles de framboisier utilisées en infusion auraient des propriétés astringentes, diurétiques, emménagogues et laxatives. Au printemps, les tendres pousses des framboisiers sauvages peuvent être mangées crues, pelées.

Conservation

Les framboises sont très périssables. Éviter de les exposer au soleil et de les laisser longtemps à la température de la pièce. Réfrigérées, elles se conservent un jour ou deux. Elles se garderont plus facilement si elles ne sont pas entassées ni lavées, et si on a pris soin d'enlever les framboises abîmées. Les sucrer légèrement permet de les conserver un peu plus longtemps. Les framboises se congèlent facilement telles quelles ou en coulis, sucrées ou non sucrées.

La perte de vitamine C est atténuée si on congèle les framboises entières ou si on incorpore du jus de citron aux framboises en purée ou en coulis. L'ajout du sucre n'est pas indispensable, mais il contribuerait à diminuer légèrement la perte de couleur, tout comme le ferait le jus de citron. Lorsque l'on ajoute du sucre aux framboises, veiller à diminuer la quantité de sucre dans les recettes où ces framboises sont utilisées. Les framboises garderont leur forme si on évite de les décongeler complètement et pourront être utilisées pour garnir un gâteau, par exemple.

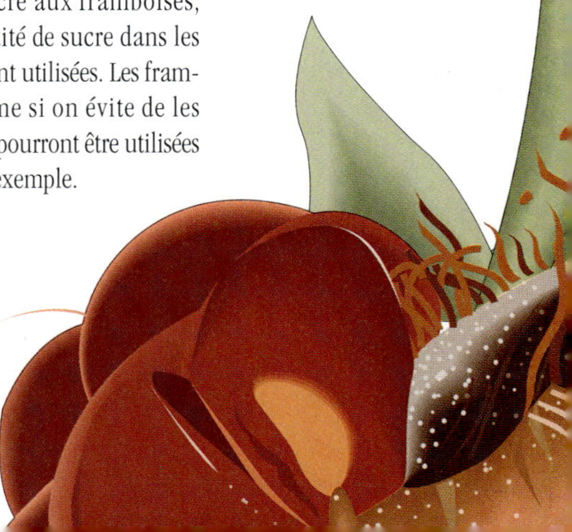

Canneberge

Vaccinium macrocarpon et *Vaccinium oxycoccos,* Éricacées

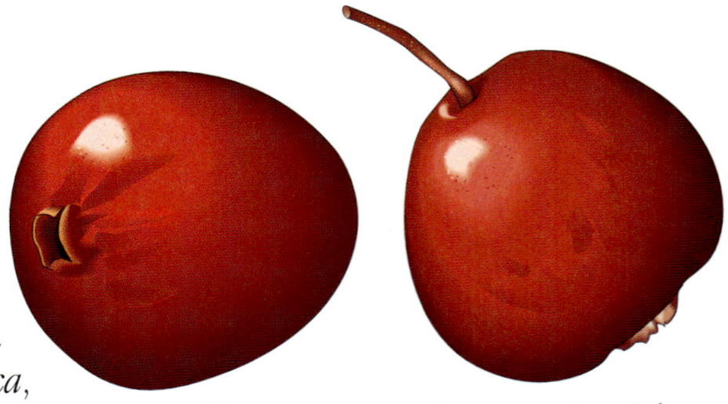

Baie d'Amérique du Nord et d'Europe, la canneberge fait partie d'une grande famille qui comprend notamment le bleuet, la myrtille, l'arbouse et la bruyère. Au Canada, on nomme souvent ce fruit *atoca*, mot d'origine amérindienne. La canneberge est cultivée intensivement aux États-Unis, particulièrement dans l'État du Massachusetts. Au Canada, sa culture à des fins commerciales est plus modeste et plus récente. Ce fruit est peu connu en Europe où il ne pousse qu'une variété sauvage (*Vaccinium oxycoccos*) assez petite.

La canneberge croît sur des arbustes qui affectionnent les terrains humides, sablonneux et bourbeux. Ces arbustes sont formés de plusieurs racines d'où émergent à la verticale des branches ligneuses, semblables à celles des framboisiers. Ils sont très sensibles au froid. Les baies, qui n'apparaissent qu'à la troisième année, ressemblent à des petites cerises. Elles mesurent généralement entre 1 et 2 cm de diamètre. On les récolte habituellement à l'automne, en inondant les champs; les fruits détachés mécaniquement flottent alors à la surface de l'eau. Les canneberges sont juteuses et très acides. Elles renferment de nombreuses petites graines comestibles.

Achat

Choisir des canneberges charnues, fermes et lustrées. Écarter les fruits mous, ratatinés, écrasés, avec des taches blanchâtres ou dont la peau est terne et décolorée.

Valeur nutritive

eau	87 %
protéines	0,4 g
matières grasses	0,7 g
glucides	13 g
fibres	1,4 g
calories	46
	par 100 g

La canneberge contient de la vitamine C et du potassium. Elle renferme divers acides, notamment l'acide oxalique et l'acide citrique, responsables de son goût aigrelet. La canneberge est astringente. On la dit bénéfique pour la circulation sanguine, la peau et le système digestif. On s'en sert dans le traitement des infections urinaires.

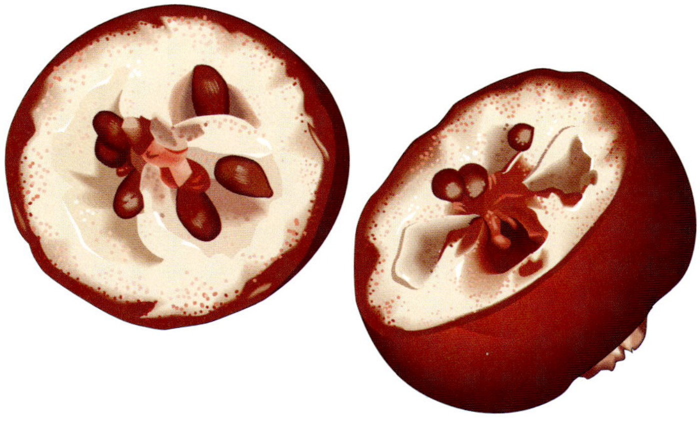

Préparation

Ne laver les canneberges qu'au moment de les utiliser. Retirer les tiges et les canneberges molles, ridées ou moisies.

Utilisation

Il est rare que l'on consomme des canneberges nature parce qu'elles sont trop acides. On les utilise telles quelles dans des aliments qui vont cuire (muffins, pains, gâteaux) ou on les cuit très brièvement, juste le temps qu'elles éclatent, puis on les utilise pour confectionner notamment tartes, sorbets, mousses ou crêpes. Les canneberges sont aussi transformées en compote, en gelée, en confiture ou en chutney. Ces préparations accompagnent souvent la volaille. Les canneberges et la dinde sont inséparables lors des repas traditionnels de l'Action de grâces et de Noël, tant au Canada qu'aux États-Unis. Les canneberges se marient bien avec les agrumes, les pommes et les poires. Leur jus est excellent. Elles assaisonnent pâtés, saucisses et terrines. On peut garnir de canneberges des pommes cuites au four, ou farcir des courges de confiture ou de compote de canneberges.

Cuisson

Cuire les canneberges avec une petite quantité d'eau dans une casserole couverte, car les baies se gonflent sous l'effet de la vapeur et éclatent, à la manière du maïs soufflé.

Conservation

Éviter de laisser les canneberges à la température ambiante, car elles s'endommagent rapidement. Les conserver au réfrigérateur. Les canneberges se congèlent facilement telles quelles, sans sucre. On peut les utiliser sans les décongeler, simplement après les avoir lavées.

On peut aisément déshydrater les canneberges. Les mettre dans un four tiède entrouvert jusqu'à ce qu'elles soient sèches. Pour les réhydrater, les faire tremper plusieurs heures dans de l'eau, du jus ou de l'alcool.

Alkékenge

Physalis alkekengi, Solanacées

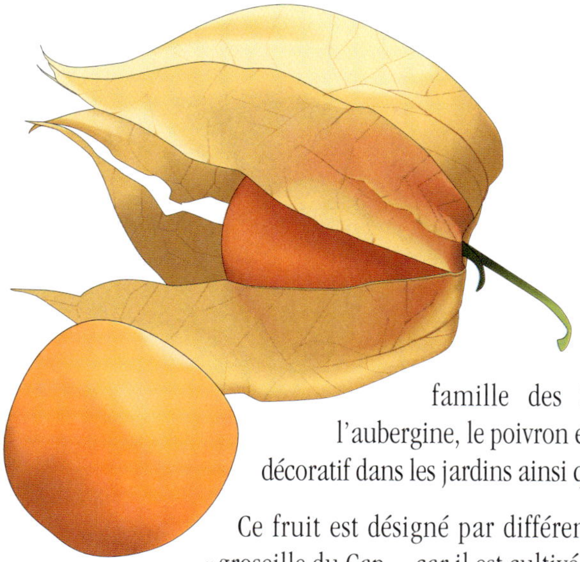

Fruit d'une plante annuelle sur l'origine de laquelle on ne s'entend pas ; certains botanistes mentionnent l'Amérique du Sud, d'autres, l'Europe, la Chine ou le Japon. L'alkékenge pousse facilement, on le retrouve sur les cinq continents. Il appartient à la grande famille des Solanacées, qui comprend notamment la tomate, l'aubergine, le poivron et la pomme de terre. On le cultive souvent pour son aspect décoratif dans les jardins ainsi que pour en faire des bouquets de fleurs séchées.

Ce fruit est désigné par différents noms, notamment celui de « cerise de terre » et de « groseille du Cap », car il est cultivé intensivement au cap de Bonne-Espérance en Afrique du Sud depuis plus d'un siècle. On le nomme également « lanterne chinoise », à cause de la fine membrane de la consistance d'une mince feuille de papier, comme les abat-jour chinois, qui le recouvre. Quant à son nom latin *physalis*, il vient du grec *phusan* qui signifie « gonfler » et fait référence à la forme de sa fleur.

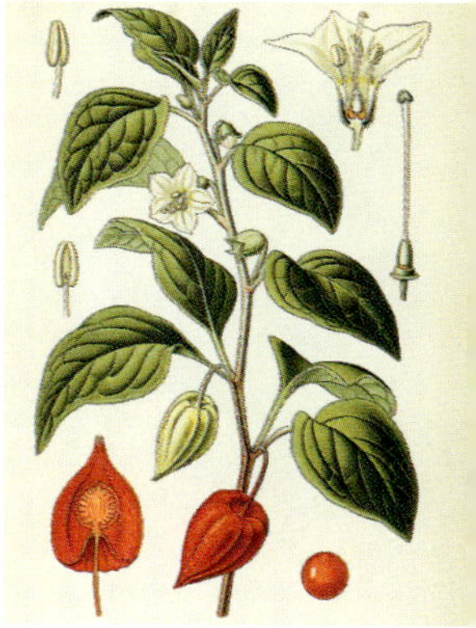

Le nom latin physalis *fait référence à la forme de la fleur et vient du grec* phusan *qui signifie « gonfler ».*

L'alkékenge est une baie rouge, orangée ou jaune verdâtre, de la grosseur d'une cerise. Sa fine membrane (calice) non comestible, de la texture d'une mince feuille de papier, est de couleur sable. Il existe une centaine de variétés de ce fruit peu juteux et sucré avec un léger arrière-goût acidulé et astringent. Il renferme de nombreuses graines comestibles.

Achat

Choisir des fruits fermes, de coloration uniforme et exempts de moisissures. S'ils sont vendus avec leur calice, ce dernier devrait être cassant, indice de la maturité des fruits.

Préparation

Enlever la membrane puis laver le fruit et le pourtour de la tige, car il s'y loge une substance résineuse.

Utilisation

L'alkékenge est habituellement cuit, mais il peut aussi se manger cru. On le consomme tel quel ou dans les salades de fruits et les salades composées. On l'utilise pour faire des tartes, des sorbets et de la crème glacée. Très riche en pectine, on le cuisine en confiture, en gelée ou en marinade. On le transforme en jus.

Conservation

L'alkékenge se conserve au plus 2 jours au réfrigérateur, recouvert d'un linge. Il se congèle facilement, sans son calice. Les baies poursuivent leur maturation à la température de la pièce.

Valeur nutritive

eau	85 %
protéines	2 g
matières grasses	0,7 g
glucides	11 g
calories	53
	par 100 g

L'alkékenge est une source de fer, de niacine et de vitamine A. On le dit fébrifuge, diurétique, et antirhumatismal.

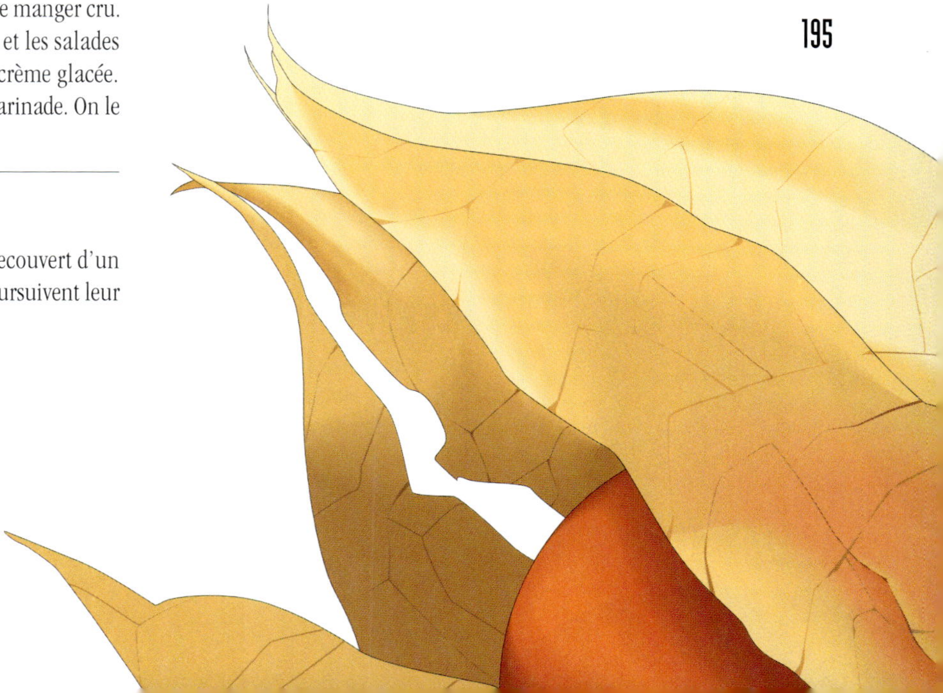

Prune

Prunus spp, Rosacées

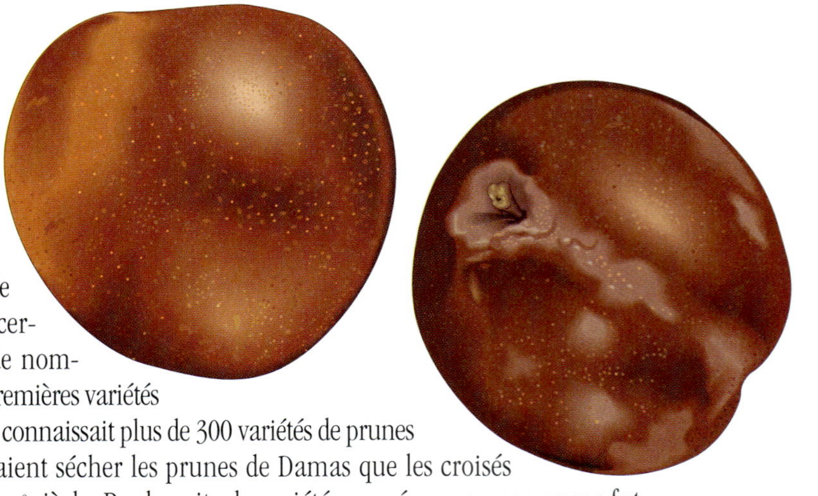

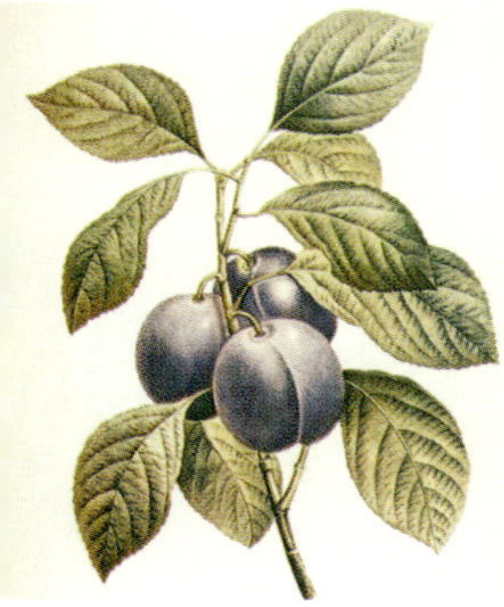

Fruit du prunier, arbre qui serait originaire de Chine. Toutefois le lieu d'origine du prunier est incertain, car on le cultivait dans de nombreuses régions dès la préhistoire. Les premières variétés de prunes avaient une saveur aigre. On connaissait plus de 300 variétés de prunes du temps des Romains. Ceux-ci faisaient sécher les prunes de Damas que les croisés rapportaient en Europe au début du XIIe siècle. Par la suite, la variété européenne ou commune fut apportée en Amérique par les premiers colons au début du XVIIe siècle. Il en existe maintenant plus de 2 000 variétés.

Certaines variétés de prunes peuvent avoir la taille d'une cerise, alors que d'autres sont aussi grosses qu'une nectarine.

Le prunier pousse sous les climats chauds et tempérés. Il atteint habituellement de 4 à 6 m de haut, mais des variétés naines, dont les fruits sont plus faciles à cueillir, ne mesurent que 2 à 3 m. Les feuilles sont généralement ovales, les fleurs sont blanches et apparaissent au printemps avant les feuilles. La chair de la prune prend des teintes de rouge, de jaune, d'orangé ou de jaune verdâtre. Elle peut adhérer au noyau ou s'en détacher plus ou moins facilement. Elle peut être plus ou moins juteuse et parfumée, sucrée ou acidulée, croustillante ou farineuse. Une prune à la chair brunie est moins savoureuse, car elle a souffert du froid. On regroupe habituellement les prunes en six espèces principales :

La **prune européenne** (*Prunus domestica*), nommée aussi prune commune, est de forme ovale, de couleur foncée, bleue ou rouge et de taille moyenne. La peau épaisse à chair ferme est de couleur jaune ou jaune verdâtre. Elle est consommée fraîche ou en conserve, quoique la majorité de la production soit séchée.

La **prune japonaise** (*Prunus salicina*) est de couleur jaune, cramoisie, pourpre ou verdâtre; sa taille est variable, à chair pâle (jaune doré ou verdâtre), juteuse et sucrée. Son sommet plus prononcé lui donne une forme de cœur, sinon elle est de forme ronde. Elle est consommée fraîche ou en conserve.

La **prune américaine** forme un groupe qui comprend plusieurs espèces comme la *Prunus americana*, résistante au froid et dont la pelure et la chair sont de couleur ambre ; on la retrouve sur les côtes ouest et est des États-Unis.

La **prune Damson** (*Prunus insititia*), dont la pelure est bleue et le goût plutôt âpre et acide, est idéale pour la préparation de confitures et de gelées ; ce groupe inclut entre autres les mirabelles.

La **prune ornementale** (*Prunus cerasifera*) est un fruit rouge, qui sert aussi à la préparation de confitures et de gelées.

La **prune sauvage** (*Prunus spinosa*, *Prunus nigra*) est petite, globulaire, bleu noirâtre et acide.

Les plus importants pays producteurs de prunes sont la Russie, la Chine, les États-Unis, la Roumanie et la Yougoslavie. En Amérique du Nord, une grande quantité de prunes proviennent de la Californie qui produit 89 % de la récolte américaine et plus de 140 variétés ; l'espèce japonaise domine : la santa rosa est l'une des plus connues. En France, les variétés les plus courantes sont la reine-claude (dédiée à Claude de France, femme de François Ier), la mirabelle, la quetsche (cultivée surtout en Alsace, d'où son nom d'origine germanique) et la prune d'ente provenant du sud-ouest de la France aussi appelée prune d'Agen, et qui est surtout utilisée déshydratée.

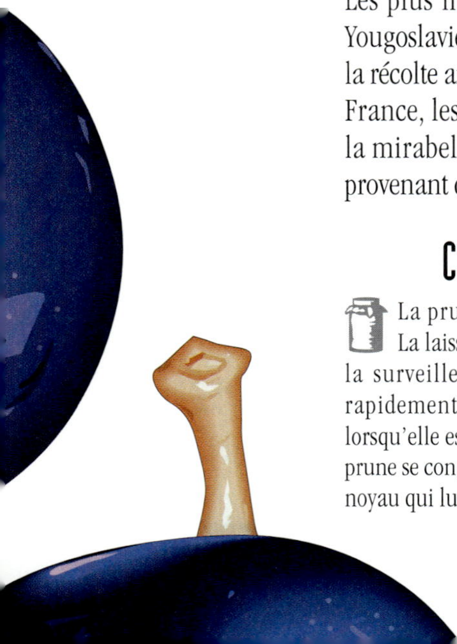

Conservation

La prune est moyennement périssable. La laisser à l'air ambiant si elle doit mûrir, la surveiller cependant car elle mûrit très rapidement. La conserver au réfrigérateur lorsqu'elle est mûre, pendant quelques jours. La prune se congèle bien ; il faut cependant retirer le noyau qui lui donne un goût amer.

Achat

Rechercher des prunes parfumées, à la peau bien colorée, qui cède sous une légère pression des doigts. Une prune dont la peau est encore recouverte de « pruine » (couche poudreuse qui recouvre certains fruits) est signe qu'elle n'a pas été trop manipulée. Écarter les prunes dures et peu colorées, qui ne sont pas encore mûres, ou les prunes très molles, meurtries ou tachées.

Préparation

Il n'est pas nécessaire de peler les prunes, mais si on désire le faire, les plonger environ 30 s dans de l'eau bouillante, puis les refroidir immédiatement à l'eau froide afin d'arrêter l'effet de la chaleur sans toutefois les laisser tremper. Éviter de surcuire les prunes, car elles se transforment rapidement en bouillie.

Tarte aux prunes

4 À 6 PORTIONS

1 abaisse de pâte brisée de 23 cm (9 po), non cuite
750 g (1½ lb) de prunes
180 ml (¾ de tasse) de sucre
125 ml (½ tasse) d'amandes effilées
gelée d'abricots

1. Préchauffer le four à 180 °C (350 °F).
2. Beurrer et fariner un moule de 23 cm (9 po). Le garnir d'une abaisse de pâte brisée. En piquer le fond avec une fourchette et faire cuire à blanc 5 min.
3. Laver les prunes, les couper en deux, les dénoyauter.
4. Poudrer l'abaisse de 3 c. à soupe de sucre. Disposer les demi-prunes sur l'abaisse, face bombée contre le fond. Poudrer avec le reste du sucre. Faire cuire au four à 200 °C (400 °F) 30 min ou jusqu'à ce que la croûte soit dorée et les prunes, tendres et caramélisées.
5. À la sortie du four, étaler la gelée d'abricots fondue sur les fruits et répartir dessus les amandes grillées.

Valeur nutritive

eau	85 %
protéines	0,8 g
matières grasses	0,6 g
glucides	13 g
fibres	1,6 g
calories	55
	par 100 g

La prune est une bonne source de potassium et contient de la vitamine C et de la riboflavine. Elle est réputée pour ses propriétés laxatives, qui sont fortement augmentées lorsqu'elle n'est pas mûre. On la dit énergétique, diurétique, désintoxiquante et stimulante.

Utilisation

La prune fraîche est excellente nature. On la mange telle quelle ou on l'ajoute aux salades de fruits. Cuite, elle s'apprête de diverses façons, notamment en confiture, en gelée et en compote. Elle accompagne très bien le porc, le gibier et la volaille et peut aussi se transformer en sauce aigre-douce. Elle est délicieuse dans les tartes, les gâteaux, les puddings, les muffins et la crème glacée. Elle peut remplacer la cerise fraîche dans la plupart des desserts. Les prunes sont mises en conserve, confites, déshydratées, conservées dans le vinaigre (notamment la quetsche), réduites en jus, transformées en eau-de-vie (prunelle, mirabelle) ou en vin. On nomme les prunes déshydratées « pruneaux ».

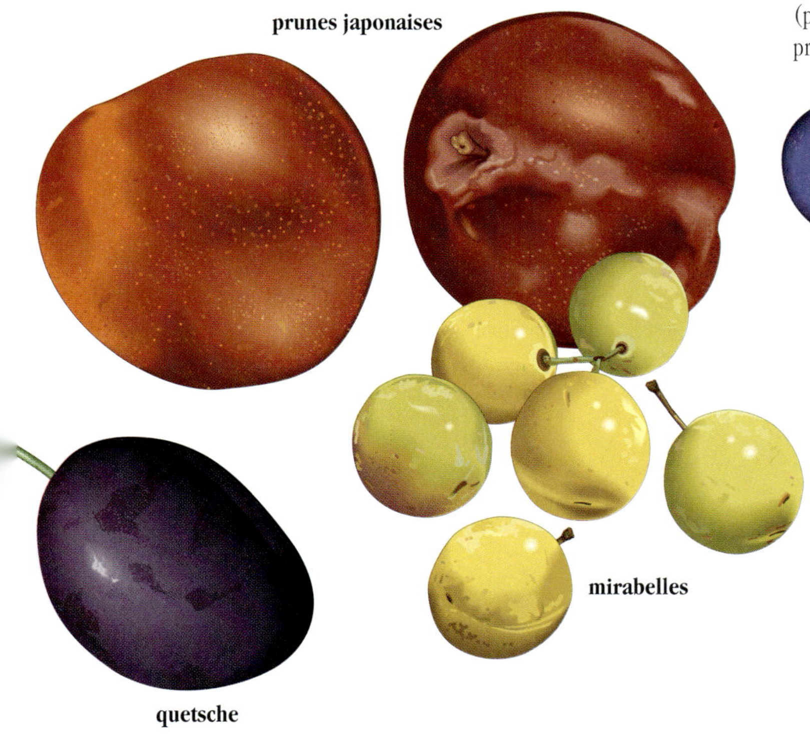

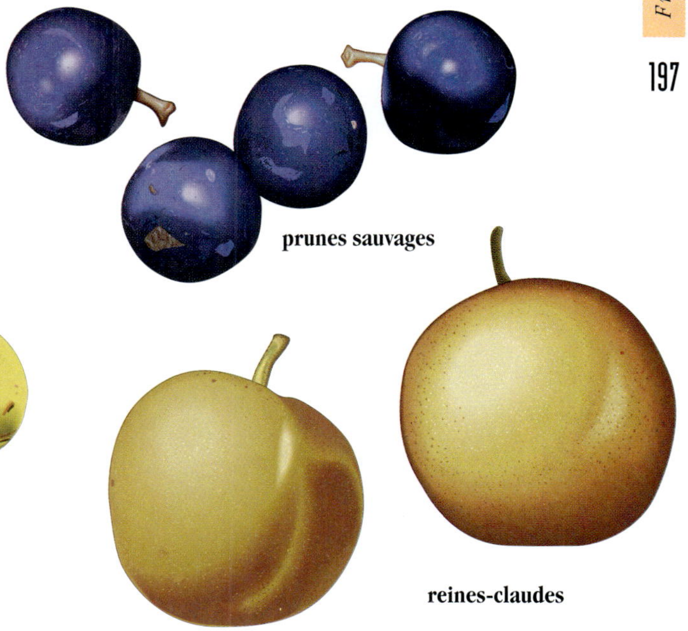

Pruneau

Prunus domestica, Rosacées

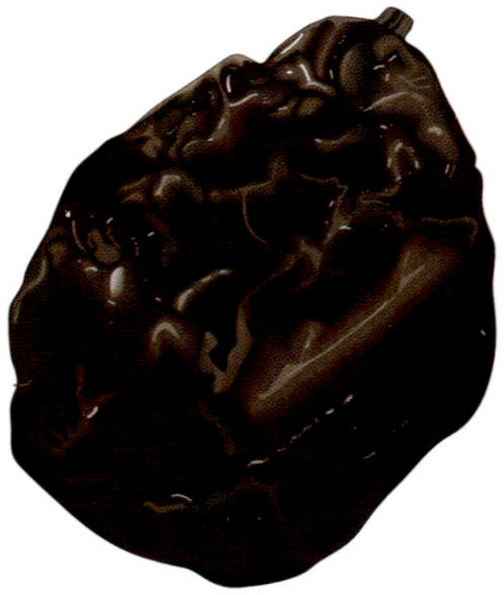

Prune déshydratée. Il n'y a que certaines variétés de prunes qui se prêtent à la déshydratation, dont la prune d'ente aussi appelée prune d'Agen. Le pruneau est une variété de prune qui donne de bons résultats pour la déshydratation sans qu'il soit nécessaire de retirer le noyau. Les prunes que l'on destine à la déshydratation ont généralement une chair ferme et un contenu élevé en sucre.

Les prunes furent longtemps séchées au soleil. Les méthodes industrielles actuelles utilisent des fours où la température, la circulation d'air et le degré d'humidité sont contrôlés. Une déshydratation au four efficace peut se faire en 3 ou 4 jours, le fruit ne contient plus alors que 18 à 19 % d'eau. Des dessiccateurs plus performants peuvent le faire en 12 à 24 h. Pour obtenir 1 kg de pruneaux, on doit utiliser au départ 2,5 kg de prunes fraîches. À partir des pruneaux, on produit aussi du jus de pruneaux.

Valeur nutritive

eau	32 %
protéines	2,6 g
matières grasses	0,5 g
glucides	63 g
fibres	7 g
calories	239
	par 100 g

Les pruneaux sont une excellente source de potassium, une bonne source de cuivre, de vitamine A, de fer, de magnésium et de vitamine B_6; ils contiennent de la vitamine B_{12}, de la niacine, de l'acide pantothénique, du phosphore, du zinc, de la vitamine C et du calcium. Les pruneaux ont une action laxative, particulièrement efficace si les fruits ont trempé et sont consommés avant le sommeil. Le jus a des propriétés similaires.

Achat

Les pruneaux sont vendus dénoyautés ou non. Leur grosseur et leur qualité sont variables. Choisir des pruneaux bien noirs, brillants, moelleux et charnus, non poisseux ni moisis. S'ils sont secs, c'est qu'ils sont vieux. Cela peut aussi signifier que les pruneaux n'ont pas été traités à l'aide d'additifs.

Utilisation

Les pruneaux sont souvent consommés tels quels ou cuits en compote. On les incorpore entiers ou en morceaux dans les sauces, gâteaux, biscuits, muffins, puddings. Les pruneaux sont également délicieux pour accompagner le lapin (un classique) et le porc, ainsi que la volaille et le gibier. Le pruneau est souvent utilisé avec l'agneau dans la cuisine du Proche-Orient et de l'Iran. Tremper les pruneaux dans de l'eau, du jus ou de l'alcool peut remplacer ou abréger le temps de cuisson. Lorsque des pruneaux sont trop desséchés, il suffit de les faire tremper dans de l'eau bouillante, puis de les égoutter et éponger avant de les utiliser.

Pour faire une compote de pruneaux, le sucre ne doit être ajouté qu'en fin de cuisson, sinon le fruit ne pourra absorber l'humidité. L'amande nichée dans le noyau du pruneau contient une substance toxique : l'acide cyanhydrique. C'est pourquoi on peut consommer l'amande mais en petite quantité seulement.

Conservation

Conserver les pruneaux à l'abri de l'air et des insectes, dans un endroit ni trop humide ni trop sec. Les réfrigérer prolonge leur conservation.

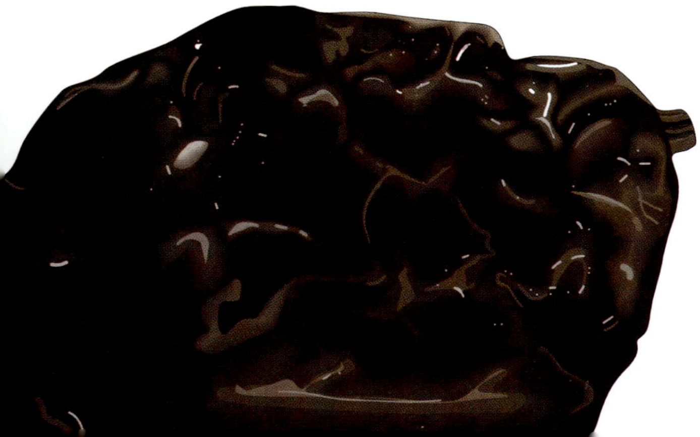

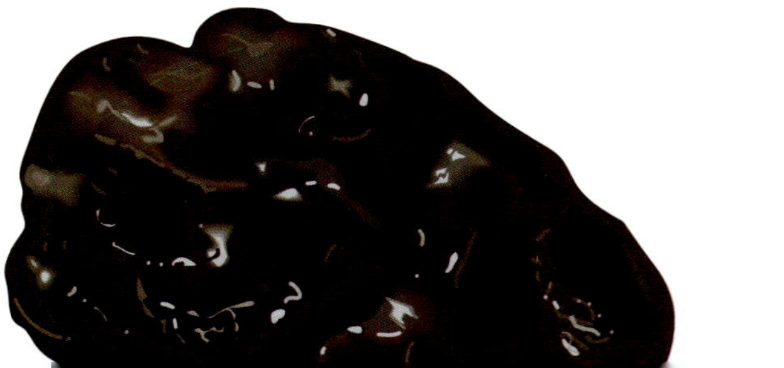

Nectarine

Prunus persica var. *nectarina,* Rosacées

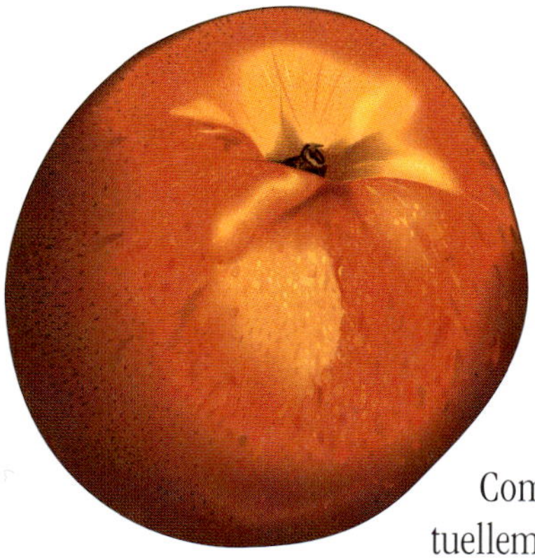

Fruit originaire de Chine, la nectarine ressemble à la pêche et appartient à la même famille. La nectarine (forme *scleronucipersica*) est une pêche à peau lisse et à noyau libre; le brugnon (forme *aganonucipersica*) est une pêche à peau lisse et à noyau adhérent. Commercialement, le terme nectarine désigne les deux espèces. On croit habituellement que le brugnon et la nectarine viennent d'un croisement de la pêche et de la prune, mais il s'agirait en fait de mutations relativement récentes de pêches duveteuses. Des découvertes récentes tendent à prouver qu'ils existaient en Chine il y a plus de 2 000 ans.

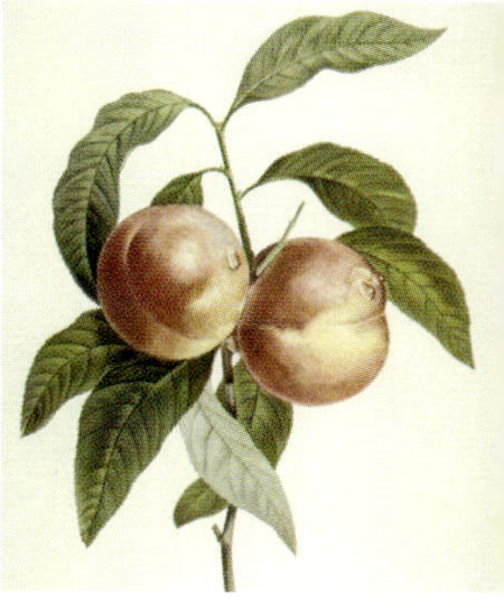

La nectarine et le brugnon se distinguent de la pêche par leur peau lisse plus colorée et par leur chair un peu plus savoureuse.

Il existe plusieurs variétés de ces fruits. Aux États-Unis seulement, 85 variétés ont été créées depuis le début des années 50. Leur période de maturation s'étend du printemps à l'automne. La nectarine et le brugnon se distinguent de la pêche par leur peau lisse plus colorée et par leur chair un peu plus savoureuse. Leur chair blanche ou jaune peut être rouge près du noyau. Elle est ferme, juteuse, sucrée et légèrement aigrelette.

Achat

Les nectarines et les brugnons sont très fragiles; on les cueille souvent lorsqu'ils sont à maturité mais encore durs. Choisir des fruits parfumés et pas trop durs, exempts de taches, de gerçures et de meurtrissures. Écarter les fruits verdâtres car ils ont été récoltés trop tôt et mûriront mal. De plus, le contenu en sucre des fruits cueillis avant d'être murs n'augmente plus après la cueillette.

Préparation

Pour empêcher la chair de ces fruits de s'oxyder, la consommer sans délai ou l'arroser d'un peu de jus de citron ou de lime, de vin, de vinaigre ou de vinaigrette, selon l'usage que l'on en fera. Il n'est pas nécessaire de peler les nectarines et les brugnons, mais si on le désire, il suffit de les plonger environ une minute dans l'eau bouillante, puis de les refroidir immédiatement à l'eau froide afin d'arrêter l'effet de la chaleur sans toutefois les laisser tremper.

Conservation

Manipuler les nectarines et les brugnons avec soin car ils s'endommagent facilement. Les laver uniquement avant de les utiliser. Les conserver non entassés pour éviter qu'ils ne pourrissent et ne contaminent les autres. Laisser les fruits à la température de la pièce s'ils doivent mûrir. Les mettre dans un sac de papier pour accélérer le processus. Les nectarines et les brugnons se conservent quelques jours à la température de la pièce et un peu plus longtemps réfrigérés. Les sortir du réfrigérateur quelque temps avant de les consommer, ils seront plus savoureux.

Ces fruits se prêtent bien à la mise en conserve et à la congélation. Prendre soin cependant d'enlever le noyau, qui donne un goût amer, et de les peler en les blanchissant. Lorsque les fruits sont très mûrs, les congeler en compote ou en purée. Ajouter du jus de citron empêche la décoloration des fruits.

Utilisation

Ces fruits sont excellents nature. Ils peuvent aussi être cuits, déshydratés, mis en conserve, confits ou congelés. Ils s'apprêtent comme la pêche, qu'ils peuvent remplacer dans la plupart des recettes. On les met notamment dans les tartes, les salades de fruits, les gâteaux, le yogourt, la crème glacée, les sorbets et les crêpes. On les transforme en gelée, en confiture, en marinade, en jus, en liqueur et en eau-de-vie.

Valeur nutritive

eau	86 %
protéines	0,9 g
matières grasses	0,4 g
glucides	12 g
fibres	1,6 g
calories	49
	par 100 g

La nectarine est une bonne source de potassium; elle contient de la vitamine C et de la vitamine A.

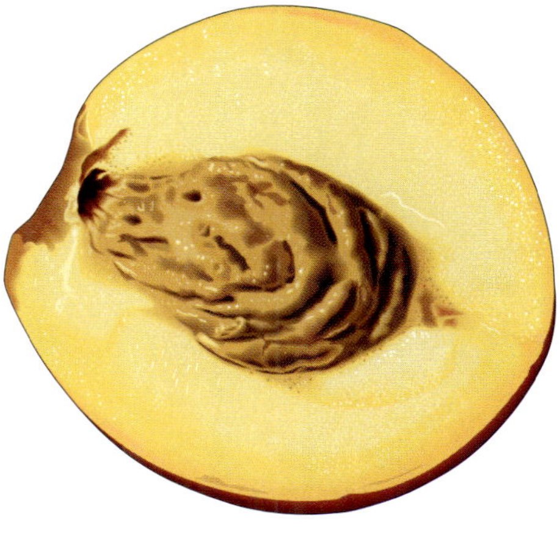

Pêche

Prunus persica, Rosacées

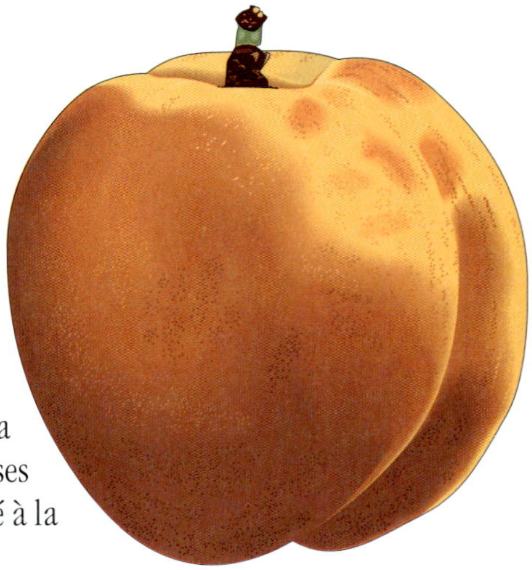

Fruit du pêcher, arbre originaire de Chine. Les Occidentaux auraient découvert la pêche en Perse lors de la conquête d'Alexandre le Grand. Ils crurent qu'elle venait de cette région où elle était très abondante et ils la nommèrent *persica*. Les Chinois cultivent la pêche depuis la haute Antiquité. Fascinés par la douceur et la saveur exquise de ce fruit, ils ont créé de nombreuses légendes et superstitions le concernant. Ils ont notamment attribué à la pêche le pouvoir de rendre immortel.

La pêche est proche parente de l'abricot, de l'amande, de la cerise et de la prune. Le pêcher peut mesurer de 5 à 8 m. Ses feuilles sont caduques et il produit de magnifiques fleurs roses qui poussent avant les feuilles au printemps. Il préfère les climats chauds mais certains hybrides supportent des conditions plus fraîches. Les plus grands producteurs de pêches sont l'Italie, les États-Unis, la Chine et la Grèce. La peau comestible de la pêche est plus ou moins mince, duveteuse et jaunâtre. Dans certaines variétés, elle est teintée de cramoisi et ce, même si la pêche n'est pas mûre. Cela n'est pas un indice de qualité, c'est une caractéristique génétique. La chair de la pêche est jaune ou blanc verdâtre. Les variétés à la chair blanche sont plus fragiles mais plus sucrées et plus juteuses. Elles occupent environ 30 % du marché en France alors qu'en Amérique du Nord elles sont peu commercialisées.

La pêche possède une chair juteuse, sucrée et parfumée qui est plus ou moins ferme. Elle entoure un noyau ovale et ligneux qui mesure environ 3 cm de longueur. Ce noyau peut être adhérent (variété pavie), semi-adhérent ou libre. Il renferme une amande qui contient de l'acide cyanhydrique, une substance toxique. On peut consommer l'amande mais en petite quantité. Certaines variétés de pêches sont hâtives tandis que d'autres sont tardives.

Achat

Les pêches pourrissent facilement, même quand elles ne sont pas mûres. Il est préférable d'acheter seulement la quantité que l'on prévoit consommer rapidement. Choisir des pêches parfumées et pas trop dures, exemptes de taches, de gerçures et de meurtrissures. Écarter les pêches verdâtres, car elles ont été récoltées trop tôt et mûriront mal. De plus, des fruits cueillis avant maturité ne peuvent être aussi sucrés, car la teneur en sucre n'augmente plus après la cueillette.

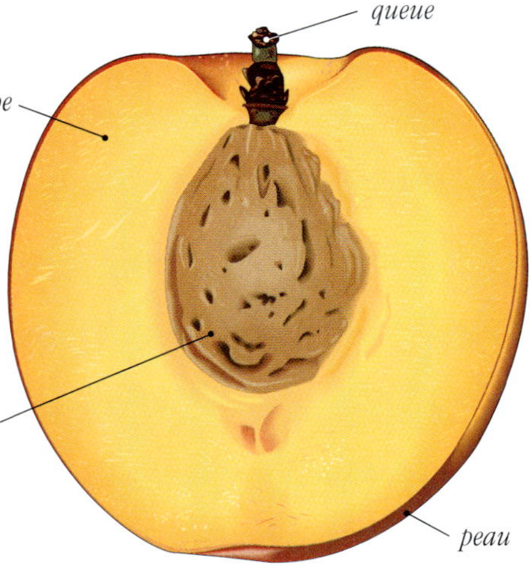

Pêches Melba

4 PORTIONS

4 pêches fraîches
250 ml (1 tasse) de framboises
500 ml (2 tasses) de crème glacée à la vanille
160 ml (⅔ de tasse) de sucre
500 ml (2 tasses) d'eau
½ lime
2 c. à soupe d'amandes effilées
1 c. à soupe de kirsch ou d'eau-de-vie de framboise (facultatif)
1 c. à soupe de sucre

On peut préparer cette recette avec des pêches au sirop en conserve.

1. Ébouillanter les pêches, les peler, les couper en deux et les dénoyauter.
2. Préparer un sirop avec l'eau et le sucre. Amener à ébullition et y faire pocher les pêches pendant 8 min. Laisser refroidir dans le sirop puis les égoutter. Réserver au réfrigérateur.
3. Préparer le coulis de framboises : passer les framboises au mélangeur puis au tamis fin. Ajouter le jus d'une demi-lime, le kirsch ou l'eau-de-vie de framboise ainsi que la cuillérée à soupe de sucre.
4. Répartir la crème glacée dans 4 coupes. Disposer dessus les demi-pêches. Napper avec le coulis de framboises. Parsemer d'amandes effilées.

Préparation

Pour peler les pêches, les plonger une minute dans de l'eau bouillante, puis les refroidir immédiatement à l'eau froide afin d'arrêter l'effet de la chaleur sans toutefois les laisser tremper. Pour faciliter l'opération, déposer les pêches dans l'eau bouillante à l'aide d'une passoire.

La chair des pêches s'oxyde et brunit lorsqu'elle vient en contact avec l'air. Pour empêcher l'oxydation, la consommer ou la cuisiner immédiatement, ou l'arroser de jus de citron, d'orange ou de lime ou d'alcool.

Utilisation

Excellente nature, la pêche peut aussi être cuite, déshydratée, mise en conserve, confite ou congelée. Elle entre notamment dans la préparation de tartes, crêpes, gâteaux, salades de fruits, yogourt, glaces, sorbets ou soufflés.

La pêche Melba est un dessert classique. Il fut créé en 1892 par le célèbre cuisinier français Escoffier en l'honneur de la cantatrice australienne Nelly Melba. La présentation classique consiste en une demi-pêche pochée au sirop, dressée dans une coupe de glace à la vanille et nappée de purée de framboises.

On transforme la pêche en gelée, en confiture, en marinade, en jus, en compote, en liqueur et en eau-de-vie. Elle accompagne des mets salés, notamment les fruits de mer, la volaille et le porc. Elle est délicieuse arrosée de vinaigrette. On peut déshydrater les pêches en purée.

Conservation

Manipuler les pêches avec soin car elles s'endommagent rapidement dès qu'elles sont meurtries. Les laver uniquement avant de les utiliser et les conserver non entassées, pour éviter qu'elles pourrissent. Laisser les pêches à la température de la pièce si elles ne sont pas tout à fait mûres. Les mettre dans un sac de papier si l'on désire accélérer le mûrissement tout en veillant à ce qu'elles ne pourrissent pas. Les pêches ne se conservent guère plus de 3 ou 4 jours à la température de la pièce et un peu plus longtemps réfrigérées. Les sortir du réfrigérateur quelque temps avant de les consommer afin qu'elles soient plus savoureuses.

Les pêches se prêtent bien à la mise en conserve et à la congélation. Enlever cependant le noyau qui donne un goût amer. Lorsque les fruits sont très mûrs, les congeler en compote ou en purée. L'ajout de jus de citron empêchera les pêches de noircir.

Valeur nutritive

	fraîche	*déshydratée*
eau	88 %	31 %
protéines	0,7 g	3,6 g
matières grasses	0,1 g	0,8 g
glucides	11 g	61 g
fibres	1,6 g	8,2 g
calories	43	240
		par 100 g

La pêche est une bonne source de potassium ; elle contient de la vitamine C, de la vitamine A et de la niacine. La pêche est très souvent enduite d'une très mince pellicule de cire par les producteurs, ce qui prolonge sa durée de conservation ; il est important de bien la laver avant de la consommer. Elle se digère facilement sauf si elle n'est pas mûre. On la dit diurétique, stomachique et légèrement laxative.

Lorsque la pêche est déshydratée, ses éléments nutritifs sont concentrés. Elle est riche en potassium et en fer ; elle est une bonne source de vitamine A, de niacine, de cuivre, de magnésium, de riboflavine ; elle contient du phosphore, de la vitamine C et du zinc. La pêche déshydratée contient souvent un additif (anhydride sulfureux, sorbate de potassium, acide sorbique ou bisulfite de sodium) qui avive sa couleur et augmente sa durée de conservation.

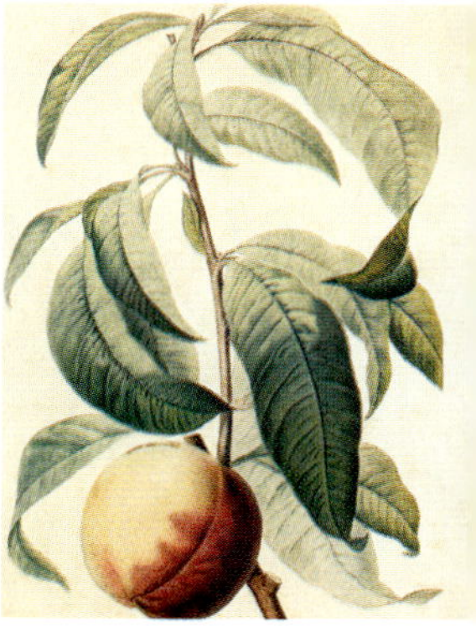

La peau de la pêche est plus ou moins mince, duveteuse et jaunâtre. Dans certaines variétés, elle est teintée de cramoisi et ce, même si le fruit n'est pas mûr.

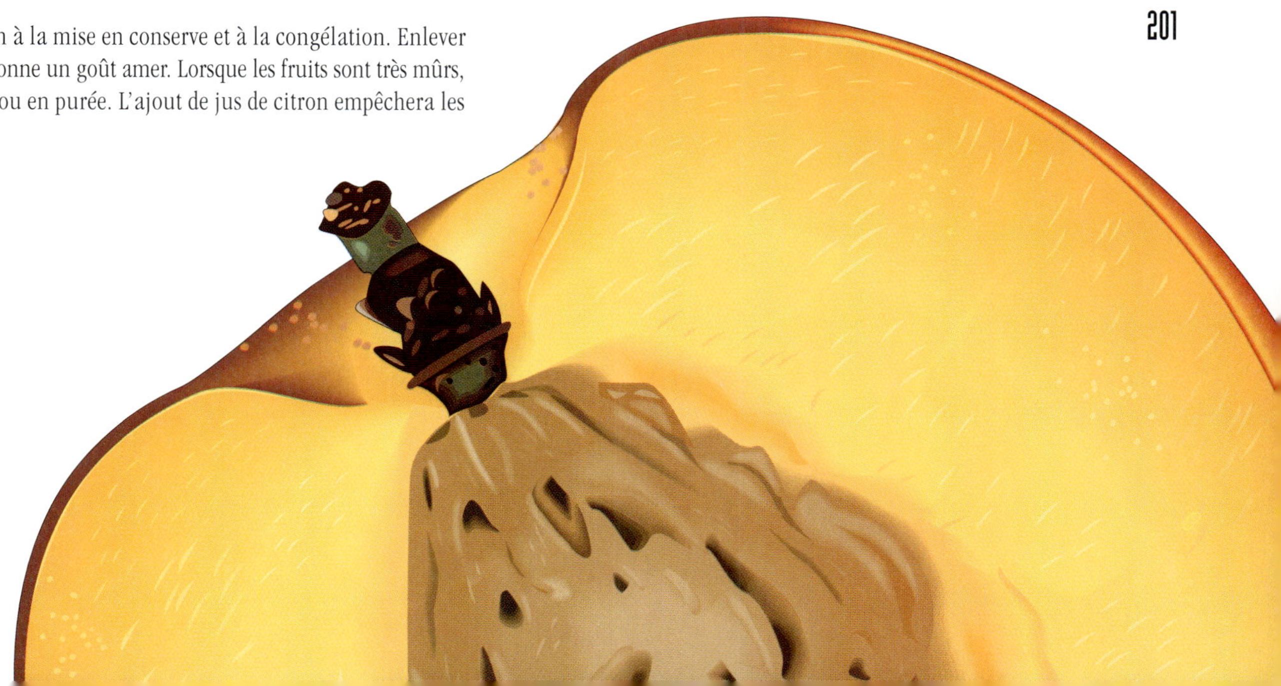

Cerise

Prunus spp, Rosacées

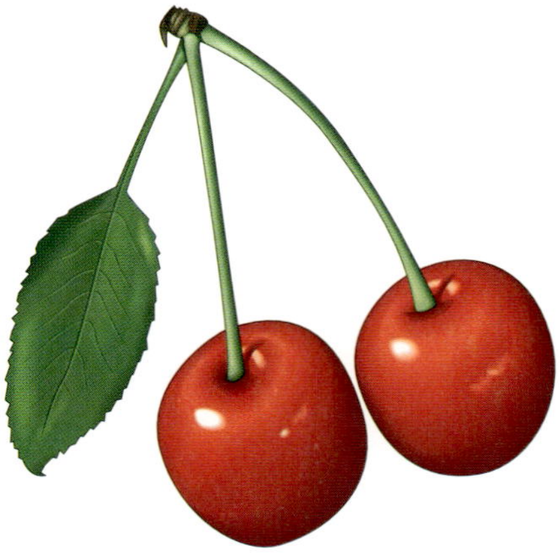

Fruit du cerisier, arbre qui serait originaire d'Asie du Nord-Est. Il est difficile d'établir avec certitude le pays d'origine du cerisier, car on cultivait la cerise dans de nombreuses régions dès la préhistoire. Les oiseaux, très friands des cerises, ont contribué à répandre le cerisier à travers le monde au fil de leurs migrations.

Le cerisier appartient à une grande famille, qui comprend notamment l'abricotier, le pommier, le prunier et le pêcher. Il peut atteindre 20 m de haut. Les producteurs le taillent habituellement à des proportions plus modestes afin d'en faciliter la cueillette. Tôt au printemps, le cerisier se couvre de magnifiques fleurs blanches.

Les cerises sont des drupes arrondies, charnues et juteuses, à la peau lisse. Elles sont suspendues à de longs et fins pédoncules (queues), qui sont rattachés en grappes sur l'écorce. Les cerises sont divisées en cerises douces, en cerises acides et en cerises sauvages.

La **cerise douce** (*P. avium*) est charnue et sucrée. Elle est parfois de couleur jaune, mais elle est habituellement rouge clair ou rouge foncé. Globulaire, en forme de cœur ou oblongue, elle a une peau fine. Il en existe plus de 500 variétés. La plus connue en Amérique du Nord est la **Bing** qui est très juteuse.

En France, les cerises les plus répandues sont les **bigarreaux**, en forme de cœur, à la chair ferme et croquante de couleur rouge ou jaune, teintée de vermillon, et les **guignes**, rouges ou noires, à la chair molle, très sucrée et savoureuse. Certaines variétés de guignes entrent dans la confection du kirsch.

La **cerise acide** ou **cerise surette** (*P. cerasus*) est habituellement rouge foncé ; elle pousse plus facilement sous les climats rigoureux. Il en existe plus de 250 variétés, dont la **Montmorency**, de taille moyenne, acidulée et molle, et la **griotte**, plus petite. Ces cerises sont plus souvent cuites que consommées fraîches. Leur parfum délicat aromatise entre autres conserves, confitures, tartes, clafoutis et diverses liqueurs.

La **cerise sauvage** (*P. avium*) noirâtre, petite et peu charnue, laisse dans la bouche un goût pâteux, à cause de ses propriétés astringentes. Elle est produite par le cerisier de Pennsylvanie et le cerisier de Virginie. On la connaît aussi sous le nom de merise, particulièrement en Europe.

Achat

Les cerises sont cueillies mûres, car elles ne mûrissent plus après la récolte. Choisir des cerises charnues, fermes, luisantes et bien colorées, dont les queues ne sont pas desséchées. Écarter les cerises dures, petites et pâles car elles ne sont pas à maturité, ou les cerises molles, meurtries, ratatinées ou tachées de brun, qui manquent de fraîcheur.

Utilisation

Les cerises sont délicieuses nature. On les consomme aussi cuites, séchées, confites, en conserve, macérées dans de l'alcool ou distillées. On met les cerises dans les salades de fruits, les flans, les sorbets, les tartes, les clafoutis, la crème glacée et le yogourt. Elles sont indispensables dans le gâteau forêt-noire et les gâteaux aux fruits sous forme confite. On cuit les cerises en compote ou en confiture. On les transforme également en vin ou en eau-de-vie (le kirsch d'Alsace, le marasquin d'Italie, le ratafia de Provence). Les cerises accompagnent le gibier et la volaille.

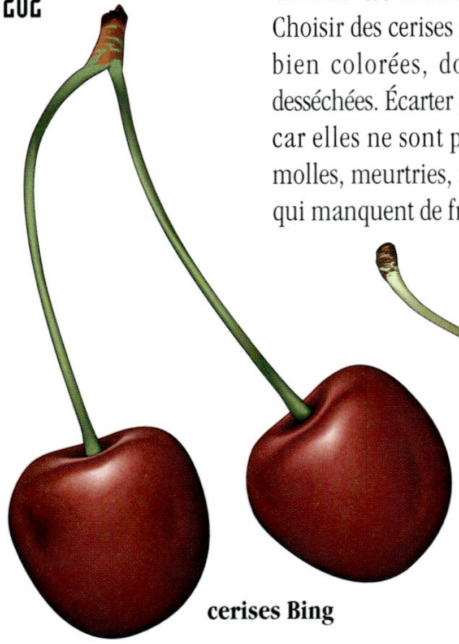

cerises Bing

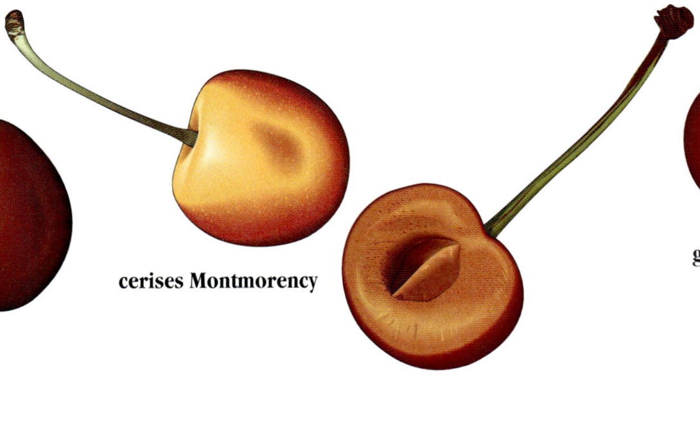

cerises Montmorency

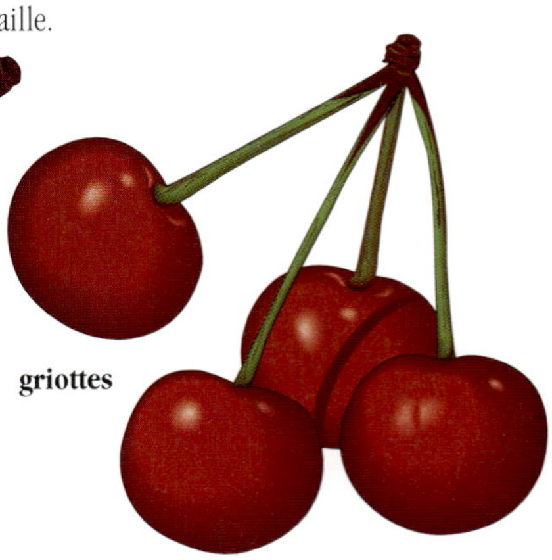

griottes

Clafoutis

4 PORTIONS

500 g (1 lb) de cerises noires
80 ml (⅓ de tasse) de farine
60 ml (¼ de tasse) de sucre
3 œufs
250 ml (1 tasse) de lait
1 pincée de sel
½ c. à thé d'extrait de vanille

1. Préchauffer le four à 190 °C (375 °F).

2. Laver, égoutter, équeuter et dénoyauter les cerises. Les disposer dans un plat à gratin beurré. Les saupoudrer de la moitié du sucre.

3. Dans un bol, mélanger la farine, le sel et le reste du sucre. Fouetter en incorporant les œufs un à un, puis le lait froid, enfin la vanille. Cette pâte doit avoir une consistance lisse.

4. Verser délicatement la préparation sur les cerises. Mettre au four. Laisser cuire 45 min ou jusqu'à ce que le dessus gonfle et dore. Saupoudrer d'un peu de sucre.

Servir tiède ou froid.

Conservation

Il faut réfrigérer les cerises dès qu'elles sont mûres car elles sont fragiles et périssables. Elles se conserveront quelques jours au réfrigérateur si leur chair est molle et un peu plus longtemps lorsqu'elle est ferme. Éloigner les cerises des aliments à l'odeur prononcée car elles absorbent facilement les odeurs, ce qui leur donne mauvais goût. Les mettre dans un sac de plastique perforé, car elles se déshydratent rapidement.

Les cerises se congèlent, dénoyautées ou non, recouvertes de sucre ou de sirop; on devrait alors les destiner à la cuisson. Les cerises déshydratées se conservent près d'un an lorsqu'elles sont mises dans un récipient fermé, et placées dans un endroit frais et sec.

Valeur nutritive

	cerise douce	*cerise acide*
eau	81 %	86 %
protéines	1,2 g	1 g
matières grasses	1 g	0,3 g
glucides	17 g	12 g
fibres	1,6 g	1,2 g
calories	72	50
		par 100 g

La cerise douce est une bonne source de potassium. La cerise acide, quant à elle, possède une teneur élevée en potassium.

On dit de la cerise sauvage qu'elle est diurétique, reminéralisante, antirhumatismale, antiarthritique et légèrement laxative; elle est reconnue pour ses propriétés désintoxiquantes. Les queues sont utilisées en infusion et auraient des propriétés diurétiques.

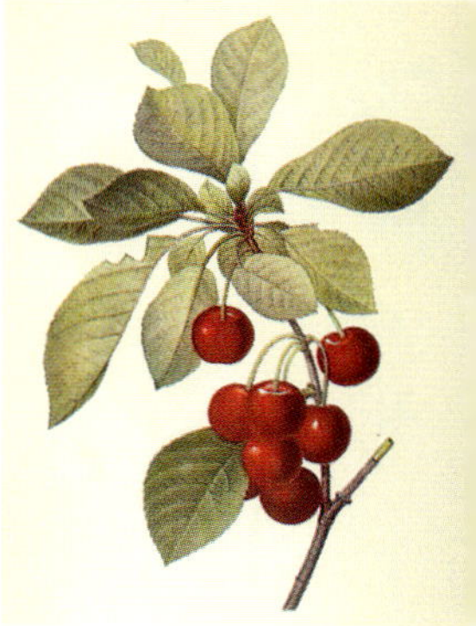

Les cerises sont des drupes arrondies, charnues et juteuses, à la peau lisse. Elles sont suspendues à de longs et fins pédoncules.

Préparation

Laver les cerises sans les laisser tremper. Pour les dénoyauter, faire une incision avec la pointe d'un couteau et retirer le noyau, ou couper les cerises en deux, ou encore utiliser un dénoyauteur.

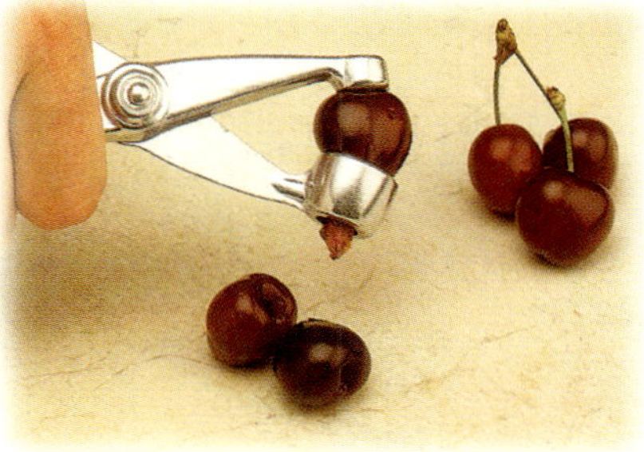

À l'aide d'un dénoyauteur, faire un trou dans la chair afin d'en extraire le noyau.

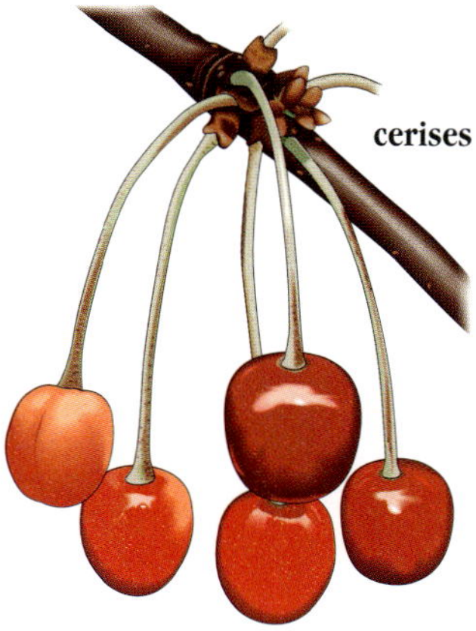

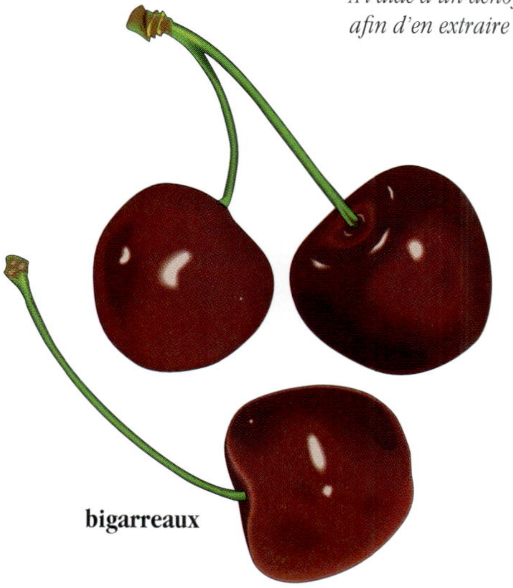

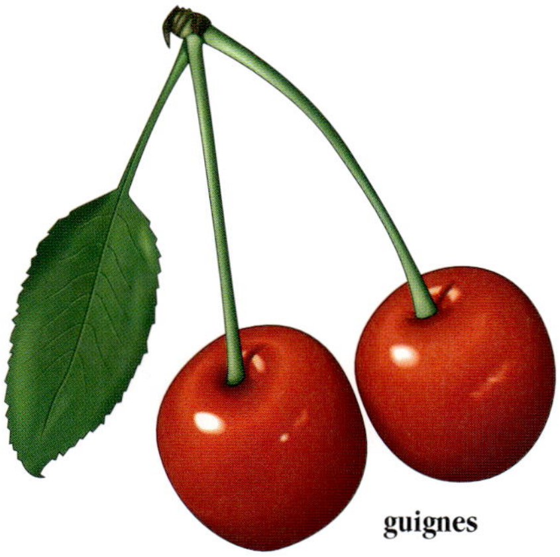

Datte

Phoenix dactylifera, Palmacées

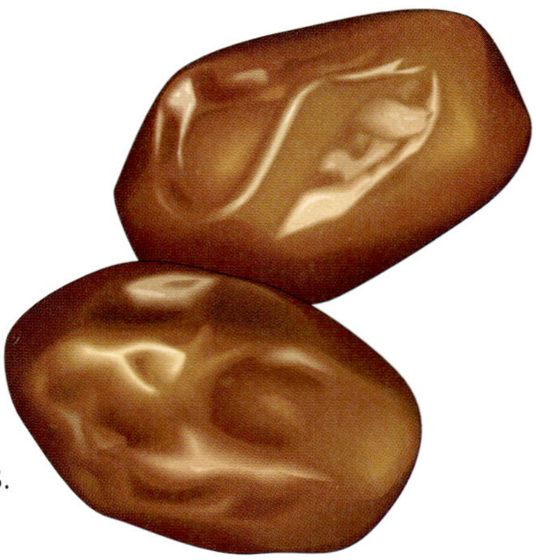

Fruit du dattier, arbre originaire du Moyen-Orient. Le dattier fait partie de la grande famille des palmiers et pousse dans les pays chauds et humides. L'importance du dattier chez les peuples méditerranéens est considérable et ce, depuis les temps anciens. On le nomma « arbre de vie » et on en fait mention dans la Bible.

Les fruits, les bourgeons et la sève peuvent être consommés. Les fibres entrent dans la fabrication de tissus et les noyaux servent de combustible ou de tourteau qui alimente moutons et chameaux. L'Égypte, l'Iran et l'Arabie Saoudite sont d'importants pays producteurs. Le dattier peut mesurer plus de 30 m et produire chaque année un millier de dattes ou plus. Celles-ci sont regroupées en régimes de plus de 200 dattes pouvant peser jusqu'à 18 kg chacun. La datte mesure de 2 à 6 cm de long et environ 2 cm de diamètre. Le mot datte fait référence à la forme du fruit ; il est dérivé du terme grec *daktulos* signifiant « doigt ». La chair de la datte qui n'est pas encore mûre est verte ; elle devient ambrée ou brunâtre lorsqu'elle mûrit. Elle enrobe un petit noyau, qui est en fait un albumen corné. La saveur, la teneur en sucre et la consistance des dattes sont variables. Elles sont habituellement classées en dattes molles, semi-molles ou fermes. Il en existe plus de 100 variétés, dont seulement quelques-unes ont une importance commerciale. Aux États-Unis, ce sont la Deglet Noor, la Medjool, la Khadrawi, la Zahidi, la Halawi et la Bardhi. *Deglet Noor* signifie en arabe « datte de lumière » ; c'est une des variétés les plus appréciées mondialement, elle représente environ 85 % de la production américaine.

Achat

Choisir des dattes dodues, molles et bien colorées. Écarter les dattes ternes, desséchées, moisies ou fermentées. Les dattes sont commercialisées avec ou sans noyau.

Préparation

Pour réhydrater les dattes, les faire tremper quelques heures dans l'eau.

Utilisation

Les dattes peuvent être consommées telles quelles ou entrer dans la préparation de nombreux mets. En Amérique du Nord, elles sont surtout associées aux mets sucrés (gâteaux, biscuits, carrés, muffins, céréales, etc.). Ailleurs, dans les pays arabes par exemple, leur usage est plus diversifié. Elles sont notamment farcies, confites, distillées ou incorporées aux salades et couscous. En Inde, on cuit les dattes en chutney ou on les ajoute aux currys. Les dattes étant très sucrées, on peut omettre ou diminuer significativement la quantité de sucre prévue dans les recettes. On peut transformer les dattes en sucre, qui s'utilise de la même façon que les autres sucres.

Dénoyauter les dattes, les trancher, puis les disposer sur une plaque à biscuits non graissée. Les placer dans un four à 250 °C (480 °F) de 12 à 15 h, en ouvrant la porte de temps à autre, afin que l'humidité s'échappe et pour vérifier l'état des dattes. Les dattes sont prêtes lorsqu'elles sont devenues dures comme le marbre. Après refroidissement, les moudre, par exemple dans un mélangeur (intensité modérée ou faible).

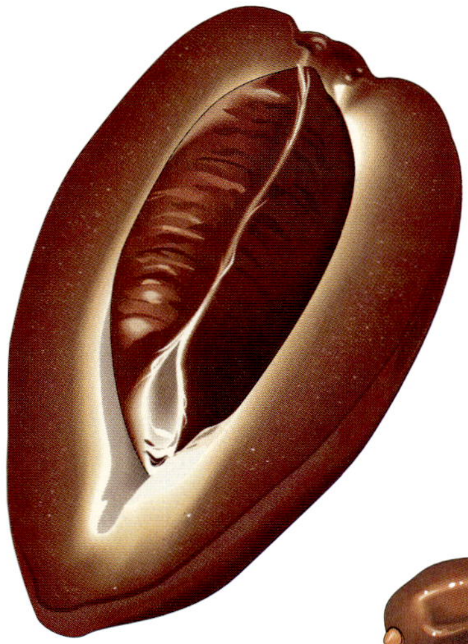

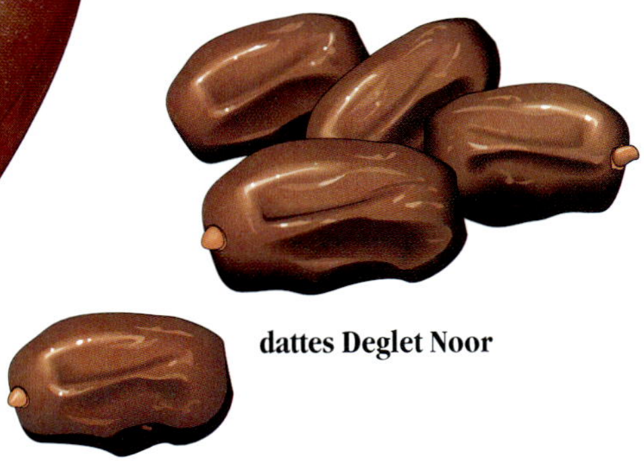

dattes Deglet Noor

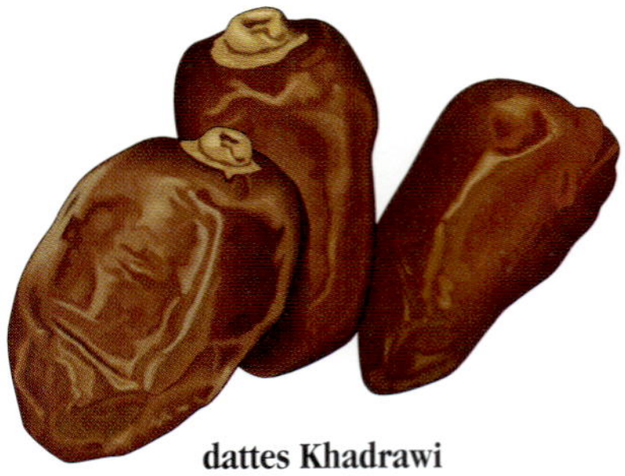

dattes Khadrawi

Dattes fourrées à la pâte d'amande

24 DATTES

24 dattes
80 ml (⅓ de tasse) de poudre d'amande
80 ml (⅓ de tasse) de sucre glace
1 c. à thé d'essence d'amande amère
1 blanc d'œuf

1. Inciser les dattes dans le sens de la longueur et les dénoyauter.
2. Pour la pâte d'amande : dans un petit bol, mélanger intimement la poudre d'amande et le sucre. Ajouter le blanc d'œuf légèrement battu et l'essence d'amande. Bien amalgamer.
3. Façonner cette pâte en 24 noyaux similaires à ceux des dattes mais de grosseur double. En farcir les fruits en faisant déborder la farce.

Déposer chaque datte dans un petit moule de papier plissé.

Valeur nutritive

eau	24 %
protéines	1,9 g
matières grasses	0,5 g
glucides	72 g
fibres	2,3 g
calories	271
	par 100 g

Les dattes sont nourrissantes grâce à leur teneur élevée en glucides. Séchées, elles ont une teneur très élevée en potassium ; elles sont également une source de cuivre, d'acide pantothénique, de vitamine B_6, de niacine, de magnésium et de fer. On les dit reminéralisantes et toniques. Les dattes sont souvent sulfurées et il arrive qu'on les enduise de sirop (de maïs ou autre) pour les garder humides, ce qui augmente leur teneur en sucre déjà très élevée.

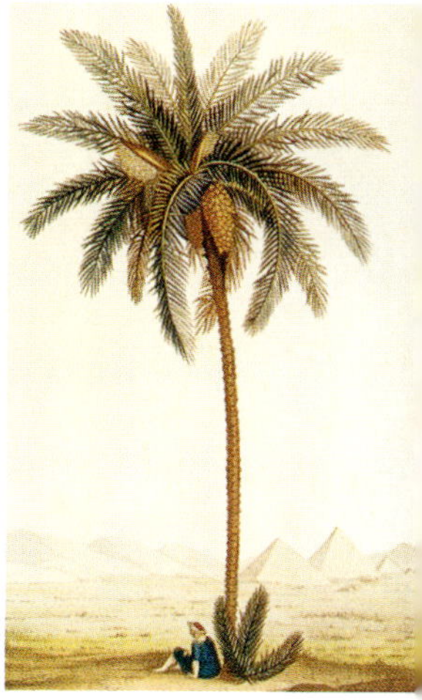

Le dattier peut mesurer plus de 30 m et produire chaque année un millier de dattes.

Conservation

Pour stopper la déshydratation des dattes, les conserver à l'abri de l'air et du soleil dans un endroit frais et sec ; elles peuvent se garder de 6 à 12 mois, selon les variétés. Garder les dattes fraîches au réfrigérateur, elles se conserveront au moins 2 semaines. Les envelopper afin qu'elles n'absorbent pas les odeurs. Ne pas congeler les dattes, car habituellement elles l'ont été lors du transport.

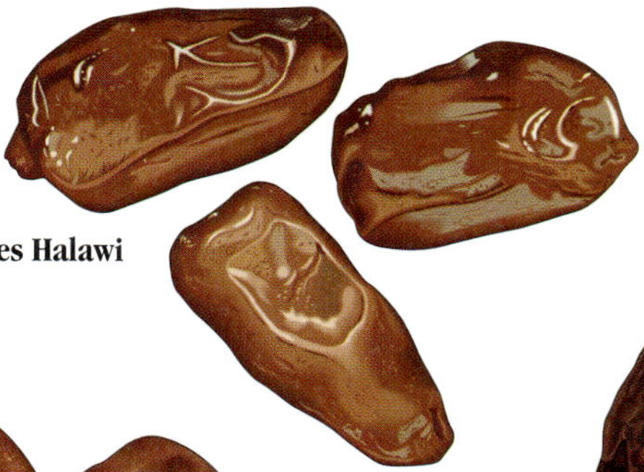

dattes Halawi

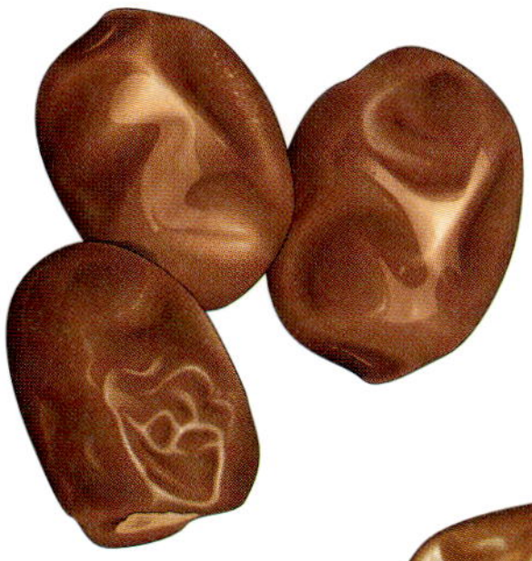

dattes Bardhi

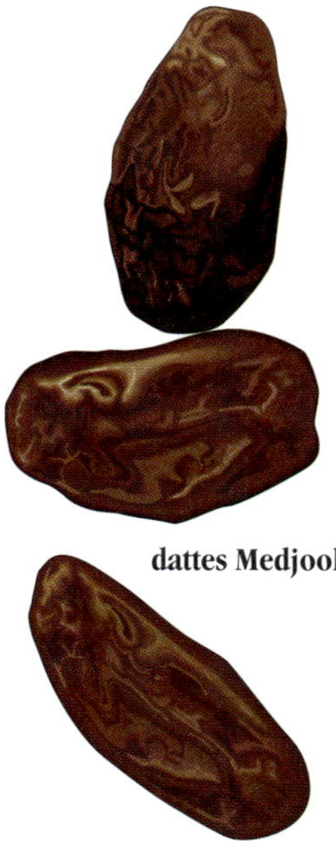

dattes Medjool

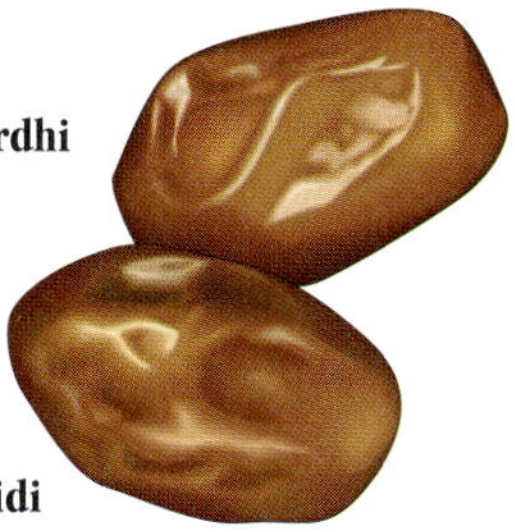

dattes Zahidi

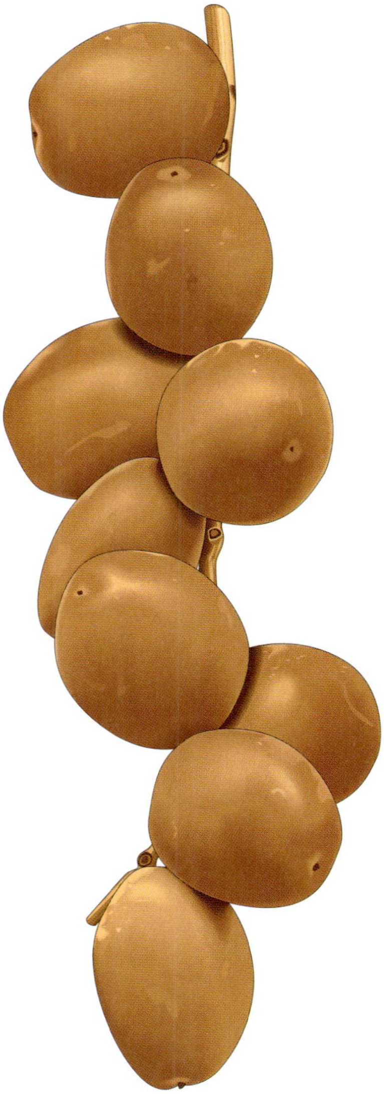

Abricot

Prunus armeniaca, Rosacées

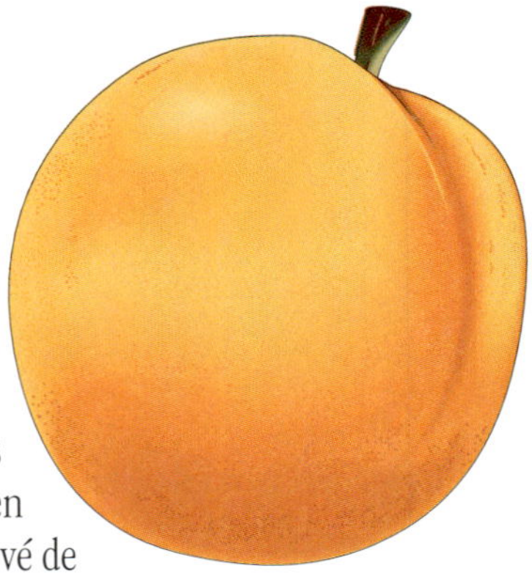

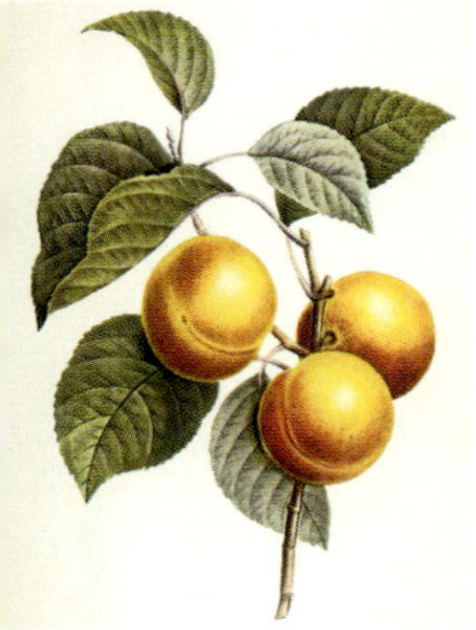

Ce fruit délicat est souvent cueilli avant d'atteindre sa pleine maturité afin qu'il puisse supporter les délais de la mise en marché.

Fruit de l'abricotier, arbre originaire de Chine. Les Occidentaux ont d'abord cru que l'abricotier provenait d'Arménie et ils le nommèrent *Prunus armeniaca*. Longtemps, ils crurent que cet arbre produisait des fruits maudits qui provoquaient la fièvre. Il semble qu'Alexandre le Grand l'introduisit en Occident ; les Arabes le répandirent en Méditerranée. Le mot « abricot » est dérivé de l'arabe d'Espagne *al barquq* qui signifie « précoce », et ce, parce que l'abricotier fleurit très tôt au printemps.

L'abricotier a des feuilles caduques et il peut atteindre 10 m ; il produit de magnifiques fleurs odorantes qui ont la curieuse caractéristique d'être fixées directement sur le tronc et les branches. Il existe plus de 40 variétés d'abricotiers dont la plupart poussent sous les climats chauds ; certains hybrides se sont acclimatés aux régions tempérées. Les producteurs les plus importants sont la Turquie, l'Italie et la CÉI.

La peau comestible de l'abricot est légèrement duveteuse, sauf à maturité où elle devient lisse. La tendre chair orangée est sucrée et très parfumée. Ce fruit délicat est cependant souvent cueilli avant d'atteindre sa pleine maturité, afin qu'il puisse supporter le transport et les délais de la mise en marché ; sa chair est alors souvent farineuse et moins savoureuse.

Valeur nutritive

	frais	*déshydraté*
eau	86 %	31 %
protéines	1,4 g	3,7 g
matières grasses	0,4 g	0,5 g
glucides	11 g	62 g
fibres	0,6 g	2,9 g
calories	48	237
		par 100 g

Ce fruit se caractérise par sa teneur très élevée en vitamine A. Il est aussi riche en potassium et constitue une source de vitamine C. On dit l'abricot antianémique, astringent et apéritif.

Lorsque l'abricot est déshydraté, la concentration de ses éléments nutritifs est plus grande. Il est riche en vitamine A, en potassium, en fer et en riboflavine. Il constitue une bonne source de cuivre et de magnésium. Les abricots déshydratés contiennent des sulfites qui préviennent le brunissement ainsi que la prolifération des bactéries ; ils préservent donc la fraîcheur et la couleur des fruits. L'abricot séché est légèrement laxatif lorsqu'il est consommé sans modération.

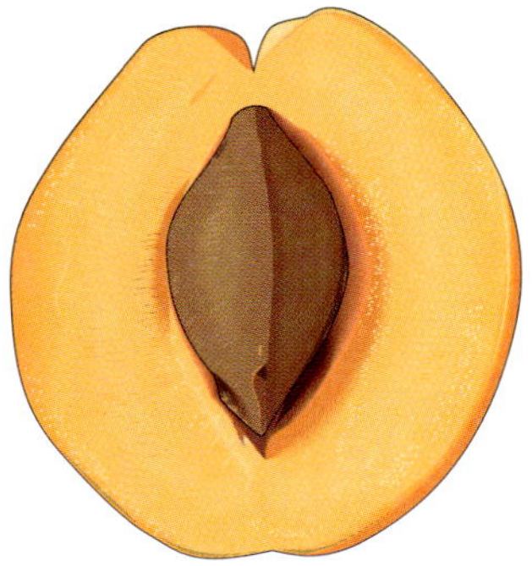

Achat

Choisir des abricots intacts, ni trop fermes, ni trop mous, sans taches blanchâtres, gerçures ou meurtrissures.

Préparation

La chair de l'abricot brunit au contact de l'air. Afin d'éviter l'oxydation, consommer ou cuisiner l'abricot immédiatement, ou l'arroser de jus d'agrumes ou d'alcool.

Utilisation

L'abricot est délicieux nature. On le mange tel quel ou on l'incorpore aux salades de fruits. Il est souvent cuit, comme la pêche et la nectarine (ces fruits sont d'ailleurs interchangeables dans la plupart des recettes). On le met dans les tartes, les gâteaux, les sorbets, la crème glacée, le yogourt, les crêpes. On le cuit en confiture ou en chutney. L'abricot est transformé en compote ou en jus. Il est mis à macérer dans de l'alcool, il est confit, mis en conserve ou déshydraté.

L'abricot déshydraté est utilisé tel quel ou après avoir trempé dans de l'eau, du jus ou de l'alcool. Dans les pays arabes, on prépare une pâte d'abricot nommée *kamraddin*. L'amande nichée dans le noyau de l'abricot contient de l'acide cyanhydrique, une substance toxique. On peut consommer l'amande, mais en petite quantité.

Conservation

Manipuler les abricots avec soin, car ils s'endommagent rapidement s'ils sont meurtris. Les laver uniquement avant de les utiliser, et les conserver non entassés, car ils pourrissent et se contaminent s'ils sont meurtris. Laisser mûrir l'abricot à la température de la pièce. Placer l'abricot mûr au réfrigérateur, il se conservera environ une semaine.

Les abricots se congèlent facilement. Les blanchir 30 secondes afin de pouvoir les peler facilement. Les dénoyauter, car le noyau leur donne un goût amer. Lorsque les fruits sont très mûrs, les congeler en compote ou en purée. Ajouter du jus de citron ou de l'acide citrique évite le brunissement.

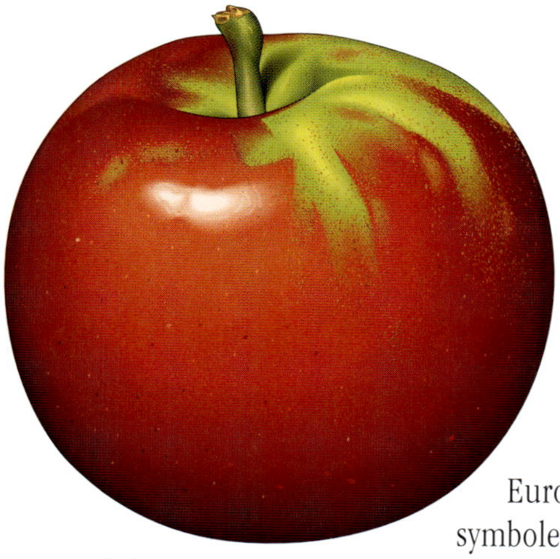

McIntosh

Pomme

Malus spp, Rosacées

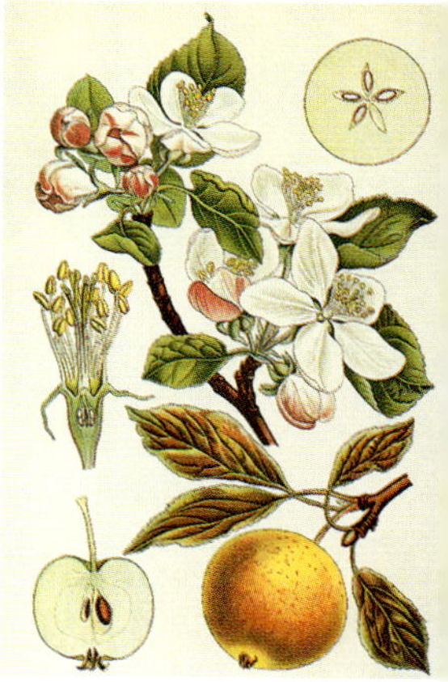

Les Romains connaissaient 37 variétés de pommes, ce qui est considérable pour l'époque. On en connaît aujourd'hui environ 7 500 variétés.

Fruit du pommier, l'un des plus anciens arbres fruitiers et l'un des plus répandus. Le pommier serait originaire d'Asie du Sud-Ouest. Des découvertes archéologiques révèlent que sa culture est très ancienne. En fait, il poussait déjà à l'état sauvage en Europe à l'époque préhistorique. La pomme est un fruit chargé de symboles (fruit de la connaissance, fruit défendu, pomme de discorde). Au VIe siècle av. J.-C., les Romains connaissaient 37 variétés de pommes, ce qui est considérable pour l'époque. Il y eut depuis un nombre incalculable de mutations et de croisements. Les Romains ont contribué à la propagation de la pomme en Angleterre ainsi qu'à travers l'Europe. Vers 1620, les colonisateurs introduisirent la pomme en Amérique du Nord. On connaît aujourd'hui environ 7 500 variétés de pommes.

Le mot « pomme » vient du latin *pomum* qui signifie « fruit ». Le pommier croît sous les climats tempérés et non sous les climats tropicaux, car il a besoin d'une période de froid et de dormance pour avoir une bonne croissance. Les plus importants producteurs de pommes sont la Russie, la Chine, les États-Unis, l'Allemagne et la France. Certaines espèces peuvent supporter une température avoisinant -40 °C. Le pommier atteint des hauteurs variables et ce, depuis la création d'hybrides nains. Il est généralement aussi large qu'il est haut. Il produit de jolies grappes de fleurs roses ou blanches très odorantes et décoratives ; un pommier en fleurs constitue un spectacle ravissant. Le très grand nombre de variétés de pommes a une incidence sur la forme, la couleur, la saveur, la texture, la valeur nutritive, le moment de la récolte, l'utilisation et la conservation des pommes. La chair des pommes est plus ou moins ferme, croquante, acidulée, juteuse, sucrée et parfumée.

Certaines variétés sont dites d'été ou précoces, d'autres d'hiver ou tardives. Les pommes d'été se conservent mal et doivent être consommées rapidement. Les pommes d'hiver se conservent plus longtemps. Selon l'usage que l'on en fera, on portera attention particulièrement à : la fermeté, la teneur en cellulose, en pectine et en sucre, le degré d'acidité, et la rapidité avec laquelle la chair brunit au contact de l'air. Certaines variétés supportent mal la cuisson, d'autres deviennent amères quand elles sont cuites au four. On recherche généralement :

pour croquer : une pomme ferme, juteuse, savoureuse et croquante ;
pour les tartes : une pomme peu juteuse et légèrement acidulée ;
pour cuire au four : une pomme sucrée qui se déforme peu ;
pour les gelées : une pomme à peine mûre, acidulée, juteuse et riche en pectine ;
pour la compote : une pomme qui conserve sa couleur.

Les impératifs du marché font en sorte que relativement peu d'espèces sont commercialisées. En effet, plusieurs variétés de pommes sont en voie de disparition parce qu'elles ne sont pas assez rentables. Au Canada, la McIntosh a longtemps occupé la part majeure du marché. Elle perd graduellement sa place, plusieurs variétés lui faisant concurrence, notamment la Granny Smith, la Délicieuse et la Cortland. Aux États-Unis, 8 variétés se partagent la majeure partie du marché, soit les Délicieuses rouges et jaunes, la McIntosh, la Rome Beauty, la Jonathan, la Winesap, la York et la Stayman. En Europe, la Délicieuse jaune est très populaire.

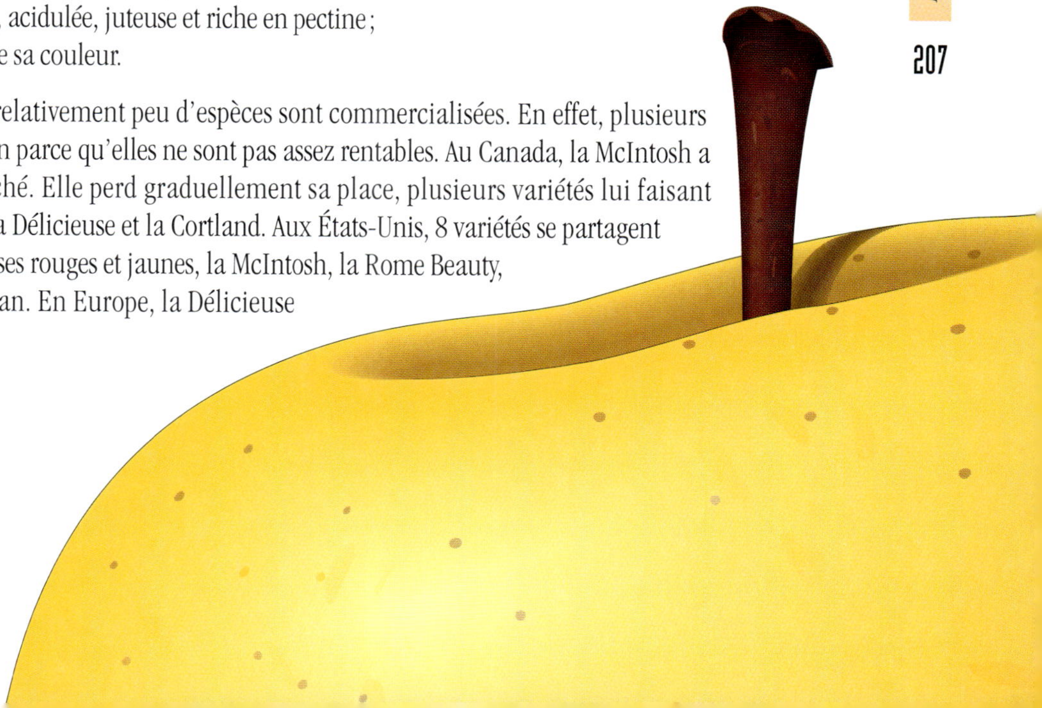

Variété	*Origine et description*	*Utilisation*
CORTLAND	croisement avec la McIntosh, grosse, globuleuse, aplatie, rouge vif, peau striée, chair très blanche et parfumée, ne brunit pas ; d'une meilleure qualité que la Spartan, elle conserve sa forme lorsqu'elle est cuite entière au four	tout usage, à croquer, parfaite pour les tartes, la cuisson au four, compote
MELBA	grosseur moyenne, de forme globuleuse et irrégulière, peau rouge rayée de jaune, chair juteuse et tendre, devient vite farineuse	à croquer, excellente en compote
DÉLICIEUSE JAUNE	créée aux États-Unis vers la fin du XIXe siècle, de forme moyennement allongée, rétrécissant à la base et se terminant par 5 renflements caractéristiques, peau jaune, chair semi-ferme, juteuse, sucrée, fine, peu acide	à croquer, tartes, compote
DÉLICIEUSE ROUGE	mêmes caractéristiques que la jaune sauf que la chair est plus croquante et la pelure est rayée de rouge vif	à croquer
EMPIRE	originaire des États-Unis, croisement entre la McIntosh et la Délicieuse rouge, a sensiblement la même saveur que la McIntosh, est plus résistante aux meurtrissures, se conserve plus longtemps ; elle est de grosseur moyenne et globuleuse, sa peau est rayée de rouge foncé et marquée de taches évidentes	tout usage
GALA	créée en Nouvelle-Zélande, un croisement entre la Cox's Orange Pippin, la Délicieuse rouge et la Golden, mince pelure jaune crème rayée de rose, chair juteuse, croquante, sucrée et très parfumée	excellente à croquer, bonne pour la cuisson
GOLDEN RUSSETT	arrivée au Québec par les États-Unis en 1797, moyenne ou petite, globuleuse, peau rousse et épaisse comme une pelure de pomme de terre, marquée de roussissement, chair jaune rugueuse comme le liège, très savoureuse ; se conserve mal	à croquer
GRANNY SMITH	originaire d'Australie, a été introduite en Amérique du Nord il y a environ 30 ans. Elle fut cultivée pour la première fois en 1868 par une grand-mère nommée Smith, grosseur moyenne, peau verte, chair ferme, juteuse et acidulée	à croquer, tartes
IDARED	grosse, rouge foncé, parsemée de taches jaune verdâtre, chair ferme, juteuse, parfumée, ne se déforme pas	tout usage, excellente au four, compote
MCINTOSH	originaire d'Ontario , vers 1870, de grosseur moyenne, de forme globuleuse, chair ferme, juteuse et croquante, peau rouge foncé tachetée de vert	excellente à croquer, bonne pour le four, compote
ROME BEAUTY	grosse, ronde, striée de rouge et tachée de petits points, brillante, chair ferme, juteuse, acidulée et aromatique	tout usage, cuite au four
SPARTAN	croisement d'une McIntosh et d'une Yellow Newton, plus croquante, colorée et sucrée que la McIntosh, moyenne à grosse, globuleuse, peau rouge foncé tachetée de petits points blancs	tout usage

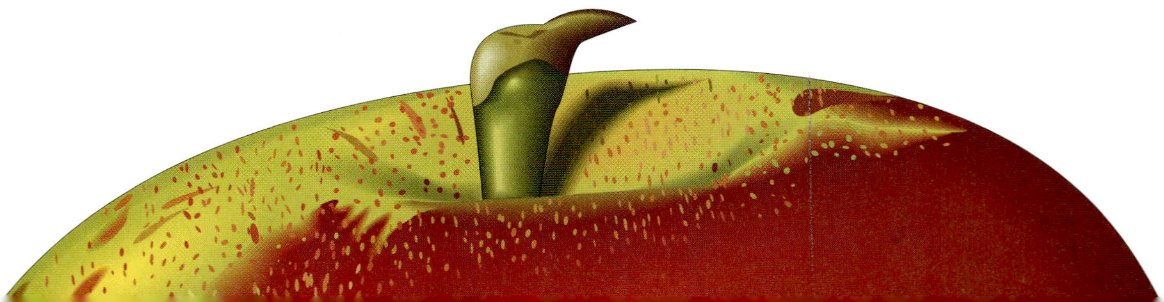

Achat

Les pommes fraîches sont disponibles à l'année. Cela est désormais possible depuis que l'approvisionnement s'est diversifié et que la technologie s'est grandement développée. Les pommes sont conservées dans des entrepôts non réfrigérés, réfrigérés ou dans des entrepôts à atmosphère contrôlée (AC). Ces trois types d'entreposage ont tous pour but de ralentir le taux de respiration des pommes et de les empêcher de ratatiner, de se dessécher et de pourrir. Les entrepôts non réfrigérés fonctionnent selon le principe de circulation d'air; l'air chaud de l'intérieur est remplacé par l'air frais de l'extérieur; ce qui fonctionne bien à condition que l'air extérieur soit suffisamment frais. Dans les entrepôts réfrigérés, les pommes sont conservées à une température qui approche le point de congélation avec un degré d'humidité de 85 à 90 %. Elles continuent cependant de mûrir, consommant de l'oxygène et produisant du bioxyde de carbone. Elles demeurent agréables à manger nature 3 ou 4 mois, après quoi elles perdent leur lustre et deviennent pâteuses. Certaines variétés peuvent être conservées ainsi pendant 6 mois sans problème.

En atmosphère contrôlée, les pommes « hivernent ». Elles sont placées dans un entrepôt hermétique dans lequel on diminue le contenu en oxygène de l'air, ce qui a pour effet d'augmenter le degré de dioxyde de carbone; par la suite la « respiration » de la pomme diminue et le mûrissement s'effectue de façon très lente. Les pommes peuvent se conserver ainsi jusqu'à 1 an. Cette atmosphère contrôlée peut aussi être reproduite à plus petite échelle dans un sac de pommes hermétique. Combinée à la réfrigération, c'est une méthode efficace d'entreposage. Ces pommes sont mises en marché après les pommes réfrigérées.

Les pommes sont presque toujours cueillies non mûres afin qu'elles puissent supporter le transport et le séjour plus ou moins long en entrepôt. Lorsqu'elles sont cueillies à maturité, leur chair devient rapidement farineuse et des sections brunâtres peuvent se développer à l'intérieur, autour du cœur. Un fruit qui n'est pas mûr ou qui est trop mûr est terne. Cette caractéristique est souvent difficile à évaluer cependant, car la plupart des pommes ne luisent que parce qu'elles ont été recouvertes de cire (cire d'abeille, paraffine ou gomme laque qui confère un fini brillant aux aliments) ou qu'elles ont été frottées. Vérifier le degré de maturité en donnant une chiquenaude près de la queue, un son sourd indique que la pomme est mûre, tandis qu'un son creux signifie qu'elle devient blette. Choisir des pommes fermes, bien colorées et exemptes de meurtrissures (les parties endommagées font pourrir le fruit et ceux qui l'entourent). Si la chair se dérobe sous la pression des doigts, la pomme sera farineuse. Il est préférable d'acheter les pommes dans un étalage réfrigéré, à moins de connaître le moment de leur cueillette, car elles mûrissent très vite à la température de la pièce. Les pommes sont classées selon leur forme, leur grosseur et leurs qualités. Les pommes qui ne présentent aucun défaut sont les plus coûteuses. Elles constituent une dépense inutile si on les destine à la cuisson. On aura alors recours à des pommes qui ne sont pas aussi parfaites. Avant de consommer ou de cuisiner la pomme, il est toujours préférable de la laver sous l'eau froide en la brossant.

Préparation

La chair des pommes s'oxyde et brunit au contact de l'air. Pour éviter l'oxydation, consommer ou cuisiner la pomme immédiatement, ou l'arroser de jus d'agrumes (citron, lime, orange), de vinaigre ou de vinaigrette, selon l'usage que l'on en fera.

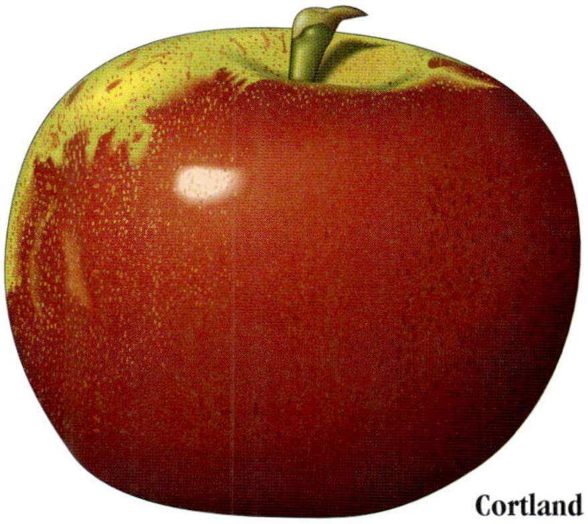

Cortland

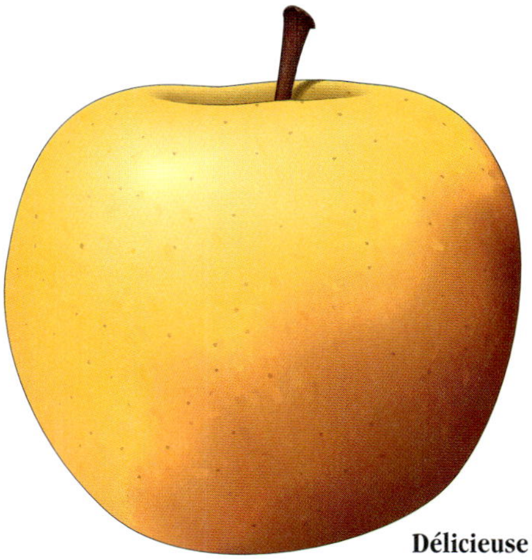

Délicieuse jaune

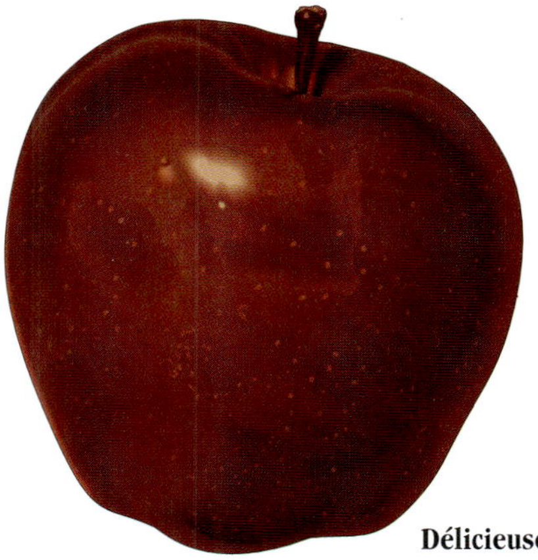

Délicieuse rouge

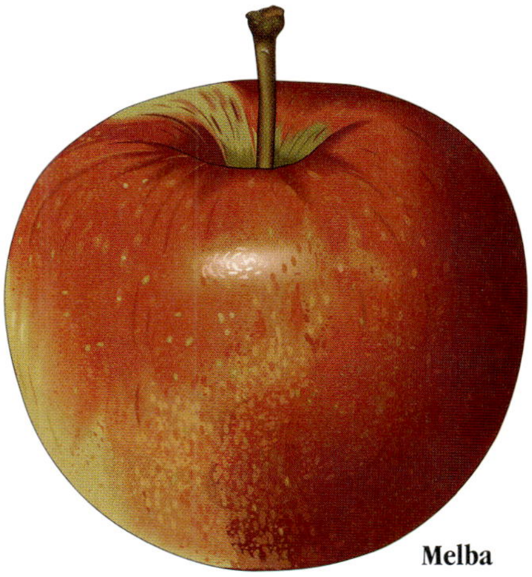

Melba

Utilisation

L'utilisation de la pomme est presque illimitée. On consomme la pomme nature, cuite, déshydratée ou confite. On la transforme en compote, en gelée, en confiture, en marmelade, en conserve au sirop, en beurre de pommes, en chutneys ou en vinaigre. On la cuisine en desserts en la mettant notamment dans les gâteaux, les muffins, les crêpes, les flans, les strudels, les clafoutis, les charlottes, les tartes et les puddings.

Cuite, la pomme se marie très bien avec la cannelle et la vanille. Elle accompagne les aliments salés, particulièrement le fromage, la viande, la volaille, le gibier et le boudin. On la met dans les salades, comme la Waldorf. La pomme est également employée en distillerie pour le calvados et sert à la fabrication du cidre et du jus de pomme.

Cuisson

Pour que les pommes cuites conservent leur forme, choisir une variété moins aqueuse telle la Rome Beauty ou la Cortland, cuire les pommes doucement et utiliser peu de liquide, uniquement pour empêcher les pommes de coller. Pour cuire les pommes au four, les évider sans les transpercer complètement, en laissant un fond qui retiendra la garniture déposée au centre (raisins, noix de coco, noix, miel, tahini, etc.).

Pour cuisiner de la compote rapidement, couper quelques pommes en dés et les cuire 2 min dans le four à micro-ondes, en les couvrant. Selon la variété de pommes utilisée, une compote peut très bien se passer de sucre ; afin de s'y habituer, on peut diminuer progressivement la quantité de sucre ajoutée. Pour créer de la diversité, cuire de nouvelles variétés de pommes, combiner diverses variétés ou ajouter des fraises, des canneberges ou de la rhubarbe à la compote.

Conservation

Les pommes se conservent quelques semaines au réfrigérateur. Les placer dans le bac à fruits ou dans un sac perforé. Pour conserver des pommes plus longtemps, les mettre dans un endroit obscur, très frais (0 à 4 °C) et très humide (85 à 90 %). Pour retarder la déshydratation des pommes et maintenir le degré d'humidité, les recouvrir d'un film alimentaire perforé. Jeter des pommes trop mûres et endommagées ou les garder à l'écart des autres. Si les pommes ne sont pas assez mûres, les laisser à la température de la pièce, tout en les surveillant cependant puisqu'elles mûrissent dix fois plus rapidement qu'au froid. Les pommes se congèlent très bien en purée, sucrée ou non sucrée ; la congélation leur réussit moins bien si elles sont crues. Les peler, les parer, les trancher et les arroser de jus de citron ou d'acide ascorbique, substances qui empêchent le brunissement.

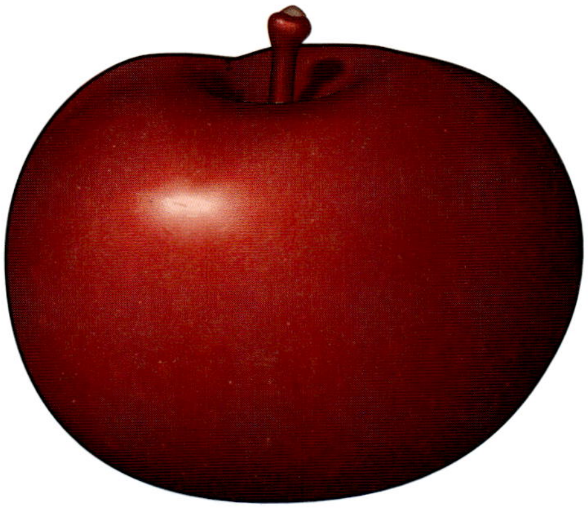

Spartan

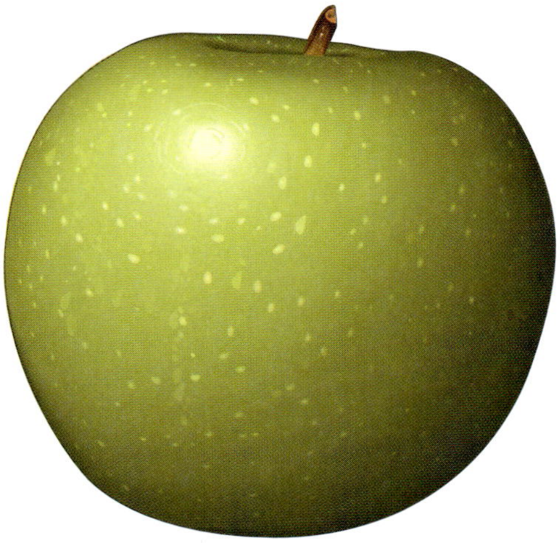

Granny Smith

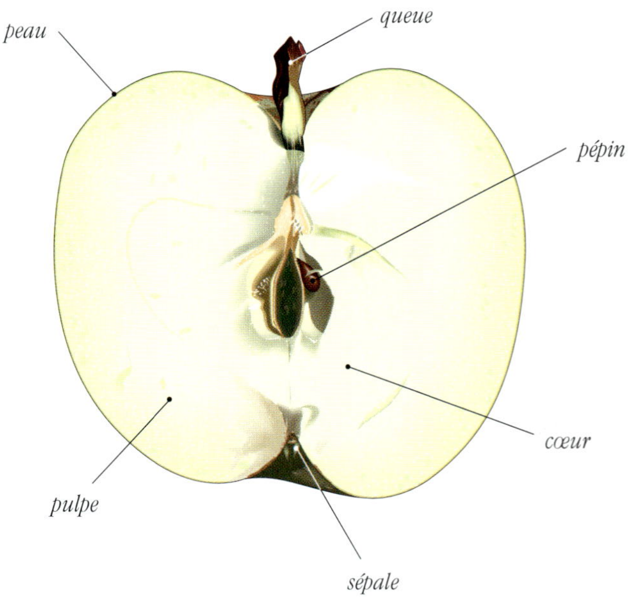

Fruits à pépins

Tarte aux pommes

4 À 6 PORTIONS

1 abaisse de pâte brisée de 23 cm (9 po), non cuite
750 g (1½ lb) de pommes
4 c. à soupe de sucre
3 pincées de cannelle
gelée d'abricots (facultatif)

1. Préchauffer le four à 180 °C (350 °F).
2. Beurrer et fariner un moule à tarte de 23 cm (9 po). Le garnir d'une abaisse de pâte brisée.
3. Éplucher les pommes. Retirer le cœur. Les couper en quartiers, puis en sections peu épaisses. Les disposer sur l'abaisse en les faisant se chevaucher serrées, pour former une rosace. Saupoudrer de sucre et de cannelle. Mettre au four 30 min environ.
4. À la sortie du four, étaler sur les pommes de la gelée d'abricots fondue.

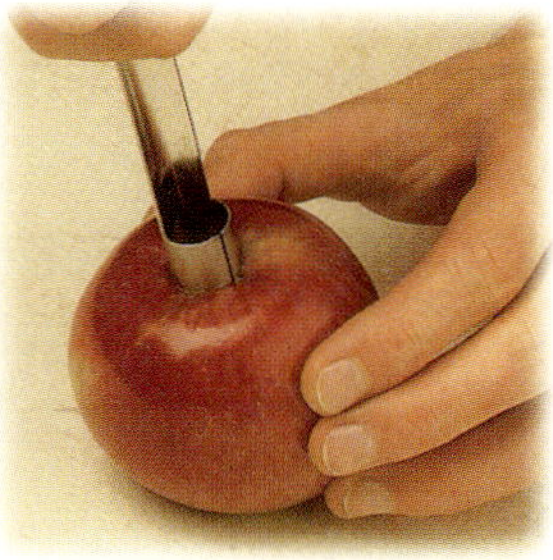

1 *À l'aide d'un vide-pomme, percer le centre du fruit jusqu'à la surface de travail; tourner et retirer le vide-pomme.*

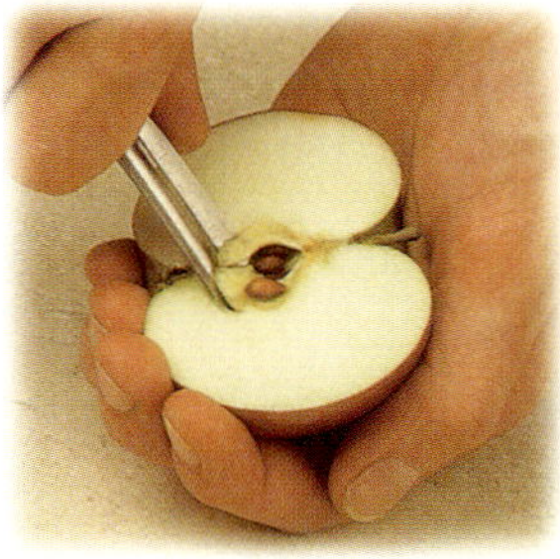

2 *Couper la pomme en deux et retirer le cœur avec un économe.*

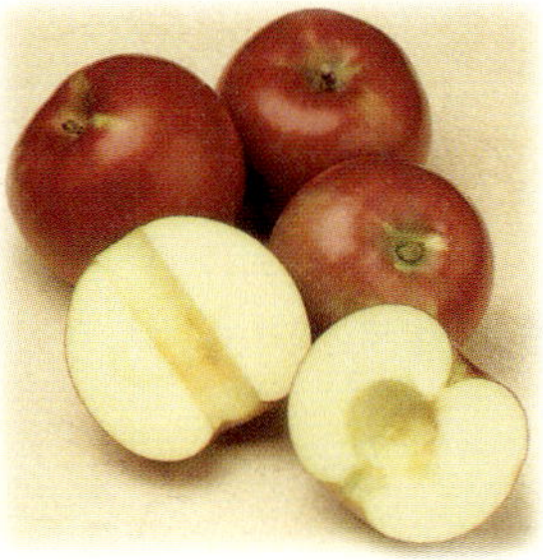

3 *Selon la préparation, on peut ensuite émincer en tranches les pommes vidées.*

Valeur nutritive

eau	84 %
protéines	0,2 g
matières grasses	0,4 g
glucides	15 g
fibres	2,2 g
calories	59
	par 100 g

Une pomme de taille moyenne pèse environ 150 g. La pomme est une source de potassium et de vitamine C. Elle contient de la pectine qui joue un rôle dans le contrôle du cholestérol et du taux de sucre sanguin, et de la cellulose, qui aide au bon fonctionnement de l'intestin. La majeure partie des nutriments se logent sous la pelure de la pomme, c'est pourquoi on devrait, autant que possible, la consommer avec la pelure. Sans être miraculeuse, la pomme aurait plusieurs propriétés médicinales, à tel point qu'un dicton populaire anglais affirme qu'« une pomme par jour éloigne le médecin ». La pomme serait notamment diurétique, laxative, antidiarrhéique, tonique musculaire, antirhumastimale, stomachique, digestive et décongestionnante hépatique. Crue, elle nettoie les dents et masse les gencives.

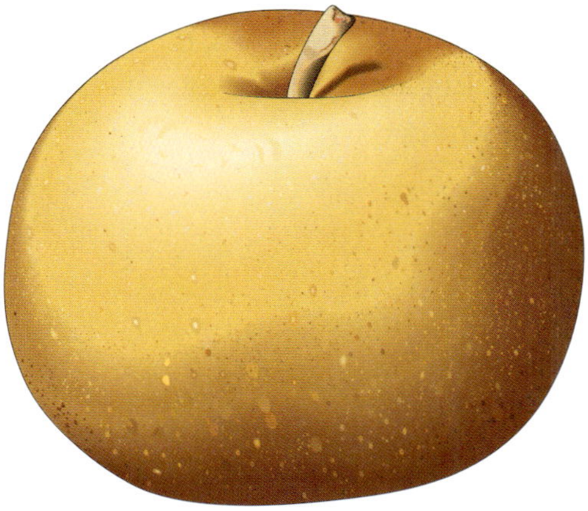

Russet

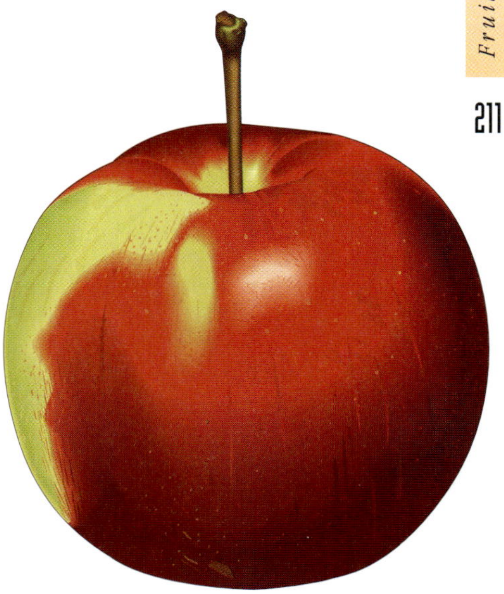

Empire

Poire

Pyrus communis, Rosacées

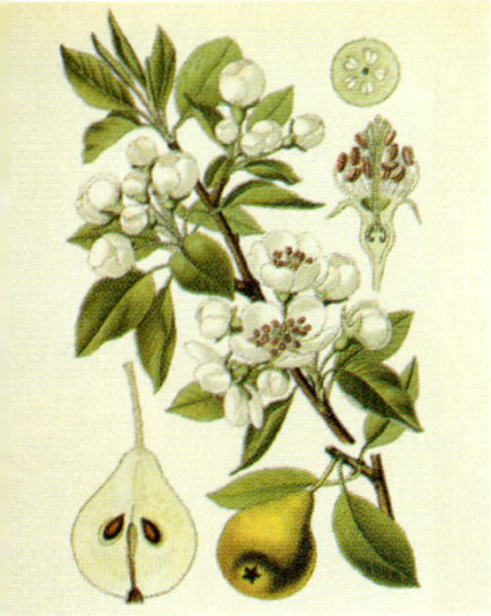

Il existe des centaines de variétés de poires ; la plupart de celles que nous connaissons sont le résultat de croisements effectués aux XVIIe et XVIIIe siècles, qui avaient pour but d'en améliorer la qualité.

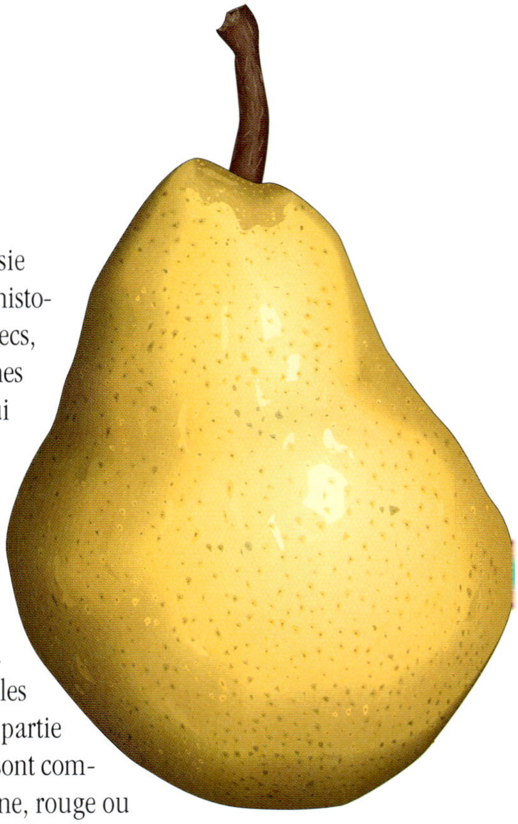

Fruit du poirier, arbre qui serait originaire du nord de l'Asie centrale et qui poussait déjà à l'état sauvage à l'époque préhistorique. La poire est cultivée depuis 3 000 ans. Égyptiens, Grecs, Romains et Chinois en firent l'éloge. Il en existe des centaines de variétés. La plupart de celles que nous connaissons aujourd'hui sont le résultat de croisements effectués aux XVIIe et XVIIIe siècles, qui avaient pour but d'améliorer ce fruit.

Le poirier fait partie de la grande famille des Rosacées. Il est apparenté notamment au pommier, à l'amandier et à l'abricotier. Comme le pommier, il pousse dans la plupart des pays tempérés mais il est plus sensible aux variations de température. Les plus importants producteurs de poires sont la Chine, l'Italie, les États-Unis et la Russie. La poire est de forme oblongue avec une partie renflée du côté opposé au pédoncule. Certaines variétés toutefois sont complètement rondes. La peau comestible de la poire est jaune, brune, rouge ou verte et est habituellement douce et mince. La poire a une fine chair blanche ou crème, quelquefois légèrement granuleuse près du cœur ; et dans le cœur du fruit, qui ressemble à celui de la pomme, on trouve jusqu'à dix pépins. La chair est plus ou moins juteuse, fondante, et plus ou moins parfumée selon les variétés. Certaines variétés sont récoltées l'été, d'autres l'automne ou même l'hiver dans les régions plus chaudes.

La poire se distingue, tout comme la banane et l'avocat, par le fait qu'elle ne mûrit pas bien sur l'arbre. Sa chair devient sablonneuse ou granuleuse. On la cueille donc mûre mais pas à pleine maturité. On la place dans des entrepôts réfrigérés ou à atmosphère contrôlée, et on la fait mûrir au besoin. L'amidon se transformera en sucre et le fruit demeurera ferme et aura une texture lisse, tendre et agréable.

La poire **Anjou** est originaire de France. De grosseur moyenne, elle est presque dépourvue de col. Sa peau est vert pâle ou vert jaunâtre. Sa chair très juteuse est onctueuse.

La poire **Bartlett** est une poire anglaise connue en Europe sous le nom de Williams. Elle fut introduite aux États-Unis par Enoch Bartlett de Dorchester, Massachusetts. Sa peau passe du vert clair au jaune doré à maturité. Sa chair blanche non granuleuse est très aromatique. La Bartlett rouge, ou Williams rouge, a le même goût que la Bartlett. Toutes les deux supportent très bien la cuisson.

La poire **Bosc** est originaire de Belgique ; sa peau, plus épaisse et plus rugueuse que celle des autres poires, est brune tirant sur le jaune. Elle a une forme allongée avec un long cou effilé. Sa chair blanche juteuse, granuleuse et très parfumée est bien appropriée à la cuisson et au pochage.

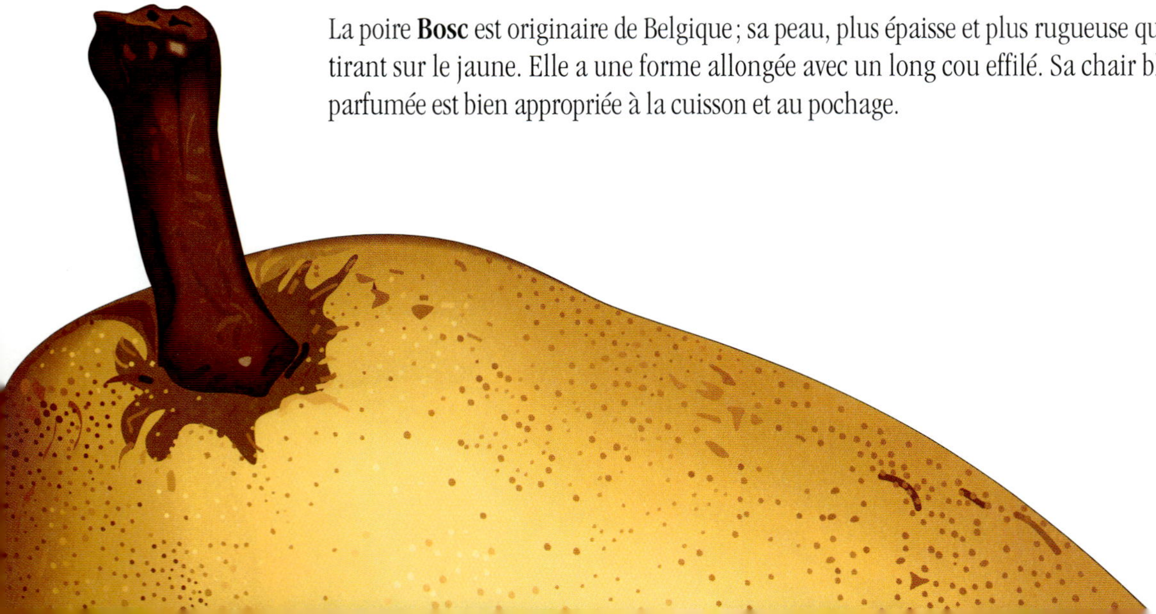

La poire **comice** est originaire de France. Elle est volumineuse et ronde avec un col plutôt court. Sa tendre peau jaune verdâtre prend souvent des reflets roses ou bruns lorsque le fruit est mûr. Sa chair blanc jaunâtre est l'une des plus juteuses et des plus sucrées, elle est très parfumée. On la considère comme la meilleure et la plus raffinée des poires. Elle accompagne très bien les fromages fins. Elle est cultivée en Amérique du Nord depuis plus d'un siècle.

La poire **conférence** fut ainsi nommée parce qu'elle a remporté le premier prix à la Conférence internationale de la poire tenue à Londres en 1885. Sa chair blanc crémeux est juteuse, sucrée et rafraîchissante. Elle ressemble beaucoup à la poire Bosc.

La poire **Packham** est originaire d'Australie. Elle fut créée en 1896 par Charles Henry Packham lorsqu'il croisa une poire Williams (Bartlett) avec une poire Yvedale Saint-Germain. La poire Packham ressemble à la Bartlett par sa couleur et sa saveur, mais sa forme est moins régulière que cette dernière. Cette grosse poire ronde a un petit cou. Sa peau verte jaunit légèrement lorsque le fruit est mûr. Sa chair blanche est juteuse et sucrée.

La poire **passe-crassane** est originaire de France. Elle fut créée en 1855 lorsque l'arboriculteur normand Louis Boisbunel croisa une poire avec un coing. C'est la poire d'hiver par excellence, car elle se conserve facilement. C'est une grosse poire ronde, à la pelure épaisse. Sa chair blanche légèrement granuleuse est très juteuse et savoureuse, elle fond dans la bouche.

La poire **Rocha** est originaire du Portugal. Elle est de taille moyenne, ronde avec un court col brunâtre. Sa peau jaune est plus ou moins mouchetée de vert. Sa chair d'abord ferme et croquante devient moelleuse et fondante à maturité.

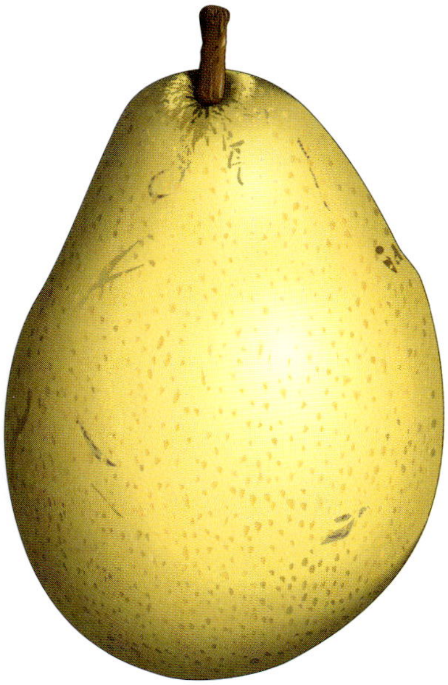

poire Anjou

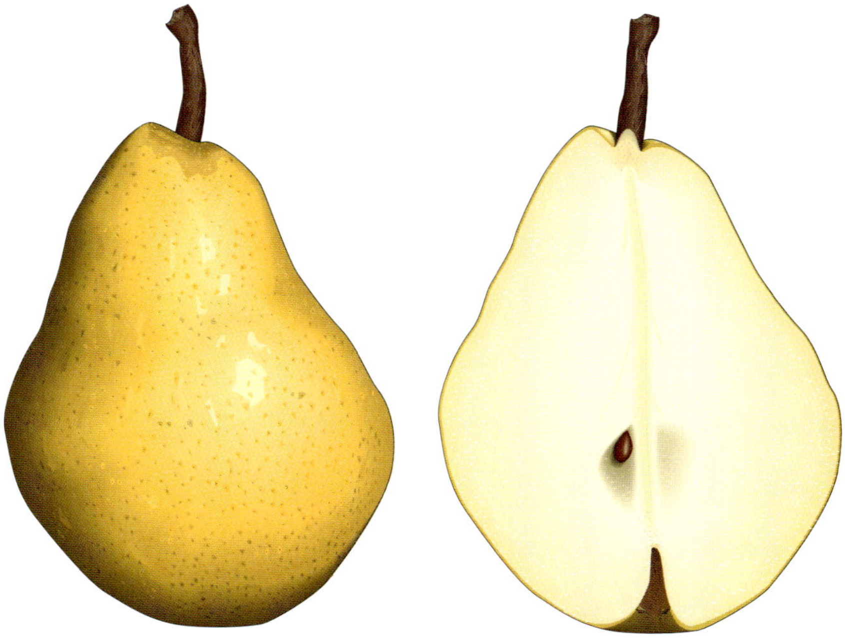

poires Bartlett

Achat

Choisir des poires lisses, fermes mais pas trop dures, exemptes de meurtrissures et de moisissures. Une poire prête à être consommée se reconnaît à son parfum et à sa chair qui cède légèrement sous la pression du doigt, autour du pédoncule.

Conservation

Les poires sont fragiles; les laisser à la température de la pièce si elles ont besoin de mûrir. Lorsqu'elles sont à point, elles se conservent quelques jours au réfrigérateur. Plusieurs variétés ne changent pas de couleur lorsqu'elles mûrissent, elles restent vertes une fois mûres; ces dernières seront donc à point si la chair cède sous une légère pression du doigt. Les consommer le plus tôt possible car leur chair a tendance à pourrir facilement.

Ne pas entasser les poires et éviter de les mettre dans un sac ou un récipient hermétique, car le gaz éthylène qui se dégage lors du mûrissement les fait vite dépérir. Les conserver séparément des pommes, oignons, pommes de terre, choux et autres aliments odorants; elles en absorbent l'odeur facilement.

Les poires supportent mal la congélation, sauf si elles sont cuites.

Poires au chocolat

4 PORTIONS

4 grosses poires
½ citron
500 ml (2 tasses) d'eau
125 ml (½ tasse) de sucre
1 sachet de sucre vanillé
125 g (¼ de lb) de chocolat noir
2 c. à soupe de beurre doux
2 c. à soupe de crème épaisse (35 %)

On peut préparer cette recette avec des poires au sirop en conserve.

1. Peler les poires en les laissant entières et sans enlever les queues. Les arroser du jus du demi-citron pour prévenir l'oxydation. Couper une petite rondelle à leur base pour qu'elles puissent tenir droites.

2. Dans une casserole, faire chauffer l'eau avec le sucre et le sachet de sucre vanillé. Dès que le sucre est dissous, y plonger les poires et les faire pocher à feu doux, 15 à 20 min, jusqu'à ce qu'elles deviennent translucides. Les laisser refroidir dans le sirop puis les égoutter. Réserver au réfrigérateur.

3. Préparer la sauce au chocolat : faire fondre, au bain-marie, le chocolat coupé en petits morceaux. Dès qu'il est fondu, incorporer le beurre puis la crème. Mélanger. Au moment de servir, napper les poires de cette sauce.

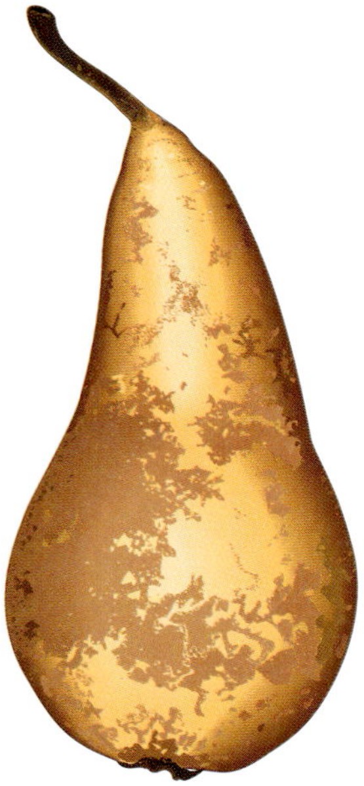

poire conférence

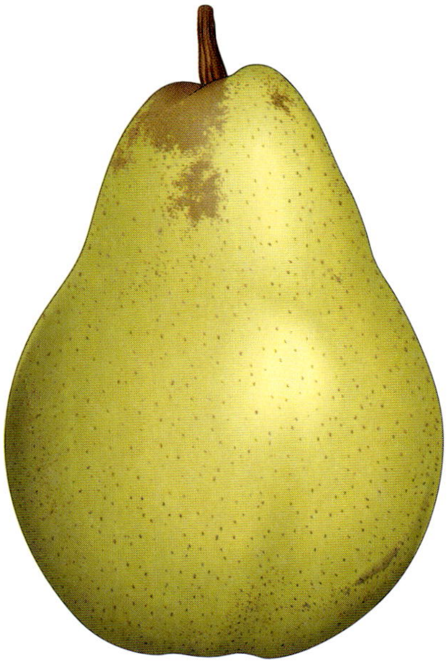

poire Packham

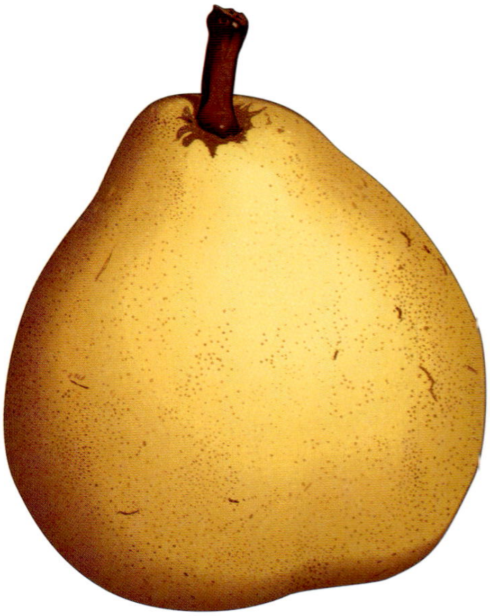

poire comice

Préparation

La chair des poires s'oxyde et brunit lorsqu'elle vient en contact avec l'air. Pour l'empêcher de s'oxyder, consommer ou cuisiner la poire immédiatement, ou l'arroser de jus de citron, de lime ou d'orange ou d'alcool.

Utilisation

L'utilisation de la poire est presque aussi diversifiée que celle de la pomme. On mange la poire nature, cuite, déshydratée et confite. On la transforme en compote, en coulis, en gelée, en confiture, en jus, en vinaigre, en eau-de-vie, en liqueur (Poiré, Poire Williams, eau-de-vie fabriquée à partir de la variété Williams). La poire se marie bien avec les pommes, les coings, le chocolat et le gingembre.

Elle est souvent cuite en compote ou pochée au vin ou au sirop. Il est alors préférable de choisir des fruits qui ne sont pas tout à fait mûrs. On l'incorpore dans les salades de fruits, les sorbets, les yogourts, les soufflés, les tartes et les charlottes; on la sert nappée et garnie de diverses façons. On met la poire dans les chutneys et les marinades. Elle confère une touche inhabituelle aux salades composées. Elle est délicieuse avec des oignons doux et des légumes légèrement amers tels le cresson, le radicchio, le pissenlit et l'endive.

La poire accompagne particulièrement bien les fromages tels le brie, le camembert, le cheddar, le fromage de chèvre et le roquefort. Elle est délicieuse avec le prosciutto ou le jambon de Parme.

Valeur nutritive

	fraîche	*déshydratée*
eau	84 %	27 %
protéines	0,4 g	1,9 g
matières grasses	0,4 g	0,6 g
glucides	15 g	70 g
fibres	1,4 g	6,4 g
calories	59	262
		par 100 g

La poire est une source élevée de fibres et elle contient du potassium et du cuivre. Lorsqu'elle est déshydratée, ses éléments nutritifs sont beaucoup plus concentrés. Elle est riche en potassium; elle est une bonne source de cuivre et de fer; elle contient du magnésium, de la vitamine C, du phosphore et du sodium. Si elle n'est pas mûre, la poire peut être indigeste et laxative.

Lorsqu'elle est à point, on la dit diurétique, reminéralisante, stomachique et sédative.

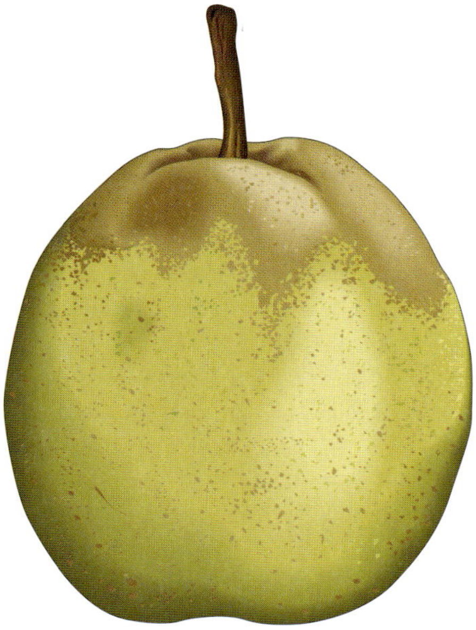

poire passe-crassane

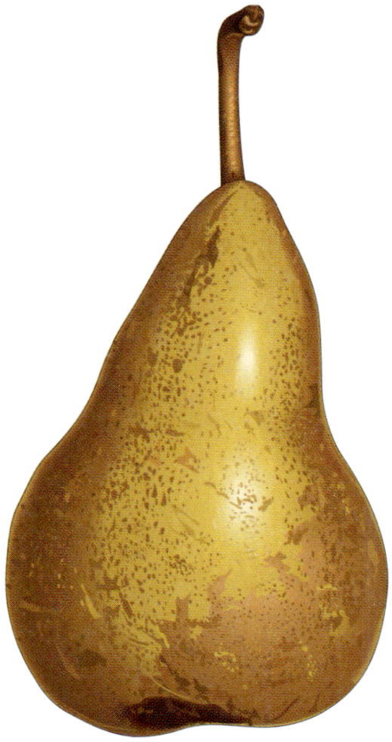

poire Bosc

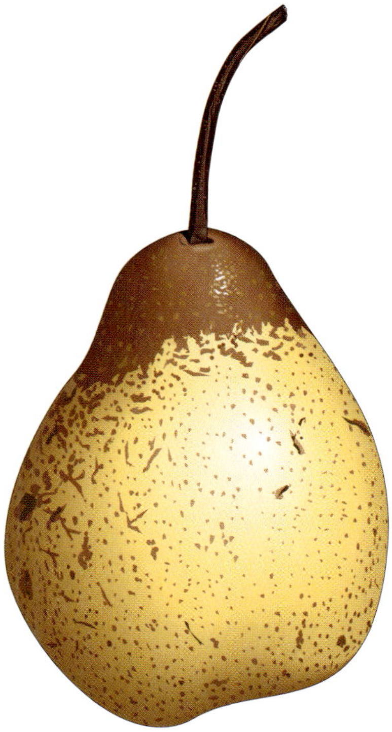

poire Rocha

Coing

Cydonia oblonga, Rosacées

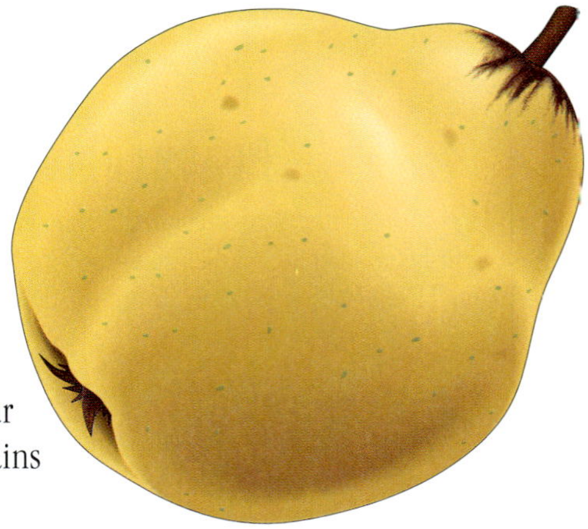

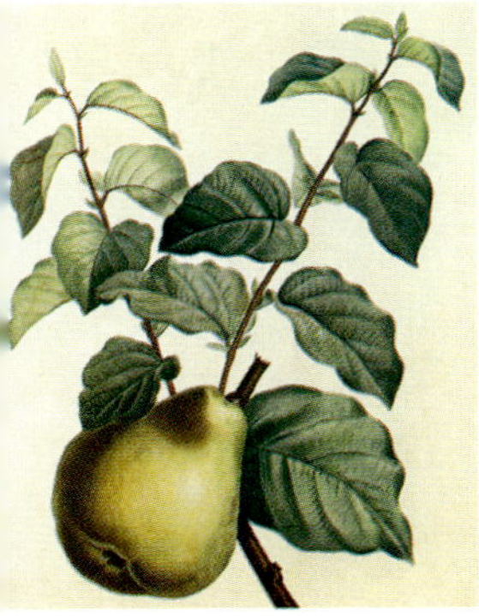

Le coing est le fruit d'un petit arbre qui serait originaire d'Iran et qui ne pousse que sous les climats chauds.

Fruit du cognassier, petit arbre qui serait originaire d'Iran et qui ne pousse que sous les climats chauds. Il mesure généralement de 4 à 6 m de haut. Le coing fut apprécié des Grecs et des Romains. En Grèce, on croyait que le coing éloignait les mauvaises influences. Il était considéré comme un symbole d'amour et de fertilité. On s'en servait dans les rites du mariage. Les Romains utilisaient son huile essentielle en parfumerie.

La confiture et la gelée sont les apprêts traditionnels du coing et ce, depuis les temps reculés. La richesse en pectine du fruit, une substance mucilagineuse épaississante, explique cet usage. Le mot « marmelade » vient du terme portugais *marmelada* qui signifie « confiture de coing » (marmelo). Les pépins du coing contiennent en abondance un mucilage qui autrefois entrait dans la préparation d'un fixatif pour les cheveux.

La mince peau du coing, d'abord verte, devient jaune lorsque le fruit est mûr. Comme la poire, le coing ne mûrit pas bien sur l'arbre. On le cueille donc à maturité, mais pas trop mûr, puis on le laisse mûrir à des températures oscillant entre 14 et 19 °C avec environ 85 % d'humidité. Le coing a une chair très parfumée qui remplit la pièce d'une odeur suave. Il est cependant immangeable cru. Sa chair est ferme, sèche et riche en pectine. Elle a un goût âpre causé par sa teneur élevée en tannin qui disparaît à la cuisson. Elle s'oxyde rapidement lorsqu'elle est coupée. L'arroser de jus de citron ou la cuire immédiatement pour empêcher l'oxydation. La chair devient rose ou rouge à la cuisson.

Valeur nutritive

eau	84 %
protéines	0,4 g
matières grasses	0,1 g
glucides	15 g
fibres	1,7 g
calories	57
	par 100 g

Le coing est une bonne source de potassium, il contient de la vitamine C et du cuivre. On dit le coing astringent et apéritif. Il serait bénéfique pour le système gastro-intestinal.

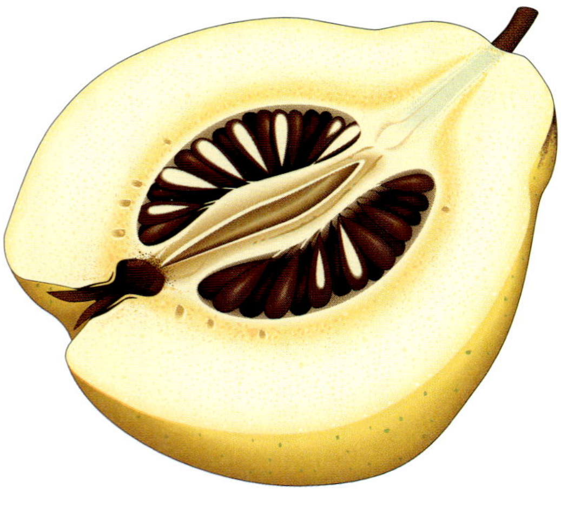

Achat

Choisir des coings charnus, fermes et intacts, à la peau partiellement jaune. Des fruits très mûrs sont souvent tachés, ce qui n'a guère d'importance si on les cuit immédiatement. Délaisser des coings durs et très verts, qui ne sont pas mûrs.

Utilisation

Le coing conserve sa forme et sa texture à la cuisson. Il est cuit comme la pomme, après avoir été paré et, si désiré, pelé. On en fait de la confiture, de la gelée, de la compote, du sirop, du vin. Il est délicieux combiné à des pommes, des poires, des fraises ou des framboises. Les Européens apprécient particulièrement la pâte de coing, qui se nomme cotignac ; cette pâte est également prisée des peuples hispanophones qui la nomment « dulce de membrillo ». En Europe de l'Est, au Proche-Orient et en Afrique du Nord, le coing est souvent associé à la viande et à la volaille. On le met dans des plats mijotés, on le sert en compote.

Conservation

Laisser murir le coing encore vert à la température ambiante. Réfrigérer le coing mûr en l'enveloppant individuellement, il se conservera quelques semaines s'il est en bonne condition. Le coing se congèle très bien en purée, sucrée ou non sucrée. La congélation lui réussit moins bien s'il est cru (le peler, le parer, le trancher et l'arroser de jus de citron ou d'acide ascorbique, substances qui évitent le brunissement).

Nèfle du Japon

Eriobotrya japonica, Rosacées

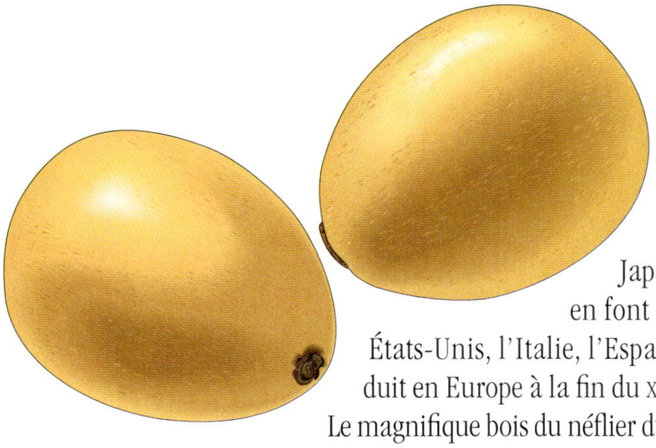

Fruit d'un arbre originaire de Chine et du Japon. Ce sont les Japonais qui ont popularisé ce fruit; ils le cultivent depuis très longtemps et l'ont grandement amélioré. On retrouve la nèfle du Japon dans les régions subtropicales. De nombreux pays en font maintenant la culture, notamment Israël, l'Inde, les États-Unis, l'Italie, l'Espagne, le Chili et le Brésil. Le néflier du Japon fut introduit en Europe à la fin du XVIIIe siècle. On l'a d'abord cultivé à des fins décoratives. Le magnifique bois du néflier du Japon est recherché par les luthiers.

Le néflier du Japon a des feuilles persistantes et atteint environ 7 m de haut. Il appartient à la grande famille des Rosacées, qui comprend notamment le poirier, le pêcher et le pommier. Dans les pays tempérés, en particulier en Europe, croît une espèce voisine (*Mespilus germanica*) nommée simplement néflier. Cette petite nèfle n'est comestible que lorsqu'elle est très mûre. Elle n'est plus beaucoup consommée.

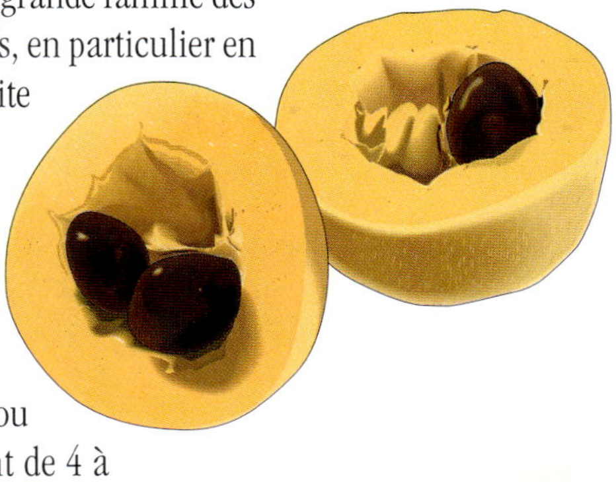

La nèfle du Japon pousse en grappes et apparaît très tôt au printemps. Elle mesure environ 8 cm de long et 4 cm de diamètre dans sa partie la plus renflée. Elle est piriforme. Sa mince peau comestible de teinte jaunâtre est parfois couverte d'un léger duvet. Cette peau recouvre une chair couleur crème ou orangée, peu abondante, ferme ou fondante selon les variétés. Cette chair aigrelette, juteuse et passablement sucrée, est rafraîchissante. Son goût rappelle la cerise ou la prune. Elle peut être très acide lorsque le fruit n'est pas mûr. Elle contient généralement de 4 à 10 pépins noirâtres, lisses et durs, non comestibles. Très périssable, la nèfle du Japon voyage mal, ce qui a un effet direct sur sa commercialisation.

Achat

Choisir une nèfle du Japon tendre et lisse. Étonnamment, un fruit couvert de taches brunes est plus savoureux.

Utilisation

La nèfle du Japon est délicieuse nature, avec ou sans la peau, ou cuite; le pochage lui convient particulièrement bien. On l'ajoute aux salades de fruits et tartes. On la cuit en confiture ou en gelée. On la transforme en boisson alcoolisée. On peut aussi la confire ou la mettre en conserve. Les graines entières ou moulues sont utilisées comme aromate.

Valeur nutritive

eau	87 %
protéines	0,4 g
matières grasses	0,2 g
glucides	12 g
calories	47
	par 100 g

La nèfle du Japon est une bonne source de potassium et de vitamine A, et contient du magnésium. On la dit diurétique et tonique.

Conservation

La nèfle du Japon étant cueillie mûre, mieux vaut la consommer sans délai.

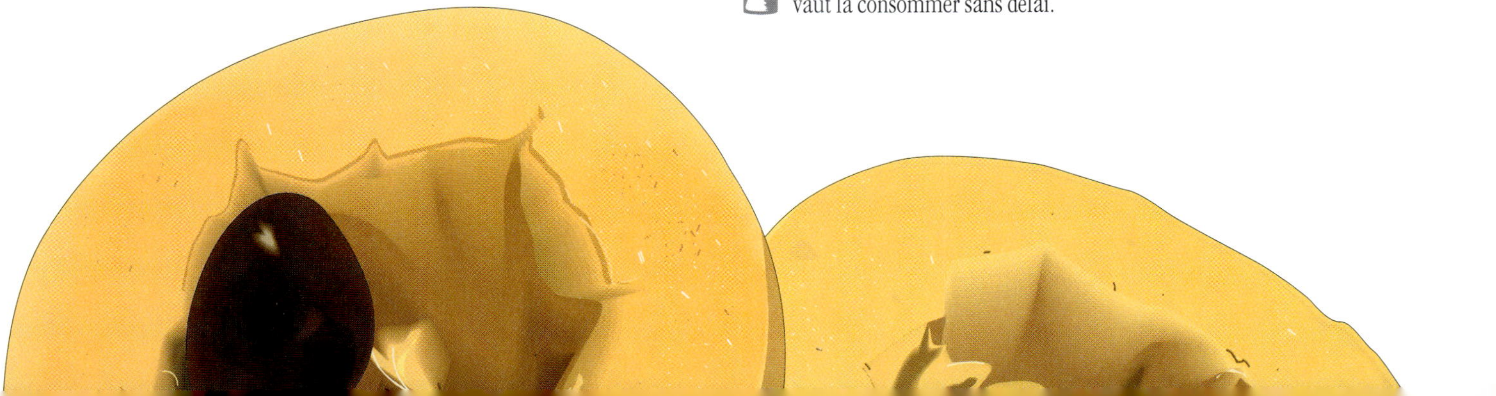

Pamplemousse

Citrus maxima, Rutacées

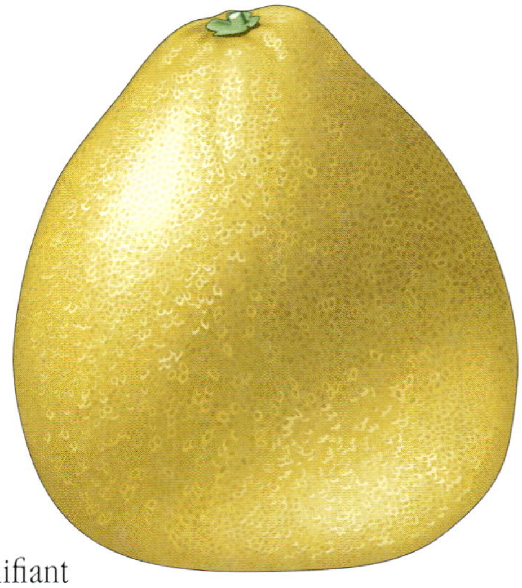

Fruit du pamplemoussier, arbre qui serait originaire d'Asie. Le pamplemoussier peut atteindre 6 m de haut. Il est cultivé en Asie depuis plus de 4 000 ans. Le pamplemousse est très prisé dans plusieurs pays asiatiques, notamment en Chine, en Thaïlande et en Indonésie. Sa commercialisation est récente dans les pays occidentaux.

Le mot « pamplemousse » vient du néerlandais *pampelmoes* signifiant « gros citron » et il fut créé au XVIIe siècle. Le pamplemousse est aussi nommé *shaddock* en anglais, nom d'un capitaine anglais qui aurait introduit la culture de ce fruit dans les Caraïbes à cette époque. On le nomme *chadèque* en créole, en Guadeloupe et en Martinique. Le pamplemousse est donc le fruit de l'arbre *Citrus maxima* que l'on nomme *pummelo* en anglais, ce qui ne manque pas de créer une certaine confusion.

Au XVIIIe siècle, il y aurait eu un croisement naturel entre le pamplemousse *Citrus grandis* et l'orange douce *Citrus sinensis* pour obtenir le pomelo, *Citrus paradisi*, fruit que l'on consomme en Occident, et que la langue anglaise nomme *grapefruit*.

Le pamplemousse peut être sphérique ou piriforme. Il atteint généralement entre 10 et 30 cm de diamètre (ce qui lui a valu l'appellation *maxima*) et peut peser plus de 6 kg. Son écorce épaisse de couleur verdâtre, jaunâtre ou rosé se pèle facilement, est très parfumée et peut être lisse ou bosselée. Il est moins juteux que le pomelo. Selon les variétés, sa pulpe est insipide ou savoureuse, très acide ou très sucrée, et contient ou non des pépins. Le pamplemousse est souvent confit ou cuit.

Valeur nutritive

eau	89 %
protéines	0,7 g
glucides	9,6 g
calories	37
	par 100 g

Le pamplemousse est riche en vitamine C et est une bonne source de potassium. Il est reconnu pour être apéritif, digestif et stomachique.

Achat

Choisir des pamplemousses lourds pour leur taille et relativement fermes. Certaines marques sur la peau, telles des cicatrices ou des plaques dures, n'altèrent pas la qualité des fruits. Écarter les fruits trop mous, dont l'écorce est terne ou qui cèdent trop facilement sous la pression des doigts ainsi que ceux qui paraissent séchés du côté de la tige.

Utilisation

Le pamplemousse est plus rarement consommé à la cuillère que le pomelo. Il est surtout cuisiné et confit. On peut aussi le peler, enlever les membranes et incorporer les quartiers dans une salade de fruits ou de légumes avec une vinaigrette.

Conservation

Le pamplemousse se conserve une semaine au réfrigérateur et quelques jours à la température de la pièce. Le jus et le zeste se congèlent.

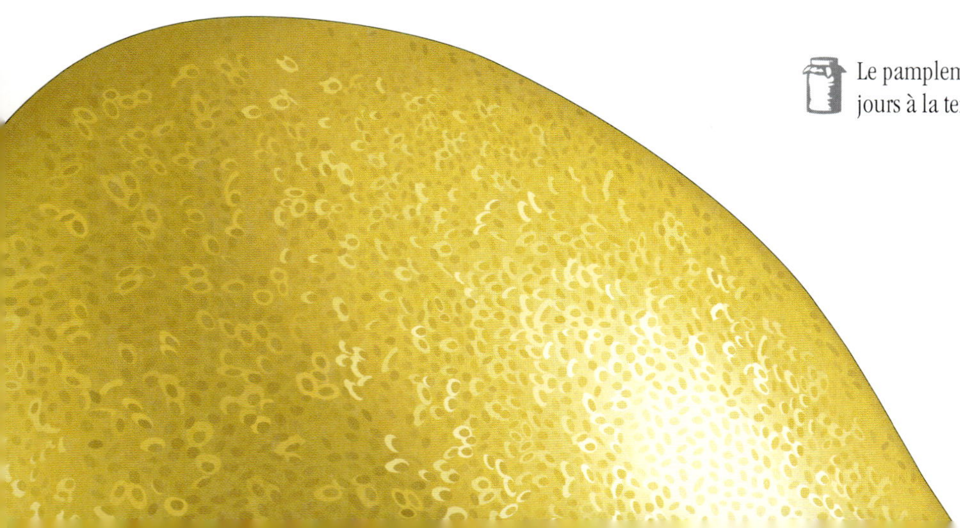

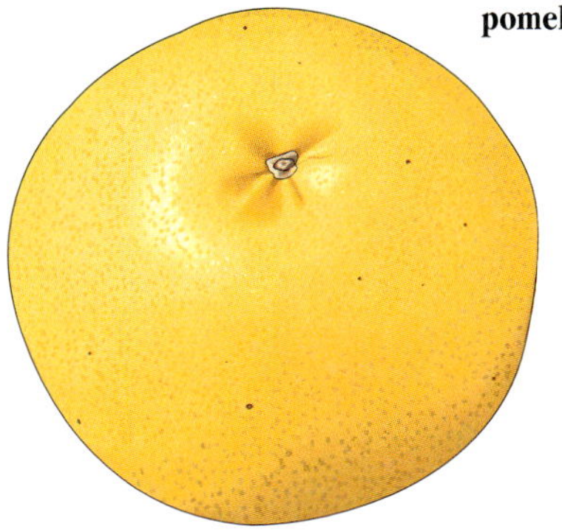

pomelo blanc

Pomelo

Citrus paradisi, Rutacées

Fruit couramment et improprement nommé pamplemousse (c'est le *grapefruit* de la langue anglaise). En anglais, le mot *pummelo* désigne le véritable pamplemousse, plus gros et piriforme (*Citrus maxima*), ce qui entraîne une certaine confusion. Le terme *grapefruit* en anglais a été utilisé pour la première fois en Jamaïque en 1814. Peut-être est-ce dû au fait que les fruits sont rassemblés sur l'arbre à la manière d'une grappe de raisins. Le pomelo serait d'ailleurs originaire de la Jamaïque. Plusieurs botanistes croient qu'il résulte d'un croisement naturel entre le pamplemousse et l'orange douce, ou l'orange amère.

Le pomelo est produit par un arbre qui peut atteindre de 8 à 9 m de haut. Plus ou moins rond, le pomelo atteint de 8 à 15 cm de diamètre. Son écorce plutôt mince peut être jaune ou teintée de rose. Sa pulpe jaune, rosée ou rouge est plus ou moins douce, acidulée, sucrée et parfumée (la jaune l'est moins que les autres). Elle contient habituellement des pépins mais peut en être exempte. Ce fruit est cueilli avant maturité complète, car il a tendance à tomber de l'arbre et, une fois mûr, il perd sa saveur acidulée. Il est bien connu que la couleur des agrumes n'est pas un bon indice de leur degré de maturité et ne peut servir à déterminer le moment de la cueillette. Ils ne perdront leur couleur verte que s'ils sont exposés à des nuits fraîches, soit entre 4 et 10 °C ou, une fois cueillis, s'ils sont exposés au gaz éthylène dans une pièce chaude.

La commercialisation du pomelo date de la fin du XIXe siècle. Les États-Unis sont le plus important producteur de cet agrume avec au-delà de 40 % de la production mondiale. On procède à l'extraction du jus et à la mise en conserve d'environ 60 % de la récolte, le reste est commercialisé à l'état frais.

Achat

Choisir des pomelos lourds pour leur taille, relativement fermes avec une peau tendue et brillante. Certaines marques sur la peau, telles des cicatrices ou des plaques dures, n'altèrent pas la qualité des fruits. Écarter les fruits trop mous dont l'écorce est terne ou qui cèdent trop facilement sous la pression des doigts.

Utilisation

Le pomelo est souvent coupé en deux et consommé nature, à la cuillère, ou saupoudré de sucre (sa consommation est facilitée lorsque les quartiers sont préalablement détachés à l'aide d'un couteau dentelé à pointe recourbée ou lorsqu'on se sert d'une cuillère dentelée). Laver le pomelo avant de le couper.

L'utilisation du pomelo peut être des plus variées. Ce fruit, qui peut être grillé, accompagne des plats principaux (canard, poulet, porc, crevettes). On l'ajoute aux salades composées. Le pomelo entre dans la composition de desserts (gâteaux au fromage, flans, salades de fruits, sorbets). En fait, il peut facilement se substituer à l'orange et à l'ananas dans plusieurs recettes. Le jus de pomelo est très rafraîchissant. L'écorce se confit.

Conservation

Le pomelo se garde à la température de la pièce de 8 à 15 jours. Pour une conservation prolongée, le placer au réfrigérateur. Le jus et le zeste se congèlent.

Valeur nutritive

eau	91 %
protéines	0,7 g
matières grasses	0,1 g
glucides	8 g
fibres	0,6 g
calories	30 à 33
	par 100 g

La valeur nutritive du pomelo varie selon qu'il est blanc, rose ou rouge. Le pomelo est légèrement moins nutritif que l'orange. Il est riche en vitamine C, et contient du potassium et de l'acide folique. Il est reconnu pour être apéritif, digestif, stomachique, antiseptique, tonique et diurétique.

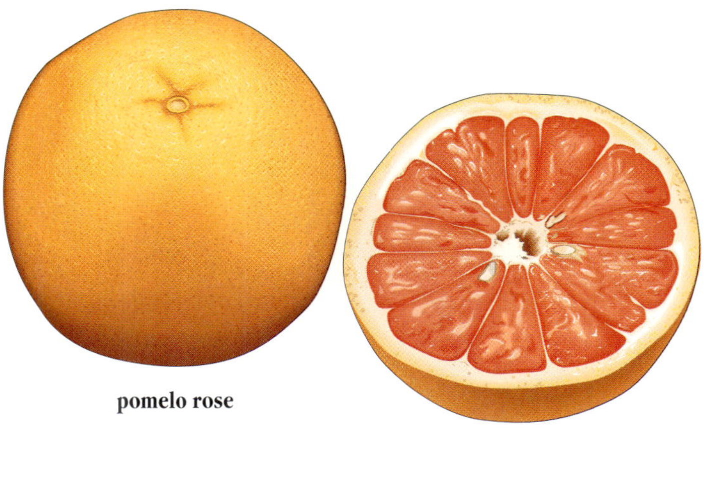

pomelo rose

Orange

Citrus spp, Rutacées

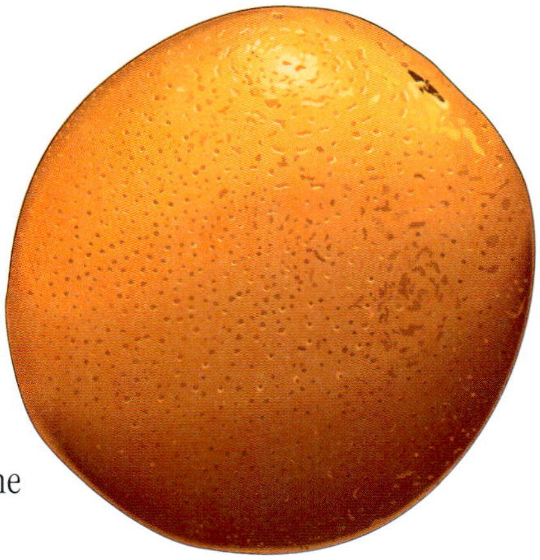

Fruit de l'oranger, arbre originaire de Chine. L'oranger est cultivé en Asie depuis plus de 4 000 ans. Les Arabes l'ont introduit en Perse, en Égypte, en Espagne et en Afrique du Nord. Le mot « orange » est dérivé de l'arabe *narandj*, lui-même issu du terme sanscrit *nagarunga*.

L'orange fait aujourd'hui partie des fruits les plus importants sur le plan commercial, alors qu'au début du siècle elle était considérée comme un fruit exotique. Les oranges sont classées en deux groupes comprenant les oranges amères et les oranges douces. Il existe plusieurs variétés à l'intérieur de ces groupes.

L'**orange amère** (*Citrus aurantium*) serait l'ancêtre des oranges douces. On la nomme aussi « bigarade » ou « orange de Séville ». Les Maures la cultivèrent intensivement près de Séville en Espagne, et le nom lui resta.

Le bigaradier est un arbrisseau épineux aux feuilles persistantes, ovales et luisantes. Ses fleurs blanches ou roses sont très odorantes. L'orange amère a une épaisse écorce rugueuse, teintée de vert ou de jaune. Elle est plus petite que l'orange douce. Sa chair peu juteuse est très amère.

L'**orange douce** (*Citrus sinensis*) est l'orange juteuse, sucrée et acidulée tant appréciée. Originaire de Chine ou d'Indochine, il semble que les Arabes soient ceux qui l'introduisirent en Europe durant le xve siècle. Christophe Colomb aurait, quant à lui, apporté des graines d'oranges à Haïti au cours de son deuxième voyage vers le Nouveau Monde en 1493. Les orangers ont ensuite été introduits en Floride par les Espagnols au xvie siècle.

L'oranger est un arbre qui atteint entre 8 et 13 m. Ses fleurs dégagent un parfum suave. Dans plusieurs pays méditerranéens, elles symbolisent la virginité et le mariage. Il existe de très nombreuses variétés d'oranges douces.

L'**orange de Valence** porte le nom d'une ville d'Espagne où on la cultivait intensivement. Elle fut introduite aux États-Unis vers 1870. Elle représente environ 50 % de la production américaine. L'orange de Valence est maintenant cultivée dans plusieurs régions, notamment en Amérique du Sud, en Australie et en Afrique du Sud. Sa chair très juteuse et acidulée contient peu ou pas de pépins. L'orange de Valence est l'orange à jus par excellence.

L'**orange navel** serait originaire du Brésil. Elle fut introduite aux États-Unis vers 1600. On la cultive également dans plusieurs pays et régions, particulièrement en Italie, en Espagne, en Israël, en Australie, en Amérique du Sud, et en Afrique du Sud. Son écorce orangée est épaisse, rugueuse et facile à enlever. Sa chair croquante et sucrée est particulièrement savoureuse et presque toujours exempte de pépins.

orange navel

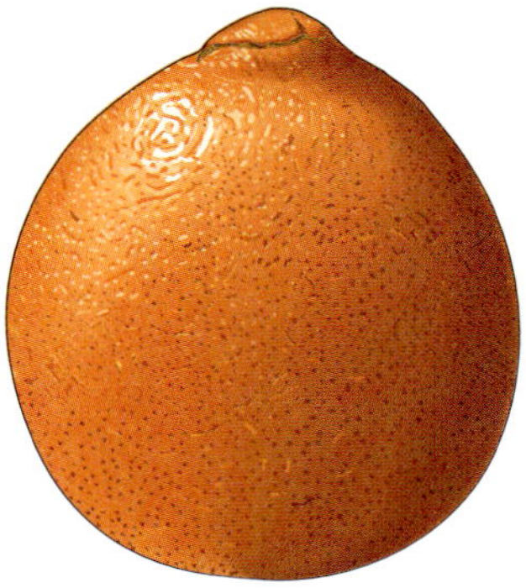

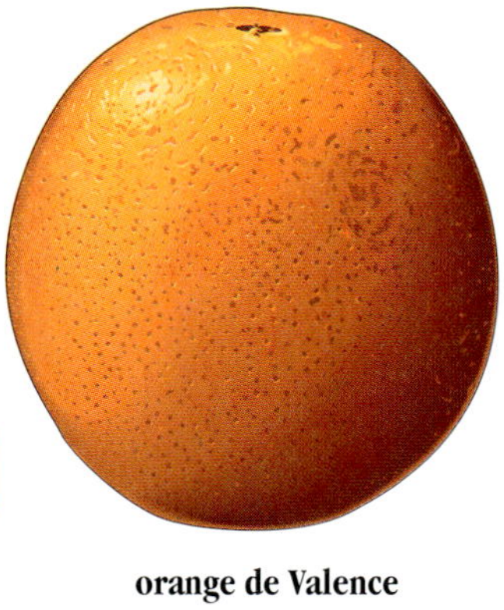

orange de Valence

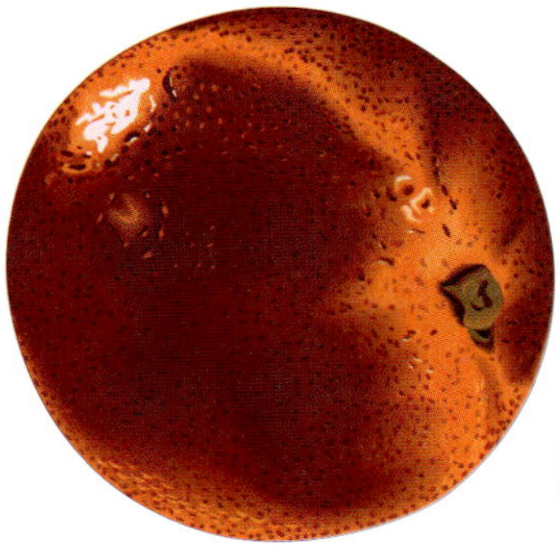

orange sanguine

orange amère

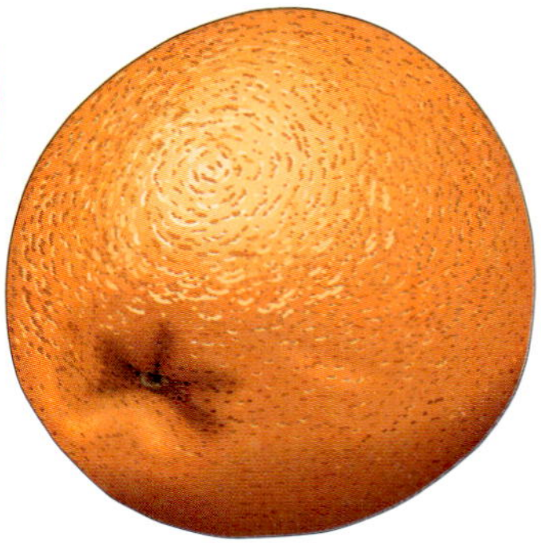

L'**orange sanguine** est un hybride qui est apparu en Europe vers 1850. Sa chair est rouge. Lorsqu'elle n'est que parsemée de filets pigmentés de rouge, on la nomme demi-sanguine. Ces oranges sont surtout cultivées en Espagne, en Italie et en Afrique du Nord. Certaines variétés ont une forme légèrement allongée. La pulpe est sucrée, juteuse et très parfumée. L'orange sanguine est habituellement dépourvue de pépins.

Une pratique commerciale est à l'origine du fait que des oranges sont identifiées par un nom générique, tels « Sunkist », « Jaffa » ou « Outspan ». « Sunkist » est le nom d'une coopérative commerciale d'agrumiculteurs américains qui regroupe environ 8 000 membres en Californie et en Arizona. « Jaffa » est une appellation choisie par le gouvernement d'Israël, tandis que « Outspan » est un nom choisi par l'Afrique du Sud. Plusieurs variétés d'oranges sont regroupées sous ces noms génériques, à condition qu'elles répondent à certaines normes (qualité, dimension, etc.) fixées par ces organismes. Les plus grands producteurs d'oranges sont le Brésil, les États-Unis, la Chine, l'Espagne et le Mexique. Environ 14 % de la production mondiale d'oranges provient des États-Unis, plus précisément de la Floride.

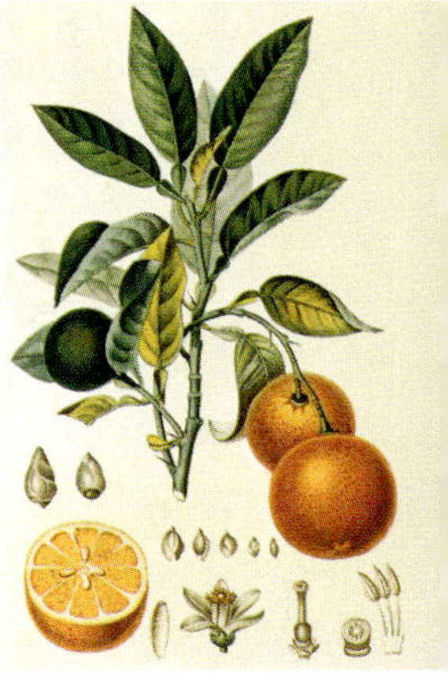

L'oranger est cultivé en Asie depuis plus de 4 000 ans. Les fleurs dégagent un parfum suave.

Achat

Choisir des oranges fermes et lourdes pour leur taille, avec une peau lisse exempte de parties molles, de taches noires et de moisissures.

Utilisation

L'utilisation de l'orange est très variée. On la consomme nature, on la cuisine, on la transforme en boissons variées. On la cuit en marmelade. On confit son zeste et sa chair. On en tire une huile essentielle et une essence utilisées en pâtisserie, en confiserie, en cosmétologie, en pharmacie et même en chimie. On distille ses fleurs pour fabriquer l'eau de fleur d'oranger. On met l'orange dans les salades de fruits, les soufflés, les flans, les crêpes, la crème glacée, les sorbets, les punchs.

L'orange ajoute une touche inhabituelle aux sauces, aux vinaigrettes, aux légumes, aux salades de riz, de poulet ou de fruits de mer. Elle se marie également bien avec le poisson, le canard, le bœuf et le porc. Les oranges sanguines servent souvent à des fins décoratives, car elles sont très colorées. L'eau de fleur d'oranger aromatise notamment crêpes, flans, sirops, pâtisseries et tisanes.

La bigarade est surtout mise en conserve ou cuite (marmelade, confiture, gelée, sirop, sauce). Les feuilles, utilisées en infusion, auraient des effets digestifs et antispasmodiques. Des fleurs, on extrait l'essence de Néroli Bigarade et l'eau de fleur d'oranger. Du zeste, on tire aussi de l'essence, dite parfois de bigaradier ou d'orange amère. Le Cointreau, le Curaçao et le Grand Marnier doivent leur saveur d'orange au zeste de la bigarade.

Conservation

L'orange peut être conservée à la température de la pièce environ 1 semaine. Pour une conservation prolongée, la placer au réfrigérateur. Le jus et le zeste se congèlent.

Il faut rincer la peau des oranges si l'on prévoit utiliser le zeste, afin d'éliminer les résidus de produits chimiques qui préviennent le pourrissement des fruits lors du transport. Conserver le zeste confit ou déshydraté à l'abri de l'air et des insectes, dans un endroit frais et sec.

Valeur nutritive

eau	87 %
protéines	0,9 g
matières grasses	0,1 g
glucides	12 g
fibres	1,8 g
calories	47
	par 100 g

L'orange est reconnue pour sa teneur très élevée en vitamine C ; elle est une bonne source de potassium.

L'orange est diurétique, antiscorbutique, tonique, digestive et légèrement laxative. Ses fleurs sont antispasmodiques et l'eau contenue dans celles-ci faciliterait le sommeil.

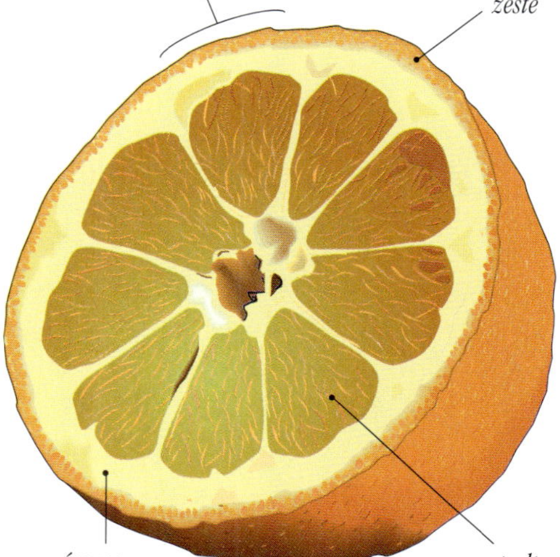

Mandarine

Citrus reticulata ou *Citrus nobilis,* Rutacées

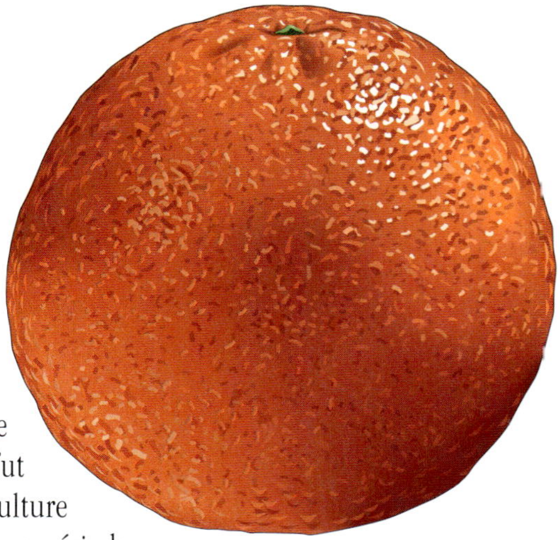

Fruit du mandarinier, arbre originaire de Chine ou d'Indochine, la mandarine a longtemps été connue exclusivement en Asie. Elle devrait son nom au fait que sa peau avait la même couleur que la robe de soie portée par les mandarins, hauts fonctionnaires de l'Empire chinois. Bien que connue depuis environ 3 000 ans en Chine, la mandarine ne fut introduite en Europe et en Amérique qu'au XIXᵉ siècle. Sa culture demeura confinée au bassin méditerranéen durant une longue période. Nombre d'autres hybrides ont depuis été produits. Les plus importants producteurs de mandarines sont le Japon, l'Espagne et le Brésil.

La **mandarine** (*Citrus reticulata*) ressemble à une petite orange légèrement aplatie. Sa peau se pèle très facilement. Sa chair sucrée, parfumée et délicate est moins acide que celle de la plupart des agrumes. Elle peut contenir plusieurs pépins ou en être exempte, selon les variétés, fort nombreuses. Ses quartiers assez petits sont facilement détachables.

La **tangerine** serait issue d'un croisement entre la mandarine et l'orange amère (*Citrus reticulata* x *Citrus aurantium*) ; ce mot est dérivé de « Tanger », nom du port marocain qui fut longtemps le principal lieu de départ des cargaisons de mandarines destinées à l'exportation. Elle est surtout cultivée dans le sud-est des États-Unis. L'écorce des tangerines est généralement plus foncée, tirant souvent sur le rouge, et se pèle aussi facilement que celle de la mandarine.

Comme la tangerine, la **clémentine** est issue du croisement entre une mandarine et l'orange amère ; elle fut créée au début du XXᵉ siècle par un missionnaire français en Algérie, le père Clément Dozier, d'où l'origine de son appellation. Sa fine peau est orange rougeâtre, non adhérente et parfois gonflée et bosselée. Sa chair juteuse et acidulée est légèrement moins parfumée que celle de la mandarine. La clémentine est abondamment cultivée en Europe (Corse, Espagne, Italie), en Afrique du Nord (Algérie, Maroc) et en Israël. Il en existe plusieurs variétés ; certaines ont peu ou pas de pépins, d'autres en contiennent jusqu'à 20.

L'**orange-temple** ou « tangor » (*C. nobilis*), de l'anglais *tangy* qui signifie « goût piquant », est le résultat du croisement de la tangerine et de l'orange douce. Elle se pèle facilement. Sa chair est à la fois mi-acide et mi-sucrée. Il s'agit du plus important hybride de la mandarine.

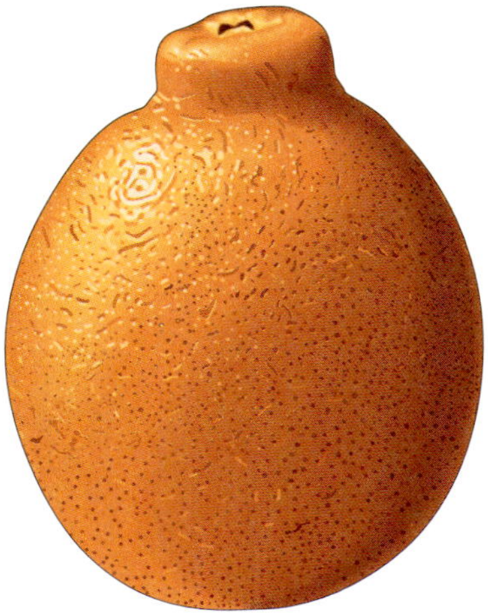

tangelo

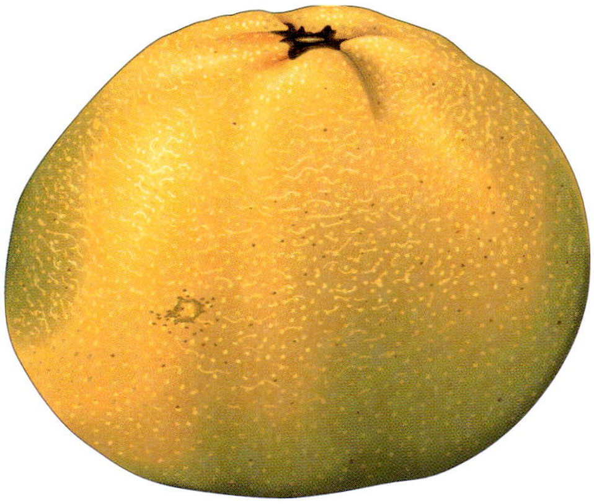

ugli

tangerine

Le **tangelo** (*Citrus paradisi* x *Citrus reticulata*) est issu du croisement de la mandarine et du pomelo. Ce nom est d'origine américaine et s'inspire encore une fois du mot « tangy », en référence au goût acidulé. Ce fruit est souvent identifié par le nom de la variété (Minneola, Seminole, Orlando). Dans certaines variétés, le côté opposé à la tige est orné d'une excroissance. La pulpe juteuse et parfumée est moins acidulée et plus sucrée que celle d'un pomelo. Selon la variété, la chair contient peu ou beaucoup de pépins et l'écorce très colorée se pèle facilement ou est adhérente. Le tangelo est plus gros et plus acidulé que l'orange.

L'**ugli** (*Citrus paradisi* x *Citrus reticulata*) est une variété étonnante découverte en Jamaïque au début du XXe siècle. L'origine de l'ugli est incertaine. Certains disent que le fruit est issu du croisement d'une tangerine et d'un pomelo ou d'un pamplemousse ; d'autres mentionnent aussi l'orange amère. Ce fruit délicieux est difforme. Son apparence peu attirante est soulignée par son nom car « ugli » vient de l'anglais *ugly* signifiant « laid ». L'ugli a une peau ridée et épaisse, non adhérente, qui se pèle facilement. Selon les variétés, elle est rouge jaunâtre, jaune orangé ou verte. Elle recouvre une pulpe juteuse rose ou jaune orangé, plus sucrée que celle d'un pomelo, légèrement acide et presque dépourvue de pépins.

Achat

Choisir des fruits intacts, lourds pour leur taille, exempts de taches noires, de moisissures et de points mous. Ne pas se préoccuper de la présence de taches sur les uglis, cela n'altère pas leur saveur. Écarter ces derniers lorsque le côté de la tige est séché.

Utilisation

La mandarine et ses hybrides sont très souvent consommés tels quels. Ils constituent un dessert ou une collation pratique et rafraîchissante. On peut les utiliser de la même façon que l'orange en les incorporant dans les salades de fruits, les sauces, les plats aigres-doux. Ils décorent gâteaux, puddings, bavarois, tartes et ajoutent une touche inhabituelle aux salades de riz, de poulet ou de fruits de mer. Ils sont délicieux avec de la crème glacée, arrosée ou non de Grand Marnier, ou dans la fondue au chocolat. L'écorce de la mandarine a une saveur fine et exotique. Comme elle est plus mince que celle de l'orange, on doit exercer moins de pression en la râpant ou en extrayant son jus. Le jus de tangerine est rafraîchissant et délicieux.

Valeur nutritive

eau	88 %
protéines	0,6 g
matières grasses	0,2 g
glucides	11 g
fibres	1 g
calories	44
	par 100 g

La mandarine est une excellente source de vitamine C et contient du potassium, de la vitamine A et de l'acide folique.

Conservation

Les mandarines se conservent approximativement 1 à 2 semaines au réfrigérateur, mais on devrait les consommer les plus fraîches possible.

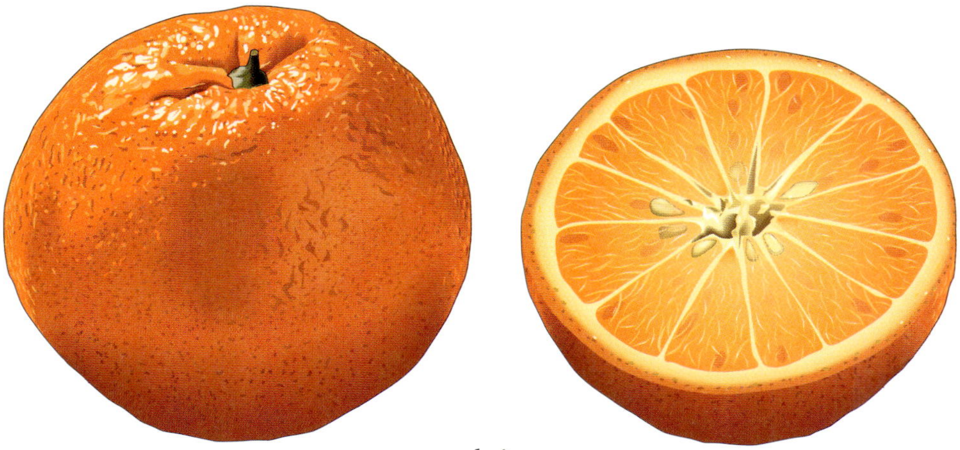

mandarines

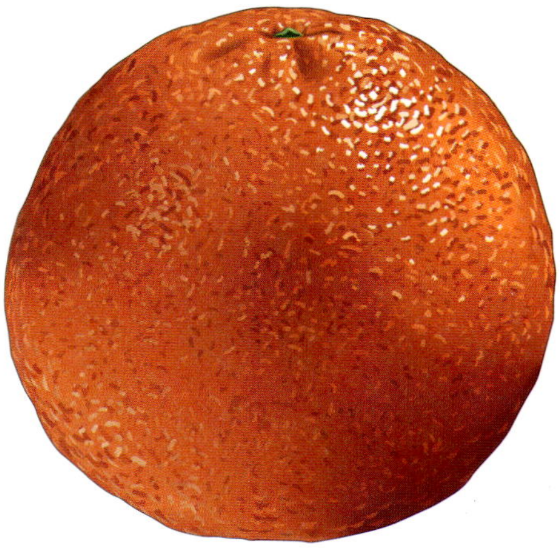

orange-temple

Citron

Citrus limon, Rutacées

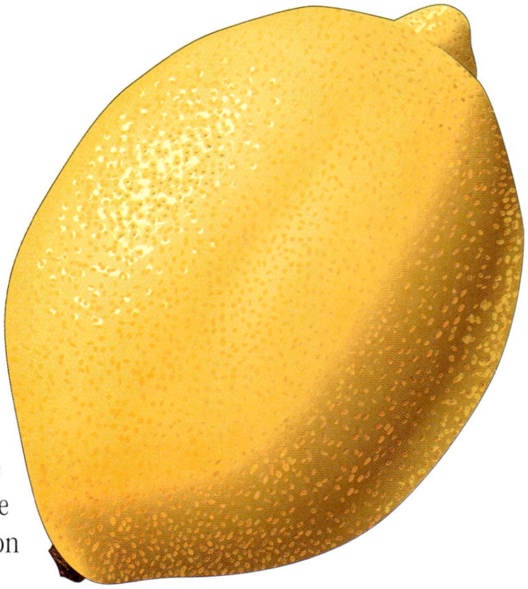

Fruit du citronnier, arbre qui serait originaire de Chine ou de l'Inde et cultivé en Asie depuis au moins 2 500 ans. Le citron fut introduit en Espagne par les Arabes au XIe siècle. Les croisés, à leur retour de Palestine, contribuèrent à le répandre dans le reste de l'Europe. Ce n'est qu'au XVe siècle cependant que le citron délogea le verjus (suc acide extrait de raisins pas encore mûrs) dans les cuisines de l'ouest de l'Europe. Christophe Colomb aurait introduit le citron à Haïti en 1493, lors de son deuxième voyage en Amérique.

Selon les variétés, la taille du citron varie, ainsi que son acidité. Son écorce jaune est plus ou moins épaisse et rugueuse. La chair juteuse peut contenir des pépins ou en être exempte. Les citrons cueillis à maturité sont sucrés et peu acidulés. Les citrons commercialisés sont donc cueillis verts, puis ils sont mûris artificiellement entre 1 et 4 mois dans des entrepôts.

Achat

Choisir des citrons fermes et lourds, dont l'écorce jaune a des grains serrés et est légèrement lustrée. Des citrons avec des teintes de vert ont un degré d'acidité plus élevé. Une peau rugueuse sera probablement très épaisse et abritera peu de pulpe. Écarter des citrons plissés, qui ont des sections durcies ou ramollies, ou dont la couleur est terne ou jaune trop foncé, ils ne sont plus frais.

Utilisation

L'utilisation du citron est multiple. On s'en sert aussi bien comme ingrédient qu'à des fins décoratives. Le citron avive la saveur des aliments et peut ainsi remplacer le sel ; il empêche certains fruits et légumes de noircir. On se sert du citron pour parfumer notamment soupes, sauces, légumes, gâteaux, crèmes pâtissières, crème glacée, sorbets. On en fait de la marmelade et de la gelée.

Le citron peut remplacer le vinaigre dans la vinaigrette. On l'utilise pour mariner et attendrir la viande, la volaille, le poisson et le gibier. C'est un ingrédient désaltérant avec lequel on fait de la limonade ou qu'on ajoute au thé. Le zeste de citron peut être râpé ou tranché. On le confit ou on le déshydrate. On l'utilise pour parfumer notamment sauces, viande et desserts.

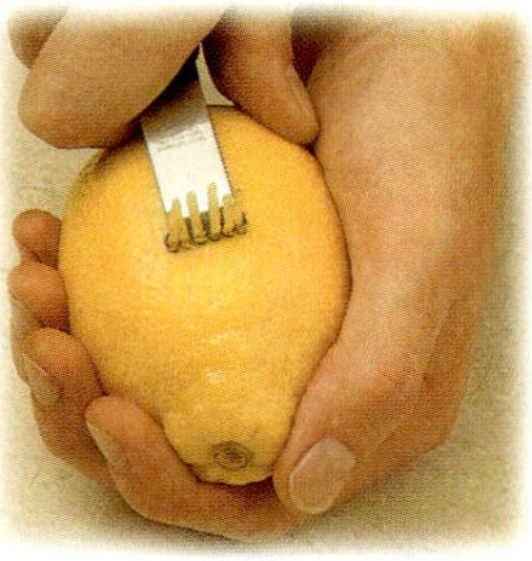

1 *Prélever le zeste à l'aide d'un zesteur.*

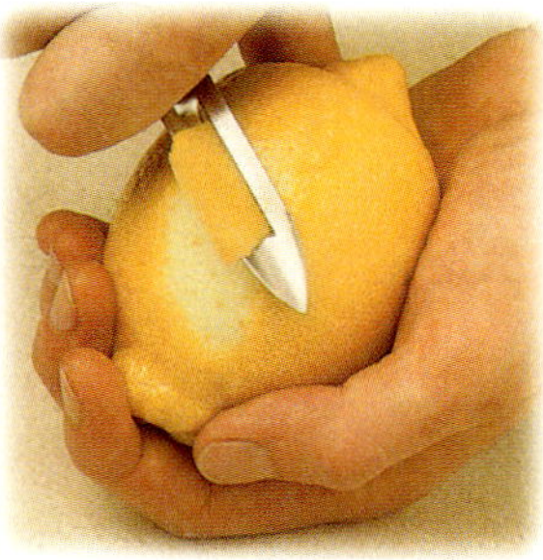

2 *On peut également peler des bandes de zeste à l'aide d'un économe.*

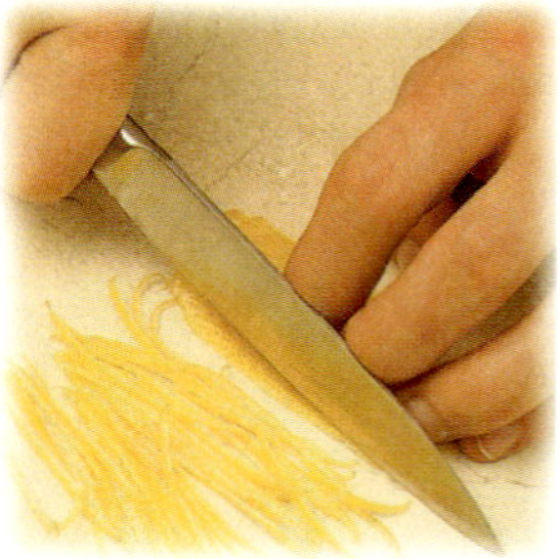

3 *Hacher les bandes au couteau.*

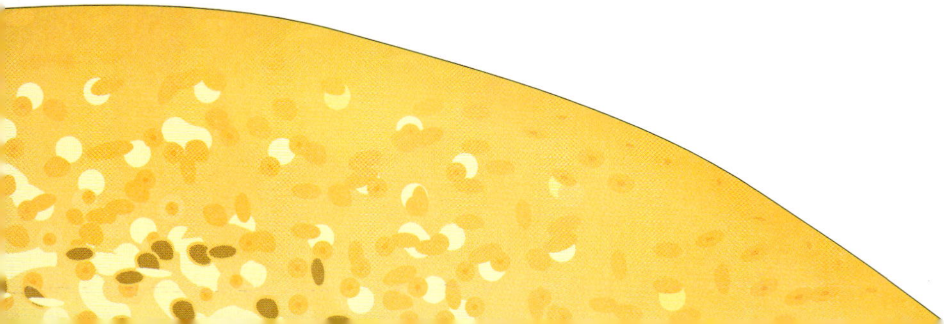

Citrons givrés

4 PORTIONS

4 gros citrons à peau épaisse
500 g (1 lb) de sucre
500 ml (2 tasses) d'eau
4 feuilles de menthe fraîche

1. Découper une calotte sur le dessus de chaque citron, du côté de la queue.

2. Avec une cuillère à pamplemousse, retirer complètement la pulpe sans percer l'écorce. Mettre les écorces et les calottes au congélateur.

3. Au mélangeur, réduire la pulpe en purée.

4. Dans une casserole, faire fondre le sucre dans l'eau à feu doux. Arrêter la cuisson et laisser le sirop refroidir.

5. Mélanger la pulpe en purée avec le sirop. Mettre au congélateur le temps que le sorbet soit pris, environ 3 h.

6. Remplir les écorces congelées du sorbet et couvrir avec les calottes retirées. Décorer avec une feuille de menthe fraîche. Garder au congélateur jusqu'au moment de servir.

Valeur nutritive

eau	89 %
protéines	1 g
matières grasses	0,3 g
glucides	9,3 g
fibres	2,1 g
calories	29
	par 100 g

Comme tous les agrumes, le citron est reconnu pour sa teneur élevée en vitamine C. Il contient également du potassium et de l'acide folique.

Le citron est très acide, contenant de 6 à 10 % d'acide citrique, ce qui le rend trop piquant pour être bu non dilué. Son essence contient environ 95 % de terpènes (térébenthène) qui lui confèrent des vertus expectorantes. C'est un antiseptique naturel des plus efficaces. Il est antiscorbutique et il calme les piqûres d'insectes. Il aurait de nombreuses autres propriétés médicinales; on le dit notamment antirhumatismal, diurétique, fortifiant et vermifuge.

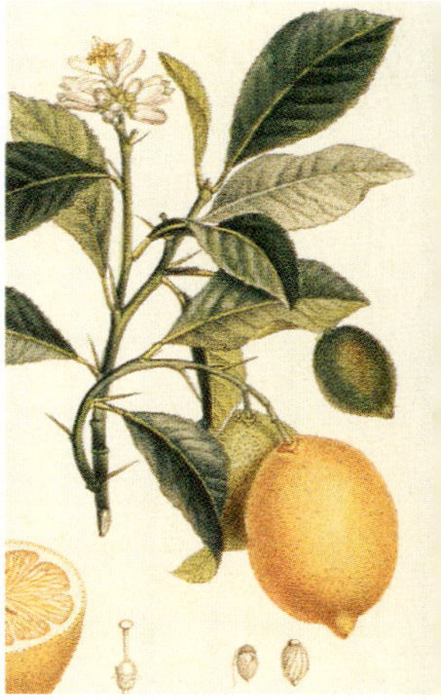

Selon les variétés, la taille du citron varie, ainsi que son acidité. La chair juteuse peut contenir des pépins ou en être exempte.

Conservation

Le citron peut être gardé à la température de la pièce environ 1 semaine. Pour une conservation prolongée, le placer au réfrigérateur. Le jus et le zeste se congèlent. Conserver le zeste confit ou déshydraté à l'abri de l'air et des insectes, dans un endroit frais et sec.

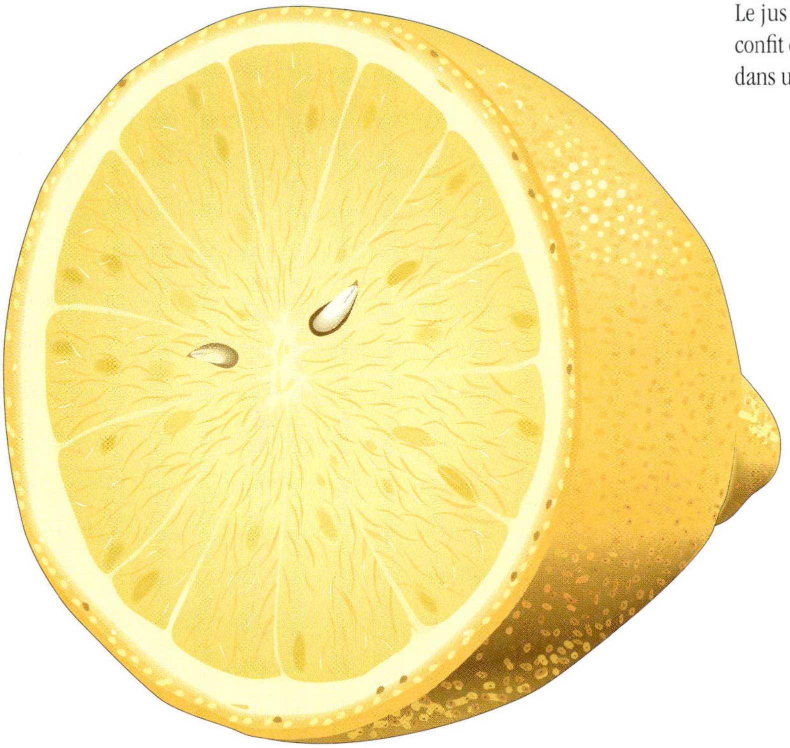

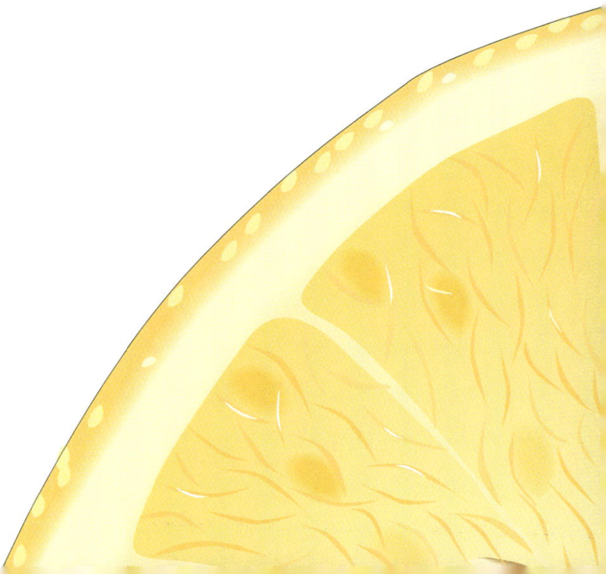

Kumquat

Fortunella spp, Rutacées

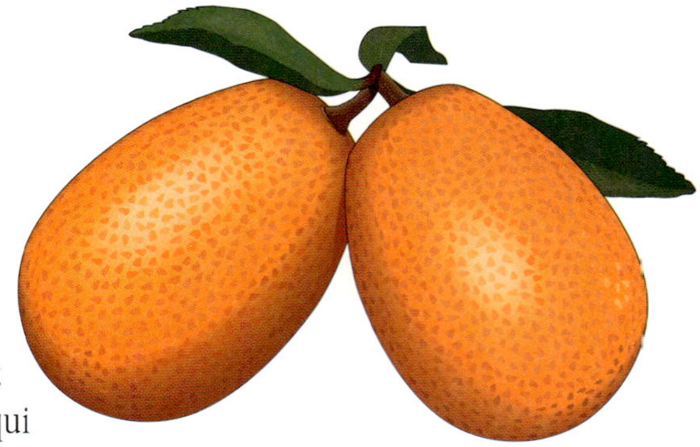

Fruit d'un arbre originaire de Chine qui mesure de 5 à 6 m de haut et qui sert habituellement à des fins décoratives. Le kumquat, aussi nommé « citronnier du Japon », reçut son nom du botaniste britannique Robert Fortune qui l'introduisit en Europe en 1846. Le mot « kumquat » vient du chinois cantonais *kin kü* signifiant « orange dorée ».

Le kumquat est cultivé notamment en Californie, en Floride, dans le bassin méditerranéen, au Japon, en Chine, en Indochine, en Indonésie, en Israël, au Pérou et au Brésil. On l'a croisé avec plusieurs fruits, entre autres la lime (limequat), l'orange (orangequat), le citron (lemonquat) et la mandarine (calamondin). Le kumquat mesure généralement de 2 à 5 cm de long. Son écorce, dont la couleur peut varier de l'orange foncé au jaune doré, est comestible, tendre, mince, sucrée et parfumée. Sa chair, divisée en 5 ou 6 quartiers, est agréablement acidulée. Elle contient quelques pépins plutôt gros.

Valeur nutritive

eau	82 %
protéines	1,1 g
matières grasses	0 g
glucides	16 g
fibres	3,7 g
calories	63
	par 100 g

Le kumquat est riche en vitamine C, c'est une bonne source de potassium et il contient du cuivre.

Les personnes allergiques à certains constituants que l'on trouve dans la pelure des agrumes pourraient aussi réagir à la pelure des kumquats.

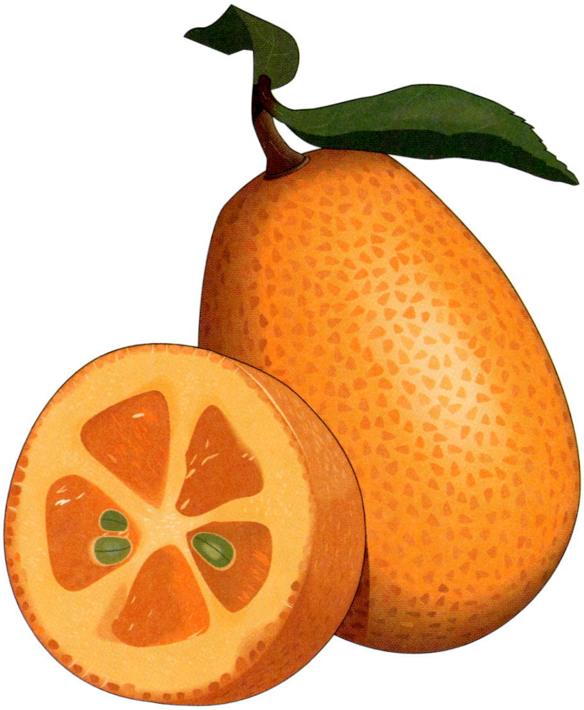

Achat

Choisir des kumquats fermes, sans taches ni meurtrissures, dont l'écorce est brillante. Écarter les kumquats mous, car ils se détériorent rapidement. Les kumquats sont parfois vendus encore attachés à leurs branches, auxquelles on a laissé quelques petites feuilles vertes très décoratives.

Préparation

Laver soigneusement l'écorce. Au goût, blanchir le kumquat une vingtaine de secondes à l'eau bouillante puis le rincer à l'eau froide afin d'attendrir la pelure.

Utilisation

Le kumquat est meilleur s'il est légèrement pétri, ce qui libère les essences de l'écorce. Il peut être mangé tel quel, avec l'écorce. On l'incorpore aux salades de fruits et aux salades composées. On s'en sert aussi à des fins décoratives. On l'incorpore aux farces, aux gâteaux et aux muffins. Les kumquats relèvent très bien la saveur des sauces aigres-douces. Ce fruit est souvent confit, mariné, cuit en confiture ou en marmelade, poché dans un sirop ou mis en conserve dans l'alcool. Il se marie bien avec le poisson et, plus particulièrement, avec la volaille, l'agneau et le canard.

Conservation

Les kumquats sont plus fragiles que les oranges car leur peau est plus mince. Les laisser à la température de la pièce si on désire les consommer rapidement, ils se conserveront de 5 à 6 jours. Les placer au réfrigérateur pour une conservation d'environ 3 semaines.

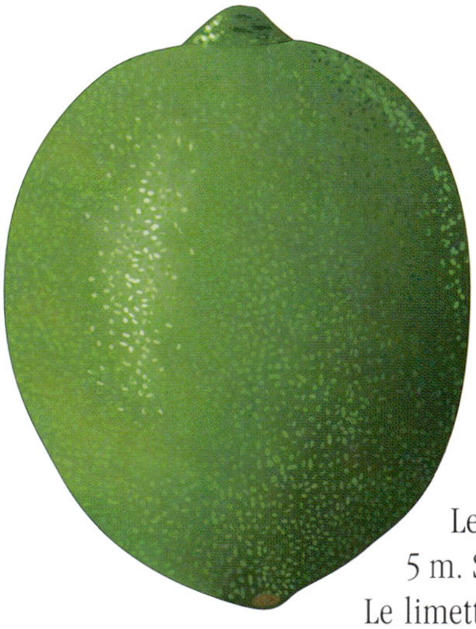

Lime

Citrus aurantifolia, Rutacées

Fruit du limettier, arbuste épineux probablement originaire d'une région proche de l'Inde et de la Malaisie. Le limettier fut implanté en France et en Italie au XIIIe siècle par les croisés. Christophe Colomb aurait apporté des pépins de lime à Haïti lors de son deuxième voyage vers le Nouveau Monde en 1493.

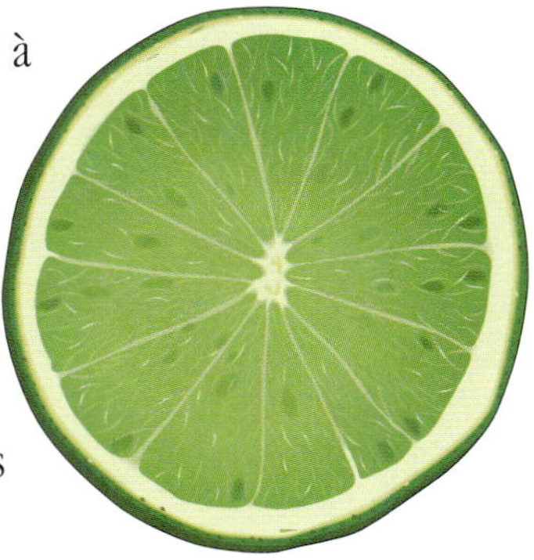

Le limettier est un arbre aux feuilles persistantes, qui mesure de 3 à 5 m. Ses petites fleurs blanches teintées de rouge sont très odorantes. Le limettier fleurit continuellement, produisant des fruits à longueur d'année. Il est cultivé notamment au Mexique, dans les Caraïbes, en Inde, aux États-Unis, au Mexique, en Italie et en Espagne. La lime mesure habituellement de 3 à 6 cm de diamètre. Son écorce fine et adhérente recouvre une chair juteuse, très acide et très parfumée. La chair et l'écorce sont de couleur verte. La chair contient ou non des pépins, selon les variétés. Certaines sont connues sous le nom de « limettes » (*Citrus limetta*), de « citrons-limettes » ou de « citrons verts ». D'autres variétés sont nommées limes douces, elles ne sont toutefois pas commercialisées en Amérique du Nord.

Achat

Choisir des limes fermes et lourdes pour leur taille, avec une écorce lisse et lustrée, d'un vert assez foncé. Écarter des fruits ternes, desséchés ou ramollis. Des tâches brunâtres peuvent être présentes sur l'écorce de la lime sans en affecter la saveur.

Utilisation

La lime s'utilise comme le citron. Ces deux fruits sont d'ailleurs interchangeables dans la plupart des recettes. Ce fruit s'intègre aussi bien dans les plats principaux que dans les potages, les vinaigrettes, les sauces, les gâteaux, les bavarois, la crème glacée ou les sorbets. Il aromatise agréablement les punchs et les cocktails tropicaux et rehausse la saveur des plats de poulet, de poisson, de haricots et des soupes de légumes.

La lime est un ingrédient de base dans plusieurs pays, notamment en Amérique latine, dans les Caraïbes, en Afrique, en Inde, dans le Sud-Est asiatique et dans les îles du Pacifique. Un des plats typiques de la cuisine péruvienne est le ceviche; il est fait à base de poisson cru mariné dans du jus de lime.

Conservation

Manipuler la lime avec soin, car elle est plus fragile que le citron. La lime peut être gardée à la température de la pièce environ 1 semaine. Pour une conservation prolongée, la placer au réfrigérateur. La lime aura tendance à jaunir si elle est exposée à une forte lumière, ce qui altérera sa saveur qui perd de son acidité caractéristique. Le jus et le zeste se congèlent. Conserver le zeste confit ou déshydraté à l'abri de l'air et des insectes, dans un endroit frais et sec.

Valeur nutritive

eau	88 %
protéines	0,8 g
matières grasses	0,2 g
glucides	10,6 g
fibres	2,1 g
calories	30
	par 100 g

Même si la lime est une excellente source de vitamine C, elle en contient moins que le citron. La lime contient également du potassium ainsi que des traces de fer, d'acide folique et de calcium.

Les propriétés médicinales de la lime sont similaires à celles du citron; elle est antiscorbutique.

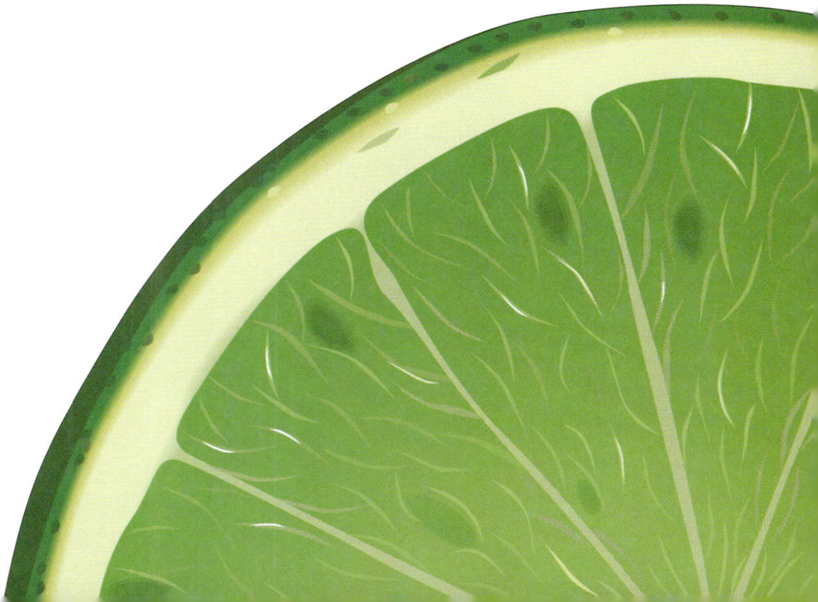

Cédrat

Citrus medica, Rutacées

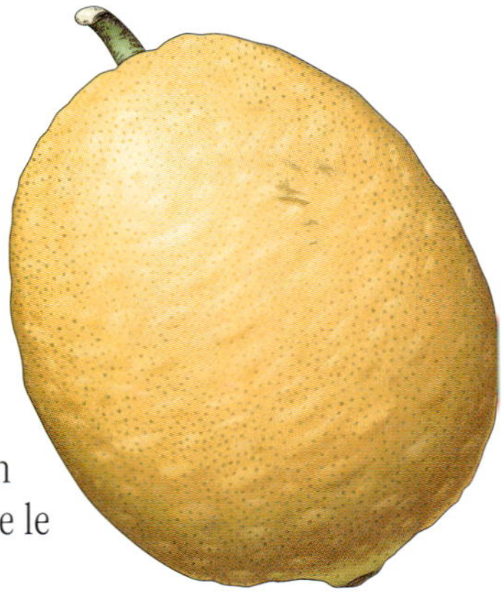

Fruit du cédratier, arbre de la grande famille des agrumes qui serait originaire de Chine. En Asie, sa culture remonte à la plus haute Antiquité. En Égypte, des fouilles archéologiques et des documents révèlent qu'on cultivait le cédrat trois siècles av. J.-C. Dans la religion juive, on croit que le cédrat est le fruit de la connaissance dans lequel Adam aurait mordu.

Le cédratier a des fleurs blanches teintées de pourpre. Ses rameaux sont épineux. On le cultive intensivement en Corse et dans une moindre mesure dans plusieurs autres pays méditerranéens, notamment la Grèce, l'Italie et Israël.

Le cédrat mesure de 15 à 25 cm. Il peut peser jusqu'à 4 kg. Son écorce très odoriférante, jaune verdâtre, est épaisse et souvent verruqueuse. Sa chair verte ou jaunâtre est acide et peu juteuse. Elle est divisée en plusieurs quartiers et contient beaucoup de pépins. Elle est recouverte d'une épaisse membrane blanche.

Achat

Le cédrat est rarement vendu frais. Il est surtout disponible confit.

Conservation

Conserver le cédrat confit au frais, à l'abri de l'air et des insectes.

Utilisation

On se sert du cédrat en pâtisserie et en confiserie ; on le confit ou on l'utilise à des fins décoratives. On l'incorpore notamment aux gâteaux, biscuits et puddings. Le cédrat se consomme parfois avec des mets salés et sert aussi à préparer confitures et marmelades. En Corse, on se sert du cédrat pour préparer une liqueur nommée « cédratine » ainsi que des friandises. Le cédrat frais parfume les pièces de la maison et les meubles.

Valeur nutritive

Le cédrat est riche en vitamine C, il est donc antiscorbutique. On dit le jus sudorifique, fébrifuge et digestif. Les graines écrasées sont vermifuges.

Bergamote

Citrus bergamia, Rutacées

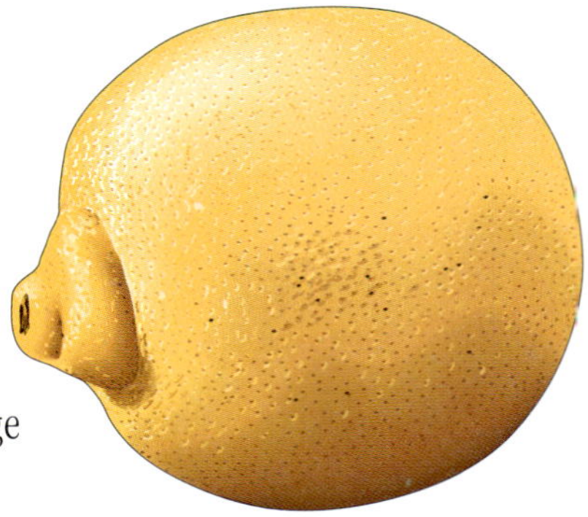

Fruit du bergamotier, arbre aux feuilles persistantes et aux fleurs très odorantes. La bergamote ressemble à une petite orange ; elle serait issue d'un croisement entre la lime et l'orange amère (*Citrus aurantium*).

On la consomme depuis plusieurs siècles. La bergamote est principalement cultivée dans le sud de l'Europe, notamment en Sicile et en Calabre. La chair verdâtre de la bergamote est divisée en sections. Elle est très juteuse, mais trop acide et trop amère pour être comestible. Son écorce jaunâtre, très riche en huile essentielle, dégage un parfum suave.

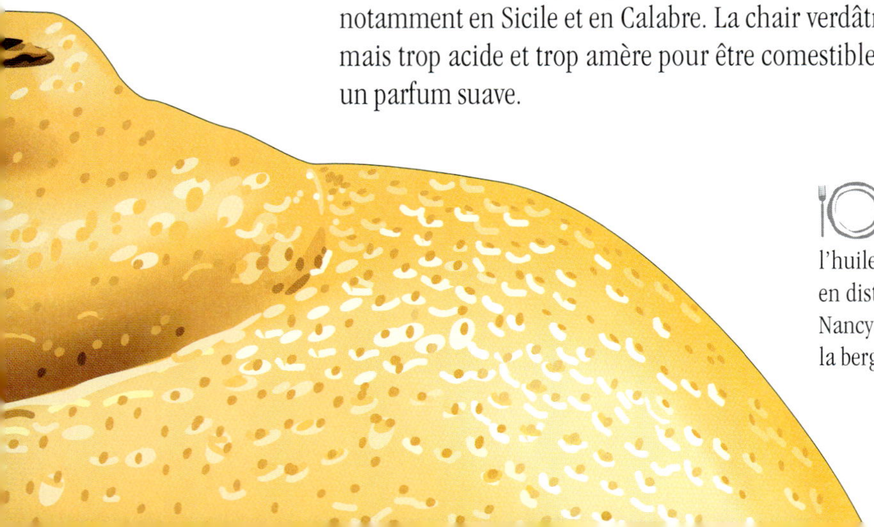

Utilisation

La bergamote est immangeable telle quelle. On utilise son zeste et son huile essentielle ; le zeste s'emploie surtout en pâtisserie et en confiserie, l'huile essentielle sert en confiserie ainsi qu'en parfumerie (eau de Cologne) et en distillerie. La bergamote aromatise le thé *Earl Grey*. En France, la ville de Nancy se spécialise depuis 1850 dans la production de sucre d'orge aromatisé à la bergamote.

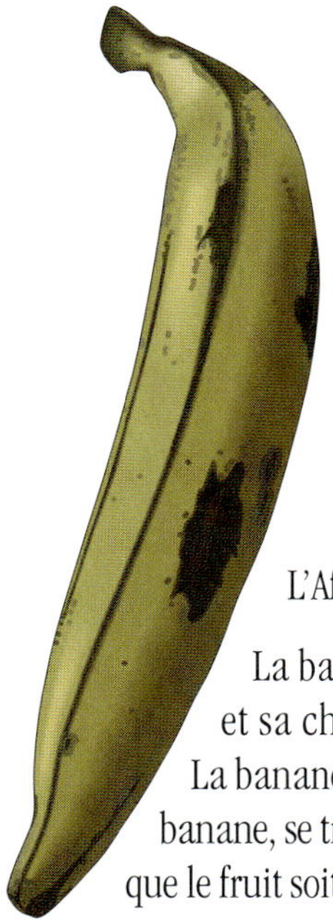

Banane plantain

Musa paradisiaca, Musacées

Fruit du bananier, plante herbacée géante probablement originaire de Malaisie. La banane plantain est apparentée à la banane douce. Elle est surnommée « banane à cuire » et « banane à farine ». C'est un aliment de base dans plusieurs régions, notamment en Afrique, en Inde, en Malaisie, aux Antilles et en Amérique du Sud. L'Afrique en est la plus importante productrice.

La banane plantain mesure de 30 à 40 cm. Sa peau verte est plus épaisse que celle de la banane, et sa chair est plus ferme et moins sucrée. Cette peau jaunit puis noircit lorsque le fruit mûrit. La banane plantain n'est pas comestible crue, même mûre. Son amidon, qui est différent de celui de la banane, se transforme en sucre à mesure que la banane plantain devient mûre mais pas suffisamment pour que le fruit soit agréable à consommer cru. La banane plantain mûre peut cependant se cuisiner comme fruit.

Achat

Choisir des bananes plantains fermes et intactes. Même si la peau est brunâtre ou noirâtre, cela n'affecte pas la qualité de la chair.

Utilisation

La banane plantain est surtout utilisée comme légume ; sa consistance ainsi que sa saveur rappellent un peu la patate douce ou, si elle est très mûre, la banane. On utilise la banane plantain dans les soupes et les ragoûts. Elle se marie bien avec les pommes, les patates douces et les courges.

En Afrique de l'Est, notamment en Tanzanie et en Ouganda, on fabrique de la bière de banane.

Cuisson

La banane plantain se cuit entière ou tranchée. Elle conserve sa forme à la cuisson. On la cuit à l'eau (environ 25 min) ou au gril (environ 45 min à 10 cm de la source de chaleur). Elle est très souvent frite. On peut la cuire au four sans la peler (bien laver la peau) ; compter environ une heure à 180 °C (350 °F). On peut aussi sectionner les deux extrémités et enlever la peau, ou simplement inciser la peau sur toute sa longueur.

Valeur nutritive

eau	65 %
protéines	1,3 g
matières grasses	0,4 g
glucides	32 g
fibres	2,3 g
calories	122
	par 100 g

La banane plantain est riche en potassium. Elle constitue une bonne source de vitamine C, de vitamine B_6 et de magnésium. Elle contient aussi de la vitamine A et de l'acide folique. Elle contient des tannins neutralisés par la cuisson.

Conservation

Conserver les bananes plantains à la température de la pièce. Ne les réfrigérer que si elles sont très mûres. Les bananes plantains se congèlent facilement. On n'a qu'à peler les fruits mûrs, les envelopper individuellement, puis les congeler.

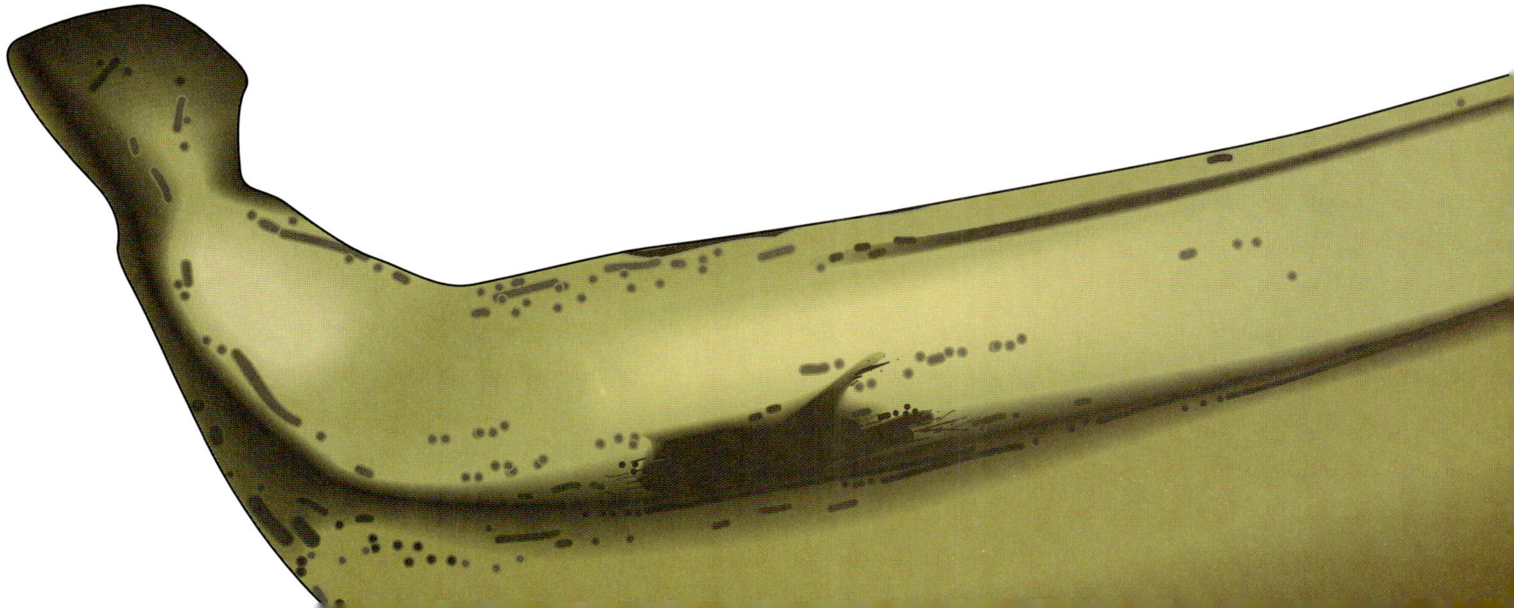

Banane

Musa spp, Musacées

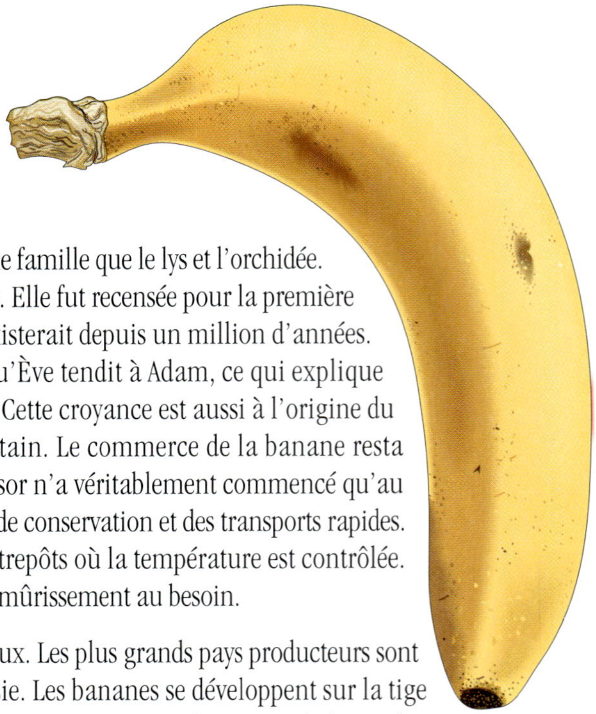

Fruit du bananier, plante herbacée géante de la même famille que le lys et l'orchidée. La banane est probablement originaire de Malaisie. Elle fut recensée pour la première fois en Inde de 600 à 500 ans av. J.-C., mais elle existerait depuis un million d'années. Une légende indienne affirme que c'est le fruit qu'Ève tendit à Adam, ce qui explique pourquoi dans ce pays on l'appelle « fruit du paradis ». Cette croyance est aussi à l'origine du nom latin *paradisiaca* donné aussi à la banane plantain. Le commerce de la banane resta longtemps limité, car ce fruit fragile voyage mal. Son essor n'a véritablement commencé qu'au début du XXe siècle avec le développement des techniques de conservation et des transports rapides. De nos jours, on place les bananes dans d'immenses entrepôts où la température est contrôlée. On traite les bananes au gaz éthylène pour accélérer leur mûrissement au besoin.

Le bananier croît sous les climats tropicaux et subtropicaux. Les plus grands pays producteurs sont l'Inde, le Brésil, les Philippines, l'Équateur et l'Indonésie. Les bananes se développent sur la tige florale, après la floraison de grappes de fleurs pourpres. Le bananier atteint de 3 à 8 m de haut ; il est muni de grandes feuilles pouvant mesurer jusqu'à 3 m. Leurs bases épaisses s'entrecroisent de façon régulière et serrée pour former un pseudo-tronc. Le bananier ne produit qu'une seule fois, après quoi la plante se dessèche et une nouvelle pousse apparaît. Il s'écoule près d'un an avant que les bananes soient prêtes à être cueillies. On appelle « régime » l'assemblage en forme de grappes de 10 à 25 bananes.

Il existe 3 espèces distinctes de bananes, soit les bananes douces (*M. sapienta, M. nana*), les bananes plantains (*M. paradisiaca*), appelées aussi bananes à cuire (voir *Banane plantain*), et les bananes non comestibles (*M. textilis, M. ensete*). Il existe de nombreuses variétés de bananes douces ; dans la plupart des variétés, la peau est de couleur jaune, elle peut cependant être rouge, rose ou pourpre. Cette peau n'est pas comestible. Certaines variétés de bananes sont très petites. Ces bananes naines sont plus fragiles et ne furent longtemps disponibles que dans les pays producteurs. La saveur et la texture des bananes sont également variables, certaines variétés étant plus farineuses ou plus sucrées que d'autres. On récolte les bananes avant leur maturité complète, lorsqu'elles sont encore vertes, car elles sont plus savoureuses si elles ne mûrissent pas totalement sur le bananier.

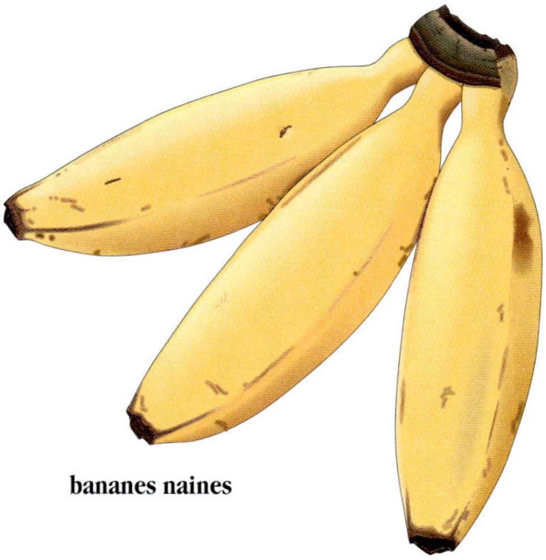

bananes naines

Achat

Le stade de maturation des bananes se décèle à la coloration de leur peau. Mûres à point, les bananes jaunes ont la peau légèrement luisante, tachetée de noir ou de brun et dépourvue de vert. La peau des bananes rouges devient plus foncée. Choisir des bananes intactes pas trop dures, car souvent elles mûrissent mal. Écarter les bananes très vertes, les bananes fendues et les bananes très molles, sauf si on les destine à la cuisson.

La banane est également disponible sur le marché sous forme de farine ou de croustilles, petites tranches jaunâtres particulièrement riches en calories, car elles ont été frites.

Préparation

La banane s'oxyde au contact de l'air. Il est préférable de la peler à la dernière minute. Quand ce n'est pas possible, l'arroser de jus d'agrume pour l'empêcher de brunir.

Utilisation

La banane se mange souvent telle quelle. Elle peut aussi être cuite au four, à l'étuvée, bouillie, sautée ou frite. Elle s'utilise comme fruit ou comme légume. La banane verte se défait moins et est moins sucrée que la banane mûre, ce qui est pratique lorsqu'on l'utilise comme légume. La banane est délicieuse saupoudrée de gingembre ou de cannelle, arrosée de cassonade délayée dans un peu de jus de citron ou de jus de lime, et flambée au rhum ou à la liqueur d'orange. On peut également cuire cette préparation au four une vingtaine de minutes.

La banane convient bien aux produits laitiers. La coupe glacée à la banane est une présentation classique. On incorpore aussi la banane au yogourt, à la crème glacée, aux sorbets, au lait fouetté, au tapioca et aux flans. On transforme la banane en purée que l'on consomme telle quelle ou que l'on utilise pour les tartes, gâteaux, muffins, puddings et beignets. Il n'est pas nécessaire d'ajouter du sucre à la purée, surtout si elle n'est pas consommée immédiatement, puisque son amidon se transforme en sucre.

On tire de la banane une essence qui est particulièrement appréciée des Asiatiques. Elle aromatise de nombreux plats. La banane peut être déshydratée ou distillée. En Afrique centrale, on fabrique de la bière de banane.

Bananes flambées au rhum

4 PORTIONS

4 bananes pas trop mûres
45 ml (3 c. à soupe) de beurre
80 ml (⅓ de tasse) de sucre à glacer
30 ml (1 oz) de rhum

1. Éplucher les bananes. Les couper en deux dans le sens de la longueur.
2. Dans une poêle, faire fondre le beurre. Y poser les bananes et les faire cuire à feu doux, 3 min de chaque côté, de manière à bien les enrober de beurre. Les saupoudrer de sucre. Baisser le feu. Laisser le sucre fondre et se caraméliser légèrement.
3. Ajouter le rhum, flamber. Couvrir la poêle 2 min.
4. Servir les bananes arrosées de ce caramel parfumé.

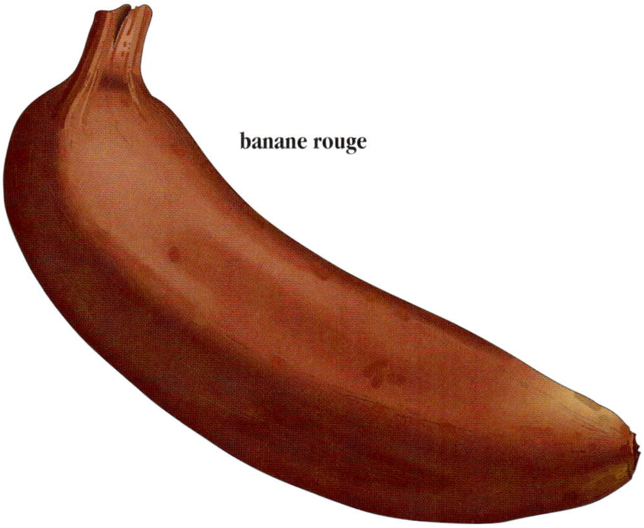

banane rouge

Valeur nutritive

eau	74 %
protéines	1 g
matières grasses	0,5 g
glucides	23 g
calories	92
	par 100 g

Les glucides se transforment pendant que la banane mûrit; d'abord présents sous forme d'amidon peu digestible, ils se convertissent graduellement en fructose, en glucose et en saccharose, des sucres rapidement assimilables. Cela explique pourquoi la banane verte est difficile à digérer et aussi pourquoi la banane blette est tellement sucrée et nourrissante.

La banane est une excellente source de vitamine B_6 et de potassium, et elle est une source de vitamine C, de riboflavine, d'acide folique et de magnésium. Elle devient légèrement laxative lorsque blette.

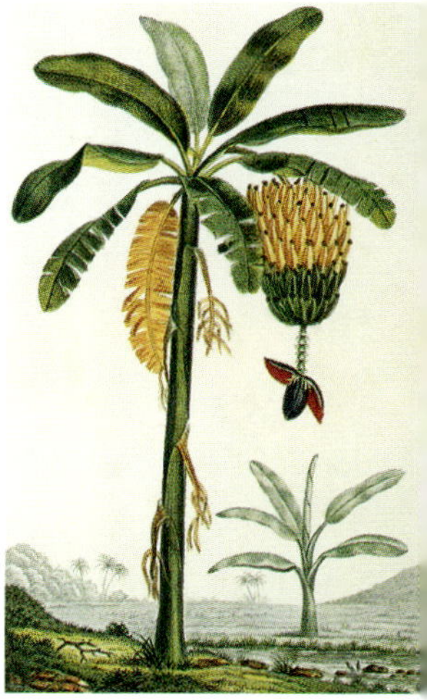

Les bananes se développent sur la tige florale, après la floraison de grappes de fleurs pourpres.

Conservation

Malgré leur apparence, les bananes sont fragiles. Elles réagissent mal aux fluctuations subites de température et aux températures sous 12 °C, surtout lorsqu'elles ne sont pas à maturité, car elles arrêtent de mûrir. Conserver les bananes à la température de la pièce. Pour accélérer leur mûrissement, les mettre dans un sac de papier ou dans du papier journal. Les ranger au réfrigérateur lorsqu'elles sont très mûres, elles se conserveront quelques jours. Leur peau noircira mais pas leur chair. Pour plus de saveur, sortir les bananes quelque temps avant de les consommer.

Les bananes peuvent se congeler; elles se conservent environ 2 mois. Les réduire d'abord en purée, puis incorporer un peu de jus de citron pour éviter qu'elles ne noircissent et n'acquièrent un mauvais goût. Les bananes décongelées se cuisinent en gâteaux, muffins ou autres desserts. Les bananes partiellement décongelées ont la curieuse propriété de mousser si elles sont fouettées, donnant ainsi un dessert qui ressemble à de la crème glacée.

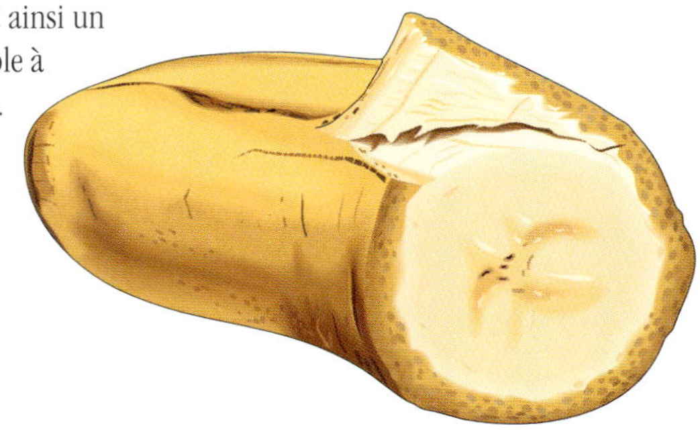

Ananas

Ananas comosus, Broméliacées

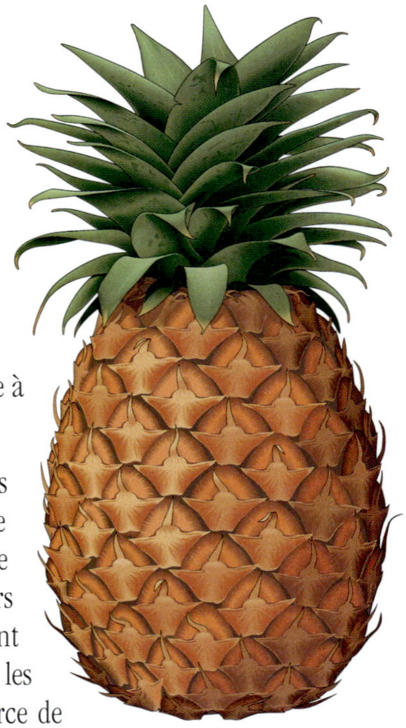

Fruit d'une plante herbacée originaire d'Amérique tropicale et subtropicale, probablement du Brésil. L'ananas appartient à la grande famille des Broméliacées dont les plantes poussent habituellement sur les arbres, ce qui n'est pas le cas pour l'ananas qui est le seul membre de la famille à produire des fruits comestibles.

L'ananas est cultivé en Amérique du Sud et dans les Antilles depuis les temps anciens. Christophe Colomb découvrit ce fruit lors de son voyage en Guadeloupe en 1493. Il l'introduisit en Europe où l'on tenta avec plus ou moins de succès de le cultiver. Les Portugais et les Espagnols implantèrent l'ananas dans leurs colonies asiatiques. Vers 1800, on commence à cultiver commercialement l'ananas aux Açores, en Australie, à Hawaii et en Afrique du Sud. La Thaïlande et les Philippines sont aujourd'hui les plus importants producteurs. Le commerce de l'ananas demeura longtemps une activité commerciale marginale, car ce fruit très fragile voyage mal, surtout à maturité. Son essor s'est produit avec le progrès de la réfrigération et le développement des transports rapides. L'ananas est maintenant cultivé dans presque tous les pays tropicaux, non seulement en Amérique du Sud, en Amérique centrale et dans les Caraïbes, mais aussi en Australie, dans les îles du Pacifique et dans plusieurs pays d'Asie et d'Afrique.

Le mot « ananas » est dérivé de *nana*, qui signifie « parfumé » dans la langue parlée par les Indiens guaranis, indigènes du Paraguay. Les Espagnols nommèrent ce fruit *piña* parce qu'il ressemble à une pomme de pin. La langue anglaise a retenu cette référence et nomme ce fruit *pineapple*.

L'ananas pousse sur une plante herbacée vivace. On ne récolte les fruits que pendant 2 ou 3 ans cependant car suite à ces récoltes, ils sont trop petits. La plante mesure environ 1 m de haut; ses longues feuilles rigides et effilées ont des extrémités garnies d'aiguillons. Les fleurs pourpres, au nombre d'une centaine, s'épanouissent alternativement de bas en haut dans un motif en spirale. Elles se fusionnent sans être fécondées et forment un seul fruit. Ce fruit est prêt à être cueilli de 18 à 22 mois après la plantation. L'ananas est en fait un amalgame de fruits individuels, des « yeux » soudés entre eux. Il est dépourvu de graines. Son épaisse écorce à motif d'écailles prend des teintes de jaune, de vert, de brun verdâtre ou de brun rougeâtre. Sa chair jaunâtre est fibreuse, juteuse et sucrée. Cette chair savoureuse est plus tendre, plus sucrée et plus colorée à la base du fruit. L'ananas pèse généralement entre 2 et 4 kg.

Il existe de nombreuses variétés d'ananas dont 4 ont une importance commerciale particulière.

• La **Cayenne**. Un ananas de grosse taille à la chair jaune doré. Cette dernière, ferme et fibreuse, est juteuse, acide et très sucrée; c'est la variété la plus répandue.

• La **Queen**. Un ananas de petite taille. Sa chair jaune et plus ferme que celle de la variété Cayenne est un peu moins juteuse, moins acide et moins sucrée.

• La **Red Spanish**. Un ananas de taille moyenne avec une écorce pourpre (d'où son nom) et une chair pâle. Cette chair acidulée et légèrement fibreuse est très parfumée.

• La **Pernambuco**. Un ananas de taille moyenne à chair jaunâtre ou blanchâtre. Cette chair tendre et sucrée est modérément acide.

La mise en conserve de l'ananas constitue une activité commerciale importante. Certaines variétés s'y prêtent mieux que d'autres, notamment la Cayenne réputée pour sa fermeté. Avec les sous-produits de l'ananas — la peau, le cœur et les extrémités —, on fait de la compote, de l'alcool, du vinaigre et de la nourriture pour le bétail.

Préparation

Pour être comestible, l'ananas doit être débarrassé de son écorce. Plusieurs techniques sont possibles :

- trancher les deux extrémités puis couper superficiellement l'écorce, de haut en bas. Retirer les « yeux » qui restent en creusant autour avec la pointe d'un couteau. Tailler l'ananas en tranches puis, si désiré, en cubes ou en dés. Il n'est pas nécessaire d'enlever le cœur si l'ananas est très mûr ;
- trancher les deux extrémités puis couper l'ananas en deux dans le sens de la hauteur. Séparer ensuite la chair de l'écorce avec un couteau, enlever si désiré le cœur, puis tailler la chair. On peut également garder l'ananas intact et ne couper que le haut, puis on détache la chair avec un couteau. Après l'avoir coupée, on peut remettre la chair dans le fruit ;
- on peut aussi se servir d'un appareil cylindrique qui enlève la peau. Cet appareil ne s'ajuste pas à la taille de l'ananas, ce qui occasionne souvent une perte élevée de chair. L'ananas perd du jus lorsqu'il est pelé et coupé. On peut récupérer ce jus, en coupant le fruit dans une assiette creuse, par exemple.

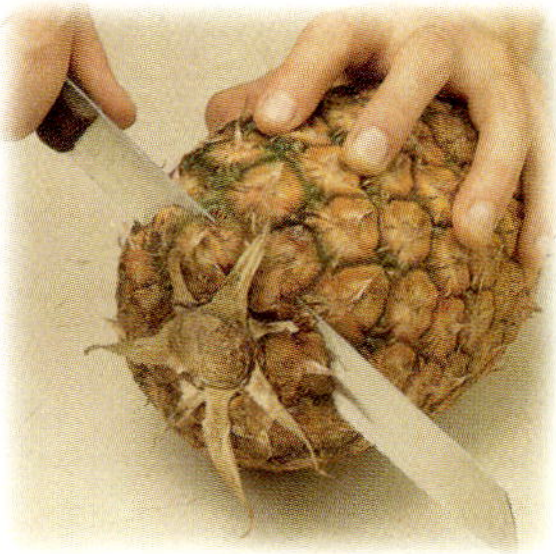

1 *Couper la tête et la base de l'ananas.*

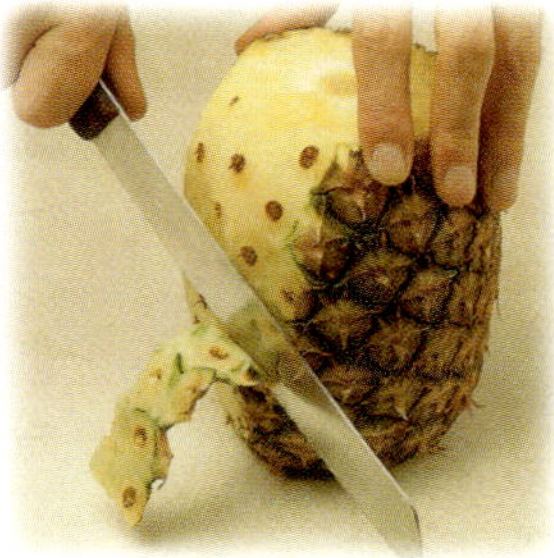

2 *Découper des bandes superficielles de peau à l'aide d'un couteau.*

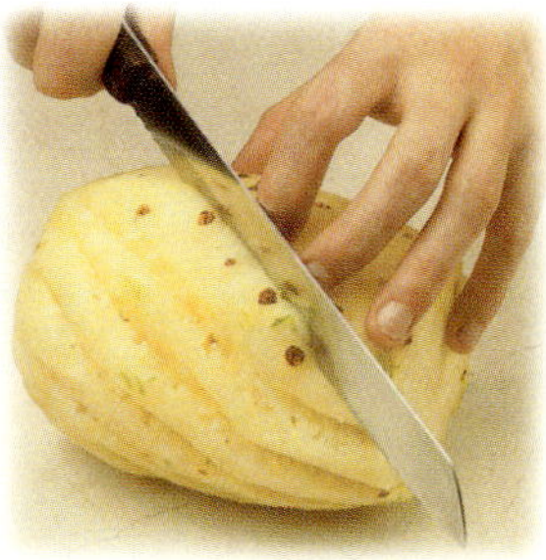

3 *Enlever les « yeux » en bandes avec un couteau.*

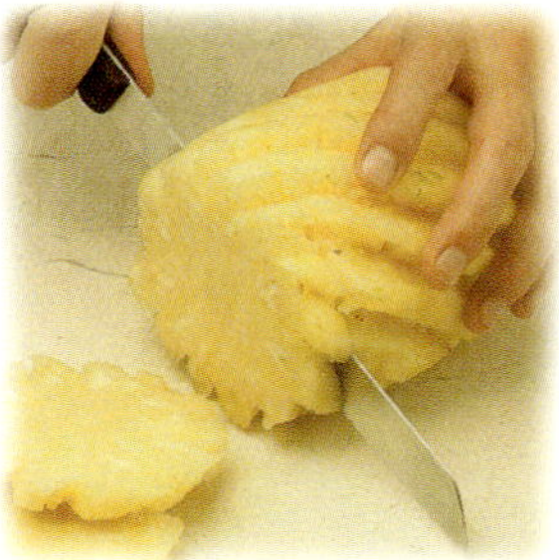

4 *Couper l'ananas en tranches.*

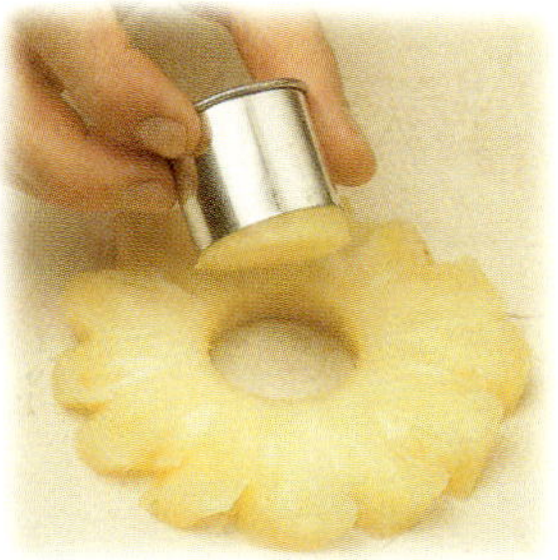

5 *Retirer le cœur en se servant d'un emporte-pièce.*

Achat

Choisir un ananas lourd pour sa taille, qui dégage une odeur agréable, exempt de taches, de moisissures, de parties détrempées, et dont la chair cède à peine sous la pression des doigts. Les feuilles doivent être d'un beau vert. Frapper légèrement l'ananas avec la paume de la main ; un son sourd annonce un fruit mûr alors qu'un son creux indique qu'il manque de jus. Une odeur trop prononcée est signe de fermentation. Des « yeux » noircis, des taches molles et des feuilles jaunies indiquent un manque de fraîcheur. Le moment de la cueillette est décisif pour l'ananas car sa teneur en sucre n'augmente plus une fois récolté et sa pleine saveur ne peut plus se développer.

Valeur nutritive

eau	87 %
protéines	0,4 g
matières grasses	0,5 g
glucides	12 g
fibres	0,5 g
calories	50
	par 100 g

L'ananas contient de la vitamine C, du potassium, du magnésium et de l'acide folique. On dit l'ananas diurétique, stomachique et désintoxiquant.

Comme le kiwi, l'ananas contient de la broméline, un enzyme qui a plusieurs propriétés dont celle d'attendrir la viande, d'empêcher la gélatine de prendre, de faire « tourner » le lait (pas le yogourt, cependant, ni la crème glacée) et d'amollir les fruits des salades de fruits (sauf s'il est ajouté au dernier moment). La cuisson fait disparaître ces propriétés, de sorte que l'ananas en conserve peut être utilisé sans problème avec la gélatine ou dans les salades de fruits.

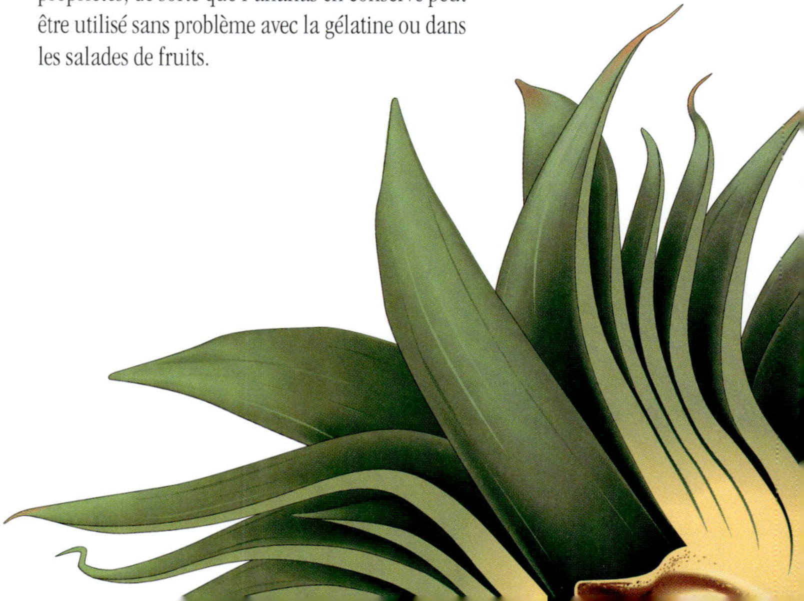

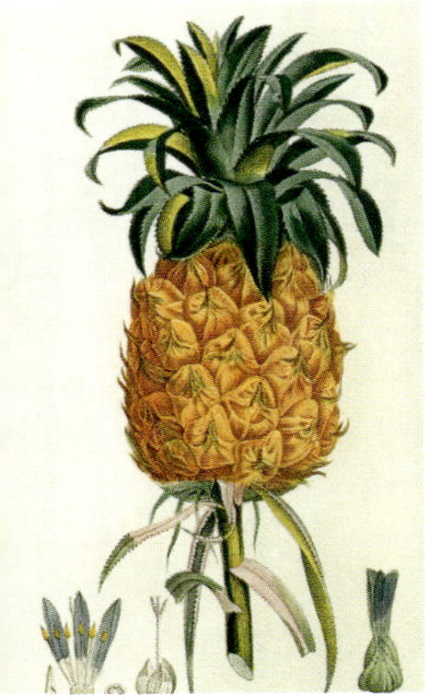

L'ananas est en fait un amalgame de fruits individuels, des « yeux » soudés entre eux.

Utilisation

L'ananas est excellent nature ou arrosé de rhum ou de kirsch. Il peut s'apprêter de diverses façons, tant cru que cuit, déshydraté, confit ou en jus. On le met notamment dans les sauces, les tartes, les gâteaux et les salades de fruits, le yogourt, la crème glacée, les sorbets, les friandises et les punchs. Le gâteau renversé à l'ananas est une recette classique en Amérique du Nord.

L'ananas accompagne souvent des mets salés. Il fait fréquemment partie de plats aigres-doux, accompagné de fruits de mer, de canard, de poulet ou de porc. Le jambon à l'ananas est un apprêt classique au Canada et aux États-Unis. L'ananas se marie bien avec le fromage cottage, le riz et les salades de chou, de poulet ou de crevettes. L'ananas déshydraté s'utilise tel quel ou après l'avoir fait tremper dans de l'eau, du jus ou de l'alcool.

Tranches de jambon à l'ananas

4 PORTIONS

4 tranches de jambon précuit de 1 cm (½ po) d'épaisseur
4 tranches d'ananas
4 c. à soupe de beurre
125 ml (½ tasse) de jus d'ananas
1 c. à soupe de jus de citron
½ c. à thé de fécule
xérès (facultatif)

1. Préchauffer le four à 100 °C (200 °F).
2. Dans une grande poêle, faire fondre la moitié du beurre et y faire dorer les tranches de jambon sur les deux faces à feu doux. Réserver au chaud dans un plat de service.
3. Ajouter le reste du beurre. Y réchauffer les tranches d'ananas jusqu'à ce qu'elles prennent couleur. Réserver sur les tranches de jambon.
4. Délayer la fécule dans un peu de jus de citron. Verser le jus d'ananas dans la poêle, ajouter la fécule délayée, amener à ébullition et laisser réduire jusqu'à l'obtention d'une sauce onctueuse. En fin de cuisson, aromatiser d'un peu de xérès.
5. Napper les tranches de jambon de cette sauce et servir immédiatement.

ananas Queen

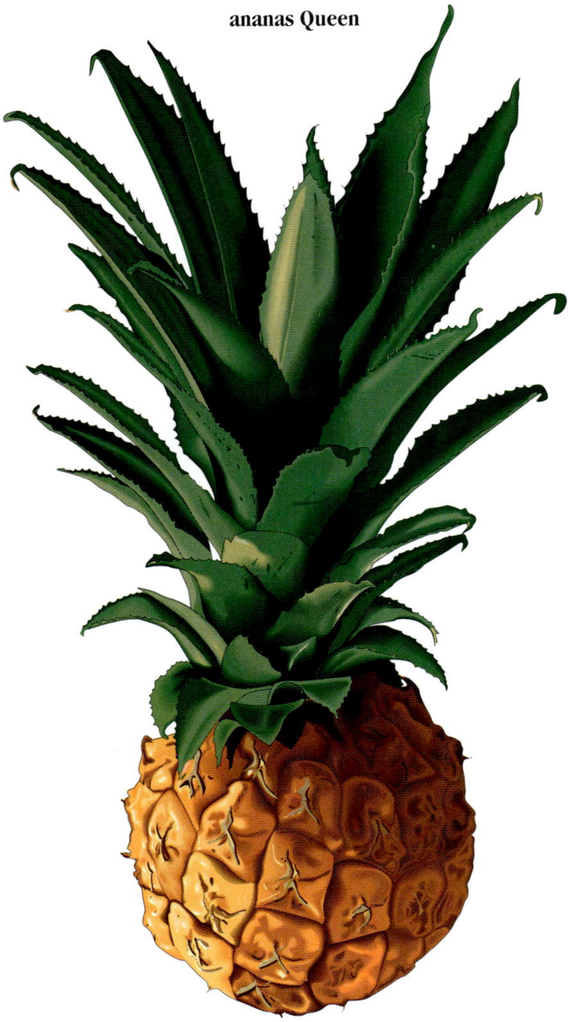

ananas Cayenne

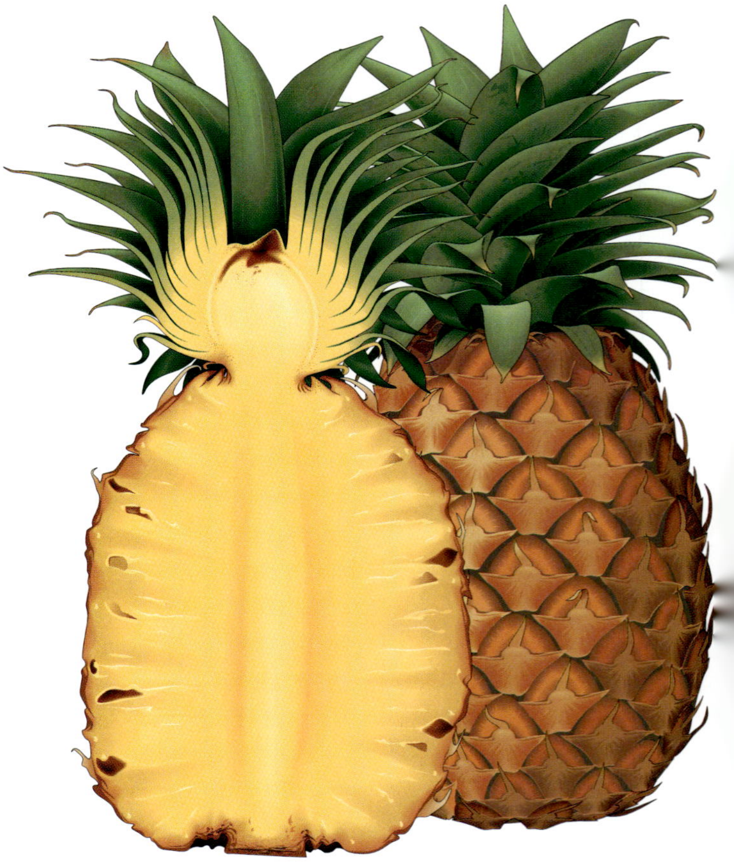

Conservation

L'ananas est très fragile. Il est sensible aux chocs, fermente facilement lorsqu'il est laissé à la température ambiante et il se détériore à des températures inférieures à 7 °C. Le consommer le plus tôt possible. L'ananas se conserve à la température de la pièce 1 ou 2 jours ou au réfrigérateur de 3 à 5 jours. Il devient un peu moins acide lorsqu'on le laisse à la température de la pièce mais pas plus sucré. Le surveiller pour éviter qu'il passe et devienne immangeable. Mettre l'ananas réfrigéré dans un sac de plastique perforé et le sortir quelques minutes avant de le consommer afin qu'il soit plus savoureux. Conserver l'ananas coupé au réfrigérateur, le recouvrir de liquide et le mettre dans un contenant hermétique ; il se conservera alors plusieurs jours. L'ananas coupé peut se congeler dans son jus ou dans un sirop sucré, mais il perd de sa saveur.

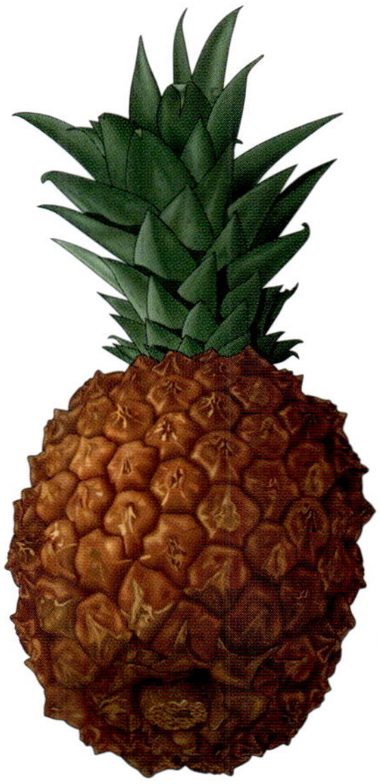

ananas Red Spanish

Jaboticaba

Myrciaria cauliflora, Myrtacées

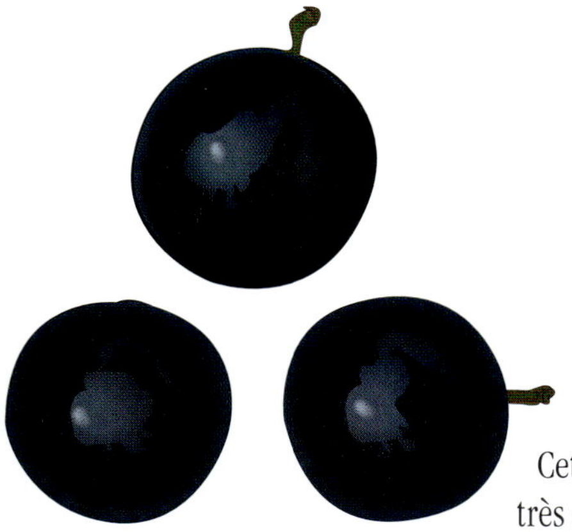

Fruit d'un arbre originaire du Brésil qui croît dans les régions tropicales fraîches et les régions subtropicales chaudes. Il mesure jusqu'à 13 m. Ses feuilles lancéolées sont persistantes. Elles mesurent de 2 à 10 cm de long. Ses fleurs blanches sont petites. Cet arbre peut produire entre 5 à 6 récoltes annuellement. Le jaboticaba est très apprécié au Brésil, mais il est encore peu connu hors de ce pays. Il fut introduit en Amérique du Sud, aux États-Unis et récemment en Australie.

Le jaboticaba pousse sur le tronc de l'arbre et sur les grosses branches et mesure entre 1,5 à 3,5 cm de diamètre. Sa peau noire ou pourpre est épaisse. Elle recouvre une chair translucide de couleur blanchâtre ou rosâtre. Cette chair juteuse et sucrée est savoureuse. Elle contient jusqu'à 4 graines mesurant entre 0,5 et 1 cm.

Utilisation

Le jaboticaba se consomme tel quel, comme le raisin. On le met dans les salades de fruits. Il décore assiettes de fromages et hors-d'œuvre. Il est excellent en gelée, en confiture, en jus et en vin.

Conservation

Le jaboticaba se conservera environ 2 semaines au réfrigérateur dans un sac de plastique perforé.

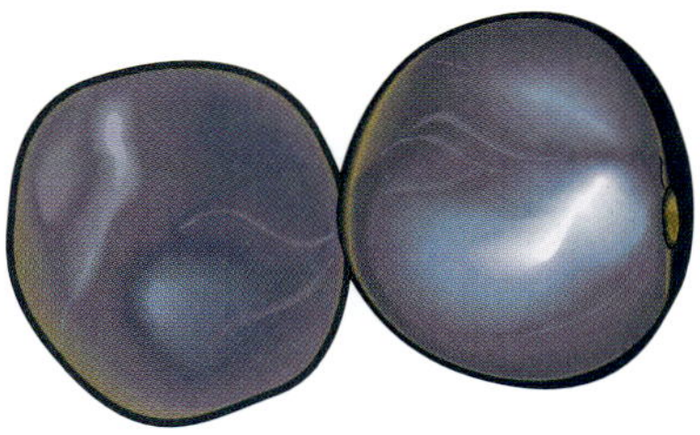

Achat

Choisir des jaboticabas fermes, intacts, luisants et bien colorés.

Valeur nutritive

eau	87 %
glucides	13 g
calories	46
	par 100 g

Le jaboticaba est un fruit nourrissant, car il est très sucré. Il contient de la vitamine C.

Carambole

Averrhoa carambola, Oxalidées

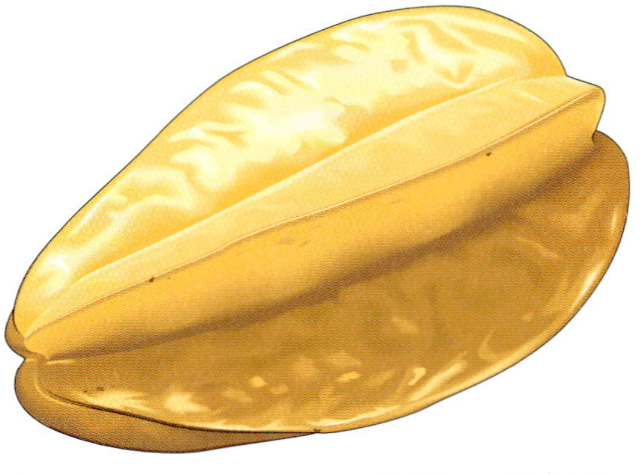

Fruit originaire de Sri Lanka et des îles Moluques. La carambole est cultivée en Asie depuis des temps reculés. Elle croît sur un arbre qui mesure entre 6 et 10 m, et qui produit des grappes de fleurs roses ou violacées, à l'odeur suave. La carambole est cultivée un peu partout dans le monde, sous les climats tropicaux et subtropicaux, notamment au Brésil, en Malaisie, en Chine, en Australie, en Israël, aux Antilles et aux États-Unis. Elle est commercialisée depuis relativement peu de temps sur les marchés occidentaux.

La carambole mesure de 6 à 13 cm de long et de 3 à 6 cm de diamètre. Son poids est habituellement d'environ 100 g. Ce fruit à l'aspect inusité est formé de 5 côtes saillantes (parfois 4 ou 6) disposées en étoile. Une fois coupée (transversalement), la carambole ressemble à une étoile, ce qui explique pourquoi on la nomme aussi « fruit étoile ». Sa fine peau cireuse et translucide est comestible et sa couleur passe du jaune clair au jaune doré à maturité. Elle recouvre une chair translucide, croquante, juteuse et acidulée, et parfumée lorsqu'elle est bien mûre. De 2 à 12 graines plates sont logées dans les côtes saillantes. La saveur de la carambole diffère selon les variétés et le moment de la cueillette. Certaines variétés sont sucrées et légèrement acides, tandis que d'autres sont sures et de saveur aigre. La teneur en sucre n'augmente plus après la récolte. Les variétés sucrées s'utilisent plus souvent dans les desserts que les variétés sures.

Une espèce voisine, le **bilimbi** (*Averrhoa bilimbe*) est originaire de la Malaisie et on la trouve principalement sur les marchés asiatiques. On la cultive surtout en Asie, en Australie, en Amérique centrale, en Amérique du Sud et aux États-Unis. Le bilimbi est plus petit que la carambole et les 5 côtes sont à peine visibles. Sa chair juteuse jaune verdâtre est plus ferme et beaucoup plus acide que celle de la carambole et renferme 6 ou 7 graines plates. On le consomme rarement cru.

Achat

Choisir un fruit ferme, bien coloré, exempt de meurtrissures et qui dégage un arôme fruité.

Valeur nutritive

eau	91 %
protéines	0,6 g
matières grasses	0,3 g
glucides	7,8 g
calories	33
	par 100 g

La carambole a une teneur élevée en vitamine C et représente une source de vitamine A et de potassium. Elle contient plusieurs acides dont l'acide oxalique, l'acide tartrique et l'acide malique.

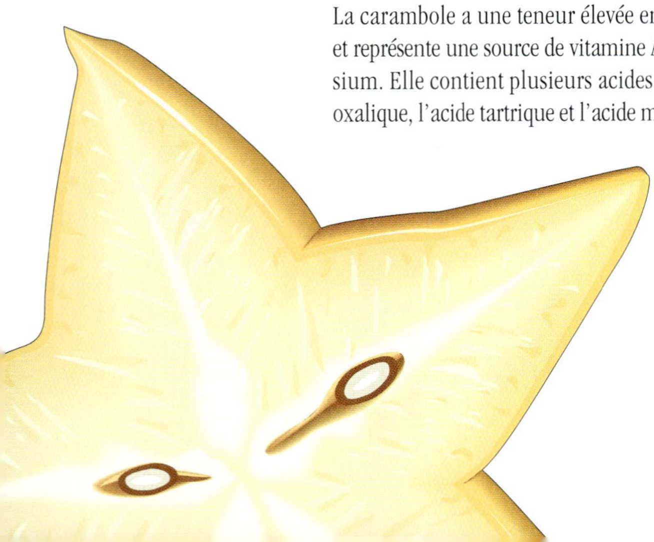

Préparation

Laver la carambole. Si les pointes des côtes sont noircies, les enlever avec un couteau ou un couteau-éplucheur. Retirer les graines. La carambole est très souvent coupée en tranches pour mettre en évidence son aspect étoilé.

Utilisation

La carambole se mange crue ou cuite. Elle peut être combinée aussi bien avec des fruits qu'avec des légumes. Elle est délicieuse arrosée de vinaigrette. Elle peut servir de légume d'accompagnement ou être cuite avec des fruits de mer et des légumes, à la manière orientale. La cuire très peu afin de préserver sa saveur. Coupée en fines tranches décoratives, la carambole peut remplacer les tranches de citron qui accompagnent fruits de mer et poissons. Elles garnissent également les boissons. La carambole peut aussi décorer divers autres aliments, notamment les hors-d'œuvre, fromages, gâteaux et tartes. On cuit la carambole en marinade ou en gelée. On la met dans les sorbets ou les puddings. On en tire un jus rafraîchissant.

Le bilimbi est généralement cuit. On en fait des marinades, des confitures ou de la gelée. On le met dans les soupes, les sauces ou les mets aigres-doux. On le transforme en jus. Il remplace souvent la mangue dans les chutneys indiens.

Conservation

La carambole semble fragile, mais elle se conserve facilement. La laisser à la température de la pièce si on a l'intention de la consommer dans les jours à venir ou si elle n'est pas assez mûre. La réfrigérer pour une conservation plus longue, qui peut dépasser 15 jours si le fruit est en bon état.

Chérimole

Annona cherimola, Anonacées

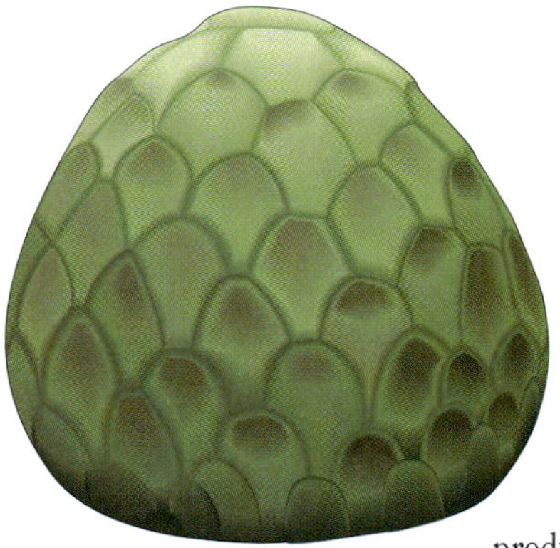

Fruit originaire des Andes et croissant dans les régions tropicales et subtropicales, la chérimole pousse sur un arbre chargé d'épines qui peut mesurer jusqu'à 7 m de haut. Ses fleurs sont odorantes et attirent peu les insectes, aussi sont-elles souvent pollinisées manuellement afin de produire plus de fruits. La chérimole est cultivée dans de nombreux pays, notamment aux États-Unis (Californie), au Chili, au Mexique, au Pérou, en Équateur, en Espagne, en Israël et en Australie.

Le mot « cherimoya » est dérivé du quichua (langue des Incas encore parlée par les Indiens du Pérou et de la Bolivie) *chirimoya* qui signifie « graine froide ». Il existe plus d'une cinquantaine de variétés de ces fruits.

La chérimole appartient à la famille de l'anone, tout comme le corossol, la pomme-cannelle et l'anone cœur-de-bœuf. Selon les variétés, ces fruits sont ovales, coniques, sphériques ou en forme de cœur. Le poids de ces baies varie entre 200 g et 2 kg. Quelques variétés sont recouvertes de grandes écailles. Cette peau dont la couleur varie du bronze au vert est très fragile et n'est pas comestible, car elle est amère. Elle jaunit ou s'assombrit en vieillissant, devenant même presque noire. La chair blanchâtre est juteuse, sucrée, un peu granuleuse (moins que celle de la poire), légèrement acidulée et très parfumée. Elle a la consistance du flan et renferme de nombreuses graines dures non comestibles qui n'adhèrent pas à la chair.

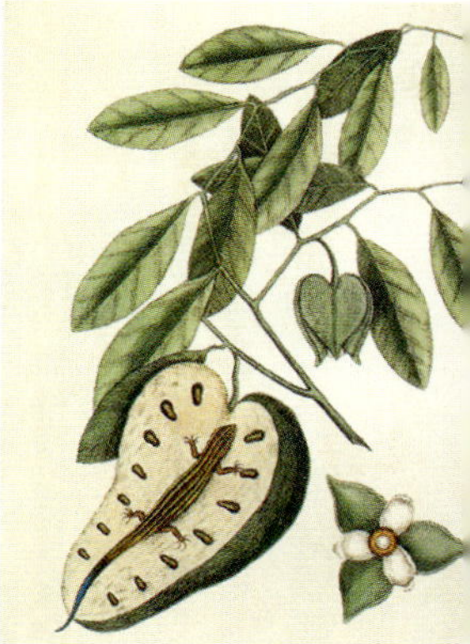

Quelques variétés sont recouvertes de grandes écailles. La peau, dont la couleur varie du bronze au vert, est très fragile et n'est pas comestible.

Ces fruits, très parfumés à maturité, dégagent souvent une odeur peu attirante lorsqu'ils sont trop mûrs ; leur saveur laisse alors à désirer. On les cueille lorsqu'ils sont encore durs, car ils sont trop fragiles à maturité et supportent mal le transport. La chérimole est souvent considérée comme un des fruits les plus fins et les plus savoureux qui soient.

Préparation

Laver brièvement la chérimole. La peler, puis la couper en deux ou en plusieurs sections. Jeter la fibre centrale uniquement si elle semble dure. Retirer les graines immédiatement ou en mangeant le fruit. Les enlever avant de mettre la chérimole en purée ou de la couper en morceaux.

Utilisation

La chérimole se consomme surtout crue, car la cuisson altère beaucoup sa saveur. On consomme habituellement le fruit refroidi à la cuillère. Parce qu'il s'oxyde une fois coupé, il est souvent servi avec du jus d'orange, ce qui l'empêche de brunir. Au Chili, cette présentation est classique. On met la chérimole dans les salades de fruits, les sorbets, la crème glacée, le yogourt, la pâtisserie et les biscuits. On la cuit en compote, en confiture et en gelée. On la transforme en jus.

Conservation

Laisser mûrir la chérimole à la température de la pièce, car le froid arrête son mûrissement. La réfrigérer seulement lorsqu'elle est mûre. Elle se conservera une journée ou deux au réfrigérateur. Il est important de veiller à ce que la chérimole ne mûrisse pas trop, car elle fermente alors. La chérimole supporte difficilement la congélation, même en purée. Elle doit être congelée seulement lorsque sa chair atteint un certain degré de maturation qui est difficile à établir. Congelée dans de bonnes conditions, la purée se conserve au plus 4 mois.

Achat

Choisir un fruit parfumé, intact et pas trop ferme ; le manipuler avec soin car il est fragile. Écarter un fruit dont la peau est noircie ou meurtrie.

Valeur nutritive

eau	74 %
protéines	1,3 g
matières grasses	0,4 g
glucides	24 g
fibres	3,4 g
calories	94
	par 100 g

La chérimole est un fruit nourrissant, car son contenu en glucides est élevé. Elle contient de la vitamine C et de la niacine.

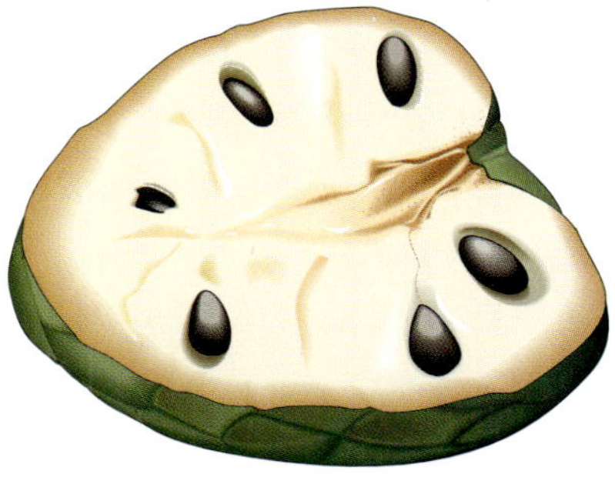

Durian

Durio zibethinus, Bombacées

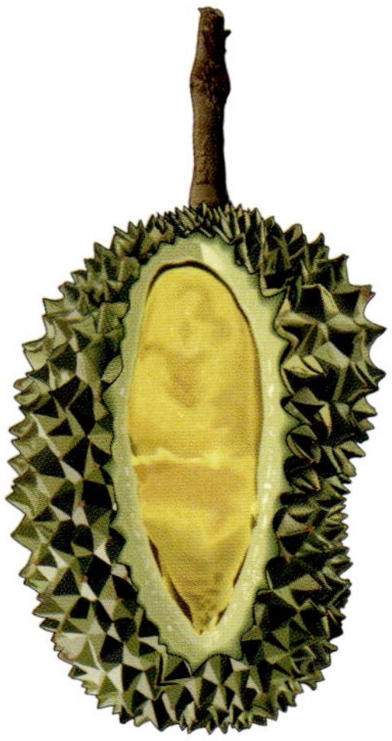

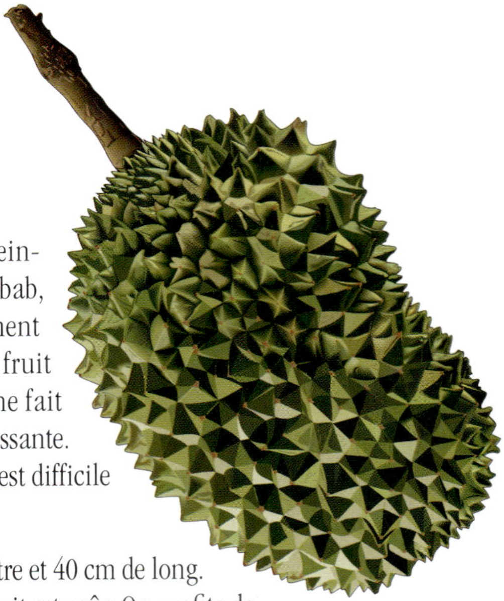

Fruit d'un arbre originaire de l'archipel malais qui peut atteindre de 20 à 40 m de haut. Il est apparenté notamment au baobab, au cacaoyer, au cotonnier et à la mauve. Le durian est rarement cultivé hors d'Asie, car il s'acclimate difficilement. C'est un fruit volumineux de forme étrange qui ressemble au jaque, mais qui ne fait pas partie de la même famille. À maturité il dégage une odeur repoussante. Ce fruit est cependant très apprécié dans les pays où on le cultive. Il est difficile à transporter à cause de sa taille, de ses épines et de son odeur.

Le durian peut peser jusqu'à 5 kg et mesurer de 20 à 30 cm de diamètre et 40 cm de long. Sa peau est marquée de quelques rainures qui craquent lorsque le fruit est mûr. On profite de ces parties faibles pour ouvrir le fruit. L'intérieur est divisé en cinq ou six sections, séparées par une membrane blanche non comestible. Chaque section contient jusqu'à 6 graines comestibles luisantes, emprisonnées dans la chair. Cette chair blanchâtre ou café au lait est douce, crémeuse et compacte. Sa saveur très particulière se décrit difficilement, mais ne laisse pas indifférent.

Achat

Choisir un durian à la peau intacte afin d'éviter le risque de contamination. Le jaunissement de la peau indique que le fruit est mûr.

Valeur nutritive

eau	81,1 %
matières grasses	0,8 g
glucides	15 g
fibres	1,6 g
calories	81
	par 100 g

Le durian est riche en potassium et est une bonne source de vitamine C. On dit le durian aphrodisiaque. Il est préférable de ne pas apprêter ce fruit dans de l'alcool, et de ne pas consommer d'alcool lorsqu'on le mange, car le mélange de ces deux substances peut entraîner une fermentation désagréable.

Préparation

Ouvrir le durian en introduisant un couteau bien aiguisé dans ses rainures. Retirer la chair à l'aide d'une cuillère et retirer les graines.

Utilisation

Une fois passée la répulsion face à l'odeur du durian, on découvre un fruit que beaucoup savourent avec plaisir. Le durian se consomme souvent nature, à la cuillère. On l'intègre au yogourt et à la crème glacée. On le cuit en confiture. En Asie, on aime bien le manger accompagné de riz gluant ou, comme en Chine, intégré à des pâtisseries.

Les graines du durian sont rôties ou grillées et utilisées comme les noix. On les pulvérise et la poudre ainsi obtenue sert à confectionner des confiseries.

Conservation

Laisser mûrir le durian à la température de la pièce. Puisque sa chair craque à maturité, éviter que le durian ne se contamine en le consommant rapidement ou en le réfrigérant. Bien l'envelopper et l'isoler des autres aliments. En Malaisie, on conserve le durian en saumure afin de pouvoir le consommer toute l'année.

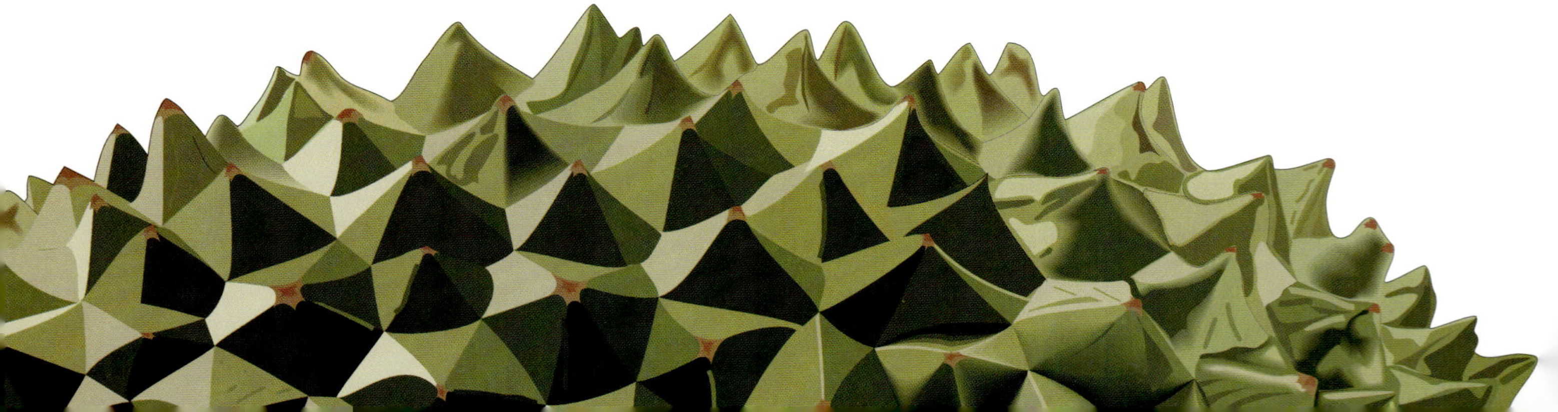

Jaque

Artocarpus heterophyllus, Moracées

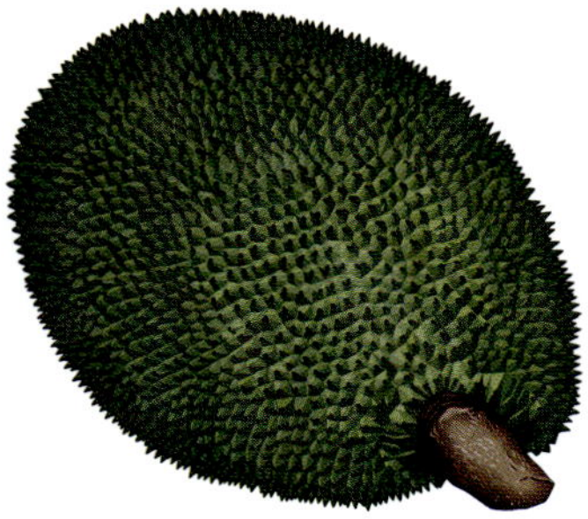

Fruit du jaquier, arbre probablement originaire de la région comprise entre l'Inde et la Malaisie. Le jaque est maintenant cultivé dans la plupart des pays tropicaux. Il constitue un aliment de base dans plusieurs pays asiatiques. Son importance commerciale est limitée par la relative fragilité du fruit et par sa taille qui rend sa manutention difficile. Ce fruit est très prisé au Sri Lanka et en Inde.

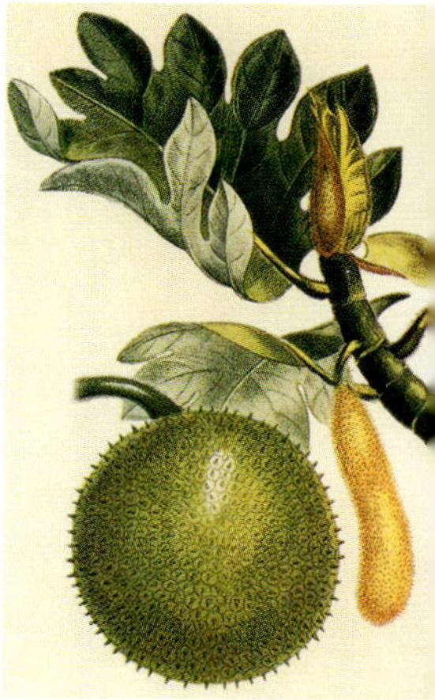

Le jacque est entièrement couvert de courtes épines pointues.

Le jaque est un proche parent du fruit de l'arbre à pain. Contrairement à ce dernier, qui est seulement utilisé comme légume, le jaque se consomme aussi comme fruit. Le jaquier est un arbre très décoratif qui atteint de 10 à 15 m de hauteur. Comme tous les arbres de sa famille, il sécrète un liquide blanchâtre visqueux.

Un certain nombre de fleurs sont attachées au tronc de l'arbre. Elles donneront naissance à des fruits également reliés au tronc. Les fruits sont suspendus au tronc et aux branches par une longue tige ligneuse. Le jaque est imposant, mesurant de 30 à 90 cm de long et de 25 à 50 cm de diamètre, selon les variétés fort nombreuses. Il pèse généralement entre 7 et 15 kg, mais certaines variétés pèsent jusqu'à 30 kg. Sa peau de couleur vert pâle ou vert jaunâtre jaunit en mûrissant. Elle est entièrement couverte de courtes épines pointues.

Il existe de nombreuses variétés de jaques. Elles se divisent en deux groupes; les variétés à chair tendre, juteuse et sucrée et les variétés à chair ferme, moins juteuse et moins sucrée. La chair blanchâtre ou jaunâtre devient jaune doré à maturité. Elle renferme de très nombreuses et imposantes graines blanches (de 50 à 500 par fruits selon les variétés). Ces graines comestibles mesurent de 2 à 4 cm de long et de 1 à 2 cm d'épaisseur. La chair du jaque représente environ 30 % du poids du fruit et les graines, 11 %. Les parties non comestibles comprennent l'écorce, le cœur et l'enveloppe des graines. Elles servent habituellement à nourrir le bétail. Les fleurs fertilisées sont comestibles. Comme la banane, le jaque continue de mûrir après la cueillette, ainsi sa saveur n'est guère affectée s'il est récolté un peu trop tôt.

Achat

Choisir un jaque à la peau intacte. Un fruit mature dégagera une odeur prononcée. Le jaque est souvent vendu coupé à cause de sa taille imposante.

Préparation

Se huiler les doigts et huiler le couteau qui servira à couper le jaque afin que la sève visqueuse ne colle pas. Couper le fruit et retirer les graines et la chair qui les recouvre.

Utilisation

Le jaque est consommé comme légume lorsqu'il n'est pas mûr et comme fruit à maturité. Il se mange cru ou cuit. On le consomme tel quel, râpé ou coupé en morceaux. On le met dans les salades de fruits et la crème glacée. On le cuit en purée et en confiture. On le transforme en jus, le congèle, on le déshydrate ou on le transforme en farine. Bouilli ou frit, le jaque est cuisiné seul ou en compagnie d'autres légumes. On en fait des chutneys ou on l'ajoute aux currys.

Dans les pays producteurs, le jaque est souvent mis en conserve, salé ou sucré. La pelure est cuite en gelée ou confite. On en extrait de la pectine. Les graines, le plus souvent bouillies, s'utilisent comme légume; on les fait aussi rôtir et on les consomme comme les arachides. On les met en conserve, seules ou avec d'autres légumes, en saumure ou dans de la sauce tomate. On les déshydrate et les moud en farine. En Inde, cette farine sert à confectionner les chapatis et les papadums.

Valeur nutritive

	jaque	*graines*
eau	72 %	
protéines	1,5 g	19 g
matières grasses	0,3 g	1 g
glucides	24 g	74 g
fibres	1 g	4 g
calories	98	383
		par 100 g

Le jaque est riche en potassium. Ses graines séchées contiennent des vitamines du complexe B, du calcium, du potassium, du magnésium, du phosphore, du fer et du soufre.

Conservation

Le jaque se conserve de 3 à 10 jours à la température de la pièce. Le réfrigérer lorsqu'il est mûr ou coupé. Il supporte la congélation lorsqu'il est recouvert d'un sirop contenant moitié eau, moitié sucre et de l'acide citrique.

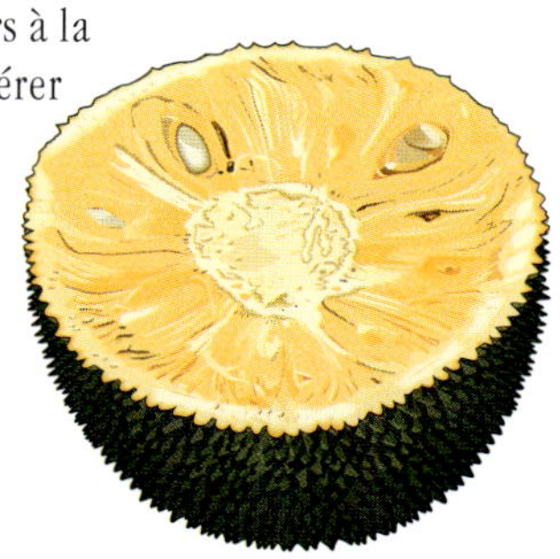

Tamarillo

Cyphomandra betacea, Solanacées

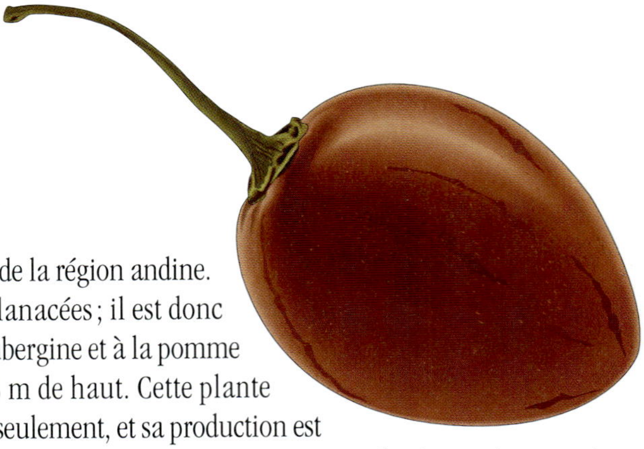

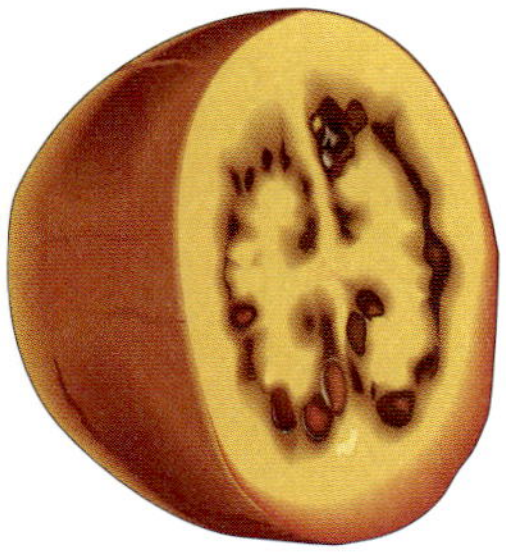

Fruit originaire d'Amérique du Sud, plus précisément de la région andine. Le tamarillo appartient à la grande famille des Solanacées ; il est donc apparenté notamment à la tomate, au piment, à l'aubergine et à la pomme de terre. Il pousse sur un arbre atteignant de 2 à 3 m de haut. Cette plante commence à produire des fruits après 18 mois d'existence seulement, et sa production est maximale après trois ou quatre ans. Ce fruit fut longtemps nommé « tomate en arbre ». En 1967, des producteurs de la Nouvelle-Zélande, l'un des plus importants pays producteurs, lui donnèrent un nom plus exotique pour augmenter les ventes. Le tamarillo est aussi cultivé en Amérique du Sud, en Amérique centrale, dans les Caraïbes, en Australie, en Inde, dans le Sud-Est asiatique et dans certaines régions d'Afrique, notamment au Kenya.

Deux variétés de tamarillos ont une grande importance commerciale. Une variété de couleur orange doré avec une chair jaunâtre et une variété dont la couleur varie du bordeaux au violet avec une chair orangée.

Le tamarillo mesure de 5 à 10 cm de long, il a la taille d'un œuf et est de forme ovale. Sa peau lisse, amère et satinée n'est pas comestible. Sa chair est ferme et acidulée. La variété dite dorée possède une chair plus douce et plus sucrée. La chair des deux variétés renferme de nombreux petits pépins comestibles noirâtres, semblables à ceux de la tomate. Le goût aigre-doux acidulé rappelle celui des groseilles à maquereau, de la tomate et de l'alkékenge.

Achat

Choisir des tamarillos intacts et fermes, à la peau lisse, rouge vif, sans taches mais qui cèdent sous une légère pression des doigts. Un tamarillo non mûr sera amer.

Valeur nutritive

eau	86 %
protéines	2 g
matières grasses	0,9 g
glucides	10 g
fibres	1,6 g
calories	50
	par 100 g

Le tamarillo est riche en vitamine A, en vitamine C, en calcium, en potassium, en phosphore, en sodium et en magnésium.

Préparation

Peler les tamarillos avec un couteau ou les blanchir, la peau s'enlève ensuite très facilement. Le jus du tamarillo rouge laisse des marques indélébiles.

Utilisation

Lorsqu'il est très mûr, le tamarillo se mange cru, souvent simplement coupé en deux, salé ou sucré, parfois arrosé de jus de citron ou de lime. On le réduit en purée qui aromatise notamment yogourt, crème glacée, sorbets et boissons. Lorsqu'il n'est pas mûr, il est plus souvent cuit comme un légume. L'utiliser avec modération lorsqu'on le cuit en compagnie d'autres fruits, car sa saveur dominera.

Le tamarillo se cuisine comme la tomate, qu'il peut remplacer dans la plupart des recettes. Il accompagne très bien la viande, la volaille et le poisson. Il est délicieux dans les sauces et cuit en confiture, en gelée ou en marinades. Il ajoute une note inhabituelle aux salades, lorsqu'il est mariné 1 heure ou 2 dans de la vinaigrette.

Conservation

Laisser les tamarillos à la température de la pièce s'ils ont besoin de mûrir. Réfrigérés dans un sac de plastique perforé lorsqu'ils sont mûrs, ils se conservent environ 2 semaines.

Les tamarillos se congèlent facilement. Les peler puis les congeler entiers ou les couper puis les saupoudrer de sucre avant de les congeler. On peut aussi les cuire en purée, puis congeler la purée refroidie.

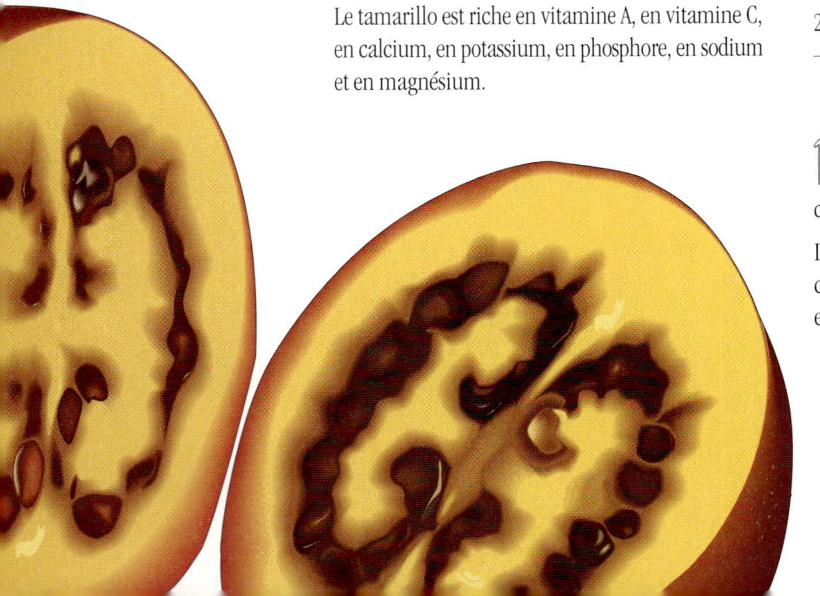

Ramboutan

Nephelium lappaceum, Sapindacées

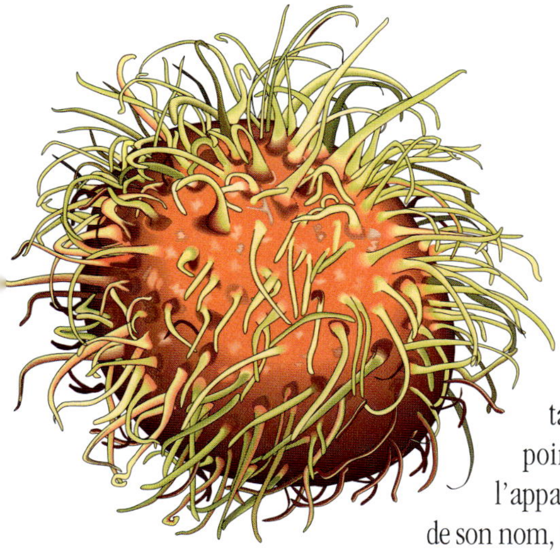

Fruit originaire de Malaisie, le ramboutan pousse en grappes sur un petit arbre à feuilles persistantes ; il est apparenté au litchi et au longane. Il est très répandu dans le Sud-Est asiatique, notamment en Indonésie. Il en existe une cinquantaine de variétés. La peau du ramboutan est recouverte de nombreuses pointes tendres et crochues, longues de 1 à 1,5 cm, qui lui donnent l'apparence d'un petit oursin. Son apparence hérissée est à l'origine de son nom, car *rambout* signifie « cheveux » en malais.

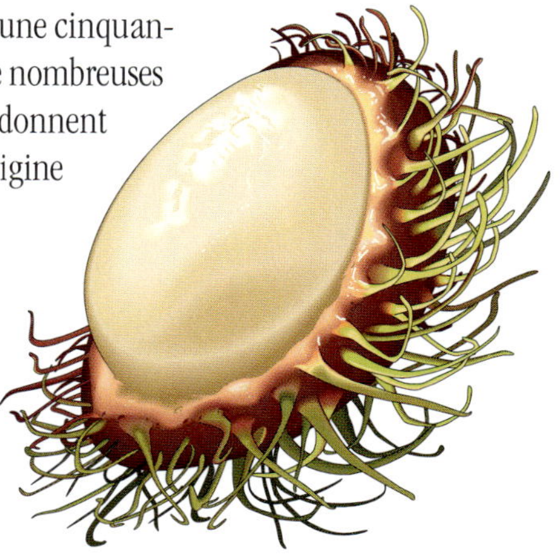

Le ramboutan mesure de 5 à 6 cm de diamètre. Il est recouvert d'une coque fragile, dont la couleur varie du rouge au brun jaunâtre et qui se fend facilement. Sa pulpe juteuse, blanchâtre et translucide a une consistance similaire à celle du litchi. Elle recouvre comme ce dernier une unique graine non comestible, plate et pointue, ayant la forme d'une amande. Le ramboutan a une saveur tantôt sucrée, douce et parfumée, tantôt aigrelette ou acidulée, selon les variétés. Il est toutefois moins parfumé que le litchi.

Achat

Choisir un fruit à la peau rouge clair et aux cheveux verdâtres dont la pelure est exempte de taches humides. Écarter un fruit à la peau foncée et sèche dégageant un jus ayant une odeur surette, car il manque de fraîcheur.

Préparation

Le ramboutan se pèle facilement. Fendre sa coque délicatement avec les doigts ou un couteau, en évitant de couper la chair, puis retirer la coque. Pour une présentation originale, laisser le ramboutan dans sa coque, n'enlever que la moitié supérieure de la coque et le servir comme un œuf dans sa coquille.

Utilisation

On utilise ce fruit comme le litchi, qu'il peut d'ailleurs remplacer. Il est délicieux tel quel, dans la salade de fruits ou avec de la crème glacée. Cuit, il accompagne légumes et viande ou on s'en sert pour farcir de la viande. Il est également mis en conserve dans un sirop.

Conservation

Le ramboutan est un fruit fragile, plus savoureux lorsqu'il est très frais. Le placer au réfrigérateur s'il n'est pas consommé immédiatement, il se conservera quelques jours seulement. S'il est mis à macérer dans un sirop léger ou transformé en confiture, il pourra se conserver de 3 à 4 mois.

Valeur nutritive

eau	82 %
protéines	1,0 g
matières grasses	0,1 g
glucides	16,5 g
fibres	1,1 g
calories	64
	par 100 g

Le ramboutan est riche en vitamine C ; il contient du fer et du potassium.

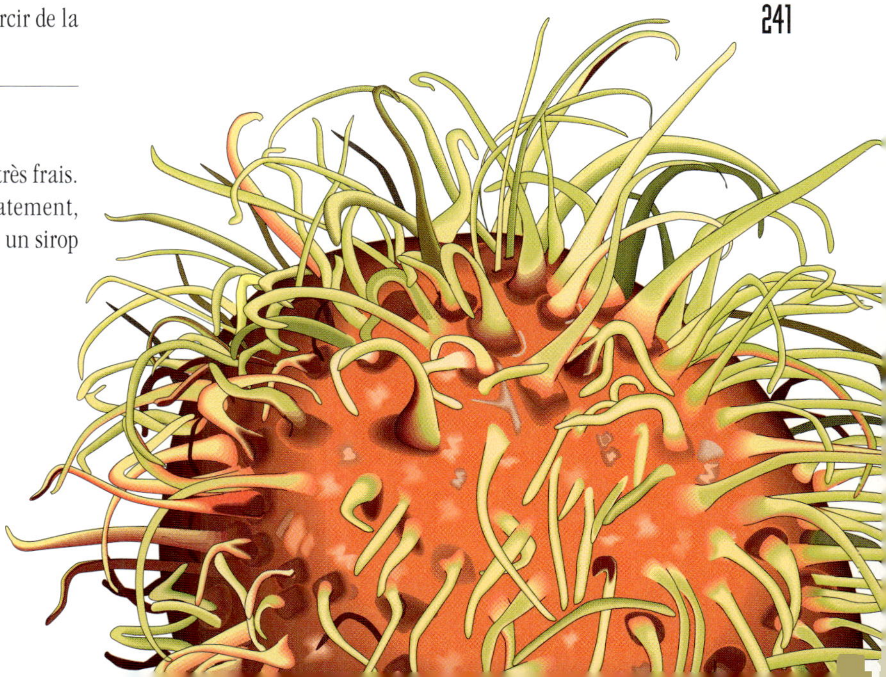

Kaki

Diospyros spp, Ébénacées

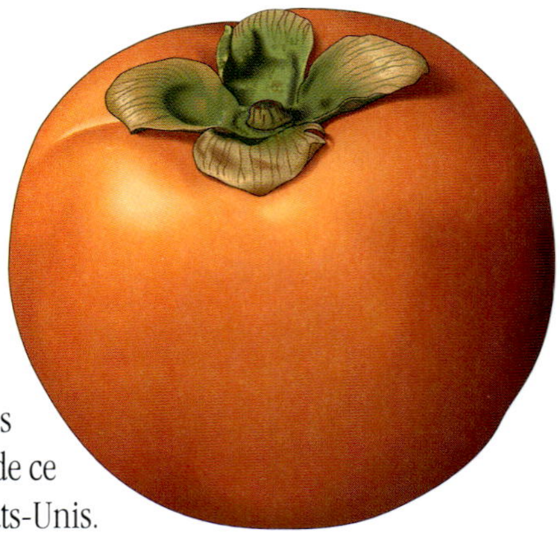

Fruit du plaqueminier, arbre probablement originaire de Chine faisant partie de la grande famille des bois durs comprenant l'ébène ; il est cependant le seul à produire un fruit comestible. Ce fruit d'hiver pend encore aux branches lorsque les feuilles sont toutes tombées. Le terme « kaki » est d'origine japonaise ; c'est le fruit national de ce pays. Le kaki est également cultivé en Chine, en Corée, en Israël et aux États-Unis.

Il existe des centaines de variétés de kakis qui se classent en deux groupes : le **kaki d'Asie** (*Diospyros kaki*), connu et cultivé depuis plus de mille ans, et le **kaki américain** (*Diospyros virginiana*), variété qui pousse à l'état sauvage dans le sud-est des États-Unis. Les Indiens avaient l'habitude de sécher le kaki afin de pouvoir le consommer au besoin.

Parmi les variétés d'Asie, il en existe deux qui sont plus connues : le *hachiya* et le *fuyu*. Ils ont habituellement la taille d'une tomate. Le *hachiya* a la forme d'un cœur et possède une chair très sucrée et tendre de couleur rouge orangé vif, tout comme la pelure. Il doit être consommé lorsqu'il est très mûr, soit entièrement mou. S'il n'est pas mûr, le *hachiya* est astringent et immangeable. Vert ou jaune avant d'être à maturité, il passe au rouge vermillon en mûrissant. Sa mince peau lisse est comestible, surtout lorsque le fruit est bien mûr. À point, la chair de ces variétés devient sucrée, presque liquide, légèrement visqueuse, non acide, passablement fragile et très parfumée.

L'autre variété bien connue est le *fuyu*; il ne contient pas de tannin et peut donc se consommer lorsqu'il est encore ferme ou lorsqu'il est mûr. Israël est un important pays producteur d'un type de *fuyu* nommé *Sharon*. La chair renferme de 1 à 8 grosses graines brunes non comestibles.

Valeur nutritive

eau	80 %
protéines	0,6 g
matières grasses	0,2 g
glucides	19 g
fibres	1,6 g
calories	70
	par 100 g

Le kaki est une bonne source de vitamine A ; il contient aussi du potassium, de la vitamine C ainsi que du cuivre. On le dit légèrement laxatif.

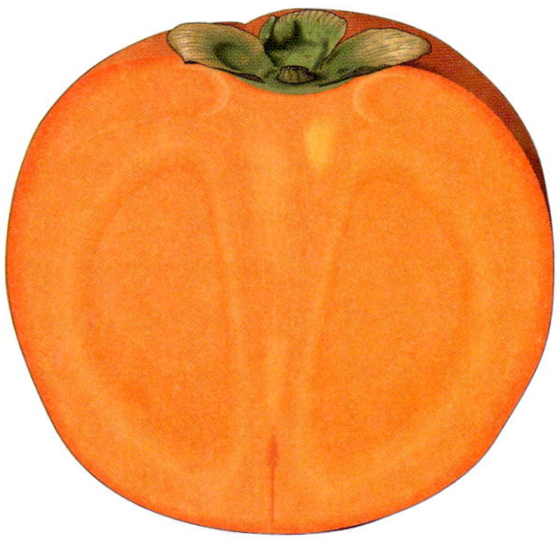

Achat

S'informer de la variété et ne pas se fier à la couleur, qui ne constitue pas un signe de maturation, le kaki étant généralement très coloré. On devrait toutefois éviter les kakis jaunes ou verdâtres. Choisir des spécimens intacts.

Utilisation

Le kaki est délicieux nature. Le couper en deux ou enlever le dessus comme un capuchon et manger le fruit à la cuillère. La variété *fuyu* se croque comme une pomme. Le kaki peut aussi être réduit en purée, on y incorpore quelques gouttes de jus de citron afin qu'il ne se décolore pas. Il nappe notamment crème glacée, gâteaux, bavarois et crêpes.

Le kaki décore les salades de fruits, de riz, de fruits de mer ou de volaille. Il accompagne le fromage et aromatise le yogourt, les flans et autres desserts. On le cuit en confiture, on le déshydrate ou on le met en conserve.

Conservation

Laisser le kaki à l'air ambiant s'il doit poursuivre son mûrissement. Pour accélérer le processus, placer le fruit dans un sac de papier ; pour l'activer encore plus, ajouter des fruits dégageant de l'éthylène, comme la banane ou la pomme. Conserver le kaki mûr au réfrigérateur.

Ce fruit se congèle facilement. Le laisser entier ou le mettre en purée, ajouter alors 30 ml de jus de citron pour prévenir la décoloration.

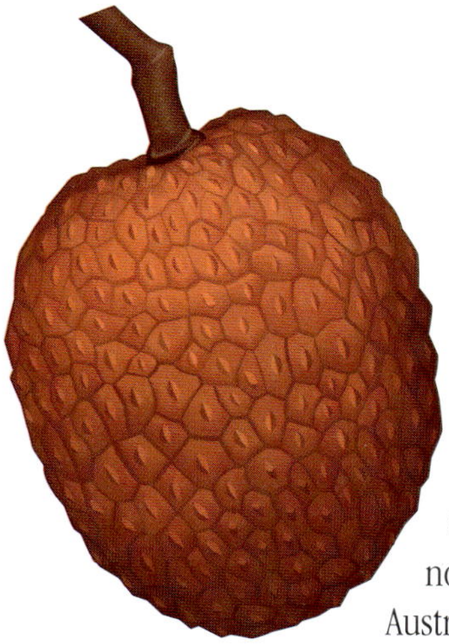

Litchi

Litchi chinensis, Sapindacées

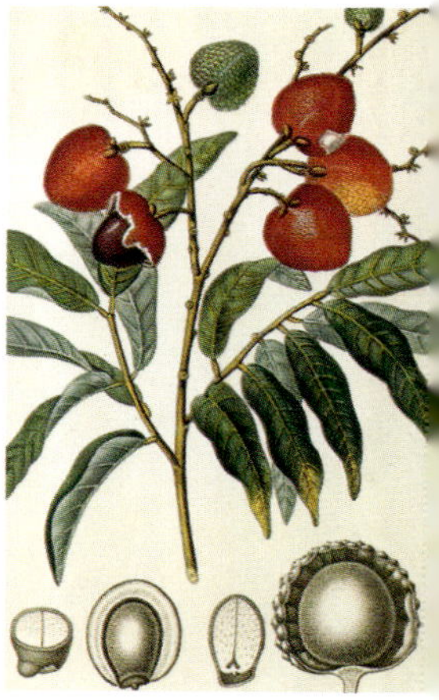

À maturité, la coque du litchi est rouge ou rosée, puis elle ternit et brunit à mesure que le fruit vieillit. La chair enrobe un noyau brunâtre non comestible.

Fruit d'un arbre majestueux aux feuilles persistantes originaire du sud de la Chine qui atteint de 12 à 20 m et peut produire entre 100 et 150 kg de fruits par année. Le litchi est cultivé depuis plus de 2 000 ans en Chine, où la tradition veut qu'on l'offre en guise de porte-bonheur lors du Nouvel An. On considère souvent ce fruit comme le plus exquis qui soit. On le cultive dans de nombreux pays, notamment en Chine, en Inde, en Thaïlande, en Afrique du Sud, en Australie, en Israël, au Mexique et aux États-Unis.

Le litchi mesure généralement de 2 à 5 cm de diamètre. Il est recouvert d'une coque rugueuse, plutôt mince, qui devient rigide après la cueillette, dont l'intérieur est lisse et qui s'enlève très facilement. Il est très vulnérable au froid. À maturité, cette coque est rouge ou rosée, puis elle ternit et brunit à mesure que le fruit vieillit. La chair translucide d'un blanc nacré est juteuse, croquante, rafraîchissante, très sucrée et très parfumée. Elle enrobe un gros noyau brunâtre lisse, dur, non adhérent et non comestible. La saveur du litchi évoque à la fois la fraise, la rose et le muscat. Elle varie selon le degré de maturité. Quand il n'est pas encore mûr, le litchi est gélatineux et peu savoureux, tandis que trop mûr il perd de sa saveur. Ce fruit qui ne mûrit plus après la cueillette supporte plutôt mal le transport et les délais de mise en marché, ce qui explique pourquoi il est si souvent brunâtre et peu savoureux sur les marchés occidentaux.

Achat

Les litchis s'achètent frais ou en conserve dans un sirop, et parfois séchés, confits ou en grappes. Lorsqu'ils sont frais, choisir des fruits intacts, exempts de craquèlements et colorés.

Préparation

Le litchi se pèle aisément. Fendre sa coque délicatement avec les doigts ou un couteau, en évitant de couper la chair, puis le peler. Selon l'usage projeté, dénoyauter le litchi.

Utilisation

Le litchi constitue un dessert délicieux à lui seul. Il est succulent au naturel. Il ajoute une note exotique à une salade de fruits. Il accompagne ou parfume riz, légumes, farces ou sauces. Dans la cuisine chinoise, le litchi est associé à la viande et au poisson.

Cuisson

Cuire le litchi le plus brièvement possible afin qu'il conserve sa saveur délicate. L'ajouter en fin de cuisson seulement.

Conservation

Placés au réfrigérateur dans un sac de plastique perforé avec une feuille de papier absorbant, les litchis se conservent quelques semaines, mais ils sont plus savoureux frais. Après une plus longue période, ils fermentent et deviennent acides. Les litchis se congèlent tels quels dans leur coque.

Valeur nutritive

eau	82 %
protéines	0,8 g
matières grasses	0,4 g
glucides	16,5 g
fibres	0,5 g
calories	66
	par 100 g

Le litchi frais est riche en vitamine C, c'est une bonne source de potassium, et il contient aussi du cuivre et du magnésium.

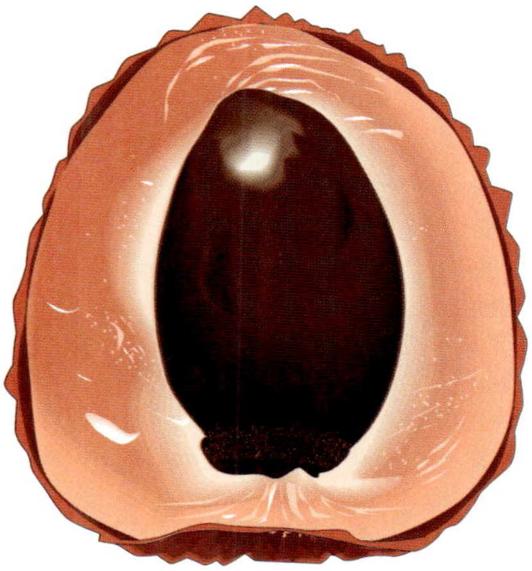

Longane

Dimocarpus longan, Sapindacées

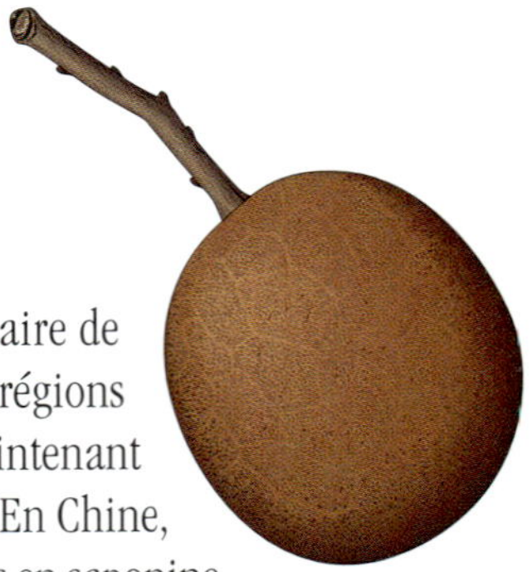

Fruit d'un arbre majestueux (qui peut atteindre 40 m) probablement originaire de l'Inde, le longane est un proche parent du litchi et du ramboutan. Ce fruit des régions tropicales est consommé en Asie depuis des milliers d'années ; on le cultive maintenant principalement dans plusieurs pays asiatiques, aux États-Unis et en Australie. En Chine, on se sert des graines de longanes pour fabriquer des shampooings, car elles sont riches en saponine.

Les longanes poussent en grappes. Ils sont recouverts d'une coque lisse, plutôt mince, de couleur orange, qui brunit et devient plutôt rigide à maturité. Elle recouvre une chair translucide blanchâtre, juteuse et sucrée, un peu moins parfumée que celle du litchi. Un gros noyau brunâtre lisse, dur et non comestible est logé au centre du fruit ; ce noyau est marqué d'une tache blanche en forme d'œil, d'où le nom d'«œil de dragon» que lui donnent les Chinois.

Achat

Choisir des fruits non craquelés et le plus colorés possible.

Valeur nutritive

	longane frais
eau	83 %
protéines	1,3 g
matières grasses	0,1 g
glucides	15 g
fibres	0,4 g
	par 100 g

Le longane est une excellente source de vitamine C et de potassium, et il contient du magnésium et du cuivre.

Cuisson

Ajouter le longane en fin de cuisson afin qu'il conserve sa saveur, et le cuire brièvement.

Préparation

Débarrasser le longane de sa coque en la fendant à l'extrémité de la queue puis en le pelant. Selon l'utilisation projetée, dénoyauter le longane ou laisser le dégustateur s'en charger.

Utilisation

Le longane est délicieux tel quel. Il ajoute une note exotique aux salades de fruits. On peut l'incorporer au riz, aux légumes, aux salades ou aux sauces. Il est poché ou cuisiné à l'orientale. On peut le retrouver en conserve dans un sirop ou séché, il ressemble alors à un gros raisin sec.

Conservation

Conserver les longanes au réfrigérateur dans un sac de plastique perforé avec une feuille de papier absorbant pour prévenir l'excédent d'humidité. Ils peuvent se conserver 2 à 3 semaines mais leur parfum peut s'amoindrir. Il est préférable de les consommer rapidement ; ils sont alors plus savoureux. Les longanes se congèlent tels quels dans leur coque.

Papaye

Carica papaya, Caricacées

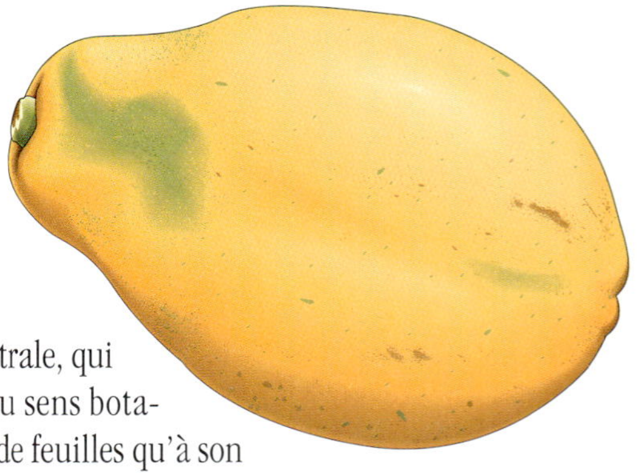

papaye

Fruit du papayer, arbre probablement originaire d'Amérique centrale, qui mesure habituellement de 2 à 10 m. Ce n'est pas un arbre au sens botanique, car son long tronc n'est pas aussi ligneux et n'est orné de feuilles qu'à son sommet. Les papayes sont regroupées au faîte de l'arbre. Un papayer peut produire de 30 à 150 fruits par année. La papaye est cueillie à l'apparition de traces de couleur jaune sur le fruit ; il sera mûr 4 à 5 jours après la cueillette. La papaye est appréciée depuis fort longtemps des Indiens d'Amérique latine. Les Espagnols et les Portugais contribuèrent à répandre sa culture à travers le monde. Ce fruit est maintenant cultivé dans la plupart des régions tropicales et subtropicales, notamment au Brésil, au Mexique, en Thaïlande, en Indonésie et en Inde.

Le papayer se propage facilement, grandit rapidement, fleurit continuellement, donnant des fruits à l'année, mais il ne vit pas longtemps. Les papayes qui ne sont pas encore mûres renferment un liquide blanchâtre et inodore, un latex dont on extrait la papaïne, un enzyme qui a des propriétés comparables à celles de la broméline de l'ananas ou de l'actidine du kiwi. Cet enzyme attendrit la viande et empêche la gélatine de prendre. Ce suc dissolvant est présent dans le tronc, les tiges, les feuilles et les fruits, surtout ceux qui ne sont pas encore à maturité. On l'utilise en médecine et dans diverses industries (alimentation, cuir, soie, brasserie et laine). Le latex qui est extrait des papayes vertes sert entre autres à la fabrication de la gomme à mâcher.

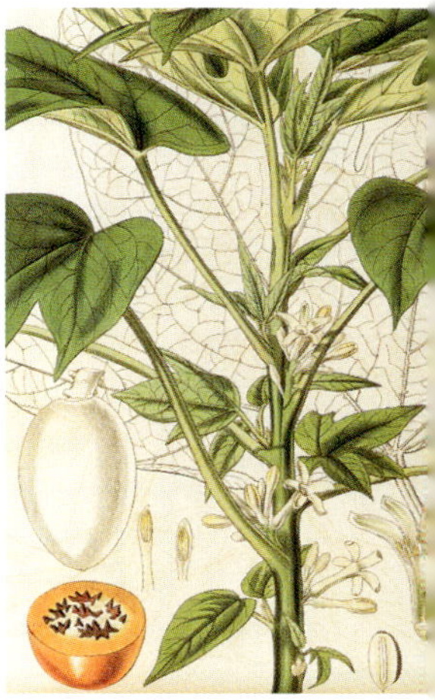

Les papayes sont regroupées au faîte de l'arbre. Elles sont cueillies à l'apparition de traces de couleur jaune sur le fruit.

Il existe une cinquantaine d'espèces du genre *Carica*, mais la plupart ne sont pas comestibles. La papaye de montagne (*Carica pubescens*) et le babaco (*Carica pentagonia*) sont plus rares.

La papaye, de forme sphérique ou cylindrique mesure entre 10 et 50 cm, et son poids varie de quelques centaines de grammes à plus de 9 kg. Les variétés commercialisées sont généralement petites. La variété hawaïenne nommée « solo » est l'une des plus courantes. La papaye a une mince peau lisse non comestible de couleur jaune orangé, jaune rougeâtre ou vert jaunâtre. Sa chair juteuse, généralement de couleur jaune orangé plus ou moins foncé, peut être également jaune ou rougeâtre. Sa texture, semblable à celle du melon cantaloup, est plus moelleuse. De nombreuses graines noirâtres enrobées de mucilage sont logées dans la cavité centrale. Ces graines comestibles ressemblent à de gros grains de poivre ; leur saveur est piquante. La papaye a une saveur douce, plus ou moins sucrée et parfumée selon les espèces, qui rappelle celle du melon.

Achat

Choisir une papaye dont la peau d'un jaune orangé sur presque toute sa surface cède sous une légère pression des doigts. La présence de taches noires ou de moisissures n'altère pas sa saveur. Écarter les papayes dures et très vertes, elles ont été cueillies trop tôt et leur saveur sera décevante. Une papaye totalement verte ne mûrira pas. Rejeter également les papayes très molles ou très meurtries.

Utilisation

La papaye est délicieuse consommée à la cuillère comme le melon, avec ou sans sucre, arrosée au goût d'un peu de jus de citron ou de lime, de porto ou de rhum. On la met dans le yogourt, les puddings, les sorbets et la crème glacée. Dans les salades de fruits, la papaye doit être ajoutée au moment de servir, afin d'éviter de ramollir les autres fruits. On transforme la papaye en jus ou en purée. On la cuit en confiture, en chutney ou en catsup.

Comme le melon, la papaye se marie bien avec le jambon, le prosciutto et le saumon fumé. Elle est délicieuse farcie de salade de fruits, de poulet ou de fruits de mer.

La papaye verte s'utilise comme la courge d'hiver, qu'elle peut remplacer dans la plupart des recettes. Il est nécessaire toutefois de la « saigner », c'est-à-dire de laisser s'écouler le suc blanc et acide qu'elle renferme avant de l'utiliser. On peut aussi l'arroser de vinaigrette, la farcir, la cuire en fricassée ou en ratatouille, et la mariner.

Les graines de papaye peuvent être broyées et utilisées comme du poivre. Certaines personnes aiment en croquer quelques-unes lorsqu'elles mangent de la papaye.

On cuit le babaco en confiture ou on le met en conserve. En Amérique du Sud on aime bien l'utiliser dans les gâteaux. Ce fruit est rarement transformé en jus, qui serait trop acide pour être apprécié.

Valeur nutritive

eau	89 %
protéines	0,6 g
matières grasses	0,1 g
glucides	10 g
fibres	0,9 g
calories	39
	par 100 g

La papaye est une excellente source de vitamine C et elle est une bonne source de potassium et de vitamine A. On la dit stomachique et diurétique. Les graines s'utilisent comme vermifuge. Les Brésiliens préparent un sirop sédatif avec le jus de papaye.

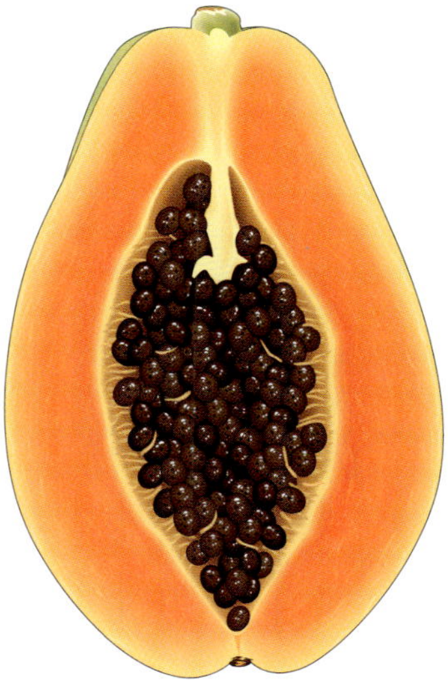

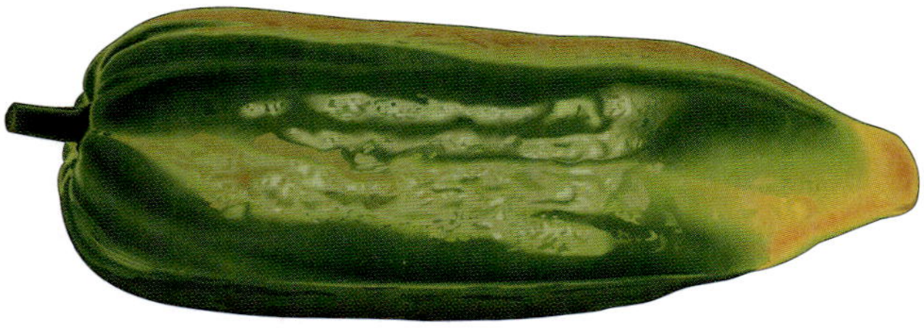

babaco

Conservation

La papaye est moyennement fragile. La laisser à la température ambiante si elle doit mûrir. La placer dans un sac de papier si l'on désire accélérer le processus. Consommer la papaye dès qu'elle est à point. Éviter de conserver la papaye pas encore mûre à moins de 7 °C ou dans le réfrigérateur, car elle ne mûrira plus. La papaye mûre se conserve quelques jours au réfrigérateur. La congélation du fruit mûr n'est pas recommandée.

Pepino

Solanum muricatum, Solanacées

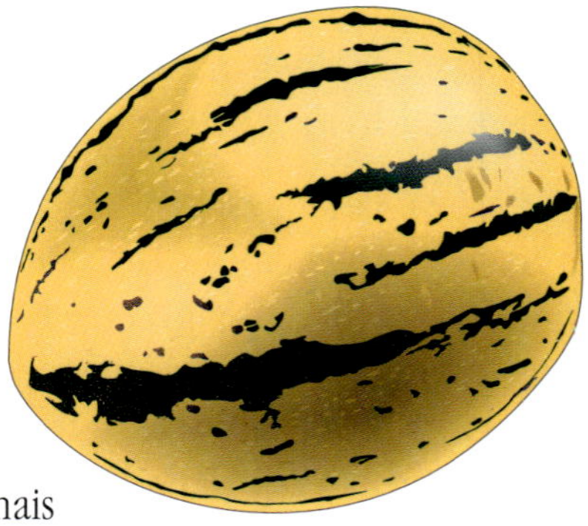

Fruit d'une plante originaire du Pérou, le pepino est cultivé dans la région andine depuis très longtemps. Il est relativement nouveau sur les marchés occidentaux. *Pepino*, mot espagnol, signifie « concombre », mais cette dénomination est trompeuse car ce fruit est fort différent du concombre et il appartient à la famille des Solanacées, qui comprend notamment l'aubergine, le piment, la tomate et la pomme de terre.

Le pepino pousse sur un arbrisseau qui atteint 1 m. Cet arbrisseau aux feuilles persistantes s'orne de magnifiques fleurs violettes. Le pepino ressemble à un petit melon ; il est légèrement allongé et mesure de 10 à 15 cm. Sa mince peau satinée passe du vert pâle au jaune crème en mûrissant ; elle est toujours rayée de pourpre. Sa chair orangée ou jaunâtre renferme en son centre de tendres graines comestibles. Un peu farineuse, la chair est légèrement plus sucrée que celle du melon.

Achat

Choisir un pepino ferme et intact, délicatement parfumé.

Valeur nutritive

eau	93 %
protéines	0,6 g
matières grasses	0,1 g
glucides	5 g
fibres	1 g
calories	22
	par 100 g

Le pepino est riche en vitamine C. On le dit antirhumatismal. On s'en sert pour soigner la bronchite et divers problèmes cutanés.

Conservation

Laisser mûrir le pepino à la température de la pièce. Placé dans le bac à fruits du réfrigérateur lorsqu'il est mûr, il se conservera un jour ou deux.

Préparation

Laver le pepino et le couper en deux, puis le servir tel quel ou retirer la chair avec une cuillère. On peut aussi peler le pepino puis le trancher.

Utilisation

Le pepino qui n'est pas mûr est souvent servi cuit. Il s'apprête comme la courge. À maturité, on le sert fréquemment comme le melon, simplement coupé en deux. Plusieurs le préfèrent lorsqu'il est froid. Il est délicieux assaisonné de gingembre, arrosé de jus de citron ou de lime, de Grand Marnier ou de Cointreau. On met le pepino dans les hors-d'œuvre, les salades de fruits et les salades composées. On le transforme en purée utilisée pour confectionner des glaces, des sorbets ou des boissons. On le fait macérer dans de l'alcool.

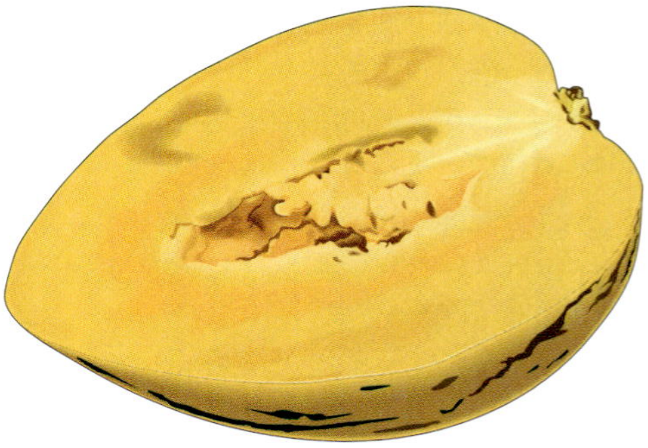

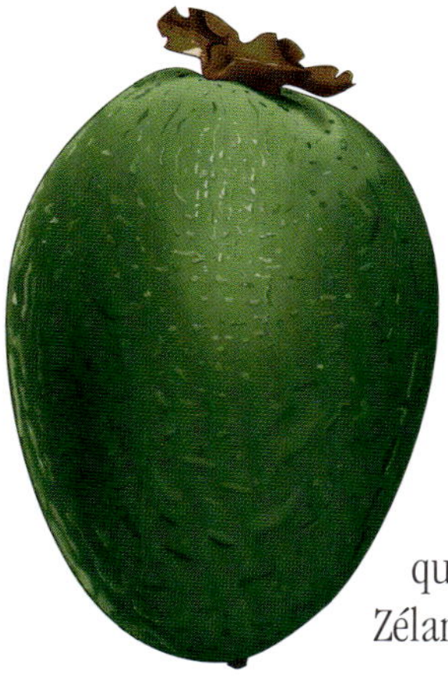

Feijoa

Feijoa sellowiana, Myrtacées

Fruit d'un arbuste originaire d'Amérique du Sud aux feuilles persistantes qui s'ornent de magnifiques fleurs d'un rouge brillant. Certaines variétés sont cultivées à des fins décoratives. Appartenant à la même famille que la goyave, la girofle et l'eucalyptus, ce fruit a reçu le nom d'un espagnol, Don J. da Silva Feijó, qui fut directeur d'un musée d'histoire au Brésil au XIXe siècle. Aujourd'hui, la Nouvelle-Zélande est l'un des plus importants producteurs de ce fruit.

Le feijoa mesure de 5 à 8 cm de long et environ 4 cm de diamètre. Sa peau fine mais résistante, de couleur vert feuille, est trop amère pour être consommée. Sa chair couleur blanc crème est sucrée et parfumée et a une texture légèrement granuleuse, comme celle de la poire. Le centre du fruit est légèrement gélatineux et renferme de minuscules graines noires tendres et comestibles. Ce fruit a parfois une saveur aigrelette, selon son degré de maturation.

Achat

Rechercher un feijoa parfumé, tendre au toucher et sans taches. Écarter un fruit très ferme, car il n'est pas encore mûr et sera donc acide, parfois même amer.

Préparation

La chair du feijoa noircit lorsqu'elle n'est pas consommée immédiatement. Pour éviter l'oxydation, l'arroser d'un peu de jus d'agrume.

Conservation

Laisser le feijoa à la température de la pièce jusqu'à ce qu'il soit mûr. Le consommer dès qu'il est à point. Conservé au réfrigérateur, il se gardera quelques jours. Le feijoa se congèle nature ou cuit.

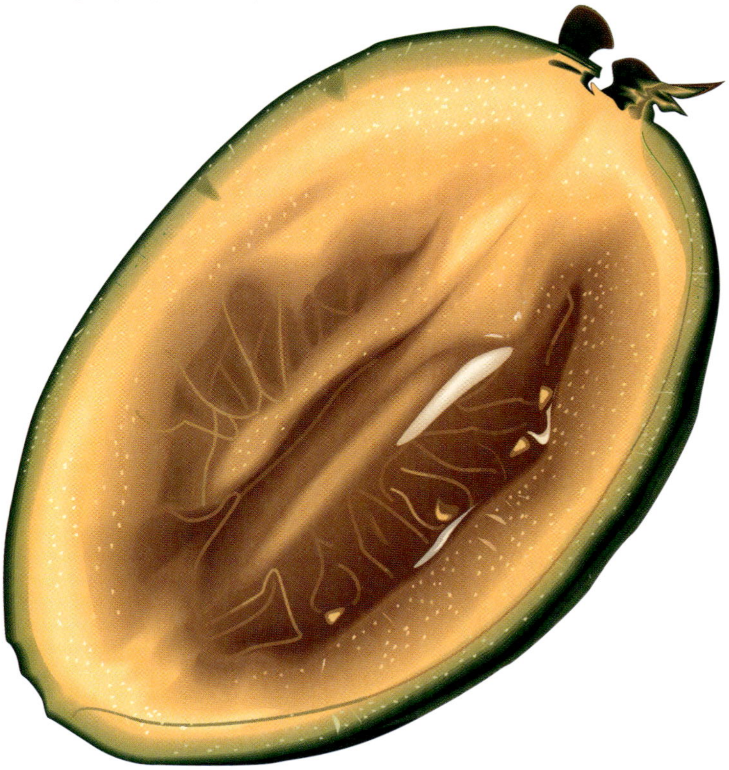

Utilisation

Le feijoa pelé se consomme nature ou cuit. On le mange tel quel ou incorporé aux salades de fruits, yogourts et autres desserts. Il est préférable de l'utiliser avec modération, car il est très parfumé. On cuit le feijoa en confiture ou en gelée. On le transforme en purée qui aromatise crème glacée, sorbets, flans, puddings. Le feijoa se marie bien avec les pommes et les bananes qu'il peut aussi remplacer dans la plupart des recettes.

Valeur nutritive

eau	87 %
protéines	1,2 g
matières grasses	0,8 g
glucides	10,6 g
fibres	4,3 g
calories	50
	par 100 g

Le feijoa est une bonne source d'acide folique et contient de la vitamine C et du potassium.

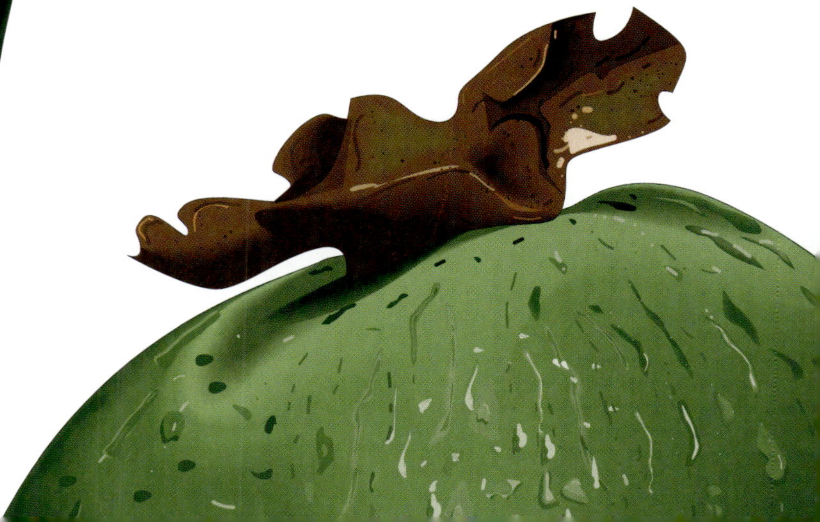

Jujube

Ziziphus jujuba, Rhamnacées

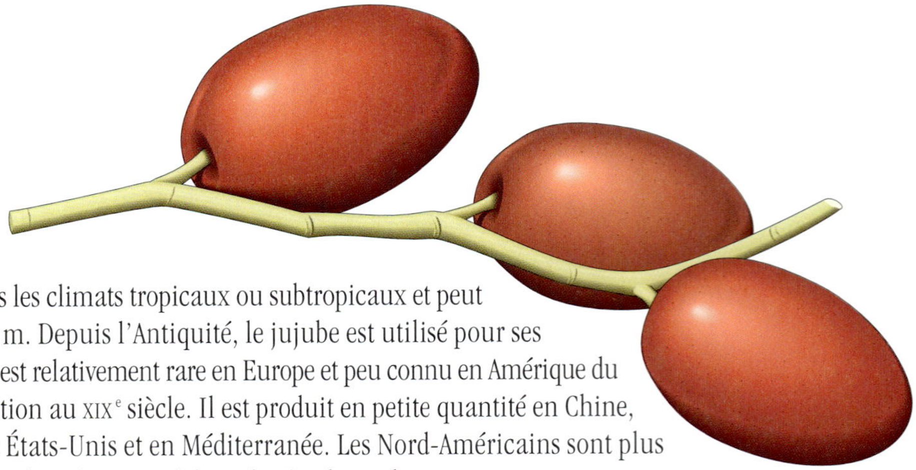

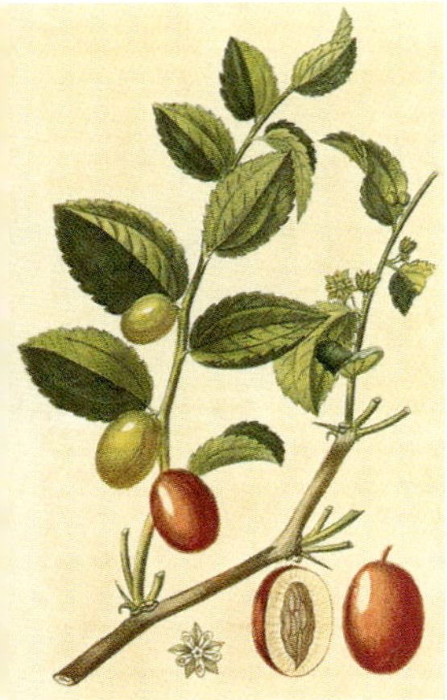

Selon les variétés, le jujube a la taille d'une olive ou d'une datte ; il est rond ou oblong.

Fruit du jujubier, arbre originaire de Chine qui croît sous les climats tropicaux ou subtropicaux et peut atteindre de 8 à 10 m. Depuis l'Antiquité, le jujube est utilisé pour ses propriétés médicinales. Il est relativement rare en Europe et peu connu en Amérique du Nord, où il fit son apparition au XIXe siècle. Il est produit en petite quantité en Chine, en Inde, en Afrique, aux États-Unis et en Méditerranée. Les Nord-Américains sont plus familiers avec les friandises du même nom à base de pâte de jujube.

Selon les variétés, le jujube a la taille d'une olive ou d'une datte ; il est rond ou oblong. Il contient un long noyau très dur comprenant deux parties, dont une seule renferme une graine huileuse. Sa peau lisse, ferme et brillante passe du vert au rouge brunâtre en venant à maturité. Sa chair blanchâtre ou verdâtre n'est pas très juteuse. Elle est légèrement farineuse, mais sa texture est croquante, sucrée, aigrelette et mucilagineuse. Déshydraté, le jujube devient un peu spongieux et encore plus sucré.

Valeur nutritive

	frais	*déshydraté*
eau	78 %	19,7 %
protéines	1,2 g	3,7 g
matières grasses	0,2 g	1,1 g
glucides	20 g	74 g
fibres	1,4 g	
calories	70	287
		par 100 g

Frais, le jujube est une excellente source de vitamine C, une bonne source de potassium et il contient des traces de magnésium, de niacine, de cuivre et de fer.

Séché, il offre un plus grand apport d'énergie. C'est une excellente source de potassium, une bonne source de magnésium ainsi qu'une source de vitamine C, de cuivre, de fer, de phosphore et de calcium. Il serait alors expectorant, émollient, calmant et diurétique.

Achat

Choisir des jujubes fermes et intacts. Les jujubes déshydratés devraient être ridés et lourds. Les épiceries fines offrent ces fruits en conserve.

Utilisation

On consomme le jujube frais ou séché, nature ou cuit. On l'utilise comme la datte, qu'il peut remplacer, non seulement tel quel mais dans les desserts, les soupes, les farces et les plats mijotés. On cuit le jujube en compote, en confiture ou en pâte. On le marine ou on le transforme en jus. Des jujubes fermentés, on tire une boisson alcoolique.

Conservation

Les jujubes frais se conservent au réfrigérateur. Mettre les jujubes déshydratés dans un contenant hermétique et les placer à l'abri de la lumière et de la chaleur, ils se conserveront indéfiniment.

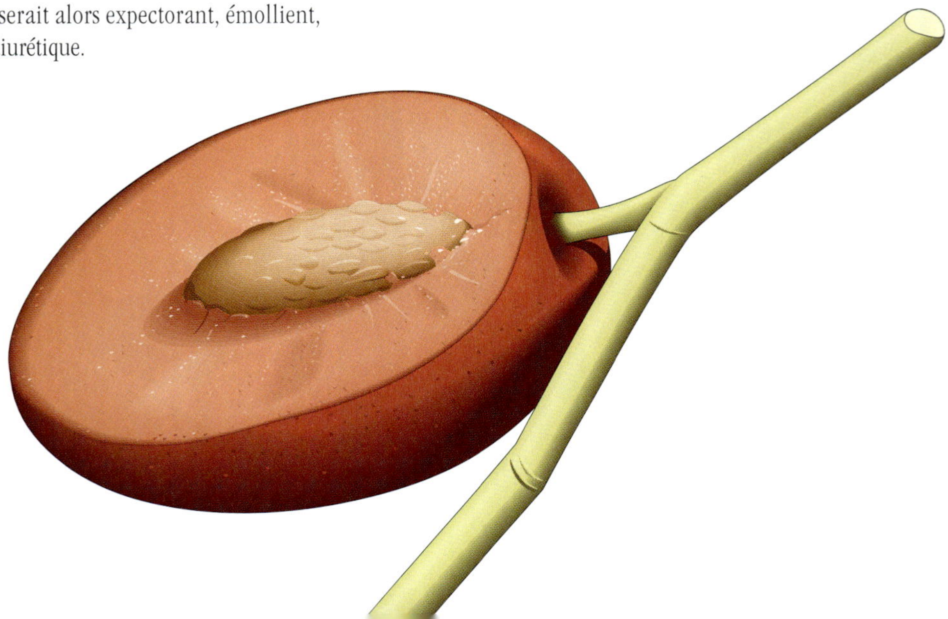

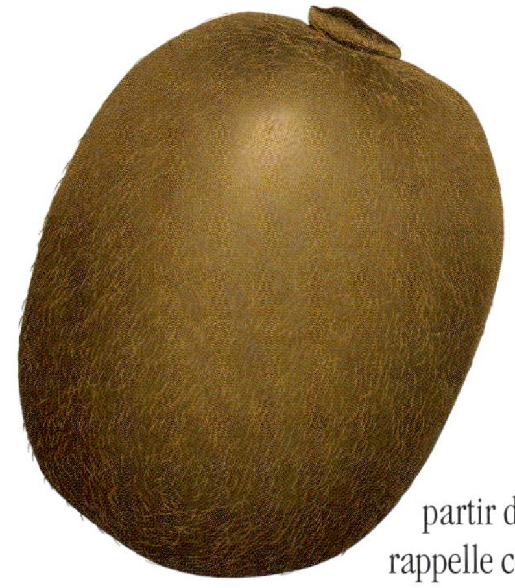

Kiwi

Actinidia chinensis, Actinidiacées

Fruit originaire de Chine, le kiwi fut d'abord nommé « groseille de Chine » par les Occidentaux. Il fut introduit en Nouvelle-Zélande en 1906. Les Néo-Zélandais ont sensiblement amélioré ce fruit et, pendant de nombreuses années, ils détenèrent le monopole du marché. Ce n'est qu'à partir de 1953 qu'on nomma ce fruit « kiwi » et ce, à cause de son apparence velue qui rappelle celle d'un oiseau coureur de ce pays, l'aptéryx, plus familièrement nommé kiwi.

Le fruit pousse sur une liane qui, comme la vigne, est sarmenteuse, c'est-à-dire qu'elle est longue, flexible et grimpante ; on la taille généralement entre 2 et 3 m de long. Il existe une dizaine de variétés de kiwis cultivées dans de nombreux pays, notamment aux États-Unis, en France, en Espagne, en Italie, en Israël, au Chili, en Australie, en Afrique du Sud et en Russie. En Amérique du Nord, la variété Hayward est la plus courante.

Le kiwi est une baie ovale qui peut mesurer jusqu'à 8 cm de long et qui peut peser de 50 à 120 g. Sa chair vert émeraude est juteuse, sucrée et légèrement acidulée. Elle renferme de petites graines noires comestibles, disposées fort joliment autour d'une partie jaunâtre logée au centre du fruit. Elle est recouverte d'une fine peau brunâtre, légèrement duveteuse. Cette peau est comestible bien que la plupart des personnes préfèrent consommer le kiwi pelé.

Achat

Le kiwi est cueilli à maturité mais encore ferme. Contrairement à la plupart des fruits, il devient plus sucré lorsqu'il mûrit à la température de la pièce. Choisir un kiwi intact et exempt de taches. Il est prêt à être dégusté lorsque sa chair est molle et cède sous une légère pression des doigts. Écarter les kiwis très mous ou endommagés, qui n'ont plus autant de saveur. La taille du fruit n'a aucune influence sur sa qualité.

Utilisation

Le kiwi est délicieux nature ; le peler et le manger tel quel ou le couper en deux et le manger à la cuillère. On met le kiwi dans les céréales, le yogourt, la crème glacée, les sorbets, les salades de fruits (l'ajouter au dernier moment afin qu'il n'amollisse pas les autres fruits). Il décore hors-d'œuvre, assiettes de fromages, gâteaux, tartes, bavarois. Il se marie bien avec la viande, la volaille et le poisson. On l'ajoute à certaines soupes et sauces ; on peut d'ailleurs préparer une sauce aigre-douce qui accompagne les viandes. Il est aussi délicieux dans les salades composées. On transforme le kiwi en jus, mais éviter de broyer les petites graines qui transmettent au jus une saveur amère.

Cuisson

On doit cuire le moins possible le kiwi afin de conserver sa couleur et sa saveur délicate.

Conservation

Laisser mûrir le kiwi à la température de la pièce jusqu'à ce qu'il cède sous une légère pression des doigts. Mettre le kiwi dans un sac pour accélérer le processus. Si l'on désire que le kiwi mûrisse plus rapidement, glisser une pomme ou une banane à l'intérieur du sac. Au réfrigérateur, le kiwi mûr se conservera plusieurs jours ; le kiwi non mûr, 2 ou 3 semaines. On peut aussi le mettre à mûrir à la température de la pièce selon les besoins.

Valeur nutritive

eau	83 %
protéines	1 g
matières grasses	0,4 g
glucides	15 g
fibres	3,4 g
calories	61
	par 100 g

Le kiwi constitue une excellente source de vitamine C et de potassium, il contient du magnésium ainsi que des traces de phosphore, de fer et de vitamine A. À poids égal, le kiwi contient près du double de vitamine C que l'orange et le citron. Il est diurétique, antiscorbutique et laxatif.

Le kiwi contient de l'actinidine et de la broméline, des enzymes qui au contact de l'air confèrent au kiwi diverses propriétés, notamment celle d'attendrir la viande. Il peut même s'attendrir lui-même quand il n'est pas assez mûr, et qu'il est pelé et laissé un petit moment à l'air libre ; cette propriété devient indésirable dans une salade de fruits par exemple, car tous les fruits ramollissent. Il empêche la gélatine de prendre et il fait tourner le lait (pas le yogourt cependant ni la crème glacée).

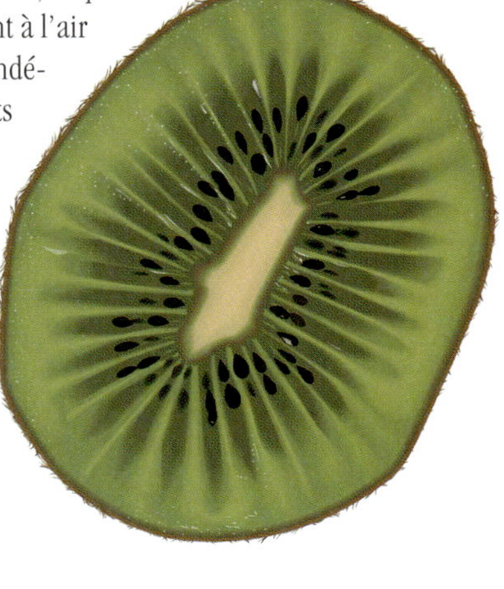

Grenade

Punica granatum, Punicacées

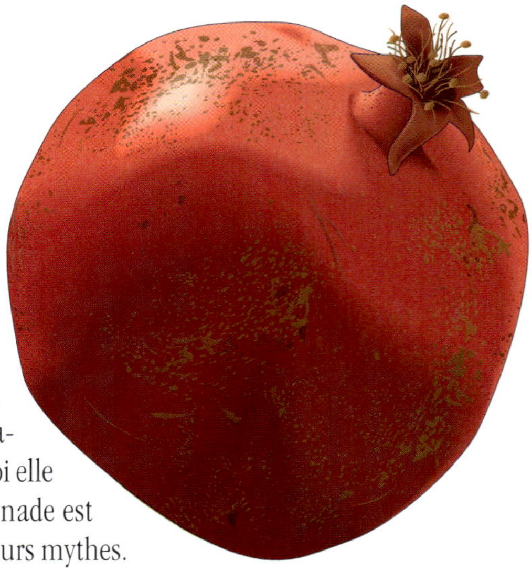

Fruit du grenadier, arbrisseau probablement originaire de Perse, la grenade y fut cultivée il y a environ 4 000 ans. Son nom est dérivé du latin *granatum* qui signifie « fruit à grains ». Elle était très estimée en Mésopotamie et en Égypte. Elle occupe toujours une place importante dans la cuisine iranienne. En Occident, elle fut estimée jusqu'au XIXe siècle, après quoi elle perdit de son attrait, à tout le moins comme fruit frais. La grenade est mentionnée dans la Bible. Elle symbolise la fertilité dans plusieurs mythes. Le prophète Mahomet recommandait de consommer la grenade afin que l'envie soit délogée du corps. En Chine, ce fruit apparaît dans les anciennes peintures. Dans l'Égypte antique, on l'enterrait avec les morts.

La grenade croît dans la plupart des pays tropicaux et subtropicaux. Elle s'adapte facilement à diverses conditions climatiques et de terrains, mais elle préfère les endroits où les hivers sont froids et les étés très chauds. Les plus importants pays producteurs de grenades sont l'Iran, l'Inde et les États-Unis.

Le grenadier peut atteindre entre 6 à 7 m. Lorsqu'il est cultivé, on le taille à une hauteur de 2 à 4 m. Ses grandes fleurs sont en forme de trompettes. Les fruits sont généralement cueillis entre les cinquième et septième mois suivant la floraison. Ils ne mûrissent plus après la cueillette et sont donc récoltés à maturité.

Ce fruit mesure environ 7 cm de diamètre. Sa peau coriace et plutôt épaisse (2 à 3 mm) n'est pas comestible. Habituellement rouge brillant, elle est jaunâtre dans certaines variétés. À l'intérieur, des membranes blanches, épaisses, amères et non comestibles délimitent 6 sections remplies d'une multitude de petites graines comestibles. Ces petites graines sont formées d'une pulpe charnue, de couleur rouge foncé, rose foncé ou rosée, selon les variétés et d'une multitude de pépins. Cette pulpe très juteuse est à la fois sucrée et acidulée, ce qui la rend très rafraîchissante. Certaines personnes préfèrent ne consommer que la pulpe et rejeter les pépins qui sont amers.

Achat

Choisir une grenade de taille imposante, colorée, partiellement teintée de brun, lourde et exempte de taches. Délaisser un fruit ridé, dont la peau est terne ou décolorée.

Conservation

Laisser la grenade à la température ambiante quelques jours ou la placer au réfrigérateur si elle n'est pas consommée immédiatement. Elle se conservera environ trois semaines. La grenade se congèle facilement en retirant les graines et en les congelant telles quelles.

Utilisation

Les baies de grenade se consomment souvent nature. Dans la cuisine de plusieurs pays tropicaux, on les utilise aussi bien comme ingrédient que comme condiment. Elles décorent et assaisonnent les salades de fruits, les salades composées, les soupes, les sauces, les fromages, les légumes, la volaille, le poisson ou les fruits de mers. La cuisine iranienne réserve une place particulièrement importante à la grenade. En Europe, c'est surtout sous forme de jus que l'on consomme la grenade. Habituellement vendu en sirop (grenadine), on s'en sert pour préparer notamment apéritifs, boissons, crème glacée, sorbets et autres desserts.

Préparation

Couper l'extrémité supérieure de la grenade en prenant soin de ne pas entailler les graines, car du jus s'écoulera. Peler la grenade, l'ouvrir délicatement, puis manger les baies ou les entasser dans un bol afin de les manger à l'aide d'une cuillère. Jeter les membranes où logent les baies, car elles ont un goût amer.

On peut aussi rouler la grenade en l'écrasant légèrement, on obtient alors du jus que l'on recueille à la paille après avoir pratiqué un trou dans la peau, ou en pressant le fruit. Ce jus a cependant une saveur amère, car on y retrouve une partie des tannins des membranes et de la peau. Attention au jus qui tache les vêtements.

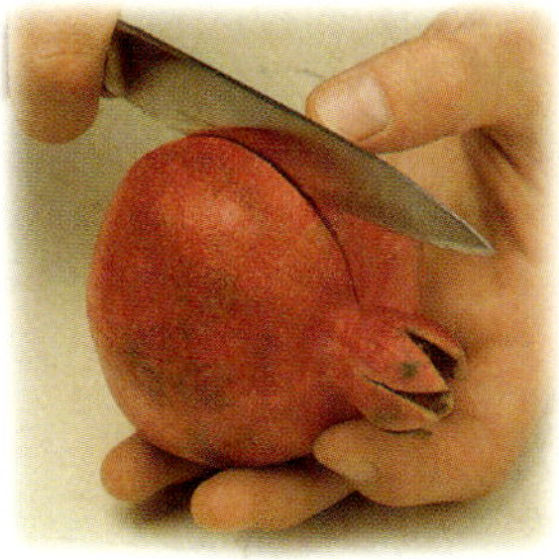

1 *Inciser la peau de la grenade en quatre parties.*

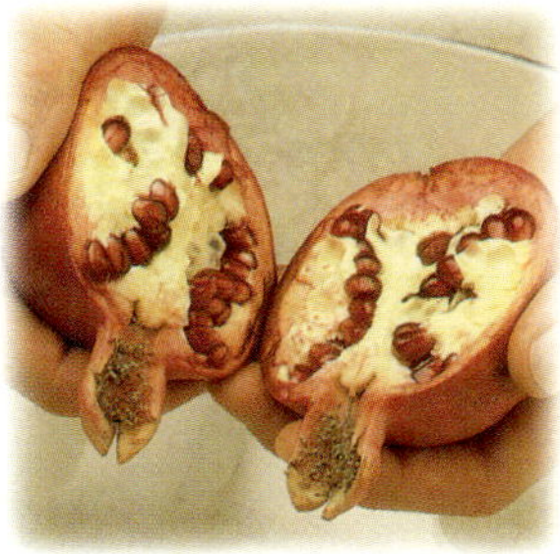

2 *Séparer la grenade en deux, puis en quartiers.*

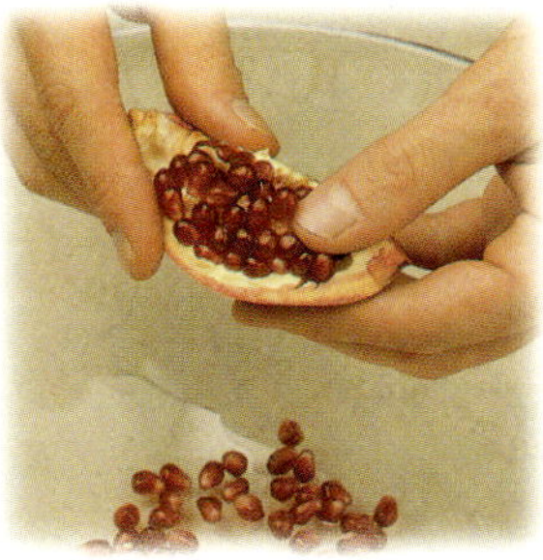

3 *Détacher les baies et les entasser dans un bol afin de les consommer par la suite.*

Valeur nutritive

eau	81 %
protéines	1 g
matières grasses	0,3 g
glucides	17 g
fibres	0,2 g
calories	68
	par 100 g

La grenade est une bonne source de potassium, contient de la vitamine C et de l'acide pantothénique ainsi que des traces de sodium et de niacine. La saveur acidulée de la grenade provient de ses nombreux acides organiques, notamment l'acide citrique.

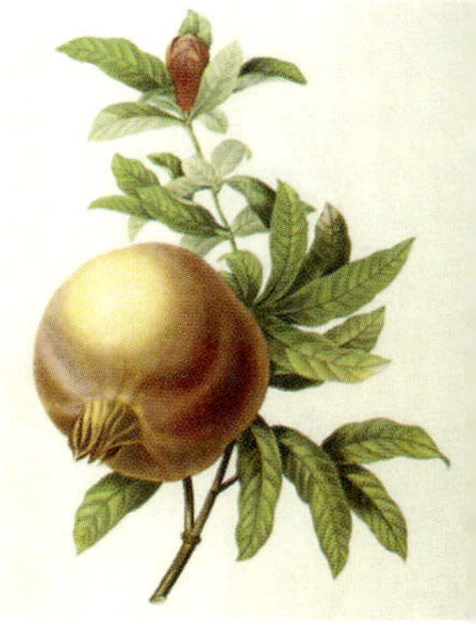

La grenade naît de grandes fleurs s'épanouissant au milieu d'un beau et brillant feuillage.

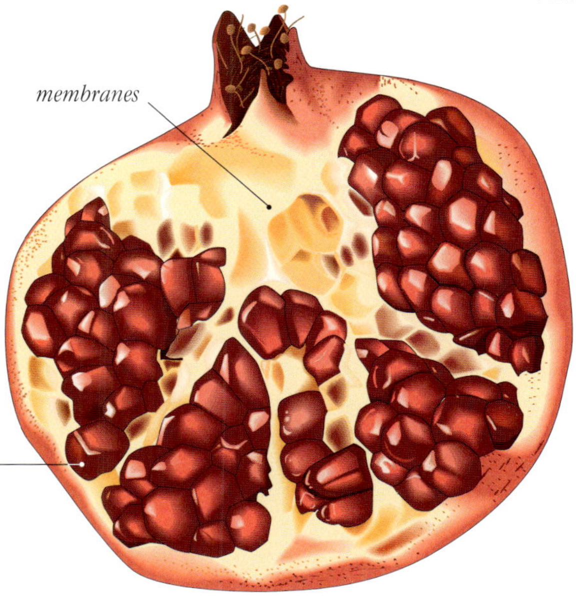

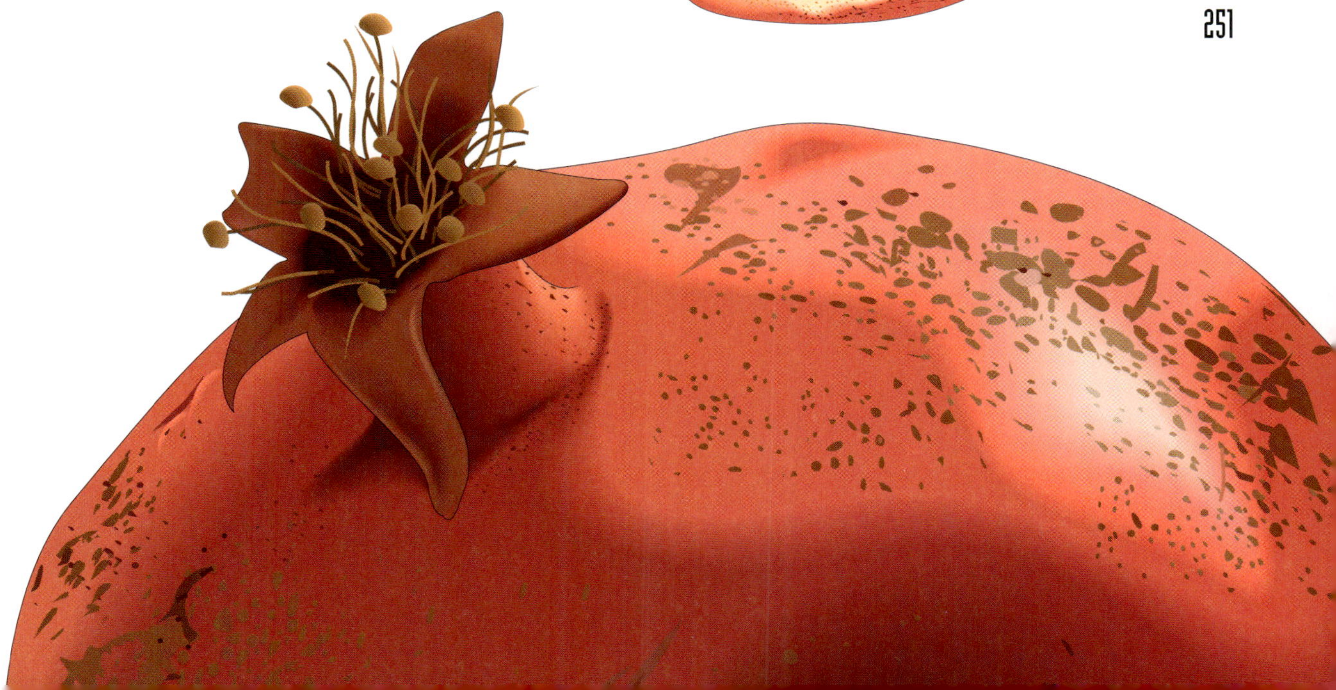

Fruit de la Passion

Passiflora spp, Passifloracées

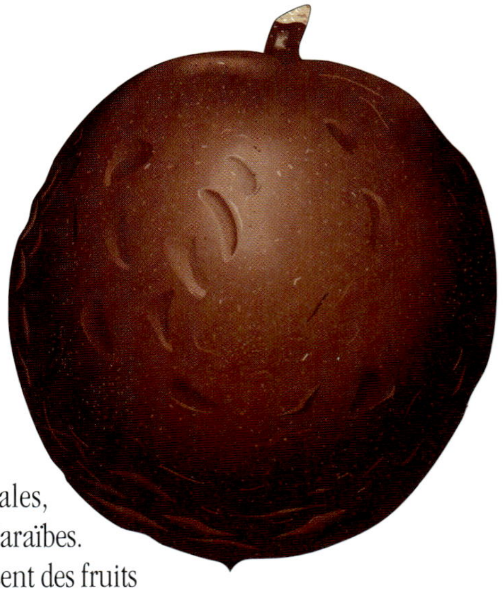

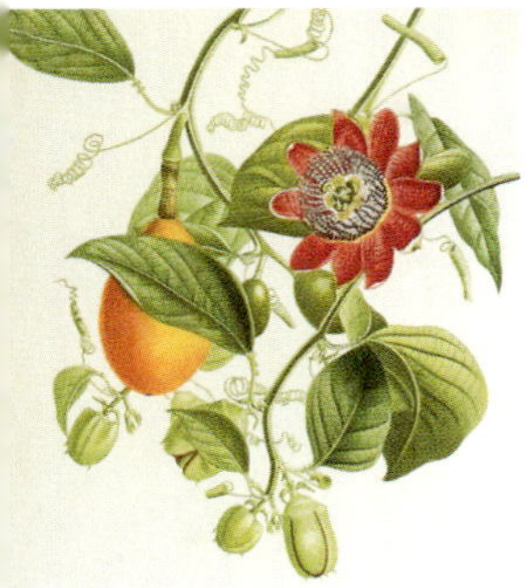

La forme des magnifiques fleurs rappelle des aspects de la Passion du Christ (couronne d'épines, clous, marteaux).

Fruit produit par une liane originaire du Brésil, il fut nommé « fruit de la Passion » (passiflore) par les missionnaires espagnols qui débarquèrent en Amérique du Sud. La forme des magnifiques fleurs rappelait des aspects de la Passion du Christ (couronne d'épines, clous, marteaux).

Le fruit de la Passion est cultivé dans la plupart des régions tropicales, notamment en Nouvelle-Zélande, en Afrique, en Malaisie et dans les Caraïbes. Il en existe environ 400 variétés dont seulement une trentaine produisent des fruits comestibles et très peu sont commercialisées. Les variétés les plus courantes sur le marché sont de la taille d'un œuf, mais le fruit de la Passion peut atteindre la taille d'un petit melon.

Le fruit de la Passion est formé d'une épaisse peau non comestible, lisse et brillante, de couleur jaune, pourpre ou orangé dans les variétés commercialisées. Cette peau s'amincit et plisse lorsque le fruit parvient à maturité. Elle renferme une substance gélatineuse, la pulpe ou chair, dont la couleur varie du vert rosé à diverses teintes de jaune ou d'orangé et peut même être blanche ou incolore. Cette chair enrobe des petites graines noirâtres croquantes et comestibles. Elle est juteuse, sucrée, acidulée, très aromatique et rafraîchissante, et très acide si le fruit n'est pas assez mûr.

Valeur nutritive

eau	73 %
protéines	2,2 g
matières grasses	0,7 g
glucides	23 g
calories	100
	par 100 g

Le fruit de la Passion est une excellente source de vitamine C, de potassium et de sodium ; il constitue également une source de fer, de magnésium, de niacine, de vitamine A et de phosphore.

Les feuilles et les fleurs de la plante auraient un effet antispasmodique et narcotique. Ses graines seraient vermifuges.

Conservation

Lorsqu'il est mûr, placer le fruit de la Passion au réfrigérateur, il se conservera environ 1 semaine. Il se congèle tel quel ou débarrassé de sa peau. On peut congeler la pulpe dans un bac à glaçons. Bien enveloppée, elle se conservera plusieurs mois.

Achat

Choisir un fruit plissé, exempt de meurtrissures et le plus lourd possible. Si la peau du fruit de la Passion est lisse, c'est qu'il n'est pas mûr.

Utilisation

Le fruit de la Passion se consomme bien mûr, lorsqu'il est plissé. On le mange tel quel, à l'aide d'une cuillère. Ce fruit est si parfumé qu'une petite quantité confère beaucoup de saveur aux aliments, notamment aux cocktails et aux punchs. Il aromatise salades de fruits, flans, crêpes, yogourts, crème glacée, sorbets, gâteaux, puddings, boissons. Passer la pulpe au tamis si on veut se débarrasser des graines. On cuit le fruit de la Passion en gelée ou en confiture. On le transforme en boisson alcoolisée.

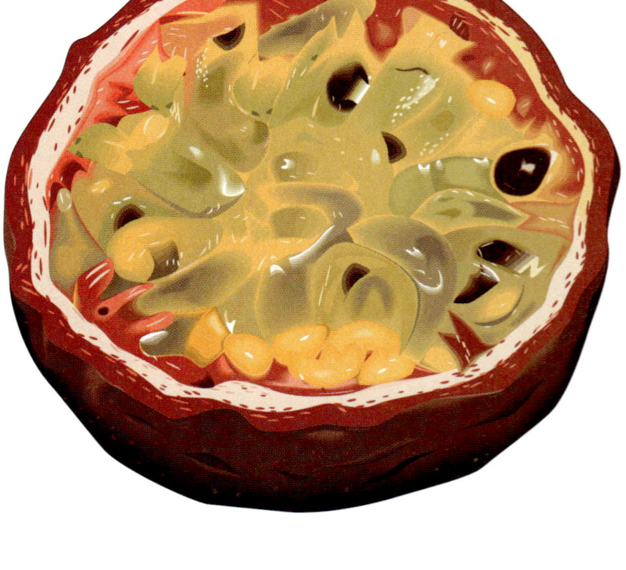

Goyave

Psidium spp, Myrtacées

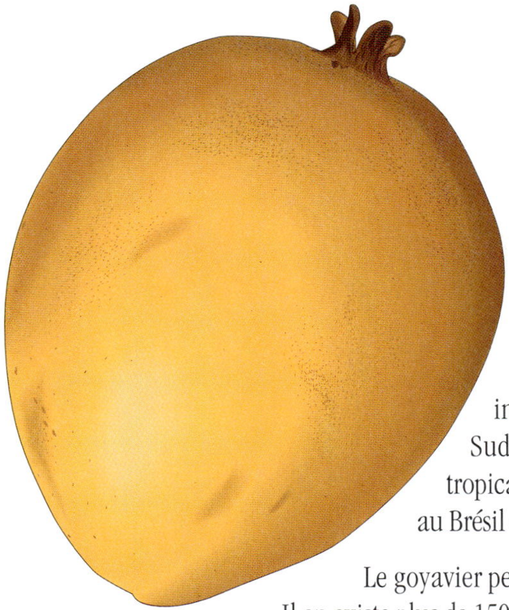

Fruit du goyavier, arbre originaire d'Amérique tropicale. La goyave fait partie de la grande famille des Myrtacées qui comprend notamment la cannelle, la muscade, le clou de girofle, l'eucalyptus et le feijoa. Le goyavier fut cultivé intensivement par les Incas et demeure très prisé en Amérique du Sud. Cet arbre croît dans plusieurs autres pays tropicaux et subtropicaux, notamment en Afrique, en Australie, en Inde, aux États-Unis au Brésil et à Taïwan.

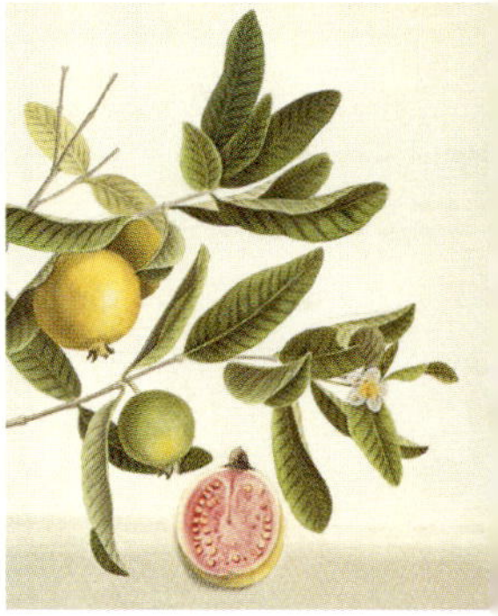

La chair de la goyave est très parfumée et légèrement acidulée, ce qui la rend rafraîchissante. Elle renferme de nombreuses petites graines dures comestibles.

Le goyavier peut atteindre 9 m de haut. Ses fleurs dégagent un parfum suave. Il en existe plus de 150 variétés qui produisent des fruits de forme, de taille, de couleur et de saveur diverses. La goyage mesure habituellement de 5 à 8 cm de diamètre. Sa mince peau comestible est blanche, jaune, rouge ou verte ; elle est parfois tachée de noir ou de rose. Sa chair blanche, jaune, rose orangé ou rouge est très parfumée et légèrement acidulée, ce qui la rend rafraîchissante. Elle renferme de nombreuses petites graines dures comestibles. La goyave a une saveur prononcée qui peut étonner.

Achat

Rechercher une goyave lisse et non meurtrie, ni trop molle, ni trop dure. Un fruit trop mûr dégage une odeur peu attirante, tandis qu'un fruit qui n'est pas mûr est immangeable, car il est astringent.

Préparation

La goyave est prête à consommer lorsqu'elle cède sous une délicate pression des doigts. Laisser ou enlever la peau ; couper le fruit en deux puis, au goût, l'épépiner.

Utilisation

La goyave se consomme nature ou cuite. Elle entre dans la préparation de mets sucrés ou salés. On la cuit en confiture, en gelée ou en chutneys. On l'ajoute aux sauces, salades de fruits, tartes, puddings, au tapioca, à la crème glacée, au yogourt et aux boissons. Au Mexique, goyave et patate douce forment une combinaison fort appréciée.

Conservation

Laisser la goyave à la température de la pièce jusqu'à ce qu'elle soit mûre. Pour accélérer le processus, la placer dans un sac de papier. Ne pas la réfrigérer avant qu'elle ne soit mûre, car cela arrête le mûrissement. Elle se conservera quelques jours au réfrigérateur.

Valeur nutritive

eau	86 %
protéines	0,8 g
matières grasses	0,6 g
glucides	12 g
fibres	5,6 g
calories	50
	par 100 g

La goyave est une excellente source de vitamine C et de potassium, contient de la vitamine A et de la niacine, ainsi que des traces de phosphore et de calcium. Elle est astringente et laxative.

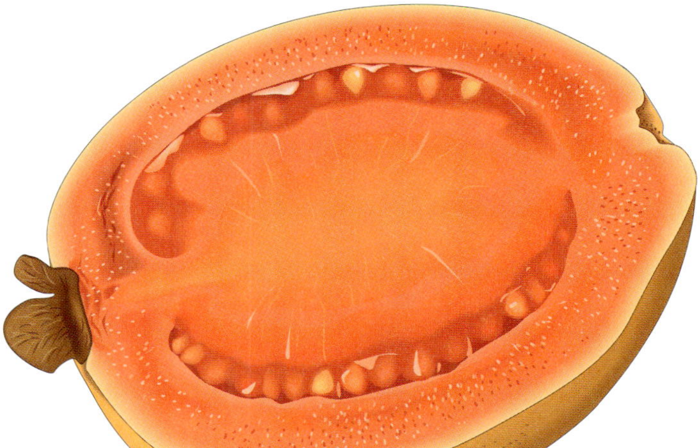

Figue

Ficus carica, Moracées

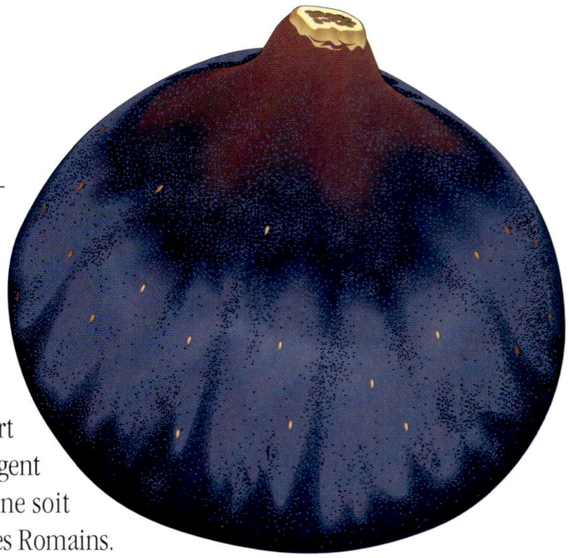

Fruit du figuier, arbre majestueux qui serait originaire de la région méditerranéenne. Au sens botanique, la figue n'est pas un vrai fruit, mais un réceptacle charnu qui abrite en son intérieur un grand nombre de petites graines croquantes, nommées akènes, qui sont les véritables fruits.

La figue a une longue histoire. Dès l'Antiquité, on lui reconnaît des propriétés thérapeutiques et nutritives. Elle sert d'aliment (fraîche, grillée ou séchée), de médicament ou d'agent sucrant ; elle a servi d'édulcorant bien avant que le sucre ne soit connu. La figue fut particulièrement appréciée des Grecs et des Romains. Ceux-ci répandirent sa culture en Europe. Les conquérants et les missionnaires espagnols introduisirent la figue en Amérique. L'influence des missionnaires se fait encore sentir, car certaines variétés de figues sont appelées « missions ».

La figue est cultivée dans de nombreux pays, dont la Turquie, la Grèce, les États-Unis, le Portugal et l'Espagne qui sont, dans l'ordre, les plus importants producteurs. Le figuier peut vivre plus de 100 ans et peut atteindre 30 m de haut. Il ne mesure guère plus de 5 m lorsqu'il est cultivé, car on le taille. Son tronc et ses branches contiennent du latex. Dans la Grèce antique, les bergers utilisaient des branches de figuier pour brasser le fromage, le latex accélérant la coagulation.

Il existe plus de 150 variétés de figues : blanches, vertes, brunes, rouges, violettes, presque noires parfois. Les plus importantes commercialement sont la figue noire, la figue verte et la figue violette :

- la **figue noire** est sucrée et plutôt sèche ; c'est la moins fragile des trois ;
- la **figue verte** est juteuse et a une peau fine ;
- la **figue violette** est la plus sucrée, la plus juteuse, la plus fragile et la plus rare.

Les figues fraîches sont très périssables, c'est pourquoi elles sont surtout séchées ou mises en conserve. Le séchage s'effectue avec des séchoirs ou par exposition au soleil. Les figues sont parfois trempées dans du sucre ou dans de l'eau pour en augmenter le poids et les humidifier. Environ 3 kg de figues fraîches donnent 1 kg de figues séchées.

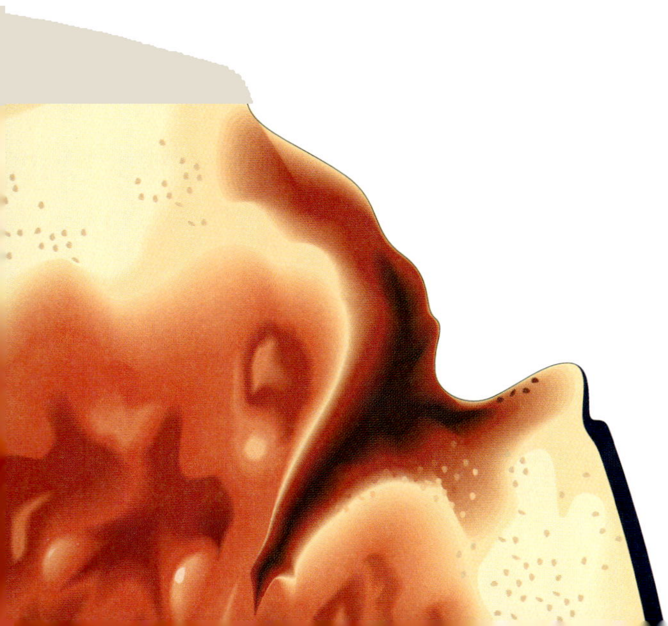

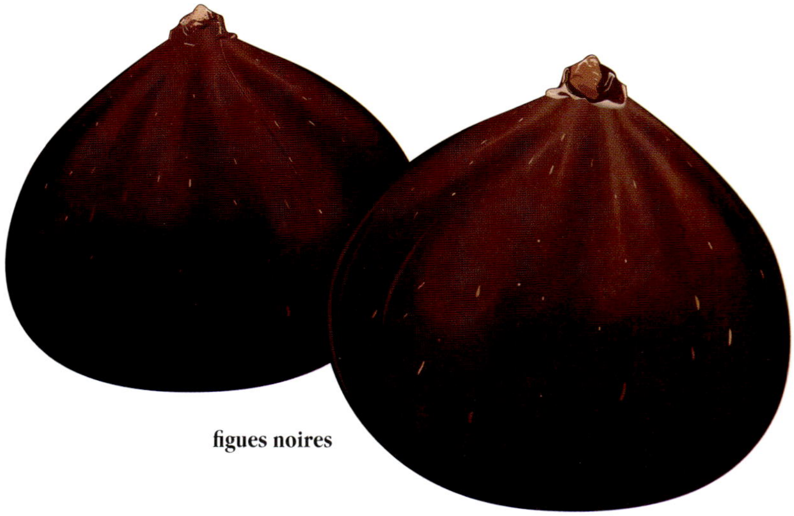

figues noires

Achat

À l'achat de figues fraîches, choisir des figues molles et dodues dont la queue est encore ferme. Écarter les figues détrempées, meurtries, moisies ou dont l'odeur est aigre, elles sont alors trop mûres. Les figues séchées doivent exhaler une bonne odeur sans être trop dures.

Préparation

Laver doucement et brièvement les figues fraîches avant de les consommer. Utiliser les figues séchées, ou après les avoir réhydratées dans de l'eau, du jus ou de l'alcool.

Utilisation

La figue est souvent consommée sans autre forme de préparation, tant fraîche que déshydratée. On la met dans les salades de fruits ou les hors-d'œuvres. Elle accompagne le fromage et le jambon. On la cuit en confiture ou on la transforme en compote. La figue sèche se cuisine de multiples façons; on la farcit d'amandes, de noix et de morceaux d'orange. On la met dans des desserts.

La figue se marie bien avec le lapin, la volaille et le gibier. Elle peut remplacer les pruneaux dans la plupart des recettes; elle sert également de succédané du café, comme l'orge et la chicorée. En Afrique du Nord, la figue sert à préparer la boukha, une eau-de-vie très appréciée. La figue est délicieuse pochée ou marinée dans du whisky, du porto ou du sherry moyennement sec.

Figues au vin rouge

4 PORTIONS

1 kg (2 lb) de figues fraîches
1 bouteille de vin rouge corsé
sucre au goût

1. Peler les figues. Les couper en deux.
2. Dans une coupe profonde, disposer une première couche de fruits, saupoudrer de sucre, arroser de vin. Remplir ainsi la coupe, par couches successives, en sucrant et en arrosant de vin chaque fois. Le vin doit affleurer la dernière couche.
3. Mettre à rafraîchir au réfrigérateur au moins 2 h avant de servir.

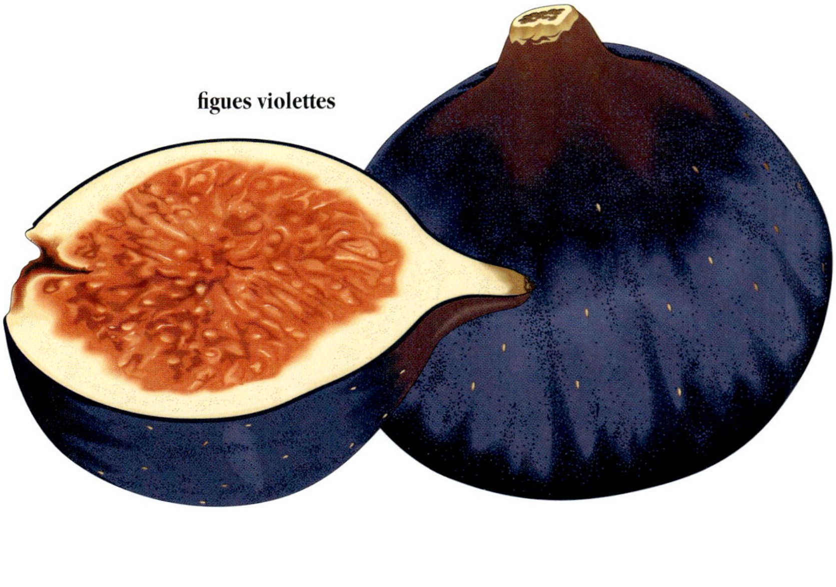

figues violettes

Valeur nutritive

	fraîche	*déshydratée*
eau	79 %	28 %
protéines	0,8 g	3 g
matières grasses	0,4 g	1,2 g
glucides	19 g	65 g
fibres	3,3 g	9,3 g
calories	74	255
		par 100 g

La figue fraîche est nutritive. Elle est une bonne source de potassium et une source de fibres. La figue séchée est un aliment encore plus nourrissant, car ses éléments nutritifs sont concentrés. Elle constitue une excellente source de potassium, une bonne source de magnésium, de fer et de cuivre; elle contient du calcium, de la vitamine B_6, du sodium, du phosphore, de l'acide pantothénique, de la riboflavine, du zinc et de la thiamine.

La figue serait diurétique et laxative. Le suc laiteux des branches et des feuilles du figuier permettrait de se débarrasser des cors et durillons.

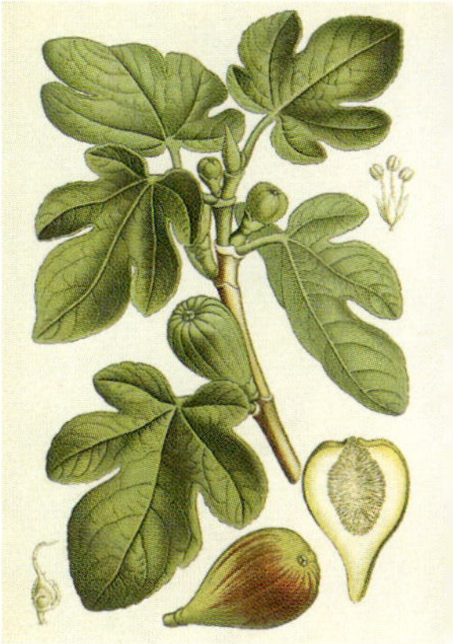

Au sens botanique, la figue n'est pas un vrai fruit, mais un réceptacle qui abrite un grand nombre de petites graines croquantes qui sont les véritables fruits.

Conservation

Les figues fraîches sont très fragiles. Elles se conserveront un jour ou deux au réfrigérateur. Les envelopper afin qu'elles n'absorbent pas les odeurs. Conserver les figues séchées à l'abri des insectes, dans un endroit frais et sec.

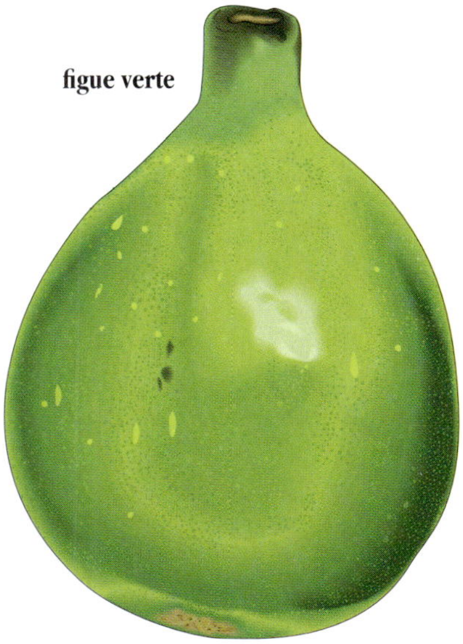

figue verte

Figue de Barbarie

Opuntia ficus-indica, Cactacées

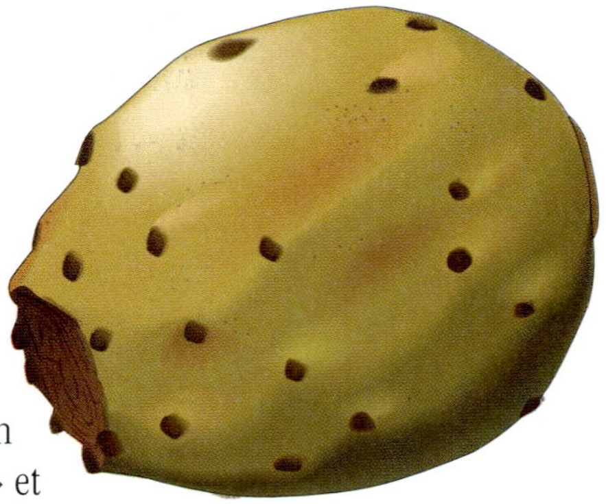

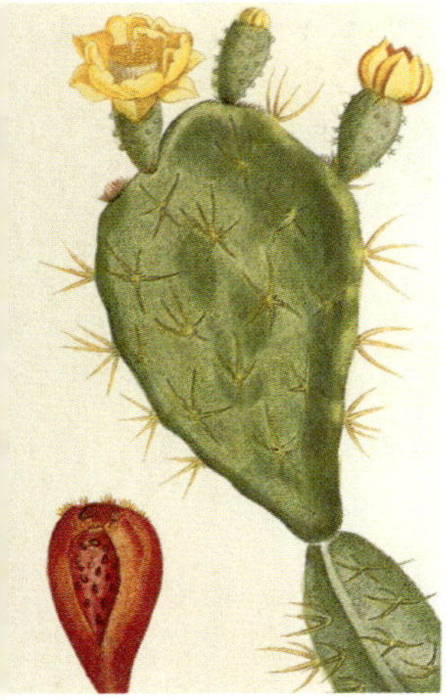

Les tiges du figuier de Barbarie sont aplaties et recouvertes de piquants. Elles s'ornent de belles fleurs qui donnent naissance à des fruits savoureux.

Fruit du figuier de Barbarie, cactus originaire d'Amérique tropicale. La figue de Barbarie est consommée par les Indiens depuis les temps anciens. Les Espagnols l'introduisirent en Espagne. Ils la nommèrent d'abord « tuna », nom qui la désigne en Amérique du Sud, puis les Maures la nommèrent « figue de chrétien » et l'introduisirent en Afrique du Nord.

Les longues tiges du figuier de Barbarie sont aplaties et recouvertes d'épines. En saison, elles s'ornent de belles fleurs qui donnent naissance à des fruits savoureux. La figue de Barbarie est maintenant cultivée un peu partout dans le monde, notamment dans les pays méditerranéens, en Amérique du Sud, au Mexique, aux États-Unis, en Afrique et en Asie. En Israël, c'est le fruit national et on le nomme « fruit de Sharon ». C'est une baie qui mesure de 5 à 10 cm de long. Sa peau, épaisse et irrégulière, varie du vert au jaune, orange, rose ou rouge, selon les variétés. Elle est recouverte dans ses parties renflées de fines épines, souvent invisibles, qui se logent facilement dans la peau lorsqu'on les manipule. La chair jaune orangé, verte ou rouge assez foncé est juteuse, acidulée, passablement sucrée et parfumée et renferme de nombreux pépins croquants et comestibles.

Achat

La plupart des fruits ont été débarrassés de leurs épines avant d'être mis en vente. Si ce n'est pas le cas, les manipuler avec précaution. Choisir des figues de Barbarie intactes, non ratatinées et sans taches.

Valeur nutritive

eau	81 %
protéines	0,8 g
matières grasses	0,5 g
glucides	17 g
fibres	1,1 g
calories	67
	par 100 g

La figue de Barbarie possède une teneur très élevée en magnésium et une teneur élevée en potassium ; elle est également une source de calcium, de vitamine C et de sodium. La figue de Barbarie est astringente.

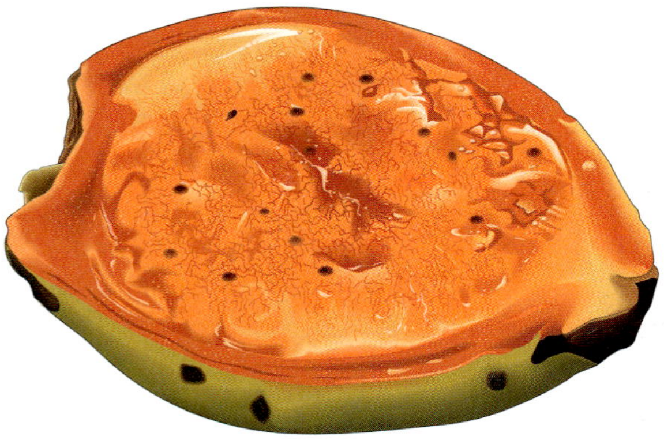

Préparation

La figue de Barbarie est mûre lorsqu'elle cède sous une légère pression des doigts. Pour la peler, couper une rondelle à une extrémité, puis pratiquer des incisions peu profondes dans la peau sur toute sa longueur et retirer la peau. Si la figue de Barbarie comporte des épines, les enlever avant de la couper en la frottant avec un linge ou du papier épais, ou encore en la brossant sous un jet d'eau. On peut aussi se protéger les mains avec des gants.

Utilisation

La figue de Barbarie est souvent consommée nature ou arrosée d'un filet de jus de citron ou de lime. Si elle est cuite, il est préférable de la tamiser, car ses nombreuses graines ne sont pas toujours appréciées. De plus, elles durcissent sous l'action de la chaleur. La figue de Barbarie aromatise sorbets, yogourts, salade de fruits et divers autres desserts. Elle ajoute une note surprenante aux salades. On transforme la figue de Barbarie en jus ou en purée. On la cuit en confiture.

Les longues palettes du figuier sont comestibles. Elles se mangent crues ou se cuisinent comme un légume. Enlever les épines, les peler et les couper. Cuire les palettes à la vapeur quelques minutes, les sauter, les cuire à l'étuvée. Les Mexicains aiment bien les mettre dans les salades, les omelettes et les purées de haricots. Les ajouter dans la soupe une dizaine de minutes avant la fin de la cuisson.

Conservation

Laisser mûrir la figue de Barbarie à la température de la pièce. La consommer dès qu'elle est mûre ou la placer au réfrigérateur, elle se conservera quelques jours seulement.

Mangoustan

Garcinia mangostana, Guttifères

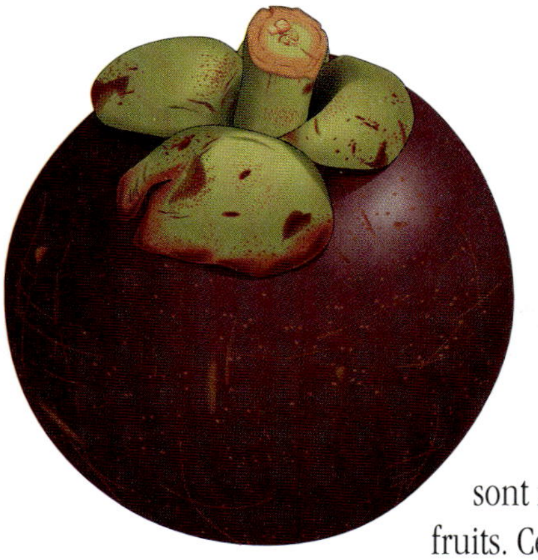

Fruit du mangoustanier, arbre originaire de Malaisie, des Philippines et d'Indonésie. La culture de ce fruit remonte à plusieurs millénaires. Le mangoustanier, aussi appelé « mangoustier » ou « mangoustan », est souvent cultivé à des fins décoratives, car ses grandes fleurs rosées sont magnifiques. Il met de 10 à 15 années avant de commencer à produire des fruits. Cet arbre des régions tropicales, difficile à cultiver hors de son milieu naturel, fut introduit dans les Antilles vers le milieu du XIXe siècle. Il en existe plus d'une centaine de variétés.

Le mangoustan est un fruit arrondi, d'aspect singulier, qui mesure de 7 à 8 cm de diamètre. La peau épaisse et ferme du mangoustan n'est pas comestible. Elle contient des tannins, utilisés par l'industrie du cuir. Cette peau durcit en vieillissant et change de couleur, devenant violacée. Elle recouvre une épaisse membrane rougeâtre non comestible qui enveloppe la chair. Cette chair d'un blanc perlé est juteuse, sucrée et d'une saveur exquise. Elle se divise en 5 à 6 quartiers, dont certains contiennent un noyau rosé comestible ; la chair ne représente que le quart du poids du fruit. Le mangoustan est considéré comme l'un des fruits les plus succulents d'Asie.

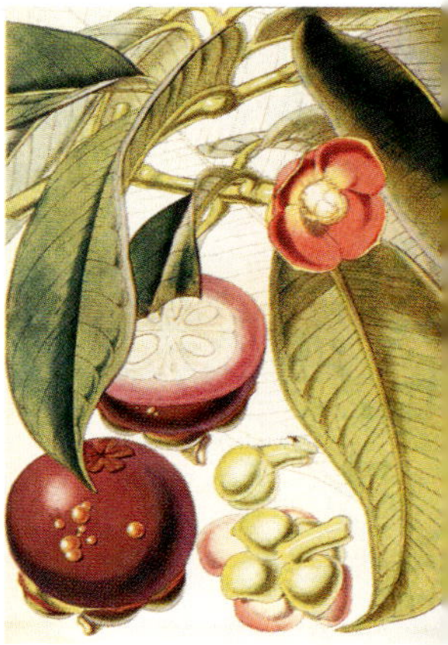

Le mangoustanier est souvent cultivé à des fins décoratives, car ses grandes fleurs rosées sont magnifiques. Ses fruits sont parmi les plus succulents d'Asie.

Achat

Choisir des mangoustans qui cèdent sous une légère pression des doigts et dont la peau est devenue pourpre, moment où ils sont le plus savoureux. Écarter les fruits dont la peau est très dure, ils sont trop mûrs.

Préparation

Une façon de peler le mangoustan consiste à inciser l'écorce circulairement avec un couteau vers le centre du fruit, en prenant soin de ne pas entailler la chair (couper environ 1 cm de profondeur). Imprimer un léger mouvement de rotation et retirer l'écorce.

Utilisation

Le mangoustan est meilleur nature, car la cuisson atténue sa délicate saveur. On le mange tel quel à la manière d'une orange, après l'avoir pelé et divisé en sections. Ce fruit est délicieux accompagné d'un coulis de fraises ou de framboises. On peut aussi l'utiliser pour des confitures et des salades de fruits. On le met en purée pour aromatiser yogourt, crème glacée, sorbets, gâteaux ou puddings. En Asie, on fait un vinaigre à partir du mangoustan et on extrait de l'huile de ses graines.

Conservation

Le mangoustan est un fruit fragile qu'il vaut mieux consommer le plus tôt possible. Il se conservera 2 ou 3 jours à la température ambiante ou environ 1 semaine au réfrigérateur. Le mangoustan supporte mal la congélation.

Valeur nutritive

eau	84 %
protéines	0,5 g
matières grasses	0,3 g
glucides	14,7 g
fibres	5,0 g
calories	57
	par 100 g

Le mangoustan contient du potassium et de la vitamine C ainsi que des traces de fer et de niacine.

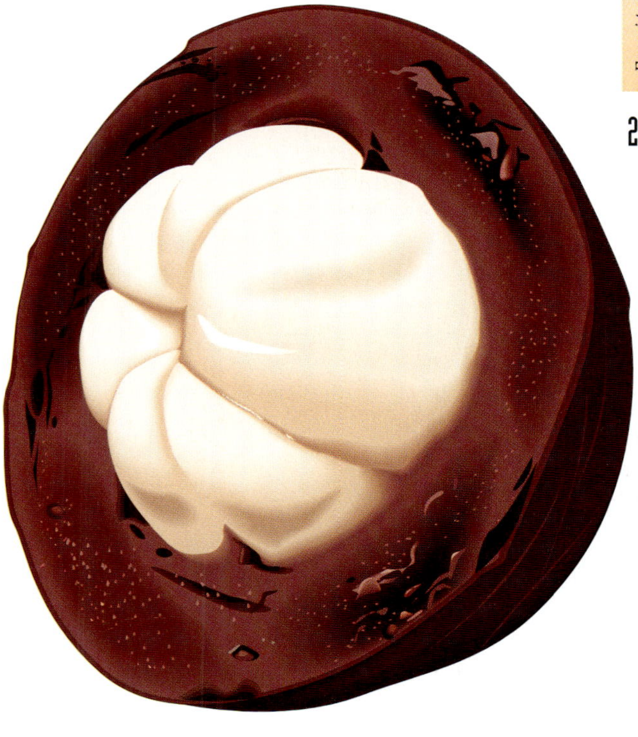

Mangue

Mangifera indica, Anacardiacées

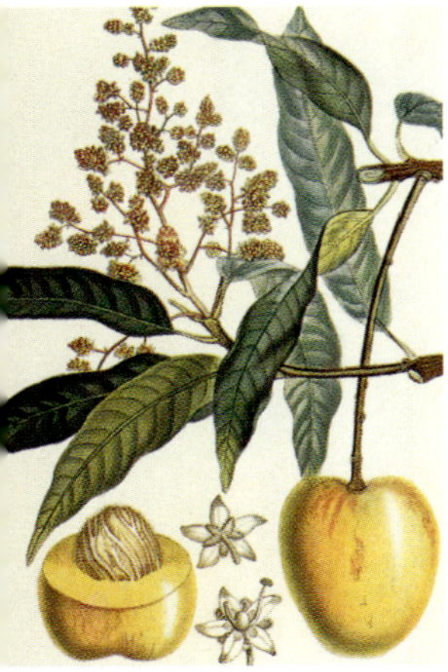

La mangue est ronde, ovale ou réniforme ; sa chair onctueuse et parfumée adhère à un noyau imposant de forme aplatie.

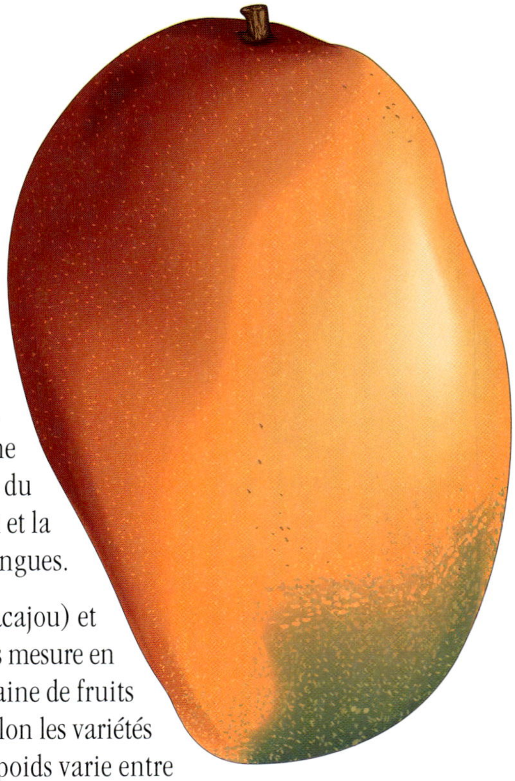

Fruit du manguier, arbre qui serait originaire de l'Inde. La mangue est cultivée depuis près de 6 000 ans. Pendant longtemps, elle fut connue seulement en Asie. Les explorateurs portugais l'introduisirent au Brésil au début du XVIIIe siècle, puis elle se répandit graduellement à travers le monde. Les Portugais la nommèrent *manga*, une transformation de *man-gay*, son nom en tamoul, langue du sud-est de l'Inde. Aujourd'hui, l'Inde, le Mexique, le Pakistan et la Thaïlande sont parmi les plus grands producteurs de mangues.

Le manguier est apparenté au pistachier et à l'anacardier (acajou) et pousse sous les climats tropicaux. Il peut atteindre 30 m mais mesure en moyenne 15 m. Chaque manguier produit près d'une centaine de fruits annuellement. La mangue est ronde, ovale ou réniforme, selon les variétés (plus de 1 000). Elle mesure habituellement 10 cm et son poids varie entre 250 g et 1,4 kg. Sa peau lisse et mince est verte, jaune ou écarlate. Elle est teintée de rouge, de violet, de rose ou de jaune orangé. Sa chair jaune orangé est souvent douce comme celle de la pêche, ce qui lui a valu le surnom de « pêche des tropiques ». Elle est parfois fibreuse mais plus souvent onctueuse, fondante, juteuse, sucrée et parfumée, selon les variétés. Elle adhère à un noyau imposant de forme aplatie. Son goût légèrement acide et épicé peut étonner. Certaines espèces, surtout les sauvages, présentent une chair peu abondante qui laisse souvent un arrière-goût de térébenthine.

Achat

La mangue est mûre lorsqu'elle cède sous une légère pression des doigts et qu'un parfum capiteux et sucré s'en dégage. Sa peau peut être ornée de taches noires, signe de maturité avancée. Cueillie trop tôt, elle est ridée, fibreuse, très acide, d'une saveur peu agréable et privée de sa pleine valeur nutritive. Choisir un fruit ni trop dur ni trop ridé, à l'odeur agréable.

Préparation

La peau étant irritante pour la bouche, il est préférable de l'enlever avant de consommer la mangue. Le jus de mangue laisse des taches indélébiles sur les vêtements.

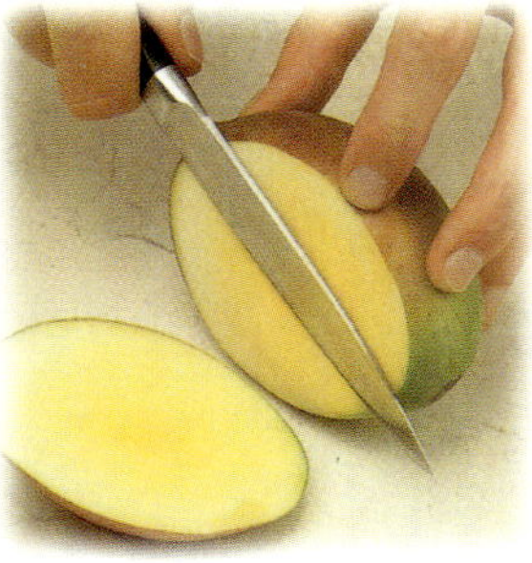

1 *Couper la mangue en deux en passant la lame du couteau près du noyau. Faire de même de l'autre côté du noyau.*

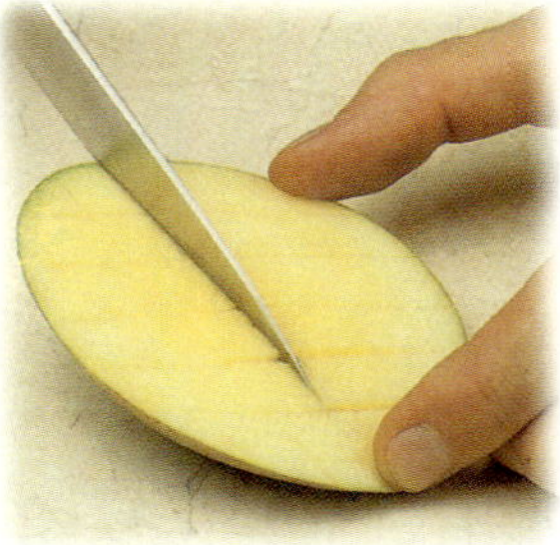

2 *Avec la pointe d'un couteau, tracer des lignes dans la chair jusqu'à la peau.*

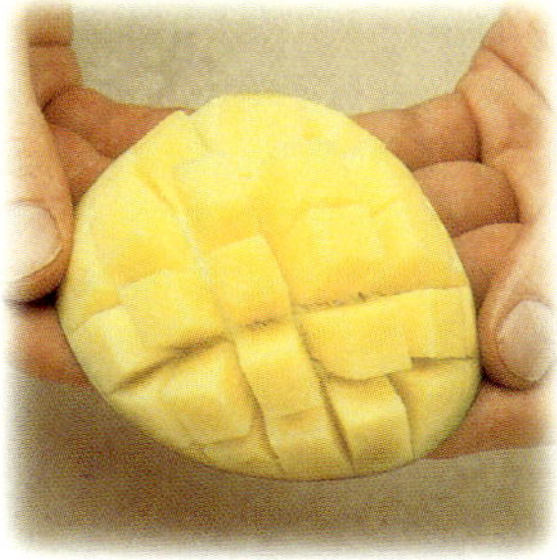

3 *Retourner la peau de façon que les cubes de chair se séparent.*

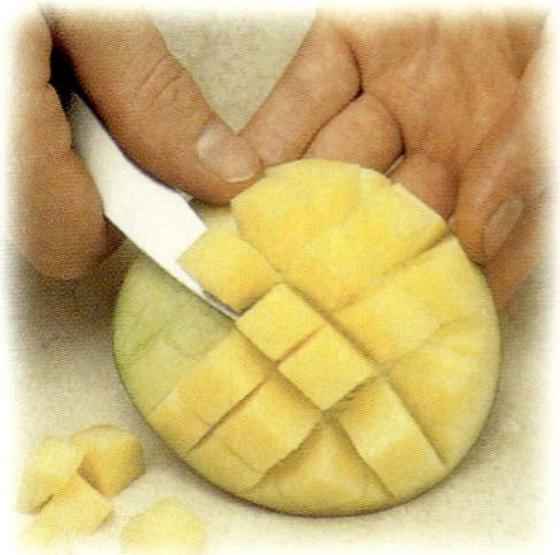

4 *Détacher les cubes de mangue de la peau en passant la lame d'un couteau.*

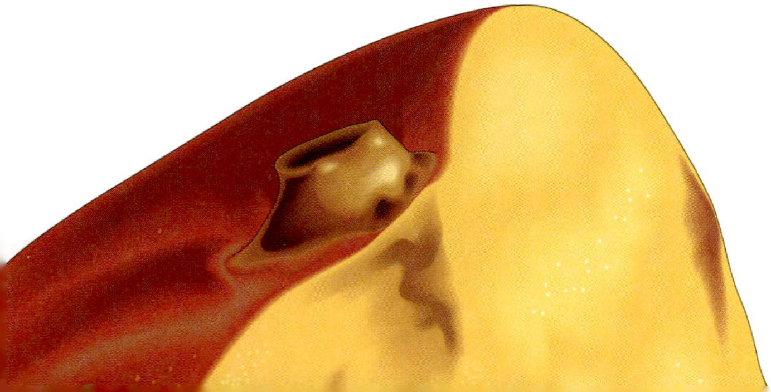

Utilisation

La mangue se mange nature ou s'incorpore aux salades de fruits, aux céréales, aux crêpes, à la crème glacée, au yogourt et aux sorbets. On la transforme en jus, en coulis, en confiture, en marmelade, en gelée ou en compote.

En Asie et aux Antilles, la mangue se consomme aussi lorsqu'elle n'est pas encore à maturité. On s'en sert crue ou cuite comme légume et on la cuisine de multiples façons, en hors-d'œuvre ou pour accompagner viandes et poissons. On la met dans les potages et les sauces. La mangue bien mûre est délicieuse avec la volaille, le jambon, le canard, le porc, le poisson et les légumineuses. En Inde, la mangue verte est un ingrédient de base pour les traditionnels chutneys. Elle parfume aussi une boisson à base de yogourt. En Thaïlande, on sèche au soleil de la purée de mangue qui devient une pâte nourrissante fort appréciée.

Poulet à la mangue

4 PORTIONS

1 poulet de 1,5 kg (3 lb)
1 oignon
2 mangues
250 ml (1 tasse) de bouillon de poulet
2 c. à soupe de beurre
3 c. à soupe d'huile d'arachide
1 c. à thé de zeste de citron
1 pincée de coriandre
1 pincée de cannelle
sel et poivre

1. Couper le poulet en morceaux. Assaisonner de sel et de poivre. Réserver. Hacher finement l'oignon. Peler les mangues, les couper en deux, les dénoyauter et les couper en tranches.

2. Dans une poêle, faire fondre le beurre avec 1 c. à soupe d'huile. Faire dorer les morceaux de poulet sur tous les côtés pendant 10 min. Les retirer de la poêle et les réserver au chaud.

3. Dans une cocotte, faire chauffer 2 c. à soupe d'huile. Faire fondre l'oignon quelques minutes pour qu'il soit tendre et transparent. Ajouter les tranches de mangue, les faire revenir en les retournant une fois.

4. Ajouter le poulet, le bouillon, le zeste de citron, la cannelle, la coriandre. Vérifier l'assaisonnement. Couvrir et laisser mijoter 45 min.

Valeur nutritive

eau	82 %
protéines	0,5 g
matières grasses	0,3 g
glucides	17 g
calories	65
	par 100 g

La mangue constitue une excellente source de vitamine A et de vitamine C, elle est une bonne source de potassium et contient du cuivre. La mangue qui n'est pas tout à fait mûre serait laxative. Sa peau peut provoquer des réactions allergiques cutanées et irriter la peau et la bouche.

Conservation

La mangue est moyennement périssable. La laisser à la température de la pièce jusqu'à ce qu'elle soit mûre. Une mangue encore verte continuera à mûrir pendant une semaine à la température ambiante. La placer dans un sac de papier si on désire accélérer le mûrissement. La mangue est meilleure à consommer dès qu'elle est à point. Au réfrigérateur, elle se conservera 1 ou 2 semaines. Éviter de conserver la mangue qui n'est pas encore mûre à des températures au-dessous de 13 °C, car elle ne mûrira plus. On peut la congeler cuite dans un sirop ou réduite en purée, additionnée ou non de sucre, de jus de lime ou de citron.

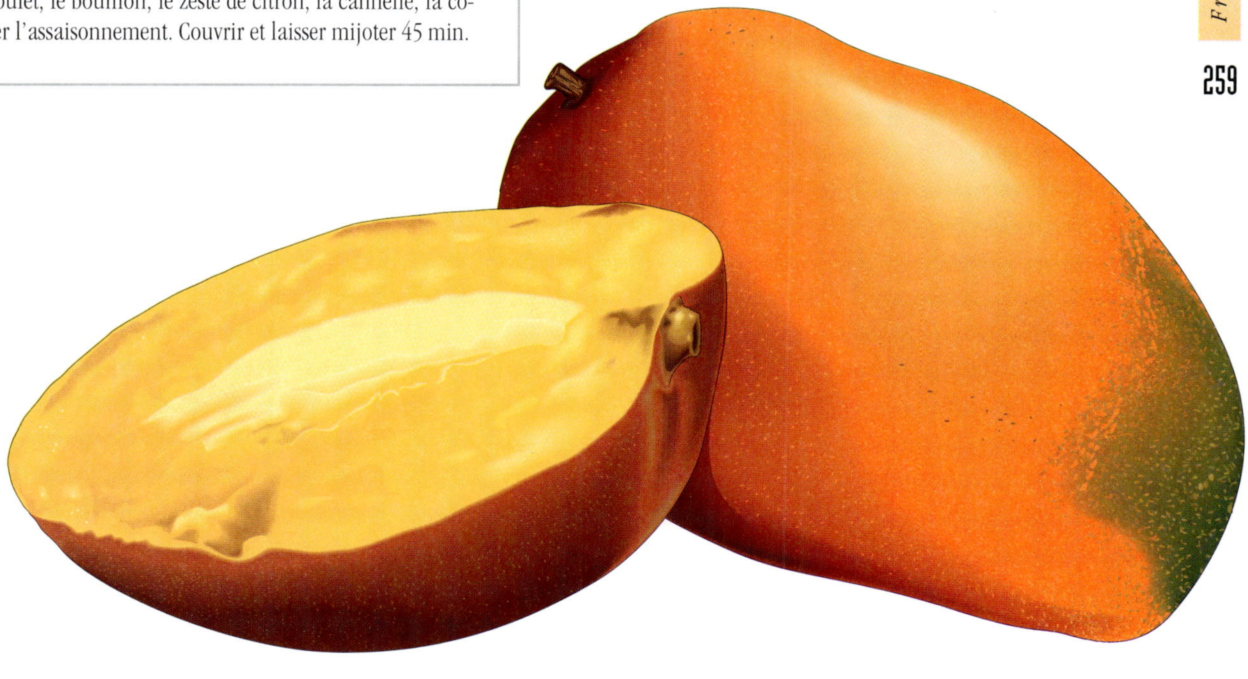

Melon à cornes

Cucumis metuliferus, Cucurbitacées

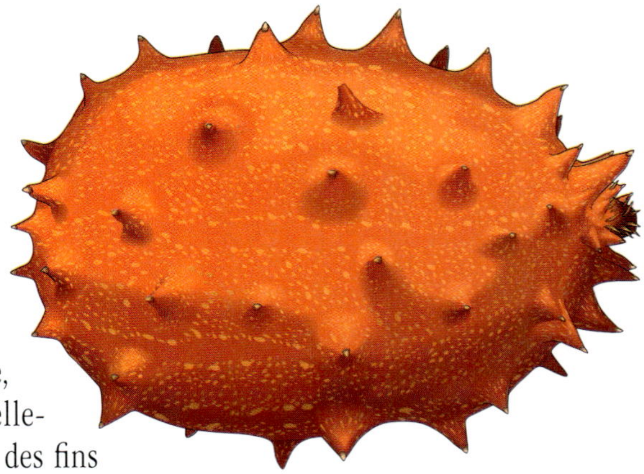

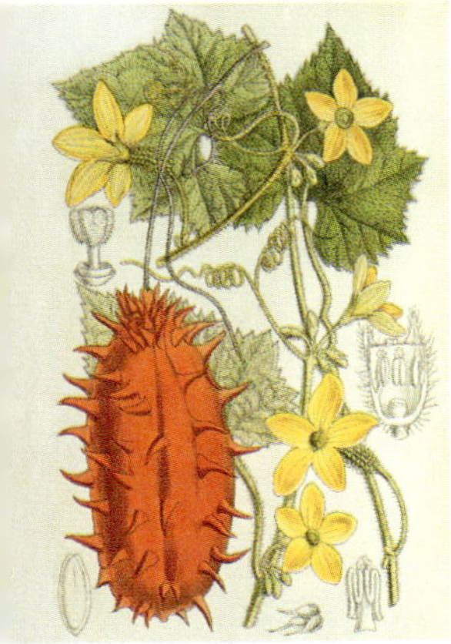

La peau ferme et non comestible est hérissée de protubérances épineuses en forme de petites cornes. Plus la couleur orangée est éclatante, plus le fruit est mûr.

Fruit originaire du sud-ouest de l'Afrique. Le melon à cornes appartient à la grande famille des Cucurbitacées, dont font partie notamment le concombre, la courge et le melon. Il fut introduit en Nouvelle-Zélande vers 1930 où on le cultiva d'abord surtout à des fins décoratives. Les Néo-Zélandais l'appelèrent « kiwano », s'inspirant du nom du kiwi, ce fruit qui porte le nom de leur oiseau national et qu'ils commercialisent avec succès depuis plus de 80 ans. On le trouve en Amérique du Nord et en Europe depuis quelques années seulement.

Le melon à cornes mesure environ 10 cm de long, 6 cm de large et pèse de 250 à 400 g. Sa peau ferme et non comestible est hérissée de protubérances épineuses en forme de petites cornes. Cette peau de couleur orange vif est marbrée de jaune. Plus la couleur orangée est éclatante, plus le fruit est mûr. Sa chair juteuse de couleur vert émeraude comporte des graines tendres et comestibles. Sa saveur rappelle à la fois le melon et le concombre, avec un soupçon de lime et de banane.

Achat

Choisir un melon à cornes ferme et coloré de jaune ou d'orangé, avec une peau ferme et intacte. Écarter un fruit terne ou taché.

Préparation

Rincer le melon à cornes, le peler, puis le couper en fines tranches ou en cubes, ou le transformer en jus. On peut aussi trancher le fruit en moitiés et consommer la pulpe à la cuillère.

Valeur nutritive

eau	90,4 %
protéines	0,9 g
calories	24
glucides	3,1 g
fibres	4 g
	par 100 g

Le melon à cornes est riche en vitamine C ; il contient du fer et du potassium.

Utilisation

Le melon à cornes est un fruit qui étonne à cause de sa forme inusitée. On utilise les demi-coquilles évidées à des fins décoratives. Comme il contient de nombreuses graines, on le transforme souvent en jus. Passer la chair et les graines au mélangeur, puis la tamiser. Ce jus est excellent en vinaigrette ; il peut remplacer le vinaigre. Pour obtenir une boisson désaltérante, ajouter quelques gouttes de jus de lime ou de citron et un peu de sucre au jus du melon à cornes, et parfumer au goût, avec de la liqueur d'orange. La chair de melon à cornes peut être incorporée aux sauces, aux soupes, aux salades, aux sorbets et aux yogourts.

Conservation

Le melon à cornes peut se conserver plusieurs semaines s'il est traité avec soin. On devrait cependant le consommer dans les 10 jours suivant l'achat. Le laisser à la température de la pièce ou le conserver au réfrigérateur si on prévoit le consommer sans tarder.

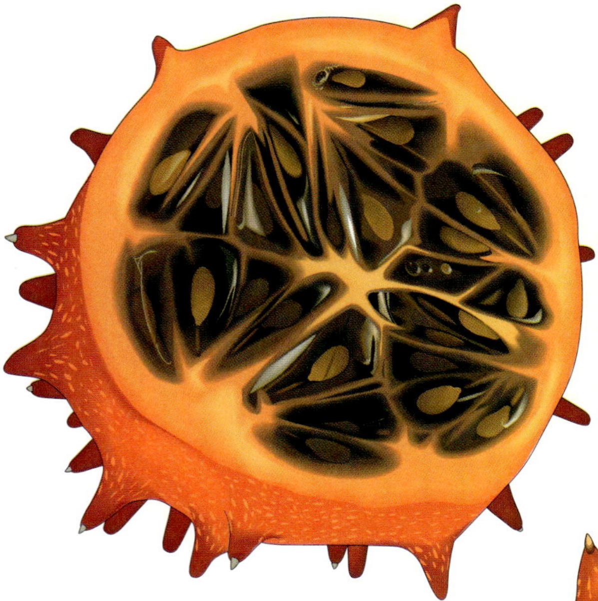

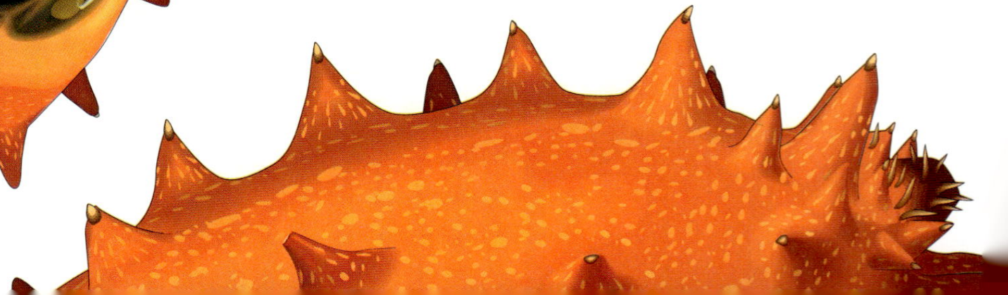

Pomme-poire

Pyrus spp, Rosacées

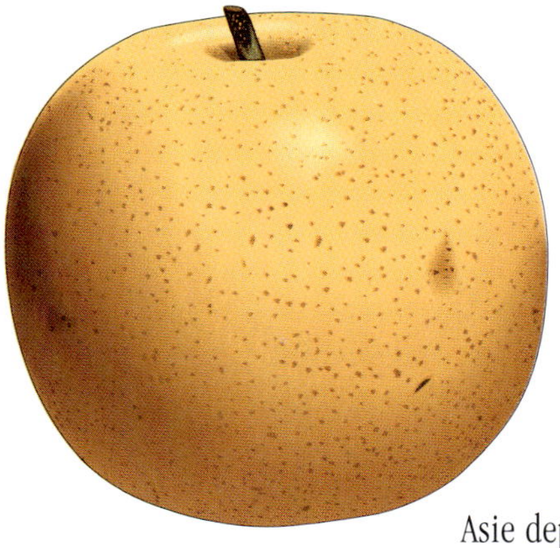

Fruit d'un arbre originaire d'Asie. La pomme-poire ne provient pas d'un croisement entre une poire et une pomme; elle est probablement l'ancêtre de la poire. Elle fait partie de la même famille. Fruit préféré des Orientaux, la pomme-poire est consommée en Asie depuis les temps anciens. Elle est encore relativement peu connue sur la plupart des marchés occidentaux et ne fut introduite aux États-Unis qu'à la fin du XIXe siècle. Les principaux pays producteurs sont le Japon, la Chine, Taïwan et la Corée. Les États-Unis, la Nouvelle-Zélande et le Brésil ne produisent ce fruit que depuis quelques années seulement.

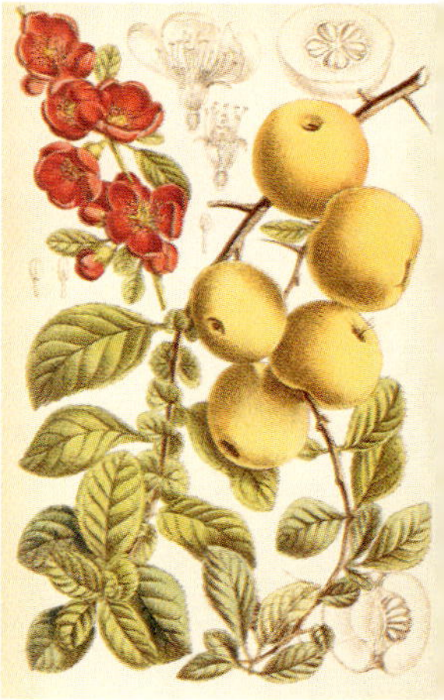

La plupart des pommes-poires sont rondes et ont la taille d'une pomme. Seules quelques variétés sont piriformes.

Il existe plus de 1 000 variétés de pommes-poires. La plupart sont rondes et ont la taille d'une pomme. Seules quelques-unes ont la forme d'une poire. Leur peau fine, lisse et comestible peut être de couleur jaune, vert ou brun doré. Leur chair est très juteuse, légèrement sucrée et douce comme celle de la poire avec une texture très croquante comme celle de la pomme. Selon les variétés, elle est parfois granuleuse. La taille peut être très petite ou atteindre 500 g. Contrairement à la poire, la pomme-poire est cueillie mûre et prête à être consommée.

Achat

Choisir une pomme-poire parfumée, sans taches et relativement lourde pour son poids, indice qu'elle est juteuse. Ce fruit reste ferme même mûr, mais demeure fragile à cause de sa pelure mince. Des meurtrissures en surface n'altéreront pas la chair.

Préparation

La pomme-poire est souvent tranchée en rondelles pour mettre en évidence son cœur en forme d'étoile. On la mange fréquemment pelée afin de mieux goûter à la chair qui a une saveur peu accentuée.

Utilisation

La pomme-poire se consomme surtout nature car sa saveur délicate est facilement masquée par les autres aliments. On la met dans les salades de fruits et les salades composées. Elle apporte une texture inhabituelle et intéressante aux plats sautés ou cuisinés à l'orientale. Elle se marie bien avec le fromage à la crème et le yogourt. Son jus est excellent et rafraîchissant.

Cuisson

La pomme-poire conserve sa forme à la cuisson, car elle reste toujours assez ferme. Elle nécessite un temps de cuisson un peu plus long que la poire. Sa teneur élevée en eau la rend plus savoureuse pochée ou cuite au four.

Conservation

Les pommes-poires se conservent quelques jours à la température de la pièce, et jusqu'à 2 mois au réfrigérateur si elles sont en bonne condition. Pour les protéger, les envelopper individuellement dans un papier absorbant, les mettre dans un sac de plastique perforé et les placer dans le bac à fruits. Les fruits à pelure brune se conservent plus longtemps que les fruits à pelure verte. Les fruits à pelure jaune sont les plus fragiles. Les pommes-poires supportent très mal la congélation.

Valeur nutritive

eau	88 %
protéines	0,5 g
matières grasses	0,3 g
glucides	11 g
calories	42
	par 100 g

La pomme-poire contient du potassium.

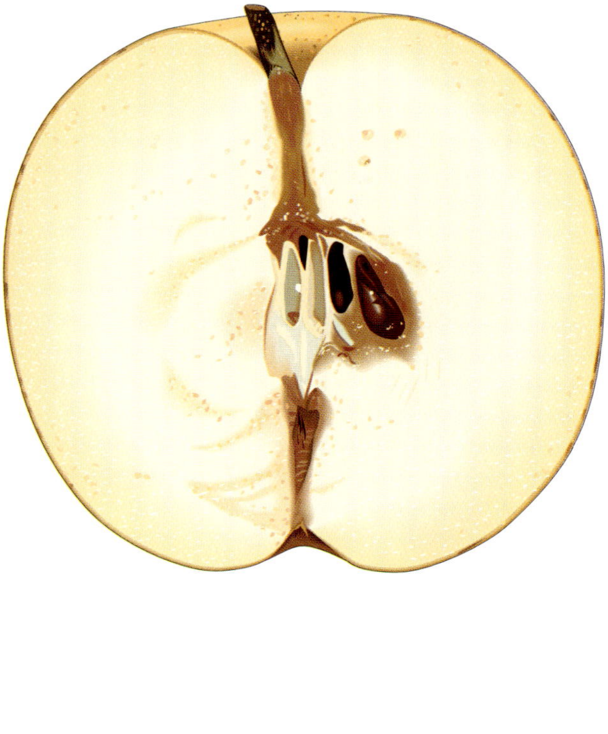

Sapotille

Manilkara zapota, Sapotacées

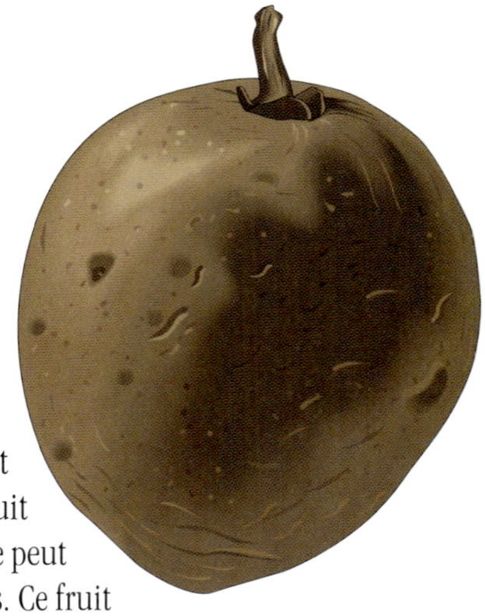

Fruit du sapotillier, arbre originaire du Mexique et de l'Amérique centrale. Le sapotillier sécrète un latex blanc, le chiclé, substance qui entre dans la fabrication de la gomme à mâcher. *Chiclé* est un mot d'origine aztèque qui aurait donné naissance aux termes « chiquer » et « chique ». Le sapotillier était apprécié des Aztèques qui nommèrent son fruit *tzapotl*, nom qui changea en *sapodilla* en espagnol. Le terme « sapote » ne peut être utilisé pour dénommer la sapotille, car il s'agit de deux fruits différents. Ce fruit est très fragile et se transporte mal, raison pour laquelle il est peu connu hors des pays producteurs.

Le sapotillier est un arbre imposant aux feuilles persistantes qui peut atteindre 30 m et produire de 2 000 à 3 000 fruits par année. Le sapotillier, dont le bois répand une odeur d'encens en brûlant, est cultivé principalement en Amérique centrale, en Inde, en Indonésie, en Californie et en Australie. La sapotille mesure généralement de 4 à 7 cm de diamètre ; elle a la taille et la forme d'un œuf. Son écorce rugueuse, grise ou brune, se pèle facilement. Sa chair translucide jaune rougeâtre ou jaune brunâtre est parfois légèrement granuleuse comme celle de la poire. Elle est juteuse, fondante, sucrée et très parfumée. Sa douce saveur est souvent comparée au miel ou à l'abricot. Entre 2 et 10 graines oblongues et aplaties logent au centre du fruit. Elles contiennent une amande amère blanche, utilisée en tisane. La sapotille se mange lorsqu'elle est très mûre sinon son contenu en tannin est trop élevé et sa saveur, désagréable.

Achat

Choisir des sapotilles fermes et intactes.

Préparation

Laver la sapotille, la peler, puis la manger telle quelle ou couper la chair et enlever les graines. On peut aussi couper la sapotille en deux et la manger à la cuillère ou en retirer la chair.

Valeur nutritive

eau	78 %
protéines	0,4 g
matières grasses	1,1 g
glucides	20 g
fibres	5,3 g
calories	82
	par 100 g

La sapotille est une source élevée de fibres, une bonne source de potassium, et elle contient de la vitamine C, du sodium et du fer.

Utilisation

La sapotille se consomme crue ou cuite. On la consomme telle quelle, ou on la met dans les salades de fruits. On la transforme en purée ou en jus. Elle est délicieuse dans les sauces, les glaces et les sorbets. Elle donne aussi un excellent vin. On cuit la sapotille en confiture ou on la fait pocher.

Conservation

Laisser mûrir la sapotille à la température de la pièce et la conserver au réfrigérateur.

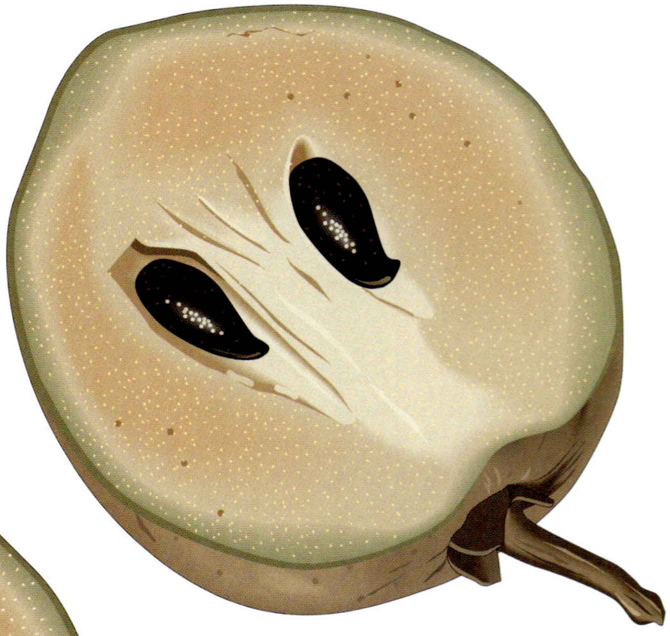

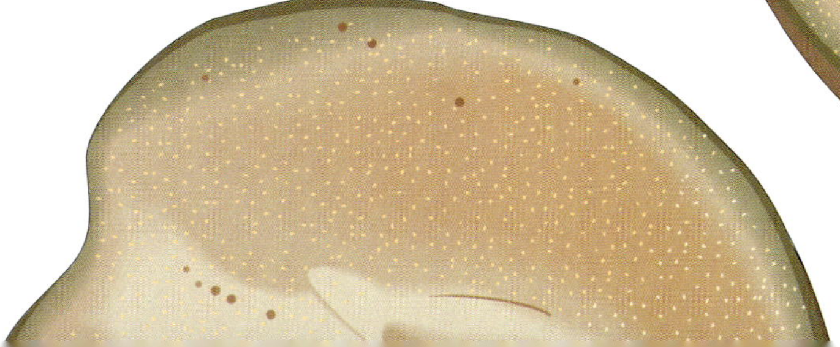

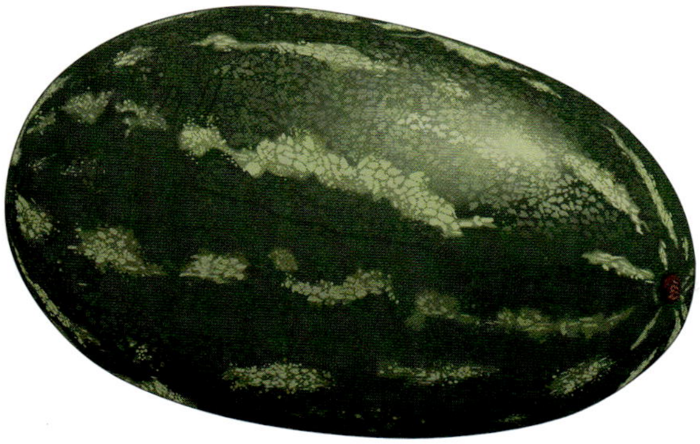

Pastèque

Citrullus lanatus, Cucurbitacées

Variété de melon qui serait originaire d'Afrique. La pastèque est aussi nommée « melon d'eau », car sa teneur en eau est élevée (entre 92 à 95 %), ce qui la rend très rafraîchissante. Depuis des temps immémoriaux, la pastèque est abondamment consommée et particulièrement appréciée dans la région méditerranéenne et en Égypte. Elle y joue souvent un rôle de premier plan lorsque l'eau se fait rare ou qu'elle est polluée. En Égypte, il y a plus de 5 000 ans, les paysans étaient tenus d'offrir de la pastèque aux voyageurs assoiffés.

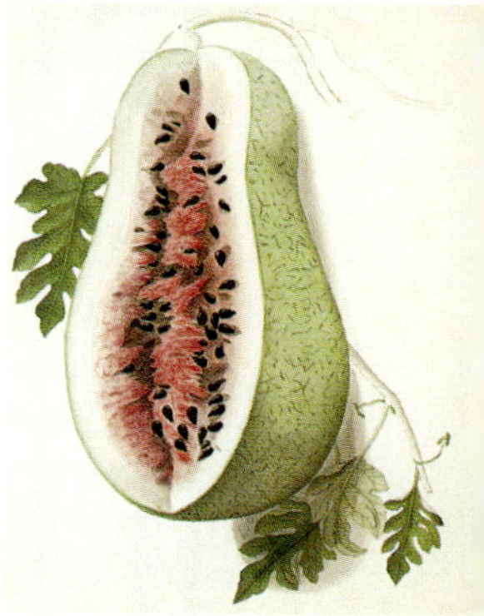

La pastèque est ronde, oblongue ou sphérique. Son poids varie de quelques kilos à près de quarante kilos selon les variétés.

Comme tous les melons, la pastèque pousse sur une plante annuelle qui préfère les climats chauds. Elle nécessite encore plus de chaleur que les autres melons. Certains hybrides croissent cependant dans les régions tempérées. Il existe plus de 50 variétés de pastèques. La Chine, la Russie et la Turquie sont parmi les plus grands pays producteurs de ce fruit.

La pastèque est ronde, oblongue ou sphérique. Son poids varie selon les variétés de quelques kilos à près de quarante kilos. L'écorce de la pastèque est épaisse mais fragile, de couleur verte plus ou moins foncée, souvent tachetée ou rayée. Sa chair généralement rouge est parfois blanche, jaune ou rosée. Elle contient de nombreuses graines lisses qui peuvent être noires, brunes, blanches, vertes, jaunes ou rouges. Seules certaines variétés sont exemptes de graines. La chair de la pastèque est plus friable (car plus aqueuse), plus croustillante et plus désaltérante que la chair des autres melons.

Achat

Il est difficile de savoir si une pastèque sera savoureuse. La seule façon de s'en assurer serait de couper la pastèque et de goûter la chair, ce qui est rarement possible. On peut cependant se fier à certains indices. Choisir une pastèque ferme, lourde, d'apparence légèrement cireuse, sans être terne. Rechercher sur l'écorce une partie plus pâle, presque jaune ; cette partie qui touchait le sol a jauni lorsque le fruit mûrissait. Si la pastèque n'en comporte pas, c'est qu'elle a été cueillie trop tôt. Frapper légèrement la pastèque avec la paume de la main, un bruit sourd indique qu'elle est gorgée d'eau et à maturité. Écarter une pastèque craquée ou qui présente des parties amollies. La pastèque coupée qui est fraîche aura une chair ferme et juteuse, d'un beau rouge et sans stries blanches.

Conservation

La pastèque est sensible au froid et aux températures au-dessous de10 °C. Par contre, une fois cueillie, il est préférable de la réfrigérer car la chaleur accélère le mûrissement et la chair devient rapidement farineuse et fibreuse. La pastèque se conserve donc plus longtemps lorsqu'elle est réfrigérée ; elle est aussi plus rafraîchissante. Placer la pastèque entamée au réfrigérateur et la recouvrir d'un film alimentaire afin d'éviter qu'elle ne se déssèche et qu'elle n'absorbe l'odeur des autres aliments. La consommer le plus tôt possible.

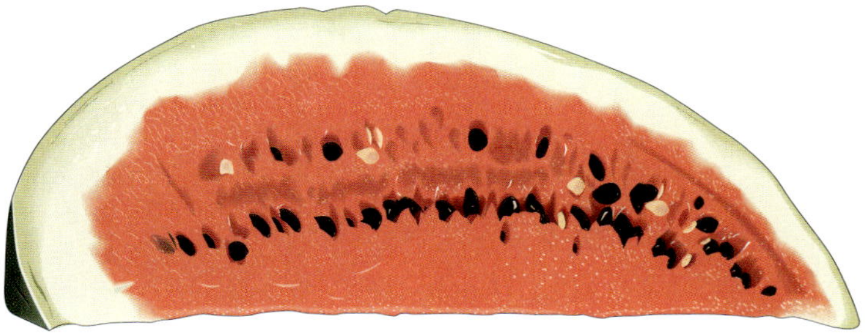

Valeur nutritive

eau	92 %
protéines	0,6 g
matières grasses	0,4 g
glucides	7 g
calories	31
	par 100 g

La pastèque contient de la vitamine C et du potassium. Elle serait dépurative, diurétique et désintoxiquante.

Utilisation

La pastèque se consomme habituellement nature, tranchée ou en quartiers, parfois coupée en morceaux ou en boules. On la met dans les salades de fruits ou on la cuit en confiture après avoir enlevé les nombreux pépins. On la transforme en purée pour en faire un sorbet, ou en jus délicieux qui donne aussi un vin très apprécié en Russie. La pastèque qui n'est pas mûre est utilisée comme la courge d'été.

Les graines de pastèque sont comestibles. Dans certaines régions d'Asie et de Chine, elles sont mangées nature, grillées ou salées, parfois même moulues (en pseudo-céréales) pour entrer dans la fabrication de pain. L'écorce de la pastèque est marinée ou confite.

Melon

Cucumis melo, Cucurbitacées

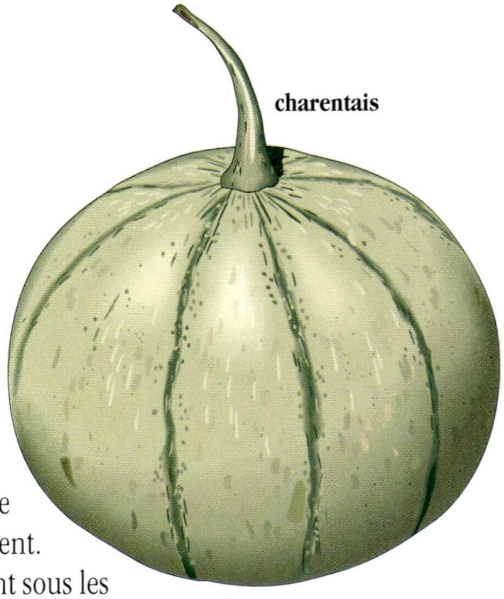
charentais

Fruit qui serait originaire de l'Inde ou de l'Afrique. On cultive le melon en Inde depuis des temps reculés. Ce fruit fut probablement introduit en Europe au début de l'ère chrétienne. Il est maintenant cultivé dans de très nombreux pays. Les Israéliens et les Japonais, notamment, ont créé plusieurs hybrides. Le melon fait partie de la même famille que les concombres, citrouilles, courges, melons d'eau et calebasses. Il pousse de façon identique mais il nécessite plus de chaleur et d'ensoleillement. Il existe un nombre considérable de variétés dont certaines poussent sous les climats tempérés. Comme les courges, les melons sont regroupés en melons d'été et melons d'hiver. Le cantaloup et le melon brodé sont des melons d'été. Les melons d'hiver sont plutôt de forme oblongue et se conservent plus longtemps. Ils comprennent notamment le melon Honeydew, le melon Prince, le melon Casaba, le melon persan, le melon Juan Canari, le melon d'Ogen, le melon Galia et le melon Santa Claus.

MELONS D'ÉTÉ

Le véritable **cantaloup** (*C. melo* var. *cantalupensis*) doit son nom au fait qu'il était cultivé au domaine des papes à Cantalupo, en Italie, vers 1700. Ce melon à la chair orangée se reconnaît à ses côtes marquées et rugueuses ; on le trouve rarement en Amérique. La variété la plus cultivée est le charentais, qui se reconnaît à ses côtes à peine marquées et à son écorce vert pâle, qui constitue la presque totalité de la production française. Ce que les Nord-Américains nomment « cantaloup » est en fait une variété de melon brodé.

Le **melon brodé** (*C. melo* var. *reticulatus*) doit son appellation au fait que son écorce est recouverte de lignes sinueuses rappelant une broderie en relief. Il est rond et habituellement démuni de côtes quoique plusieurs hybrides combinent les caractéristiques du cantaloup et du melon brodé (allongés, brodés, avec ou sans côtes par exemple), ce qui constitue une source de confusion pour leur classification. Tous ces melons fort savoureux ont une chair couleur rose saumon ou jaune orangé ; ils portent souvent le nom de leur lieu de culture (notamment Cavaillon, Charente et Touraine, en France).

MELONS D'HIVER

Le **melon Honeydew** a une écorce lisse et ferme et passe du vert pâle au jaune crème en mûrissant. Sa chair de couleur verte est très sucrée. Il pèse en général de 1,5 à 3 kg. Sa forme est plus allongée que ronde.

Le **melon Prince** ressemble au melon Honeydew mais possède une chair orangée.

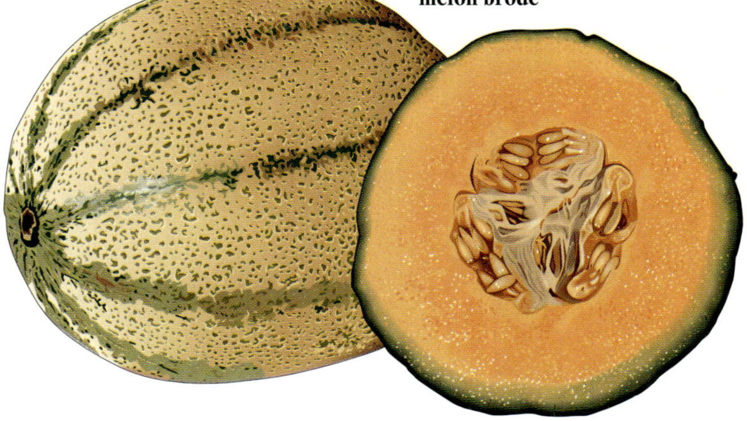
melon brodé

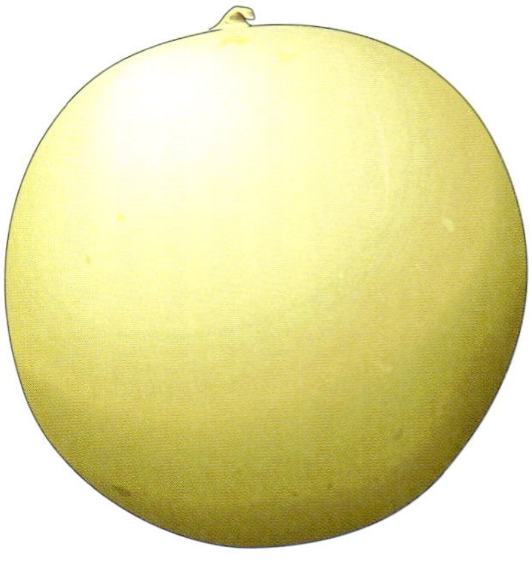
melon Honeydew

Le **melon Casaba**, de forme arrondie ou ovale, pèse généralement de 2 à 3 kg. Son écorce ridée, jaune ou orangée, demeure habituellement verte près de la tige. Sa chair blanchâtre est crémeuse, mais souvent moins parfumée que celle des autres melons.

Le **melon de Perse**, de forme arrondie, pèse généralement près de 3 kg. Son écorce vert foncé s'orne à maturité d'une fine broderie brunâtre. Sa chair orangée est ferme. Il ressemble à un gros melon brodé.

Le **melon Juan Canari** ou **melon brésilien**, de forme oblongue, a une écorce lisse de couleur jaune canari. Sa chair blanchâtre très savoureuse et sucrée est colorée d'un soupçon de rose près de la cavité centrale. Il est très parfumé lorsqu'il est mûr.

Le **melon d'Ogen** est un hybride qui fut créé dans un kibboutz israélien dans les années 60. Ce petit melon est rond et son écorce tachetée de jaune verdâtre est dure, lisse et côtelée. Sa chair très juteuse est rose foncé ou vert pâle.

Le **melon Galia** est un autre hybride provenant d'Israël. Il porte le nom de la famille qui le créa. Son écorce brunâtre est côtelée et recouverte de lignes sinueuses. Sa chair vert pâle est très parfumée.

Le **melon Santa Claus** ou **melon christmas** de forme allongée ressemble à une petite pastèque. Cependant, son écorce striée de noir et de vert est jaune doré, et sa chair vert pâle rappelle celle du melon Honeydew.

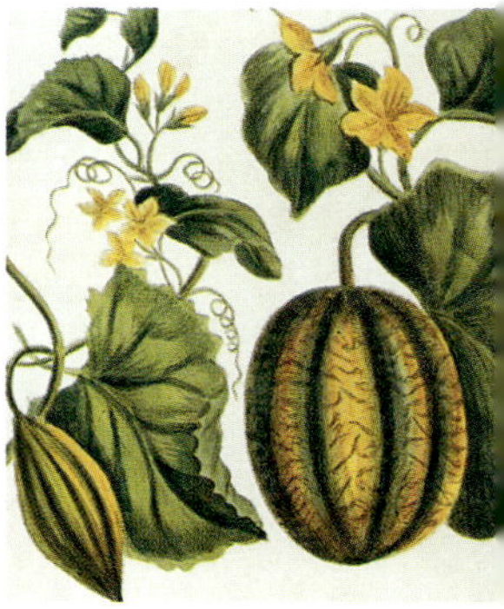

Le melon fait partie de la même famille que les concombres et les courges. Il pousse de façon identique, mais nécessite plus de chaleur et d'ensoleillement.

Achat

Se procurer un melon vraiment savoureux n'est guère facile, car ils sont presque toujours cueillis à maturité sans être trop mûrs, afin qu'ils puissent supporter le transport et les délais de mise en marché. Vérifier l'endroit où le melon était relié à la plante (une des extrémités du melon), surtout pour le melon brodé et le cantaloup. Si cette partie est très dure et colorée inégalement, ou qu'une portion de queue verdâtre est encore présente, c'est un indice d'immaturité du fruit. Cette partie s'assouplit lorsque le melon est mûr, mais cet indice peut être trompeur car le melon a pu être manipulé inutilement. La partie opposée à la tige devrait dégager un arôme délicat si le melon est mûr.

Un melon arrivé à maturité émet un son creux quand on le frappe délicatement avec la paume de la main. Choisir un melon lourd, exempt de meurtrissures, de taches et de parties amollies et humides. Écarter un melon mou qui dégage une forte odeur et qui n'a plus sa couleur habituelle : il est devenu trop mûr et il fermente.

Préparation

Couper le melon à la dimension désirée, en quartiers ou en deux. Enlever les graines logées au centre, mais laisser celles qui sont dans la partie qui n'est pas consommée, car cela permet de garder cette partie juteuse et fraîche. Servir le melon tel quel ou tailler la chair en cubes ou encore retirer la chair en formant des boules à l'aide d'une cuillère parisienne.

melon d'Ogen

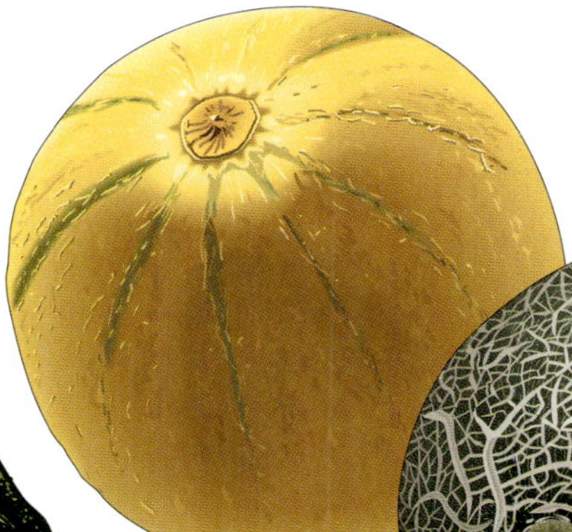

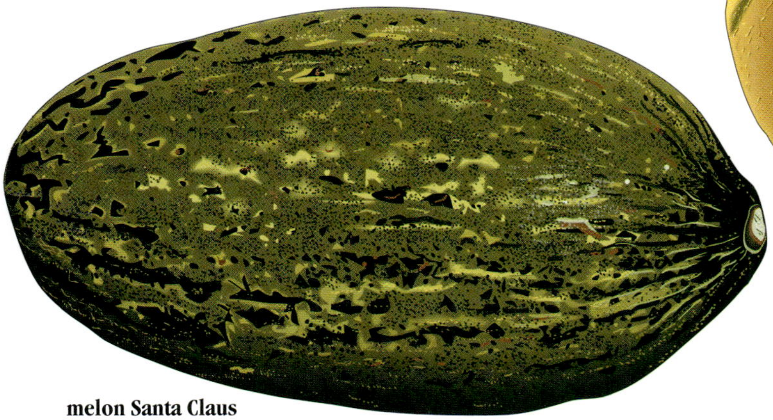

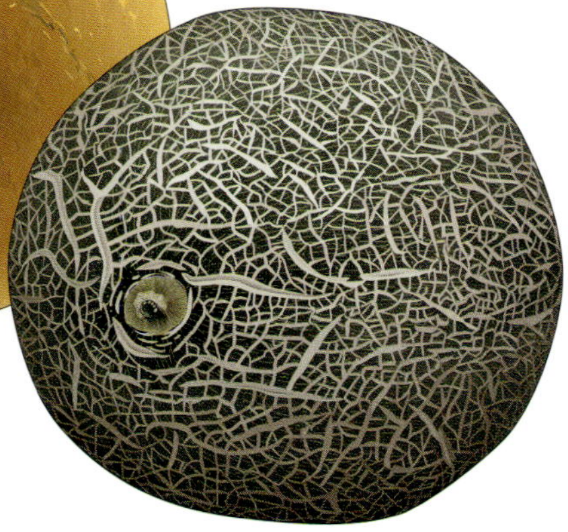

melon Santa Claus

melon de Perse

Utilisation

Le melon se consomme fréquemment nature. Il est aussi servi en entrée avec du porto remplissant sa cavité. Cette coutume ancienne vient des papes, qui utilisaient cependant un vin plus sucré. Le melon est délicieux assaisonné de gingembre, de jus de citron, de jus de lime ou de xérès. On le met dans les céréales et les salades de fruits. On le transforme en jus ou en purée qui parfument notamment sorbets et crème glacée. On cuit le melon en confiture, en marmelade ou en chutney. Le melon se marie bien avec le jambon, la charcuterie, le prosciutto ou toute autre viande séchée, le poisson fumé et le fromage. Il accompagne la viande, la volaille ou les fruits de mer. Il ajoute une note inhabituelle aux salades de légumes, de riz ou de poulet. On déshydrate le melon, on le marine, on le distille.

Valeur nutritive

eau	90 %
protéines	de 0,5 à 1 g
glucides	de 8 à 9 g
calories	35
	par 100 g

Les melons à chair pâle ou blanche sont une excellente source de potassium et une bonne source de vitamine C et d'acide folique. Certaines personnes éprouvent des difficultés à digérer le melon. On dit le melon rafraîchissant, apéritif, diurétique et laxatif.

Melons au porto

4 PORTIONS

4 petits melons, un par personne

180 ml (¾ de tasse) de porto

1. Découper une calotte sur le dessus de chaque melon du côté de la queue. Réserver.
2. À l'aide d'une cuillère, retirer les graines. Extraire la pulpe en veillant à ne pas percer l'écorce. Détailler cette pulpe en cubes et la mettre dans un saladier. Y ajouter le porto. Réserver au réfrigérateur ainsi que les écorces et les calottes des melons. Laisser macérer 2 h.
3. Au moment de servir, garnir les écorces avec les cubes de melon. Poser les calottes dessus.

Conservation

Malgré leur apparence, les melons sont très fragiles, car leur écorce les protège peu et ils se gâtent rapidement. Laisser mûrir le melon à la température de la pièce jusqu'à ce qu'il dégage un doux arôme. Le tenir éloigné des fruits et des légumes parce qu'il produit du gaz éthylène en abondance, ce qui accélère leur mûrissement et leur confère souvent un mauvais goût. Conserver le melon à point au réfrigérateur. Le couvrir pour éviter que son odeur n'imprègne les aliments environnants et que le gaz éthylène qu'il dégage n'altère les autres aliments. Ne pas oublier de le sortir du réfrigérateur quelque temps avant de le consommer afin qu'il ait plus de saveur.

Le melon peut se congeler, mais sa chair s'amollit lorsqu'on la décongèle. Enlever l'écorce et les graines, couper la chair en tranches, en boules ou en cubes, puis y ajouter du sucre (120 ml par litre de fruits) et du jus de citron, puis l'envelopper hermétiquement.

melon Casaba

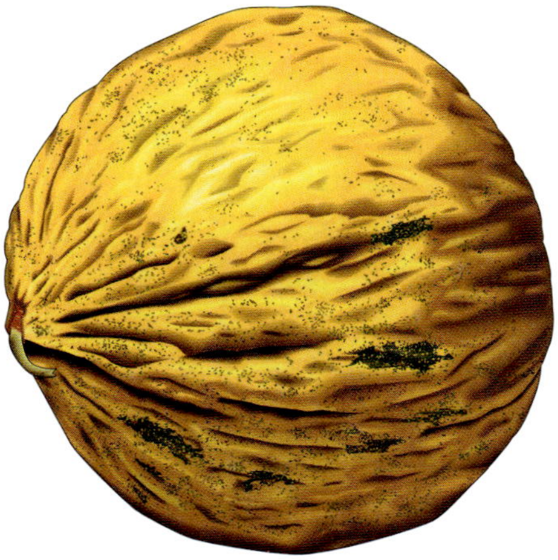

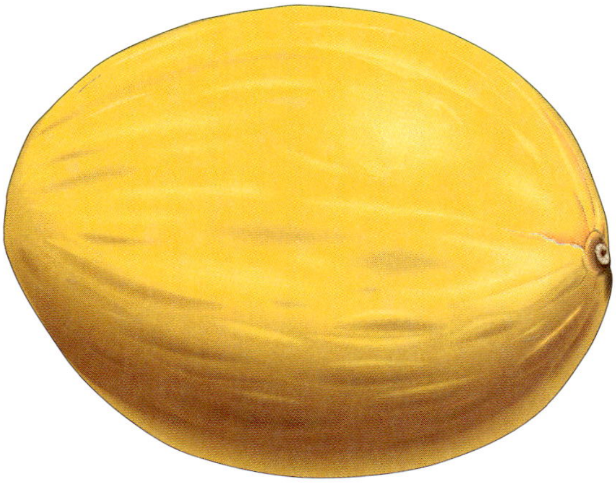

melon brésilien

melon Galia

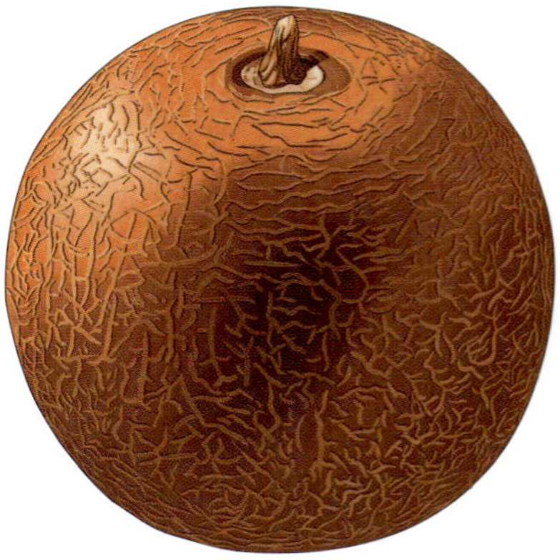

Noix et graines

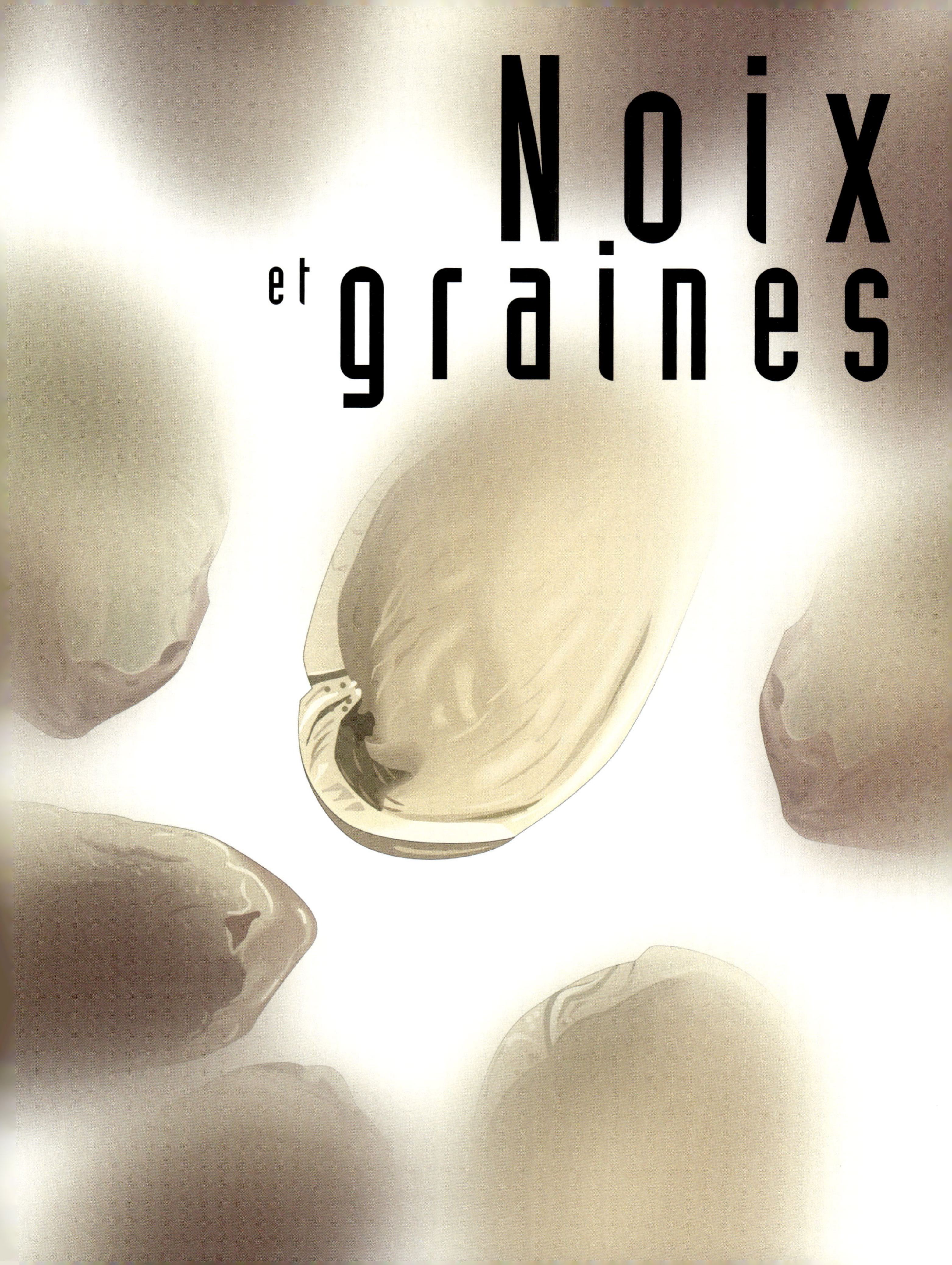

Introduction

Les graines sont contenues dans le fruit de la plante et servent à la reproduction de celle-ci lorsque la partie charnue du fruit a disparu. « Noix » est le nom donné à divers fruits qui possèdent une enveloppe dure (coque) renfermant une amande. Les noix et graines sont consommées depuis des milliers d'années ; elles constituaient un aliment de base des peuples chasseurs-cueilleurs, ainsi que d'une multitude d'espèces animales. Les pistaches, noix et amandes étaient déjà cultivées à l'époque biblique en Asie du Sud-Est. Les Grecs et les Romains les estimaient. Aujourd'hui, les principales variétés de noix produites mondialement sont la noix de coco, l'amande, la noix, la noisette, la châtaigne, la noix de cajou et la pistache. Les noix sont toujours prisées, car elles sont nourrissantes et nécessitent un minimum de préparation. On les consomme entières, hachées ou moulues, nature ou rôties, salées ou non, enrobées de chocolat ou de caroube. On les cuisine de multiples façons ou on les utilise pour la décoration.

Achat

Les noix et graines sont commercialisées sous plusieurs formes : écalées ou non, entières, en moitiés, coupées en fines tranches ou en bâtonnets, hachées, moulues, nature, rôties, avec ou sans leur pellicule brune, salées, fumées, sucrées, enrobés de sucre ou de chocolat, en beurre, en huile, en pâte sucrée ou non. Les noix non écalées sont protégées par leurs coquilles, elles se conservent plus longtemps sans rancir. Choisir des produits aux coques intactes.

Préférer les noix écalées vendues dans des pots en verre sous vide, des conserves ou des sacs scellés, ces contenants assurent un maximum de fraîcheur. S'approvisionner dans des magasins où la marchandise est constamment renouvelée.

Utilisation

Les noix et les graines se consomment en collation, en amuse-gueule ou pour compléter ou remplacer la viande. Les noix recouvertes de leur pellicule ont une saveur plus prononcée que les noix mondées. On cuisine les noix et les graines aussi bien avec des aliments salés que sucrés. On en extrait des huiles savoureuses. On transforme les noix en beurre et en farine.

Conservation

Les noix en écales se conservent plus facilement que les noix écalées, coupées, hachées ou moulues car elles sont protégées par leur coque. Les mettre dans un récipient hermétique et les placer à l'abri de la lumière, de la chaleur et de l'humidité. Selon les variétés, les noix se conservent entre 2 à 9 mois au réfrigérateur.

Les noix en écales se congèlent facilement telles quelles et se conservent environ un an. Laisser à la température de la pièce les noix et les graines écalées, coupées, hachées ou moulues si elles sont dans un emballage hermétique. Lorsque l'emballage est ouvert, les mettre dans un récipient hermétique et les placer dans un endroit frais, sec et sombre pour une conservation de courte durée. Les réfrigérer ou les congeler pour une conservation à plus long terme.

Valeur nutritive

Les noix et les graines contiennent une grande quantité de matières grasses et de calories. Leur valeur nutritive varie cependant selon les espèces et les écarts peuvent être importants. Elles contiennent généralement de 3 à 10 g de protéines, de 17 à 37 g de matières grasses et de 8 à 16 g de glucides. Exceptionnellement, la ginkgo contient seulement 1,1 g de matières grasses et la châtaigne, 0,6 g. Quant aux glucides, la ginkgo en contient 37 g et la châtaigne, 22 g; enfin, la ginkgo fournit 175 à 355 calories/50 g, alors que la châtaigne en fournit seulement 98 calories/50 g.

Les matières grasses sont principalement composées d'acides gras monoinsaturés et d'acides gras polyinsaturés, à l'exception de la noix de coco qui contient surtout des acides gras saturés (voir *Corps gras*). Les noix et les graines ne contiennent pas de cholestérol car ce sont des végétaux. De façon générale, elles sont des sources de fibres alimentaires à l'exception de la noix du Brésil et de la graine de tournesol qui sont des sources très élevées de fibres.

À cause de leur haute teneur en matières grasses et en calories, et parce que les noix et les graines sont souvent salées, il est préférable de les consommer avec modération. Elles se digèrent plus facilement lorsqu'elles sont bien mastiquées ou moulues finement.

Les noix et les graines sont généralement d'excellentes sources de magnésium, de cuivre et de potassium; elles sont aussi de bonnes sources de thiamine et d'acide folique; elles contiennent généralement du fer, de l'acide pantothénique et de la riboflavine.

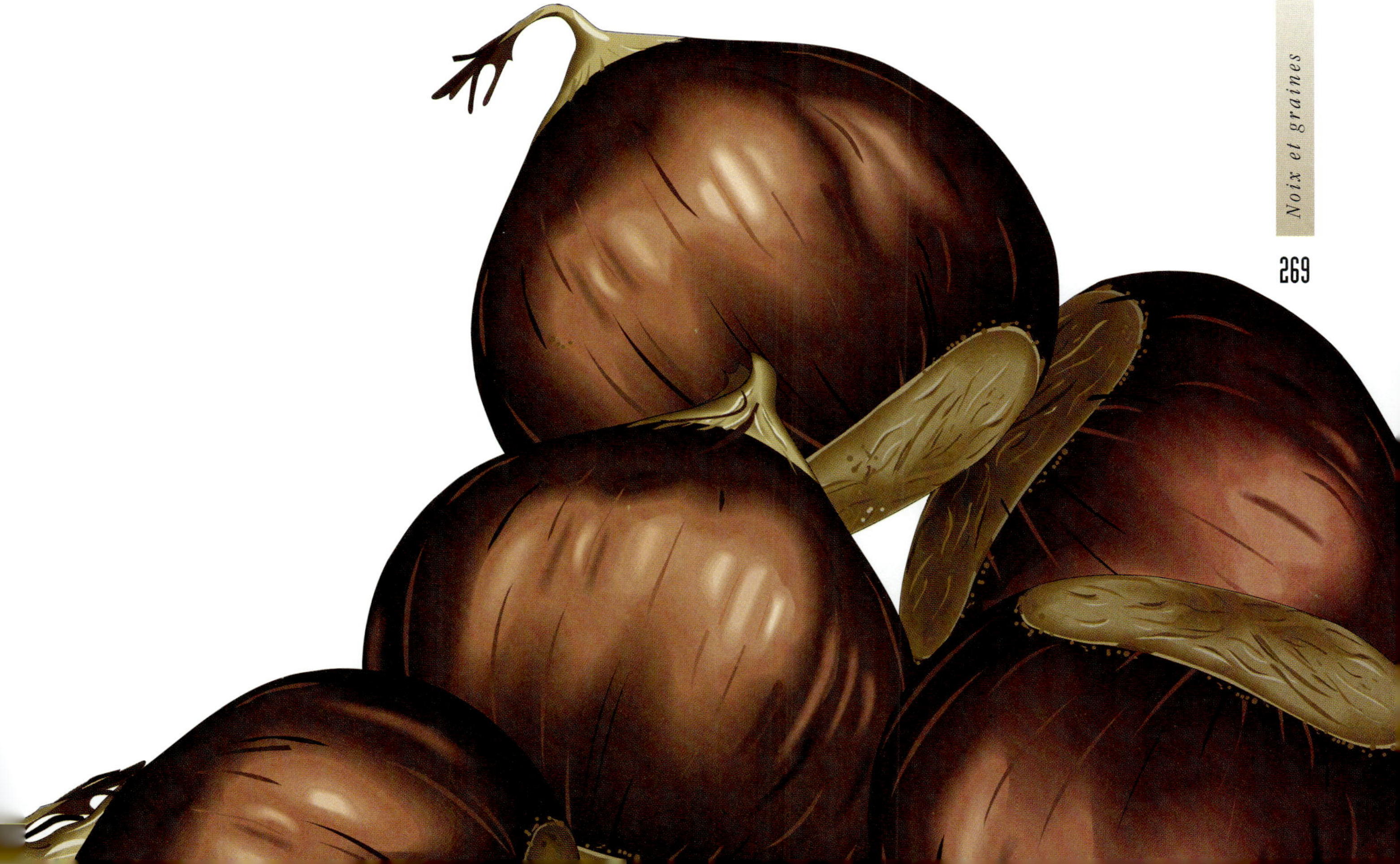

Noix

Juglans spp, Juglandacées

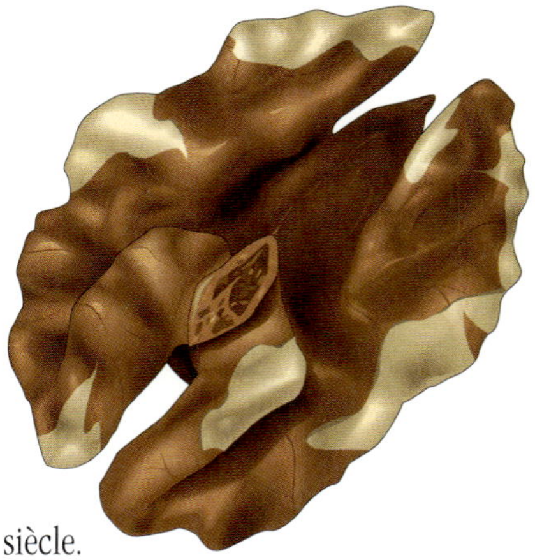

Fruit du noyer, arbre cultivé depuis des milliers d'années, originaire des bords de la mer Caspienne et du nord de l'Inde. Dans plusieurs langues, dont le français, le mot « noix » désigne avant tout le fruit du noyer, ayant relégué au second rang le sens générique du terme qui définit les fruits secs de divers arbres.

Le noyer fut introduit en Europe par les Romains et y fut cultivé dès le IVe siècle. Les Grecs le cultivèrent intensivement, car ils appréciaient l'huile de noix. Les Romains le considéraient comme un arbre sacré. En fait, il a toujours été tenu en grande estime car il survit à plusieurs générations.

Le noyer fut longtemps un arbre important, particulièrement dans les campagnes. Ses noix nourrissantes étaient précieuses l'hiver lorsque la variété d'aliments était restreinte. On en tirait une huile comestible qui servait aussi pour s'éclairer. Les feuilles étaient utilisées pour leurs propriétés médicinales ; le brou servait et sert encore à préparer des liqueurs, des ratafias et des vins aromatisés et sa coque donnait une teinture utilisée en ébénisterie et en teinturerie.

Il existe de nombreuses espèces de noyers. Le genre *Juglans regia* est originaire du sud-est de l'Europe et de l'ouest de l'Asie. Ce noyer peut vivre de 300 à 400 ans et mesure généralement de 10 à 25 m. On le nomme aussi « noyer royal » ou « noyer anglais ». Les Britanniques furent d'importants producteurs de cette variété de noix et ils l'importèrent dans de nombreux pays. Aujourd'hui, les principaux pays producteurs de noix sont les États-Unis, la Turquie, la Chine, la Roumanie, l'Iran, la France et la Yougoslavie.

Le noyer noir ou noyer d'Amérique (*Juglans nigra*) et le noyer blanc ou noyer cendré (*Juglans cinerea*) sont deux espèces abondantes en Amérique du Nord, leur lieu d'origine. Le noyer noir est un arbre magnifique qui mesure généralement de 30 à 40 m. Son écorce profondément fissurée est très foncée. Sa noix a une coque très dure, difficile à casser, qui a une saveur très prononcée. Au Québec, on nomme « noix de Grenoble » toutes les variétés de noix produites par les noyers, à l'exception des noix blanches, nommées « noix longues ». Cette habitude s'est imposée parce qu'à un moment donné les seules noix sur le marché venaient de Grenoble, endroit réputé mondialement pour la qualité de ses noix.

La noix est composée d'une graine (amande) appelée « cerneau » lorsqu'elle est verte. Fortement bosselée, cette graine est formée de deux parties dont le tiers environ est soudé ensemble, le reste étant séparé par une membrane. De couleur blanchâtre, l'amande a une saveur prononcée et elle est recouverte d'une fine pellicule jaune plus ou moins foncée. Elle est enfermée dans une coque dure, bombée plus ou moins lignifiée, de forme arrondie ou oblongue. Cette coque est recouverte d'une enveloppe verte, lisse et collante, nommée « brou ».

La récolte des noix s'effectue soit manuellement (on ramasse les noix qui sont tombées), soit mécaniquement (une machine secoue les arbres et ramasse les noix qui tombent). Les noix récoltées sont ensuite traitées ; on enlève le brou et on les sèche. Les coques sont souvent blanchies au chlore ou à l'anhydride sulfureux.

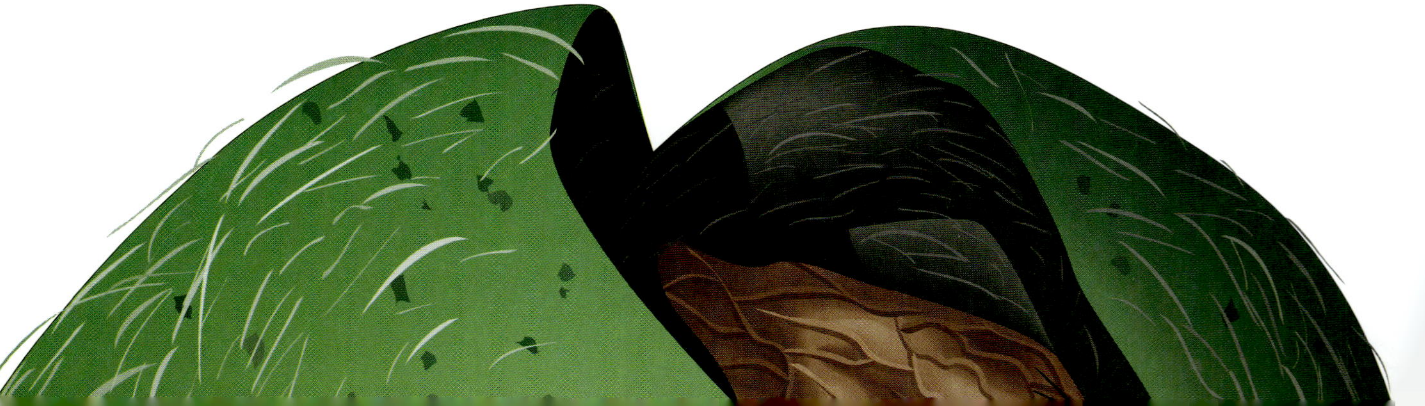

Achat

Les noix sont sujettes à une détérioration rapide lorsqu'elles sont exposées à l'humidité, à la chaleur, à l'air et à la lumière. À l'achat des noix non écalées, rechercher des noix qui semblent relativement lourdes et pleines, avec des écales intactes, ni fendues, ni percées.

Les noix écalées doivent être cassantes. Écarter les noix molles, ratatinées ou rances. Préférer les noix vendues dans des pots en verre sous vide ou en conserve, ces contenants assurent un maximum de fraîcheur.

Utilisation

Les noix se consomment entières, hachées ou moulues, nature ou grillées. Elles sont souvent consommées en amuse-gueule. On met les noix aussi bien dans les desserts (gâteaux, brioches, muffins, tartes, biscuits, crème glacée) que dans les sauces, les sandwichs, le fromage et les plats principaux (omelettes, légumineuses, mets à l'orientale). La noix peut être utilisée comme condiment dans les farces, les pâtés ou les sauces qui accompagnent les pâtes.

Vertes, les noix peuvent être confites dans du vinaigre ou être ajoutées aux confitures et aux marinades. On tire des noix une huile coûteuse d'une saveur plus prononcée que celle de l'huile d'olive, utilisée surtout dans les salades.

Le brou entre dans la préparation de liqueurs (ratafia, brou de noix), car il renferme du fuglon, une substance aromatique.

Conservation

Conserver les noix dans un contenant hermétique, à l'abri de la chaleur et de l'humidité ; dans leur coquille, elles se conserveront de 2 à 3 mois. Placer les noix écalées au réfrigérateur pour retarder leur rancissement, elles se conserveront 6 mois. Les noix se congèlent ; écalées, elles se conserveront 1 an.

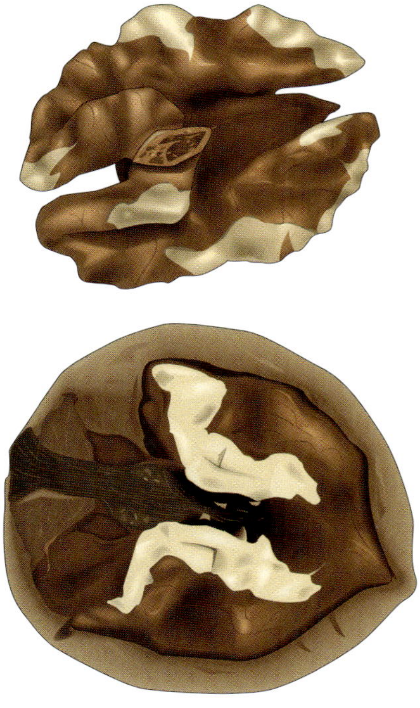

noix écalées

Valeur nutritive

eau	3,6 %
protéines	7,2 g
matières grasses	31 g
glucides	9,2 g
fibres	2,4 g
	par 50 g

Les matières grasses sont composées à 86 % d'acides non saturés (voir *Corps gras*).

La noix est une excellente source de cuivre, de magnésium ; une bonne source de potassium, de vitamine B_6, d'acide folique et de thiamine ; elle contient du phosphore, de la niacine, du fer, de la riboflavine et de l'acide pantothénique. Elle est une source de fibres.

Depuis toujours, on attribue à la noix diverses propriétés médicinales. Séchée, la noix serait légèrement laxative et vermifuge. On a longtemps cru qu'elle guérissait les maux de tête, à cause de sa forme que l'on comparait au cerveau humain. Les feuilles de noyer contiennent une substance antibiotique qui leur donne une action bactéricide.

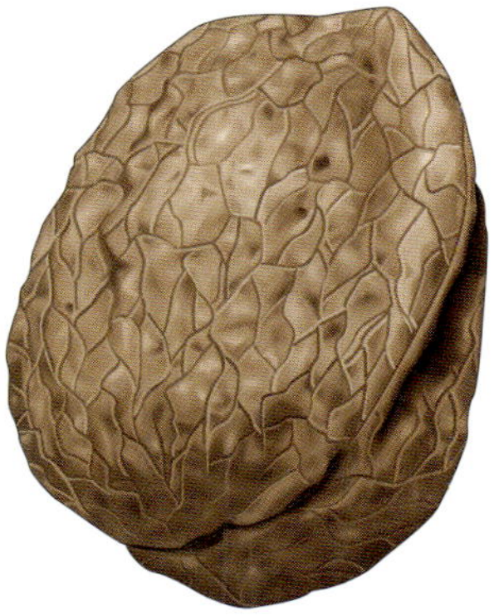

noix entière

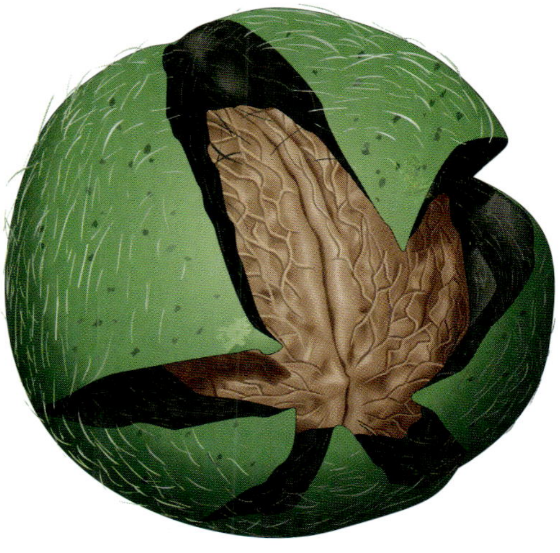

noix entière recouverte du brou

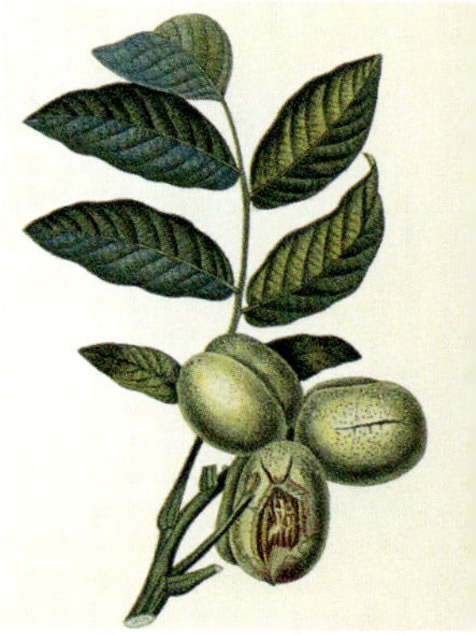

Les Britanniques furent d'importants producteurs de la variété de noix produite par le noyer royal et ils l'importèrent dans de nombreux pays.

Pacane

Carya spp, Juglandacées

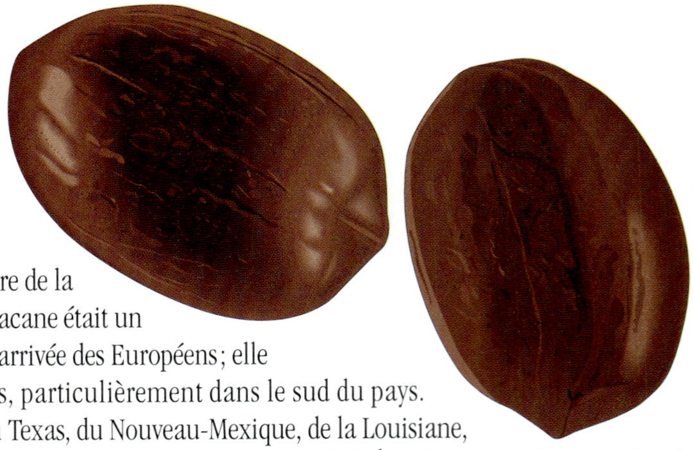

Fruit du pacanier, arbre imposant originaire de la vallée du Mississippi aux États-Unis. La pacane était un aliment de base des Amérindiens avant l'arrivée des Européens ; elle est toujours très estimée aux États-Unis, particulièrement dans le sud du pays. Elle est cultivée intensivement dans les États du Texas, du Nouveau-Mexique, de la Louisiane, du Mississippi, de Georgie et de la Floride. Le pacanier est l'arbre national de l'État du Texas. Il existe plus de 300 variétés de pacaniers, dont une adaptée au climat plus froid que l'on retrouve jusqu'au Canada.

Le pacanier fut greffé pour la première fois avec succès en 1846 par un esclave nommé Antoine. Ce jardinier qui vivait sur une plantation en Louisiane greffa en tout 126 arbres. Par la suite, la culture du pacanier ne cessa de croître ; toutefois, la technique de greffage ne refit surface qu'en 1877 au détriment de la technique de semis. Cette dernière demeurera cependant la plus efficace, étant plus facile à réaliser et à réussir. Le pacanier commença à être productif en Australie vers 1960 tandis qu'en Israël la culture du pacanier a augmenté dans les années 70.

Le pacanier vit longtemps ; en effet, il n'est pas rare de retrouver des arbres centenaires, et certains peuvent atteindre 1 000 ans. Le pacanier peut mesurer plus de 2 m de circonférence et jusqu'à 55 m de haut, mais la plupart mesurent de 25 à 30 m de haut. Très décoratif, il porte des fleurs en chatons comme les noisetiers, une espèce de la même famille. Dans les bonnes années, le pacanier peut produire plus de 200 kg de noix par année ; il ne commence à produire des fruits de façon rentable que lorsqu'il est âgé d'environ 10 ans. Dans les grandes plantations, la récolte est complètement mécanisée ; elle s'effectue à l'aide de machines qui remuent les arbres pour faire tomber les noix et d'appareils qui les aspirent.

La pacane est composée d'une graine (amande) formée de deux lobes qui ressemblent à la noix. Ces graines de couleur blanchâtre sont recouvertes d'une mince pellicule brun foncé. Elles sont logées dans une coque ovale et lisse, facile à casser, de couleur brunâtre ; elles se dégagent facilement de la coque. Cette coque est entourée d'une enveloppe charnue de couleur verte qui éclate en quatre parties lorsque le fruit est mûr ; la partie extérieure est plutôt terne. Les producteurs en changent souvent l'aspect pour augmenter les ventes ; ils lavent les pacanes, les sablent, les teignent en brun ou en rouge, les cirent et les polissent, ce qui leur donne une allure plus uniforme.

La taille de la pacane est variable ; plusieurs variétés mesurent de 3 à 4 cm de long. La taille de la pacane n'est pas un indice de la qualité. La saveur de la pacane fraîche s'améliore dans les 3 semaines qui suivent la récolte, après quoi la pacane commence lentement à rancir, car son contenu en matières grasses est très élevé. Elle a une saveur qui est légèrement moins prononcée que celle de la noix.

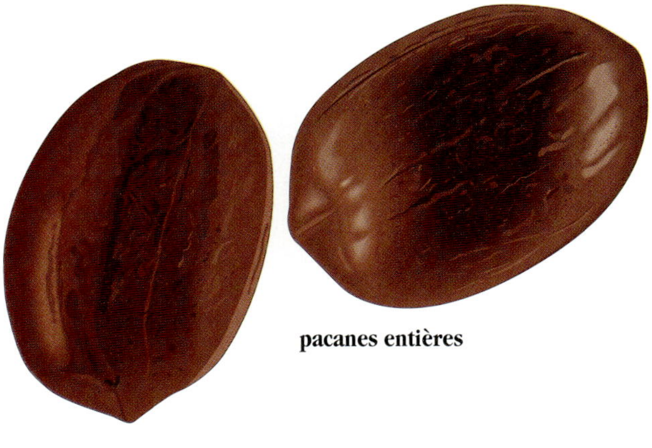

pacanes entières

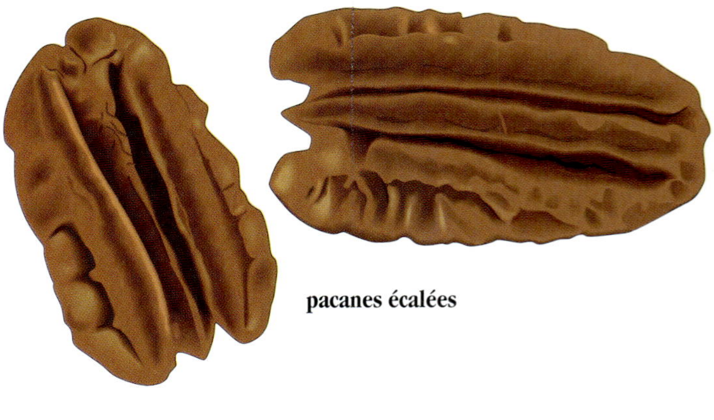

pacanes écalées

Achat

Choisir des pacanes non écalées relativement lourdes, qui semblent pleines si on les secoue et dont la coquille n'est pas craquelée, ni tachée, ni trouée. Les noix écalées ont souvent une saveur qui laisse à désirer ou sont franchement rances. Se procurer des pacanes vendues dans des pots en verre sous vide ou en conserve, ces contenants assurent un maximum de fraîcheur.

Utilisation

Les pacanes se consomment entières, moulues ou hachées, à l'état naturel, salées, sucrées ou épicées. Elles entrent dans la préparation de nombreux mets, aussi bien salés que sucrés. En Amérique du Nord, un apprêt traditionnel est la tarte aux pacanes. On met les pacanes dans les biscuits, la crème glacée, les gâteaux et les friandises. On les recouvre de chocolat. On l'utilise dans les farces pour le gibier ou la volaille.

On extrait des pacanes une huile transparente de saveur douce, de qualité égale à l'huile d'olive; cette huile coûteuse à produire est utilisée surtout dans les salades.

Tarte aux pacanes

4 À 6 PORTIONS

1 abaisse de pâte brisée de 23 cm (9 po), non cuite
180 ml (¾ de tasse) de noix de pacane entières
250 ml (1 tasse) de sirop de maïs
180 ml (¾ de tasse) de cassonade foncée
60 ml (¼ de tasse) de beurre
3 œufs
½ c. à thé d'extrait de vanille
1 pincée de sel

1. Préchauffer le four à 180 °C (350 °F).

2. Beurrer et fariner un moule à tarte de 23 cm (9 po). Le garnir d'une abaisse de pâte brisée. En piquer le fond avec une fourchette et faire cuire à blanc 5 min.

3. Disposer les noix en cercles concentriques dans le fond de l'abaisse.

4. Battre les œufs jusqu'à ce qu'ils soient légers et mousseux. Incorporer le sirop et la vanille. Mélanger.

5. Mettre le beurre en crème. Ajouter graduellement la cassonade et le sel. Battre jusqu'à ce que la cassonade soit dissoute. Ajouter au mélange précédent.

6. Verser délicatement la préparation dans l'abaisse en veillant à ne pas déplacer les noix. Celles-ci vont remonter à la surface. Faire cuire au four de 40 à 45 min.

Valeur nutritive

	pacane séchée	*pacane grillée à l'huile*
eau	4,8 %	4 %
protéines	3,9 g	3,5 g
matières grasses	33,8 g	35,6 g
glucides	9,1 g	8,1 g
fibres	3,3 g	3,6 g
		par 50 g

Les matières grasses sont composées à 87 % d'acides non saturés (62 % d'acides monoinsaturés et 25 % d'acides polyinsaturés, voir *Corps gras*). La pacane est une excellente source de thiamine, de zinc, de cuivre et de magnésium; elle est une bonne source de potassium et contient du phosphore, de l'acide pantothénique, de la niacine, de l'acide folique, du fer et de la vitamine B_6. Elle est une source de fibres.

La pacane grillée à l'huile est une excellente source de zinc, de cuivre et de magnésium; elle est une bonne source de potassium et contient du phosphore, de l'acide pantothénique, de la thiamine, de l'acide folique, de la niacine, du fer et de la vitamine B_6. Elle est une source élevée de fibres. La pacane grillée à l'huile et la pacane séchée ont sensiblement la même valeur nutritive.

Conservation

Les pacanes non écalées se conservent environ 3 mois à la température de la pièce. Une fois décortiquées, elles se conservent environ 6 mois au réfrigérateur et environ 1 an au congélateur.

Les pacanes écalées absorbent facilement les odeurs et rancissent rapidement; les placer dans un récipient hermétique et les conserver au réfrigérateur. Les pacanes se congèlent écalées ou non.

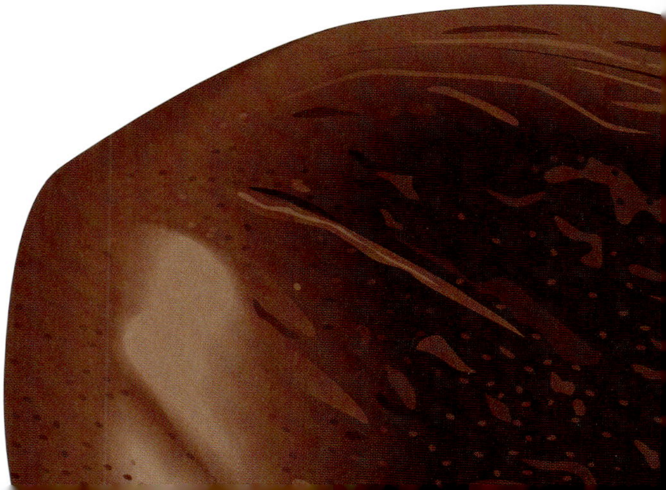

Noix de cajou

Anacardium occidentale, Anacardiacées

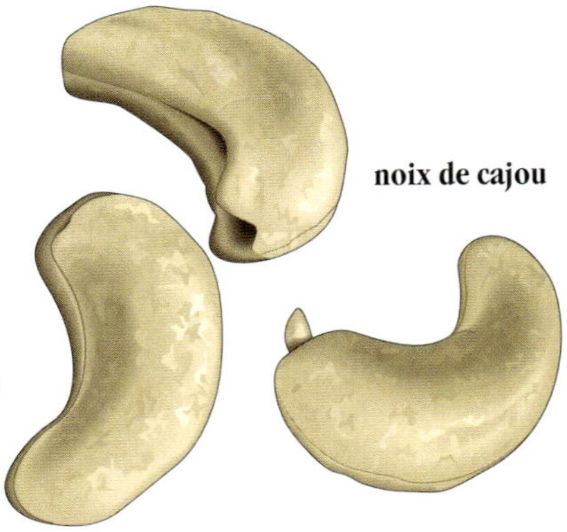

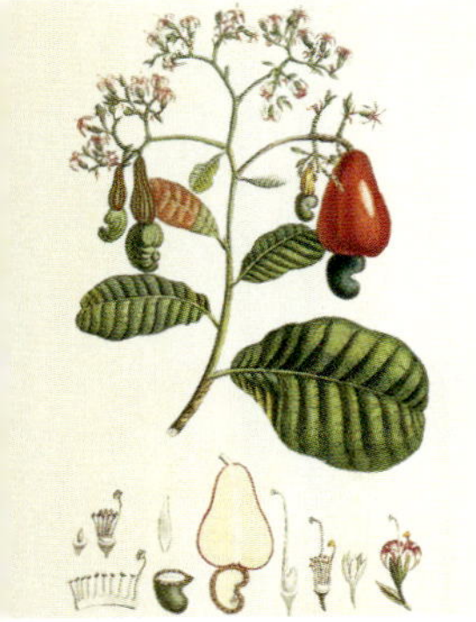

Les pommes de cajou sont cueillies manuellement au sol une fois mûres après qu'elles sont tombées. Les noix sont extraites de la « pomme » et mises à sécher au soleil.

Fruit de l'anacardier, arbre originaire du Brésil et parent du pistachier et du manguier. Cet arbre croît principalement en Afrique et en Inde, y ayant été amené par les Portugais au XVIe siècle. Le commerce de la noix de cajou n'a réellement pris son essor qu'au début du XXe siècle. Les plus importants pays producteurs sont l'Inde, le Brésil, le Mozambique, le Nigeria et la Tanzanie. L'Inde est le plus grand pays exportateur, contrôlant environ 90 % de la production mondiale.

L'anacardier atteint de 10 à 12 m de haut et peut produire des fruits de 3 ans à 20 ans, ou même 45 ans. Il est aussi connu sous le nom de « pommier d'acajou », car sa noix est fixée sous un pédoncule charnu, un faux fruit que l'on nomme pomme, mais qui ressemble à une poire. Chaque pomme ne produit qu'une seule noix. La pomme d'acajou est molle et très juteuse (jus laiteux qui tache les vêtements). De couleur jaune ou rouge vif, elle mesure de 5 à 10 cm de long et de 4 à 5 cm de large. Sa chair jaune, fine et rafraîchissante est très riche en vitamine C, beaucoup plus que l'orange.

La noix de cajou mesure environ 3 cm et est recouverte de 2 coquilles. Une coquille extérieure lisse et fine, qui change de couleur à mesure que le fruit se développe, passant du vert olive au rouge brunâtre. Une coquille intérieure très dure, qui se casse difficilement. Entre les deux coquilles se loge une huile résineuse très caustique, appelée « baume de cajou » ou « cardol ». Cette substance cause des brûlures et des ampoules sur les doigts et sur les lèvres si on essaie d'extraire la noix manuellement ou en la mordillant. Ce fluide corrosif est utilisé notamment pour fabriquer des vernis et des résines qui protègent le bois contre les termites, des produits imperméabilisants, de l'encre et des insecticides, tandis que l'arbre fournit un bois précieux très dur et l'écorce renferme une gomme jaunâtre que l'on utilise comme la gomme arabique.

Les pommes de cajou sont cueillies manuellement au sol une fois mûres après qu'elles sont tombées. Les noix sont extraites de la « pomme » et mises à sécher deux jours au soleil. Elles ne sont pas vendues en écales et elles sont toujours traitées avant d'être commercialisées. Ce traitement est assez élaboré. La noix dépourvue de son enveloppe de chair est nettoyée puis entreposée dans un environnement humide pendant 12 h pour rendre la noix fragile. La noix fragilisée est ensuite grillée en passant dans un cylindre rotatif, ce qui permet la libération du baume corrosif qui est lui-même récupéré. La noix est ensuite aspergée d'eau puis refroidie et séchée. Les noix sont alors prêtes à être écalées (cette opération est souvent mécanique), puis à être débarrassées de la pelure qui adhère à la noix de cajou. Les noix sont ensuite grillées en deux fois et, entre les deux opérations, on les arrose d'une solution composée de gomme d'acacia, de sel et d'eau.

Achat

Les noix de cajou rancissent rapidement. Choisir des noix dans des pots en verre sous vide ou en conserve, ces contenants assurent un maximum de fraîcheur. Écarter les noix très ratatinées ou qui ont une odeur rance.

Conservation

Placer les noix de cajou au réfrigérateur, sinon elles rancissent rapidement, elles se conserveront alors 6 mois. Les placer dans un contenant hermétique afin qu'elles n'absorbent pas la saveur des aliments environnants. On peut les congeler pour les conserver 1 an.

La pomme de cajou se conserve difficilement car elle fermente rapidement.

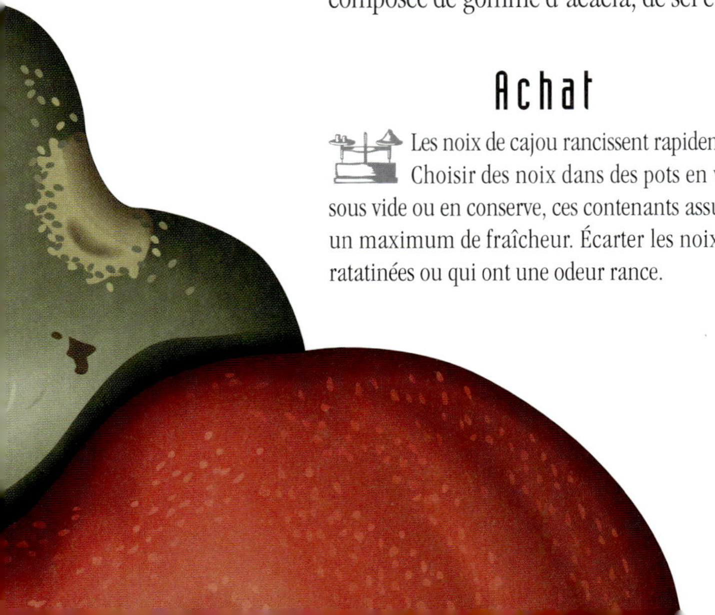

Utilisation

Les noix de cajou s'utilisent entières, en morceaux, hachées, grillées, grillées à sec, salées ou non. Moulues, elles se transforment en beurre crémeux que l'on emploie comme le beurre d'arachide, mais qui a une saveur beaucoup plus douce. Les noix de cajou sont très souvent consommées en amuse-gueule, seules ou avec des fruits déshydratés, des graines et d'autres noix. Elles sont incorporées à divers mets, notamment aux salades, au riz, aux pâtes alimentaires, aux gâteaux, aux biscuits, aux puddings et aux plats cuits à l'orientale, notamment dans la cuisine indienne où on l'incorpore au cari d'agneau, à certains ragoûts et au riz. Elles sont moins souvent utilisées pour la cuisson que les autres noix cependant, car elles amollissent plus facilement; il faut donc ne les ajouter qu'au moment de servir.

La pomme d'acajou se consomme crue ou cuite et sa saveur est aigre-douce. Elle est surtout transformée en jus, jus qui sert le plus souvent à la préparation de boissons alcoolisées telles que vins et liqueurs. On la transforme aussi en confitures ou on la met en conserve. Dans les pays où on cultive l'anacardier, notamment au Brésil et aux Caraïbes, on préfère souvent la pomme, que l'on considère comme une délicatesse, à la noix, que l'on jette même parfois.

Valeur nutritive

	noix de cajou grillée à sec
eau	1,7 %
protéines	7,7 g
matières grasses	23,2 g
glucides	16,4 g
fibres	0,9 g
	par 50 g

La noix de cajou grillée à sec est la moins grasse des noix. Les matières grasses sont composées à 76 % d'acides non saturés (60 % d'acides monoinsaturés et 16 % d'acides polyinsaturés, voir *Corps gras*).

La noix de cajou est une excellente source de cuivre, de magnésium et de zinc; une bonne source de potassium, de phosphore, de fer et d'acide folique; elle contient de la niacine, de l'acide pantothénique, de la thiamine, de la vitamine B_6 et de la riboflavine.

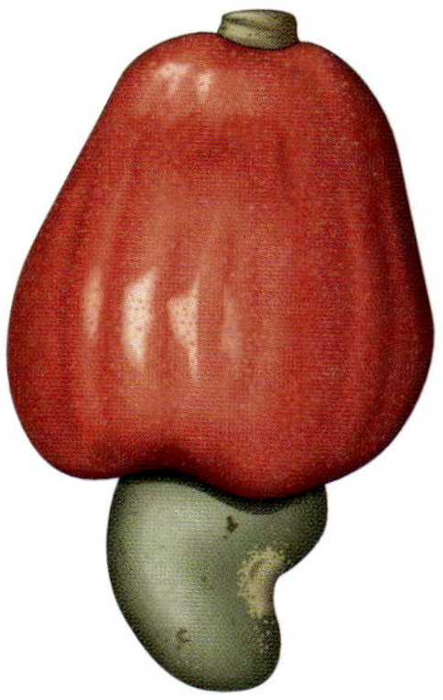

pomme de cajou

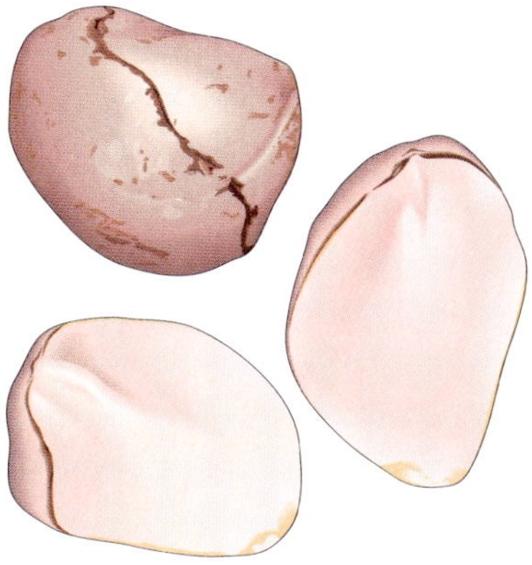

Noix de kola

Cola spp, Sterculiacées

Fruit du kolatier, arbre probablement originaire d'Afrique tropicale occidentale, qui pousse surtout en Afrique et en Amérique du Sud et atteint généralement de 15 à 20 m en Afrique, alors qu'on ne le trouve que sous forme d'arbuste en Amérique du Sud. C'est un proche parent du cacaotier dont il existe environ 50 espèces, dont deux ayant une grande importance commerciale pour fabriquer les boissons de cola, soit le *Cola nitida* et le *Cola acuminata*.

Le kolatier commence à produire des fruits vers l'âge de 15 ans et un arbre adulte peut produire jusqu'à 40 à 50 kg de graines par année. Le fruit capsulaire est formé de 3 à 10 graines charnues de forme irrégulière, mesurant de 2,5 à 4 cm de long. Roses, rouges ou blanches lorsqu'elles sont fraîches, les graines brunissent et durcissent une fois séchées. Leur saveur est amère et astringente; c'est d'ailleurs à cause de cette caractéristique que l'on nomme ces graines « noix ».

Utilisation

Les graines de kola sont utilisées à des fins masticatoires par plusieurs populations indigènes, notamment en Afrique. Elles ont plusieurs effets, entre autres d'apaiser la faim et la soif, de faire disparaître la fatigue et de donner de l'énergie, et ce par la stimulation des muscles et des nerfs.

Ailleurs, on emploie les graines de kola pour préparer des boissons rafraîchissantes appelées « colas ». Une des plus connues est le Coca-Cola créé en 1886 par les Américains, une boisson gazeuse contenant de l'extrait de kola.

Valeur nutritive

Les graines de kola contiennent de la caféine (jusqu'à 2 %), de la théobromine et de la colanine, des stimulants qui ont divers effets sur l'organisme. On dit que la noix de kola aurait des propriétés diurétiques et aphrodisiaques. L'action du kola est moins brutale et plus prolongée que celle du café.

Noix de coco

Cocos nucifera, Palmacées

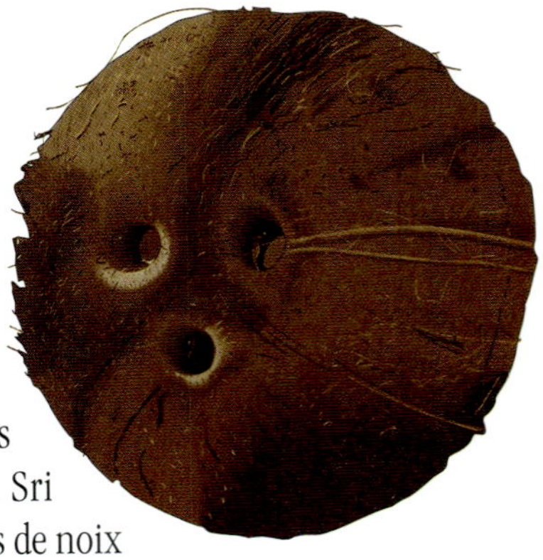

Fruit du cocotier, arbre qui appartient à la grande famille des palmiers, probablement originaire du Sud-Est asiatique et de Mélanésie dans l'océan Pacifique. Le cocotier pousse dans à peu près tous les pays tropicaux, notamment en Indonésie, aux Philippines, en Inde, au Sri Lanka, en Thaïlande et au Mexique, qui sont les principaux pays producteurs de noix de coco. Il croît aussi bien à l'état sauvage que cultivé. Les Indonésiens disent qu'il y a autant d'usages de la noix de coco qu'il y a de jours dans une année. Son bois est utilisé en ébénisterie et en charpenterie ; les grandes feuilles donnent des fibres qui servent entre autres à fabriquer cordages, paniers, brosses, tapis et tissus ; la coque s'utilise comme récipient ; la sève est transformée en boisson alcoolique et le lait et la pulpe sont des aliments très appréciés.

Le cocotier peut atteindre 30 m. Il est coiffé d'un bouquet d'énormes palmes. Ses fruits, des drupes, se développent en grappes, habituellement au nombre de 5 ou 6, contenant une douzaine de noix chacune. Sur l'arbre, la noix de coco est entourée d'une enveloppe fibreuse (le péricarpe) de 5 à 15 cm d'épaisseur. Sous l'enveloppe fibreuse se trouve une mince coque brune très dure, qu'il faut casser pour parvenir à la pulpe (noix) qui adhère à cette coque. Au centre du fruit se trouve une cavité qui abrite un liquide blanc opalin, sucré et rafraîchissant que l'on nomme « eau de coco » (ne pas confondre avec le lait de coco qu'on obtient en broyant la pulpe). Cette eau est de l'albumen qui se transformera petit à petit tout au long de la maturation en une chair blanc ivoire. Les parties comestibles sont cette chair appelée « coprah » (ou « noix de coco ») et l'eau très rafraîchissante qui se trouve dans la cavité.

Achat

Choisir une noix de coco non fêlée, contenant encore de l'eau (ce qu'on peut vérifier facilement en secouant la noix), avec des « yeux » intacts, fermes et exempts de moisissures.

La noix de coco est aussi commercialisée entière, en crème sucrée ou non, grillée, en lait en conserve, séchée, râpée ou en flocons. Elle est souvent sucrée, ce qui la rend plus calorique. On peut se procurer de la noix de coco séchée râpée non sucrée, dans les magasins d'alimentation naturelle.

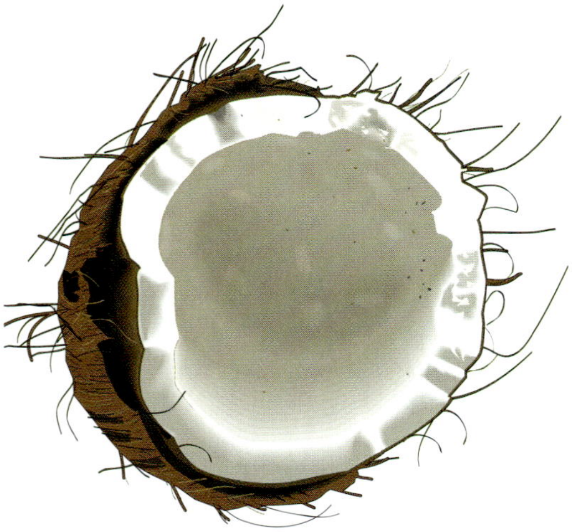

noix de coco

Valeur nutritive

	crue	*pulpe séchée, sucrée et râpée*	*pulpe séchée, non sucrée et râpée*	*lait de coco*	*eau de coco*
protéines	1,7	1,7	3,5	4,6	1,8
matières grasses	16,8	16,1	32,3	48,2	0,5
glucides	7,6	23,8	12,2	6,3	9,4
fibres	4,5	2,7	2,6		
	par 50 g			**(250 ml)**	

La valeur nutritive de la noix de coco varie selon qu'il s'agit de la pulpe fraîche, de la pulpe déshydratée, du lait ou de l'eau, tel qu'il est indiqué dans le tableau.

La noix de coco fraîche est une bonne source de potassium ; elle contient du cuivre, du fer, du magnésium, de l'acide folique, du zinc et du phosphore. Elle est une source élevée de fibres.

La noix de coco séchée non sucrée est une bonne source de potassium, de cuivre et de magnésium ; elle contient du fer, du zinc, du phosphore, de la vitamine B_6 et de l'acide pantothénique. Elle est une source de fibres.

On dit la noix de coco laxative et diurétique. L'eau de coco serait vermifuge.

Conservation

La noix de coco non ouverte se conserve à la température de la pièce de 2 à 4 mois. Une fois ouverte, elle se conserve 1 semaine au réfrigérateur ou 9 mois au congélateur.

La pulpe fraîche et le lait se rangent au réfrigérateur ; couvrir la pulpe d'eau pour éviter son dessèchement. La pulpe se congèle facilement et dégèle rapidement. Conserver la noix de coco séchée dans un endroit frais, à l'abri de l'air et des insectes.

Préparation

Pour ouvrir une noix de coco, percer d'abord les parties molles sur le dessus (les « yeux ») à l'aide d'un instrument pointu. Recueillir dans un récipient l'eau qui s'en écoule. Frapper ensuite la noix à un tiers de sa hauteur à partir des yeux, tout en tournant lentement, avec un marteau ou un couteau lourd pour fendre la coque extérieure ; taper jusqu'à ce que la noix se casse en deux. Retirer la chair blanche qui adhère plus ou moins à la coque selon le degré de maturité de la noix.

On peut aussi mettre la noix dans un four chaud à 180 °C (350 °F) 30 min après avoir percé les yeux et fait écouler le liquide qu'elle contient, ce qui la fera éclater et permettra d'enlever la chair plus facilement. Il arrive que la chair soit rance, ce qui n'est décelable qu'une fois la noix ouverte.

Crevettes au lait de coco

4 PORTIONS

500 g (1 lb) de grosses crevettes crues
2 c. à soupe d'huile d'arachide
1 oignon
2 gousses d'ail
1 c. à thé de gingembre frais
2 poivrons verts ou rouges
1 c. à thé de curcuma en poudre
1 c. à thé de curry en poudre
250 ml (1 tasse) de lait de coco
1 citron
½ c. à thé de sel

1. Laver les crevettes. On peut les décortiquer ou non, au goût.

2. Peler et hacher l'oignon. Hacher finement l'ail. Râper le gingembre. Couper les poivrons en deux, les épépiner et les hacher grossièrement.

3. Dans une grande poêle, faire chauffer l'huile. Faire revenir l'oignon, l'ail et le gingembre, sans laisser colorer l'oignon. Ajouter les poivrons, le curcuma et le curry. Faire revenir 1 min. Ajouter les crevettes. Les faire sauter jusqu'à ce qu'elles prennent couleur. Verser le lait de coco. Saler. Laisser mijoter à découvert, en remuant constamment jusqu'à ce que le liquide épaississe.

4. Mettre les crevettes et leur sauce dans un plat de service. Décorer de rondelles de citron. Servir avec un riz nature.

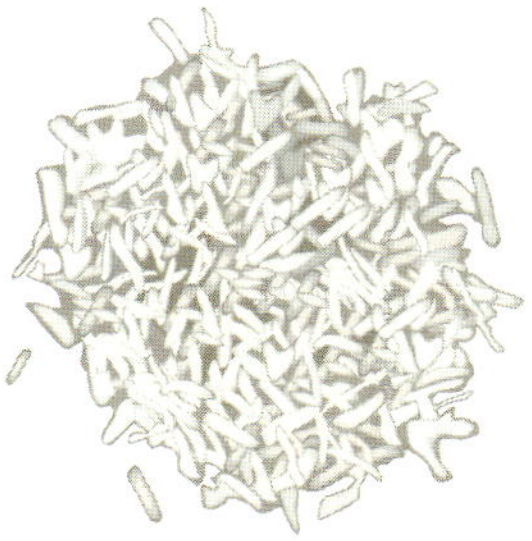

pulpe râpée

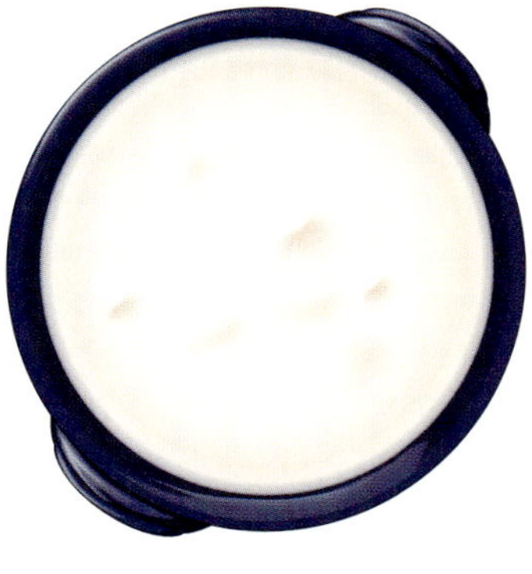

lait de coco

Utilisation

La noix de coco est un ingrédient de base des cuisines asiatique, africaine, indienne, indonésienne et sud-américaine. On se sert de la pulpe fraîche ou séchée ainsi que du lait et de la crème. La pulpe fraîche peut aussi être consommée lorsque la noix est encore verte. À ce stade, la coque peut être coupée au couteau et la chair consommée à même la coque avec une cuillère.

On utilise surtout la pulpe séchée comme ingrédient de recette, à des fins décoratives ou pour préparer des condiments. Elle entre dans la préparation d'une multitude de mets, tant sucrés que salés (entrées, soupes, mets principaux, desserts).

Le lait a un usage tout aussi varié qui se compare à celui du lait de vache, il est très utilisé dans la cuisine indienne pour la préparation de caris et de sauces et pour la cuisson du riz. On s'en sert pour préparer soupes et marinades, pour cuire viande, volaille, fruits de mer, ragoûts, flans et puddings, ainsi que pour fabriquer des boissons.

Pour obtenir du lait, mélanger 100 g de pulpe râpée non sucrée (ou plus, si on désire un lait plus concentré) avec 250 ml d'eau chaude, de lait ou d'eau de coco dans une petite casserole. Couvrir et laisser infuser à feu doux pendant 30 min. Égoutter le mélange dans une mousseline en pressant avec les mains pour extraire le plus de liquide possible. Si le lait repose un moment, il se formera sur le dessus un dépôt nommé « crème » ; le retirer à la cuillère ou le mélanger à nouveau au lait selon les besoins. La crème de coco est utilisée pour faire mijoter viandes et volailles.

On extrait de la pulpe de la noix de coco une huile végétale nommée aussi huile de coprah (voir *Huile*). On s'en sert telle quelle ou on la transforme en beurre. Cette huile contient une grande proportion d'acides gras saturés, soit 91 %, ce qui fait qu'elle a la propriété de rester solide à la température ambiante. Elle est très utilisée par l'industrie alimentaire, notamment dans la pâtisserie, la friture et la confiserie ainsi que dans la fabrication de savons, de shampooings et de détergents ; elle est souvent un ingrédient des laits artificiels, des lotions et des crèmes.

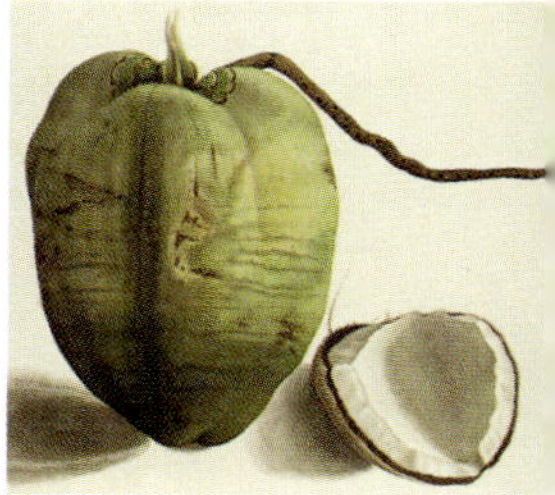

La noix de coco est entourée d'une enveloppe fibreuse verte, sous laquelle se trouve une coque brune très dure, qu'il faut casser pour parvenir à la pulpe (noix) qui adhère à cette coque. Au centre du fruit se trouve une cavité qui abrite l'eau de coco.

Noix de macadamia

Macadamia integrifolia, Protéacées

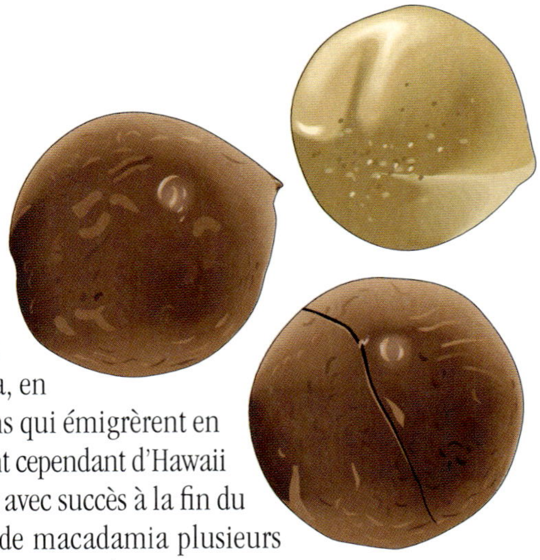

Fruit du macadamia, arbre originaire d'Australie, probablement de l'État du Queensland dans le nord-est du pays, la noix de macadamia est consommée par les aborigènes australiens depuis les temps anciens. Un Européen, Ferdinand van Mueller, découvrit cette noix vers 1850 et lui donna le nom de macadamia, en l'honneur du naturaliste australien John Macadam. Les Européens qui émigrèrent en Australie adoptèrent rapidement cette noix. Son essor commercial vint cependant d'Hawaii au début du XXe siècle, la noix de madacamia y ayant été introduite avec succès à la fin du XIXe. Les Australiens se mirent à cultiver intensivement la noix de macadamia plusieurs décennies plus tard. L'Australie est devenue un important pays producteur au même titre qu'Hawaii.

Il existe une demi-dizaine d'espèces de macadamia, qui croît en milieu très humide et est sensible au froid et aux variations de température. Il mesure jusqu'à 20 m, ses feuilles coriaces et persistantes sont de couleur vert sombre. Les petites noix (une vingtaine par grappe) de 2 à 3 cm de diamètre tombent de l'arbre lorsqu'elles parviennent à maturité.

La noix de macadamia est formée d'une amande blanchâtre enfermée dans une coque brunâtre lisse, épaisse et très dure. Des variétés avec une coque moins dures ont maintenant été développées. Cette coque est recouverte d'une mince enveloppe verte et charnue, qui se fissure à maturité et que l'on doit enlever avant de pouvoir casser la coque. À maturité, les noix sont croquantes, savoureuses et supportent mieux la cuisson.

Selon les variétés, les noix sont plus ou moins grasses, moelleuses, sucrées et savoureuses. La saveur rappelant celle de la noix de coco dépend en bonne partie de la teneur en huile. Lorsque la teneur en huile diminue, les noix deviennent plus lourdes, plus foncées et moins savoureuses. Les noix plus grasses sont généralement dodues, lisses et de couleur claire. On trie les noix par flottaison et on les sèche naturellement à l'air, écalée et cuite. Deux méthodes de cuisson sont employées selon la teneur en gras. Les noix les plus huileuses sont grillées à sec tandis que les autres sont plongées dans de l'huile chaude, ce qui en améliore l'apparence mais non la valeur nutritive, ces noix étant déjà très grasses.

Valeur nutritive

eau	2,9 %
protéines	4,3 g
matières grasses	37,3 g
glucides	6,9 g
fibres	2,5 g
calories	355
	par 50 g

La noix de macadamia est énergétique car elle est très riche en matières grasses, composées à 81 % d'acides gras non saturés (voir *Corps gras*). La noix de macadamia est une bonne source de magnésium et de potassium; elle contient de la thiamine, du zinc, du fer, du cuivre, du phosphore et de la niacine.

Préparation

La noix de macadamia étant très dure à casser, un casse-macadamia a été mis au point pour faciliter la tâche. On peut aussi se servir d'un marteau.

Achat

Les noix de macadamia sont souvent vendues écalées, crues ou grillées, nature ou salées, enrobées de chocolat, de miel ou de caroube. Elles sont également disponibles entières, en moitiés, hachées et en poudre ou moulues. La texture et la couleur indiquent l'état de fraîcheur des noix de macadamia nature. Choisir des noix dodues et croquantes, de couleur claire. Les noix vendues dans des pots en verre sous vide ou en conserve gardent leur fraîcheur plus longtemps.

Utilisation

Les noix de macadamia ajoutent une note croquante inhabituelle aux mets. On les met notamment dans les caris, les salades, les ragoûts, les légumes, le riz, les biscuits, les gâteaux, la confiserie, les chocolats, la crème glacée et autres desserts. Elles peuvent remplacer les noix du Brésil. On moud les noix de macadamia en beurre crémeux que l'on utilise comme le beurre d'arachide.

Conservation

Les noix de macadamia rancissent moins rapidement que les autres noix grasses. Conserver cependant les noix écalées au réfrigérateur afin de retarder leur rancissement. Placer les noix dans un contenant hermétique afin qu'elles n'absorbent pas la saveur des aliments environnants, elles se conservent alors pendant 2 mois. Les noix de macadamia en écales se conservent environ 1 an à la température de la pièce.

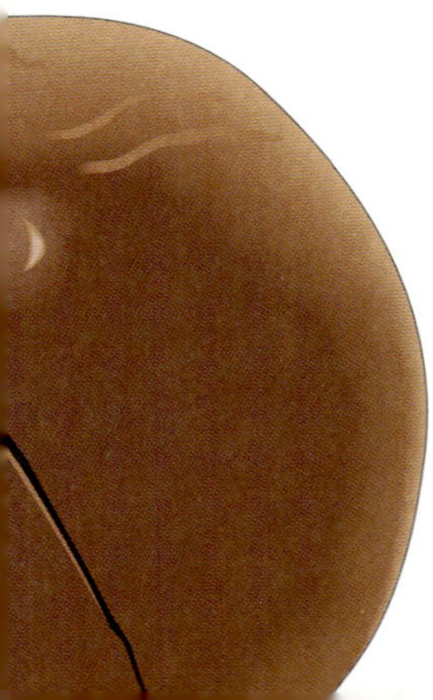

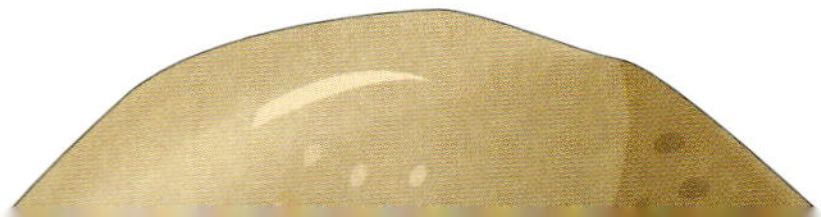

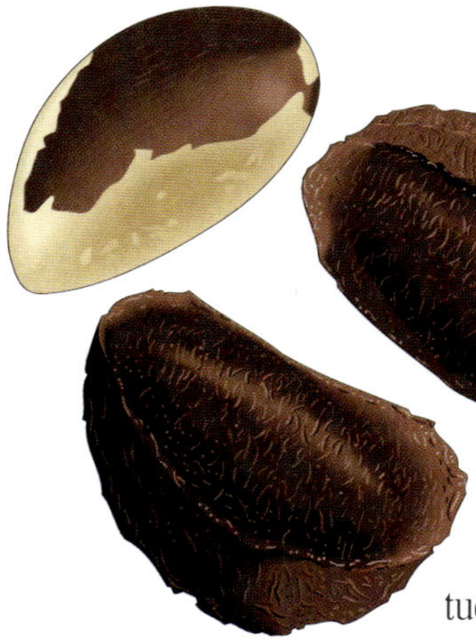

Noix du Brésil

Bertholletia excelsa, Lécythidacées

Fruit oblong d'un arbre originaire du Brésil et du Paraguay qui peut atteindre jusqu'à 45 m de haut et de 1 à 2 m de diamètre. Cet arbre croît à l'état sauvage dans les forêts tropicales d'Amazonie, de Guyane, du Venezuela, de Bolivie, du Pérou et de l'Équateur ; les tentatives pour le cultiver ailleurs ont généralement été infructueuses. Il ne commence à produire substantiellement des noix qu'après 12 à 15 ans.

La noix du Brésil est composée d'une graine (amande) croquante de couleur jaunâtre dont la saveur rappelle celle de la noix de coco. Cette amande est recouverte d'une mince pellicule brunâtre qui adhère à une coque rude, fibreuse et dure, de couleur brun rougeâtre. Celle-ci mesure de 8 à 20 cm de diamètre et possède 3 faces irrégulières qui lui donnent une forme ressemblant à un quartier d'orange. De 12 à 20 de ces noix sont entassées dans une sorte de capsule ressemblant quelque peu à une noix de coco qui mesure de 7 à 20 cm de diamètre et pèse de 1 à 2 kg. Les noix sont maintenues en place un peu à la manière des quartiers d'orange par une substance fibreuse qui sèche à mesure que les fruits mûrissent. Cette substance se casse lorsque les capsules tombent sur le sol, libérant les noix qu'elles contiennent.

La récolte ne s'effectue que par temps clément. Les travailleurs sillonnent la forêt, ramassant les noix tombées. Ils ne peuvent ni secouer l'arbre ni y grimper, étant donné la hauteur de l'arbre et la grosseur des capsules. Les jours de vent ou de pluie, ils évitent de sortir car la chute des fruits peut s'avérer fatale ; les fruits tombent avec tant de force qu'ils s'enfoncent dans la terre. Les jours suivants sont passés à ouvrir les fruits à la machette ou à la hache.

Les noix du Brésil sont difficiles à écaler ; les producteurs les mettent à tremper environ 24 h dans de vastes cuves remplies d'eau, puis les font bouillir de 3 à 5 min et les égouttent. Les noix sont alors prêtes à être écalées par des machines opérées manuellement ; l'opération est délicate à cause de la forme irrégulière des noix, qui ne doivent pas être endommagées.

Préparation

Pour écaler les noix du Brésil plus facilement, on peut les soumettre à un bain de vapeur quelques minutes ou les congeler et les casser après une légère décongélation. L'idéal consiste cependant à leur faire subir le moins de traitements possible.

Utilisation

Les noix du Brésil se consomment entières, tranchées, hachées ou moulues. On les sert souvent en amuse-gueule. On les met dans les gâteaux aux fruits, les biscuits, les salades, les farces, la crème glacée. On les utilise surtout en confiserie enrobée de chocolat.

Les noix du Brésil peuvent remplacer la noix de coco et les noix de macadamia dont elles se rapprochent par la texture et la saveur. On extrait des noix du Brésil une huile couleur jaune pâle ; coûteuse à produire, cette huile est surtout utilisée pour la fabrication de savon et d'autres usages industriels.

Conservation

Conserver les noix du Brésil écalées au réfrigérateur, car elles rancissent rapidement. Les placer dans un contenant hermétique afin qu'elles n'absorbent pas la saveur des aliments environnants. Rangées dans un endroit frais et sec, à l'abri des insectes, les noix non écalées se conservent 2 mois.

Achat

Lors de l'achat de noix du Brésil écalées, préférer des noix vendues dans des pots en verre sous vide ou en conserve, ces contenants assurent un maximum de fraîcheur.

Valeur nutritive

	noix du Brésil séchée non blanchie
eau	3,3 %
protéines	7,2 g
matières grasses	33,1 g
glucides	6,4 g
fibres	5,7 g
	par 50 g

Après la noix de macadamia, c'est une des noix les plus riches en matières grasses, composée à 71 % d'acides non saturés (voir *Corps gras*).

La noix du Brésil est une excellente source de magnésium, de cuivre, de thiamine, de phosphore, de potassium et de zinc ; elle contient de la niacine, du fer, du calcium et de la vitamine B_6. Elle est une source très élevée de fibres.

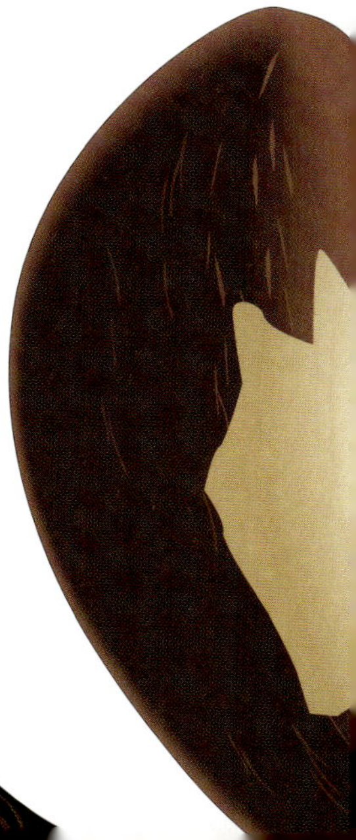

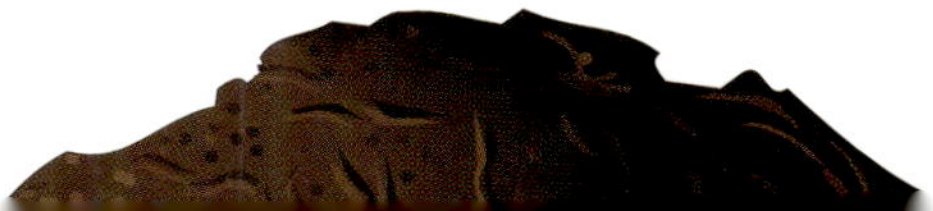

Pignon

Pinus spp, Conifères

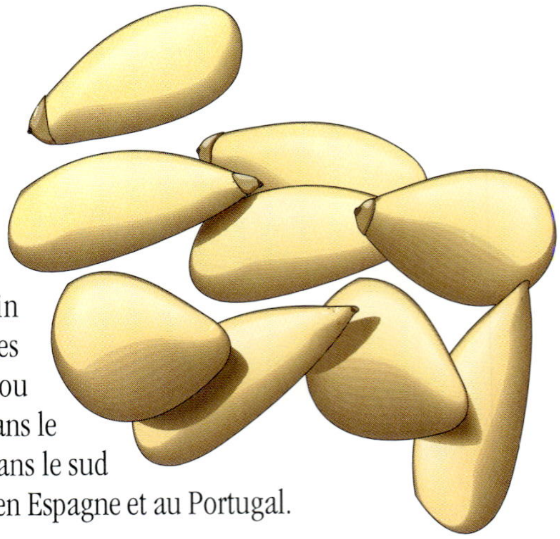

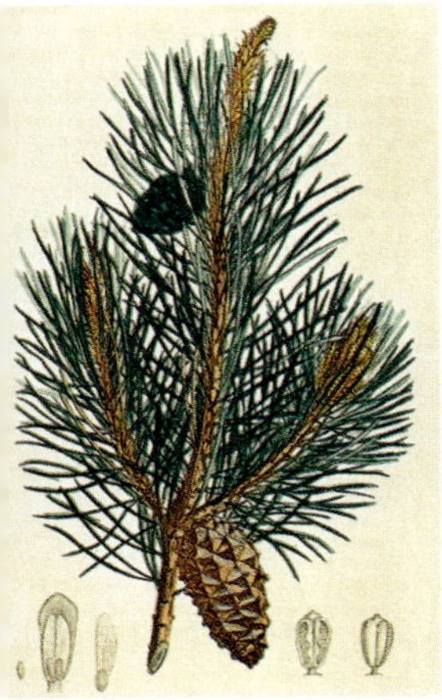

Le pignon loge entre les écales de la pomme de pin, également nommée pigne ou cône. Il est coûteux et se récolte à la main.

Graine produite par plusieurs espèces de pins, dont le pin parasol ou pin pignon (*P. pinea*). Le pignon loge entre les écales de la pomme de pin, également nommée pigne ou cône. Les pins qui le produisent poussent principalement dans le sud de l'Europe, en Italie et dans le sud de la France, ainsi que dans le sud des États-Unis. On en retrouve également en Sibérie, en Australie, en Espagne et au Portugal.

Le pignon est habituellement assez coûteux, surtout hors des pays producteurs, car il pousse dans des terrains qui rendent difficile la culture et la fertilisation, la cueillette devant donc être effectuée à la main. De plus, l'arbre ne produit des pignons qu'à partir de la 25e année et ne devient vraiment productif au niveau commercial qu'à partir de la 75e année.

Il est fait mention du pignon dans la Bible. On en a retrouvé des vestiges à Pompéi ; les Romains l'appréciaient particulièrement, intérêt qui s'est perpétué jusqu'à nos jours, la cuisine italienne en faisant encore usage. Au Mexique et dans le sud des États-Unis, le pignon fut longtemps un aliment de base de plusieurs tribus indiennes.

Petit, oblong et de couleur crème, le pignon mesure habituellement de 1 à 2 cm de long. Sa texture est molle et sa saveur délicate et sucrée est plus ou moins résineuse selon les variétés. Il est protégé par une coque dure. Un gros cône peut contenir près d'une centaine de graines ; certaines sont tellement petites qu'il en faut en moyenne 1 500 pour obtenir 500 g. Les pignons sont récoltés manuellement ou mécaniquement à l'automne, lorsque les pommes de pins mûres s'entrouvent. L'araucaria (*Araucaria araucana*) est une espèce qui produit de grosses graines, elles mesurent environ 4 cm de long et 2 cm de large. Ces graines sont recouvertes d'une fine enveloppe légèrement ligneuse, teintée de rouge. Elles se mangent surtout cuites, le plus souvent par ébullition (30 min). « Araucaria » est tiré du nom *Arauco*, région du Chili d'où ces arbres sont originaires.

Valeur nutritive

	pignon séché
eau	6,7 %
protéines	18 g
matières grasses	38 g
glucides	10,7 g
fibres	10,7 g
	par 75 g

Les matières grasses sont composées à 80 % d'acides non saturés (38 % d'acides monoinsaturés et 42 % d'acides polyinsaturés, voir *Corps gras*).

Le pignon est une excellente source de magnésium, de fer, de cuivre, de potassium, de phosphore, de zinc et de niacine et une bonne source d'acide folique ; il contient de la riboflavine et de la vitamine B_6. Il est une source très élevée de fibres.

Achat

Les pignons sont presque toujours vendus écalés. Les acheter dans des magasins où le renouvellement de la marchandise est constant car ils rancissent rapidement. Choisir des pignons qui ne dégagent pas d'odeur rance.

Utilisation

Les pignons se consomment entiers, moulus ou hachés, crus ou rôtis. La plupart des variétés ne se consomment pas crues, exception faite de la variété *P. pinea*, qui est délicieuse crue et excellente rôtie.

Le rôtissage diminue grandement la saveur résineuse. On peut les rôtir au four (10 min à 180 °C ou 350 °F) ou à la poêle. Les pignons servent aussi bien d'ingrédient que de décoration. On les met dans les salades, les farces, les sauces, les puddings et les biscuits. Le pignon est un ingrédient de base du pesto italien. Il décore et assaisonne flans, gâteaux, pâtisseries, viande et poissons. On le transforme en farine utilisée en confiserie.

Les cuisines de plusieurs pays lui accordent une place de choix, notamment les cuisines du Moyen-Orient, de l'Inde, du sud de la France et du sud des États-Unis.

Conservation

Les pignons écalés rancissent de 3 à 6 mois après la cueillette. Conservés au réfrigérateur, ils ne se conservent pas plus d'un mois. Les placer dans un récipient hermétique.

Le pignon se congèle, écalé ou non ; il se conserve alors de 2 à 3 mois.

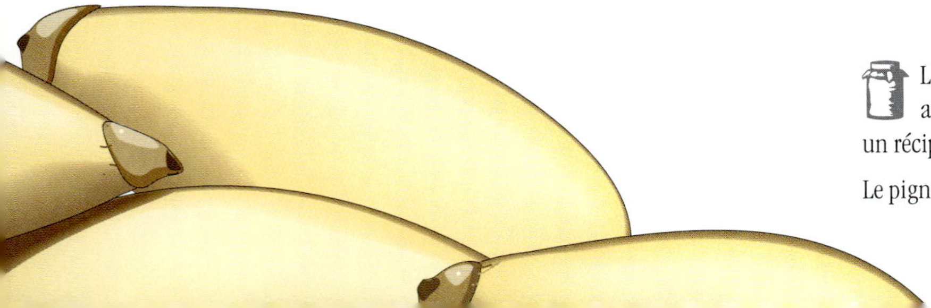

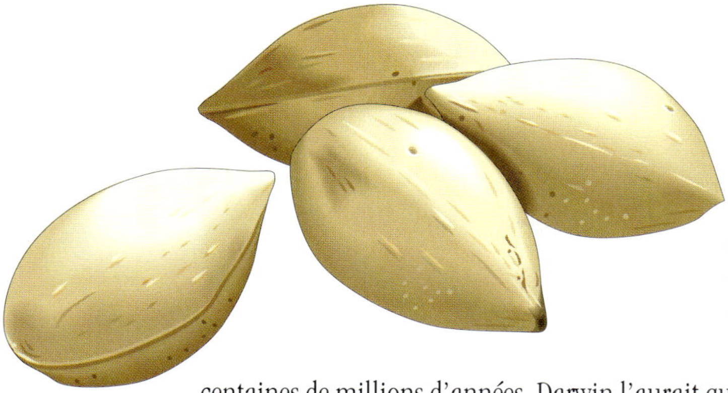

Noix de ginkgo

Ginkgo biloba, Ginkgoacées

Fruit du ginkgo, arbre originaire d'Asie très décoratif qui peut mesurer jusqu'à 50 m ; c'est le dernier survivant d'espèces qui existaient il y a plusieurs centaines de millions d'années. Darwin l'aurait qualifié de « fossile vivant », car il a conservé à peu près le même aspect à travers les âges. Il n'a survécu à l'état sauvage qu'en Chine où il est souvent planté dans les parcs et près des temples bouddhistes, car il est considéré comme un arbre sacré, de même qu'au Japon. Sa longévité remarquable est attribuable à la longueur de sa période de reproduction, soit plus de 1 000 ans. Cette longévité est due aussi à sa résistance aux attaques d'insectes, de bactéries et de virus. Il fut introduit en Europe au XVIIIe siècle et son aspect fort différent des autres arbres éveilla la curiosité. Il est maintenant également cultivé aux États-Unis et en Australie. Comme elle est rarement commercialisée, la noix de ginkgo est pratiquement inconnue en Occident.

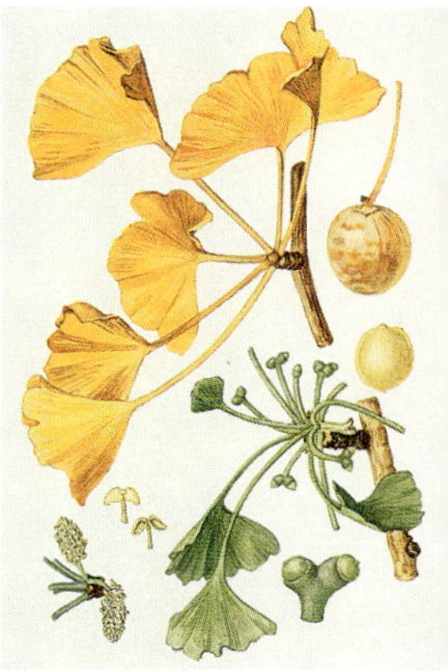

La noix de ginkgo est recouverte d'une enveloppe jaune orangé que l'on retire avant la mise en marché, car elle dégage rapidement une odeur rance après la cueillette.

La noix de ginkgo est recouverte d'une enveloppe pulpeuse de couleur jaune orangé ; celle-ci est retirée avant la mise en marché car elle dégage rapidement une odeur rance après la cueillette et le jus qu'elle contient peut causer des démangeaisons chez certaines personnes. Elle recouvre une très dure coquille lisse de forme ovale, de couleur crème qui abrite une graine (amande) vert-jaune de la taille d'une petite prune ou d'une olive. Cette amande est recouverte d'une pellicule brune ; elle a une douce saveur résineuse.

Achat

Choisir des noix lourdes pour leur taille. Elles sont aussi surtout disponibles en conserve dans l'eau.

Préparation

Pour peler facilement les noix de ginkgo, les plonger quelques secondes dans de l'eau frémissante.

Utilisation

Les noix de ginkgo sont habituellement grillées et consommées telles quelles ou cuisinées. On les cuit à l'orientale, en compagnie de légumes, de poisson, de fruits de mer, de porc ou de volaille. On les met dans les soupes. Dans la cuisine japonaise, qui en fait un grand usage, elle est aussi consommée comme fruit de dessert.

Conservation

Conserver les noix de ginkgo dans un contenant hermétique, à l'abri de la chaleur et de l'humidité.

Valeur nutritive

	noix de ginkgo séchée
eau	12,5 %
protéines	5,2 g
matières grasses	1,1 g
glucides	37 g
fibres	0,3 g
	par 50 g

La noix de ginkgo est une excellente source de potassium et de niacine, et une bonne source de thiamine ; elle contient de la vitamine C, du cuivre, du phosphore, du magnésium, de l'acide pantothénique, du fer, de la riboflavine et de la vitamine A.

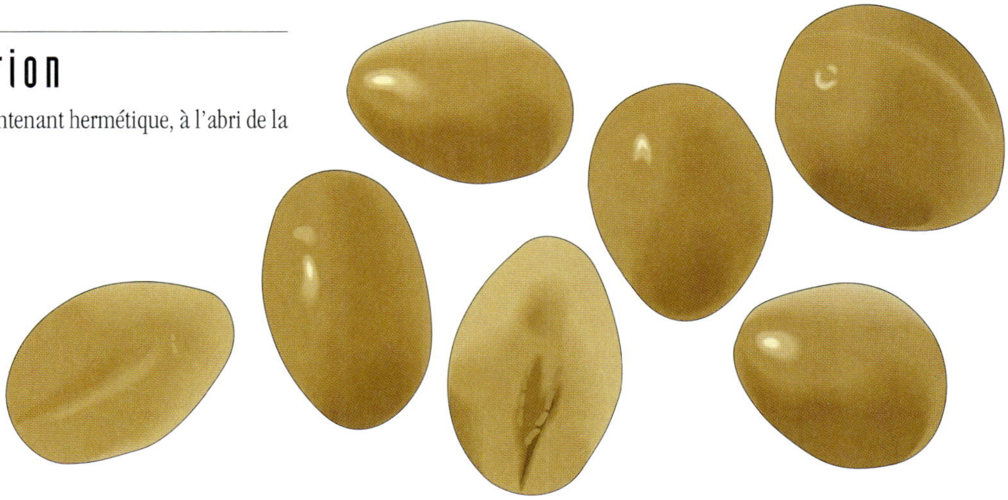

Châtaigne

Castanea spp, Fagacées

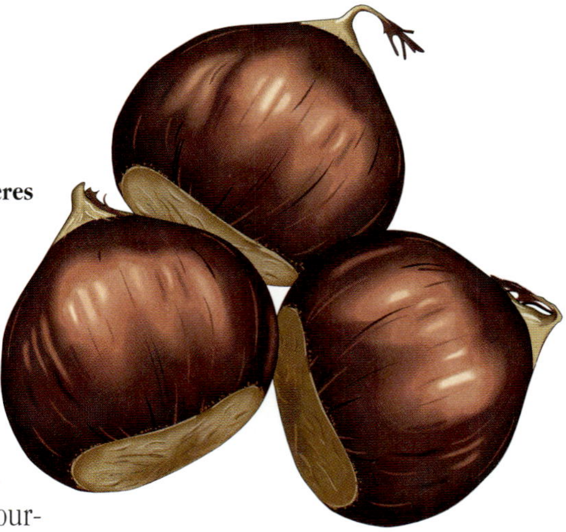

châtaignes entières

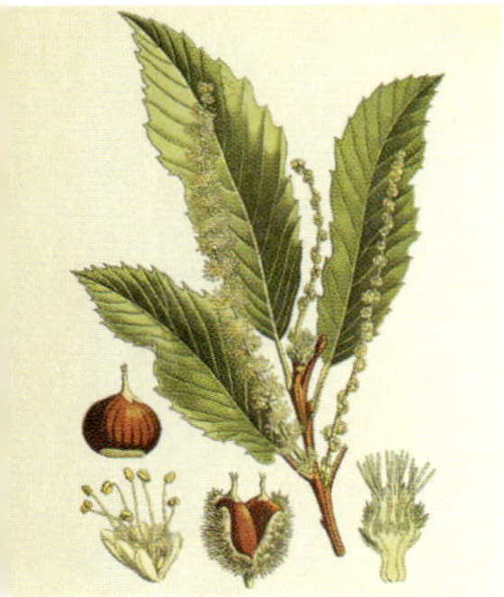

La bogue est l'enveloppe hérissée de piquants contenant 3 châtaignes composées d'une amande recouverte d'une mince pellicule beige ou brune. Elle est enfermée dans une membrane brune, dure et non comestible.

Fruit du châtaignier, arbre majestueux qui serait originaire du bassin méditerranéen et de l'Asie Mineure, la châtaigne est consommée depuis les temps préhistoriques tant en Asie Mineure qu'en Chine et dans la région méditerranéenne. Elle a longtemps joué un rôle de premier plan dans l'alimentation de plusieurs peuples, notamment dans le sud de la France, en Italie, en Corse et en Afrique du Nord, car elle est très nourrissante. On la consommait surtout grillée, bouillie ou transformée en farine. Cette farine servait à fabriquer pains et galettes. Aujourd'hui, les principaux pays producteurs de châtaignes sont la Chine, la Corée du Sud, l'Italie, le Japon et l'Espagne.

Le châtaignier est apparenté au chêne, il peut vivre jusqu'à 500 ans; il mesure habituellement 15 m, mais il peut atteindre jusqu'à 30 m et mesurer 1 m de diamètre. Ses longues feuilles caduques vert très foncé sont nervurées et dentelées. Son bois à grains fins est dur et très recherché pour la parqueterie et la menuiserie. Il renferme beaucoup de tannins utilisés pour tanner le cuir.

Il existe plus d'une centaine d'espèces de châtaigniers; plusieurs produisent des grappes de 2 ou 3 graines cloisonnées se formant à la base des feuilles. La production de fruits du châtaignier commence à partir de la 25e ou 30e année s'il vit isolé; s'il est planté en massif, sa production ne commencera que vers sa 40e ou 60e année.

Les graines sont logées dans une enveloppe hérissée de piquants que l'on nomme « bogue ». La plupart des bogues contiennent 3 petites noix triangulaires cloisonnées et aplaties : les châtaignes. La châtaigne est composée d'une graine (amande) fortement plissée, de couleur crème et recouverte d'une mince pellicule brune. Elle est enfermée dans une membrane dure (péricarpe) non comestible de couleur brun rougeâtre. Des espèces améliorées de châtaigniers ne produisent qu'une seule noix, plus grosse donc plus charnue et plus savoureuse. En cuisine, on nomme souvent la châtaigne « marron ». Ce terme identifie également parfois les variétés de châtaignes améliorées, ou est tout simplement la dénomination commerciale des châtaignes. « Marron » désigne aussi le fruit non comestible du marronnier d'Inde, espèce appartenant à la famille des Hippocastanacées.

Achat

Choisir des châtaignes lourdes et fermes, avec une écorce luisante bien tendue.

Écarter les châtaignes amollies et légères dont l'écorce est terne et ridée, qui ne sont plus fraîches.

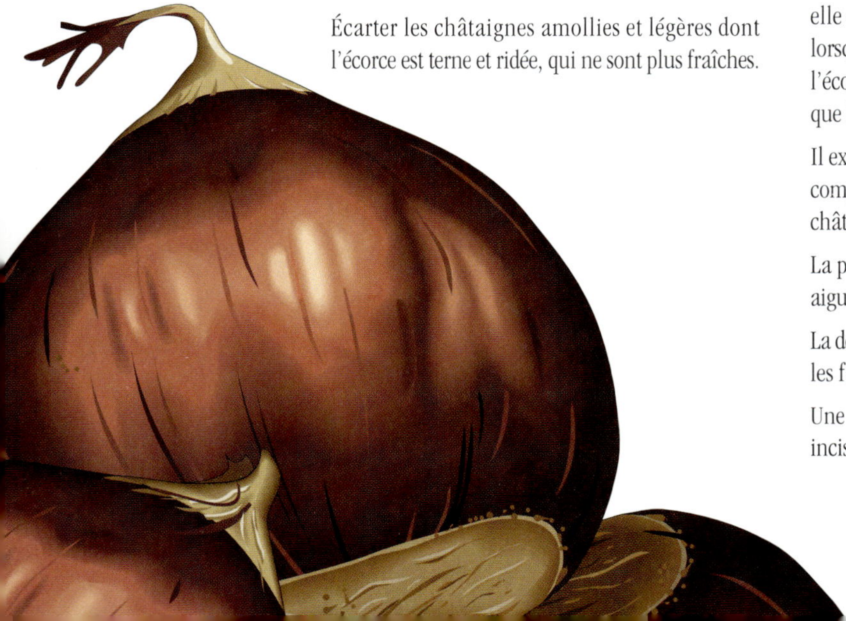

Préparation

Peler les châtaignes est une opération qui demande de la patience; il faut enlever l'écorce et la mince pellicule brune qui recouvre les châtaignes car elle est amère. Il est plus facile mais tout aussi long d'éplucher les châtaignes lorsqu'elles sont cuites et encore chaudes. Faire une incision en forme de croix sur l'écorce du côté arrondi avec la pointe d'un couteau avant de les cuire pour éviter que les châtaignes n'éclatent.

Il existe trois méthodes pour éplucher les châtaignes. On peut cuire les châtaignes complètement ou non. S'assurer de compléter la cuisson par la suite pour que les châtaignes soient plus digestibles.

La première méthode consiste tout simplement à utiliser un petit couteau bien aiguisé pour enlever l'écorce et la peau, ce qui permet d'obtenir des châtaignes crues.

La deuxième méthode consiste à percer un trou dans chaque châtaigne pour ensuite les faire griller jusqu'à ce qu'elles éclatent. On laisse refroidir puis on épluche.

Une autre méthode consiste à faire bouillir les châtaignes dans l'eau après avoir incisé la peau. On les épluche lorsqu'elles sont encore chaudes.

Utilisation

Les châtaignes se consomment bouillies, étuvées, braisées ou grillées. On les met dans les soupes, les farces et les salades. Elles sont mises en conserve entières pelées au naturel ou au sirop, confites au sucre ou cristallisées (marron glacé), mises dans de l'alcool, cuites en confiture ou en purée sucrée ou non.

On moud les châtaignes en farine que l'on met dans les gâteaux ou que l'on cuit en galette (polenta), en crêpes, en gaufres, en bouillie ou en pain.

La purée aromatise entre autres glaces, puddings, crèmes pâtissières, bavarois et tartes. Le mont-blanc, un dessert fameux, consiste en un dôme de purée de marrons reposant sur une base de meringue, le tout recouvert de crème Chantilly.

En Europe, les châtaignes sont traditionnellement associées au gibier et à la volaille, surtout pendant la période de Noël et du Nouvel An ; en France et en Italie, elles servent de légume d'accompagnement, remplaçant notamment les pommes de terre. On a créé quelques spécialités à base de châtaignes en Sardaigne et en Corse.

Conservation

Conserver les châtaignes dans un endroit frais et sec à l'abri des rongeurs et des insectes. Pelées et cuites, les châtaignes se conservent quelques jours au réfrigérateur. On peut congeler les châtaignes crues ou cuites, avec ou sans leur enveloppe. Les châtaignes fraîches avec leur peau se conservent 1 semaine à la température ambiante ou 1 mois au réfrigérateur dans un sac de plastique perforé. Congelées, elles se conservent 6 mois. Une fois séchées, on peut les conserver 2 mois dans un endroit frais et sec et 6 mois au congélateur.

Valeur nutritive

	châtaigne fraîche	*châtaigne bouillie*
eau	52 %	68,2 %
protéines	3 g	2 g
matières grasses	1,2 g	1,4 g
glucides	44,2 g	28 g
fibres	20 g	0,7 g
		par 100 g

Ses glucides sont composés à 40 % d'amidon ; ils en contiennent deux fois plus que la pomme de terre. La châtaigne fraîche est une bonne source de vitamine C et de potassium ; elle contient de l'acide folique, du cuivre, de la vitamine B_6, du magnésium et de la thiamine.

La châtaigne cuite est une excellente source de potassium ; elle contient de la vitamine C, du cuivre, du magnésium, de l'acide folique, de la vitamine B_6, du fer, de la thiamine et du phosphore. On dit la châtaigne antianémique, antiseptique et stomachique. Elle peut causer des ballonnements et de la flatulence, surtout lorsqu'on la mange crue. Une bonne mastication permet d'atténuer ces effets.

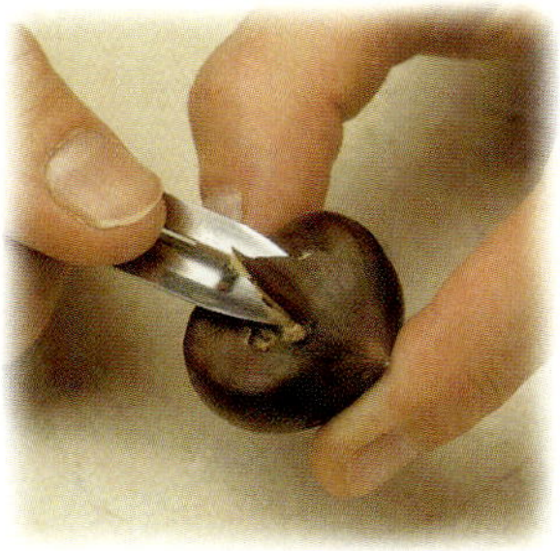

1 *Inciser l'écorce de la châtaigne avec la pointe d'un couteau ou d'un économe.*

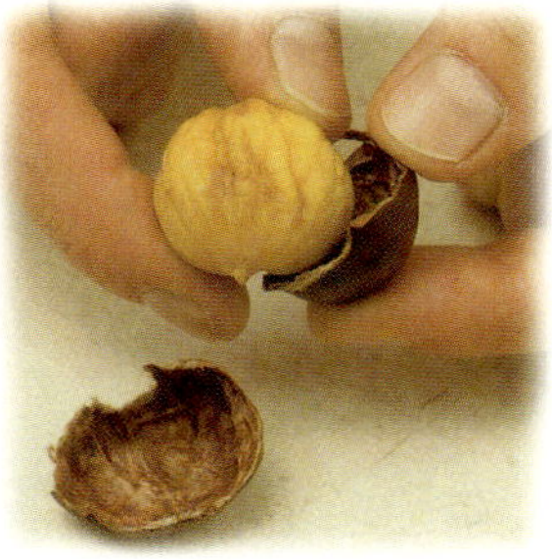

2 *Retirer l'écorce et prendre soin de retirer également la mince pellicule qui recouvre la châtaigne.*

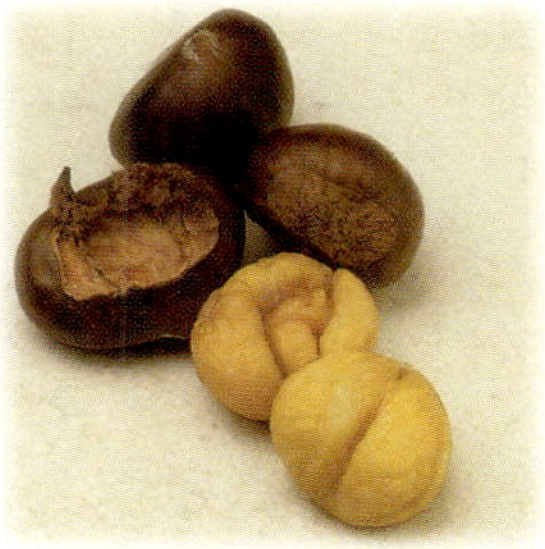

3 *On obtient ainsi des châtaignes crues que l'on utilisera selon la recette choisie.*

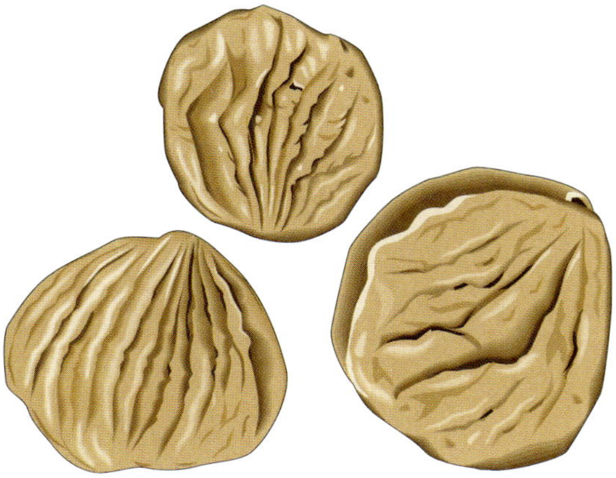

châtaignes séchées

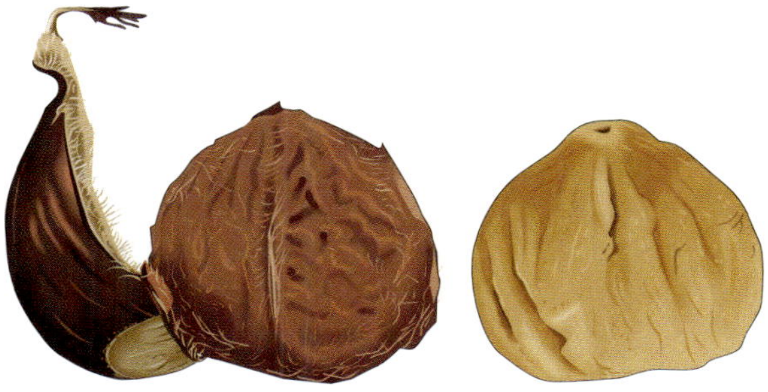

châtaigne épluchée

Faîne

Fagus spp, Fagacées

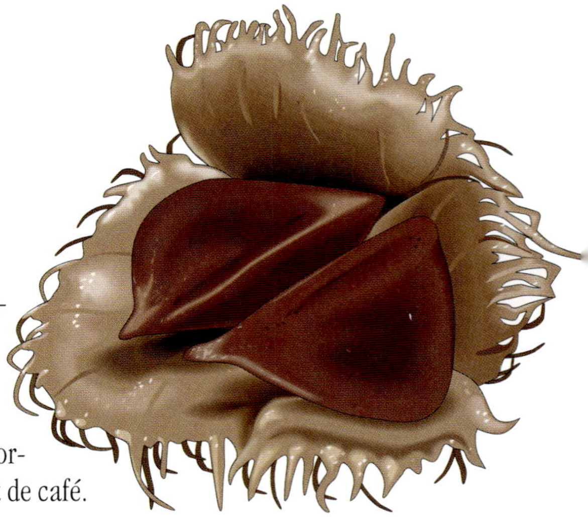

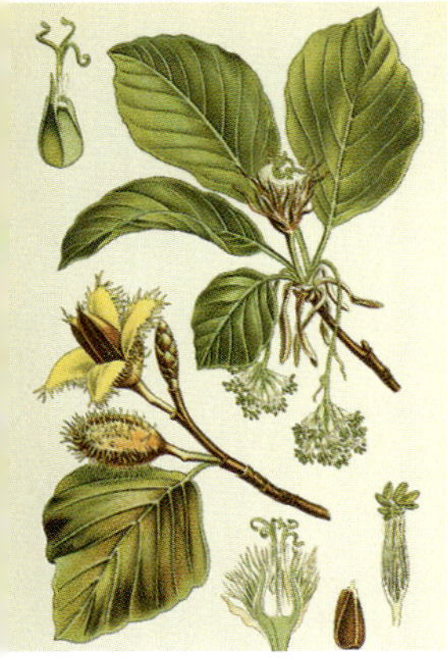

Fruit du hêtre commun, arbre gigantesque et robuste qui croît dans les forêts des régions tempérées de l'hémisphère Nord. Il en existe une dizaine d'espèces qui produisent une grande quantité de noix environ tous les 3 ans. La faîne sert principalement à nourrir le bétail : l'être humain l'a consommée surtout en temps de disette, la transformant alors en farine à pain et s'en servant comme substitut de café.

La faîne ressemble à une petite châtaigne de couleur blanchâtre ; elle a une saveur qui rappelle la noisette, une espèce voisine. Deux ou trois graines sont enfermées dans une capsule brunâtre charnue et épineuse de forme pyramidale. À maturité, la coupe brunâtre s'ouvre en 4 segments découvrant la faîne.

La faîne ressemble à une petite châtaigne de couleur blanchâtre ; elle a une saveur qui rappelle la noisette.

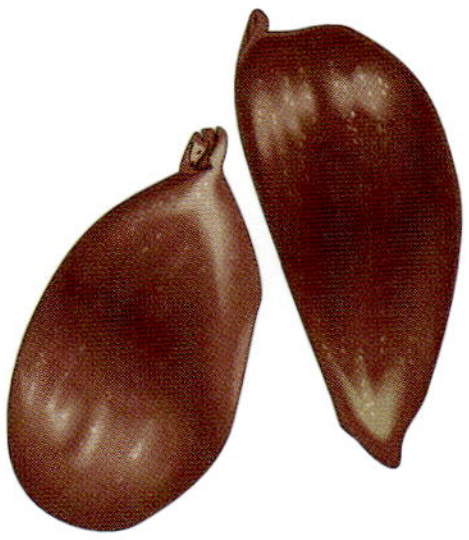

Valeur nutritive

eau	7 %
protéines	6 g
matières grasses	50 g
glucides	34 g
fibres	4 g
	par 100 g

Les matières grasses sont composées à 75 % d'acides non saturés (voir *Corps gras*).

Utilisation

Les faînes peuvent être consommées crues mais elles sont meilleures grillées comme les châtaignes, car elles sont alors moins astringentes. Elles sont très grasses et on en extrait une excellente huile comestible ; celle-ci se caractérise par sa longue durée de conservation et par sa saveur et ses qualités de cuisson qui sont semblables à celles de l'huile d'olive.

Conservation

Conserver les faînes dans un contenant hermétique à l'abri de la chaleur et de l'humidité.

Noisette

Corylus spp, Bétulacées

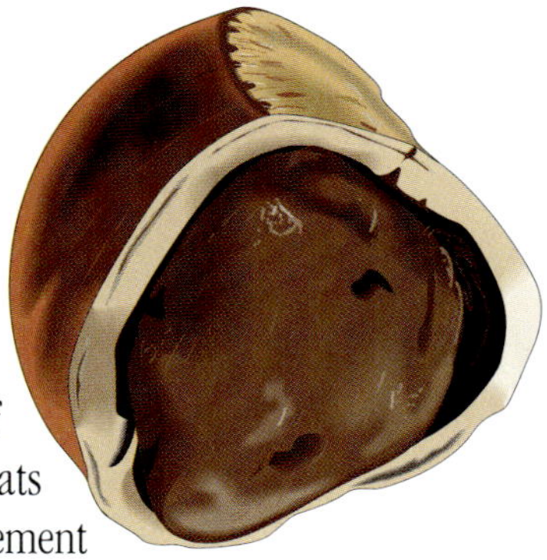

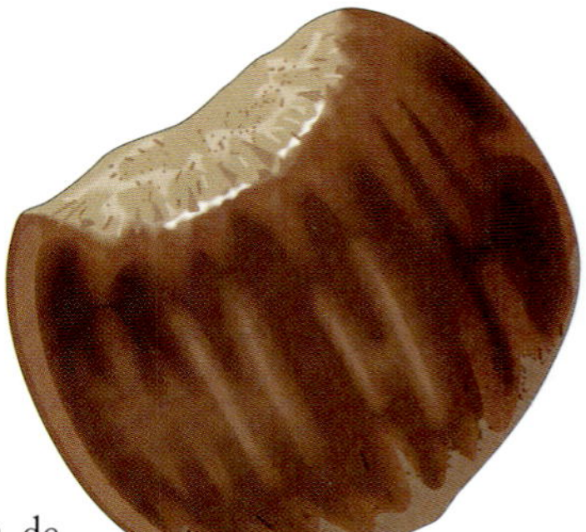

Fruit du noisetier, petit arbre très décoratif qui pousse facilement sous les climats humides et tempérés. On admet généralement que les premières espèces de noisetier seraient originaires d'Asie Mineure. Puis, de la Grèce antique, elles se sont répandues en Italie, en Espagne, en France et en Allemagne.

On trouve mention des noisettes dans des manuscrits chinois datant d'il y a 5 000 ans, soit aussi longtemps que l'histoire de l'agriculture. Grecs et Romains appréciaient la noisette comme aliment mais surtout pour ses propriétés médicinales. Le nom générique de la noisette *corylus* vient du grec *korys* et fait référence à la forme de l'enveloppe extérieure du fruit, qui ressemble à un casque ou à un capuchon.

Il existe une centaine de variétés de noisetiers. Certaines sont appelées « aveliniers » de Avellino, ville italienne qui fut pendant plusieurs siècles le plus grand centre de production de ce fruit. L'aveline est légèrement plus grosse que la noisette. Le noisetier est aussi appelé « coudrier ».

Les noisettes sont des akènes ronds ou oblongs, qui se développent par paires ou en groupes de trois. Toutes sont recouvertes, ne serait-ce que partiellement, d'une enveloppe foliacée verte aussi longue ou sinon plus longue que le fruit, qu'il faut enlever avant de pouvoir casser la noix. La graine loge dans une coquille plus ou moins dure selon les variétés ; de couleur jaunâtre, elle est recouverte d'une mince pellicule brune.

Les noisettes sont cueillies à pleine maturité, généralement lorsqu'elles sont tombées sur le sol ; elles sont ensuite lavées, séchées, puis souvent écalées. On les fait griller puis on les frotte vigoureusement dans un linge lorsqu'elles sont encore chaudes pour les débarrasser de la mince pellicule brune qui les recouvre.

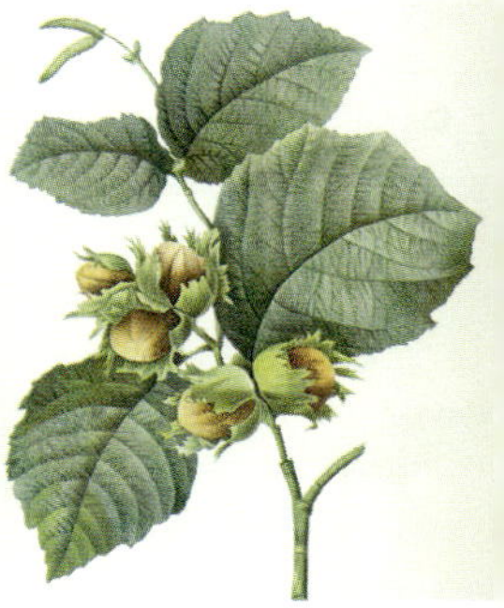

Les noisettes sont recouvertes d'une enveloppe verte qu'il faut enlever avant de pouvoir casser la noix. Elles sont cueillies à maturité, généralement lorsqu'elles sont tombées sur le sol.

Achat

Les noisettes sont vendues en écales ou écalées, avec ou sans leur pellicule brune, entières ou moulues, nature, grillées ou salées. Choisir des noisettes aux écales non fissurées et non percées de trous. Se procurer les noisettes écalées vendues dans des pots en verre sous vide ou en conserve, ces contenants assurent un maximum de fraîcheur.

Préparation

Pour griller les noisettes, les étaler sur une plaque à biscuits et les mettre au four (100 à 140 °C) (200 à 285 °F) jusqu'à ce qu'elles soient dorées, en les remuant de temps à autre.

Pour éplucher les noisettes (pour enlever la pellicule brune qui les recouvre), on les fait griller au four juste le temps nécessaire pour que la pellicule s'enlève lorsqu'on la frotte avec un linge épais. Griller, moudre ou couper les noisettes accentuent leur saveur.

Utilisation

Les noisettes s'utilisent entières, moulues ou hachées. Elles sont délicieuses fraîches ou séchées. On les mange souvent en amuse-gueule ou en collation. On ajoute les noisettes aux céréales, aux salades, aux sauces, aux muffins, aux puddings et à la crème glacée. Transformée en poudre, la noisette s'incorpore aux gâteaux et aux biscuits. Hachée finement, on peut en faire un beurre composé pour garnir poissons et crustacés. Elle accompagne très bien la volaille et le gibier.

On transforme les noisettes en pâte ou en beurre similaire à la pâte d'amandes et au beurre d'amandes et utilisée de la même façon. Les noisettes sont souvent incorporées au nougat et fréquemment associées au chocolat. On en tire une huile très fine qui ne doit pas chauffer et qui est excellente dans les salades.

Valeur nutritive

eau	5 %
protéines	6,6 g
matières grasses	32 g
glucides	8 g
fibres	3 g
	par 50 g

La noisette est une excellente source de magnésium et de cuivre ; une bonne source de thiamine, de potassium, de vitamine B_6 et d'acide folique ; elle contient du phosphore, du zinc, du fer, du calcium et de l'acide pantothénique. Elle constitue une source de fibres. Les matières grasses sont composées à 88 % d'acides non saturés (voir *Corps gras*).

Conservation

Les noisettes fraîches sont très périssables, surtout lorsqu'elles sont écalées. Les consommer le plus tôt possible. Les noisettes sont moins grasses et ne rancissent pas aussi rapidement que les pacanes, les noix du Brésil et les noix de macadamia. Par contre, elles deviennent facilement amères et souvent elles se ratatinent. Les conserver à la température de la pièce, à l'abri du soleil et des insectes. Non écalées, elles peuvent se conserver 1 mois dans un lieu frais et sec. Une fois décortiquées, elles se conserveront de 3 à 4 mois au réfrigérateur ou 1 an au congélateur.

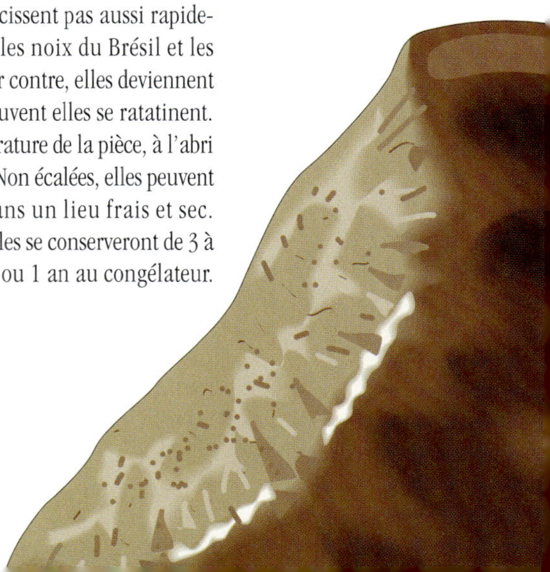

Sésame

Sesamum indicum, Pédaliacées

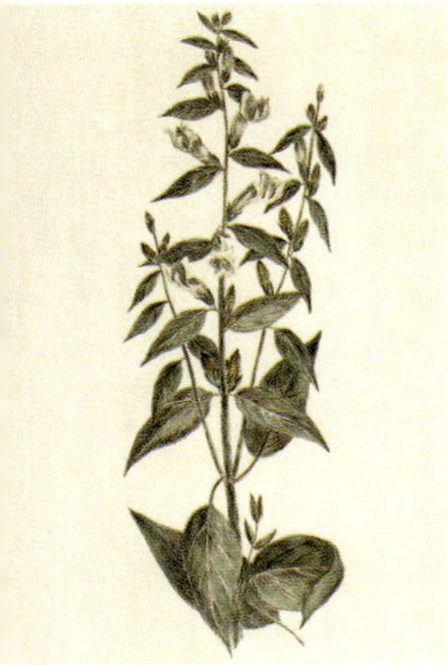

Le sésame est très apprécié pour ses graines comestibles qui contiennent plus de la moitié de leur volume sous forme d'huile très recherchée.

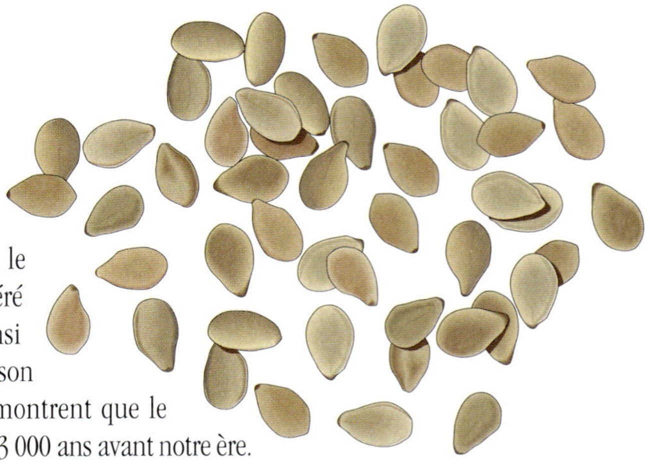

Plante annuelle oléagineuse originaire d'Indonésie et d'Afrique orientale qui se propagea par la suite dans le reste de l'Asie et en Afrique du Nord. Déjà il y a 3 500 ans, le sésame était cultivé en Mésopotamie ; il est considéré comme l'un des premiers condiments utilisés ainsi qu'une des plus anciennes plantes récoltées pour son huile comestible. Des pièces archéologiques démontrent que le sésame était cultivé en Palestine et en Syrie environ 3 000 ans avant notre ère. Un tombeau égyptien arbore un dessin vieux de 4 000 ans représentant un boulanger ajoutant du sésame à sa pâte.

Le sésame est très apprécié pour ses graines comestibles qui contiennent plus de la moitié de leur volume sous forme d'huile très résistante au rancissement. On utilise le sésame à plusieurs autres fins, notamment en cosmétologie ainsi que pour nourrir le bétail avec le tourteau obtenu par l'extraction de l'huile. Les esclaves africains introduisirent le sésame dans le sud des États-Unis à la fin du XVIIe siècle ; sa culture est demeurée modeste et dans ce pays, le sésame est surtout utilisé comme condiment. Les plus grands pays producteurs de sésame sont l'Inde, la Chine et le Mexique.

Le sésame est une plante touffue qui atteint jusqu'à 60 cm de hauteur. Ses belles fleurs blanches ou roses donnent naissance à des gousses qui renferment plusieurs graines plates minuscules de couleur blanc crème, jaune, rougeâtre ou noirâtre selon les variétés. La formule magique des contes arabes : « Sésame, ouvre-toi ! » serait, pense-t-on, inspirée du fait que les gousses contenant les graines de sésame éclateraient et s'ouvriraient une fois le grain à maturité.

La cueillette du sésame se fait à la main ; la culture des graines de sésame se fait principalement dans les pays où la main-d'œuvre est abondante et peu coûteuse. Les petites graines ovales au goût de noisette sont recouvertes d'une mince écorce comestible. Elles mesurent environ 3 mm de long et 1 mm d'épaisseur.

Achat

Les graines de sésame sont commercialisées entières ou décortiquées, crues ou rôties.

Conservation

Conserver les graines de sésame décortiquées au réfrigérateur car elles rancissent rapidement. Placer les graines non décortiquées dans un contenant hermétique, à l'abri de la chaleur et de l'humidité. Les graines de sésame se congèlent.

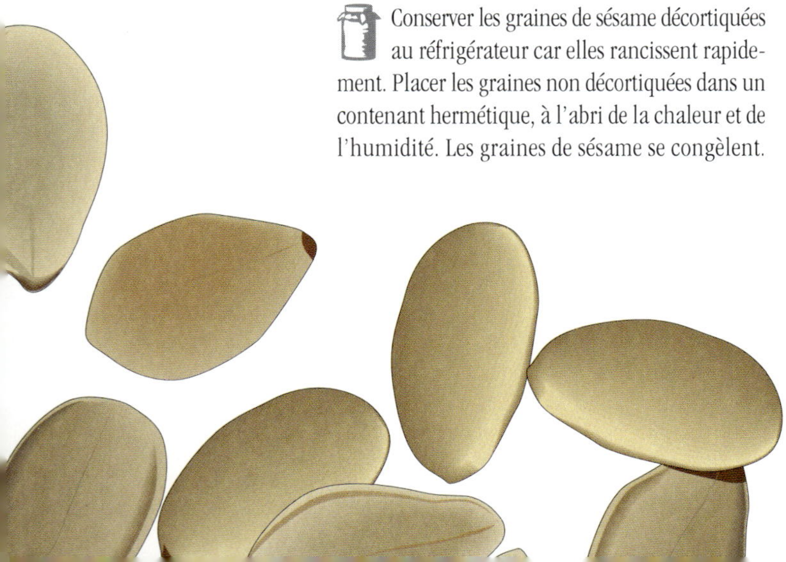

Utilisation

Les graines de sésame s'utilisent telles quelles, crues ou rôties. Elles garnissent souvent pains et gâteaux. Elles constituent la base du « halva », une friandise orientale agrémentée de miel et d'amandes. On moud les graines de sésame en farine ; celle-ci est dépourvue de gluten, elle ne lève donc pas. On la combine avec d'autres farines ou on l'utilise seule.

Crues ou rôties, les graines de sésame sont broyées et transformées en pâte plus ou moins liquide. Lorsqu'elle est épaisse, on obtient le beurre de sésame qui se tartine comme le beurre d'arachide. Lorsqu'elle est coulante, c'est le tahini (tahin en Europe), ce condiment particulièrement estimé au Moyen-Orient et en Asie. Le tahini assaisonne notamment sauces, mets principaux et desserts. Il est souvent additionné de jus de citron, de poivre, de sel et d'épices et sert de vinaigrette qui rehausse légumes, salades et hors-d'œuvre.

On extrait des graines de sésame une huile épaisse de couleur jaune ou ambrée et de saveur prononcée ; cette huile excellente pour la friture rancit très peu. Les cuisines chinoise, japonaise, indienne et arabe utilisent l'huile de sésame tant comme gras de cuisson que comme assaisonnement ou condiment. Au Liban, on utilise l'huile de sésame pour préparer le hoummos à base de pois chiches.

Purée d'aubergine au sésame

4 À 6 PORTIONS

1 kg (2 lb) d'aubergine
2 gousses d'ail
2 c. à soupe de beurre de sésame
1 c. à soupe d'huile d'olive
quelques gouttes d'huile de sésame
¼ de tasse de jus de citron
1 c. à soupe de coriandre fraîche
sel et poivre

On trouve le beurre de sésame dans les magasins d'aliments naturels ou les épiceries fines.

1. Préchauffer le four à 180 °C (350 °F).
2. Laver les aubergines. Les piquer à la fourchette à différents endroits. Les faire cuire au four sur une plaque de cuisson 30 min.
3. Laisser tiédir les aubergines puis les peler. Hacher la pulpe grossièrement.
4. Peler et hacher l'ail. Ciseler la coriandre.
5. Dans le récipient du mélangeur, verser la pulpe d'aubergine et le reste des ingrédients : l'ail, le beurre de sésame, l'huile d'olive, l'huile de sésame, le jus de citron et la coriandre. Saler et poivrer. Mélanger jusqu'à l'obtention d'une purée homogène.

Pour servir, décorer de feuilles de coriandre.

Valeur nutritive

	graine de sésame séchée et entière
eau	4,7 %
protéines	13,3 g
matières grasses	37,3 g
glucides	17,6 g
fibres	7,6 g
	par 75 g

La graine de sésame séchée est une excellente source de cuivre, de magnésium, de fer, de calcium, de zinc, de phosphore, de thiamine, de niacine, de vitamine B_6, d'acide folique et de potassium ; elle contient de la riboflavine et est une source très élevée de fibres.

Les matières grasses du sésame sont composées à 82 % d'acides non saturés (38 % d'acides monoinsaturés et 44 % d'acides polyinsaturés, voir *Corps gras*).

On dit le sésame laxatif, émollient, antiarthritique et bénéfique pour le système nerveux. On l'utilise pour faciliter la circulation sanguine et la digestion. L'huile est excellente pour les massages.

Il est préférable de moudre la graine de sésame car il est difficile de bien la mastiquer vu sa petitesse et elle passe directement dans le système digestif sans être assimilée. Ses éléments nutritifs sont mieux absorbés lorsqu'elle est transformée en huile, en pâte et en beurre.

Amande

Prunus amygdalus ou *Prunus dulcis,* Rosacées

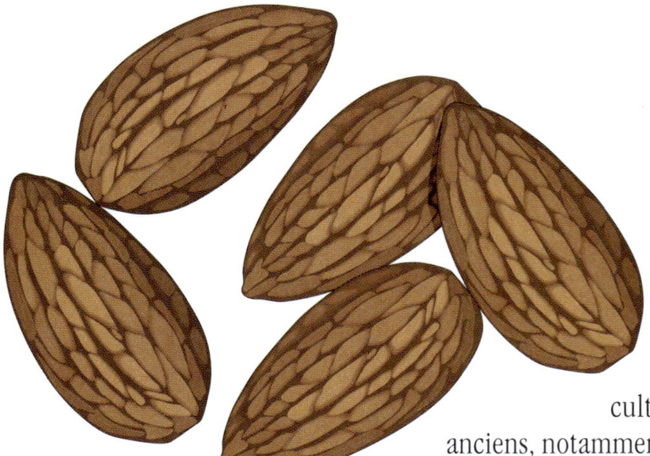

Fruit de l'amandier, arbre qui serait originaire d'Asie et d'Afrique du Nord, l'amande est appréciée depuis la plus haute Antiquité ; des vestiges datant du temps des Assyriens et de la Perse ancienne démontrent l'existence de la culture de l'amande. On la mentionne dans les écrits anciens, notamment dans la Bible. Il semble que les Grecs furent les premiers à la cultiver ; les Romains nommeront d'ailleurs l'amande la « noix grecque ». Celle-ci servit autant à des fins alimentaires que médicales.

L'amandier mesure généralement de 6 à 9 m de haut. Il ressemble au pêcher, un arbre de la même famille. Son fruit est sec cependant, il n'est pas charnu comme la pêche. Très sensible au froid, l'amandier pousse dans les régions au climat méditerranéen ; on le cultive notamment en Europe, mais aussi en Amérique du Sud, en Californie et en Australie.

Amande

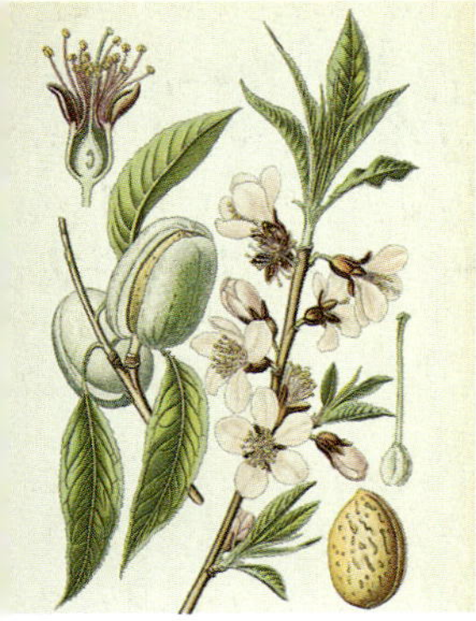

L'amande est composée d'une graine blanchâtre nichée dans une coque plus ou moins dure; celle-ci est recouverte d'une enveloppe (le brou), de couleur verte, qui éclate à maturité.

L'amande est composée d'une graine ovale (amande) de couleur blanchâtre. Cette graine, recouverte d'une mince pellicule brunâtre, est nichée dans une coque plus ou moins dure selon les variétés (plus de 100 en Californie). Cette coque est couverte d'une enveloppe fibreuse et coriace (le brou), de couleur verte, qui éclate à maturité. Habituellement seule dans sa coque, l'amande peut avoir une sœur jumelle, on parle alors d'amandes philippines. Par extension, le terme « amande » désigne toute graine contenue dans le noyau d'un fruit.

Les amandes se divisent en 2 groupes comprenant les amandes amères et les amandes douces :

L'**amande amère** (*P. amygdalus* var. *amara*) renferme diverses substances plus ou moins toxiques, dont l'acide cyanhydrique responsable de son amertume; on en extrait une huile essentielle que l'on traite pour éliminer les éléments toxiques lorsqu'on la destine à des fins alimentaires. Cette huile incolore sert alors d'agent aromatisant (essence d'amandes) ainsi qu'à la fabrication de liqueurs, telle l'amaretto.

L'**amande douce** (*P. amygdalus* var. *dulcis*) est l'amande comestible que l'on connaît bien et que l'on nomme « amande » sans déterminant; on la consomme habituellement séchée, mais elle est comestible fraîche, lorsqu'elle est de couleur verte et que sa coque est ferme mais encore tendre.

Valeur nutritive

	séchée et non blanchie
eau	4,4 %
protéines	9,9 g
matières grasses	26 g
glucides	10,2 g
fibres	3,4 g
	par 50 g

Les matières grasses sont composées à 86 % d'acides non saturés (65 % d'acides monoinsaturés et 21 % d'acides polyinsaturés, voir *Corps gras*). L'amande douce est nourrissante. C'est une excellente source de magnésium et de potassium; une bonne source de phosphore, de riboflavine, de cuivre, de niacine et de zinc; elle contient de l'acide folique, du fer, du calcium et de la thiamine.

L'amande douce serait reminéralisante, tandis que le lait d'amande serait efficace contre les inflammations de l'intestin et de l'estomac.

L'huile d'amande favoriserait l'élimination des calculs biliaires et, en usage externe, elle favoriserait la guérison des brûlures, crevasses et soulagerait la peau sèche.

Achat

Les amandes sont commercialisées sous plusieurs formes : écalées ou non, entières, en moitiés, coupées en fines tranches ou en bâtonnets, hachées, moulues, nature, rôties, avec ou sans leur pellicule brune, salées, fumées, sucrées, enrobées de sucre ou de chocolat, en beurre, en huile, en pâte sucrée ou non. Les amandes non écalées sont protégées par leurs coquilles, elles se conservent plus longtemps sans rancir; choisir des amandes aux coques intactes.

Préférer les amandes écalées vendues dans des pots en verre sous vide, des conserves ou des sacs scellés, ces contenants assurent un maximum de fraîcheur. Se les procurer dans des magasins où la marchandise est constamment renouvelée.

Préparation

On peut facilement émonder les amandes (enlever la pellicule brune qui les recouvre) après les avoir blanchies. Il s'agit de plonger les amandes dans l'eau bouillante et de les laisser tremper 2 à 3 min, jusqu'à ce que leur pellicule gonfle. Égoutter les amandes, les passer sous l'eau froide pour les refroidir, retirer les pellicules en pinçant l'amande entre le pouce et l'index, puis sécher ou rôtir les amandes.

Conservation

Conserver les amandes dans un récipient hermétique à l'abri du soleil et de l'humidité.

Les amandes se congèlent écalées ou non; elles se conserveront 1 an. Les amandes en coquilles se conservent 1 an dans un endroit frais et sec, et seulement 6 mois au réfrigérateur si elles sont décortiquées.

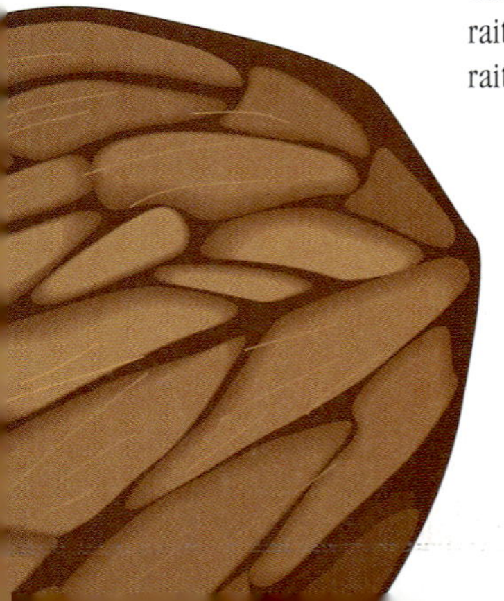

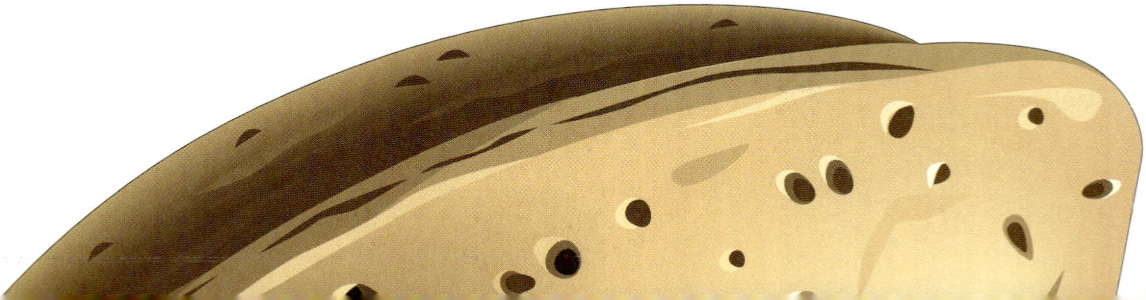

Cuisson

Les amandes se rôtissent à sec ou à l'huile, au four ou dans une poêle ou une sauteuse sur la cuisinière. On peut rôtir les amandes entières, en morceaux ou tranchées, mondées ou non.

Rôtissage au four à sec

Chauffer le four à 175 °C (350 °F). Disposer les amandes sur une plaque à biscuits en une seule couche. Les faire cuire en les remuant de temps à autre jusqu'à ce qu'elles soient uniformément rôties ou dorées. Le temps de cuisson varie selon l'intensité de la chaleur et la taille des amandes. Sortir les amandes du four et les mettre dans un autre récipient pour les refroidir.

Rôtissage au four à l'huile

Procéder comme pour le rôtissage à sec en chauffant le four entre 100 et 140 °C (200 et 285 °F) et en enduisant les amandes d'un peu d'huile.

Rôtissage dans la poêle ou la sauteuse

Rôtir les amandes à sec dans une poêle au revêtement antiadhésif ou avec une petite quantité d'huile. Chauffer à intensité moyenne et remuer les amandes continuellement.

Truites aux amandes

4 PORTIONS

4 truites vidées d'environ 250 g (½ lb) chacune
125 ml (½ tasse) de lait
60 ml (¼ de tasse) de farine
2 c. à soupe d'huile
60 ml (¼ de tasse) de beurre
60 ml (¼ de tasse) d'amandes effilées
1 citron
sel et poivre

1. Laver les truites, les éponger, puis les passer dans le lait et dans la farine assaisonnée.

2. Dans une grande poêle, faire chauffer l'huile et la moitié du beurre. Y faire dorer les truites, sur feu moyen, environ 7 min sur chaque face ou jusqu'à ce que la chair s'effeuille facilement sous les dents de la fourchette.

3. Pendant ce temps, faire fondre le reste du beurre dans une petite casserole. Y faire blondir les amandes légèrement. Verser sur les truites et décorer de rondelles ou de quartiers de citron.

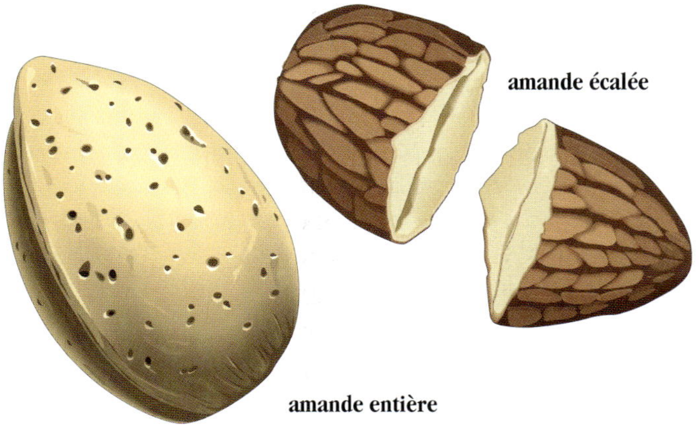

Utilisation

La saveur douce de l'amande va avec presque tous les aliments. On l'utilise dans une multitude de plats, tant salés que sucrés, en particulier dans les céréales, les salades, les gâteaux, les biscuits, la pâtisserie, la crème glacée et les friandises.

Entière, effilée ou réduite en poudre, l'amande se marie bien avec le poisson et le poulet, comme par exemple dans la sauce du poulet royal à l'indienne. Des amandes effilées et dorées au beurre (l'amandine) garnissent les filets de poisson, des quartiers de poulet ou des légumes. L'amande peut aussi être transformée en pâte, une fois moulue, et mélangée à du sucre. Cette pâte garnit les gâteaux, sert à la confection de bonbons et de chocolat fourrés. Les amandes sont souvent consommées en collation ou en amuse-gueule, seules ou avec des fruits déshydratés, des graines et d'autres noix. Elles se marient particulièrement bien avec les dattes, le café et le chocolat.

Moulues, les amandes se transforment en beurre crémeux qu'on utilise comme le beurre d'arachide pour tartiner ou aromatiser sauces, soupes et ragoûts. Ce beurre a une saveur beaucoup plus douce que le beurre d'arachide.

Pour préparer le lait d'amande, il s'agit de verser du lait ou de l'eau chaude sur la poudre d'amandes; de couvrir et de laisser infuser à feu doux pendant 30 min. Ensuite, on filtre le lait à travers une mousseline en pressant pour en extraire le liquide. Ce lait, qui sert à parfumer divers mets, est aussi à la base de l'orgeat, un sirop aromatisé à la fleur d'oranger qu'on allonge d'eau et que l'on sert comme rafraîchissement.

Moulues à sec, les amandes sont incorporées aux farces ou entrent dans la composition de desserts. Dans certaines recettes, la poudre d'amandes remplace complètement ou en partie la farine. Elle donne des gâteaux à la texture riche et très parfumée.

Parmi les friandises fabriquées avec les amandes on trouve les dragées et les pralines (amandes enrobées de sucre caramélisé), le nougat et les chocolats fourrés.

On tire des amandes douces une huile comestible; cette huile qui ne doit pas chauffer est surtout utilisée dans les salades. Elle a aussi des usages non alimentaires, notamment en pharmacologie, en cosmétologie et en massothérapie.

L'essence d'amandes aromatise de nombreux aliments; gâteaux, biscuits, flans, tartes, puddings et boissons. Elle parfume l'amaretto, une délicieuse liqueur italienne.

Graine de tournesol

Helianthus annuus, Composées

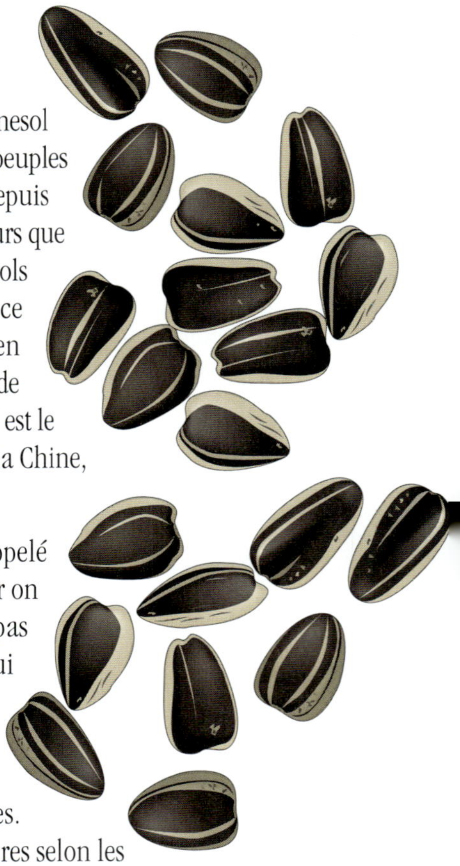

Fruit d'une plante annuelle originaire du Mexique et du Pérou, le tournesol serait aussi l'une des premières plantes cultivées aux États-Unis. Les peuples autochtones d'Amérique utilisent les diverses parties du tournesol depuis plus de 5 000 ans, aussi bien les graines oléagineuses, les tiges, les fleurs que les racines. Le tournesol fut introduit en Europe au XVe siècle par les Espagnols et gagna par la suite de nombreux pays. Il acquit une grande importance commerciale car on extrait de ses graines une huile comestible riche en acides gras polyinsaturés, ses fleurs fournissent une substance qui permet de soigner le paludisme et les pétales de ses fleurs servent en teinturerie. La CÉI est le plus grand producteur de tournesol, suivi de l'Argentine, de la France, de la Chine, de l'Espagne et des États-Unis.

Le tournesol est souvent connu sous le nom de « soleil ». Il est aussi appelé « hélianthe », du grec *hêlios* signifiant « soleil » et de *anthos* « fleur », car on croyait que la fleur suivait les déplacements du soleil, ce qui ne semble pas fondé. Cette plante magnifique est ornée d'une imposante fleur jaune qui coiffe une longue tige épaisse et velue. Les fleurs jaunes ou capitules peuvent atteindre jusqu'à 50 cm de diamètre et les plants, de 1 à 6 m de haut. Les capitules contiennent des milliers de fleurs (jusqu'à 20 000) insérées côte à côte formant un disque plat entouré de pétales jaunes. Ces milliers de fleurs donnent naissance à des graines vert grisâtre ou noires selon les variétés, emprisonnées dans une mince écale grise ou noire, parfois striée de noir et de blanc. Un nectar très apprécié des abeilles les recouvre. Les graines de tournesol ont une saveur douce qui ressemble légèrement à celle du topinambour, une espèce cousine.

Il existe plus de 100 espèces du genre *Helianthius*. De façon plus spécifique, il existe deux variétés de tournesol : la variété à graine oléagineuse originaire de Russie qui présente de petites graines contenant plus de 40 % d'huile, et la variété non oléagineuse, originaire d'Amérique du Nord, qui produit de grosses graines surtout utilisées pour la consommation humaine ainsi que pour les oiseaux.

Achat

Les graines de tournesol sont commercialisées avec ou sans écales, crues, rôties, salées ou non. Acheter les graines de tournesol dans des magasins où le renouvellement des stocks est rapide afin de s'assurer du maximum de fraîcheur. À l'achat des graines crues écalées, écarter les graines jaunies car elles manquent de fraîcheur et sont souvent rances.

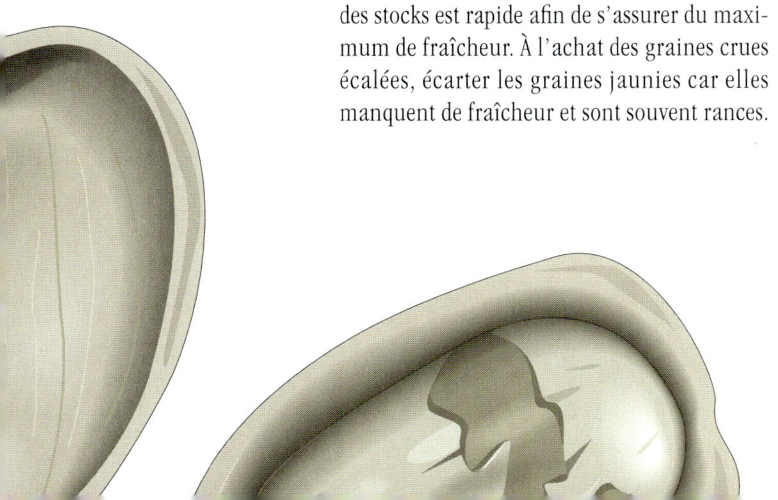

Préparation

Écaler manuellement les graines de tournesol demande temps et patience. On peut les écaler avec un moulin à grains ou un mélangeur électrique. L'opération est délicate. Au moulin à grains, passer les graines par la plus grande ouverture, la plupart des écales devraient s'ouvrir sans trop endommager les graines. Pour se débarrasser des écales, plonger le tout dans de l'eau fraîche, les écales vont flotter et s'enlever facilement car elles sont plus légères. Égoutter rapidement les graines puis les assécher.

Au mélangeur, mettre peu de graines à la fois et actionner l'appareil quelques secondes ; séparer ensuite les graines des écales par flottaison. Cette méthode entraîne plus de perte, car les graines sont plus facilement pulvérisées, d'où l'importance de faire fonctionner l'appareil le moins longtemps possible.

Valeur nutritive

	graine de tournesol séchée	*graine de tournesol rôtie à l'huile*
eau	5,4 %	2,6 %
protéines	17,1 g	16,1 g
matières grasses	37,2 g	43,1 g
glucides	14,1 g	11,0 g
fibres	9,9 g	5,1 g
		par 75 g

Ses matières grasses sont composées à 85 % d'acides non saturés, soit 19 % d'acides monoinsaturés et 66 % d'acides polyinsaturés (voir *Corps gras*).

La graine de tournesol séchée a une grande valeur nutritive et est une excellente source de thiamine, de magnésium, d'acide folique, d'acide pantothénique, de cuivre, de phosphore, de potassium, de zinc, de fer, de niacine et de vitamine B_6; elle contient de la riboflavine et du calcium. Elle est une source très élevée de fibres.

La graine de tournesol rôtie à l'huile est une excellente source d'acide folique, de phosphore, d'acide pantothénique, de cuivre, de zinc, de magnésium, de fer, de vitamine B_6, de niacine et de potassium; elle est une bonne source de thiamine et contient de la riboflavine. Elle est une source élevée de fibres.

La graine de tournesol est une excellente source de potassium; on peut souligner qu'une alimentation riche en potassium aurait un effet bénéfique sur la tension artérielle de personnes hypertendues en favorisant l'excrétion urinaire du sodium. On dit aussi la graine de tournesol expectorante, et on l'utilise pour soulager rhume, toux et asthme. On s'en sert aussi pour traiter l'anémie, les ulcères gastroduodénaux et pour améliorer la vision.

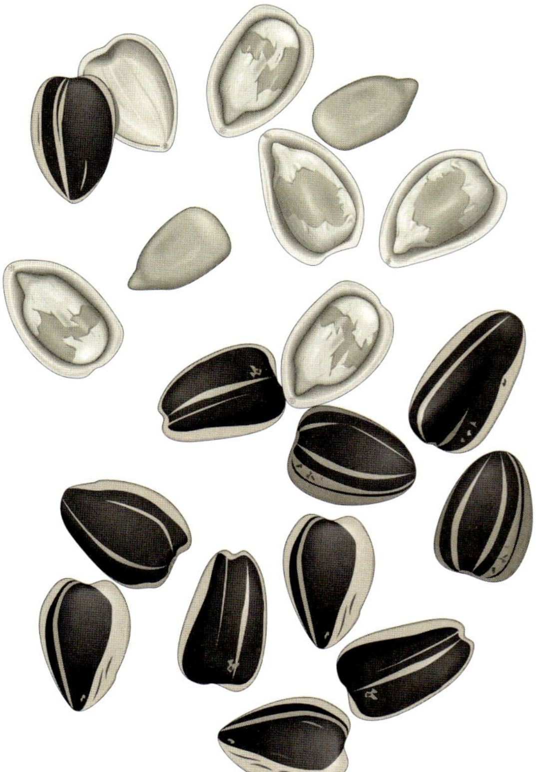

Utilisation

Les graines de tournesol s'utilisent nature ou rôties, entières, hachées, moulues ou germées. Elles peuvent s'incorporer à pratiquement tous les aliments. Elles augmentent la valeur nutritive des mets par leur teneur intéressante en protéines, mais elles augmentent aussi leur teneur en matières grasses et les rendent plus énergétiques. Entières, les graines de tournesol ajoutent une note croustillante inhabituelle aux salades, farces, sauces, légumes, gâteaux, yogourts. Moulues, on les combine à de la farine pour confectionner crêpes, biscuits et gâteaux. Les graines verdissent souvent lors de la cuisson; cette réaction est due à une interaction entre l'acide chlorogénique et des acides aminés. Les boutons floraux peuvent être consommés comme les artichauts.

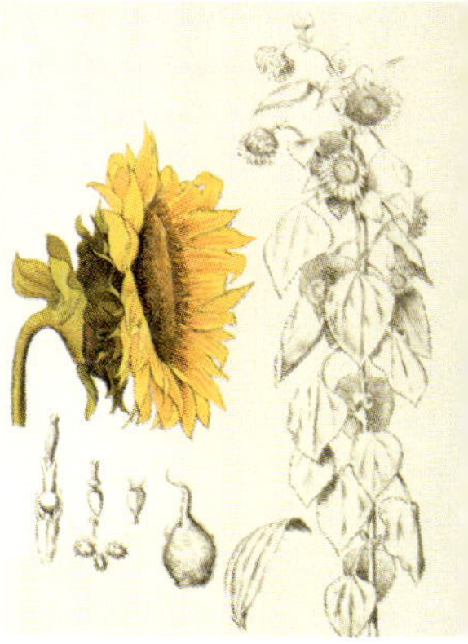

Les milliers de fleurs qui forment un disque plat donnent naissance à des graines emprisonnées dans une mince écale grise ou noire, parfois striée de noir et de blanc.

Cuisson

Sur le marché, les graines de tournesol sont habituellement rôties à l'huile saturée. Elles sont grasses, souvent trop cuites, trop salées et contiennent des additifs (gomme arabique, glutamate monosodique, etc.). On peut facilement rôtir les graines à la maison. On peut les poêler à feu moyen en remuant constamment (l'ajout d'huile n'est pas nécessaire) ou les rôtir au four (100 °C ou 200 °F) en les remuant de temps à autre. On peut enrober les graines avec une petite quantité d'huile lorsque la cuisson est terminée si on veut que le sel adhère aux graines.

Conservation

Conserver les graines de tournesol dans un endroit frais et sec à l'abri des insectes et des rongeurs. Si elles sont décortiquées, moulues, hachées ou en beurre, les ranger au réfrigérateur pour retarder le rancissement. Les graines de tournesol se congèlent.

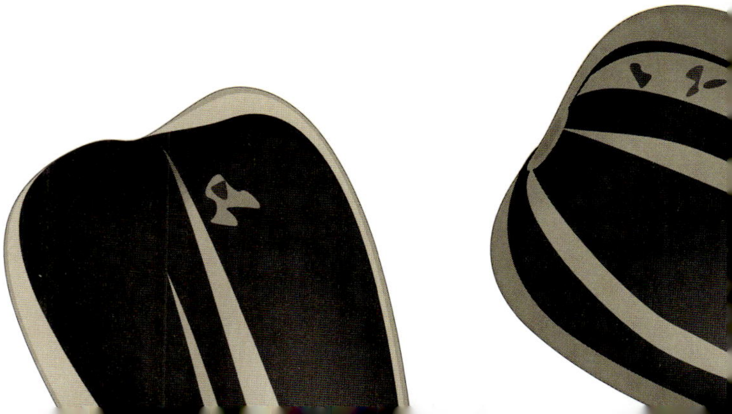

Pistache

Pistacia vera, Anacardiacées

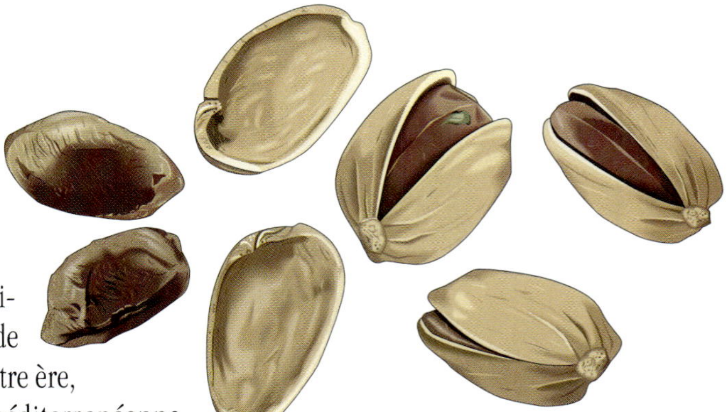

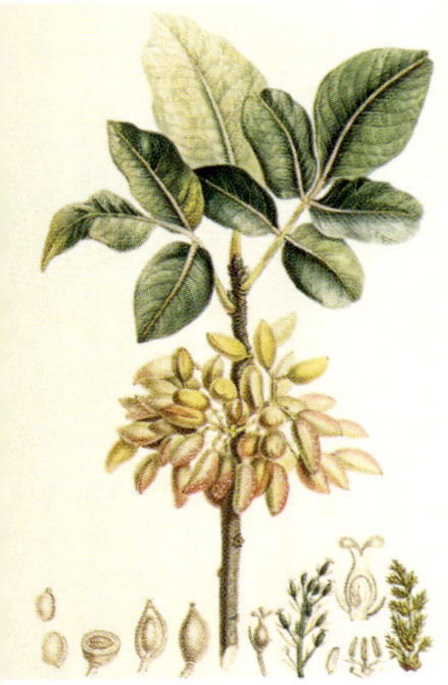

La pistache pousse en grappes; la cueillette s'effectue à la main ou en secouant l'arbre de façon mécanique pour recueillir les pistaches au sol.

Fruit du pistachier, arbre à feuilles caduques originaire d'Asie Mineure dont la production de fruits est bisannuelle. Un siècle déjà avant notre ère, la pistache fut introduite dans la région méditerranéenne. Le pistachier est apparenté à l'anacardier (acajou). Il atteint de 5 à 10 m de haut et pousse sous les climats chauds et secs, surtout en altitude. Le pistachier est l'arbre fruitier qui supporte le mieux la sécheresse; il est également très résistant au gel. Dans des conditions naturelles, il peut vivre plus de 150 ans.

On le retrouve à l'état sauvage dans les régions montagneuses de la Russie et du Turkestan (Asie centrale) et il est cultivé dans la plupart des pays du Proche-Orient et d'Asie centrale, en Europe dans la région méditerranéenne et aux États-Unis, surtout en Californie où il a été introduit vers 1890. La Turquie, l'Iran, la Palestine et la Syrie sont d'importants pays producteurs.

La pistache pousse en grappes. La cueillette s'effectue à la main ou en secouant l'arbre de façon mécanique pour recueillir les pistaches au sol; celles-ci sont ensuite mises à tremper pour les séparer de leur enveloppe charnue qui prend des couleurs jaunes ou rougeâtres à maturité. Les pistaches sont ensuite mises à sécher au soleil.

La pistache est formée d'une petite graine (amande) arrondie de couleur verdâtre et de saveur douce, recouverte d'une pellicule brunâtre. Elle loge dans une mince coque moyennement dure dont la suture latérale s'ouvre souvent sur toute la longueur lorsque le fruit est mûr. De couleur crème, cette coque devient rosée en séchant, phénomène repris par l'industrie alimentaire qui teint souvent la coque en rose.

Valeur nutritive

	pistache séchée	*pistache grillée à sec*
eau	4 %	2,1 %
protéines	10,3 g	7,5 g
matières grasses	24,2 g	26,4 g
glucides	12,4 g	13,8 g
fibres	5,4 g	2,9 g
		par 50 g

Les matières grasses sont composées à 83 % d'acides non saturés (68 % d'acides monoinsaturés et 15 % d'acides polyinsaturés, voir *Corps gras*). La pistache séchée est une excellente source de potassium, de magnésium, de thiamine et de cuivre et une bonne source de fer et de phosphore; elle contient de l'acide folique, de la niacine, de l'acide pantothénique, du zinc, de la vitamine B_6, du calcium, de la vitamine C et de la riboflavine. Elle est une source élevée de fibres.

La pistache grillée à sec est une excellente source de potassium, de cuivre et de magnésium; une bonne source de phosphore et de thiamine et elle contient de l'acide folique, du fer, de la niacine, de l'acide pantothénique, de la riboflavine, du zinc, de la vitamine B_6 et de la vitamine C. Elle est une source de fibres.

Achat

Les pistaches sont souvent vendues grillées, salées ou dans leur écale. Lorsqu'elles sont écalées, se procurer des pistaches vendues dans des pots en verre sous vide ou en conserve, ces contenants assurent un maximum de fraîcheur.

Préparation

Pour émonder les pistaches (pour enlever la pellicule brunâtre), on peut les blanchir en les plongeant dans l'eau bouillante de 2 à 3 min, les égoutter et les laisser refroidir, puis les frotter lorsqu'elles sont encore tièdes pour retirer la pellicule brune.

Utilisation

Les pistaches se consomment entières, moulues ou hachées, salées ou non. Pour la cuisson, il est préférable de ne pas utiliser les pistaches colorées de rouge. On les incorpore notamment aux salades, aux sauces, aux farces, terrines, pâtés, aux céréales, aux gâteaux, à la crème glacée, ainsi qu'aux puddings et à la pâtisserie. Elles entrent souvent dans la fabrication de confiserie (tel le nougat) et de charcuterie.

Les cuisines méditerranéenne et orientale leur font une place importante, les utilisant notamment avec la viande et la volaille et dans de nombreuses pâtisseries. Dans la cuisine indienne, elle condimente le riz et les légumes une fois réduite en purée.

Conservation

Conserver les pistaches dans un récipient hermétique à l'abri de l'humidité, de préférence au réfrigérateur; encore en coquille, elles s'y conserveront 3 mois ou 1 an au congélateur. Une fois décortiquées, elles se conserveront 3 mois au réfrigérateur, mais ne peuvent être congelées.

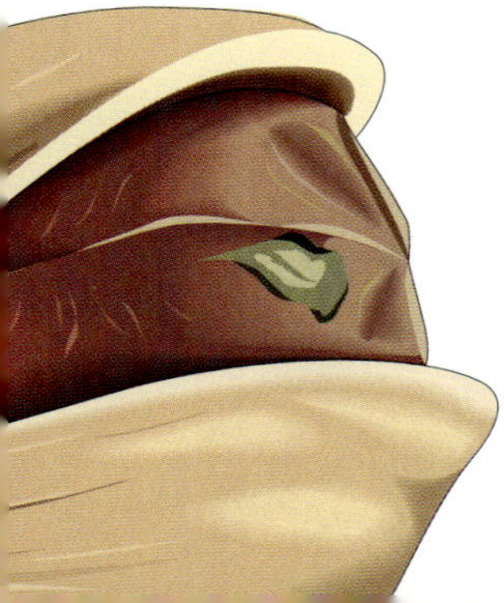

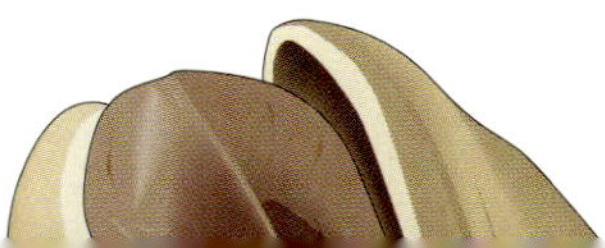

Algues

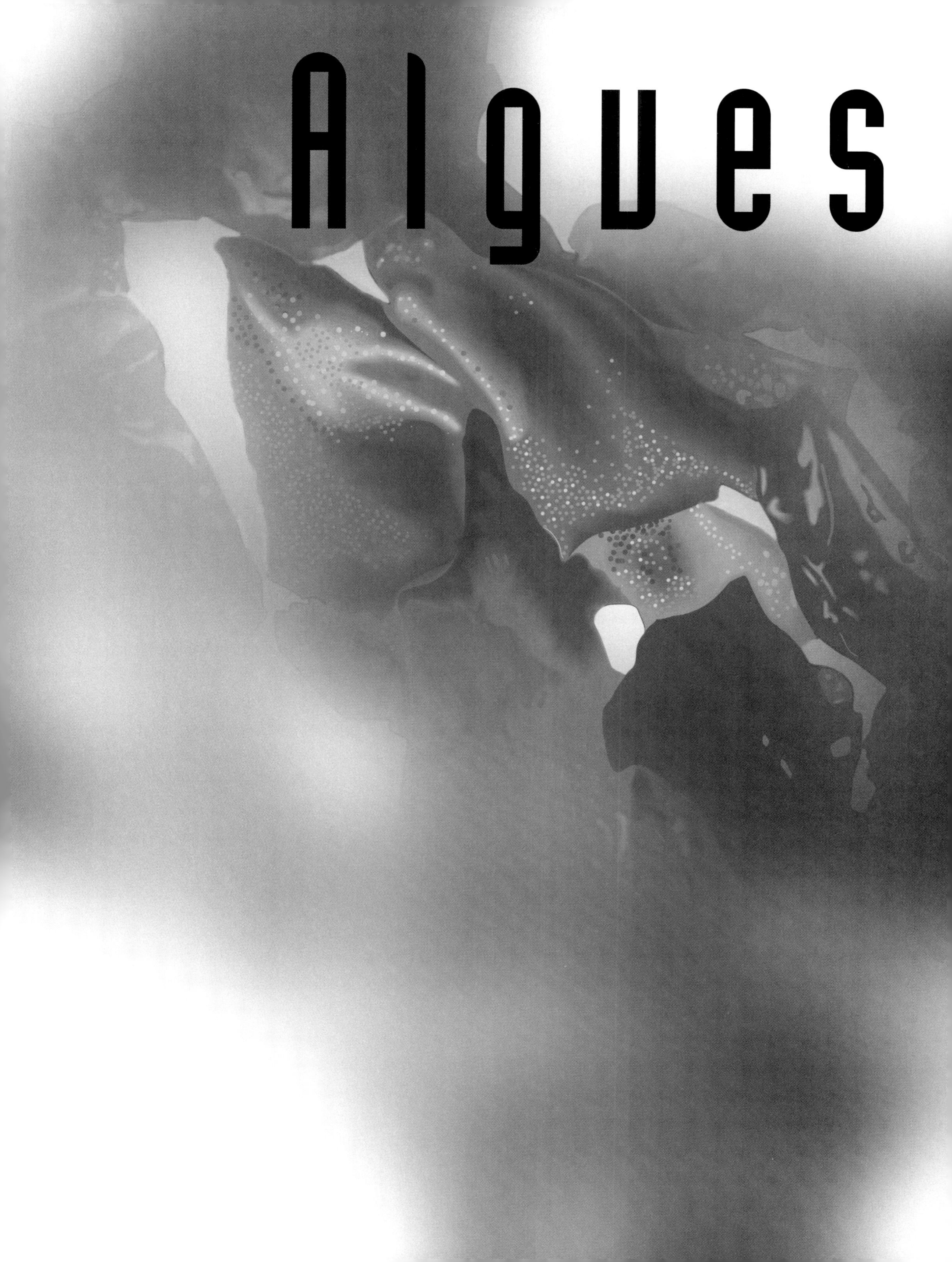

Introduction

Plantes généralement aquatiques croissant dans les eaux salées ou les eaux douces, les algues sont parfois appelées « légumes de mer ». Dans certaines parties du globe, on consomme les algues depuis les temps reculés ; c'est le cas notamment chez les peuples côtiers du nord-ouest de l'Europe (Écosse, Irlande, Norvège, Islande), à Hawaï, en Amérique du Sud, dans les îles du Pacifique, en Nouvelle-Zélande et en Asie (surtout au Japon, en Chine et en Corée). Au Japon, des découvertes archéologiques ont démontré que l'on consommait des algues il y a 10 000 ans. C'est dans ce pays qu'il se consomme le plus d'algues par habitant ; c'est aussi le plus grand pays producteur et exportateur d'algues, ce qui explique pourquoi on connaît souvent les algues sous leur dénomination japonaise (kombu, wakamé, hijiki, aramé, etc.).

Les algues sont dépourvues de feuilles, de tiges et de racines. Leur appareil végétatif se nomme « thalle », du grec *thallos* signifiant « rameau », car il est non vascularisé. Ces végétaux vivaces ou annuels poussent dans les eaux chaudes, tempérées ou froides. Leur habitat détermine leur taille et leur forme. Les algues des mers chaudes sont des herbes ou des buissons qui mesurent rarement plus de 30 cm, alors que les algues des mers froides mesurent souvent entre 1 et 10 m ou plus, et constituent une végétation luxuriante.

Comme les plantes terrestres, les algues effectuent la photosynthèse de leurs glucides (ou sucres) grâce à la présence de pigments, parmi lesquels on retrouve la chlorophylle. La texture et la saveur des algues sont fort variables ; elles sont notamment caoutchouteuses, tendres ou croquantes. Il y aurait près de 25 000 espèces d'algues, dont une infime partie est agréable à consommer (entre 40 et 50 espèces). Les algues utilisées comme aliments se divisent en quatre groupes, soit les algues brunes (Phéophycées), les algues vertes (Chlorophycées), les algues rouges (Rhodophycées) et les algues bleu-vert.

Quelques espèces d'algues sont cultivées. On se sert de feuilles portant des spores, de tubes de plastique ou de cordes placés dans des réservoirs d'eau de mer à température contrôlée ou en pleine mer. Chaque classe d'algues présente des caractéristiques différentes.

Les **algues brunes** sont les plus nombreuses et les plus utilisées. Des pigments jaunes et bruns nommés « xanthophylles » masquent la chlorophylle verte et sont responsables de la couleur brune. Au Japon, on récolte notamment l'aramé, l'hijiki, le kombu et le wakamé. En Amérique du Nord, c'est surtout le varech. Les algues brunes croissent à des profondeurs moyennes.

La chlorophylle des **algues vertes** n'est pas recouverte d'un pigment d'une autre couleur, d'où sa teinte verte. Les algues vertes comprennent notamment les ulvas et les caulerpas.

La couleur des **algues rouges** provient d'un pigment rouge, la phycoérythrine, qui recouvre la chlorophylle verte. Les algues rouges constituent un groupe important qui comprend notamment les 30 espèces du genre *Porphyra*, le rhodyménie palmé (ou dulse) (*Palmaria palmata*) et la mousse d'Irlande (*Chondrus crispus*). Le galactose (un glucide) des algues rouges forme différents polysaccharides visqueux. On les extrait de plusieurs espèces pour produire l'agar-agar et la mousse d'Irlande, substances utilisées notamment dans l'industrie alimentaire comme agents gélifiants, émulsifiants et stabilisants.

Les **algues bleu-vert** sont des végétaux primitifs microscopiques classés parfois avec les bactéries. La spiruline, souvent consommée comme supplément alimentaire, en fait partie.

Achat

Éviter les algues fraîches décolorées. Rechercher celles dont les couleurs sont vives et sombres. On peut se procurer des algues fraîches ou séchées dans des magasins d'alimentation naturelle.

Préparation

Laver les algues avant de les utiliser, car elles contiennent souvent du sable et de petits coquillages. Les algues déshydratées sont presque toujours mises à tremper avant consommation ou cuisson (5 à 60 min ou plus). L'eau de trempage peut être récupérée pour la préparation de bouillons ou de sauces ou la cuisson de pâtes ou de céréales.

Utilisation

Les algues sont utilisées comme aliment, comme assaisonnement, comme garniture ou comme supplément alimentaire (en poudre, en flocons, en capsules ou en comprimés). On les consomme froides ou chaudes. On peut les apprêter de multiples façons, notamment bouillies, grillées, cuites à la vapeur, frites, sautées ou marinées dans du vinaigre et du tamari. On sert les algues en entrée, avec les mets principaux, comme légume, en dessert et en infusion. On les met notamment dans les hors-d'œuvre, les soupes, les salades et les pâtes alimentaires. La laitue de mer peut être ajoutée aux salades et aux soupes.

Les algues séchées se consomment telles quelles, comme amuse-gueule, ou après avoir été réhydratées.

Les algues ont diverses autres utilisations ; on les utilise entre autres comme engrais, comme fourrage, en photographie et pour fabriquer de la colle, du papier, du caoutchouc, du ciment, des peintures, des tissus, de la poudre d'artillerie, du verre, des dentifrices, des produits de beauté et des additifs alimentaires.

Valeur nutritive

La valeur nutritive des algues varie selon les espèces, leur habitat et les saisons. La spiruline se distingue par sa teneur protéique très élevée, soit de 54 à 65 g/100 g de spiruline sèche.

Les acides aminés composant les protéines des algues sont plus équilibrés que ceux des plantes terrestres mais moins que ceux des produits d'origine animale. La plupart n'ont qu'une déficience en acides aminés soufrés (voir *Théorie de la complémentarité*).

Les glucides sont un important constituant des algues ; ils représentent généralement 40 à 60 % de leur poids, sèches. Seulement de 5 à 10 % sont des glucides simples, la plupart étant des polysaccharides. On en connaît assez peu actuellement sur la digestibilité des polysaccharides des algues. On sait qu'ils sont difficilement digestibles, ce qui rendrait les algues peu calorifiques. Il semble cependant qu'une adaptation s'effectue quand la consommation des algues est constante, le système digestif développant des enzymes qui facilitent l'assimilation des polysaccharides.

Les algues sont pauvres en matières grasses et en calories. Elles constituent une source importante de minéraux (environ 5 à 20 % de leur poids, sèches), notamment de calcium et d'iode. Elles contiennent également une bonne quantité de plusieurs vitamines, dont la vitamine A (sous forme de bêta-carotène), de certaines vitamines du complexe B (thiamine, riboflavine et niacine, notamment) et de vitamine C.

Les algues auraient de nombreuses propriétés médicinales. On dit notamment qu'elles aideraient à prévenir ou à combattre l'artériosclérose, l'hypertension, l'obésité, la constipation, l'hyperthyroïdie, les tumeurs, et qu'elles seraient antibactériennes et vermifuges. Malheureusement, l'état actuel de la recherche n'a pas permis de démontrer certaines de ces propriétés. Les propriétés médicinales qu'on leur attribue sont mises à contribution en thalassothérapie, en algothérapie et en pharmacologie. On s'en sert notamment pour fabriquer des médicaments anticoagulants, anti-hypertenseurs et vermifuges.

Conservation

La plupart des algues fraîches se conservent quelques jours au réfrigérateur. Placer les algues déshydratées dans un contenant hermétique (tel un contenant de verre) et les conserver dans un endroit frais, sec et à l'abri de la lumière. Conserver les algues cuites au réfrigérateur.

La plupart des algues se congèlent, sauf le varech qui supporte mal la congélation.

Aramé

Eisenia bicyclis, Phéophycées

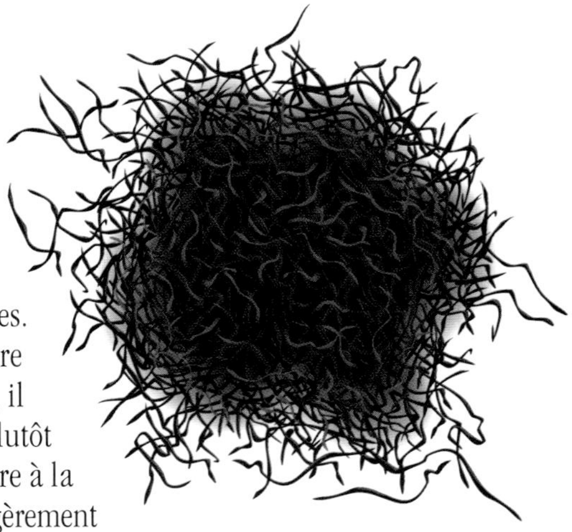

Plante aux grandes frondes ciselées qui mesurent 30 cm de long et 4 cm de large. Elle est plus épaisse que les autres algues. Comme l'hijiki, l'aramé est cuit plusieurs heures avant d'être séché car ses fibres sont dures. Vendu coupé en fines lanières, il ressemble d'ailleurs à l'hijiki, bien que ses filaments soient plats plutôt que ronds. D'un brun jaunâtre lorsqu'il est frais, il devient noirâtre à la cuisson. L'aramé est plus tendre lorsqu'il est jeune; sa texture est légèrement moins croustillante que celle de l'hijiki et sa saveur est plus douce et plus sucrée. On le récolte principalement près de la péninsule d'Ise, sur les rives orientales d'une île du Japon. Il pousse sur les rochers sous le niveau de la mer.

Valeur nutritive

	cru
protéines	8,8 g
matières grasses	0,1 g
glucides	56 g
	par 100 g

Préparation

Laver l'aramé deux fois dans de l'eau froide en le brassant pour bien déloger le sable et les impuretés. Le mettre à tremper 5 min avant de le consommer cru, de le faire bouillir entre 5 et 10 min ou de le faire sauter quelques minutes. L'aramé double de volume en trempant.

Utilisation

L'aramé se marie bien avec le tofu et les légumes. On le met dans les soupes, notamment la soupe au miso, et les salades (il est délicieux avec une marinade composée de vinaigre, de sauce soya et de sucre). On le sert souvent comme légume d'accompagnement. Il est souvent frit.

Wakamé

Undaria pinnatifida, Phéophycées

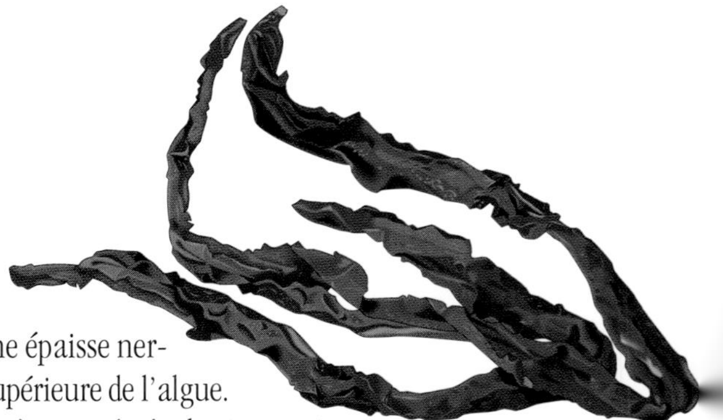

Algue qui pousse entre 6 à 12 m de profondeur et ressemble à une grande feuille largement dentelée. Une épaisse nervure mucilagineuse est située au centre de la partie supérieure de l'algue. Salée, vinaigrée ou apprêtée autrement, elle est très appréciée des Japonais. Le wakamé mesure de 60 cm à 1,2 m de long et de 30 à 40 cm de large. Sa texture et sa saveur sont délicates.

Valeur nutritive

	wakamé séché
protéines	13 g
matières grasses	2,7g
glucides	46 g
	par 100 g

Le wakamé est particulièrement riche en calcium.

Utilisation

Le wakamé est comestible sans cuisson après avoir trempé de 3 à 5 min. Il est aussi souvent cuit (cuire seulement quelques minutes). Son utilisation est variée à cause de sa douce saveur. Le wakamé se marie bien avec le riz, les pâtes alimentaires, les légumes, le tofu, la viande, la volaille, le poisson et les fruits de mer. On le met dans les soupes, les salades et les marinades. Comme le kombu, cette algue ramollit les fibres dures des aliments avec lesquels elle cuit et raccourcit leur temps de cuisson. Elle accompagne avantageusement les légumineuses.

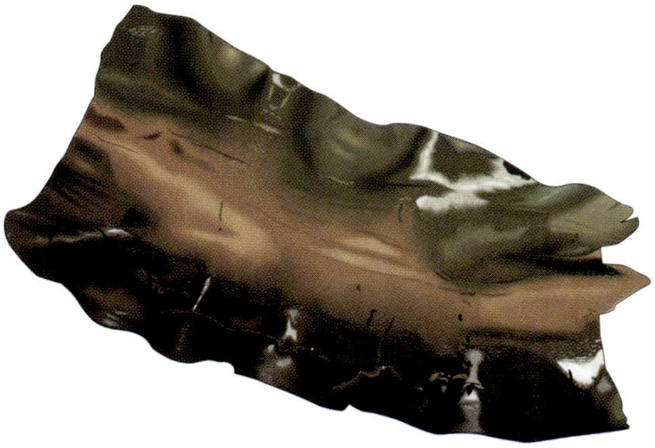

Kombu

Laminaria spp, Phéophycées

Grande algue aux frondes aplaties et lisses, plus ou moins larges et épaisses. Le populaire Ma-kombu (*Laminaria japonica*) mesure de 1 à 3 mètres et sa frondaison en forme de feuille est large et épaisse. Les extraits de ses racines ont longtemps été employés pour abaisser la tension artérielle. On consomme les kombu depuis l'Antiquité, tant en Asie que sur les côtes de l'Atlantique et du Pacifique. Au Japon, il existe des boutiques spécialisées qui ne vendent que des kombu, soit plus de 300 produits, dont plusieurs ont des usages spécifiques, tels des condiments et des thés.

Les kombu sont riches en acide glutamique, un acide aminé qui au contact de l'eau accentue la saveur. Sous la forme de glutamate monosodique (un sel de l'acide glutamique), l'acide glutamique est abondamment utilisé dans la cuisine asiatique pour rehausser la saveur des aliments (le glutamate monosodique est aujourd'hui produit industriellement par fermentation du sucre de canne, de betterave, d'ananas ou de tapioca). L'acide glutamique augmente aussi la digestibilité des aliments et attendrit leurs fibres. Le kombu accompagne avantageusement les légumineuses dont il abrège le temps de cuisson.

Préparation

Pour préparer un bouillon, bien laver le kombu afin d'enlever le sable et les autres impuretés. Utiliser entre 20 et 50 g de kombu séché pour la préparation de 1 litre de bouillon. Laisser tremper le kombu une demi-heure dans un récipient contenant 10 à 20 % plus d'eau que la quantité nécessaire afin de préparer le bouillon. Chauffer l'eau doucement et retirer le kombu avant que l'eau ne bouille.

Utilisation

Le kombu sert principalement à préparer des bouillons. Au Japon, le bouillon de kombu, nommé *dashi* est à la base de plusieurs préparations.

Il est préférable de très peu bouillir le kombu (10 à 15 min), car cela libère dans l'eau le magnésium inorganique, l'acide sulfurique et le calcium qui donnent un mauvais goût, et dissout certains glucides, ce qui a pour effet de rendre le bouillon gluant. Ne pas jeter le kombu après l'ébullition, il peut être utilisé dans la préparation d'autres mets. Il sert aussi à la préparation d'une boisson populaire, le thé de kombu. On le trouve également dans de nombreux plats, mariné, bouilli, rôti ou frit.

Valeur nutritive

	séché
protéines	6 g
matières grasses	1 g
glucides	56 g
	par 100 g

Le kombu est particulièrement riche en calcium, en fer et en potassium. Comme l'aramé, il contient beaucoup d'iode. C'est la raison pour laquelle les Chinois l'utilisent depuis des siècles pour soigner le goitre.

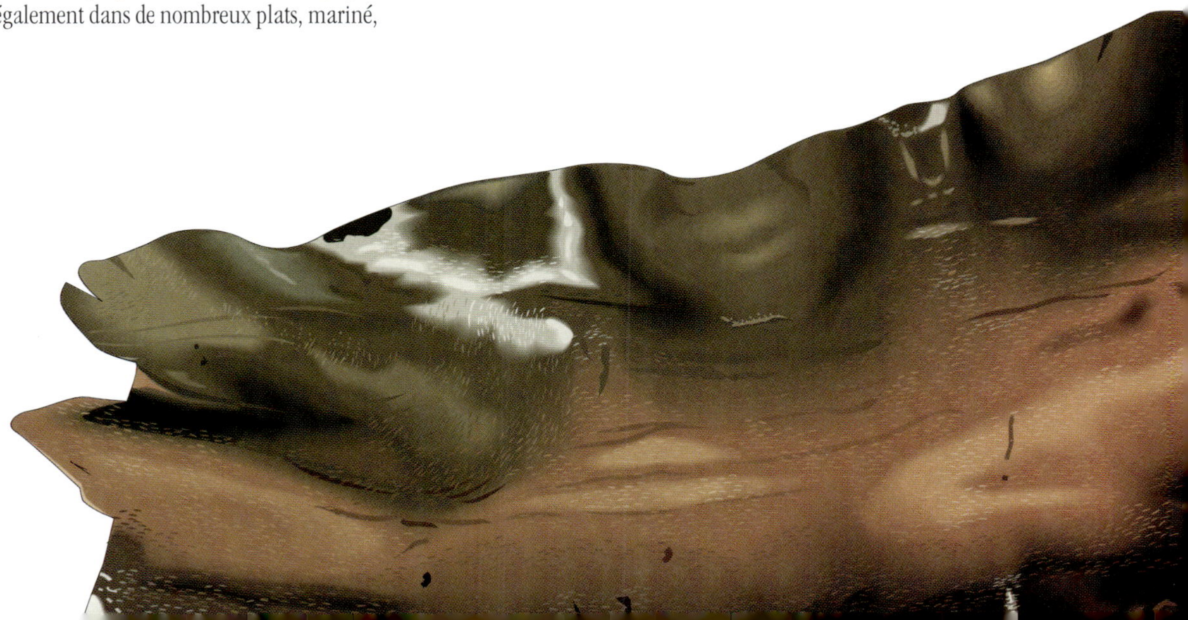

Hijiki

Hizikia fusiforme, Phéophycées

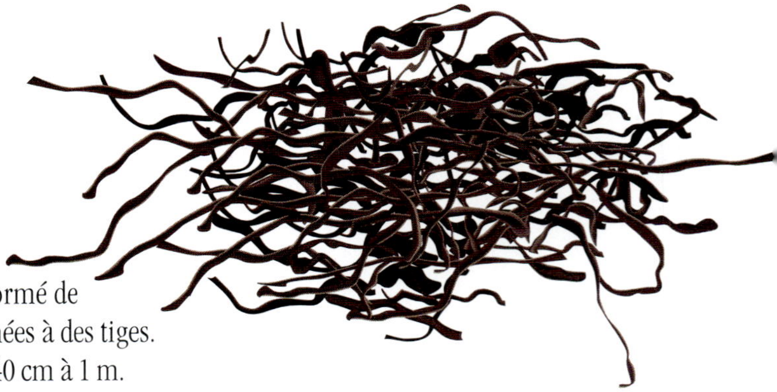

Plante qui pousse sur les rochers juste sous le niveau de la mer. L'hijiki est formé de multiples brindilles cylindriques attachées à des tiges. Il a la forme d'un arbuste et mesure de 40 cm à 1 m.

L'hijiki est séché puis bouilli ou cuit à la vapeur quelques heures afin d'être attendri. Il est ensuite à nouveau séché puis trempé dans le jus d'aramé et enfin, séché au soleil. Les brindilles déshydratées sont d'un brun noirâtre. Minuscules lorsque séchées, elles augmentent 5 fois ou plus de volume lorsqu'elles sont mises à tremper. L'hijiki ressemble alors à des nouilles noires. La texture de l'hijiki est légèrement croustillante et sa saveur, plus prononcée que celle de l'aramé.

Valeur nutritive

	hijiki séché
protéines	8 g
matières grasses	0,1 g
glucides	56 g
	par 100 g

Préparation

Tremper l'hijiki de 20 à 30 min dans de l'eau tiède avant de le consommer cru ou de le cuire à la vapeur, à l'eau ou à l'huile.

Cuisson

L'hijiki est souvent cuit à la vapeur une vingtaine de minutes, puis sauté ou mijoté. Les Japonais apprécient particulièrement l'hijiki sauté puis mijoté dans un liquide aromatisé de sauce soya et de sucre.

Utilisation

L'hijiki se marie bien avec les légumes racines, les céréales (riz, millet et autres), les poissons et les crustacés. Il est souvent mis dans les soupes, les sandwichs, les salades et les crêpes. On le sert comme légume ou on l'infuse.

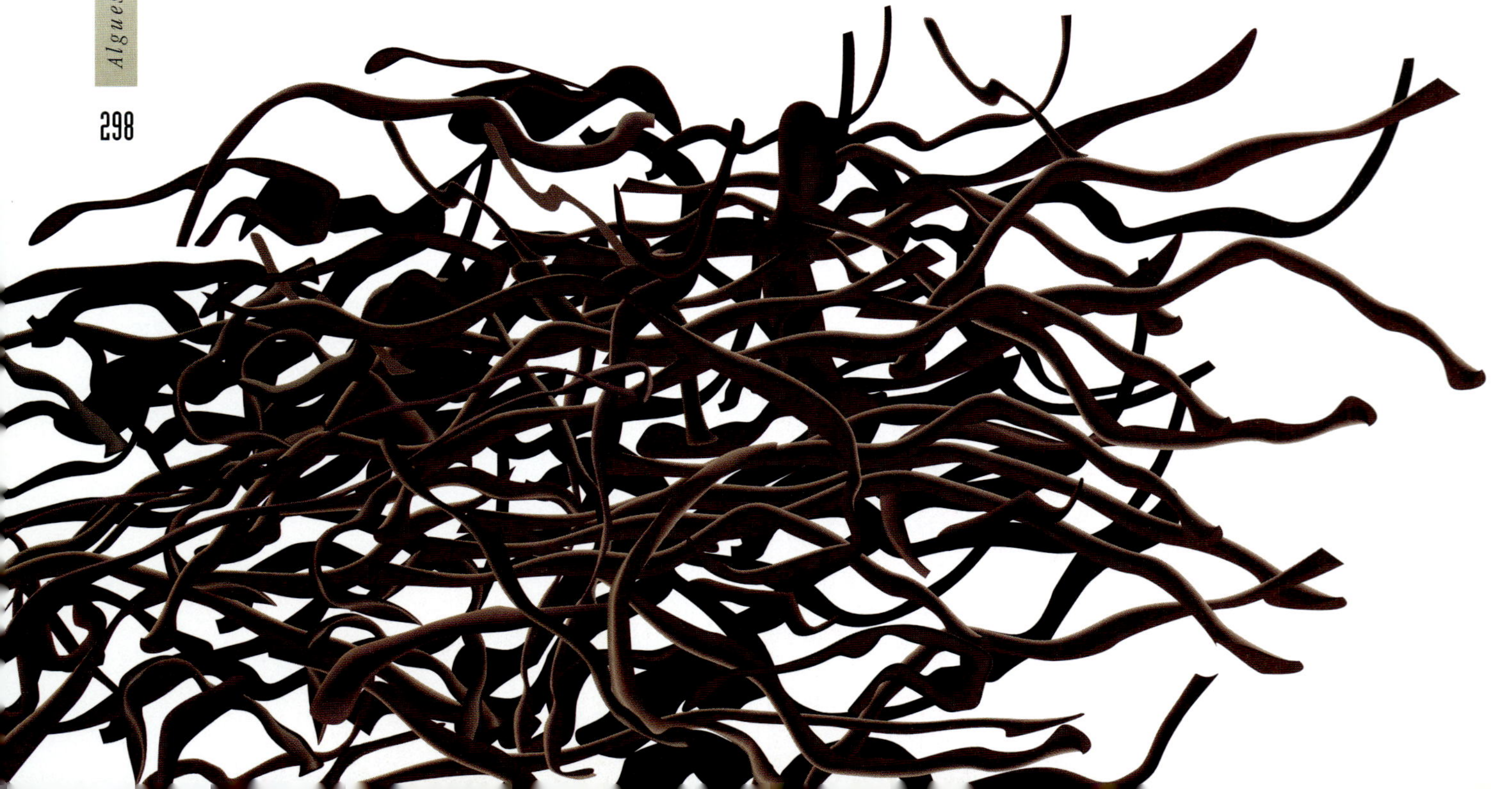

Varech

Macrocystis pyrifera, Phéophycées

Algue qui croît très vite et qui atteint des tailles impressionnantes. Le **varech géant** (*Macrocystis pyrifera*), la plus grande de toutes les algues, peut mesurer 60 m de haut. Le varech pousse notamment sur les côtes du Pacifique et de l'Atlantique de l'Amérique du Nord.

Utilisation

Les grandes frondes du varech sont riches en acide alginique, substance très visqueuse dans l'eau également présente dans les autres algues brunes. Le sel de l'acide alginique, l'alginate, est utilisé comme additif par l'industrie alimentaire, notamment comme agent épaississant, stabilisant et émulsifiant. L'alginate sert également à la fabrication entre autres de médicaments, de papier, de tissus, de peinture et de cosmétiques.

Le varech séché, moulu puis pressé en capsules est utilisé comme supplément alimentaire. Le varech moulu sert aussi de condiment.

Valeur nutritive

	cru
protéines	1,7 g
glucides	10 g
matières grasses	0,6 g
	par 100 g

Le varech est particulièrement riche en iode.

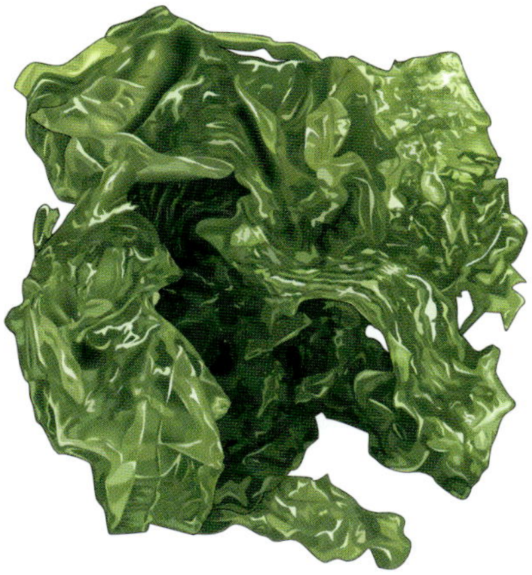

Laitue de mer

Ulva lactuca et *Ulva fasciata,* Chlorophycées

Certaines algues vertes sont nommées « laitues de mer », car elles ressemblent à des feuilles de laitue. Leur taille varie de 10 cm à 50 cm et plus. Elles sont tendres et ont une saveur identique à la laitue.

Préparation

Tremper la laitue de mer dans l'eau quelques minutes (3 à 4) pour la réhydrater. La cuire environ 5 min ou la consommer crue. On peut l'ajouter aux salades et aux soupes.

Valeur nutritive

	crue
protéines	17 g
matières grasses	0,9 g
glucides	37 g
calories	223
	par 100 g

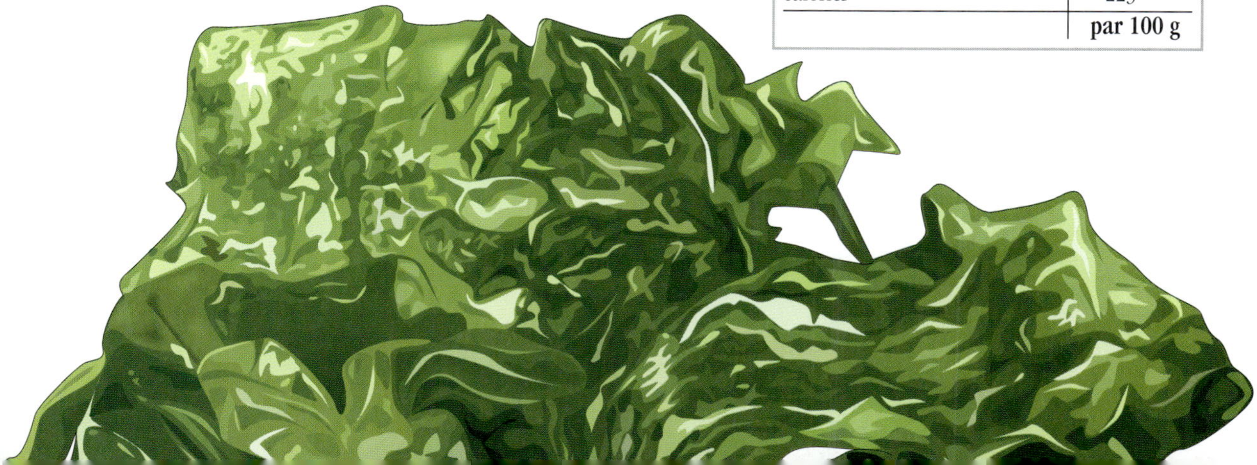

Agar-agar

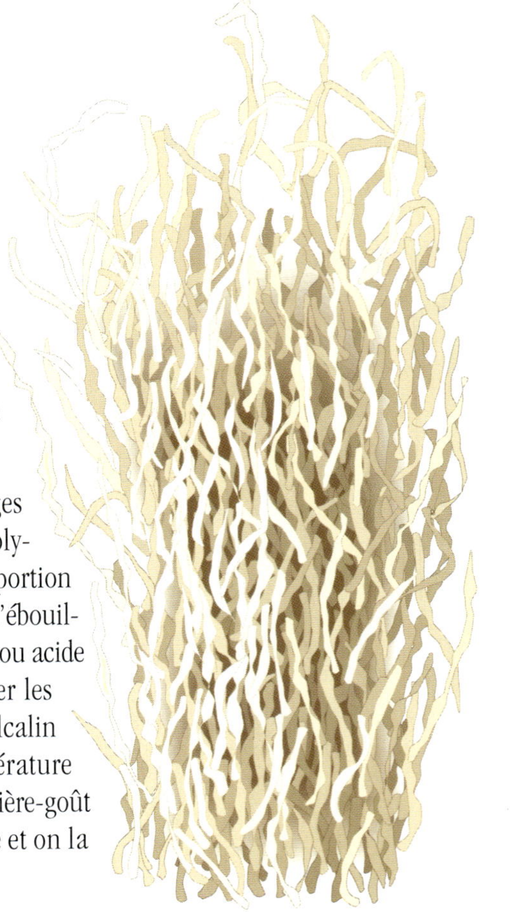

Substance mucilagineuse transparente qui s'utilise comme la gélatine et qu'il peut d'ailleurs remplacer. Les aliments raffermis avec l'agar-agar sont plus fermes et fondent plus difficilement que ceux qui sont raffermis avec de la gélatine. L'agar-agar est aussi nommé « gélose » ou *kanten*, son nom en japonais. *Agar* est un mot malais signifiant « algue ».

On obtient l'agar-agar à partir de certaines espèces d'algues rouges (généralement celles du genre *Gelidium*). Il se compose de deux polysaccharides (ou glucides), l'agarose et l'agaropectine, dans une proportion de 7 à 3. Selon le procédé traditionnel, on hache l'algue séchée et on l'ébouillante dans de l'eau additionnée d'un ingrédient acide (acide acétique ou acide sulfurique dilué). Le liquide chaud est ensuite filtré pour éliminer les morceaux d'algues hachées restants, puis neutralisé par un agent alcalin tel le bicarbonate de sodium. Une gelée se forme lorsque la température s'abaisse au-dessous de 40 °C. Pour débarrasser cette gelée de son arrière-goût d'algue et de sa légère coloration, on la congèle, puis on la dégèle et on la déshydrate. On effectue cette opération à deux ou trois reprises.

Valeur nutritive

	agar-agar sec
protéines	6 g
matières grasses	0,3 g
glucides	81 g
calories	306
	par 100 g

L'agar-agar est particulièrement riche en fer. Comme le pouvoir gélifiant de l'agar-agar est de 8 à 10 fois supérieur à celui de la gélatine, il fournit beaucoup moins de calories que cette dernière. L'agar-agar est légèrement laxatif et provoque parfois des allergies.

Achat

L'agar-agar s'achète sous forme de poudre, de flocons, de barres ou de filaments.

Préparation

Bien que l'agar-agar ne soit pas soluble dans l'eau froide, il absorbe l'eau, s'amollit et gonfle. Il fond lorsqu'il est chauffé et forme ensuite une gelée en refroidissant. Pour l'utiliser, on porte le liquide qui le contient à ébullition et on le fait fondre à feu doux. La quantité d'agar-agar à utiliser varie selon le goût, selon que l'on préfère un produit plus ou moins ferme. Elle dépend aussi du produit que l'on intègre à l'agar-agar, car plus le liquide est épais ou acide, plus la quantité doit être importante. De façon générale, de 8 à 15 g (10 g en moyenne) d'agar-agar par litre de liquide (eau, jus, bouillon) sont nécessaires. Lorsque l'on cuisine l'agar-agar en barre, réduire celle-ci en petits morceaux avant d'ajouter le liquide et de la faire fondre.

Utilisation

L'agar-agar sert à la confection de gelées à base de jus ou de purées. Il est populaire auprès des végétariens qui n'aiment pas se servir de la gélatine, qui est d'origine animale. L'industrie alimentaire utilise l'agar-agar entre autres comme stabilisateur pour les gelées de fruits, la crème, le lait aromatisé, la crème glacée et les sorbets.

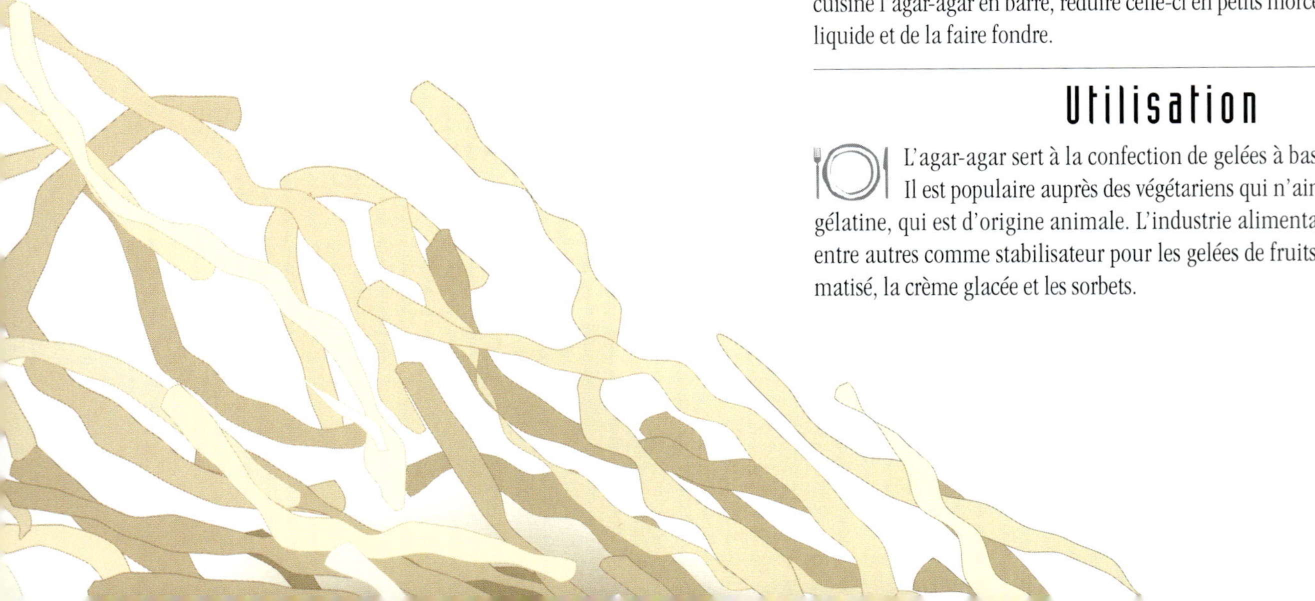

Rhodyménie palmé

Palmaria palmata, Rhodophycées

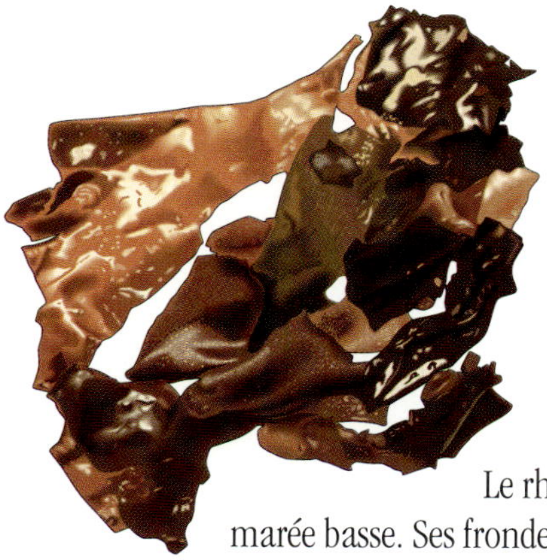

Algue qui pousse dans les eaux froides et turbulentes des côtes rocheuses. Le rhodyménie palmé (ou dulse), abondant dans l'océan Atlantique, est consommé depuis des milliers d'années par les peuples côtiers d'Europe de l'Ouest.

Le rhodyménie palmé mesure de 15 à 30 cm de long et pousse sous la ligne de la marée basse. Ses frondes de couleur rouge pourpre ont une texture douce et une saveur prononcée.

Utilisation

Le rhodyménie palmé s'utilise cru ou cuit après trempage comme les autres algues qu'il peut remplacer dans la plupart des recettes. Il est délicieux dans les soupes et les salades.

Valeur nutritive

	rhodyménie palmé séché
protéines	20 g
matières grasses	3 g
glucides	44 g
	par 100 g

Le rhodyménie palmé est particulièrement riche en fer.

Mousse d'Irlande

Chondrus crispus, Rhodophycées

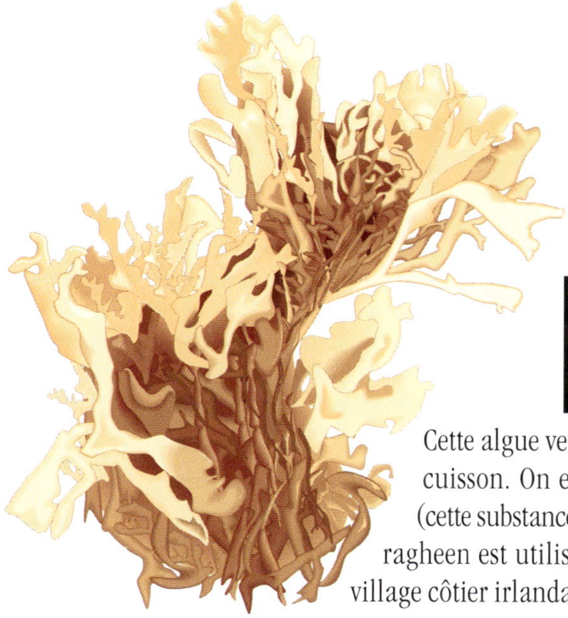

La mousse d'Irlande mesure entre 5 et 10 cm et se trouve en abondance dans l'Atlantique nord, particulièrement près des côtes de l'Irlande, ainsi qu'en France, au Royaume-Uni, en Espagne et au Canada. Cette algue vert jaunâtre, marron ou pourpre, n'est comestible qu'après cuisson. On en tire un polysaccharide visqueux nommé *carragheen* (cette substance est aussi extraite d'autres espèces d'algues rouges). La carragheen est utilisée en Irlande depuis des siècles; elle porte le nom d'un village côtier irlandais où se font la cueillette et la distribution de cette algue.

La carragheen a un grand pouvoir gélifiant. Les Irlandais l'utilisent notamment pour épaissir les blancs-mangers et autres produits laitiers. Les États-Unis en sont les premiers producteurs. L'industrie alimentaire l'utilise abondamment comme agent stabilisant, épaississant et gélifiant dans la fabrication de crèmes glacées, sorbets, fromages, laits évaporés, soupes instantanées, gâteaux, biscuits et confiseries, notamment.

Utilisation

La mousse d'Irlande se met dans les soupes et les plats mijotés ou s'utilise comme légume.

Valeur nutritive

	crue
protéines	1,5 g
matières grasses	0,2 g
glucides	12 g
	par 100 g

Nori

Porphyra spp, Rodophycées

Espèces du genre *Porphyra* qui sont surtout connues sous leur nom japonais, *nori*, car elles sont presque uniquement produites au Japon bien qu'elles poussent dans la plupart des mers du monde. La fabrication industrielle des nori emploie plus de 300 000 personnes et toute la production provient d'algues cultivées. La culture des nori a été nécessaire depuis les temps anciens car la quantité produite naturellement ne suffisait pas à la demande importante pour cet aliment. Ces algues rouges ou pourpres deviennent pourpre foncé ou noirâtres en séchant, et vertes lorsqu'on les cuit. Les nori sont habituellement vendus sous forme de minces feuilles séchées qui ont l'apparence du papier. L'asakusa-nori (*Porphyra tenera*) est particulièrement apprécié des Japonais.

Achat

Les nori sont commercialisés sous plusieurs formes, notamment en paquets de feuilles sèches pliées en deux, en feuilles grillées et en morceaux. Les nori séchés de qualité sont brillants et cassants, de couleur verte, translucides lorsqu'on les expose à la lumière.

Valeur nutritive

	nori séché
protéines	17 g
matières grasses	0,8 g
glucides	36 g
	par 100 g

Les nori sont particulièrement riches en vitamine A.

Sushis

32 SUSHIS

4 feuilles d'algues séchées (nori)
1 avocat
1 concombre européen
125 g (4 onces) de saumon fumé ou de crabe
1 c. à thé de pâte de raifort japonais (wasabi)
1 c. à soupe de graines de sésame rôties
250 ml (1 tasse) de riz japonais à grains courts, cru

Assaisonnement du riz

80 ml (⅓ de tasse) de vinaigre de riz
4 c. à thé de sucre
2 c. à thé de sel

Sauce d'accompagnement

½ c. à thé d'huile de sésame
60 ml (¼ de tasse) de vinaigre de riz
60 ml (¼ de tasse) de sauce soya, première pression (tamari)
1 natte de bambou (maki-su)

Servir les sushis avec la sauce d'accompagnement.

1. Laver le riz à grande eau à plusieurs reprises avant la cuisson. Le faire cuire dans 250 ml (1 tasse) d'eau froide. Poser la casserole sur feu vif jusqu'à ébullition. Baisser le feu et laisser cuire 15 min. Égoutter.

2. Pendant la cuisson du riz, préparer l'assaisonnement. Dans une casserole, mélanger le vinaigre de riz, le sucre et le sel. Amener à ébullition, à découvert. Verser cet assaisonnement sur le riz cuit. Incorporer le tout à la spatule de bois. Laisser refroidir.

3. Couper les feuilles d'algues (nori) en deux. Étaler sur chaque morceau un trait de pâte de raifort (wasabi).

4. Disposer, en une bande, 4 c. à soupe environ de riz cuit sur chaque demi-feuille d'algue en laissant à découvert une bordure de 2 cm. Saupoudrer de graines de sésame rôties.

5. Couper le saumon fumé en languettes, le concombre épépiné en fins bâtonnets, l'avocat en tranches minces. Disposer ces ingrédients sur le riz en bandes successives.

6. Rouler les demi-feuilles d'algue garnies dans la natte de bambou. Former un cylindre bien serré. Laisser prendre forme 5 min. Retirer la natte et couper chaque rouleau en quatre morceaux.

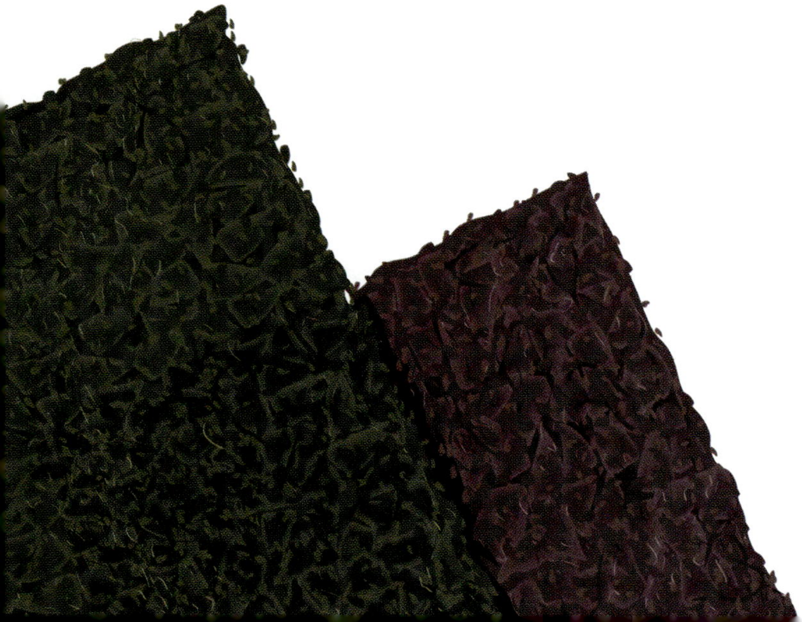

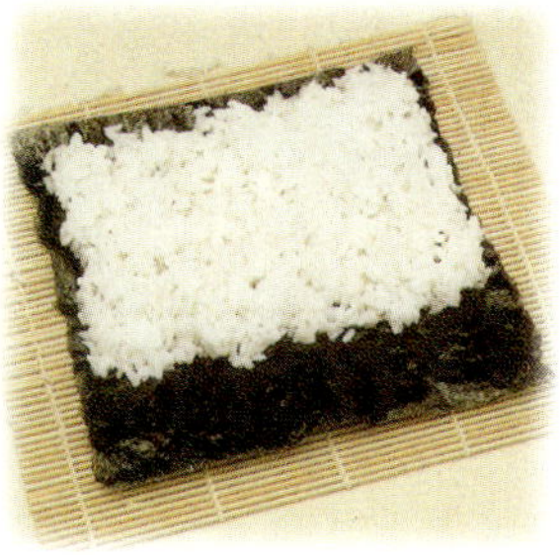

1 *Disposer sur la natte de bambou une feuille de nori et le riz cuit refroidi.*

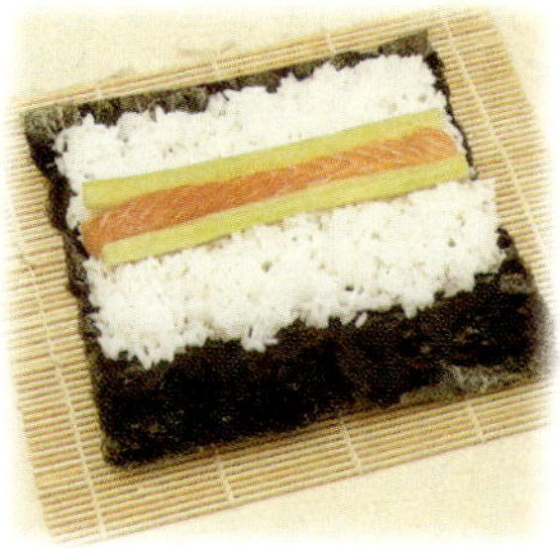

2 *Disposer le saumon fumé en languettes et le concombre en bâtonnets sur le riz en bandes successives.*

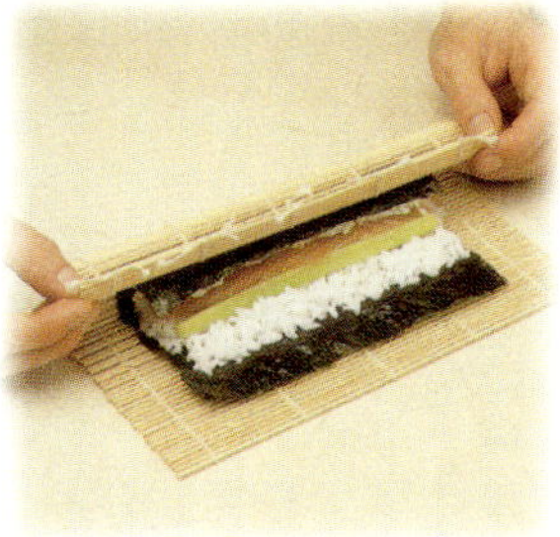

3 *Rouler les feuilles d'algues garnies dans la natte de bambou en un cylindre serré. Laisser prendre forme 5 min.*

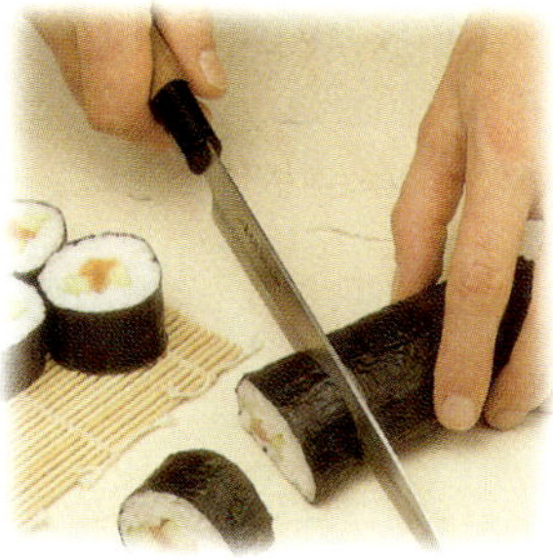

4 *Retirer la natte et couper chaque rouleau en morceaux de 2 cm de largeur environ.*

Utilisation

Les nori se mangent frais, séchés ou réhydratés. On fait habituellement griller les nori secs au-dessus d'une petite flamme avant de les utiliser, ce qui les rend croustillants et plus savoureux, puis on les émiette ou on les pulvérise. Les nori grillés ont un délicieux goût de sardine.

On se sert des nori dans la confection des sushis. On met les nori dans les soupes, les salades, les entrées et les pains. On les cuit avec le poisson, le tofu, les légumes, les pâtes alimentaires et le riz. On les utilise comme condiment et en infusion.

Salicorne

Salicorna sp, **Chénopodiacées**

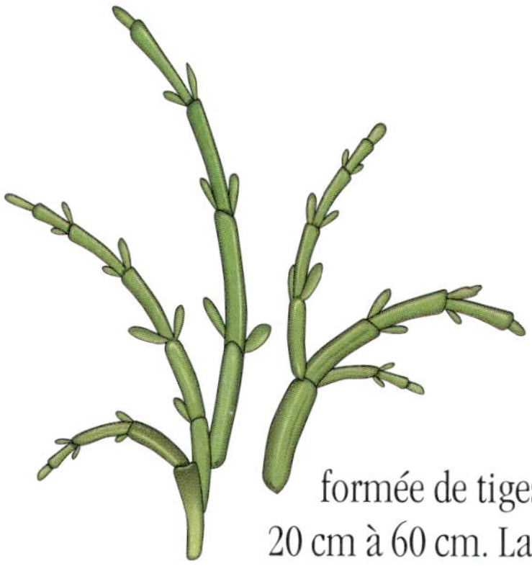

Plante sauvage annuelle ou vivace qui n'est pas à proprement parler une algue. La salicorne pousse dans les marais salants des deux mondes, ainsi que sur les côtes de l'Atlantique, du Pacifique et de la Manche ; on la retrouve sur les plages, sous la limite de la marée haute. Cette plante est formée de tiges vertes dépourvues de feuilles, qui ont la forme de pattes d'oiseau. Elle mesure de 20 cm à 60 cm. La salicorne se récolte habituellement du printemps au milieu de l'été.

Utilisation

La salicorne se consomme crue en salade ou cuite comme les asperges ou les haricots verts, avec une noisette de beurre. Elle accompagne le poisson, les fruits de mer et la volaille. On la confit dans le vinaigre et on la sert en hors-d'œuvre. Si on l'ajoute à un ragoût, on peut omettre le sel dans cette préparation, la salicorne étant suffisamment salée.

Cuisson

La salicorne est souvent cuite à la vapeur ou bouillie quelques minutes, sans l'ajout de sel à l'eau de cuisson. Une cuisson prolongée altère son arôme.

Achat

Rechercher des spécimens fermes et colorés, exempts de parties molles ou abîmées, et dont le centre et la base ne sont ni fibreux ni durs.

Préparation

Couper les racines si elles sont présentes ainsi que les parties dures de la base s'il y a lieu.

Spiruline

Spirulina spp, Cyanophycées

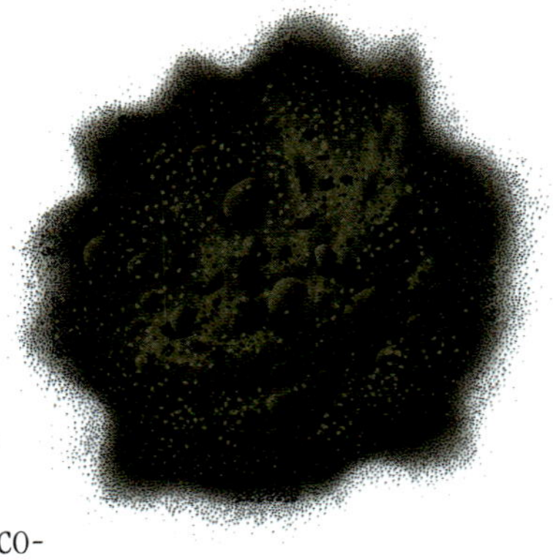

Algue bleu-vert parmi les plus connues qui croît dans les eaux douces et alcalines de certains lacs, notamment du Mexique, du Pérou et d'Afrique. La spiruline est également cultivée à grande échelle à Hawaii, en Californie et en Thaïlande, dans des bassins peu profonds. Cette algue microscopique (ou micro-algue), à la forme d'un filament en spirale, existerait depuis plus de trois milliards d'années. Elle doit sa couleur bleu-vert à la présence de deux pigments principaux, la phycocyanine et la chlorophylle. La spiruline se reproduit très rapidement, se divisant trois fois en 24 heures.

La spiruline était consommée par les Aztèques. Elle est aussi consommée depuis des siècles par les populations habitant les rives du lac Tchad, en Afrique centrale. Sous la forme d'une galette d'algue séchée nommée *dihé*, elle est accompagnée d'une épaisse sauce piquante à base de tomates et de piments et servie sur du mil ou des légumes. Cette sauce est similaire à la *chilimolli* qui était consommée par les Aztèques.

Depuis les années 60, la spiruline connaît un regain de popularité par sa richesse en certains éléments nutritifs; on la considère comme un concentré alimentaire de grand intérêt.

Achat

La spiruline est disponible sous forme de poudre, de flocons, de comprimés, de capsules ou de gélules. Il est préférable de se la procurer dans un contenant de verre ou un sachet de polyester laminé plutôt que dans un contenant de plastique, car celui-ci entraîne une oxydation plus importante du produit.

Utilisation

La spiruline est souvent dissoute dans du jus ou de l'eau ou incorporée dans le yogourt ou les céréales. On la met aussi dans les bouillons, les soupes, les sauces, le riz et les pâtes, juste avant de les consommer. Sa saveur et sa couleur ne plaisent pas toujours (elle colore les aliments de vert). Plusieurs personnes préfèrent donc ingérer la spiruline en comprimés.

La spiruline est un aliment concentré auquel l'organisme doit s'adapter. C'est pourquoi il est recommandé de commencer la consommation de spiruline par 1 g (sèche) pendant une semaine et d'augmenter progressivement l'apport quotidien de 1 g par semaine jusqu'à un apport de 5 à 10 g par jour.

Valeur nutritive

	spiruline séchée
protéines	60 g
matières grasses	6 g
glucides	18 g
	par 100 g

La valeur nutritive de la spiruline varie selon la saison, le milieu de culture, la récolte et le séchage. Elle est riche en chlorophylle et en plusieurs nutriments, notamment en bêta-carotène et autres caroténoïdes (des précurseurs de la vitamine A), en fer (10 g en fournissent 10 mg), en thiamine, en riboflavine, en magnésium et en protéines. Celles-ci renferment relativement peu de méthionine, un acide aminé essentiel.

Bien que la qualité de ces nutriments soit inférieure à celle des produits d'origine animale (œufs, produits laitiers, viandes), elle est supérieure à celle des céréales et des légumineuses, incluant le soya. La spiruline renferme également l'acide gamma-linoléique, un acide gras qu'on retrouve uniquement dans le lait maternel. De plus, elle est pauvre en sodium (1 à 9 mg/g) et ne contient pas d'iode. La richesse en vitamine B_{12} de la spiruline demeure un sujet de controverse; en effet, des études suggèrent que 95 % de la quantité de vitamine B_{12} présente dans la spiruline seraient inactifs chez l'humain.

On dit la spiruline revitalisante. De plus, elle aurait un effet coupe-faim et diminuerait l'appétit.

Champignons

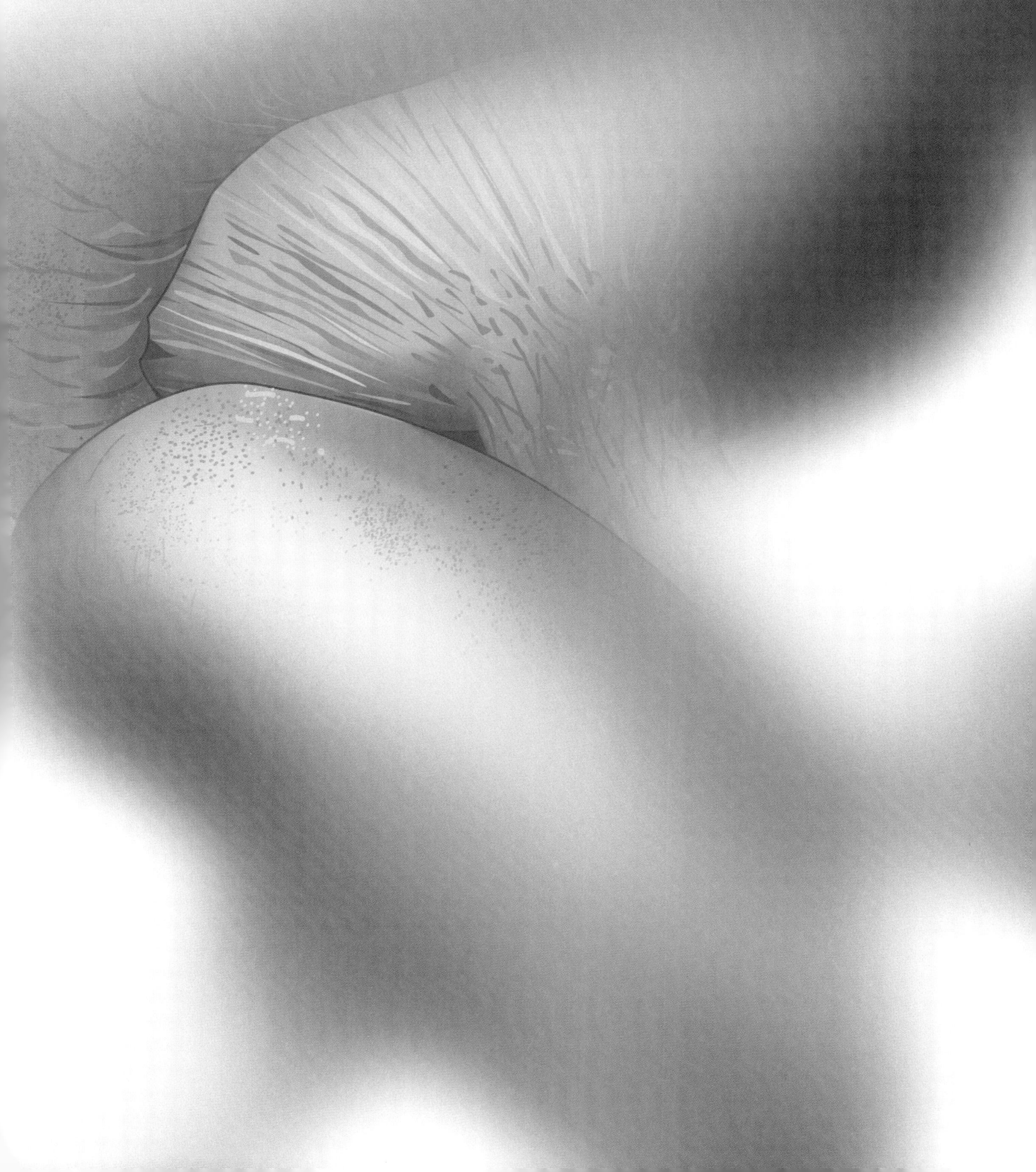

Introduction

Végétal qui se distingue par le fait qu'il est dépourvu de racine, de tige, de feuilles, de fleurs et de chlorophylle. L'absence de chlorophylle force le champignon à tirer sa subsistance de matières organiques déjà fabriquées, aussi le trouve-t-on fixé à des objets extrêmement variés tels le bois, le verre sale, le métal rouillé, le fumier, l'humus ou des chiffons pourris.

Le champignon est connu depuis la nuit des temps. Il a la réputation, fort justifiée d'ailleurs, de pouvoir entraîner la mort. Très peu d'espèces cependant, sur les milliers répertoriées, sont réellement vénéneuses. Par contre, de nombreuses variétés occasionnent des malaises comme de la diarrhée, des maux de ventre et des vomissements. Il est donc particulièrement important de ne jamais consommer les espèces dont on ne connaît pas exactement l'identité et la comestibilité.

Les pharaons associaient les champignons à une nourriture des dieux et en interdisaient la consommation au peuple. Les Romains croyaient que ces végétaux donnaient de la force et en nourrissaient les soldats. Tout au long de l'histoire, on se servit des champignons à des fins meurtrières qui passèrent souvent inaperçues. Plusieurs cependant sont célèbres, tels l'assassinat de l'empereur romain Claude par sa femme Agrippine en 54, celui du pape Clément VII en 1534 et celui de l'empereur germanique Charles VI en 1740. Les champignons furent aussi associés à la sorcellerie, ce qui inspirait crainte et méfiance.

La grande famille des champignons comprend plusieurs genres, notamment les moisissures et les levures. Il existe plus de 50 000 espèces de champignons; certaines sont hallucinogènes, 1 ou 2 % sont vénéneuses et plusieurs sont utilisées pour leurs propriétés médicinales. Même si la plupart des champignons sont comestibles, peu sont agréables à consommer parce qu'ils sont ligneux, gélatineux ou durs, qu'ils dégagent une mauvaise odeur ou qu'ils ont un goût désagréable. Une vingtaine seulement sont réellement savoureux. Plusieurs espèces de champignons peuvent être cultivées. C'est le cas notamment du bolet (ou cèpe), du pleurote, du shiitake, de l'oreille-de-Judas, de la truffe et du champignon de couche (ou champignon de Paris).

Contrairement aux végétaux qui croissent à partir de graines, les champignons se propagent par des spores unicellulaires. En se développant, ces spores minuscules produisent des filaments très fins nommés « mycélium ». C'est ce mycélium qu'utilisent habituellement les producteurs de champignons. Certains champignons, tel le champignon de couche, sont ensemencés sur du fumier naturel (principalement du fumier de cheval) fermenté et pasteurisé, ou du fumier synthétique à base de foin, de paille, d'écorce, de gypse et de potasse ou de rafles de maïs. D'autres, tel le pleurote, sont traditionnellement ensemencés sur du bois.

Achat

Les champignons sont commercialisés frais, séchés, congelés, en conserve ou blanchis et tranchés. À l'achat de champignons frais, choisir des produits fermes et intacts. Écarter des spécimens ratatinés, tachés et visqueux, et ceux dont la tête est fendue, le pied sec et la couleur altérée, car ils manquent de fraîcheur.

Préparation

Ne nettoyer et préparer les champignons qu'au moment de les utiliser afin d'éviter qu'ils ne pourrissent et ne noircissent. Éviter de les laisser à tremper, car ils se gorgent d'eau. Les laver rapidement à l'eau courante ou dans une eau légèrement vinaigrée (ce qui retarde le brunissement) en se servant si désiré d'une brosse soyeuse (il en existe qui sont spécialement conçues à cette fin), puis les égoutter et les éponger avec un linge ou un papier absorbant. On peut aussi seulement essuyer les champignons avec un linge ou un papier absorbant humide.

Pour utiliser les champignons séchés, les faire tremper au préalable 10 min dans de l'eau tiède, les égoutter, changer l'eau, puis les faire tremper à nouveau de 10 à 15 min. On peut laisser les champignons entiers, les étêter, les trancher en quartiers ou en lamelles, ou les hacher. Certaines recettes conseillent de peler les champignons (surtout les champignons blancs communs). Cette pratique entraîne une perte de saveur et de valeur nutritive. Elle est surtout indiquée pour des champignons vieillis (on peut aussi les gratter).

Le pied du champignon est généralement comestible. Certaines espèces ont un pied coriace et fibreux qui doit être enlevé. Autrement, couper simplement la base du pied s'il est terreux ou sec. Plusieurs recettes suggèrent d'enlever le pied, principalement par souci esthétique ou pour permettre de préparer un bouillon délicatement parfumé.

Utilisation

Les champignons s'utilisent souvent comme condiment; ils parfument agréablement une grande quantité de mets. On les ajoute notamment aux entrées, aux salades, aux trempettes, aux soupes, aux sauces, aux omelettes, aux ragoûts et aux pizzas. Ils accompagnent viande, volaille, poisson et fruits de mer. On les utilise parfois sous forme d'extrait ou de farine.

Quelques espèces de champignons peuvent être consommées crues (champignon de Paris, cèpe de Bordeaux, oreille-de-Judas, vesse-de-loup, etc.). Elles sont excellentes telles quelles ou marinées. Toutefois, la plupart des champignons ne sont comestibles qu'après cuisson. Presque tous les champignons sauvages nécessitent une cuisson plus longue que les variétés commerciales.

Cuisson

Les champignons peuvent être sautés, grillés, braisés, frits, etc. Cuire si possible les champignons dans des casseroles en acier inoxydable, en verre, en fonte ou en terre cuite pour éviter le brunissement. Ne saler les champignons qu'en fin de cuisson afin qu'ils ne perdent leur eau. Pour tirer le maximum de saveur des champignons, il est préférable de les incorporer en fin de cuisson dans les plats qui mijotent longtemps. Les ajouter environ 15 min avant la fin de la cuisson, ou les faire revenir à part dans un corps gras et les ajouter à la toute fin.

Si possible, omettre les champignons dans les plats qui seront congelés et ne les intégrer qu'au moment de l'utilisation. La congélation altère leur texture et leur fait perdre une partie de leur parfum.

Conservation

Crus ou cuits, les champignons sont fragiles et s'altèrent rapidement. Les manipuler avec soin et les réfrigérer dès que possible. Placer les champignons frais (sans les laver) dans un contenant non hermétique, de préférence un sac de papier, pour leur assurer une bonne circulation d'air, ou à tout le moins, percer l'emballage de plastique qui les recouvre, car le manque d'aération favorise le pourrissement et l'apparition d'une bactérie naturellement présente dans le sol (*C. botulinum*), qui se développe en milieu humide pauvre en oxygène, et qui peut causer une intoxication grave (le botulisme).

Les champignons se conservent environ 1 semaine au réfrigérateur. Ils se congèlent facilement; il s'agit de les trancher et de les envelopper avec soin dans des sacs à congélation. Le blanchiment, qui les durcit, est inutile si on conserve les champignons moins de 3 mois. Si on prévoit les conserver pour une période plus longue, les arroser avec du jus de citron dilué dans de l'eau puis les blanchir 2½ minutes. Les utiliser sans les décongeler. On peut déshydrater les champignons; ils perdent alors jusqu'à 90 % de leur volume initial et se conservent jusqu'à 1 an.

Valeur nutritive

	la plupart des variétés crues
eau	89 %
protéines	3 g
matières grasses	0,4 g
glucides	6 g
calories	30
	par 100 g

Les champignons sont riches en potassium et en riboflavine; on leur attribue de nombreuses propriétés médicinales. On les dit notamment laxatifs, antibiotiques, hypocholestérolémiants et aphrodisiaques.

Champignon de couche

Agaricus bisporus, Agaricacées

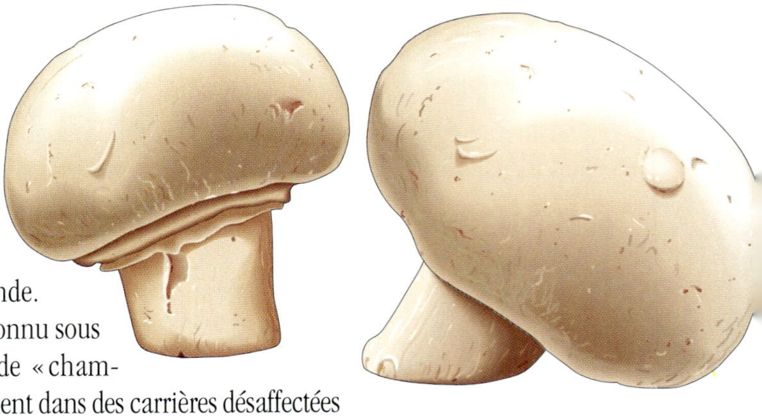

Champignon comestible le plus cultivé et le plus consommé, le champignon de couche se retrouve dans de très nombreuses régions, notamment en Amérique du Nord, en Amérique du Sud, en Europe, en Australie et en Nouvelle-Zélande. Ce champignon se cultive facilement. Il est connu sous le nom de « champignon de couche » ou de « champignon de Paris », car on le cultive intensivement dans des carrières désaffectées de la région parisienne depuis bientôt 200 ans.

La culture de ces champignons demande des conditions atmosphériques soigneusement contrôlées. Les producteurs de champignons étendent du mycélium sur du fumier naturel (principalement du fumier de cheval) fermenté et pasteurisé ou sur du fumier synthétique à base de foin, de paille, d'écorce de gypse, de potasse et de rafles de maïs. Le mycélium est constitué de filaments très fins qui proviennent des spores unicellulaires minuscules, le corps reproducteur des champignons.

Le champignon de couche a un chapeau charnu blanchâtre qui peut mesurer jusqu'à 10 cm de diamètre. Il surmonte un pied blanc de 2 à 5 cm.

Une variété de champignon de couche moins souvent commercialisée est de couleur café ; on le nomme d'ailleurs parfois « champignon café ». Plusieurs personnes les écartent croyant qu'ils sont trop vieux, sans se douter que ces champignons ont un peu plus de saveur que les champignons blancs.

Parmi les variétés de champignons cultivés communs, une des plus populaires aux États-Unis est le « portobello » ; celui-ci a une taille imposante, et possède une saveur exceptionnelle et un parfum plus prononcé que les petits champignons de couche rappelant les champignons sauvages. Cette variété de champignon plus foncée est commercialisée à un stade plus avancé de maturité et est très ouverte. Les portobellos sont délicieux grillés et incorporés aux plats en sauce.

Achat

Les champignons de couche sont commercialisés frais, en conserve ou séchés. Choisir des champignons frais intacts, fermes et charnus, écarter ceux qui sont ratatinés, visqueux, tachés ou dont les chapeaux sont fendus, qui manquent de fraîcheur. Des champignons frais tranchés sont souvent commercialisés dans la section réfrigérée des marchés d'alimentation. Ces champignons se conservent 90 jours, car ils ont été blanchis brièvement puis placés dans une solution salée ou d'acide ascorbique. La saveur et la valeur nutritive de ces champignons se situent entre les champignons frais et les champignons en conserve.

Préparation

Au moment de les utiliser, laver les champignons brièvement à l'eau courante ou dans une eau légèrement vinaigrée (ce qui retarde le brunissement) en se servant si désiré d'une brosse soyeuse (il en existe qui sont spécialement conçues à cette fin). Ne pas les laisser à tremper, car ils se gorgent d'eau. On peut aussi seulement brosser les champignons délicatement ou les essuyer avec un linge ou un papier absorbant humide.

La base de la tige doit souvent être enlevée. On peut laisser les champignons entiers, les couper en morceaux, en tranches ou en dés, les hacher, ou les transformer en purée. Arroser les champignons coupés d'un ingrédient acide (jus de citron, vinaigre, vinaigrette) pour les empêcher de noircir s'ils doivent être mangés frais.

Salade de champignons frais à la crème

4 PORTIONS

250 g (½ lb) de champignons frais
3 échalotes
crème épaisse (35 %)
le jus de ½ citron
3 c. à soupe de persil frais
poivre noir du moulin
sel

1. Émincer les champignons. Les déposer dans un saladier et les arroser de jus de citron de manière à bien les imprégner.

2. Hacher finement les échalotes et le persil. Les ajouter aux champignons. Saler et poivrer généreusement. Remuer.

3. Ajouter la crème. Remuer à nouveau. Rectifier l'assaisonnement.

Servir cette salade en entrée.

On ajoute de la crème au goût, pour obtenir la consistance désirée.

Utilisation

Les champignons de couche se consomment crus ou cuits. Ils sont délicieux dans les hors-d'œuvre, les salades et les trempettes. Ils sont traditionnellement associés à la viande et se marient particulièrement bien avec les oignons et le riz. On met les champignons dans une grande variété d'aliments, notamment les soupes, les sauces, les farces, les ragoûts, les omelettes et les quiches. On les apprête aussi à la bourguignonne comme les escargots.

Valeur nutritive

	cru
eau	91 %
protéines	3 g
matières grasses	0,2 g
glucides	0,3 g
calories	14
	par 100 g

Le champignon de couche est riche en potassium et est une bonne source de riboflavine.

Cuisson

Les champignons de couche perdent leur volume et rendent de l'eau s'ils sont cuits longuement à feu doux. Les faire revenir quelques minutes à feu vif en les brassant continuellement. Les retirer du feu dès qu'ils commencent à rendre de l'eau. Ne pas jeter cette eau riche en saveur et en nutriments; s'en servir pour parfumer sauces, soupes et plats mijotés.

Conservation

Placer les champignons de couche dans un sac de papier ou un linge propre et les réfrigérer. Ils se conserveront environ 1 semaine. Les champignons de couche se congèlent, se mettent en conserve ou se déshydratent.

Collybie à pied velouté

Flammulina velutipes, Collybiacées

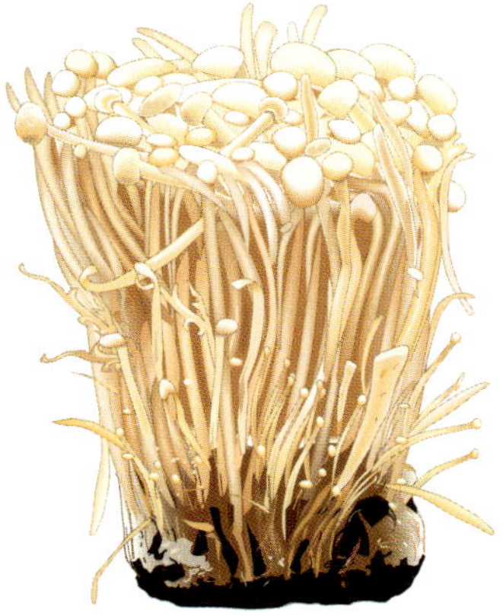

Champignon comestible de saveur délicate, la collybie à pied velouté est formée d'un minuscule chapeau blanc et d'un long pied qui peut mesurer jusqu'à 10 cm de long. Elle pousse en touffes sur les troncs d'arbres morts ou vivants, de même que sur les racines et les branches d'arbres enfouies dans le sol. Elle se cultive sur souche ou sur un milieu à base de sciure, et elle est récoltée environ deux mois après l'ensemencement. Le champignon cultivé est de couleur plus pâle que le champignon sauvage.

La collybie à pied velouté est très appréciée en Asie (on la nomme *enokitake* en japonais), la cuisine de plusieurs pays lui fait une place de choix. Le Japon fournit d'ailleurs environ 80 % de la production mondiale. La chair blanche de la collybie est molle et résistante. Sa saveur est douce et son odeur, légèrement fruitée.

Préparation

Couper de 3 à 5 cm de la base des pieds, qui est coriace.

Valeur nutritive

	cru
eau	90 %
protéines	2,4 g
glucides	7 g
calories	34
	par 100 g

Achat

La collybie à pied velouté fraîche est surtout commercialisée dans les épiceries asiatiques. Elle est vendue en bottes placées dans des sachets de plastique. Choisir des champignons au chapeau blanc, ferme et luisant. Écarter des collybies à pied velouté dont la base est visqueuse ou brunie. Ces champignons sont aussi vendus en bocaux ou en conserve.

Utilisation

Les collybies à pied velouté sont délicieuses crues. Elles décorent et assaisonnent salades et sandwichs. On les met dans les soupes, les pâtes alimentaires, les légumes et les plats cuits à l'orientale. Les ajouter en fin de cuisson pour préserver leur délicate saveur.

Conservation

Les collybies à pied velouté fraîches se conservent au réfrigérateur, dans leur emballage, environ une semaine.

Morille

Morchella spp, Discomycètes

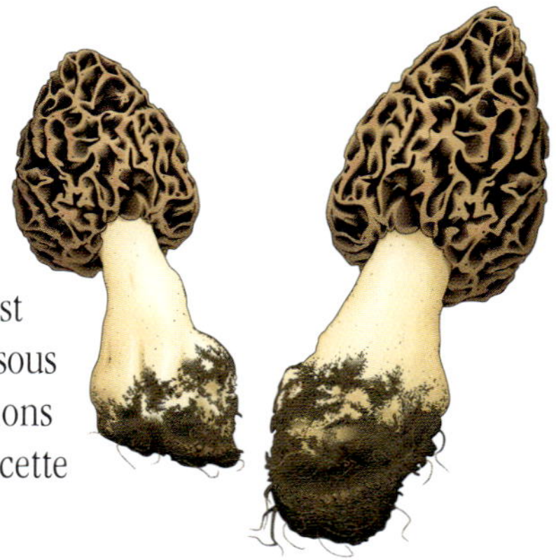

Champignon de printemps comestible et relativement rare, la morille est très recherchée pour son goût particulièrement savoureux. Elle pousse sous les climats tempérés. Facilement identifiable, c'est un des champignons sauvages les plus faciles à cueillir. On a réussi à la cultiver, mais cette culture demeure marginale.

La morille a un chapeau globuleux ou conique orné de multiples alvéoles qui lui donnent une apparence poreuse. Ce chapeau jaune ocre, brun ou blanchâtre mesure de 3 à 12 cm de haut. Il surmonte un pied assez large. Ce pied, de la même couleur que le chapeau, est généralement aussi long. Il existerait plus de 20 espèces de morilles. La chair des morilles, mince et fragile, est très parfumée. Celles dont le chapeau est plus foncé sont les plus estimées.

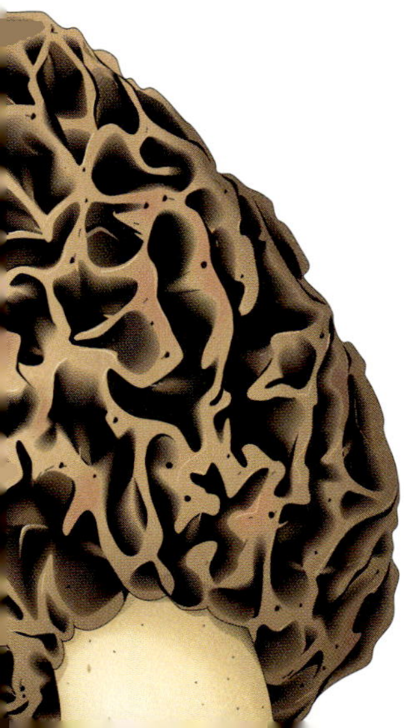

Achat

La morille est généralement commercialisée déshydratée ou en conserve.

Conservation

Les morilles fraîches se conservent 2 ou 3 jours au réfrigérateur.

Préparation

Ce champignon se nettoie difficilement car ses alvéoles retiennent sable, terre et petits insectes. Le rincer délicatement et rapidement sous l'eau à plusieurs reprises. Si nécessaire, nettoyer les cavités avec un petit pinceau. Ne pas laisser tremper la morille car elle perd de la saveur. L'assécher dès qu'elle est lavée avec un linge ou du papier absorbant.

Recouvrir d'eau tiède les morilles déshydratées, les laisser tremper 10 min, les égoutter, renouveler l'eau et les remettre à tremper 10 à 15 min.

Cuisson

Cuire les morilles à feu doux, de 5 à 7 min lorsqu'on les fait revenir dans du beurre ou de l'huile, ou de 15 à 20 min lorsqu'on les fait mijoter dans une sauce, une soupe ou un ragoût.

Utilisation

La morille devrait toujours être consommée bien cuite, car crue elle est irritante pour l'estomac. La morille est délicieuse en sauce ou farcie. Elle est souvent associée à la crème qui la met en valeur. Elle accompagne la viande, la volaille, le gibier et le poisson. On la met dans les soupes et les ragoûts. On la cuisine avec le riz, les pâtes alimentaires et les œufs.

Valeur nutritive

eau	90 %
protéines	2 g
glucides	0,3 g
calories	9
	par 100 g

La morille est riche en potassium.

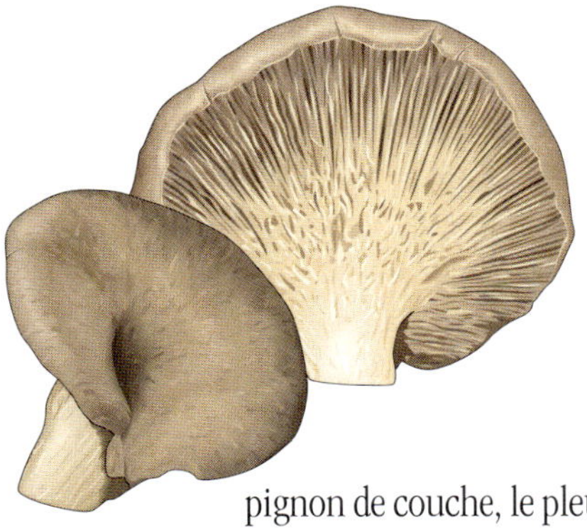

Pleurote

Pleurotus spp, Agaricacées

Champignon formé d'un chapeau souvent de grande dimension (15 cm de diamètre ou plus) qui ressemble à une grande oreille ou à un cornet acoustique. Le pleurote s'installe sur les arbres ou sur le bois mort. Il est parfois muni d'un pied inséré sur le côté. Contrairement au champignon de couche, le pleurote est toujours propre car on ne le cultive pas sur du fumier, mais plutôt sur bois (tronc, souche, bûche) ou sur des déchets organiques non fermentés (paille, rafles de maïs, sciure, écorces).

Il existe de 35 à 40 espèces de pleurotes, dont la plupart sont comestibles. Aucune n'est toxique, et beaucoup sont cultivées. Ces champignons sont de couleur blanche, crème, jaune clair ou tirant sur le roux. Leurs courts pieds sont blanchâtres. Les pleurotes sont très estimés, en particulier le pleurote en coquille ou en forme d'huître (*Pleurotus ostreatus*), dont la chair blanche et tendre a une saveur douce et une odeur parfois prononcée.

Achat

Choisir des pleurotes non visqueux de couleur uniforme, au chapeau lisse, et exempts de taches noires.

Utilisation

Les pleurotes sont particulièrement délicieux. Ils remplacent agréablement les champignons de couche. Ne pas masquer leur saveur en les associant à des aliments au goût prononcé ou en les cuisant dans une grande quantité de matière grasse. La chair habituellement ferme et croquante est plus savoureuse quand le champignon est jeune.

Les pleurotes entrent dans la préparation des soupes et des sauces, et se marient particulièrement bien avec le riz, les pâtes alimentaires, les œufs, le tofu, la volaille et les fruits de mer.

Conservation

Les pleurotes sont très périssables et absorbent facilement la saveur des aliments environnants. Les consommer sans délai. Conservés au réfrigérateur dans un sac de papier ou dans une assiette recouverte d'un linge, ils se garderont quelques jours. Retirer le linge si les pleurotes deviennent humides ou l'humidifier légèrement s'ils se dessèchent.

Préparation

Il n'est généralement pas nécessaire de laver ces champignons cultivés.

Cuisson

Sauter ou griller les pleurotes de 3 à 5 min. Les cuire de 10 à 15 min à l'étuvée ou de 10 à 15 min au four. Les pieds, plus coriaces, nécessitent un peu plus de cuisson et gagnent à être hachés.

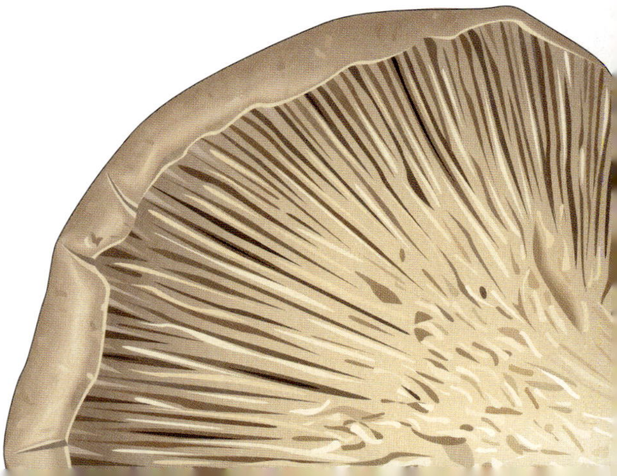

Shiitake

Lentinus edodes, Polyporacées

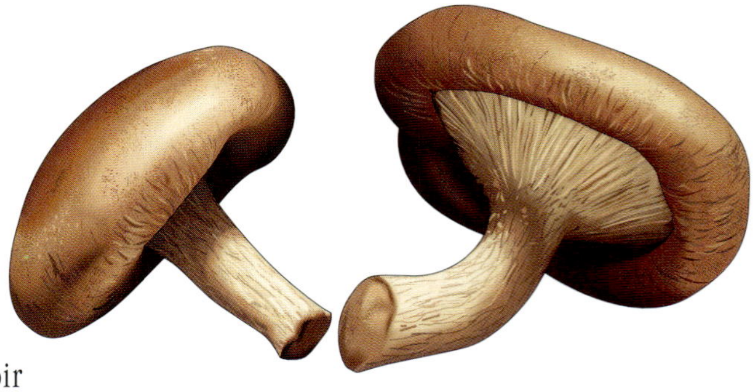

Champignon comestible qui pousse sur le bois et qui peut être cultivé, le shiitake est originaire d'Asie où il est connu depuis au moins deux millénaires. Il est parfois nommé champignon noir ; on le confond ainsi avec le champignon noir chinois (oreille-de-Judas). Plusieurs pays, dont la Chine, la Corée et le Japon, font la culture intensive du shiitake. Ce champignon est d'ailleurs le second à être cultivé en importance après le champignon de couche. Au Japon, ce champignon est l'équivalent du champignon de couche occidental. Ce pays est un important exportateur et le terme japonais désignant ce champignon s'est imposé un peu partout à travers le monde.

Le shiitake est cultivé sur des bûches, des souches d'arbres morts ou sur de la sciure de bois. Il est convexe ou presque plat et comporte à l'occasion un petit renflement central ; il est surmonté d'un chapeau charnu brunâtre qui mesure généralement de 5 à 20 cm de diamètre. Les pieds sont plus ligneux que ceux de la plupart des autres champignons. Le moment de la cueillette est important car le chapeau du champignon cueilli trop tard est fendu et il a perdu ses spores, ce qui donne un shiitake plat, mince et peu savoureux.

Le shiitake est utilisé pour la consommation ainsi que pour divers usages thérapeutiques. Sa chair blanche est légèrement acide mais agréable et son odeur est plus prononcée lorsqu'il est déshydraté. En Occident, il est surtout vendu sous cette forme.

Valeur nutritive

	séché
protéines	9 g
matières grasses	1 g
glucides	75 g
calories	293
	par 100 g

Le shiitake est une bonne source de potassium. Les Asiatiques attribuent au shiitake de nombreuses propriétés médicinales. Ils s'en servent notamment pour traiter l'hypertension, la grippe, les tumeurs, les ulcères d'estomac, le diabète, l'anémie, l'obésité et les calculs biliaires.

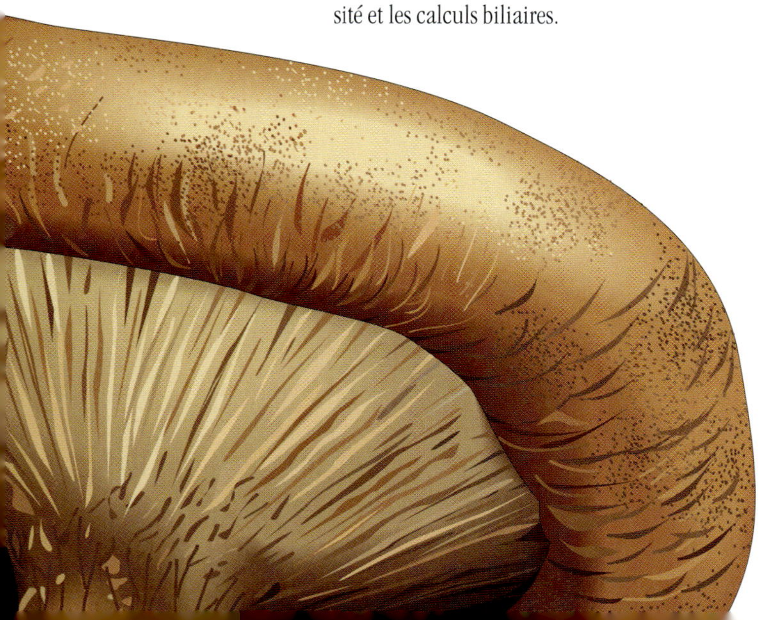

Préparation

Nettoyer les shiitake frais avec un linge ou un papier absorbant humide ou une brosse soyeuse. On peut aussi les laver brièvement à l'eau courante. Ne pas les laisser tremper car ils se gorgent d'eau. Les assécher immédiatement. Recouvrir d'eau tiède les shiitake déshydratés et les laisser tremper environ une heure. Ne pas jeter l'eau de trempage qui parfume et enrichit bouillons, soupes et sauces.

Les shiitake déshydratés ont une saveur plus prononcée que les shiitake frais. Hacher ou couper les pieds finement et les cuire séparément car ils sont fibreux et fermes.

Utilisation

Le shiitake s'utilise comme les autres champignons qu'il remplace avantageusement. Ce champignon savoureux absorbe la saveur des mets auxquels on l'ajoute. Il est délicieux dans les soupes, les sauces, les pâtes alimentaires, le riz, les ragoûts et les mets cuits à l'orientale.

Cuisson

La cuisson rehausse la saveur des shiitake. Les sauter ou les griller (les badigeonner d'huile) de 5 à 7 min. Les cuire à l'étuvée ou au four de 15 à 20 min.

Conservation

Les shiitake sont un peu moins fragiles que les autres champignons. Conservés au réfrigérateur, sans les nettoyer, dans un sac de papier ; ils se garderont au moins une semaine.

cèpes de Bordeaux

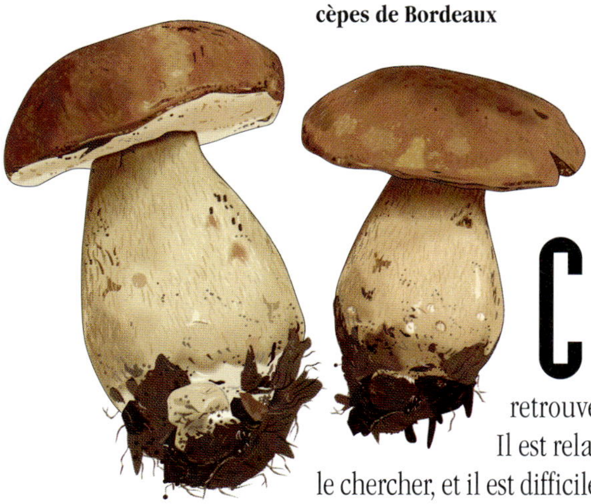

Bolet

Boletus spp, Polyporées

Champignon comestible charnu également connu sous le nom de « cèpe ». Le bolet est un champignon des régions tempérées qui croît généralement dans les forêts de conifères (pins, sapins, épicéas) ou de feuillus (chênes, hêtres, châtaigniers). On le retrouve notamment en Europe, en Amérique du Nord et en Australie. Il est relativement difficile à trouver si on ne sait pas trop précisément où le chercher, et il est difficile de trouver des spécimens exempts de larves d'insectes.

Le bolet est formé d'un long pied charnu, ferme et trapu, qui mesure parfois jusqu'à 25 cm de haut. La partie supérieure est ornée d'un chapeau charnu, lisse ou velouté, habituellement rond et convexe, de couleur variable (jaune, rouge, brun, rose, blanchâtre ou grisâtre). Ce chapeau mesure de 6 à 30 cm de diamètre. L'intérieur du chapeau est recouvert de tubes verticaux nommés « foin », ce qui facilite l'identification du champignon, cette partie étant habituellement en lamelles chez les autres espèces. Choisir si possible les jeunes spécimens, plus tendres et plus savoureux. Certaines espèces sont cultivées *in situ* (dans leur milieu naturel).

Il existe plusieurs dizaines d'espèces de bolets dont le cèpe de Bordeaux.

Achat

Les bolets sont habituellement commercialisés déshydratés. À l'achat de bolets frais, préférez les jeunes, plus savoureux.

Préparation

Ces champignons sont généralement propres, sauf la base du pied qui doit souvent être enlevée (s'ils sont trop mûrs ou véreux) ou brossée. Retirer les tubes verticaux sous le chapeau s'ils sont visqueux ; ils s'enlèvent facilement.

Utilisation

Les bolets peuvent être mangés crus, surtout les cèpes de Bordeaux, mais ils sont meilleurs cuits. Ils s'utilisent comme les autres champignons qu'ils remplacent avantageusement. Ne pas masquer leur saveur cependant avec des aliments au goût prononcé. Les bolets sont délicieux braisés ou cuits à l'huile, agrémentés d'échalotes, d'ail, de persil et de vin blanc.

Cuisson

Sauter ou griller les bolets de 5 à 7 min, les cuire à l'étuvée de 20 à 30 min ou au four de 15 à 20 min.

Valeur nutritive

eau	89 %
protéines	3 g
matières grasses	0,4 g
calories	14
	par 100 g

Le bolet est riche en potassium et est une bonne source de riboflavine.

Conservation

Les bolets sont fragiles ; les consommer le plus rapidement possible. Conservés au réfrigérateur ; ils se garderont quelques jours.

Ne pas les entasser dans un sac de plastique ; les mettre dans un sac de papier ou dans une assiette recouverte d'un linge propre.

Certaines espèces bleuissent rapidement lorsqu'elles sont laissées coupées ou brisées.

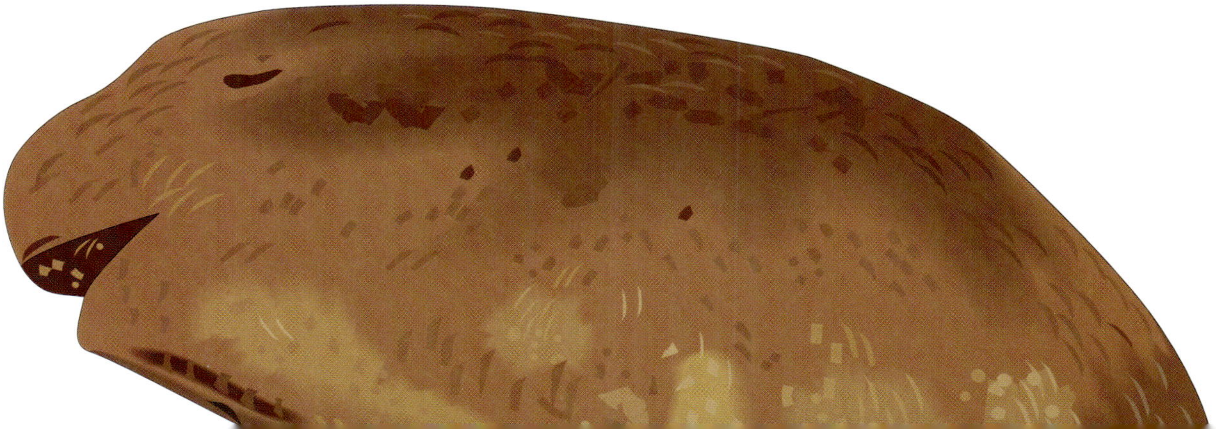

Truffe

Tuber spp, Tubéracées

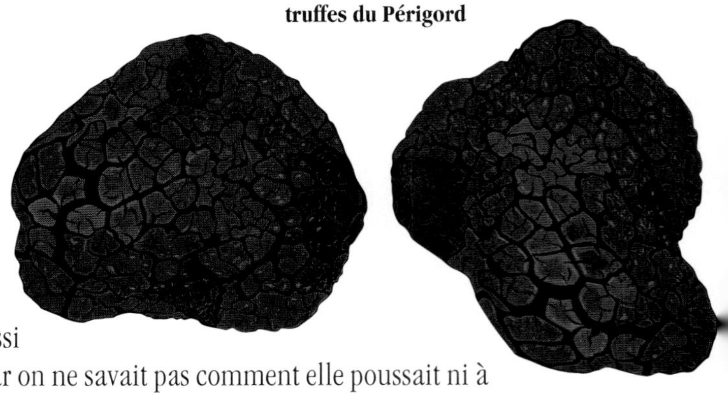

truffes du Périgord

Champignon souterrain comestible difficile à trouver, poussant sur les racines des arbres, particulièrement les chênes. La truffe occupe une place particulière parmi les champignons car aucun ne jouit d'une aussi grande réputation. Elle a longtemps intrigué, car on ne savait pas comment elle poussait ni à quelle classe d'aliments elle appartenait. On croyait autrefois qu'elle se formait lors d'orages lorsque la foudre frappait le sol, alors qu'en fait de fortes pluies remuant la terre mettent la truffe à découvert.

Dès l'Antiquité, on vantait l'excellence de sa saveur. Relativement rare et perçue comme un aliment de prestige, la truffe a toujours été coûteuse. De nos jours, son prix est prohibitif, sa rareté étant avivée par une hausse de la demande et par une baisse notable de la production depuis le début du XXe siècle, à cause notamment de l'abandon de plantations, du déboisement et de l'utilisation de pesticides. L'une des techniques de culture de la truffe consiste à inoculer du mycélium de truffe (des filaments très fins) sur des racines de jeunes arbres (chênes, noisetiers, pins, tilleuls). La plupart de ces filaments se développeront et la récolte de truffes pourra avoir lieu environ 5 ans après l'ensemencement.

La cueillette des truffes s'effectue très souvent en utilisant le flair d'animaux dressés à cette fin. On s'est longtemps servi de porcs muselés (on les muselait pour les empêcher de se battre entre eux, car ils raffolent des truffes et ne se contentent pas de les détecter). On utilise de plus en plus souvent des chiens dressés. Parfois, c'est l'observation d'une espèce particulière de mouche qui pond ses œufs au dessus des truffes qui permet d'en repérer l'emplacement.

Il existe plusieurs espèces de truffes. La plus recherchée est la **truffe du Périgord** (*Tuber melanosporum*), truffe globuleuse recouverte de petites verrues noirâtres, dont la chair noirâtre marbrée de veines blanchâtres est très parfumée. Cette espèce abondante au Périgord ne pousse pas exclusivement dans cette région cependant.

La **truffe blanche** (*Tuber magnatum*), connue sous divers noms (truffe blanche du Piémont, truffe blanche précieuse), jouit également d'une grande réputation, spécialement celle qui pousse à Alba, en Italie. Passablement rugueuse, elle ressemble à un tubercule irrégulier de couleur blanchâtre, jaune blanchâtre ou jaune verdâtre. Sa chair blanche ou ocre veinée de blanc a une saveur aillée et fromagée. C'est la plus grosse des truffes comestibles ; elle peut dépasser 10 cm de diamètre et peser 500 g.

La **truffe d'été** ou **truffe de la Saint-Jean** (*Tuber aestivum*) est moins savoureuse. Sa chair claire ou beige est sans grand parfum.

Achat

La truffe n'est généralement commercialisée fraîche que dans les régions où on la récolte. Choisir des truffes fermes, charnues et exemptes de meurtrissures. On trouve également sur le marché des truffes en conserve, à l'eau.

Préparation

Ne pas laver les truffes, les frotter doucement avec une brosse douce. Les couper en tranches, en lamelles, en dés ou en pelures.

Utilisation

On utilise les truffes crues, cuites, sous forme de concentré, de jus, de fumet ou d'essence. Les truffes entrent dans une multitude d'apprêts, les plus connus étant les pâtés, les terrines et les foies gras. Elles parfument aussi notamment les salades, les farces, les sauces, les pâtes alimentaires, le riz et les œufs. Elles sont délicieuses crues ou cuites au naturel. Les truffes sont associées au gibier et à la volaille, tout spécialement à la dinde à Noël. Quelques lamelles suffisent pour parfumer tout un plat.

Cuisson

Sauter les truffes de 2 à 3 min. Les cuire à l'étuvée de 10 à 15 min, ou les braiser de 45 à 60 min.

Conservation

Placer les truffes fraîches au réfrigérateur ; elles s'y conserveront environ une semaine. Les consommer sans délai.

Si les truffes sont coupées, les mettre dans un contenant hermétique et les recouvrir de Madère ou de vin blanc avant de les réfrigérer. Conserver les truffes en conserve au réfrigérateur lorsqu'elles sont entamées. Recouvrir les truffes de Madère ou d'un peu d'huile ; elles se garderont environ un mois.

Valeur nutritive

	crue
eau	76 %
protéines	6 g
matières grasses	0,5 g
calories	25
	par 100 g

La truffe est riche en potassium et est une bonne source de fer.

Oreille-de-Judas

Auricularia auricula-judae, Auriculariales

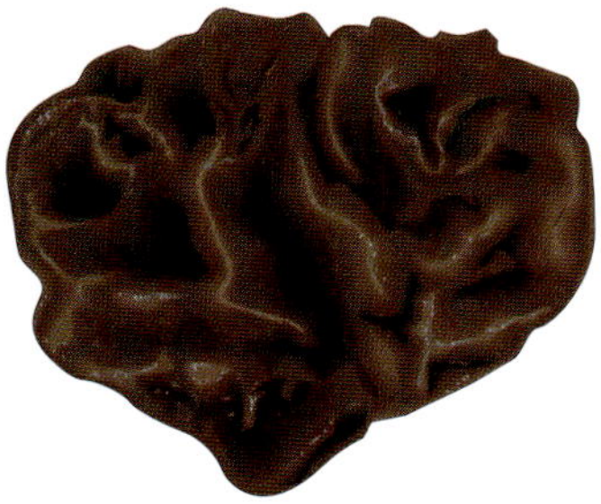

Champignon comestible qui pousse sur les troncs d'arbres (hêtre, sureau, noyer). On le nomme « oreille » parce que sa forme aplatie ressemble à une oreille et « Judas » parce que, selon la légende, Judas se serait pendu à un sureau.

Ce champignon possède un pied très court. Sa chair brunâtre ou beige est translucide, de texture gélatineuse et ferme, mais n'a pas vraiment de goût. L'oreille-de-Judas est particulièrement appréciée en Asie.

Achat

Les oreilles-de-Judas sont souvent commercialisées fraîches dans les épiceries asiatiques ; on les trouve aussi déshydratées.

Préparation

Laver rapidement les oreilles-de-Judas à l'eau froide. Retirer les parties collantes. Recouvrir d'eau tiède les oreilles-de-Judas déshydratées et les faire tremper au préalable 10 min, les égoutter, changer l'eau, puis les faire tremper à nouveau de 10 à 15 min. Ces champignons déshydratés augmentent jusqu'à 5 fois de volume en trempant.

Utilisation

Les oreilles-de-Judas se mangent crues, blanchies (une minute) ou cuites, notamment frites ou bouillies. Elles confèrent une texture inhabituelle aux aliments, en particulier aux soupes, aux salades, aux légumes, aux ragoûts et aux pâtes alimentaires. Elles absorbent le liquide de cuisson et la saveur des aliments avec lesquels on les combine.

Cuisson

Sauter ou griller les oreilles-de-Judas de 3 à 5 min. Les cuire à l'étuvée ou à la vapeur de 10 à 15 min.

Valeur nutritive

eau	93 %
protéines	0,5 g
glucides	7 g
calories	25
	par 100 g

L'oreille-de-Judas est riche en fer, en potassium et en magnésium. Elle est une bonne source de riboflavine.

Conservation

Conserver les oreilles-de-Judas fraîches au réfrigérateur, sans les nettoyer. Elles se gardent environ 1 mois, mais il est préférable de les utiliser en moins de 1 semaine. Les oreilles-de-Judas se congèlent facilement telles quelles.

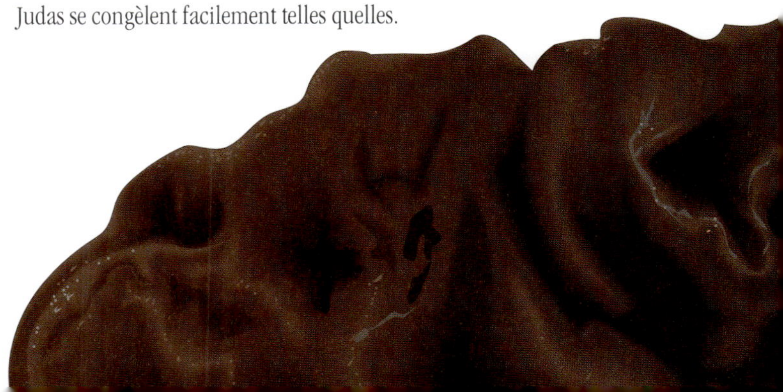

Chanterelle

Cantharellus spp, Agaricacées

girolles

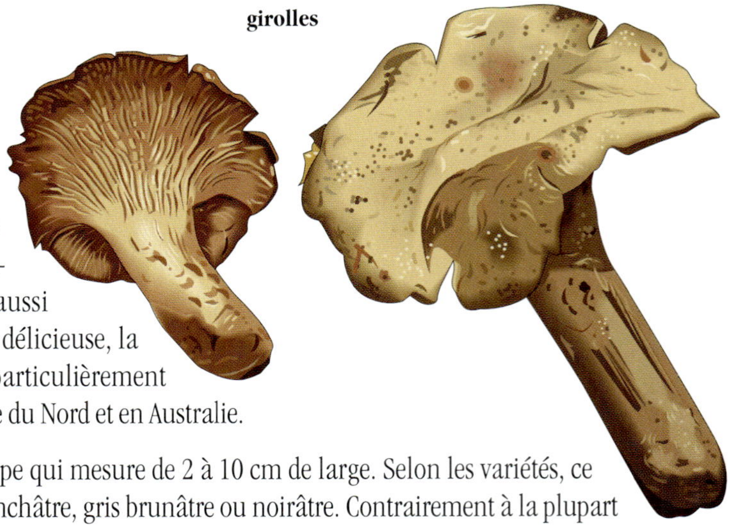

Champignon comestible qui croît dans les forêts de conifères ou de feuillus des régions tempérées. Une variété de chanterelle (*Cantharellus cibarius*) est aussi connue sous le nom de girolle. D'une saveur délicieuse, la chanterelle est fort appréciée des gourmets, particulièrement en Europe. Elle est moins connue en Amérique du Nord et en Australie.

La chanterelle a un chapeau en forme de coupe qui mesure de 2 à 10 cm de large. Selon les variétés, ce chapeau est de couleur jaunâtre, orangée, blanchâtre, gris brunâtre ou noirâtre. Contrairement à la plupart des autres champignons, la face inférieure de ce chapeau n'est pas formée de lamelles mais plutôt de plis irréguliers. Chez certaines espèces, la partie inférieure du chapeau se continue dans le pied peu volumineux, mesurant de 1 à 8 cm de long. Toutes les espèces de chanterelles sont comestibles. Certaines ont une chair molle. Les meilleures, telle la girolle (chanterelle ciboire), ont une chair ferme et fruitée, d'un blanc jaunâtre. La chair a souvent un goût poivré qui s'atténue à la cuisson.

Achat

La chanterelle est commercialisée fraîche, déshydratée ou en conserve. À l'achat de chanterelles fraîches, choisir des spécimens dont le chapeau est spongieux, ferme et charnu. Les chanterelles devenues translucides sont toxiques.

Valeur nutritive

eau	92 %
protéines	2 g
matières grasses	0,5 g
calories	10
	par 100 g

La chanterelle est riche en potassium et en fer.

Préparation

Laver rapidement les chanterelles à l'eau courante pour éviter qu'elles ne se gorgent d'eau. Les égoutter immédiatement, puis les sécher sur un linge propre ou du papier absorbant. On peut aussi seulement les brosser délicatement si elles sont jeunes et peu souillées.

Recouvrir d'eau tiède les chanterelles déshydratées et les laisser tremper environ une heure.

Utilisation

Les chanterelles sont un accompagnement classique de la viande et des omelettes. Elles sont délicieuses dans les soupes et les sauces, avec les pâtes alimentaires, le riz, le sarrasin et le millet.

Cuisson

Sauter ou griller les chanterelles de 3 à 5 min. Les cuire à l'étuvée de 15 à 20 min ou au four de 10 à 15 min.

Conservation

Les chanterelles fraîches se conservent environ une semaine au réfrigérateur ou un an au congélateur. Placer les chanterelles déshydratées dans un contenant hermétique et les ranger dans un endroit frais et sec.

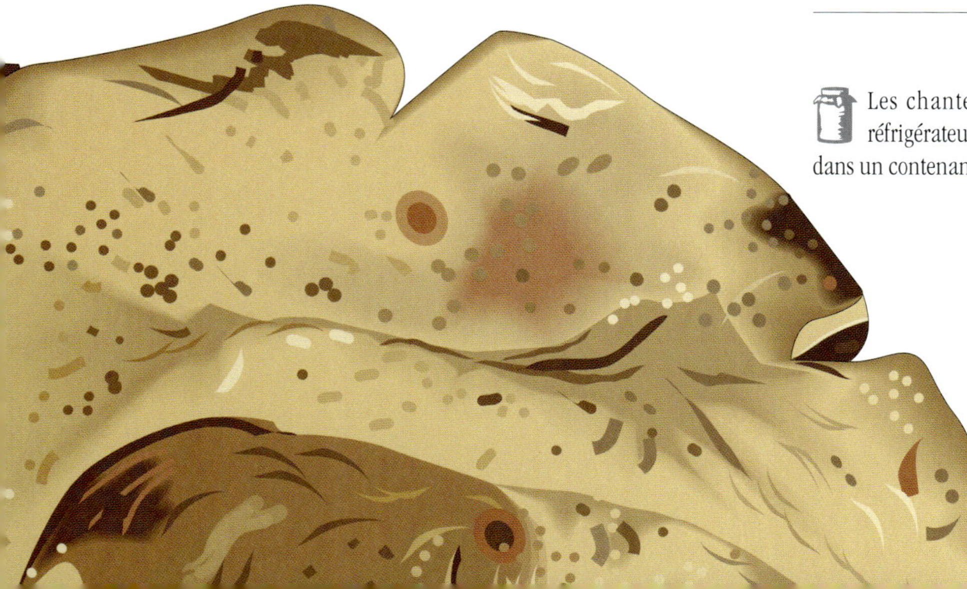

Céréales

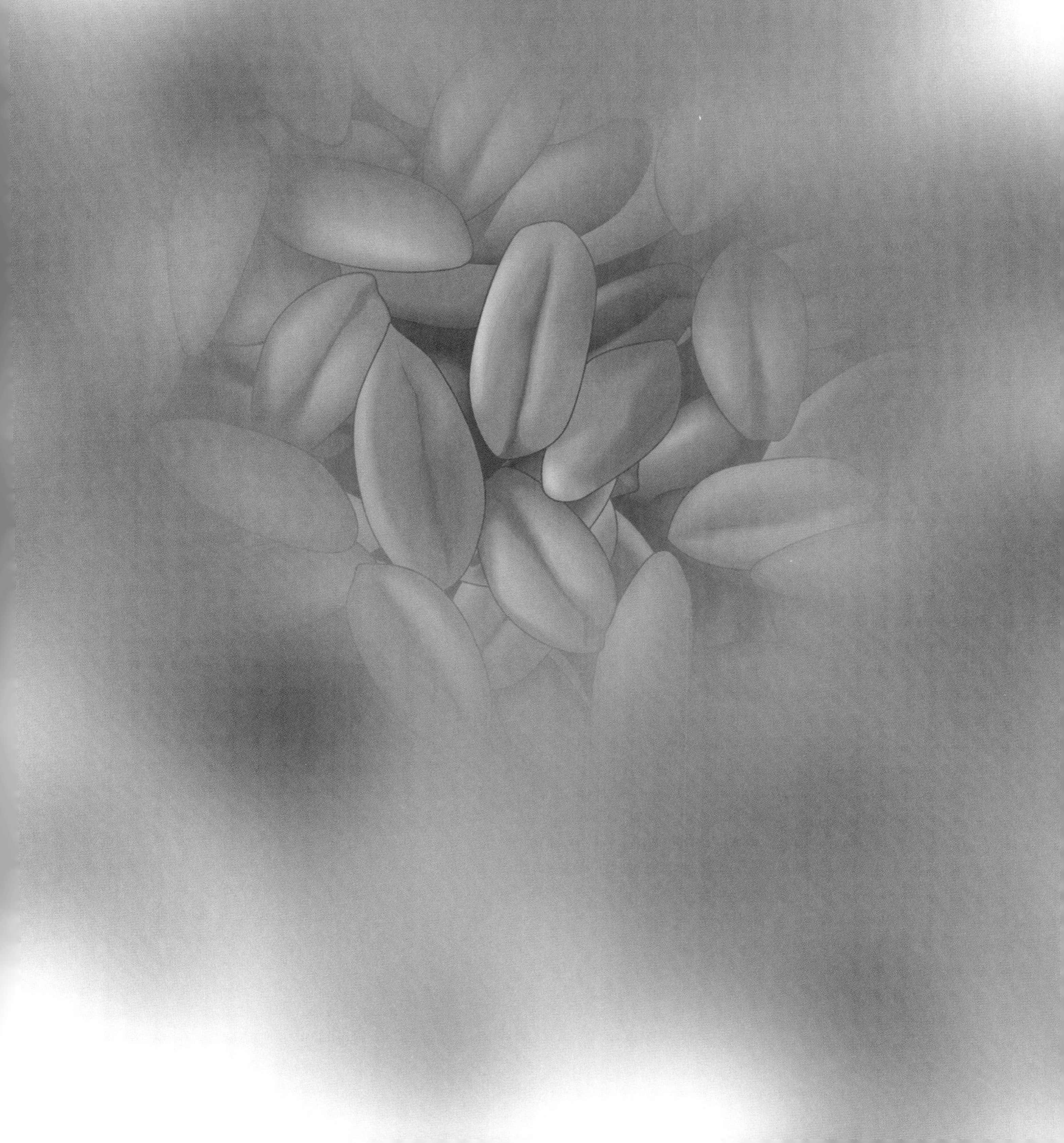

Introduction

Grains comestibles de plusieurs plantes de la famille des graminées, les céréales ont constitué la base de l'alimentation humaine depuis l'émergence de l'agriculture au Xe millénaire avant notre ère. Les habitants des rives orientales de la Méditerranée, de la Syrie et de la Palestine cultivaient déjà des formes primitives d'orge et de blé il y a plus de 8000 ans. Vers 3000 avant notre ère, les Égyptiens maîtrisaient les techniques d'irrigation. Le rôle des céréales fut tel dans l'histoire qu'il y eut une concordance entre le développement de certaines civilisations et la culture de céréales. Chaque continent a eu sa céréale de prédilection : le riz en Extrême-Orient, le blé et l'orge de l'Inde à l'Atlantique, le seigle et l'avoine en Europe orientale septentrionale, le maïs en Amérique, le millet et le sorgho en Afrique.

La consommation des céréales est en baisse depuis plus d'un siècle dans les pays industrialisés ; elle demeure importante dans le tiers monde où les céréales comptent encore pour la majorité de l'apport énergétique et jusqu'à 90 % de l'apport en protéines, contre environ 25 % seulement dans les pays industrialisés.

Les céréales appartiennent toutes à la famille des graminées. Le sarrasin, souvent considéré comme une céréale, fait partie d'une autre famille, les polygonacées. La structure des grains est semblable d'une céréale à l'autre, seule l'importance respective des parties varie. Le grain des céréales (caryopse) est donc constitué d'une enveloppe extérieure, de son, d'un endosperme (ou amande) et d'un germe

L'**enveloppe extérieure** (écorce) est la partie qui recouvre le grain. Elle n'est pas assimilable par le système digestif humain. Le grain doit donc être débarrassé de cette enveloppe, on dit alors qu'il est décortiqué.

L'**endosperme** (amande) est l'élément le plus volumineux composé principalement d'amidon, un glucide complexe. Ce glucide complexe est absorbé lentement par l'organisme, son action s'étend sur une période relativement longue et il produit une impression de satiété.

Le **son** (péricarpe) recouvre l'amande et est constitué de plusieurs épaisseurs de couches fibreuses. Il est riche en vitamines et en minéraux. Il joue un rôle dans la régulation de la fonction gastro-intestinale en aidant à prévenir la constipation.

Le **germe** (embryon) est situé dans la partie inférieure du grain. C'est le germe de vie qui donnera éventuellement naissance à une nouvelle plante. Il est peu volumineux mais c'est la partie la plus riche en éléments nutritifs. Il est très riche en matières grasses, ce qui le rend périssable. Il contient également des vitamines, des minéraux et des protéines.

Utilisation

Pour plusieurs, le mot « céréales » n'évoque que des céréales prêtes à servir et consommées au petit déjeuner. Moulues ou concassées par exemple, les céréales occupent une place de choix dans l'alimentation humaine ; on n'a qu'à penser aux pâtes alimentaires, à la farine, à la semoule et à la fécule. On connaît mieux les nombreux usages du riz, mais les autres céréales peuvent être utilisées de façon similaire. Des grains de blé, de triticale, d'orge ou de seigle dans un potage, par exemple, ajoutent une touche inhabituelle et augmentent la valeur nutritive.

On peut préparer les céréales en croquettes, les incorporer aux légumineuses, s'en servir pour accompagner les mets principaux, les apprêter avec des légumes, des fruits ou des épices. On peut les faire germer, les incorporer aux salades, soupes et ragoûts. On peut moudre les céréales germées et les intégrer dans la pâte à pain ou les cuire en galettes. Bien mastiquer les céréales germées lorsqu'elles sont crues facilite leur digestion. Les céréales sont utilisées dans la fabrication de boissons alcoolisées ; bière, whisky, bourbon, saké (Japon), chicha (Amérique latine).

Cuisson

On cuit les céréales dans de l'eau, du lait ou du bouillon. La cuisson s'effectue sur feu direct, au bain-marie ou plus rarement au four. Elle entraîne diverses transformations dans le grain, dont les plus importantes sont la gélatinisation de l'amidon, le ramollissement de l'écorce et le changement de saveur. La transformation de l'amidon se produit s'il y a suffisamment de liquide, aussi la plupart des céréales entières nécessitent de 2 à 3 fois leur volume de liquide. Une plus grande quantité de liquide donne un grain mou et pâteux, alors que moins de liquide laisse le grain plus sec et dur. La texture finale des céréales sera différente selon qu'on les aura plongées dans un liquide en ébullition ou un liquide froid ; le liquide bouillant donne un grain plus léger et moins pâteux. Un grain de petite dimension cuit rapidement et forme une masse collante. Afin de diminuer cette propension à coller, délayer d'abord les grains dans un peu de liquide froid avant de les plonger dans un liquide bouillant. Griller les grains à sec 4 à 5 min les empêche aussi de coller, augmente leur digestibilité et leur confère une légère saveur de noisette. Éviter de trop les griller, sinon la saveur sera âcre. Le temps de cuisson des diverses céréales est variable. Il dépend du type de céréales, de leur fraîcheur et du degré de raffinage que les céréales ont subi. Il faut cuire suffisamment l'amidon qui sera plus digestible. La plupart des céréales entières restent légèrement croquantes après cuisson. Laver les céréales entières à l'eau froide et les mettre à tremper de 12 à 24 h permet d'abréger le temps de cuisson et de réduire l'action de l'acide phytique. Se servir de l'eau de trempage pour la cuisson.

Cuire les céréales dans un récipient à fond épais ; verser lentement les grains dans le liquide légèrement salé en brassant constamment. Laisser bouillir de 1 à 2 min, diminuer l'intensité, couvrir et laisser mijoter jusqu'à ce que le liquide soit absorbé, tout en remuant à l'occasion. On peut aussi terminer la cuisson au bain-marie dès que la préparation commence à épaissir ; ainsi, on n'a pas à se soucier de brasser la préparation. S'il reste du liquide, on peut s'en servir pour cuisiner car ce liquide est riche en éléments nutritifs. Les céréales augmentent 3 à 4 fois de volume à la cuisson. Le tableau suivant indique le temps de cuisson des céréales complètes et transformées.

250 ml	*Liquide (ml)*	*Cuisson*
AVOINE (GRAINS)	500 à 750	1 h
BLÉ CONCASSÉ	500 à 750	30-40 min
BLÉ (GRAINS)	500	60-90 min
BOULGHOUR	500	couvrir, laisser mijoter 25-35 min
COUSCOUS	375	verser eau bouillante, laisser reposer 5 min
FLOCONS D'AVOINE	375	5 min
FLOCONS DE BLÉ	480	1 h
FLOCONS DE SEIGLE	480	1 h
FLOCONS DE SOYA	480	1 h
MILLET	500	30-40 min
ORGE (GRAINS)	500	45 min
ORGE MONDÉ	720 à 960	1 h
RIZ BRUN	500	45-60 min
RIZ SAUVAGE	750	45-60 min
SARRASIN (KASHA)	500	10-15 min
SEMOULE DE MAÏS	1000	25-30 min

Valeur nutritive

Les céréales contiennent généralement de 8 à 15 % de protéines. Celles-ci renferment les huit acides aminés dits essentiels, mais certains sont présents en petite quantité, les acides aminés limitants ; la lysine surtout est déficiente. On qualifie donc ces protéines d'incomplètes (voir *Théorie de la complémentarité*). Les céréales contiennent relativement peu de matières grasses (1 à 7 %). Elles sont principalement concentrées dans le germe et sont surtout composées d'acides gras polyinsaturés (voir *Corps gras*). D'origine végétale, les céréales sont dépourvues de cholestérol. Elles sont très riches en glucides (habituellement de 60 à 80 %) composés principalement d'amidon. Elles contiennent généralement de 330 à 390 calories/100 g. Les céréales contiennent également des minéraux ; les plus importants sont le fer, le phosphore, le magnésium et le zinc ; elles sont riches en vitamines du complexe B (niacine, thiamine et riboflavine) et en acide folique. Les vitamines du complexe B sont surtout localisées en périphérie du grain, elles sont donc pratiquement absentes des produits transformés tels la farine blanche et le riz poli (sauf s'ils sont enrichis), car une grande partie disparaît lors du décorticage ou du polissage. La vitamine E, surtout concentrée dans le germe, est aussi absente des céréales raffinées car le germe est retiré.

De l'acide phytique est présent dans les céréales, en quantité plus ou moins importante selon les espèces. On dit souvent que cet acide nuit à l'absorption du calcium : il a tendance à s'y lier, formant un composé peu assimilable. En effet, la consommation de fibres alimentaires peut diminuer l'absorption du zinc, du calcium et du fer, car ces minéraux se lient aux fibres elles-mêmes ou aux phytates ou acide phytique qu'elles renferment. Toutefois, on ne sait si ces effets ont une grande importance du point de vue nutritionnel lorsque l'alimentation est adéquate sur le plan de l'apport en protéines, vitamine C et minéraux. De plus, les quantités de fibres alimentaires ingérées normalement n'affecteraient pas le métabolisme minéral. Par ailleurs, maintes céréales sont riches en phytase, un enzyme qui hydrolise l'acide phytique, neutralisant une partie de ses effets négatifs.

Plusieurs substances composent les protéines des céréales ; elles sont présentes en proportions variables dans les diverses céréales. C'est le cas notamment de la gliadine et de la gluténine qui forment le gluten. Le gluten est une substance qui devient visqueuse et élastique au contact d'un liquide (le mot « gluten » est dérivé du latin *glu* signifiant « colle »). C'est le gluten qui fait lever la pâte, car il a la capacité d'être étiré sous la poussée des gaz produits par la fermentation de la farine mouillée et activée par le pétrissage. Le gluten est présent en quantité suffisante pour la panification seulement dans le cas du blé, du seigle et du triticale (ces deux dernières céréales sont plus difficilement panifiables cependant).

Conservation

Placer les céréales dans un contenant hermétique et les conserver à l'abri de l'humidité et de la chaleur. Les réfrigérer ou les conserver à une température d'environ 5 °C retarde le rancissement, empêche le développement de moisissures et l'infestation par des insectes.

Théorie de la complémentarité

Théorie selon laquelle les végétariens doivent inclure des aliments qui se complètent sur le plan de leurs acides aminés dans leur alimentation. Les acides aminés sont les principaux constituants des protéines qui, elles, jouent un rôle primordial dans le maintien d'une bonne santé.

Les protéines contiennent 20 acides aminés, dont 8 sont dits essentiels parce que le corps humain ne peut pas les synthétiser (les produire), il doit donc les trouver dans les aliments. Les protéines de la viande diffèrent de celles des végétaux en ce sens qu'elles contiennent simultanément les 8 acides aminés dits essentiels en quantités suffisantes et en proportions adéquates pour bien jouer leur rôle. Dans les végétaux, les acides aminés ne sont pas aussi équilibrés, ce qui fait que les protéines végétales ne peuvent agir seules et ne seront utilisées que partiellement par le corps humain. Ainsi dans une protéine végétale pauvre en acide aminé X, ce dernier sera considéré comme le facteur limitant car malgré sa présence, sa faible quantité réduit l'efficacité globale de la protéine à 30 %.

Depuis le début du XXe siècle, on qualifie les protéines animales de complètes et les protéines végétales d'incomplètes.

La connaissance de la composition des aliments a permis de comprendre comment les déficiences d'un aliment en acides aminés sont compensées par la richesse d'un autre. Ainsi, la plupart des légumineuses manquent de méthionine, de cystine et de tryptophane tout en étant bien pourvues en lysine ; elles complètent et enrichissent les céréales, les graines et les noix, pauvres en lysine. Quant aux céréales, graines et noix, elles sont riches en méthionine et en tryptophane et complètent les légumineuses. D'une façon plus concrète, pour effectuer le mariage parfait entre les protéines végétales, on combine les céréales et les légumineuses (le pain et le beurre d'arachide) ou les légumineuses avec les noix et les graines ; on obtient alors des protéines complètes. La même chose pour la combinaison des céréales avec les produits laitiers. Ces mariages sont efficaces avec tous les aliments d'une même famille.

Combler la déficience en acides aminés essentiels d'un végétal en lui combinant un aliment qui contient ce qui lui manque (aliment qui devient complémentaire) a été fait instinctivement depuis des millénaires par de nombreux peuples. C'est le cas notamment des peuples qui combinent légumineuses et maïs (notamment les Mexicains), pois chiches et boulghour (les Arabes), lentilles et riz (les Indiens), pâtes alimentaires et légumineuses (minestrone des Italiens). La complémentarité des protéines peut s'effectuer au cours d'un même repas mais aussi à l'intérieur d'une même journée. Toutefois, les femmes enceintes et allaitantes, les jeunes en croissance et les enfants devraient voir à compléter leurs protéines à l'intérieur d'un même repas, de même que les végétaliens (qui éliminent tous les produits d'origine animale de leur alimentation, à la différence du végétarien qui consomme habituellement des produits laitiers ou des œufs). Le végétalien diminue sa marge de sécurité quant à son équilibre nutritif puisqu'il élimine les produits laitiers et les œufs.

Réussir à bien s'alimenter tout en étant végétarien est beaucoup plus simple qu'on ne le croit généralement, il est primordial de consommer une variété d'aliments et de veiller à la complémentarité des protéines pour atteindre l'équilibre alimentaire.

Une alimentation végétarienne équilibrée diminue la fréquence de maladies cardiovasculaires, d'hypertension et de cancer du côlon en réduisant la consommation d'aliments gras et en augmentant l'apport en fibres. Ces avantages peuvent aussi être obtenus avec un régime non végétarien en respectant les recommandations des spécialistes en nutrition.

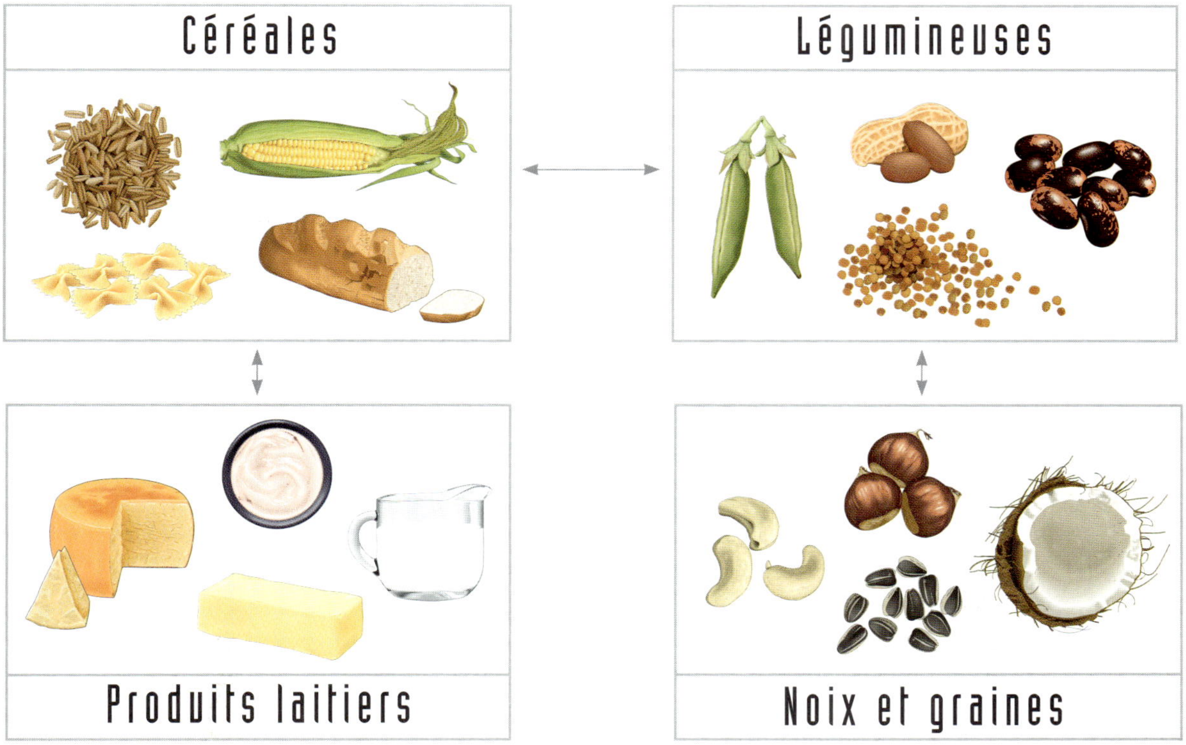

Blé

Triticum spp, Graminées

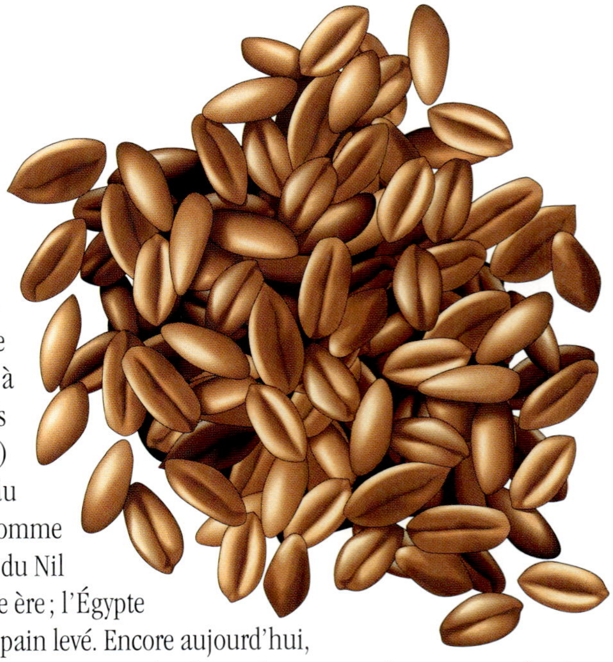

Céréale probablement originaire d'Asie du Sud-Ouest. Nul ne connaît exactement le lieu d'origine de cette plante ; en fait, le développement et le progrès de la civilisation humaine sont liés à l'histoire du blé. L'ancêtre commun de toutes les variétés de blé serait l'engrain sauvage (*Triticum monococcum*) retrouvé dans des ruines en Mésopotamie et en Asie du Sud-Ouest. On croit que l'être humain utilisait le blé comme aliment il y a plus de 12 000 ans ; des tombeaux le long du Nil renferment des murales datant de 5 000 ans avant notre ère ; l'Égypte est d'ailleurs reconnue comme étant le lieu d'origine du pain levé. Encore aujourd'hui, le blé est considéré comme une culture sacrée dans certaines régions de Chine. Il a aussi revêtu une signification religieuse et fut l'objet de cultes primitifs ; les Grecs et les Romains ont des divinités du blé et du pain.

À l'arrivée des Espagnols en Amérique, le blé demeurait l'apanage de l'Ancien Monde ; Christophe Colomb introduisit le blé au Nouveau Monde lors de son deuxième voyage en 1493. Quelque quatre siècles plus tard, des immigrants russes établis au Kansas (à la fin du XIXe siècle) apportèrent avec eux un blé rouge supérieur aux variétés cultivées jusque-là, le turkey red ; c'est au blé rouge que l'industrie céréalière américaine doit son importance.

Le blé occupe, avec le riz, une place très importante dans l'alimentation humaine et ce, depuis les temps préhistoriques. Le riz est l'aliment de base en Orient tandis que le blé constitue l'aliment de base en Europe, Afrique, Amérique, Australie et dans une grande partie de l'Asie. Un tiers de la population mondiale dépend principalement de la culture du blé.

Le blé est également nommé « froment » ; en Europe, ce terme désigne toutes les variétés de blé (tendre, dur, épeautre) et est utilisé pour éviter la confusion avec le sarrasin, communément nommé « blé noir ».

Le blé est une plante qui s'adapte facilement et qui pousse presque partout à travers le monde ; elle résiste au froid mais nécessite un été assez long afin que ses fleurs produisent des grains ; depuis peu cependant, on a créé des cultivars qui croissent dans les régions nordiques où l'été est très court. Aujourd'hui, les plus importants pays producteurs de blé sont la Russie, la Chine, les États-Unis, l'Inde, la France et le Canada.

Cette plante annuelle mesure de 60 cm à 1,2 m de haut, selon les variétés, le degré d'humidité, la fertilité du sol et le temps d'ensoleillement. Elle développe des épis formés de groupes de fleurs (épillets) comportant chacun de 3 à 5 fleurs. Chaque épillet comporte deux bractées stériles à sa base (glumes) et deux bractées fertiles (glumelles). Après la fécondation, la fleur, qui reste fermée à maturité, développe un grain (caryopse) de forme ovale plus ou moins bombé ; il est orné d'un profond sillon longitudinal. L'extrémité supérieure porte une barbe de petits poils et l'extrémité inférieure, un germe minuscule, l'embryon, qui donnera éventuellement naissance à une nouvelle plante qui produira en moyenne 50 grains de blé par année. Le grain varie de taille, de forme et de couleur, selon les variétés, fort nombreuses. Il peut être blanc, rouge, jaune ou pourpre.

Il existe deux grandes espèces de blé, le blé d'hiver et le blé de printemps. Le blé d'hiver est cultivé dans des climats tempérés et est semé à l'automne, alors que le blé de printemps est cultivé là où les hivers sont plus froids et semé au printemps, lorsqu'il n'y a plus de risque de gel. Chacun de ces groupes comprend des blés durs et des blés tendres (selon la dureté du grain) et produit des grains de couleur rouge ou blanche avec des nuances de jaune ou d'ambre.

La teneur en protéines du blé varie selon sa dureté ; ainsi, le blé dur a une teneur plus élevée en protéines que le blé tendre ; il est principalement utilisé pour la fabrication du pain et des pâtes alimentaires. Le blé tendre contient moins de protéines et est principalement utilisé pour la confection de farines à gâteaux et à pâtisserie.

L'espèce *Triticum vulgare*, nommée « blé tendre » (ou « blé mou »), est la plus cultivée dans le monde (90 % du blé cultivé). L'espèce *Triticum durum*, nommée « blé dur », a une importance appréciable ; on l'utilise surtout pour la fabrication des pâtes alimentaires.

L'**épeautre** (*Triticum speltum*) est une variété de blé qui fut longtemps cultivée intensivement en Europe, soit en Allemagne, en Suisse et en France et ce, jusqu'au début du XXe siècle. Les grains de l'épeautre sont petits et bruns ; ils adhèrent fortement à la balle (l'enveloppe extérieure du grain) contrairement aux autres sortes de blé. Ils peuvent être utilisés comme le riz une fois décortiqués, qu'ils remplacent avantageusement (ils cuisent en 1 heure). L'épeautre mélangé avec du blé dur est panifiable. Sa valeur nutritive est semblable à celle du blé tendre.

Le grain de blé doit être décortiqué, car son écorce extérieure (la balle) est indigeste pour l'être humain. Le grain décortiqué comporte trois parties principales : l'endosperme, le germe et le son.

L'**endosperme** (ou amande ou albumen farineux) représente environ 83 % du poids du grain. Il est constitué principalement de grains d'amidon (70 à 72 %).

En présence d'eau, la plupart des protéines du blé, notamment l'acide glutamique (gliadine et gluténine), forment une masse gluante, collante : le gluten (le mot « gluten » est d'ailleurs dérivé du latin *glu* signifiant « colle »). Il faut souligner que c'est l'action de l'eau sur les protéines du blé qui produit le gluten.

Le gluten est responsable du volume, de l'apparence et de la texture de la pâte ; il lui confère sa consistance et lui permet de retenir le gaz produit par les agents levants. Sans gluten, on ne peut faire lever une pâte ; le gaz produit par l'agent levant (levure, levure chimique) s'échapperait si le gluten ne l'emprisonnait pas dans la pâte.

L'élasticité du gluten varie selon les variétés de farine. Le pétrissage ou le brassage activent l'action du gluten ; plus on pétrit la pâte, plus le gluten se développe rendant la structure de la pâte plus forte. On utilise également le gluten de blé pour fabriquer le glutamate monosodique, un exhausteur de saveur.

Le **son** recouvre l'endosperme ; c'est l'enveloppe externe composée de plusieurs couches fibreuses, constituées principalement de fibres non cellulosiques (32,7 %), de cellulose (8 %) et de lignine (3 %). Le son de blé est composé principalement de fibres non solubles. Il représente 14,5 % du poids du grain. Il est riche en fibres, en protéines, en vitamines et en minéraux. Il contient 80 % de la niacine présente dans le grain, ainsi qu'une grande partie des autres vitamines du complexe B. Le son a la propriété d'absorber jusqu'à trois fois son poids d'eau.

Le **germe** est l'embryon de la plante ; il est situé dans la partie inférieure du grain ; c'est le germe de vie. Il ne représente que 2,5 % du grain ; mais c'est la partie qui contient le plus d'éléments nutritifs. Il est très riche en matières grasses (près de 10 %), ce qui le rend très périssable. Ses matières grasses sont composées en grande partie d'acide linoléique (voir *Corps gras*).

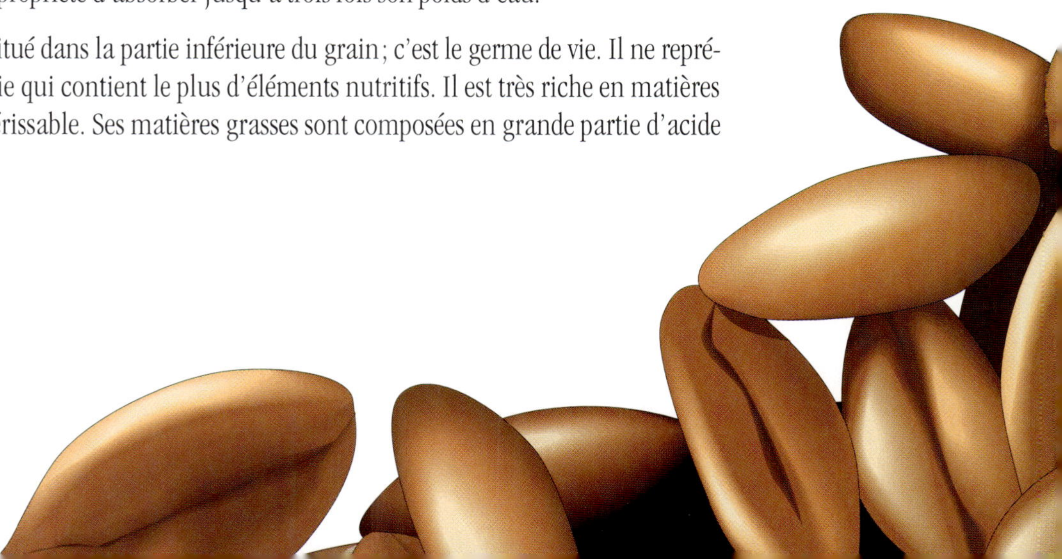

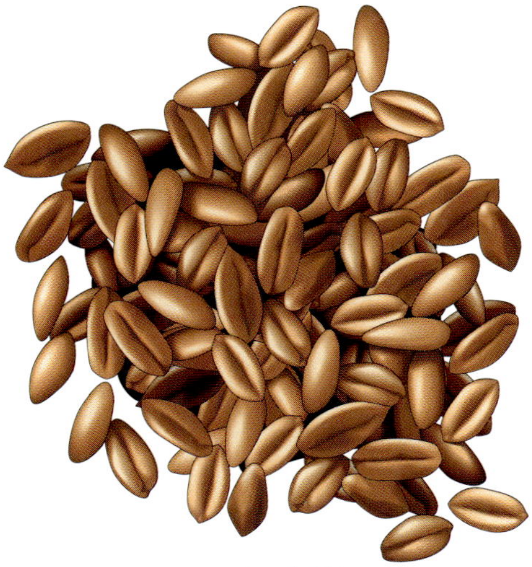

grains de blé

farine de blé entier

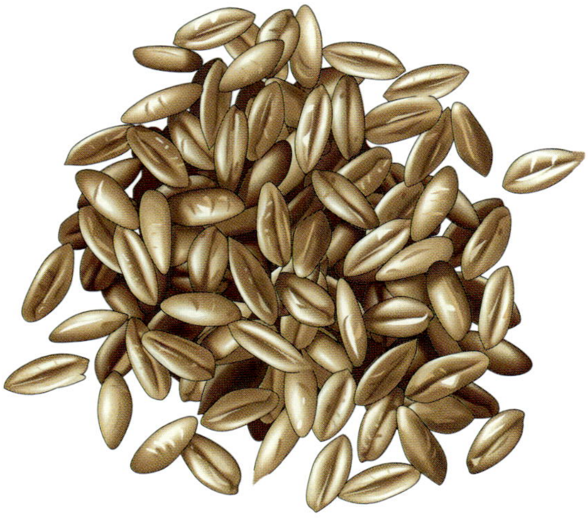

épeautre

Utilisation

On ajoute du germe ou du son de blé dans les céréales. On les met dans les farces, les pâtés, les pâtisseries, les crêpes, les muffins et le pain. On les intègre à la farine blanche pour en hausser la valeur nutritive (pour chaque 250 ml de farine blanche, remplacer 60 ml de farine par 60 ml de germe de blé). On saupoudre du germe de blé sur les légumes, les omelettes, les légumineuses et le yogourt; il peut également remplacer les noix dans les gâteaux et biscuits.

L'utilisation du blé ne se limite pas à la farine, au son et au germe. Le grain de blé peut être consommé sous diverses formes : entier, concassé, soufflé, en flocons, en semoule (couscous) et en boulghour. Le germe peut servir à la production d'une huile.

Les **grains de blé entiers** sont simplement débarrassés de leur enveloppe extérieure. Ils peuvent être cuits tels quels ou être incorporés aux soupes, aux plats mijotés et aux légumineuses. Il est préférable de les mettre à tremper une douzaine d'heures dans de l'eau tiède avant de les cuire à eau frémissante de 60 à 90 min; utiliser le liquide de trempage pour la cuisson. Le blé dur nécessite de 750 à 1 000 ml de liquide par 250 ml (200 g) de grain, et le blé tendre, 750 ml.

Les grains de blé entiers peuvent être consommés crus, grossièrement moulus, après avoir trempé 12 heures. Ils sont généralement ajoutés aux müeslis, utilisés dans les produits de boulangerie, incorporés aux salades et aux pilafs; ils servent également à la fabrication d'alcool, notamment le whisky, et de fécule. On peut aussi les mettre à germer.

Le **blé concassé** se fait à partir de grains entiers brisés en plusieurs morceaux; il s'utilise comme les grains entiers et doit donc être mis à tremper comme ce dernier. Il cuit toutefois plus rapidement (30 à 40 min) et nécessite moins de liquide (500 ml par 250 ml de grains). On ajoute parfois un peu de blé concassé dans la pâte à pain. Il peut être servi comme le riz, être cuisiné en crème-dessert ou consommé comme céréales.

Le **blé soufflé** est fait à partir du grain débarrassé de son enveloppe extérieure, chauffé et soumis à une très forte pression, pression qui est ensuite réduite très rapidement. Cela entraîne une rapide expansion de la vapeur d'eau et fait éclater le grain; le blé soufflé est surtout utilisé comme céréales et en confiserie.

On retrouve également sur le marché des **flocons de blé** cuits ou crus : les flocons cuits sont des céréales dont la valeur nutritive est fort variable puisqu'elle dépend du degré de raffinage et des procédés de fabrication. Les flocons crus sont fabriqués de la même façon que les flocons d'avoine, ils sont écrasés par d'énormes rouleaux. Les mettre à tremper plusieurs heures avant de les cuire dans 450 à 500 ml de liquide par 250 ml de flocons. Cuire environ une heure.

Le terme **semoule** fait référence à plusieurs réalités distinctes et peut porter à confusion. D'une façon générale, il désigne le produit obtenu par la mouture des grains de blé, de riz, de maïs ou d'autres céréales.

Il désigne également plus précisément la farine granulée tirée du blé dur durum et dont on se sert pour fabriquer des pâtes alimentaires. Le terme « semoule » vient du latin *simila* signifiant « fleur de farine ».

La semoule est fabriquée habituellement à partir de l'endosperme (semoule supérieure), le son et le germe en sont donc absents. L'endosperme est humidifié puis moulu finement.

La semoule très fine est utilisée principalement comme céréale connue sous le nom de crème de blé, dans les potages ou comme dessert (puddings, crèmes, soufflés).

La semoule est aussi transformée en **couscous**, terme qui désigne aussi bien la graine que le plat national de trois pays d'Afrique du Nord, soit l'Algérie, le Maroc et la Tunisie. Traditionnellement fabriqué à la main, le couscous est fait de semoule mélangée à de la farine, aspergée d'eau froide salée et pressée ou roulée pour obtenir de très petites boules de divers calibres.

Le couscous peut être cuit seul et utilisé comme le riz ou tout autre céréale. Il peut servir d'accompagnement de plats principaux, être mis dans les soupes et les salades, être cuisiné en dessert ou comme céréales. Il cuit rapidement car il a déjà subi une précuisson.

D'une façon traditionnelle, le couscous est cuit à la vapeur dans un couscoussier, une grande marmite double munie d'une passoire. On dépose le couscous dans le haut du couscoussier, au-dessus de la marmite contenant le bouillon aromatisé et épicé ainsi que la viande et les légumes. Durant la cuisson, le couscous est sorti de la passoire pour être étalé, aéré et égrené pour éviter la formation de grumeaux. Chaque fois, le couscous est aspergé d'eau froide salée et d'huile d'olive.

Le **boulghour** est un grain de blé entier dont on a enlevé le son et qui est traité selon une méthode originaire du Proche-Orient vieille de quelques milliers d'années. Le blé est cuit partiellement à la vapeur; il est ensuite asséché complètement puis moulu plus ou moins finement. Il en résulte une céréale au goût de noisette et de couleur dorée qui se prépare rapidement.

Il existe deux façons de cuisiner le boulghour, par simple réhydratation ou par cuisson :

Si le boulghour est destiné à des plats froids ou à des salades, le mettre à tremper dans du liquide bouillant (500 ml de liquide par 250 ml de céréale) pendant une heure puis égoutter. S'il n'est pas assez mou, ajouter un peu de liquide et attendre qu'il soit absorbé. S'il reste trop de liquide, l'égoutter.

S'il est servi chaud ou intégré à des ragoûts et des pilafs, faire mijoter le boulghour pendant environ 30 min à faible intensité à raison de 250 ml de boulghour dans 500 ml de liquide. Tout surplus de liquide non absorbé peut être utilisé pour cuisiner (soupe, fricassée, sauce).

Le boulghour se consomme comme céréales ou entre dans la composition d'un grand nombre de mets. Le plus connu est sans doute le taboulé, une salade d'origine libanaise agrémentée de persil, de tomates, de menthe, d'huile et de jus de citron. Il entre aussi dans la préparation des feuilles de vigne farcies en Turquie. Le boulghour peut être utilisé comme le riz, qu'il remplace agréablement. On le met entre autres dans les soupes, les salades et les farces. Il peut constituer un mets principal, accompagné de légumineuses ou de viandes.

L'**huile de germe de blé** est obtenue par pressage des germes à froid ou à l'aide de solvants. On l'ajoute aux aliments où elle sert de supplément vitaminique; elle constitue une excellente source de vitamine E mais est coûteuse à produire.

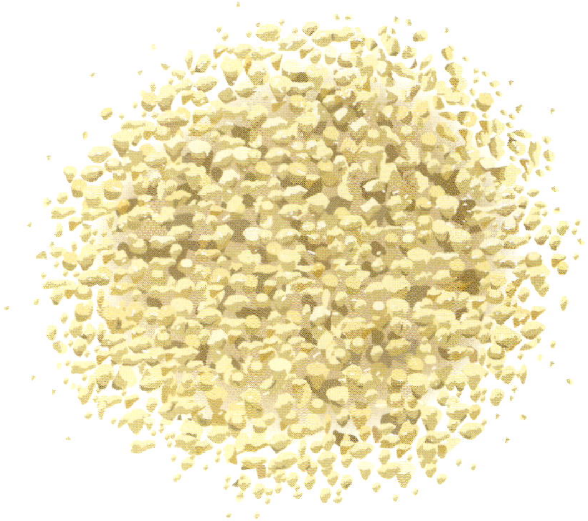

couscous

semoule

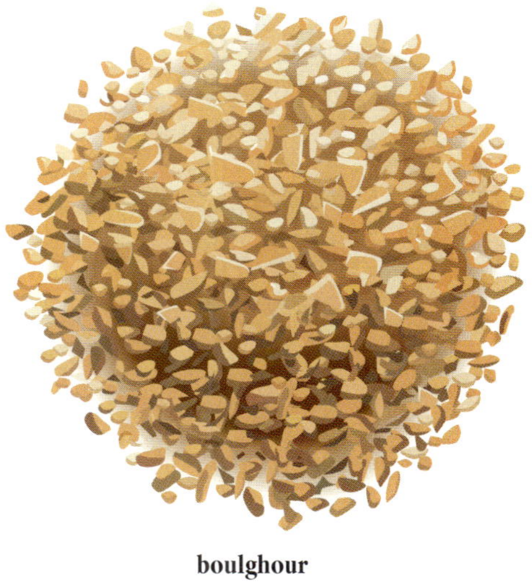

boulghour

Conservation

Conserver les grains de blé entiers à l'abri des insectes et des rongeurs, dans un endroit frais et sec. Réfrigérer les sous-produits du grain (boulghour, son, semoule) pour retarder leur rancissement et préserver leur valeur nutritive.

Conserver le germe de blé au réfrigérateur lorsqu'il n'est pas dans un contenant sous vide, car il rancit très rapidement. On devrait le congeler et s'en servir non décongelé.

grain de blé

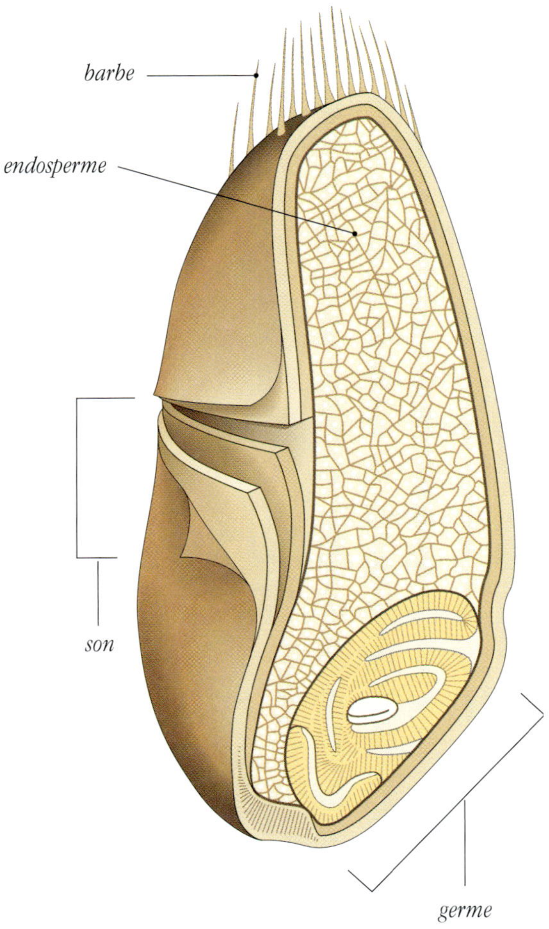

Valeur nutritive

	son de blé brut	*germe de blé brut*	*blé dur durum*	*couscous cuit*	*boulghour cuit*
eau	9,9 %	11,1 %	10,9 %	72,6 %	10 %
protéines	4,7 g	6,9 g	10,2 g	3,8 g	11,2 g
matières grasses	1,3 g	2,9 g	1,9 g	0,2 g	1,5 g
glucides	19,4 g	15,5 g	53,3 g	23,2 g	75,7 g
fibres	12,7 g	4,5 g	1,8 g	1,4 g	1,7 g
	par 30 g (125 ml)	**par 30 g (60 ml)**	**par 75 g (100 ml)**	**par 100 g**	**par 100 g**

Le son de blé brut est une excellente source de magnésium, de potassium, de phosphore ; une bonne source de niacine, de zinc, de fer, de vitamine B_6 et de cuivre ; il contient de la thiamine, de la riboflavine, de l'acide folique et de l'acide pantothénique ; il est une source très élevée de fibres.

Le couscous contient de la niacine, de l'acide folique, de l'acide pantothénique, du potassium et de la thiamine.

Le boulghour cuit contient du magnésium, de l'acide folique, de la niacine, du fer, du zinc, du potassium, de l'acide pantothénique, de la vitamine B_6 et de la thiamine.

Le germe de blé brut est une excellente source de thiamine, de zinc, d'acide folique, de magnésium et de niacine ; une bonne source de phosphore, de potassium et de vitamine B_6; il contient du fer, du cuivre, de l'acide pantothénique et de la riboflavine ; il est une source élevée de fibres. La lysine, un acide aminé essentiel (un principal constituant des protéines), est particulièrement abondante dans le germe, ce qui est plutôt intéressant puisqu'il s'agit d'un acide aminé limitant dans le reste du grain.

Le blé durum est une excellente source de magnésium, de phosphore, de zinc, de niacine et de potassium ; il est une bonne source de thiamine, de cuivre, de fer, de vitamine B_6 et d'acide folique ; il contient aussi de l'acide pantothénique et de la riboflavine.

Comme plusieurs céréales, les principales déficiences en acides aminés essentiels sont la lysine ainsi que le tryptophane et la méthionine. Une alimentation variée permet toutefois de compléter cette carence (voir *Introduction*). Le croisement de certaines variétés a permis de créer un hybride contenant plus de lysine et plus de protéines. Toutefois, les agriculteurs sont hésitants à cultiver ces hybrides, car leur rendement est 10 à 15 % moindre par rapport aux variétés communes.

Le blé peut être une cause d'allergie alimentaire chez certaines personnes. Les principaux symptômes peuvent toucher les systèmes suivants : gastro-intestinal (diarrhée, douleurs abdominales, colique), cutané (urticaire, eczéma), respiratoire (asthme, toux), circulatoire, nerveux central (fatigue, migraine, irritabilité). On parle alors d'allergie au gluten.

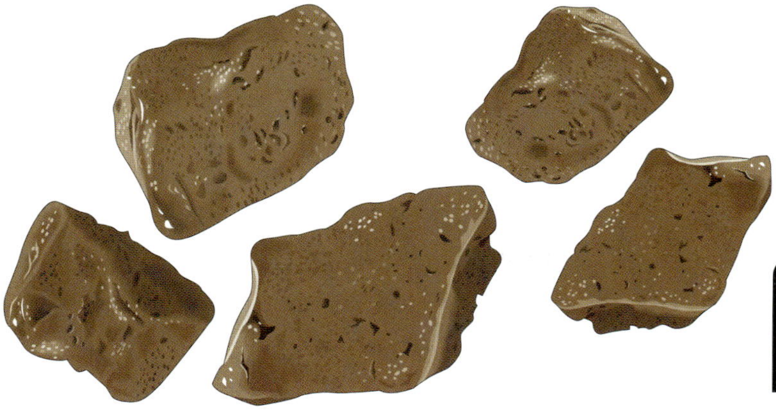

Seitan

Aliment spongieux fait à partir des protéines du blé (gluten). Ces protéines sont extraites de la farine de blé dur.

La farine de blé est débarrassée de l'amidon et du son par pétrissage dans un bol d'eau jusqu'à ce qu'il ne reste plus que le gluten, car l'amidon passe dans l'eau et le son se dépose au fond du récipient. Cette pâte est ensuite mise à cuire une heure ou deux dans un bouillon assaisonné de tamari et d'algue kombu. Le gluten ne devient seitan qu'une fois cuit dans de la sauce soya. Il est important que le concentré de protéines absorbe les minéraux du bouillon, il devient ainsi très digestible et d'une grande valeur nutritive (un concentré de protéines pauvre en minéraux se digère difficilement). Plus le gluten cuira longtemps, plus il sera ferme.

Achat

On trouve du seitan préparé dans les magasins d'alimentation naturelle et les épiceries fines.

Préparation

Fabrication du seitan

Puisque le procédé de fabrication du seitan est plutôt long, il est intéressant de préparer une plus grande quantité de seitan et d'en congeler une partie. Se servir de préférence de farine de blé dur.

Pétrissage :

- verser 1 litre d'eau dans un grand bol et ajouter de la farine pour obtenir la consistance d'une soupe épaisse;
- brasser avec énergie à l'aide d'une spatule de bois et ajouter le reste de la farine, pour un total de 1 kg (2 litres ou 8 tasses) de farine de blé dur entière;
- former une boule de pâte (cette quantité donnera environ 625 ml de seitan cru, qui prendra de l'expansion lorsqu'il cuira);
- pétrir la pâte pendant 10 à 20 min en ajoutant de la farine ou de l'eau afin qu'elle se travaille bien (cette opération est importante, car le pétrissage permet aux molécules du gluten de rester liées et à l'amidon de se diluer dans l'eau);
- laisser reposer la pâte de 30 min à 8 h en la recouvrant d'eau froide; cette étape n'est pas indispensable mais elle abrège le temps de rinçage, facilitant ainsi la séparation de l'amidon et du gluten.

Rinçage :

- remplir un grand bol d'eau froide; placer une passoire et y déposer la pâte;
- pétrir doucement cette pâte dans l'eau jusqu'à ce qu'elle épaississe et devienne blanchâtre;
- renouveler l'eau au besoin; le rinçage de la pâte est complété lorsqu'elle devient caoutchouteuse et dépourvue d'amidon, soit lorsque l'eau demeure claire. Ne pas craindre de trop travailler la pâte, elle reprend facilement son élasticité;
- si désiré, conserver l'eau de rinçage, car elle contient l'amidon et le son. S'en servir pour épaissir soupes, sauces, mets cuits à l'étuvée, desserts. On peut jeter l'eau lentement et ne garder que l'amidon qui s'est accumulé dans le fond du récipient, qu'on utilise comme la fécule de maïs lorsqu'il est séché.

Cuisson :

- préparer un bouillon avec 2 litres d'eau, 125 ml de tamari ou plus au goût, 1 morceau de 7 cm d'algue kombu et une pincée de sel;
- au goût, aromatiser le bouillon avec des légumes, des épices et des fines herbes (ail, oignon, gingembre, thym, laurier, etc.);
- découper le gluten en morceaux de la taille d'une pomme de terre car celui-ci gonfle à la cuisson, aussi est-il préférable de le séparer (d'autant plus si la masse est imposante);
- amener l'eau à ébullition et ajouter les assaisonnements; ajouter le gluten dans le bouillon, couvrir la casserole, baisser l'intensité du feu et laisser mijoter;
- remuer de temps en temps et ajouter de l'eau si nécessaire.

Le temps de cuisson varie selon la taille des morceaux et l'usage prévu; environ 30 min pour un seitan qui sera cuit à nouveau dans une préparation, et 1 h pour un seitan que l'on consommera en tranches.

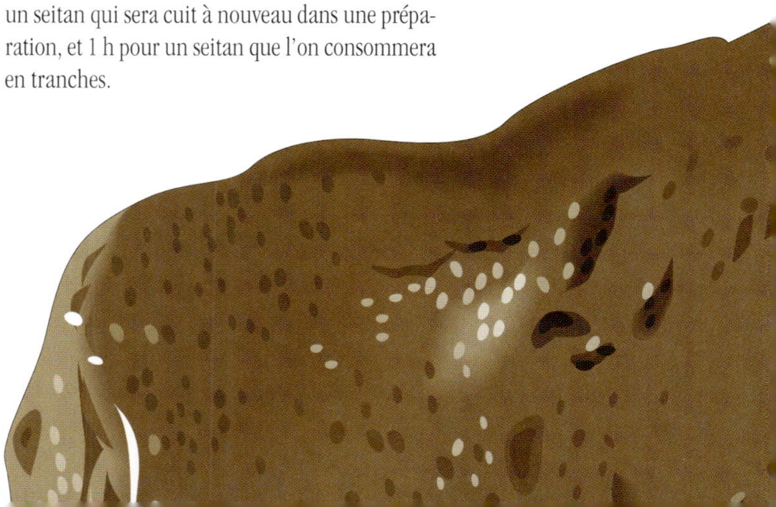

Valeur nutritive

protéines	18 g
calories	118
	par 100 g

Le seitan frais contient une faible quantité de matières grasses et de glucides.

D'origine végétale, le seitan ne contient pas de cholestérol. Il faut toutefois souligner que le seitan est une céréale non complète du point de vue des acides aminés essentiels, car seul le gluten du blé est utilisé pour sa fabrication. Le seitan ne peut donc remplacer à lui seul la viande en ce qui concerne la valeur nutritive. Il doit donc être accompagné de légumineuses ou de produits laitiers pour offrir un repas de protéines complètes pour ce qui est des acides aminés.

Utilisation

Le seitan a le même usage que la viande, qu'il peut d'ailleurs remplacer dans la plupart des recettes étant donné son goût et sa texture ainsi que la qualité tout usage de son aspect. On l'apprête en particulier en escalope, en rôti, en pain de viande, en hamburger et en brochettes. Le seitan est incorporé aux soupes, farces, tourtières, ragoûts, croque-monsieur, lasagnes et tacos. On le cuit à l'orientale.

Conservation

Le seitan se conserve au réfrigérateur 1 à 2 semaines ou se congèle de 2 à 6 mois.

Sarrasin

Fagopyrum esculentum et *Fagopyrum tataricum,* Polygonacées

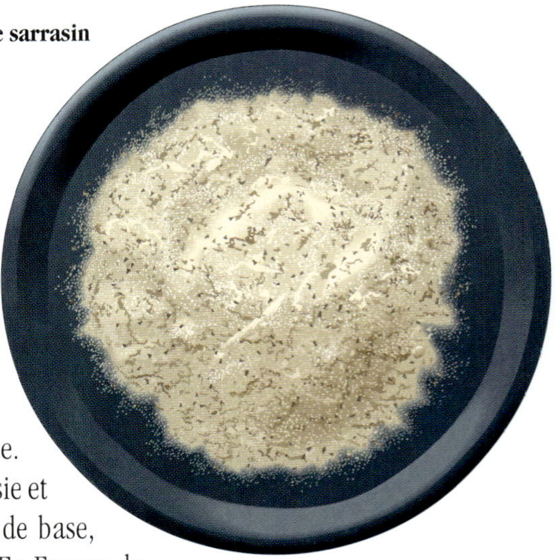

farine de sarrasin

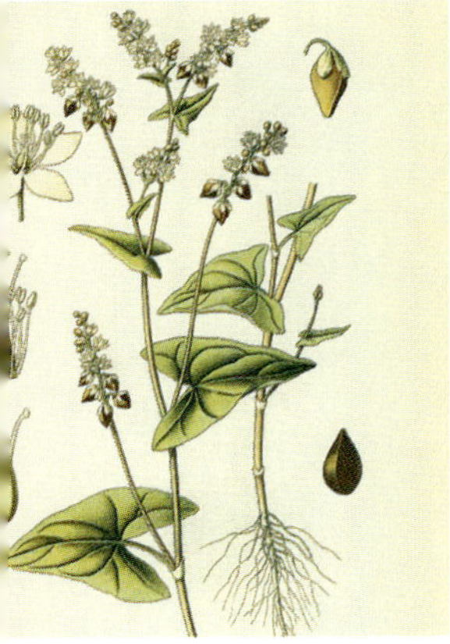

Cette plante produit des fleurs très odorantes ; les abeilles les affectionnent et en fabriquent un miel foncé au goût prononcé.

Considéré comme une céréale, le sarrasin est en fait le fruit d'une plante appartenant à une tout autre famille ; il est apparenté notamment à l'oseille et à la rhubarbe. Le sarrasin est originaire du nord de l'Europe et de l'Asie. Cultivé à grande échelle en Chine aux Xᵉ et XIIIᵉ siècles, il fut introduit en Europe par la Turquie et la Russie aux XIVᵉ et XVᵉ siècles, puis en Grande-Bretagne et aux États-Unis au XVIIᵉ siècle. Aujourd'hui, les plus grands producteurs de sarrasin sont la Russie et la Pologne. Dans ces pays, le sarrasin constitue un aliment de base, consommé principalement sous forme de soupe et de porridge. En France, la Bretagne est la région qui produit et qui consomme le plus de sarrasin ; elle est reconnue pour ses crêpes de sarrasin. En Amérique du Nord, l'utilisation la plus répandue du sarrasin est sous forme de crêpes (galettes).

Cette plante annuelle buissonnante peut atteindre 1 m de haut ; elle produit des grappes de fleurs blanches ou roses très odorantes qui fleurissent pendant un mois ou plus ; les abeilles les affectionnent et en fabriquent un miel foncé au goût prononcé. Les fruits sont presque noirs, formés de trois arêtes pour donner une forme triangulaire de la dimension d'un grain de blé, d'où son autre nom de « blé noir ». Le sarrasin s'adapte aux terrains appauvris et au manque d'eau (en produisant moins cependant) ; son cycle végétatif court permet sa culture dans les régions tempérées.

La graine de sarrasin doit être décortiquée pour être comestible ; sa forme triangulaire complique l'opération et nécessite un outillage spécial. Les graines sont d'abord nettoyées et triées par grosseur, puis elles sont écrasées entre 2 meules de façon à retirer l'enveloppe sans altérer la graine. Elles sont par la suite laissées telles quelles, sectionnées en différentes grosseurs, rôties ou non. Le sarrasin concassé ou entier rôti, nommé « kasha », consommé surtout en Europe de l'Est, acquiert une saveur et une coloration plus prononcées. Le sarrasin est également transformé en farine : plus la farine est foncée, plus elle a conservé de nutriments.

Valeur nutritive

	farine de sarrasin à grains entiers	*grains de sarrasin cuits et rôtis*
eau	11,2 %	75,7 %
protéines	15,1 g	3,4 g
matières grasses	3,7 g	0,6 g
glucides	84,7 g	19,9 g
	par 120 g (250 ml)	**par 100 g**

Cette farine est une excellente source de magnésium, de potassium, de zinc, de vitamine B_6, de thiamine, de phosphore, de fer, de niacine, de cuivre et d'acide folique ; elle contient de la riboflavine, de l'acide pantothénique et du calcium.

Les grains de sarrasin cuits et rôtis sont une bonne source de magnésium et contiennent du potassium, du cuivre, du zinc, du phosphore, de l'acide folique, du fer et de l'acide pantothénique. Le profil d'acides aminés essentiels démontre que la lysine est présente en plus grande quantité mais que la méthionine représente le facteur limitant (voir *Introduction*). Le sarrasin contient de la rutine (1 à 6 %) utilisée dans le traitement de certaines formes d'hémorragies et d'engelures. On le considère comme digestible, nourrissant et reconstituant.

Cuisson

Le sarrasin entier cuit en une trentaine de minutes, les grains concassés en 15 à 30 min. Ajouter le sarrasin à un liquide bouillant (2 parties de liquide pour 1 partie de sarrasin) ; il nécessite moins de liquide s'il a été préalablement sauté dans un corps gras. Le sarrasin devient facilement une bouillie insipide s'il est mal cuit, qu'il soit entier ou concassé. Une façon d'y remédier est de le mélanger à un œuf battu et de le faire dorer dans une poêle avant de le cuire à l'eau. L'albumine de l'œuf scelle les grains, les rendant ainsi moins pâteux. On peut aussi cuire ensemble sarrasin et riz blanc.

Utilisation

Le sarrasin concassé ou entier rôti, la kasha, peut s'utiliser comme le riz ou les pommes de terre. On le sert notamment comme mets d'accompagnement ou on le met dans les soupes, les ragoûts et les muffins. Non grillé, il a une saveur plus délicate que le sarrasin grillé et il convient mieux aux aliments à saveur fine, tels les poissons et les desserts et on peut le consommer comme céréale à déjeuner. On le cuit aussi comme le gruau ou on le combine à des céréales pour varier la saveur.

La farine de sarrasin est dépourvue de gluten et ne lève pas à la cuisson ; on doit l'incorporer à de la farine de blé si on désire la panifier, ou en faire des gâteaux ou autres aliments levés. La farine de sarrasin sert à confectionner nouilles, galettes, polentas, gâteaux et biscuits. Le sarrasin est traditionnellement associé aux crêpes communément appelées « galettes de sarrasin » ainsi qu'aux fars bretons (gâteaux). La farine de sarrasin est utilisée pour préparer les blinis (petites crêpes russes qui accompagnent le caviar) et, lorsqu'on lui ajoute de 10 à 50 % de farine de blé, les nouilles japonaises que l'on nomme « soba ».

Conservation

Réfrigérer la farine de sarrasin non raffinée en retarde le rancissement. La placer dans un contenant hermétique. Conserver la kasha dans un contenant hermétique, dans un endroit sec et frais.

Les grains entiers de sarrasin se conservent jusqu'à 1 an, et la farine, plusieurs mois dans un endroit frais et sec.

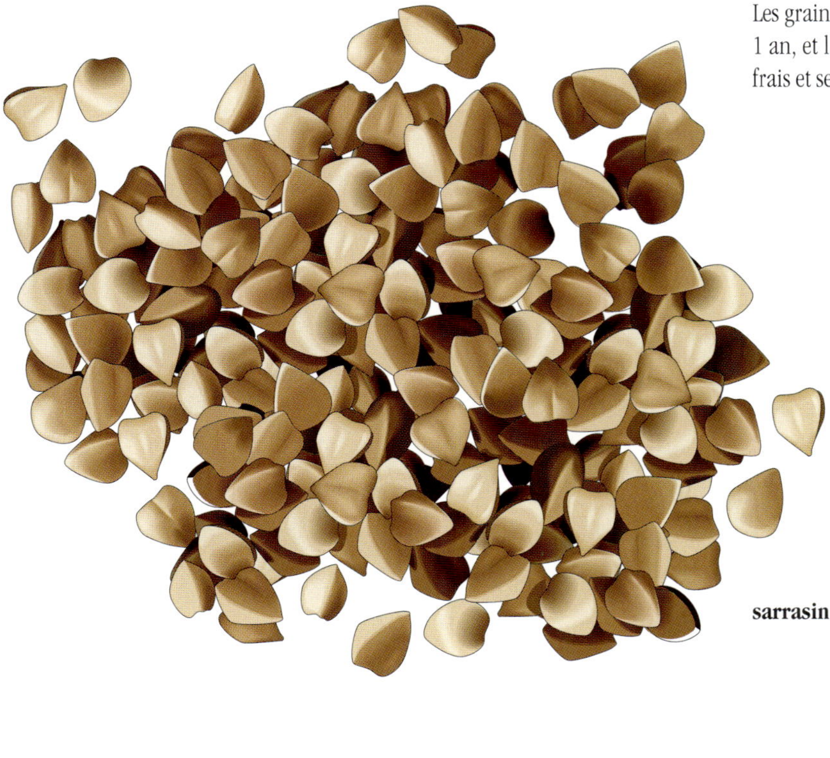

sarrasin rôti

Avoine

Avena sativa, Graminées

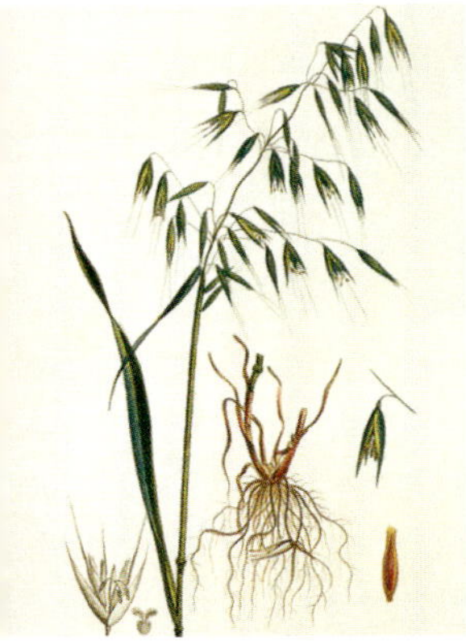

L'avoine pousse facilement là où la culture d'autres céréales est impossible. Les épillets semblables à ceux du millet jaunissent à maturité. Il existe plusieurs centaines de variétés d'avoine.

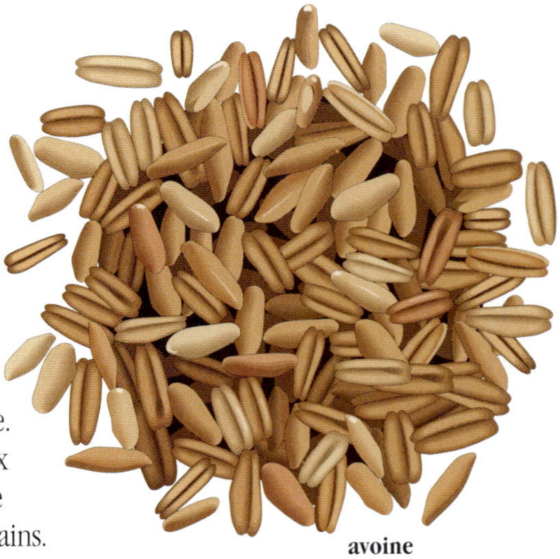

avoine

Céréale probablement originaire d'Asie. Plusieurs découvertes archéologiques démontrent clairement que l'avoine rouge sauvage serait l'ancêtre de toutes les variétés d'avoine. Ce n'est pas avant le début de notre ère que l'on retrouve des écrits mentionnant la culture de l'avoine. Les premiers usages de l'avoine auraient été plutôt médicinaux qu'alimentaires. Elle fut longtemps considérée comme une mauvaise herbe, particulièrement du temps des Grecs et des Romains.

La culture de l'avoine était très importante en Europe et ce, bien avant la découverte de l'Amérique. En effet, jusqu'au XIXe siècle, l'avoine est restée un aliment de base de l'alimentation en Écosse, en Scandinavie, en Allemagne et en Bretagne. Cette céréale fut introduite en Amérique du Nord au début du XVIIe siècle par les premiers colons écossais. La Russie est maintenant le plus important pays producteur d'avoine suivi des États-Unis, puis du Canada, de l'Allemagne, de la Pologne et de la Finlande.

L'avoine préfère les climats tempérés et humides, mais elle s'adapte aisément à d'autres conditions ; elle pousse facilement dans des terrains pauvres là où la culture de la plupart des autres céréales est impossible. Cette plante annuelle, qui peut atteindre de 60 cm à 1,5 m de haut, a des épis composés de 10 à 75 épillets semblables à ceux du millet et qui jaunissent à maturité. Il en existe plusieurs centaines de variétés, regroupées en avoine d'hiver et en avoine d'été. Les grains peuvent être blancs, jaunes, gris, rouges ou noirs et recouverts de nombreux poils dans la plupart des variétés.

On nettoie l'avoine pour la débarrasser du sable, de brindilles et autres impuretés. Le grain est ensuite séché et grillé, ce qui développe sa saveur caractéristique, améliore ses qualités d'entreposage et facilite l'étape de séparation de la balle (l'enveloppe extérieure non comestible) d'avec le grain. Une fois grillés, les grains sont refroidis par circulation d'air ; les plus beaux et plus gros grains sont réservés à la consommation humaine, tandis que ceux qui sont brisés sont réservés à l'alimentation des animaux. Les grains décortiqués sont ensuite coupés pour obtenir des granules uniformes ; ces derniers sont transformés en flocons.

L'amande décortiquée peut être laissée telle quelle, transformée en flocons ou moulue. À la différence du blé, lors de la préparation de l'avoine, le grain conserve le son et le germe car l'avoine n'est pas raffinée. Le grain d'avoine est transformé en flocons d'avoine roulée à l'ancienne, en avoine irlandaise, en flocons d'avoine roulée à cuisson rapide, en gruau prêt à servir, en son d'avoine et en farine d'avoine.

L'**avoine irlandaise** est faite de grains décortiqués et grillés, passés entre des lames d'acier puis coupés en tranches plus ou moins minces. Plus elle est coupée finement, plus elle cuit rapidement. Mettre deux à trois parties d'eau pour une partie d'avoine.

Les **flocons d'avoine roulée à l'ancienne** sont faits à partir de grains décortiqués, cuits à la vapeur et roulés en flocons plats. Pour la cuisson, on utilise 2 à 3 parties d'eau pour 1 partie d'avoine et on cuit de 10 à 25 min.

Les **flocons d'avoine roulée à cuisson rapide** sont simplement des flocons d'avoine roulée à l'ancienne coupés en plus petits morceaux afin d'abréger le temps de cuisson. La valeur nutritive des flocons d'avoine à cuisson rapide est égale à celle des flocons d'avoine roulée à l'ancienne mais sa saveur est moindre. La cuisson plus rapide s'effectue en 3 à 5 min dans 2½ parties de liquide pour 1 partie d'avoine.

Pour obtenir du **gruau prêt à servir**, le grain est partiellement cuit à l'eau, séché, puis roulé très mince et prêt à consommer avec l'ajout d'eau bouillante. La valeur nutritive de ce produit est semblable à celle du gruau à cuisson rapide. Plusieurs gruaux sont aromatisés et commercialisés en céréales à déjeuner. Le gruau est presque toujours sucré et salé, et contient souvent des additifs alimentaires.

Le **son d'avoine** se situe dans les couches extérieures du grain sous la coque non comestible ; il est plus étroit et plus long que le son du blé. On le retrouve comme produit distinct, mais il peut être présent dans l'avoine roulée et l'avoine irlandaise. Il peut être cuit comme le gruau ou être ajouté aux aliments comme le germe de blé.

La **farine d'avoine** est dépourvue de gluten et ne lève pas à la cuisson. On doit la combiner à de la farine de blé pour préparer pains et autres aliments levés ; ces produits sont plutôt massifs.

Valeur nutritive

	son d'avoine non cuit	*gruau sec*
eau		8,9 %
protéines	5,4 g	4,3 g
matières grasses	2,2 g	1,7 g
glucides	20,5 g	18,1 g
fibres	4,9 g	2,8 g
calories	76	104
		par 30 g

Contrairement à la plupart des céréales, l'avoine conserve pratiquement tous ses éléments nutritifs après le décorticage, car le son et le germe adhèrent à l'amande. Elle est très nourrissante. La qualité nutritionnelle des protéines est bonne. Cependant, comme dans toutes les céréales, certains acides aminés essentiels sont présents en moindre quantité (voir *Introduction*).

Le gruau est une bonne source de magnésium et de thiamine ; il contient du phosphore, du potassium, du fer, de l'acide pantothénique et du cuivre ; il est également une source de fibres.

Non cuit, le son d'avoine est une excellente source de magnésium, de thiamine et de phosphore ; il est une bonne source de potassium et contient du fer, du zinc, de l'acide folique, de l'acide pantothénique et du cuivre.

L'avoine contient un antioxydant naturel qui la rend très résistante au rancissement. Elle renferme de l'acide phytique et de la lipase, un enzyme qui prend un goût savonneux en présence de certaines substances tels le bicarbonate de sodium, l'huile de palme ou l'huile de coco. La lipase est inactivée lorsque le grain d'avoine subit un traitement thermique.

Du point de vue nutritionnel, le principal avantage de l'avoine est son contenu en fibres solubles qui contribuent à réduire le taux de cholestérol sanguin. Son contenu en auxine (hormone végétale qui favorise la croissance en longueur des plantes), la rendrait bénéfique aux enfants et sa richesse en silice aurait un effet diurétique.

Utilisation

Le gruau est probablement l'usage le plus connu de l'avoine. L'utilisation de cette céréale est cependant beaucoup plus variée ; on met l'avoine entre autres dans les granolas, les müeslis, les muffins, les biscuits, les galettes, les crêpes et le pain (elle doit alors être mélangée avec de la farine de blé à raison d'environ 1 litre ou 500 g pour 250 ml ou 180 g d'avoine).

On se sert de l'avoine pour épaissir soupes, pains de viandes, pâtés et puddings et pour confectionner carrés aux dattes, croustades aux fruits, gâteaux, gelées, bières et boissons. Les cuisines écossaise et autrichienne utilisent l'avoine dans les ragoûts et les farces de viande et de charcuterie.

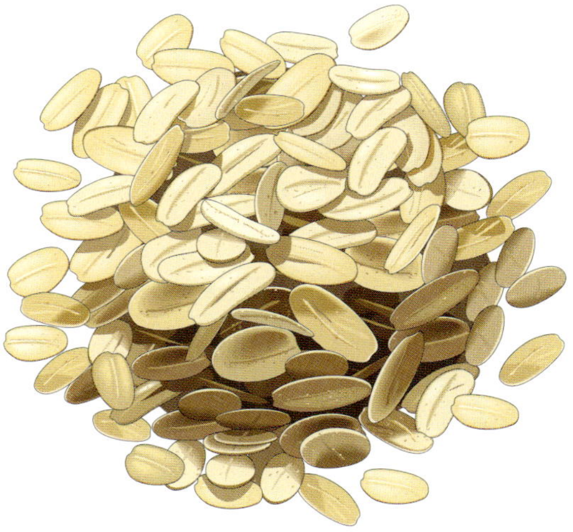

flocons d'avoine

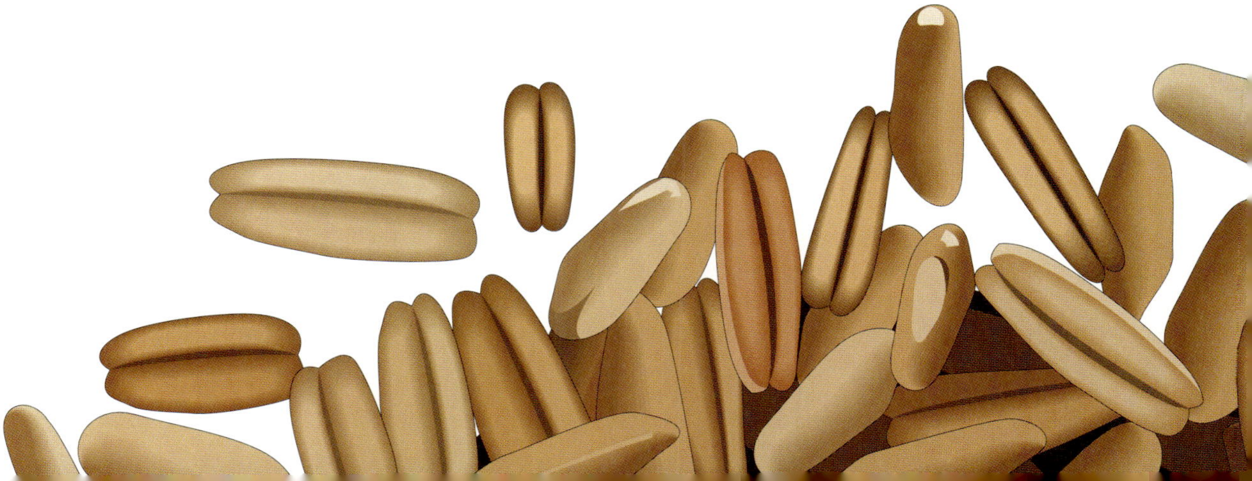

Orge

Hordeum vulgare, Graminées

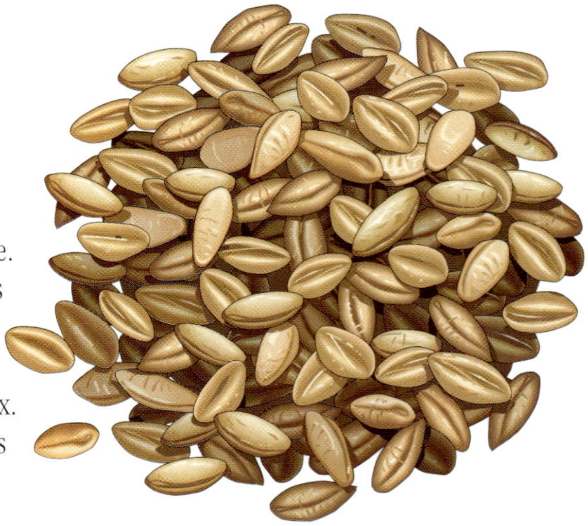

Première céréale cultivée, on en trouve mention au début de l'agriculture et tout au long de l'histoire. On croyait autrefois que l'orge était originaire des régions désertiques d'Asie du Sud-Ouest il y a plus de 10 000 ans. Il semble que les peuples de cette région utilisaient l'orge pour se nourrir et pour nourrir les animaux. Toutefois, de récentes recherches pointent deux centres d'origine de l'orge : les régions montagneuses d'Éthiopie et l'Asie du Sud-Est.

Durant le Moyen Âge, on consommait un pain lourd d'orge et de seigle, étant donné la faible disponibilité du blé. Au milieu du XVe siècle, les Espagnols introduisirent l'orge en Amérique du Sud.

L'orge est une plante annuelle au cycle végétatif court; plantée au printemps, elle sera récoltée avant l'été. C'est la céréale qui s'adapte le mieux aux différents climats; elle est très résistante au froid, au manque d'eau et à la pauvreté des sols. La hauteur de la plante varie de 30 à 120 cm selon la variété et les conditions de culture. Le plant d'orge développe 6 rangées de grains disposées le long d'un axe principal. Aux États-Unis et au Canada, 150 variétés d'orge sont cultivées; les plus importants pays producteurs d'orge sont la Russie, l'Allemagne, le Canada, la France, l'Espagne et les États-Unis.

L'utilisation de l'orge pour la consommation humaine n'est pas très importante dans les pays occidentaux. En Asie, en Afrique du Nord et au Moyen-Orient, on l'utilise sous forme de farine ou de grains pour les porridges. Dans les pays industrialisés, l'orge est principalement utilisée pour nourrir le bétail et pour la boulangerie, la brasserie (bière) et la distillerie (whisky).

Les conditions de culture plus sèches des plaines nordiques produisent un grain d'orge plus dur et plus riche en protéines tandis qu'un grain plus mou pousse dans le centre ouest des États-Unis et sur la côte du Pacifique. La variété riche en protéines est préférablement utilisée par les distillateurs pour la fabrication du whisky, tandis que la variété plus molle, riche en amidon, est préférée par les fabricants de bière.

Le grain d'orge est de forme elliptique et de couleur blanc laiteux; il peut aussi être de couleur noire ou pourpre. Pour être comestible, il doit être séparé de son enveloppe extérieure. La façon dont il est décortiqué détermine sa valeur nutritive, car les nutriments sont plus nombreux près de l'enveloppe. On obtient l'orge mondé, l'orge écossaise et l'orge perlé.

L'**orge mondé** est de l'orge simplement débarrassée de son enveloppe extérieure et qui a pratiquement conservé tout le son. Ce grain est le plus nourrissant car il a perdu très peu d'éléments nutritifs.

L'**orge écossaise** a subi trois opérations de polissage par abrasion. Le grain a perdu divers nutriments, surtout des vitamines et des minéraux et a pratiquemment perdu tout le son.

L'**orge perlé** a supporté cinq ou six abrasions suivies d'une uniformisation pour obtenir des grains de la même grosseur et de la même forme. Le grain a perdu son germe ainsi qu'une certaine quantité de vitamines, de minéraux, de fibres, de matières grasses et de protéines.

Les **flocons d'orge** sont obtenus et utilisés comme les flocons d'avoine; la **farine d'orge** est plus ou moins raffinée. La farine d'orge à grains entiers possède une saveur de noix et est plus foncée que la farine de blé à grains entiers.

Certaines variétés d'orge constituent la matière première pour la fabrication du **malt**, car cette céréale supporte mieux la germination ou le maltage que les autres céréales. Le malt sert principalement à la fabrication de la bière et du whisky. Pour obtenir le malt, les grains d'orge sont germés, séchés, grillés puis moulus. Quand cette farine est mise à fermenter, l'amidon qu'elle contient se transforme en sucres divers puis en alcool. La germination des grains d'orge entraîne une augmentation de la teneur en vitamine du complexe B ainsi qu'une diminution du contenu en amidon. Plus le malt est grillé longtemps, plus la bière obtenue est foncée.

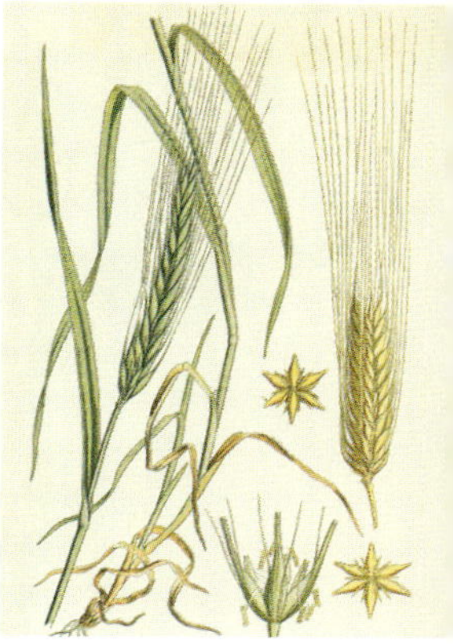

Le grain d'orge dur et riche en protéines est utilisé par les distillateurs pour la fabrication du whisky ; la variété plus molle, riche en amidon, est préférée par les fabricants de bière.

Utilisation

L'orge est souvent incorporée aux soupes et aux ragoûts. Elle a cependant un usage plus étendu ; elle s'utilise comme les autres céréales. La cuire telle quelle ou en même temps que le riz (s'il s'agit d'orge perlé) ou l'incorporer aux pâtés, croquettes, puddings et desserts. La texture légèrement caoutchouteuse de l'orge apporte une touche inhabituelle aux salades composées.

L'orge peut entrer dans la fabrication du miso (voir *Miso*). Torréfiée et broyée, l'orge donne le malt qui sert de succédané de café. La farine d'orge épaissit soupes et sauces ; elle ajoute un léger goût sucré aux aliments. On l'incorpore notamment dans les biscuits, le pain, les crêpes et les gâteaux. Elle manque de gluten, aussi doit-on la combiner avec de la farine de blé si on veut qu'elle lève.

L'orge est un aliment de base des Tibétains qui se nourrissent de *tsampa*, bouillie épaisse faite avec de la farine rôtie, et qui boivent du *chang*, boisson alcoolique à base d'orge. Le malt est utilisé pour fabriquer bière, whisky et succédané de café, mais aussi pour enrichir certains aliments ; il est également transformé en sirop de malt qui parfume les laits battus et certains gâteaux de fabrication industrielle. On trouve également des céréales d'orge maltée.

Consommé à l'orge perlé

4 À 6 PORTIONS

125 ml (½ tasse) d'orge perlé
1 carotte
1 oignon
1 branche de céleri
2 l (8 tasses) de bouillon de bœuf
1 c. à thé de persil frisé
sel et poivre

1. Laver l'orge à l'eau tiède. Ciseler le persil.
2. Dans une grande casserole, verser le bouillon de bœuf. Ajouter l'orge et les légumes entiers. Amener à ébullition, puis laisser mijoter pendant 2 h.
3. Retirer les légumes. Assaisonner au goût. Parsemer de persil ciselé.

Valeur nutritive

	orge perlé cuit
eau	68,8 %
protéines	2,3 g
matières grasses	0,4 g
glucides	28,2 g
fibres	6,5 g
	par 100 g

Comme pour toutes les céréales, les protéines de l'orge sont dites incomplètes, les acides aminés limitants étant le tryptophane et la lysine (voir *Introduction*). L'orge perlé cuit contient de la niacine, du fer, du zinc, du magnésium, du potassium, de l'acide folique, de la vitamine B_6, de la thiamine, du cuivre et du phosphore. L'orge est une excellente source de fibres solubles et de façon plus générale, une source élevée de fibres.

On dit l'orge fortifiante, émolliente, régénératrice, bénéfique pour le système respiratoire et antidiarrhéique. En tisane, on l'utilise depuis fort longtemps pour soulager la toux.

Cuisson

L'orge mondé cuit en 1 heure environ à feu doux ; mettre 750 ml à 1 l de liquide par 250 ml de grains. Il est préférable de mettre l'orge à tremper plusieurs heures avant la cuisson (utiliser le liquide pour cuire) dans le cas de l'orge mondé et de l'orge écossaise seulement. Si désiré, égoutter l'orge puis la griller avant de la cuire.

L'orge perlé nécessite environ 30 min de cuisson et n'a pas besoin de tremper.

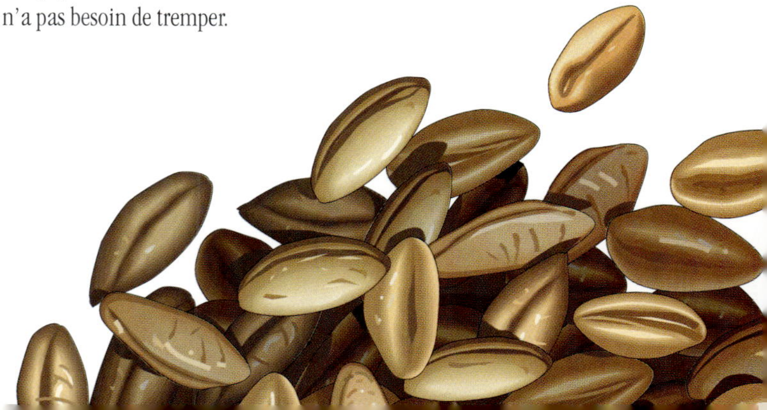

Millet

Panicum miliaceum et *Setaria italica,* Graminées

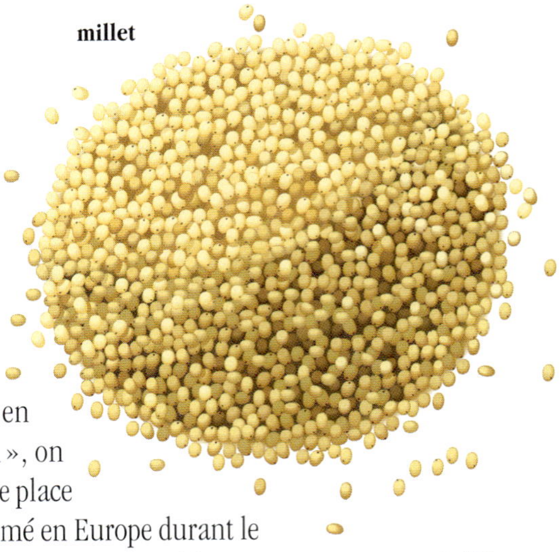
millet

Nom donné à plusieurs espèces de céréales. Même si le millet est cultivé en Asie et en Afrique du Nord depuis les temps préhistoriques, on ne connaît pas son origine exacte. On suppose qu'il est originaire d'Asie de l'Est ou d'Asie centrale, certains croient qu'il fut cultivé pour la première fois en Éthiopie. En Afrique, pour la distinguer du sorgho ou « gros mil », on nomme souvent « mil » ou « petit mil » cette céréale, qui occupe une place de choix dans l'alimentation. Le millet était couramment consommé en Europe durant le Moyen Âge avant l'apparition du maïs et de la pomme de terre ; il le demeure aujourd'hui surtout en Europe de l'Est. En Amérique du Nord et en Europe, on cultive le millet presque exclusivement pour nourrir le bétail. Aujourd'hui, plus de 87 % de la production mondiale de millet provient d'Asie et d'Afrique. À elle seule, l'Inde produit 40 % de la production mondiale de millet suivie de la Chine et du Nigeria.

Le millet est sensible au froid, mais il peut croître dans des sols appauvris et il résiste à la sécheresse. La plupart des espèces sont à panicules et non à épis comme la majorité des autres céréales. Les grains de millet sont petits et ronds. Ils peuvent être de couleur grise, jaune paille, rouge, blanche ou brun rougeâtre. Les grains de la plupart des variétés demeurent dans une coque même après le battage des grains ; ils sont décortiqués puis laissés tels quels, mis en flocons ou moulus.

Les principales variétés de millet cultivé dans le monde diffèrent grandement au point de vue botanique. On trouve entre autres le **millet commun** (*Panicum miliaceum*) qui est cultivé depuis la préhistoire. Aujourd'hui il est cultivé principalement pour la consommation humaine et pour les animaux et ce, en Russie, en Chine, au Japon, en Inde, en Europe méridionale et en certaines régions d'Amérique du Nord. Le **millet des oiseaux** (*Setaria italica*), originaire d'Asie, était une plante sacrée en Chine ; il a été introduit aux États-Unis à la fin du XIXe siècle et est maintenant la variété la plus connue. On le cultive surtout pour le paturage des animaux. En Russie, il est surtout utilisé pour fabriquer de la bière, tandis qu'en Angleterre, il sert à nourrir les oiseaux. Le **petit millet** (*Panicum miliare*) est cultivé principalement en Inde ; il pousse sur des sols pauvres et supporte beaucoup mieux la sécheresse et les inondations que les autres variétés.

Le **sorgho** (*Sorghum vulgare*) ou « gros mil » est une céréale cultivée en Afrique et en Asie depuis 4 000 ans. C'est la céréale la plus consommée mondialement après le blé, le riz, le maïs et l'orge ; elle est particulièrement importante en Afrique, en Inde et en Chine. On en a recensé 70 espèces, la plupart annuelles, certaines vivaces. Le sorgho est une plante tropicale ou subtropicale qui se cultive facilement dans les régions trop sèches pour le riz, le blé et le maïs ; elle supporte aussi bien les climats semi-arides que les climats à forte pluviosité.

Le **teff** (*Eragrostis abyssinica*), habituellement classifié avec les millets, est une céréale originaire d'Afrique, probablement d'Éthiopie où il est consommé depuis des millénaires. L'apparition du teff sur les marchés occidentaux est récente ; jusqu'en 1988, le teff n'était cultivé comme céréale qu'en Éthiopie. Dans quelques autres pays, dont l'Inde, le Kenya et l'Afrique du Sud, il servait de fourrage. Le teff est utilisé autant pour son foin annuel destiné aux animaux que pour ses grains qui servent à la consommation humaine.

Utilisation

Le millet peut remplacer la plupart des céréales; sa saveur prononcée n'est pas toujours appréciée cependant. On l'incorpore entre autres aux potages, aux omelettes, aux croquettes, aux tourtières, aux puddings et au müesli.

Le millet est dépourvu de gluten, les pains au millet ne lèvent donc pas; ils sont plats et on les consomme surtout en Afrique et en Asie. On cuit le millet comme le gruau ou on le transforme en boisson alcoolique, comme la bière, notamment en Afrique. On peut également le mettre à germer comme la luzerne. Moulu, on se sert du millet germé pour enrichir des aliments, on l'intègre notamment aux pains, tartes, muffins et biscuits.

La farine de sorgho n'est pas panifiable, car elle est dépourvue de gluten. On s'en sert néanmoins pour fabriquer du pain en la mélangeant avec de la farine de blé ou seule pour confectionner des galettes. On consomme le sorgho entier ou en semoule et on l'utilise comme le riz ou le millet. On le cuit en bouillie ou en galettes. On le met dans les gâteaux ou on le transforme en bière en Afrique et en boissons alcoolisées en Chine, soit le Mao-Tai, un apéritif contenant 53 % d'alcool. En Amérique du Nord, le sorgho sert surtout à nourrir le bétail; seulement 1,4 % de la production des États-Unis est utilisé pour la consommation humaine.

Le teff est utilisé en grains ou moulu. La farine légèrement granuleuse ne lève pas, mais elle donne de délicieux pains plats ou des pains desserts. En Éthiopie, on fabrique un pain plat nommé *injara*. On prépare également un aliment fortifié à base de teff, le *faffa*, mélange finement moulu de teff, de pois chiches, de lait écrémé, de sucre et de sel.

Cuisson

Laisser mijoter le millet de 30 à 40 min dans 2 parties de liquide par partie de grains. Le mettre à tremper préalablement ou le griller à sec ou avec un peu d'huile change légèrement sa saveur; grillé, le millet acquiert un délicieux goût de noisette. Le rôtir à feu doux à moyen en remuant continuellement pour éviter que les grains ne brûlent, jusqu'à ce qu'ils deviennent dorés, puis ajouter le liquide de cuisson.

Pour cuire les grains de teff en gruau, ajouter 3 parties d'eau ou de lait et cuire une quinzaine de minutes.

Conservation

Les grains de millet et de sorgho se conservent plusieurs mois dans un contenant hermétique dans un endroit frais et sec, et préférablement à l'abri de la lumière.

Valeur nutritive

	millet cuit
eau	71,4 %
protéines	3,5 g
matières grasses	1,0 g
glucides	23,7 g
calories	119
	par 100 g

Le millet est une bonne source de magnésium; il contient du zinc, du phosphore, de la niacine, de l'acide folique, de la thiamine, du cuivre, de la vitamine B_6, du potassium, de la riboflavine et du fer. La qualité de ses protéines est généralement supérieure à celle du blé, du riz et du maïs; néanmoins il est déficient en lysine, un acide aminé essentiel, ainsi qu'en tryptophane. C'est une des rares céréales alcalinisantes; elle est très facile à digérer et peu allergène. Sa teneur élevée en silice serait à l'origine de sa saveur particulière; elle aurait un effet positif sur le niveau de cholestérol sanguin et sur les os.

On dit le millet légèrement laxatif et on croit qu'il prévient la formation de calculs biliaires, les ulcères d'estomac et les colites. Il possède une substance mucilagineuse qui serait bénéfique pour la vessie, les reins et tout le système gastro-intestinal.

La valeur nutritive du sorgho est semblable à celle du maïs, toutefois il contient plus de protéines, moins de matières grasses et plus d'amidon que celui-ci. Il contient également du fer, du potassium, du phosphore, de la niacine et de la thiamine.

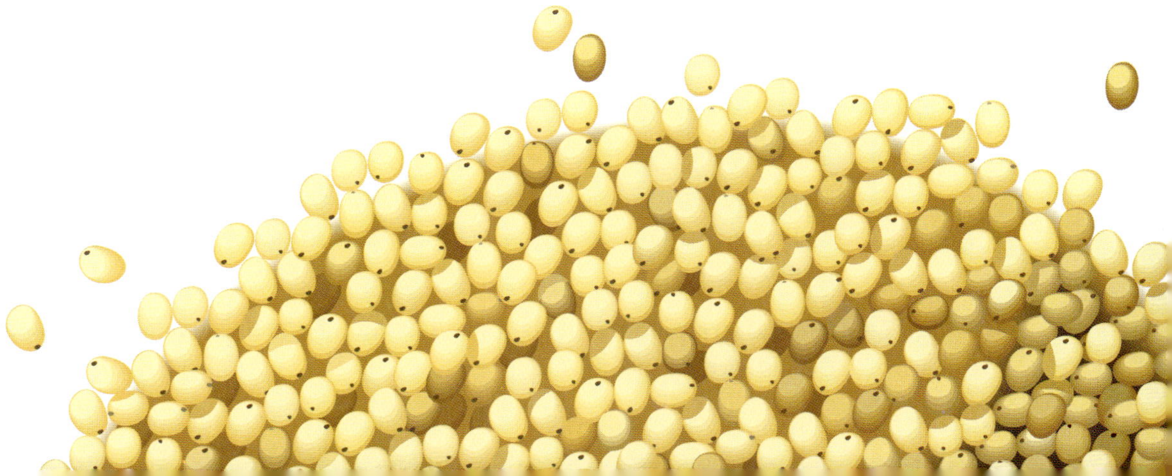

Riz

Oryza sativa, Graminées

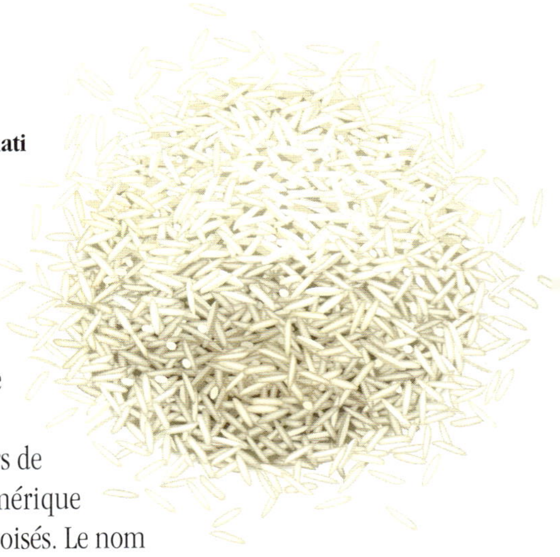

riz basmati

On cultivait le riz en Chine il y a plus de 6 000 ans. Le riz est originaire d'espèces sauvages indigènes de l'Asie du Sud-Est où on en retrouve encore de nos jours. Il fut introduit en Grèce par les voyageurs arabes et en Inde par Alexandre le Grand vers 326 avant notre ère. Les Maures introduisirent le riz en Espagne lors de leur conquête de ce pays vers 700 ; les Espagnols l'apportèrent en Amérique du Sud au début du XVIIe siècle. Le riz fut rapporté en France par les croisés. Le nom scientifique *Oryza* le désignant vient du grec et signifie « riz » dans cette langue.

Le riz est la céréale la plus consommée à travers le monde après le blé. Pour plus de la moitié de la population mondiale, il fournit pas moins de 50 % des calories de l'alimentation. Il occupe une place si importante en Asie que cela se répercute dans la langue ; en chinois classique, le même terme sert à la fois pour désigner « riz » et « agriculture ». Dans plusieurs langues officielles et dialectes locaux, le mot « manger » signifie « manger du riz ». Dans plusieurs autres langues orientales, les mots « riz » et « nourriture » sont équivalents.

Le riz demeure toujours la principale céréale cultivée en Asie ; même si d'autres pays sont devenus d'importants producteurs, la presque totalité de la production mondiale (94 %) est concentrée en Orient ; ainsi, la Chine, l'Inde, l'Indonésie, le Bengladesh et la Thaïlande sont parmi les grands pays producteurs de riz au monde.

Le riz est une plante annuelle qui croît plus facilement sous les climats tropicaux. À l'origine, le riz était une plante poussant au sec, mais elle est devenue semi-aquatique avec les mutations. Il pousse cependant dans des environnements fort divers, mais croîtra plus rapidement et plus vigoureusement en milieu chaud et humide ; selon le climat on obtient une ou plusieurs récoltes par année.

Cette plante possède des tiges très ramifiées et peut mesurer de 0,6 à 1,8 m de hauteur ; ces tiges se terminent en une panicule de 20 à 30 cm de long. Chaque panicule est formée de 50 à 300 fleurs ou « épillets », à partir desquels les grains se formeront.

La plupart des variétés de riz poussent dans des champs inondés où le niveau d'eau doit atteindre entre 10 et 15 cm. En effet, le riz n'a pas besoin de pousser dans l'eau mais plus de 90 % du riz cultivé l'est dans l'eau.

La culture millénaire du riz requiert de nombreuses heures de travail, car elle exige plusieurs manipulations. Dans les pays orientaux, ce travail est souvent fait dans des conditions difficiles pour les travailleurs. Le riz est semé à la main, il est repiqué lorsqu'il atteint une certaine hauteur puis la rizière est inondée. La floraison achevée, la rizière est asséchée et le riz est récolté manuellement. De quatre à six mois s'écoulent entre les semailles et la récolte.

De nouvelles méthodes, utilisées notamment aux États-Unis, ont révolutionné les procédés ancestraux. On sème les grains de riz germés par avion ; la récolte se fait à l'aide de moissonneuses-batteuses. Cette nouvelle technologie est surtout possible dans les pays les plus riches.

Le riz se divise en 2 grands groupes. Le plus important est le genre *sativa* nommé « riz blanc », originaire d'Asie. Le genre *glaberima* dit « riz rouge » est cultivé en Afrique ; ce riz plus récent est moins répandu car il s'adapte plus difficilement aux diverses conditions climatiques.

On compte 8 000 variétés de riz qui sont regroupées d'après la longueur des grains : le riz à grain court (ou à grain rond), à grain moyen ou à grain long. Ce que l'on nomme « riz sauvage » provient d'une espèce différente (voir *Riz sauvage*).

Le **riz à grain court** ou **riz à grain rond** est presque aussi large que long (4 à 5 mm de long et 2,5 mm d'épaisseur). Il a un contenu plus élevé en amidon, ce qui explique que les grains s'agglutinent à la cuisson.

Le **riz à grain moyen** (5 à 6 mm) est plus court et plus dodu que le riz à grain long ; il demeure ferme et léger, mais collera s'il est refroidi .

Le **riz à grain long** (6 mm et plus) est léger et non collant et se sépare aisément ; il peut cependant devenir collant s'il est trop cuit ou remué fréquemment.

Le grain de riz est recouvert d'une enveloppe dure et non comestible, la balle ; il doit donc être décortiqué. Le procédé employé détermine la saveur, la valeur nutritive et la durée de conservation, car le riz est composé de plusieurs couches qui ne contiennent pas les mêmes éléments nutritifs. Ainsi, plus de 80 % de la thiamine, 56 % de la riboflavine, 65 % de la niacine, 60 % de l'acide pantothénique et 85 % de matières grasses logent près de la surface. Les pertes de nutriments sont plus ou moins grandes selon le nombre de couches que l'on enlève au riz. Il existe plusieurs procédés de décorticage, à partir du traditionnel battage, piétinage ou pilage, jusqu'au décorticage industriel à l'aide de brosses. Le riz est commercialisé sous plusieurs formes.

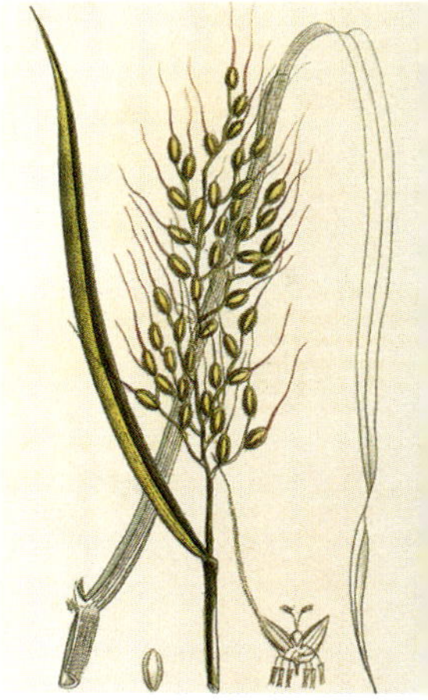

La plupart des variétés de riz poussent dans des champs inondés, c'est la céréale la plus importante après le blé.

Le **riz brun** ou **riz complet** est un riz entier débarrassé de son écorce extérieure fibreuse et non comestible, la balle. En Europe, on nomme souvent ce riz, « riz cargo ». Le riz brun contient presque toujours des grains verts, grains qui ne sont pas encore arrivés à pleine maturité au moment de la récolte. Cela est inévitable car les grains ne mûrissent pas au même rythme et les trier avant ou après la moisson s'avère difficile et coûteux. Ces grains sont aussi présents dans le riz blanc, mais on ne le note pas à cause du décorticage poussé. Le riz brun est le plus complet des riz ; sa saveur, qui rappelle la noisette, est plus prononcée que celle du riz blanc.

Le **riz brun à cuisson rapide** est un riz brun ayant subi les mêmes traitements que le riz blanc instantané afin de réduire le temps de cuisson à 5 min, et 5 min de repos, plutôt que 45 min pour le riz brun.

Le **riz brun étuvé** (prêt en 25 min) est traité afin que sa cuisson soit écourtée, selon le même procédé que le riz blanc étuvé. L'étuvage aurait aussi l'avantage d'améliorer la conservation du riz brun par l'inactivation des substances causant le rancissement des huiles du germe. Contrairement au riz blanc étuvé, le riz brun étuvé conserve toujours le son et le germe.

Le **riz blanc étuvé** a subi un traitement à la vapeur avant d'être décortiqué ; il est préalablement mis à tremper avant d'être exposé à la vapeur. Ce traitement à l'étouffée permet aux éléments nutritifs hydrosolubles contenus dans le germe et les deux enveloppes (minéraux et vitamines) de s'infiltrer à l'intérieur du grain, ainsi la valeur nutritive n'est pas autant affectée par le polissage. Le riz étuvé est légèrement translucide et jaunâtre, mais il blanchit à la cuisson, conserve son apparence et ne colle pas. Il est plus léger et de saveur plus délicate que le riz brun. C'est le riz le plus nourrissant après le riz brun ; par contre, il ne contient pas autant de fibres que ce dernier, ayant perdu le son. À quantité égale, il donne le même rendement après la cuisson que le riz brun. Le riz étuvé se conserve facilement puisque le rancissement est retardé grâce à l'étuvage.

Le **riz blanc** est décortiqué et poli. Il a perdu une grande partie de ses éléments nutritifs et contient notamment beaucoup moins de niacine, de thiamine, de magnésium, de zinc, de fer et de fibres que le riz brun. Dans certains pays, dont les États-Unis, on l'enrichit de fer, de niacine et de thiamine afin qu'il retrouve une partie de sa valeur nutritive. Le riz blanc peut être enduit de silicate de magnésium ou recouvert d'un mélange composé de glucose et de talc (« riz poli », « riz glacé »). Plusieurs peuples, notamment les Portoricains, préfèrent le riz glacé qu'ils considèrent plus attirant visuellement parce qu'il est très blanc et luisant.

Le **riz à cuisson rapide** ou **riz blanc précuit** est un riz blanc ayant été cuit puis déshydraté afin d'abréger le temps de cuisson. Après la cuisson, ce riz a une apparence sèche et légère. Il a peu de goût et encore moins de valeur nutritive que le riz blanc. Le riz blanc précuit est plus coûteux que le riz blanc parce qu'il a subi plus de transformations.

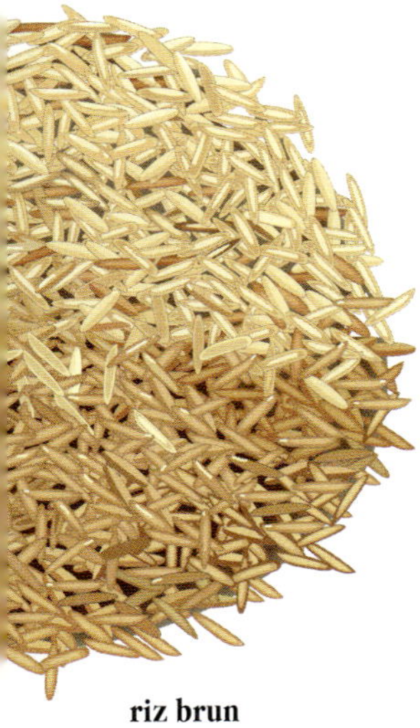

riz brun

Le **riz arborio** est le riz blanc rond classique indispensable au risotto italien ; il est considéré comme un des riz les plus fins, car il peut absorber une bonne quantité du liquide de cuisson sans trop amollir.

Les **riz parfumés** sont beaucoup plus savoureux que les autres variétés de riz étant donné leur goût particulier. Le **riz basmati** est l'un des plus connus et les plus appréciés ; indispensable à la cuisine indienne, il a une texture et une saveur légères, sèches et parfumées. Le **riz jasmin** est aussi très estimé.

Les **riz assaisonnés** sont presque toujours des riz précuits ou étuvés, fortement assaisonnés et salés, contenant un nombre plus ou moins important d'additifs.

Préparation

Il n'est pas nécessaire de faire tremper le riz étuvé, le riz blanc ou le riz à cuisson rapide avant de le faire cuire. Le riz à grains demi-longs et le riz à grains ronds doivent être lavés afin d'éviter qu'ils ne soient collants à la cuisson. Mettre le riz sous l'eau courante jusqu'à ce que l'eau qui s'en écoule devienne limpide.

Le riz basmati (et au goût, le riz thaïlandais ou les riz parfumés) doivent être mis à tremper dans de l'eau froide avant de les cuire ; on brasse le riz et lorsque l'eau devient laiteuse, on l'égoutte et on la renouvelle 4 ou 5 fois ou jusqu'à ce qu'elle soit claire. Le fait de rincer le riz lui donne une consistance plus légère que crémeuse.

riz arborio

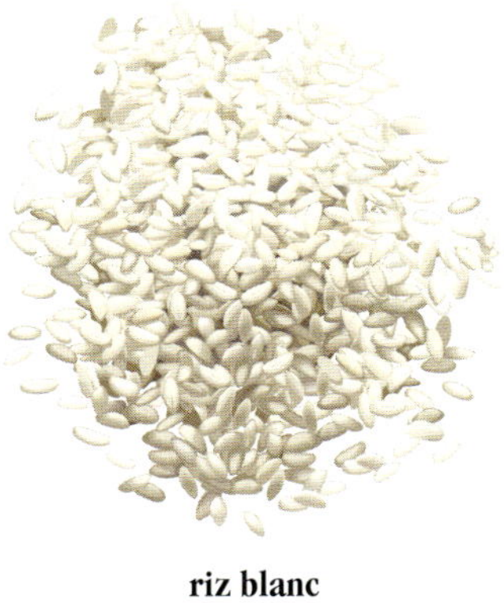

riz blanc

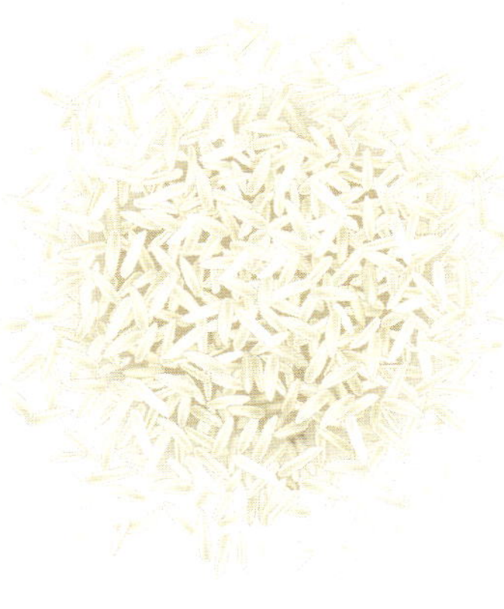

Cuisson

Les méthodes de cuisson du riz sont variées :

Cuisson à l'eau

Le riz est cuit à l'eau, au bouillon, au jus ou au lait (la cuisson au lait sert surtout à confectionner des desserts) ; on peut procéder de diverses façons :

1. Mesurer un volume de riz ainsi que deux volumes de liquide. On peut cuire de deux façons : mettre le tout dans une casserole et amener à ébullition, diminuer l'intensité, couvrir et cuire doucement, ou amener d'abord le liquide à ébullition avant d'y plonger le riz. Dans les deux cas, on cuit jusqu'à l'absorption complète du liquide.

2. Mettre le riz dans une casserole, recouvrir d'une grande quantité d'eau, et amener à ébullition ; baisser l'intensité, cuire à découvert, et égoutter lorsque le riz est à point. Si désiré, assécher le riz au four (150 °C) (300 °F) de 7 à 15 min.

3. Mettre à tremper du riz brun 1 h (si on désire un riz non collant). Le cuire dans son eau de trempage 35 min, éteindre le feu et laisser la casserole 10 min de plus à couvert ou cuire 45 min.

4. Une méthode de cuisson très populaire pour obtenir un riz léger et non collant est la méthode par absorption, dite aussi cuisson à l'indienne. Il s'agit tout d'abord de laver le riz tel que décrit pour le riz parfumé thaïlandais. Ensuite, on dépose le riz dans une casserole en le recouvrant d'eau froide, jusqu'à 1 cm au-dessus du riz. À couvert et à feu vif, on porte à ébullition puis on fait cuire à feu moyen sans remuer, jusqu'à l'apparition de petits cratères ; l'eau s'est alors évaporée et le riz est humide. On réduit l'intensité et on laisse mijoter 15 min à couvert. Veiller à ne pas surcuire, car le riz collera au fond du récipient. Il est important de ne pas remuer le riz (ou une seule fois) après l'apparition de petits cratères, si l'on désire obtenir un riz vapeur non collant.

5. Le **riz basmati**, délicat et très aromatique, cuit dans moins de liquide (environ 300 ml pour 250 ml de grains s'il a trempé, un peu plus non trempé) et une cuisson à feu doux. On met le riz à tremper 30 min dans 500 ml d'eau, on l'égoutte et on le laisse reposer 10 min. On dépose le riz dans la casserole, on ajoute de l'eau (ou du lait, environ 300 ml pour 250 ml de grains) et on cuit à couvert 20 min à feu très doux. Éteindre le feu et laisser reposer 10 min.

Le temps de cuisson varie selon le riz utilisé et les préférences de chacun. Les durées indiquées ci-dessous sont approximatives :

riz brun, 40 à 45 min ; riz étuvé, 25 min ; riz blanc, 15 min ; riz minute, 5 minutes.

Lorsqu'on cuit le riz dans une casserole :

• diminuer la quantité d'eau et veiller à ne pas trop cuire si on préfère un riz ferme, ou augmenter légèrement la quantité de liquide pour obtenir du riz plus tendre;

• si le riz n'est pas servi immédiatement, abréger légèrement le temps de cuisson. Plus la quantité de riz est élevée, plus la chaleur reste emprisonnée longtemps et plus il faut écourter la cuisson. Découvrir la casserole une fois la cuisson terminée;

• s'il reste un peu de liquide après la cuisson, enlever le couvercle et augmenter l'intensité afin que le liquide s'évapore rapidement (attention, le riz risque de coller);

• si la quantité de liquide de cuisson résiduel est plus grande, égoutter le riz (se servir du liquide de cuisson pour cuisiner soupe, sauce, ragoût). On peut au goût chauffer le riz quelques instants afin qu'il s'assèche;

• éviter de remuer le riz lorsqu'il cuit si l'on ne désire pas qu'il devienne collant.

Cuisson à la vapeur

Mettre le riz dans un panier, le déposer au-dessus de l'eau bouillante, couvrir et maintenir l'ébullition à feu moyen fort. On peut blanchir préalablement le riz quelques minutes mais cela l'appauvrit en vitamines et minéraux.

Cuisson au gras

Le riz est d'abord cuit quelques minutes dans un corps gras et constamment remué. On lui ajoute ensuite deux fois son volume de liquide, on couvre le récipient et on laisse la cuisson se poursuivre jusqu'à absorption du liquide. Ce riz reste ferme et plus formé (c'est l'apprêt traditionnel du risotto, de la paella, du riz à la grecque, du riz pilaf, du riz créole).

Utilisation

L'utilisation du riz est très variée. On met le riz dans les soupes, les croquettes, les farces, les salades, les puddings, les tartes et les gâteaux. Il est utilisé pour les salades composées ou pour farcir les légumes. Il est à la base du risotto, du pilaf, de la paella et des currys. On en fait des pâtes alimentaires (nouilles de riz), des céréales sèches, du sirop, du vin, du vinaigre, du miso.

Le riz remplace la pomme de terre, accompagnant notamment viande, volaille, poisson et fruits de mer. Il est traditionnellement servi avec les poissons grillés et les brochettes. On le sert nature, cuit ou sauté à l'orientale. Le riz peut être moulu en farine (dans un mélangeur ou un moulin à café) ; cette farine délicatement sucrée reste granuleuse; elle confère une texture légèrement croquante aux gâteaux et pâtisseries et peut être utilisée pour les liaisons de sauces. Elle n'est cependant pas panifiable, étant dépourvue de gluten.

Le riz entre dans la fabrication de boissons alcoolisées asiatiques comme le saké et le mirin japonais, ou le chao xing (vin jaune chinois). Le saké est une boisson habituellement sucrée qui se boit chaude, tiède ou froide dans de très petites coupes et qui peut contenir de 14 à 16 % d'alcool. Le mirin est un vin plus ou moins alcoolisé (certaines variétés tirent à 8 %), salé ou sucré et qui est utilisé comme vin de cuisson dans les sauces ou les préparations.

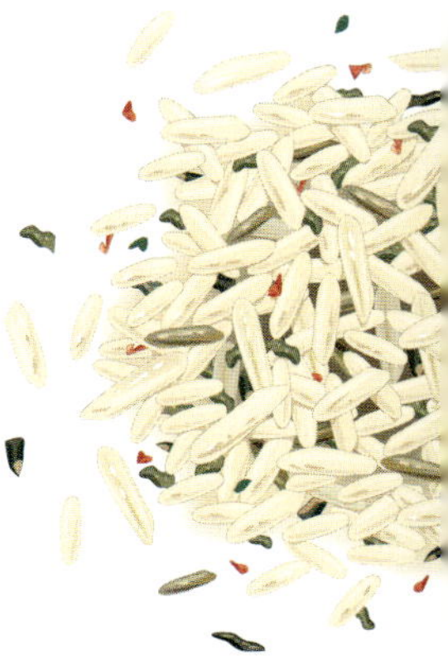

riz assaisonné

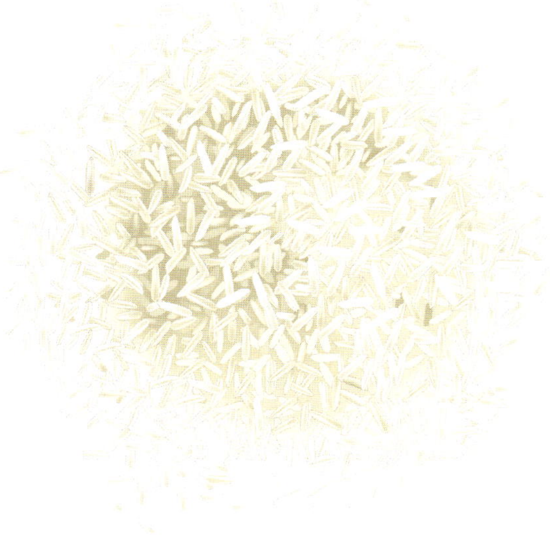

riz jasmin

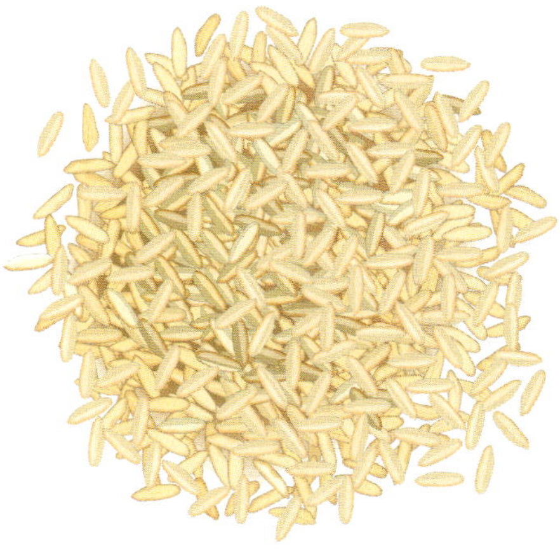

riz étuvé

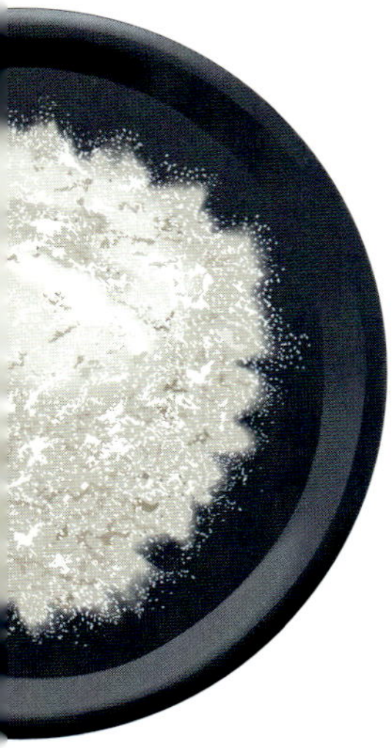

farine de riz

Valeur nutritive

Le riz est une bonne source de magnésium; il contient niacine, vitamine B_6, thiamine, phosphore, zinc et cuivre ainsi que des traces d'acide pantothénique et de potassium.

Le riz blanc à grains longs cuit étuvé contient niacine, magnésium, cuivre et acide pantothénique ainsi que des traces de phosphore, zinc et potassium.

Le riz blanc à grains longs cuit contient de l'acide pantothénique, de la vitamine B_6, du magnésium, du zinc ainsi que des traces de phosphore, niacine et potassium.

Le riz est une des céréales les plus pauvres en protéines (certaines variétés améliorées en renferment cependant jusqu'à 14 g par 100 g). Comme toutes les céréales, les protéines sont incomplètes, la lysine est le facteur limitant (voir *Introduction*). L'amidon, composé d'amylose et d'amylopectine, a la propriété de gonfler à la cuisson et d'être très digestible.

À l'exception du riz brun, le riz contient des traces de thiamine (vitamine B_1). Une déficience sévère en thiamine est la cause d'une maladie grave (le béri-béri) fréquente dans les pays où le riz blanc non enrichi constitue la base de l'alimentation. Les principaux symptômes de cette maladie sont l'œdème, l'insuffisance cardiaque et une forme de paralysie. Un manque de thiamine peut entraîner une faiblesse musculaire et un mauvais fonctionnement du système digestif.

Le riz est reconnu pour son effet positif contre la diarrhée (son eau de cuisson est particulièrement efficace). On le dit efficace pour combattre l'hypertension et il serait astringent.

Conservation

Conserver le riz brun au réfrigérateur afin de prévenir le rancissement des matières grasses contenues dans le germe; le placer dans un récipient hermétique afin qu'il n'absorbe pas les odeurs.

Conserver le riz blanc à l'abri de la chaleur, de l'humidité et des insectes. Dans une boîte non entamée, il peut se conserver un an.

Le riz cuit est périssable et ne se conservera que quelques jours au réfrigérateur dans un contenant fermé; il peut aussi se congeler de 6 à 8 mois.

Cuire un peu plus de riz que nécessaire et en congeler une partie pour une utilisation ultérieure est souvent pratique.

Riz au lait

4 À 6 PORTIONS

125 ml (½ tasse) de riz à grains longs
750 ml (3 tasses) de lait
1 c. à thé de fécule de maïs
80 ml (⅓ de tasse) de raisins secs
1 jaune d'œuf
sucre
vanille
muscade
sel

1. Dans une casserole, faire chauffer le lait à feu doux.
2. Rincer le riz à l'eau froide.
3. Verser dans le lait chaud le riz, 2 c. à soupe de sucre et une pincée de sel. Laisser mijoter à couvert, à feu très doux, 25 min. Remuer de temps en temps.
4. Dans un petit bol, mêler 1 c. à thé de sucre avec 1 c. à thé de fécule de maïs. Ajouter 1 c. à soupe de lait froid. Mêler à la fourchette. Ajouter le jaune d'œuf.
5. Ajouter ce mélange au riz cuit. Réchauffer en remuant. Retirer du feu. Ajouter quelques gouttes de vanille et les raisins secs.
6. Verser dans des coupes individuelles et saupoudrer de muscade. Décorer d'un zeste d'orange.

Servir tiède ou froid.

	riz brun à grains longs cuit	***riz blanc à grains longs cuit étuvé***	***riz blanc à grains longs cuit***	***riz blanc à grains longs précuit***
eau	73 %	72,5 %	68,7 %	76,4 %
protéines	2,6 g	2,3 g	2,7 g	2,1 g
matières grasses	0,9 g	0,3 g	0,3 g	0,2 g
glucides	23,0 g	24,7 g	27 g	21,3 g
fibres	1,7 g	0,5 g	0,4 g	0,8 g

par 100 g

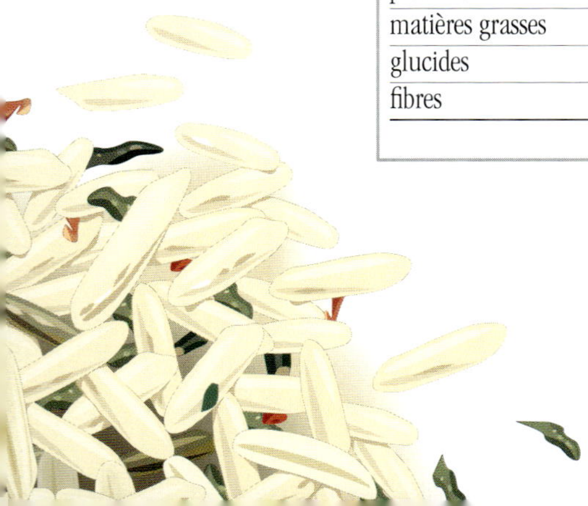

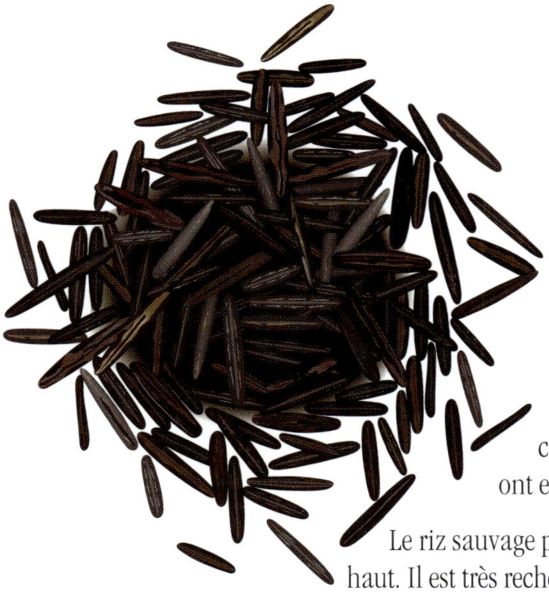

Riz sauvage

Zizania aquatica, Graminées

Graine d'une plante aquatique originaire d'Amérique du Nord, plus précisément de la région des Grands Lacs; le riz sauvage croît dans les marais et les lacs calmes aux eaux fraîches et aux fonds boueux. Il pousse principalement au Canada et aux États-Unis. Les Amérindiens le cueillent et l'apprécient depuis plusieurs siècles; certaines tribus ont entrepris de longues guerres pour pouvoir récolter le riz sauvage.

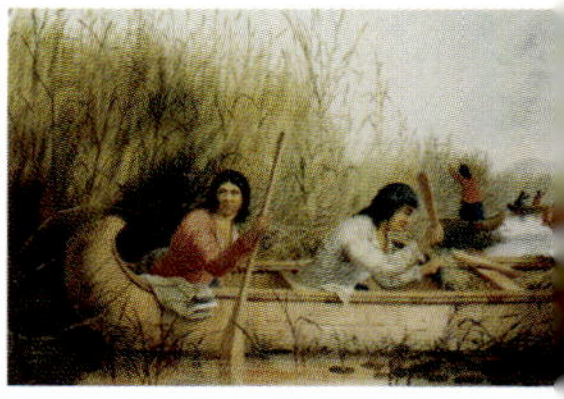

Les Amérindiens cueillent et apprécient le riz sauvage depuis plusieurs siècles. La méthode de récolte traditionnelle consiste à ramener les longues tiges de la plante au-dessus de l'embarcation et à les battre.

Le riz sauvage pousse sur une plante annuelle qui peut atteindre jusqu'à 3 m de haut. Il est très recherché et fait maintenant l'objet d'une commercialisation poussée. Il est coûteux car la plante ne produit pas beaucoup, étant sensible aux variations climatiques, aux changements de niveau d'eau et aux parasites. De plus, le riz n'est pas facile à récolter; la méthode de récolte traditionnelle consiste à ramener les longues tiges de la plante au-dessus de l'embarcation et à les battre. Aujourd'hui, on se sert de plus en plus de moissonneuse-batteuse comme pour le blé pour récolter le riz sauvage.

Les grains du riz sauvage acquièrent leur couleur noirâtre après avoir été décortiqués, nettoyés et séchés. Ils sont plus longs que les grains de riz, mesurant souvent plus de 1 cm de long. Ils possèdent une saveur de noisette assez prononcée et une texture croquante. Ils sont facile à décortiquer, leur écorce s'enlevant aisément lorsque les grains sont secs.

Préparation

Laver le riz sauvage en prenant soin d'enlever tout corps étranger.

Si les grains n'ont pas été préalablement décortiqués, on peut les disposer sur une plaque à biscuits et les faire sécher de 2 à 3 heures dans un four à 95 °C (190 °F), en les remuant, ou les laisser 2 ou 3 jours dans un endroit chaud. On peut aussi les poêler en brassant continuellement.

Les décortiquer en les battant ou en les frottant; l'écorce légère se séparera des grains. Sécher ceux-ci à nouveau 1 h au four à 120 °C (250 °F).

Utilisation

Le riz sauvage accompagne souvent la volaille, les fruits de mer et le gibier; sa couleur foncée et son goût prononcé font un contraste fort apprécié. On le sert nature ou mélangé avec d'autres types de riz. Cuit, on met le riz sauvage dans les farces et les crêpes.

Il se marie bien avec les champignons, les légumes, les fruits et les noix. On peut le souffler comme le maïs ou le moudre en farine.

Valeur nutritive

	cuit
eau	73,9 %
protéines	4 g
matières grasses	0,3 g
glucides	21,3 g
	par 100 g

Le riz sauvage renferme plus de protéines que le riz et elles sont de meilleure qualité car elles contiennent plus de lysine (voir *Théorie de la complémentarité*).

Le riz sauvage a une grande valeur nutritive. C'est une bonne source de zinc; il contient du magnésium, de l'acide folique, de la niacine, du potassium, de la vitamine B_6, du phosphore, du cuivre et de la riboflavine.

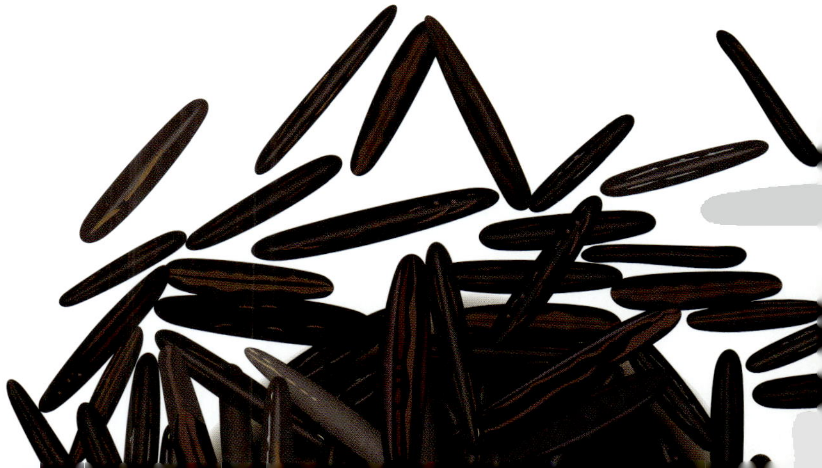

Cuisson

On cuit le riz sauvage à l'eau ou au bouillon dès qu'on l'a fait tremper. On peut le laisser tremper plusieurs heures (une nuit par exemple) ou effectuer un trempage rapide d'une heure.

Dans une casserole, mettre 4 volumes d'eau pour 1 volume de riz et amener à ébullition ; ajouter le riz puis laisser bouillir 5 min ; retirer du feu. Laisser tremper à couvert pendant 1 h. Égoutter le riz.

Remettre le récipient sur le feu, ajouter 3 volumes d'eau (ou moins si on désire du riz plus sec), mettre ½ c. à thé de sel et amener à ébullition ; ajouter le riz, diminuer l'intensité et laisser mijoter jusqu'à tendreté (environ 20 min).

Éviter de trop cuire le riz sauvage, car il perd sa saveur et sa texture devient moins robuste et plus collante.

Le temps de cuisson des grains non trempés est d'environ 40 min (cuire le riz dans 3 fois son volume d'eau). Les grains quadruplent de volume en cuisant.

Riz sauvage gratiné

4 À 6 PORTIONS

180 ml (¾ de tasse) de riz sauvage
300 ml (1¼ tasse) de bouillon de poulet
3 c. à soupe de beurre
1 petit oignon
180 ml (¾ de tasse) de champignons frais
1 branche de céleri
125 ml (½ tasse) de fromage cheddar fort
sel et poivre

1. Rincer le riz sauvage à l'eau chaude avant la cuisson. Mettre le riz dans une casserole avec le bouillon de poulet, le sel et le poivre. Porter à ébullition. Réduire la chaleur et laisser mijoter, à couvert, 45 min. Égoutter le riz, puis séparer les grains à la fourchette. Couvrir.
2. Hacher l'oignon. Émincer les champignons. Couper la branche de céleri en dés. Râper le fromage.
3. Faire cuire le céleri à l'eau bouillante pour l'attendrir. Dans une poêle, faire dorer dans le beurre l'oignon jusqu'à ce qu'il soit tendre. Ajouter les champignons et les faire revenir quelques minutes. Ajouter le céleri cuit. Assaisonner.
4. Mélanger les légumes avec le riz sauvage cuit. Mettre dans un plat à gratin. Saupoudrer de cheddar râpé. Faire gratiner.

Servir comme accompagnement de volaille, de canard ou de caille.

Quinoa

Chenopodium quinoa, Chénopodiacées

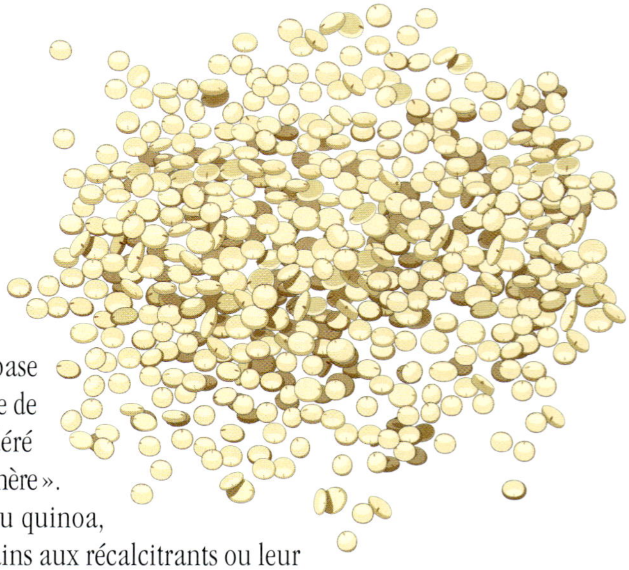

Plante annuelle originaire d'Amérique du Sud, plus particulièrement de la région andine, soit la Bolivie, le Chili et le Pérou et qui y est cultivée depuis 5 000 ans. Le quinoa constituait la base de l'alimentation des peuples andins avec la pomme de terre, la tomate, le haricot et le maïs. Il était considéré comme sacré par les Incas, qui l'appelaient « le grain mère ». Les envahisseurs espagnols interdirent la culture du quinoa, faisant détruire les champs et coupant même les mains aux récalcitrants ou leur imposant la peine de mort. Ces mesures extrêmes réussirent et le quinoa fut écarté pendant des siècles. Il a été réhabilité par des Américains intéressés par le grand potentiel de cette plante nourrissante, dont les graines et les feuilles sont comestibles. Deux Américains notamment jouèrent un rôle important : Stephen Gorad et Don McKinley décidèrent en 1982 d'implanter la culture du quinoa au Colorado. Depuis ce temps, grâce à une meilleure connaissance des méthodes de culture et à une commercialisation efficace, le quinoa gagne lentement en popularité.

Le quinoa atteint de 1 à 3 m de hauteur; il produit d'abondantes graines minuscules (2 mm de diamètre) dont la forme ressemble à un croisement entre les grains de millet et de sésame. Selon les variétés, la couche extérieure du grain peut être translucide ou rose, orange, rouge, pourpre ou noire. Cette plante pousse dans des conditions que la plupart des autres végétaux ne supportent pas, notamment des terrains arides et sablonneux, des températures froides, la sécheresse et l'altitude. Traité comme une céréale, le quinoa est botaniquement le fruit d'une plante appartenant à une tout autre famille, qui comprend entre autres la bette, la betterave et l'épinard. Il en existe plusieurs milliers de variétés.

Le quinoa que l'on trouve sur le marché est généralement jaunâtre; on le vend habituellement dans les magasins d'alimentation naturelle. Le grain de quinoa contient un germe volumineux, l'embryon, qui donnera éventuellement naissance à une nouvelle plante. C'est la partie du grain qui contient le plus d'éléments nutritifs; ce germe volumineux permet au quinoa de pousser dans des conditions difficiles et lui confère une grande valeur nutritive. Les grains de quinoa sont recouverts de saponine, une résine savonneuse et amère. La saponine mousse au contact de l'eau et doit être enlevée afin de rendre les grains comestibles. On lave les grains dans une solution alkaline ou on les nettoie par frottage à sec.

Préparation

Rincer le quinoa à l'eau courante et le laisser s'égoutter; s'il laisse un goût amer dans la bouche quand il est cru, c'est qu'il contient encore de la saponine. Le laver soigneusement en le frottant sous l'eau courante pour faire disparaître toute trace de cette substance, c'est-à-dire jusqu'à ce que l'eau ne mousse plus.

Utilisation

Le quinoa peut être substitué à la plupart des céréales et remplace très bien le riz. On le cuit comme le gruau ou on l'incorpore à divers aliments, en particulier aux potages, aux tourtières et aux croquettes. Moulu, le quinoa est incorporé aux pains, biscuits, puddings, crêpes, muffins et pâtes alimentaires.

Les grains de quinoa sont toutefois très pauvres en gluten. Ils peuvent être germés; on les utilise comme les germes de luzerne.

En Amérique du Sud, on utilise souvent le quinoa pour préparer de la « chicha », une boisson alcoolisée appréciée depuis des milliers d'années.

Les feuilles de quinoa se cuisinent comme les épinards.

Cuisson

Le quinoa cuit rapidement; une quinzaine de minutes dans 2 parties de liquide pour 1 partie de grains. Les grains demeurent légèrement croquants après la cuisson et ne collent pas. La texture rappelle celle du caviar et la saveur rappelle la noisette.

Conservation

Placer le quinoa dans un contenant hermétique et le conserver dans un endroit frais et sec. S'il est moulu, le mettre au réfrigérateur pour en retarder le rancissement; il se conserve de 3 à 6 mois.

Valeur nutritive

	quinoa cru
eau	9 %
protéines	5,2 g
matières grasses	2,3 g
glucides	27,6 g
	par 100 g

Le quinoa est une excellente source de magnésium, de fer et de potassium; il est une bonne source de cuivre, de zinc et de phosphore; il contient de la riboflavine, de la thiamine et de la niacine.

Le quinoa contient plus de protéines que la plupart des céréales, et celles-ci sont de meilleure qualité car ses acides aminés sont plus équilibrés. La lysine notamment est plus abondante, ainsi que la méthionine et la cystine; c'est un aliment qui complète bien les autres céréales, les légumineuses, les noix et les graines (voir *Théorie de la complémentarité*).

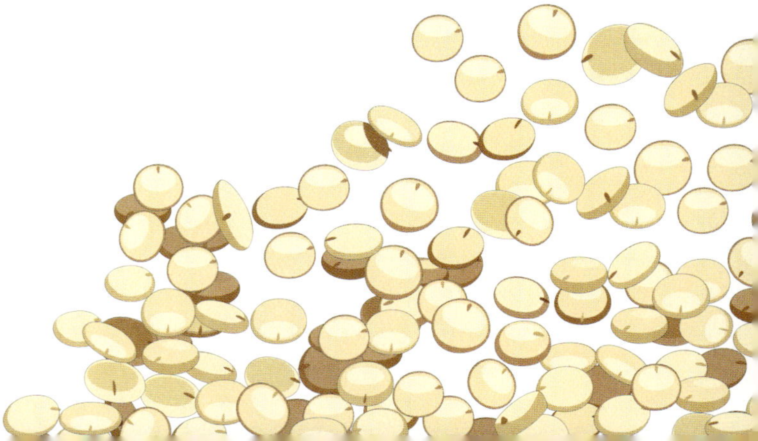

Maïs

Zea mays, Graminées

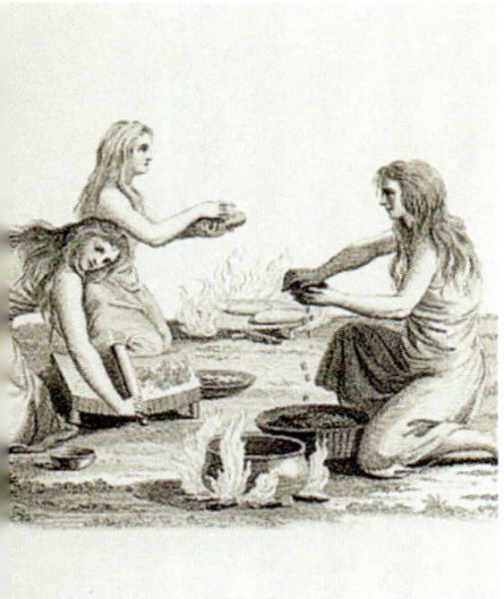

grains frais

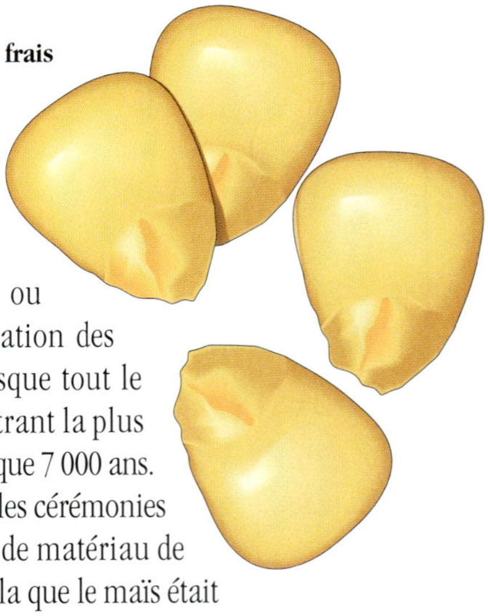

L'exploration du Nouveau Monde révéla que le maïs était déjà cultivé du Canada au Chili par les Indiens ; il a constitué la base de l'alimentation des civilisations précolombiennes depuis les temps reculés.

Seule céréale originaire d'Amérique, probablement du Mexique ou d'Amérique centrale, le maïs a constitué la base de l'alimentation des civilisations précolombiennes depuis les temps reculés sur presque tout le continent. On a retrouvé au sud du Mexique des vestiges démontrant la plus ancienne trace d'un repas à base de petits épis de maïs qui remontent à quelque 7 000 ans. Les mythes mayas, aztèques et incas y faisaient référence ; il figurait dans les cérémonies religieuses, servait de monnaie d'échange, de bijoux, de combustible, de matériau de construction et de tabac (les soies). L'exploration du Nouveau Monde révéla que le maïs était déjà cultivé du Canada au Chili par les Indiens. Du Mexique au nord de l'Amérique, on se nourrissait de bouillie de maïs sucrée de miel, pimentée, additionnée de légumes, de viande ou de poisson.

La présence de cette céréale adaptée à tous les climats et terrains et les techniques mises au point par les Indiens incitèrent les colons à s'installer rapidement. Du côté de l'Ancien Monde, on ne prit connaissance du maïs que vers le milieu du XVe siècle ; les Portugais l'introduisirent en Afrique au début du XVIe siècle.

Le maïs demeure toujours populaire dans les Amériques. Les Québécois le nomment souvent « blé d'Inde », nom qui rappelle que l'on crut découvrir les Indes en abordant ce continent. Christophe Colomb fut le premier à en rapporter l'existence lorsqu'il visita Cuba en 1492. Cortez l'aurait ensuite introduit en Europe où on le désigna longtemps sous le nom de « blé turc », probablement parce qu'à une certaine époque on appelait « turc » ce qui venait de l'étranger.

Le maïs croît sur une plante annuelle robuste qui atteint de 2 à 3 m ; cette plante aux longues feuilles tombantes porte des fleurs mâles et des fleurs femelles. Les grains de maïs se développent sur des épis de 15 à 30 cm de long. La pollinisation s'effectue à l'aide de longs fils nommés « styles » ou « soies de maïs ». Ces fils sortent hors de l'enveloppe à l'extrémité de l'épi et ils sont reliés aux fleurs qui se transformeront en grains, ainsi chaque soie est rattachée à un ovaire ou grain potentiel. On compte plusieurs centaines de grains par épi, soit un potentiel de 750 à 1 000 grains ou ovaires, disposés en rangées plus ou moins régulières. Ils sont jaunes, blancs, orange, rouges, pourpres, bleus, noirs ou bruns selon les variétés. Un épi comporte un nombre pair de rangées de grains, soit de 8 à 24 rangées de grains.

Le grain de maïs comporte trois parties principales : le péricarpe (l'enveloppe), l'endosperme (la partie qui contient environ 90 % d'amidon) et l'embryon (le germe, riche en éléments nutritifs). Il existe plusieurs espèces de maïs qui peuvent être regroupées en 6 catégories différentes. L'espèce la plus importante commercialement sert surtout à alimenter les animaux, on parle de « maïs denté » ; les grains sont fermes, farineux et peu sucrés et sont de couleur jaune, blanche ou rouge. La deuxième espèce en importance est le maïs sucré destiné à la consommation humaine ; les grains jaunes plus pâles ou blancs sont tendres, laiteux et sucrés. À moins d'être réfrigéré, le maïs sucré perd rapidement de sa saveur car la chaleur transforme le sucre des grains en amidon. Parmi les autres variétés se trouve le maïs à éclater ou popcorn ; il s'agit d'une variété à petits grains. On trouve également le maïs décoratif qui n'est pas comestible. À l'intérieur de ces espèces, les différences sont nombreuses ; ainsi les grains sont plus ou moins sucrés, fermes, huileux et savoureux. Les États-Unis sont les plus grands producteurs de maïs, suivis notamment par la Chine, le Brésil, la Russie, le Mexique et l'Inde.

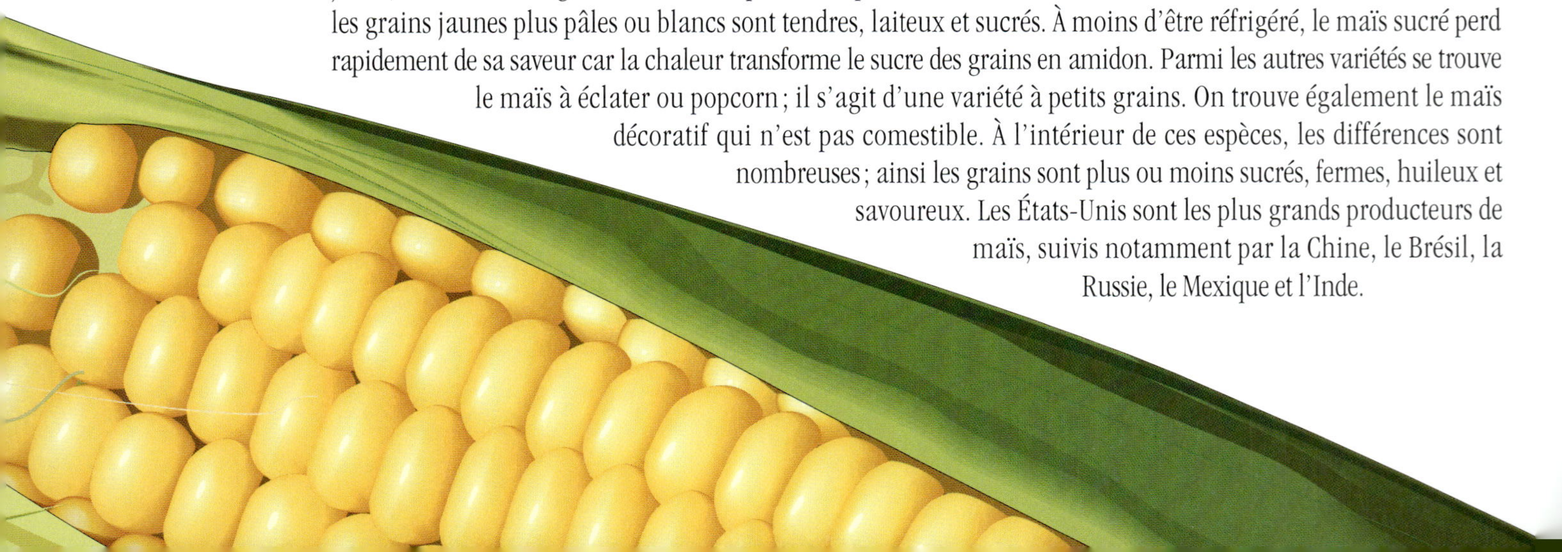

Valeur nutritive

Les principales matières grasses du maïs sont composées d'acides gras polyinsaturés (46 %), d'acide gras monoinsaturés (28 %) et d'acide gras saturés (15 %) (voir *Corps gras*). La composition des glucides varie selon les variétés : l'amidon est plus abondant dans les variétés farineuses, ce qui donne des grains peu sucrés. Dans les variétés sucrées, un gène retarde la transformation du sucre en amidon, transformation qui commence dès que le maïs est cueilli, entraînant en quelques heures une perte de saveur.

Le maïs frais cuit est une bonne source d'acide folique, de potassium et de thiamine ; il contient du magnésium, de l'acide pantothénique, de la vitamine C, du phosphore, de la niacine, du zinc et de la riboflavine ; il est une source élevée de fibres.

Le maïs en crème est une bonne source d'acide folique ; il contient du potassium, de la vitamine C, du magnésium, du zinc, de la niacine et du phosphore.

La semoule de maïs jaune à grains entiers est une excellente source de magnésium, thiamine, fer et potassium ; une bonne source de phosphore, zinc, niacine et vitamine B_6 ; elle contient riboflavine, acide folique, cuivre, acide pantothénique et vitamine A. Elle est une source très élevée de fibres.

La semoule de maïs jaune dégermée est une bonne source de folacine et de magnésium ; elle contient de la vitamine B_6, du potassium, de la niacine, de la thiamine, du zinc, du fer et du phosphore.

La farine de maïs jaune à grains entiers est une excellente source de magnésium, de potassium et de phosphore ; une bonne source de vitamine B_6, de thiamine, de zinc et de fer ; elle contient de la niacine, du cuivre, de l'acide folique, de l'acide pantothénique, de la riboflavine et de la vitamine A ; elle est une source très élevée de fibres.

Le son de maïs contient du magnésium et du fer ; il est une source très élevée de fibres. Le germe de maïs est une excellente source de magnésium, de phosphore, de thiamine, de potassium et de zinc ; une bonne source de vitamine B_6 et de fer ; il contient de la riboflavine, de l'acide folique et du cuivre.

Le maïs, qu'il soit frais, bouilli ou séché, est déficient en lysine et en tryptophane, des acides aminés qui composent les protéines (voir *Théorie de la complémentarité*). C'est la seule céréale (la variété jaune) contenant de la vitamine A. Les personnes qui se nourrissent presque exclusivement de maïs souffrent souvent de pellagre, maladie due à une déficience en niacine qui affecte le système nerveux, le système digestif, les muqueuses de la bouche et la peau. La pratique ancestrale qui consiste à incorporer au maïs de la chaux, de la soude caustique ou des cendres fut un geste instinctif pour pallier les déficiences de cette céréale car le maïs contient de la niacine dont 50 à 80 % sous une forme qui ne peut être assimilée par l'organisme. L'addition de chaux ou de potasse au maïs rendrait la niacine assimilable.

Achat

L'achat du maïs frais exige certaines précautions si on veut obtenir le maximum de saveur. Examiner les grains : s'ils sont bien frais, un coulis de jus blanc s'en écoule sous une simple pression du doigt ; s'ils sont décolorés ou ratatinés, c'est qu'ils sont défraîchis. La perte de fraîcheur se note également par l'état des soies devenues foncées et sèches ainsi que par le manque d'éclat des feuilles ou par des feuilles jaunies.

Délaisser le maïs vendu dans des étalages exposés aux rayons du soleil ou à des températures élevées, car la chaleur accélère le processus qui le rend farineux. Une seule journée passée à 30 °C lui fait perdre jusqu'à 50 % de son sucre ; à 20 °C, la perte est de 26 %.

Cuisson

L'épi est cuit avec ou sans les feuilles ; le maïs épluché est parfois enveloppé d'une feuille d'aluminium afin de le cuire au four ou au barbecue. La cuisson s'effectue à l'eau, à la vapeur, à la chaleur sèche (four, barbecue) ou au four à micro-ondes.

Éviter de saler et de trop le cuire, car le maïs durcit et perd alors de sa saveur ; il est même préférable de le cuire dans une eau à peine sucrée en laissant quelques feuilles et en ajoutant un peu de lait ou de bière à l'eau de cuisson. Plonger les épis dans l'eau bouillante et cuire de 3 à 4 min pour des petits épis et de 5 à 7 min pour les plus volumineux.

À l'autocuiseur, mettre 250 ml de liquide et cuire de 3 à 5 min (à 103 kPa). Au four, cuire environ 35 min à 220 °C (425 °F) ; au four à micro-ondes, cuire environ 3 min à haute intensité pour un épi et allouer 5 min de temps de repos.

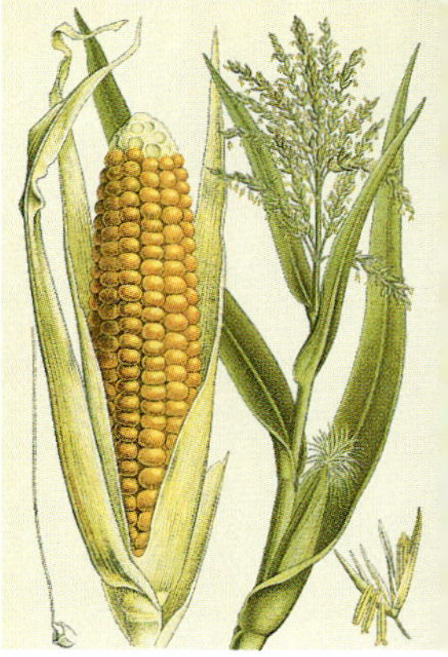

Le maïs croît sur une plante robuste qui atteint de 2 à 3 m ; les grains se développent sur des épis de 15 à 30 cm ; c'est la seule céréale originaire d'Amérique.

	maïs frais cuit	***maïs en crème***	***semoule (maïs à grains entiers)***	***semoule (maïs dégermé)***	***farine (maïs à grains entiers)***	***son de maïs***
eau	69,6 %	78,7 %	10,3 %	11,6 %	10,9 %	4,8 %
protéines	3,3 g	1,7 g	8,1 g	8,5 g	6,9 g	2,5 g
matières grasses	1,3 g	0,4 g	3,6 g	1,6 g	3,9 g	0,2 g
glucides	25,1 g	18,1 g	76,9 g	77,7 g	76,8 g	25,7 g
fibres	3,7 g	1,3 g	11,0 g	5,2 g	13,4 g	25,4 g
calories	108	72	362	366	361	67,2
	par 100 g	**par 100 g**	**par 100 g**	**par 100 g**	**par 100 g**	**par 30 g**

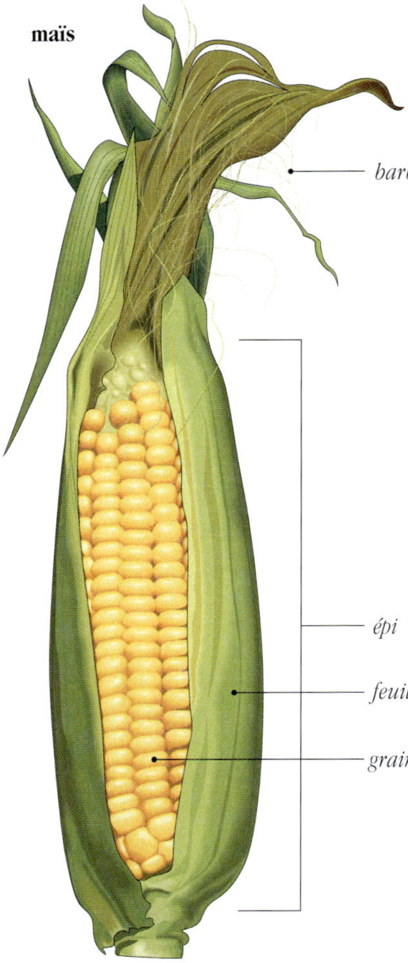

maïs

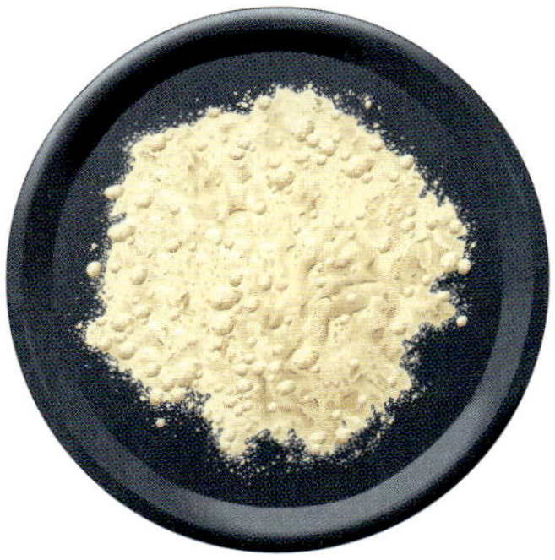

semoule de maïs

farine de maïs

Utilisation

L'utilisation du maïs comme légume est variée. Il se consomme cuit ou tel quel sur l'épi, on l'égrène ou on le transforme en maïs lessivé.

L'épi de maïs est souvent assaisonné de beurre et de sel.

Les grains de maïs peuvent être retirés de l'épi avant ou après la cuisson. On utilise les grains de maïs crus notamment dans la préparation des soupes, macédoines, ragoûts et relishs. Cuits, on les sert souvent comme légume d'accompagnement ou on les ajoute aux salades. À la vapeur, les cuire une vingtaine de minutes.

Les gros gruaux de maïs (*hominy*) proviennent d'une variété dure de maïs (maïs « dent » ou maïs « flint ») qui est séché sur l'épi et égrené pour ensuite être mis à tremper dans une solution de bicarbonate de sodium, de chaux ou de cendre de bois, ce qui ramollit et fait gonfler son enveloppe. Le grain est ensuite débarrassé de son enveloppe puis dégermé par un processus de friction. L'intérieur du grain est ensuite séché ; il ressemble alors à du maïs à éclater mais à la texture plus molle. Souvent disponible en conserve, ce maïs est aussi séché ou cuit. On l'incorpore aux soupes et ragoûts qui mijotent longuement.

La farine *masa harina* est moulue à partir de ces grains et sert à confectionner les tortillas notamment.

Ces grains séchés sont également transformés en **maïs concassé et bouilli** (*hominy grits*) ; les granules blanchâtres s'incorporent à certains plats cuisinés mais se consomment le plus souvent chauds comme céréales ; aux États-Unis, on les cuit aussi en bouillie et on les sert en compagnie d'œufs et de bacon.

La **fécule de maïs** est obtenue par l'extraction de l'amidon de l'endosperme. Cette très fine poudre blanche a des propriétés gélifiantes et est utilisée comme la farine de blé ou les autres fécules pour épaissir les aliments. Elle donne un produit plus opaque que le tapioca. Avant d'ajouter la fécule de maïs à un mélange chaud, la délayer dans un liquide froid afin d'éviter qu'elle ne forme des grumeaux. La cuire au moins une minute afin de faire disparaître son amertume. L'industrie alimentaire se sert de la fécule de maïs pour épaissir une multitude de préparations (sauces, desserts, pâtisseries, vinaigrettes, crème aigre, beurre d'arachide, confiserie, aliments pour nourrissons, charcuteries, etc.). La fécule peut être également traitée, notamment par hydrolyse, afin d'en contrôler l'action, modifiant ainsi ses propriétés. Cette fécule est appelée « amidon modifié ».

La **semoule de maïs** (*cornmeal*) est obtenue par la mouture en granules plus ou moins fins des grains de maïs séchés. La semoule provient presque toujours de grains dégermés ; elle rancit alors moins vite. La semoule donne une consistance légèrement croquante aux aliments (biscuits, muffins, gâteaux, pains). On la cuit aussi en bouillie pour faire la polenta ; on l'ajoute aux soupes et aux sauces qu'elle épaissit, on en fait des tamales, sorte de chausson farci de viande, des tortillas et des croustilles. Elle se travaille plutôt mal et donne souvent un produit friable.

La **farine de maïs** résulte de la mouture la plus fine du grain de maïs séché dont le germe est souvent enlevé pour prolonger la durée de conservation ; on l'incorpore aux crêpes, gâteaux, muffins et pains. Pour obtenir des aliments qui lèvent (gâteaux, muffins, pains), on doit la combiner à de la farine de blé car elle est déficiente en gluten.

Le **germe de maïs** est l'embryon qui donnera éventuellement naissance à une nouvelle plante ; il renferme plusieurs éléments nutritifs et 46 % des calories proviennent des matières grasses qu'il contient ; c'est pourquoi il rancit rapidement. Le germe est presque toujours retiré des grains afin que les produits extraits du maïs se conservent plus longtemps. Plus gros que le germe de blé, le germe de maïs a une texture croustillante et une saveur qui rappelle la noisette ; on l'utilise tel quel avec du lait comme une céréale froide, ou on le met dans les aliments qu'il enrichit (salades, légumineuses, plats mijotés). Très périssable, le germe de maïs est souvent vendu dans un emballage scellé hermétiquement que l'on range au réfrigérateur ou au congélateur une fois entamé.

L'**huile de maïs** est de couleur ambre ou or foncé lorsqu'elle n'est pas raffinée et ambre pâle lorsqu'elle est raffinée. Elle contient principalement des acides gras polyinsaturés, soit 58,7 % ainsi que 24,2 % d'acides gras monoinsaturés et 12,7 % d'acides gras saturés (voir *Huile*).

Les **flocons de maïs** sont prêts à consommer. Le procédé de fabrication de cette céréale sèche fut découvert par hasard en 1894 par les frères Kellogg. Un jour, des grains de maïs séjournèrent plus longtemps que prévu dans leur eau de cuisson. Lorsque cette préparation passa entre des rouleaux, on obtint des flocons dont le goût étonna.

Le maïs entre également dans la fabrication de bière, de bourbon (whisky), de gin et de chicha (boisson fermentée au maïs germé des Indiens d'Amérique du Sud).

Pain de maïs

250 ml (1 tasse) de farine de maïs
125 ml (½ tasse) de farine de blé
2 c. à thé de levure chimique
1 c. à thé de sel
1 c. à thé de sucre
60 ml (¼ de tasse) de beurre
2 œufs
250 ml (1 tasse) de lait

1. Préchauffer le four à 200 °C (400 °F).
2. Beurrer, aux trois quarts de sa hauteur, un moule de 20 cm (8 po) de côté.
3. Dans un bol, mélanger la farine de maïs, la farine de blé, le sucre, la levure chimique, le sel et le beurre ramolli à la spatule.
4. Battre ensemble le lait et les œufs avec une fourchette.
5. À l'aide d'une cuillère de bois, incorporer le mélange d'œufs et de lait au mélange de farines. Les ingrédients doivent être bien amalgamés.
6. Verser cette pâte dans le moule beurré. Mettre au four et laisser cuire 25 min ou jusqu'à ce que la lame d'un couteau enfoncée dans le centre du pain en ressorte sèche.

Conservation

L'épi de maïs perd rapidement sa saveur. On recommande de le consommer le plus rapidement possible, préférablement le jour de l'achat. Si on ne prévoit pas le consommer immédiatement, le mettre au réfrigérateur sans enlever les pelures. S'il est pelé, le conserver dans un sac de plastique au réfrigérateur.

Le maïs frais se met en conserve ou se congèle. L'épi se congèle après avoir été blanchi (de 7 à 11 min selon la grosseur) ou égrené (blanchir d'abord l'épi 4 min, puis l'égrener). L'épi blanchi et congelé se conserve 1 an tandis qu'en grains, il se conserve 3 mois.

Placer la farine et la semoule de maïs dans des contenants hermétiques et les conserver dans un endroit frais et sec. La semoule et la farine de grains entiers complètes rancissent rapidement, étant donné qu'elles contiennent encore le germe. Les conserver au réfrigérateur dans des contenants hermétiques ; elles se garderont 1 ou 2 ans au congélateur.

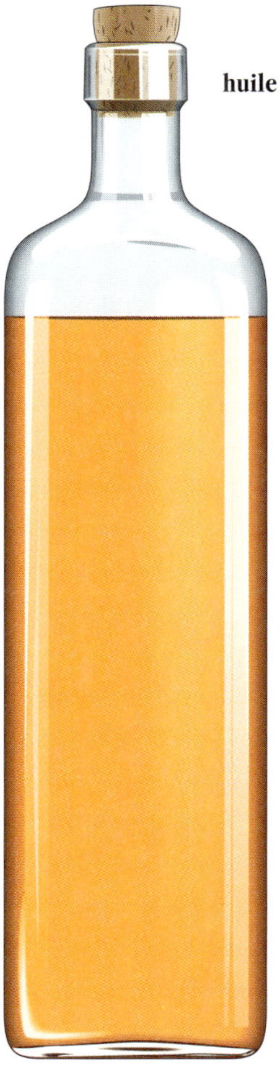

huile de maïs

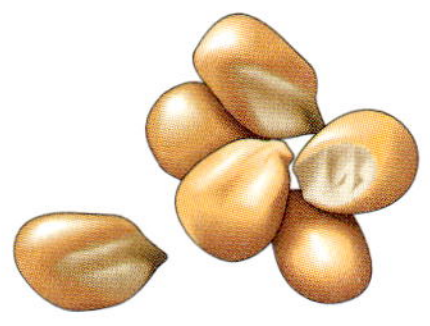

grains séchés

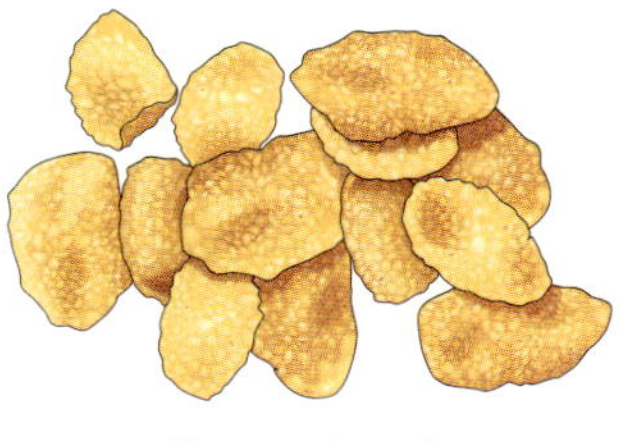

flocons de maïs

Maïs à éclater

Zea mays var. *everta,* Graminées

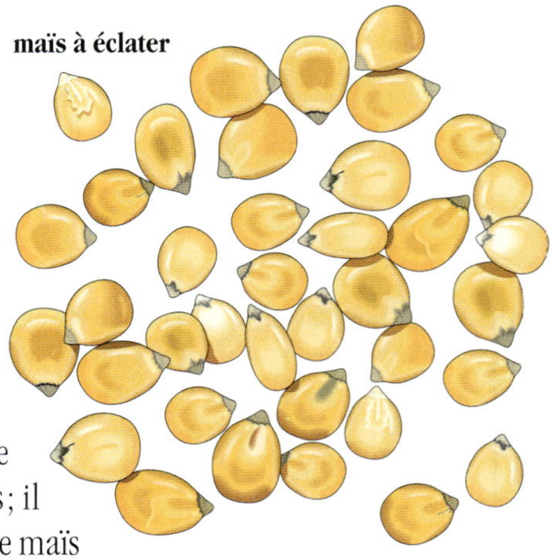
maïs à éclater

Le maïs à éclater est produit par une variété de maïs très ancien dont l'épi et les grains sont petits et durs ; on en a trouvé datant de plus de 5 000 ans lors de fouilles archéologiques au Mexique. Le grain à la peau luisante et ferme est constitué d'une plus grande proportion d'endosperme que les autres variétés de maïs ; il renferme donc une plus grande quantité d'amidon. Lorsque le grain de maïs est chauffé à haute température, l'humidité contenue dans l'endosperme se transforme en vapeur créant ainsi une grande pression. Celle-ci fait éclater l'enveloppe extérieure du grain exposant ainsi l'intérieur du grain qui est alors gonflé et croustillant. Les variétés de maïs à éclater sont classées selon leur forme. Les grains peuvent être rouges ou bruns, mais ils sont généralement blancs ou jaunes. Mais peu importe la couleur du grain, il est de couleur blanche ou jaune lorsqu'il éclate. Le grain de maïs une fois soufflé atteint de 25 à 30 fois son volume initial.

Achat

Acheter le maïs à éclater dans des magasins où l'écoulement de la marchandise est rapide afin de s'assurer qu'il ne soit pas trop vieux ; il gonflera mieux et aura meilleur goût.

Préparation

Le maïs soufflé se prépare dans un récipient hermétique (afin que la vapeur ne s'échappe pas). L'ajout d'huile n'est pas vraiment nécessaire, surtout si le maïs n'est pas trop vieux. On peut en ajouter une petite quantité une fois la cuisson terminée ; ainsi le maïs est moins gras et le sel y adhère.

Utilisation

Le maïs soufflé se consomme nature ou enrobé de beurre, assaisonné ou non de sel ou d'épices. On l'enrobe aussi de sucre caramélisé.

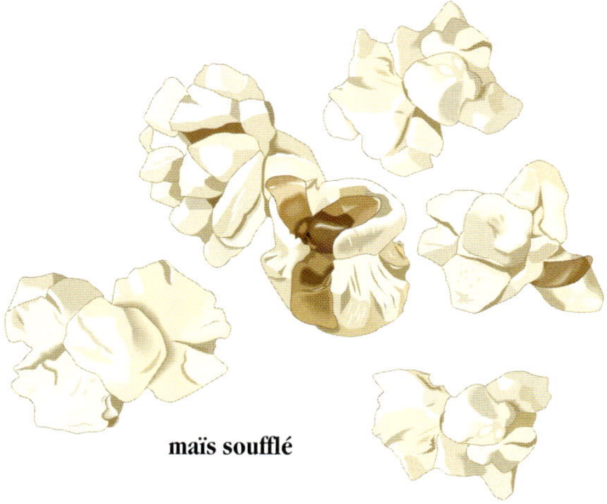
maïs soufflé

Cuisson

Cuire le maïs à intensité moyenne, en secouant souvent le récipient afin que la cuisson soit uniforme et afin d'éviter que les grains ne brûlent une fois éclatés. La cuisson est terminée lorsque tous les grains ont éclaté. Ôter le récipient du feu et en retirer le maïs soufflé sans délai afin qu'il ne brûle pas.

Le maïs à éclater est maintenant disponible en sachet déjà préparé que l'on fait éclater au micro-ondes. Ces sachets sont toutefois beaucoup plus coûteux que les simples grains de maïs.

On peut également faire éclater les grains de maïs à l'aide d'appareil à air chaud spécialement conçu à cette fin. Les grains éclatent sous l'action d'une chaleur sèche sans que l'ajout de matières grasses soit nécessaire.

Conservation

Il est important de conserver les grains de maïs à éclater dans un contenant hermétique afin qu'ils gardent leur humidité car trop déshydratés, ils n'éclateront pas.

Valeur nutritive

	maïs soufflé (huile et sel)	*maïs soufflé sucré*	*maïs soufflé nature*
eau	3,1 %	4,0 %	4,0 %
protéines	1,8 g	4,6 g	2,8 g
matières grasses	4,2 g	2,6 g	1,0 g
glucides	11,2 g	63,2 g	16,8 g
fibres	1,6 g	4,4 g	1,8 g
	par 20 g (500 ml)	**par 74 g (500 ml)**	**par 22 g (500 ml)**

Le maïs soufflé nature contient du magnésium, du zinc, du cuivre, de la thiamine, du phosphore et du potassium ; il est une source de fibres. Le maïs soufflé contient les mêmes nutriments que le maïs sucré mais en plus petites quantités. Le maïs soufflé enrobé de sucre ou de beurre est beaucoup plus énergétique que le maïs soufflé nature.

Amarante

Amaranthus spp, Amarantacées

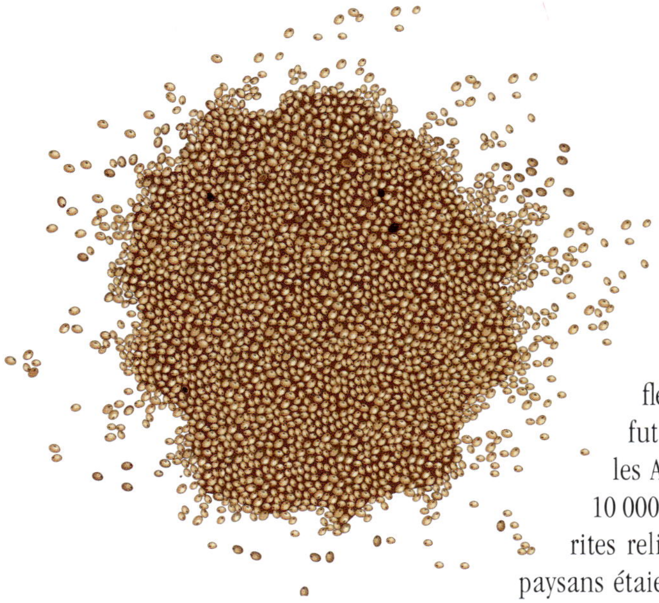

Plante herbacée annuelle dont les feuilles larges et les graines minuscules sont comestibles. L'amarante est surtout connue aujourd'hui comme plante ornementale à cause de ses fleurs rouges groupées en longues grappes, mais il n'en fut pas toujours ainsi. Au Mexique, avant la Conquête, les Aztèques en faisaient la culture intensive; plus de 10 000 acres lui étaient consacrées. L'amarante servait à des rites religieux, elle constituait un aliment de base et les paysans étaient tenus de payer tribut avec une partie de leurs récoltes. Le conquistador Cortéz fit détruire les champs et interdit la culture de l'amarante, coupant même les mains aux récalcitrants ou leur imposant la peine de mort. Ces mesures extrêmes firent disparaître l'amarante pendant des siècles. Cette plante a été remise à l'honneur récemment à cause de sa grande valeur nutritive et de sa facilité d'adaptation à différents environnements; elle résiste notamment à la sécheresse.

L'amarante serait originaire du Mexique. Cette plante aux feuilles d'un rouge flamboyant peut atteindre de 30 à 90 cm de haut. Ses petites fleurs rouges forment des épis serrés; de minuscules graines sont enfermées dans les capsules individuelles disposées en épis compacts. Un plant peut produire jusqu'à 500 000 graines. Il en existe plusieurs variétés dont seules celles à graines blanches sont cultivées comme aliment. Comme le sarrasin et le quinoa, l'amarante n'est pas vraiment une céréale, mais elle est utilisée comme telle et peut être réduite en farine.

Utilisation

Les feuilles d'amarante sont utilisées comme l'épinard, qu'elles peuvent remplacer agréablement. Les grains se cuisent tels quels (une trentaine de minutes dans 2 à 3 parties d'eau par partie d'amarante) et sont consommés comme céréale. Ils ne collent ni n'éclatent à la cuisson; leur saveur est légèrement épicée. On peut les souffler, les faire germer ou les moudre en farine.

La farine d'amarante rend les pâtisseries plus humides et plus sucrées; elle ne contient pas de gluten, aussi ne lève-t-elle pas à la cuisson. On s'en sert telle quelle pour préparer biscuits, crêpes ou gaufres notamment, mais il est nécessaire de la combiner à de la farine de blé pour confectionner pains et gâteaux levés. La saveur délicate du blé ne camoufle pas celle de l'amarante et la richesse en protéines de cette dernière augmente la valeur nutritive du blé.

Conservation

La farine d'amarante se conserve plus longtemps que la farine de blé. La ranger dans un contenant opaque dans un endroit frais et sec. Les graines se conservent de la même façon.

Les feuilles se conservent quelques jours au réfrigérateur ou se congèlent comme l'épinard.

Valeur nutritive

	graines
eau	9,8 %
protéines	10,8 g
matières grasses	4,9 g
glucides	49,6 g
fibres	11,4 g
calories	280
	par 75 g

L'amarante contient plus de protéines que la plupart des céréales et elles sont de meilleure qualité, car ses acides aminés sont plus équilibrés. La lysine notamment est plus abondante, ainsi que la méthionine et le tryptophane. C'est un aliment qui complète bien les céréales, les légumineuses, les noix et les graines (voir *Théorie de la complémentarité*).

L'amarante est une excellente source de magnésium, de fer, de phosphore, de cuivre et de zinc; elle est une bonne source de potassium et d'acide folique, et elle contient de l'acide pantothénique, du calcium, de la riboflavine, de la vitamine B_6, de la vitamine C, de la thiamine et de la niacine. Elle contient deux fois plus de fer et quatre fois plus de calcium que le blé dur.

Seigle

Secale cereale, Graminées

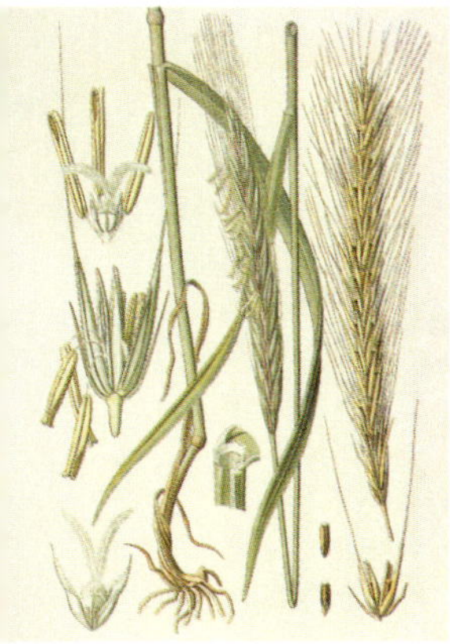

Les grains de seigle entrent dans la fabrication de boissons alcoolisées tels le whisky, la bière, le bourbon et certaines vodkas.

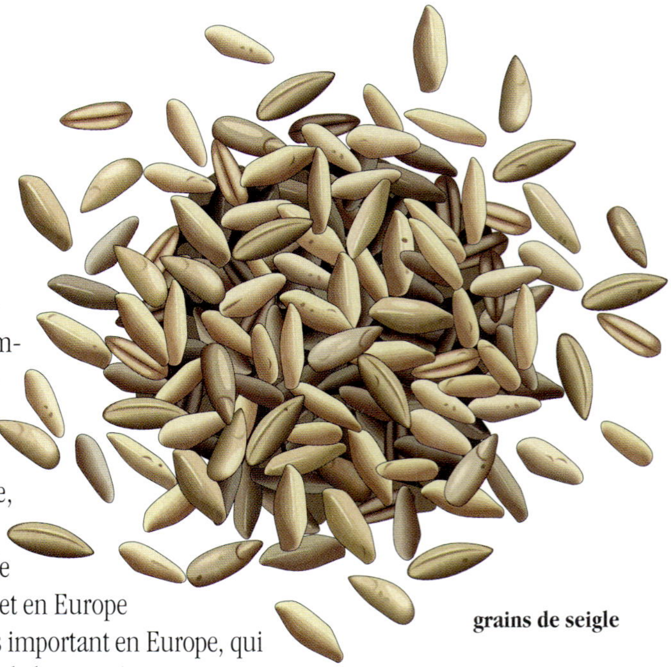

grains de seigle

Céréale originaire d'Asie, probablement d'Anatolie ou d'Asie Mineure, le seigle semble être apparu tardivement dans l'alimentation humaine ; sa culture aurait commencé vers le IVe siècle avant notre ère. À l'époque de la Grèce antique, les Grecs n'appréciaient pas le seigle et les Romains le réservaient aux pauvres. Avec l'amélioration de la qualité de vie, le seigle disparaîtra du quotidien des Occidentaux mais demeurera une nourriture de base dans de nombreuses régions, notamment en Scandinavie et en Europe de l'Est. Encore aujourd'hui, le seigle demeure très important en Europe, qui fournit 90 % de la production mondiale, dont plus de la moitié en Russie suivie par la Pologne, l'Allemagne, la Chine, le Canada, l'ex-Tchécoslovaquie, le Danemark, l'Autriche, la Suède et l'Espagne. Mondialement, la consommation du seigle est à la baisse ; le seigle sert surtout à nourrir le bétail.

Il existe une dizaine d'espèces de seigle et plusieurs variétés qui se divisent en seigle d'hiver et en seigle d'été. Certaines sont vivaces alors que d'autres sont annuelles. Légèrement buissonnant à sa base, le seigle peut atteindre de 2 à 2,5 m de hauteur quoiqu'il mesure habituellement moins de 1,5 m ; il pousse facilement dans les terrains pauvres et il supporte le froid, conditions néfastes à la plupart des autres céréales. Le grain de seigle ressemble au grain de blé, tout en étant moins dodu et plus long. Il mesure de 6 à 8 mm de long et de 2 à 3 mm de large. Il est légèrement comprimé latéralement et une touffe de poils coiffe son sommet. Il prend des teintes allant du brun jaunâtre au gris verdâtre. Les épis de seigle peuvent être parasités par l'ergot de seigle, champignon contenant un alcaloïde toxique ; le grain doit être décortiqué après avoir été nettoyé et trié pour retirer l'ergot de seigle qui pourrait être présent. Une fois libéré de son enveloppe, on le laisse entier, on le concasse, on le transforme en flocons ou en farine.

La farine de seigle est panifiable, mais son gluten est moins élastique que celui du blé et retient moins l'humidité ; le pain de seigle lève peu et est plus dense et plus compact que le pain de blé. Il se conserve plus longtemps car il se dessèche moins rapidement. Le taux d'extraction de la farine (qui détermine la proportion de germe et de son présente dans la farine) influence la valeur nutritive. Il est particulièrement important dans le seigle, car les éléments nutritifs sont plus difficiles à extraire et une plus grande partie reste dans le son et le germe.

La mouture du seigle diffère quelque peu de celle du blé en ce sens que l'endosperme est plus difficilement séparable du son du grain de seigle. Plus la farine est raffinée, plus elle est blanche et plus la perte de valeur nutritive est élevée (voir *Farine*).

La farine peu ou pas raffinée donne un pain presque noir, à saveur prononcée, nommé « pumpernickel ». Ce pain est souvent moins apprécié qu'un pain plus léger, aussi se sert-on fréquemment de farine de seigle avec un haut taux d'extraction mélangé avec de la farine de blé. Il arrive aussi que seigle et blé soient moulus ensemble. Autrefois, il était courant de semer conjointement ces deux céréales dans le même champ et le mélange de céréales portait le nom de « méteil ».

Achat

À l'achat du pain de seigle, bien vérifier la liste des ingrédients ; ce pain peut être fait principalement avec de la farine de blé colorée de caramel. Au Canada, la farine de seigle doit représenter au moins 20 % de la quantité de farine de blé.

Utilisation

Les grains de seigle entiers peuvent être cuits et consommés tels quels comme les grains des autres céréales, notamment le riz. Les grains entiers de seigle doivent être trempés toute une nuit dans 2 à 3 parties d'eau pour 1 partie de seigle, puis être mis à bouillir jusqu'à tendreté. Ils sont très nourrissants. Les flocons sont utilisés comme les flocons d'avoine ; on les cuits en gruau ou on les met dans les müeslis et les granolas.

C'est sous forme de farine cependant que le seigle est utilisé le plus couramment ; grossièrement broyée et contenant tous ses éléments nutritifs, la farine donne notamment le fameux pain « pumpernickel » d'origine allemande au goût acide et à la texture lourde. La farine de seigle entre également dans la préparation de biscottes, de pains d'épice, de crêpes, de pâtés et de muffins.

Les grains de seigle entrent dans la fabrication de boissons alcoolisées (whisky, bière, bourbon, certaines vodkas). Ils sont mis à germer et s'utilisent comme les germes de blé.

Conservation

Placer les grains de seigle et la farine dans un contenant hermétique et les conserver dans un endroit frais et sec.

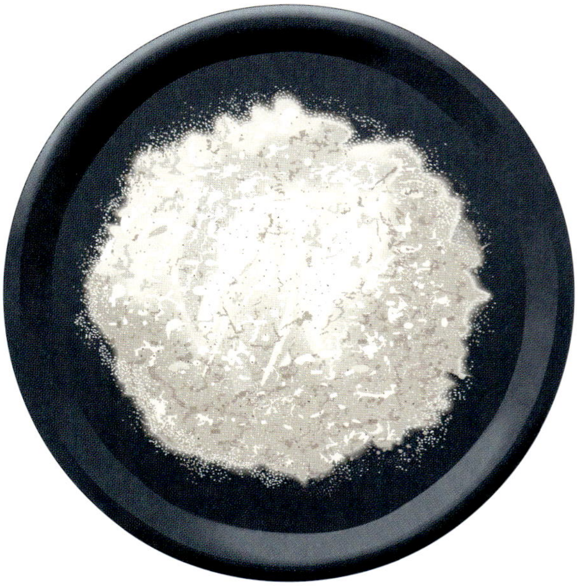

farine de seigle

Valeur nutritive

	farine de seigle foncée	*farine de seigle pâle*
eau	11 %	8,8 %
protéines	14 g	8,4 g
matières grasses	2,6 g	1,4 g
glucides	68,8 g	80,2 g
fibres	2,4 g	0,4 g
		par 100 g

La farine de seigle foncée est une excellente source de magnésium, de potassium, de zinc, de phosphore, de fer, de cuivre, d'acide folique et de vitamine B_6; elle est une bonne source de thiamine, d'acide pantothénique, de niacine et de riboflavine et contient du calcium.

La farine de seigle pâle est une excellente source de magnésium et de thiamine ; une bonne source de potassium, de zinc et de phosphore, et elle contient du fer, de la vitamine B_6, du cuivre, de l'acide folique, de l'acide pantothénique, de la riboflavine et de la niacine. Comme toutes les céréales, le seigle a des déficiences en acides aminés essentiels, notamment en tryptophane et méthionine (voir *Introduction*).

L'ergot, un parasite du seigle, serait utilisé pour soulager migraines et maux de tête, pour contrôler les saignements et pour faciliter l'accouchement. Le seigle aurait des propriétés pouvant aider à prévenir l'hypertension, l'artériosclérose et les affections vasculaires.

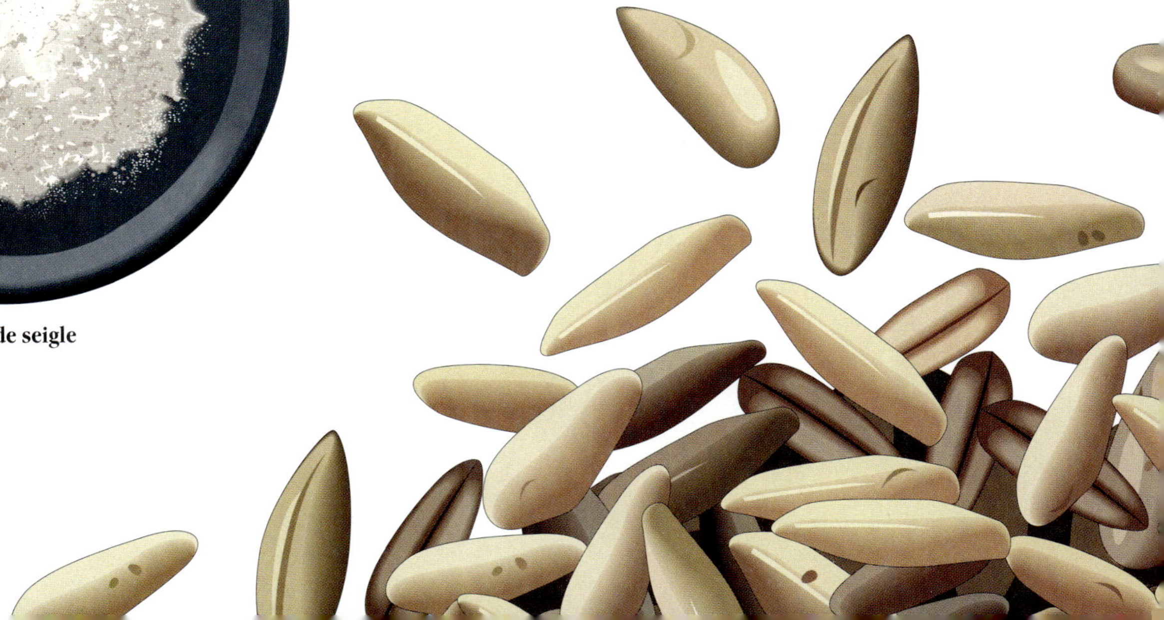

Triticale

Triticale Triticum X Secale, Graminées

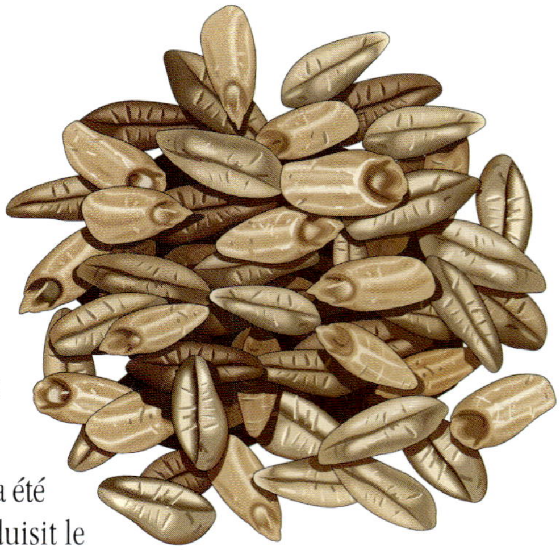

Céréale créée par hybridation au XXe siècle. Le triticale est issu d'un croisement du blé et du seigle. Son nom lui vient d'ailleurs de la combinaison d'une partie des termes latins de ces céréales, **Triti***cum* (blé) et *Se***cale** (seigle).

Résultat de plusieurs années de recherche (le premier croisement a été effectué en 1875 par un Écossais; puis, en 1937 un Français produisit le premier cultivar capable de se reproduire), le triticale combine certaines qualités de ses deux parents, en particulier la haute teneur en protéines du blé et la richesse en lysine du seigle. Cela lui confère une grande valeur nutritive. Il existe divers cultivars de triticale qui ont des caractéristiques variées; les recherches se poursuivent pour en améliorer le rendement et l'adaptation.

Le triticale est moins fragile que le blé; il a la résistance du seigle et s'adapte à plusieurs environnements dans les régions tempérées aussi bien que tropicales.

Utilisation

On utilise le triticale comme le blé ou le seigle; le grain est consommé entier, concassé, germé, en flocons ou moulu. La farine a une saveur qui rappelle la noisette; elle contribue à augmenter la teneur en fibres et en nutriments des préparations dans lesquelles on l'emploie.

La composition de son gluten rend plus délicate la fabrication de pain à 100 % de triticale; ce gluten ne peut supporter qu'un seul pétrissage car il est fragile et le pain qui ne peut lever qu'une seule fois est moins volumineux. Dans la plupart des recettes, la farine de triticale peut remplacer la farine de blé à condition de faire des ajustements au niveau de la quantité de liquide puisque la farine de blé (plus fine) absorbe plus d'eau que la farine de triticale (plus grossière).

On se sert du triticale pour fabriquer notamment des pâtes alimentaires, des tortillas, des crêpes, des muffins, des gâteaux et des tartes. On utilise le triticale pour fabriquer de l'eau-de-vie et de la bière.

Cuisson

Cuire les grains de triticale dans 2 ou 3 fois leur volume d'eau de 45 à 60 min.

Valeur nutritive

	farine de triticale à grains entiers
eau	13 %
protéines	17 g
matières grasses	2,4 g
glucides	95, 1 g
fibres	19 g
	par 130 g (250 ml)

Le triticale contient un peu plus de protéines que le blé; ses acides aminés essentiels sont plus équilibrés, notamment en lysine (voir *Introduction*). La concentration en gluten est moyenne et se situe à peu près entre celle du seigle (pauvre) et celle du blé (riche); ce gluten n'a cependant pas la même qualité que celui du blé et il est donc plus difficilement panifiable.

La farine de triticale à grains entiers est une excellente source de magnésium, de potassium, d'acide folique, d'acide pantothénique, de zinc, de phosphore, de thiamine, de cuivre, de fer et de vitamine B_6; elle est une bonne source de niacine et contient de la riboflavine et du calcium.

La farine de triticale à grains entiers est plus riche que la farine de blé entier en certains nutriments, notamment en acide folique, en cuivre, en acide pantothénique et en vitamine B_6, et légèrement appauvrie pour d'autres, soit la niacine.

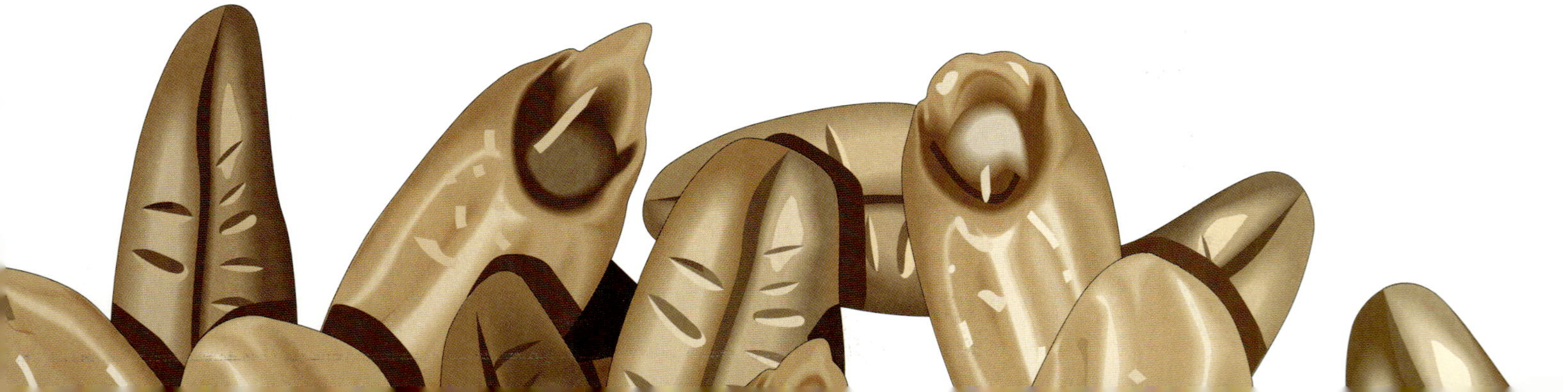

Pain

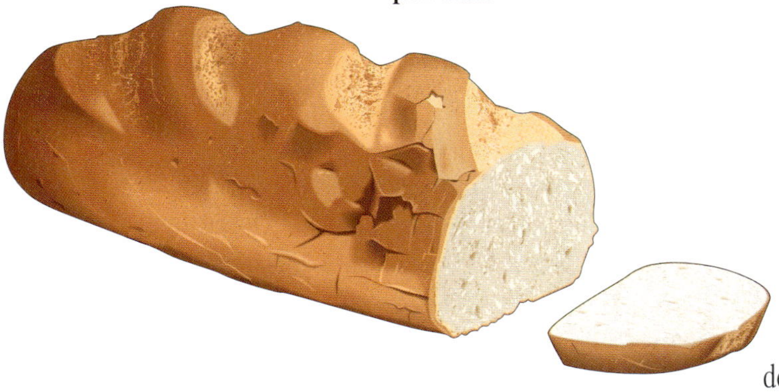
pain blanc

Aliment fait essentiellement de farine, d'eau et de sel, pétri, fermenté, façonné ou moulé, et cuit au four. Au Moyen-Orient et en Europe, l'importance du pain fut considérable, tant comme aliment que comme symbole. Dans le christianisme, le pain représente le corps du Christ. Un grand nombre d'expressions soulignent l'importance accordée au pain : « avoir du pain sur la planche », « manger son pain blanc le premier », «ôter à quelqu'un le pain de la bouche », « se vendre comme des petits pains ». La légende veut que la découverte du pain levé fut le fruit du hasard dû à un boulanger égyptien. Il aurait laissé plusieurs heures à l'air ambiant une bouillie de céréales et ce mélange, contaminé par une levure sauvage ou par des bactéries, aurait fermenté et levé sous la multiplication des micro-organismes dans la farine.

Le pain peut contenir un ferment qui le fait gonfler (levain ou levure), ou il peut en être dépourvu, c'est alors un pain non levé (le « pita » au Moyen-Orient ou le « chapati » en Inde, etc.). Le premier type d'agent levant utilisé par les Égyptiens fut donc le levain (ou pâte surie), une pâte fermentée de la veille par une levure sauvage et les bactéries présentes dans l'air. Plus tard, on a cultivé des levures afin d'obtenir des produits plus uniformes. Les Égyptiens devinrent ainsi les premiers boulangers professionnels ; ils auraient également inventé le four à pain comportant un compartiment pour la combustion et un pour la cuisson. Les anciens Hébreux auraient appris des Égyptiens à fabriquer du pain levé et ce, au XIIIe siècle avant notre ère. Lors de l'exode, les Juifs n'auraient pas apporté de levain et auraient créé le pain azyme, pain non levé. Plus tard, les Romains adoptèrent les pratiques boulangères des Égyptiens et les répandirent à travers leur empire. Il semble qu'ils furent les premiers à utiliser un moyen mécanique pour mélanger la pâte. On dit également qu'au IIIe siècle avant notre ère, les Grecs étaient passés maîtres en boulangerie : on dénombrait à cette époque plus de 70 sortes de pain ; ils furent probablement les meilleurs boulangers de l'Antiquité. De cette époque, on retient l'usage de la levure de bière qui donne un pain léger et bien gonflé. Le pain consommé par les nobles était fait de farine tamisée selon un long processus ; le peuple se contentait du pain de grains entiers car il était plus facile à préparer. Ce n'est qu'à partir du Moyen Âge que les pains devinrent extrêmement variés. La corporation des boulangers disparue depuis l'Empire romain refit surface ; des lois interdirent alors la mouture du grain par toute autre personne que les meuniers. Afin de pouvoir tenir fournil et commerce, le boulanger devait passer un brevet de maîtrise.

L'utilisation d'une forme brute de bicarbonate de sodium remonte à la fin du XVIIIe siècle aux États-Unis ; il devint alors possible d'abréger le temps de préparation du pain, car cette nouvelle poudre agit plus rapidement que la levure : elle agit à la chaleur de la cuisson. Donc, à partir de 1850, cette levure chimique était utilisée par les boulangers à travers le monde. Puis l'amélioration du rendement des moulins augmenta l'approvisionnement en farine blanche des boulangeries. Aujourd'hui l'industrie de la boulangerie est très mécanisée pour une production à grande échelle de pain.

La consommation de pain a diminué en Occident au XXe siècle, vu sa mauvaise réputation de causer de l'embonpoint. Depuis quelques années, on suggère de consommer cet aliment, dont le rendement nutritionnel est élevé et le contenu en calories modéré, en sélectionnant plus judicieusement les aliments qui l'accompagnent.

La fermentation spontanée de la pâte (lorsque de la farine et de l'eau séjournent à la température de la pièce) est un processus long et imprévisible. Aussi apprit-on très tôt à se servir de levain, une portion de pâte fermentée non cuite prélevée d'une préparation précédente. Le levain est constitué de levures et de bactéries. Pour préparer le levain, on dissout 7 g de levure sèche dans 600 ml d'eau tiède avec 1 c. à soupe de sucre. On ajoute ensuite 500 ml d'eau chaude et environ 250 g de farine blanche. On obtient alors une pâte que l'on couvre d'un linge et qu'on laisse fermenter 3 à 5 jours à l'abri des courants d'air. Le levain est acide, ce qui empêche le développement de bactéries pathogènes. Dans la langue populaire, on nomme le levain « pâte aigrie ». Le levain s'altère s'il n'est pas utilisé en moins d'une semaine, et il est nécessaire de lui ajouter farine et eau tiède si on veut le conserver plus longtemps. Dans une recette, 125 ml de levain remplace 7 g de levure sèche. Le levain est moins utilisé depuis un siècle, car il doit être réactivé par l'ajout d'eau et de farine avant d'être panifié et cette opération minutieuse est plutôt longue. Il a été remplacé par la levure de boulanger (nommée levure de bière), plus facile à utiliser et agissant plus rapidement et plus uniformément. La levure est constituée de champignons microscopiques (*Saccharomyces cerevisiae*) ; comme le levain, c'est une culture vivante. On la produit industriellement en ensemençant des moûts de céréales ou une solution de mélasse, d'acide phosphorique et d'ammoniaque. Lorsque les champignons ont cessé de croître, ils sont centrifugés, lavés, puis compressés ou déshydratés. La levure se nourrit de sucre (sucre ajouté à la pâte ou l'amidon de la farine) ; elle convertit ce sucre en gaz carbonique et en alcool, des substances qui demeurent emprisonnées dans le gluten, matière de nature protidique qui devient visqueuse et élastique au contact d'un liquide et qui a la propriété de retenir le gaz produit par la fermentation de la pâte, ce qui la fait lever. À la cuisson, l'alcool s'évapore, et les bulles de gaz emprisonnées dans la pâte forment des alvéoles ; le gaz des bulles sera délogé des alvéoles par l'air ambiant lorsque le pain refroidira. Le levain transforme aussi l'amidon, mais parce qu'il contient des bactéries lactiques en plus grand nombre, la formation d'alcool est réduite.

Le pain au levain lève moins que le pain à la levure, sa mie est faite d'alvéoles irrégulières et plus petites, son goût est légèrement aigrelet et plus savoureux, et il est plus digestible et se conserve mieux.

Achat

Quel pain acheter ? Il n'est pas facile de répondre à cette question qui varie selon le point de vue considéré, soit la saveur, l'utilisation ou la valeur nutritive. Un « bon » pain aura une croûte ferme, dorée, et plutôt épaisse, et une mie moelleuse.

Préparation

Il est préférable de ne tailler le pain qu'au moment de l'utiliser pour en retarder le dessèchement et lui conserver toute sa saveur. Lorsque le pain est rassis, le mettre au four (60 °C ou 150 °F) une dizaine de minutes afin de lui redonner une certaine fraîcheur.

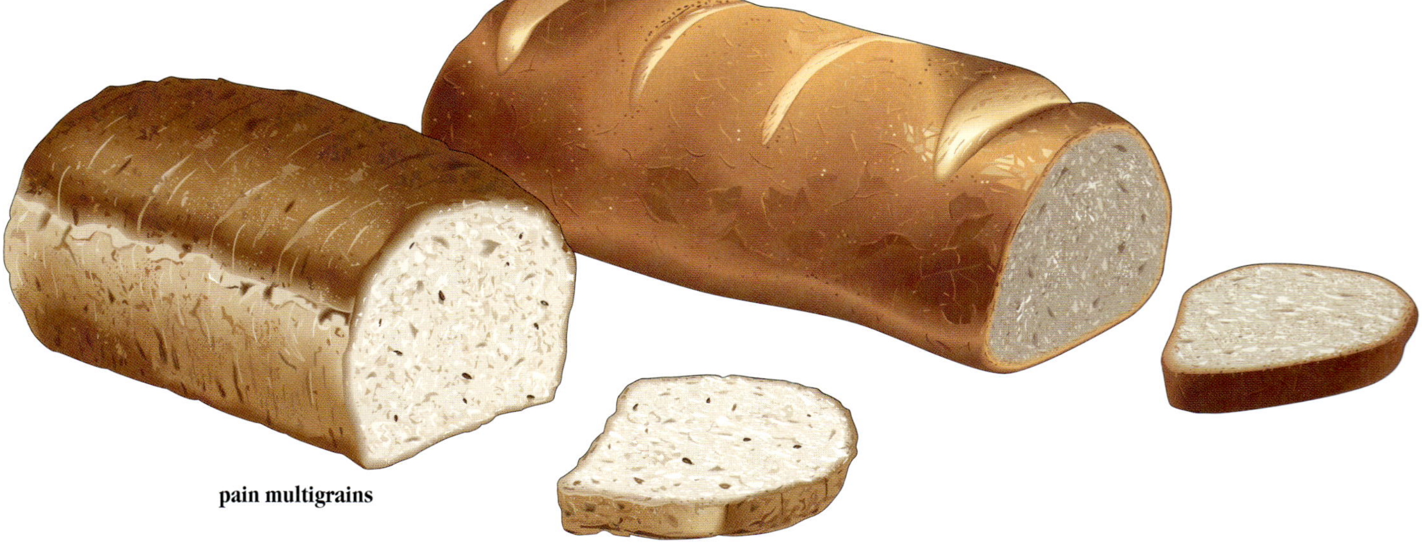

pain de seigle

pain multigrains

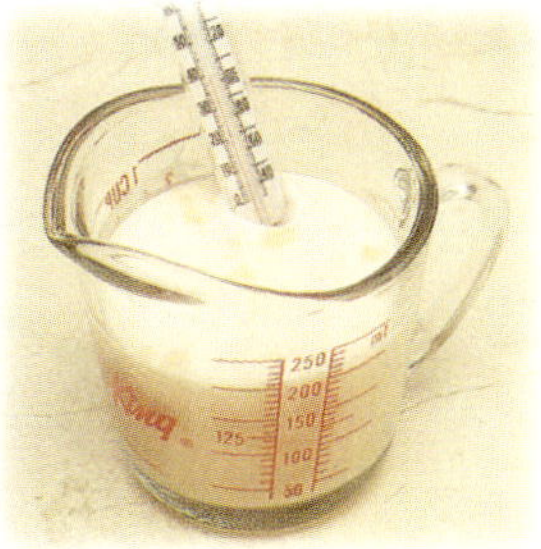

1 *Délayer la levure dans l'eau tiède et 1 c. à thé de sucre.*

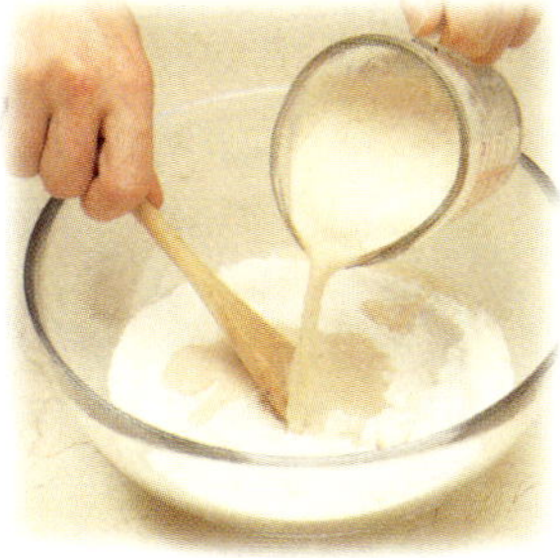

2 *Verser la levure et l'eau dans le mélange farine, sucre et sel. Ajouter également l'huile.*

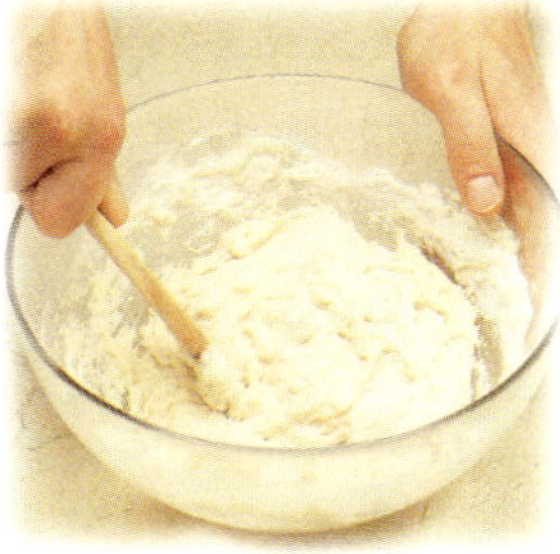

3 *Mélanger jusqu'à ce que la pâte forme une masse grossière. Si la pâte est trop sèche, ajouter un peu d'eau.*

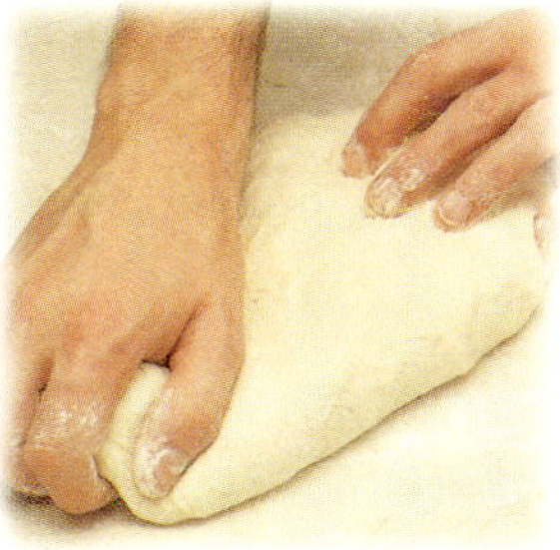

4 *Sur le plan de travail, pétrir la pâte d'un geste régulier, jusqu'à ce qu'elle ne colle plus.*

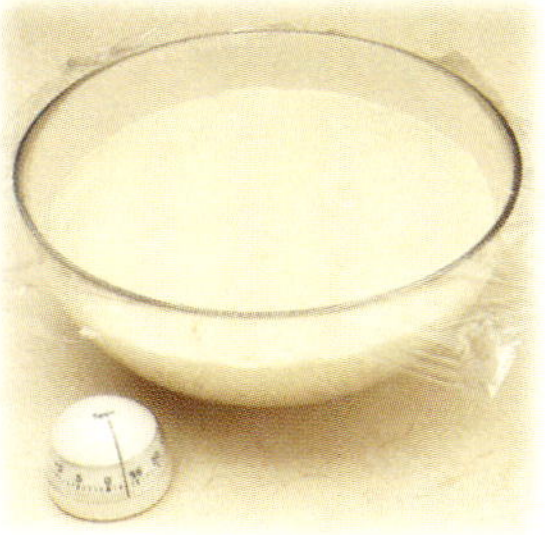

5 *Laisser lever la pâte couverte d'un film alimentaire dans un endroit chaud, jusqu'à ce qu'elle ait doublé de volume (1 h 30 à 2 h 30).*

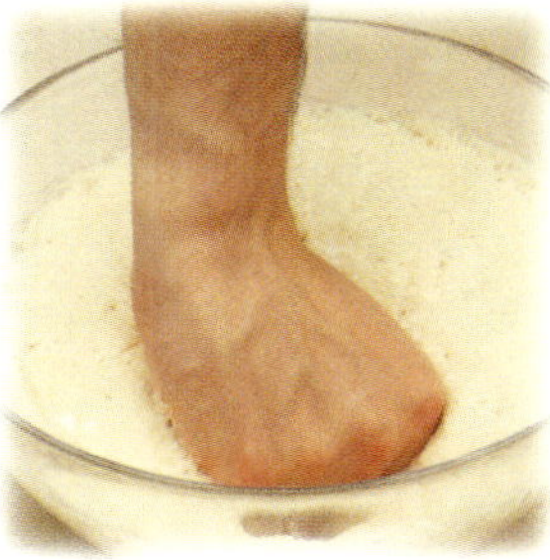

6 *Écraser la pâte afin de chasser le gaz qu'elle contient, et la remettre sur le plan de travail.*

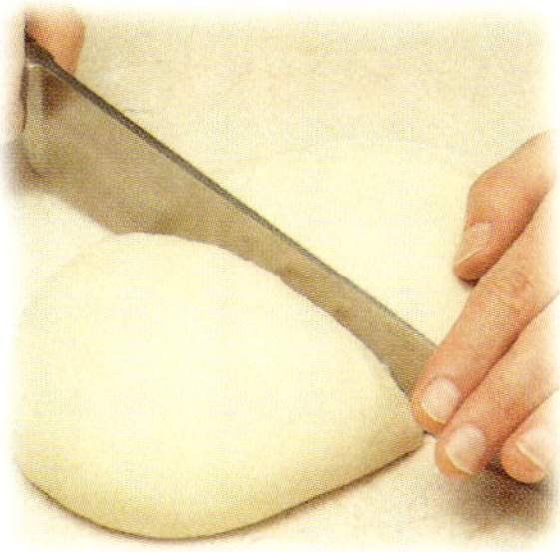

7 *Diviser la pâte en prenant soin de recouvrir le reste d'un linge humide pour ne pas qu'elle sèche.*

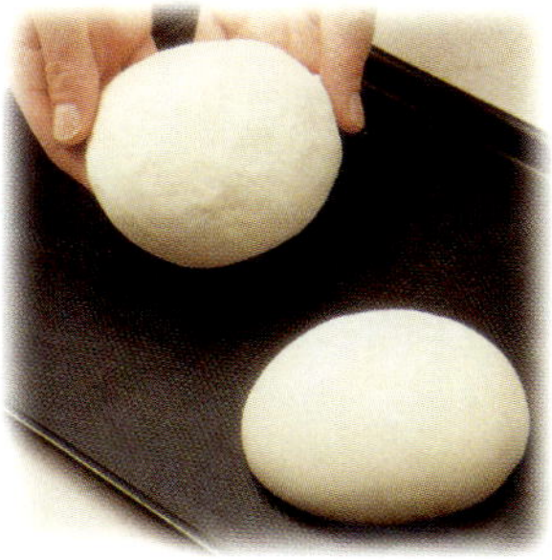

8 *Former des boules arrondies et les déposer sur une plaque de cuisson. Couvrir d'un linge, laisser monter à nouveau de 30 à 50 min, puis enfourner.*

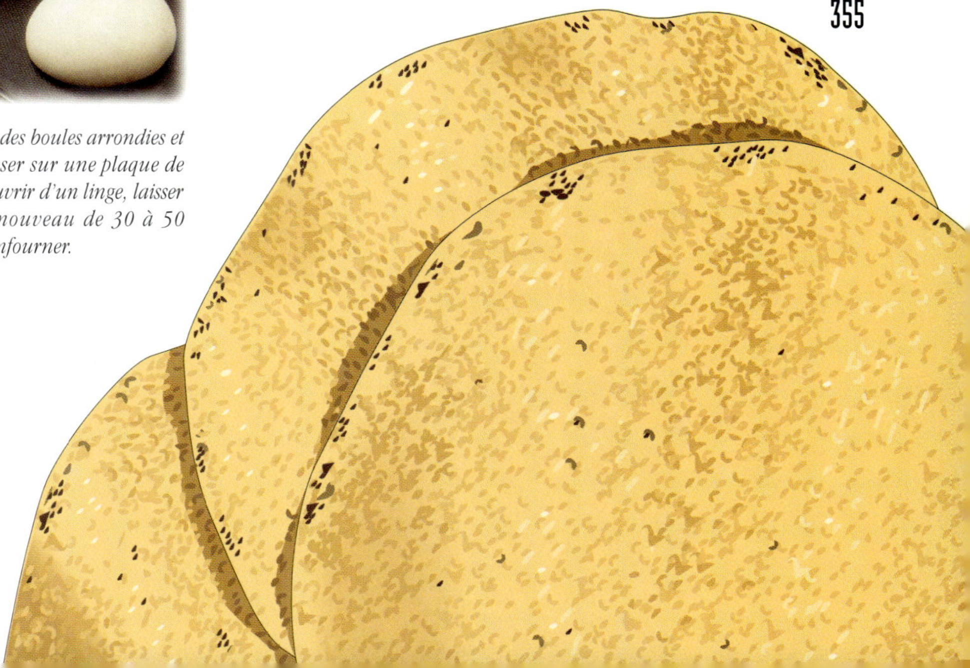

Utilisation

L'utilisation du pain est très variée. Il est présent sur la table de l'entrée au dessert, il constitue l'accompagnement de tous les repas. Indispensable aux sandwichs, canapés, toasts et croûtons, il est intégré à certaines soupes (soupe gratinée, gaspacho, soupe à l'ail), et est inséparable de la fondue savoyarde. Il est très populaire le matin, grillé ou non. On le cuisine en charlotte, en pudding (nommé pain perdu en Europe) quand il est rassis, on le déshydrate pour en faire des biscottes, de la panure et de la chapelure. On l'utilise dans les farces et les panades. Il est préférable de ne pas consommer le pain immédiatement lorsqu'il sort du four car il se digère plus difficilement. Attendre au lendemain, s'il s'agit d'un gros pain de campagne au levain, ou qu'il soit légèrement rassis, dans le cas du pain de seigle. Le grillage du pain fait diminuer la valeur nutritive, réduisant de 15 à 20 % la teneur en thiamine, riboflavine et niacine. Plus le pain est grillé, plus la perte est élevée.

Pain

2 PAINS MOYENS

875 ml (3½ tasses) de farine tout usage
2 c. à thé de sucre
1 c. à thé de sel
500 ml (2 tasses) d'eau tiède
1 sachet de levure sèche (8 g)
30 ml (2 c. à soupe) d'huile végétale

1. Dans 125 ml (½ tasse) d'eau tiède, dissoudre 1 c. à thé de sucre, puis y saupoudrer la levure sèche. Laisser reposer 10 min. La levure doit mousser.

2. Dans un grand bol, tamiser la farine avec 1 c. à thé de sucre et le sel. Faire un puits au centre et y verser la levure dissoute, le reste de l'eau et l'huile. Mêler à la cuillère de bois. Au besoin, ajouter un peu d'eau pour bien intégrer tous les ingrédients. En fin d'opération, former une boule de pâte.

3. Déposer la pâte sur une surface bien farinée. Pétrir. La pâte doit être ferme et élastique.

4. Remettre la pâte légèrement huilée dans un bol également huilé. Couvrir d'un film alimentaire. Laisser lever la pâte, dans un endroit chaud, jusqu'à ce qu'elle ait doublé de volume, environ 1 h 30.

5. Écraser la pâte avec le poing pour chasser les bulles de gaz carbonique qu'elle contient. La remettre sur la surface farinée et la pétrir à nouveau.

6. Séparer la pâte en deux, la mettre en forme et la déposer sur une plaque à cuisson. Laisser lever de nouveau entre 30 et 50 min.

7. Faire cuire au four préchauffé à 180 °C (350 °F) pendant 30 min ou jusqu'à ce que la croûte soit dorée.

pita

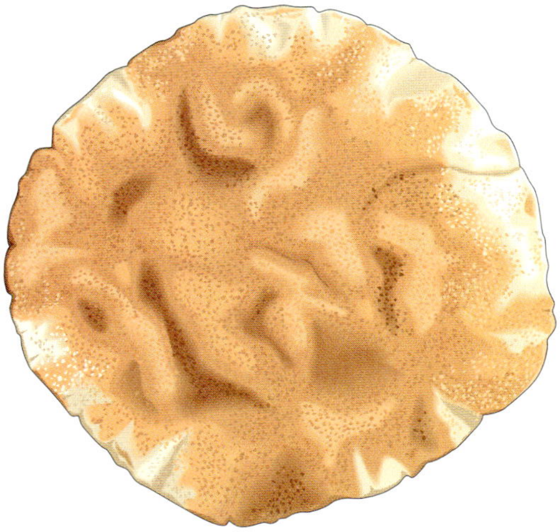

chapati

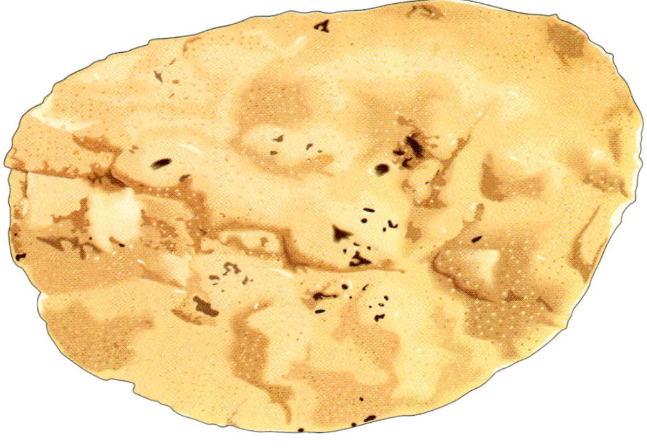

tortillas

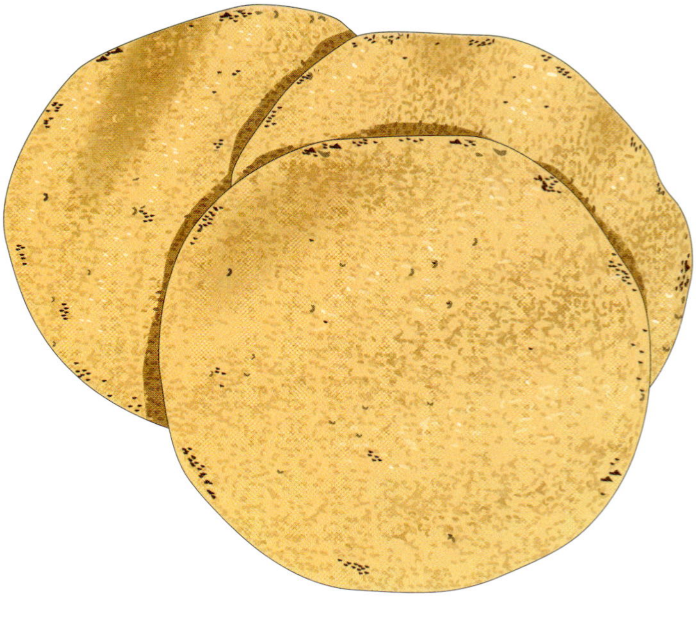

Conservation

Le pain se conserve à l'abri de l'air. Le pain se conserve quelques jours au frais ; s'il est entamé, poser la face coupée à plat contre du bois ou du marbre. Le pain en tranches peut se conserver dans un sac de plastique, rarement plus de 5 à 7 jours à la température de la pièce. Le pain se congèle facilement et se conserve alors environ 2 mois.

Valeur nutritive

La teneur en protéines, en glucides, en matières grasses et en calories est relativement semblable entre les différentes variétés de pain, comme le montre le tableau.

La teneur en vitamines, en minéraux et en fibres est par contre très différente d'un pain à l'autre.

Le pain blanc (enrichi) est une bonne source de thiamine, de niacine, de fer et d'acide folique ; il contient de la riboflavine, du phosphore, du potassium, du calcium et de l'acide pantothénique.

Le pain de blé entier contient de l'acide folique, du phosphore, de la thiamine, du fer, du potassium et de la niacine.

Le pain de seigle foncé contient du potassium, du phosphore, du magnésium, du fer, de la thiamine, du cuivre et du zinc.

Les pains complet, de blé concassé et de seigle foncé constituent des pains très nutritifs.

Outre les pains complet, de blé concassé ou de seigle, on trouve les pains de riz, de maïs ou d'avoine. On peut également les consommer agrémentés de cumin ou de pavot, ou salés comme les bretzels qu'affectionnent les Allemands. En France, on consomme le pain bis, fabriqué avec de la farine entière de couleur bise ; le pain blanc fait de farine raffinée et le pain noir, un mélange de seigle et de froment. De plus, la consommation quotidienne de pain permet d'obtenir des glucides complexes, des fibres, des vitamines du complexe B et des minéraux comme le fer et le zinc, difficiles à trouver dans d'autres aliments.

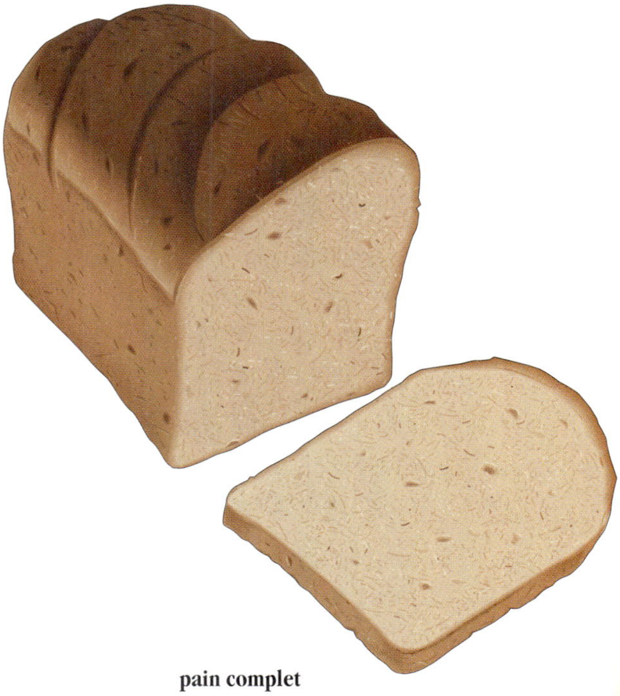

pain complet

	pain blanc enrichi (28 g/tranche)	*pain blé concassé (25 g/tranche)*	*pain complet (28 g/tranche)*	*pain seigle foncé (32 g/tranche)*	*pain seigle pâle (25 g/tranche)*
eau	35,8 %	34,9 %	36,4 %	34,0 %	35,5 %
protéines	2,4 g	2,2 g	2,5 g	2,9 g	2,3 g
glucides	14,1 g	13,0 g	13,8 g	17,0 g	13,0 g
matières grasses	0,9 g	0,6 g	0,7 g	0,4 g	0,3 g
fibres	0,5 g	1,0 g	1,6 g	1,7 g	0,7 g
calories	75	66	67	79	61

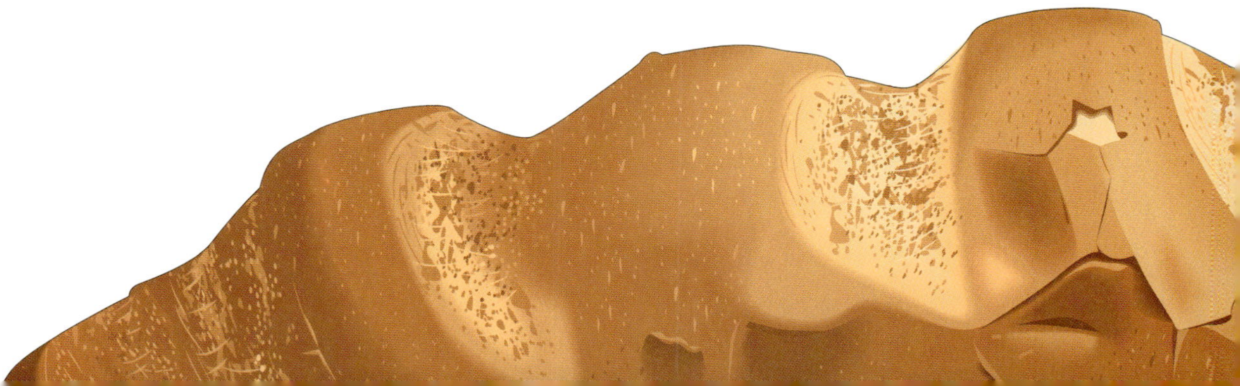

Farine

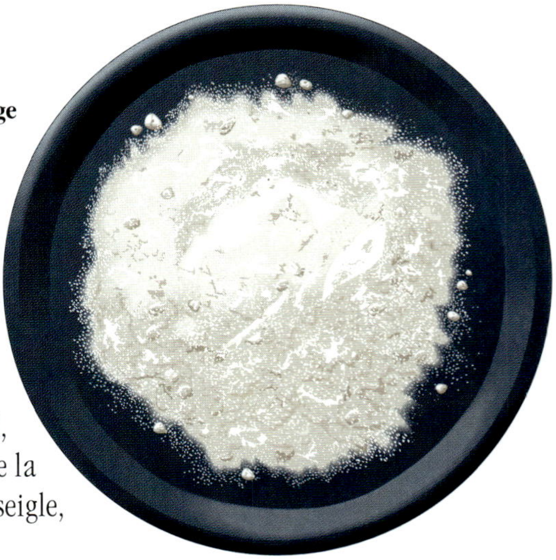
farine tout usage

Produit de la mouture d'une ou de plusieurs céréales ou de certains végétaux, tels les châtaignes, les pois chiches ou les lentilles, ainsi que les pommes de terre, les arachides ou le manioc. Toute céréale peut être considérée comme une farine potentielle; cependant, en général, le terme « farine » est associé au blé et on précise la nature de la farine lorsqu'il s'agit d'une autre céréale (farine d'avoine, de seigle, de sarrasin, etc.).

Il semble que la préparation de farine grossière contenant le germe et le son aurait débuté il y a 75 000 ans. Les grains comestibles étaient grillés puis broyés entre deux pierres. Puis, à un certain moment entre cette époque et le début de l'agriculture (soit il y a 10 000 ans), l'homme a préparé pour une première fois une pâte à partir de farine de céréale et l'a fait cuire sur une pierre chauffée pour donner la première forme de pain.

Afin de séparer les grains des épis moissonnés, on avait recours à une pierre; le grain était écrasé manuellement. Plus tard, avec le pilage des grains par des bœufs et ensuite avec l'invention de la meule et du moulin hydraulique, on put augmenter les rendements et passer à la panification.

Les Romains produisirent plusieurs qualités de farine, dont une plus blanche qu'antérieurement; elle était tout de même moins blanche que celle que l'on consomme aujourd'hui. Son prix élevé fit que seuls les nantis pouvaient s'en procurer. La farine blanche devint un symbole de haut rang social et de richesse; plus la farine était blanche, plus elle se vendait cher, car elle était scrupuleusement tamisée.

Le premier moulin à vent fut construit en Angleterre au XIe siècle et par la suite en Belgique, au Luxembourg et en Hollande au XIIe siècle. Les énergies hydraulique et éolienne étaient utilisées par les premiers habitants de l'Amérique pour moudre le maïs nécessaire à la fabrication du pain de maïs.

Entre-temps, d'importants développements dans la production de farine se produisirent de chaque côté de l'Atlantique. À la fin du XVIIIe siècle, l'écossais James Watt inventa le moteur à vapeur pouvant être utilisé pour actionner un moulin. À peu près au même moment, l'Américain Oliver Evans inventa un moulin hautement mécanisé permettant la mouture de la farine dans une opération continue.

Vint ensuite la révolution industrielle qui donna naissance aux gigantesques meuneries. Au XIXe siècle, sur une période de 50 ans, on inventa des appareils de plus en plus sophistiqués, qui permirent le broyage et la pulvérisation plus poussés des grains avec des rouleaux d'acier, et non plus à l'aide de meules. On put séparer plus efficacement le germe et le son.

Dans les meuneries modernes, le blé subit plusieurs opérations afin d'être transformé en farine. Les grains sont d'abord nettoyés, finement broyés, pulvérisés et tamisés pour être débarrassés du son (couches extérieures) afin d'obtenir une farine plus fine. On retire aussi le germe afin que la farine se conserve mieux; celui-ci peut être laissé tel quel ou transformé en huile. La partie qui sera transformée en farine se nomme l'endosperme ou albumen farineux.

Les caractéristiques du blé utilisé détermineront la farine obtenue. Ainsi, un blé tendre contient peu de gluten; la farine de blé tendre sera tout indiquée pour la confection de gâteaux. Le blé dur contient une proportion plus grande de gluten; c'est pourquoi on réserve la farine de blé dur à la confection de pains.

Peu importe le type de farine, celle-ci développe une meilleure valeur boulangère si elle est entreposée quelques semaines après la mouture ; avec cette maturation, elle acquiert aussi une blancheur par un processus naturel d'oxydation.

Afin d'accélérer ce processus et d'en contrôler le développement, l'industrie ajoute aujourd'hui (selon le type de farine) des agents de blanchiment (bioxyde de chlore) et de maturation (bromate de potassium, bioxyde de chlore).

Afin de compenser la perte d'éléments nutritifs survenue lors de la mouture (si l'on a débarrassé les grains du son et du germe), on procède à l'enrichissement de la farine en lui ajoutant diverses vitamines (thiamine, riboflavine, niacine) et minéraux (fer).

La farine obtenue est plus blanche et plus pauvre en éléments nutritifs si elle n'est pas enrichie de vitamines et de minéraux (ce qui est obligatoire au Canada et aux États-Unis pour la farine blanche).

Le son et le germe sont vendus séparément et servent notamment à nourrir le bétail. La farine raffinée et les produits fabriqués avec cette farine peuvent être entreposés beaucoup plus longtemps puisqu'ils rancissent moins vite, étant donné que le germe a été enlevé.

Il existe sur le marché toute une gamme de farines, dont la farine de blé entier, la farine tout usage, la farine à gâteaux, la farine levante, la farine non blanchie, la farine de gluten et la farine de boulangerie.

La **farine de blé entier** est le produit de la mouture du grain entier (l'endosperme, le germe et le son du grain), ce qui lui confère une couleur brunâtre et un léger goût de noisette. Certaines farines de blé à grains entiers sont encore moulues à l'ancienne entre des pierres. Dans plusieurs pays, elle est surtout vendue dans les magasins d'aliments naturels.

Il est important de lire attentivement l'étiquette et de rechercher les mots « blé entier », si l'on désire un produit de blé entier, car une farine enrichie additionnée de son ne la transforme pas pour autant en farine de blé entier malgré sa coloration plus foncée. La farine de blé entier peut remplacer la farine blanche dans la plupart des recettes, mais il faut par contre quelquefois en augmenter légèrement la quantité. La préparation obtenue sera plus nourrissante mais sa couleur, sa saveur et souvent son volume ne seront pas tout à fait les mêmes ; la couleur sera plus foncée, la saveur plus prononcée et le volume moindre.

La concentration plus élevée en son est responsable de la perte de volume car le son renferme de la glutinase, un enzyme qui fait perdre de l'élasticité au gluten. Pour obtenir des produits légers, tamiser la farine à quelques reprises avant de l'utiliser, en prenant soin de réintégrer dans la farine le son recueilli par le tamis.

La **farine graham** porte le nom d'un Américain, le nutritionniste Sylvester Graham qui, au XIXe siècle, fit une croisade sur le rôle essentiel du son pour le maintien d'une bonne santé. Il était indispensable pour lui de ne fabriquer le pain qu'à partir de farine complète.

On ne distingue pas toujours la farine graham de la farine de blé entier ; elle contient habituellement des flocons de son moulus plus ou moins finement, et le germe est généralement enlevé afin que la farine se conserve plus longtemps. Cette farine est utilisée seule ou combinée avec d'autres.

La **farine tout usage** ou **farine ménagère** provient de la mouture et du mélange de diverses variétés de blé dur et de blé tendre. Comme son nom l'indique, la farine tout usage a une utilisation variée tant pour faire le pain que la pâtisserie. Pour de meilleurs résultats cependant, utiliser plutôt de la farine de blé dur pour le pain et de la farine de blé mou pour les pâtisseries et les gâteaux.

La **farine à gâteaux** est une farine blanche faite exclusivement de blé tendre moulu très finement. Elle est très douce au toucher, presque satinée. Elle provient pratiquement toujours des dernières moutures, elle est donc très raffinée. Possédant un pourcentage plus élevé en amidon et étant moins riche en protéines, donc en gluten, elle donne des gâteaux très légers et ne peut être utilisée pour fabriquer des pains à la levure. Elle peut servir pour remplacer la farine tout usage ; 250 ml de farine tout usage peuvent être remplacés par environ 300 ml de farine à gâteau.

La **farine à pâtisserie** provient essentiellement de blés tendres, parfois de blés durs. De faible teneur en gluten, elle est finement moulue mais sans atteindre la finesse de la farine à gâteaux ; elle sert à confectionner pâtisseries, biscuits, gâteaux, etc. Elle ne peut servir à faire du pain à la levure.

La **farine levante** est de la farine tout usage à laquelle on a ajouté du sel et des agents levants, habituellement du bicarbonate de sodium accompagné de pyrophosphate acide de sodium ou de phosphate monocalcique. Ces additifs alimentaires augmentent le contenu en sodium.

La farine levante vise à faire gagner du temps car selon la recette choisie, elle élimine ou réduit l'ajout de levure chimique ou de bicarbonate de sodium et de sel ; 250 ml de farine préparée (125 g) contiennent 7 ml de levure chimique et 2 ml de sel. La farine préparée n'est pas recommandée pour les pains à levure.

La **farine non blanchie** est une farine qui n'est pas blanchie artificiellement. Habituellement, la farine est blanchie à l'aide d'additifs alimentaires pour des raisons esthétiques et économiques ; autrefois, il était nécessaire de faire vieillir la farine par un entreposage et une manipulation pour lui permettre d'être exposée à l'oxydation par l'air. Aujourd'hui, ce vieillissement peut être obtenu à l'aide d'agents de blanchiment sans nécessiter un entreposage prolongé. L'oxydation de la farine rend le gluten plus fort ou plus élastique et entraîne de meilleurs résultats à la cuisson. De plus, certains agents de blanchiment contiennent du calcium ou du phosphore et peuvent donc augmenter quelque peu la valeur nutritive de la farine ; la farine non blanchie possède un goût plus naturel car elle ne contient pas d'additifs alimentaires. La présence d'agents de blanchiment donne un produit plus léger, au volume plus gros, à grain plus fin et de couleur moins foncée car il est possible d'utiliser plus de gras et de sucre.

La **farine de gluten** est une farine de blé à grains entiers débarrassée de son amidon et contenant un taux élevé de gluten. Pour obtenir de la farine de gluten, on lave de la farine de blé dur à haute teneur protéinique pour lui enlever son amidon, on l'assèche, puis on la moud à nouveau. La farine de gluten est habituellement composée de 45 % de gluten et de 55 % de farine blanche. Elle peut être utilisée avec de la farine de blé à grains entiers ou avec de la farine à faible teneur en gluten (seigle, orge, avoine).

La **farine de boulangerie** ou **farine à pain** provient d'un mélange de blés durs. Elle est légèrement granuleuse et sa teneur très élevée en protéines (gluten) est trop élevée pour l'usage domestique ; on ne l'utilise qu'en boulangerie.

Achat

Acheter les farines dans des magasins où l'écoulement des stocks est rapide afin de s'assurer un maximum de fraîcheur. On retrouve habituellement la véritable farine de blé à grains entiers dans les magasins d'alimentation naturelle, mais il est toujours préférable de lire les étiquettes, car toutes les farines n'ont pas la même valeur nutritive.

Utilisation

On se sert de la farine en boulangerie, en pâtisserie et en cuisine pour préparer une grande variété d'aliments (crêpes, gaufres, brioches, beignes, tartes, puddings, muffins, biscuits, tempura).

L'action épaississante de la farine est mise à contribution pour donner de la consistance à plusieurs aliments, notamment aux fondues au fromage, à des sauces, des soupes, des sirops et des crèmes pâtissières. La farine a aussi des usages non alimentaires, notamment la fabrication de pâte à modeler ou de colle artisanale.

Valeur nutritive

	farine de blé entier	*farine blanche enrichie*
eau	10,3 %	11,9 %
protéines	13,7 g	10,3 g
matières grasses	1,9 g	1 g
glucides	72,6 g	76,3 g
fibres	12,6 g	3,1 g
calories	339	364
		par 100 g

La valeur nutritive de la farine varie en fonction de la céréale utilisée, du degré de maturation de la farine et surtout du taux d'extraction. Le taux d'extraction indique la portion du germe et du son encore présente après la mouture du grain; un taux de 100 % désigne une farine complète. Les pertes de valeur nutritive sont directement reliées au taux d'extraction : plus le chiffre est bas, plus le grain a perdu de ses éléments nutritifs qui sont concentrés dans le son et le germe. Le taux d'extraction courant de la farine blanche dans les pays industrialisés est de 60 à 72 %.

Depuis le milieu du XXe siècle, les meuneries enrichissent la farine blanche pour compenser les pertes survenues lors de l'extraction du son et du germe. On ajoute de la niacine, de la riboflavine, de la thiamine et du fer dans des proportions prescrites par la loi. Le calcium et la vitamine D peuvent aussi être ajoutés à la farine et aux pains de façon optionnelle mais suivant des quantités prescrites. Les nutriments restitués constituent une compensation partielle car le contenu en minéraux (notamment le magnésium, le zinc et le cuivre) et en fibres a diminué lors du retrait du son et du germe. Cependant, le contenu des vitamines ajoutées (niacine, riboflavine et thiamine) est, quant à lui, généralement plus élevé pour la farine enrichie que pour la farine non enrichie, qu'elle soit complète ou non.

L'enrichissement de la farine s'effectue couramment dans certains pays, dont le Canada, les États-Unis et la Grande-Bretagne. Il n'est pas permis dans d'autres, dont la France.

La farine de blé entier est une excellente source de magnésium, de niacine, de thiamine, de potassium, de zinc, de phosphore et de fer; et une bonne source d'acide folique, de vitamine B_6 et de cuivre; elle contient de l'acide pantothénique et de la riboflavine.

La farine blanche tout usage est une excellente source de thiamine, de niacine et de fer ainsi qu'une bonne source de riboflavine; elle contient de l'acide folique, du phosphore, du potassium, du magnésium, du zinc, du cuivre et de l'acide pantothénique.

La farine de gluten est une excellente source de niacine; elle contient du phosphore, de l'acide folique et du potassium.

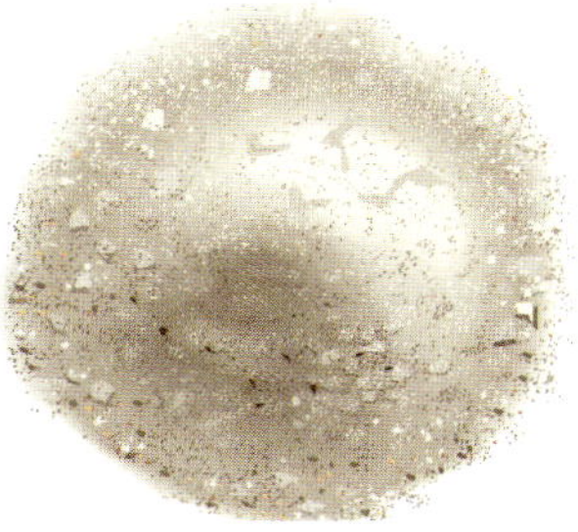

farine de blé entier

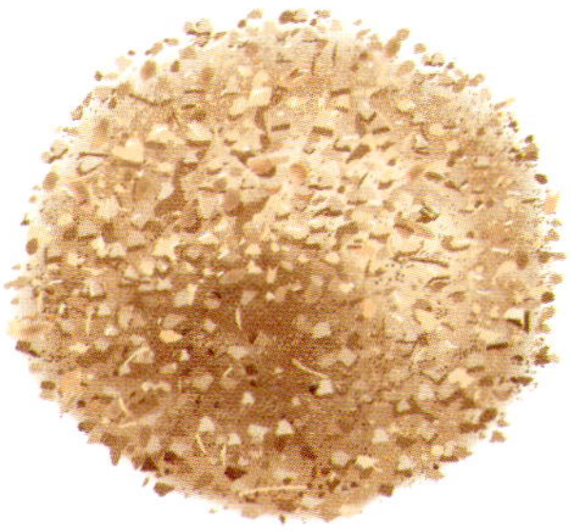

farine de son

Conservation

La farine de blé entier, qu'elle soit moulue sur pierre ou non, doit se conserver au réfrigérateur afin que soient retardés la destruction de la vitamine E et le rancissement de l'huile contenue dans le germe. Elle peut se congeler. À la décongélation, la mettre dans un sac de papier car un contenant hermétique ou un sac en plastique retiennent l'humidité, ce qui la fait moisir.

Les farines raffinées se conservent dans un endroit frais et sec, à l'abri de la lumière, des insectes et des rongeurs.

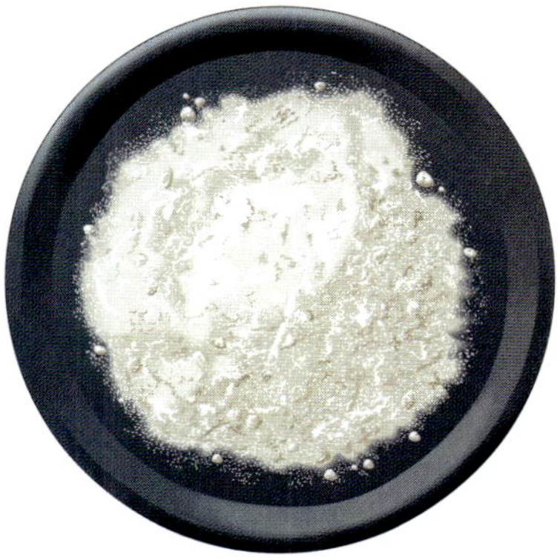

farine non blanchie

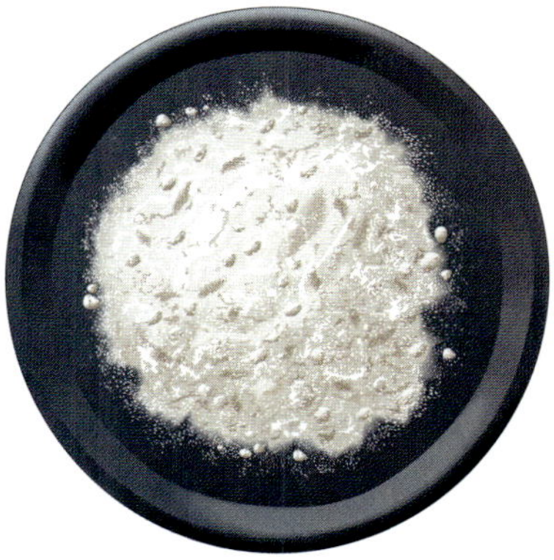

farine à gâteaux

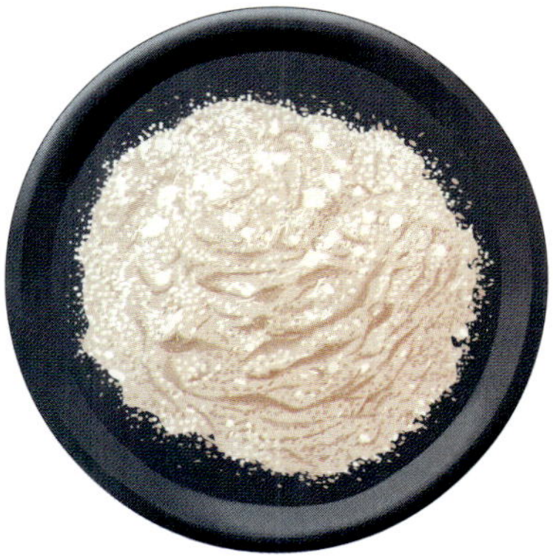

farine de gluten

Pâtes alimentaires

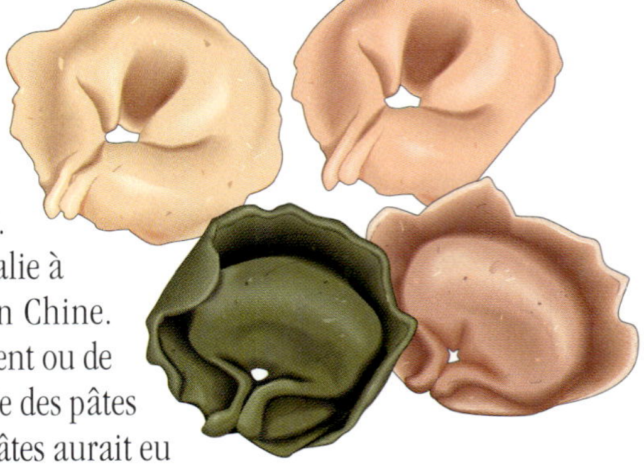

Produits faits essentiellement de céréales moulues et d'eau. L'origine des pâtes alimentaires est revendiquée par plusieurs pays, dont la Chine, le Japon, la France et l'Italie. Certaines sources affirment qu'elles furent introduites en Italie à la fin du XIIIe siècle par Marco Polo à la suite de son périple en Chine. Lors de ce séjour en Chine, les nouilles de sarrasin, de riz, de froment ou de soya existaient depuis longtemps. Sans connaître l'origine exacte des pâtes alimentaires, on sait que la première fabrication industrielle de pâtes aurait eu lieu à Naples au début du XVe siècle. Mais les pâtes ne connurent du succès qu'à partir du XIXe siècle, car on découvrit alors un procédé permettant de les assécher et donc de mieux les conserver. Les pâtes farcies seraient l'invention d'une paysanne italienne, si l'on en croit certains historiens italiens du XVIe siècle.

En Occident, les pâtes alimentaires de bonne qualité sont préparées avec une variété de blé dur, le blé durum, qui a une haute teneur en protéines et qui est donc riche en gluten et pauvre en amidon. Le grain de blé durum est moulu en fines particules (semoule) ou en farine. Le blé durum demeure granuleux même moulu, ce qui donne une pâte qui résiste mieux à la cuisson, et qui reste plus ferme et peu collante. Les pâtes peuvent aussi être fabriquées à partir de farine de blé mou, d'un mélange de blé dur et de blé mou, de farine de sarrasin, de farine de riz ou de farine de maïs (rare). On peut aussi leur ajouter divers autres ingrédients dont une petite quantité de farine de soya ou de haricots mungo, des légumes (épinards, tomates, betteraves, carottes), du gluten, du lactosérum, des œufs, des arômes, des fines herbes, des épices et des colorants. Certaines pâtes peuvent être colorées par addition d'un colorant et non d'une purée de légumes. Les pâtes dites « aux œufs » sont fabriquées à partir de farine de blé mou. En Asie, le riz, le blé mou et le sarrasin sont plus fréquemment utilisés. Dans certains pays, dont le Canada, on enrichit les pâtes de vitamines du complexe B (thiamine, riboflavine et niacine) et parfois de fer. On retrouve également des pâtes enrichies de protéines. On incorpore des œufs et du lactosérum au mélange de semoule et d'eau, ce qui améliore le contenu en protéines naturelles des pâtes. De même, on trouve des pâtes enrichies de fibres. Le supplément de fibres a été ajouté sous forme de cosses de pois moulues.

La fabrication industrielle des pâtes alimentaires a lieu dans de grandes usines automatisées. La semoule est mélangée à de l'eau puis est pétrie pour former une pâte. Cette pâte est ensuite roulée en minces feuilles ou extrudée sous pression pour créer différentes formes. Les feuilles de pâtes seront coupées selon la forme désirée. Les pâtes ainsi formées sont ensuite prêtes pour la mise en vente (pâtes fraîches) ou pour le séchage. Le séchage s'effectue par un courant d'air chaud et humide qui abaisse graduellement la teneur en eau jusqu'à environ 12 %. La déshydratation est une opération délicate, car si elle est effectuée trop lentement, les pâtes peuvent moisir et si elle est trop rapide, les pâtes peuvent se fissurer ou devenir cassantes. Le choix d'une forme de pâtes est bien sûr une question de goût, mais dépend également de l'usage projeté. Ainsi les pâtes fines sont surtout utilisées pour les soupes et les potages. Les pâtes courbées, tordues ou en forme de tubes sont parfaites pour les sauces qu'elles emprisonnent. Les pâtes rayées sont idéales pour les sauces à base de viande tandis que les pâtes lisses le sont pour les sauces à la crème ou au fromage.

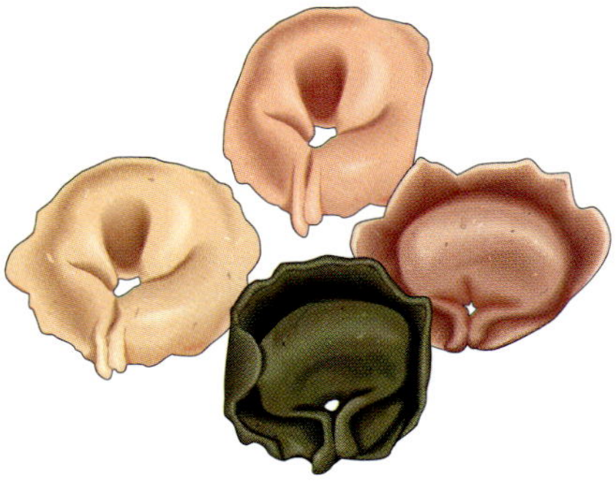

tortellini

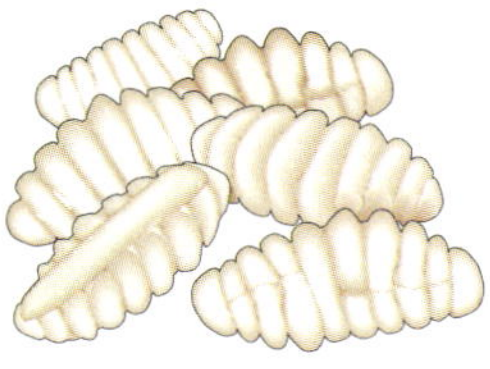

gnocchi

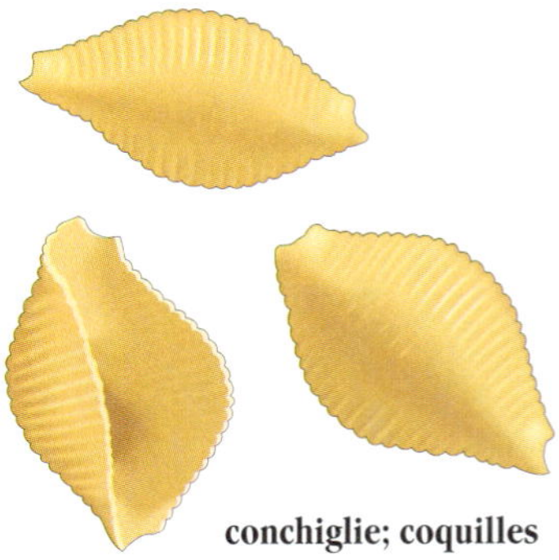

conchiglie; coquilles

Achat

Choisir des pâtes intactes, à l'aspect lisse et régulier, de couleur uniforme, soit ivoire tirant sur le jaune. Les pâtes fraîches devraient dégager une bonne odeur.

Spaghetti bolognaise

4 PORTIONS

400 g (¾ lb) de spaghetti ou de spaghettini
2 c. à soupe d'huile d'olive
sel
4 portions de sauce bolognaise
parmesan fraîchement râpé

Ingrédients de la sauce

500 g (1 lb) de bœuf haché maigre
1 oignon
1 branche de céleri
½ poivron vert
2 boîtes de tomates (800 ml-28 oz)
1 boîte de pâte de tomates (160 ml-5½ oz)
1 boîte de sauce tomate (210 ml-7½ oz)
3 c. à soupe d'huile d'olive
2 feuilles de laurier
2 gousses d'ail
2 pincées d'assaisonnement italien
2 pincées d'estragon
2 pincées de basilic
2 pincées de thym
2 pincées de sel de céleri
sel et poivre

Pour une sauce piquante, ajouter 2 pincées de piment rouge broyé.

Préparation de la sauce

1. Hacher finement l'oignon, le céleri et le poivron. Réserver.
2. Dans un grand bol, réduire les tomates en purée, y ajouter la pâte et la sauce tomate. Réserver.
3. Préparer le mélange d'épices et d'assaisonnement. Y ajouter l'ail haché finement. Réserver.
4. Dans un grand faitout, faire chauffer l'huile et y faire revenir les légumes.
5. Ajouter la viande et la cuire complètement, en grains uniformes.
6. Ajouter le mélange de tomates et bien l'incorporer à la viande.
7. Faire réduire à feu doux, 1 h 30 à 2 h, en brassant souvent, jusqu'à l'obtention d'une sauce peu liquide. Rectifier l'assaisonnement au besoin.
8. Laisser refroidir et répartir la sauce en portions, si désiré. Conserver au congélateur.

Cuisson des pâtes

1. Remplir un grand faitout aux trois quarts d'eau et y ajouter huile et sel.
2. Amener l'eau à ébullition, y plonger les pâtes, réduire légèrement l'intensité et laisser cuire de 7 à 8 min, pour obtenir des pâtes *al dente*. Lorsque les pâtes sont cuites, les égoutter et y ajouter une noix de beurre.
3. Servir les pâtes nappées de sauce. Présenter le parmesan à part.

Utilisation

Les pâtes alimentaires sont économiques, faciles à préparer et très polyvalentes. On peut les apprêter de multiples façons, simplement ou de manière plus élaborée comme dans une lasagne ou des cannelloni. Elles sont aussi bonnes chaudes que froides. On les emploie dans les entrées, les potages, les salades composées, les plats principaux et même les desserts. On s'en sert pour accompagner viande, volaille et fruits de mer. En Asie, on aime bien les rôtir comme les rouleaux du printemps ou les won-tons. Le choix des ingrédients qui peuvent être incorporés aux pâtes est immense étant donné leur goût neutre. Généralement les apprêts sont à base de tomate additionnée de viande hachée, de fruits de mer, de fromage, de volaille, de légumes ou de jambon. Les pâtes peuvent être farcies entre autres de viande hachée, d'épinards, de fromages, de fines herbes ou de champignons.

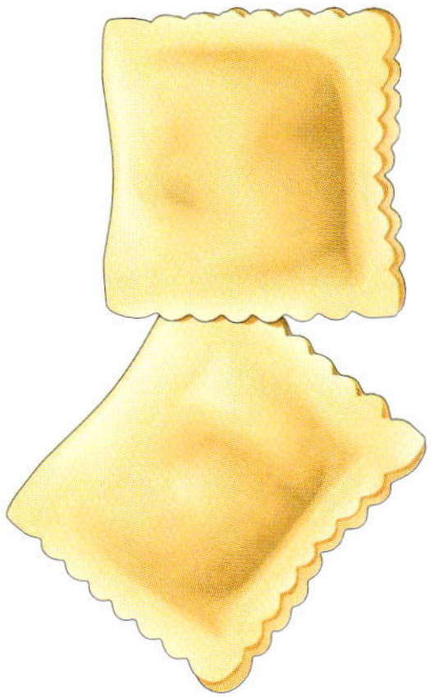

ravioli

Si l'on désire diminuer l'ingestion de calories,

- on peut remplacer les sauces riches et grasses à base de crème par des sauces à base de légumes ou de fines herbes;
- remplacer la crème par du lait écrémé;
- se servir le plus souvent de fromages maigres (cottage, ricotta) et diminuer autant que possible l'utilisation des fromages gras (pour gratiner);
- diminuer la quantité de viande incorporée dans les sauces et choisir de préférence de la volaille;
- remplacer le beurre par de l'huile d'olive pour diminuer la consommation d'acides gras saturés (voir *Huile*).

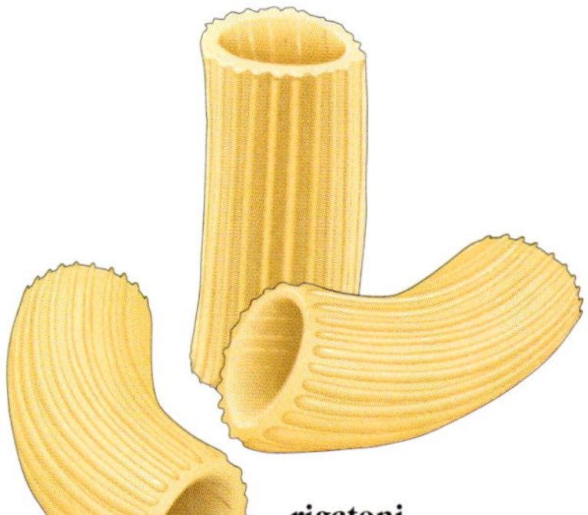

rigatoni

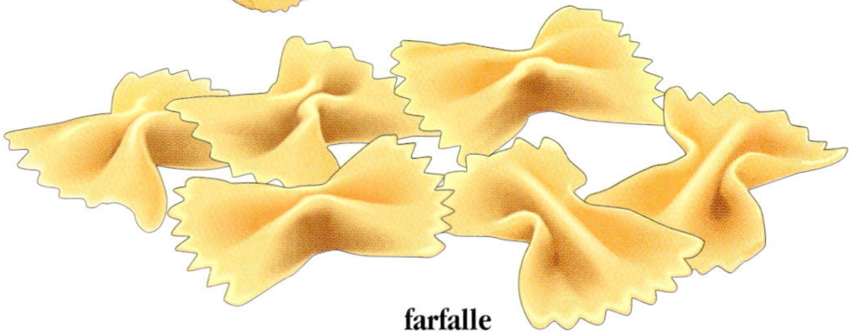

farfalle

Préparation des pâtes fraîches :

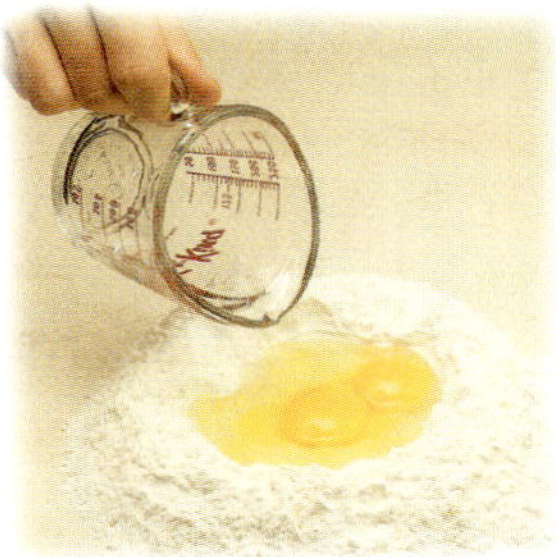

1 *Mettre 180 ml (¾ de tasse) de farine sur la surface de travail, façonner un cratère au centre et y mettre 2 œufs, 1 c. à soupe d'huile et 1 c. à thé de sel.*

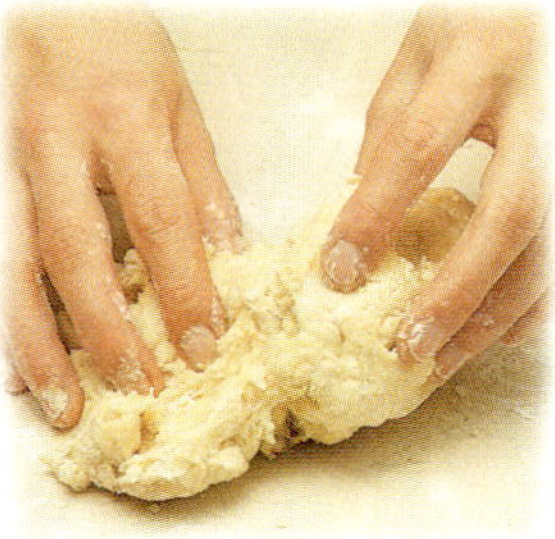

2 *Incorporer la farine et façonner le tout ; au besoin, ajouter un peu d'eau afin de bien mélanger tous les ingrédients.*

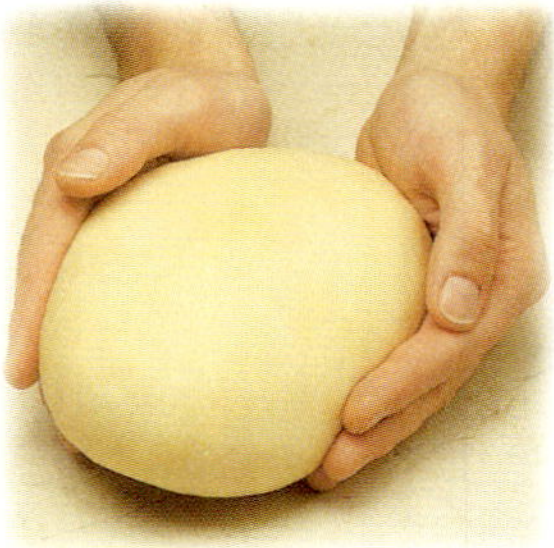

3 *Former une boule de pâte élastique. Laisser reposer entre 30 min et 1 h.*

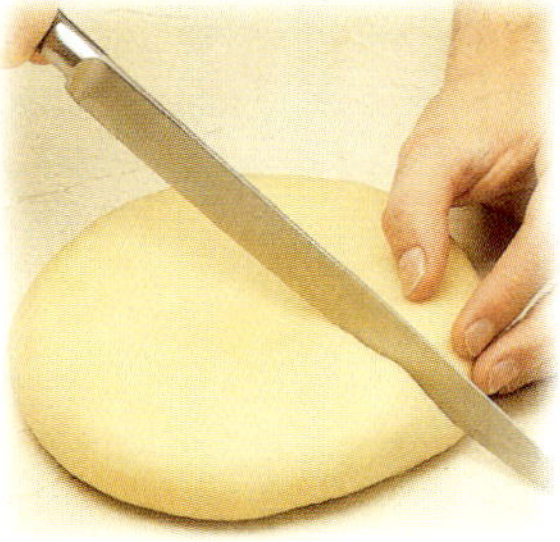

4 *Fariner la surface de travail, puis abaisser légèrement la pâte au rouleau et la partager en 2 morceaux.*

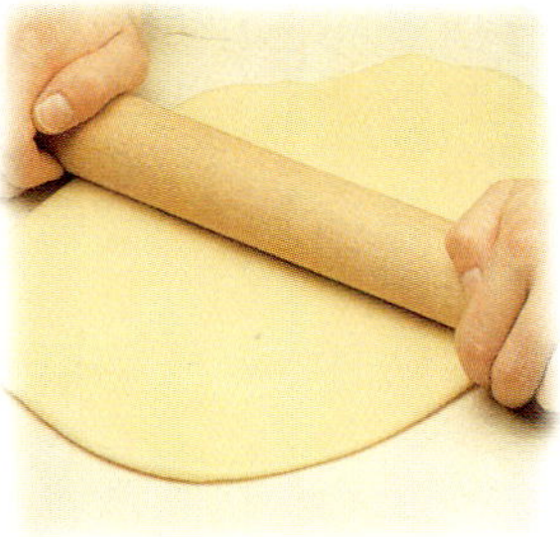

5 *Abaisser la pâte en lui donnant la forme d'un cercle.*

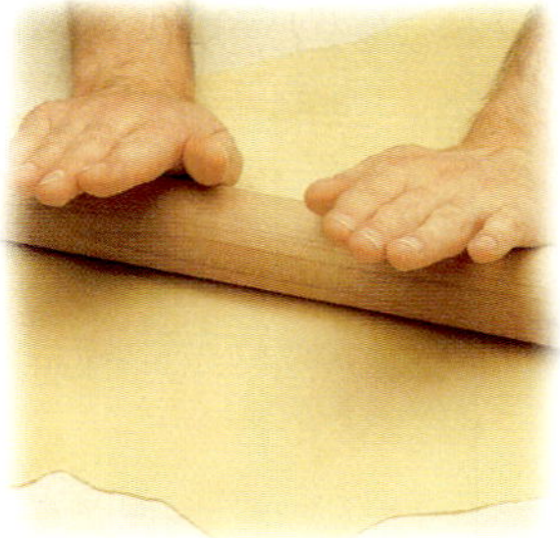

6 *Réduire encore l'épaisseur pour obtenir une mince feuille de pâte.*

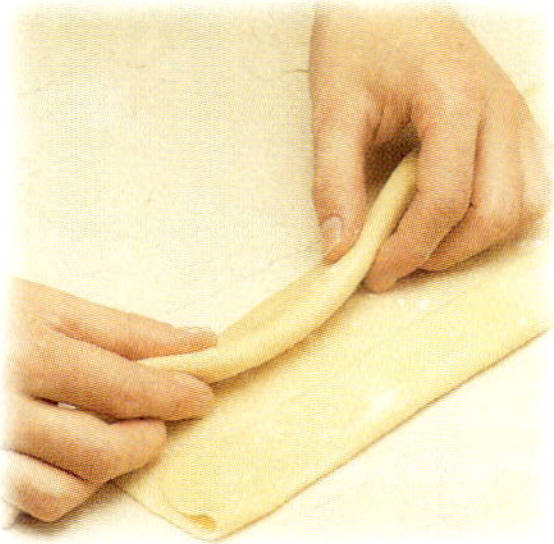

7 *Saupoudrer la pâte de farine et rouler l'abaisse sur elle-même.*

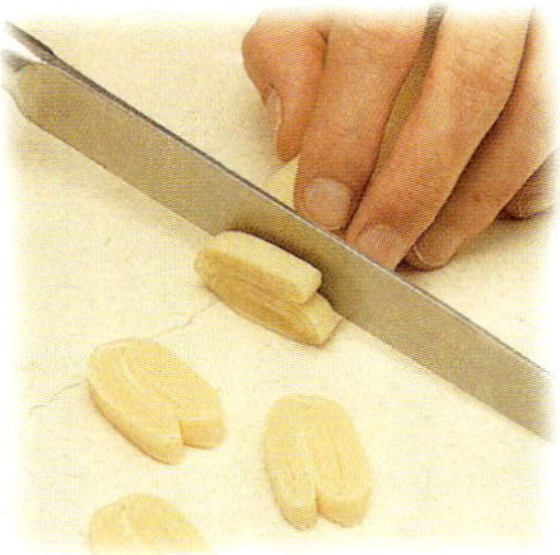

8 *Découper des bandes d'environ 5 mm de large.*

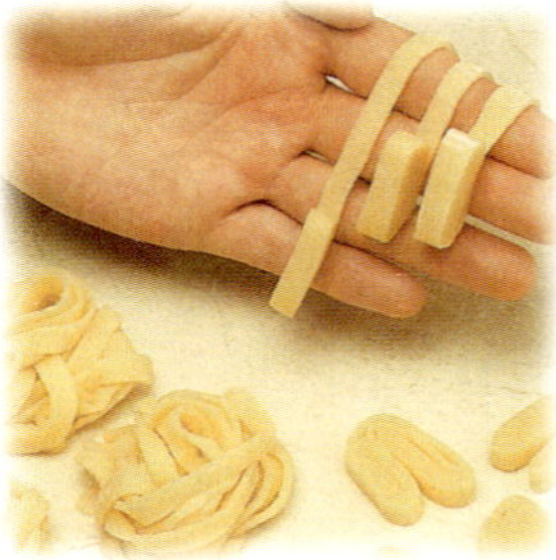

9 *Dérouler les pâtes fraîches et les laisser sécher sur un linge avant de les cuire.*

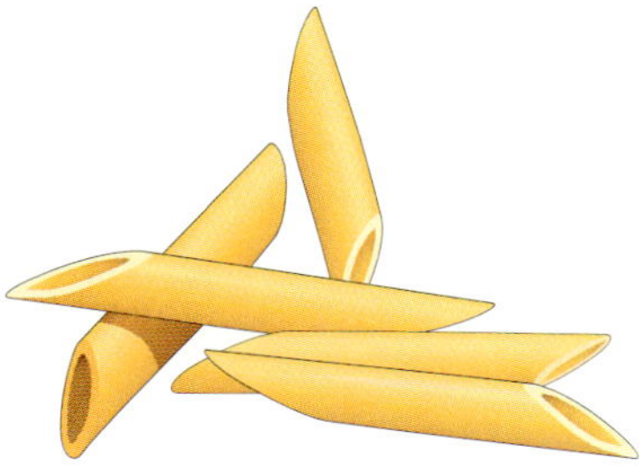

penne; plumes

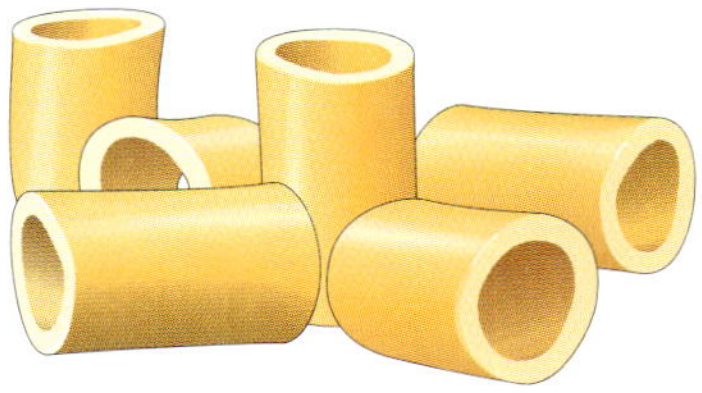

ziti

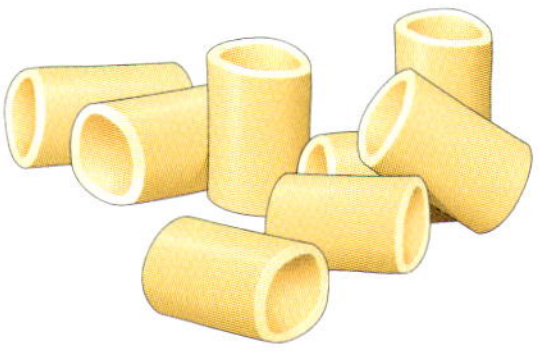

ditali

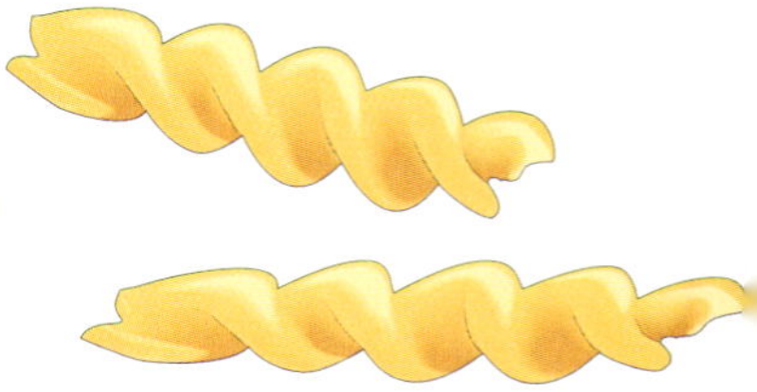

rotini

Cuisson

Les pâtes doivent être saisies en étant versées en pluie dans le cas des petites pâtes, ou poussées graduellement à mesure qu'elles ramollissent dans le cas des longues pâtes, dans une eau en pleine ébullition. Le fait de saisir les pâtes dans une eau à pleins bouillons permet d'obtenir une cuisson *al dente* à l'italienne (pâtes encore fermes sous la dent sans laisser d'impression de cru). L'eau de cuisson doit être salée à raison de 15 ml de sel pour 500 g de pâtes fraîches ou sèches. On peut également ajouter un peu d'huile à l'eau de cuisson pour éviter que les pâtes ne s'agglutinent. Les remuer délicatement à mesure qu'elles amollissent. Elles doivent pouvoir circuler librement dans le récipient pour cuire uniformément et ne pas coller entre elles. On doit utiliser un récipient de grande dimension afin de pouvoir cuire les pâtes à gros bouillons car les pâtes gonflent (les pâtes séchées de bonne qualité quadruplent de volume). Il est toujours préférable d'avoir trop d'eau que pas assez. Mettre une grande quantité d'eau, soit 3 litres d'eau pour 500 g de pâtes, et 1 litre de plus par ajout de 250 g de pâtes fraîches ou sèches.

Le temps de cuisson est une question de goût mais aussi de quantité de pâtes, de leur dimension et de la dureté de l'eau. Selon certains professionnels, l'ajout d'un peu d'huile à l'eau de cuisson préviendrait le débordement de l'eau, qui renverse facilement à mesure que l'amidon se dégage des pâtes (s'il se forme une grande quantité d'écume, c'est que les pâtes sont de piètre qualité). Pour atteindre la cuisson *al dente*, il est préférable de goûter les pâtes durant la cuisson afin de l'arrêter au bon moment. Le temps de cuisson varie aussi notamment selon la teneur en humidité des pâtes :

- les pâtes à base de farine de blé dur prennent plus de temps à cuire que les pâtes à base de farine de blé mou ;
- les pâtes fraîches cuisent plus rapidement que les pâtes déshydratées ;
- les pâtes qui subiront une deuxième cuisson ou qui seront congelées doivent cuire moins longtemps ;
- égoutter les pâtes dès que la cuisson est terminée car si elles demeurent dans l'eau de cuisson elles continueront à cuire et deviendront très molles ;
- une fois cuites, les pâtes ne doivent être rincées à l'eau froide que si elles sont riches en amidon (blé mou, par exemple) pour les empêcher de coller ou si on veut les refroidir immédiatement (pour en faire une salade) ou en arrêter la cuisson (pour la confection de plats cuisinés nécessitant une nouvelle cuisson).

Certaines pâtes peuvent être utilisées sans précuisson pour des plats cuisant au four (lasagne, manicotti, cannelloni, etc.), il s'agit alors d'augmenter la quantité de liquide ou de sauce que les pâtes absorberont en cuisant.

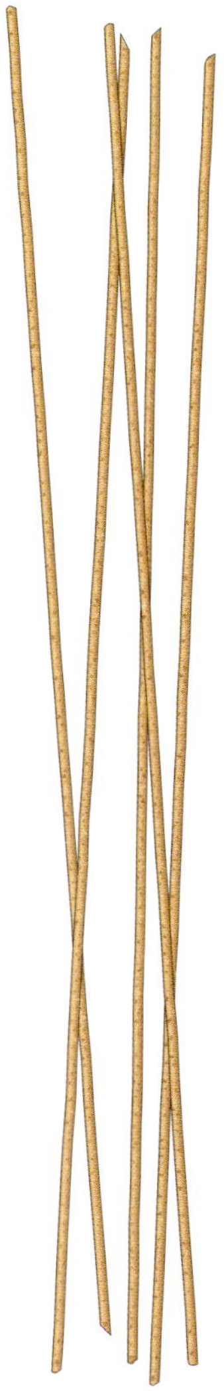

spaghetti de blé entier

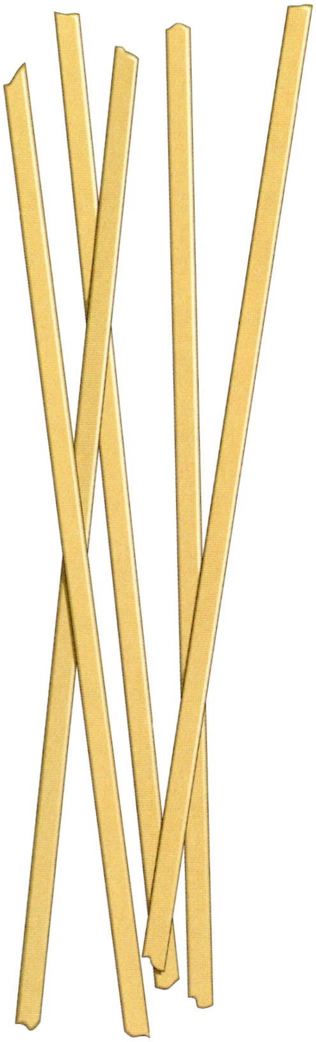

fettucine

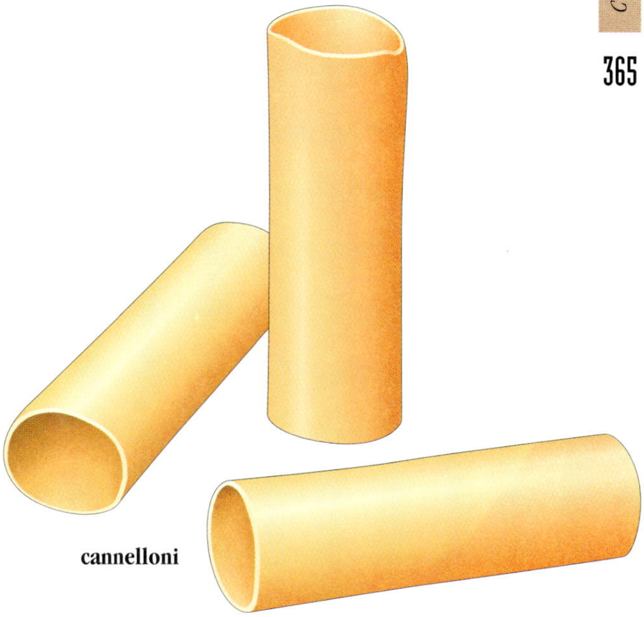

cannelloni

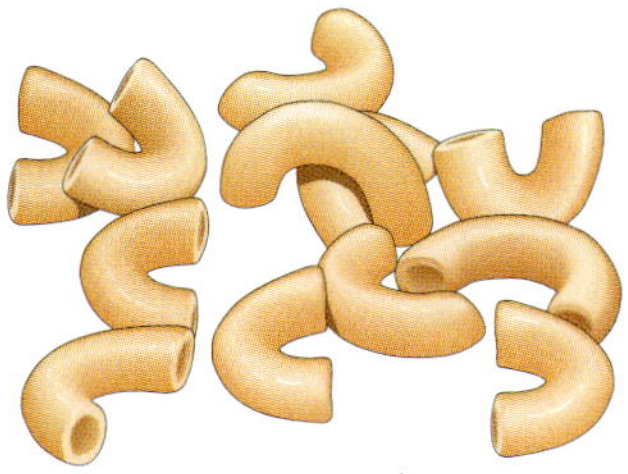

macaroni

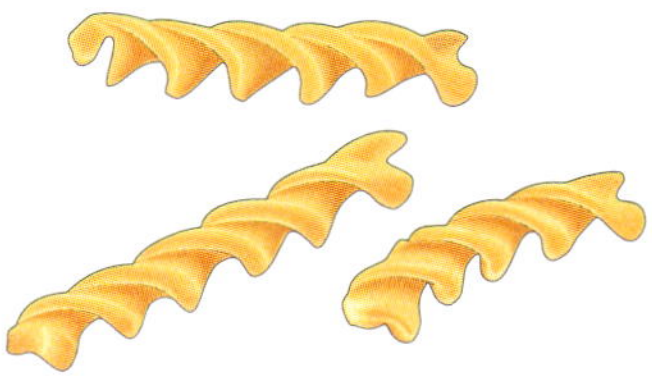

fusili

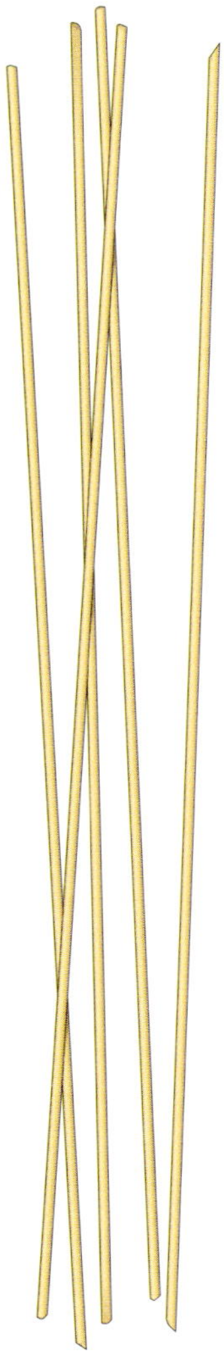

spaghetti

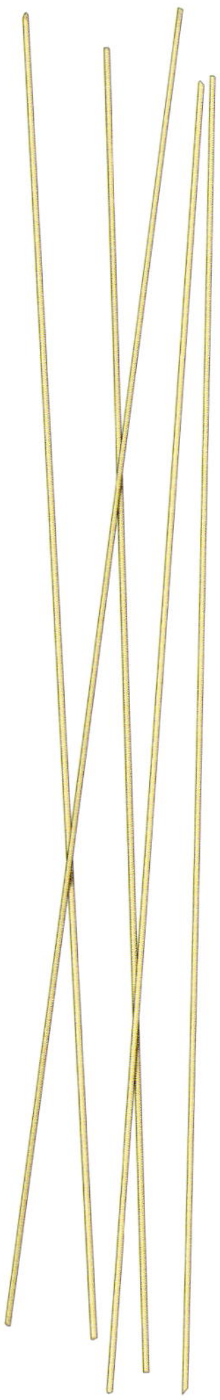

spaghettini

Valeur nutritive

	pâtes de blé dur (cuites)	*spaghetti de blé entier cuit*	*nouilles aux œufs cuites*
eau	63,6 %	67,2 %	68,7 %
protéines	4,8 g	5,3 g	4,8 g
matières grasses	0,7 g	0,5 g	1,5 g
glucides	28,3 g	26,5 g	24,8 g
fibres	0,1 g	0,1 g	2,2 g
calories	141	124	133

par 100 g

Les pâtes alimentaires ont la réputation d'être énergétiques mais très caloriques. Cependant, ce ne sont pas les pâtes elles-mêmes qui sont une source importante de calories (sauf cependant si on en mange des portions démesurées, comme n'importe quel aliment), mais plutôt ce qu'on leur ajoute, notamment beurre, crème et fromage. La valeur nutritive varie quelque peu en fonction des ingrédients qui composent les pâtes (céréales entières, œufs, poudre de lait, légumes) et du degré de cuisson. Des pâtes très cuites contiennent légèrement moins de vitamines du complexe B que des pâtes fermes, car vu qu'il s'agit de vitamines hydrosolubles, une plus grande quantité d'éléments nutritifs passe donc dans l'eau de cuisson.

Les pâtes sont de bonnes sources d'énergie et de protéines, et elles sont peu grasses. Les glucides, présents en quantité importante, sont surtout sous forme de glucides complexes faciles à digérer, même s'ils sont absorbés plus lentement par l'organisme; leur action s'étend sur une période relativement longue et ils produisent une sensation de satiété. Ces particularités expliquent pourquoi les pâtes alimentaires sont recommandées aux personnes qui ont besoin d'énergie à long terme comme les sportifs de compétition d'endurance.

Le spaghetti de blé entier cuit contient du magnésium, du zinc, de la thiamine, de la niacine, du phosphore, du cuivre, du fer et de l'acide pantothénique.

Les nouilles aux œufs cuites contiennent du magnésium, du zinc, du phosphore, de la niacine et de la vitamine B_{12}.

Conservation

Les pâtes fraîches et les pâtes cuites se conservent au réfrigérateur (fraîches, 1 ou 2 jours, cuites, de 3 à 5 jours) ou se congèlent. Bien les couvrir afin qu'elles n'absorbent pas les odeurs environnantes. Les pâtes fraîches aux œufs et les pâtes farcies se conservent 1 journée au réfrigérateur ou 2 mois au congélateur. Les pâtes sèches du commerce se conservent indéfiniment dans un endroit sec, à l'abri de l'air, des insectes et des rongeurs.

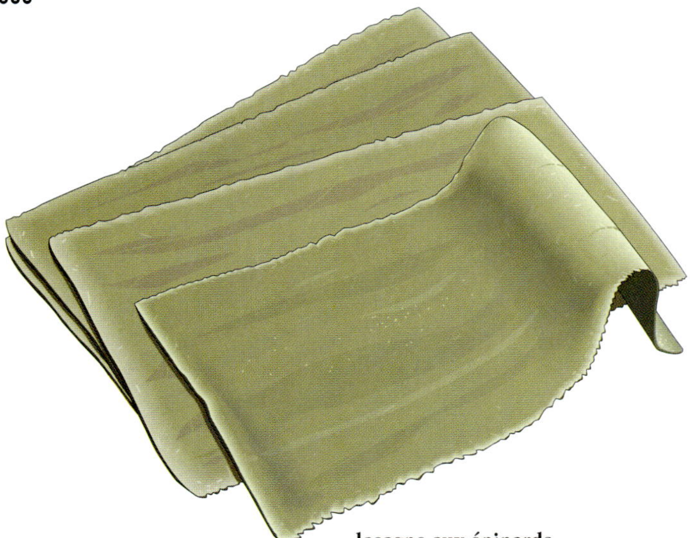

lasagne aux épinards

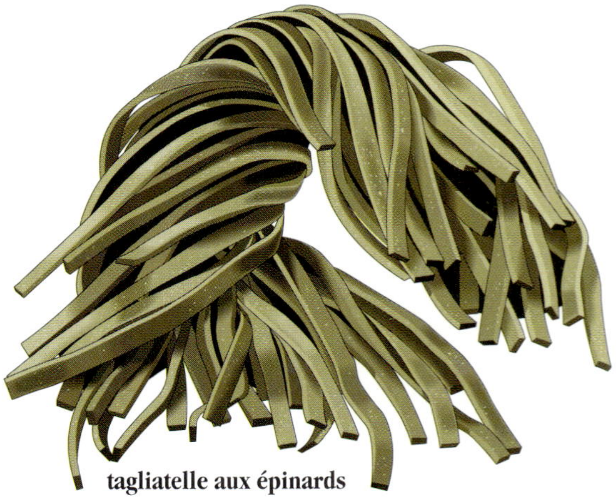

tagliatelle aux épinards

Nouilles asiatiques

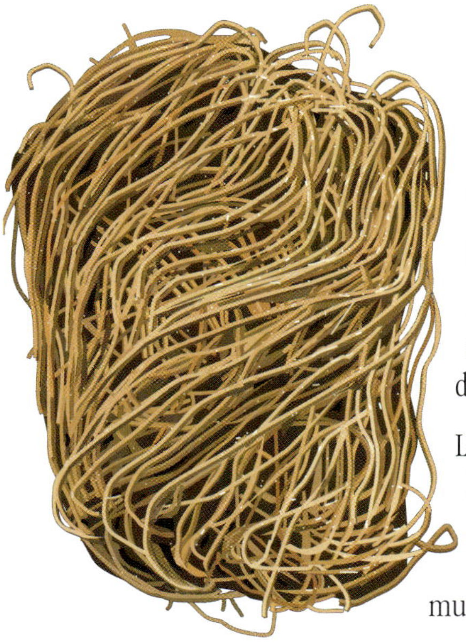

L'apparition des nouilles en Asie remonte à plus de 2 000 ans ; les Chinois les consommaient déjà deux siècles avant notre ère. Dans la partie nord de la Chine, on consomme surtout des nouilles de blé car la culture de cette céréale y est répandue, alors qu'au Sud on consomme plutôt des nouilles de riz. Aujourd'hui encore, les nouilles demeurent une des composantes essentielles de la cuisine asiatique.

La plupart des nouilles asiatiques sont de forme allongée, elles symbolisent la longévité ; seules l'épaisseur et la largeur varient. On les regroupe habituellement selon les ingrédients qui les composent : ainsi, on retrouve les nouilles de blé, les nouilles de riz, les nouilles à base de farine de haricot mungo et les nouilles de sarrasin.

Les **nouilles de blé** chinoises sont jaunes ou blanches et sont habituellement faites de farine de blé, d'eau et de sel. On leur ajoute parfois des œufs ; ce sont les **nouilles de blé aux œufs** que l'on peut se procurer fraîches ou séchées. Fraîches, on les cuit à pleine ébullition de 2 à 4 min en prenant soin de les démêler à la fourchette avant de les plonger dans l'eau bouillante. Les nouilles de blé aux œufs fraîches congelées doivent être décongelées avant la cuisson. Les nouilles aux œufs séchées entrent dans la préparation du *chow mein*; on les cuit préalablement à l'eau bouillante, puis elles sont frites, ce qui leur donne leur texture croustillante caractéristique.

Au Japon, on regroupe les nouilles de blé (ou parfois de maïs) selon leur calibre ; on les nomme *somen* (nouilles minces) ou *udon* (nouilles épaisses).

Les **nouilles de riz** sont faites de farine de riz et d'eau et se présentent sous divers aspects, fines nouilles cassantes (vermicelles de riz), ou larges rubans, notamment. On les utilise surtout dans les soupes ou frites. On doit les mettre à tremper une vingtaine de minutes dans de l'eau froide ou tiède avant de les cuire à l'eau bouillante ou au wok. Les vermicelles de riz sont souvent frits dans l'huile d'arachide entre 190 et 200 °C (375-400 °F) où ils gonflent et dorent pour former un nid qui sert de garniture à certains plats dont le délicieux *mee krob* thaïlandais.

Les **nouilles à base de farine de haricot mungo** sont transparentes et habituellement disponibles en paquet de 100 g. Elles doivent être mises à tremper dans de l'eau tiède ou chaude environ 10 min avant d'être ajoutées à une préparation, sauf à une soupe. Elles absorbent une quantité appréciable de liquide à la cuisson.

Les **nouilles de sarrasin** et de blé sont très répandues au Japon où on les nomme *soba*; elles sont habituellement jaune-brun ou grises et disponibles fraîches ou séchées. On leur ajoute parfois du thé vert (chasoba) ou de la betterave pour les colorer. Le trempage préalable à la cuisson est superflu ; on cuit ces nouilles à pleine ébullition jusqu'à la tendreté désirée. L'été, elles sont souvent servies froides, avec une sauce soya ; on les incorpore également aux soupes.

Les **pâtes won-ton** sont de très fines feuilles de pâte à base de blé, d'eau, d'œuf et de sel, qui seront farcies de viande, poisson, fruits de mer ou légumes. Farcies, elles sont la version orientale des raviolis italiens et sont disponibles fraîches ou congelées.

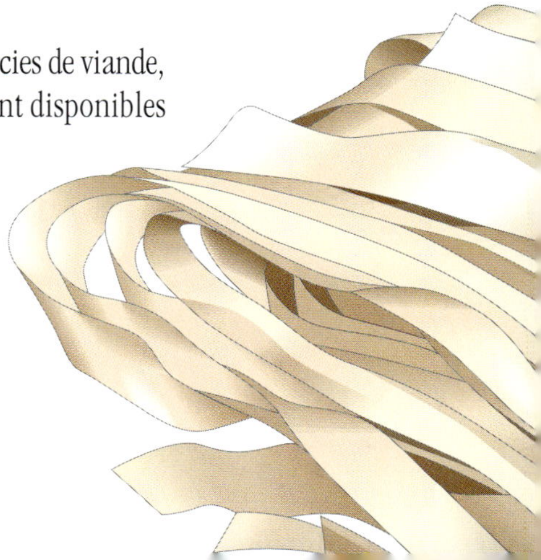

Nouilles asiatiques

Achat

À l'achat, rechercher des nouilles fraîches qui le sont vraiment, c'est-à-dire souples et non collantes, ni trop humides, ni cassantes.

Conservation

Les nouilles aux œufs fraîches se conservent 3 à 4 jours au réfrigérateur, et environ 1 mois au congélateur.

Les nouilles séchées se conservent indéfiniment dans un endroit sombre, frais et sec.

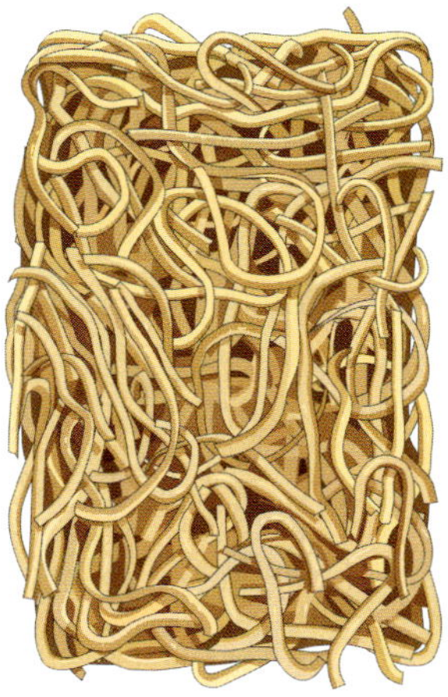

nouilles aux œufs séchées

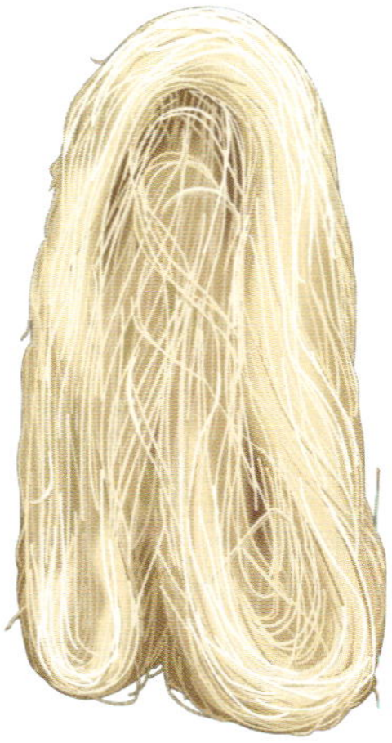

nouilles de haricots mungo

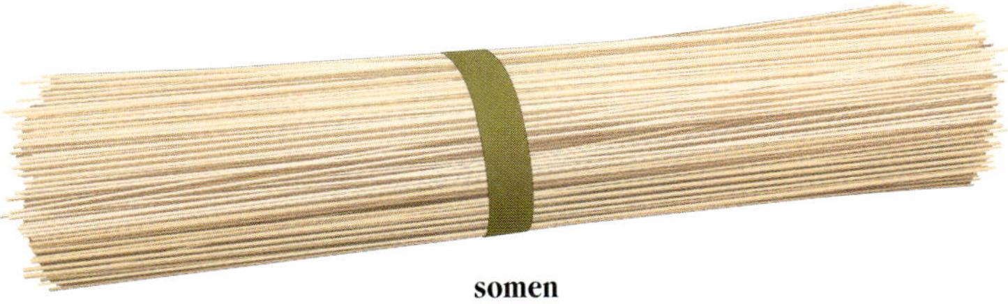

somen

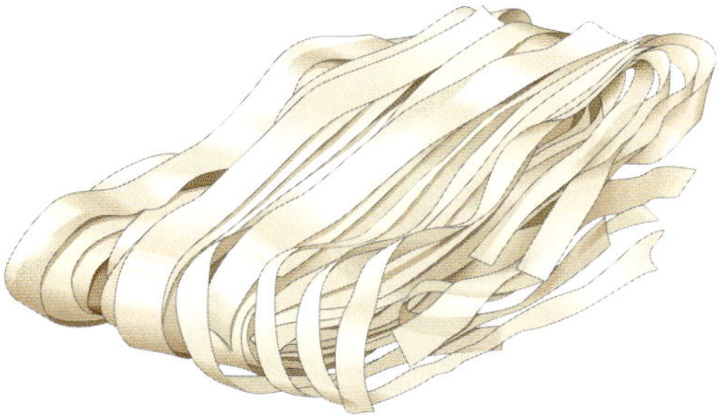

nouilles de riz (rubans)

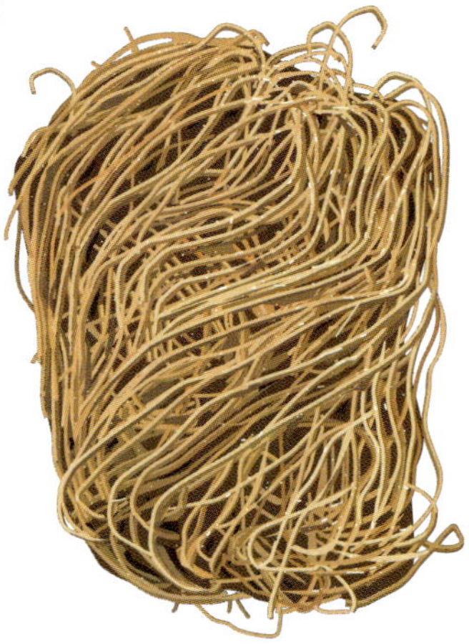

nouilles aux œufs fraîches

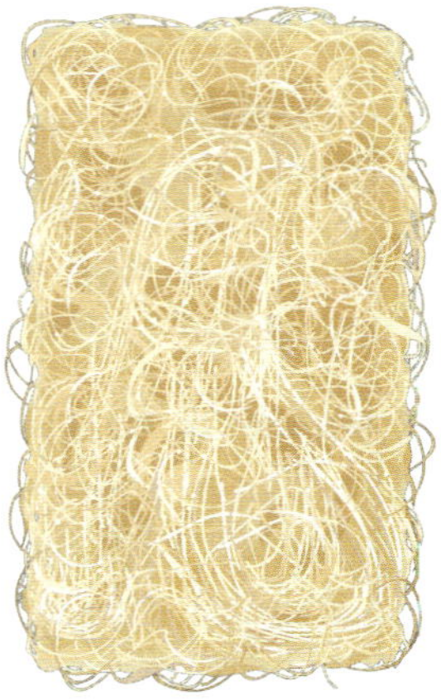

vermicelles de riz

pâtes won-ton

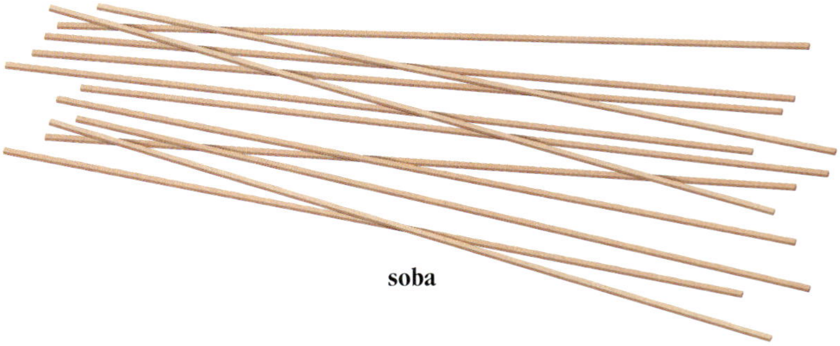

soba

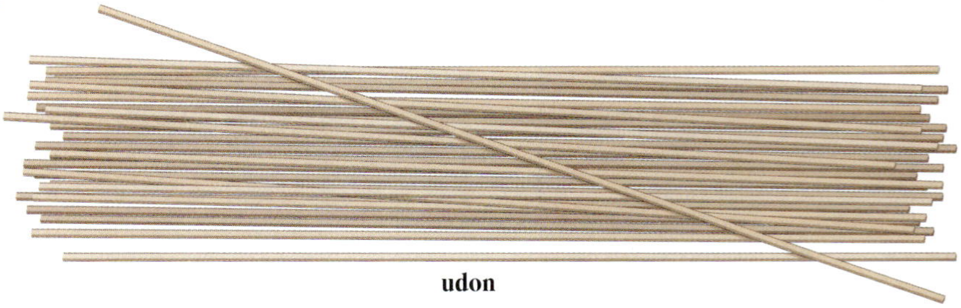

udon

Poissons

sommaire

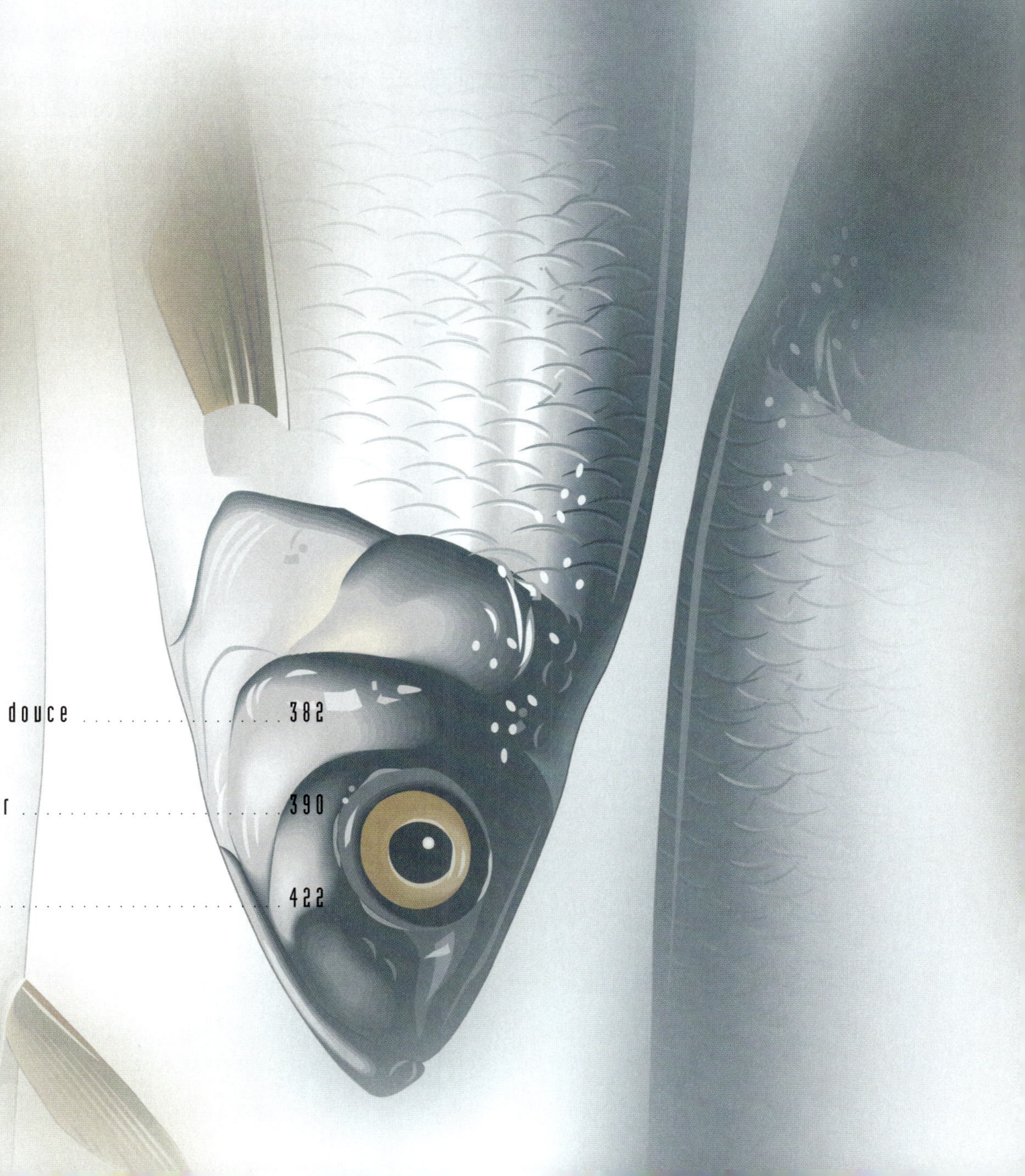

Introduction

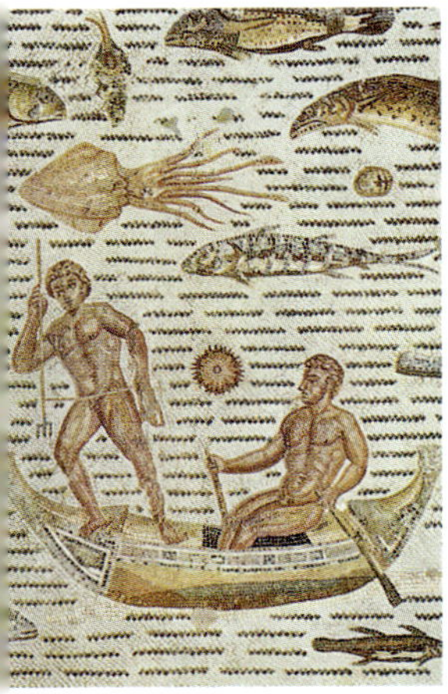

Les poissons constituent depuis toujours une ressource de base dans l'alimentation des populations côtières.

Animaux vertébrés qui vivent dans l'eau, les poissons jouent depuis toujours un rôle important dans l'alimentation des êtres humains, tout particulièrement des populations côtières. Les poissons ont longtemps constitué une ressource abondante. Cette situation s'est radicalement transformée au cours du XXe siècle alors que le nombre de très nombreuses espèces a diminué de façon alarmante. Divers facteurs ont contribué à ce changement dramatique, dont la pêche intensive, la pollution des cours d'eau et le développement des techniques de pêche.

L'élevage des poissons ou pisciculture contribue à contrer leur rareté. Cette industrie est en continuelle expansion. La pisciculture, qui existe depuis plus de 4 000 ans, consistait initialement à garder des poissons en captivité ; ce n'est qu'en 1733 qu'un Allemand réussit pour la première fois à reproduire des poissons en captivité (des truites). De nos jours, de nombreuses autres espèces sont élevées, dont le saumon, la carpe, le sébaste et l'esturgeon.

Il existe plus de 20 000 espèces de poissons. La très grande majorité vit dans la mer, les autres habitent les eaux douces (rivières, fleuves, lacs, ruisseaux). Certaines espèces dites anadromes quittent la mer pour aller frayer en eau douce (tel le saumon), alors que d'autres dites catadromes (dont l'anguille) quittent l'eau douce pour aller se reproduire en mer.

Les poissons plats naissent identiques aux autres poissons, puis à un moment de leur développement se couchent sur un côté, s'aplatissent, deviennent plus ou moins ovales et leur œil du côté couché va rejoindre celui du côté dégagé ; ils se tiennent et nagent ainsi le reste de leur vie. Les poissons plats ont un côté aveugle, ou inférieur, qui est dépigmenté et blanc, alors que l'autre côté est coloré. Ils s'enfouissent dans le sable et changent de couleur pour s'adapter à leur environnement. Tout le contour de leur corps est recouvert de nageoires. Selon les espèces, les nageoires dorsales peuvent contenir de 60 à 115 rayons et les nageoires anales de 35 à 63 rayons.

Les poissons ont des nageoires dorsales qui sont parfois épineuses et qui leur servent de défenses, des nageoires anales qui leur servent de gouvernail, des nageoires latérales qui ont une fonction stabilisatrice et une queue qu'ils utilisent pour se propulser. Ces caractéristiques varient beaucoup d'une espèce à l'autre, tout comme la forme, la taille et la couleur du poisson, la texture de sa chair et sa saveur.

La chair du poisson diffère de celle des animaux terrestres de plusieurs façons :

- la proportion de muscles est plus élevée, car il n'a que 3 % de tissu conjonctif (tissu qui unit les muscles) ; dans la viande, la proportion est de 13 %, ce qui fait que le poisson n'exige pas une cuisson prolongée et qu'il est toujours tendre ;
- les fibres des muscles sont plus courtes, rendant la chair plus tendre ;
- la chair demande peu de cuisson et contient habituellement peu de matières grasses; elle se digère donc facilement, d'où la réputation du poisson de laisser une sensation de faim après le repas, surtout si sa chair est maigre ;
- la chair contient beaucoup moins de vaisseaux sanguins et possède peu ou pas de pigments, elle est donc presque toujours blanche ;
- les matières grasses du poisson sont composées en grande partie d'acides gras polyinsaturés omega-3 (alors que l'on en trouve peu dans les autres groupes d'aliments — la viande contient surtout des acides gras saturés). De nombreuses recherches ont démontré que les acides gras polyinsaturés omega-3 sont bénéfiques pour la santé. Ils ralentissent notamment le processus de coagulation du sang et abaissent la tension artérielle et les taux sanguins de triglycérides et de lipoprotéines, réduisant ainsi le risque de maladies coronariennes. Le poisson gras contient plus de gras polyinsaturés omega-3 que le poisson maigre ;
- parce que le gras polyinsaturé s'oxyde plus rapidement que le gras saturé, le poisson se conserve moins longtemps que la viande. Plus le poisson est gras, plus il se détériore rapidement;
- les sucs aromatiques et les essences du poisson sont moins denses que ceux de la viande. Ainsi, le liquide qui s'écoule à la cuisson donne des sauces plus claires et de saveur moins prononcée.

Achat

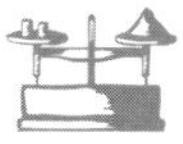

L'achat du poisson s'effectue selon des critères qui diffèrent légèrement selon que le poisson est frais et entier, frais et coupé, congelé, salé ou fumé.

POISSON FRAIS ET ENTIER

- Les ouïes sont humides et rouge vif.
- Les yeux pleins et brillants sont à fleur de tête.
- La peau luisante, nacrée et tendue adhère à la chair.
- La chair est ferme et élastique ; elle n'est pas tachée, ne retient pas l'empreinte des doigts et ne se sépare pas facilement des arêtes.
- Les écailles sont adhérentes, brillantes et intactes.
- Le ventre n'est ni gonflé, ni terne, et l'odeur est douce et agréable (une forte odeur de poisson indique un manque de fraîcheur).
- Une odeur de vase ne signifie pas que le poisson n'est plus frais ; elle imprègne divers poissons selon le lieu où ils vivent.

POISSON FRAIS

- En filets (morceaux de chair coupée le long de la colonne vertébrale).
- En darnes (tranches transversales épaisses) ou en morceaux.
- La chair ferme, élastique et brillante adhère bien aux arêtes et dégage une bonne odeur. Elle ne doit être ni brunâtre, ni jaunâtre, ni desséchée.

La loi canadienne sur l'étiquetage exige qu'un produit décongelé soit clairement identifié comme tel, car il est souvent difficile, voire impossible, de le différencier d'un produit frais. Cette information est importante car la congélation modifie légèrement la saveur et la texture ; de plus, le poisson doit être consommé sans délai et surtout, il ne doit pas être recongelé sans être cuit au préalable.

POISSON CONGELÉ

La chair d'apparence fraîche, ferme et luisante ne comporte pas de traces de dessèchement et de brûlures de congélation ; elle doit aussi être solidement congelée et placée dans un emballage étanche et intact, dont l'intérieur est exempt de givre et de cristaux de glace.

POISSON SALÉ

- La chair d'une belle couleur doit avoir une bonne odeur et ne pas être desséchée.

POISSON FUMÉ

- La chair doit avoir une bonne odeur et ne doit pas perdre son jus.

Le poisson est également commercialisé en conserve (entier, en filets, en tranches, émietté) et dans diverses préparations (au naturel, à l'huile, au vinaigre, au vin blanc, à la tomate, en sauce). Il est aussi vendu congelé sous forme de croquettes, de bâtonnets et de portions de poisson panés et en sauce.

Préparation

Le poisson nécessite une certaine préparation avant d'être cuit, qui varie selon que le poisson est frais ou congelé.

POISSON FRAIS

Le poissonnier peut faciliter la préparation du poisson frais en l'écaillant, en l'ébarbant (enlever les nageoires), en le vidant et, si désiré, en levant les filets. Il n'est pas nécessaire d'enlever la tête car les yeux et les joues sont comestibles et sa présence limite l'écoulement du jus à la cuisson.

Si le poisson dégage une odeur de vase, le mettre à tremper 1 h ou 2 dans de l'eau vinaigrée (20 à 30 ml de vinaigre par 250 ml d'eau), que l'on renouvellera quelques fois, ou verser une cuillerée à soupe de vinaigre dans la bouche du poisson et fermer les ouïes afin qu'il ne s'écoule pas, ou encore ajouter un peu de vin blanc ou de vinaigre lors de la cuisson.

Écailler

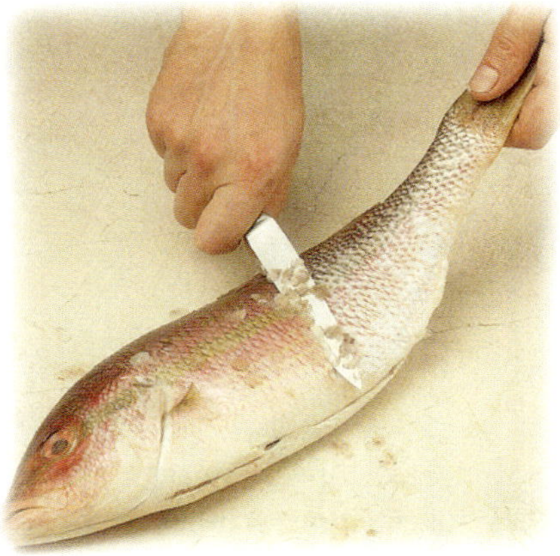

Il est plus facile d'écailler le poisson s'il n'est pas éviscéré, car les parois ventrales sont alors bombées. L'écaillage s'effectue habituellement avec un écailleur, le dos d'un couteau, une fourchette ou un couteau émoussé (sinon on risque de se couper). D'une main, bien tenir le poisson par la queue puis, de l'autre, détacher les écailles en plaçant l'instrument choisi à 45 degrés et en remontant vers la tête. Effectuer cette opération sous un filet d'eau pour empêcher les écailles de se disperser. Lorsqu'on veut cuire le poisson avec la peau, éviter de la briser. Si l'on dépouille le poisson, il n'est pas nécessaire de l'écailler.

Il n'est pas nécessaire de dépouiller les poissons plats pour les cuire; il faut cependant les écailler.

Ébarber

Pour ébarber le poisson (enlever les nageoires), on coupe les nageoires à contresens. Il n'est pas essentiel d'enlever les nageoires, particulièrement les nageoires dorsales qui retiennent la chair à la cuisson.

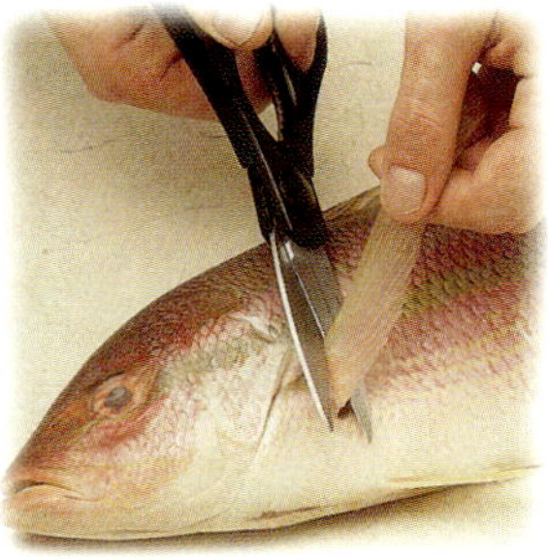

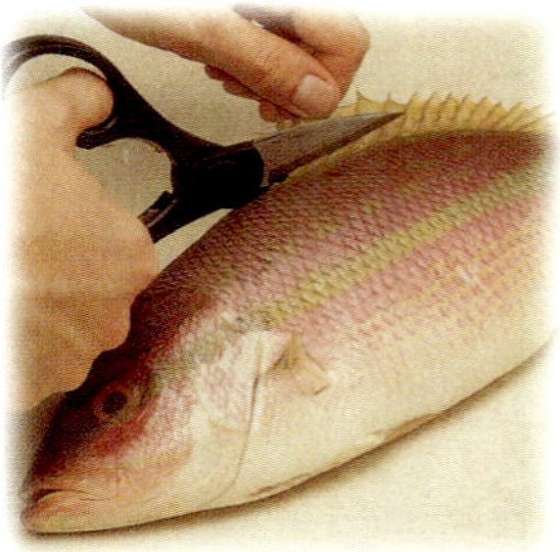

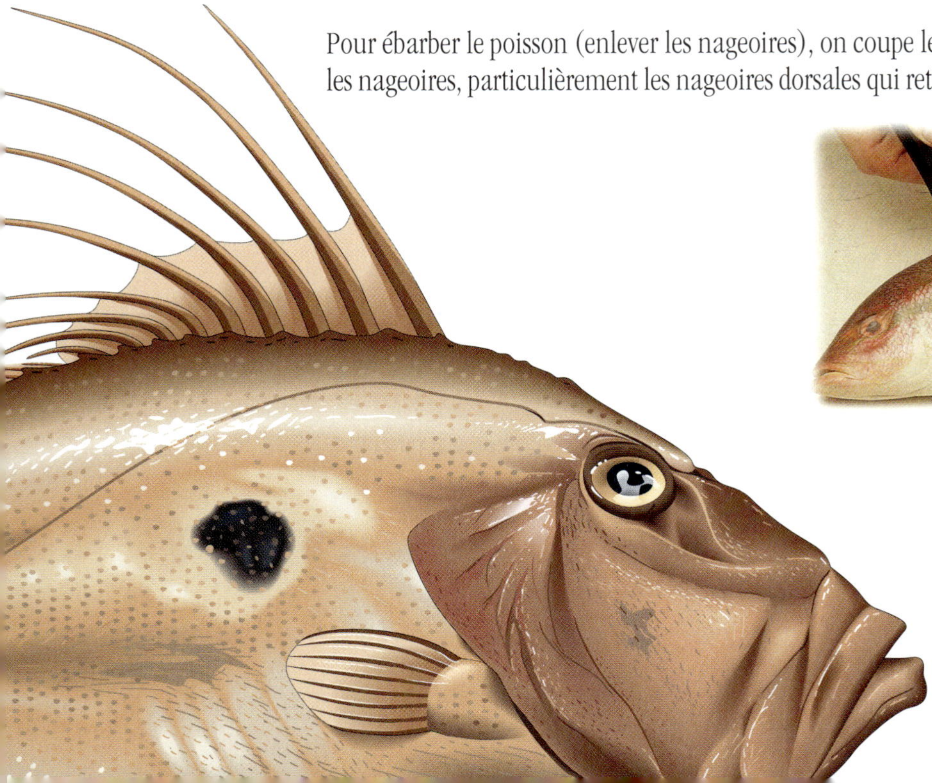

Éviscérer

Il existe plusieurs façons d'éviscérer un poisson, c'est-à-dire le vider de ses entrailles. La plus simple consiste à procéder par le ventre ; cette méthode a le désavantage d'ouvrir les flancs du poisson, ce qui le déforme et le rend plus difficile à farcir.

On peut également vider le poisson en effectuant une petite incision de 1 ou 2 cm près des ouïes et retirer les viscères avec l'index ou à l'aide d'une cuillère. La tête peut être coupée à la base des ouïes, puis poussée délicatement vers l'arrière. Les gros poissons vivants (flétan, turbot, barbue) doivent d'abord être saignés complètement avant d'être vidés. Pour ce faire, les sectionner près de la queue. Parfois, chez certaines espèces, le foie, les rogues (poches à œufs) ou la laitance sont comestibles.

VIDER UN POISSON PAR LE VENTRE

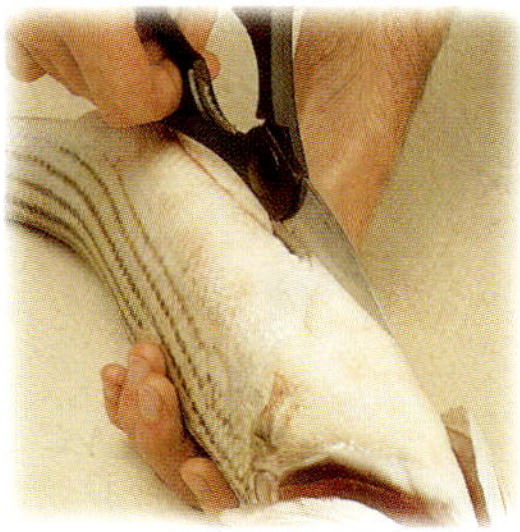

1 *Faire une incision de l'anus aux ouïes avec des ciseaux.*

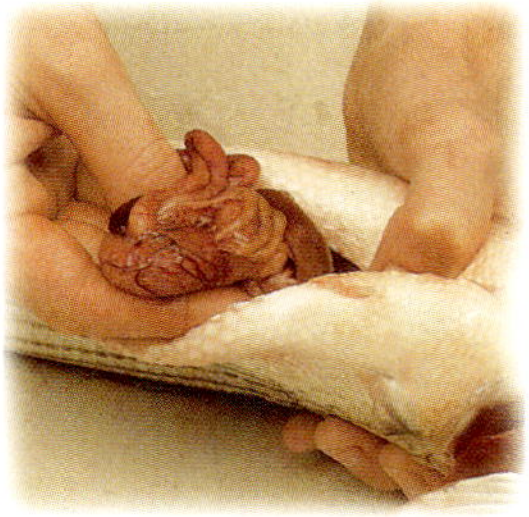

2 *Détacher les viscères puis les retirer.*

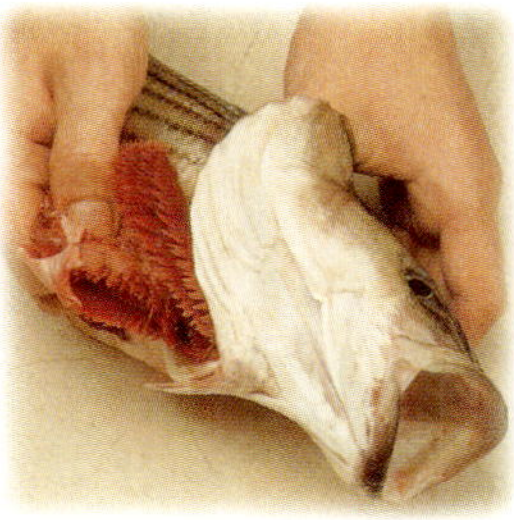

3 *Retirer les branchies.*

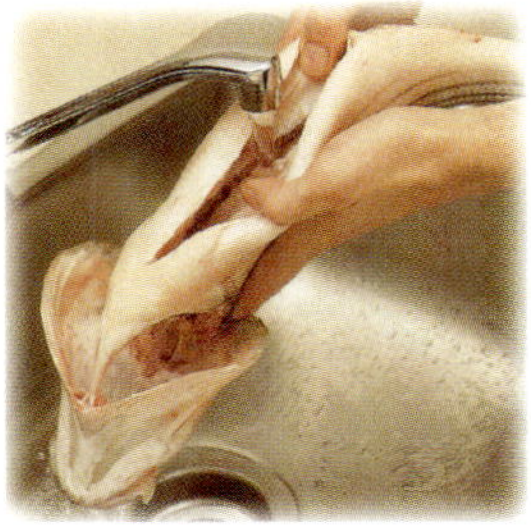

4 *Rincer la cavité en la passant sous l'eau froide. On peut ensuite gratter l'intérieur de la cavité avec une cuillère.*

Lever les filets

La levée des filets s'effectue généralement après l'éviscération afin d'éviter de souiller la chair. Cette opération peut s'avérer décevante les premières fois, mais on acquiert une certaine dextérité avec la pratique.

Avant de l'apprêter, bien laver le poisson à l'eau courante en procédant rapidement. Si la cavité ventrale n'est pas ouverte, y faire pénétrer de l'eau avec force.

LEVER LES FILETS D'UN POISSON ROND

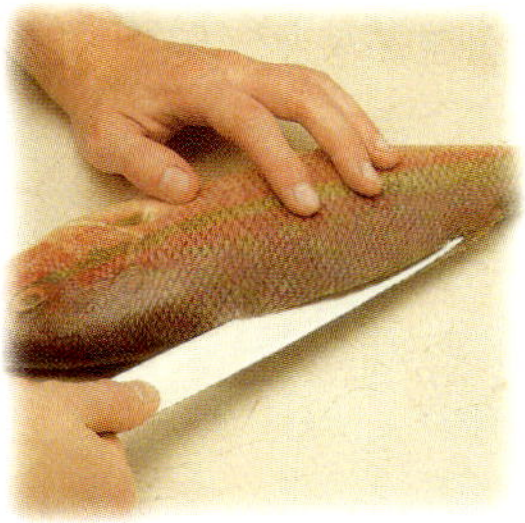

1 *Coucher le poisson sur le côté et pratiquer une incision au milieu du dos (jusqu'à la colonne vertébrale) à partir de la queue jusqu'à la base de la tête.*

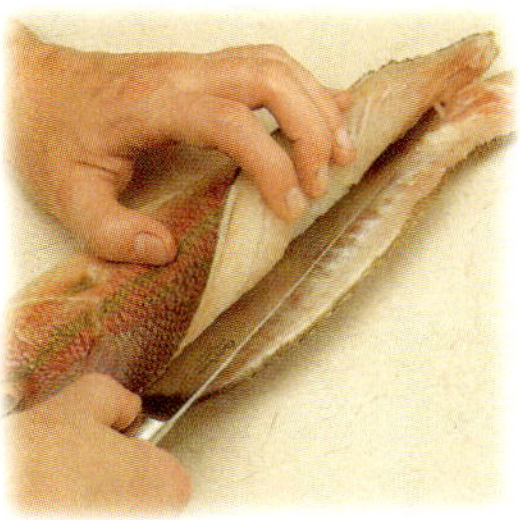

2 *Séparer la chair de l'arête dorsale de la queue à la tête.*

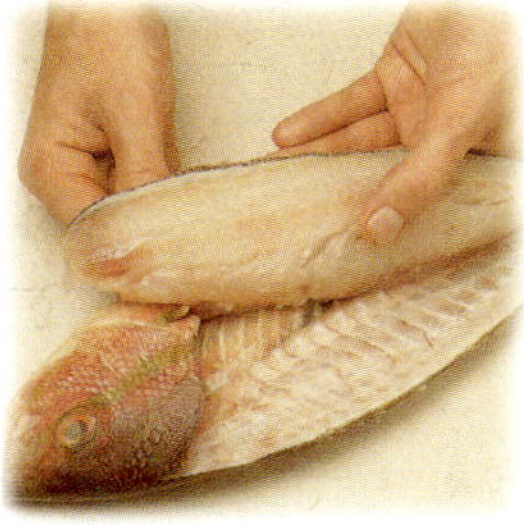

3 *Détacher le filet de la tête en le coupant derrière les ouïes.*

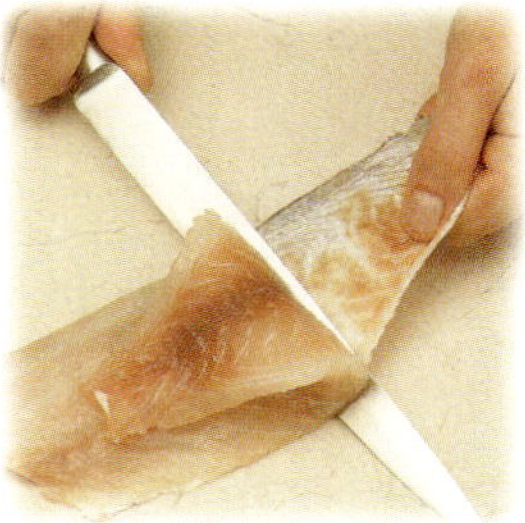

4 *Maintenir fermement le bout de la queue ; faire une incision à environ 2 cm de celle-ci, puis glisser le couteau et détacher délicatement le filet de la peau. Retourner le poisson et recommencer l'opération pour le second filet.*

LEVER LES FILETS D'UN POISSON PLAT

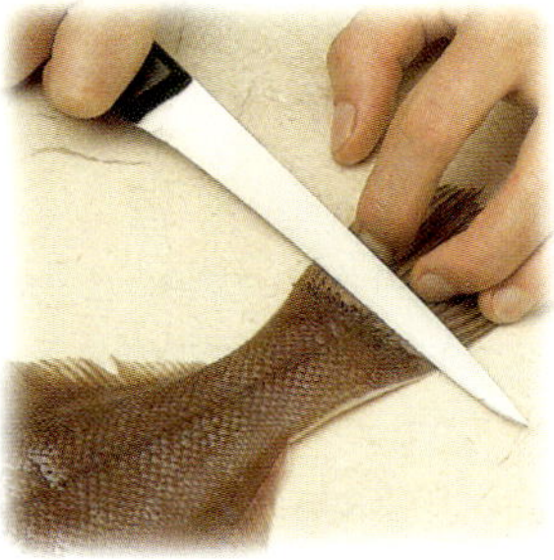

1 *On commence par inciser la peau près de la queue, ce qui permettra de dépouiller le poisson.*

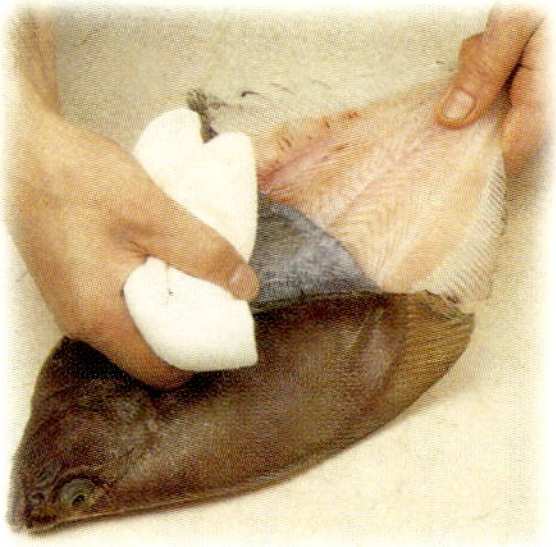

2 *À l'aide d'un linge, tirer la peau jusqu'à la tête.*

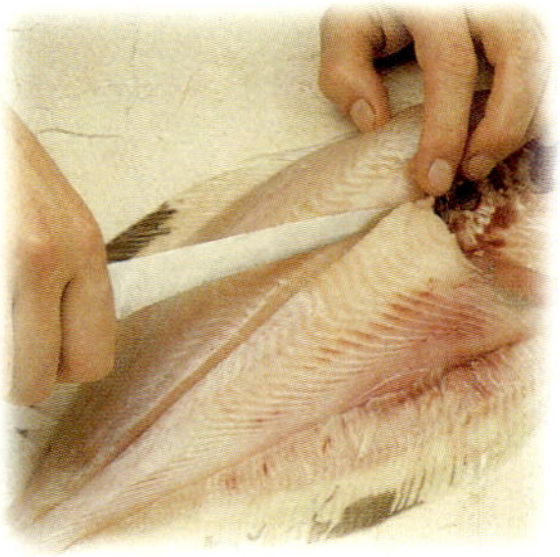

3 *Pratiquer une incision au centre du poisson afin de diviser les 2 filets.*

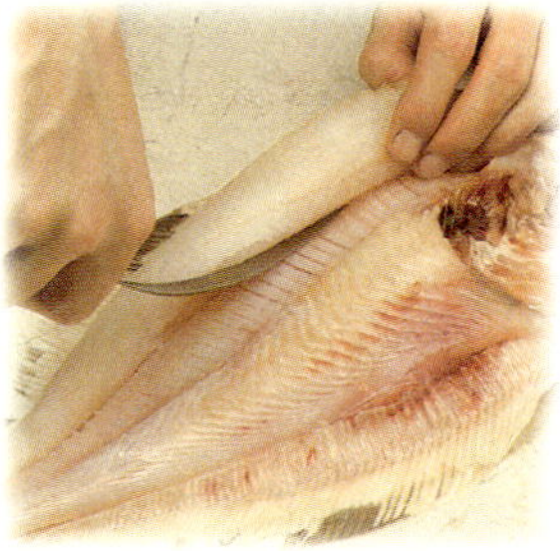

4 *Insérer la lame le long de l'arête dorsale et détacher le filet par petits coups.*

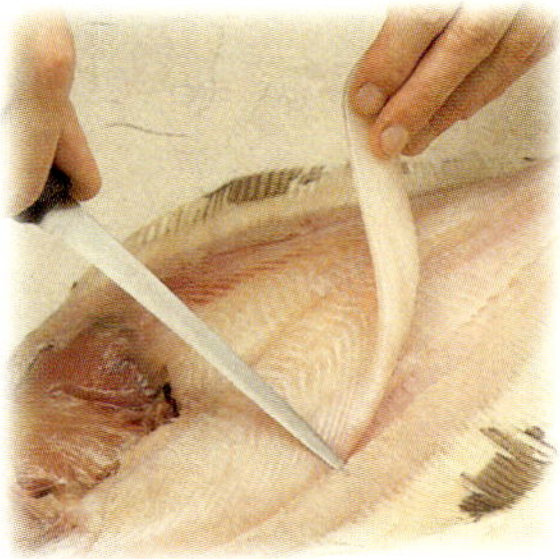

5 *Détacher le filet des arêtes latérales en l'incisant sur toute la longueur.*

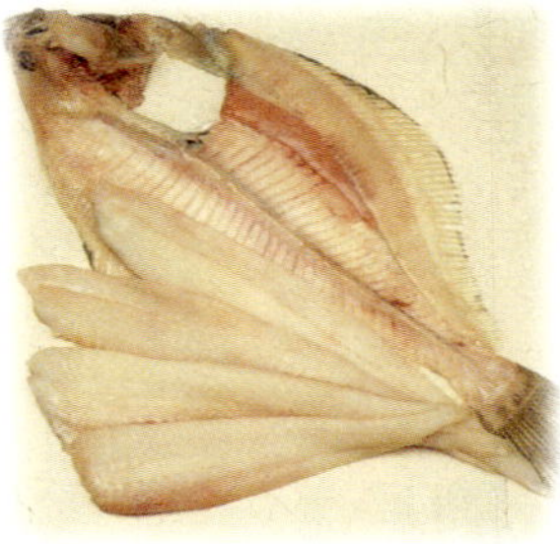

6 *Prélever de la même façon l'autre filet; retourner le poisson et répéter l'opération. On obtient ainsi 4 filets.*

POISSON CONGELÉ

La préparation du poisson congelé est réduite au minimum car le poisson est déjà écaillé, vidé, ébarbé, lavé, presque toujours dépouillé et souvent coupé en filets. Bref, il ne reste plus qu'à prévoir la cuisson et parfois la décongélation. Le poisson est plus savoureux lorsqu'il n'est pas complètement dégelé. Si le poisson est mince, le cuire congelé ou à peine décongelé (afin d'être en mesure de détacher les filets ou les morceaux) ; s'il est plus épais, le décongeler partiellement ou complètement, car sinon il cuira trop à l'extérieur, alors que l'intérieur sera cru. Décongeler le poisson complètement s'il l'on prévoit le griller ou le frire.

La meilleure façon de décongeler le poisson consiste à le mettre au réfrigérateur, dans son emballage original, de 18 à 24 h (500 g). Ne jamais décongeler le poisson à la température ambiante; si le temps presse, placer le poisson dans de l'eau froide (1 h ou 2 pour 500 g), jamais chaude (il cuirait).

Utilisation

Le poisson peut être consommé cru, à la manière des sushi et des sashimi japonais et du ceviche des Sud-Américains. Il est laissé nature ou mariné dans du jus de citron ou de lime. Ce genre de préparation ne convient pas à tous les poissons cependant, certains sont trop gras, d'autres trop pollués ou infestés de bactéries qui ne sont détruites que par la cuisson.

Le poisson s'apprête d'une multitude de façons : mariné, fumé, farci, cuit en sauce, en mousses, en quenelles, en pâtés, en terrines, en rillettes et en paupiettes.

La quantité de poisson à servir à chaque convive dépend de divers facteurs dont l'espèce, l'apprêt, et les mets qui composent le repas. On prévoit habituellement 500 g par personne si le poisson est entier, 250 g par personne s'il est paré (vidé et débarrassé de ses nageoires, de sa tête, de ses ouïes, de sa queue et de ses écailles), et près de 200 g s'il s'agit de filets ou de darnes.

Cuisson

Le poisson est généralement consommé cuit. Il peut être cuit entier (éviscéré), en morceaux, en darnes ou en filets. La cuisson doit être brève sinon le poisson devient sec et insipide. Il est difficile d'en fixer le temps avec précision car plusieurs facteurs sont à considérer, dont la forme du poisson, sa taille et sa teneur en matières grasses. Pour avoir une certaine idée, mesurer le poisson dans sa partie la plus épaisse et cuire de 5 à 7 min par centimètre d'épaisseur pour le poisson frais cuit au four à 220 °C (425 °F) ou partiellement décongelé cuit au four à 230 °C (450 °F) et de 10 à 12 min par centimètre d'épaisseur pour le poisson solidement congelé.

La chair est cuite lorsqu'elle devient opaque mais encore humide, d'une couleur uniforme (blanc laiteux si elle est blanche) et se défait facilement. Elle continuera à cuire si elle est mise en attente car elle est très sensible à la chaleur. Abréger le temps de cuisson si le poisson n'est pas servi immédiatement. Afin d'éviter que le poisson entier ne se recroqueville à la cuisson, effectuer de légères incisions sur la peau ou sur la fine pellicule nerveuse, visible si la peau est enlevée.

Tous les modes de cuisson conviennent aux poissons plats, mais il est préférable de les apprêter le plus simplement possible afin de ne pas masquer leur saveur délicate. Les cuire avec ou sans la peau selon le mode de cuisson; ainsi, les filets cuits à la poêle n'auront pas tendance à se défaire si la peau est présente.

Le poisson se cuit de multiples façons. Les principaux modes de cuisson sont la chaleur sèche, la chaleur humide et la friture.

CHALEUR SÈCHE

Au four

• Entailler le poisson entier à quelques endroits afin que la chaleur puisse bien le pénétrer et, si désiré, mettre dans sa cavité des assaisonnements tels des tranches d'oignons, de l'ail, du thym, du poivre, du gingembre ou d'autres herbes et épices.

• Déposer le poisson dans un plat, le parsemer de noisettes de beurre ou de margarine ou encore l'arroser légèrement d'huile; le recouvrir (au goût) de légumes coupés finement et de rondelles de citron (ou le déposer sur un lit de légumes), l'arroser de sauce, de vin blanc ou de crème.

• Régler le four à 230 °C (450 °F). Si le poisson est recouvert de sauce contenant du lait, des œufs ou du fromage, cuire à une température plus basse, à 180 °C (350 °F), pour éviter que les protéines ne se séparent ou ne durcissent. Cuire selon le temps de cuisson requis.

Au gril

Le poisson déposé sur un gril ou enfilé sur une broche est exposé directement à la chaleur.

• Enfariner les poissons maigres qui ont tendance à se dessécher.

• Taillader les poissons plus volumineux afin d'accélérer la cuisson.

• Badigeonner le poisson d'huile, de beurre ou de margarine fondus, ou encore de sauce et l'assaisonner avant et durant la cuisson.

• Déposer les poissons fragiles (dépouillés, tranchés, en filets) sur un gril très chaud et même légèrement huilé, ce qui les empêchera de coller. Cuire le côté sans peau des filets en premier pour éviter qu'il ne se recroqueville. Placer le poisson à 15 ou 20 cm de l'élément chauffant (7 ou 10 cm pour les gros poissons). Retourner le poisson épais à mi-cuisson mais non le poisson mince qui se briserait. Lorsque grillé au four, laisser la porte entrouverte.

CHALEUR HUMIDE

Pochage

Le poisson est poché lorsqu'il cuit doucement dans un liquide frémissant (court-bouillon, lait, eau salée, etc.). Ce mode de cuisson convient particulièrement bien aux filets fermes et aux petits poissons entiers.

• Le liquide doit contenir un élément acide (vinaigre, vin sec, bière ou jus de citron), ce qui favorise une réaction chimique qui réduit la forte odeur de poisson qui se dégage à la cuisson. Cela rehausse également la saveur et fait coaguler la chair qui reste ferme. Le liquide (court-bouillon) peut contenir du lait, du vinaigre ou du vin, des légumes et des assaisonnements (ail, sel, poivre, céleri, oignons, carottes, thym, fenouil, laurier, cari). Un court-bouillon au lait convient particulièrement bien aux poissons fumés, au turbot, à la raie et au poisson gratiné. Pour développer la saveur du court-bouillon, laisser mijoter d'abord celui-ci une vingtaine de minutes avant d'ajouter le poisson.

• Si on cuit un poisson salé, omettre le sel dans le liquide de cuisson. Si un poisson doit pocher longtemps, réduire le sel, sinon il deviendra trop salé.

• Pocher le poisson dans tout juste assez de liquide pour le recouvrir, puis utiliser ce bouillon pour préparer une sauce, car il est riche en éléments nutritifs et en substances aromatiques.

• Déposer le poisson dans le liquide froid et chauffer celui-ci jusqu'à ce qu'il frémisse ; la température s'élève ainsi graduellement et la chair cuit uniformément. Ne pas cuire le poisson à pleine ébullition car le bouillonnement émiette la chair et accélère la perte de saveur. De plus, l'extérieur cuit plus rapidement que l'intérieur.

• Le poisson dont la chair est à nu (filets, darnes) peut cuire dans un court-bouillon. La chaleur permet une coagulation rapide de la couche extérieure, ce qui emprisonne les sucs, préserve la saveur et empêche la chair de s'émietter.

• Diminuer de quelques minutes le temps de cuisson du poisson qui sera servi froid; laisser refroidir le poisson dans son liquide de cuisson. Il est plus aisé de retirer le poisson cuit du récipient de cuisson s'il a été préalablement placé sur une grille ou dans une mousseline.

À la vapeur

Le poisson est cuit par la vapeur se dégageant de l'ébullition d'un liquide qui recouvre le fond d'une casserole. Il ne doit pas être en contact avec ce liquide. La cuisson à la vapeur est une méthode très simple car elle évite d'avoir à farcir ou à envelopper le poisson, mais elle peut donner un poisson fade. Pour y remédier, déposer des assaisonnements sur ou à l'intérieur du poisson (fines herbes, épices, gingembre, échalotes, sauce tamari, algues). Comme pour le pochage, le liquide de cuisson devrait contenir un ingrédient acide.

• Déposer le poisson sur une grille, le mettre dans un panier ou le suspendre dans une mousseline afin qu'il ne soit pas en contact avec le liquide. Amener l'eau (5 cm) à ébullition, déposer le poisson puis couvrir et cuire selon le temps de cuisson requis.

Au bleu

La cuisson au bleu consiste à pocher dans un liquide vinaigré, salé et aromatisé des petits poissons (carpes, truites, perches, brochets) encore vivants ou morts depuis moins de deux heures. Il est important que les poissons soient encore recouverts de leur enduit visqueux, donc non écaillés (mais vidés). Ils deviennent bleu en cuisant sous l'effet d'une réaction chimique entre le vinaigre et le liquide visqueux qui les recouvre.

• Arroser le poisson des deux côtés avec environ 100 ml de vinaigre, puis le cuire dans un court-bouillon très vinaigré. On peut, si désiré, arroser le poisson dans la casserole qui servira à le cuire. Le vinaigre s'incorporera alors au court-bouillon vinaigré, ce qui donnera une saveur plus acide.

• Cuire de 8 à 10 min.

En papillote

Le principe de ce mode de cuisson est d'envelopper hermétiquement le poisson afin qu'il cuise sous l'action de la vapeur formée par son humidité naturelle et celle des légumes et de liquides ajoutés. Le poisson en papillote est généralement enveloppé dans une feuille d'aluminium.

• Déposer le poisson sur des légumes émincés et des assaisonnements ou parsemer les légumes et les assaisonnements sur le poisson.

• Ajouter un peu de liquide (vin, sauce soya, court-bouillon, sauce, crème ou eau).

• Déposer, au goût, des tranches de citron et quelques noisettes de beurre ou de margarine.

• Bien replier le papier d'aluminium afin que la papillote soit étanche et la déposer dans un plat à four.

• Cuire à 230 °C (450 °F) selon le temps de cuisson requis.

• Le service de la papillote s'effectue à la table.

Braisage

Le braisage est un mode de cuisson par lequel l'aliment cuit longuement à feu doux dans un récipient fermé contenant très peu de liquide. Il convient bien aux poissons à chair ferme.

• Déposer le poisson dans une casserole ou une poissonnière dont le fond aura été tapissé de divers légumes et fines herbes (s'il est volumineux, le taillader afin que la chaleur le pénètre bien). Ajouter un liquide (fumet, vin blanc ou court-bouillon) pour mouiller le poisson à mi-hauteur seulement afin d'éviter de cuire par ébullition. Couvrir et cuire à petit feu sur le dessus de la cuisinière ou au four.

• Servir le poisson tel quel ou épaissir la sauce. Par ce faire, retirer le poisson, filtrer le jus et le réduire légèrement sur le feu, ou y ajouter un mélange de beurre et de farine (1 c. à soupe de chacun), 1 ou 2 jaunes d'œufs, ou encore un peu de crème.

FRITURE

C'est la méthode la plus populaire, mais également celle qui présente le plus d'inconvénients du point de vue nutritionnel, car elle augmente la teneur en matières grasses du poisson.

Deux façons de procéder sont possibles : la grande friture ou la friture légère. Dans les deux cas, le poisson est tout d'abord enfariné, pané ou enrobé de pâte à frire. Cela permet la formation d'une couche qui protège le poisson de la chaleur vive, qui limite l'absorption du gras et qui empêche l'eau du poisson de s'échapper (lorsque l'eau s'écoule, la chaleur baisse et le poisson devient détrempé et graisseux).

Grande friture

La grande friture consiste à cuire le poisson par immersion dans un corps gras bouillant.

• Si on ne cuit qu'une petite quantité de poisson ou si le poisson est de petit format, utiliser seulement une très petite quantité d'huile.

• Préchauffer le corps gras à 190 °C.

• Faire tremper le poisson 5 min dans du lait salé ou le passer dans un œuf battu avec 15 ml d'eau (1 c. à soupe), ou encore le tremper dans du jus d'agrumes (l'y laisser 30 min, la saveur sera étonnante). Égoutter le poisson légèrement puis bien l'enrober de farine, de panure ou de pâte à frire agrémentées ou non d'assaisonnements ou de fromage.

Le beurre et la margarine ne conviennent pas à la grande friture car ils contiennent de l'eau et brûlent rapidement. Utiliser de la graisse ou de l'huile. Cette dernière doit avoir un point de fumée élevé (voir *Huile*). L'utilisation d'un thermomètre est très utile pour éviter de surchauffer le corps gras et pour savoir exactement quand y plonger le poisson. La température doit se situer entre 160 et 190 °C ; plus bas, la croûte ne peut se former et le poisson est spongieux et gras ; à une température plus élevée, le gras se dénature et le poisson risque de brûler. Pour de meilleurs résultats, ajouter peu de poisson à la fois afin d'éviter une baisse subite de la température du corps gras. Lorsque la cuisson est terminée, égoutter le poisson puis le déposer sur du papier absorbant avant de le servir.

Petite friture (à la poêle, à la meunière)

• Utiliser très peu de matière grasse. On peut se servir de beurre ou de margarine, surtout si ces derniers sont clarifiés (fondus et filtrés), car ils brûlent moins facilement, ayant été débarrassés de leurs impuretés (voir *Beurre*).

• Paner ou enfariner le poisson (il n'est plus essentiel de le tremper dans un liquide).

• La matière grasse doit être très chaude mais non fumante. Si le poisson colle, c'est que la poêle n'était pas assez chaude, ce qui a empêché la formation d'une couche protectrice.

• Cuire selon le temps de cuisson requis. Ne retourner le poisson qu'une seule fois, à mi-cuisson.

• Égoutter le poisson en fin de cuisson en le déposant sur un papier absorbant.

Au lieu d'être cuit à la poêle, le poisson peut être cuit au four. Cela permet d'utiliser encore moins de matières grasses, de ne pas avoir à le retourner à mi-cuisson et de le cuire plus rapidement et plus uniformément. Régler le four à 260 °C (500 °F).

CUISSON AU FOUR À MICRO-ONDES

La cuisson au four à micro-ondes convient bien au poisson car celui-ci, contrairement à la viande, est meilleur lorsqu'il est cuit rapidement à température élevée. Ce mode de cuisson rehausse sa saveur délicate, lui confère une texture humide et légère, et conserve bien ses qualités nutritives.

Les résultats seront plus satisfaisants si on ne cuit qu'une seule couche de poisson à la fois, en plaçant les morceaux plus gros ou plus épais vers l'extérieur. Si le poisson entier est trop grand pour le récipient, le courber ou couper la tête et la queue. À moins d'indications contraires dans la recette, cuire en recouvrant le récipient d'un film alimentaire, un coin relevé pour permettre à l'excès de vapeur de s'échapper.

• Déposer le poisson dans un plat à micro-ondes, le parsemer de noisettes de beurre ou l'arroser légèrement d'huile, le recouvrir au goût de légumes émincés, d'épices ou de fines herbes ou de rondelles de citron (ou le déposer sur un lit de légumes et d'assaisonnements), ou l'arroser de sauce, de vin blanc ou de crème.

• Entailler la peau des poissons volumineux à quelques endroits afin qu'elle ne fende pas à la cuisson.

• Taillader la peau des gros filets si elle est épaisse, afin de les empêcher de se déformer.

• Cuire à la puissance maximale en prévoyant de 8 à 10 min pour du poisson entier (750 g) ou de 4 à 5 min pour 500 g de filets ou de darnes (pour un four de 700 watts), en tournant le plat à mi-cuisson.

• Laisser reposer le poisson 2 à 3 min dans le four avant de servir.

Conservation

Les poissons de mer se conservent plus facilement que les poissons d'eau douce. Bien essuyer le poisson frais avec un linge humide, l'envelopper de papier ciré, le placer dans un contenant hermétique et le réfrigérer sans délai en le plaçant à l'endroit le plus froid du réfrigérateur ; il se gardera deux ou trois jours.

Au cours d'une excursion de pêche, déposer le poisson dans une glacière ou dans de la mousse à l'abri du soleil ou le recouvrir d'un linge imbibé d'eau vinaigrée et le mettre au frais. Éviscérer et consommer le poisson le plus rapidement possible.

Certains modes de conservation consistent à fumer et à saler le poisson. Le poisson est exposé à la fumée dégagée par la combustion lente de bois non résineux ou d'autres produits ligneux comme de la tourbe. Il devient partiellement déshydraté et acquiert un goût de fumée. Il peut être fumé à chaud ou à froid. Le poisson fumé à chaud est exposé à une chaleur n'excédant pas 120 °C. Les protéines coagulent et une cuisson ultérieure du poisson est superflue.

Le poisson fumé à froid n'est pas cuit, il est simplement mis dans un endroit enfumé, loin de la source de fumée, de sorte que celle-ci tiédit avant d'atteindre le poisson. Il est moins fin et moins savoureux que le poisson fumé à chaud.

Avant d'être fumé, le poisson est salé à sec ou par saumurage.

Le poisson salé à sec est tranché en filets puis entassé en couches où on alterne sel et poisson, de telle sorte que la saumure qui se forme puisse s'écouler librement. Le poisson en saumure est immergé dans de l'eau salée. Il existe diverses méthodes de salage, aussi la teneur en sel du poisson est variable. Le poisson fumé à chaud et le poisson salé à sec puis fumé à froid se consomment tels quels, alors que le poisson saumuré puis fumé à froid doit être cuit au préalable. Les poissons fumés et salés se conservent quelques jours au réfrigérateur ou 3 à 4 semaines au congélateur.

CONGÉLATION

Le poisson se congèle facilement. Bien l'envelopper et le maintenir à une température constante, égale ou inférieure à -18 °C. Le poisson maigre supporte une plus longue congélation (2 ou 3 mois) que le poisson gras (1 ou 2 mois), car il rancit moins rapidement.

Il est préférable de congeler du poisson uniquement si on l'a pêché soi-même. Ne pas acheter du poisson frais pour le congeler car la congélation maison n'est pas aussi efficace que la congélation industrielle, car elle s'effectue moins rapidement. Le poisson se congèle toujours vidé et le plus frais possible. Quatre méthodes sont possibles : en bloc de glace, avec glaçage, imbibé de citron ou dans un emballage imperméable.

CONGÉLATION EN BLOC DE GLACE

Laver le poisson à l'eau salée (15 ml de sel par litre) puis le mettre dans un récipient et le recouvrir d'eau fraîche, jusqu'à 2 cm du bord. Couvrir et congeler.

Pour les darnes ou les filets, enlever la peau, rincer le poisson à l'eau froide, puis mettre les tranches ou les filets dans un récipient en les séparant par une feuille de papier d'aluminium ou d'un film alimentaire. Les recouvrir d'eau et les congeler tel qu'indiqué précédemment.

CONGÉLATION AVEC COUCHES DE GLACE

Laver le poisson puis le congeler sans l'envelopper. Lorsqu'il est congelé, le plonger dans de l'eau glacée puis le remettre au congélateur. Répéter cette opération plusieurs fois jusqu'à ce que le poisson soit recouvert d'une couche de glace de 4 à 5 mm. Emballer ensuite le poisson hermétiquement.

POISSON IMBIBÉ DE CITRON

Déposer le poisson dans un bol dans lequel on aura versé du jus de citron, l'humecter, le retourner, répéter l'opération puis l'emballer et le congeler.

POISSON EMBALLÉ HERMÉTIQUEMENT

Laver le poisson puis l'envelopper soigneusement dans un film alimentaire puis dans un sac à congélation, en prenant soin de bien expulser l'air. Congeler le poisson rapidement à basse température (-18 °C ou moins).

Valeur nutritive

Les poissons sont regroupés en poissons maigres (moins de 5 % de matières grasses, de 75 à 125 calories par 100 g) : la plie, l'églefin et la morue ; en poissons semi-gras (entre 5 et 10 % de matières grasses, 125 à 150 calories par 100 g) : tel le flétan ; et en poissons gras (plus de 10 % de matières grasses, plus de 150 calories par 100 g) : le saumon, le hareng et le maquereau. Les poissons contiennent entre 15 et 20 % de protéines, protéines dites complètes (voir *Théorie de la complémentarité*). Ils sont riches en certains sels minéraux et en vitamines, notamment en phosphore, en iode, en fluor, en cuivre, en vitamine A et en magnésium, en fer, en zinc, en sélénium et en vitamines du groupe B. Les poissons gras sont une très bonne source de vitamine D (absente chez les animaux terrestres). Le calcium manque à l'appel, sauf si l'on consomme les arêtes des poissons en conserve, comme le saumon ou les sardines, puisqu'il se retrouve dans les os.

La chair du poisson est moins savoureuse durant la période de frai, car sa texture n'est plus tout à fait la même. Cette période varie selon les espèces, mais s'étend en général du mois de janvier au mois de juin dans l'hémisphère Nord.

Les poissons n'échappent pas à la pollution. Les cours d'eau étant de plus en plus contaminés, la chair de plusieurs poissons contient divers produits toxiques tel le DDT (dichloro-diphényl-trichloréthane). Les BPC (biphényles polychlorés) et le mercure sont à l'origine de maladies graves lorsque leur concentration est élevée et qu'on fait une grande consommation d'aliments contaminés. La contamination varie en fonction de l'âge du poisson et de son habitat. Plus un poisson est âgé, donc gros, plus il sera affecté par la salubrité de son habitat. Ainsi, chez un poisson âgé, la concentration de résidus risque d'être élevée si son habitat est contaminé. Généralement, les poissons prédateurs ou les poissons d'eau douce sont plus contaminés que les poissons de mer. Les poissons qui se nourrissent eux-mêmes de poissons ou ceux à chair grasse sont particulièrement touchés par la pollution. Ainsi l'achigan, le brochet, le doré, l'espadon, le flétan, le requin, le maskinongé et le thon sont souvent fortement contaminés. Il est préférable de limiter la consommation de poissons vivant en eaux polluées.

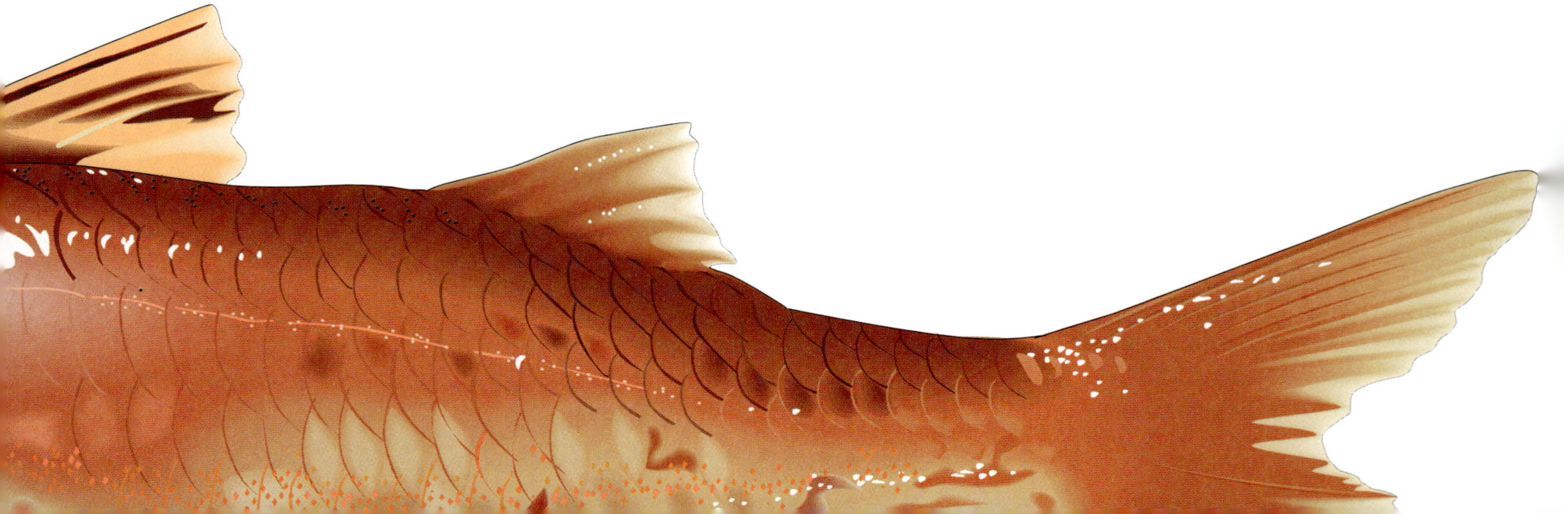

Kamaboko

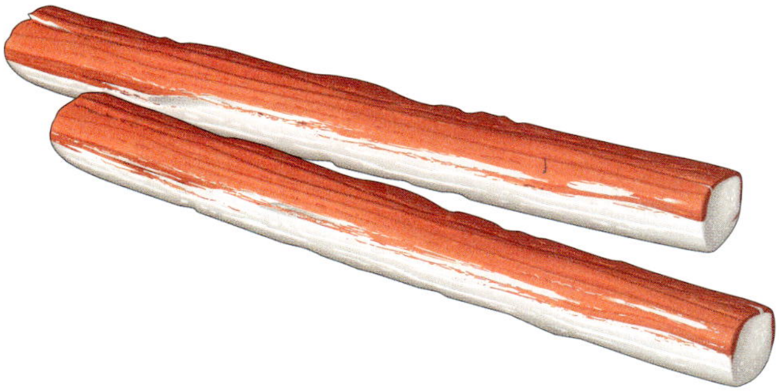

Mot japonais désignant des succédanés de fruits de mer faits à partir de surimi, une pâte de chair de poisson. Le procédé de fabrication du surimi est connu au Japon depuis près de 900 ans. La recherche d'une méthode de conservation du poisson est à l'origine de sa découverte. Les Japonais fabriquent plus de 2 000 produits avec le surimi, tels des imitations de fruits de mer (crabe, crevette, homard, pétoncle, etc.), de la saucisse de poisson, des boulettes, des pains et des nouilles de poisson.

On obtient le surimi en faisant subir au poisson plusieurs transformations qui détruisent des enzymes et éliminent le sang, le gras et certaines protéines responsables de leur détérioration. Le poisson (la plupart du temps du lieu noir, nommé goberge au Québec, mais aussi du requin et de la morue) passe dans divers réservoirs en acier inoxydable pour être dépouillé, émincé et lavé. Il est ensuite tamisé, puis la chair purifiée est placée dans un réservoir rempli d'eau salée. Elle subit un début de déshydratation, après quoi d'autres tamis séparent la chair blanche de la chair rosée (qui représente environ 5 % d'un poisson). La chair blanche est déshydratée en profondeur. On la plonge ensuite dans un réservoir contenant du sucre, du sorbitol et des phosphates, substances qui prolongeront la durée de congélation.

À la fin de ce processus, le surimi n'a aucune saveur et ne peut être consommé tel quel. Ce n'est qu'une concentration de protéines de poisson.

Achat

Il s'avère souvent difficile de différencier les similis fruits de mer des véritables fruits de mer. Quelques indices peuvent aider à les distinguer :

- la forme des similis fruits de mer est en général trop parfaite, tous les spécimens ayant la même dimension ;
- leur chair est formée de longs filaments réguliers ;
- à la surface de la chair très blanche, on peut noter une couleur rosée ou rouge, causée par l'ajout de colorant.

Préparation

Le kamaboko est préparé à partir du surimi. Pour obtenir le fruit de mer imité, le surimi est d'abord haché, puis divers ingrédients lui sont ajoutés pour donner au produit sa saveur et sa texture finales, dont de l'eau, de l'amidon, du blanc d'œuf, du glutamate monosodique et de la saveur naturelle ou artificielle. Le tout est mélangé. Cette pâte est ensuite partiellement cuite et passée dans divers appareils qui lui donnent sa forme définitive (bâtonnets, chair de crabe émiettée, crevettes, etc.). Elle subit ensuite une dernière cuisson, puis elle est pasteurisée et stérilisée. Il arrive qu'on ajoute au surimi une petite quantité de véritables fruits de mer. La saveur du produit final est parfois assez proche de la saveur du produit imité et on s'y méprend facilement. Le kamaboko est moins coûteux que le produit naturel et il le remplace souvent, notamment dans les restaurants.

Utilisation

Le kamaboko est consommé chaud ou froid. Parce qu'il est précuit, on peut l'utiliser tel quel, par exemple dans les salades, les sandwichs et les canapés. Il peut remplacer les véritables fruits de mer dans la plupart des recettes.

Valeur nutritive

	cuit à la vapeur
protéines	12 g
matières grasses	1 g
calories	52
	par 100 g

Le kamaboko est riche en protéines et pauvre en matières grasses et en calories, tout comme les véritables fruits de mer. De plus, il renferme peu de cholestérol si aucun crustacé n'a été incorporé à la pâte de surimi. Toutefois, il contient plusieurs additifs et jusqu'à 3 à 4 fois plus de sodium que les fruits de mer qu'il veut imiter. Il peut provoquer des réactions allergiques chez certaines personnes à cause de la présence fréquente de glutamate monosodique.

Conservation

Le kamaboko se conserve quelques jours au réfrigérateur. Il se congèle s'il ne l'a pas déjà été.

Anguille

Anguilla spp, Anguillidés

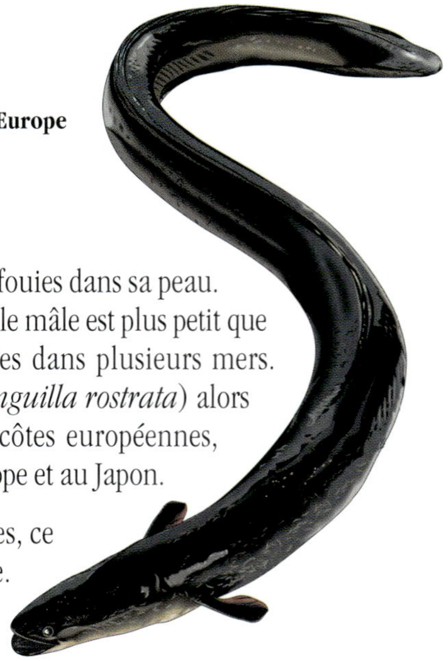

anguille d'Europe

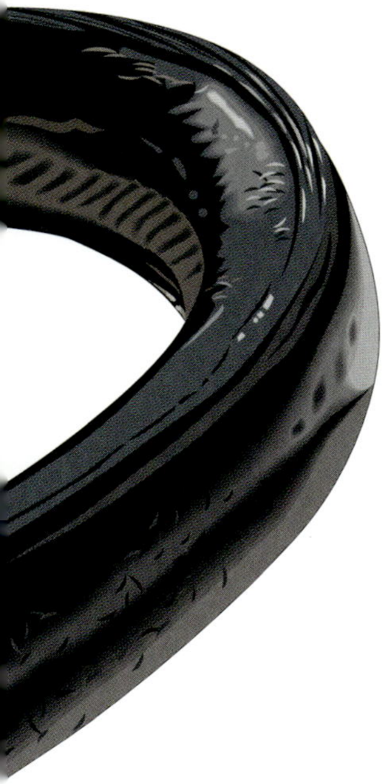

L'anguille a un corps cylindrique recouvert de petites écailles ovales enfouies dans sa peau. Ce poisson peut mesurer jusqu'à 150 cm de long et peser plus de 4 kg (le mâle est plus petit que la femelle). Il existe une quinzaine d'espèces d'anguilles réparties dans plusieurs mers. En Amérique du Nord, on ne retrouve que l'**anguille d'Amérique** (*Anguilla rostrata*) alors que l'**anguille d'Europe** (*Anguilla anguilla*) se rencontre près des côtes européennes, australiennes et néo-zélandaises. Elle est particulièrement appréciée en Europe et au Japon.

L'anguille a une petite tête, de fortes mâchoires et de petites dents pointues, ce qui la distingue de la lamproie avec laquelle elle est souvent confondue. Sa couleur varie selon l'âge et l'habitat. Ses nageoires dorsale, caudale et anale forment une unique nageoire continue qui recouvre toute la moitié du corps. L'anguille possède un cycle de vie passablement différent de celui des autres poissons. Elle naît en mer, passe sa vie en eau douce et retourne en mer pour s'y reproduire.

L'anguille va frayer dans la mer des Sargasses, au large des côtes des Bermudes, dans les eaux tropicales de l'Atlantique. La femelle peut pondre jusqu'à 10 millions d'œufs. Ceux-ci deviennent des larves qui sont transportées par des courants ascendants à l'endroit où vivaient les géniteurs. Ces derniers meurent après le frai. L'anguille prendra un an pour pénétrer les eaux douces du continent nord-américain et deux à trois ans pour rejoindre les eaux douces européennes. L'anguille femelle vit de 10 à 15 ans en eaux douces et l'anguille mâle, de 8 à 10 ans. Les anguilles naissent toutes femelles. Ce n'est qu'un peu plus tard qu'un certain nombre changeront de sexe pour devenir mâles. Vers l'âge de 3 ans, lorsqu'elle atteint les côtes européennes, l'anguille mesure de 6 à 9 cm et est transparente ; on la nomme alors « civelle » ou « pibale ». Petite et savoureuse, elle est très appréciée ; il en faut près de 2 000 pour obtenir 1 kg.

Valeur nutritive

	crue
protéines	18 g
matières grasses	12 g
calories	184
	par 100 g

L'anguille crue est riche en vitamines A et D et en matières grasses. La chair de l'anguille est fine, ferme et grasse ; ses arêtes se retirent aisément. On peut facilement dégraisser l'anguille, surtout lorsqu'elle est grosse, car une grande partie des matières grasses sont logées entre la chair et la peau.

Conservation

L'anguille fraîche est très périssable et se conserve 1 journée ou 2 au réfrigérateur.

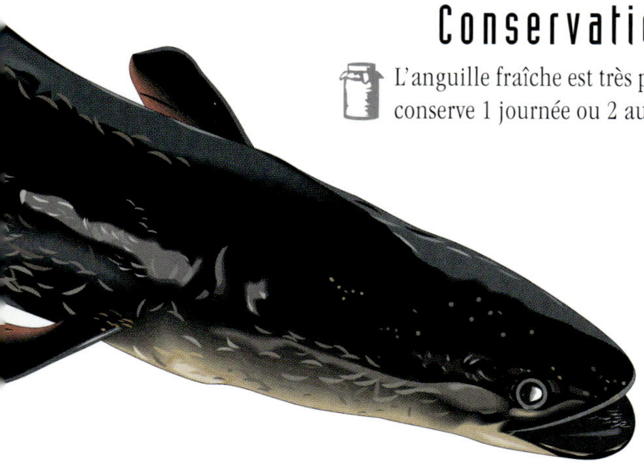

Achat

L'anguille est commercialisée en filets, en tranches ou en morceaux, fraîche, fumée, marinée ou mise en conserve. Dans certains pays, elle est fréquemment conservée vivante dans des cuves d'eau jusqu'à la vente, car sa chair s'altère rapidement et son sang est venimeux s'il est mis en contact avec une plaie.

Préparation

Dépouiller l'anguille de sa peau avant cuisson, car celle-ci est épaisse. Pour ce faire, couper l'anguille en tronçons que l'on fait pocher 1 ou 2 min dans de l'eau bouillante afin de ramollir la peau, ou les faire griller sans les laisser cuire (la peau se boursoufle et se détache alors facilement). De cette façon, on débarrasse l'anguille de son excédent de gras.

Utilisation

Éviter les apprêts qui augmentent la teneur en matières grasses. Si on désire la frire, la pocher d'abord de 8 à 12 min dans de l'eau salée additionnée de 5 à 10 ml de jus de citron.

Cuisson

L'anguille est souvent grillée, cuite au four, pochée, sautée ou cuisinée en ragoûts ou en soupes (matelote, bouillabaisse). Elle est excellente fumée.

La chair de l'anguille étant ferme, la chaleur prend un certain temps à la pénétrer. C'est une autre raison pour éviter de frire l'anguille, car elle a tendance à brûler avant d'être cuite, surtout si elle pèse plus de 500 g.

Achigan

Micropterus spp, Centrarchidés

Poisson difficile à capturer qui vit dans les rivières et les lacs d'Amérique du Nord. *Achigan* est un mot algonquin signifiant « celui qui se débat », qui fait référence à la combativité du poisson. L'achigan atteint une longueur maximale de 65 cm. Ce poisson bossu a des nageoires dorsales épineuses, des écailles rugueuses et une tête effilée qui occupe le tiers de son corps. Les caractéristiques particulières des différentes espèces varient selon leur habitat.

L'**achigan à petite bouche** (*Micropterus dolomieni*) mesure généralement de 20 à 38 cm et son poids ne dépasse habituellement pas 1,5 kg. Sa bouche est garnie de nombreuses petites dents et sa mâchoire inférieure est proéminente. Son dos peut être vert, brun ou brun doré, ses flancs dorés ou bronzés avec des rayures sombres.

L'**achigan à grande bouche** (*Micropterus salmoides*) a un corps un peu plus robuste que celui de l'achigan à petite bouche. Sa bouche se prolonge jusqu'au milieu de l'œil, ce qui la distingue de celle de l'achigan à petite bouche dont la mâchoire arrive à peine à l'avant de l'œil. Son dos est vert foncé et ses flancs verdâtres ont des reflets argentés ; une bande latérale noire orne ses flancs, surtout chez les jeunes spécimens. Cet achigan préfère des eaux plus chaudes, et s'accommode plus volontiers des cours d'eau paresseux et des lacs vaseux que l'achigan à petite bouche, qui préfère les endroits rocailleux des lacs et rivières et une eau plus fraîche. Il peut atteindre une taille et un poids à peine supérieurs à ceux de l'achigan à petite bouche. On le nomme « black-bass » ou « perche truitée » en France.

Préparation

Les écailles de l'achigan sont tenaces. Avant de l'écailler, afin de faciliter l'opération, on peut le plonger quelques instants dans de l'eau bouillante citronnée. On peut aussi enlever la peau.

Utilisation

L'achigan de taille moyenne peut s'apprêter comme la truite tandis que le gros achigan peut se préparer comme la carpe ou l'alose, entier ou le plus souvent en filets. Ce poisson vit souvent dans de l'eau polluée. Sa contamination varie en fonction de son âge et de son habitat. Plus le poisson est âgé, donc de grande taille, plus sa contamination est élevée. Il est préférable de limiter sa consommation d'achigan, à moins de connaître la salubrité de son habitat.

Achat

Ce poisson de pêche sportive est rarement commercialisé.

Cuisson

Ce poisson s'accommode de tous les genres de cuisson.

Valeur nutritive

	cru
protéines	19 g
matières grasses	4 g
calories	114
	par 100 g

L'achigan a une chair maigre, blanche, floconneuse et très savoureuse.

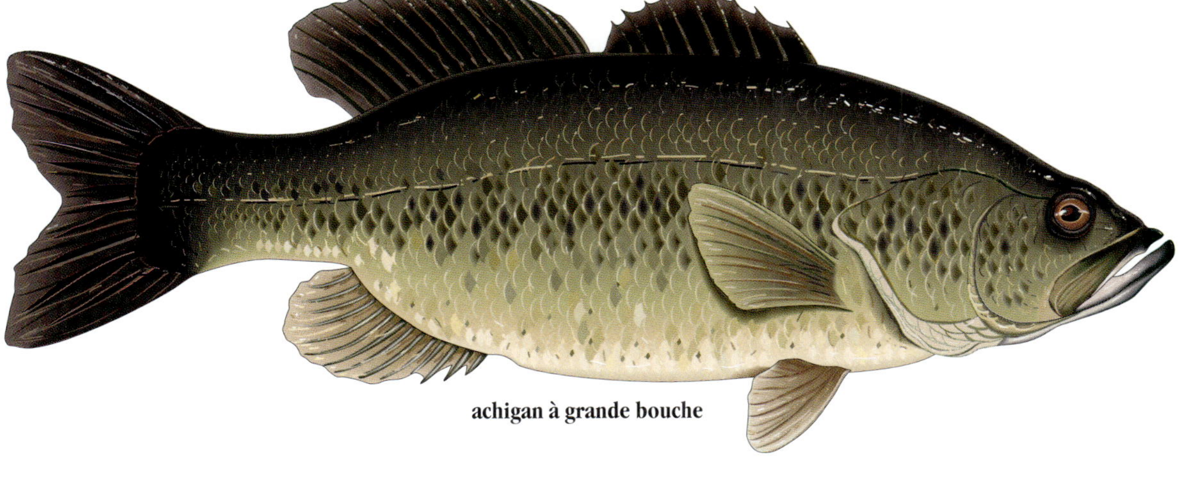

achigan à grande bouche

Brochet

Esox spp, Ésocidés

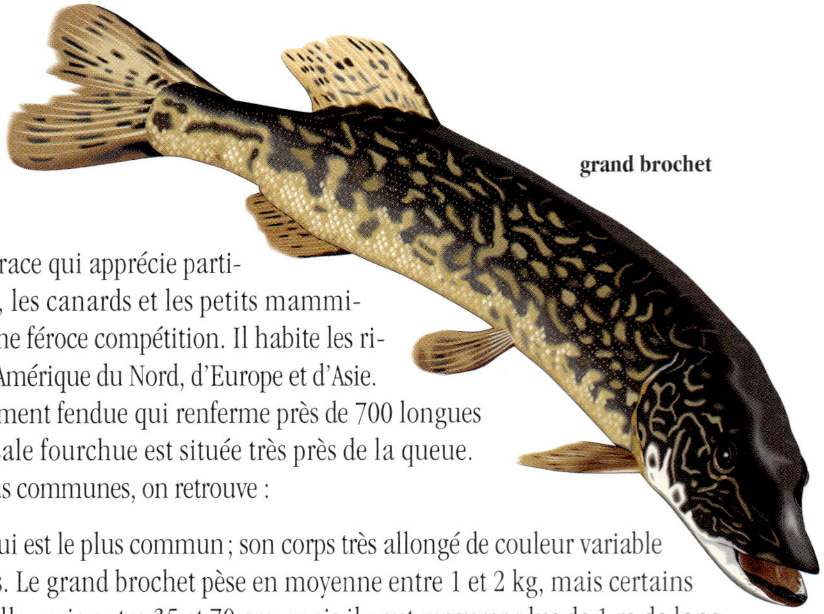

grand brochet

Le brochet est un mangeur vorace qui apprécie particulièrement les grenouilles, les canards et les petits mammifères. Il offre aux pêcheurs une féroce compétition. Il habite les rivières, les lacs et les étangs d'Amérique du Nord, d'Europe et d'Asie. Le brochet a une bouche très largement fendue qui renferme près de 700 longues dents pointues. Une nageoire dorsale fourchue est située très près de la queue. Parmi les espèces de brochets les plus communes, on retrouve :

Le **grand brochet** (*Esox lucius*) qui est le plus commun ; son corps très allongé de couleur variable est orné de mouchetures jaunâtres. Le grand brochet pèse en moyenne entre 1 et 2 kg, mais certains spécimens atteignent 18 kg ; sa taille varie entre 35 et 70 cm, mais il peut mesurer plus de 1 m de long.

Le **brochet vermiculé** (*Esox americanus vermiculatus*) est souvent trop petit (15 à 20 cm) pour être agréable à consommer. Son corps est plus court et sa tête plus longue que chez les autres brochets ; il a une bande brun rouille sur le dos. Son nom lui fut donné parce qu'une multitude de stries sinueuses ondulées et étroites (vermiculées) sont placées entre les larges barres verticales qui ornent son dos.

Le **brochet maillé** (*Esox niger*) est plutôt petit (40 à 50 cm). Ses flancs colorés de vert ou de brun et marqués de surfaces vert jaune, sont ornés de motifs qui ressemblent aux mailles d'une chaîne. Sa chair est très tendre.

Le **maskinongé** (*Esox masquinongy*) porte un nom d'origine amérindienne. C'est le plus grand de toute la famille : il peut mesurer plus de 2 m et peser autour de 45 kg (ce qui est plutôt rare de nos jours cependant, les poissons capturés mesurant surtout de 70 cm à 120 cm et pesant entre 2 et 16 kg). Le maskinongé est toujours parsemé de rayures plus foncées que la couleur de fond, qui varie selon les habitats.

Achat

Ce poisson est habituellement vendu frais ou congelé, en filets ou entier.

Cuisson

Le brochet supporte tous les modes de cuisson.

Valeur nutritive

protéines	19 g
matières grasses	0,7 g
calories	88
	par 100 g

La chair blanche des brochets est maigre, ferme et floconneuse. Elle renferme de nombreuses petites arêtes. Durant la période du frai, les œufs et les laitances sont légèrement toxiques.

Préparation

Parfois, la chair des brochets est sèche ou a un goût de vase. Pour faire disparaître ce goût, mettre le poisson à tremper 1 à 2 heures dans de l'eau fraîche ou vinaigrée (20 à 30 ml de vinaigre pour 250 ml d'eau). Le brochet peut être cuit sans être écaillé, entier, en filets ou en darnes (retirer la peau avant de le servir).

Il est préférable de ne pas trop le laver avant la cuisson, car son enduit visqueux le rend plus tendre.

Utilisation

Les petits brochets sont meilleurs que les gros, qui ont tendance à être plus fermes. Parce que les brochets contiennent une grande quantité de fines arêtes, ils sont souvent cuisinés en pâtés, en quenelles ou en pains de poisson.

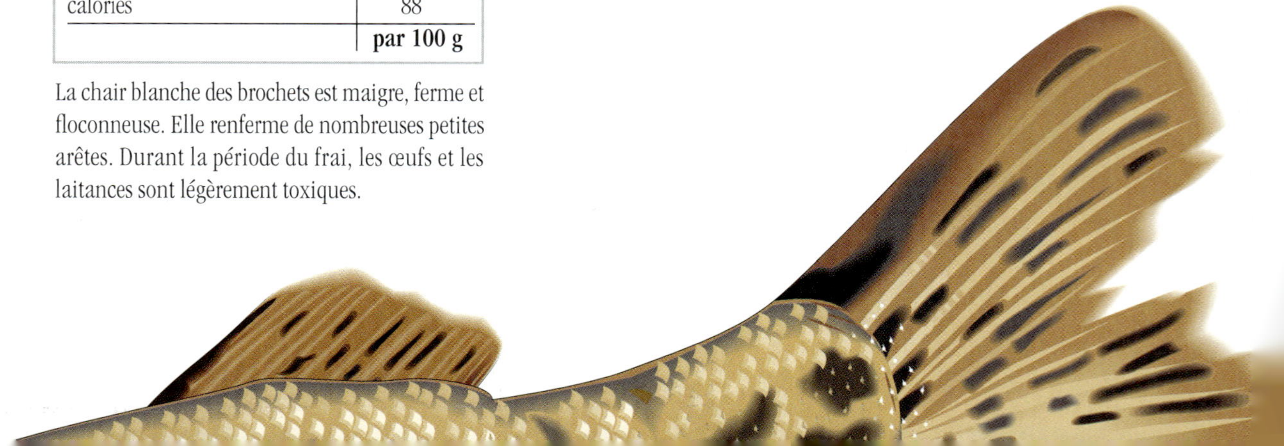

Carpe

Cyprinus carpio, Cyprinidés

La carpe affectionne les eaux chaudes peu profondes ; elle habite les rivières, les lacs, les étangs et les canaux d'Europe, d'Amérique du Nord, d'Afrique et d'Asie. Elle serait d'ailleurs originaire d'Asie, probablement de Chine. On en fait l'élevage depuis des milliers d'années. Les Chinois auraient été les premiers à l'élever en captivité il y a 3 000 ans. Au Moyen Âge, une région d'Europe centrale, la Bohême, devint célèbre pour la qualité de ses carpes de pisciculture. Les habitants de cette contrée accordent toujours une place de choix à ce poisson, particulièrement lors des festivités de Pâques et de Noël.

La carpe a un corps robuste comprimé latéralement, recouvert de grandes écailles épaisses (certaines espèces hybrides ont peu ou pas d'écailles). Sa tête triangulaire est munie de deux paires de barbillons situés autour de la bouche, qui est démunie de dents. Sa mâchoire supérieure est légèrement proéminente. Une dure épine orne le devant de ses nageoires anale et dorsale. La carpe peut mesurer de 35 à 45 cm de long et pèse souvent plus de 7 kg ; certains spécimens peuvent peser jusqu'à 25 kg et atteindre 75 cm. La carpe commune est de couleur vert brunâtre, vert olive ou vert bleuté, avec des flancs jaune doré et un ventre plus pâle. Sa chair blanche est ferme.

Préparation

La saveur de la carpe est variable ; les espèces sauvages ont souvent un goût de vase. Pour le faire disparaître, mettre la carpe écaillée et vidée à tremper (prendre soin de retirer la vésicule biliaire sous la tête) de 1 à 2 heures dans de l'eau légèrement vinaigrée, en renouvelant l'eau à l'occasion.

La carpe s'écaille difficilement, la mettre quelques secondes dans de l'eau bouillante facilite la tâche.

Utilisation

La carpe se cuisine entière, en filets ou en tronçons. Les œufs, les joues, la langue et les lèvres sont très recherchés.

Cuisson

La carpe supporte bien tous les modes de cuisson. Elle est souvent cuite à l'étuvée, rôtie, pochée, grillée ou frite.

Achat

La carpe est parfois commercialisée fumée.

Valeur nutritive

protéines	18 g
matières grasses	4,6 g
calories	127
	par 100 g

La carpe constitue une excellente source de niacine, de phosphore et de vitamine B_{12}. Elle est mi-grasse.

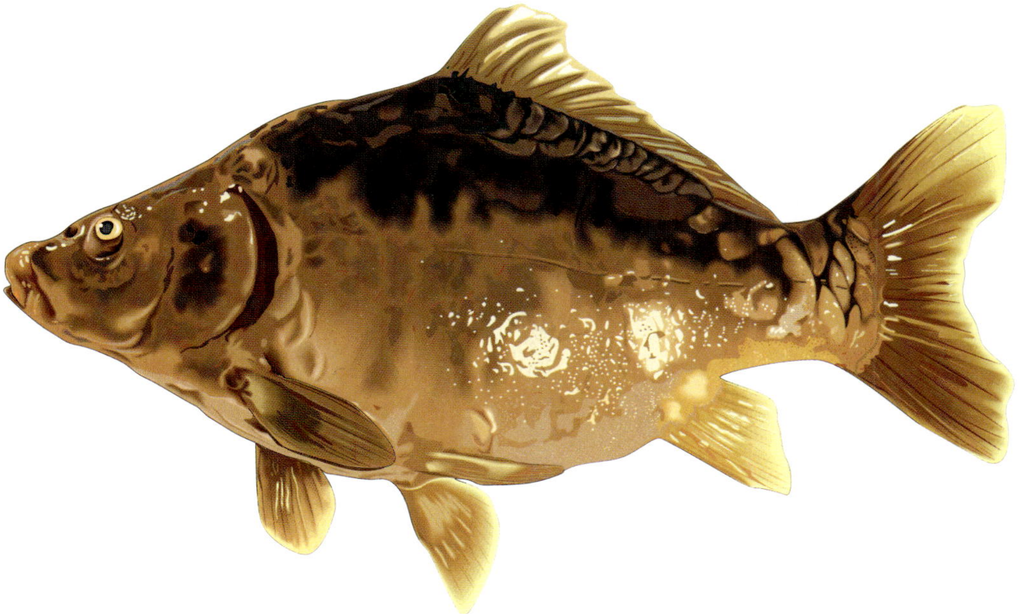

Doré

Stizostedion spp, Percidés

Le doré ou sandre (en Europe) habite les eaux fraîches des lacs et des grandes rivières. Son long corps est à peine aplati ; sa bouche est large, sa mâchoire robuste et sa dentition fournie. Le doré se distingue du brochet, avec lequel il est souvent confondu, par ses deux nageoires dorsales (le brochet n'en a qu'une).

On retrouve le sandre en Scandinavie, en Europe et en Angleterre ; le doré noir et le doré jaune sont les espèces les plus courantes au Canada.

Le **sandre** (*Stizostedion lucioperca*) a un corps allongé, une denture forte et une coloration plutôt grise ; il mesure habituellement entre 60 et 100 cm et peut peser 10 kg. L'élevage du sandre est important en Europe où on le nomme aussi perche-brochet.

Le **doré noir** ou **sandre du Canada** (*Stizostedion canadense*) a un corps cylindrique plutôt robuste. Son museau est long et pointu, caractéristique des dorés. Ses joues sont couvertes d'écailles rugueuses. Le doré noir mesure généralement de 25 à 40 cm de long et pèse en moyenne 0,5 kg. Son dos est coloré de brun ou de gris et ses flancs sont jaunes, marbrés de brun foncé. Certains jugent sa chair supérieure à celle du doré jaune.

Le **doré jaune** ou **sandre d'Amérique** (*Stizostedion vitreum*) a la tête plus haute et le corps moins mince que le doré noir. Ses yeux sont plus grands et plus foncés. Contrairement au doré noir, ses joues sont lisses. C'est le plus grand de la famille des perches. Il mesure généralement de 33 à 50 cm de long et pèse de 1 à 2 kg. Sa peau brun olivâtre à jaune présente des petites taches jaunes ou or et des lignes obliques foncées plus ou moins floues.

Achat

Le doré est commercialisé entier, paré ou en filets, frais ou congelés.

Valeur nutritive

	doré noir cru
protéines	17 g
matières grasses	1 g
calories	83
	par 100 g

La chair blanche et maigre est ferme, délicate et savoureuse.

Utilisation

Le doré s'apprête comme la perche ou le brochet ou tout autre poisson à chair ferme, entier ou en filets.

Cuisson

Le doré est un poisson savoureux qui supporte tous les modes de cuisson.

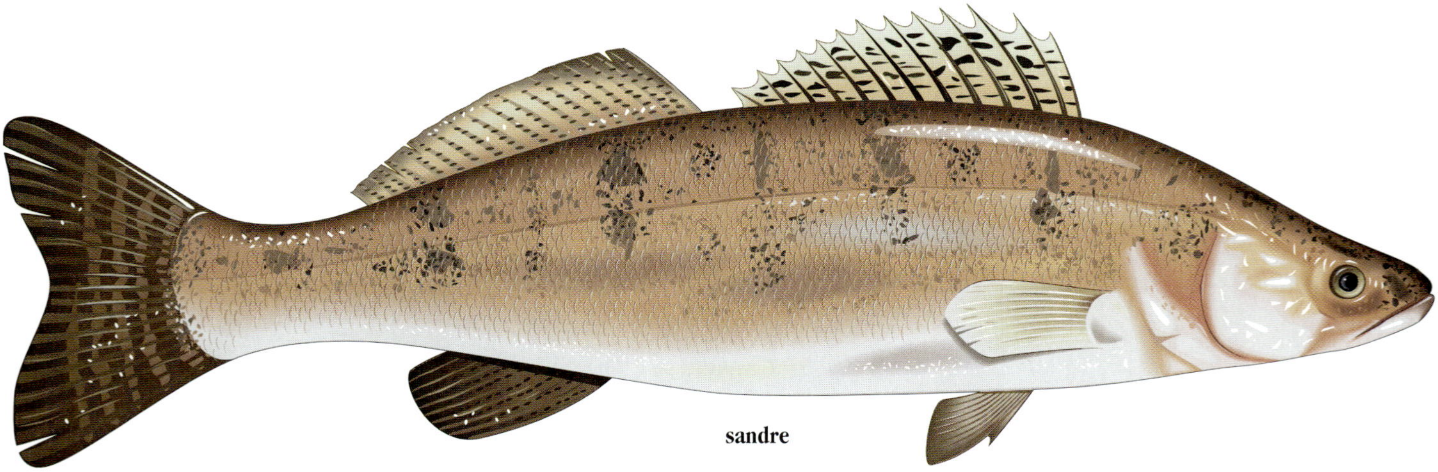

sandre

Perche

Perca spp, Percidés

La perche est un des rares poissons à vivre dans l'eau douce ou l'eau saumâtre. On la trouve presque partout dans le monde et plusieurs pays en font l'élevage, dont les États-Unis. Elle fait partie d'une famille comportant 9 genres et environ 120 espèces, comprenant le doré et la perche canadienne ou perchaude.

La perche a un corps allongé légèrement comprimé latéralement. Sa tête effilée occupe un bon tiers du corps. Sa grande bouche est garnie de nombreuses dents minces. La perche a deux nageoires dorsales contiguës d'un brun-vert, alors que ses autres nageoires sont rouges ou orangées. Sa première nageoire dorsale est composée d'épines élancées, sa seconde dorsale en a une, et sa nageoire anale, deux. Elle mesure de 25 à 50 cm de long et peut peser jusqu'à 3,5 kg ; son poids moyen se situe habituellement autour de 500 g cependant. Sa peau couverte de petites écailles rugueuses est habituellement olivâtre au dos, jaunâtre aux flancs et blanche au ventre. Ses flancs sont ornés de 6 à 8 bandes verticales foncées.

Préparation

Il est préférable d'écailler la perche dès sa sortie de l'eau sinon la tâche se complique et il faut souvent enlever la peau. On peut cependant la pocher ou la plonger quelques instants dans de l'eau bouillante avant de l'écailler. Prendre garde aux épines des nageoires.

Utilisation

La perche renferme beaucoup d'arêtes. Sa chair blanche, maigre et ferme a un goût délicat. Éviter de masquer la finesse de sa chair. Les recettes de carpe ou de truite lui conviennent bien.

Cuisson

La perche se cuit entière on en filets. Elle est souvent pochée, cuite à l'étuvée ou cuite à la meunière.

Achat

La perche est rarement commercialisée.

Valeur nutritive

	crue
protéines	19 g
matières grasses	0,9 g
calories	91
	par 100 g

La perche est riche en niacine, en vitamine B_{12}, en phosphore et en potassium.

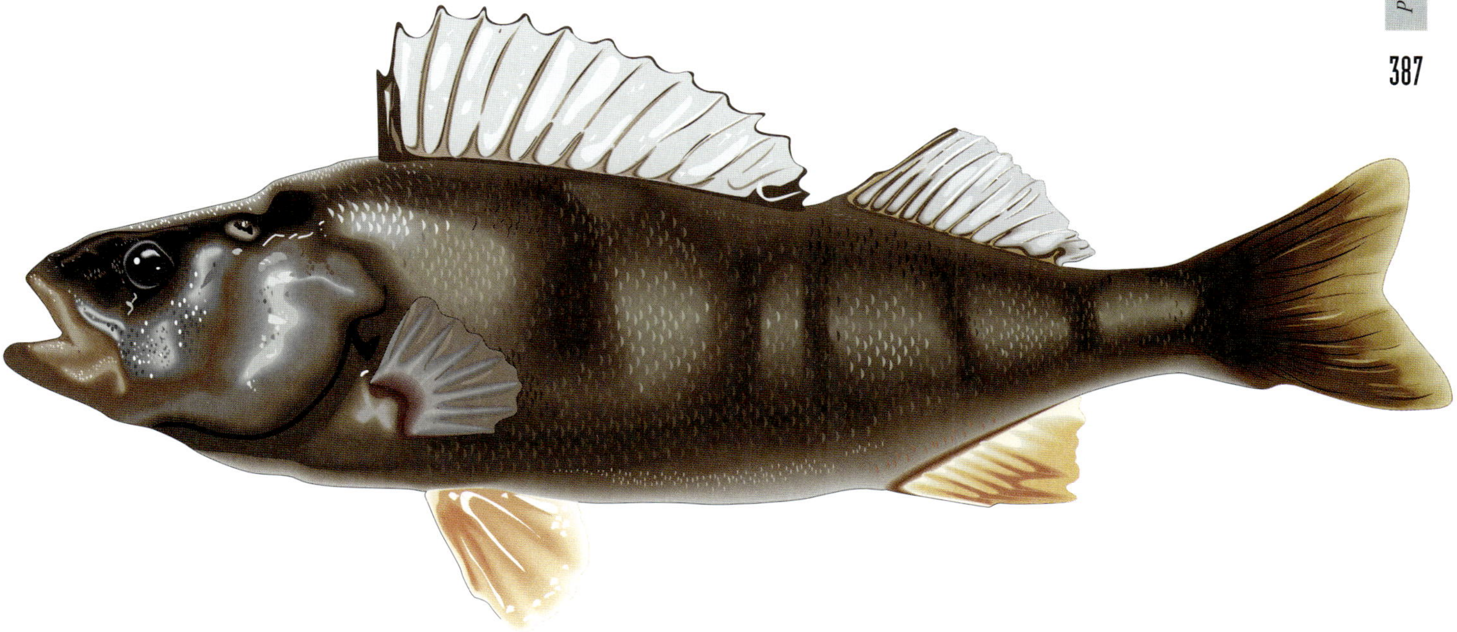

Truite

Salmo spp, Salmonidés

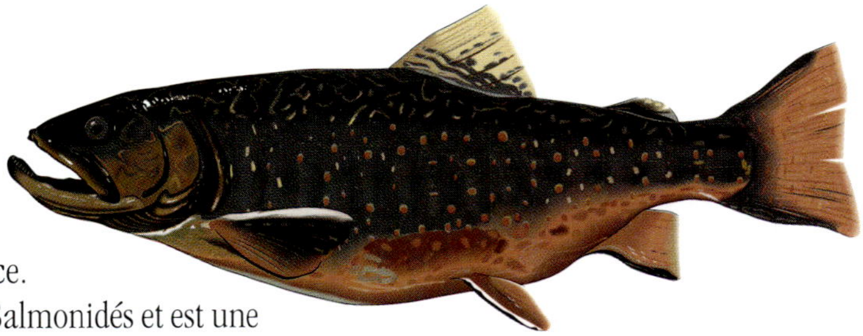

La truite vit dans les lacs et les rivières aux eaux froides ou dans la mer ; dans ce cas, elle retourne frayer en eau douce. Elle appartient à la grande famille des Salmonidés et est une proche parente des ombles et des ombres. Tous ces poissons ont en commun un corps plutôt allongé et légèrement comprimé latéralement, des dents pointues et une chair très fine et très recherchée. Ils sont très prisés des amateurs de pêche sportive. La truite fut le premier poisson à être reproduit en captivité. La truite arc-en-ciel est très populaire chez les truiticulteurs.

Parmi les espèces de truites, d'ombles et d'ombres les plus courantes, on retrouve la truite brune, la truite arc-en-ciel, le touladi, l'omble de fontaine, l'omble chevalier et l'ombre.

La **truite brune** ou **truite d'Europe** (*Salmo trutta*) est originaire d'Europe et a été introduite en Amérique du Nord dès 1883. L'espèce qui vit en eau douce mesure en moyenne 40 cm, alors que l'espèce migratrice mesure jusqu'à 140 cm. La truite brune pèse entre 1 et 6 kg, parfois plus. Elle a une grande bouche munie de plusieurs dents bien développées. Son dos est brunâtre, ses flancs argentés et son ventre blanchâtre ou crème. Ses nageoires dorsales, son dos, sa tête et ses flancs sont parsemés de grandes taches noires souvent entourées d'un anneau plus pâle. Ses flancs portent également des taches rouille de forme irrégulière. Sa queue carrée est presque démunie de taches. Sa chair rosée est délicieuse.

La **truite arc-en-ciel** (*Salmo gairdneri*) est originaire de la côte ouest du continent nord-américain. Elle fut introduite en Europe à la fin du XIXe siècle. Elle ressemble à la truite brune et a un poids similaire. Son dos est bleu métallique et ses flancs sont ornés d'une bande horizontale de couleur allant du rose foncé au rouge vif ou même au pourpre, ce qui lui a valu le nom d'« arc-en-ciel ». Son dos, ses nageoires dorsales et adipeuses et sa queue sont tachés de noir. La truite arc-en-ciel préfère les eaux froides et claires mais peut tolérer les eaux chaudes. C'est l'espèce la plus répandue en Amérique du Nord et celle dont l'élevage est le plus fréquent à travers le monde.

Le **touladi** ou **omble d'Amérique** (*Salvelinus namaycush*) se distingue des autres par son corps plus allongé, habituellement moucheté de taches pâles parfois jaunâtres et par sa queue fourchue. Sa couleur est variable (de gris ou vert pâle à brun, vert foncé, presque noir). C'est un des plus gros poissons d'eau douce, qui mesure en moyenne entre 38 et 50 cm et dont le poids est généralement de 2 à 3 kg, mais qui peut atteindre 35 kg. Il possède de fortes dents.

L'**omble de fontaine** ou **saumon de fontaine** (*Salvelinus fontinalis*) est plus petit, pesant généralement de 250 g à 1,5 kg et mesurant en moyenne de 25 à 31 cm. La coloration de son corps est souvent olive foncé ou noire, marbrée de lignes foncées. Ses flancs argentés sont parsemés de petites taches rouges encerclées d'un halo bleuâtre. Une variété d'omble de fontaine vit principalement en mer.

L'**omble chevalier** (*Salvelinus alpinus*) se distingue par la beauté de ses coloris, souvent bleu foncé ou bleu vert sur le dos, bleu argenté sur les flancs et blanc sur le ventre. Ses flancs sont parsemés de grandes taches rouges, roses ou crème. Sa taille varie selon l'habitat (entre 1 et 5 kg, parfois plus).

L'**ombre** (*Thymallus thymallus*) est une espèce que l'on retrouve en Europe et qui a une odeur de thym lorsqu'il est frais pêché, d'où son nom latin *thymallus*. Son corps allongé et légèrement comprimé se termine par une queue fourchue ; ses nageoires dorsales sont très longues. Sa tête et sa bouche sont petites. Sa peau est recouverte d'écailles plus grandes que celles de la truite. Son dos légèrement arrondi est bleu foncé, bleu gris ou pourpre. Tout son corps est parsemé d'une quantité variable de taches en forme de V ou de losange. C'est un très beau poisson pouvant mesurer de 40 à 50 cm de long.

Achat

Les truites sont commercialisées fraîches ou congelées, entières, parées, en filets et quelquefois en darnes. On les retrouve également fumées. Une très petite quantité est mise en conserve.

Truites en papillotes

4 PORTIONS

4 truites d'environ 250 g (½ lb) chacune
2 échalotes
1 citron
2 c. à soupe de persil
1 c. à soupe d'estragon frais
1 c. à soupe d'aneth frais
sel et poivre
huile d'olive

1. Préchauffer le four à 200 °C (400 °F).
2. Émincer les échalotes. Ciseler l'estragon, l'aneth et le persil. Peler le citron et le couper en rondelles.
3. Éponger les truites vidées et prêtes à cuire. Saler et poivrer l'intérieur. Remplir la cavité avec les échalotes et les fines herbes.
4. Découper 4 morceaux de papier d'aluminium en rectangle. En badigeonner une face d'huile d'olive. Y déposer les truites. Les recouvrir de rondelles de citron. Fermer hermétiquement les papillotes. Les ranger dans un plat à four. Faire cuire 15 min.

Préparation

On peut laisser les écailles qui recouvrent la peau. Il est très facile de lever les filets.

Utilisation

Apprêter la truite le plus simplement possible afin de ne pas en masquer la finesse. La truite est délicieuse fumée. Toutes les recettes de saumon lui conviennent.

Valeur nutritive

protéines	21 g
matières grasses	7 g
calories	148
	par 100 g

La chair des diverses espèces de truites est très fine et très parfumée. Sa saveur particulièrement délicate varie légèrement selon les espèces. Sa coloration diffère également, étant blanche, ivoire, rose ou rougeâtre. La chair des diverses espèces de truites est mi-grasse.

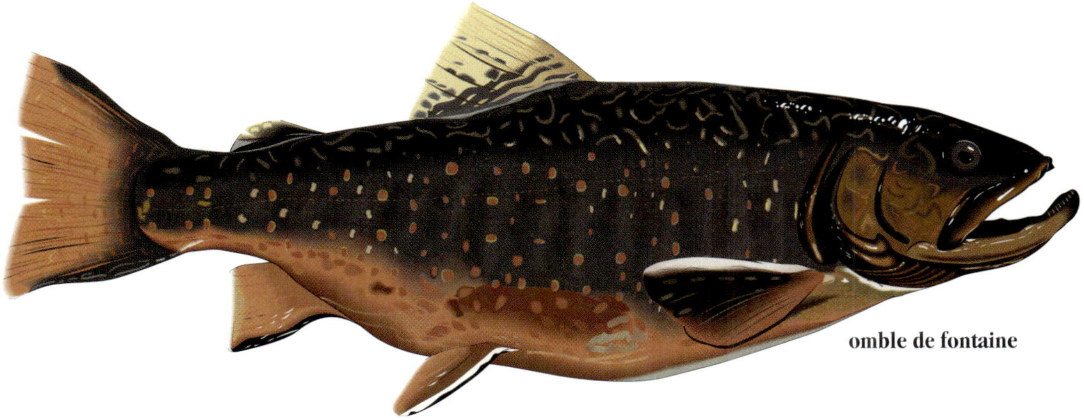

omble de fontaine

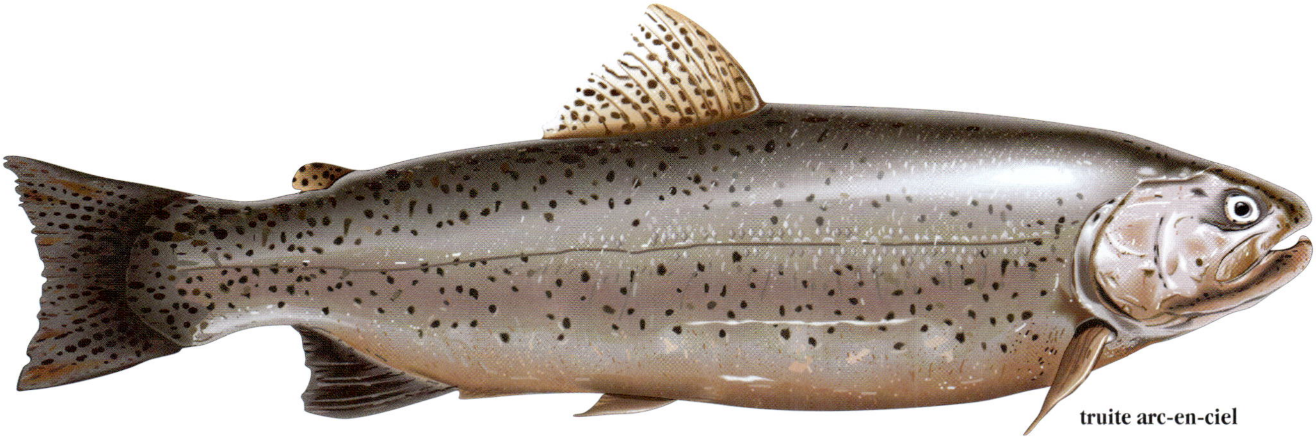

truite arc-en-ciel

Tassergal

Pomatomus saltatrix, Pomatomidés

Le tassergal est un poisson vorace et combatif qui se déplace en immenses bancs dans le sillage d'autres bancs de poissons, notamment de maquereaux et de harengs, dont il se nourrit. Il habite principalement l'Atlantique, de l'Amérique du Nord jusqu'en Amérique du Sud et le Pacifique. C'est un proche parent de la palomine et sa chair est très appréciée, particulièrement des Nords-Américains et des Australiens.

Le tassergal a un corps allongé et une queue fourchue. Il est couvert de petites écailles. Il a une grosse tête et une grande bouche ; son dos est bleu et son ventre argenté. Il atteint une longueur maximale de 1,1 m et peut peser 23 kg, mais il mesure généralement de 40 à 60 cm de long et pèse de 4,5 à 6,8 kg. Sa chair maigre est savoureuse.

Préparation

Saigner le tassergal dès sa capture afin que sa chair conserve toute sa saveur et demeure ferme. Les poissons mesurant de 10 à 15 cm de long n'ont pas besoin d'être écaillés.

Valeur nutritive

	cru
protéines	20 g
matières grasses	4 g
calories	124
	par 100 g

Utilisation

Le tassergal est souvent grillé, braisé ou poché. Il s'apprête comme le maquereau, qu'il peut remplacer. Ne pas le frire, sauf s'il est petit, afin d'éviter que la chair n'absorbe un surplus de gras.

Conservation

Réfrigérer et consommer le tassergal sans délai, car sa chair se détériore rapidement. Le tassergal se congèle, mais sa durée de conservation n'est que de 3 mois.

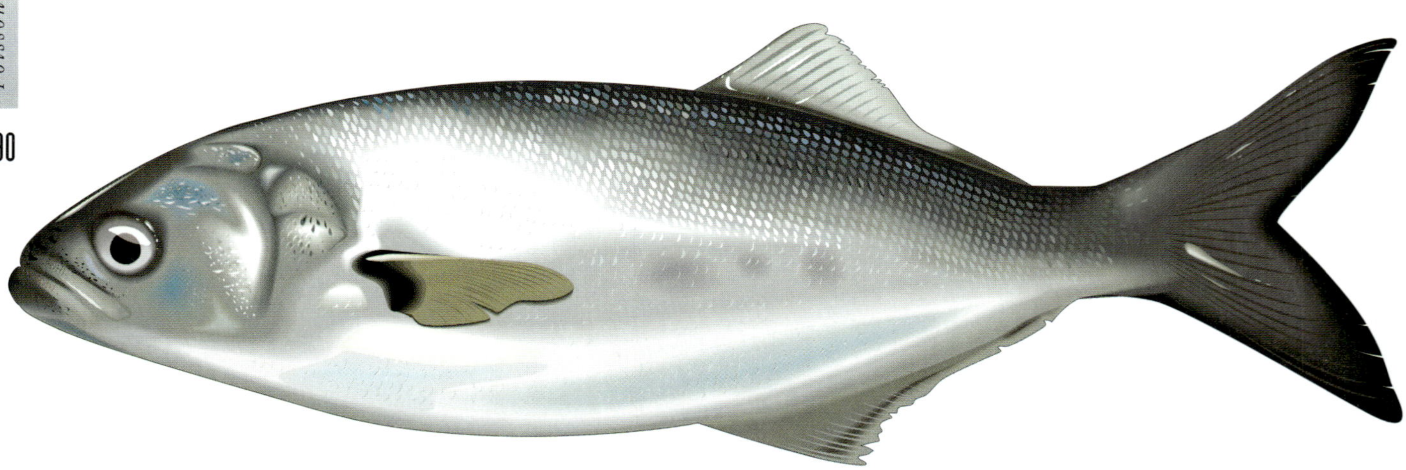

Alose

Alosa spp, Clupéidés

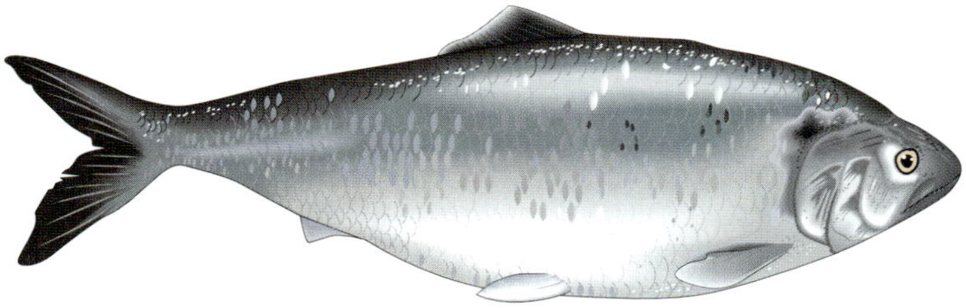

Poisson recherché pour sa chair et ses œufs. C'est un des poissons les plus importants en Amérique du Nord. L'alose est aussi pêchée en Europe de l'Ouest et en Méditerranée. Vivant la majeure partie de sa vie en mer, l'alose remonte les fleuves au printemps pour y frayer. Certaines espèces sont plus courantes :

L'**alose savoureuse** (*Alosa sapidissima*) habite l'Atlantique, du Labrador à la Floride. Elle est également présente dans le Pacifique depuis qu'elle y fut ensemencée à la fin du XIXe siècle. L'alose savoureuse peut mesurer de 40 à 75 cm de long ; elle pèse en moyenne entre 1 et 3 kg. Son dos est bleu vert foncé et ses flancs argentés comportent au moins quatre taches foncées derrière les branchies.

L'**alose feinte** (*Alosa fallax*) mesure habituellement entre 20 et 40 cm et atteint une longueur maximale de 50 cm. Habitant l'Atlantique, elle est parfois présente dans la mer Baltique, la mer du Nord et la Méditerranée. Son dos brillant est bleu noir, ses flancs et son ventre sont blanc argenté. Les côtés de la tête sont dorés. L'alose feinte se caractérise par une rangée de six ou sept taches foncées sur le haut de son dos.

L'**alose vraie** (*Alosa alosa*) atteint une longueur maximale de 70 cm. Son dos est bleu foncé et ses flancs blanc argenté. L'alose vraie a parfois une tache foncée derrière les ouïes. On la retrouve surtout sur les côtes européennes de l'Atlantique et en Méditerranée.

Le **gaspareau** (*Alosa pseudoharengus*) mesure habituellement de 25 à 30 cm et peut atteindre une longueur maximale de 40 cm. Son dos est vert grisâtre et ses flancs argentés. Une seule tache foncée orne le haut de son dos près des ouïes.

Achat

L'alose est surtout commercialisée fraîche ou congelée, entière ou en filets. La chair blanche est grasse, tendre et floconneuse. Elle est très savoureuse chez certaines espèces, mais peu appréciée chez d'autres car elle contient beaucoup d'arêtes difficiles à enlever (360 pour l'espèce *sapidissima*). Une rangée d'arêtes parallèles à la grande arête est située de chaque côté de celle-ci, à environ 2 cm ; il est possible de la sentir avec les doigts, ce qui est utile pour lever les filets. L'alose femelle est plus appréciée que l'alose mâle parce que ses arêtes sont plus grosses, donc plus faciles à éviter, et que ses œufs sont délicieux.

Utilisation

L'alose est souvent apprêtée avec des ingrédients à haute teneur en acide telles l'oseille, la rhubarbe et les groseilles à maquereau, qui en facilitent la digestion et amollissent les arêtes. Elle peut remplacer le hareng et le maquereau dans la plupart des recettes.

Cuisson

Une personne peu habituée à lever les filets choisira de cuire l'alose entière. Si la cuisson est courte, les arêtes demeurent attachées à l'arête centrale.

Conservation

Cuisiner l'alose le plus tôt possible, car elle se détériore rapidement.

Valeur nutritive

	crue
protéines	17 g
matières grasses	14 g
calories	197
	par 100 g

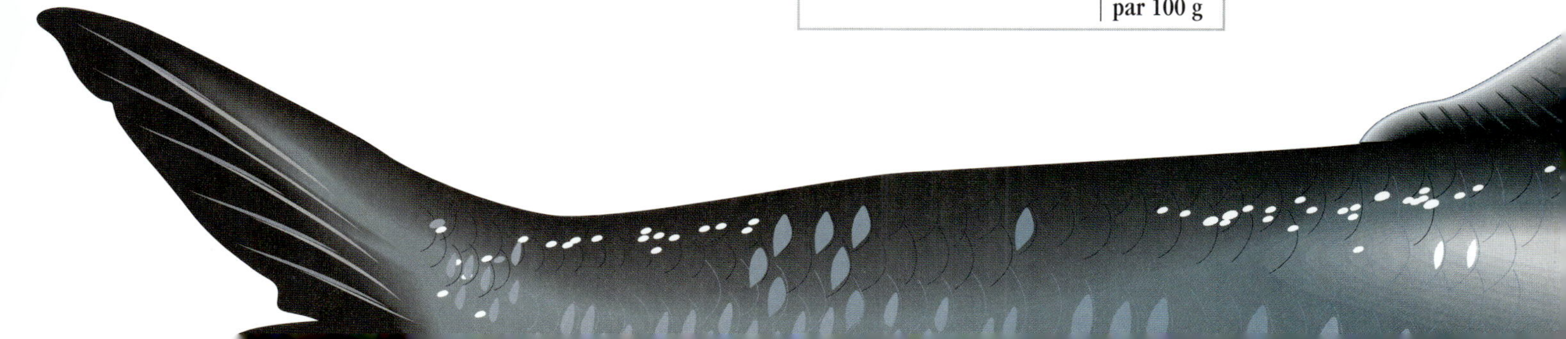

Mulet

Mugil spp, **Mugilidés**

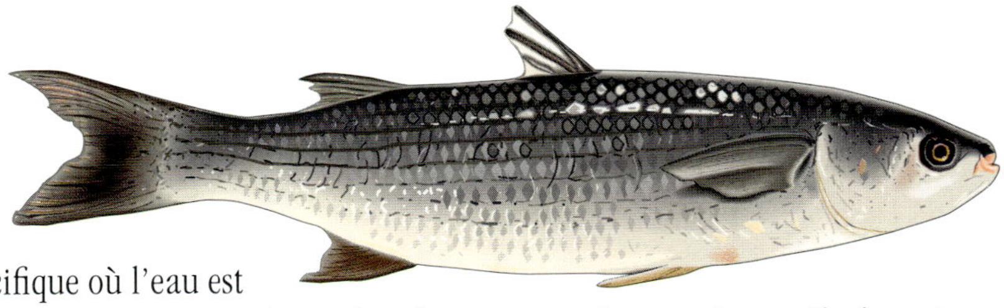

Poisson fréquent le long des côtes de l'Atlantique, de la Méditerranée et du Pacifique où l'eau est chaude. Le mulet aime également s'aventurer par bancs dans les eaux saumâtres ou douces. Il a la curieuse habitude d'introduire dans sa bouche de la boue qu'il filtre et qu'il rejette après en avoir extrait les particules assimilables. C'est pourquoi il lui arrive d'avoir un goût de vase s'il est pêché en eau douce. Le mulet fait partie d'une famille comprenant environ 13 genres et 95 espèces, souvent difficiles à différencier. L'espèce la plus répandue est le mulet cabot (*Mugil cephalus*).

Le mulet cabot a un corps fuselé recouvert d'écailles. Son dos est bleu-vert et ses flancs argentés. Ce poisson mesure généralement de 30 à 40 cm de long et peut atteindre une longueur maximale de 100 cm. Sa grosse tête courte est aplatie. Il a une petite bouche renfermant de courtes dents rapprochées.

Valeur nutritive

	cru
protéines	19 g
matières grasses	4 g
calories	116
	par 100 g

Utilisation

Le mulet se mange chaud ou froid, il est fumé. Les œufs sont succulents ; séchés, pressés et salés, ils entrent dans la fabrication de la boutargue, spécialité provençale très recherchée. En Grèce, les œufs de mulet sont à la base du tarama, une savoureuse pâte onctueuse rosée.

Cuisson

Le mulet peut se cuire non vidé lorsqu'il est petit. Il supporte tous les modes de cuisson.

Baudroie

Lophius spp, **Lophiidés**

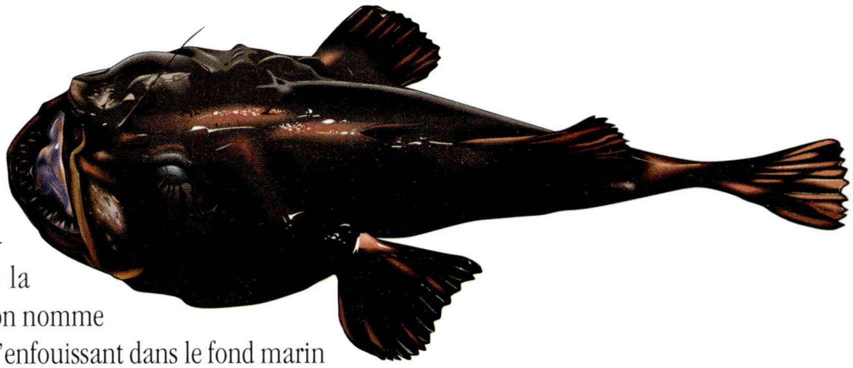

Poisson à l'allure peu commune qui habite les fonds vaseux des mers, en particulier de l'Atlantique et de la Méditerranée. La baudroie, que l'on nomme souvent « lotte », se camoufle en s'enfouissant dans le fond marin au point d'être confondue avec ce dernier. Elle agite les deux appendices attachés à sa mâchoire supérieure, attirant ainsi les petits poissons qu'elle avale goulûment. Parce que cette activité se compare à la pêche à la ligne, les Américains nomment ce poisson *angler* (pêcheur à la ligne).

La baudroie a une énorme tête aplatie, plus large que le tronc. Sa bouche, non moins énorme, est garnie de plusieurs grandes dents pointues. Sa peau visqueuse et flasque n'a pas d'écailles, mais elle est couverte d'épines et d'appendices. Son dos est brun olivâtre et son ventre grisâtre. La baudroie peut mesurer de 50 cm à 2 m de long et atteindre un poids de 40 kg. Elle est plus appréciée en Europe qu'en Amérique.

Achat

La baudroie est vendue fraîche, congelée ou fumée. Elle est habituellement dépouillée et étêtée.

Utilisation

La seule partie comestible est la queue, dont la chair, blanche, maigre, ferme et savoureuse, est souvent comparée à celle du homard. Elle n'a pas d'arêtes, si ce n'est l'épaisse épine centrale, facile à retirer. La baudroie est souvent apprêtée comme le homard, qu'elle peut remplacer dans la plupart des recettes. Les sauces l'avantagent, car sa chair, qui demande un peu plus de cuisson que celle des autres poissons, a tendance à sécher. La baudroie est excellente froide arrosée de vinaigrette. Sa tête aromatise la soupe.

Cuisson

La baudroie est souvent braisée (30 min), pochée ou grillée (20 min). L'arroser souvent lorsqu'elle est grillée pour l'empêcher de se dessécher.

Valeur nutritive

protéines	14 g
matières grasses	1,5 g
calories	75
	par 100 g

Bar commun

Disentrarchus labrax, Serranidés

bar commun

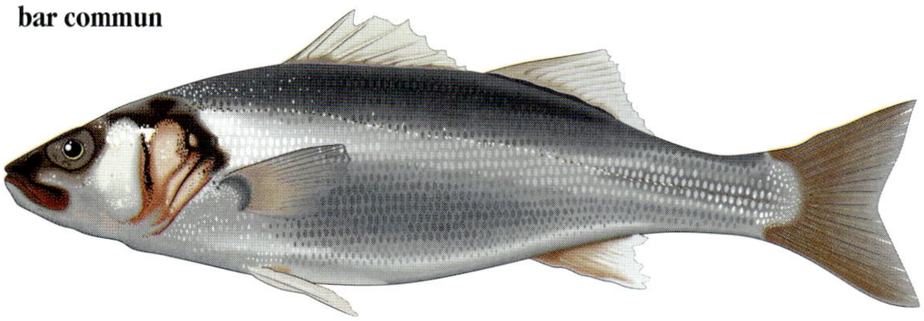

Le bar commun est surnommé « loup », car il est féroce et vorace. Il est redoutable pour les crevettes, les mollusques et les petits poissons qu'il poursuit pour les manger. Il grimpe sur les filets des pêcheurs qu'il endommage. Le bar commun est présent notamment dans l'Atlantique Nord, de la Norvège au Maroc, et il est abondant dans la Méditerranée. Il est absent des côtes américaines qui sont fréquentées par des espèces voisines, notamment par la perche blanche, ou **bar blanc d'Amérique** (*Morone americana*). Le bar ne se limite pas à la mer. Il affectionne beaucoup les eaux saumâtres des estuaires et des baies ainsi que les fleuves.

Le bar commun a le corps plutôt allongé et comprimé latéralement, et peut atteindre jusqu'à 1 m de long. Sa première nageoire dorsale est épineuse. Sa tête de forme triangulaire est importante, ses yeux sont proéminents et ses dents solides. Sa couleur est argentée, bleuâtre ou verdâtre sur le dos.

Préparation

Écailler le bar avec précaution, car sa peau est fragile. S'il doit être poché ou grillé entier, il est préférable de ne pas l'écailler. Une fois cuit, enlever tout simplement la peau ; les écailles suivent et la chair est plus savoureuse, car elle est moins sèche.

Cuisson

Le bar peut être poché, flambé, grillé, braisé, frit ou farci. Cuire le bar le plus simplement possible afin de ne pas en masquer la finesse. Ce poisson est excellent froid.

Valeur nutritive

	cru
protéines	18 g
matières grasses	2 g
calories	96
	par 100 g

La chair blanche du bar commun est délicate et savoureuse. Elle est très recherchée, car elle est ferme, résiste bien à la cuisson et contient peu d'arêtes. Elle est maigre.

Esturgeon

Acipenser spp, Acipenséridés

L'esturgeon est un imposant poisson migrateur de forme très allongée. Il peut peser plus d'une tonne et atteindre 4 m. Il existerait depuis plus de 100 millions d'années. Il existe 25 espèces d'esturgeons classées dans 4 genres, comprenant notamment l'esturgeon blanc, l'esturgeon à museau court, l'esturgeon étoilé, l'esturgeon beluga et le sterlet. Certaines espèces vivent uniquement en eaux douces, d'autres vivent en mer mais remontent les fleuves et les rivières pour frayer.

L'esturgeon est un poisson qui a une grande longévité, parfois plus de 150 ans. Il habite l'hémisphère Nord et est présent notamment dans l'Atlantique Nord, le Pacifique Nord, l'océan Arctique, la mer Caspienne, la mer Noire et de nombreux fleuves, rivières et lacs, dont la rivière Delaware, le Rhin, la Garonne, l'Elbe, la Volga, le Danube et le lac Ladoga. Sa population a dangereusement diminué, car il est depuis longtemps l'objet d'une pêche intensive, étant recherché pour sa chair et surtout pour ses œufs qui constituent le véritable caviar. L'élevage de certaines espèces remédie à la dépopulation.

L'esturgeon possède un squelette cartilagineux comme la raie et le requin (les autres poissons ont un squelette osseux). Son corps presque cylindrique est couvert de cinq rangées de plaques osseuses. Sa peau cuirassée dépourvue d'écailles est rugueuse. Sa coloration varie selon les espèces, l'âge et l'habitat. Sa queue est fourchue et sa bouche démunie de dents. L'esturgeon a un long museau pointu d'où pendent quatre barbillons.

Achat

L'esturgeon est rarement commercialisé frais, mais plutôt congelé ou en conserve; il peut être fumé, salé ou mariné. La chair contient très peu d'arêtes; elle est plus ou moins humide, ferme et savoureuse, selon les espèces. Blanche veinée de bleu lorsqu'elle est fraîche, elle devient rose veinée de brun ou de jaune en perdant de la fraîcheur.

Valeur nutritive

	cru
protéines	16 g
matières grasses	4 g
calories	106
	par 100 g

L'esturgeon est riche en niacine, en phosphore, en vitamine B_{12} et en potassium. Il est maigre.

Préparation

Comme la chair est plutôt ferme, il est préférable de la laisser vieillir 48 heures quand l'esturgeon est fraîchement pêché. C'est également pour l'attendrir qu'on la fait mariner avant de la cuire. Pour dépouiller l'esturgeon ou pour le rendre plus digestible, le pocher quelques minutes.

Utilisation

Souvent comparée à la chair des animaux terrestres, la chair de l'esturgeon est apprêtée de la même façon. Les recettes d'espadon et de thon lui conviennent bien. L'esturgeon est délicieux froid et fumé.

La moelle épinière séchée (vesiga) est utilisée en Russie pour confectionner des farces de pâtés (koulibiac).

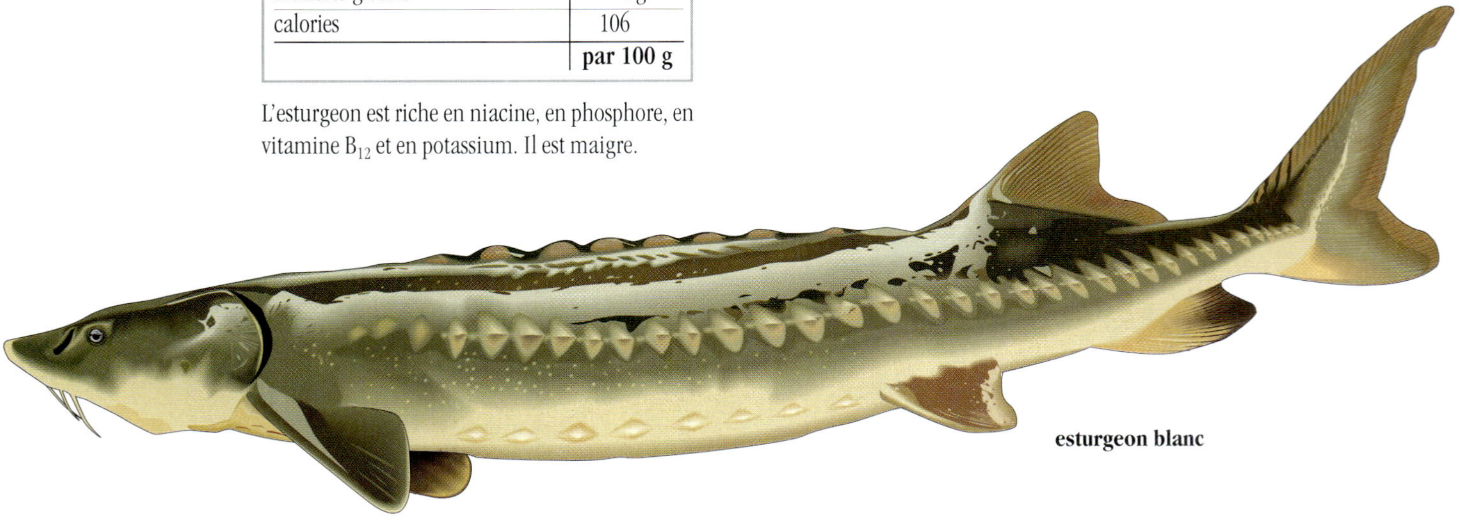

esturgeon blanc

Caviar

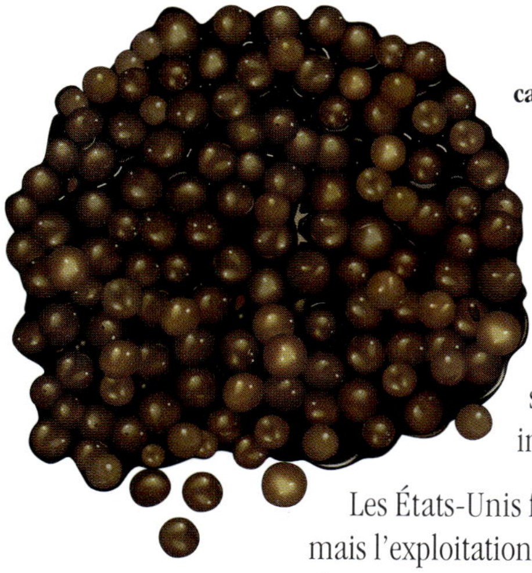

caviar beluga

Le véritable caviar est constitué uniquement d'œufs d'esturgeon salés. Les œufs de plusieurs autres espèces de poissons sont aussi comestibles (saumon, carpe, morue, corégone, hareng, brochet, thon), mais ils doivent être commercialisés sous une autre appellation. Les œufs de saumon sont parfois appelés improprement « caviar rouge ».

Les États-Unis furent un important pays producteur de caviar à la fin du XIXe siècle, mais l'exploitation excessive a dangereusement réduit la population d'esturgeons, détruisant pratiquement cette industrie. Presque tout le caviar vendu dans le monde provient maintenant de la mer Noire et de la mer Caspienne ; la Russie et, dans une moindre mesure, l'Iran contrôlent ce marché.

Le caviar jouit d'un immense prestige ; c'est un aliment chargé de symbole, comme le champagne. Par nature, le caviar ne peut être que rare puisqu'il provient d'une seule espèce de poisson, et qu'il n'est produit que lors de la période de reproduction. Le caviar partage avec le safran et les truffes « l'honneur » d'être l'aliment le plus coûteux sur le marché.

Les œufs d'esturgeon sont prélevés chez les femelles vivantes avant le frai. Leur grosseur, leur saveur et leur couleur varient selon les variétés (beluga, ossetra, sevruga). Les œufs peuvent être dorés, noirs, bruns, vert foncé ou gris. Ils sont lavés à l'eau froide, tamisés, puis classés selon leur grosseur, leur couleur, leur fermeté et leur saveur. Ils sont ensuite salés, mis à maturer, égouttés, placés dans des contenants et réfrigérés. Le salage est une opération qui détermine la qualité du caviar, aussi la quantité de sel ajouté est-elle soigneusement contrôlée.

Achat

Le caviar est commercialisé en grains ou pressé (il s'agit alors d'œufs plus mûrs, comprimés), dans des contenants en verre ou en métal.

Le caviar de première qualité est appelé *malassol*, mot qui signifie « peu salé » en russe, et contient moins de 5 % de sel. Le caviar pressé est appelé *payusnaya* et contient 10 % de sel.

Utilisation

Ne jamais cuire le caviar ; le consommer frais mais non froid. Le placer au réfrigérateur à l'endroit le moins froid et le sortir une quinzaine de minutes avant de le servir (placer le récipient sur de la glace). Le caviar se consomme tel quel, accompagné ou non de pain grillé, de beurre et de quelques gouttes de jus de citron. Les Russes aiment bien l'étendre sur des blinis (petites crêpes de sarrasin) et l'accompagner de crème aigre et de vodka.

Valeur nutritive

protéines	2,5 g
matières grasses	1,8 g
calories	25
	par 10 g

Le caviar est riche en vitamines A et B_{12}, en magnésium, en fer et en sodium. Il est maigre.

Conservation

Le caviar non entamé se conserve quelques semaines à une température de 0 à 7 °C. Le caviar entamé se conserve quelques jours au réfrigérateur.

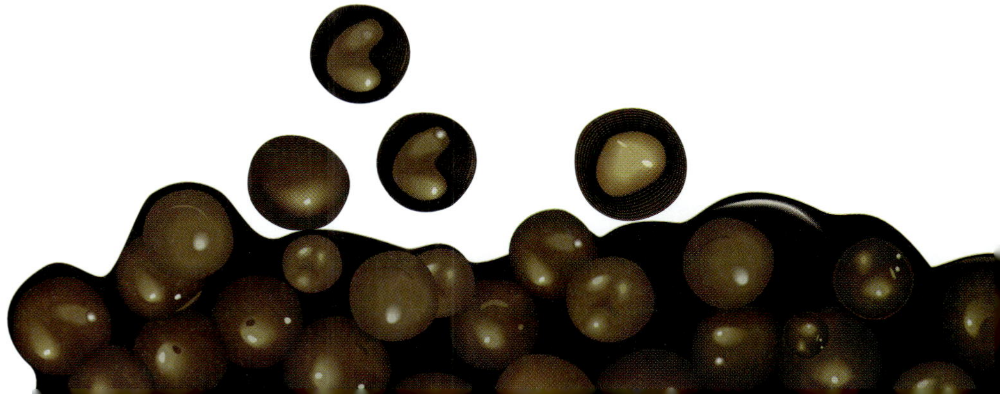

Sardine

Sardina pilchardus, Clupéidés

La sardine est un petit poisson au corps élancé qui vit en banc dans les mers tempérées, notamment dans l'Atlantique, la Méditerranée et le Pacifique. Ce poisson fut nommé sardine car il était abondant près des côtes de la Sardaigne, une île dans la Méditerranée. Il fut un temps où les sardines formaient d'énormes bancs. À la fin du XIXe siècle, un auteur anglais rapporte qu'un bateau aurait pêché 80 000 poissons dans une seule nuit. Aujourd'hui le stock de sardines a considérablement diminué à cause de la pêche intensive.

Il existe six espèces de sardines qui appartiennent à la grande famille des Clupéidés. Ce poisson est donc apparenté notamment au hareng, au sprat et à l'alose. En Amérique du Nord, ce que l'on vend sous le nom de sardines est en réalité un petit hareng. Dans plusieurs pays, dont les États-Unis, le Canada, l'Angleterre, l'Australie et la Nouvelle-Zélande, « pilchard » est le nom de la sardine adulte. En France, ce terme désigne des conserves de harengs ou de sardines apprêtés avec une sauce à l'huile ou à la tomate. La sardine fut le premier poisson à être mis en conserve au début du XIXe siècle. Le Portugal, la France, l'Espagne et la Norvège sont d'importants pays producteurs de sardines en conserve.

La sardine mesure de 15 à 20 cm de long. Elle est recouverte de minces écailles. Son dos est vert ou olive, ses flancs sont dorés et son ventre, argenté. Sa queue est fourchue. Sa mâchoire inférieure est proéminente.

Préparation

Écailler, vider, essuyer et étêter les sardines fraîches avant cuisson ; les petites sardines très fraîches peuvent être simplement essuyées.

Cuisson

La sardine fraîche est souvent grillée. Éviter les modes de cuisson qui augmentent sa teneur en matières grasses.

Valeur nutritive

protéines	19 g
matières grasses	5 g
calories	85
	par 100 g

La sardine est riche en phosphore, en vitamine B_6, en niacine et en calcium lorsqu'on consomme les arêtes. La chair semi-grasse est délicieuse.

Achat

La sardine est rarement commercialisée fraîche, car elle se conserve mal. Elle peut être vendue fumée ou salée mais elle est surtout étêtée, éviscérée et cuite, habituellement à l'étuvée, puis mise en conserve (à l'huile, à la tomate ou au vin blanc). La sardine à l'huile présente le rare avantage de s'améliorer en vieillissant.

Utilisation

La sardine en conserve est généralement consommée telle quelle, arrosée ou non de jus de citron et accompagnée de pain beurré. Elle est aussi marinée ou transformée en pâté dans lequel on ajoute du jus de citron, un peu de beurre ou du fromage à la crème et des épices.

Conservation

Retourner de temps en temps la conserve non entamée pour que les sardines baignent toujours dans le liquide. Conserver les sardines au réfrigérateur lorsque la conserve est entamée.

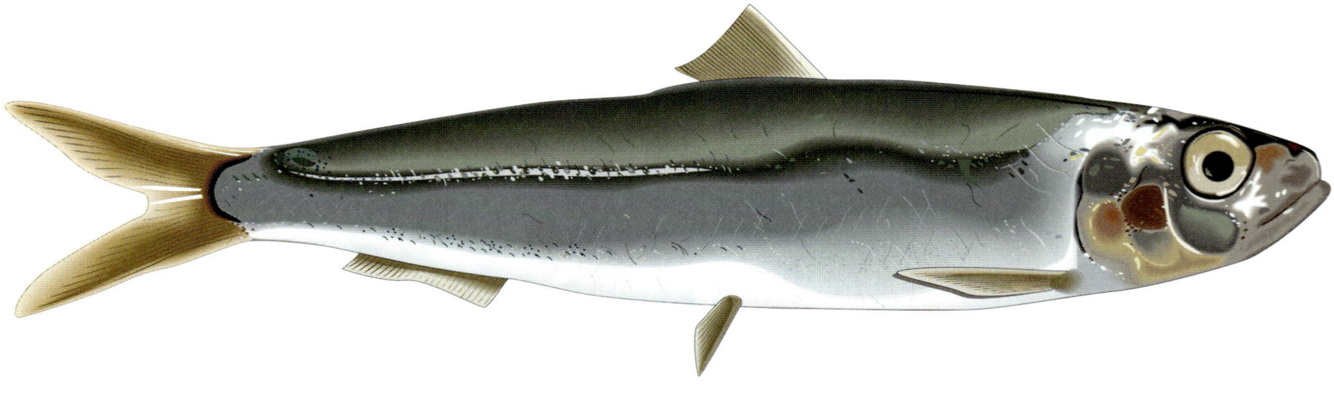

Anchois

Engraulis encrasicolus, Engraulidés

L'anchois est un petit poisson au corps et à la tête comprimés latéralement, aux yeux proéminents, à la bouche largement fendue et à la mâchoire supérieure très avancée qui se termine par un museau arrondi. Son dos est vert clair ou bleu vert et ses flancs sont parfois ornés d'une bande argentée. L'anchois mesure de 12 à 20 cm de long ; il en faut habituellement 20 pour obtenir 1 kg. Ce poisson préfère les eaux chaudes et il est courant dans la Méditerranée, mais il habite aussi d'autres mers, dont l'Atlantique et la mer Noire.

Dans l'Antiquité, l'anchois était un important ingrédient du garum, condiment liquide semblable à la sauce de poisson des cuisines orientales, notamment au nuoc-mâm vietnamien. La fabrication du garum se faisait dans des usines. On salait abondamment des anchois, divers autres poissons dont des sprats et des maquereaux et les entrailles de gros poissons, tel le thon. On ajoutait parfois des crevettes, des huîtres et des oursins. On laissait la préparation fermenter au soleil de 2 à 3 mois, puis le liquide foncé qui s'était formé était égoutté et mis dans de petites bouteilles.

Achat

Très périssable, ce poisson est rarement vendu frais. Il est habituellement conservé dans la saumure, l'huile ou le sel, et vendu en bocaux ou en conserve. Il est aussi commercialisé en pâte, en crème, en beurre ou sous forme d'essence.

Utilisation

L'anchois est apprécié depuis fort longtemps des peuples méditerranéens qui l'intègrent dans plusieurs mets (pissaladière, tapenade, anchoïade, salade). Son essence parfume potages et sauces. Le beurre et la pâte s'utilisent notamment pour badigeonner la viande et le poisson avant cuisson et pour tartiner du pain bis.

Préparation

Pour dessaler l'anchois, le passer délicatement sous l'eau froide. Il sera plus savoureux s'il a macéré de 30 à 90 min dans du lait, du vin sec ou du vinaigre de vin.

Valeur nutritive

	en conserve dans l'huile
protéines	29 g
matières grasses	10 g
calories	210
	par 100 g

L'anchois est gras et calorique.

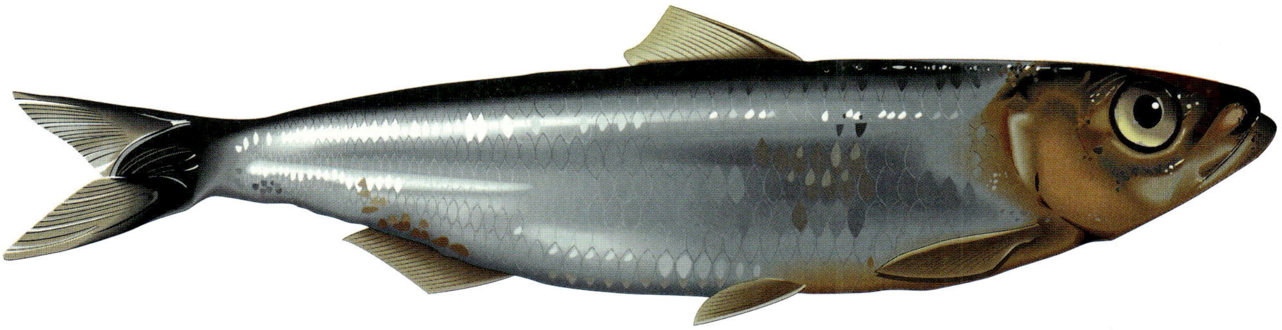

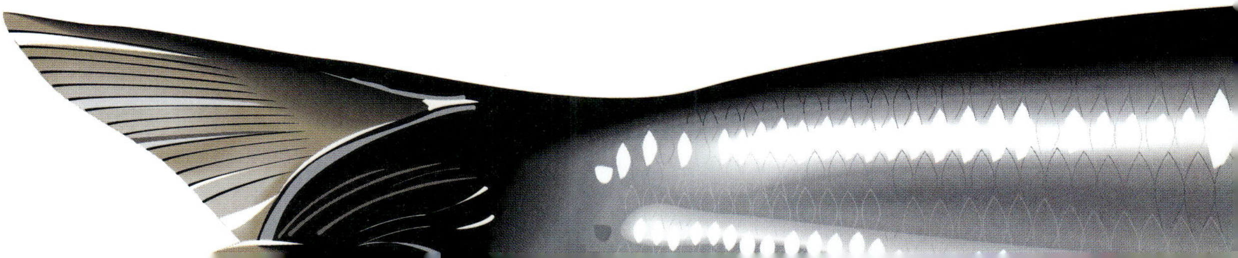

Hareng

Clupea harengus, Clupéidés

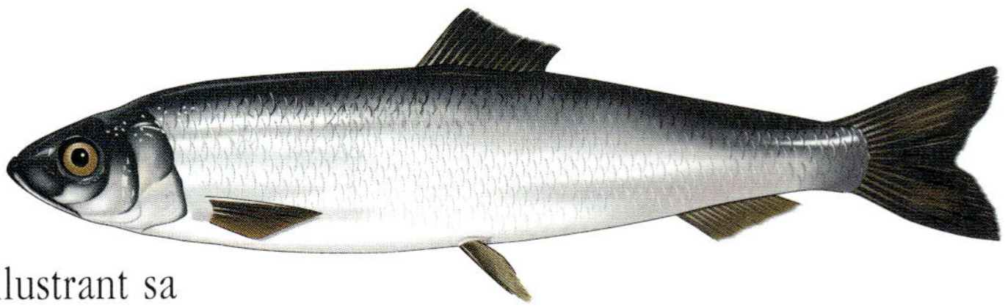

Le hareng est un des poissons de mer les plus abondants et les plus pêchés dans le monde. Des gravures préhistoriques illustrant sa capture révèlent qu'il fut consommé très tôt dans l'histoire humaine.

Ce poisson se tient en bancs serrés près de la surface et fut autrefois tellement abondant que des bancs couvraient une grande partie des océans Atlantique et Pacifique. La pêche intensive a malheureusement eu des conséquences néfastes sur sa population ; il demeure malgré tout l'une des prises les plus importantes pour beaucoup de pays.

Le hareng mesure généralement de 15 à 30 cm et peut atteindre une longueur maximale de 43 cm. Il pèse de 250 à 750 g. Sa forme varie légèrement selon les espèces et leur habitat. Son corps, recouvert de grandes écailles molles qui s'enlèvent facilement, se termine par une queue très fourchue. Son dos est bleu-vert ou bleu-noir et ses flancs argentés. Les œufs ont cette particularité d'être plus lourds que l'eau ; ils tombent donc au fond de la mer et se fixent aux algues et aux pierres.

Achat

Le hareng est commercialisé frais et congelé, entier ou en filets, mais aussi en conserve, mariné, salé et fumé.

Préparation

Pour écailler le hareng, un simple essuyage est généralement suffisant. On peut vider le hareng par les ouïes ou en sectionnant la colonne vertébrale derrière la tête.

Cuisson

Le hareng frais est délicieux grillé, cuit au four ou à la poêle. Il supporte mal d'être cuit à la vapeur ou poché, car il est trop fragile. Éviter de le surcuire.

Utilisation

Le hareng peut remplacer le maquereau dans la plupart des recettes. Il est très souvent mariné, fumé et mis en conserve. Il est commercialisé principalement sous les noms de : hareng mariné, hareng fumé, hareng saur, hareng bouffi, bückling ou kipper.

Hareng mariné. Hareng entier débarrassé de ses arêtes, frit et baignant dans une marinade (huile, vin, sauce tomate ou vinaigre). Au Canada, les sardines en conserve sont en réalité du hareng.

Hareng fumé. Hareng fumé à chaud (il est alors exposé directement à la chaleur et cuit légèrement) ou à froid (il est fumé loin du feu et plus longtemps).

Hareng saur. « Saur » est un vieux mot français désignant la couleur brun roux que prend le hareng lorsqu'il est fumé à froid pendant une longue période. Le hareng saur est également salé (2 à 6 jours) et il peut être vidé ou non. Entier, il est conservé dans des barils ou des caisses de bois et vendu à la pièce. En filets, il se vend en conserve ou en sachets. Il peut également être commercialisé mariné. Le hareng saur se garde de 12 à 15 jours. Ses œufs fumés sont vendus en conserve.

Hareng bouffi ou **craquelot**. Hareng habituellement entier, non vidé, à peine salé (1 journée au maximum), à demi fumé (à chaud ou à froid). Le hareng bouffi se conserve environ 5 jours.

Bückling. Hareng légèrement saumuré (quelques heures), fumé à chaud, donc partiellement cuit, et qui peut être consommé sans plus de cuisson. Ce procédé est surtout utilisé en Allemagne et en Hollande. Le bückling se conserve environ 4 jours.

Kipper. Grand hareng décapité, fendu en deux le long du dos, débarrassé de ses arêtes, aplati, à peine fumé (à froid). Les kippers peuvent se manger tels quels ou être cuits quelques instants. Ils sont vendus frais en conserve, surgelés ou en sachets prêts à cuire. Leur durée de conservation est de 4 jours.

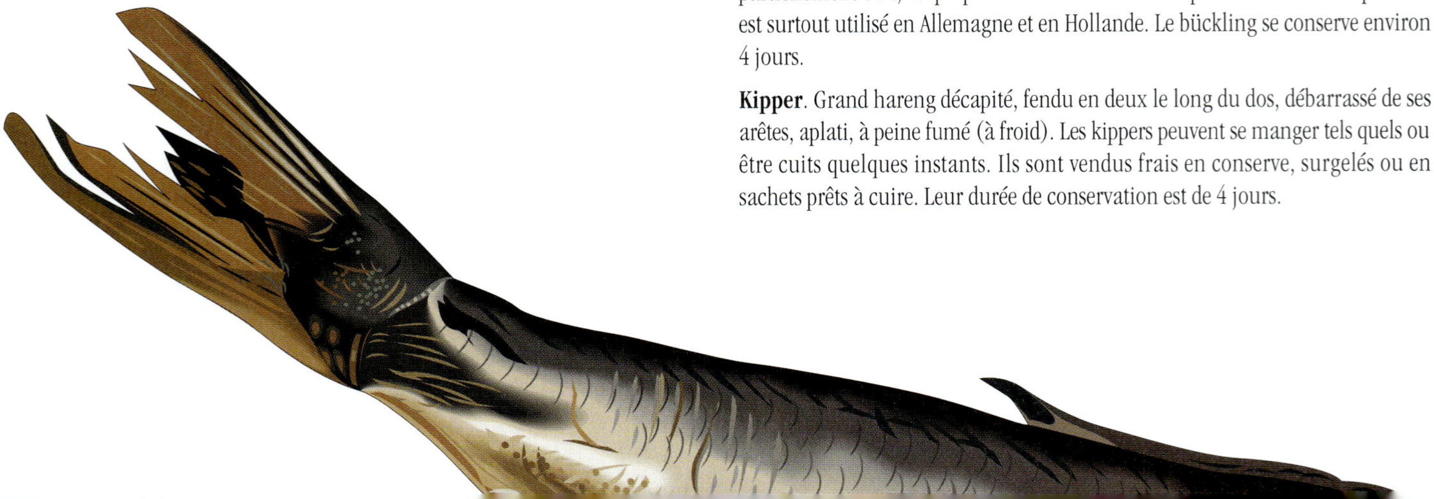

Filets de hareng saur marinés à l'huile

4 PORTIONS

375 g (¾ de lb) de filets de hareng saur
1 oignon
1 carotte
1 branche de thym
2 feuilles de laurier
12 grains de poivre noir
1 citron
lait
huile d'arachide

1. Faire dessaler les harengs saurs pendant 6 heures dans du lait coupé d'eau. Les laver lorsqu'ils sont bien dessalés. Les éponger.

2. Émincer l'oignon et séparer les rondelles en anneaux. Peler et couper la carotte en fines rondelles. Peler le citron et le couper en tranches minces.

3. Dans un pot de verre, disposer les filets de hareng en intercalant les anneaux d'oignon, les rondelles de carotte, le thym, le laurier, les grains de poivre et les tranches de citron. Recouvrir d'huile. Laisser mariner 2 jours avant de les consommer.

Servir avec une salade de pommes de terre.

Valeur nutritive

	cru
protéines	18 g
matières grasses	9 g
calories	158
	par 100 g

Le hareng est riche en vitamines du complexe B, en phosphore, en potassium et en matières grasses. La chair blanche est grasse et savoureuse. Elle contient beaucoup d'arêtes qui s'enlèvent facilement.

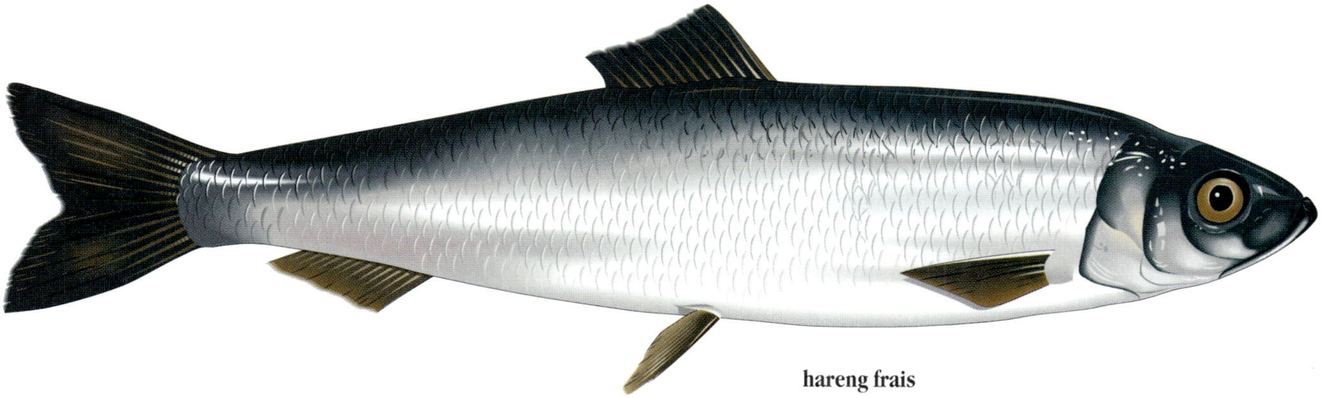

hareng frais

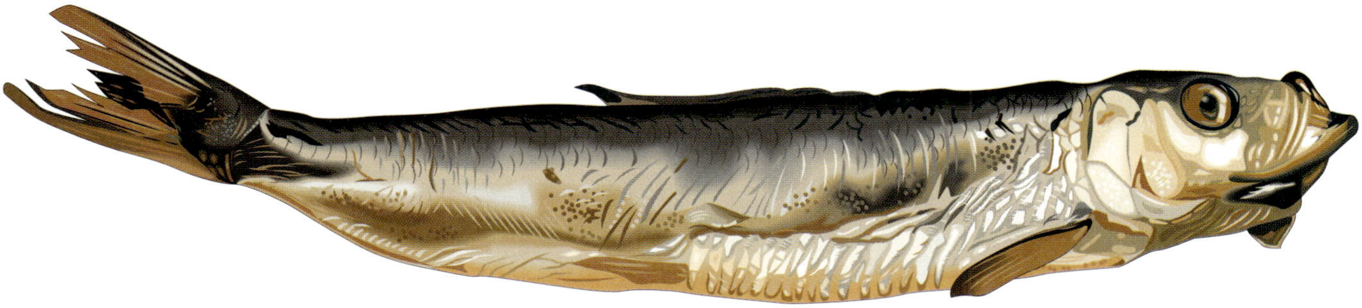

hareng fumé

Maquereau

Scomber spp, Scombridés

Très beau poisson au corps élancé qui habite la plupart des mers, dont le Pacifique, l'Atlantique et la Méditerranée. Parfois appelé « scombre », ce poisson fait partie de la famille des Scombridés, du mot grec *skombros* signifiant « maquereau ». L'été, les maquereaux s'approchent des côtes canadiennes et américaines pour ensuite repartir à l'automne vers des eaux plus chaudes. Certains de ces poissons (tel le maquereau commun) n'ont pas de vessie natatoire et ils doivent nager sans cesse pour éviter de sombrer. Ces poissons très rapides se déplacent en bancs souvent immenses, qui s'étendent sur plusieurs kilomètres. Ils accompagnent fréquemment des bancs de harengs.

Le maquereau est une espèce de la même famille que le thon et le thazard. Parmi les espèces de maquereaux les plus courantes se trouvent le maquereau commun et le maquereau espagnol.

Le **maquereau commun** (*Scomber scombrus*) mesure généralement de 30 à 50 cm et pèse en moyenne de 0,5 à 1 kg ; il peut atteindre une longueur maximale de 55 cm et un poids de 2 kg. Son corps fusiforme, de couleur bleu acier sur la partie supérieure et nacré sur le ventre, est recouvert de très minces écailles (plus longues sur le tronc qu'aux extrémités) qui lui confèrent une certaine douceur. Le haut de son dos est orné de 23 à 33 stries ondulées foncées semblables à celles du tigre. Il se distingue des autres membres de sa famille par le fait que ses deux nageoires dorsales sont plus espacées. Sa mince queue est fourchue. Le maquereau commun est l'espèce la plus courante en Amérique du Nord.

Une espèce similaire (*Scomber australasicus*) vit dans les eaux chaudes du Pacifique, du Japon jusqu'en Australie.

Le **maquereau espagnol** (*Scomber japonicus*) atteint une longueur maximale de 50 cm. Il ressemble au maquereau bleu mais ses yeux sont plus grands, les stries sur son dos sont moins apparentes et des taches foncées ornent son ventre. Il habite l'Atlantique est, la Méditerranée, la mer Noire et le Pacifique.

Les maquereaux ont une chair blanchâtre savoureuse, passablement grasse. Comme celle du thon, elle est formée d'une bande grasse plus foncée à l'extérieur, ce qui en accentue la saveur et la rend plus difficile à digérer. Enlever cette bande, mariner la chair ou la cuire en la badigeonnant d'une marinade la rend plus digestible.

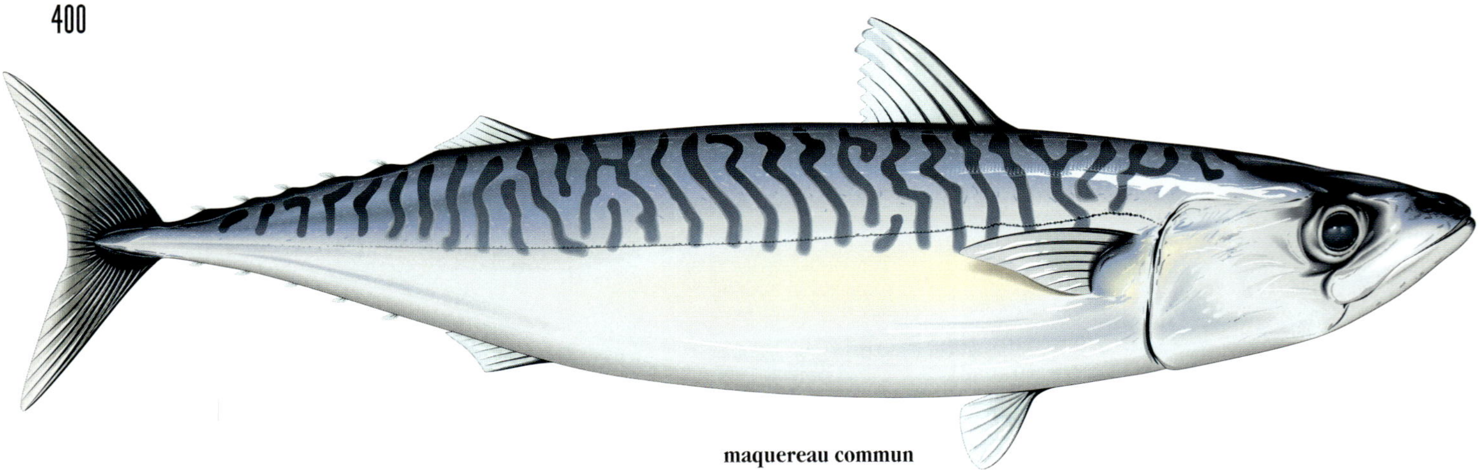

maquereau commun

Achat

Le maquereau est vendu entier ou en filets, frais ou congelé. Il est aussi commercialisé en conserve nature, en sauce, au vin blanc ou à l'huile. Comme le hareng, on le retrouve aussi salé ou fumé sous le nom de bückling.

À l'achat du poisson frais, choisir un poisson ferme et rigide (sa rigidité est de courte durée — 24 heures — et est un indice de fraîcheur), aux reflets métalliques, à l'œil brillant et au ventre bombé et bien blanc (le poisson n'est plus comestible si son ventre est éclaté).

Préparation

Pour lever les filets, tenir compte des arêtes qui jaillissent au milieu des côtes; lorsqu'on atteint cet endroit, passer le couteau entre la chair et les arêtes afin de bien les séparer.

Maquereaux aux groseilles

4 PORTIONS

4 maquereaux de 250 g (½ lb) chacun
250 g (½ lb) de groseilles
80 ml (⅓ de tasse) de persil frais
2 gousses d'ail
1 oignon
1 citron
2 c. à thé de poivre
2 c. à thé de muscade en poudre
sel

1. Laver et éponger les maquereaux déjà vidés.

2. Hacher très finement l'ail, l'oignon, le persil. Remplir chaque poisson de cette farce.

3. Beurrer la paroi intérieure d'un plat à four. Y ranger tête-bêche les poissons.

4. Écraser grossièrement les groseilles avec une cuillère, sans cependant les réduire en purée. Les allonger d'un verre d'eau et verser le tout sur les poissons. Assaisonner de sel, de poivre et de muscade. Garnir chaque maquereau avec une tranche de citron. Couvrir avec une feuille de papier aluminium huilé. Placer sur le feu jusqu'à la cuisson complète des maquereaux, c'est-à-dire 30 min.

Ce plat peut aussi se cuire au four, 25 min, à 190 °C (375 °F).

Utilisation

Consommer le maquereau sans délai car sa chair se décompose rapidement; une courte exposition à la chaleur suffit pour la rendre amère et avariée. Lorsqu'on pêche le maquereau soi-même, le mettre au frais le plus tôt possible.

Le maquereau s'apprête de toutes les façons, éviter cependant d'en augmenter la teneur en gras. Il peut être mangé aussi bien froid que chaud; il est délicieux fumé ou mariné. Une recette classique l'accompagne d'une sauce aux groseilles à maquereau. Il est très apprécié en ceviche; s'assurer toutefois qu'il est exempt de parasites. Le maquereau peut remplacer le thon en conserve, le hareng ou l'alose dans la plupart des recettes.

Cuisson

La cuisson au four, au court-bouillon, au gril ou en papillote l'avantage.

Conservation

Le maquereau perd beaucoup de saveur à la congélation.

Valeur nutritive

	cru
protéines	19 g
matières grasses	14 g
calories	205
	par 100 g

Le maquereau est une excellente source de vitamine B_{12}. Il contient également des acides gras omega-3 qui offrent une protection contre les maladies cardiovasculaires en rendant le sang plus fluide et en prévenant la formation de caillots.

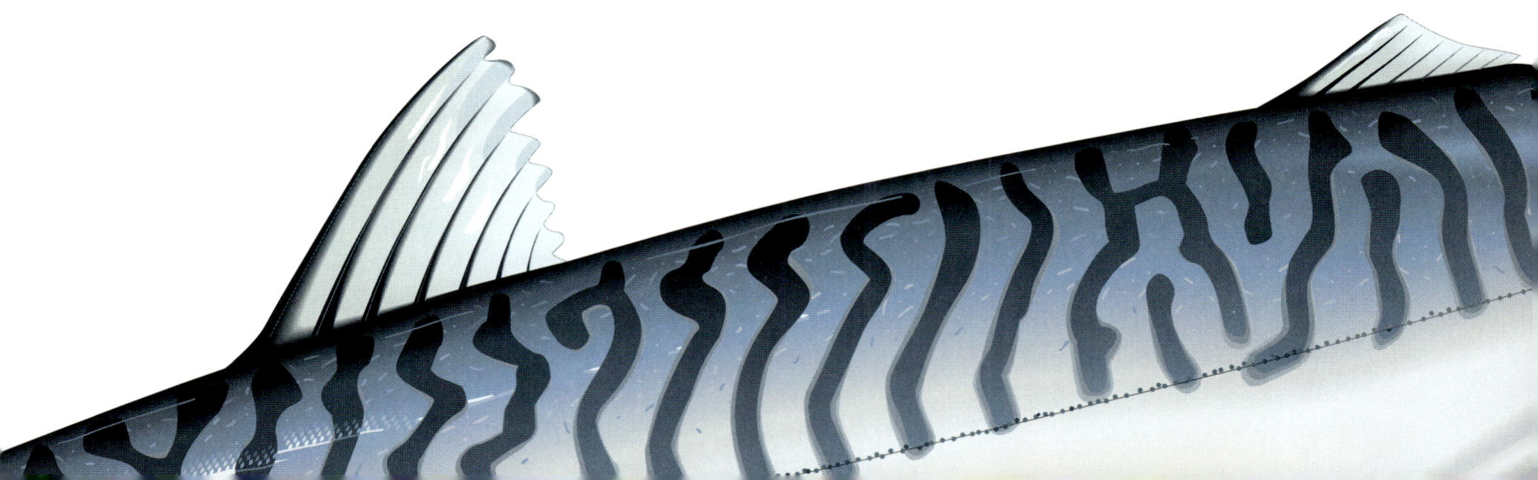

Dorade

Chrysophrys aurata, Sparidés

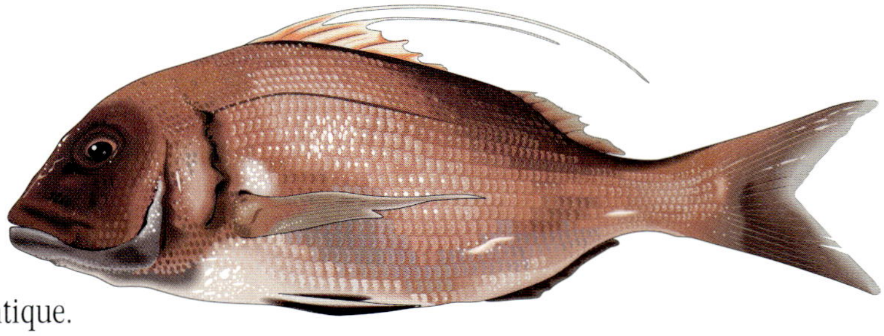

La dorade est un poisson côtier fréquentant surtout les eaux tropicales de la Méditerranée et de l'Atlantique. Elle est particulièrement abondante en Europe, en Australie et en Nouvelle-Zélande.

La dorade a le corps ovale et des flancs aplatis. Elle donne l'impression d'être allongée alors qu'elle est plutôt trapue. Elle mesure généralement de 20 à 35 cm de long et pèse de 0,3 à 3 kg. Les épines de ses nageoires sont très dures. Sa peau rosée ou rougeâtre est parsemée de petites taches bleues. Elle est couverte de nombreuses et grandes écailles. La dorade a une tête volumineuse, de gros yeux, un front busqué, une petit bouche et de fortes dents dont elle se sert pour broyer les coquillages.

Achat

On se procure habituellement la dorade fraîche et évidée, ou congelée, en filets.

Valeur nutritive

protéines	16 g
matières grasses	0,5 g
calories	73
	par 100 g

La chair blanche et maigre de la dorade est très fine et savoureuse.

Préparation

Les écailles sont désagréables à enlever, car elles sont grandes, nombreuses et collantes (il faut souvent compléter le travail du poissonnier à la maison). Il est important d'écailler la dorade le plus tôt possible. Pour éviter d'écailler le poisson, lever les filets puis tirer sur la peau qui vient facilement car elle est épaisse. La dorade a beaucoup d'arêtes. Il est possible d'en enlever quand elle est dépouillée et mise en filets. Il suffit alors de repérer les arêtes avec les doigts et de les retirer en prenant soin de ne pas endommager la chair.

Utilisation

Ce poisson peut s'apprêter de toutes les manières, les plus simples étant les meilleures. Il est délicieux en sashimi, en ceviche ou fumé. Ses œufs sont excellents.

Congre

Conger spp, Congridés

Le congre a la forme d'un gros serpent et sa morsure est redoutable. On le confond souvent avec l'anguille, un poisson appartenant à une autre famille. Le congre s'en distingue par une bouche largement fendue, un œil plus grand et ovale plutôt que rond, une mâchoire supérieure proéminente et une peau nue, sans écailles. Sa couleur varie selon l'habitat, mais elle est toujours plutôt unie.

Le congre peut mesurer 3 m de long et peser jusqu'à 50 kg. En règle générale, les femelles sont plus développées que les mâles. Le congre habite la plupart des mers, notamment l'Atlantique, la Méditerranée et le Pacifique. Il est particulièrement abondant près des côtes chiliennes et européennes. On trouve 9 espèces de congre en Amérique du Nord, dont 8 dans l'Atlantique. Le congre noir, qui vit dans les rochers et cohabite souvent avec le homard, est considéré comme le meilleur.

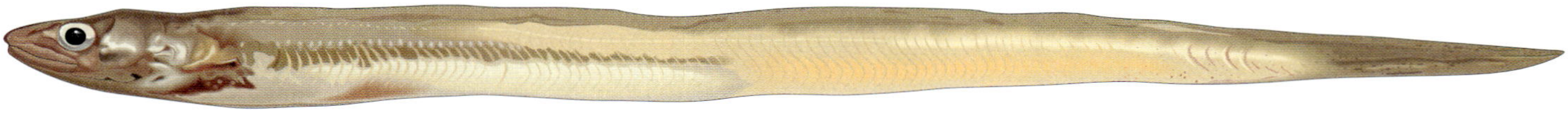

Achat

Les congres sont vendus entiers (vidés et étêtés), en tronçons ou en tranches. La chair blanche et ferme est exempte d'arêtes, sauf près de la queue. Les avis diffèrent sur sa saveur qui dépend des espèces et de leur taille; les petits spécimens sont fades.

Utilisation

Le congre est souvent présent dans la bouillabaisse et la matelote. Il peut être cuisiné de toutes les façons, surtout la chair du milieu du corps jusqu'à la tête, qui contient moins d'arêtes que celle de la queue.

Valeur nutritive

protéines	20 g
matières grasses	3 g
calories	100
	par 100 g

Le congre est riche en potassium et en magnésium, mais faible en gras.

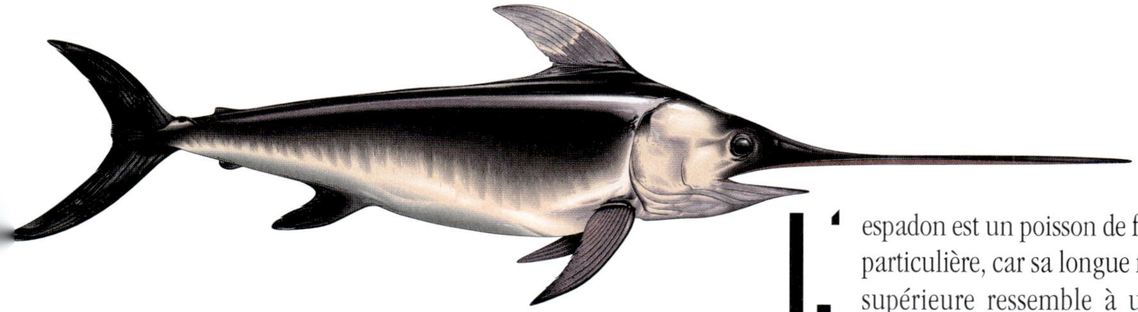

Espadon

Xiphias gladius, Xiphiidés

L'espadon est un poisson de forme très particulière, car sa longue mâchoire supérieure ressemble à une épée. Il vit dans la plupart des océans. On le trouve notamment des deux côtés de l'Atlantique, dans la mer du Nord, la mer Baltique et la Méditerranée. Il aime à s'ébattre au soleil près de la surface de l'eau; il est alors possible de repérer sa queue ou ses nageoires. La vélocité et la force de ce poisson sont légendaires; l'espadon peut se déplacer à une vitesse de 100 km/heure. Chez l'adulte, son corps sans écailles est musclé, ce qui le rend rapide.

L'espadon a une grande bouche dépourvue de dents. Sa peau prend des teintes de bleu, de bleu-gris ou de brun sur le dos et de noir, de blanc ou d'argent sur le ventre. Sa première nageoire dorsale est très haute et plutôt pointue. L'espadon mesure généralement de 2 à 3 m et pèse de 90 à 160 kg, mais il peut atteindre une longueur maximale de 4,5 m et peser plus de 500 kg.

Achat

L'espadon peut s'acheter frais en darnes, congelé, fumé ou en conserve. La queue et les ailerons sont comestibles.

Utilisation

L'espadon frais devient plus digestible s'il est poché de 10 à 15 min avant d'être apprêté. On le cuisine à la façon des poissons à chair ferme, tels le flétan, l'esturgeon et le thon.

Cuisson

L'espadon est délicieux grillé, braisé ou cuit à la poêle, après avoir été ou non mariné. Griller darnes ou filets de 5 à 7 min de chaque côté, les braiser de 20 à 30 min, ou les sauter de 4 à 6 min de chaque côté. Éviter la surcuisson qui l'assèche.

Valeur nutritive

	cru
protéines	20 g
matières grasses	4 g
calories	121
	par 100 g

L'espadon est riche en vitamine B_{12}, en niacine, en potassium et en phosphore. La chair blanche et très ferme est toujours striée. Elle est savoureuse et très recherchée.

Grondin

Trigla spp, Triglidés

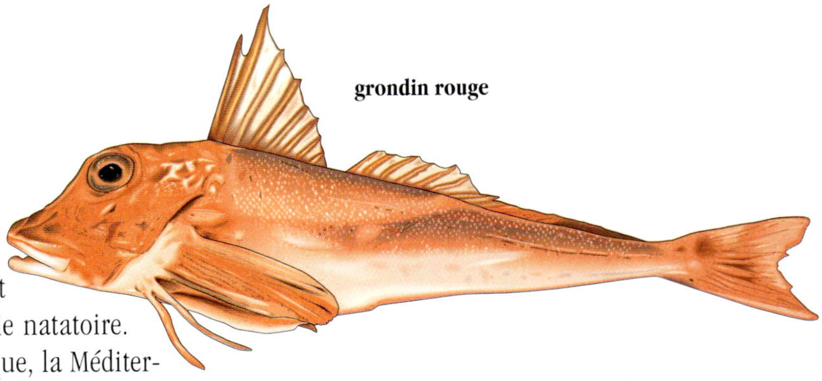

Ce poisson est appelé grondin parce qu'il gronde lorsqu'il est hors de l'eau, bruit produit par les vibrations de sa vessie natatoire. Il habite principalement l'Atlantique, la Méditerranée et le Pacifique, notamment près des côtes australiennes, néo-zélandaises, japonaises et sud-africaines.

Le grondin a une grosse tête couverte de plaques osseuses et des yeux hauts et obliques qui lui donnent un air particulier peu attirant. Son corps allongé, souvent rouge ou rose, est couvert de petites écailles rudes. Le grondin a de nombreuses nageoires épineuses qui ressemblent à des ailes d'oiseaux. Il se déplace sur le fond de la mer avec sa nageoire pectorale, qu'il utilise aussi pour remuer le sable afin de se nourrir et pour se cacher. Le grondin est souvent rejeté à la mer, probablement à cause de sa forme ou parce qu'il a peu de chair par rapport à son poids. Sa chair rosée légèrement floconneuse est délicieuse. Il existe diverses espèces de grondins, notamment le grondin gris, le grondin rouge et le grondin d'Amérique.

Le **grondin gris** (*Eutrigla gurnardus*) atteint une longueur maximale d'environ 50 cm. Son dos parsemé de nombreuses petites taches blanches est grisâtre teinté de rouge. L'aire d'habitation du grondin gris s'étend des côtes de l'Islande et de la Norvège jusque dans la Méditerranée. Ce poisson a une chair ferme savoureuse.

Le **grondin rouge** (*Aspitrigla cuculus*) mesure habituellement 30 cm de long. Comme son nom l'indique, il est de couleur rouge. Il habite surtout la Méditerranée, l'Atlantique et le Pacifique. Étant peu charnu, le grondin rouge est souvent cuisiné en soupe.

Le **grondin d'Amérique** ou **prionote du Nord** (*Prionotus carolinus*) peut atteindre 37 cm de long et peser environ 800 g. Ce poisson est présent près des côtes américaines de l'Atlantique. Sa chair maigre et ferme est savoureuse.

Préparation

Retirer les nageoires épineuses pour éviter de se blesser. Laisser le poisson entier ou le couper en filets ou en tronçons. La peau s'enlève aisément.

Valeur nutritive

	cru
protéines	17 g
matières grasses	3 g
calories	100
	par 100 g

Le grondin est riche en potassium et en calcium.

Utilisation

Le grondin est souvent mis dans la bouillabaisse et la matelote. Il est délicieux cuit au four, poché, frit ou fumé.

Cuisson

Éviter de cuire le grondin à la chaleur trop vive, qui l'assèche. S'il est grillé ou cuit au four avec la peau, bien la badigeonner d'huile ou de marinade, car elle est fragile.

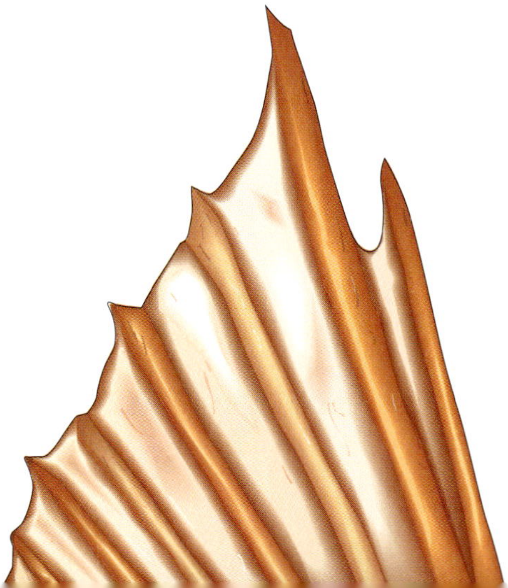

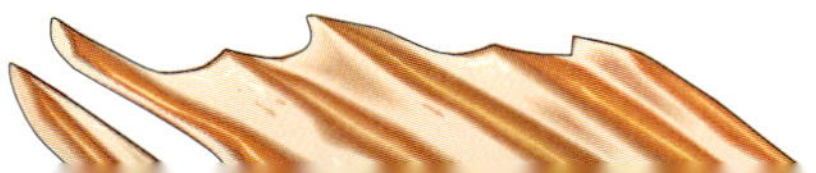

Lamproie

Petromyzon spp, Pétromyzontidés

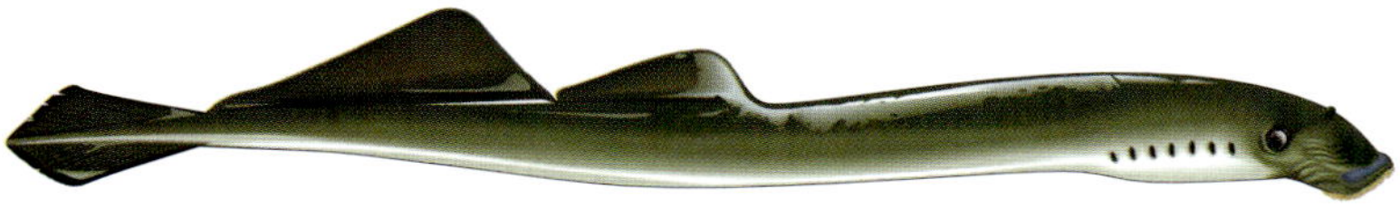

La lamproie ressemble à un serpent, comme l'anguille, le congre et la murène. Ce poisson est l'un des seuls survivants des vertébrés cyclostomes, des animaux dépourvus de mâchoire inférieure, avec une bouche ronde en forme de ventouse et une langue couverte de dents cornées et pointues. La plupart des lamproies ont une vie parasitaire, se fixant sur d'autres poissons (dont le saumon, la morue, la carpe...) et se nourrissant de leur chair et de leur sang. Elles vivent dans la mer, qu'elles quittent pour aller se reproduire en eau douce. La lamproie est particulièrement appréciée des Européens et des Amérindiens de la côte du Pacifique.

La lamproie a une peau nue, lisse et visqueuse. Sa couleur change selon le stade de développement sexuel. Elle est souvent gris bleuâtre, gris brunâtre ou vert olive et parsemée de taches. Derrière la tête se trouvent 7 paires de branchies, en forme de trous. La lamproie mesure de 15 cm à 1 m de long.

Il existe une trentaine d'espèces de lamproies réparties en 8 genres. Une espèce courante des deux côtés de l'Atlantique est la lamproie marine (*P. marinus*) qui mesure de 50 à 90 cm de long.

La **lamproie de rivière** (*Lampetra fluviatilis*) habite les côtes européennes jusque dans les eaux froides de Sibérie. Plus petite, elle mesure de 30 à 45 cm de long.

La **lamproie du Pacifique** (*Entosphenus tridentatus*) est courante près des côtes américaines.

Utilisation

La chair de la lamproie est grasse et dépourvue d'arêtes. Elle est plus délicate que la chair de l'anguille et s'apprête de la même façon. La lamproie de mer est plus fine que la lamproie de rivière et les mâles sont meilleurs au goût.

La lamproie à la bordelaise, cuite dans du vin rouge, est une célèbre recette gastronomique française.

Cuisson

La lamproie est souvent grillée ou cuite en matelote ou en pâté.

Valeur nutritive

	crue
protéines	21 g
matières grasses	18 g
calories	252
	par 100 g

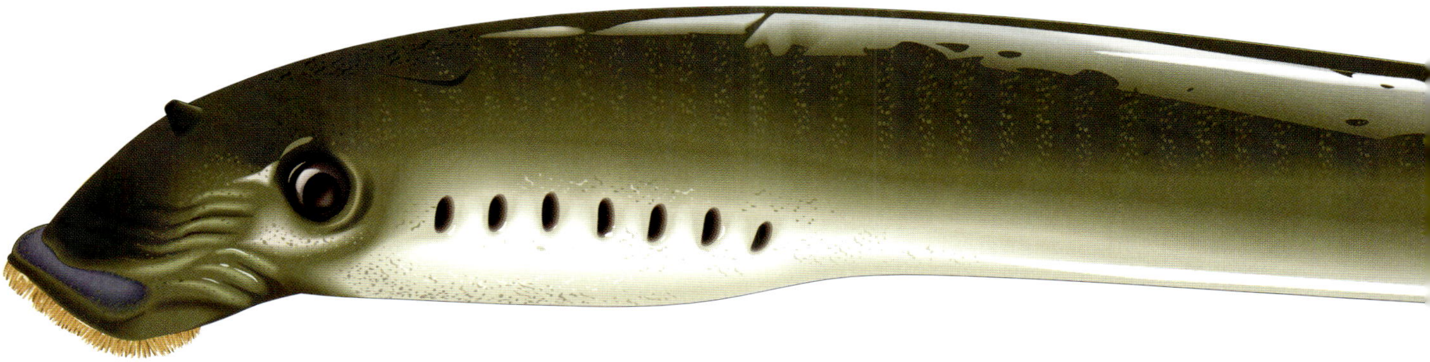

Sébaste

Sebastes spp, Scorpaenidés

grand sébaste

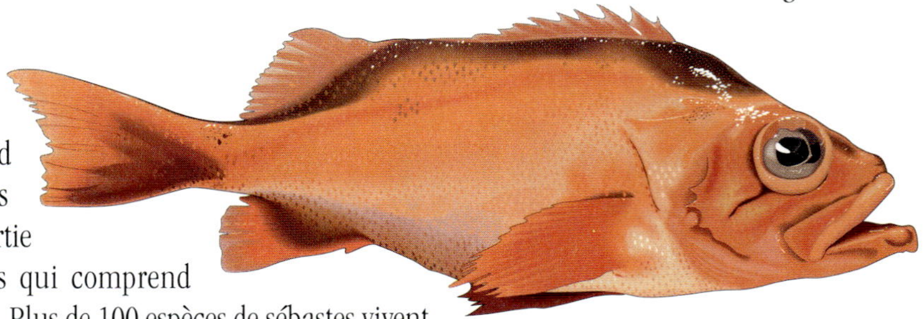

Le sébaste habite les eaux profondes des mers du nord et les eaux peu profondes des mers du sud. Il fait partie de la famille des scorpaenidés qui comprend environ 60 genres et 310 espèces. Plus de 100 espèces de sébastes vivent dans le Pacifique près des côtes canadiennes et plusieurs dans l'Atlantique et la Méditerranée.

Le sébaste mesure généralement de 20 à 55 cm de long et pèse entre 0,5 et 2 kg. Plusieurs de ses nageoires sont épineuses. Sa peau recouverte d'écailles irrégulières est souvent dans les teintes de rouge, de rose ou d'orangé. Le sébaste a une grande bouche et une mâchoire inférieure proéminente. Sa tête hideuse comporte une protubérance osseuse. Ses grands yeux sont exorbités. Sa chair parfois rosée est ferme, floconneuse et très savoureuse.

Le grand sébaste, la rascasse rouge et la rascasse brune sont des espèces courantes de la famille des scorpaenidés.

Le **grand sébaste** (*Sebastes marinus*) mesure habituellement de 35 à 55 cm et peut atteindre 1 m. Son corps est rouge vif avec une tache sombre sur chaque opercule. Il habite les deux côtés de l'Atlantique Nord.

La **rascasse rouge** (*Scorpaena scrofa*) atteint une longueur maximale de 50 cm, mais dépasse rarement 30 cm. La couleur de son dos varie habituellement du rouge orangé au rose pâle et comporte des marbrures foncées. La rascasse rouge habite les eaux profondes de la Méditerranée et de l'Atlantique Est. Elle porte les surnoms de « diable de mer » et de « scorpion de mer », car sa nageoire dorsale est hérissée de piquants venimeux. Elle est mise dans la bouillabaisse et la matelote, sauf si elle est charnue, pouvant alors être cuisinée de façon plus élaborée.

La **rascasse brune** (*Scorpaena porcus*) est un petit poisson qui mesure généralement 15 cm et qui atteint une longueur maximale de 25 cm. Son dos est brunâtre et ses nageoires tachetées de brun. La rascasse brune habite les eaux peu profondes de la Méditerranée. On la cuisine en bouillabaisse.

Achat

Le sébaste est vendu frais ou congelé, entier ou en filets.

Préparation

Enlever le plus tôt possible les nageoires épineuses.

Valeur nutritive

	sébaste cru
protéines	19 g
matières grasses	2 g
calories	94
	par 100 g

Le sébaste et la rascasse sont maigres.

Utilisation

Ces poissons sont aussi bon crus, cuits, fumés que froids. Dans le sud de la France, on considère qu'une bouillabaisse est incomplète sans la rascasse.

Cuisson

Ces poissons se cuisent entiers ou en filets. Ils supportent tous les modes de cuisson. Laisser la peau lors de la cuisson au court-bouillon ou au gril, ainsi la chair se défait moins.

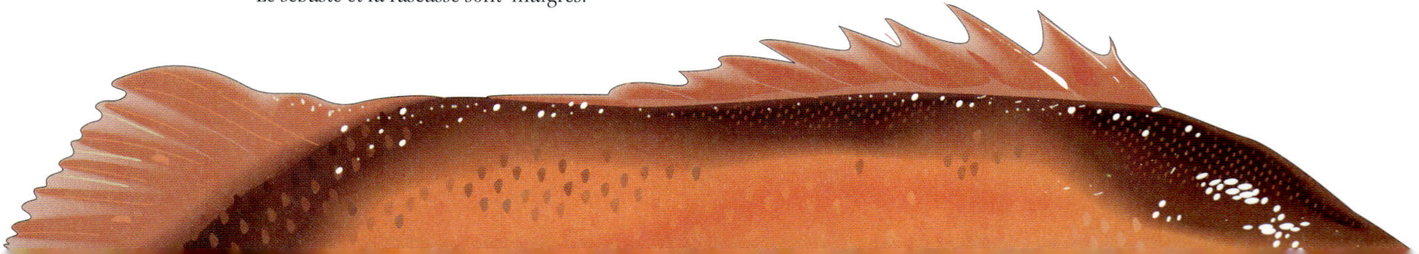

Rouget-barbet

Mullus spp, Mullidés

Le rouget-barbet préfère l'eau chaude peu profonde. On le retrouve dans le Pacifique, la Méditerranée, l'Atlantique et l'océan Indien. Il a de gros yeux au sommet de sa tête volumineuse. Sa première nageoire dorsale est épineuse et sa queue est fourchue. Deux longs barbillons, qui ont des fonctions tactiles et gustatives, sont rattachés à sa mâchoire inférieure. Ces barbillons donnent au rouget une ressemblance avec la chèvre, caractéristique retenue par la langue anglaise qui nomme ce poisson *goatfish* (« poisson chèvre »).

La peau est couverte de grandes écailles. Sa couleur est variable, elle est souvent dans les teintes de rouge ou de rose. Elle perd vite de son éclat cependant, ce qui devient un indice précieux pour connaître la fraîcheur du poisson.

Ce poisson perciforme est peu habituel dans les eaux froides, d'où sa rareté près des côtes canadiennes. Parmi les espèces les plus courantes dans la Méditerranée se trouvent le rouget-barbet de roche, le rouget-barbet doré et le rouget-barbet de vase.

Le **rouget-barbet de roche** (*Mullus surmuletus*) mesure généralement de 20 à 25 cm. Il a deux écailles sous les yeux. Son corps rougeâtre a une bande brune de l'œil à la queue et plusieurs bandes jaunes. Sa première nageoire dorsale est garnie de raies.

Le **rouget-barbet doré** (*Mullus auratus*) ressemble au rouget-barbet de roche. Sa bande dorsale est jaune et sa première nageoire dorsale est ornée d'une bande orange à sa base et d'une bande jaune un peu plus haut.

Le **rouget-barbet de vase** (*Mullus barbatus*) mesure généralement entre 10 et 20 cm de long. Il a trois écailles sous les yeux. Sa peau est dorée.

Utilisation

Malgré la grande quantité d'arêtes, le rouget est très recherché, notamment dans le sud de la France, vu sa saveur particulièrement fine. L'apprêter simplement pour ne pas masquer sa saveur. Il peut être cuit entier (lorsqu'il est petit) ou vidé; laisser alors le foie, il est très savoureux.

Préparation

Écailler le rouget délicatement car sa peau est fragile.

Valeur nutritive

	cru
protéines	20 g
matières grasses	2 g
calories	88
	par 100 g

La chair de ces poissons est maigre et ferme. Elle contient une grande quantité de petites arêtes.

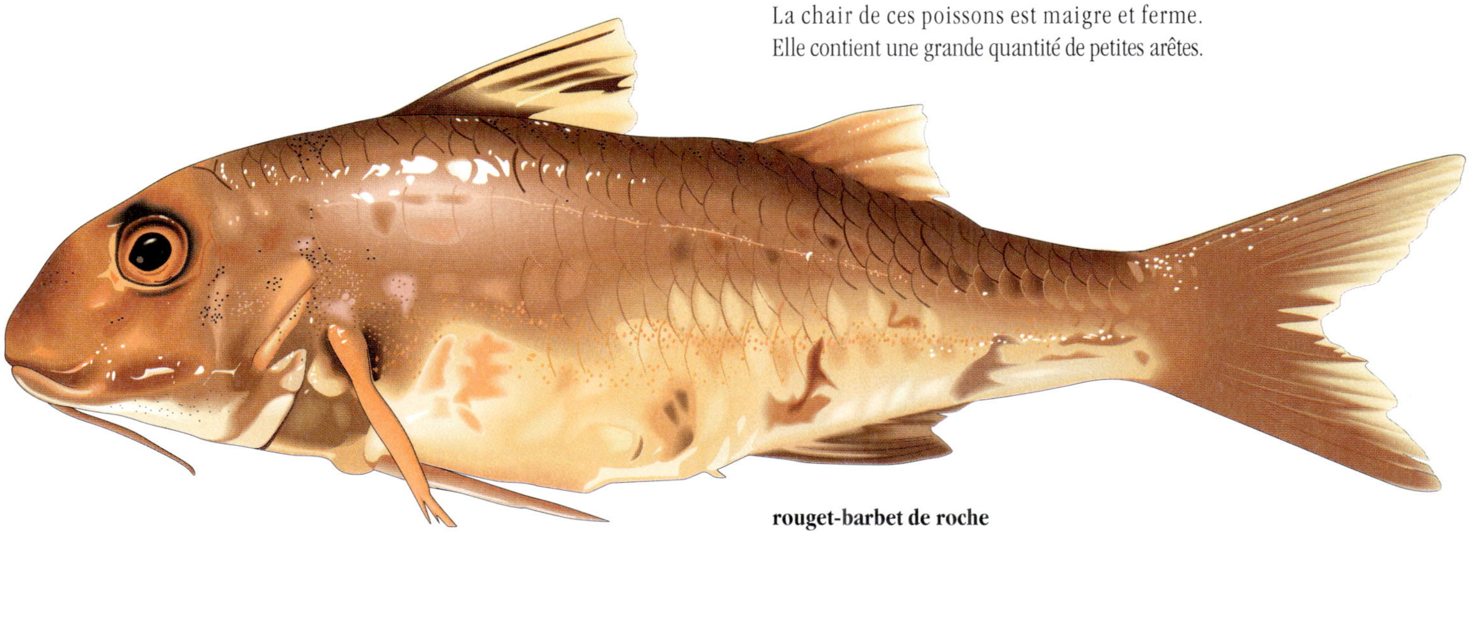

rouget-barbet de roche

Saumon

Oncorhynchus spp et *Salmo salar,* Salmonidés

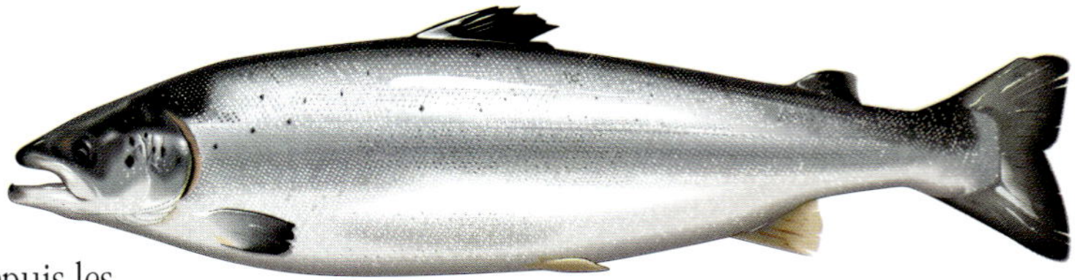

Le saumon est un magnifique poisson fort apprécié aussi bien pour sa chair que pour le plaisir de le pêcher et ce, depuis les temps anciens. Cinq espèces vivent dans le Pacifique (*Oncorhynchus spp*) et une dans l'Atlantique (*Salmo salar*). Une variété habite les eaux douces en permanence (la ouananiche, *Salmo salar ouananiche*).

Pendant longtemps très abondant, le saumon est maintenant beaucoup plus rare à cause de la pêche intensive, de la pollution et de la construction de barrages. Le saumon de l'Atlantique fut le premier à être menacé d'extinction ; aujourd'hui, son élevage et une stricte gestion des stocks permettent d'assurer sa survie.

Le saumon naît en eau douce, vit dans la mer entre 1 à 4 années selon la rapidité de son développement et revient à son lieu d'origine pour frayer. Il arrive fréquemment qu'il se déplace sur plus de 1 500 km pour retourner où il est né. L'aspect physique des saumons du Pacifique se modifie considérablement lors du frai, surtout chez les mâles dont le museau se déforme, la mâchoire s'allonge et les dents deviennent proéminentes. La femelle de certaines espèces peut pondre jusqu'à 13 000 œufs. Les géniteurs meurent après la période de reproduction. Le saumon se distingue de la truite, une proche parente, par sa nageoire anale qui compte de 12 à 19 rayons. Son corps allongé et quelque peu comprimé diffère légèrement de forme selon les espèces. Sa peau recouverte d'écailles lisses est souvent parsemée de taches, variables selon les espèces. Sa couleur dépend des espèces et de la période de l'année.

Parmi les saumons du Pacifique, on trouve notamment le saumon royal, le saumon rouge, le saumon coho, le saumon rose et le saumon keta.

Le **saumon royal** ou **saumon chinook** (*Oncorhynchus tshawytscha*) mesure en moyenne de 84 à 91 cm et pèse entre 13,5 et 18 kg. Son dos est vert olivâtre, ses flancs et son ventre sont argentés, et ses gencives inférieures sont noires. Le dos, le dessus de la tête et les flancs sont tachetés de noir. La couleur de la chair varie de rose clair à orange foncé. Elle est surtout commercialisée fraîche, congelée ou fumée ; on la met rarement en conserve. Elle est très recherchée fumée.

Le **saumon rouge** ou **sockeye** (*Oncorhynchus nerka*) est l'espèce la plus recherchée après le saumon royal. Il mesure en moyenne entre 60 et 70 cm de long, et pèse entre 2 et 3 kg. Son dos est vert bleuté, ses flancs et son ventre argentés. Sa chair rouge mat est ferme et très savoureuse. Elle garde sa belle coloration rouge même lorsqu'elle est mise en conserve. Ce poisson plutôt mince, élancé et de taille uniforme se prête très bien à la mise en conserve. On le retrouve surtout sous cette forme, mais aussi fumé ou salé.

Le **saumon argenté** ou **saumon coho** (*Oncorhynchus kisutch*) mesure en moyenne entre 45 et 60 cm, et pèse de 2 à 4,5 kg. Son dos bleu métallique est orné de petites taches noires. Ses flancs et son ventre sont argentés. Le saumon argenté est la troisième espèce en importance commercialement. Sa chair rouge orangé égale presque celle du saumon rouge ou du saumon royal. Elle se défait aussi en gros morceaux. Elle est plus pâle que la chair du saumon rouge. Très utilisé pour les conserves, le saumon argenté est également vendu frais, congelé ou fumé. Il est aussi commercialisé légèrement saumuré.

Le **saumon rose** (*Oncorhynchus gorbuscha*) est le plus petit du genre. Il atteint sa maturité très tôt (deux ans). Il mesure en moyenne entre 43 et 48 cm et pèse entre 1,3 et 2,3 kg. Son dos vert bleuté est parsemé de grandes taches noires ; ses flancs sont argentés. Le saumon rose a longtemps été considéré comme une espèce de qualité inférieure (tout comme le keta), car sa chair rosée est plutôt molle et se défait en petits morceaux. Il est surtout mis en conserve, mais est également commercialisé frais, fumé ou congelé.

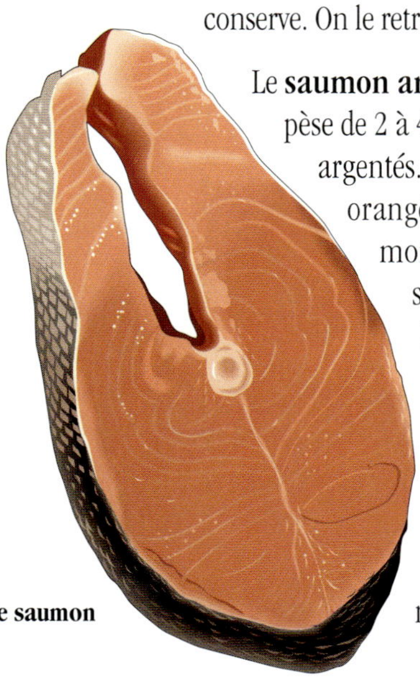

darne de saumon

Le **saumon keta** (*Oncorhynchus keta*) mesure en moyenne 64 cm et pèse de 5 à 6 kg. Son dos est bleu métallique et ses flancs et son ventre sont argentés. Il a sur les côtés de pâles barres pourpres. Le saumon keta a la moins belle et la moins bonne chair. À peine rosée, elle est spongieuse, molle et se défait en petits morceaux ; elle a cependant l'avantage d'être moins grasse. Elle est meilleure fraîche. Elle est aussi mise en conserve, congelée, salée à sec ou fumée. C'est la moins coûteuse.

Le **saumon de l'Atlantique** (*Salmo salar*) est le seul saumon qui vit dans l'Atlantique. Il est différent du saumon du Pacifique et il ne meurt pas après le frai ; il peut se reproduire deux, trois ou quatre fois. Le saumon de l'Atlantique est reconnu pour sa combativité et sa chair rose délicieusement parfumée. Son corps ressemble à celui des autres salmonidés et sa couleur varie avec l'âge. Son dos est brun, vert ou bleu, et ses flancs et son ventre, argentés. Les spécimens capturés mesurent de 80 à 85 cm et pèsent en moyenne 4,5 kg. Le saumon de l'Atlantique est commercialisé frais, congelé ou fumé. L'apprêter le plus simplement possible afin de ne pas en masquer la saveur.

La **ouananiche** ou **saumon de l'intérieur** (*Salmo salar ouananiche*) est un délicieux petit saumon d'eau douce. Elle a été emprisonnée dans les terres après l'époque glaciaire, ne pouvant pas retourner à la mer lorsque les eaux se sont retirées. Elle demeure maintenant en eau douce de façon permanente même si, bien souvent, les cours d'eau qu'elle fréquente ont un accès facile à la mer. On la retrouve sur la côte est de l'Amérique du Nord ainsi qu'en Scandinavie. *Ouananiche* signifie « le petit égaré » en montagnais, langue d'une tribu indienne du Québec. Ce poisson forme une espèce à part entière, tant par son habitat que par certaines modifications corporelles qui le distinguent du saumon. Il est plus petit (entre 20 et 60 cm) et pèse rarement plus de 6 kg. Ses nageoires plus longues et plus fortes et sa queue grosse et puissante se sont développées en s'adaptant aux eaux vives de son environnement. Ses yeux ainsi que ses dents sont plus grands. Son dos noir est orné de taches rapprochées et bien définies. Ses flancs sont gris bleuâtre et son ventre argenté. La ouananiche s'apprête comme le saumon ou la truite.

saumon du Pacifique

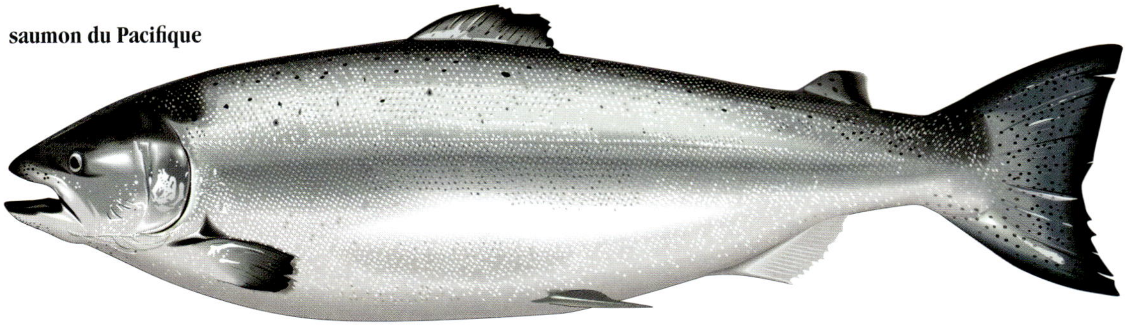

saumon de l'Atlantique

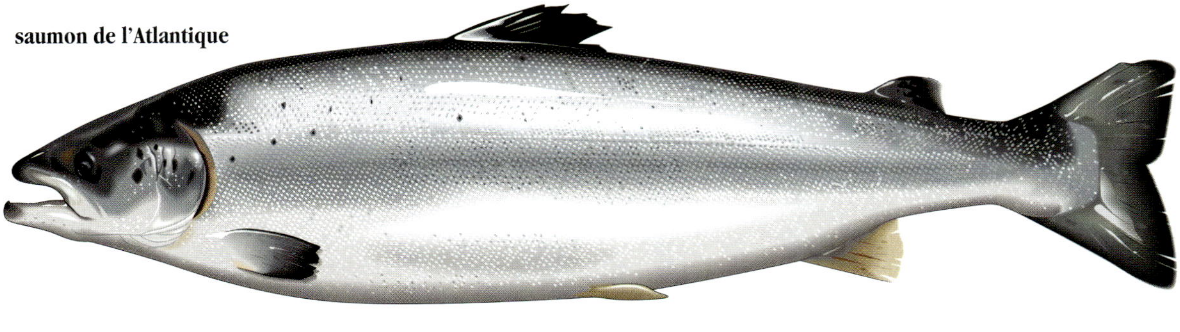

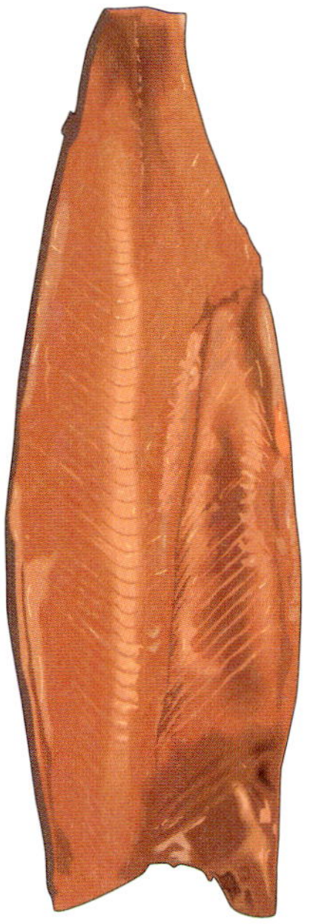

saumon fumé

Achat

Le saumon est commercialisé frais, congelé, fumé, salé, séché et en conserve. Ses œufs sont souvent vendus dans des pots de verre. Le saumon frais ou congelé est entier, en darnes, en morceaux, en tronçons ou en filets. Le saumon fumé est souvent vendu scellé sous plastique ou congelé. Il est préférable de l'acheter dans une poissonnerie où les stocks s'écoulent rapidement afin de s'assurer le maximum de fraîcheur. Écarter du saumon fumé dont le pourtour est desséché ou bruni, dont l'aspect est brillant, ou qui présente un léger écoulement, car la fraîcheur laisse à désirer. Du saumon foncé risque d'être très salé.

Préparation

Écailler et vider le saumon avant de l'apprêter. On peut s'abstenir de le laver et se contenter de l'essuyer.

Cuisson

Tous les modes de cuisson conviennent au saumon. Il est souvent cuit en darnes. Il est aussi bon chaud que froid.

Conservation

Le saumon rancit rapidement car sa chair est grasse. Il se conserve de 2 à 3 jours au réfrigérateur.

Valeur nutritive

Le saumon royal est le plus gras des saumons. Le saumon rouge, le saumon de l'Atlantique et le saumon argenté sont mi-gras. Le saumon rose et le saumon keta cru sont maigres.

Utilisation

La chair du côté de la tête est plus délicate que celle près de la queue. Le saumon fumé est souvent accompagné de câpres et d'oignons doux émincés. On l'utilise pour donner une touche spéciale aux aliments, tels les sandwichs, les salades, les omelettes, les pâtes alimentaires, les mousses et les quiches. Éviter de masquer sa saveur.

Le saumon en conserve est cuit et mis en boîte dans son jus. Ses arêtes et ses vertèbres sont souvent présentes. On peut facilement les manger car elles sont très friables et constituent une intéressante source de calcium. Le saumon en conserve a une utilisation très variée. On le met notamment dans les sandwichs, les salades, les sauces, les omelettes et les quiches. On le cuisine en mousse, en soufflé, en pâté et en crêpes. Il est aussi présenté sous forme de pâté, utilisé principalement pour tartiner sandwichs et canapés.

Les œufs de saumons sont délicieux. On les appelle souvent à tort « caviar rouge », mais le véritable caviar provient uniquement d'œufs d'esturgeon.

Saumon froid en gelée

4 PORTIONS

1 tronçon de saumon frais de 1 kg (2 lb)
2 l (8 tasses) de court-bouillon
1 sachet de gelée au madère
2 c. à soupe de madère
2 branches de persil frisé

1. Faire pocher le saumon dans le court-bouillon environ 10 min. Le laisser tiédir dans le liquide.
2. Égoutter le saumon et enlever prudemment la peau qui le recouvre. Le placer dans un plat de service et le mettre au réfrigérateur.
3. Préparer la gelée et y ajouter le madère. La laisser tiédir avant de l'utiliser.
4. Couler une fine couche de gelée sur le saumon froid, parsemer de persil ciselé et laisser prendre. Répéter l'opération une deuxième fois. Terminer la parure du saumon par une dernière couche de gelée et le remettre au réfrigérateur.
5. Verser le reste de la gelée dans un grand plat et la laisser prendre.
6. Quand la gelée est prise, la couper en cubes et entourer la pièce de saumon de cette garniture.

Servir avec une mayonnaise ou une sauce gribiche.

	saumon royal	***saumon rouge***	***saumon argenté***	***saumon rose***	***saumon keta***	***saumon de l'Atlantique***
protéines	20 g	21 g	22 g	20 g	20 g	20 g
matières grasses	10 g	9 g	6 g	3 g	4 g	6 g
calories	180	168	146	116	120	142

par 100 g

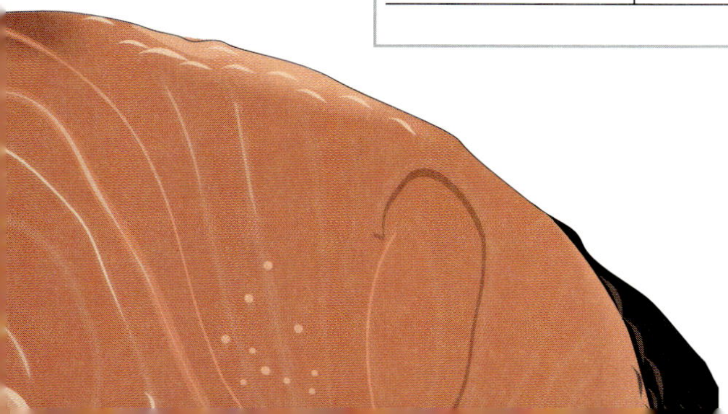

Poissons de mer

Saint-pierre

Zeus faber, Zeidés

Le saint-pierre est un poisson très comprimé de forme ovale et d'aspect étonnant. Il vit dans les mers tempérées des deux hémisphères, notamment dans l'Atlantique, de la Norvège à l'Afrique du Sud, la Méditerranée, l'océan Indien et le Pacifique, en particulier près des côtes du Japon, de l'Australie et de la Nouvelle-Zélande.

Ce poisson porte une tache arrondie sur les deux côtés de son corps. Elles sont à la source de légendes qui expliquent l'origine de son nom. L'une d'elles raconte que saint Pierre captura ce poisson et le prit dans ses mains pour le tuer, mais qu'il décida de le relâcher parce que le poisson poussait de bruyants grognements (ce qu'il fait hors de l'eau), laissant l'empreinte de son pouce et de son index sur sa peau.

Le saint-pierre mesure généralement de 20 à 50 cm et pèse de 800 à 900 g. Il peut atteindre une longueur maximale de 66 cm. Il a une énorme tête, des yeux haut placés, une mâchoire proéminente et une grande bouche. Son corps a des reflets dorés, caractéristique retenue par la langue anglaise qui nomme le poisson *John dory*. Sa chair blanche et ferme est savoureuse.

Utilisation

Après l'avoir vidé et ébarbé, apprêter le saint-pierre simplement afin de ne pas masquer la finesse de sa chair. Les recettes de sole et de turbot lui conviennent très bien. Ses arêtes gélatineuses donnent un excellent fumet.

Conservation

Le saint-pierre se congèle, mais sa durée de conservation n'excède pas 3 mois.

Valeur nutritive

	cru
protéines	18 g
matières grasses	1 g
calories	80
	par 100 g

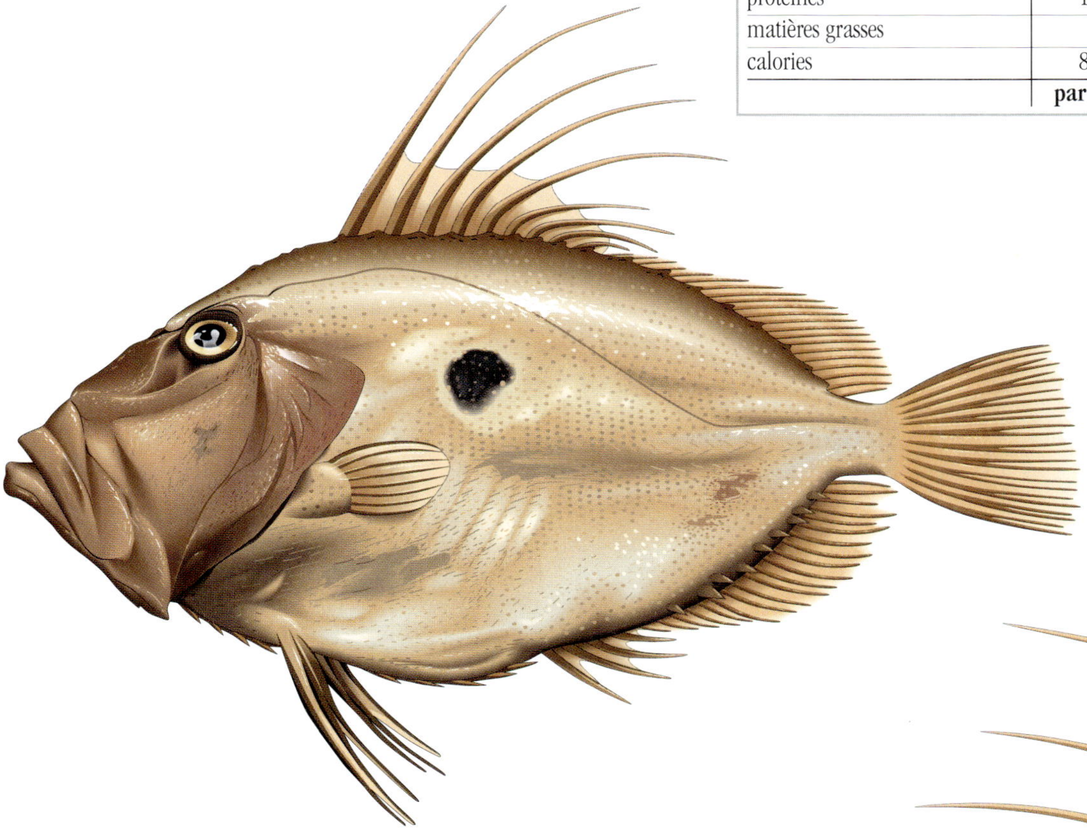

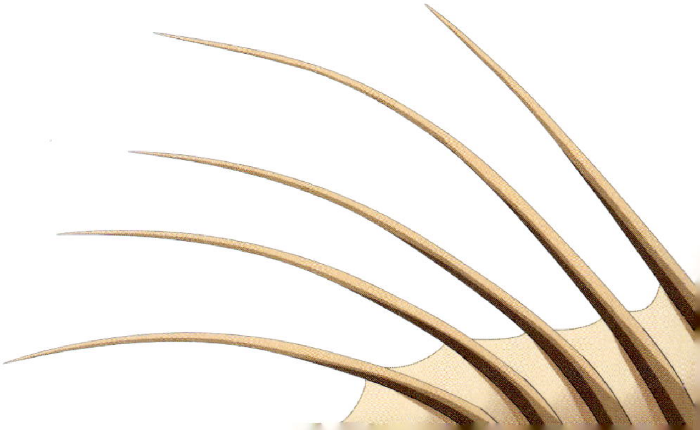

Morue

Gadus spp, Gadidés

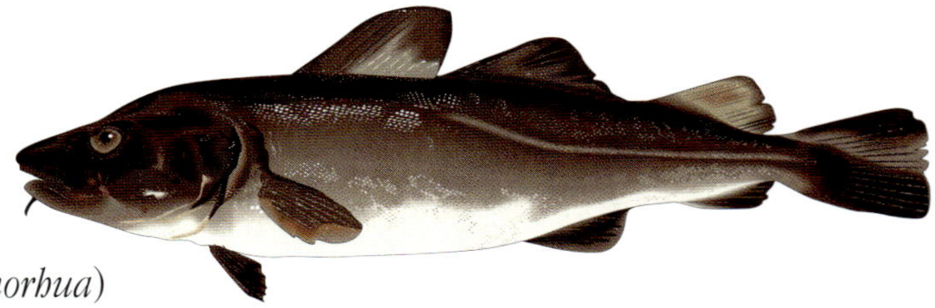

La morue vit dans les eaux froides et profondes de l'Atlantique Nord (*Gadus morhua*) et du Pacifique Nord (*Gadus macrocephalus*). Elle se déplace en bancs importants, surtout lors de la période de reproduction. Très prolifique, une femelle de 100 cm pond environ cinq millions d'œufs flottants. La morue est un des poissons les plus pêchés à travers le monde et ce, depuis toujours. Au Moyen Âge, l'importance commerciale de la morue était considérable en Europe. Étant facile à sécher, à fumer et à saler, elle était accessible à un grand nombre de personnes, car elle supportait le transport et se conservait bien. La morue fut longtemps abondante près des côtes canadiennes et américaines. Aux États-Unis, dans l'État du Massachusetts, un cap (*Cape Cod*) fut même nommé d'après son nom anglais « cod ». On a estimé que durant de nombreuses années environ 400 millions de morue furent pêchées dans l'Atlantique. Dans l'Atlantique Nord, la pêche intensive des 20 dernières années a considérablement réduit les stocks de morues.

La morue a une grosse tête, une bouche largement fendue et un mince barbillon allongé sous la mâchoire inférieure. En moyenne, elle pèse de 2 à 4 kg et mesure de 40 cm à 80 cm. Son long corps lourd et charnu est couvert de petites écailles. La couleur de sa peau est très variable car elle s'adapte à l'environnement. Une ligne latérale plus pâle va de la tête à la queue. En Europe, on nomme « morue » ce poisson salé et séché ; à l'état frais ou congelé, on le nomme « cabillaud ».

La grande famille des Gadidés comprend environ 60 espèces. Outre la morue, on trouve notamment l'églefin, le lieu jaune, le lieu noir, la lingue, la lotte, le merlan, le merlu, le merlu argenté, la merluche, la motelle à trois barbillons, la mostelle de roche, le poulamon et le poutassou. La plupart ont une chair similaire. Parmi les espèces les plus courantes se trouvent l'aiglefin, le merlu argenté, le merlan, le lieu noir et le poulamon.

L'**églefin** (*Melanogrammus aeglefinus*) ressemble à la morue mais il est plus petit. Il mesure de 38 à 63 cm et pèse de 1 à 2 kg. Sa mâchoire supérieure est légèrement proéminente et sa bouche, petite. Sous sa mâchoire inférieure pend un barbillon très court. L'églefin habite les deux côtés de l'Atlantique Nord. Sa chair blanche et maigre est savoureuse. Elle est plus douce que celle de la morue. En France, l'églefin fumé porte le nom de *haddock*.

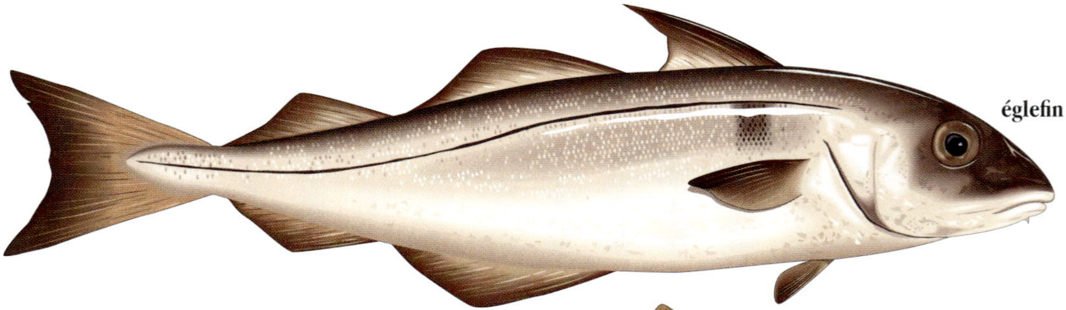

églefin

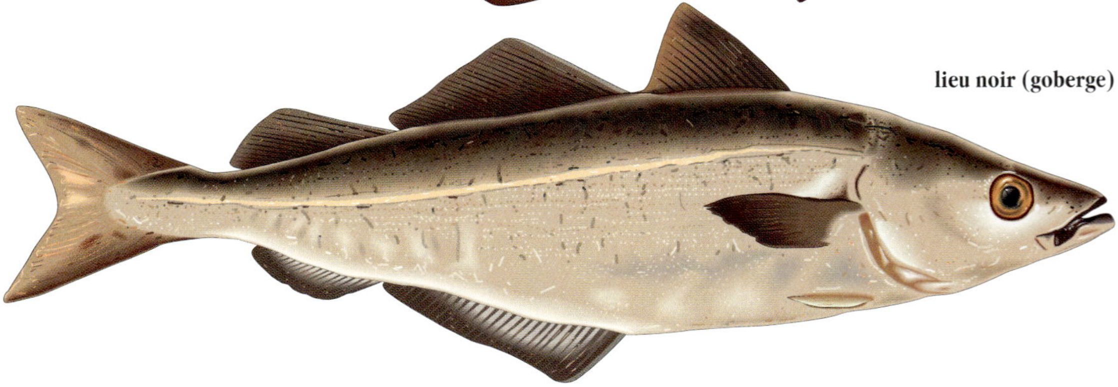

lieu noir (goberge)

Le **merlu** (*Merluccius spp*) est un poisson vorace qui vit à diverses profondeurs, depuis la moins profonde jusqu'à plus de 1 000 m. Plusieurs espèces portent le nom de merlu. Le merlu commun (*Merluccius merluccius*) habite les côtes européennes de l'Atlantique, de la Norvège au Portugal. Il est particulièrement abondant au Portugal et en Espagne. Son corps allongé est de couleur gris ardoise. Sa mâchoire inférieure proéminente est dépourvue de barbillon. L'intérieur de sa bouche est gris noirâtre. Le merlu mesure généralement de 30 à 70 cm de long et atteint une longueur maximale de 1,2 m. Sa chair est savoureuse.

Le **merlu argenté** (*Merluccius bilinearis*) habite les côtes nord-américaines de l'Atlantique, de Terre-Neuve jusqu'en Caroline du Sud. À l'âge adulte, il mesure généralement de 23 à 35 cm et pèse en moyenne 0,7 kg. Son corps a des reflets argentés. Sa chair tendre et floconneuse est très savoureuse.

Le **merlan** (*Merlangius merlangus*) mesure généralement de 30 à 40 cm et peut atteindre une longueur maximale de 70 cm. Son dos est brun jaunâtre, bleu foncé ou vert. Le merlan habite l'Atlantique, la Méditerranée, la mer Noire et la Baltique. Sa chair très savoureuse s'émiette facilement.

Le **lieu noir** (*Pollachius virens*), que l'on nomme « goberge » au Canada, mesure généralement de 50 à 90 cm et pèse de 1 à 7 kg, mais peut atteindre une longueur maximale de 1,5 m. Il habite les deux côtés de l'Atlantique. Son dos vert olive est parfois presque noir, ce qui explique son nom. Le lieu noir est très important en Europe, particulièrement en Angleterre où on utilise plus de cinquante noms différents pour le désigner, plusieurs de ces noms décrivant des différences de taille. La chair blanche de qualité inférieure est ferme.

Le **poulamon** (*Microgadus tomcod*) est très petit, mesurant généralement de 20 à 30 cm de long et excédant rarement 35 cm. Il fréquente la côte ouest de l'Atlantique, du Labrador jusqu'en Virginie, et remonte plusieurs fleuves et cours d'eau pour frayer ; il aime les eaux salées ou saumâtres. C'est un habitué du Saint-Laurent et on le connaît mieux sous le nom de « poisson des chenaux » au Québec. Facilement identifiable par ses longues nageoires pelviennes filamenteuses et sa queue arrondie, le poulamon a un corps cylindrique vers l'avant, qui se comprime latéralement dans sa portion arrière. Il a trois nageoires dorsales et deux ventrales. Sa chair blanche et maigre est très recherchée.

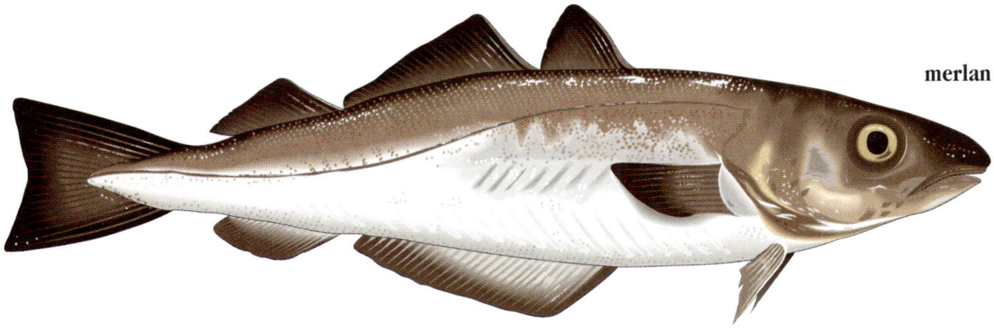

merlan

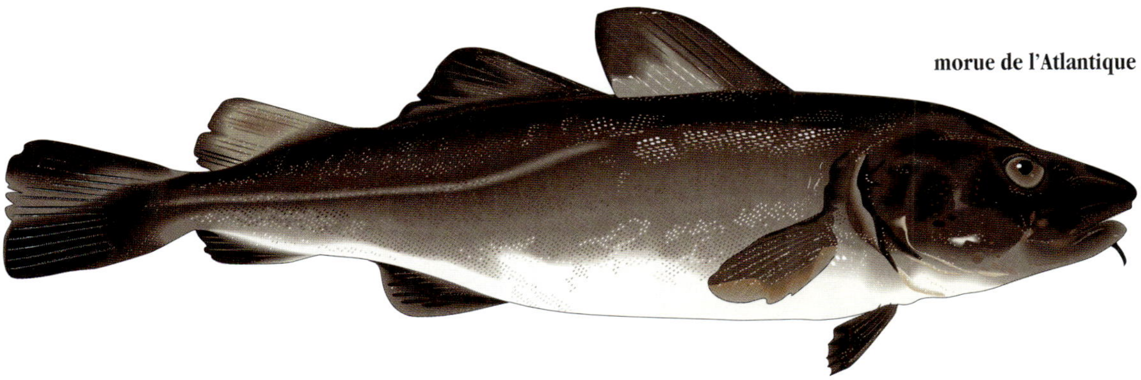

morue de l'Atlantique

Préparation

Pour dessaler la morue salée, la mettre dans une passoire, le côté recouvert de la peau sur le dessus (si la peau est présente) afin que le sel ne puisse s'accumuler entre la chair et la peau. Mettre la passoire dans un grand récipient rempli d'eau ; le sel s'accumulera au fond du récipient.

On peut aussi mettre le récipient dans le lavabo et faire couler un mince filet d'eau, cela permet au sel d'être éliminé lorsque l'eau déborde. La morue salée et desséchée doit tremper entre 8 et 12 h avant d'être préparée.

Utilisation

La morue est aussi mise en conserve, séchée à l'air (stockfisch) ou salée (kipper). Ses œufs sont consommés frais, fumés ou salés. Sa langue, ses joues et son foie sont également comestibles.

Plus fragile que la morue, l'églefin est plus souvent fumé que salé.

Le poulamon est souvent frit.

Cuisson

Tous les modes de cuisson conviennent à la morue. Lorsqu'elle est pochée, veiller particulièrement à ce qu'elle ne bouille pas ; la laisser frémir 8 min dans un court-bouillon ou l'ajouter après que le liquide est parvenu à ébullition, puis enlever immédiatement la casserole du feu, mettre le couvercle et laisser reposer 15 min. La morue est particulièrement délicieuse en sauce.

Les langues de morue sont souvent pochées avant de recevoir l'apprêt choisi (sauce, farine, etc.). Les mettre alors dans un liquide froid et les retirer au début de l'ébullition.

Valeur nutritive

	morue	*églefin*	*merlu*	*merlan*	*lieu noir*	*poulamon*
protéines	18 g	19 g	17 g	18 g	19 g	17 g
matières grasses	0,7 g	0,7 g	0,9 g	1,3 g	1 g	0,4 g
calories	82	87	76	91	92	77

par 100 g

On tire du foie de morue une huile, source importante de vitamine D. La chair floconneuse d'un blanc laiteux est maigre, délicate et ferme, quoique sa fermeté dépende de la fraîcheur et de la taille de la morue (plus la morue est petite, plus la chair est tendre).

Morue à la portugaise

4 PORTIONS

750 g (1½ lb) de filets de morue salée
2 oignons
250 g (½ lb) de tomates fraîches
2 gousses d'ail
2 c. à soupe de concentré de tomates
125 ml (½ tasse) d'huile d'olive
2 œufs durs
12 olives noires
2 c. à soupe de persil frisé
sel et poivre noir du moulin

1. Préchauffer le four à 190 °C (375 °F).

2. Faire dessaler les filets de morue dans de l'eau froide pendant la nuit. Le lendemain, égoutter et rincer la morue pour la débarrasser du sel. Mettre dans une casserole d'eau bouillante et laisser frémir 15 min.

3. Peler et hacher les oignons. Peler les tomates et les couper en deux. Hacher le persil et l'ail.

4. Dans une poêle, faire chauffer 60 ml (¼ de tasse) d'huile d'olive. Lorsqu'elle est chaude, mettre les oignons et les faire revenir environ 5 min, sans les laisser prendre couleur. Ajouter les tomates, le concentré de tomates, l'ail, le poivre, le sel et cuire en remuant soigneusement quelques minutes. Retirer du feu.

5. Dans un plat à four, verser la purée de tomates et d'oignons. Disposer dessus les filets de morue bien épongés et coupés en gros tronçons. Ajouter le reste de l'huile. Mettre le plat au milieu du four. Cuire 30 min ou jusqu'à ce que les ingrédients soient bien chauds. Retourner les morceaux de morue à mi-cuisson pour qu'ils soient bien enrobés de sauce et restent moelleux.

Garnir le plat avec des olives noires et des tranches d'œufs durs. Saupoudrer de persil haché.

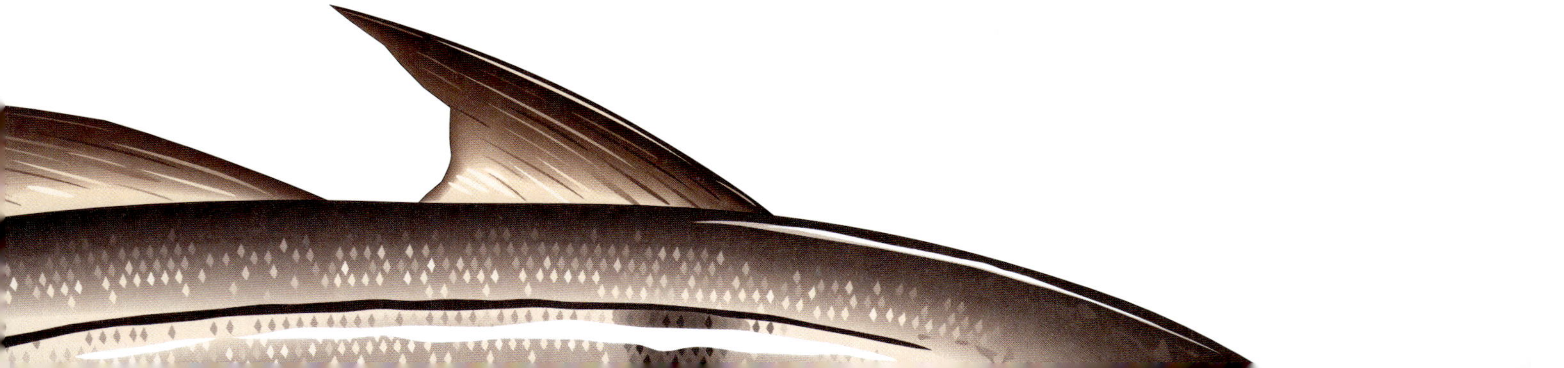

Éperlan

Osmerus spp, Osmeridés

L'éperlan est un petit poisson mince au corps allongé argenté qui vit dans les eaux tempérées ou froides des mers et des lacs. Il mesure de 15 à 35 cm de long. Il a une grande bouche munie de dents petites ou bien développées ; sa mâchoire inférieure est passablement proéminente. Sa peau fine et translucide est ornée d'une bande latérale argentée et peut prendre diverses colorations ; elle est recouverte de minces écailles.

Comme la truite ou le saumon, l'éperlan va frayer en eaux douces. Certaines espèces toutefois vivent exclusivement en eaux douces. Lors du frai, les éperlans se déplacent en bancs tellement serrés qu'on peut les ramasser au panier ; leurs lieux de prédilection sont les plages, qu'ils envahissent surtout la nuit. L'éperlan fait partie d'une famille qui compte 6 genres et 10 espèces, notamment :

L'**éperlan d'Amérique** (*Osmerus mordax*) qui habite les côtés américaines et canadiennes de l'Atlantique, du Labrador jusqu'en Virginie, et se retrouve aussi dans plusieurs lacs. L'éperlan d'Amérique mesure en moyenne de 18 à 20 cm et peut atteindre une longueur maximale de 32 cm. Son dos de couleur translucide est vert. Une large bande argentée orne ses flancs plus pâles.

L'**éperlan d'Europe** (*Osmerus eperlanus*) se trouve dans l'Atlantique, la mer du Nord et la mer Baltique. Il est particulièrement apprécié dans le nord de la France. L'éperlan d'Europe peut atteindre une longueur maximale de 45 cm, mais mesure généralement 20 cm. Son dos est de couleur vert olive pâle et une bande argentée orne ses flancs.

Le **capelan** (*Mallotus villosus*) atteint une longueur maximale de 23 cm. Ce poisson est différent du capelan de Méditerranée (*Trisopterus minutus capelanus*) qui appartient à la famille des Gadidés. Son dos de couleur translucide est vert olive ou vert bouteille, ses flancs sont argentés et son ventre est blanc.

Achat

L'éperlan est commercialisé frais, congelé, légèrement fumé, salé ou séché. Le capelan est plus rare, car on l'utilise beaucoup comme nourriture pour la morue et autres poissons de commerce.

Préparation

Fréquemment, l'éperlan est simplement vidé et cuit à la poêle. Il est souvent mariné une dizaine de minutes dans du jus de citron salé et poivré, ou trempé dans du lait et de la farine avant la cuisson.

Cuisson

On peut frire ou griller l'éperlan ; les gros spécimens sont plus faciles à cuisiner de façon élaborée.

Utilisation

Tout dans ce poisson se mange : la tête, la chair, les arêtes, la queue, les œufs et les gonades.

Valeur nutritive

	cru
protéines	18 g
matières grasses	2 g
calories	98
	par 100 g

La chair blanche est fine, savoureuse et plutôt grasse. Elle a une odeur de concombre.

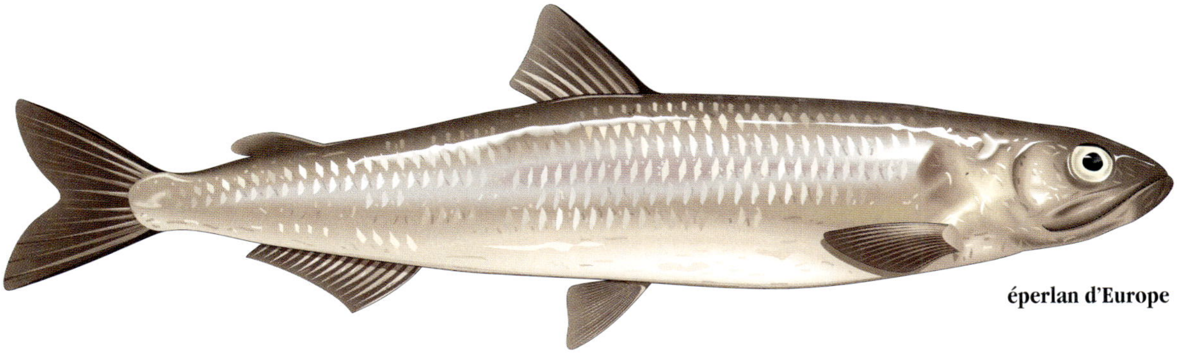

éperlan d'Europe

Thon

Thunnus spp, Scombridés

Grand poisson migrateur au corps allongé et robuste, familier des mers chaudes, le thon est fréquent dans la Méditerranée, le Pacifique, l'Atlantique et l'océan Indien. Dans l'Atlantique Nord, il remonte jusqu'à Terre-Neuve durant l'été. Le thon se déplace en banc près de la surface. Sa vivacité et sa puissance en font un poisson très agile et un nageur rapide. Il offre une des meilleures pêches sportives, les plus gros spécimens résistant aux pêcheurs des heures durant, traînant parfois les bateaux vers le large sur plusieurs kilomètres. Le thon est pêché depuis des temps immémoriaux. On le pêche à la ligne, au harpon ou à la madrague, une enceinte de filets à compartiments installés en permanence près de la côte. Dans l'Antiquité, on appréciait particulièrement le thon fumé ou saumuré.

Les thons sont classifiés en plusieurs espèces aux noms distinctifs selon leurs particularités. Ces poissons ont cependant en commun deux nageoires dorsales dont une épineuse, une nageoire anale et une série de petites nageoires situées entre la deuxième nageoire dorsale et la nageoire anale. Parmi les espèces les plus communes se trouvent le thon rouge, le germon, la bonite à dos rayé et l'albacore.

Le **thon rouge** (*Thunnus thynnus*) est le géant de la famille. Généralement, il mesure de 1 à 2 m et pèse de 100 à 180 kg. Il peut atteindre une longueur maximale de plus de 4 m et un poids de plus de 900 kg. Il a une tête conique, une grande bouche et une mince queue en forme de croissant. Son dos est bleu foncé et ses flancs grisâtres avec des taches argentées. Sa chair rouge brunâtre a une saveur prononcée.

Le **germon** (*Thunnus alalunga*) a de longues nageoires pectorales en forme de sabre et une étroite bande de couleur blanche le long de la queue. Il mesure en moyenne de 55 à 100 cm et pèse de 30 à 40 kg. Son dos et ses flancs sont bleu acier et son ventre, argenté. Sa chair blanche à peine rosée est très appréciée ainsi que ses œufs. Le germon est nommé *albacore* en anglais, ce qui cause une certaine confusion car, en français, « albacore » est le nom donné au thon à nageoires jaunes.

La **bonite à dos rayé** (*Sarda sarda*) a un corps allongé plutôt petit, n'atteignant habituellement que 50 cm de long et un poids de 2 kg. Les rayures obliques bleu foncé qui ornent ses flancs, permettent de l'identifier aisément. La partie inférieure de son ventre et de ses flancs est argentée. C'est l'espèce la plus pêchée à travers le monde. Au Japon, on en fait une grande consommation sous forme de flocons séchés qui se conservent indéfiniment. Comme le germon et l'albacore, la bonite à dos rayé est principalement destinée à la conserverie. Sa chair est rouge foncé.

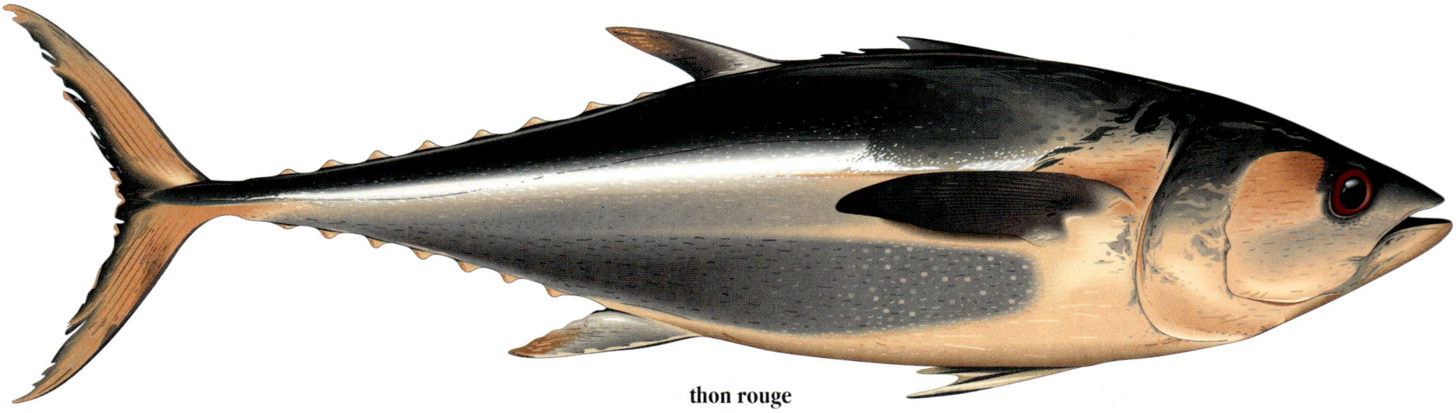

thon rouge

L'**albacore** (*Thunnus albacares*) a une forme élancée et mesure en moyenne de 60 à 150 cm de long. Son dos est bleu métallique foncé, ses flancs et son ventre blanc argenté. L'extrémité de sa queue, ainsi que sa deuxième nageoire dorsale et sa nageoire anale sont colorées de jaune. Sa chair pâle est très bonne. Elle est surtout mise en conserve.

La chair de ces poissons est grasse, ferme et dense. Sa couleur varie selon les espèces, tout comme sa saveur, qui peut être très prononcée. La partie entre les flancs est très recherchée car c'est la plus fine. C'est aussi la plus coûteuse.

Achat

Le thon frais est commercialisé en darnes, en filets ou en tronçons. Plusieurs variétés de thon sont mises en conserve et rarement vendues à l'état frais. Le thon en conserve peut être entier, en morceaux, en flocons ou émietté. Il peut baigner dans de l'huile végétale, du bouillon ou de l'eau. Le thon à l'huile est moins sec mais sa teneur en matières grasses est plus élevée. Une dizaine d'espèces sont mises en conserve ; l'étiquette précise très rarement l'espèce, se contentant généralement d'indiquer « thon blanc » ou « thon pâle ». Ainsi, le thon rouge et l'albacore doivent porter la mention « chair pâle », alors que le germon doit mentionner « chair blanche ». Quant à la bonite, l'étiquette doit mentionner son nom. Le thon entier est toujours plus cher. Le thon émietté est souvent moins coûteux, mais c'est aussi la préparation dans laquelle on trouve le plus de débris de peau et d'arêtes. Un facteur qui peut guider l'achat est l'utilisation projetée. Si l'apparence du thon est importante, on choisira du thon entier, ce qui devient inutile si on le sert en sauce ou accompagné d'une mayonnaise.

Préparation

Le thon frais pêché doit être saigné le plus rapidement possible, ce qu'on effectue en pratiquant une incision de quelques centimètres au-dessus de la queue. Le thon a une rangée d'arêtes qui jaillissent au milieu de ses côtes et que l'on sépare de la chair en glissant entre les deux la lame d'un couteau. Une bande plus foncée, plus grasse et de saveur très prononcée est située près des flancs. L'enlever atténue la saveur du poisson.

Cuisson

Le thon frais est poché, braisé, grillé, rôti au four ou cuit en papillote. Les cuissons à l'étuvée, au court-bouillon et à la vapeur lui conviennent particulièrement bien.

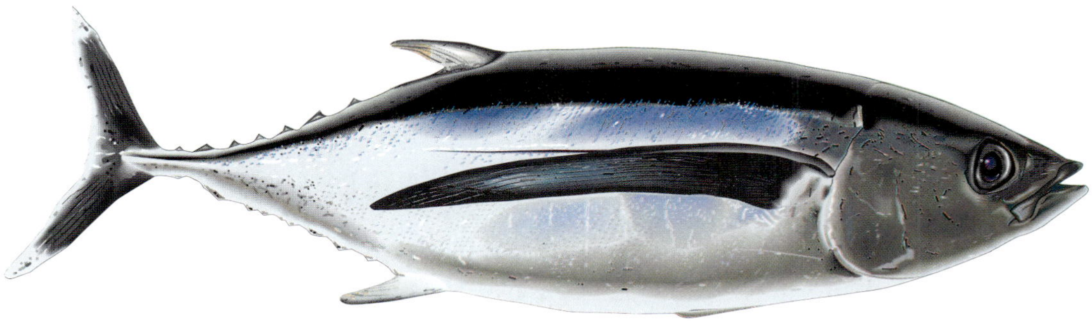

germon

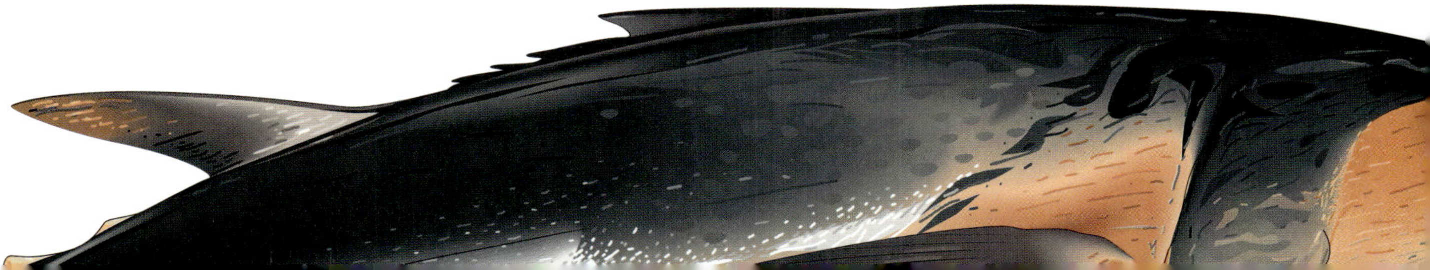

Utilisation

Les espèces à saveur prononcée gagnent à tremper plusieurs heures dans de l'eau légèrement salée et à être marinées dans du jus de citron aromatisé de fines herbes avant cuisson. Le thon sera plus digestible s'il est poché une dizaine de minutes avant d'être cuisiné. Éviter d'augmenter sa teneur en matières grasses lors de la préparation. Le thon est l'un des ingrédients de base du vitello tonnato, un mets italien qui comprend aussi du veau froid, des anchois, des câpres et de la mayonnaise. Le thon cru est fort apprécié des Japonais qui l'apprêtent en sashimi et en sushi. Le thon en conserve a une utilisation variée ; on le met notamment dans les salades, les sandwichs, les sauces, les omelettes, les plats au gratin et les quiches.

Thon à la basquaise

4 PORTIONS

4 darnes de thon de 250 g (½ lb) chacune
8 tomates
2 poivrons verts
2 poivrons rouges
1 oignon
4 gousses d'ail
125 g (¼ de lb) de champignons frais
80 ml (⅓ de tasse) d'huile d'olive
1 bouquet garni
125 ml (½ tasse) de vin blanc sec
sel et poivre du moulin

1. Peler les tomates, les épépiner et les couper en dés. Ouvrir les poivrons, les épépiner et les couper en lanières. Hacher l'oignon et 2 gousses d'ail. Écraser les 2 autres gousses. Couper les champignons en quatre s'ils sont gros, les laisser entiers s'ils sont petits.
2. Assaisonner de sel et de poivre les darnes de thon. Dans une cocotte, faire chauffer 2 c. à soupe d'huile d'olive et faire dorer le thon sur les deux faces. Retirer.
3. Dans la même cocotte, ajouter de l'huile. Mettre l'oignon haché, les gousses d'ail écrasées et les poivrons. Laisser colorer. Mélanger. Ajouter les champignons et l'ail haché. Cuire 1 min. Mélanger à nouveau. Ajouter de l'huile si nécessaire. Bien amalgamer tous les ingrédients.
4. Déposer les darnes de thon sur les légumes. Ajouter le bouquet garni et mouiller avec le vin blanc. Couvrir la cocotte, laisser cuire à feu doux 15 min.
5. Ajouter les tomates. Mélanger les légumes en laissant le thon sur le dessus. Couvrir, continuer la cuisson 15 min, à feu doux.
6. Déposer les darnes dans un plat chaud. Retirer le bouquet garni. Verser la fondue de légumes sur le poisson.

Accompagner de riz nature.

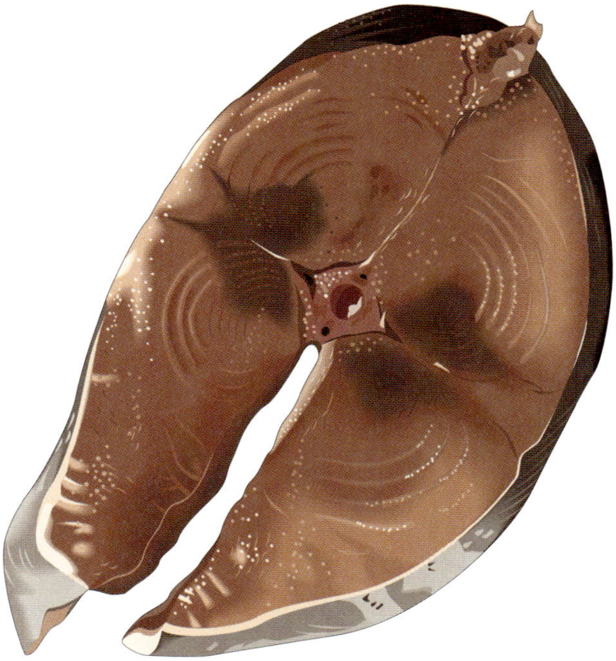

darne de thon

Valeur nutritive

	frais	*à chair pâle à l'huile*	*à chair pâle à l'eau*
protéines	23 g	29 g	30 g
matières grasses	1 à 5 g	8 g	0,5 g
calories	105 à 145	198	131

par 100 g

Selon les espèces, le thon frais est maigre ou mi-gras.

Le thon à chair pâle en conserve (à l'huile, égoutté) est mi-gras. Le thon à chair pâle en conserve (à l'eau, égoutté) est maigre.

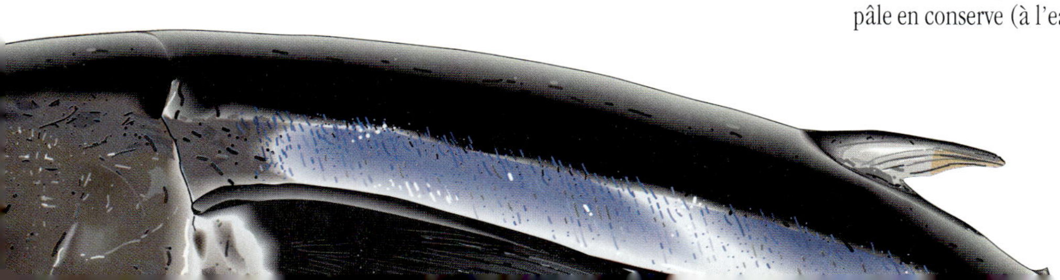

Raie

Raja spp, **Rajidés**

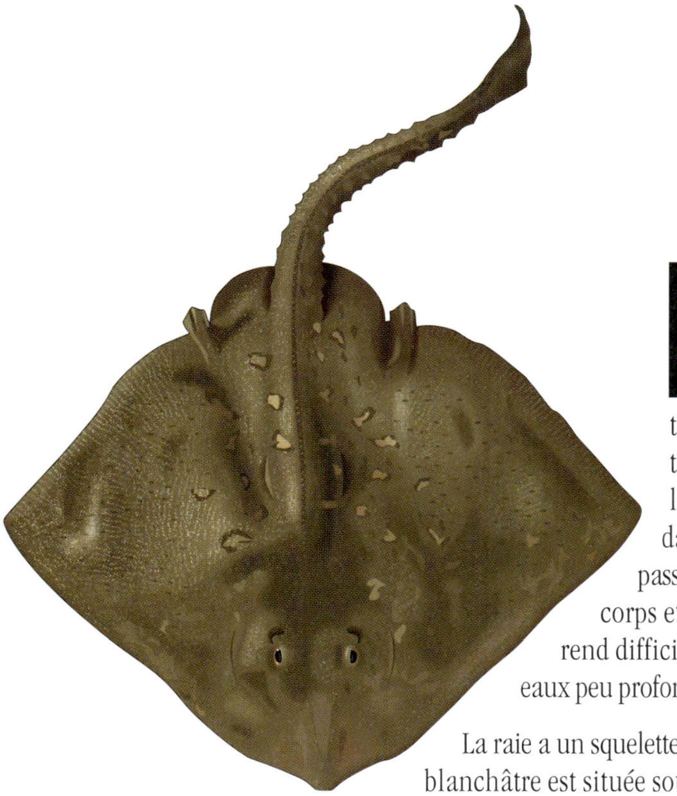

La raie a une forme très particulière donnée par ses nageoires pectorales reliées au tronc comme des ailes. Elle se déplace par des mouvements ondulatoires. Certaines, parmi la centaine d'espèces que comporte cette famille, peuvent transmettre des décharges électriques. La raie habite la plupart des mers. Elle se tient près du fond marin dans lequel elle s'enfouit lorsqu'elle se repose afin de passer inaperçue. Ce poisson peut créer un vide entre son corps et le fond de la mer, produisant une succion qui la rend difficile à déloger. La plupart des espèces vivent dans les eaux peu profondes.

La raie a un squelette cartilagineux. La bouche placée sur la face ventrale blanchâtre est située sous la tête comme chez le requin. Le dos est gris ou brun et souvent tacheté. Le corps aplati en forme de losange, arrondi ou carré, se termine par une longue queue étroite. Les surfaces du corps et de la queue peuvent être recouvertes d'écailles qui ressemblent à de petites ou à de grosses épines ; quelques espèces, dont la raie à queue épineuse et la raie blanche, en ont plus que les autres. Certaines espèces sont armées d'épines venimeuses sur la queue. La raie peut mesurer de 30 cm à plus de 6 m selon les espèces (la mante est la plus volumineuse et peut peser plus d'une tonne).

Achat

La petite raie est commercialisée entière et vidée, souvent sous le nom de raiteau ou de raiton. Les gros spécimens sont vendus en morceaux. Les ailes, les joues et le foie de la raie sont comestibles. La chair rosée ou blanchâtre est dépourvue d'arêtes. Chez quelques espèces, elle ressemble à la chair des pétoncles. Ainsi, certains marchands sans scrupules coupent la raie en forme de pétoncles et la vendent au prix de ce mollusque.

Préparation

La raie contient de l'urée qui empêche les liquides de son corps, moins salés que l'eau de mer, de s'échapper dans celle-ci par osmose. L'urée se transforme en ammoniaque après sa mort. L'ammoniaque disparaît à la cuisson, mais la raie est meilleure 1 ou 2 jours après avoir été tuée ; l'odeur est alors moins prononcée. Pour améliorer la saveur, rincer la raie avant la cuisson en la laissant tremper 2 h dans de l'eau additionnée de citron, de vinaigre ou de lait.

Pour dépouiller la raie, la recouvrir d'eau bouillante et la pocher de 1 à 2 min (plus, elle cuira). Déposer ensuite la raie à plat puis gratter la peau avec un couteau ; la retourner et répéter l'opération. Procéder délicatement car les ailes peuvent présenter des épines.

Utilisation

La raie peut se cuisiner comme les pétoncles. La cuire suffisamment sinon elle est visqueuse et la servir très chaude pour éviter qu'elle ne soit gélatineuse.

Cuisson

La raie se cuit sans son épaisse peau. Elle est souvent pochée (une quinzaine de minutes), cuite au four (de 15 à 25 min) ou apprêtée au beurre noir (poêlée de 4 à 6 min de chaque côté).

Valeur nutritive

protéines	22 g
matières grasses	1 g
calories	98
	par 100 g

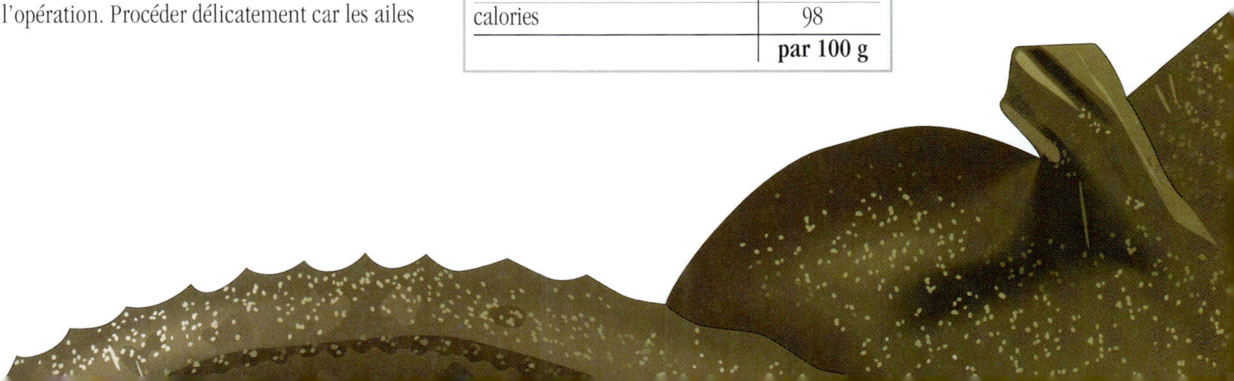

Requin

Sélaciens

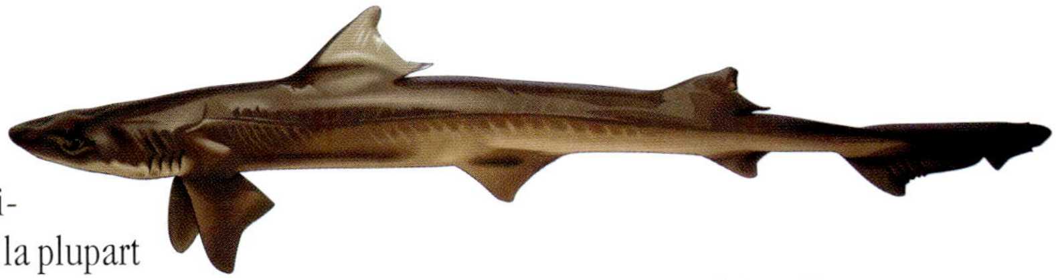

Le requin est un poisson cartilagineux dépourvu d'arêtes, habitant la plupart des mers. Il existe environ 225 espèces de requins classées dans près de 80 genres, 14 familles et entre 3 et 7 sous-ordres. Certaines espèces, dont l'aiguillat, sont couramment appelées « chiens de mer ».

Des espèces ont des nageoires anales, d'autres tel l'aiguillat en sont dépourvues. Certaines, dont la roussette, se distinguent par le fait que la femelle est ovipare. Les requins ont une très mauvaise vision, mais leur odorat est extrêmement développé. Ils peuvent détecter une partie de sang dans un million de parties d'eau.

Le requin laisse rarement indifférent, sa seule évocation fait d'habitude immédiatement penser à sa réputation de « mangeur d'hommes ». Ce ne sont pas tous les requins qui sont aussi voraces ni aussi imposants. Plusieurs ne mesurent que 1 à 1,5 m de long ; certains peuvent même ne mesurer que 50 cm tandis que d'autres atteignent 15 m. Même si des espèces peuvent avoir jusqu'à 3 000 dents disposées sur 6 à 20 rangées, toutes n'ont pas une denture aussi imposante et leurs dents ne sont pas toujours puissantes. Ainsi, les dents des espèces qui se nourrissent de mollusques et de crustacés, comme les émissoles, sont plates et petites. Parmi les espèces les plus courantes se trouvent le requin marteau commun, l'aiguillat commun, les émissoles, la grande roussette et le requin-Hâ.

Le **requin marteau commun** (*Sphyrna zygaena*) atteint une longueur maximale de 4 m. Son nom lui vient de la forme très particulière de sa tête. Son dos est gris brunâtre ou brun verdâtre. Le requin marteau habite les eaux chaudes des mers tempérées. Il est présent notamment des deux côtés de l'Atlantique, dans le Pacifique et dans la Méditerranée. Sa chair blanche est excellente.

L'**aiguillat commun** (*Squalus acanthias*) mesure généralement de 60 à 100 cm et peut atteindre une longueur maximale de 125 cm. Son dos ardoise parfois brunâtre, est parsemé de taches blanchâtres. La dure épine précédant chacune de ses deux nageoires dorsales est à l'origine du nom « aiguillat ». L'aiguillat est présent dans la plupart des mers froides. Sa saveur est peu prononcée.

Les **émissoles** (*Mustelus spp*) mesurent généralement de 50 à 100 cm et pèsent de 3 à 4 kg. Elles peuvent atteindre une longueur maximale de 150 cm. La couleur de leur dos varie selon les variétés. Les émissoles habitent notamment la Méditerranée, l'Atlantique et le Pacifique. Elles sont souvent commercialisées sous le nom de « poissons citrons », notamment en Nouvelle-Zélande. Leur chair blanche a une odeur d'ammoniaque.

La **grande roussette** (*Scyliorhinus stellaris*) atteint une longueur maximale de 160 cm, mais mesure généralement 130 cm. Son dos généralement gris ou sable est parsemé de grosses taches noires. La grande roussette est courante dans la Méditerranée et l'Atlantique. Sa chair gagne à être cuite très fraîche, accompagnée d'une sauce relevée.

Le **requin-Hâ** (*Galeorhinus galeus*) mesure généralement de 140 à 180 cm de long et pèse de 5 à 15 kg. Son dos est gris brunâtre. Il habite les mers tempérées et subtropicales et vit notamment des deux côtés de l'Atlantique, dans le Pacifique et dans la Méditerranée. Sa chair blanche est ferme.

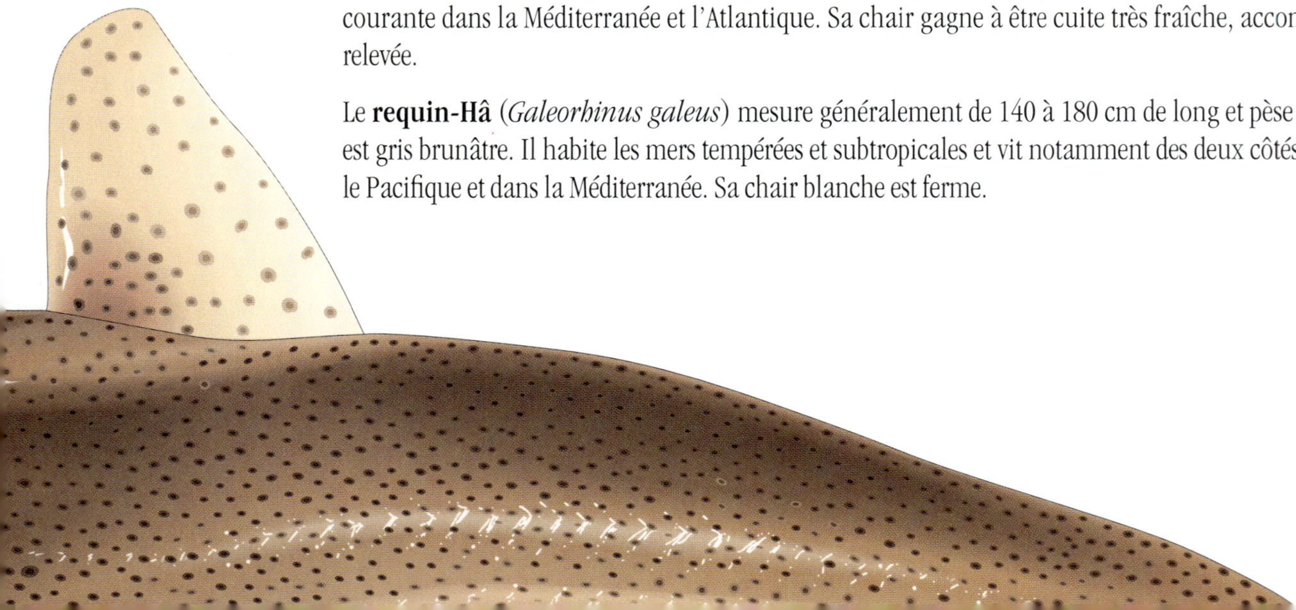

Achat

Les requins sont généralement commercialisés dépouillés, ce qui est pratique car leur peau très rugueuse s'enlève difficilement. Ils sont coupés en filets, en darnes ou en morceaux, et vendus frais ou congelés.

Préparation

Il est plus facile de dépouiller le requin dès qu'il est tué. Pour le dépouiller plus facilement, congeler le requin rapidement, puis le plonger dans de l'eau bouillante.

Les requins contiennent de l'urée qui empêche les liquides de leurs corps, moins salés que l'eau de mer, de s'échapper dans celle-ci par osmose. L'urée se transforme en ammoniaque au fil des heures après leur mort. Les requins sont donc meilleurs un jour ou deux après avoir été tués. Toute trace d'ammoniaque disparaît cependant à la cuisson.

Pour améliorer la saveur, passer le poisson sous l'eau froide, tremper la chair 4 heures dans du lait, de l'eau citronnée ou de l'eau vinaigrée avant la cuisson.

Utilisation

Les requins sont délicieux arrosés d'une sauce relevée. Dans les pays asiatiques, on consomme les ailerons de requin salés puis séchés. Ils donnent une consistance gélatineuse aux bouillons. En Chine en particulier, le potage d'ailerons de requin est fort apprécié.

Cuisson

La chair des requins est dépourvue d'arêtes et cuit sans perte et sans se défaire. Selon les espèces, elle est ferme, plus ou moins humide, parfois même légèrement gélatineuse et plus ou moins savoureuse (la chair de l'aiguillat est souvent considérée comme étant la meilleure). Plus le requin est gros, plus sa saveur est corsée.

La plupart des modes de cuisson conviennent aux requins. Ils peuvent notamment être grillés, braisés, frits, cuits au court-bouillon ou au four.

Valeur nutritive

	cru
protéines	21 g
matières grasses	4 g
calories	131
	par 100 g

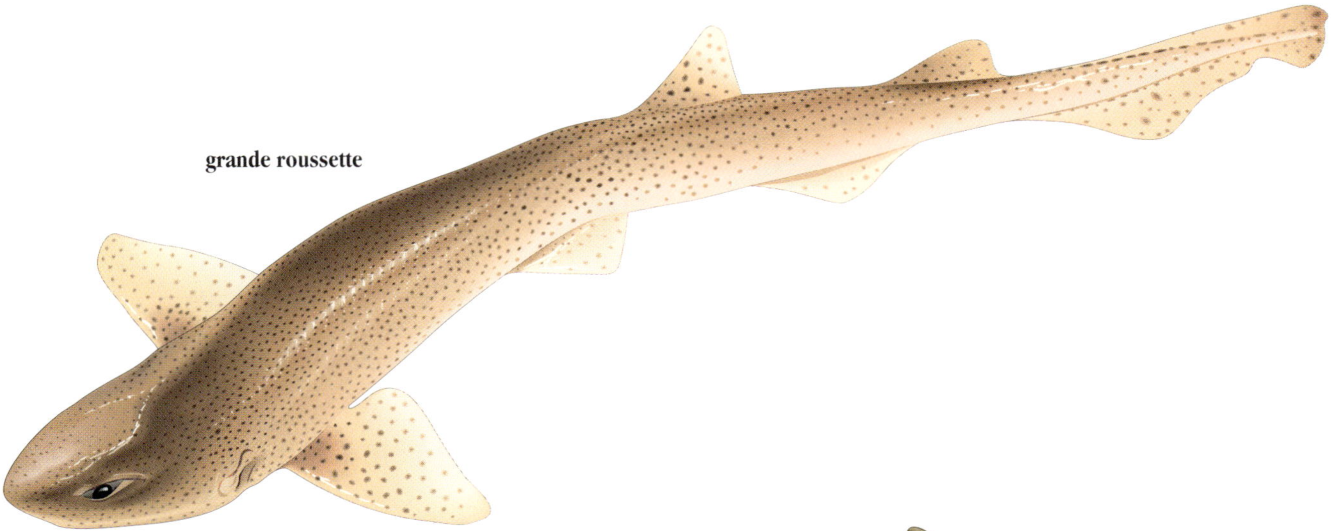

grande roussette

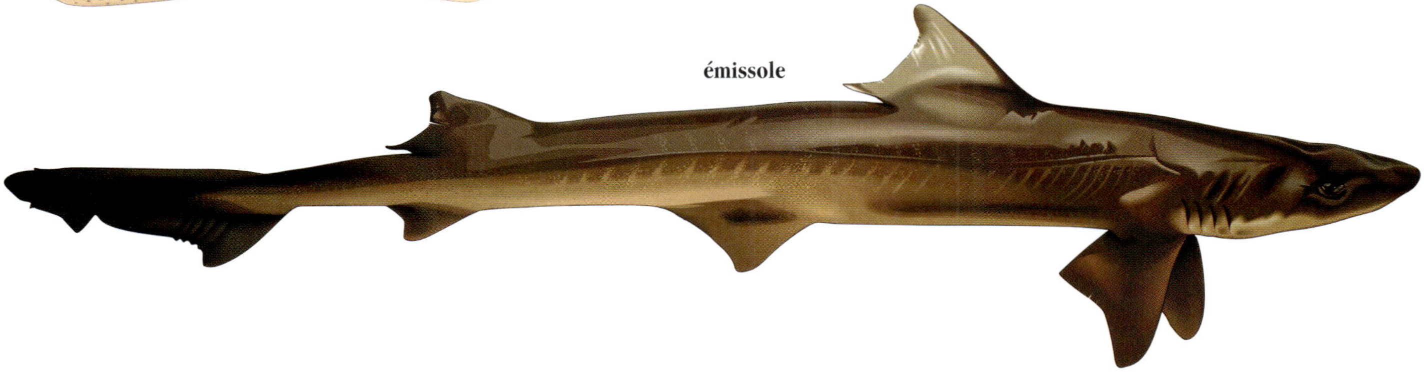

émissole

Plie

Pleuronectidés

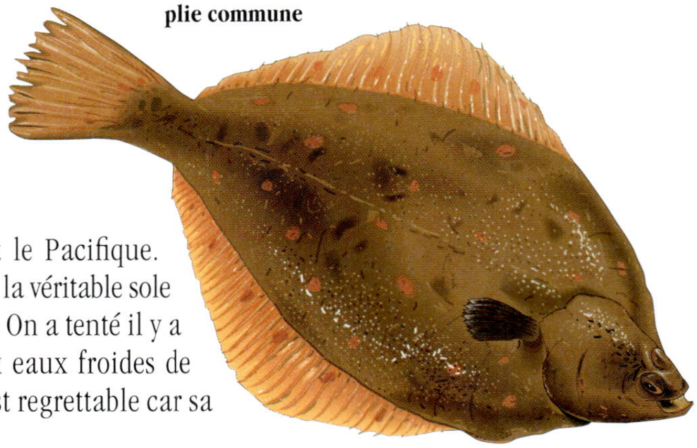

plie commune

La plie est abondante dans l'Atlantique et le Pacifique. Elle est souvent confondue avec la sole, mais la véritable sole vit uniquement près des côtes européennes. On a tenté il y a quelques années d'acclimater la sole aux eaux froides de l'Atlantique ouest, mais ce fut peine perdue ; c'est regrettable car sa chair très fine est inégalable.

En Amérique du Nord, les filets de sole que l'on retrouve sur le marché sont habituellement des filets de plie, de flet ou de limande. Dans plusieurs pays, dont les États-Unis et l'Australie, une grande variété de poissons plats sont commercialisés sous le nom de plie. Ces poissons mesurent rarement plus de 60 cm de long et leur poids se situe habituellement entre 0,5 et 2 kg.

La **plie canadienne** ou **balai de l'Atlantique** (*Hippoglossoides platessoides*) est abondante au Canada et en Nouvelle-Angleterre, et très répandue des deux côtés de l'Atlantique. Elle atteint une longueur maximale d'environ 60 cm. Sa peau est recouverte de petites écailles rugueuses. Son côté exposé est grisâtre ou brun rougeâtre. Elle possède une ligne latérale presque droite, une grande bouche, une queue arrondie et les yeux sur le côté droit. Le bout de ses nageoires est blanc.

La **plie commune** ou **carrelet** (*Pleuronectes platessa*) mesure rarement plus de 40 cm, mais peut atteindre une longueur maximale de 90 cm. C'est le poisson plat le plus abondant des côtes européennes. Son côté exposé brunâtre est parsemé de larges taches orangées ou rouges. Son côté aveugle est blanc perlé.

La **plie rouge** (*Pseudopleuronectes americanus*) mesure généralement 45 cm de long et peut atteindre une longueur maximale de 60 cm. Elle est spécialement abondante dans le golfe du Saint-Laurent et en Nouvelle-Angleterre, mais son aire d'habitation s'étend du Labrador à la Georgie. La plie rouge est de couleur variable selon l'habitat, mais elle est souvent rouge brunâtre. La ligne latérale au milieu de son dos est presque droite. C'est la plus charnue des plies.

La plie grise (*Glyptocephalus cynoglossus*) a une longueur moyenne de 30 à 45 cm, mais peut atteindre 78 cm. Elle ressemble à la plie rouge, dont elle se différencie par sa couleur gris brunâtre et par le fait que ses nageoires dorsales et sa nageoire anale comportent plus de rayons. Elle est présente des deux côtés de l'Atlantique.

La **limande commune** (*Limanda limanda*) mesure habituellement de 20 à 25 cm de long et peut atteintre une longueur maximale d'environ 40 cm. Cette espèce habite les côtes européennes de l'Atlantique, notamment les côtes françaises. Son dos noir est souvent couvert de taches rousses. Sa chair est moins savoureuse que la chair des plies.

La limande à queue jaune (*Limanda ferruginea*) mesure habituellement de 25 à 40 cm, mais peut atteindre une longueur maximale de 63 cm. Son corps presque ovale est mince et sa bouche est petite. Sa ligne latérale est arquée. Son côté exposé est vert olive ou brun rougeâtre parsemé de larges taches rouille. Sa queue est jaune d'où son nom. La limande à queue jaune est fréquente du Labrador jusqu'au sud de la Nouvelle-Angleterre.

La **limande-sole commune** (*Microstomus kitt*) atteint une longueur maximale de 65 cm. Sa tête et sa bouche sont petites. Son côté exposé habituellement brun a de nombreuses taches de grosseur irrégulière et de diverses couleurs. La limande-sole habite les côtes européennes de l'Atlantique, de la France jusqu'à l'Islande. Elle est particulièrement abondante près des côtes françaises. Sa chair est fade et filandreuse.

Le **flet commun** (*Platichthys flesus*) mesure rarement plus de 30 cm et peut atteindre une longueur maximale de 50 cm. Sa peau de couleur brunâtre, brun grisâtre ou verdâtre est parsemée de taches plus pâles et moins orangées que celles de la plie. Une ligne latérale légèrement courbée près de la nageoire pectorale orne le milieu de son dos. Son côté aveugle est habituellement blanc. Ce flet, spécialement abondant dans la Baltique, se pêche dans la Méditerranée. Sa chair est légèrement moins savoureuse que celle de la plie.

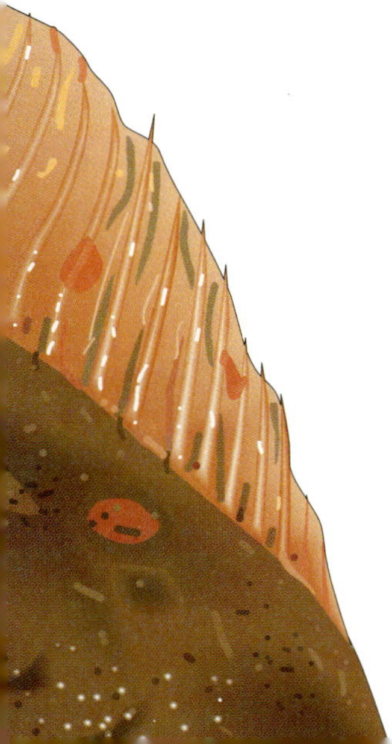

Le **cardeau d'été** (*Paralichthys dentatus*) qui fait partie de la famille des bothidés peut atteindre une longueur maximale de 94 cm. C'est la plus grande des plies. Il a une grande bouche, de petits yeux rapprochés et des dents pointues. Son côté exposé est généralement brun ou gris, mais peut aussi être noirâtre ou vert. Il est parsemé de quelque 10 à 14 taches foncées. Le cardeau d'été est abondant aux États-Unis, des côtes du Maine jusqu'à celles de la Caroline du Sud.

Achat

Les plies, les flets et les limandes renferment beaucoup d'arêtes et sont généralement vendus en filets (frais ou congelés).

Cuisson

La plie est généralement grillée ou frite. Elle se cuit avec ou sans la peau, mais préalablement écaillée. On doit veiller à ne pas masquer la finesse de la chair.

Valeur nutritive

	crue
protéines	19 g
matières grasses	1,2 g
calories	92
	par 100 g

La plie est maigre.

Turbot

Psetta maxima, Scophthalmidés

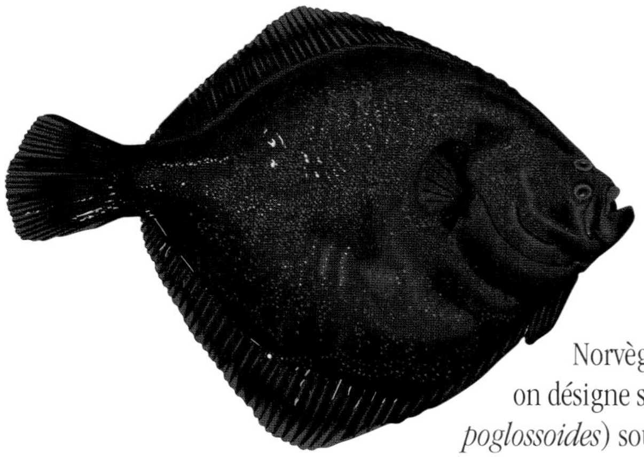

Le turbot mesure généralement de 40 à 50 cm et atteint une longueur maximale de 100 cm ; il peut peser jusqu'à 25 kg. Il habite la Méditerranée, l'Atlantique jusqu'aux côtes de la Norvège, la mer du Nord et le Pacifique. En Amérique du Nord, on désigne souvent incorrectement le flétan noir (*Reinhardtius hippoglossoides*) sous le nom de turbot du Groenland.

Le turbot a un corps ovale qui a inspiré la création d'un récipient nommé turbotière, destiné à la cuisson du turbot entier. Presque toutes ses écailles sont transformées en protubérances osseuses. Parsemée de petites taches noires et blanches, la peau est habituellement de couleur brunâtre ou gris jaunâtre du côté exposé et gris sombre du côté aveugle. Ce poisson a de puissantes dents. Sa chair blanche et ferme est très savoureuse.

Achat

Le turbot est commercialisé entier ou en filets dépouillés. Il est parfois vendu entier et vidé, ou coupé en tronçons, selon sa taille. C'est un des poissons de mer les plus fins, aussi est-il coûteux.

Cuisson

Le turbot est le plus souvent simplement poché ou grillé.

Valeur nutritive

	cru
protéines	16 g
matières grasses	3 g
calories	95
	par 100 g

Le turbot est maigre.

Flétan

Hippoglossus spp, Pleuronectidés

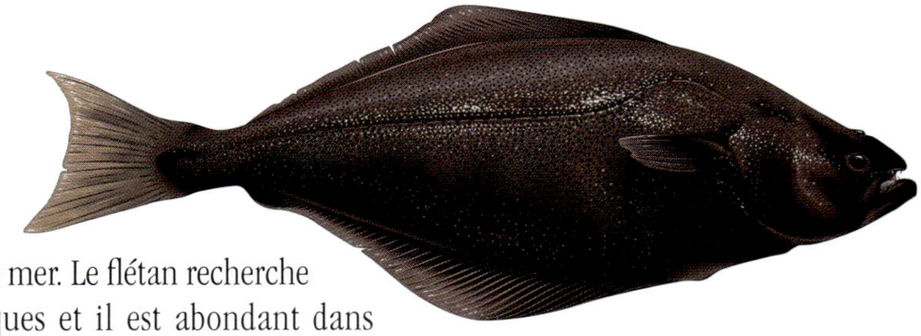

Le plus grand des poissons plats, en fait, un des plus grands poissons de mer. Le flétan recherche les eaux froides des mers nordiques et il est abondant dans l'Atlantique, près de Terre-Neuve et du Groenland, et dans le Pacifique.

Le flétan a une peau lisse recouverte d'écailles rondes. Son côté aveugle est blanc ou gris et son côté exposé est dans les teintes de brun, devenant presque noir avec l'âge. Ce poisson a une grande bouche, une queue fourchue et une ligne latérale. Il mesure de 50 à 140 cm mais peut atteindre 2,5 m ; son poids moyen varie de 5 à 70 kg et il peut peser plus de 300 kg. La surexploitation commerciale a eu pour effet de raréfier les gros spécimens.

Valeur nutritive

	cru
protéines	21 g
matières grasses	2,4 g
calories	109
	par 100 g

Le flétan est maigre. La chair fine, ferme et floconneuse contient très peu d'arêtes.

Utilisation

Le flétan s'apprête au vin rouge ou au vin blanc. On peut le griller ou le pocher, mais il faut éviter de masquer sa fine saveur. Le flétan au beurre d'anchois est délicieux.

Sole

Solea spp, Soléidés

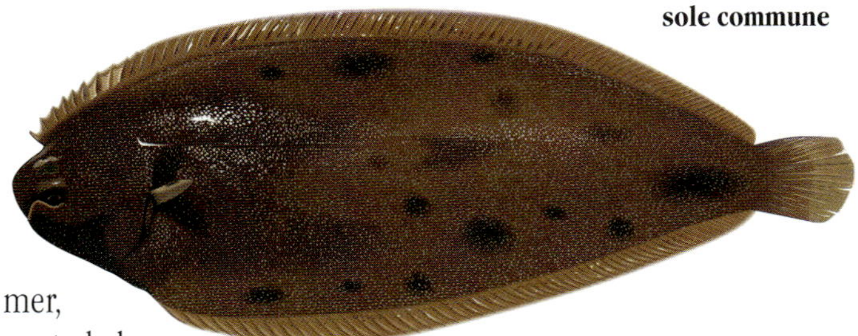

sole commune

La sole habite les fonds sablonneux de la mer, notamment de la Manche, de l'Atlantique est, de la Méditerranée, de la mer du Nord et du Pacifique. Elle est absente des côtes canadiennes et américaines, contrairement à la plie, très abondante, et que l'on nomme souvent incorrectement sole.

Elle mesure généralement de 20 à 45 cm de long et peut atteindre une longueur maximale de 70 cm. La coloration de son côté exposé (droit) est variable.

La sole est toujours très savoureuse ; sa délicatesse dépend de l'espèce et de l'endroit où elle est pêchée. La plus recherchée est la **sole commune** (*Solea solea*), dite aussi « sole de Douvres ». Douvres est un endroit où on la pêchait en abondance et ces soles étaient identifiées par leur lieu d'origine sur le marché. Cette sole ne vit pas seulement près des côtes anglaises cependant, elle habite la Méditerranée jusqu'aux côtes de la Norvège. La sole commune a un museau en lobe qui ressemble à un bec de perroquet. Elle est souvent grise ou brun grisâtre ; elle est toujours parsemée d'une ou de plusieurs taches foncées.

Valeur nutritive

	crue
protéines	18 g
matières grasses	1,4 g
calories	77
	par 100 g

La sole est maigre.

Utilisation

La sole connaît une multitude d'apprêts ; tous les modes de cuisson lui conviennent.

Crustacés

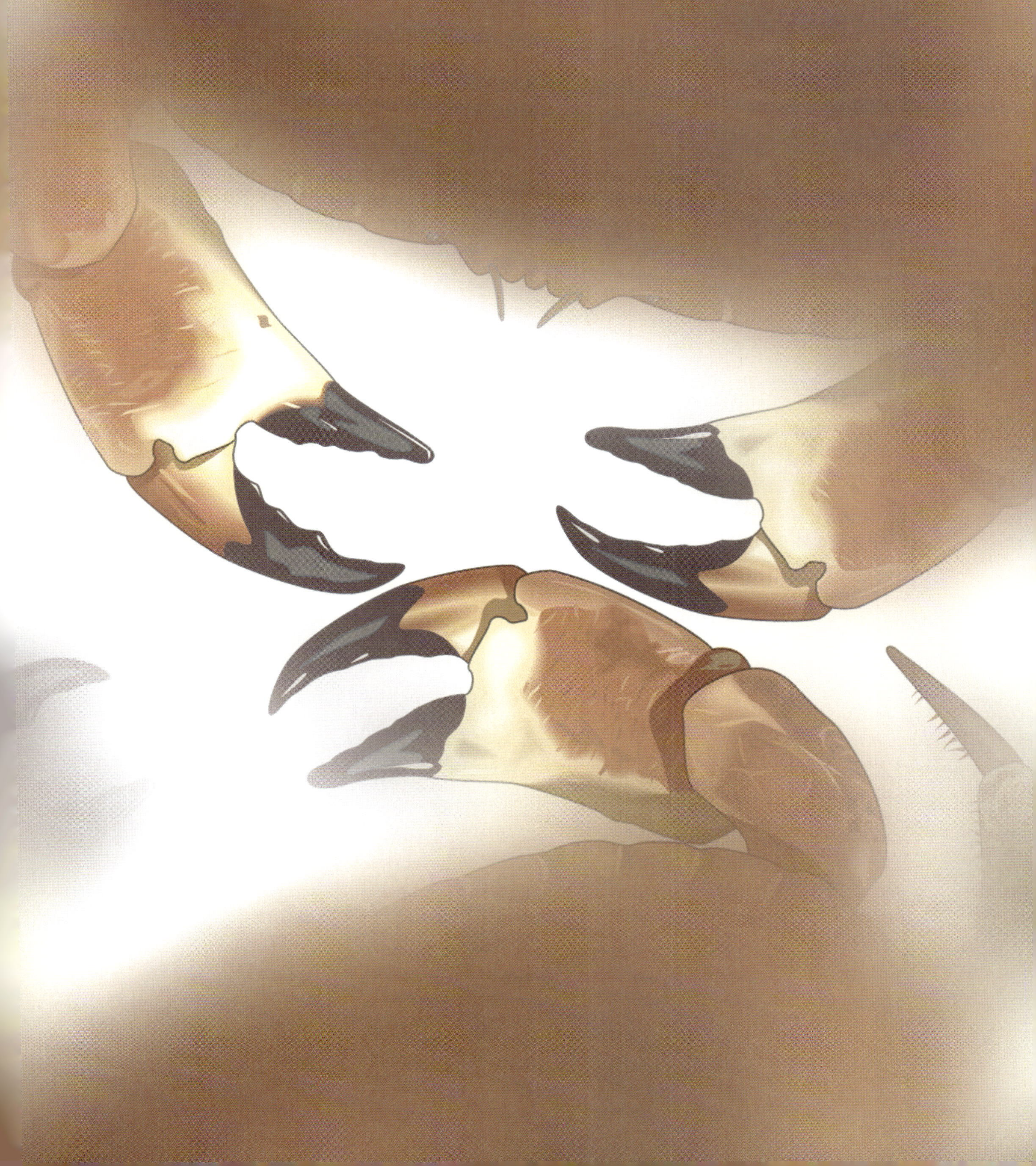

Introduction

Les crustacés sont des animaux aquatiques invertébrés dont le corps est recouvert d'une carapace dure. Ils habitent pour la plupart la mer (crabe, crevette, homard, langouste, langoustine) et certains, telles l'écrevisse et quelques espèces de crevettes et de crabes vivent en eau douce. La carapace des crustacés est plus ou moins rigide selon les espèces. Elle tombe à la mue pour permettre à l'animal de grandir, puis repousse aussitôt. Les crustacés muent plusieurs fois au cours de leur vie.

Les crustacés décapodes sont munis de cinq paires de pattes. Chez la plupart (homard, crabe, écrevisse, langoustine), la première paire est beaucoup plus développée et se termine d'un côté par un étau puissant, et de l'autre par des pinces en dents de scie qui servent à broyer la nourriture. L'étau et les pinces sont placés indifféremment à gauche ou à droite. Les pattes de la crevette, de l'écrevisse et de la langouste sont généralement d'égale grosseur et se terminent par des pinces (des crochets pour la langouste). La cage thoracique des crustacés est soudée à la tête, et les pattes y sont rattachées.

Les crustacés se déplacent en marchant, la plupart au fond de la mer. Le crabe peut se déplacer très vite, même latéralement. Certaines espèces s'aventurent sur les plages. L'écrevisse peut reculer, d'où le sens de l'expression « marcher comme une écrevisse ». Les femelles se distinguent des mâles par une sorte de palme (ou nageoire) placée sous le coffre, qui sert à retenir les œufs. Chez le mâle, cette partie n'a pas la forme de nageoire, elle est plus fine et plus rigide. Les œufs (« corail ») de couleur rouge sont comestibles.

Achat

Les crustacés vivants doivent être lourds et vigoureux (le homard et le crabe remuent les pattes), d'odeur agréable et avoir une carapace intacte. Après la cuisson, les crustacés doivent présenter une carapace rose ou rouge vif, exempte de taches verdâtres ou noirâtres, une chair ferme d'odeur agréable, et une queue repliée, signe qu'ils étaient encore vivants lorsqu'ils ont été cuits. La fraîcheur des crustacés surgelés (crus, cuits ou cuisinés) se vérifie par l'absence de givre à l'intérieur de l'emballage ou de dessèchement de la chair (« brûlure » de congélation). Crus ou cuits, les crustacés peuvent avoir été décongelés. Il vaut mieux s'en assurer car si tel est le cas, ils ne doivent pas être recongelés et se conservent moins longtemps.

Utilisation

Les crustacés se consomment chauds ou froids mais toujours préalablement cuits. Ils s'apprêtent d'une multitude de façons.

Cuisson

Les crustacés doivent être vivants jusqu'au moment de leur cuisson afin d'offrir une fraîcheur optimale. Presque tous les crustacés changent de couleur et rosissent lorsqu'ils sont plongés dans de l'eau bouillante. La chaleur fait ressortir le pigment rouge (carotène) qui n'était auparavant qu'un pigment parmi les autres.

La cuisson à l'eau bouillante est très simple et demande peu de préparation, si ce n'est de remplir les éventuels trous dans la carapace des homards et des crabes avec de la mie de pain comprimée. Les avis diffèrent sur la façon de cuire les crustacés vivants par ébullition. Généralement, on les cuit en les plongeant tête première dans de l'eau bouillante pour les tuer instantanément (se méfier des éclaboussures, causées surtout par la queue qui se replie) ; on prétend que les crustacés sont alors plus savoureux. Toutefois, certains trouvent cette méthode cruelle et affirment qu'elle durcit la chair. Ils préfèrent placer les crustacés une heure au congélateur (ce qui a pour effet de les engourdir et les ferait mourir doucement), ou les mettre dans de l'eau fraîche, de l'eau de mer, de l'eau douce salée (ajouter 15 à 30 ml de sel par litre d'eau) ou un court-bouillon qu'ils portent ensuite lentement à ébullition. Le temps de cuisson varie selon les espèces et leur taille, mais trop cuite la chair de l'animal durcit et perd de sa saveur.

Une technique mise au point par les Japonais permet de fabriquer des succédanés de crustacés. On confectionne des imitations de crevette, de crabe et de homard, ainsi que de nombreux aliments préparés à partir de ces produits (voir *Kamaboko*).

Valeur nutritive

Les crustacés sont une excellente source de protéines, de vitamines (dont la niacine et la vitamine B_{12}), de sels minéraux (notamment le zinc et le cuivre), tout en étant pauvres en matières grasses. Plusieurs contiennent du cholestérol, de 50 à 150 mg par 100 g.

Les crustacés peuvent causer des réactions allergiques à des personnes plus sensibles, notamment de la migraine (voir *Introduction des mollusques*).

Conservation

Les crustacés se conservent au réfrigérateur ou au congélateur. Certains, tels le homard et le crabe vivants, sont gardés en viviers dans des poissonneries et dans certains restaurants.

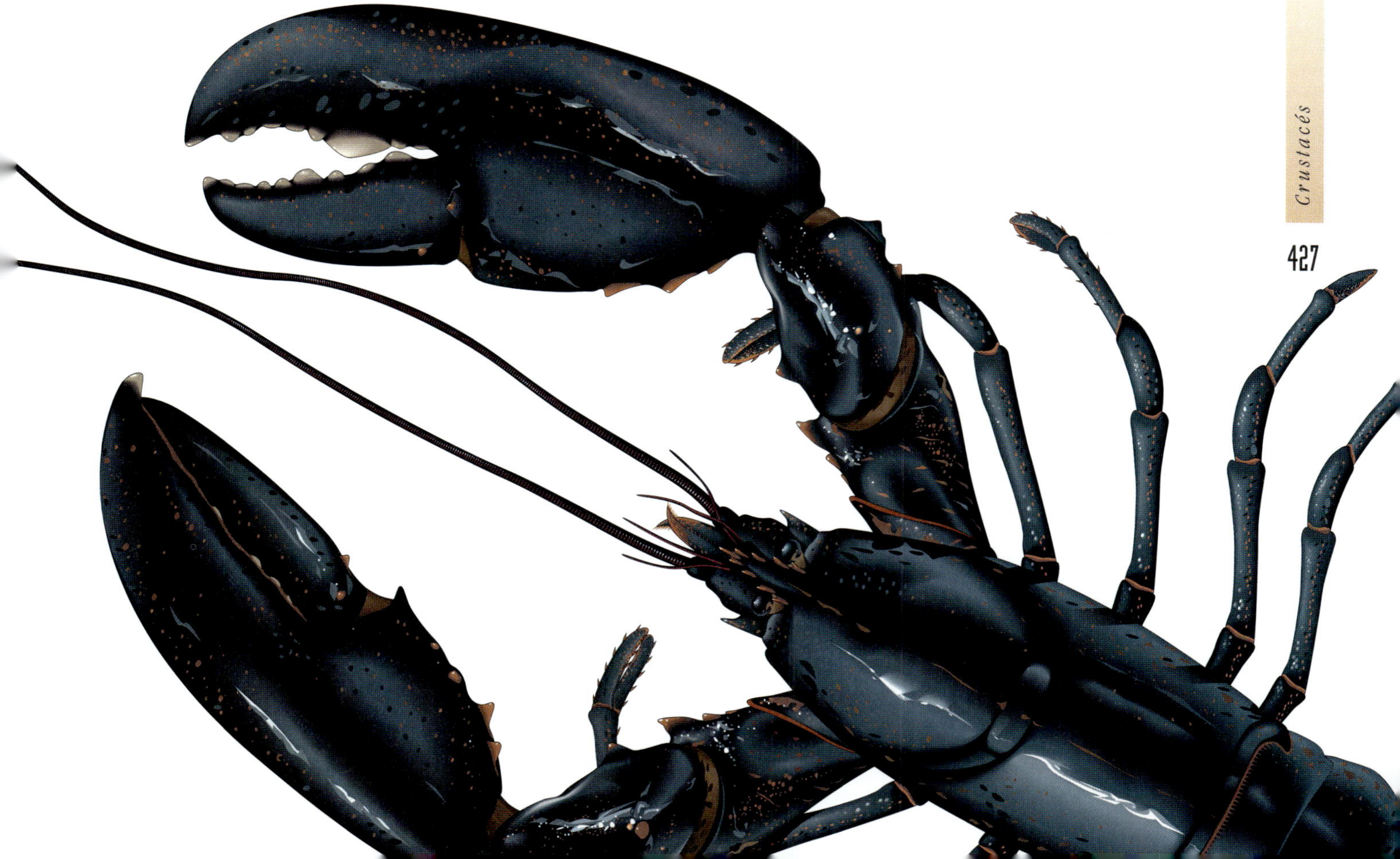

Crevette

Pandalus spp, Crustacés

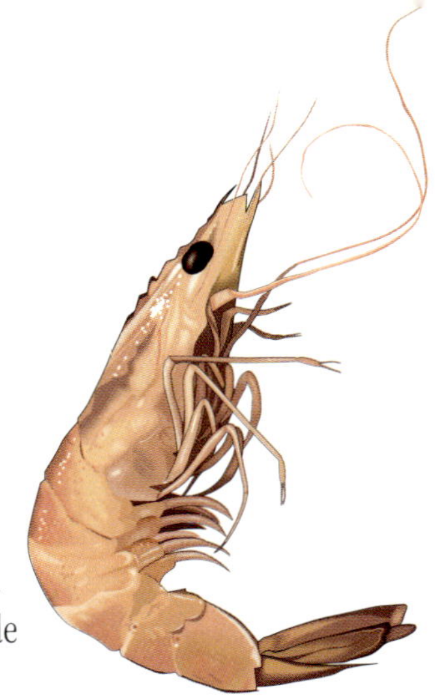

La crevette est un petit crustacé habitant la mer, l'eau douce ou l'eau saumâtre. Elle vit dans les eaux tempérées, froides ou chaudes et elle est répartie un peu partout dans le monde. Il en existe près de 160 espèces classées en 9 familles. Toutes ne sont pas comestibles ou d'égale saveur cependant. Certains pays, dont les États-Unis, le Japon, la Thaïlande et Taiwan font la culture des crevettes ; les Américains sont les plus grands consommateurs de crevettes, consommant près de 2,3 millions de kilos de crevettes par année.

Les crevettes ont deux longues antennes et cinq paires de pattes. Certaines espèces présentent des pattes d'égale grosseur qui se terminent par des pinces, sauf la troisième paire qui en est dépourvue. Chez d'autres espèces, la troisième paire de pattes est plus volumineuse. Les crevettes mesurent généralement de 4 à 30 cm de long. Elles sont plus petites et plus savoureuses en eau froide, car leur croissance est plus lente. Chez certaines espèces, la crevette naît mâle puis devient femelle (après un an ou deux comme mâle sexuellement actif), habituellement entre l'âge de 18 et 30 mois. Cette transformation peut cependant prendre jusqu'à cinq ans dans les eaux particulièrement froides, au Groenland par exemple. La chair translucide et ferme peut être rose, jaune, grise, brunâtre, rougeâtre ou rouge sombre, selon les espèces. Elle devient opaque et rosée à la cuisson.

Les crevettes les plus courantes sur le marché ont très bon goût. Parmi celles-ci, on retrouve la **crevette nordique** (*Pandalus borealis*) ; de couleur rose-rouge, elle mesure habituellement 7,5 à 10 cm de long. Cette crevette occupe un rôle important au plan commercial.

La **crevette géante tigrée** (*Penaeus monodon*) fait partie des espèces les plus importantes commercialement. Elle mesure habituellement entre 15 et 30 cm de long. C'est la crevette la plus répandue et la plus consommée en Extrême-Orient.

En 1983, on a inventé aux États-Unis une technologie qui permet de produire des crevettes restructurées. On pile de la chair de crevettes, on la hache, puis on l'injecte à haute pression dans un appareil qui la chauffe quelques secondes, ce qui a pour effet de faire se dilater et s'agglomérer les protéines. On en fabrique de grosses crevettes qui sont par la suite panées et congelées. Cette technique permet de produire quelques dizaines de milliers de crevettes à l'heure ; celles-ci sont moins coûteuses.

Valeur nutritive

eau	76 %
protéines	20 g
matières grasses	2 g
glucides	0,9 g
cholestérol	153 mg
calories	106
	par 100 g

La crevette est riche en vitamine B_{12} et en niacine.

Les crevettes sont parfois traitées au bisulfite de sodium afin qu'elles puissent se conserver plus longtemps, car elles sont très périssables.

Achat

Les crevettes sont habituellement congelées ou recouvertes de glace sur les bateaux où elles sont pêchées, ou cuites immédiatement sur les lieux car elles sont très fragiles. Elles sont commercialisées entières ou étêtées, fraîches ou congelées, cuites ou fumées, décortiquées ou non. Elles peuvent aussi être séchées ou mises en conserve. Elles sont classifiées par taille, les crevettes les plus grosses étant les plus coûteuses.

À l'achat des crevettes fraîches, choisir des crevettes au corps ferme qui ont une douce odeur de mer ; écarter les crevettes visqueuses et molles, celles dont le corps s'est détaché de la carapace et celles qui dégagent une odeur d'ammoniaque ou qui sont parsemées de taches noires, particulièrement à l'endroit où la tête a été enlevée.

Choisir des crevettes congelées exemptes de givre et qui ne sont pas desséchées. Pour un maximum de saveur, il est préférable de ne pas acheter de crevettes décongelées car on ignore comment elles ont été dégelées et depuis combien de temps. Les crevettes sont meilleures si elles n'ont pas été totalement décongelées ou si elles ont décongelé lentement au réfrigérateur.

Préparation

Décortiquer une crevette, c'est lui ôter sa carapace. Quand la crevette est entière, une façon de procéder consiste à prendre la tête d'une main et le corps de l'autre, puis à tirer pour que la tête s'arrache en entraînant la carapace. On enlève ensuite les parties qui n'auraient pas suivi. Avec une crevette sans tête, on peut entailler la carapace avec des ciseaux avant de la décortiquer ou simplement la décortiquer telle quelle. Une crevette décongelée est moins facile à décortiquer, il vaut mieux le faire quand la crevette est encore légèrement congelée.

Un kilo de crevettes ne donne que 500 g de chair cuite car une crevette entière, crue et non décortiquée subit 50 % de perte : 25 % causée par la cuisson, 25 % par les parties enlevées.

La carapace donne un excellent bouillon qui peut servir pour cuire les crevettes. Pour le préparer, recouvrir les carapaces d'eau bouillante et les faire mijoter une dizaine de minutes, puis filtrer le liquide avant d'y plonger les crevettes. Les carapaces non cuites peuvent aussi être moulues puis incorporées à du beurre, qu'elles aromatisent agréablement.

Les crevettes peuvent être consommées lorsqu'elles contiennent encore leur intestin, une veine foncée située sur son dos. Plusieurs personnes préfèrent cependant les crevettes déveinées (certaines crevettes sont vendues ainsi). Faire une petite incision parallèle à la veine sur la chair avec la pointe d'un couteau puis retirer l'intestin.

Utilisation

La crevette est délicieuse chaude ou froide. Elle s'apprête d'une multitude de façons ; on la met dans les soupes, les mousses, les sauces, les farces et les salades. On la sert en hors-d'œuvre, en entrée et comme mets principal, seule ou accompagnée de viande, de volaille, de légumes ou de pâtes alimentaires. La crevette peut remplacer les autres crustacés dans la plupart des recettes.

Ce crustacé est un ingrédient important de la cuisine des pays du Sud-Est asiatique. Elle est souvent saumurée, mise en pâte ou en poudre et utilisée comme condiment.

Conservation

Les crevettes se conservent environ 2 jours au réfrigérateur et 1 mois au congélateur.

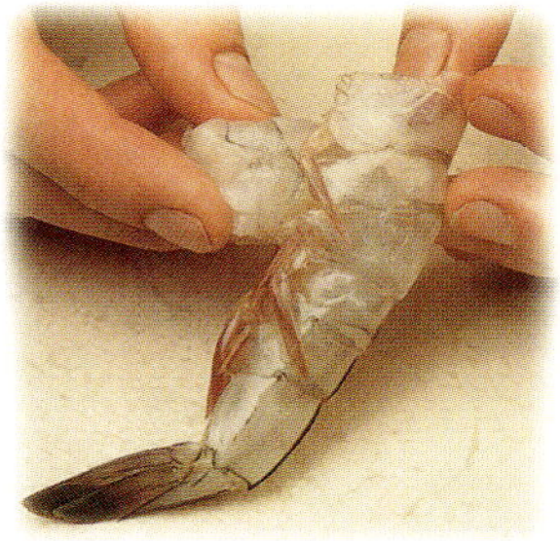

1 *Retirer la carapace de la crevette.*

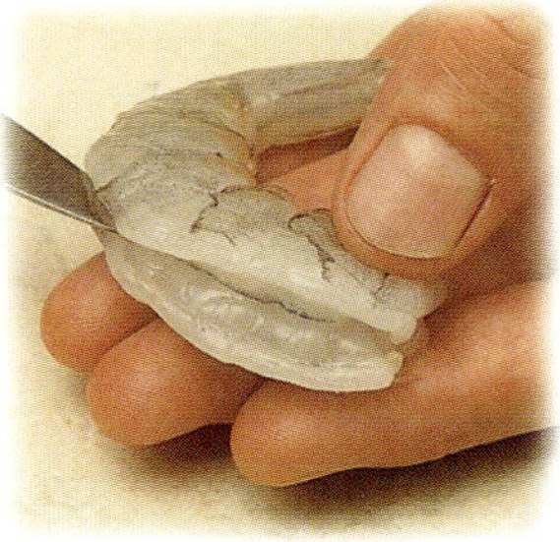

2 *Faire une petite incision sur la chair avec la pointe d'un couteau.*

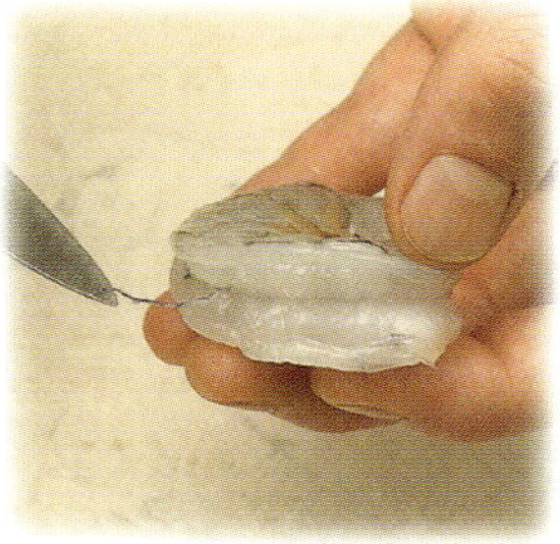

3 *Retirer délicatement l'intestin.*

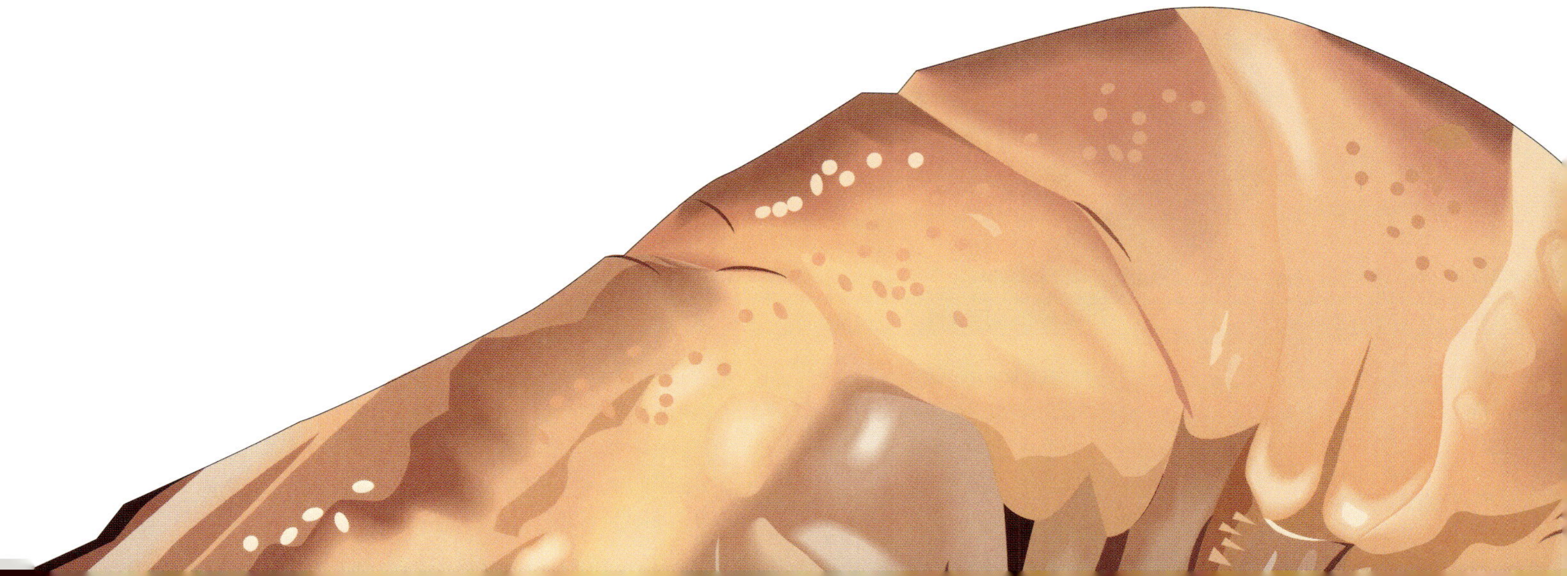

Cuisson

Le corps des crevettes se recourbe à la cuisson. Éviter de trop les cuire car elles deviennent alors dures et sèches. Les crevettes décortiquées ou non sont très souvent cuites à l'eau ou au court-bouillon.

• L'eau peut être de l'eau de mer ou de l'eau douce salée (30 ml de sel par litre).

• Le court-bouillon peut consister simplement en de l'eau salée agrémentée d'une rondelle de citron et d'un peu de thym, tout comme il peut varier selon le goût et l'inspiration du moment.

• Amener le liquide choisi à ébullition, ajouter les crevettes, amener de nouveau à ébullition, réduire l'intensité, et laisser mijoter de 3 à 5 min s'il s'agit de petites crevettes fraîches (le temps de cuisson des crevettes plus grosses ou non dégelées est plus long). Pour vérifier si la cuisson est à point, passer une crevette sous l'eau froide, puis y goûter. Une fois la cuisson terminée, égoutter les crevettes immédiatement, puis les passer sous l'eau froide afin d'arrêter la cuisson et de conserver la saveur.

Crevettes sautées à l'ail

4 PORTIONS

500 g (1 lb) de crevettes fraîches
4 gousses d'ail
3 c. à soupe d'huile d'olive
sel de mer

1. Laver et éponger les crevettes.
2. Peler l'ail et le couper en fins morceaux.
3. Faire chauffer l'huile dans une grande poêle à frire.
4. Cuire rapidement les crevettes dans l'huile chaude, en les retournant une seule fois pour qu'elles soient roses des deux côtés.
5. Hors feu, ajouter l'ail et une ou deux pincées de sel de mer. Bien enrober les crevettes de ces saveurs.

Servir immédiatement avec un riz aux herbes.

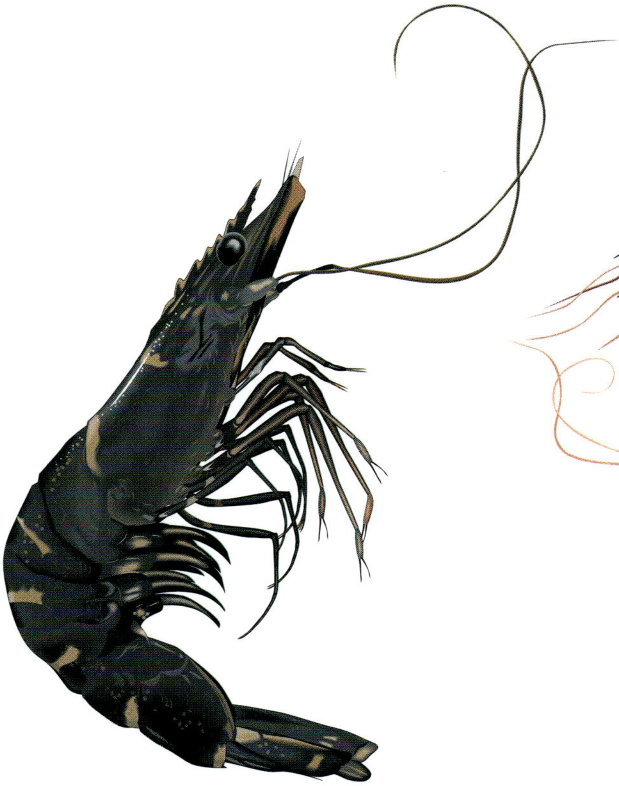

crevette géante tigrée

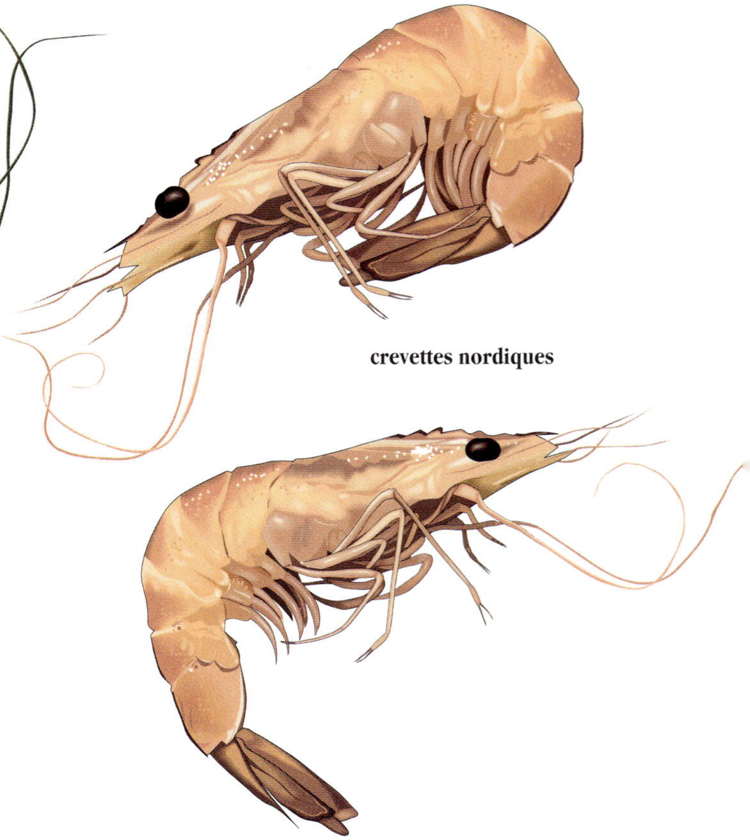

crevettes nordiques

Homard

Homarus americanus (Amérique) et *Homarus vulgaris* (Europe), Crustacés

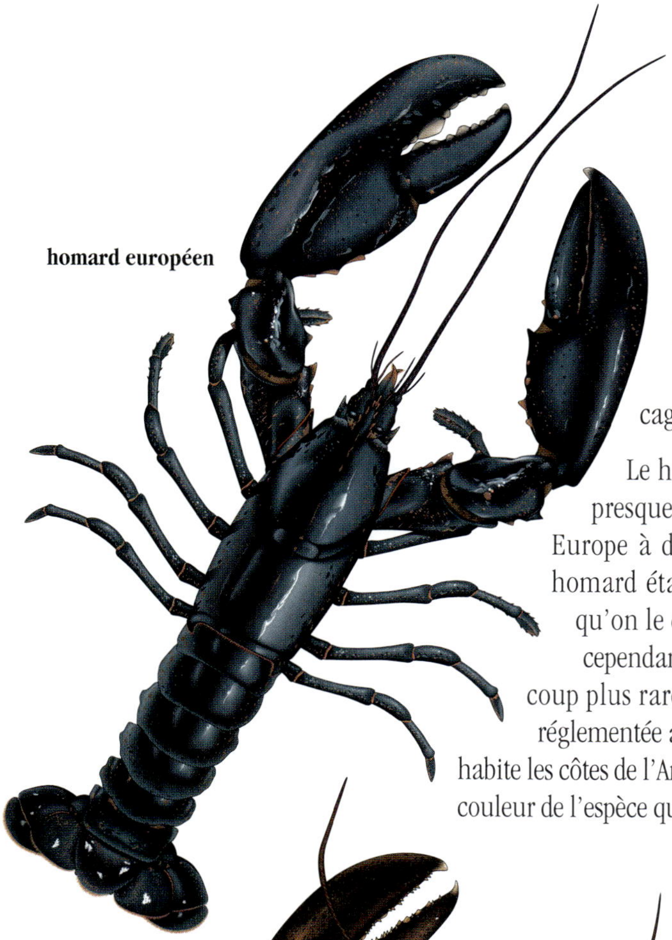

homard européen

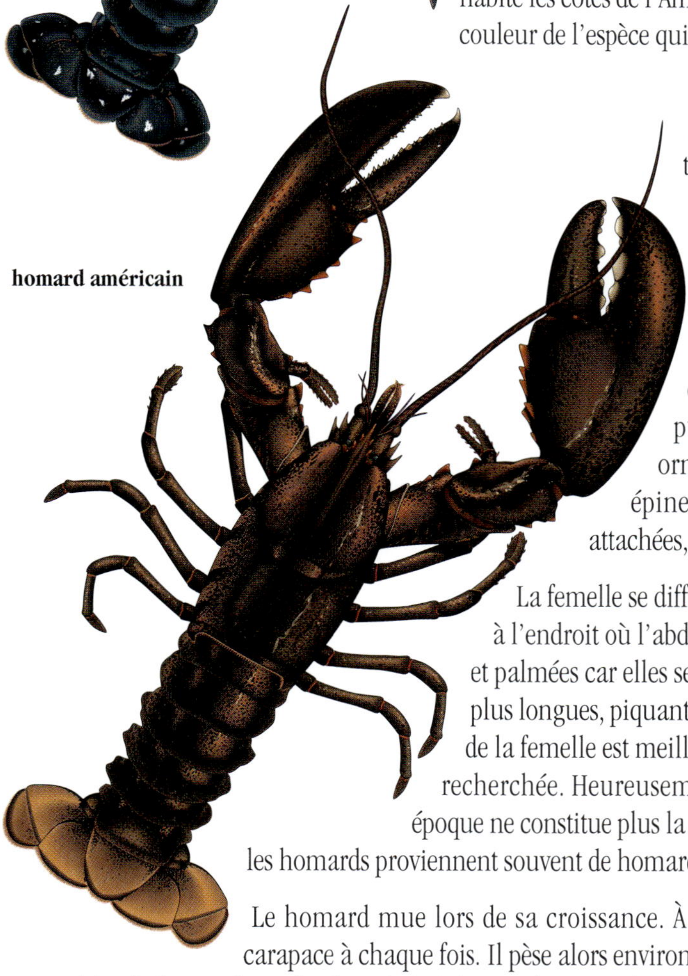

homard américain

Crustacé au corps allongé, le homard vit dans les eaux profondes de la mer. Il se meut habituellement en marchant sur les fonds rocheux, ce qui rend sa capture à l'aide de cages facile. Il se déplace la nuit.

Le homard habite principalement l'Atlantique. Il a presque disparu des côtes européennes et il est vendu en Europe à des prix exorbitants. En Amérique du Nord, le homard était tellement abondant au début de la colonie qu'on le considérait avec mépris. Il devint plus apprécié cependant et fut pêché avec excès. Il est maintenant beaucoup plus rare. Dans plusieurs pays, la pêche du homard est réglementée afin d'assurer la survie de l'espèce. Le homard qui habite les côtes de l'Amérique du Nord diffère légèrement de forme et de couleur de l'espèce qui vit près des côtes européennes.

Le homard est muni de cinq paires de pattes. La première paire, beaucoup plus développée, se termine par de fortes pinces redoutables. L'une d'elles, plus grosse, sert à broyer la nourriture, et l'autre sert à la couper. La pince qui broie la nourriture se situe à gauche ou à droite. Le homard possède un abdomen (ou queue) passablement développé, formé de sept sections dont la dernière est une nageoire caudale puissante en forme d'éventail. La tête pointue ornée d'yeux proéminents se termine en un rostre épineux (une partie saillante). Six antennes y sont attachées, dont quatre petites et deux très longues.

La femelle se différencie du mâle par ses petites nageoires situées à l'endroit où l'abdomen et le thorax se joignent. Elles sont minces et palmées car elles servent à retenir les œufs. Chez le mâle, elles sont plus longues, piquantes et plus rigides. Certains affirment que la chair de la femelle est meilleure, surtout lors de la ponte, aussi est-elle plus recherchée. Heureusement, consommer la chair de la femelle à cette époque ne constitue plus la même menace pour l'espèce qu'auparavant, car les homards proviennent souvent de homarderies, d'immenses parcs où on en fait l'élevage.

Le homard mue lors de sa croissance. À cinq ans, il aura mué 12 fois, changeant de carapace à chaque fois. Il pèse alors environ 500 g et mesure en moyenne 30 cm. Les parties comestibles du homard sont la chair de l'abdomen (ou queue), des pattes (même les minuscules dont on extrait la chair en les mordillant), ainsi que le corail et le foie verdâtre qui proviennent du thorax. La chair ne représente que 30 % du poids total environ. Cette chair blanche et rosée est maigre, ferme, délicate et très savoureuse.

Achat

À l'achat d'un homard vivant, s'assurer que l'animal est bien en vie en le soulevant (le saisir par les côtés). Il devrait replier brutalement sa queue sous son corps. Les pinces sont presque toujours immobilisées par un élastique ou une cheville de bois; si ce n'est pas le cas, s'en méfier car elles saisissent fermement. Un homard cuit devrait avoir l'œil noir et brillant, une chair ferme et une bonne odeur. S'assurer qu'il était bien vivant avant la cuisson en tirant sur sa queue, elle devrait alors se replier d'elle-même.

Le homard s'achète aussi surgelé ou en conserve; dans ce dernier cas, il est en pâté prêt à être tartiné, ou en morceaux.

Utilisation

Le homard se mange chaud ou froid, mais toujours après cuisson. Il est très apprécié avec du beurre à l'ail ou au citron, de la mayonnaise ou même nature. Pour libérer la chair des pinces, un outil est de rigueur. Une pince à homard, un casse-noisettes, le manche d'un couteau lourd ou même un marteau peuvent faire l'affaire.

Le homard est apprêté de plusieurs façons. On le cuit en bisque, en soufflé ou en sauce, on le gratine. Le homard Thermidor, à l'américaine (ou à l'armoricaine) et à la Newburg sont des apprêts classiques. Froid, on met le homard dans les salades, les sandwichs et les aspics. On le consomme aussi en pâté.

La carapace peut servir à aromatiser bisques, ragoûts et sauces. Elle peut aussi être pulvérisée ou hachée finement puis ajoutée à du beurre fondu; dans ce dernier cas, il faut ensuite filtrer le beurre. Ce beurre sert à cuisiner des sauces et des bisques, à tartiner des sandwichs ou à cuire du poisson.

Préparation

Si le homard doit être cuit par ébullition, boucher les trous de la carapace avec de la mie de pain frais, préalablement comprimée entre les doigts; il sera plus savoureux.

Pour couper le homard en deux, le sectionner en l'appuyant sur le ventre et en introduisant le couteau sur le dessus de la carapace, à l'intersection du thorax et de la queue. Le fendre ensuite sur la longueur. Enlever les intestins situés sous la queue et les poches à la naissance de la tête.

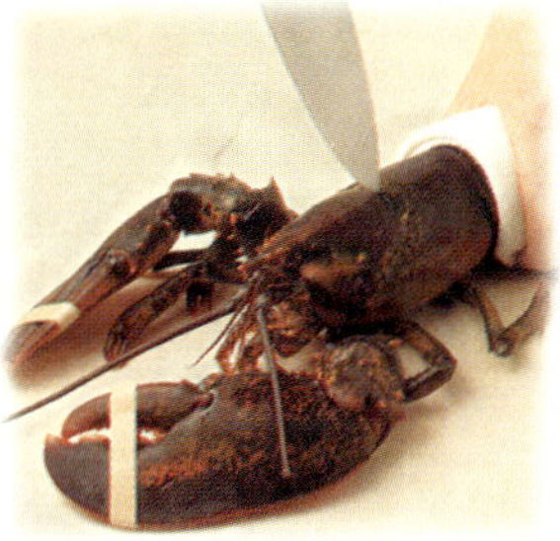

1 *Placer le homard sur une planche à découper. Insérer la pointe d'un couteau au centre de la tête, jusqu'à la planche.*

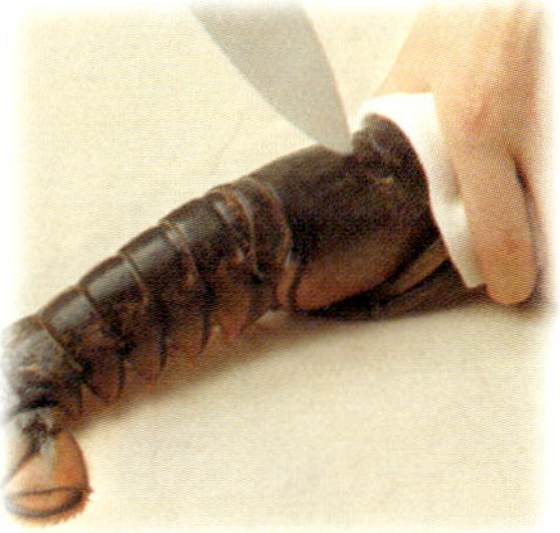

2 *Faire pivoter le homard et le couper sur le sens de la longueur, jusqu'à la queue.*

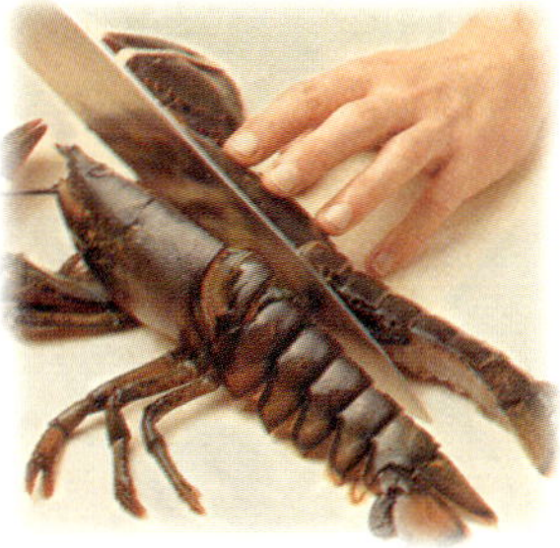

3 *Séparer le homard en deux en coupant la tête sur le sens de la longueur.*

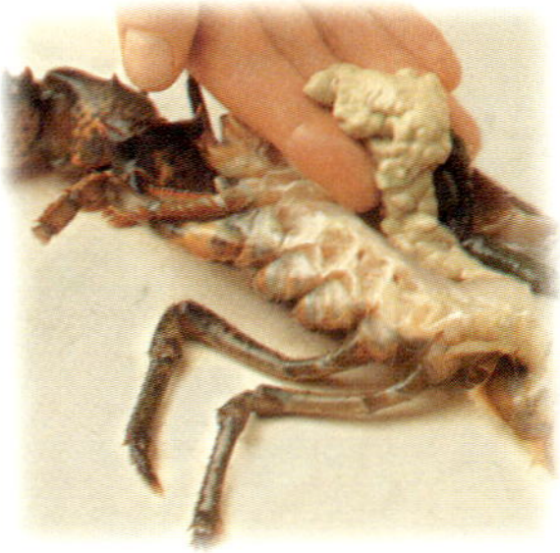

4 *Conserver le corail (noir lorsque non-cuit) et le foie (vert) pour utilisation dans une sauce, au goût.*

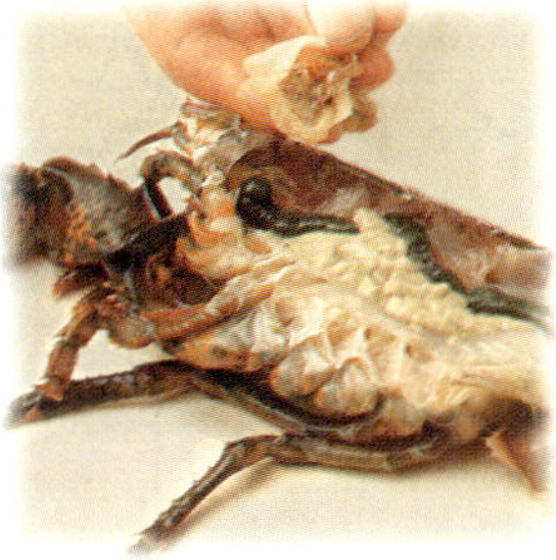

5 *Retirer la poche à graviers située près de la tête.*

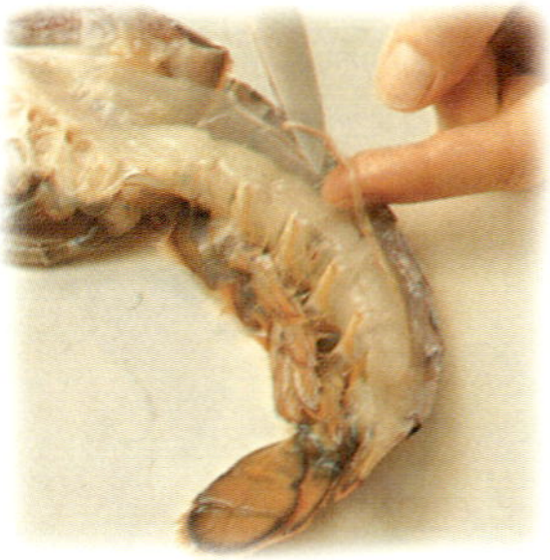

6 *Retirer l'intestin avec précaution.*

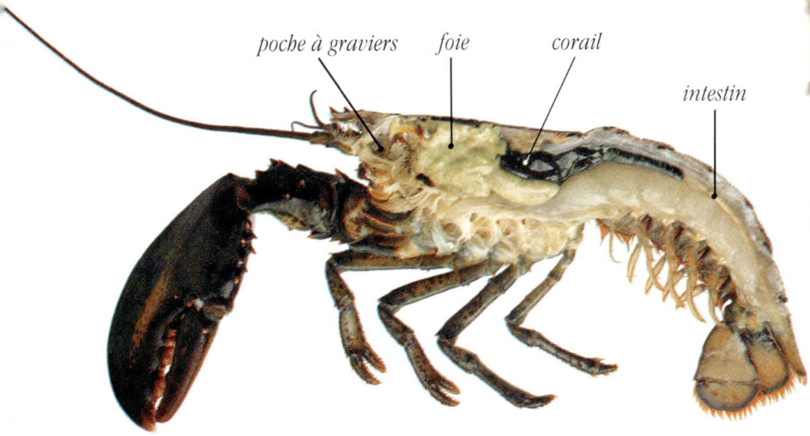

Cuisson

Le homard se cuit à l'eau (eau de mer, eau douce salée, court-bouillon), à la vapeur et au gril. Les avis diffèrent sur la façon de le cuire.

Généralement, on suggère de cuire le homard vivant afin de s'assurer d'une fraîcheur maximale. Lorsqu'il est cuit par ébullition, on le plonge tête première dans un liquide bouillant pour le tuer instantanément (se méfier des éclaboussures, causées surtout par la queue qui se replie). Certains trouvent cette méthode cruelle et affirment qu'elle durcit la chair. Ils préfèrent placer le homard une heure au congélateur, ce qui l'engourdit et le ferait mourir doucement.

On peut aussi mettre le homard dans de l'eau fraîche portée lentement à ébullition. Dans les deux méthodes de cuisson, prévoir 12 min de cuisson par 500 g, en ajoutant 1 min par 125 g additionnels.

Lorsque le homard est cuit dans l'eau bouillante, minuter à partir du moment où le homard est plongé dans l'eau. Lorsque le homard est cuit dans l'eau fraîche, minuter à partir du moment où l'ébullition commence. Toujours cuire les homards dans suffisamment de liquide pour les recouvrir complètement. Avant de servir le homard, faire un trou à la tête afin que le liquide contenu sous la carapace s'écoule. Pour griller le homard, le couper en deux dans le sens de la longueur. Badigeonner la chair d'huile, de jus de citron et, si désiré, de poivre moulu, puis griller doucement environ 10 min. Ne pas décongeler un homard cuit; il sera plus savoureux s'il est seulement réchauffé 2 min dans de l'eau bouillante.

Homard grillé

2 PORTIONS

2 homards vivants de 500 à 750 g chacun (1 à 1,5 lb)
125 ml (½ tasse) de beurre non salé
1 c. à soupe de persil finement haché
1 c. à soupe de vin blanc (facultatif)
poivre du moulin ou paprika
quelques quartiers de citron

1. Couper les homards en deux et casser les pinces.
2. Ouvrir le homard. Retirer la poche à graviers et l'intestin. Enlever le foie (vert) et le corail (noir) et réserver pour une sauce, au goût.
3. Faire fondre le beurre. Chauffer la grille du four.
4. Déposer les homards sur une plaque de cuisson. Les arroser de beurre fondu. Saupoudrer de poivre du moulin, ou de paprika, et de persil haché. On peut aussi arroser de vin blanc, au goût.
5. Placer les homards sous la grille, carapace en dessous. Cuire de 15 à 20 min. Les gros homards demandent un peu plus de temps de cuisson. Le homard est cuit lorsque la chair n'est plus translucide.
6. Retirer les homards et servir avec les quartiers de citron.

Valeur nutritive

eau	77 %
protéines	19 g
matières grasses	1 g
cholestérol	95 mg
calories	91
	par 100 g

Le homard est riche en potassium, en zinc et en niacine. La composition de la chair varie selon les saisons et la partie du corps d'où elle provient; la queue contient plus d'éléments nutritifs que les pinces.

Conservation

Le homard peut vivre de 3 à 5 jours hors de son habitat naturel s'il est placé dans un vivier d'eau salée. Après l'achat, éviter de le laisser séjourner à la température de la pièce. Le cuire immédiatement, sinon le couvrir d'un linge humide et le placer au réfrigérateur.

Le homard cuit se conservera environ 1 ou 2 jours au réfrigérateur.

Pour congeler le homard, le cuire au préalable, l'égoutter, puis le laisser tel quel ou, ce qui est préférable, retirer la chair de la carapace. Refroidir la chair au réfrigérateur puis la mettre dans des contenants à congélation et la couvrir de saumure (10 ml de sel pour 250 ml d'eau). Placer le couvercle et congeler. On peut aussi déposer le homard entier cuit et refroidi dans un sac à congélation, retirer l'air, sceller et congeler. Sa durée de conservation est d'environ 1 mois.

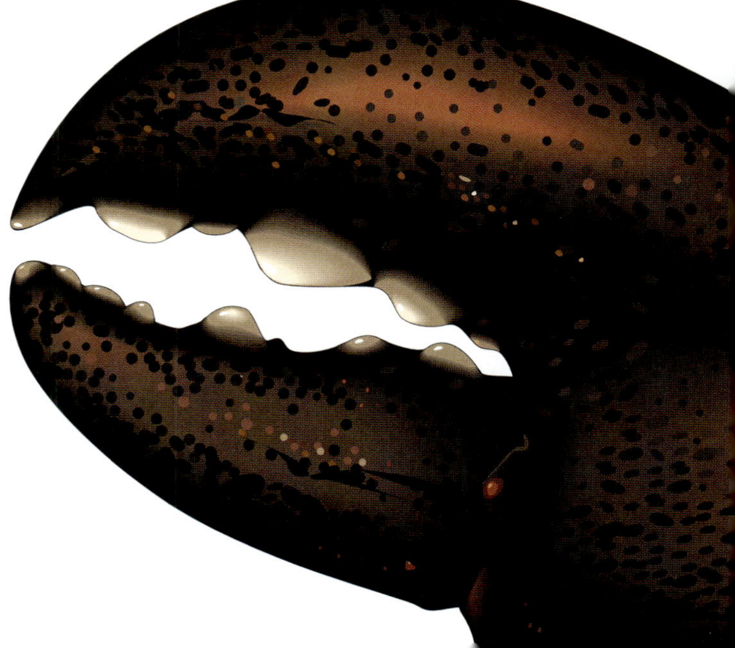

Crabe

Cancer spp, Cancridés

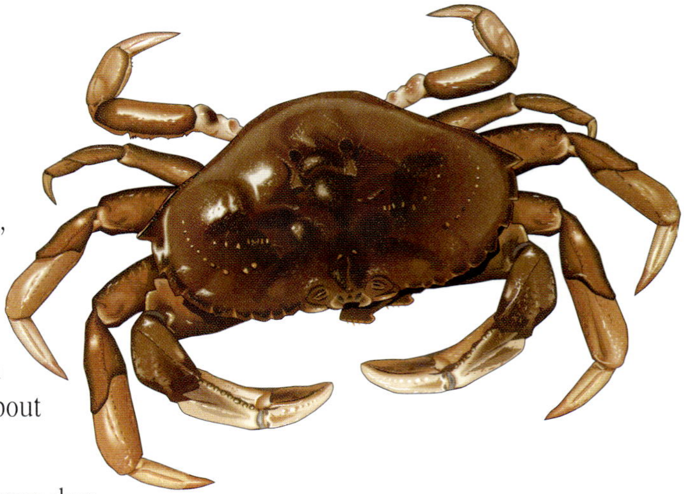

Le crabe habite la mer, l'eau douce ou l'eau saumâtre. Il se cache sous les rochers, dans les algues et dans les crevasses. La plupart des crabes sont belliqueux. Habiles prédateurs, ils sont combatifs et foncent sur leurs proies. S'ils ont une patte coincée ou retenue par un ennemi, ils s'en séparent et au bout de trois mues, elle aura complètement repoussé.

Le crabe a une carapace arrondie, en forme de cœur chez certaines espèces. Sa queue et son abdomen peu développés sont repliés sous sa carapace qui peut être molle ou dure selon le temps écoulé depuis la dernière mue. Ce crustacé est muni de cinq paires de pattes, dont la première est modifiée en pinces puissantes. Il a des yeux proéminents. Les crabes femelles se différencient des mâles par une palme beaucoup plus développée sous le ventre, qui sert à retenir les œufs.

Le crabe contient peu de chair. La chair du corps, des pattes, des pinces, ainsi que le foie et la substance crémeuse sous la carapace sont comestibles, ce qui représente environ le quart du poids. La chair blanche, maigre et filamenteuse est savoureuse. La famille des crabes comprend environ 4 000 espèces souvent fort diversifiées. Parmi celles-ci, on trouve notamment :

Le **crabe vert** (*Carcinus maenas*). C'est l'espèce la plus courante dans le monde et l'hôte habituel des plages. Il est reconnu comme prédateur nuisible pour les autres crustacés et les mollusques. On nomme parfois ce crustacé « crabe enragé » à cause de sa façon bien particulière de se déplacer. Sa carapace verte assez petite atteint habituellement 8,5 cm de large. Le crabe vert pèse environ 200 g et contient peu de chair ; il est peu commercialisé sinon comme appât pour la pêche sportive.

Le **tourteau** (*Cancer pagurus*). Il affectionne les fonds côtiers rocheux ou sablonneux et peut descendre à plus de 100 m de profondeur. Sa carapace brun rougeâtre est lisse et ovale. Le tourteau mesure habituellement de 10 à 20 cm de diamètre, mais peut atteindre 40 cm. Sa chair est excellente.

L'**étrille** (*Portunus puber*). Il mesure de 8 à 15 cm de large et a une carapace et des pattes velues. Ses pattes arrière sont aplaties et ressemblent à des nageoires. Sa carapace brun-rouge est tachée de bleu. Ses pinces sont puissantes. Sa chair est très recherchée.

L'**araignée de mer** (*Maïa squinado*). Elle vit dans les fonds marins sablonneux jusqu'à 50 m de profondeur. De couleur jaune rosé, rose ou châtain rouge, elle mesure de 10 à 20 cm de diamètre. Ses pattes longues et fines sont disposées comme celles de l'araignée. Sa carapace épineuse en forme de triangle arrondi rappelle la forme d'un cœur. Sa chair est fine. La chair de la femelle est plus savoureuse que celle du mâle.

Le **crabe des neiges** (*Chionoecetes opilio*). Il appartient à la famille des crabes-araignées. Son corps presque circulaire est un peu plus large à l'arrière. Sa carapace est souvent de couleur brun-orangé, mais elle peut être de teinte variable, selon le temps écoulé depuis la mue. Ses longues pattes sont légèrement aplaties. Le mâle est beaucoup plus gros que la femelle et seul celui-ci est capturé. La taille de sa carapace atteint en moyenne 13 cm de large, et son poids près de 1,25 kg. Le crabe des neiges vit dans les eaux froides et profondes (entre 20 et 700 m), ce qui a une influence bénéfique sur sa chair unique et très recherchée.

Le crabe des neiges a longtemps été considéré comme une nuisance par les pêcheurs nord-américains, car il emmêlait leurs filets et se vendait très peu. Il fut d'abord commercialisé sous le nom de « crabe royal » sans beaucoup de succès. Une opération de marketing lui donna le nom plus attirant de « crabe des neiges », terme déjà utilisé par les Asiatiques. Ce crabe est maintenant très estimé ; il constitue même un mets de luxe.

Le **crabe dormeur** ou **dormeur du Pacifique** (*Cancer magister*). Ce dernier vit dans les eaux froides et appartient à la famille des crabes de roches comme le tourteau. Il atteint une largeur maximale de 23 cm et pèse en général entre 0,8 et 1,8 kg. Sa carapace est de couleur brunâtre. Le crabe dormeur est commercialisé entier, vivant, cuit, en conserve ou surgelé. On trouve également sa chair congelée ou fraîche. Celle-ci est délicieuse.

Le **crabe bleu** (*Callinectes sapidus*) est très estimé aux États-Unis. Ce crabe mesure habituellement de 15 à 20 cm et habite la côte atlantique du Delaware à la Floride ; il représente environ la moitié des captures de crabe pour l'industrie américaine ; il fut introduit en Europe. La chair excellente est sucrée.

Une curiosité chez le poissonnier, le **crabe mou** est un crabe bleu qui a mué, s'étant débarrassé de sa carapace trop petite et n'ayant pas encore constitué sa nouvelle protection. Ces crabes sont généralement capturés entre 6 et 48 h après le début de la mue qui a lieu entre la mi-mai et la mi-septembre ; cela explique la relative rareté de ces crabes qui constituent pour plusieurs un plat sans égal.

Ces crabes sont la plupart du temps commercialisés vivants, mais dans un état de faiblesse générale qui ne le laisse pas deviner. Presque transparents, ils sont nettoyés (on retire les branchies et la queue et on rince à l'eau froide) et simplement sautés au beurre ou frits et servis avec une sauce tartare. Ils sont aussi commercialisés congelés. D'autres espèces de crabes sont aussi consommées comme crabes mous.

Achat

Le crabe est parfois commercialisé vivant ; la chair est surtout vendue cuite, congelée ou en conserve. Le marché offre aussi des produits imitant le crabe (voir *Kamaboko*).

N'acheter (et ne cuire) un crabe vivant que s'il remue les pattes. Saisir le crabe par derrière pour éviter les pinces (surtout s'il est gros). À l'achat du crabe surgelé, écarter les produits desséchés ou couverts de givre, qui manquent de fraîcheur.

Valeur nutritive

	crabe des neiges
protéines	18 g
matières grasses	1 g
cholestérol	60 mg
calories	89
	par 100 g

La chair des crabes est riche en vitamine B_{12}, en niacine, en cuivre et en zinc.

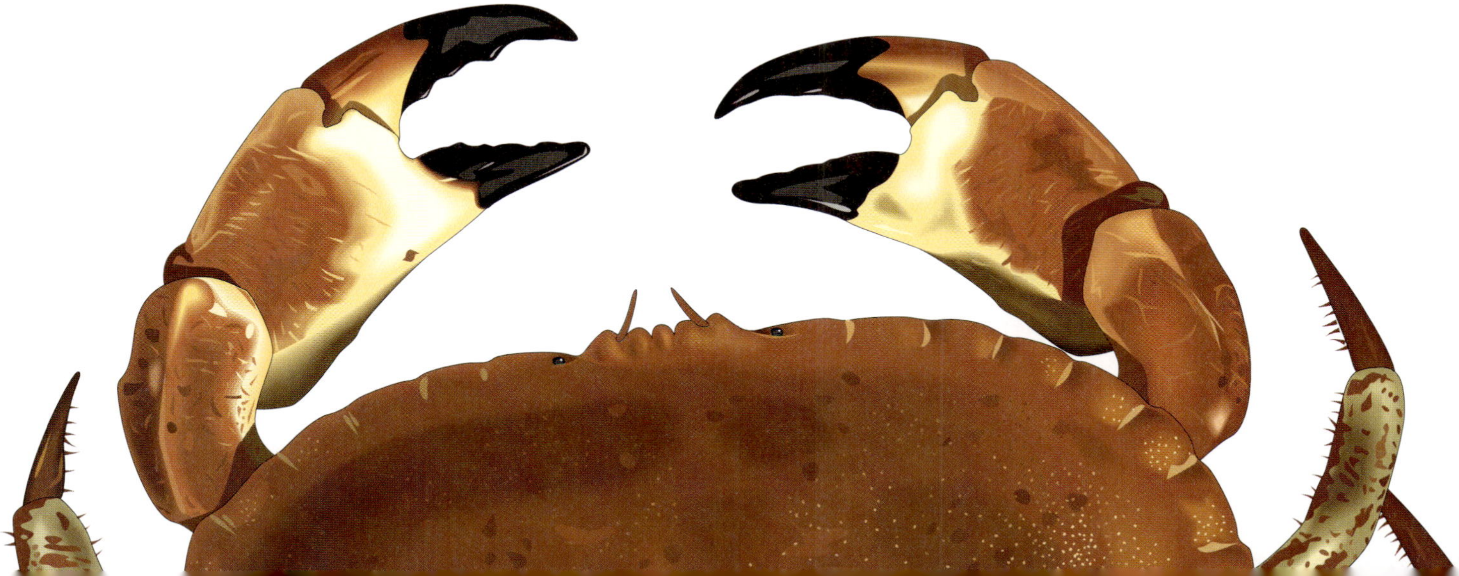

Préparation

Pour préparer le crabe, faire une incision entre le ventre et la carapace, et arracher la carapace du dessus. Prendre soin de ne pas l'abîmer si on désire l'utiliser comme récipient pour servir le crabe. Détacher les pattes et les pinces, puis les casser avec un casse-noisettes ou un ustensile lourd. Il ne reste plus qu'à retirerla chair. Il existe également d'autres méthodes, dont celle qui suit.

Utilisation

Le crabe est délicieux chaud ou froid. Il s'apprête d'une multitude de façons et peut se substituer aux autres crustacés, tels la crevette et le homard, dans la plupart des recettes. On l'incorpore dans les hors-d'œuvre, les salades, les sandwichs, les soupes et les omelettes. Il est particulièrement savoureux en sauce ou avec des pâtes alimentaires. Il est souvent frit dans sa carapace.

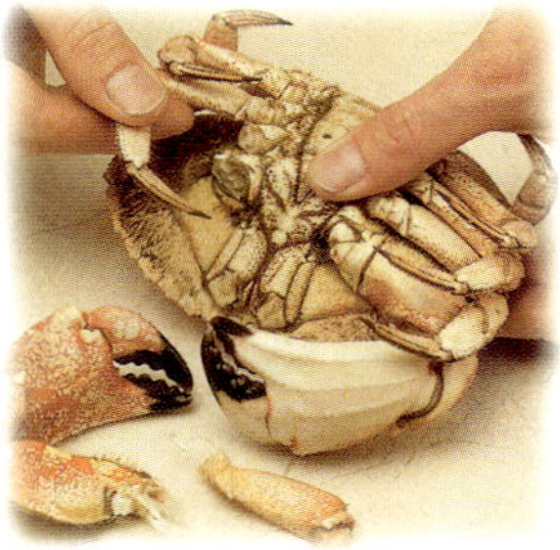

1 *Détacher les pattes et les pinces du crabe.*

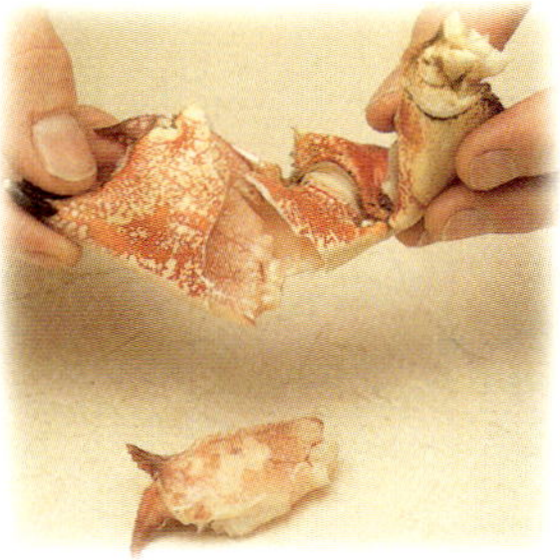

2 *Casser les pinces et les pattes à l'aide d'une pince à homard ou d'un casse-noisettes, puis en extraire la chair.*

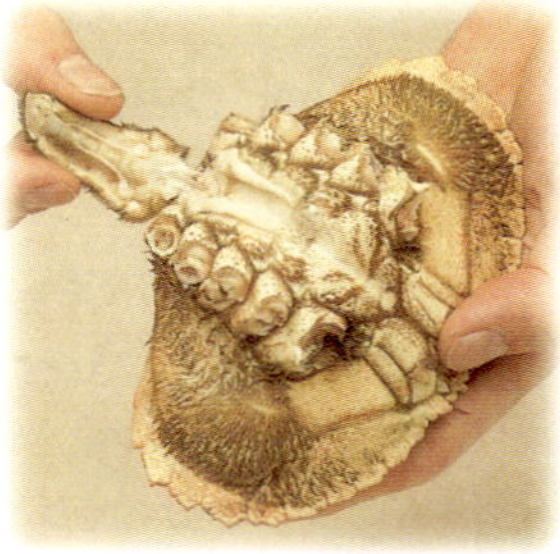

3 *Détacher la queue qui se trouve sous le crabe en la dépliant et en la tordant, puis la jeter.*

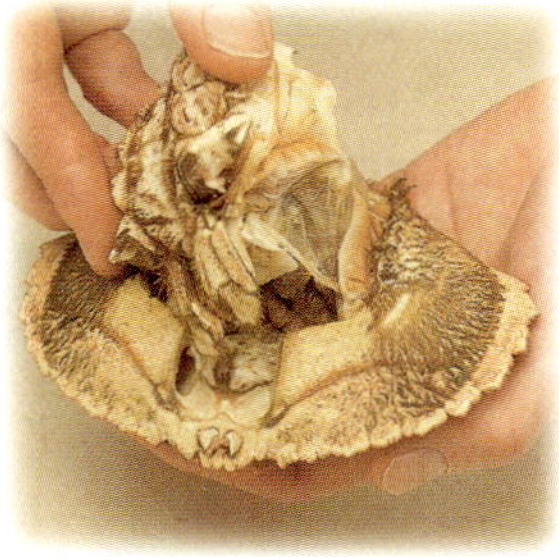

4 *Détacher le plastron et réserver.*

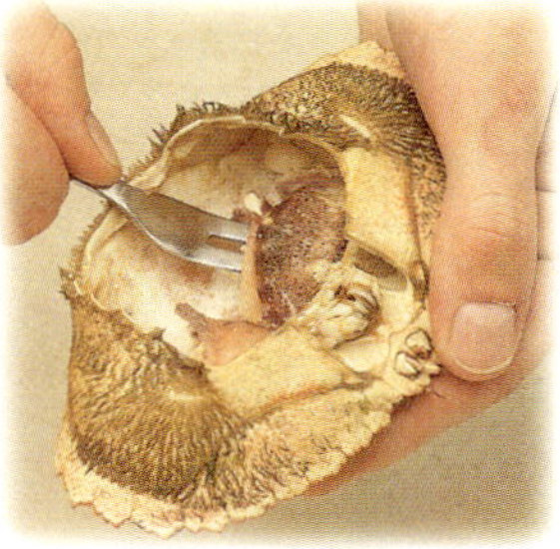

5 *Retirer la chair qui se trouve à l'intérieur de la carapace. Jeter les viscères et les appendices situés derrière la bouche de l'animal.*

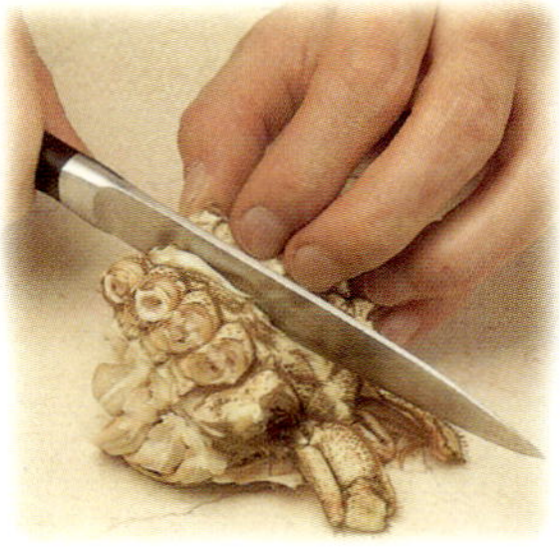

6 *Couper le plastron en deux avec un couteau de cuisine.*

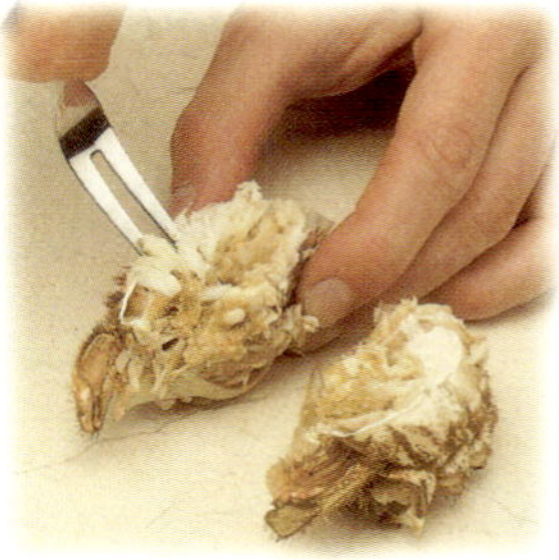

7 *Retirer la chair du plastron qui se trouve dans les alvéoles.*

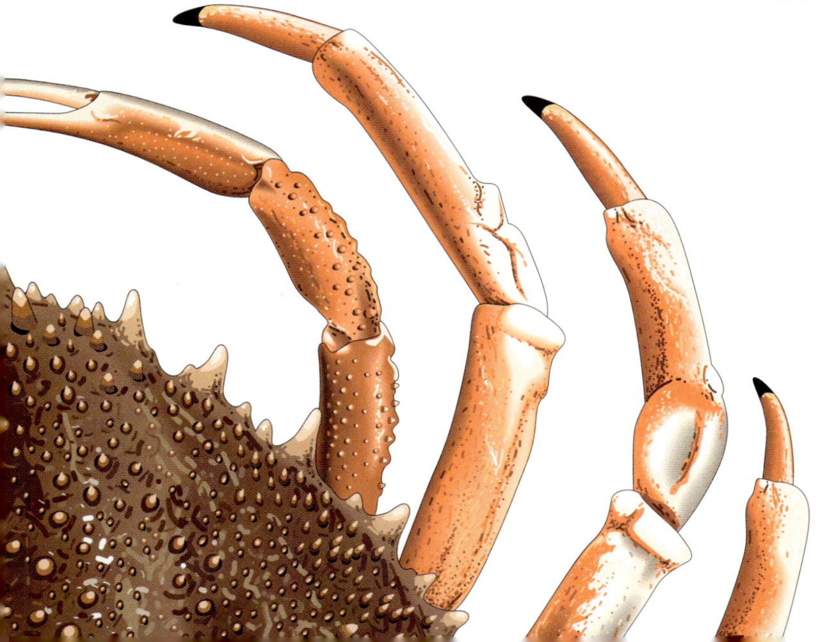

Avocats farcis au crabe

4 PORTIONS

2 avocats mûrs
1 boîte de crabe
1 branche de céleri
1 citron
4 c. à soupe de mayonnaise
1 c. à thé de ketchup
1 c. à thé de cognac
paprika

1. Ouvrir les avocats en deux. Retirer les noyaux. Prélever la chair à l'aide d'une cuillère parisienne. Veiller à ne pas percer la peau des fruits. Arroser avec le jus du citron pour éviter le noircissement.

2. Couper le céleri en lamelles.

3. Égoutter la chair de crabe et l'émietter en éliminant les cartilages.

4. Mélanger la mayonnaise, le ketchup et le cognac. Ajouter la chair de crabe.

5. Incorporer les boules d'avocats et le céleri au mélange. Remplir les demi-avocats de cette farce. Saupoudrer de paprika. Servir frais.

Cuisson

Le crabe vivant se cuit comme le homard (voir *Homard*), soit en le plongeant vivant dans de l'eau bouillante salée. Le temps de cuisson varie en fonction de la taille du crustacé (de 10 à 20 min pour un crabe de 15 cm, parfois 30 min si le crabe est très gros).

Conservation

Le crabe meurt rapidement hors de son habitat naturel. Éviter de le laisser séjourner longtemps à la température de la pièce. Le cuire immédiatement, sinon le conserver au réfrigérateur dans un linge humide jusqu'à 1 h. Placer le crabe cuit au réfrigérateur, il se conservera environ 1 jour ou 2. Le crabe entier se congèle de préférence cuit et sans la carapace. Sa durée de conservation est d'environ 1 mois.

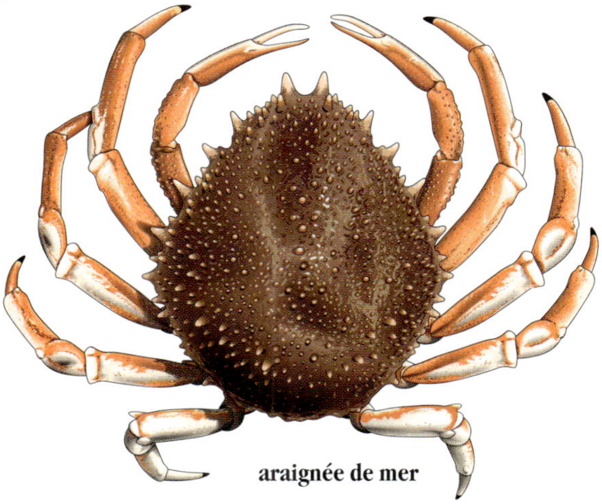
araignée de mer

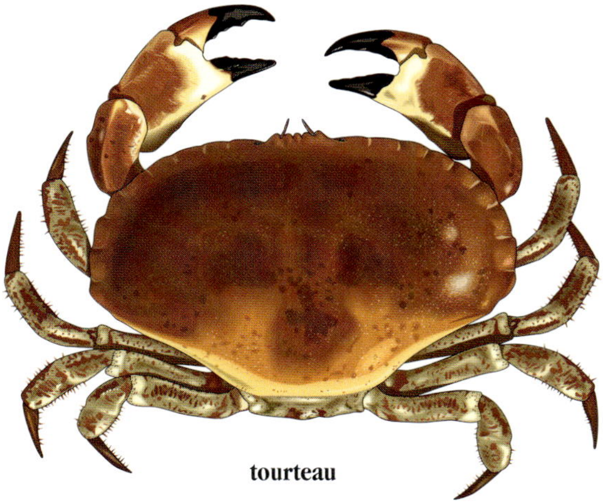
tourteau

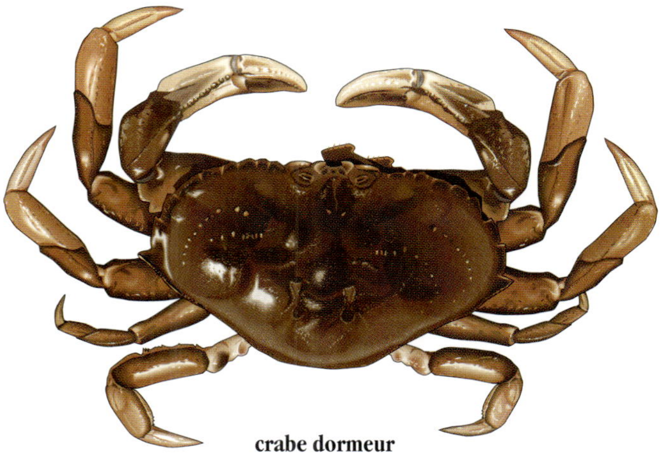
crabe dormeur

Langoustine

Nephrops norvegicus, Néphropsidés

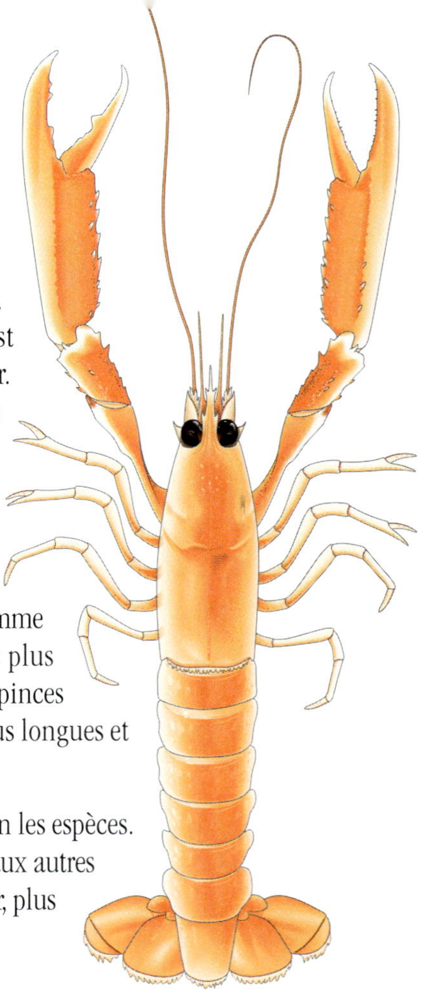

La langoustine est un crustacé qui habite les profondeurs de la mer. Elle ressemble à un petit homard ou à une grosse crevette. Ce n'est pas une petite langouste comme son nom peut donner à penser. « Langoustine » est en fait l'appellation commerciale du homard de Norvège. Ce crustacé est souvent connu sous son nom italien de *scampi*. La langoustine habite surtout les côtes de l'Atlantique, de la Scandinavie à l'Afrique du Nord. Des espèces voisines vivent dans le Pacifique.

La langoustine mesure de 8 à 25 cm. Elle a de grands yeux protubérants, une paire d'antennes très longues, un corps mince et une longue queue. Comme chez le homard, le crabe et l'écrevisse, la première paire de pattes est plus volumineuse. Ces pattes se terminent cependant en de longues et minces pinces contenant peu de chair. Ses autres pattes aux extrémités blanches sont plus longues et plus effilées que les pattes du homard.

La carapace est blanc rosé, rouge saumon, rouge brique ou rose-gris, selon les espèces. Elle est parfois parsemée de taches rougeâtres ou brunâtres. Contrairement aux autres crustacés, la langoustine change très peu de coloration à la cuisson. Sa chair, plus délicate que celle du homard, est excellente.

Valeur nutritive

protéines	17 g
matières grasses	2 g
glucides	0,5 g
calories	91
	par 100 g

La langoustine est riche en calcium, en phosphore et en fer.

Conservation

La langoustine crue ou cuite se conserve environ 1 jour ou 2 au réfrigérateur et environ 1 mois au congélateur.

Achat

La langoustine est rarement commercialisée vivante, car elle se conserve très peu de temps hors de l'eau. Elle est vendue crue (étêtée et congelée ou conservée dans de la glace concassée) ou cuite. Choisir des langoustines fermes et sans odeur d'ammoniaque.

Utilisation

La langoustine est souvent servie accompagnée de beurre à l'ail. La plupart des recettes de crustacés lui conviennent. La langoustine remplace souvent la crevette géante (si elle est crue, la décortiquer comme la crevette. C'est un des ingrédients de la paella. Éviter de masquer sa saveur délicate.

Cuisson

La langoustine se cuit comme la crevette, le homard ou la langouste. Éviter la surcuisson qui durcit la chair et lui fait perdre de la saveur. Cuire de 3 à 5 min par ébullition et de 6 à 7 min à la vapeur. Lorsqu'elle est grillée, cuire 3 min de chaque côté.

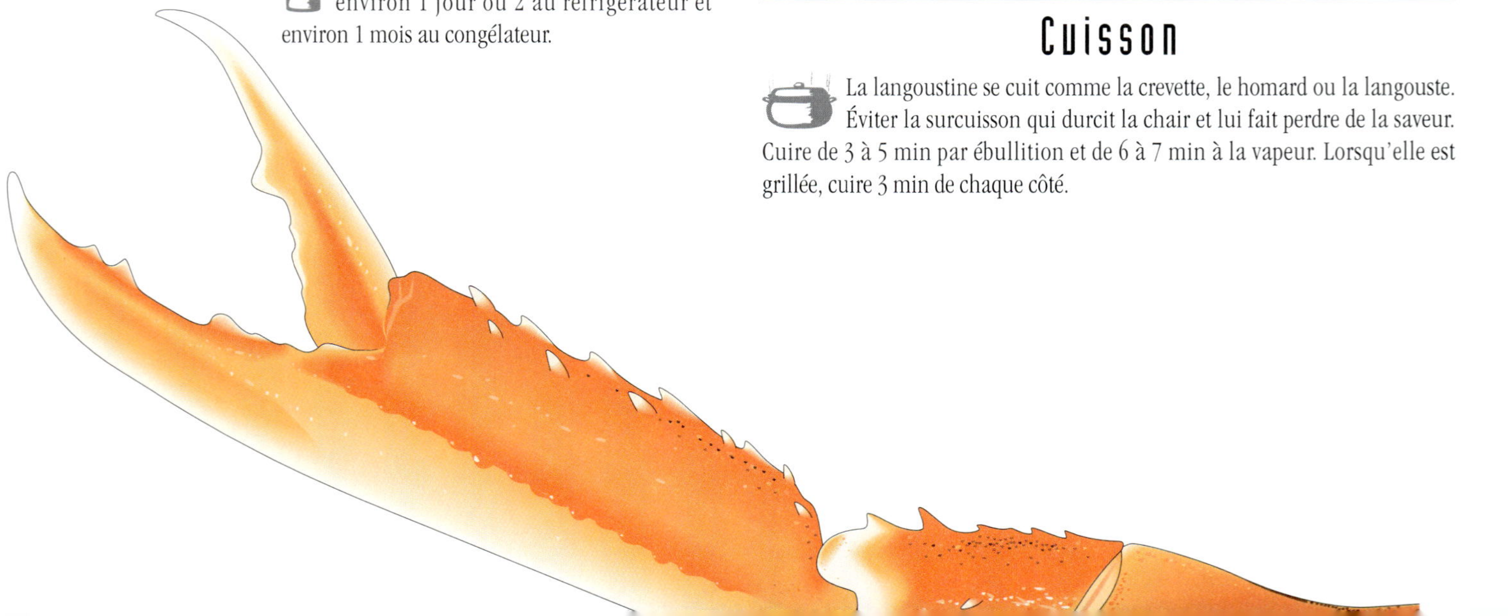

Écrevisse

Astacus et *Cambarus spp,* Crustacés

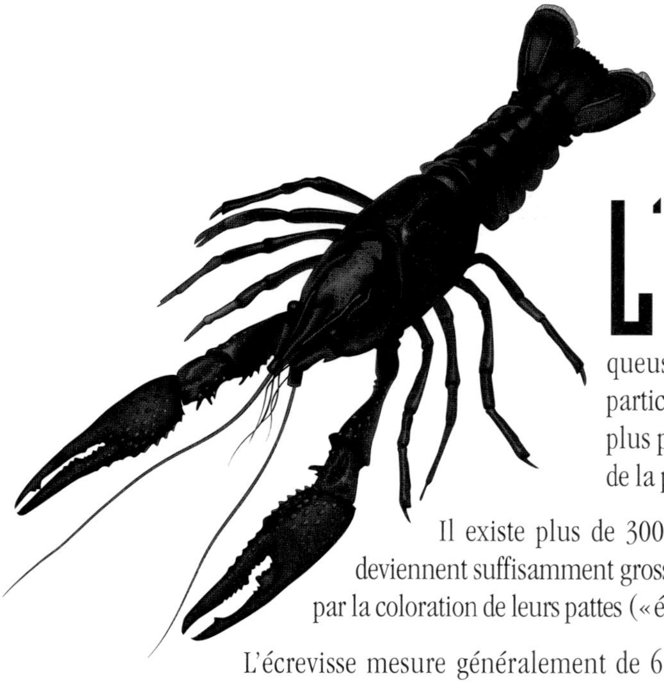

L'écrevisse est un petit crustacé d'eau douce qui habite les rivières, les lacs, les ruisseaux et les étangs. Elle aime se cacher sous les pierres et se déplace souvent à reculons. Elle est vorace et belliqueuse. Certains pays en font l'élevage. On l'apprécie particulièrement en Europe et dans le sud des États-Unis, plus particulièrement en Louisiane, d'où provient 90 % de la production américaine.

Il existe plus de 300 espèces d'écrevisses, mais seules quelques-unes deviennent suffisamment grosses pour être consommées. Certaines sont identifiées par la coloration de leurs pattes (« écrevisse à pieds blancs », « écrevisse à pieds rouges »).

L'écrevisse mesure généralement de 6 à 14 cm. Certaines espèces vivant en Australie mesurent plus de 30 cm. Les écrevisses commercialisées mesurent généralement 10 cm.

L'écrevisse possède cinq paires de pattes, dont une paire plus volumineuse est munie de pinces. Elle a une longue paire d'antennes. Sa carapace peut être rouge, brune, verdâtre ou pourpre, selon les espèces. La chair d'un blanc rosé est maigre et délicate. Elle est plus ou moins compacte selon les espèces.

Achat

L'écrevisse est commercialisée vivante ou cuite, congelée ou en conserve. À l'achat des écrevisses cuites, choisir des écrevisses à l'odeur agréable, à la carapace ferme et aux pinces intactes.

Préparation

Avant de cuire les écrevisses, il est nécessaire de retirer l'intestin qui transmettrait à la chair un goût amer (sauf les écrevisses congelées où l'intestin est généralement enlevé). Tirer doucement sur la petite nageoire sous la queue, l'intestin devrait suivre, sinon l'enlever en faisant une incision longitudinale avec la pointe d'un couteau. Cette opération s'effectue seulement au moment de la cuisson, car si elle est faite trop tôt, les écrevisses perdent de la saveur.

Utilisation

On ne mange que la queue de l'écrevisse, ses pinces contenant trop peu de chair. Broyée, la carapace peut servir à aromatiser un court-bouillon, une bisque ou du beurre.

L'écrevisse s'apprête comme le homard, le crabe et la crevette, qu'elle peut remplacer dans la plupart des recettes. Elle est souvent cuisinée en bisque, en gratin, en soufflé ou en mousse, mise dans les salades ou gratinée.

Cuisson

Prévoir de 5 à 8 min de cuisson lorsque les écrevisses entières sont cuites au court-bouillon. Cuire les queues à la vapeur de 10 à 12 min ou les griller de 3 à 5 min.

Valeur nutritive

	crue
protéines	19 g
matières grasses	1 g
cholestérol	139 mg
calories	89
	par 100 g

L'écrevisse est riche en niacine, en vitamine B_{12}, en potassium, en phosphore et en cuivre.

Conservation

Les écrevisses vivantes se conservent environ 12 h au réfrigérateur couvertes d'un linge humide. Les écrevisses cuites se conservent au réfrigérateur de 1 à 2 jours. La durée de conservation des écrevisses cuites congelées est de 1 à 2 mois.

Langouste

Palinurus spp et *Jasus spp,* Palinuridés

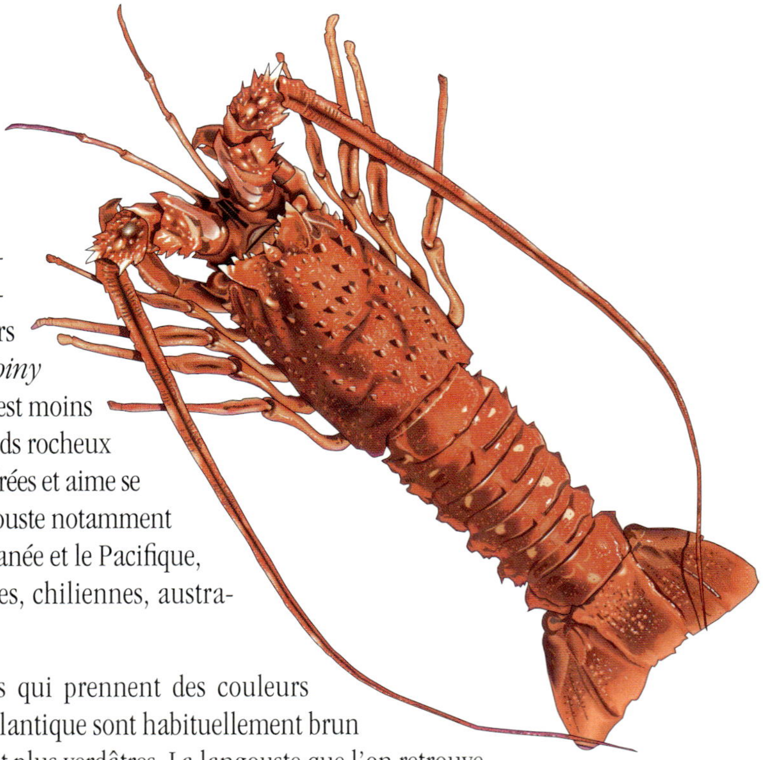

La langouste est un crustacé qui ressemble au homard, mais dont la carapace est épineuse. Elle est d'ailleurs désignée en anglais sous le nom de *spiny lobster*, « homard épineux ». La langouste est moins agressive que le homard. Elle habite les fonds rocheux des mers, préfère les eaux chaudes ou tempérées et aime se cacher dans les algues. On retrouve la langouste notamment dans l'Atlantique, l'Adriatique, la Méditerranée et le Pacifique, en particulier près des côtes californiennes, chiliennes, australiennes, néo-zélandaises et sud-africaines.

Il existe plusieurs espèces de langoustes qui prennent des couleurs différentes selon leur habitat. Celles de l'Atlantique sont habituellement brun rougeâtre alors que celles du Pacifique sont plus verdâtres. La langouste que l'on retrouve sur le marché mesure de 30 à 50 cm et pèse entre 0,5 et 2 kg. Elle a une paire de longues antennes. Ses pattes sont dépourvues de pinces volumineuses, mais munies de crochets. Sa queue est plus longue que son coffre (ou thorax). Sa chair blanche est légèrement moins savoureuse que celle du homard.

Achat

La langouste est rarement vendue vivante ou entière. Habituellement, seule la queue est commercialisée, crue ou cuite, généralement congelée.

Valeur nutritive

protéines	21 g
matières grasses	2 g
glucides	2,4 g
cholestérol	70 mg
calories	112
	par 100 g

La langouste est riche en niacine, en vitamine B_{12} et en zinc.

Utilisation

Il est préférable de cuisiner la langouste simplement afin de ne pas masquer sa fine saveur. La langouste a une saveur moins prononcée que le homard, mais peut le remplacer dans la plupart des recettes. Elle est souvent apprêtée simplement arrosée de beurre à l'ail. Elle est délicieuse dans les salades.

Cuisson

Éviter de surcuire la langouste, car sa chair devient rapidement caoutchouteuse et coriace. Prévoir environ 15 min lorsqu'elle est cuite par ébullition et environ 5 min lorsqu'elle est grillée.

Conservation

La langouste crue ou cuite se conserve 1 jour ou 2 au réfrigérateur et environ 1 mois au congélateur.

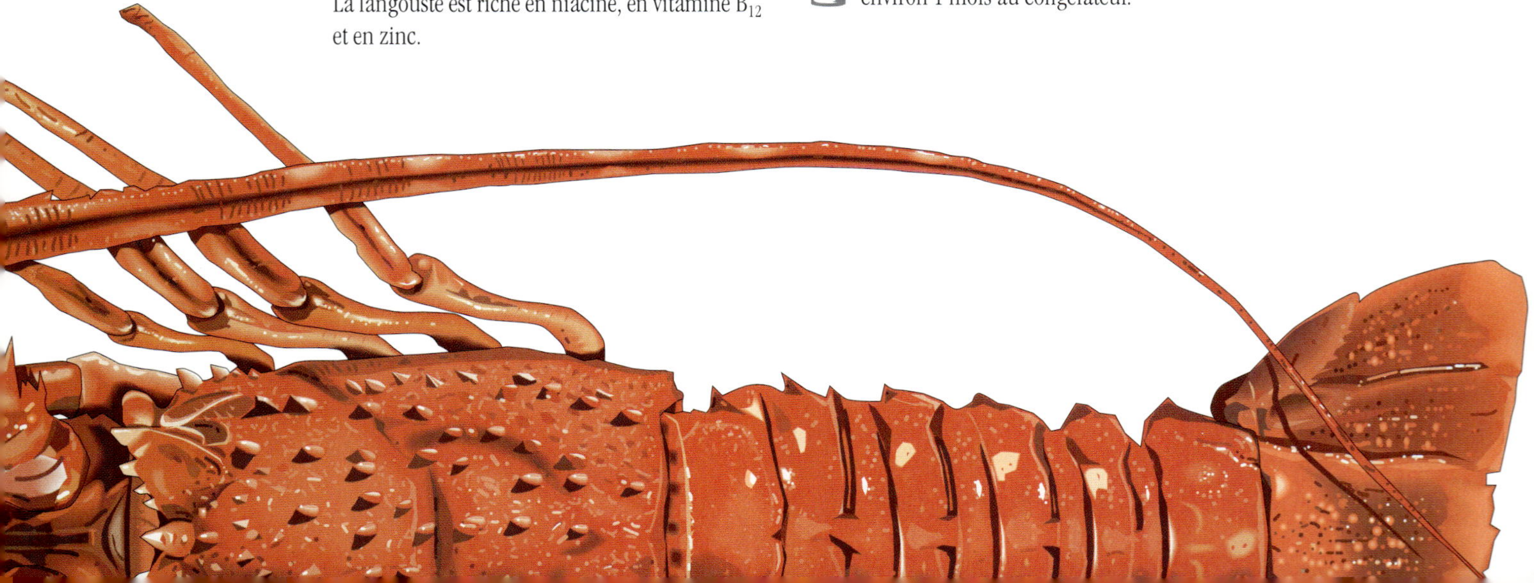

Mollusques

Introduction

Animaux dépourvus de squelette (invertébrés) au corps mou souvent recouvert d'une coquille. Les mollusques appartiennent à une grande famille divisée en trois branches principales : les gastéropodes, les bivalves (ou lamellibranches) et les céphalopodes. Les gastéropodes et les bivalves sont souvent désignés sous le nom de coquillages.

Les **gastéropodes** (bigorneau, buccin, ormeau) sont recouverts d'une coquille unique (univalve). Cette coquille est en forme de colimaçon chez le bigorneau et le buccin. Les gastéropodes se déplacent à l'aide d'un « pied » ventral aplati.

Les **bivalves** ou **lamellibranches** (huître, palourde, coquille Saint-Jacques, pétoncle, moule, praire, vanneau, clovisse, mye) ont une coquille formée de deux valves réunies par une charnière faite d'un ligament. Leurs branchies ressemblent à des lamelles, d'où leurs noms. La plupart sont sédentaires, ils restent posés sur le fond de la mer, se nichent sur des rochers ou autres objets, ou s'enfouissent dans le sable. Le pétoncle, la coquille Saint-Jacques et le vanneau peuvent nager en se propulsant par la fermeture brusque de leurs valves qui, en expulsant de l'eau, les déplacent.

Les **céphalopodes** (calmar, poulpe, seiche, sépiole) n'ont pas de carapace extérieure. Elle peut être remplacée par un cartilage interne ou même un os dans le cas de la seiche. Les céphalopodes sont munis de nombreux « bras » ou tentacules (8 à 10) qui se terminent par des ventouses, dont ils se servent pour saisir leurs proies ou pour se déplacer.

Les coquillages ne sont pas toujours propres à la consommation. Ils peuvent devenir non-comestibles lorsque l'eau dans laquelle ils vivent est polluée ou lorsqu'ils ingèrent une algue microscopique productrice de toxines comme la *Gonyaulax tamarensis* (ou *Alexandrium spp*). Cette algue a déjà causé plusieurs cas d'intoxication paralysante par la mye, la palourde et la clovisse, notamment. Les principaux symptômes de cette intoxication consistent en un engourdissement ou un picotement des lèvres d'abord, puis du visage et du cou, des fourmillements aux doigts et orteils pouvant s'étendre aux bras et aux jambes, de même que des maux de tête, des étourdissements, une faiblesse générale, une paralysie musculaire et une respiration difficile. La mort peut survenir dans les 72 heures suivant la consommation des mollusques. Cette toxine se loge surtout dans le système digestif et les branchies des mollusques. Ne jamais consommer de ces animaux s'ils ont été cueillis dans des zones interdites.

Achat

Les mollusques doivent rester bien frais jusqu'au moment d'être consommés ou cuits. À l'achat de mollusques en coquilles, choisir ceux qui sont vivants. Leur coquille est alors fermée ou, si elle est entrouverte, elle se referme si on la frappe. On peut aussi tenter de faire glisser les deux valves l'une sur l'autre ; si elles ne bougent pas, c'est que le mollusque est en vie. Les mollusques dans leurs coquilles devraient émettre un son sourd lorsqu'on les frappe, indice qu'ils sont remplis d'eau. Les poulpes, calmars et seiches frais devraient être fermes et humides, et dégager une douce odeur de mer.

La coquille des mollusques doit être brossée à l'eau courante. S'ils sont remplis de sable, tremper les mollusques une heure ou deux dans de l'eau salée (60 à 75 ml de sel par litre d'eau). Le pétoncle et l'ormeau doivent être lavés après avoir été ouverts.

Pour ouvrir les mollusques vivants, introduire un couteau entre les valves, puis les séparer en faisant pivoter la lame sur elle-même (il est parfois nécessaire de couper le muscle adducteur qui retient les valves ensemble), ou profiter du moment où les valves sont entrouvertes pour les séparer. On peut aussi faire chauffer les mollusques quelques secondes dans une casserole sans eau, à la vapeur, dans un four moyennement chaud ou dans un four à micro-ondes (à intensité maximale).

Utilisation

Plusieurs mollusques peuvent être consommés aussi bien crus que cuits (huître, pétoncle, palourde, clovisse, praire), alors que d'autres ne se consomment qu'après cuisson (bigorneau, buccin). Ne pas surcuire les mollusques car ils deviennent recroquevillés et coriaces ou, s'ils sont cuits dans un liquide, mous et pâteux.

Dans certaines régions, les mollusques peuvent ne pas être comestibles, en particulier lors des mois chauds d'été. Ce peut être dû à la présence d'un plus grand nombre de bactéries pathogènes dans l'eau, ou encore, à la présence d'algues toxiques. Il importe alors de respecter les affiches indiquant qu'une zone est fermée à la récolte des mollusques.

Valeur nutritive

Les mollusques sont riches en protéines et en sels minéraux. Ils contiennent peu de matières grasses, de cholestérol et de calories.

Conservation

Les mollusques frais ou cuits se conservent 1 ou 2 jours au réfrigérateur. Découquillés, ils se congèlent et se conservent environ 3 mois.

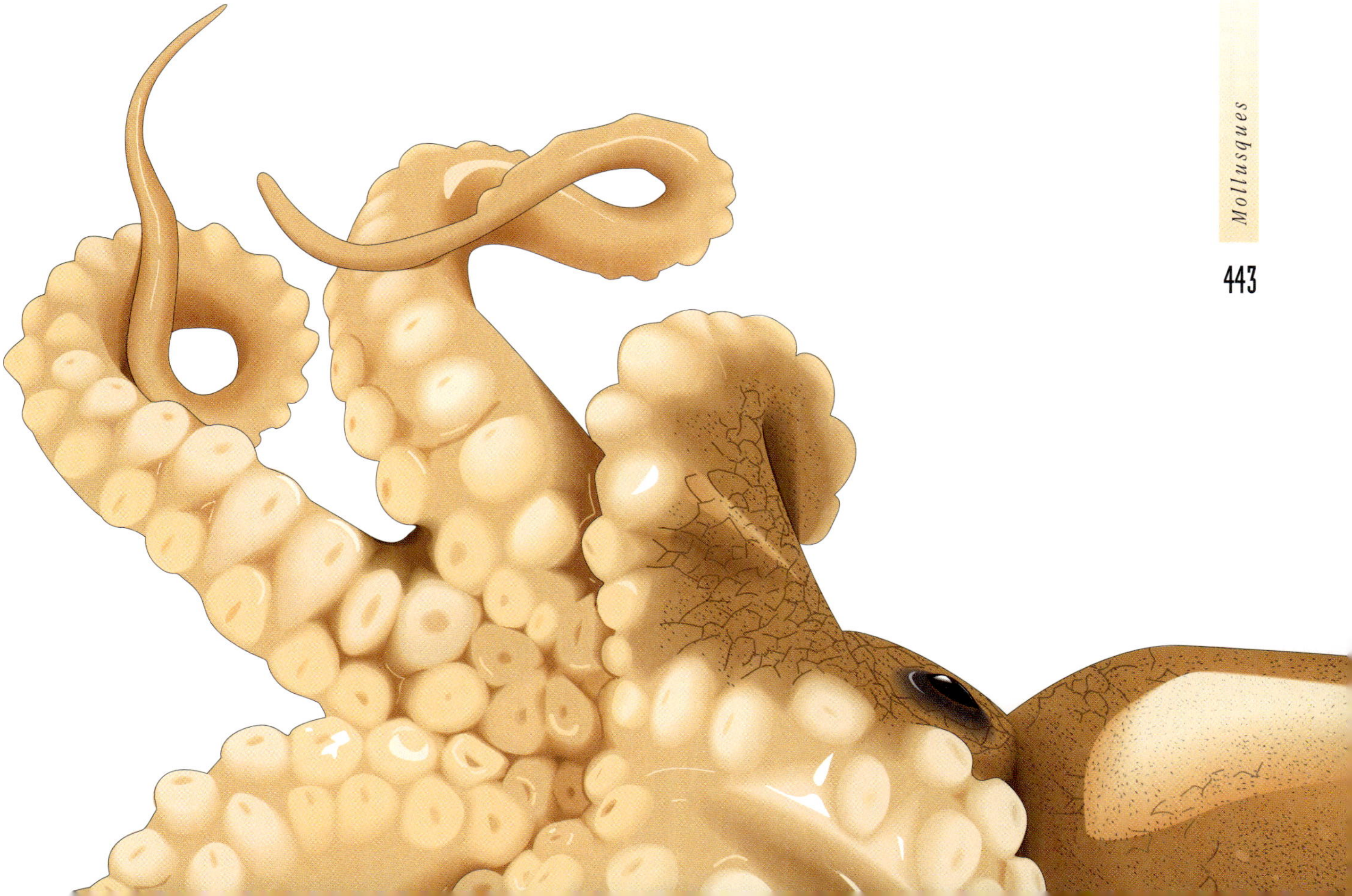

Ormeau

Haliotis spp, Haliotidés

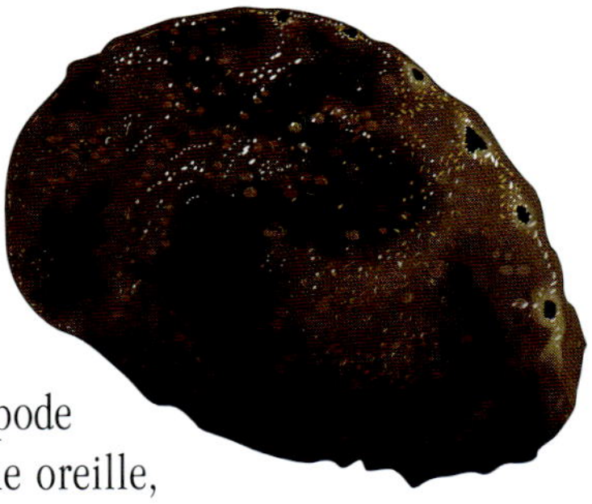

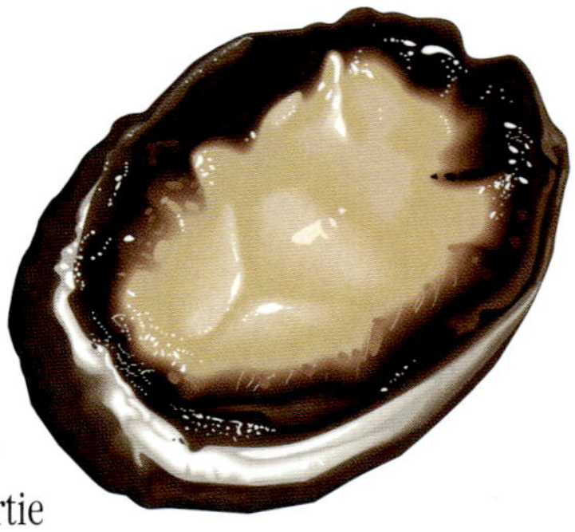

L'ormeau est un mollusque gastéropode dont la coquille a la forme d'une oreille, d'où son nom d'« oreille de mer ». De nombreux petits trous lui permettant d'évacuer l'eau et les excréments ornent le bord de sa coquille, qui prend souvent des teintes de rouge ou de rose. L'ormeau possède un muscle gris-brun, appelé « pied », qui se fixe sur les rochers. Le pied est la partie comestible de ce mollusque. L'intérieur de sa coquille est nacré ; cette nacre est très utilisée en bijouterie. Il existe plus de cent espèces d'ormeaux répandues dans le monde entier. À maturité, les ormeaux mesurent en moyenne de 10 à 25 cm de diamètre.

On trouve l'ormeau principalement dans le Pacifique et l'océan Indien. Il est pêché notamment en Californie, en Australie, en Nouvelle-Zélande, au Chili, au Japon et en Afrique du Sud. Les Japonais sont très friands de l'ormeau et ils achètent la plus grande part de la production mondiale.

Chaque ormeau est pêché individuellement. Il est détaché facilement s'il est surpris, mais il adhère fortement à la roche s'il se sent attaqué. La pêche est fréquemment effectuée par des plongeurs. Celle-ci est parfois dangereuse, car des requins partagent souvent le même habitat. La pêche est aussi faite à l'aide de perches. Dans plusieurs pays, la pêche est réglementée, car l'ormeau est menacé de disparition.

La chair de l'ormeau est habituellement blanche. Ferme et compacte, elle est très savoureuse. Sa forme est semblable à celle du pétoncle, mais sa dimension est plus imposante. L'ormeau se raidit lorsqu'il est pêché et son muscle demeure contracté, même après avoir été retiré de sa coquille. Pour obtenir une chair moins ferme, il est important de la battre avant de la cuire. L'ormeau est souvent commercialisé battu.

Achat

L'ormeau est surtout vendu en conserve, déshydraté ou congelé. Il est rare et coûteux.

S'il est acheté frais en coquille, toucher le pied, il devrait encore bouger.

Utilisation

L'ormeau se consomme aussi bien cru que cuit. Il est excellent dans les entrées, les salades, les soupes et les mets cuits à l'étuvée. L'ormeau à la mayonnaise est une présentation classique au Chili (où il est appelé *loco*).

Préparation

Pour décoquiller l'ormeau frais, insérer la lame d'un couteau dans l'extrémité la plus mince de sa coquille, sous la chair. Remuer la lame afin de détacher le muscle. Prélever le pied. Bien laver l'ormeau cru afin de retirer l'intestin et de déloger le sable qui s'infiltre dans les replis de sa chair ; utiliser une petite brosse si nécessaire. Le laisser entier ou le couper en tranches.

Pour battre l'ormeau, le placer entre deux linges propres ou deux films alimentaires, et l'aplatir à l'aide d'un rouleau à pâtisserie, d'un maillet, d'une roche ou de tout autre objet lourd. On peut également le mettre dans un sac résistant et le frapper sur une surface dure quelques minutes.

On peut aussi attendrir l'ormeau en le cuisant à l'autocuiseur. Mettre 500 ml d'eau, cuire 20 min, puis le laisser refroidir dans le liquide ou encore le laisser mijoter jusqu'à 4 h. L'apprêter selon la recette choisie.

Cuisson

L'ormeau peut être bouilli, grillé, poêlé, braisé ou frit. De minces tranches cuites à feu vif nécessitent environ 30 secondes de cuisson de chaque côté. N'ajouter l'ormeau qu'au dernier moment dans les mets qui sont cuisinés, et ne saler qu'en fin de cuisson.

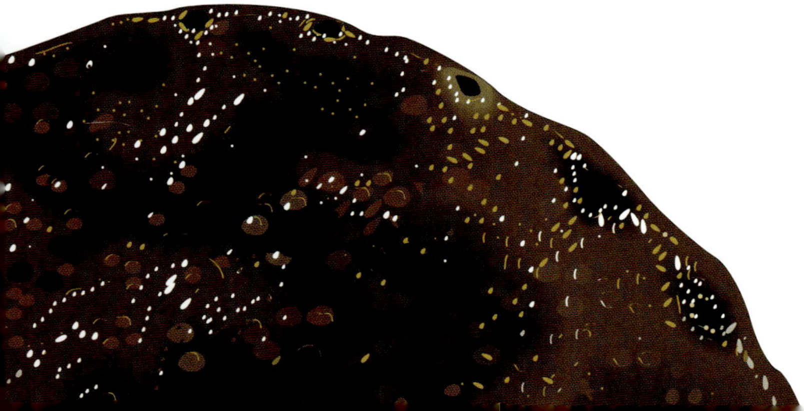

Conservation

Réfrigérer l'ormeau frais en coquille jusqu'à trois jours dans un contenant recouvert d'un linge humide. L'ormeau frais décoquillé et cuit se conserve un ou deux jours au réfrigérateur. S'il est frais pêché, le mettre d'abord dans de l'eau salée pendant deux jours, en changeant l'eau plusieurs fois, afin que le contenu de l'estomac soit expulsé.

L'ormeau décoquillé se congèle. Sa durée de conservation est d'environ trois mois.

Valeur nutritive

	cru
calories	105
glucides	6 g
protéines	17 g
matières grasses	1 g
	par 100 g

L'ormeau est riche en vitamine B_{12}, en niacine et en acide pantothénique.

Coque

Cardium spp, Cardiidés

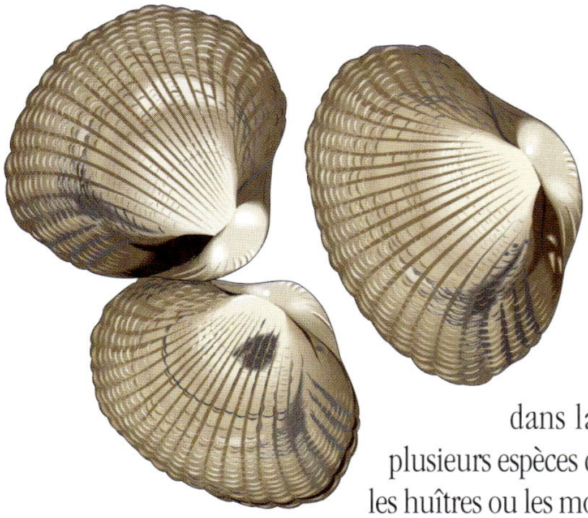

Mollusque bivalve habitant les fonds sableux et vaseux près des côtes, la coque est facile à ramasser à marée basse. Traditionnellement, le nom coque désigne l'espèce européenne *Cardium edule* présente principalement dans la Méditerranée, l'Atlantique et la Baltique. Il existe cependant plusieurs espèces de coques. Elles ne jouissent pas d'une aussi grande réputation que les huîtres ou les moules, étant plus fermes et de saveur plus prononcée.

La coque a des valves épaisses et arrondies, ornées de plis rayonnants, au nombre variable selon les espèces. La couleur varie de blanchâtre au gris ou roux, avec des bandes ou des marbrures brunes, rougeâtres, pourpres, roses ou jaunes. La coque possède un gros ligament externe et peut atteindre 1 à 8 cm de long. Sa chair de couleur pâle est maigre.

Achat

Une coque vivante est fermée hermétiquement ou, si elle est entrouverte, se referme lorsqu'on la frappe.

Préparation

Bien laver et brosser les coquilles et jeter les coques mortes. Si les coques sont pleines de sable (ce qui arrive souvent), les mettre à dégorger une heure ou plus dans de l'eau douce salée (15 à 20 ml de sel par litre d'eau) ou dans l'eau de mer pendant 12 heures. Comme les huîtres, ouvrir les coques à l'aide d'un couteau à huîtres ou en les faisant chauffer quelques minutes dans une casserole sans eau, à la vapeur, ou quelques secondes au four à micro-ondes (30 s pour 6 coques) à la puissance maximale.

Conservation

Les coques fraîches se conservent au réfrigérateur jusqu'à 3 jours dans un contenant recouvert d'un linge humide. Les coques ouvertes (écaillées) se conservent 1 ou 2 jours recouvertes de leur liquide et placées dans un récipient hermétique.

Les coques écaillées se congèlent, placées dans un contenant à congélation et recouvertes de leur jus. Leur durée de conservation est d'environ 3 mois.

Utilisation

Les coques se consomment crues ou cuites, chaudes ou froides. Elles peuvent remplacer les moules et les palourdes dans la plupart des recettes. Elles sont délicieuses en chaudrée.

Valeur nutritive

	crue
protéines	17 g
matières grasses	1 g
calories	81
	par 100 g

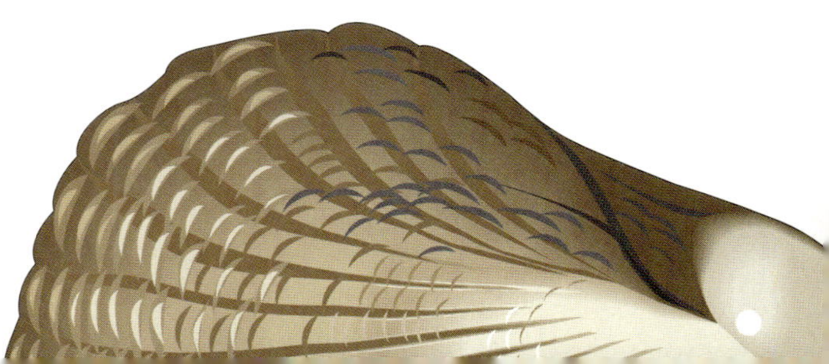

Pétoncle

Pecten spp, Pectinidés

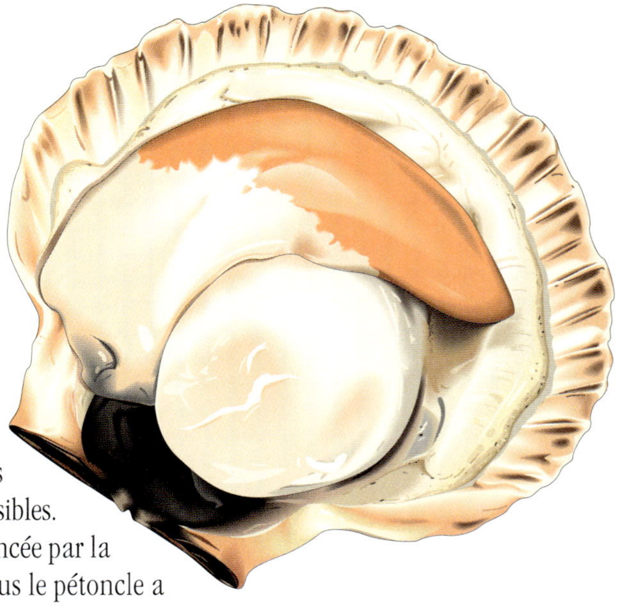

Mollusque bivalve marin dont les valves arrondies de dimensions presque égales sont réunies par une petite charnière. Contrairement à la plupart des autres mollusques, le pétoncle peut être très mobile, se déplaçant par l'impulsion qu'il crée en expulsant l'eau lorsqu'il referme brusquement ses valves. Sédentaire s'il n'est pas menacé, le pétoncle repose sur les fonds marins; certains se fixent sur les roches ou aux objets de fond, ce qui les rend presque invisibles. Le pétoncle a une croissance relativement lente, influencée par la température de l'eau où il vit. Plus l'eau est froide, plus le pétoncle a besoin de temps pour devenir adulte (entre 4 et 7 ans). Son âge se calcule en comptant les anneaux sur sa valve supérieure. Les Japonais ont été les premiers à réussir la culture de ce mollusque.

La grande famille des Pectinidés comprend plus de 300 espèces, toutes comestibles. Les espèces les plus connues en Europe sont la coquille Saint-Jacques (aussi connue en Amérique du Nord sous forme de mets) et le vanneau. En Amérique du Nord, le pétoncle est le plus courant. Ces espèces sont assez semblables par leur chair; elles se différencient principalement par leur grosseur et leur aspect extérieur.

La **coquille Saint-Jacques** (*Pecten maximus* ou *Pecten Jacobeus*) vit en Europe, dans l'Atlantique et la Méditerranée. C'est une variété de pectinidés abondante le long des côtes françaises et espagnoles. Elle fut baptisée « coquille Saint-Jacques » parce que les pèlerins qui allaient à Saint-Jacques-de-Compostelle, populaire lieu de pèlerinage en Espagne au Moyen Âge, se servaient des coquilles vides pour manger et pour mendier. Ces coquilles devinrent le symbole de ce lieu, et toute personne s'y étant rendue avait le droit de les utiliser. Les plus pauvres installaient une coquille bien en vue au-dessus du pas de leur porte tandis que les riches l'incluaient dans leurs armoiries.

La coquille Saint-Jacques est formée de deux grandes valves à côtes rayonnantes non identiques, l'une étant bombée, l'autre plutôt plate. Une oreillette ressort de chaque côté de la charnière, retenue par un ligament. La couleur des coquilles varie selon l'habitat (rosée, rougeâtre, brunâtre ou jaunâtre). La coquille Saint-Jacques mesure de 9 à 15 cm de diamètre et son poids moyen est de 115 grammes.

Le **vanneau** (*Chlamys opercularis*) est souvent confondu avec le pétoncle, car il lui ressemble beaucoup. Assez petit (4 et 7 cm), il a des valves blanchâtres tachetées de brun qui ont plusieurs côtes rayonnantes assez larges et deux oreillettes de grosseur inégale.

Le **pétoncle** possède deux valves ornées de plusieurs côtes rayonnantes. Certaines espèces se caractérisent par des oreillettes de tailles différentes. La chair ressemble à celle de la coquille Saint-Jacques. Trois espèces sont particulièrement communes le long des côtes nord-américaines de l'Atlantique : le pétoncle géant, le pétoncle de baie et le pétoncle d'Islande.

Le **pétoncle géant** (*Placopecten magellanicus*) est le plus gros de la famille. Il peut atteindre de 15 à 30 cm de diamètre. Sa valve supérieure légèrement bombée est habituellement brun rougeâtre et est recouverte de nombreuses petites côtes saillantes. Sa valve inférieure de couleur blanche ou crème est plutôt plate et lisse. Ses oreillettes sont d'égale grandeur. Au Canada, le pétoncle géant est le mollusque le plus important commercialement.

Le **pétoncle de baie** (*Aequipecten irradians*) est assez petit (5 à 8 cm). Ses valves striées d'environ 18 côtes arrondies sont de couleur brun gris, gris pourpre ou noirâtre. Ses oreillettes sont identiques.

Le **pétoncle d'Islande** (*Chlamys islandicus*) a des valves convexes ornées d'une cinquantaine de côtes grosses et irrégulières. Habituellement de couleur grise ou crème, ces valves présentent parfois des teintes de jaune, de rouge ou de pourpre. Le pétoncle d'Islande a une oreillette deux fois plus longue que l'autre.

Les parties comestibles de ces mollusques sont la « noix », chair délicate et savoureuse qui est en fait le grand muscle blanc qui ouvre et ferme les valves, et le corail, une partie plus friable de couleur orangée qui correspond aux glandes sexuelles. Lorsqu'elles parviennent à maturité, à la fin du printemps, ces glandes se colorent d'un beau rouge corail chez les femelles, et de crème chez les mâles. Le corail n'est presque jamais consommé en Amérique du Nord.

Achat

Les pétoncles étant très périssables, ils sont souvent décoquillés dès leur capture, lavés, puis recouverts de glace ou immédiatement congelés.

La coquille des pétoncles frais et vivants se referme dès qu'on y touche.

À l'achat de pétoncles frais et décoquillés, s'assurer que la chair est blanche, ferme et sans odeur.

S'informer s'il s'agit de pétoncles décongelés, si cela n'est pas indiqué, car on ne doit pas les congeler à nouveau sans les avoir fait cuire au préalable. Les pétoncles congelés doivent être fermes, luisants et humides. L'intérieur de l'emballage doit être exempt de givre.

Préparation

Pour ouvrir les pétoncles, procéder comme pour les huîtres, après avoir rincé les valves fermées sous l'eau froide. Détacher la noix en glissant la lame d'un couteau sous les barbes (le bord externe gris). Enlever la petite poche noire et les barbes (qui peuvent être utilisées dans un fumet de poisson). Couper le petit muscle coriace sur le côté de la noix, et détacher la noix et le corail. Les laver avec soin.

Utilisation

Les pétoncles se mangent crus ou cuits. Ils sont délicieux arrosés d'un peu de jus de citron, en sashimi ou en ceviche. Ils s'apprêtent d'une multitude de façons : grillés, pochés, panés, sautés, gratinés, étuvés, frits ou marinés.

Les valves de ces mollusques servent notamment d'assiettes (elles supportent la chaleur du four).

Conservation

Les pétoncles frais ou cuits se conservent 1 jour ou 2 au réfrigérateur dans un contenant fermé. Les pétoncles congelés se conservent 3 mois. Pour les décongeler, les plonger dans du lait bouillant hors du feu ou les mettre au réfrigérateur. Il est cependant préférable de les cuire sans les dégeler, ils sont alors plus savoureux.

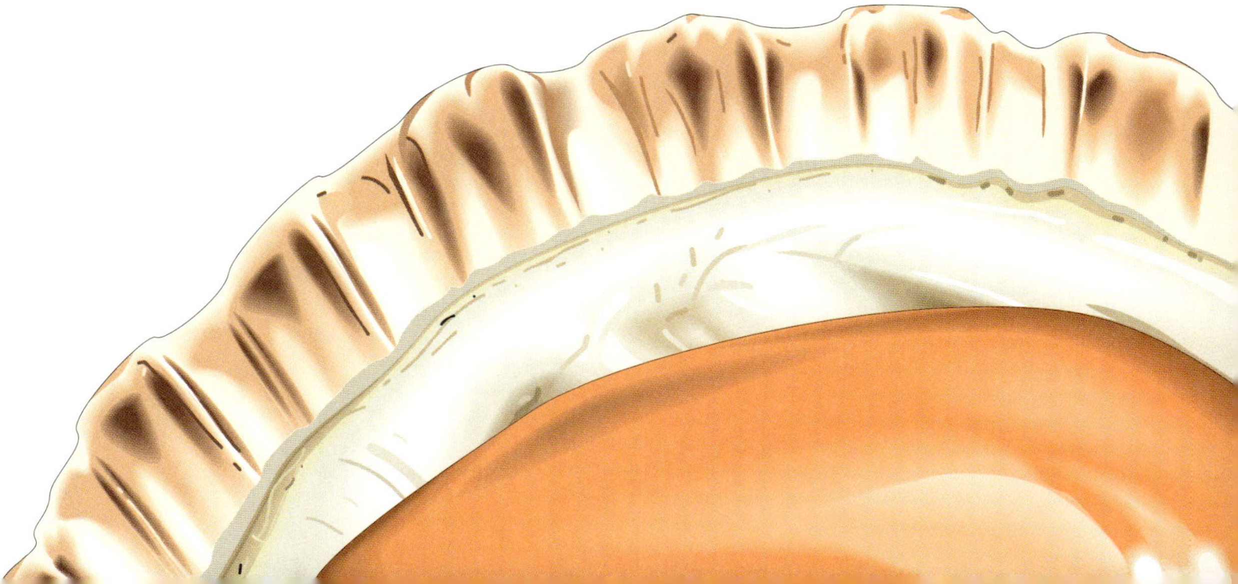

Cuisson

Les petits pétoncles se cuisent entiers. Couper les gros pétoncles en morceaux ou en tranches. Les pétoncles nécessitent très peu de cuisson, car ils durcissent, s'assèchent et perdent rapidement de la saveur (3 à 4 min suffisent).

Valeur nutritive

	cru
protéines	17 g
matières grasses	1 g
glucides	2,4 g
calories	88
	par 100 g

Le pétoncle est riche en vitamine B_{12} et en potassium.

Coquilles de pétoncles au gratin

4 PORTIONS

500 g (1 lb) de pétoncles frais
125 g (¼ lb) de champignons frais
2 c. à soupe de beurre
1 oignon
1 branche de céleri
125 ml (½ tasse) d'eau froide
375 ml (1½ tasse) de vin blanc sec
1 c. à soupe de jus de citron
4 c. à soupe de chapelure
bouquet garni
sel et poivre

Pour la sauce :

3 c. à soupe de beurre
3 c. à soupe de farine
60 ml (¼ de tasse) de crème épaisse (35 %)
180 ml (¾ de tasse) du liquide de cuisson

1. Rincer les pétoncles. Nettoyer les champignons. Les couper en dés. Émincer finement l'oignon. Couper la branche de céleri en tronçons.

2. Porter à ébullition le court-bouillon composé d'eau froide, de vin blanc, de céleri, de sel et d'un bouquet garni. Ajouter les pétoncles, couvrir et les pocher 10 min. Retirer du feu. Mettre de côté les pétoncles. Les diviser en rondelles s'ils sont gros. Passer le liquide de cuisson à travers une passoire très fine. Réserver.

3. Dans une casserole, faire fondre 2 c. à soupe de beurre. Faire revenir l'oignon et les champignons. Arroser de jus de citron. Laisser mijoter à feu doux 5 min. Ajouter les pétoncles et continuer la cuisson de nouveau 5 min.

4. Préparer la sauce : dans une casserole, mélanger, sur feu doux, le beurre et la farine. Lorsque le mélange devient mousseux, ajouter ¾ de tasse du liquide de cuisson et le quart de tasse de crème. Verser par petites quantités pour obtenir une sauce bien lisse. Remuer constamment jusqu'à consistance désirée. Cette sauce doit être épaisse.

5. Répartir la préparation de pétoncles dans les coquilles beurrées. Napper de sauce. Parsemer de chapelure. Placer les coquilles sous le gril du four et faire gratiner. Servir aussitôt.

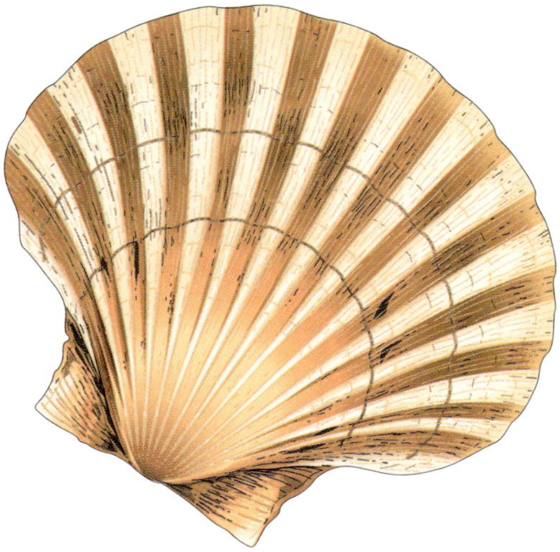

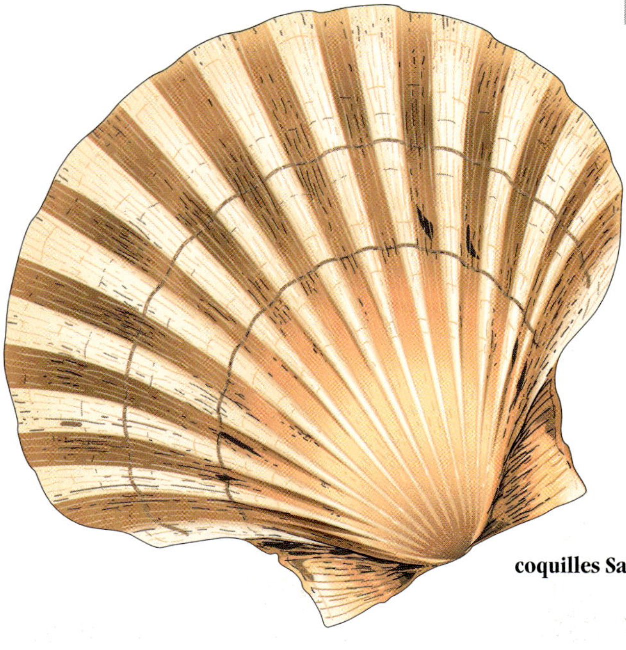

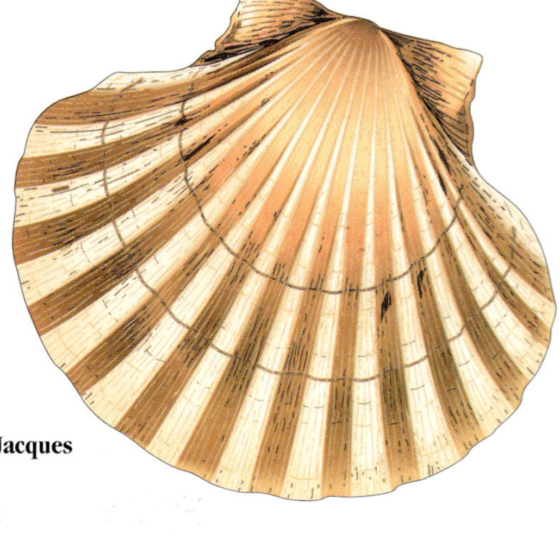

coquilles Saint-Jacques

Palourde

Venus spp, **Vénéridés**

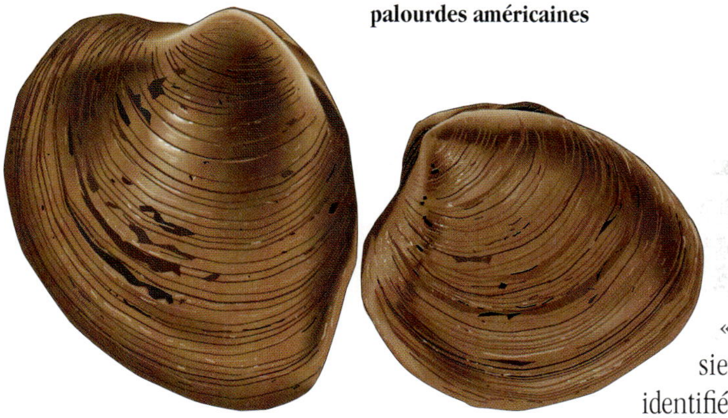

palourdes américaines

La palourde est un mollusque bivalve appartenant à une imposante famille, les Vénéridés, composée d'espèces qui parfois se ressemblent beaucoup. Le mot « palourde » est un générique qui regroupe plusieurs espèces : une même espèce est souvent identifiée par plusieurs noms, ou le même nom désigne plus d'une espèce. Cela crée une certaine confusion, sans conséquence cependant puisque la chair de ces mollusques est très souvent comparable.

Les palourdes préfèrent les eaux peu profondes ; elles s'enfouissent dans les fonds sablonneux ou vaseux à l'aide d'un siphon extensible. Ce siphon permet aussi aux mollusques de se nourrir et d'expulser les déchets lorsqu'ils sont enfoncés dans le sable. Les palourdes habitent les mers du monde entier ; dans l'Atlantique, elles sont disséminées du Labrador au Mexique. Les anthropologues ont découvert des traces de la consommation de palourdes dans des sites préhistoriques. Certaines espèces sont cultivées.

La plupart des palourdes ont des coquilles très dures. Le nom **quahog**, donné à l'espèce *Arctica islandica*, est d'ailleurs dérivé d'un terme algonquin signifiant « coquille dure ». Le nom latin de la **mactre d'Amérique** (*Spisula solidissima*) fait aussi référence à la fermeté de la coquille. Plusieurs espèces ont des coquilles lisses (la mactre d'Amérique, le couteau), tandis que d'autres, telles les **praires** ou **vénus** (*Venus mercenaria*) ont des valves striées. Les coquilles sont de couleur, de forme et de grosseur variables. Elles ont souvent des teintes de brun, de brun-noir, de gris pâle ou de blanc crayeux.

Les **couteaux** ou **rasoirs** (*Ensis spp*) sont minces et allongés. Leur coquille six fois plus longue que large est assez effilée pour couper la peau. La plupart des autres espèces sont cependant de forme elliptique.

L'une des plus volumineuses, la **mactre d'Amérique**, peut mesurer jusqu'à 18 cm (sa taille moyenne est d'environ 15 cm cependant). Le **quahog nordique** atteint jusqu'à 13 cm, la **palourde américaine** (*Mercenaria mercenaria*) jusqu'à 15 cm (leur taille moyenne est de 10 cm). La **mye** (*Mya arenaria*) atteint 13 cm, mais mesure habituellement de 5 à 7 cm.

La chair de ces mollusques varie de couleur selon les espèces, allant du blanc crème au gris et à l'orange foncé.

Achat

Ces mollusques sont commercialisés frais (en coquille ou décoquillés), cuits, congelés ou en conserve. À l'achat de mollusques en coquille, choisir ceux qui sont vivants. Leur coquille est alors fermée hermétiquement ou, si elle est entrouverte, elle se referme lentement lorsqu'on la frappe. Choisir des mollusques à l'odeur fraîche et douce ; écarter ceux qui dégagent une odeur d'ammoniaque.

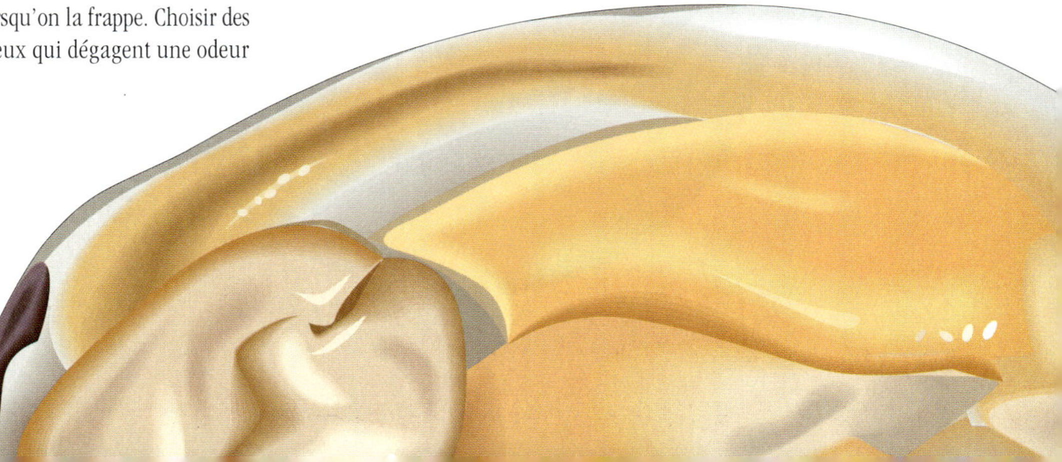

Palourde

Valeur nutritive

protéines	13 g
matières grasses	1 g
glucides	3 g
cholestérol	34 mg
calories	74
	par 100 g

La palourde est riche en vitamine B_{12}, en potassium et en fer. Sa chair est maigre.

Cuisson

Éviter de surcuire ces mollusques, car ils durcissent très rapidement. Les pocher ou les cuire à la vapeur ou au four à micro-ondes jusqu'à l'ouverture des coquilles.

Préparation

Les palourdes fraîches doivent être consommées sans délai car elles ne vivent pas longtemps. En coquille, elles contiennent presque toujours du sable, aussi est-il préférable de les faire tremper avant cuisson. Utiliser de l'eau de mer ou de l'eau salée (60 à 75 ml de sel par litre d'eau). Laisser tremper entre 1 à 6 h en renouvelant l'eau de temps à autre, car si les mollusques trempent longtemps, le manque d'oxygène dans l'eau les fera mourir.

Ces mollusques sont difficiles à ouvrir. Il est utile de les laisser reposer un certain temps au réfrigérateur. Le muscle adducteur se détend alors et la lame d'un couteau peut entrer plus facilement entre les valves. Veiller à ne pas abîmer les coquilles et à conserver le liquide qu'elles contiennent pour leur conservation et leur cuisson. On peut aussi les ouvrir en les exposant quelques minutes à la chaleur sèche (four, barbecue), en les mettant quelques secondes au four à micro-ondes à la puissance maximale, ou en les chauffant à la vapeur. Avant d'ouvrir ou de cuire les mollusques, frotter et laver les coquilles afin d'éliminer toute trace de sable ou de lichen.

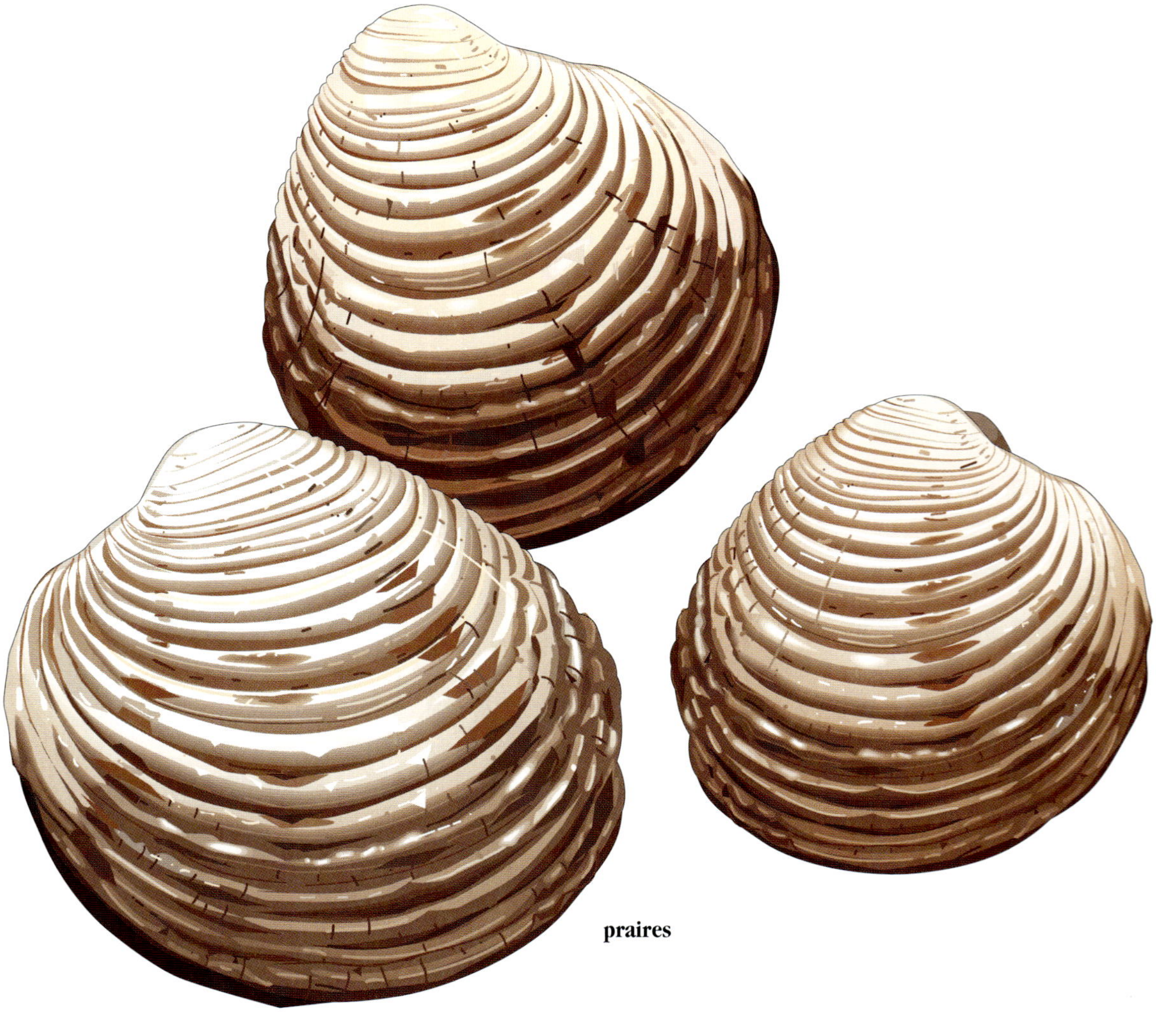

praires

Chaudrée de palourdes

4 À 6 PORTIONS

60 g (2 oz) de lard salé
500 g (1 lb) de palourdes en boîte
250 ml (1 tasse) de jus de palourdes
160 ml (⅔ de tasse) d'eau bouillante
250 ml (1 tasse) de lait
250 ml (1 tasse) de crème épaisse (35 %)
2 oignons moyens
2 pommes de terre
1 feuille de laurier
4 c. à soupe de xérès sec
1 c. à soupe de persil frais
paprika
sel et poivre

1. Retirer la couenne du lard. Le couper en dés. Éplucher et couper les pommes de terre en dés. Éplucher et hacher finement les oignons. Ciseler le persil.

2. Égoutter les palourdes et les hacher. Réserver leur jus.

3. Dans une casserole à fond épais, faire revenir le lard salé à feu moyen jusqu'à ce que la plus grande partie de sa graisse ait fondu. Ajouter les oignons et les faire revenir avec les lardons jusqu'à ce qu'ils deviennent transparents. Les lardons doivent être secs et dorés.

4. Verser graduellement l'eau et le lait dans la casserole. Ajouter les pommes de terre, le sel, le poivre, le paprika et la feuille de laurier. Amener à ébullition. Réduire le feu et laisser mijoter environ 10 min, jusqu'à ce que les pommes de terre soient tendres.

5. Ajouter les palourdes et leur jus. Porter à ébullition. Hors feu, ajouter la crème. Remettre sur feu doux, le temps que la crème se réchauffe. Retirer la casserole du feu. Verser le xérès. Brasser.

6. Servir en saupoudrant chaque portion de persil ciselé.

Utilisation

Les petits mollusques peuvent être mangés crus ou cuits; ils sont excellents nature, arrosés de jus de citron. Les gros mollusques étant plus coriaces, on les consomme plus souvent cuits. Ils sont fréquemment hachés et mis dans les sauces et les chaudrées. Aux États-Unis, en Nouvelle-Angleterre en particulier, la chaudrée de palourdes est une soupe très appréciée. En Italie, on aime préparer le spaghetti *alle vongole.*

Ces mollusques se marient particulièrement bien avec l'échalote, les tomates, le vin blanc et le thym. On les met dans les trempettes, les sauces, les salades, les croquettes, les vinaigrettes, les paellas, les soufflés, les quiches et les ragoûts. On les farcit et les marine. Les palourdes peuvent aussi remplacer les autres mollusques (huîtres, moules, pétoncles) dans la plupart des recettes.

Conservation

Les palourdes fraîches en coquille se conservent jusqu'à 3 jours au réfrigérateur dans un contenant recouvert d'un linge humide. Les mollusques écaillés frais ou cuits se conservent de 1 à 2 jours.

Ces mollusques se congèlent décoquillés, dans un contenant à congélation et recouverts de leur liquide. Leur durée de conservation est d'environ 3 mois. Les cuisiner sans les décongeler; ils auront ainsi plus de saveur.

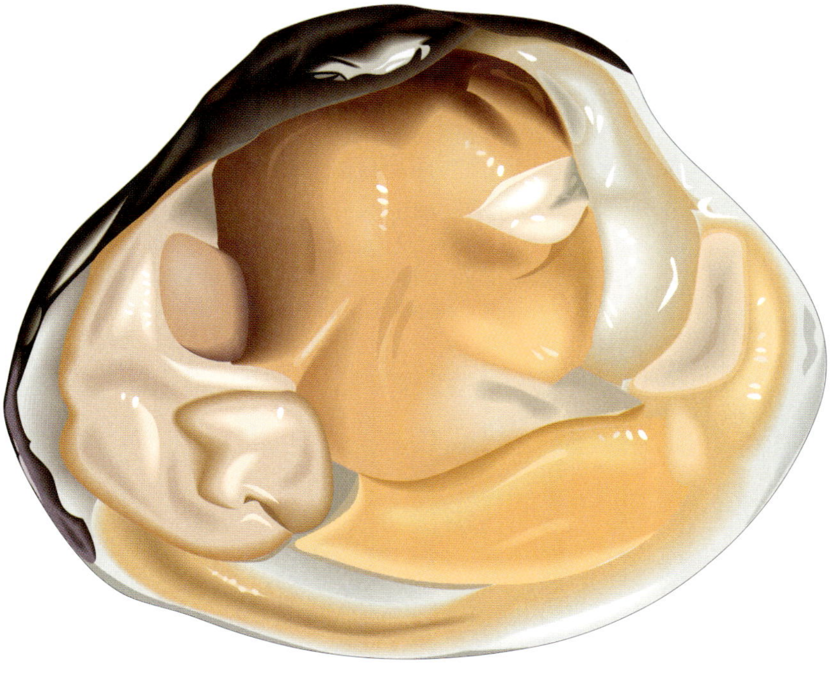

Moule

Muscullus spp et *Mytilus spp,* Mytilidés

moules bleues

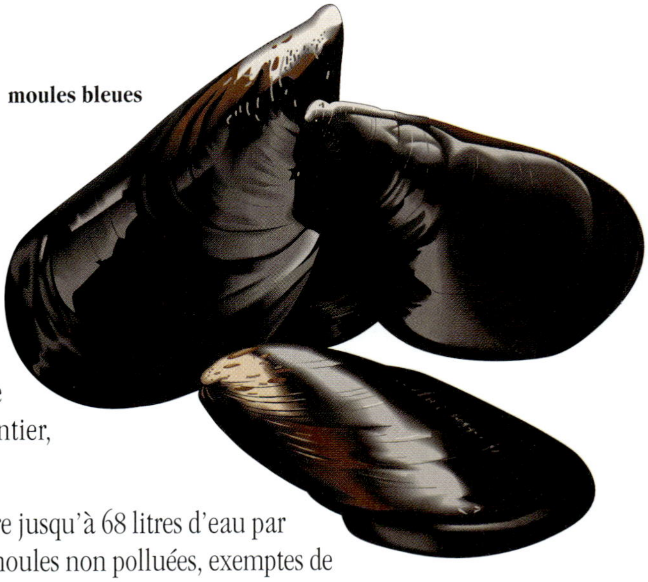

La moule est un mollusque bivalve qui vit dans la mer près des côtes. Elle s'accroche en grappes et se fixe sur les bancs de sable, les rochers ou tout autre objet, grâce à sa capacité de sécréter un faisceau de filaments soyeux que l'on nomme « byssus ». On la trouve dans les mers du monde entier, quoiqu'elle préfère les eaux froides.

La moule est très vulnérable à la pollution car elle filtre jusqu'à 68 litres d'eau par jour. Sa culture (mytiliculture) permet d'obtenir des moules non polluées, exemptes de sable et de parasites (source des petites perles grises si souvent présentes). Leur chair est plus tendre, plus abondante et plus pâle que celle des moules sauvages. La plupart des moules que l'on trouve sur le marché sont cultivées.

Il existe diverses méthodes de culture. L'une d'elles, nommée « culture sur bouchots », aurait été découverte par hasard au XIIIe siècle par Patrick Walton, un Irlandais ayant fait naufrage sur les côtes françaises. Il planta des pieux en mer pour installer des filets afin de capturer des oiseaux pour se nourrir. Il découvrit après un certain temps que des moules avaient recouvert les pieux.

La moule est formée de deux minces valves oblongues d'égale grosseur. Celles de la **moule bleue** ou **moule commune** (*Mytilus edulis*), très répandue, sont habituellement lisses mais parfois striées concentriquement. Elles sont de couleur noir bleuâtre et présentent souvent des parties érodées pourprées. Les valves de la coquille sont convexes, droites ou concaves. L'intérieur des coquilles est poli, luisant et irisé de blanc ou de gris pâle, tandis que leurs bords sont plus foncés ou pourpres. La moule bleue mesure habituellement de 3 à 10 cm. Le ligament élastique qui réunit les valves ressort à l'extérieur. La chair de la moule femelle est de couleur orange, alors que celle de la moule mâle est blanchâtre. Elle est plus ou moins charnue et ferme selon les espèces, fort nombreuses.

Achat

Les moules sont commercialisées fraîches (en coquille ou décortiquées) ou en conserve. N'acheter des moules en coquille que si elles sont vivantes. Les valves sont alors fermées ; si elles sont entrouvertes, elles se referment lentement lorsqu'on les frappe.

Les moules en conserve sont disponibles sous plusieurs formes, notamment au naturel, à l'huile, à la tomate, au vin blanc ou fumées.

Préparation

Laver et brosser les moules. Il n'est pas nécessaire d'enlever tous les filaments car, si on en apprécie le goût, ils ajoutent de la saveur au bouillon de cuisson. Éliminer les moules ouvertes qui ne se referment pas si on les frappe, ou aux valves endommagées, car elles ne sont plus comestibles.

Des moules particulièrement lourdes peuvent être remplies de boue ou de sable. Les jeter ou les mettre à tremper 1 heure ou plus dans de l'eau douce salée (60 à 75 ml de sel par litre d'eau).

Il arrive qu'après avoir trempé ou avoir été grattée, la moule laisse échapper à l'extérieur son muscle adducteur et semble morte. Pour s'assurer qu'elle est encore vivante, faire glisser les deux valves l'une sur l'autre ; si elles ne bougent pas, c'est que la moule est en vie, sinon la jeter.

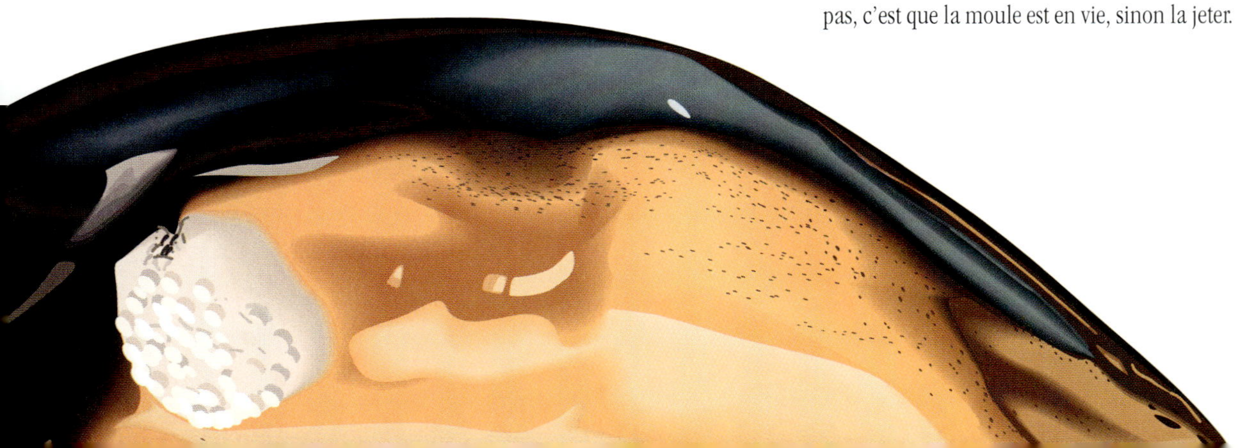

Utilisation

Les moules sont rarement mangées crues, sauf parfois lorsqu'elles sont pêchées en pleine mer, très fraîches et non polluées. Des intoxications alimentaires sont survenues en 1987 au Canada à la suite de la consommation de moules cultivées qui contenaient de l'acide domoïque, substance toxique provenant d'algues. Depuis cet épisode, des mesures de contrôle sévères ont été mises en place pour assurer la qualité des mollusques.

Les moules s'apprêtent de multiples façons : les moules marinière (cuites dans leurs coquilles avec vin blanc, beurre, échalotes ou oignons, persil et poivre) sont peut-être la préparation la plus connue (compter environ 1 kg de moules par personne pour un plat principal).

Les moules sont aussi grillées, gratinées, sautées, frites, cuites en brochette, marinées ou farcies. On les met notamment dans les soupes et potages, les sauces, les hors-d'œuvre, les salades, la paella, les ragoûts et les omelettes.

Les moules en conserve se mangent telles quelles, froides ou chaudes.

Cuisson

Pocher ou cuire à la vapeur les moules le temps qu'elles s'ouvrent (de 2 à 5 min). Selon la recette choisie, chauffer les moules jusqu'à ce qu'elles soient ouvertes afin de pouvoir les détacher facilement, puis les cuire tel qu'il a été indiqué. Jeter les moules qui demeurent fermées après la cuisson.

Moules marinière

4 PORTIONS

3 kg (6 lb) de moules
2 échalotes
180 ml (¾ de tasse) de vin blanc
2 c. à soupe de beurre
3 c. à soupe de crème légère (15 %)
2 c. à soupe de persil frisé
1 feuille de laurier
sel et poivre du moulin

1. Gratter et laver les moules.
2. Éplucher et hacher les échalotes. Ciseler le persil. Mettre le beurre en parcelles.
3. Dans une grande casserole, placer les moules avec les échalotes, le laurier, le persil, le beurre. Saler, poivrer. Ajouter le vin blanc. Couvrir. Faire ouvrir les moules à feu vif, quelques minutes, en secouant plusieurs fois la casserole. Lorsque toutes les moules sont ouvertes, les retirer en conservant le jus de cuisson. Les déposer dans un plat creux.
4. Passer le jus de cuisson. Dans une autre casserole, le porter à ébullition. Ajouter la crème. Verser sur les moules. Servir très chaud.

Valeur nutritive

	crue
protéines	12 g
matières grasses	2 g
calories	86
	par 100 g

La moule bleue est riche en vitamines du complexe B, tels la riboflavine, la niacine, l'acide folique et la vitamine B_{12}. Elle est aussi riche en phosphore, en fer et en zinc.

Conservation

Les moules fraîches en coquille se conservent jusqu'à 3 jours au réfrigérateur, dans un contenant recouvert d'un linge humide.

Les moules décoquillées, baignant dans leur liquide et placées dans un contenant fermé hermétiquement se conservent entre 24 et 48 h au réfrigérateur. Il est toujours préférable de les consommer le plus tôt possible.

Les moules décoquillées se congèlent dans un contenant à congélation, recouvertes de leur jus. Leur durée de conservation est de 3 mois.

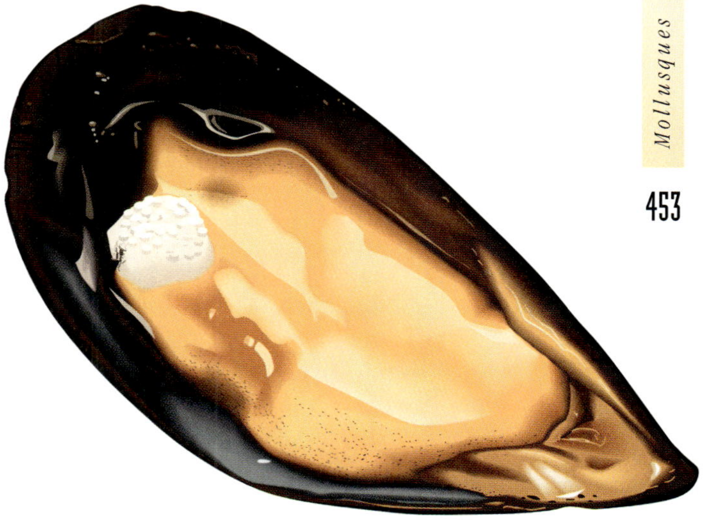

Huître

Ostrea spp et *Crassostrea spp,* Ostreidés

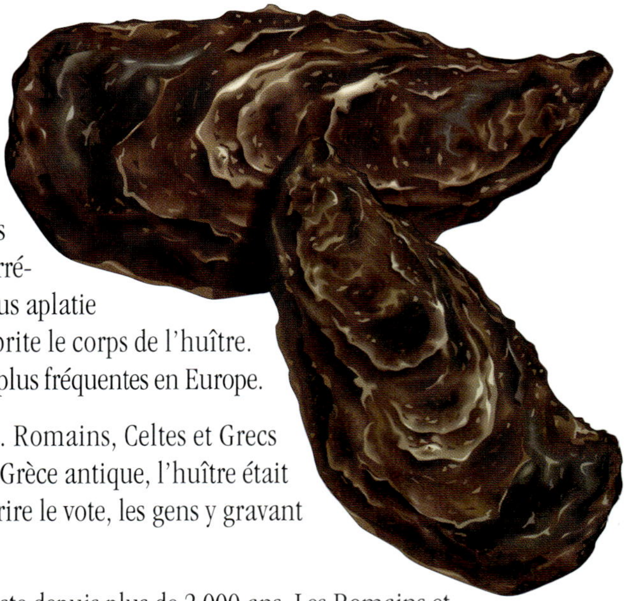

L'huître est un mollusque bivalve dont les écailles grisâtres ou brunâtres sont épaisses, rugueuses et irrégulières. L'écaille supérieure est plus grande et plus aplatie que l'écaille inférieure, qui est concave et qui abrite le corps de l'huître. Les huîtres sont plates ou creuses. Les huîtres plates sont plus fréquentes en Europe.

L'huître est appréciée depuis les temps préhistoriques. Romains, Celtes et Grecs notamment la consommaient abondamment. Dans la Grèce antique, l'huître était plus qu'un aliment, on se servait des écailles pour inscrire le vote, les gens y gravant leur choix.

L'huître peut facilement être cultivée. L'ostréiculture existe depuis plus de 2 000 ans. Les Romains et les Gaulois furent de grands producteurs d'huîtres. Aujourd'hui, les plus importants producteurs d'huîtres sont les États-Unis, le Japon, la Corée et la France. L'ostréiculture est aussi pratiquée dans de nombreux pays, notamment, l'Afrique du Sud, l'Australie, la Nouvelle-Zélande et le Canada.

L'huître est aussi appréciée parce qu'elle produit de magnifiques perles nacrées qui, contrairement aux perles des autres mollusques, sont assez grosses pour être utilisées en joaillerie. Ces perles se forment quand un grain de sable ou une parcelle de coquille s'introduit dans l'huître, laquelle sécrète alors un liquide nacré dans le but d'isoler ce corps étranger. Pour les perles de culture, on introduit délibérément une petite perle que l'huître complétera. Les plus belles perles sont produites par l'espèce *Pinctadine* vivant dans les mers chaudes. L'huître a un sexe défini, mais il lui arrive de passer d'un sexe à l'autre une fois ou plus au cours de sa vie.

Ce mollusque se fixe sur les rochers ou sur tout objet pouvant l'accueillir, non pas en sécrétant un faisceau de filaments soyeux comme la moule, mais en se cimentant aux autres huîtres ou à l'hôte. Les huîtres peuvent former des colonies. Elles se nourrissent de plancton, de plantes et d'animaux aquatiques microscopiques. Comme tous les mollusques, elles sont sensibles à la pollution (voir *Introduction*).

Les huîtres habitent les mers tropicales ou tempérées; celles qui vivent dans les eaux tempérées croissent plus lentement que celles qui habitent les eaux tropicales. Elles peuvent prendre de 4 à 7 ans pour atteindre 8 cm, alors qu'elles atteignent parfois cette taille en 2 ans seulement en eaux tropicales. Les huîtres à croissance plus lente des eaux tempérées sont réputées pour leur saveur.

L'huître est charnue. Sa chair luisante prend des teintes de blanc grisâtre en passant par le gris perle et le beige; elle peut aussi avoir une touche verdâtre lorsque l'huître se nourrit d'algues. Sa consistance change durant la période de reproduction (de mai à août dans l'hémisphère Nord), devenant laiteuse et molle. C'est ce qui explique pourquoi on dit que l'huître n'est comestible que durant les mois qui comportent la lettre « r » (de septembre à avril). En fait, elle est toujours comestible mais moins savoureuse, moins appétissante et plus périssable durant cette période. Cette restriction ne s'applique plus toujours, tout au moins pour les huîtres de culture, car des chercheurs américains ont inventé un nouveau procédé génétique qui rend les huîtres stériles, les empêchant de se reproduire, éliminant ainsi la période où elles ont moins de goût.

En Amérique du Nord, on nomme souvent les huîtres d'après leur aire d'habitation. Dans l'Est du Canada, la Caraquet (d'une baie du même nom située au Nouveau-Brunswick) et la Malpèque (cultivée à l'Île-du-Prince-Édouard) sont réputées. Aux États-Unis, la Blue Point et la Cape Cod sont très appréciées, et en Australie, la Sydney Rock Oyster est recherchée.

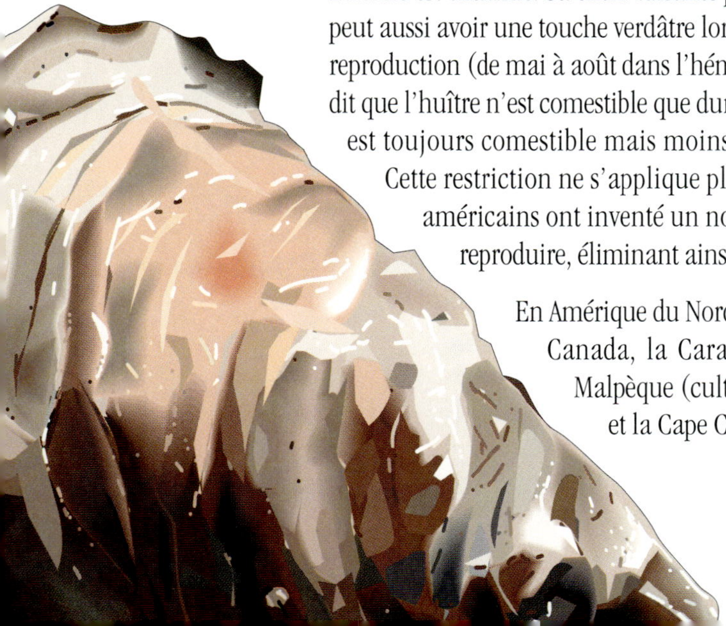

Préparation

Ouvrir une huître requiert une certaine dextérité. Il vaut mieux ne jamais utiliser un couteau de cuisine car les risques de se couper sont élevés, et le couteau peut se briser. Un couteau à huîtres est un instrument spécialement conçu pour ouvrir les huîtres ; il est muni d'un manche solide et d'une lame épaisse. Utiliser un instrument en acier inoxydable afin de ne pas transmettre à l'huître un goût de métal.

Tenir l'huître fermement d'une main, côté bombé en dessous, de façon à perdre moins de liquide. Insérer la lame du couteau entre les écailles, près de la charnière. Faire pivoter la lame, séparer les écailles, puis couper le muscle qui les lie. Passer ensuite la lame au fond de l'huître afin de la détacher de l'écaille. Il ne reste plus qu'à retirer les éclats d'écailles (si nécessaire). On peut se protéger la main avec un gant, un linge ou un papier épais au cas où le couteau glisserait.

L'huître s'ouvre aussi après avoir été mise au four à température moyenne de 30 à 60 secondes, après avoir été passée à la vapeur quelques secondes, ou au four à micro-ondes pendant 1 min à la puissance maximale, ce qui aide à ramollir le muscle adducteur. Avant d'ouvrir l'huître, la brosser sous un filet d'eau froide. Ne jamais laisser l'huître tremper dans l'eau, car elle pourrait s'ouvrir, perdre son jus et mourir.

La fraîcheur des huîtres ne peut s'évaluer que lorsqu'elles sont ouvertes. Ne consommer que les huîtres fermes et dodues, qui baignent dans un liquide limpide et dont l'odeur est agréable.

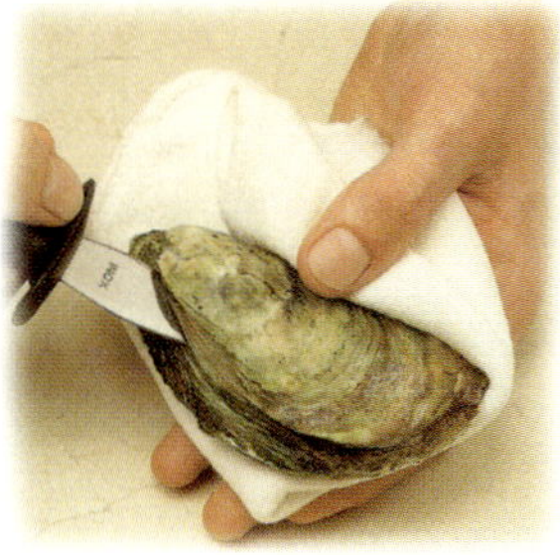

1 *Tenir la coquille avec un linge. Insérer le couteau à huître entre les deux valves.*

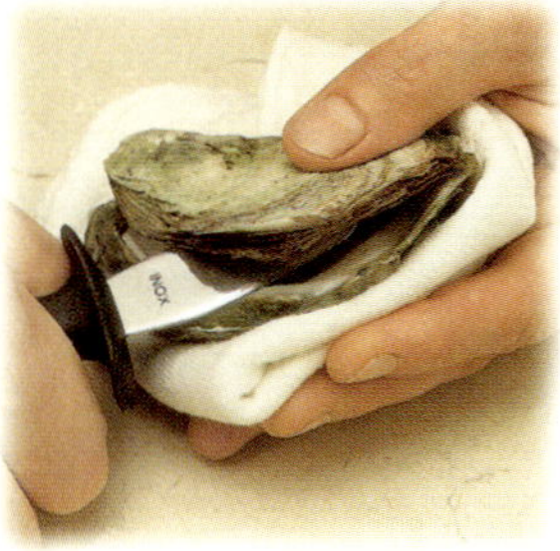

2 *Faire pivoter la lame et écarter les valves.*

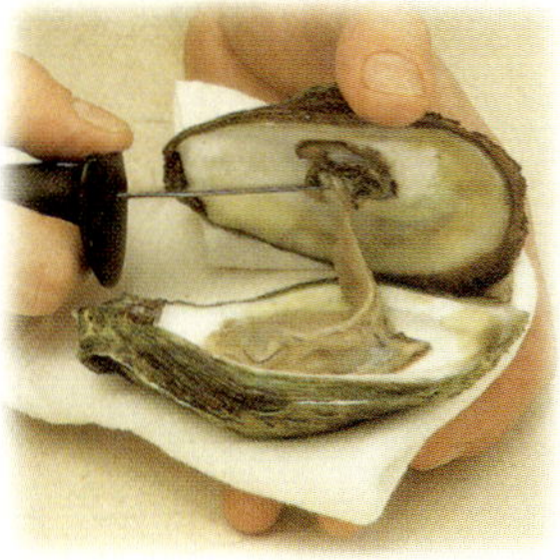

3 *Couper le muscle. Il ne reste plus qu'à retirer les éclats d'écailles.*

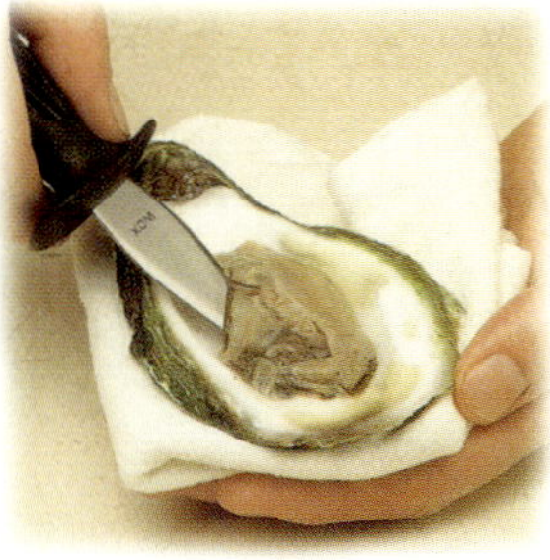

4 *Passer la lame au fond de l'écaille afin de détacher la chair.*

Achat

N'acheter les huîtres fraîches en écailles que si elles sont encore vivantes et pleines d'eau. Une huître vivante est fermée ou, si elle est entrouverte, se ferme si on la frappe. Une huître remplie d'eau est assez lourde.

Les huîtres dans leurs écailles se vendent habituellement à la douzaine ou à la caisse. Les huîtres sont également vendues écaillées fraîches ou congelées, au poids. Les huîtres écaillées fraîches doivent être fermes, dodues et luisantes, et baigner dans un liquide limpide et non laiteux. Les huîtres écaillées coûtent plus cher, mais la perte est inexistante.

Les huîtres sont généralement classées selon leur taille et leur forme. Cette classification ne tient pas compte de la saveur.

Valeur nutritive

	crue
eau	80 %
protéines	7 g
matières grasses	3 g
glucides	4 g
cholestérol	55 mg
calories	65
	par 100 g

L'huître est riche en vitamine B_{12}, en fer, en zinc et en cuivre. L'huître est reconnue pour être un aliment régénérateur, revivifiant et nourrissant. On la dit aphrodisiaque.

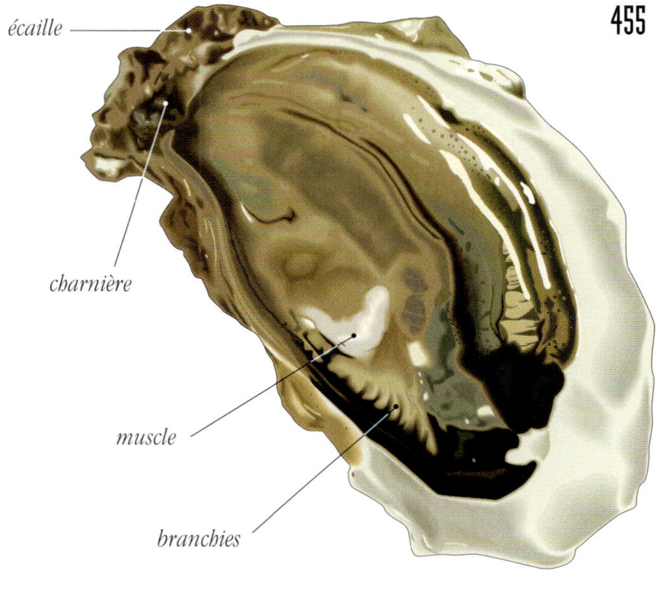

Utilisation

Les huîtres se consomment le plus souvent crues, assaisonnées ou non d'un peu de jus de citron ou d'un soupçon de poivre. Cuites, elles sont délicieuses chaudes ou froides. On peut les cuisiner de diverses façons, notamment en soupe, en pâté, en sauce ou au gratin.

Les huîtres achetées écaillées peuvent être mangées crues, surtout si elles sont très fraîches. Elles sont cependant souvent moins savoureuses que les huîtres en écailles, mais sont parfaites pour la cuisson. Les huîtres fumées en conserve sont prêtes à manger, mais on peut aussi les rincer et les faire mariner.

Conservation

Les huîtres écaillées recouvertes de leurs jus peuvent se conserver une dizaine de jours au réfrigérateur et environ 3 mois au congélateur, selon leur état de fraîcheur au moment de l'achat. Les consommer le plus tôt possible.

Les huîtres en écailles se conserveront jusqu'à 6 semaines dans un contenant recouvert d'un linge humide. Ne jamais mettre les huîtres dans un sac ou dans un contenant fermé hermétiquement, car elles ne peuvent plus respirer.

Les huîtres ne supportent pas les températures plus basses que 1 °C ou plus élevées que 14 °C. Ne pas congeler les huîtres non écaillées.

Cuisson

Les huîtres peuvent être cuites. Si la cuisson se prolonge, elles deviennent cependant rapidement caoutchouteuses et pâteuses.

Pour les cuire, ajouter les huîtres dans un liquide bouillant, retirer la casserole du feu, puis laisser reposer quelques minutes. Si on désire qu'elles soient un peu plus cuites, faire mijoter les huîtres quelques minutes, sans les faire bouillir toutefois, car elles durciraient et se recroquevilleraient. Le temps de cuisson ne devrait jamais dépasser 5 min. Dès que les bords des huîtres commencent à frisotter, la cuisson doit cesser.

Soupe aux huîtres

4 À 6 PORTIONS

250 ml (1 tasse) d'huîtres en conserve avec leur eau	*1 branche de céleri*
375 ml (1½ tasse) de lait	*1 oignon*
375 ml (1½ tasse) de crème épaisse (35 %)	*2 c. à soupe de beurre*
125 ml (½ tasse de vin blanc sec)	*1 pincée de piment de Cayenne*
	ciboulette
	sel et poivre

1. Couper l'oignon en quatre, le céleri en tronçons. Ciseler la ciboulette.
2. Dans une casserole posée sur feu doux, faire chauffer pendant 20 min au-dessous du point d'ébullition le lait, la crème, les légumes, le sel et le poivre. Ne pas laisser bouillir. Une fois les légumes cuits, les passer et remettre le lait dans la casserole. Garder au chaud.
3. Faire chauffer le vin blanc jusqu'au point d'ébullition. Y verser les huîtres avec leur eau. Couvrir. Laisser pocher quelques minutes.
4. Ajouter les huîtres au lait chaud. Ajouter le beurre. Assaisonner de piment de Cayenne. Parsemer de ciboulette ciselée.

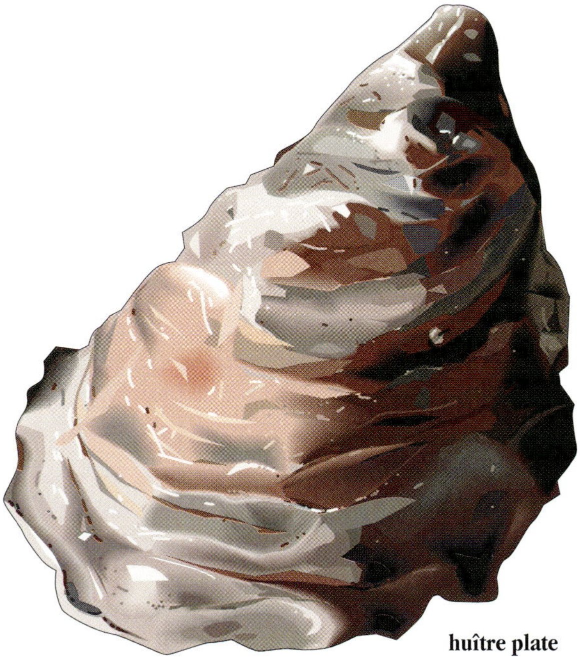

huître plate

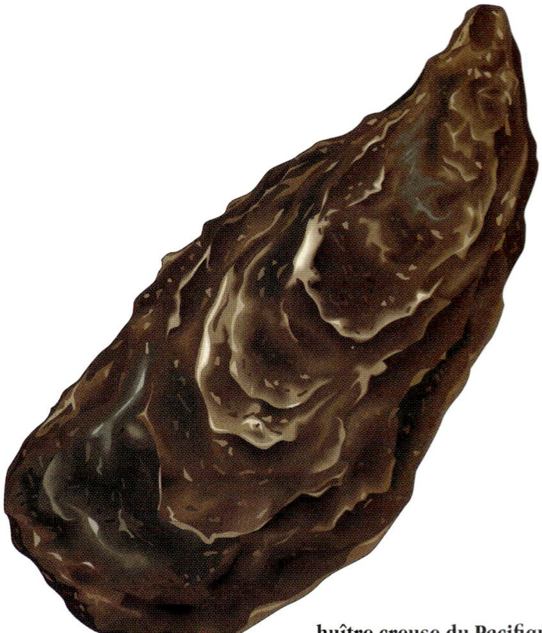

huître creuse du Pacifique

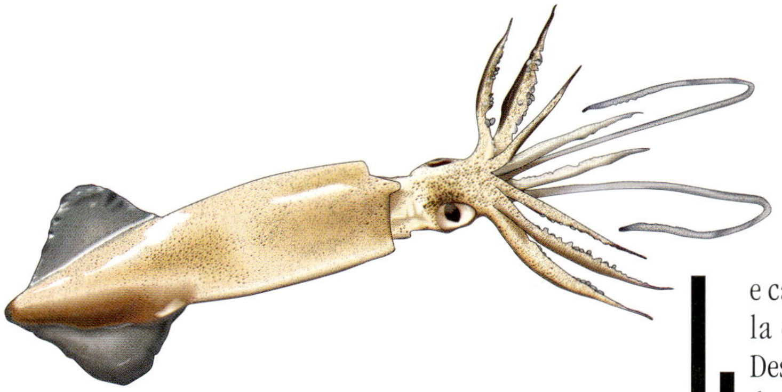

Calmar

Loligo spp, Loliginidés

Le calmar est un mollusque céphalopode dont la carapace interne soutient le corps mou. Des 350 espèces de calmars, plusieurs vivent dans les eaux côtières peu profondes ou à proximité de la surface en haute mer, alors que d'autres habitent à de grandes profondeurs.

Le calmar a un corps cylindrique de couleur variable, car il s'adapte à son environnement. Il est souvent blanc moucheté de rouge, de brun, de rose ou de pourpre. Ses yeux sont volumineux et sa bouche contient plusieurs dents. De sa tête partent dix bras ou tentacules munis de ventouses. Le calmar utilise ses tentacules pour se nourrir ou pour se déplacer. Le corps du calmar contient un cartilage transparent nommé « plume ». Près de la moitié arrière de son corps est pourvue de deux longues nageoires triangulaires, ce qui le distingue de la seiche, une espèce voisine. Selon les espèces, les nageoires sont plus ou moins longues et les tailles fort variables. Il se déplace avec une étonnante rapidité.

Le calmar commercialisé mesure en général de 30 à 40 cm. Sa chair très savoureuse est appréciée depuis les temps anciens. Particulièrement estimé en Europe et au Japon, il a une grande importance commerciale au Canada.

Les parties comestibles sont les tentacules et la poche qui forme le corps, ce qui représente environ 80 % de l'animal. Le calmar possède une glande qui produit un liquide noirâtre, la sépia, aussi nommée « encre ». Il éjecte ce liquide lorsqu'il est attaqué, ce qui forme un nuage noirâtre le soustrayant à la vue de ses ennemis. Cette « encre », qui est comestible, est souvent utilisée en peinture. Le mot calmar vient d'ailleurs de *calamarius* qui signifie « écriture ». La chair blanche est maigre, ferme et légèrement caoutchouteuse. Contrairement à la chair du poulpe et de la seiche, il n'est pas nécessaire de la battre avant la cuisson.

Achat

Le calmar est commercialisé frais, congelé, en conserve ou séché. Frais (ou décongelé), il n'est pas toujours vendu prêt à cuire et quand il l'est, il coûte plus cher (l'encre logée dans le corps en est presque toujours absente). À l'achat du calmar frais, choisir du calmar à la chair ferme et humide qui dégage une douce odeur marine.

Préparation

Pour préparer le calmar entier, retirer le cartilage transparent (la plume) de l'intérieur du corps et le jeter. Séparer la tête du corps en tirant fermement, mais délicatement. Étendre les tentacules à plat, les sectionner sous les yeux et enlever la partie dure (le bec) située au centre. Laver les tentacules et le corps et retirer la membrane qui les recouvre en grattant avec les ongles sous l'eau courante. Garder le corps entier (pour le farcir) ou le sectionner.

Utilisation

Le calmar se mange chaud ou froid. S'il est très petit, on peut le manger cru. Au Japon, on le cuisine en sashimi et en sushi. Le calmar se prépare de diverses façons. Il est mariné, fumé, farci, mis dans les soupes, les sauces et les salades. Il est délicieux avec les pâtes alimentaires. L'encre est utilisée dans certaines recettes.

Cuisson

Le calmar est souvent grillé ou frit. Il est aussi braisé, sauté, poché ou cuit à l'étuvée. Le cuire peu de temps pour l'empêcher de durcir et pour ne pas altérer sa saveur. Le sauter ou le frire 1 ou 2 min à feu moyen, le cuire en sauce 10 min, ou au four à 190 °C (375 °F) de 15 à 20 min.

Valeur nutritive

	cru
protéines	16 g
matières grasses	1 g
glucides	3 g
calories	92
	par 100 g

Le calmar est riche en riboflavine et en vitamine B_{12}.

Conservation

Ce mollusque frais ou cuit se conserve 1 ou 2 jours au réfrigérateur. La durée de conservation au congélateur est d'environ 3 mois. Lorsqu'il est fraîchement pêché, laisser le calmar au réfrigérateur 1 jour ou 2 afin que sa chair s'attendrisse.

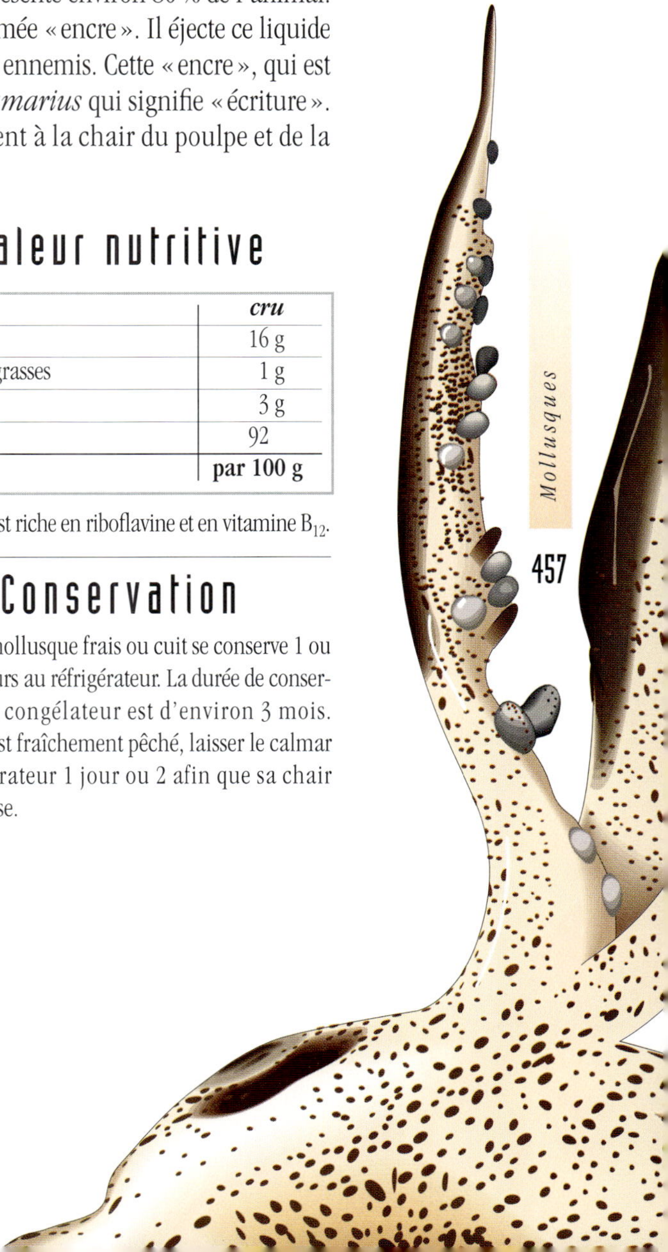

Poulpe

Octopus spp, Octopodes

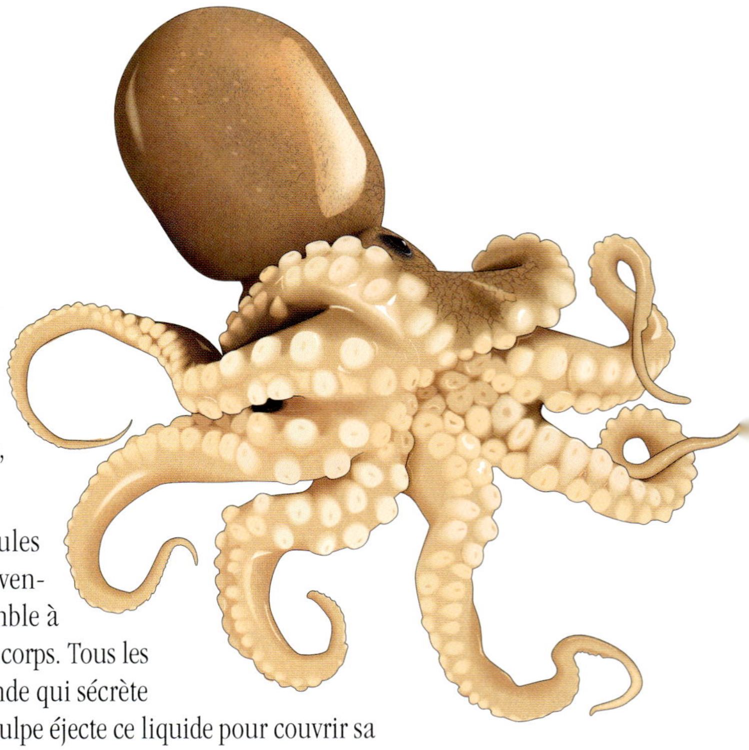

Le poulpe est un mollusque céphalopode dépourvu de coquille qui habite la plupart des mers. Il se cache dans les trous et les crevasses s'il est attaqué. Il est apparenté au calmar et à la seiche. C'est le membre le plus imposant de la famille, pouvant atteindre près de 9 m.

Autour de la bouche, le poulpe a huit tentacules habituellement munis de deux rangées de ventouses. Son bec pointu et recourbé, qui ressemble à un bec de perroquet, est situé au milieu de son corps. Tous les organes sont logés dans la tête, dont une glande qui sécrète un liquide brun foncé nommé « encre ». Le poulpe éjecte ce liquide pour couvrir sa fuite lorsqu'il est attaqué. Afin d'éviter que cette encre indélébile ne tache leurs vêtements, les pêcheurs tuent généralement le poulpe en le maintenant sous l'eau.

Le poulpe peut avoir des teintes allant du gris au noir en passant par le rose et le brun, car il prend la couleur de son environnement pour passer inaperçu. La chair est ferme et savoureuse, surtout lorsque le poulpe est petit. Elle est coriace quand le poulpe est gros, de sorte qu'il faut la battre avec un maillet avant de la cuire. Le battage n'est pas nécessaire pour les poulpes de moins de 10 cm. Les pêcheurs attendrissent souvent les poulpes en les battant sur les rochers.

Certaines espèces sont toxiques, dont une espèce qui habite notamment les côtes australiennes. Le poulpe fut particulièrement apprécié des Grecs et des Romains. Les Romains le croyaient aphrodisiaque. Ce mollusque occupe toujours une place importante dans la cuisine grecque et italienne. Dans plusieurs pays, dont les États-Unis et l'Australie, le poulpe est moins estimé et sert surtout d'appât pour la pêche. Les Japonais font la culture du poulpe.

Valeur nutritive

	cru
protéines	15 g
matières grasses	1 g
calories	73
	par 100 g

Achat

Choisir des poulpes à la chair ferme dégageant une douce odeur de mer.

Préparation

Le poulpe est habituellement vendu nettoyé et battu, sinon couper le corps pour le séparer des tentacules, retourner le sac ventral et retirer les intestins. Enlever les yeux, localiser le bec au centre du poulpe et l'enlever, puis dépouiller le poulpe.

Le poulpe battu est plus facile à dépouiller que le poulpe non attendri. Blanchir le poulpe deux minutes facilite aussi son dépouillement.

Utilisation

Le poulpe est délicieux mariné, cuit à l'orientale ou cuit à l'étuvée. Il se marie particulièrement bien avec l'ail, la tomate, l'oignon, le citron, le gingembre, l'huile d'olive, la crème, le vin ou la sauce soya.

Cuisson

Le poulpe peut être grillé, poché, sauté, frit ou cuit à l'étuvée. Une cuisson prolongée à feu doux attendrit sa chair. Plusieurs recettes suggèrent de le faire mijoter deux heures. Si le poulpe a été préalablement blanchi, 45 minutes suffisent (si le poulpe pèse un kilo ou plus). S'il n'est pas blanchi, le laisser mijoter entre 60 et 90 minutes. Les petits poulpes peuvent être grillés ou frits avec leur peau.

Le poulpe rend de l'eau à la cuisson. Pour évaporer cette eau, le sauter à feu doux dans un poêlon à sec jusqu'à ce qu'elle s'évapore, puis l'apprêter selon la recette choisie.

Conservation

Le poulpe frais ou cuit se conserve 1 ou 2 jours au réfrigérateur et environ 3 mois au congélateur. Le laver avant de le réfrigérer ou de le congeler.

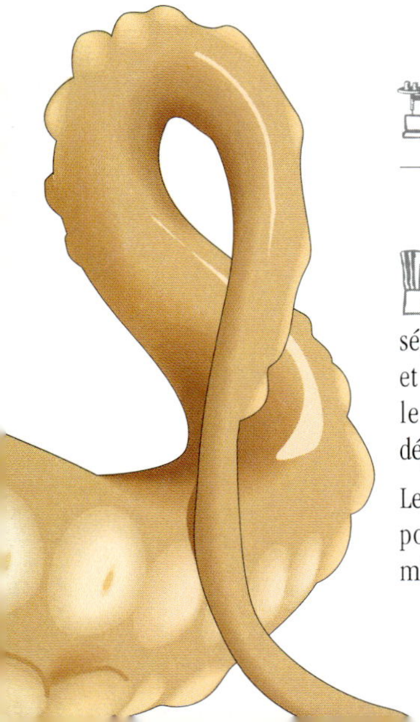

Seiche

Sepia officinalis, Sépiidés

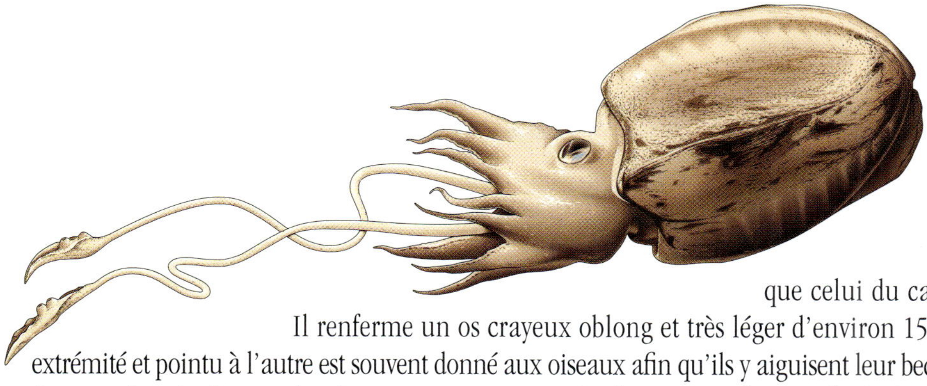

La seiche est un mollusque céphalopode dont le corps est plus ovale et plus aplati que celui du calmar, une espèce voisine. Il renferme un os crayeux oblong et très léger d'environ 15 cm. Cet os arrondi à une extrémité et pointu à l'autre est souvent donné aux oiseaux afin qu'ils y aiguisent leur bec. Du temps des Romains, il était moulu et les femmes l'utilisaient pour se nettoyer les dents, se poudrer et polir des bijoux.

La seiche est très courante en Europe et en Asie. Elle est jaune ou beige avec des raies généralement noires, et prend la couleur de son environnement pour passer inaperçue. Elle a dix tentacules, dont deux très longs, pourvus de 5 ou 6 rangées de ventouses. Comme le poulpe, elle a de petits yeux qui ressemblent aux yeux des vertébrés. Elle possède une poche remplie de sépia, liquide brun foncé qu'elle éjecte pour couvrir sa fuite lorsqu'elle est attaquée. La matière colorante de la sépia est utilisée en dessin.

La seiche mesure de 15 à 25 cm de long. Elle est plus grosse que la sépiole, une espèce voisine, qui ne mesure que 3 ou 4 cm de long. Elle habite la plupart des mers, vivant en eaux profondes ou peu profondes. Elle se déplace rapidement par propulsion. La seiche est particulièrement appréciée en Italie, en Grèce, en Espagne et au Japon.

Achat

Choisir de la seiche fraîche à la chair ferme et humide dégageant une douce odeur de mer. On la retrouve également congelée ou en conserve.

Préparation

La seiche se prépare comme le poulpe. Elle est difficile à dépouiller, car sa peau est glissante. Sa chair blanche est très ferme. Comme la chair du poulpe, il est nécessaire de la battre avant de la cuire pour l'attendrir (voir *Poulpe*).

Utilisation

La seiche est savoureuse. Elle s'utilise comme le poulpe et le calmar, qu'elle peut remplacer dans la plupart des recettes. Elle est délicieuse farcie. La sépia (« l'encre ») est parfois récupérée et utilisée dans certaines recettes.

Cuisson

Cuire la seiche rapidement, car elle durcit facilement. Pocher ou frire de 2 à 3 min de chaque côté, poêler de 1 à 2 min de chaque côté ou cuire à l'étuvée de 30 à 60 min.

Conservation

La seiche fraîche ou cuite se conserve 1 ou 2 jours au réfrigérateur et environ 3 mois au congélateur. La laver avant de la réfrigérer ou de la congeler.

Valeur nutritive

protéines	16 g
matières grasses	1 g
calories	81
	par 100 g

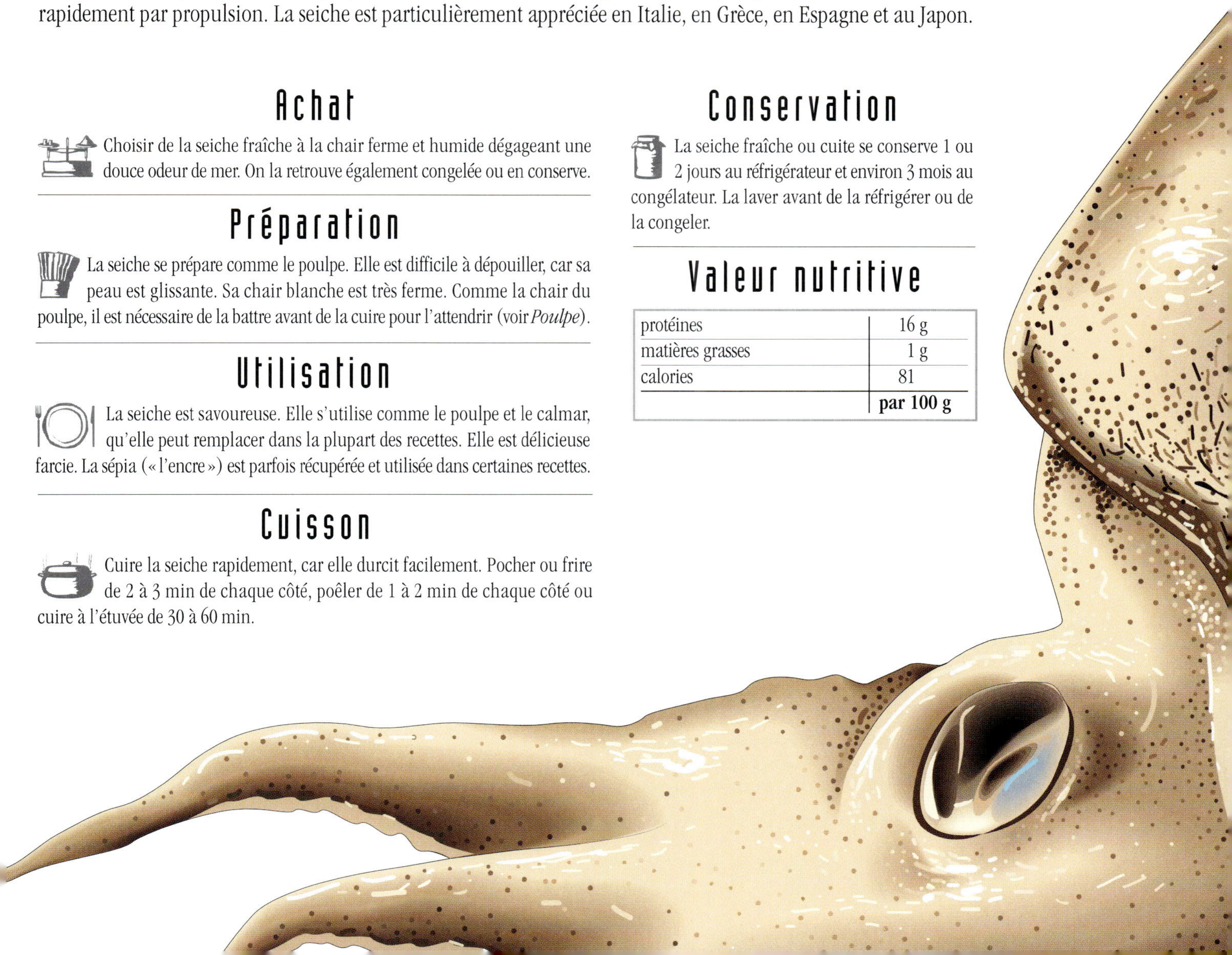

Buccin

Buccinum spp, Buccinidés

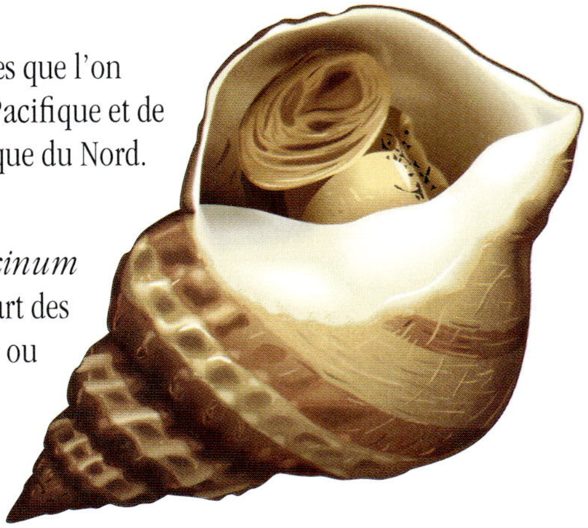

Gros mollusque univalve carnivore de la classe des gastéropodes que l'on trouve principalement le long des côtes de l'Atlantique, du Pacifique et de l'Arctique. Le buccin est plus connu en Europe qu'en Amérique du Nord. Les Britanniques et les Italiens, notamment, en sont friands.

Il existe plusieurs espèces de buccins. L'espèce commune (*Buccinum undatum*) se pêche avec des filets, comme le crabe, mais la plupart des autres espèces se capturent en eaux plus profondes (jusqu'à 60 m) ou sur les rives après une tempête.

Le buccin ressemble à un gros bigorneau (3 à 10 cm, parfois 15 cm). Sa coquille de gris terne à blanchâtre est conique et spiralée. Chez certaines espèces, l'intérieur est nacré.

Préparation

Bien secouer les buccins avant de les laver afin qu'ils rentrent dans leur coquille.

Valeur nutritive

	cru
protéines	24 g
matières grasses	0,4 g
calories	138
	par 100 g

Utilisation

Les buccins s'apprêtent comme les bigorneaux. Ils sont souvent mangés simplement arrosés de jus de citron ou marinés. Ils sont délicieux en salade ou cuits dans une sauce au vin blanc.

Conservation

Les buccins frais se conservent jusqu'à 3 jours au réfrigérateur. Décoquillés, ils se congèlent dans un contenant à congélation recouvert d'un linge humide. Ils se conservent alors 3 mois.

Cuisson

Ne cuire que des buccins encore en vie et dont la coquille est intacte. La cuisson exige une certaine attention, car la chair devient coriace s'ils sont trop cuits. Le buccin commun est poché de 8 à 10 min dans de l'eau douce salée (1 c. à soupe de sel par litre d'eau), de l'eau de mer ou un court-bouillon. Mettre les buccins dans une casserole et les recouvrir du liquide, puis couvrir la casserole et porter à ébullition. Égoutter les buccins puis les retirer de leur coquille en se servant d'une épingle, en ôtant tout d'abord l'opercule.

Les espèces plus grosses (15 cm) demandent plus de cuisson; les pocher le temps de les faire sortir de leur coquille, les extraire, puis enlever la viscère molle qui relie le corps à la coquille, ne gardant que la chair ferme qu'il faut encore cuire.

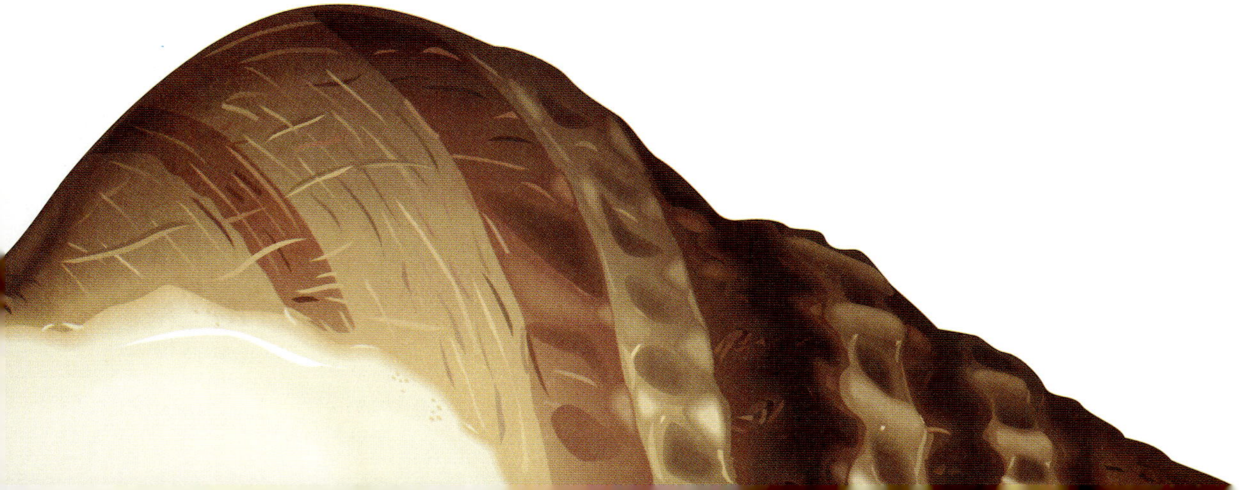

Bigorneau

Littorina spp, Littorinidés

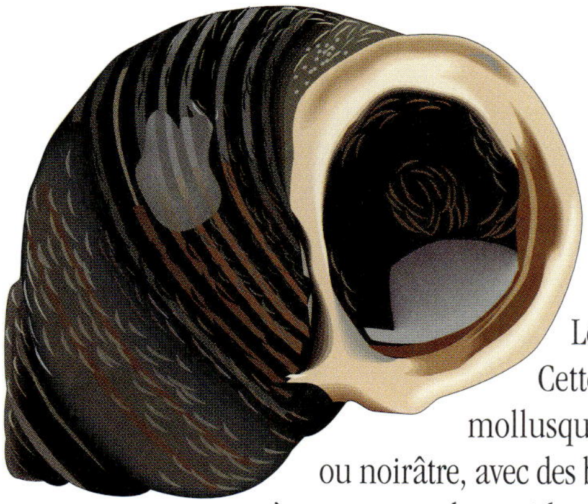

Petit mollusque de la classe des gastéropodes, abondant notamment dans l'Atlantique et le Pacifique. Le bigorneau ressemble à l'escargot, se meut comme lui et se déplace la nuit, moment idéal pour le pêcher. Il vit en colonies sur les rochers, dans les crevasses et sur les piliers des quais juste sous le niveau de la mer.

Le bigorneau est pourvu d'une petite coquille spiralée, lisse et épaisse. Cette coquille est fermée par un opercule, une pièce cornée qui protège le mollusque. Sa couleur varie selon les espèces et est notamment brune, grisâtre ou noirâtre, avec des bandes spiralées noires ou rougeâtres. Le bigorneau devient intéressant à consommer lorsqu'il mesure 2 ou 3 cm de longueur et de largeur.

Utilisation

Les bigorneaux se consomment chauds ou froids. Leur chair maigre est similaire à celle des escargots et peut la remplacer dans la plupart des recettes. Ils peuvent se manger tels quels, simplement arrosés de jus de citron ou de vinaigre. Ils sont souvent marinés. On les apprête de diverses façons, notamment en sauce au vin blanc, en salade ou en amuse-gueule. Ils sont délicieux grillés sur un feu de bois (éviter de les surcuire).

Conservation

Les bigorneaux frais se conservent jusqu'à 3 jours au réfrigérateur dans un contenant recouvert d'un linge humide. Décoquillés, ils se congèlent et se conservent environ 3 mois.

Cuisson

Ne cuire que des bigorneaux encore en vie et dont la coquille est intacte. Les cuire dans de l'eau douce salée (1 c. à soupe de sel par litre d'eau), de l'eau de mer ou un court-bouillon. Mettre les bigorneaux dans une casserole, les recouvrir du liquide puis couvrir la casserole et porter à ébullition. Cuire les bigorneaux 5 min (plus longtemps, ils deviennent coriaces et sont plus difficiles à extraire de leurs coquilles devenues très friables), puis les égoutter. Les retirer de leur coquille à l'aide d'une épingle, en ôtant tout d'abord l'opercule.

Préparation

Secouer les bigorneaux afin qu'ils rentrent dans leur coquille avant de les laver.

Valeur nutritive

protéines	20 g
matières grasses	2 g
calories	100
	par 100 g

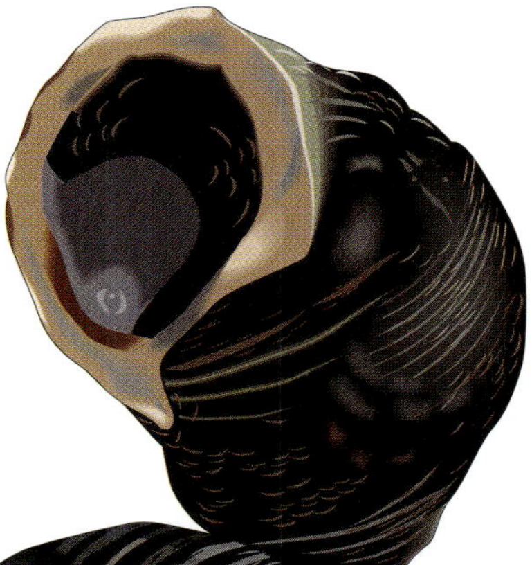

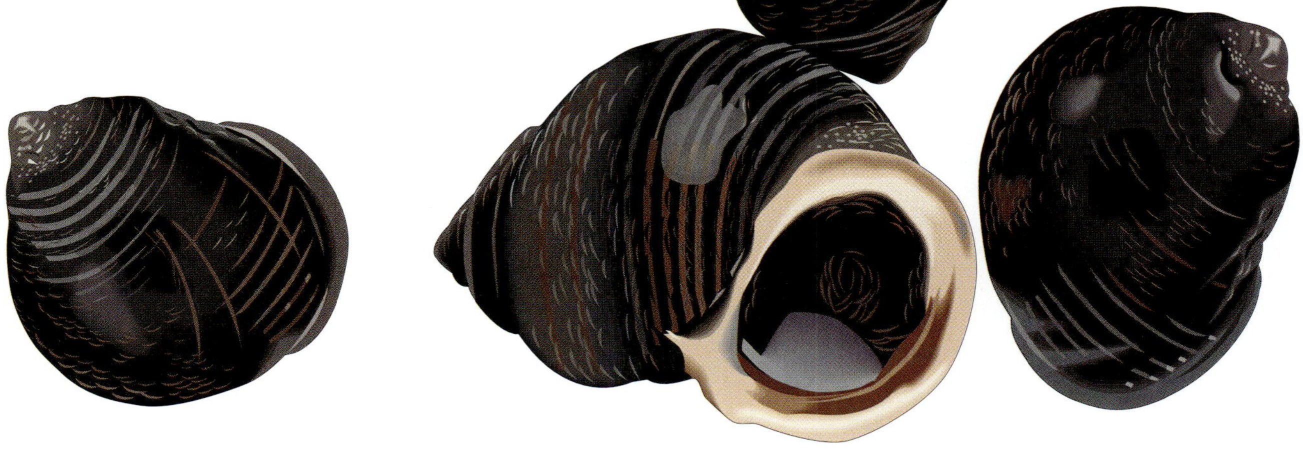

Escargot

Helix spp, Hélicidés

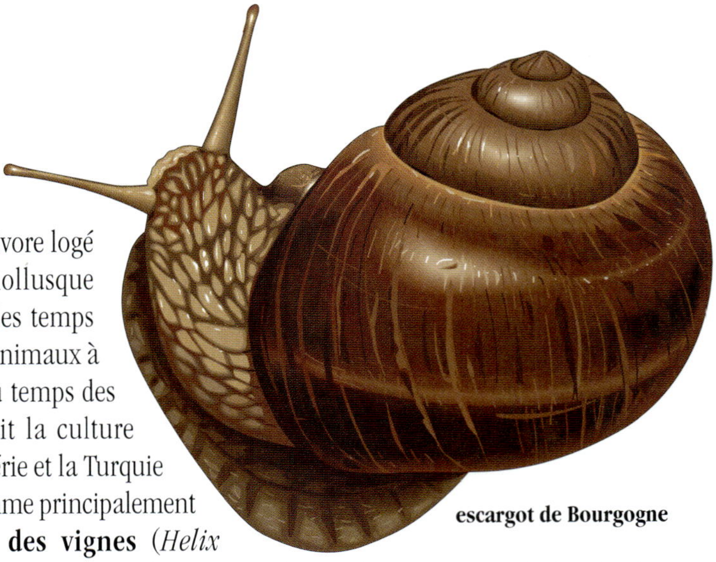

escargot de Bourgogne

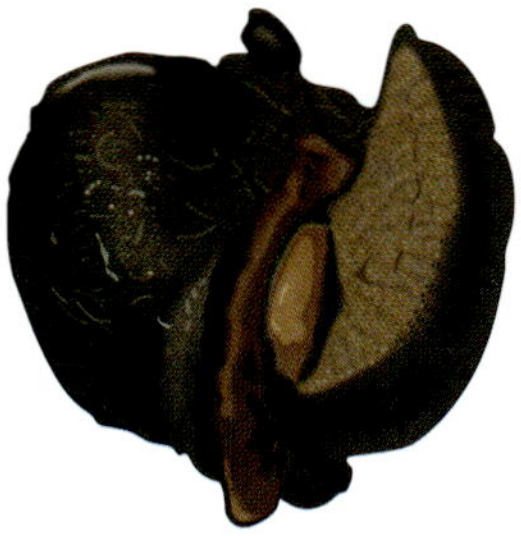

escargot décoquillé

L'escargot est un animal terrestre herbivore logé dans une coquille spiralée ; ce mollusque gastéropode est consommé depuis les temps reculés. Il aurait été un des premiers animaux à faire partie de l'alimentation humaine. Du temps des Romains, il était très prisé et on en faisait la culture (héliciculture). De nos jours, la France, l'Algérie et la Turquie sont de grands pays producteurs. On y consomme principalement l'**escargot de Bourgogne** ou **escargot des vignes** (*Helix pomatia*), long de 40 à 45 mm et enroulé dans une coquille brun jaunâtre le plus souvent ornée de 3 à 5 bandes brunes spiralées, et l'**escargot petit gris** (*Helix aspersa*), mesurant de 25 à 30 mm de long et habitant une coquille gris jaunâtre souvent ornée de 1 à 5 bandes interrompues, brun violacé.

La chair de l'escargot est plus ou moins ferme et délicate selon les espèces. On fait souvent jeûner les escargots une dizaine de jours avant de les apprêter pour améliorer leur saveur ; en Provence, on remplace le jeûne par une diète spéciale au thym pour en aromatiser la chair.

Achat

L'escargot est vendu surgelé, en conserve ou cuisiné. Dans certains pays, dont la France, il est aussi commercialisé vivant.

Conservation

L'escargot frais ou cuisiné se conserve jusqu'à 3 jours au réfrigérateur ; décoquillé, il peut aussi être congelé jusqu'à 3 mois.

Valeur nutritive

	cru
protéines	16 g
matières grasses	1,5 g
glucides	2 g
calories	90
	par 100 g

Préparation

Préparation des escargots vivants

- laver les escargots à l'eau froide ; enlever si nécessaire la cloison calcaire qui bouche l'orifice de la coquille ;
- faire dégorger pendant 3 heures les escargots dans un mélange de gros sel (une poignée), de vinaigre (120 ml) et de farine (15 ml), proportions pour 3 ou 4 douzaines d'escargots (certains omettent cette opération en affirmant qu'elle altère la qualité de la chair) ; couvrir le récipient, mettre un poids dessus afin d'éviter que les escargots ne s'échappent et remuer de temps à autre ;
- retirer les escargots du récipient et bien les laver à l'eau froide pour que disparaissent les mucosités ;
- placer les escargots dans une casserole et les recouvrir d'eau froide ; amener l'eau à ébullition et faire bouillir lentement 5 min ; égoutter et passer à l'eau froide ;
- décoquiller les escargots et enlever l'extrémité noire (le cloaque) ; laisser les glandes et le foie, parties savoureuses et nourrissantes ;
- cuire selon la recette choisie.

Utilisation

L'escargot est souvent servi dans une escargotière, une assiette munie de 6 ou 12 petits creux. Il s'apprête de multiples façons : grillé, sauté, cuit en sauce, au court-bouillon, en brochette ou en feuilleté. L'escargot servi brûlant et baignant dans un beurre à l'ail est une entrée classique.

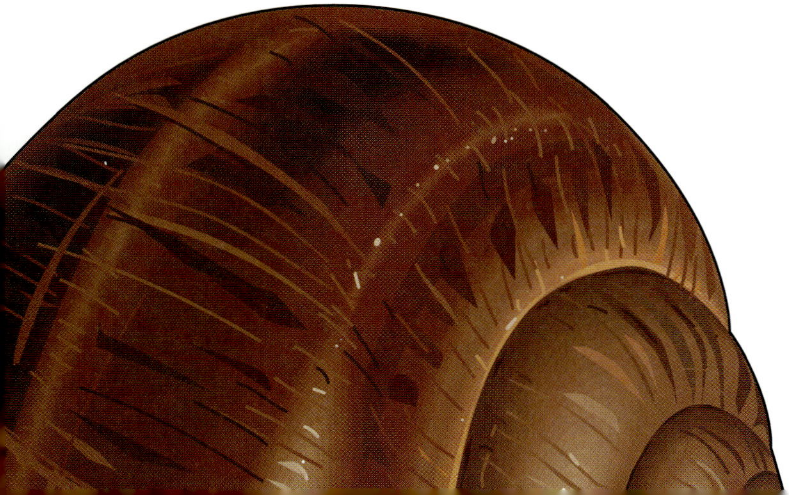

Oursin

Strongylocentrotus spp, Strongylocentrotidés

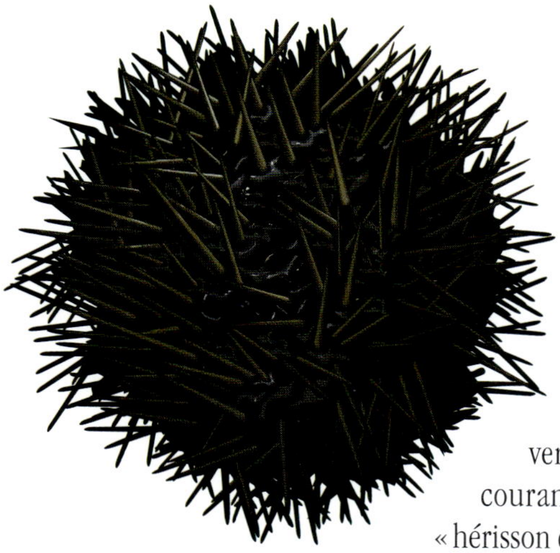

Petit animal marin invertébré qui habite près des côtes et dont la carapace sphérique est formée de plaques calcaires. Cette carapace est plus ou moins aplatie selon les espèces et atteint généralement de 7 à 8 cm de diamètre. Elle est recouverte de piquants longs d'environ 2 cm chez les espèces les plus courantes, mais pouvant atteindre de 10 à 15 cm (d'où ses surnoms de « hérisson de mer » et de « châtaigne de mer »). Quelques piquants sont fixes, d'autres munis de ventouses sont mobiles, permettant à l'oursin de se déplacer. Un certain nombre de piquants se terminent en pinces afin que l'oursin puisse se nourrir. Certaines espèces ont des piquants vénéneux.

Le dessus de la carapace de l'oursin est totalement recouvert de piquants et abrite seulement l'anus, placé au milieu. La bouche, munie de cinq dents et entourée d'une zone exempte de piquants, est située sous la carapace. Cette bouche en forme de lanterne est curieusement appelée « lanterne d'Aristote ». Sous la bouche loge la partie comestible, soit les cinq glandes sexuelles (ovaires ou testicules car l'oursin est unisexué) appelées « corail » et le liquide dans lequel elles baignent. Le corail est de couleur orangé comme celui de la moule et du pétoncle.

L'oursin est présent dans la plupart des mers. Il a une consistance et une saveur fortement iodée. Il existe près de 500 variétés d'oursins parmi lesquelles plusieurs ne sont pas comestibles.

Achat

Les oursins sont commercialisés entiers (souvent emballés dans de petites boîtes en bois) ou prêts à servir (le corail seulement). Ils sont très périssables. À l'achat d'oursins entiers, choisir des spécimens aux piquants fermes et à l'orifice buccal serré.

Préparation

Pour ouvrir l'oursin, se munir d'un linge épais ou d'un bon gant. Prendre l'oursin de façon à pouvoir pratiquer une ouverture près de la bouche et tout autour de la partie molle dépourvue de piquants qui l'entoure, en se servant de petits ciseaux. Jeter les viscères noirâtres. Retirer le corail à l'aide d'une cuillère et verser le liquide dans un bol, puis enlever les débris de carapace s'il y a lieu.

Utilisation

Les manières de préparer l'oursin sont assez limitées. On le consomme souvent cru, avec ou sans le liquide dans lequel il baigne, agrémenté d'un peu de jus de citron ou de lime, d'échalote et de sel, accompagné de pain beurré ou déposé sur des canapés. L'oursin en coulis ou réduit en purée aromatise sauces, mayonnaises et trempettes. On l'incorpore aussi à des omelettes, des œufs brouillés ou des crêpes. Il sert également à cuisiner l'oursinade, une soupe de poissons aux oursins. On peut le cuire quelques minutes dans de l'eau bouillante salée, comme un œuf à la coque.

Conservation

L'oursin se conserve 1 jour ou 2 au réfrigérateur dans un contenant hermétique. Avant d'entreposer l'oursin entier, enlever les parties croquantes de la bouche (l'œil), situées sous la carapace.

Valeur nutritive

protéines	12 g
matières grasses	4 g
calories	126
	par 100 g

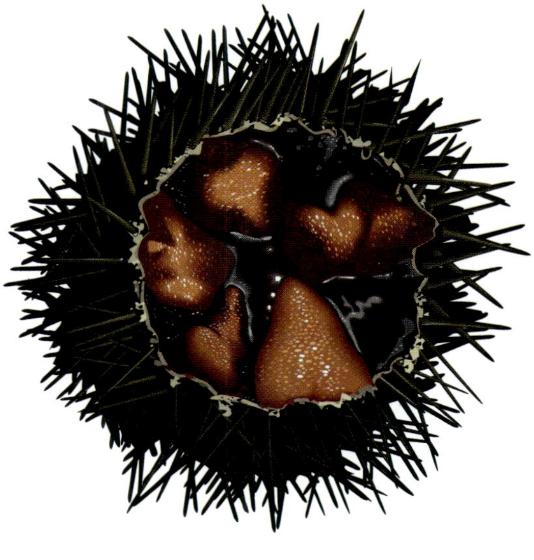

Grenouille

Rana spp, Batraciens

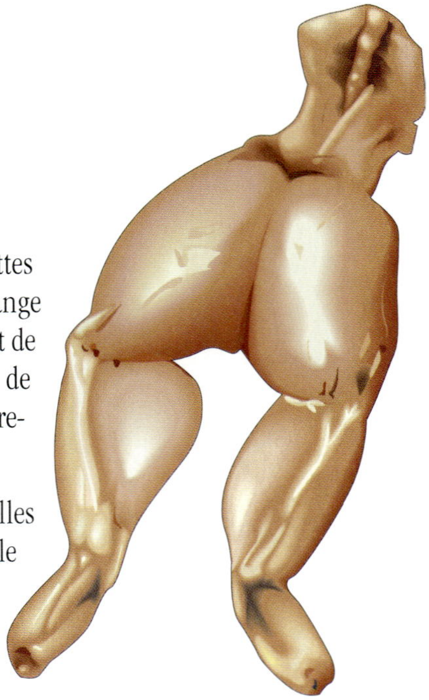

La grenouille est un animal amphibien sauteur et nageur, aux pattes palmées, vivant dans les eaux douces et les lieux humides. On ne mange que les cuisses de la grenouille, qui ont une chair blanche, tendre et de saveur délicate, souvent comparée à celle du poulet. Les cuisses de grenouilles que l'on retrouve sur le marché proviennent généralement de grenouilles d'élevage.

Il existe plus de 20 espèces de grenouilles comestibles de couleurs et de tailles variables. En Europe, la grenouille verte (la plus savoureuse) et la grenouille rousse occupent la plus grande part du marché. En Amérique du Nord, on consomme principalement des espèces plus volumineuses.

Achat

Les cuisses de grenouilles sont commercialisées dépouillées, fraîches, congelées ou en conserve. À l'achat de cuisses fraîches, choisir des cuisses dodues et humides, légèrement rosées.

Utilisation

Les cuisses de grenouilles sont fréquemment frites ou sautées et apprêtées à la provençale, à la lyonnaise, à l'ail ou à la persillade. On les cuisine aussi en potage, en omelette et en tourte.

Conservation

Les cuisses de grenouilles fraîches ou cuites se conservent au réfrigérateur 2 ou 3 jours ou se congèlent 2 ou 3 mois. Bien les envelopper, car elles s'assèchent facilement.

Valeur nutritive

	crues
protéines	16 g
matières grasses	0,3 g
cholestérol	50 mg
calories	73
	par 100 g

Cuisson

Griller ou frire les cuisses de grenouilles de 2 à 3 min, les sauter de 1 à 2 min, les pocher de 3 à 5 min, ou les cuire au four de 5 à 8 min.

Cuisses de grenouilles sautées

4 PORTIONS

48 paires de cuisses de grenouilles
2 gousses d'ail
1 échalote
2 c. à soupe de persil plat
60 ml (4 c. à soupe) de beurre doux
farine
piment de Cayenne
sel et poivre

Pour plus de facilité, utiliser deux grandes poêles.

1. Éponger les cuisses de grenouilles. Saler, poivrer. Les saupoudrer de farine.
2. Hacher finement l'ail et l'échalote. Ciseler le persil. Mélanger.
3. Faire sauter les cuisses de grenouilles en deux fois. Dans une grande poêle, mettre à fondre 2 c. à soupe de beurre. Dès qu'il est chaud, faire sauter la moitié des cuisses de grenouilles sur feu vif, environ 2 min. Lorsqu'elles sont colorées d'un côté, les retourner, baisser le feu. Ajouter une pincée de Cayenne et poursuivre la cuisson 2 min. Maintenir au chaud.
4. Recommencer l'opération avec le reste des ingrédients.
5. Réunir toutes les cuisses dans la poêle. Ajouter le hachis de persil, d'ail et d'échalote. Mélanger délicatement.

Servir avec des quartiers de citron. Accompagner de pommes de terre cuites à l'eau salée ou à la vapeur.

Herbes, épices et condiments

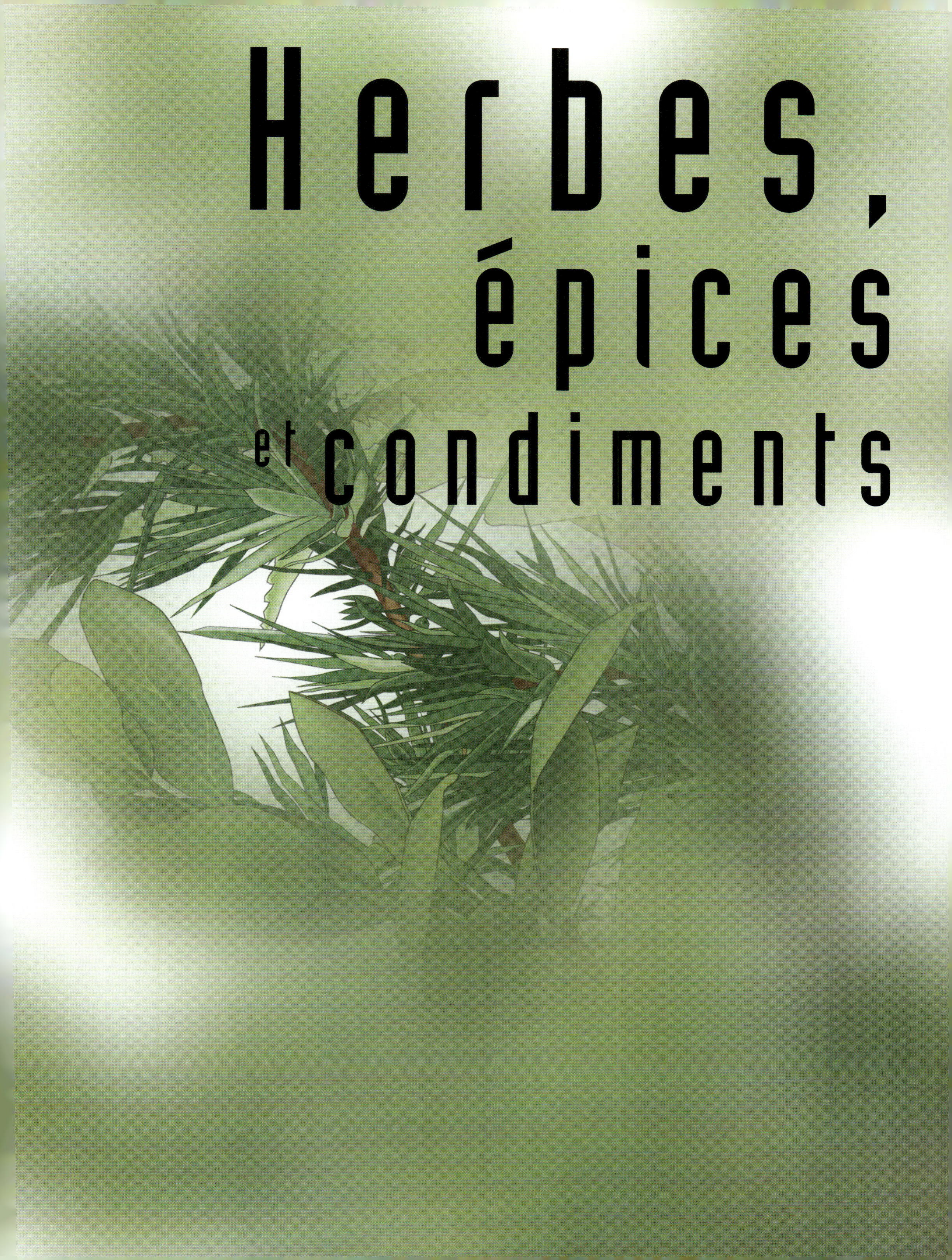

Introduction

Les mots « assaisonnement » et « condiment » sont des génériques souvent employés indistinctement pour désigner les épices et les fines herbes. Ils désignent tout produit qui relève le goût des aliments. Les épices sont des substances aromatiques provenant de plantes qui poussent dans les régions tropicales, dont la saveur est plus ou moins parfumée, chaude et piquante. Les fines herbes sont des plantes herbacées à feuilles vertes des régions tempérées, cultivées couramment dans les potagers. Il fut un temps où le mot « épice » désignait toute substance exotique rare venant d'Orient (girofle, sucre, café, etc.).

Les Européens ne découvrirent les épices qu'au début du Moyen Âge et ils en devinrent rapidement de fervents consommateurs. À l'époque, les épices étaient fort utiles pour masquer le goût déplaisant des aliments qui résistaient mal aux conditions précaires de conservation ; le seul moyen de conservation des aliments étant alors le sel. On croyait également en leurs propriétés médicinales et on les appréciait parce qu'elles relevaient la saveur des aliments et parfois les coloraient. Certaines épices aromatisaient également des parfums. La convoitise des lieux riches en épices donna lieu à de nombreuses expéditions navales et le commerce des épices fut à l'origine de plusieurs guerres et de l'exploitation de populations autochtones.

Les épices peuvent provenir des fruits de la plante (piment de la Jamaïque, piment, genévrier, poivre), des graines (cardamome, pavot, cumin, muscade), des racines (curcuma, gingembre, raifort), des boutons floraux (clou de girofle, câpre) ou de l'écorce (cannelle).

Les fines herbes sont divisées en deux grandes familles comprenant les labiées (ou labiacées), (basilic, marjolaine, mélisse, menthe, origan, romarin, sarriette, sauge, thym), qui doivent leur nom au fait que l'ensemble de leurs pétales forme deux lobes qui ressemblent à des lèvres, et les ombellifères (aneth, anis, carvi, cerfeuil, coriandre, cumin, fenouil, persil), qui ont des fleurs en ombelles.

Le nom latin des fines herbes met souvent en évidence un aspect particulier de la plante. Ainsi, *fragans* et *odorata* s'appliquent aux plantes aromatiques, *officinale* aux plantes médicinales, *tinctoria* aux plantes colorantes et *sativus* aux plantes cultivées, par opposition aux plantes sauvages.

Achat

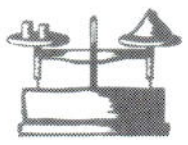

Les épices sont vendues entières ou moulues. Il vaut mieux les acheter entières ou dans leur état d'origine (graines, tiges, racines) pour qu'elles conservent leur pouvoir aromatique beaucoup plus longtemps. Ne les moudre qu'au moment de les utiliser. Un moulin à épices réservé à cet effet facilitera la tâche. Les fines herbes sont commercialisées fraîches ou séchées. Les herbes fraîches ne doivent pas comporter de traces de moisissures, les tiges ne doivent pas être sèches et les feuilles, décolorées. Les fines herbes séchées sont disponibles entières, émiettées ou en poudre. Il est préférable de les acheter entières ou émiettées, car en poudre elles s'éventent plus rapidement (et elles peuvent plus facilement contenir des matières étrangères). Pour un maximum de fraîcheur, acheter les épices et les fines herbes dans un magasin où le renouvellement de la marchandise est rapide.

Écarter les mélanges de sel aux fines herbes, ils sont coûteux et, sauf exception, ils contiennent plus de sel que d'assaisonnement.

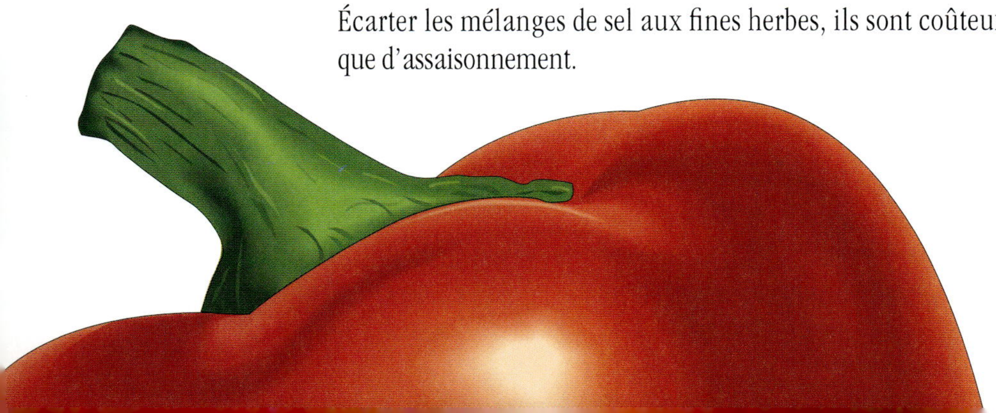

Préparation

Couper les herbes fraîches finement, elles transmettent ainsi plus de saveur aux aliments. Se servir de ciseaux ou d'un couteau bien affûté pour couper plutôt qu'écraser les herbes. Écraser brièvement les fines herbes séchées entre les paumes des mains avant de les utiliser, la chaleur éveille leur saveur. On peut aussi faire tremper les fines herbes séchées (et les épices) environ ½ heure dans de l'eau, du lait, de l'huile ou du bouillon. En Inde, on grille d'abord les épices avant de les utiliser croyant que cela les rend plus digestes, et pour leur permettre de mieux exhaler leur parfum. Les épices et les fines herbes broyées ont une saveur plus prononcée car le broyage libère leur huile essentielle. Un mortier facilite l'opération.

Utilisation

Il n'y a presque aucune limite à l'utilisation des fines herbes et des épices, sinon les goûts et préférences de chacun. Ne pas craindre d'innover, de sortir des sentiers battus. Même si certaines herbes sont traditionnellement associées à des aliments, par exemple le basilic à la tomate, l'estragon au vinaigre et au poulet, la menthe aux pois et à l'agneau, ces usages ne sont pas exclusifs. Il est utile de retenir que 15 ml d'herbes fraîches peuvent être remplacés par 5 ml d'herbes séchées ou par 1 à 2 ml d'herbes en poudre.

Les herbes fraîches ont une saveur moins concentrée que les herbes séchées. La température des plats auxquels on ajoute les fines herbes est un facteur important lorsqu'on veut obtenir un maximum de saveur. La chaleur libère les huiles essentielles, donc la saveur et l'arôme, mais elle les fait ensuite disparaître rapidement. Pour la plupart des fines herbes, une cuisson prolongée est donc à déconseiller, surtout à forte ébullition et à découvert. Toutefois le mijotage convient très bien au romarin, au thym, à la sauge, au laurier et à la sarriette. Ajouter plutôt les fines herbes en fin de cuisson, ce qui est indiqué pour les herbes plus fragiles. Faire exactement le contraire avec les plats froids ; incorporer les assaisonnements longtemps à l'avance afin qu'ils aient le temps de transmettre leur parfum, car le froid retarde le développement des arômes et en diminue aussi l'intensité ; il faut donc souvent en mettre plus. La plupart des épices peuvent être incorporées en début de cuisson afin de communiquer leur arôme au mets. Dans tous les cas, il faut en user avec modération car, comme le veut la sagesse populaire, « il est plus facile d'en ajouter que d'en enlever ! ».

Épices et fines herbes aident à diminuer l'utilisation du sel, tant lors de la cuisson que lors du repas. On peut, par exemple, remplacer le sel de la salière par une herbe ou un mélange de fines herbes.

Valeur nutritive

Épices et fines herbes contiennent divers éléments nutritifs en quantité variable. Plusieurs constituent une source intéressante de calcium, de potassium et de phosphore (notamment l'anis, le carvi, l'estragon moulu, le persil séché, la cannelle moulue, le basilic moulu, le clou de girofle, l'origan, le paprika, la sarriette, ainsi que toutes les épices et fines herbes sous forme de graines (cumin, aneth, fenouil, fenugrec, moutarde, pavot, céleri, coriandre). Les épices contiennent légèrement plus de matières grasses et de glucides que les fines herbes.

De nombreuses propriétés médicinales sont attribuées aux épices et aux fines herbes. Certaines sont incontestées, d'autres sont moins évidentes. Des observations effectuées au fil des siècles font partie de l'héritage qui se transmet de génération en génération. La science ne reconnaît guère cette sagesse populaire, mais il arrive assez souvent cependant qu'elle confirme des croyances lorsqu'elle se penche sur le sujet. La phytothérapie a fait sienne cette connaissance séculaire et soigne par les plantes, surtout sous forme d'infusions et de décoctions. En cuisine, parce qu'on utilise généralement les épices et les fines herbes en petite quantité, leurs propriétés médicinales ainsi que leur apport nutritionnel sont minimes.

Conservation

Déshydrater les fines herbes loin du soleil ou de la lumière directe. Bien les étaler en une seule rangée sur une moustiquaire ou un filet de nylon afin d'assurer une circulation d'air. Ne conserver que les feuilles très sèches, sinon elles moisiront. Si nécessaire, terminer le séchage au four (60 °C ou 150 °F) une quinzaine de minutes. Le thym, l'origan, le romarin, le laurier et la sarriette supportent très bien la déshydratation.

Sécher les fines herbes au four à micro-ondes donne de très bons résultats, particulièrement pour les herbes difficiles à sécher, tels le basilic, le persil, le fenouil, la coriandre, le laurier et le genièvre. Étendre uniformément les fines herbes entre deux feuilles de papier absorbant, environ 125 ml à la fois. Chauffer environ 1½ à 2½ minutes à intensité élevée et remuer une fois ou jusqu'à ce que les fines herbes s'émiettent. Remettre au four les feuilles qui ne sont pas suffisamment déshydratées et vérifier aux 30 secondes si elles sont tout à fait sèches. Les fines herbes séchées et les épices se conservent dans des contenants hermétiques placés dans un endroit sec, à l'abri de la lumière et de la chaleur ; le verre opaque est indiqué.

Conserver les fines herbes fraîches au réfrigérateur. Ne les laver qu'au moment de les utiliser afin de ne pas abîmer les feuilles, sauf si elles sont souillées de terre ou de sable. Enveloppées dans un papier humide et placées dans un sac de plastique, les fines herbes se conserveront quelques jours. Si elles ont encore leurs racines, elles se conservent mieux, il s'agit alors de les mettre à tremper dans de l'eau fraîche à la température de la pièce comme les fleurs coupées. On peut aussi envelopper les racines dans un linge humide et déposer le tout dans un sac de plastique dans la partie la moins froide du réfrigérateur.

Cueillir les fines herbes juste avant la floraison. Le matin est le moment idéal, lorsque la rosée s'est évaporée et avant que le soleil ne soit trop chaud. Les fines herbes se congèlent facilement entières ou hachées, lavées ou non (si elles ont été lavées, il faut bien les essorer). Aucun blanchiment n'est nécessaire.

La congélation convient particulièrement bien aux fines herbes qui supportent mal la déshydratation, tels le basilic, la ciboulette, le cerfeuil, le fenouil, la coriandre et le persil. On peut congeler les fines herbes dans un bac à glaçons en les recouvrant d'eau ou de bouillon ; on ajoute par la suite ces cubes aux soupes, sauces et ragoûts. Utiliser de préférence les fines herbes non décongelées, elles ont plus de saveur. Une ancienne méthode de conservation consiste à recouvrir les herbes fraîches (entières ou hachées) de sel. Mettre dans des contenants de verre ou de grès fermant hermétiquement des rangées d'herbes recouvertes de saumure, puis placer les contenants dans un endroit frais. Éviter de saler les plats auxquels on ajoute cet assaisonnement.

Une pratique simple combine une méthode de conservation et une façon d'aromatiser : il s'agit de conserver des herbes fraîches dans du vinaigre, de l'huile ou de l'alcool. Le liquide absorbe la saveur de l'herbe qu'il transmet aux aliments, ce qui permet d'avoir facilement sous la main un assaisonnement quand l'herbe n'est plus disponible ou qu'elle est trop coûteuse.

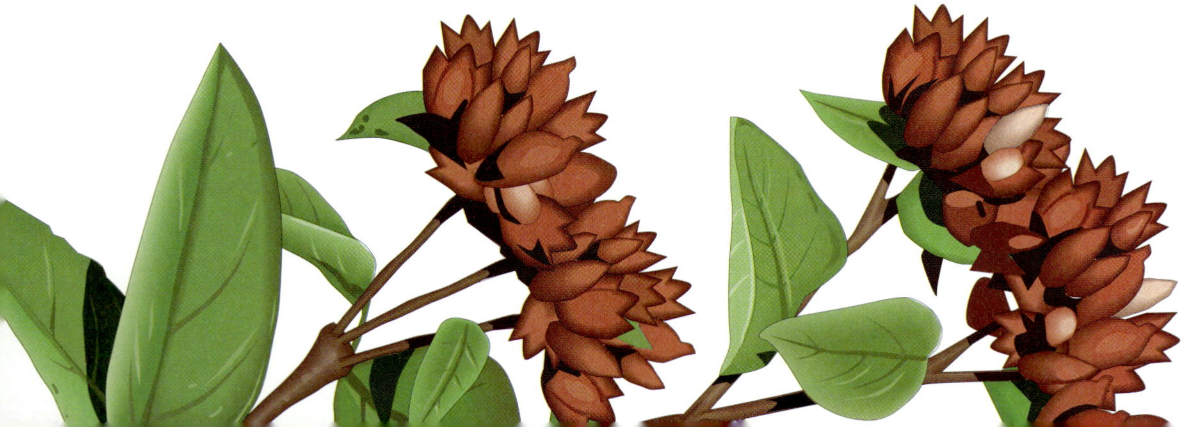

Aneth

Anethum graveolens, Ombellifères

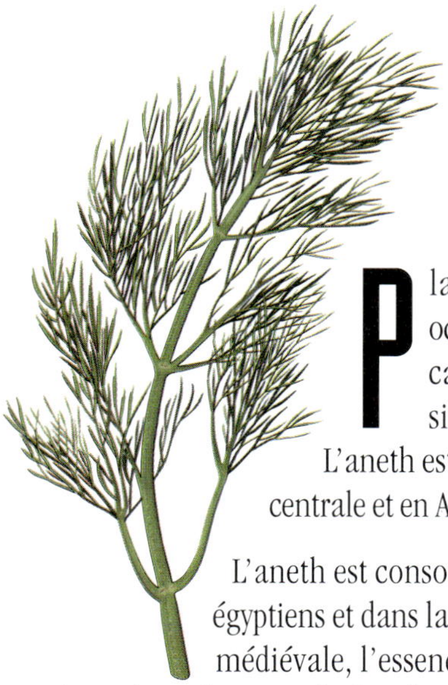

Plante aromatique annuelle originaire du bassin méditerranéen et de l'Asie occidentale. L'aneth est apparenté au fenouil avec lequel il est souvent confondu, car il lui ressemble. Son nom français est d'ailleurs dérivé du grec *anethon* signifiant « fenouil ». Les fleurs jaunâtres de ces deux plantes sont similaires. L'aneth est un aromate particulièrement apprécié en Scandinavie, en Russie, en Europe centrale et en Afrique du Nord.

L'aneth est consommé depuis les temps anciens. On en trouve mention dans d'anciens textes égyptiens et dans la Bible. Pour les Romains, l'aneth symbolisait la joie et le plaisir. Dans l'Europe médiévale, l'essence d'aneth était reconnue pour ses propriétés médicinales, notamment pour soulager les coliques et la flatulence ainsi que pour son action antiseptique, antispasmodique et carminative. En Angleterre, on l'utilisait également comme charme contre les mauvais sorts.

Contrairement au fenouil, la racine de l'aneth donne rarement naissance à plus d'une tige. La plante peut atteindre 60 cm. Ses graines ressemblent à de petites pastilles striées et aplaties, bordées de minces ailes (celles du fenouil sont ovoïdes). Leur odeur douce et piquante évoque à la fois celle du fenouil, du carvi et de la menthe. Les fruits mûrs sont toxiques pour les oiseaux.

Utilisation

Les graines d'aneth aromatisent parfaitement les vinaigres, soupes, cornichons, marinades, sauces froides et salades variées. C'est l'herbe par excellence pour les marinades de poissons, plus particulièrement le saumon et le hareng.

L'aneth se marie très bien avec la tomate, le céleri-rave, la betterave, le concombre, le chou, la crème fraîche, la crème aigre, le fromage à la crème, les sauces blanches, le beurre fondu, les vinaigrettes, les œufs, les ragoûts et les fruits de mer. Les feuilles, au goût plus léger, ne doivent pas bouillir (même séchées), car leur saveur disparaît. Les ajouter en fin de cuisson.

Conservation

L'aneth frais est fragile, il se conserve environ 2 jours. Placer les tiges dans un bol d'eau ou envelopper les feuilles dans une feuille de papier légèrement humide, puis les réfrigérer. Il est préférable de congeler l'aneth frais au lieu de le déshydrater, il conserve ainsi plus de saveur. L'aneth supporte très bien la déshydratation au four à micro-ondes.

Placer les graines séchées dans un contenant hermétique et les conserver dans un endroit sombre, frais et sec.

Achat

À l'achat de l'aneth frais, ne pas s'inquiéter si les feuilles sont molles, elles s'affaissent rapidement.

Valeur nutritive

	graines séchées
potassium	25 mg
calcium	32 mg
magnésium	5 mg
fibres	0,4 g
zinc	0,1 mg
	par 5 ml (2 g)

L'aneth a des propriétés médicinales. On le dit notamment diurétique, carminatif, antispasmodique et légèrement stimulant. Infuser de 5 à 10 g de graines dans un litre d'eau bouillante peut être excellent contre la digestion difficile.

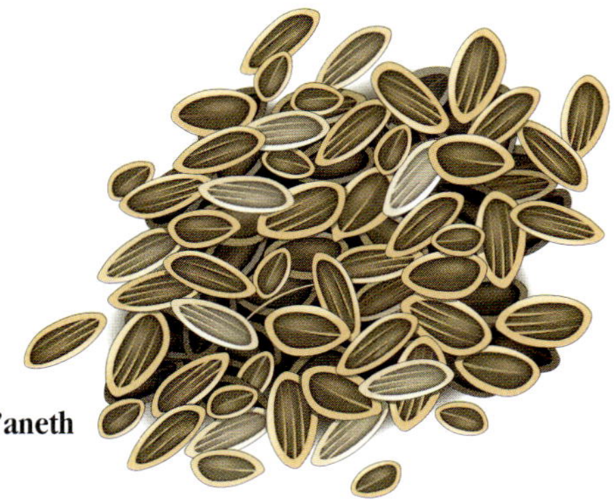

graines d'aneth

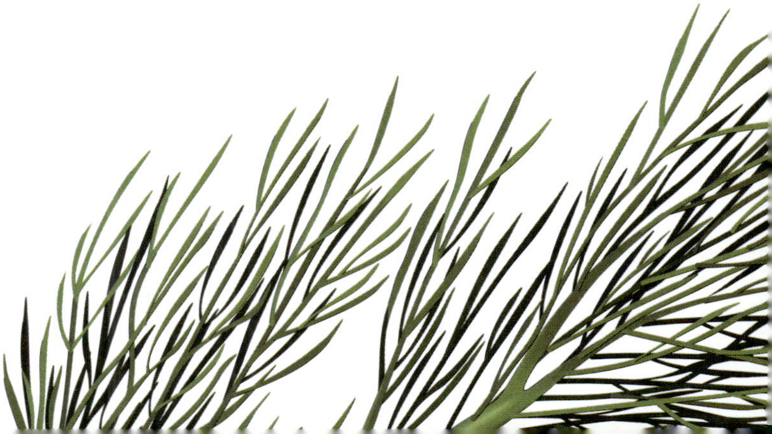

Anis

Pimpinella anisum, Ombellifères

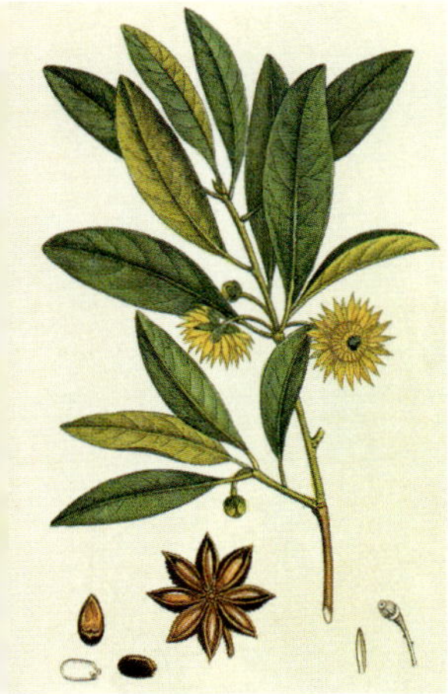

Les fruits de l'anis étoilé renferment des graines dures à saveur forte et poivrée.

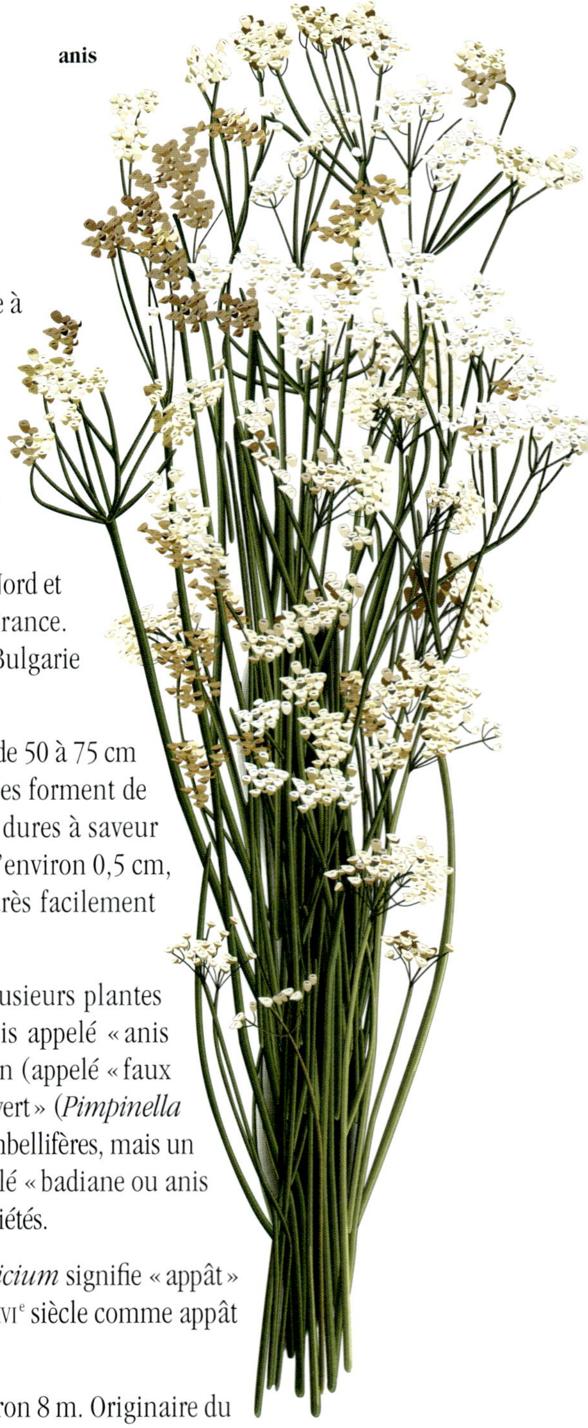

anis

Plante aromatique annuelle originaire des pays de la Méditerranée orientale et d'Égypte, où elle pousse encore à l'état sauvage. L'anis est cité dans la Bible ; c'est une des plus anciennes épices consommées. Les Romains servaient des desserts parsemés d'anis pour faciliter la digestion. Au Moyen Âge, l'anis était utilisé comme drogue et comme aphrodisiaque. Il ne fut introduit en Europe qu'au XIVe siècle et était alors utilisé pour aromatiser le pain.

L'anis est particulièrement estimé en Europe, en Afrique du Nord et en Turquie. Il est cultivé intensivement dans le sud de la France. Il est également cultivé en Italie, en Espagne, en Russie, en Bulgarie et au Mexique.

La plante a des tiges creuses très ramifiées pouvant atteindre de 50 à 75 cm de haut. Les petites fleurs blanchâtres disposées en ombelles forment de nombreuses ombellules qui abritent les fruits, des graines dures à saveur épicée légèrement sucrée. Ces graines duveteuses longues d'environ 0,5 cm, de couleur gris-vert, sont de forme ovale. Elles tombent très facilement lorsqu'elles sont mûres.

Une certaine confusion entoure cette épice du fait que plusieurs plantes possèdent à divers degrés sa saveur, soit le fenouil (parfois appelé « anis doux »), l'aneth, le carvi (appelé « anis bâtard ») et le cumin (appelé « faux anis »). L'anis véritable provient d'une espèce nommée « anis vert » (*Pimpinella anisum*). Comme les autres, il fait partie de la famille des Ombellifères, mais un arbuste de la famille des Magnoliacées produit un fruit appelé « badiane ou anis étoilé » qui a sensiblement la même saveur et les mêmes propriétés.

L'**anis étoilé** ou **badiane** (*Illicium verum*), dont le nom *Illicium* signifie « appât » ou « attrait », fait référence au fait qu'il était très utilisé au XVIe siècle comme appât dans les pièges à souris.

Le badianier est un arbre fortement ramifié qui mesure environ 8 m. Originaire du sud-est de la Chine, il est très répandu en Asie centrale et fut introduit en Europe à la fin du XVIe siècle par un navigateur anglais. Les Chinois apprécient l'anis étoilé depuis des milliers d'années. Les feuilles lancéolées ressemblent aux feuilles du laurier et du magnolia. Les fruits ligneux sont d'un brun orangé. Chaque pointe des branches renferme une graine verte ovoïde striée. La saveur de ces graines est moins subtile que celle de l'anis vert, car elle est plus forte et plus poivrée. Un plat peut être parfumé par quelques graines seulement. L'anis étoilé conserve sa saveur plus longtemps que l'anis vert.

Achat

À moins d'utiliser l'anis à profusion, n'acheter qu'une petite quantité à la fois afin que les graines soient plus savoureuses.

Utilisation

Les feuilles, plus délicates que les graines, sont excellentes cuites ou crues. Elles assaisonnent salades, soupes, fromage à la crème, poissons, légumes et thé. Ce sont cependant les fruits (graines, étoiles) qui sont les plus employés. Ils assaisonnent aussi bien les mets sucrés que salés. Ils aromatisent ou décorent compotes, gâteaux, biscuits, pains (fougasse, bretzel, pain d'épice), salades, soupes, légumes, poissons et volaille. Les racines servent à la fabrication de vin.

L'anis peut se substituer ou se mélanger à des épices telles la cannelle et la muscade dans les compotes, les gâteaux, les tartes et les pains notamment.

L'anis est très employé en confiserie (réglisse, dragées, bonbons) et en liquoristerie ; le pastis (France), l'anisette (Afrique du Nord), l'ouzo (Grèce), le raki (Turquie), l'arak (Égypte) et la sambuca (Italie) sont des boissons alcoolisées parfumées à l'anis.

Cette épice est très utilisée dans les cuisines arabe et indienne. En Inde, l'anis peut être présent dans les currys et le garam masala, des mélanges d'épices relevées. On la mâche également pour se parfumer l'haleine. En Orient, l'anis étoilé assaisonne le porc, le poulet, le canard, le riz, le café et le thé. Elle entre aussi dans la composition du mélange d'épices appelé « cinq-épices ».

Valeur nutritive

	graines
potassium	30 mg
calcium	14 mg
phosphore	9 mg
fer	0,7 mg
	par 5 ml (2 g)

On dit l'anis diurétique, carminatif, digestif, antispasmodique, expectorant, stomachique et stimulant. On l'utilise pour tonifier le cœur, stimuler la digestion, combattre la flatulence et soulager la toux et l'asthme. Son huile essentielle contient de l'anéthol, substance également présente dans le fenouil.

En tisane, mettre 5 g de graines écrasées, 4 à 5 étoiles ou quelques feuilles, pour 250 ml d'eau chaude, laisser bouillir 2 min, puis infuser 10 min pour un effet tonique du système nerveux et de l'appareil digestif.

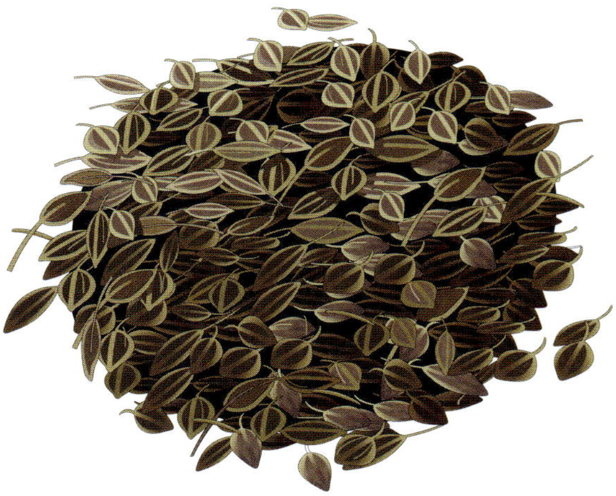

graines d'anis

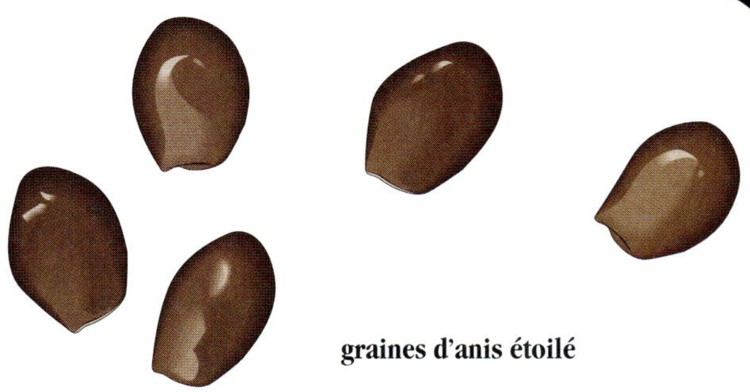

graines d'anis étoilé

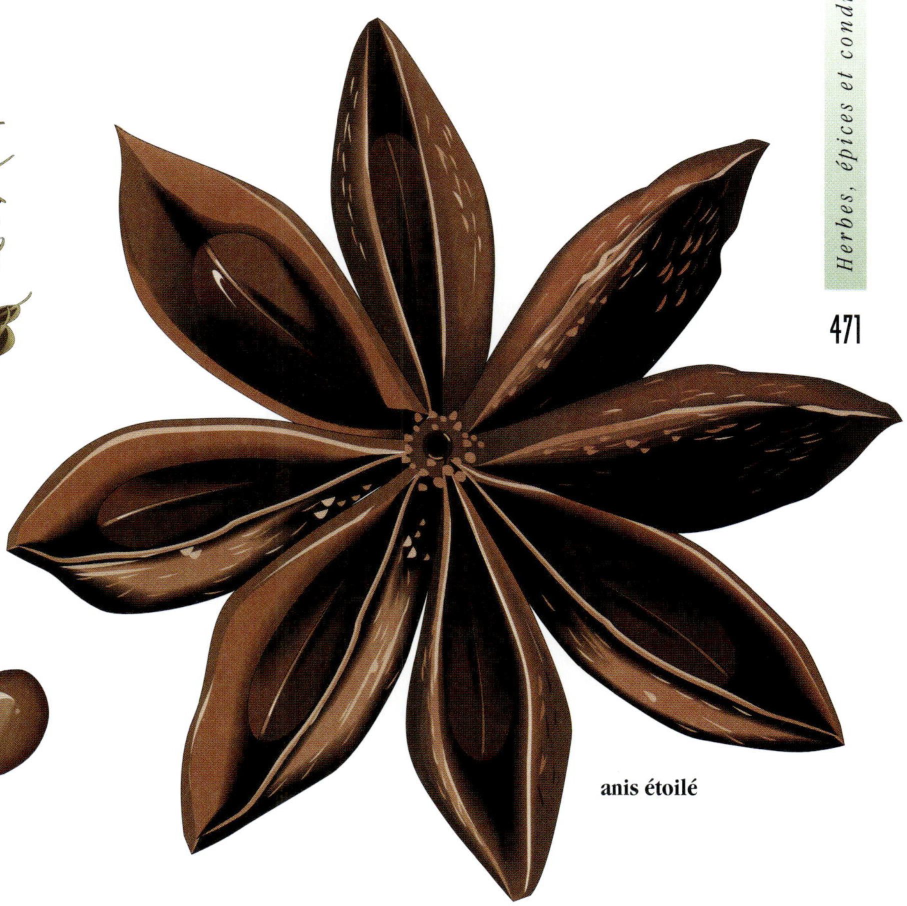

anis étoilé

Laurier

Laurus nobilis, Lauracées

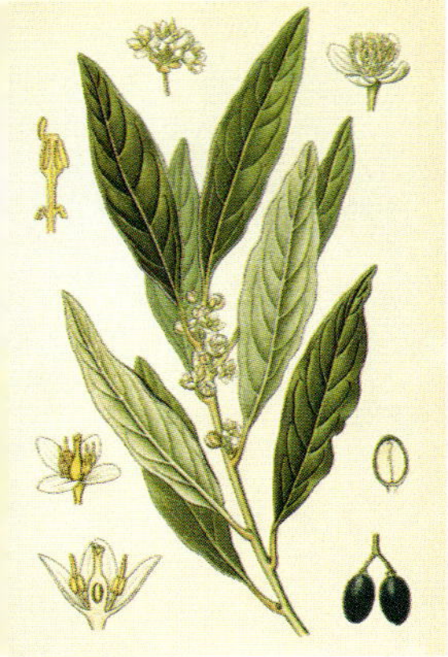

Le laurier produit de petites fleurs ombellées vert jaunâtre qui donnent des baies luisantes bleu noirâtre.

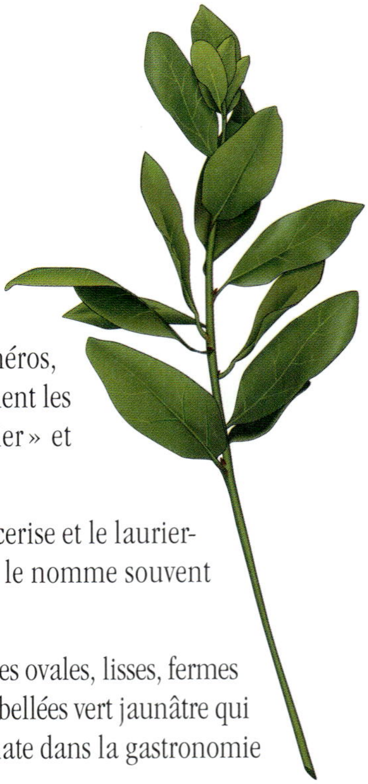

Arbre dont les feuilles persistantes et lancéolées, d'un vert foncé, sont utilisées pour leur arôme. Originaire du bassin méditerranéen, le laurier occupa une place importante dans la Grèce antique. Il fut dédié au dieu de la lumière, Apollon. Des couronnes de laurier étaient données aux héros, aux vainqueurs et aux artistes reconnus. C'est de cette pratique que nous viennent les termes « lauréat » dérivé du latin *laureatus* signifiant « couronné de laurier » et « baccalauréat », de *bacca laurea* qui signifie « baie de laurier ».

Plusieurs arbres et arbustes reçoivent l'appellation de laurier, dont le laurier-cerise et le laurier-rose, mais ils n'appartiennent pas à la famille des lauracées ; en cuisine, on le nomme souvent laurier-sauce.

Le véritable laurier est un arbre qui mesure souvent de 3 à 6 m de haut. Ses feuilles ovales, lisses, fermes et luisantes mesurent de 5 à 10 cm de long. Le laurier produit de petites fleurs ombellées vert jaunâtre qui donnent des baies luisantes bleu noirâtre. L'utilisation du laurier comme aromate dans la gastronomie date du Ier siècle.

Achat

À l'achat des feuilles séchées, les choisir bien colorées, de couleur vert clair.

Valeur nutritive

vitamine A	4 ER
calcium	5 mg
potassium	3 mg
fer	0,3 mg
	par 5 ml (1 g)

Les baies et les feuilles de laurier sont reconnues pour leurs nombreuses propriétés médicinales ; on les dit antiseptiques, digestives, expectorantes et antirhumatismales.

L'huile essentielle serait efficace en pommade pour soulager les entorses et les ecchymoses. Elle contient divers éléments amers et des tannins qui peuvent s'avérer toxiques à haute dose.

En tisane, mettre quelques feuilles dans 250 ml d'eau, faire bouillir de 2 à 3 min, puis laisser infuser 10 min.

Utilisation

Les feuilles de laurier s'utilisent entières ou émiettées, fraîches ou séchées. Toutefois, en cuisine, on les utilise habituellement séchées puisqu'elles sont amères à l'état frais. Même sèches, elles sont très parfumées. Les utiliser avec parcimonie ; bien souvent une seule feuille suffit par plat. Plus elles cuisent longtemps dans un liquide, plus elles confèrent de la saveur aux mets.

Les feuilles de laurier aromatisent sauces, soupes, ragoûts, viandes, volailles, poissons, légumes, légumineuses, terrines, pâtés, marinades, bref presque tout, mais particulièrement les plats mijotés. Moulu, le laurier aromatise les farces et les marinades.

Les feuilles de laurier sont un élément essentiel du bouquet garni, qui comprend également du persil et du thym.

Conservation

Les feuilles fraîchement cueillies doivent être séchées à l'obscurité afin de conserver leur saveur. À l'abri de l'air et de la lumière, les feuilles séchées se garderont un an.

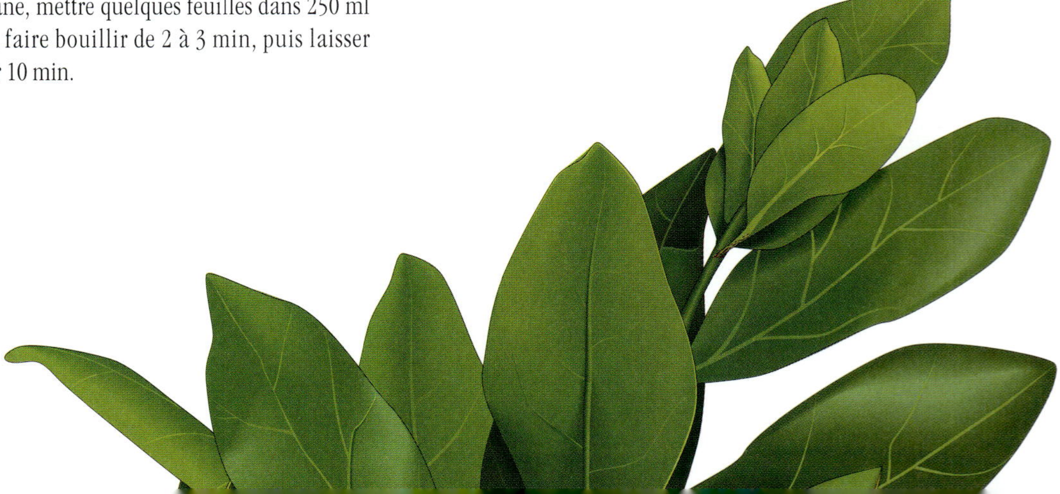

Marjolaine/Origan

Origanum spp, Labiacées

marjolaine

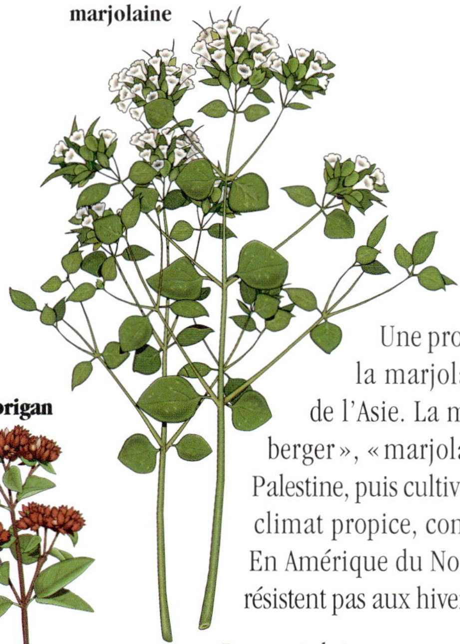

origan

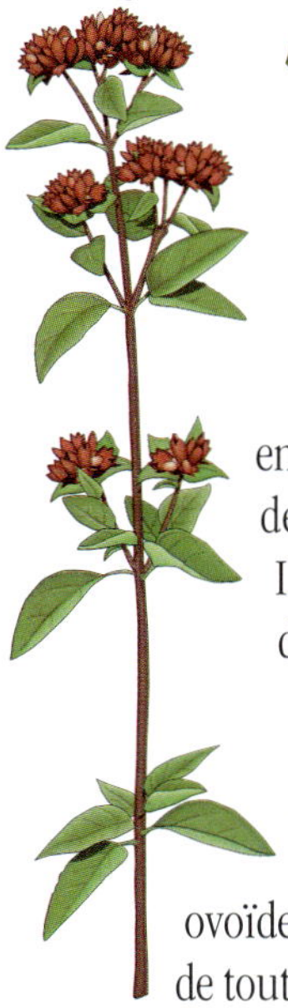

Arbrisseaux aromatiques pouvant atteindre 60 cm de haut dont il existe une trentaine de variétés. L'une de ces variétés est sauvage et est communément nommée **origan** (*Origanum vulgare*). À l'origine, cette variété poussait en Europe du Nord.

Une proche parente de la variété *vulgare* est l'*Origanum majorana*, la marjolaine ; elle serait originaire d'Afrique du Nord et du sud-ouest de l'Asie. La marjolaine est aussi appelée « marjolaine bâtarde », « thym de berger », « marjolaine d'Orient » ou « grand origan ». Elle aurait été importée de Palestine, puis cultivée en France depuis le Moyen Âge. Ces plantes sont vivaces sous un climat propice, comme celui de la région méditerranéenne, notamment l'Italie. En Amérique du Nord ces deux variétés sont généralement annuelles, car elles ne résistent pas aux hivers même les plus doux.

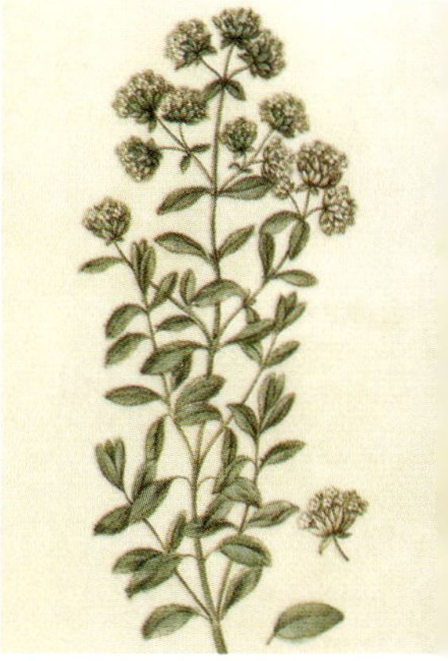

La variété sauvage de marjolaine est communément nommée origan (Origanum vulgare).

La marjolaine est consommée depuis les temps anciens. On a longtemps cru qu'elle empêchait le lait de tourner. Les Grecs et les Romains considéraient la marjolaine comme un symbole de bonheur ; le mot latin *origanum* vient des mots grecs qui signifient « montagne » et « joie ». Ils mettaient une couronne de marjolaine sur la tête des amoureux. Les Grecs plantaient cette herbe dans les cimetières afin d'assurer la paix éternelle aux trépassés. L'origan était connu des Égyptiens, et les Grecs l'appréciaient pour ses vertus.

Les plants de ces fines herbes sont ramifiés pour former un arbrisseau. Leurs petites feuilles ovales sont vert grisâtre. De petites fleurs blanches ou roses (celles de l'origan sont rouges) en forme d'épi ovoïde apparaissent au sommet des tiges. Elles produisent de minuscules grains brun pâle ressemblant à de toutes petites noix. L'odeur et la saveur de la marjolaine rappellent la menthe et le basilic.

Achat

À l'achat de la marjolaine et de l'origan frais, choisir des herbes aux tiges fermes.

Valeur nutritive

	marjolaine séchée	*origan moulu*
calcium	12 mg	24 mg
potassium	9 mg	25 mg
vitamine A	5 ER	10 ER
magnésium	2 mg	4 mg
phosphore	1,8 mg	3 mg
fer	0,5 mg	0,6 mg
		par 5 ml (1 g)

On dit la marjolaine et l'origan antispasmodiques, antiseptiques, bactéricides, carminatifs, stomachiques, expectorants, calmants et apéritifs. Ces fines herbes favoriseraient la digestion, seraient bénéfiques pour le système respiratoire et soulageraient les migraines, le mal des transports, l'insomnie et les bronchites.

En tisane, mettre 1 c. à thé de feuilles pour 250 ml d'eau et infuser 10 min.

Utilisation

La marjolaine et l'origan s'utilisent frais, séchés ou moulus. La marjolaine a une saveur légèrement plus douce que l'origan. Ces fines herbes sont indispensables dans la cuisine méditerranéenne, notamment la cuisine italienne et provençale.

Ces deux herbes aromatisent non seulement les mets à la tomate, mais également les vinaigrettes, les sauces, les farces, les légumes (oignons, épinards, courgettes et aubergines), les poissons, les fruits de mer, les légumineuses, les œufs, la viande, la volaille, la charcuterie, bref à peu près tout.

Une branche de marjolaine ou d'origan dans une bouteille d'huile ou de vinaigre les parfumera. On incorpore de la marjolaine ou de l'origan, ou les deux, dans le mélange d'herbes appelé « herbes de Provence ».

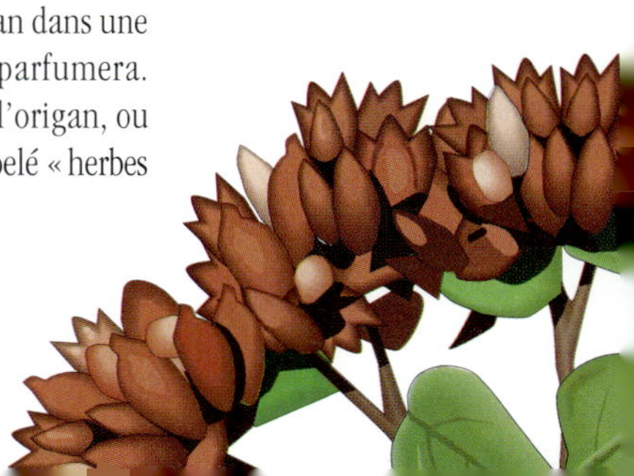

Estragon

Artemisia dracunculus, Composacées

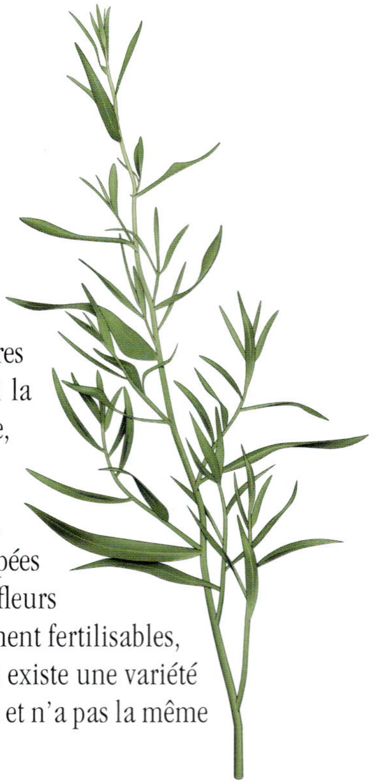

Plante aromatique herbacée vivace originaire d'Asie centrale ou de Sibérie. L'estragon est parfois nommé « petit dragon » ou « herbe dragonne », probablement parce que sa racine ressemble à un amas de petits serpents recroquevillés, ou qu'il était réputé pour soigner les morsures d'animaux. Cette herbe aurait été introduite en Europe par les croisés qui la découvrirent au Proche-Orient. À cette époque, elle était utilisée comme aromate, mais aussi comme remède.

L'estragon est une herbe qui occupe une place de choix dans la cuisine française. La plante peut mesurer jusqu'à 1 m. Ses étroites feuilles lancéolées non découpées dégagent une forte odeur. L'estragon se récolte avant la floraison des petites fleurs blanchâtres ou jaunâtres afin qu'il ait plus de saveur. Ses graines sont rarement fertilisables, de sorte que la multiplication s'effectue plutôt par la division des racines. Il existe une variété d'estragon dite de Russie (*Artemisia dracunculoides*), qui est plus piquante et n'a pas la même finesse que l'estragon commun ou français.

Valeur nutritive

potassium	48 mg
calcium	18 mg
magnésium	6 mg
phosphore	5 mg
fer	0,5 mg
	par 5 ml (2 g)

On dit l'estragon stimulant, diurétique, antiseptique, carminatif, emménagogue, vermifuge, apéritif, digestif et antispasmodique. Son huile essentielle a une saveur de térébenthine et un parfum anisé.

En tisane, mettre 1 c. à thé pour 250 ml d'eau et laisser infuser de 5 à 10 min.

Achat

L'estragon frais a une saveur plus fine et un arôme nettement supérieur à celui de l'estragon séché.

Utilisation

L'estragon aromatise œufs, poissons, fruits de mer, dinde, salades, sauces, farces, moutarde, vinaigre et cornichons. Avec sa chaude saveur légèrement anisée, quelque peu amère et poivrée, il est fort utile pour assaisonner les aliments fades et de plus, il supporte bien la cuisson.

L'estragon est fréquemment associé au poulet et c'est un élément indispensable de la sauce béarnaise. Il assaisonne également les sauces (gribiche, ravigote, tartare).

L'estragon séché risque de masquer le goût des autres aliments ou des autres fines herbes présentes si on l'emploie trop abondamment.

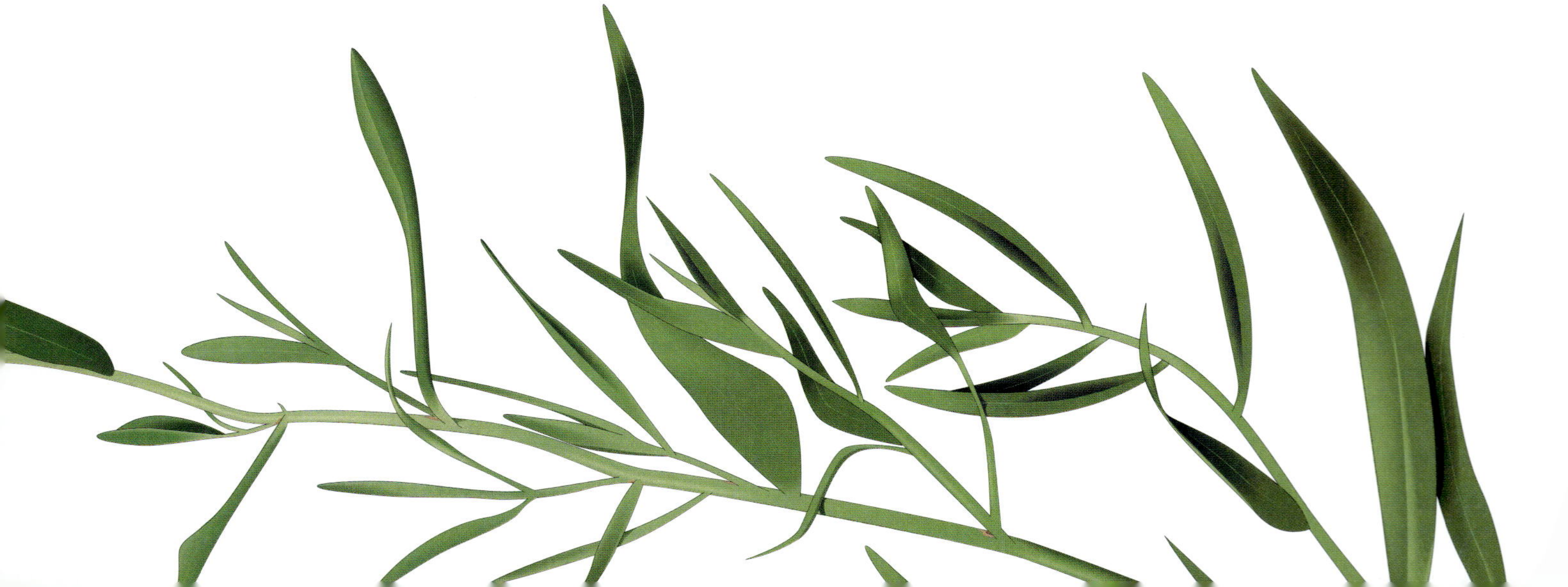

basilic vert

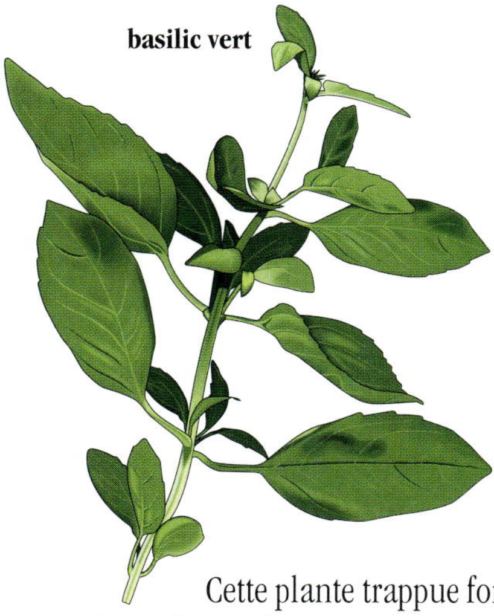

Basilic

Ocimum basilicum, **Labiacées**

Plante aromatique annuelle originaire de l'Inde. Très odorant, le basilic est depuis toujours une herbe fort appréciée. Les anciens Grecs, notamment, le tenaient en haute considération, on le disait réservé aux souverains ; le terme basilic est d'ailleurs dérivé du grec *basilikon* signifiant « royal ». Le basilic est abondamment utilisé dans les cuisines méditerranéenne, thaïlandaise, vietnamienne et laotienne. Il en existe environ 60 variétés.

Cette plante trappue forme un petit buisson qui peut mesurer entre 20 et 60 cm de haut. Ses feuilles rondes ou lancéolées sont de couleur verte, plus ou moins foncée, rougeâtre ou pourpre. Fragiles, elles ont une saveur piquante qui atteint son maximum avant que des épis de fleurs blanches n'apparaissent aux extrémités des tiges. La saveur diffère selon les variétés ; elle peut rappeler le citron, le camphre, le jasmin, le clou de girofle, l'anis et le thym. La cueillette des feuilles doit s'effectuer avant la floraison, sinon les feuilles perdent leur arôme.

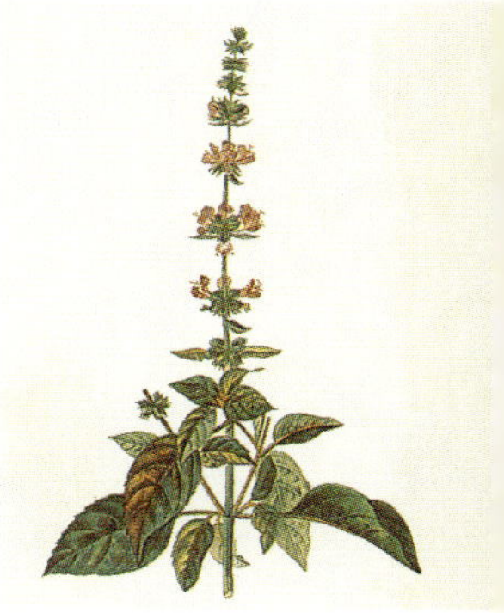

L'arôme du basilic atteint son maximum avant que des épis de fleurs blanches n'apparaissent aux extrémités des tiges.

Utilisation

Le basilic est l'herbe par excellence pour relever les tomates et les pâtes alimentaires. Il se marie très bien à l'ail, l'oignon et l'olive. Il aromatise également salades, œufs, fromage, légumes, poisson, fruits de mer, volaille et porc. Certaines variétés parfument desserts et boissons.

Le basilic est l'assaisonnement de base de la soupe au pistou de la cuisine méditerranéenne, dans laquelle, accompagné d'ail et d'huile d'olive, il est transformé en pâte que l'on ajoute en fin de cuisson. « Pistou » est d'ailleurs un mot provençal inspiré du latin *pestare* signifiant « piler », « broyer ». En Italie, cette pâte est agrémentée de pignons et de parmesan râpé et porte le nom de *pesto*; elle accompagne les pâtes alimentaires et les potages.

Les tiges et les feuilles du basilic aromatisent délicatement l'huile. Le basilic ne se combine pas au vinaigre, ni aux autres herbes ; il préfère l'huile d'olive et le citron. Il ne doit jamais être mijoté, car son essence est très volatile, on devrait l'ajouter en fin de cuisson seulement.

En tisane, mettre 1 c. à soupe de feuilles dans 250 ml d'eau et laisser infuser 10 min.

Valeur nutritive

	séché	*frais*
potassium	48 mg	24 mg
calcium	30 mg	8 mg
vitamine C	1 mg	traces
fer	0,5 mg	0,1 mg
phosphore	7 mg	4 mg
magnésium	6 mg	4 mg
vitamine A	13 ER	10 ER
		par 5 ml (2 g)

Le basilic serait antispasmodique, antiseptique, tonique et stomachique. Il aiderait à combattre les migraines, la digestion difficile et les insomnies.

Conservation

Conserver le basilic frais au réfrigérateur. L'envelopper de papier absorbant légèrement humide pour retarder la perte de fraîcheur. Ne le laver qu'au moment de l'utiliser. On peut aussi conserver les feuilles fraîches dans l'huile d'olive ou en les mélangeant avec de l'huile à l'aide d'un mélangeur ou d'un robot culinaire de façon à obtenir une pâte homogène. Conserver le basilic séché dans un contenant hermétique placé dans un endroit sec, à l'abri de la lumière et de la chaleur.

La congélation convient particulièrement bien au basilic, contrairement à la déshydratation qui lui fait perdre beaucoup de sa saveur. Le congeler entier ou haché. Le blanchiment n'est pas nécessaire. On peut aussi le mettre dans le bac à glaçons et le recouvrir d'eau ou de bouillon ; on ajoute par la suite ces cubes aux soupes, sauces et ragoûts. Utiliser le basilic non décongelé, il sera plus savoureux.

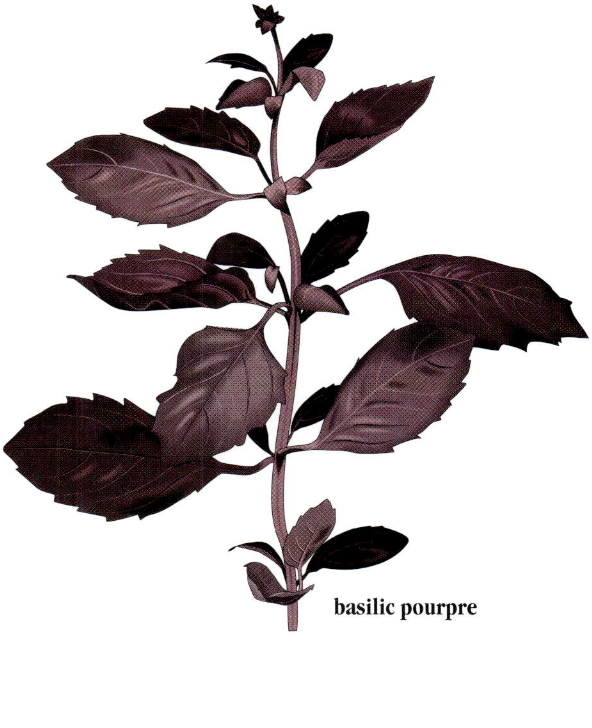

basilic pourpre

Sauge

Salvia officinalis, Labiacées

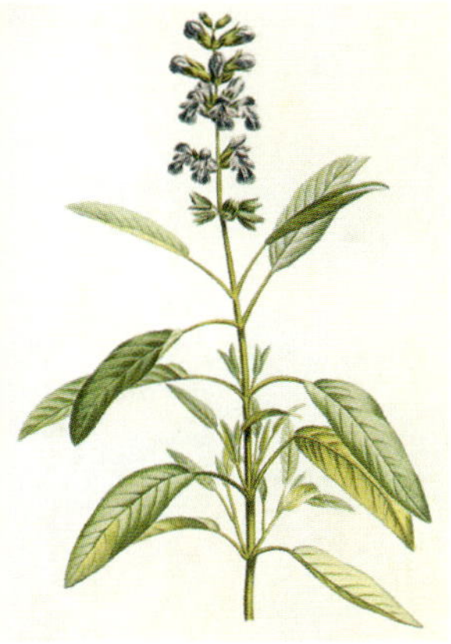

Les feuilles de la sauge sont nervurées, lancéolées, épaisses et velues. Les fleurs violettes forment des grappes de petites clochettes aux extrémités des tiges.

Plante aromatique vivace originaire de la région méditerranéenne, la sauge est réputée pour ses propriétés médicinales. Le mot « sauge » vient d'ailleurs du latin *salvus* signifiant « sauf », « bien portant ». La sauge ou « herbe sacrée » est consommée depuis des milliers d'années. Les Grecs et les Romains vantaient déjà ses propriétés médicinales, disant notamment qu'elle aidait à prolonger la vie. Selon un auteur du XVIIIe siècle, les Chinois préféraient la tisane de sauge à leur thé et ils acceptaient volontiers de troquer une feuille de sauge contre deux caisses de thé.

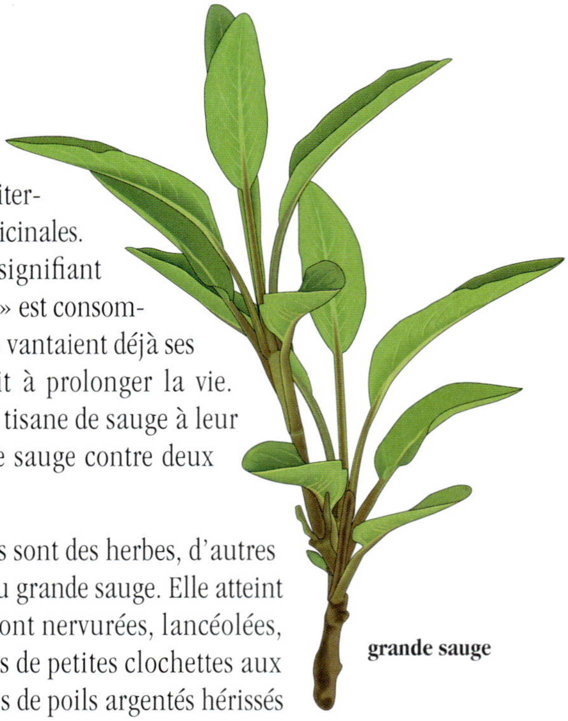

grande sauge

Il existe plusieurs centaines de variétés de sauge, certaines sont des herbes, d'autres des arbrisseaux. La plus commune est la sauge officinale ou grande sauge. Elle atteint de 40 à 90 cm. Ses feuilles oblongues d'un vert grisâtre sont nervurées, lancéolées, épaisses et velues. Les fleurs violettes forment des grappes de petites clochettes aux extrémités des tiges. Les feuilles et les tiges sont recouvertes de poils argentés hérissés qui, en arabe, leur ont valu le surnom de « langue de chameau ».

Achat

Les feuilles de sauge déshydratées sont commercialisées entières, émiettées ou moulues.

Valeur nutritive

	moulue
calcium	12 mg
potassium	7 mg
vitamine A	4 ER
magnésium	3 mg
fer	0,2 mg
	par 5 ml (1 g)

On considère souvent la sauge comme une panacée ; à elle seule, elle réunirait les vertus d'une vingtaine de plantes. Un proverbe du Moyen Âge de l'école de médecine de Salerne dit : « Qui a de la sauge dans son jardin ne saurait mourir ». La sauge aurait donc des propriétés toniques, antispasmodiques, antiseptiques, diurétiques, emménagogues, apéritives, carminatives et dépuratives. Elle serait efficace contre les maux de gorge et pour soulager les ulcères de la bouche.

En tisane, mettre 1 c. à thé de feuilles par 250 ml d'eau et laisser infuser 10 min.

Conservation

La sauge séchée se conserve facilement sans grande perte de saveur pendant un an.

Utilisation

La saveur piquante, corsée et légèrement camphrée de la sauge aromatise agréablement une multitude d'aliments (viande, volaille, charcuteries, marinades, jambon, farces, légumes, omelettes, soupes, ragoûts, fromages). Elle convient aussi bien aux produits laitiers qu'aux poissons gras. La sauge parfume aussi vins, bières, thés et vinaigres.

On lui réserve une place de choix, notamment dans la cuisine de France : pour les viandes blanches et dans les soupes de légumes, en Provence, on l'ajoute au rôti de porc ; d'Allemagne : pour parfumer le jambon, les saucisses et la bière ; d'Angleterre : elle parfume et colore un fromage et accompagne l'oignon dans les farces et les sauces ; d'Italie : elle est indispensable dans le saltimbocca, l'osso bucco et les paupiettes ; et de Chine : pour accompagner le mouton rôti et parfumer le thé.

Utiliser la sauge avec discrétion afin de ne pas masquer la saveur des aliments, car son arôme est robuste. Comme elle supporte mal l'ébullition et la chaleur, ne l'ajouter qu'en fin de cuisson.

La sauge facilite la digestion des aliments gras, aussi est-elle souvent employée avec le porc, l'oie et le canard.

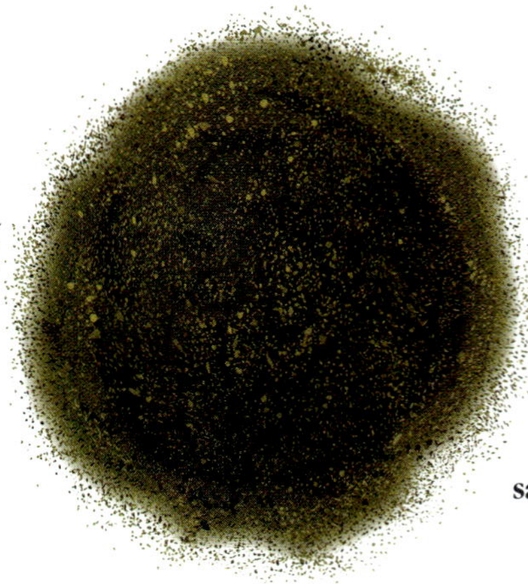

sauge moulue

Thym

Thymus spp, Labiacées

thym commun

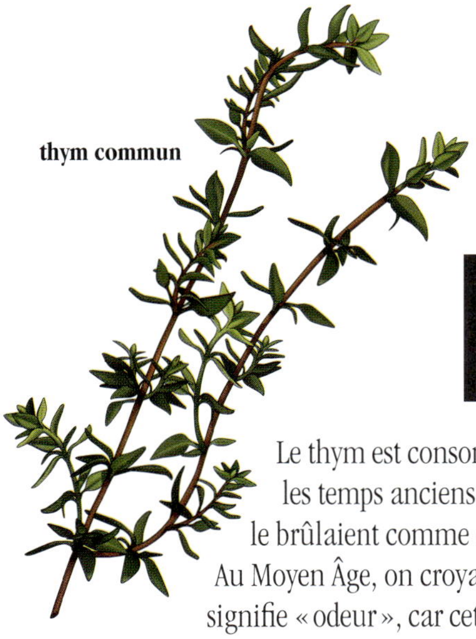

Plante aromatique ligneuse originaire de la région méditerranéenne, le thym est un arbrisseau buissonnant vivace sous les climats chauds et annuel sous les climats tempérés, qui mesure de 10 à 30 cm de haut.

Le thym est consommé comme herbe aromatique et pour ses propriétés médicinales depuis les temps anciens. Les Égyptiens se servaient du thym pour embaumer les morts. Les Grecs le brûlaient comme encens dans les temples. Les Romains avaient consacré le thym à Vénus. Au Moyen Âge, on croyait que le thym donnait du courage. Son nom dérive du grec *thumos* qui signifie « odeur », car cette plante est très odorante.

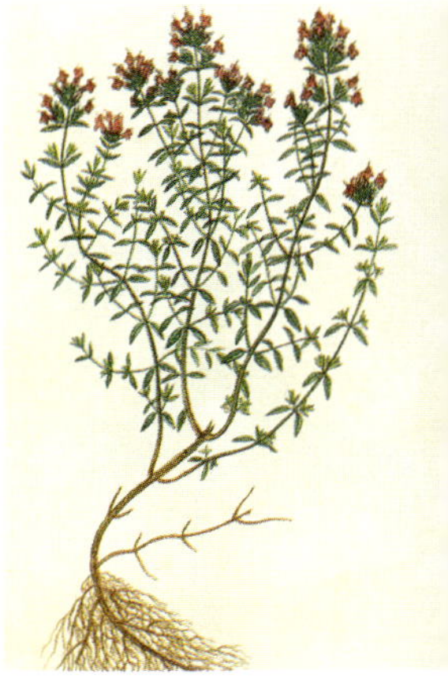

Il existe une soixantaine d'espèces de thym, comprenant le serpolet et le thym citronné. C'est au moment de la floraison que le thym est le plus parfumé.

Le **thym commun** (*Thymus vulgaris*) a des feuilles allongées plus ou moins étroites d'un vert grisâtre sur le dessus et blanchâtres en dessous. Ces feuilles dégagent une odeur pénétrante et produisent une huile essentielle au goût chaud et piquant. Des fleurs roses ou violettes poussent en faisceaux à la base des feuilles. C'est au moment de la floraison que le thym est le plus parfumé. Il existe une soixantaine d'espèces de thym, comprenant le serpolet et le thym citronné.

Le **serpolet** (*Thymus serpyllum*) est une variété sauvage vivace à tige rampante. Le mot latin *serpullum* vient du grec *herpullos* qui signifie « rampant ». Cette tige est munie de feuilles ovales plus petites que les feuilles du thym et non blanches au dessous. Le serpolet dégage une odeur fortement aromatique. Sa saveur épicée est légèrement amère.

Le **thym citronné** (*Thymus citriodorus*) est une espèce de serpolet particulièrement intéressante car il ajoute une touche citronnée aux mets qu'il assaisonne. Il se marie bien avec la volaille, le veau et les fruits de mer. Toutefois, la cuisson ne lui convient pas.

Utilisation

Le thym frais se marie particulièrement bien avec les haricots secs, les sauces, les œufs, les coulis de tomates, les légumes et les farces ainsi qu'avec les viandes et les poissons grillés. Frais ou séché, il résiste bien aux longues cuissons, c'est donc un compagnon idéal des ragoûts, civets, soupes, cassoulets, daubes, sauces tomate et courts-bouillons. Lorsqu'on l'utilise entier, retirer les tiges avant de servir.

Le thym est l'un des composants du bouquet garni (avec le persil et le laurier) et il aromatise très bien le vinaigre. Ses propriétés antiseptiques en font une herbe recherchée pour la confection de charcuteries et marinades. L'huile essentielle sert à parfumer savons, huiles de bain et autres produits cosmétiques.

thym citronné

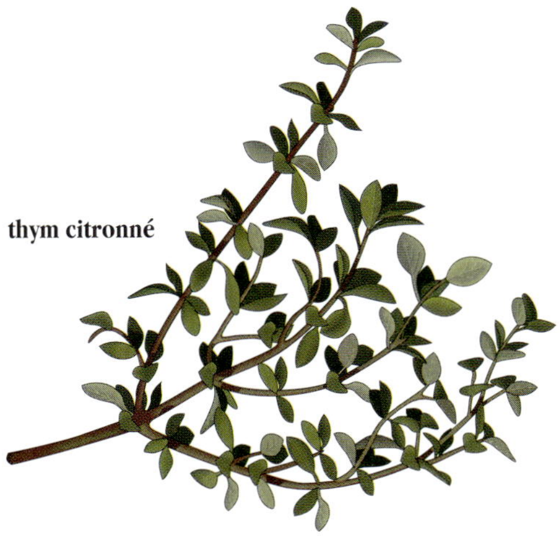

Achat

Les feuilles de thym entières ont plus de saveur que les feuilles moulues.

Valeur nutritive

	moulu
calcium	26 mg
potassium	11 mg
vitamine A	5 ER
magnésium	3 mg
phosphore	3 mg
fer	1,7 mg
	par 5 ml (1 g)

On dit le thym diurétique, stimulant, antispasmodique, carminatif, emménagogue, aphrodisiaque, sudorifique, vermifuge et expectorant. L'huile essentielle contient du thymol ainsi que du carvacrol (jusqu'à 60 %), d'excellents antiseptiques et vermifuges. Plusieurs sirops contre la toux contiennent du thymol.

En tisane, mettre 1 c. à soupe de feuilles par 250 ml d'eau, faire bouillir de 2 à 3 min, puis laisser infuser 10 min.

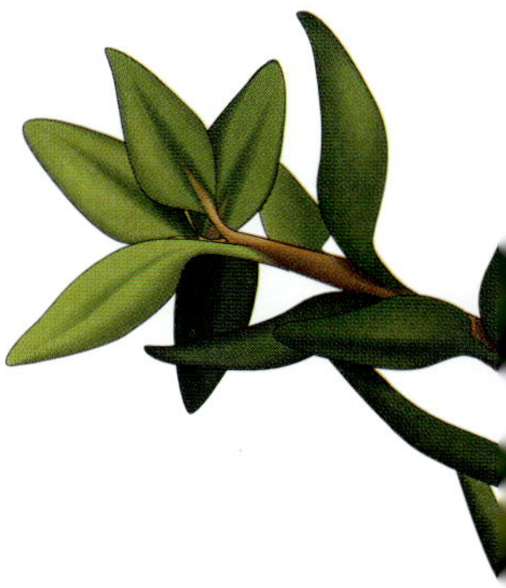

Menthe

Mentha spp, Labiacées

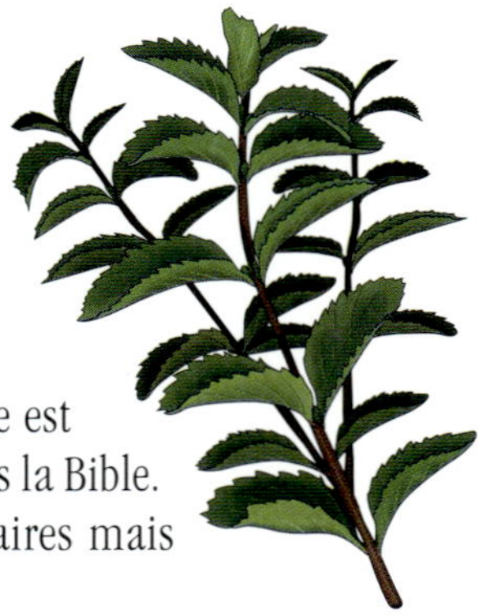

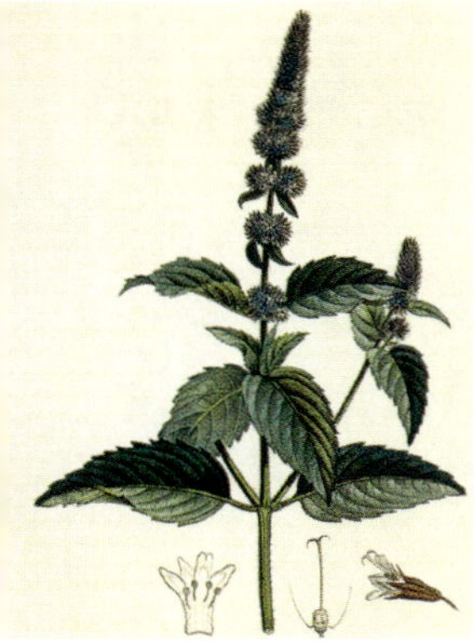

Les feuilles de menthe ont une saveur plus prononcée si elles sont cueillies avant la floraison.

Plante aromatique vivace originaire de la région méditerranéenne, la menthe est reconnue pour ses nombreux usages depuis les temps anciens. Elle est citée dans la Bible. On se servait de la menthe non seulement à des fins médicinales et culinaires mais également pour parfumer temples et maisons.

La menthe est abondante dans les régions tempérées, elle pousse facilement et peut même devenir très envahissante. Il existe 25 espèces de menthe. Leur saveur plus ou moins prononcée est variable, ainsi certaines menthes ont un goût de pomme, d'autres de citron. Les feuilles ont une saveur plus prononcée si elles sont cueillies avant la floraison. La menthe poivrée et la menthe verte sont parmi les espèces les plus courantes car elles sont très aromatiques.

La **menthe poivrée** (*Mentha piperata*) a des feuilles ovales et lancéolées qui sont rattachées à une tige vert mauve, dont la coloration se retrouve jusque dans les veines des feuilles. De petites fleurs violettes poussent aux extrémités des branches. La menthe poivrée a une odeur forte et pénétrante. Une petite quantité suffit amplement à parfumer les aliments ; c'est la menthe la plus parfumée.

La **menthe verte** (*Mentha spicata*), appelée aussi menthe douce, a des feuilles très odorantes, d'un vert-gris brillant, qui sont presque rondes et presque démunies de duvet. Les fleurs sont violacées.

Achat

Les feuilles de menthe séchées sont habituellement d'un vert noirâtre, à moins qu'elles n'aient été déshydratées au four à micro-ondes. Pour un maximum de saveur, les acheter dans un magasin où l'écoulement des stocks est rapide.

Conservation

La menthe fraîche se conserve quelques jours au réfrigérateur. Séchée et placée dans un contenant hermétique à l'abri de la lumière et de l'humidité, la menthe peut conserver sa saveur pendant 2 ans.

Utilisation

La menthe s'utilise fraîche ou séchée. Elle assaisonne notamment soupes froides ou chaudes, sauces, certains légumes (aubergine, chou, concombre, pois, tomate), salades de pommes de terre, viande, gibier, poisson et crème glacée. Il est préférable de ne pas associer la menthe à d'autres aromates, mais elle peut être délicieuse mélangée au citron ; elle aromatise agréablement vinaigrettes et mayonnaises.

Dans les pays anglo-saxons, elle est associée à l'agneau qu'elle accompagne sous forme de sauce en gelée. La menthe verte fraîche enveloppe les rouleaux printaniers vietnamiens et accompagne le taboulé libanais. Elle fait partie de la cuisine nord-africaine, moyen-orientale, indienne, chinoise, thaïlandaise et indochinoise. La menthe aromatise notamment currys, chutneys, shish kebabs, yogourt, salades, sauces et thé.

L'huile essentielle de la menthe aromatise la gomme à mâcher, le chocolat, les liqueurs, les dentifrices, les médicaments, les cigarettes et les cosmétiques.

Valeur nutritive

La menthe doit sa saveur caractéristique au menthol, une essence qui laisse une sensation de fraîcheur dans la bouche. La menthe poivrée et la menthe verte sont souvent confondues ; en fait elles sont très différentes. La menthe poivrée doit ses propriétés thérapeutiques à la présence de menthol, qui est absent dans la menthe verte. Celle-ci n'est appréciée que pour donner du goût ; elle n'aurait aucun effet sur la digestion.

L'essence de menthe poivrée peut contenir jusqu'à 92 % de menthol. Celui-ci aurait de nombreuses propriétés médicinales, on le dit notamment carminatif, antispasmodique, antiseptique, cholagogue, tonique, expectorant, stomachique et digestif. À forte dose, la menthe peut provoquer l'insomnie, alors qu'à faible dose, elle favorise le sommeil.

En tisane, mettre une pincée de feuilles par 250 ml d'eau et laisser infuser 10 min. Le menthol appliqué en pommade serait bénéfique contre les maux de tête et les douleurs musculaires.

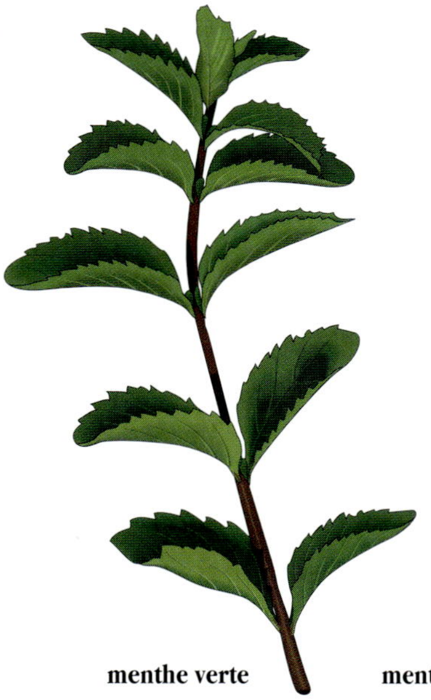

menthe verte

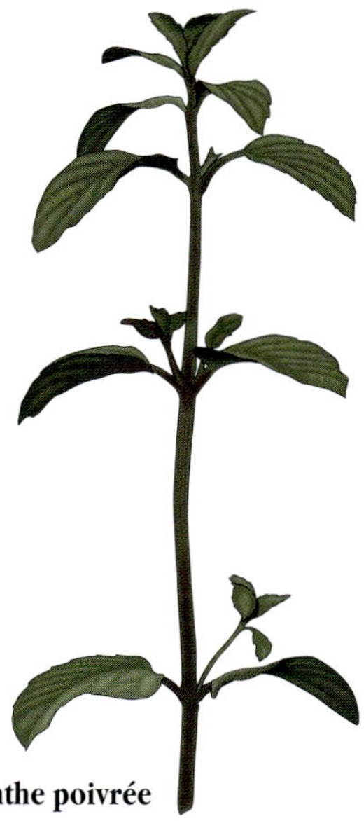

menthe poivrée

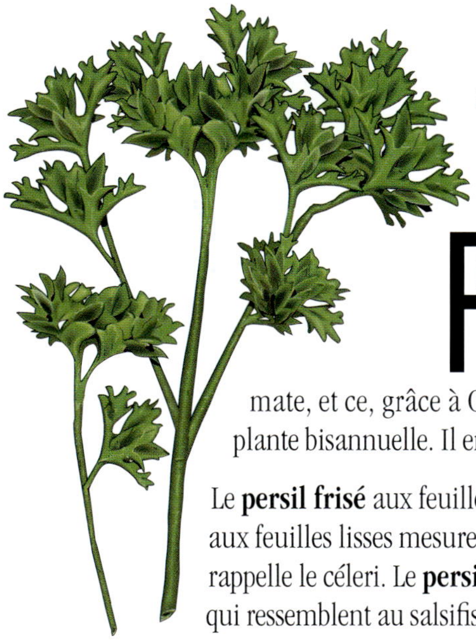

persil frisé

Persil

Petroselinum spp, Ombellifères

Plante aromatique originaire d'Europe méridionale. Au fil des siècles, on a attribué au persil des pouvoirs maléfiques ou de grandes propriétés médicinales. En Grèce, par exemple, cette plante symbolisait la joie et la fête. Ce n'est qu'au Moyen Âge que le persil fut employé comme aromate, et ce, grâce à Charlemagne qui ordonna sa culture sur ses domaines. Le persil est une plante bisannuelle. Il en existe 3 espèces principales.

Le **persil frisé** aux feuilles très vertes a de longues tiges qui peuvent atteindre 30 cm. Le **persil plat** aux feuilles lisses mesure jusqu'à 45 cm. Sa saveur très parfumée et moins amère que le persil frisé rappelle le céleri. Le **persil bulbeux** (dit de Hambourg) est surtout cultivé pour ses racines blanches qui ressemblent au salsifis et mesurent habituellement 15 cm de long et 5 cm de large.

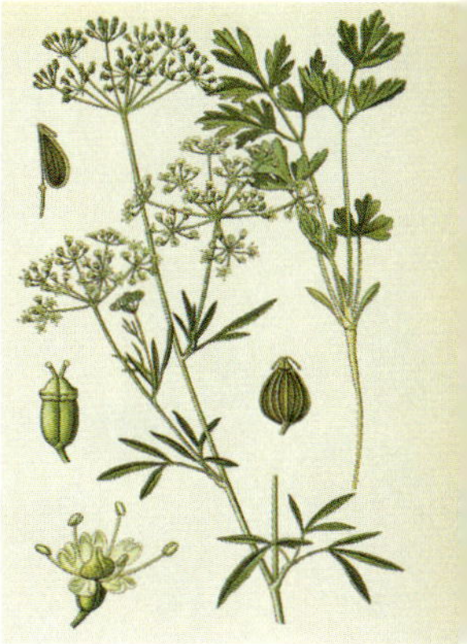

La saveur du persil plat, aux feuilles lisses, rappelle le céleri.

Préparation

Laver le persil avec une attention particulière car, tout comme l'épinard, il a tendance à retenir sable et terre. Le plonger dans de l'eau fraîche en le secouant doucement jusqu'à ce qu'il soit propre. Éviter de le laisser tremper. Renouveler l'eau si nécessaire.

Utilisation

Le persil a un emploi presque illimité. Il s'utilise frais, séché, congelé ou mariné. Frais, il a plus de valeur nutritive et de saveur. L'ajouter à la dernière minute aux aliments cuits, il conserve plus de fermeté, de couleur, de saveur et de valeur nutritive. Les tiges comme les feuilles sont comestibles.

Le persil est un des éléments indispensables du bouquet garni, avec le thym et le laurier. Parmi les usages du persil auxquels on pense moins souvent figure son incorporation aux sandwichs, aux omelettes et aux salades. Au Liban, le persil est l'ingrédient principal du taboulé, un plat froid dans lequel il côtoie blé concassé, huile d'olive, oignon, ail, jus de citron et menthe.

Les racines de persil se préparent comme le navet ou la carotte; on les utilise surtout dans les soupes et les ragoûts. Le persil dit de Hambourg entre dans la composition des soupes et sauces et peut aussi être cuisiné et consommé comme l'asperge ou le céleri-rave.

Conservation

Le persil se conserve au réfrigérateur dans un sac de plastique perforé. Le laver d'abord s'il est terreux, sablonneux ou très humide. S'il est défraîchi, l'asperger légèrement d'eau avant de le placer au réfrigérateur ou, si on vient de le laver, ne pas l'égoutter complètement. Le persil se congèle facilement car il n'a pas besoin d'être blanchi. Il perd cependant sa fermeté. Par la suite, l'utiliser préférablement sans le décongeler.

Le persil déshydraté se conserve dans un récipient hermétique placé dans un endroit sombre, frais et sec

Achat

Choisir du persil ferme d'un beau vert. Écarter des feuilles jaunies, brunies ou amollies, car elles manquent de fraîcheur.

Valeur nutritive

	frais	*séché*
vitamine A	52 ER	30 ER
potassium	55 mg	49 mg
calcium	14 mg	19 mg
vitamine C	13 mg	2 mg
phosphore	6 mg	5 mg
fer	0,6 mg	1,2 mg
		par 10 g (10 brins)

On dit le persil antiscorbutique, stimulant, diurétique, dépuratif, stomachique, apéritif et vermifuge. Il rafraîchit l'haleine.

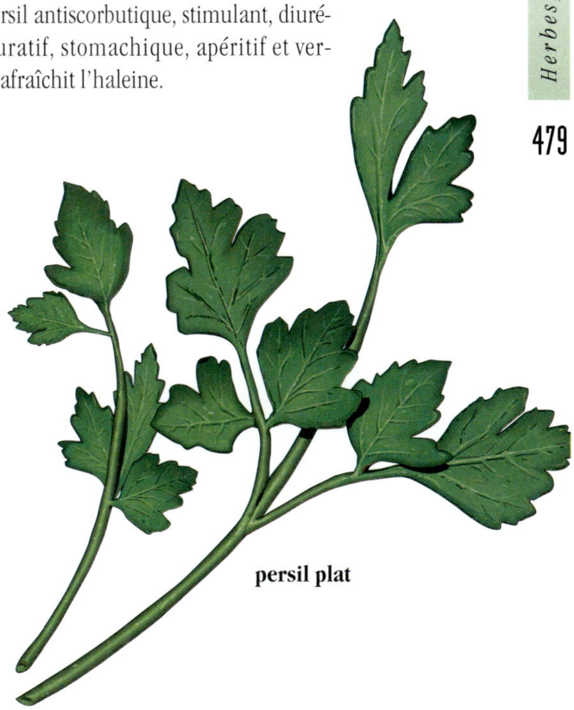

persil plat

Cerfeuil

Anthriscus cerefolium, Ombellifères

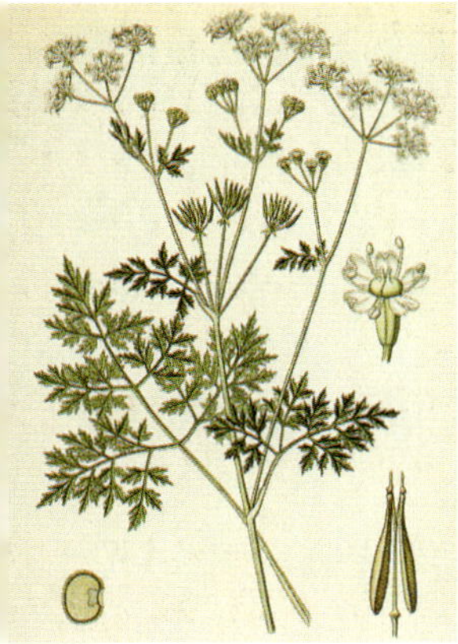

Le cerfeuil ressemble un peu au persil, un proche parent. Il était d'ailleurs nommé « persil de riches » en Europe au Moyen Âge.

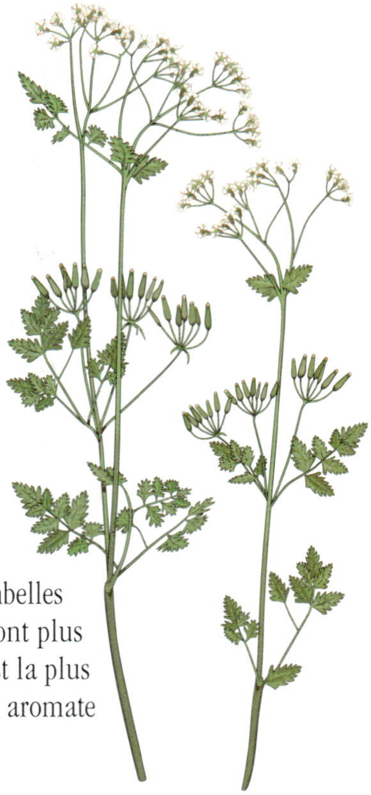

Plante aromatique annuelle probablement originaire de Russie. Le nom « cerfeuil » vient du grec *kairephullon* de *khairein*, « réjouir », et *phullon*, « feuille », qui signifie « la feuille qui réjouit ». L'usage du cerfeuil en France date du Moyen Âge, au retour des croisades.

Le cerfeuil ressemble un peu au persil frisé, un proche parent; on le nommait d'ailleurs « persil de riches » en Europe au Moyen Âge. Il est cependant plus fragile et d'un vert moins soutenu. Il occupe une place de choix dans la cuisine française.

Les feuilles du cerfeuil sont finement incisées. De petites fleurs blanches en ombelles donnent naissance à de minces graines foncées de forme allongée qui ne sont plus utilisées. C'est avant la floraison que la plante, qui atteint de 20 à 70 cm, est la plus savoureuse. Le cerfeuil a une saveur subtile légèrement anisée; il constitue un aromate particulièrement raffiné.

Achat

À l'achat du cerfeuil frais, choisir un produit ferme exempt de taches foncées. Écarter des feuilles jaunies, brunies ou amollies, car elles manquent de fraîcheur.

Valeur nutritive

	séché
potassium	28 mg
calcium	8 mg
fer	0,1 mg
	par 5 ml (1 g)

On dit le cerfeuil apéritif, stomachique, dépuratif et diurétique.

En tisane, mettre 1 c. à soupe de feuilles séchées par 250 ml d'eau et laisser infuser 10 min.

Utilisation

Le cerfeuil s'utilise comme le persil, qu'il remplace agréablement. Avec le persil, l'estragon et la ciboulette, le cerfeuil compose le mélange que l'on nomme « fines herbes », traditionnel en cuisine française. Il aromatise notamment potages, vinaigrettes, sauces (béarnaise, gribiche), salades, légumes, crudités, omelettes, ragoûts, plats froids et poissons.

Le cerfeuil perd rapidement son goût lorsqu'il est séché ou bouilli, car son huile essentielle est très volatile. Il est donc préférable de l'utiliser le plus frais possible, de le couper au dernier moment (de préférence à l'aide de ciseaux), et de ne l'ajouter qu'en fin de cuisson. On devrait également éviter de le mélanger avec trop d'huile.

Conservation

Le cerfeuil frais est fragile. Placer les tiges dans un bol d'eau ou envelopper le cerfeuil dans une feuille de papier légèrement humide, puis le réfrigérer. Il est préférable de congeler le cerfeuil plutôt que de le déshydrater; il conserve ainsi plus de saveur.

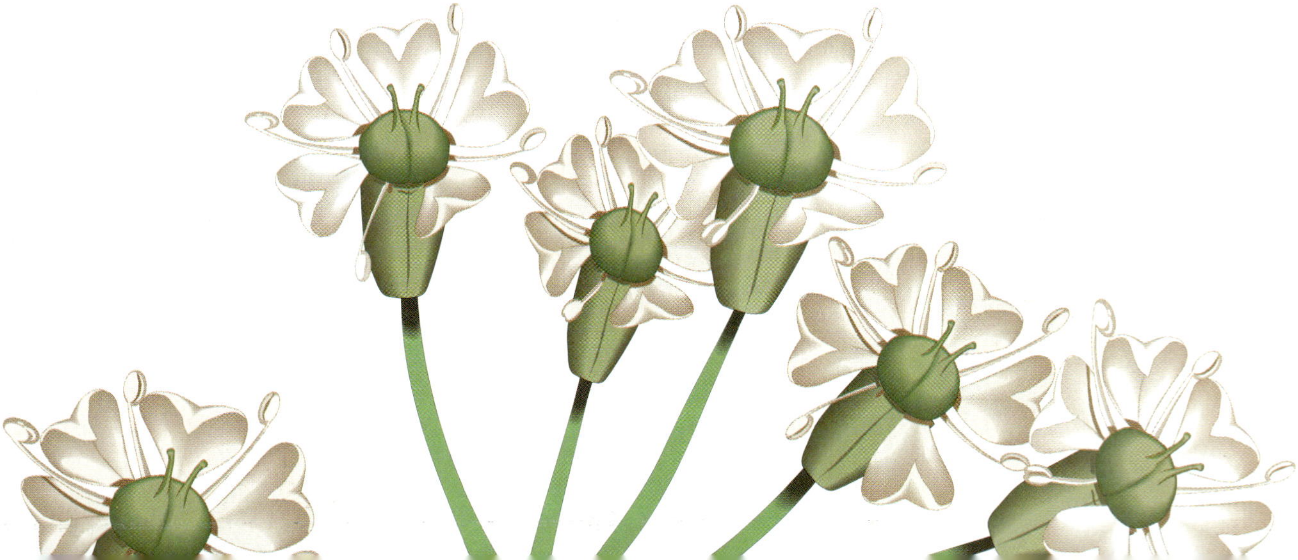

Romarin

Rosmarinus officinalis, **Labiacées**

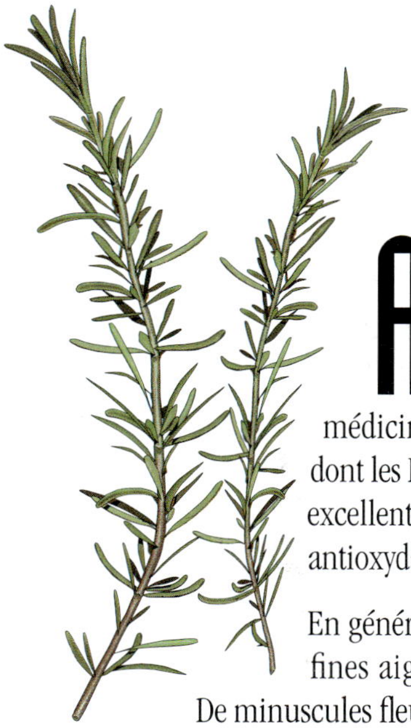

Arbrisseau vivace originaire de la région méditerranéenne dont les feuilles très parfumées sont utilisées comme condiment. Le nom latin du romarin signifie « rosée de mer » et fait référence au lieu de croissance de prédilection de cette plante, soit près des rivages marins. Le romarin est reconnu pour ses propriétés médicinales depuis l'Antiquité. On disait qu'il fortifiait la mémoire. Certains peuples, dont les Égyptiens et les Romains, le considéraient comme une panacée. Le romarin est un excellent agent de conservation naturel. Il peut remplacer des additifs de synthèse, tels les antioxydants BHA (hydroxyanisol butylé) et BHT (hydroxytoluène butylé).

En général, la plante mesure de 60 cm à 1,5 m. Les feuilles persistantes ressemblent à de fines aiguilles; leur face supérieure est vert foncé et leur face inférieure blanchâtre. De minuscules fleurs bleu pâle, lavande ou parfois blanches regroupées en petits bouquets attirent les abeilles, qui en tirent un miel exquis. Le romarin a une odeur légèrement camphrée et une saveur piquante. Contrairement aux autres fines herbes, la récolte se fait pendant et après la floraison, moments où les feuilles sont le plus aromatiques.

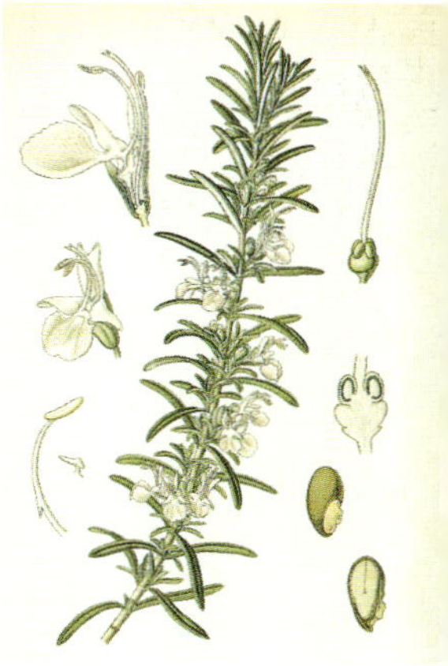

Les feuilles persistantes du romarin ressemblent à de fines aiguilles; leur face supérieure est vert foncé et leur face inférieure blanchâtre.

Utilisation

Le romarin a une saveur piquante et parfumée assez prononcée. L'utiliser à petites doses afin de ne pas masquer la saveur des aliments. Le romarin est très estimé dans le sud de la France et en Italie où on l'incorpore à une grande quantité de mets, telles les soupes, les farces, les sauces, les marinades. Il aromatise également les pâtes alimentaires, les ragoûts, le poisson, ainsi que les grillades de viandes tel l'agneau, la volaille et le gibier rôtis ou en brochette. Les fleurs aromatisent vins et salades. Quelques feuilles infusées dans du lait le parfument légèrement; ce lait peut par la suite servir à confectionner divers desserts, dont des crèmes.

Le romarin entre également dans le mélange d'herbes qui se nomme « herbes de Provence ». On l'utilise aussi en parfumerie. Il sert d'élément de base dans la composition d'onguents, de savons et de shampoings.

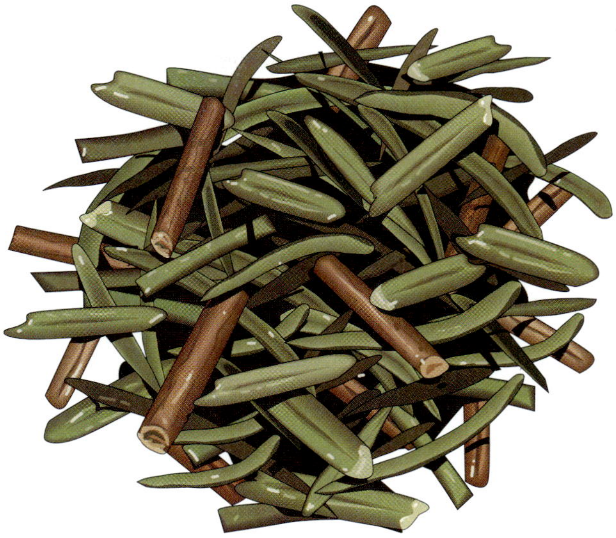

Valeur nutritive

	séché
calcium	15 mg
potassium	11 mg
vitamine A	4 ER
magnésium	3 mg
vitamine C	1 mg
fer	0,3 mg
	par 5 ml (2 g)

On dit le romarin antispasmodique, antirhumatismal, antiseptique, diurétique, stimulant, sudorifique, stomachique, carminatif, cholagogue et emménagogue. Il atténuerait les rides. La phytothérapie fait un grand usage du romarin. À fortes doses, le romarin peut causer des irritations de l'estomac et des intestins.

En tisane, mettre 1 c. à thé de feuilles par 250 ml d'eau, faire bouillir de 2 à 3 min, puis laisser infuser 10 min.

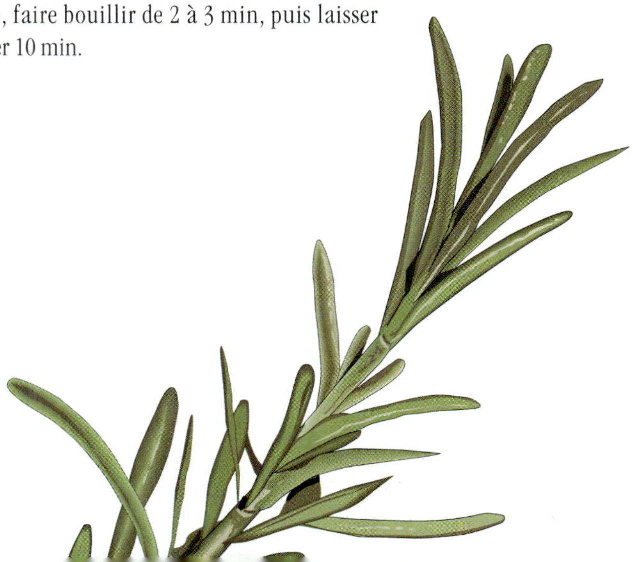

Baie de genièvre

Juniperus communis, Cupressacées

baies de genièvre

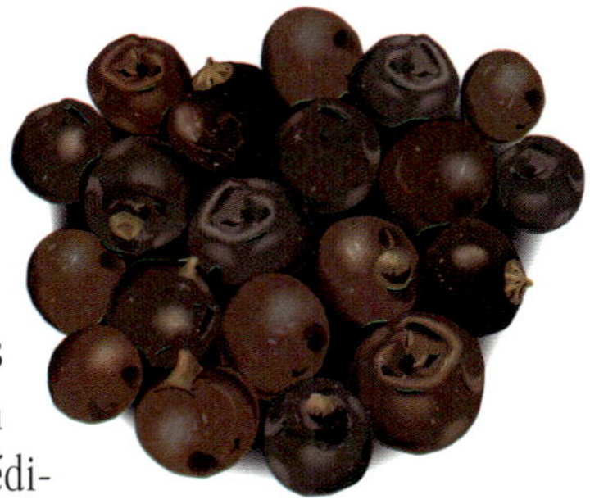

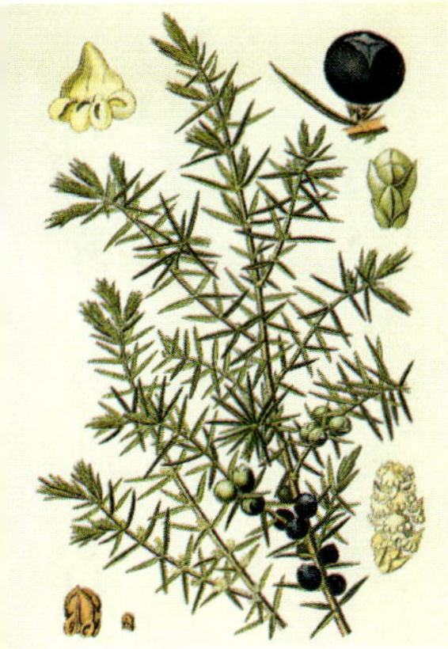

Les petites baies d'abord vertes puis de couleur bleu-noir ont un parfum résineux, un goût relevé et une saveur légèrement amère.

Fruit du genévrier, arbre originaire des régions boréales de l'hémisphère Nord. Le genévrier a des aiguilles persistantes raides et piquantes de couleur gris-vert ou bleu-vert. Il pousse à l'état sauvage sur les sols secs, sableux ou rocailleux tant en Amérique du Nord, qu'en Asie et dans l'Europe tout entière. Des papyrus égyptiens datant de 2 800 ans avant J.-C. en font mention. Les baies de genièvre sont reconnues pour leurs propriétés médicinales depuis les temps anciens.

Le genévrier atteint des dimensions variables; il peut être élevé (jusqu'à 12 m) et dense, de taille moyenne ou encore n'être qu'un arbrisseau très compact et massif. Les fleurs produisent de petites baies charnues d'abord vertes puis se colorant de bleu-noir ou violet et pruinées au cours de la deuxième année. Toutes les parties de l'arbre ont une forte odeur.

Les baies dégagent un parfum résineux, un goût relevé et une saveur légèrement amère.

Achat

Préférer des baies entières, car elles ont plus de saveur. Acheter des baies noirâtres exemptes de moisissures; elles ne doivent pas être brunes ni verdâtres. Les baies peuvent être légèrement ratatinées.

Utilisation

Les baies de genièvre s'utilisent entières ou concassées. Elles sont populaires dans le nord de l'Europe. Elles aromatisent le gibier, la volaille, le porc, le lapin, la choucroute, les pâtés, les marinades, les farces, la charcuterie, les plats à base de chou et les courts-bouillons. Elles font également partie des mets dits « à la liégeoise » ou « à l'ardennaise ».

Les baies de genièvre sont un élément indispensable du gin. Elles entrent aussi dans la fabrication de certaines bières, d'aquavits scandinaves et de certains schnaps allemands.

Valeur nutritive

On dit les baies de genièvre antiseptiques, diurétiques, toniques, dépuratives, stomachiques et antirhumatismales. Elles aideraient à combattre l'arthrite, les affections biliaires et les calculs urinaires. Toutefois il n'est pas recommandé d'utiliser (sans l'avis d'un professionnel) l'huile essentielle de genièvre lors d'une grossesse ou si l'on présente des problèmes rénaux.

Les baies, l'écorce et les aiguilles peuvent être infusées. Mettre 1 c. à thé pour 250 ml d'eau, faire bouillir 2 ou 3 min, puis laisser infuser 10 min.

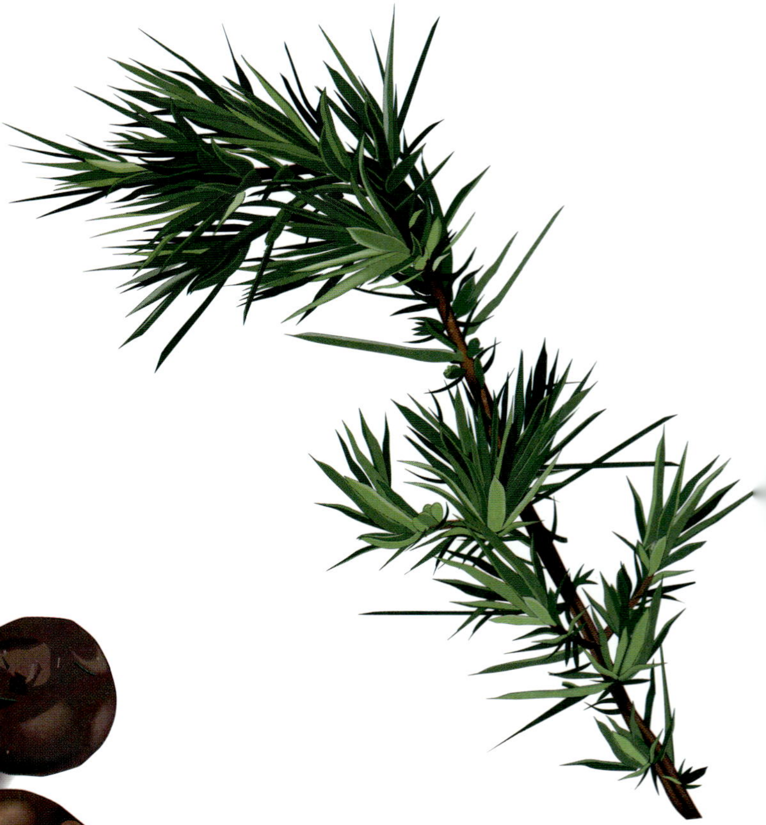

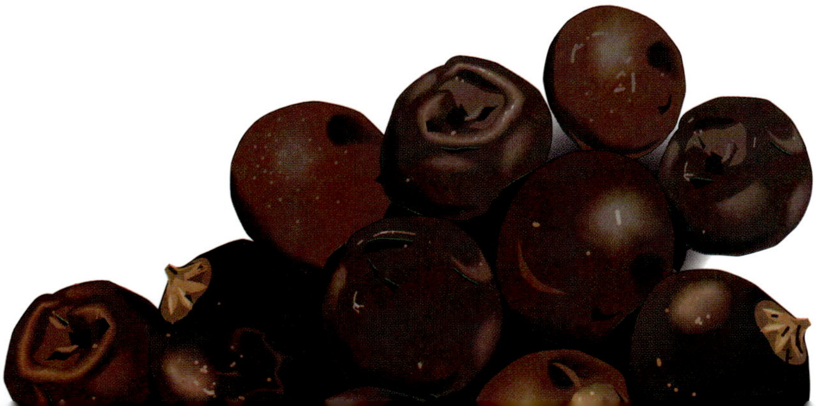

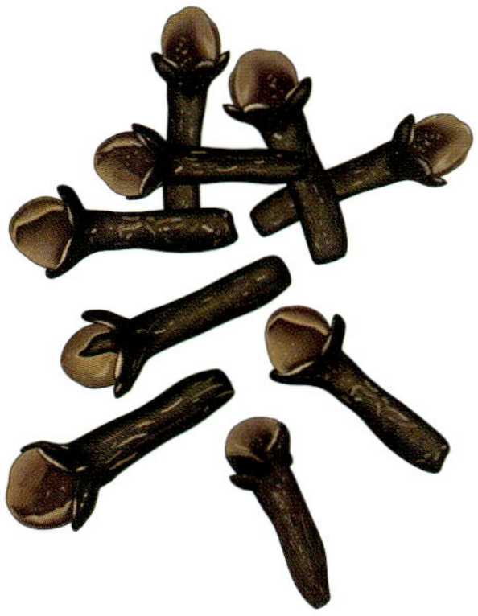

Clou de girofle

Syzygium aromaticum, Myrtacées

Bouton floral séché du giroflier, arbre à feuilles persistantes, originaire des îles Moluques dans l'archipel indonésien, cette épice à saveur tenace, âcre et piquante ressemble à un petit clou d'environ 12 mm de long, orné d'une tête de 4 mm de diamètre. Son nom français date du Moyen Âge et vient du latin *clavus* qui signifie « clou ».

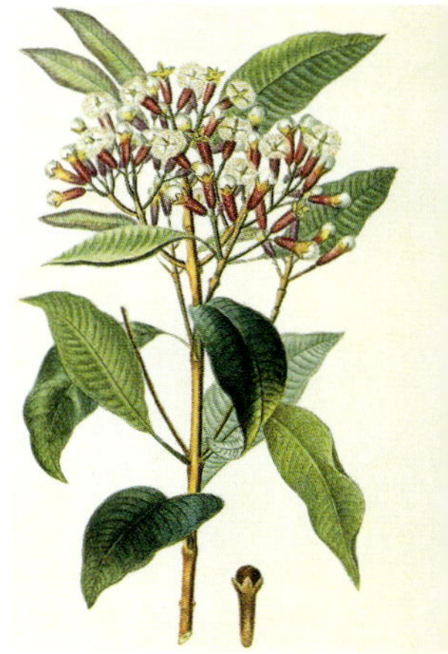

Le giroflier atteint rarement la floraison, car les boutons floraux sont cueillis avant l'apparition des pétales. Ils sont alors mis à sécher.

Le clou de girofle est utilisé en Asie depuis plus de 2 000 ans. En Chine, les courtisans de l'époque de la dynastie des Han devaient parfumer leur haleine avec des clous de girofle lorsqu'ils s'adressaient à l'empereur. L'utilisation du clou de girofle est plus récente en Europe (il fut introduit vers le IVe siècle), où il ne connut vraiment son essor qu'au Moyen Âge. Pendant un bon moment, cette épice fut aussi estimée que le poivre. Le clou de girofle permettait de masquer la saveur souvent indésirable des aliments altérés par des méthodes de conservation inefficaces. La culture du giroflier fut longtemps confinée presque exclusivement en Indonésie et elle était contrôlée par les Hollandais. Aujourd'hui, l'île de Zanzibar est le principal centre de production du giroflier.

Le giroflier peut atteindre de 12 à 15 m de haut ; il pousse sous les tropiques et préfère les climats maritimes, car il est fragile. Il peut vivre plus de 100 ans, mais sa production maximale se situe entre 10 et 20 ans. L'arbre commence à porter des fruits seulement vers sa septième ou huitième année d'existence. Les feuilles, les boutons floraux et les fleurs sont très odoriférants et embaument l'air. Le giroflier atteint rarement la floraison, car les boutons floraux sont cueillis avant l'apparition des pétales, lorsqu'ils commencent à peine à être rosés après avoir été verts. Ils sont alors séchés jusqu'à ce qu'ils brunissent immédiatement après la cueillette. Les clous de girofle sont particulièrement robustes et difficiles à pulvériser.

Utilisation

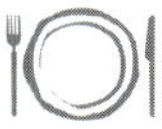

Le clou de girofle entier est associé traditionnellement à la cuisson du jambon. Il orne aussi les oranges ainsi que les oignons dans les bouillis et les braisés. Il assaisonne compotes de fruits, marinades, cornichons au vinaigre et parfume le café.

Moulu, le clou de girofle aromatise notamment farces, boudin, charcuterie, bœuf, agneau, pot-au-feu, pains de viande, fromage de tête, cornichons, marinades, soupes, légumes, gâteaux, biscuits, tartes, puddings, pâtisseries au miel et aux fruits secs, fruits à l'eau-de-vie, compotes, jus et vins chauds. C'est un des ingrédients du pain d'épice.

Le clou de girofle est souvent associé à la cannelle et à la muscade. Il fait également parti des mélanges d'épices telles que le garam masala et le curry indiens, le ras-el-hanout nord-africain et le cinq-épices chinois. Il se marie bien avec le bouquet garni, l'ail, l'oignon et le poivre, mais on devrait éviter de l'associer aux herbes.

L'huile essentielle, dont le principal composant est l'eugénol, est extraite des boutons floraux, des feuilles et des tiges. Elle entre dans la fabrication de la vanilline, une vanille synthétique. Elle est aussi utilisée dans des parfums, des savons, des médicaments (analgésiques dentaires), des rince-bouche et la gomme à mâcher.

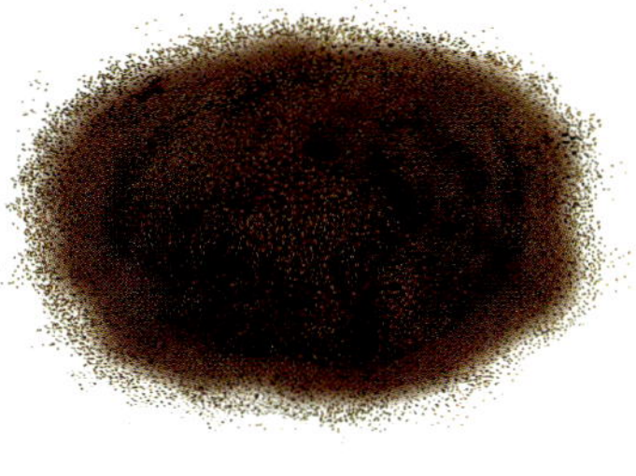

clous moulus

Achat

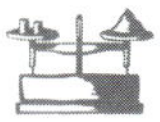

Il est préférable d'acheter les clous de girofle entiers, car les clous moulus perdent rapidement leur saveur et se conservent moins longtemps. Pour vérifier la qualité d'un clou de girofle, le mettre dans l'eau ; il devrait flotter à la verticale. S'il ne flotte pas ou s'il flotte à l'horizontale, il est éventé.

Valeur nutritive

potassium	23 mg
calcium	14 mg
magnésium	6 mg
vitamine C	2 mg
fer	0,18 mg
	par 5 ml (2 g)

Son huile essentielle contient de 70 à 85 % d'eugénol. On dit le clou de girofle tonique, antinévralgique, antispasmodique, stomachique, antiseptique et carminatif. L'huile essentielle aurait des effets bénéfiques contre les maux de dents et d'oreilles. Elle contient des agents stimulants qui, à forte dose, peuvent irriter le système digestif.

Piment de la Jamaïque

Pimenta dioica, Myrtacées

grains de piment de la Jamaïque

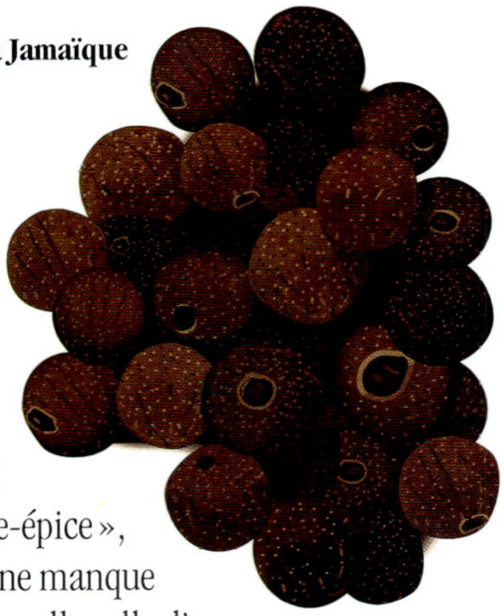

Fruit très aromatique utilisé comme épice. Le piment de la Jamaïque est produit par le myrte-piment, arbre originaire des Antilles et du Mexique. La Jamaïque est le plus important pays producteur de cette épice. Le myrte-piment est aussi cultivé au Honduras, au Guatemala et au Brésil.

Le piment de la Jamaïque est consommé depuis les temps anciens ; les Aztèques notamment l'utilisaient pour parfumer le chocolat. Toutefois, le piment de la Jamaïque ne fut utilisé en Europe qu'à partir du XVIIe siècle. On nomme souvent le piment de la Jamaïque « poivre giroflée », « poivre de la Jamaïque » ou « toute-épice », car sa saveur rappelle à la fois la cannelle, le girofle, le poivre et la muscade. Cela ne manque pas de causer une certaine confusion, car la saveur du piment de la Jamaïque rappelle celle d'un mélange d'épices chinois qui porte le nom de « cinq-épices » ou de « quatre-épices ».

Le myrte-piment pousse sous les climats tropicaux. Cet arbre au tronc élancé toujours vert et aux feuilles persistantes, mesure jusqu'à 13 m de haut et est apparenté au giroflier. Ses petites fleurs blanches donnent naissance à des grappes de fruits, des baies rondes de la grosseur d'un pois. Les fruits sont cueillis avant la pleine maturité, lorsqu'ils sont verts, afin de conserver tout leur arôme. Ils sont séchés au soleil ou dans des fours, et deviennent alors brun foncé presque rouges.

Achat

Le piment de la Jamaïque se vend en grains ou moulu. Il est préférable de l'acheter en grains et de le moudre au besoin, il conserve ainsi sa saveur plus longtemps. Il est facile à pulvériser. On peut également utiliser ses feuilles comme celles du laurier.

Valeur nutritive

	moulu
potassium	20 mg
calcium	13 mg
magnésium	3 mg
fer	0,1 mg
	par 5 ml (2 g)

Le piment de la Jamaïque possède des propriétés médicinales similaires à celles du clou de girofle, soit celles d'être apéritif, digestif, carminatif et antirhumatismal. Son huile essentielle contient de l'eugénol. Ses feuilles fournissent la vanilline.

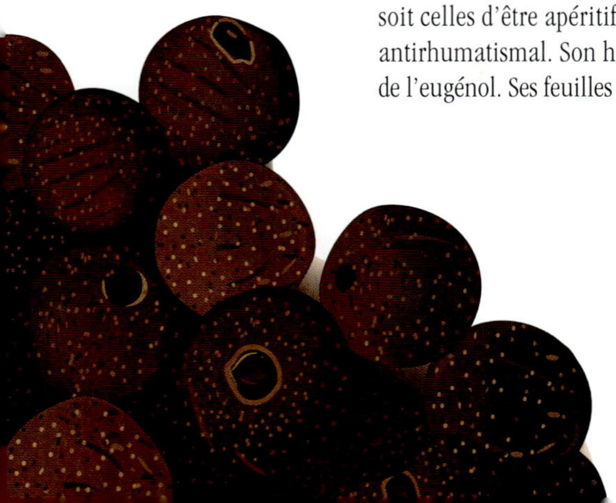

Utilisation

Utiliser le piment de la Jamaïque avec parcimonie afin de ne pas masquer le goût des aliments. Cette épice aromatise aussi bien les mets salés que sucrés. Elle a le même usage que le clou de girofle qu'elle peut remplacer dans la plupart des recettes. Elle assaisonne très bien les viandes rôties, comme le gibier et les marinades. Le piment de la Jamaïque aromatise notamment sauces, compote de pommes, gâteaux aux fruits, flans, riz, oignons, chou et volaille. Il entre aussi dans la fabrication des charcuteries et de certaines liqueurs comme la Chartreuse et la Bénédictine.

piment de la Jamaïque moulu

Muscade

Myristica fragrans, **Myristicacées**

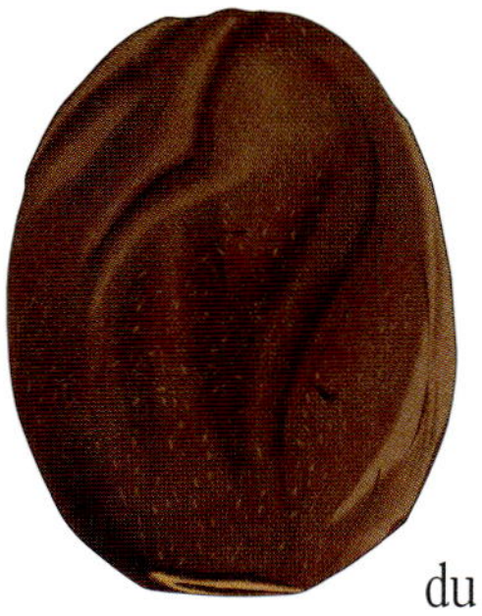

Fruit du muscadier, arbre aux feuilles persistantes qui serait originaire des îles Moluques en Indonésie. Le commerce de la muscade et du macis avait déjà cours au VIe siècle ; ce n'est qu'au XIIe siècle que ces épices furent connues en Europe. Tout comme dans le cas du clou de girofle, les Hollandais ont longtemps eu le monopole du commerce de la muscade.

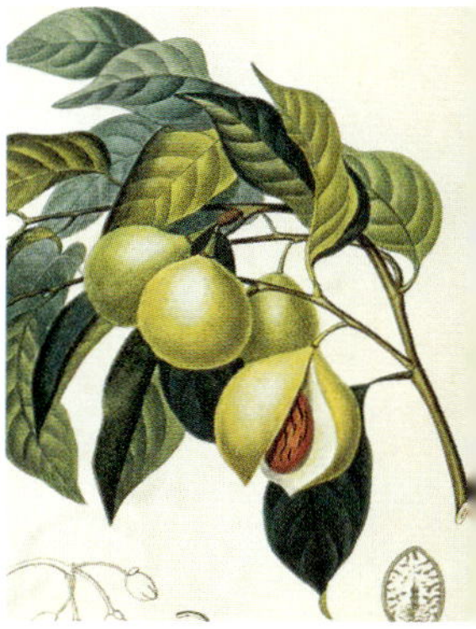

Lorsque le fruit est mûr, la chair éclate et révèle un noyau recouvert d'une enveloppe écarlate, le macis, renfermant une amande brune: la noix de muscade.

La muscade est recouverte d'une mince membrane ligneuse de couleur rouge vif que l'on nomme « arille », mais qui est plus communément nommée « macis ». À l'époque coloniale le marché du macis était plus lucratif que celui de la muscade.

Le muscadier pousse sous les climats tropicaux. Les principaux pays producteurs de muscade et de macis sont l'Indonésie, l'Inde, le Sri Lanka et les Antilles.

Le muscadier mesure jusqu'à 10 m de haut et possède des feuilles oblongues de 10 cm de long, de couleur vert sombre en surface. Son fruit de couleur jaune or aux taches rouges et vertes ressemble à un abricot. Lorsque le fruit est mûr, la chair éclate et révèle un noyau recouvert d'une enveloppe écarlate, le macis, renfermant une amande brune. C'est la noix de muscade. Celle-ci mesure habituellement de 2 à 3 cm de long. Le macis devient de couleur orange foncé lorsque séché, et a une saveur moins piquante et moins prononcée que la noix de muscade, qui est chaude et épicée. Le macis possède un parfum de cannelle et de poivre. Il est commercialisé en lames ou réduit en poudre.

Achat

La muscade moulue perd rapidement sa saveur. Il est préférable d'acheter une noix de muscade et de la râper au besoin tandis que le macis devrait être incorporé en début de cuisson.

La noix de muscade est souvent blanchie à la chaux pour la protéger des insectes. À l'achat, choisir une noix dure et lourde sans trous d'insectes. Pour vérifier la fraîcheur de la noix, la couper légèrement ou enfoncer une aiguille de quelques millimètres, une mince pellicule huileuse ou une goutte huileuse devrait apparaître. Acheter le macis et la muscade en poudre dans un magasin où le renouvellement des stocks est rapide afin de s'assurer de la fraîcheur.

Utilisation

La muscade s'utilise tant avec les aliments sucrés que salés. Elle aromatise les mets à base de pommes de terre, d'œufs et de fromage ainsi que les gâteaux, puddings, tartes, compotes, choux, épinards, sauces, soupe à l'oignon, escargots, viande et marinades. Elle parfume liqueurs, punchs, vin chaud et plusieurs autres boissons. La muscade se marie particulièrement bien avec les produits laitiers mais supporte mal le voisinage d'autres épices parfumées.

Le macis est utilisé en pâtisserie, en charcuterie et dans les mélanges d'épices. Il peut aussi avoir la même utilisation que la muscade qu'il remplace agréablement dans les omelettes, la béchamel ou la purée de pommes de terre.

Valeur nutritive

	muscade moulue	*macis moulu*
calories	12	8
matières grasses	0,8 g	0,6 g
potassium	8 mg	8 mg
phosphore	5 mg	2 mg
calcium	4 mg	4 mg
magnésium	4 mg	3 mg
fer	0,1 mg	0,2 mg
		par 5 ml (2 g)

On dit la muscade digestive, stimulante et carminative. Elle contient de la myristine, substance narcotique ayant un effet euphorisant qui se transforme en céphalée et maux d'estomac si elle n'est pas consommée avec modération.

macis

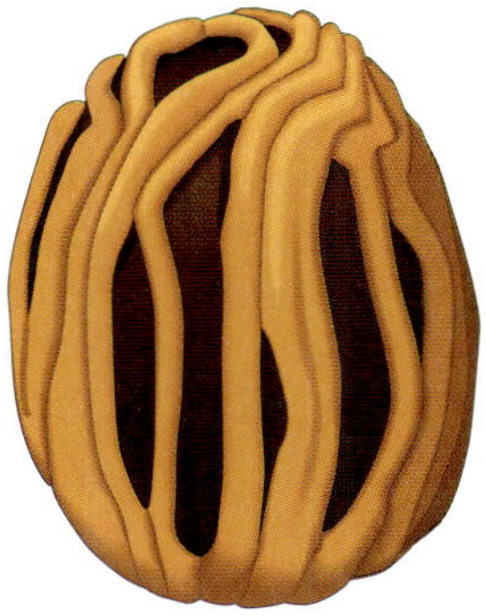

noix de muscade

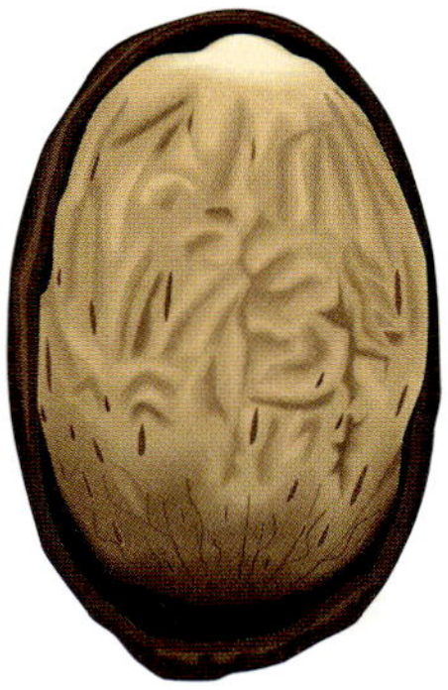

Cardamome

Elettaria cardamomum et *Amomun kravanh,* Zingibéracées

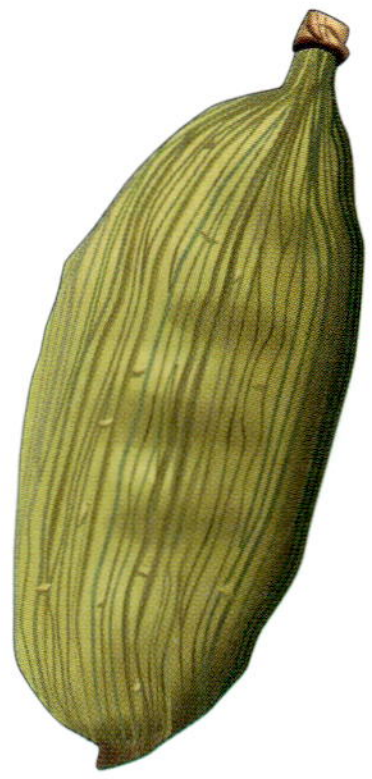

Graine très parfumée croissant sur une plante vivace originaire de l'Inde, la cardamome fait partie de la même famille que le gingembre ; elle a une fine saveur chaude légèrement poivrée. Elle était connue des Grecs et des Romains, qui l'utilisaient dans leurs préparations culinaires. Les soldats d'Alexandre le Grand l'introduisirent en Europe lorsqu'ils revinrent de l'Inde. Au Moyen Âge, on lui attribuait une multitude de propriétés médicinales.

La cardamome est utilisée plus couramment en Orient et dans les pays arabes que dans le monde occidental. Fait exception cependant la Scandinavie, où cette épice est particulièrement appréciée. Les plus importants pays producteurs sont l'Inde, le Sri Lanka, le Cambodge et le Guatemala. La cardamome est, avec le safran et la vanille, une des épices les plus coûteuses. Il existe plusieurs variétés de cardamome. Les trois plus importantes commercialement sont la cardamome de Malabar, la cardamome de Ceylan et la cardamome d'Indochine.

La **cardamome de Malabar** (*Elettaria cardamomum, var. minuscula*). Cette petite graine noire est produite par une grande plante buissonnante vivace qui peut atteindre de 2 à 5 m et qui pousse principalement près de la côte du Malabar en Inde. Cette plante à rhizomes pousse à l'état sauvage, notamment dans le sud de l'Inde, sur des monts nommés Cardamon. Les longues feuilles vert foncé sont lancéolées. Les fleurs jaunâtres et bleues se retrouvent près du sol. Les fruits jaune verdâtre ou bruns sont en forme de capsule ovoïde. Ces capsules mesurant environ 1 cm de long renferment une quinzaine de graines très aromatiques. Ce sont les plus recherchées de toutes et les plus coûteuses.

La **cardamome de Ceylan** (*Elettaria cardamomum, var. major*) n'est pas toujours considérée comme étant différente de la précédente, car elle lui ressemble beaucoup. Son fruit, plus gros et allongé, produit des graines de moindre qualité.

La **cardamome d'Indochine** ou **amome d'Indochine** (*Amomun kravanh*) est une plante d'une espèce voisine, fréquente au Cambodge et au Vietnam. Cette plante mesure environ 3 m de haut. Les petites fleurs regroupées en de courtes grappes d'épis allongés sont denses et cylindriques. Les fruits ronds contiennent des graines similaires de forme et de saveur à celles de la cardamome de Malabar.

La couleur des gousses varie selon le traitement qu'elles ont subi ; ainsi, la cardamome verte a été séchée au soleil (c'est celle que l'on préfère en Inde), la cardamome brune a été séchée au four (Asie et Europe) et la cardamome blanche a été blanchie (États-Unis).

Valeur nutritive

potassium	22 mg
calcium	8 mg
fer	0,3 mg
zinc	0,2 mg
	par 5 ml (2 g)

On dit la cardamome digestive, apéritive, carminative et stimulante. Mâcher les graines permet de rafraîchir l'haleine. En tisane, mettre quelques graines dans de l'eau, faire bouillir légèrement 2 à 3 min et laisser infuser 10 min.

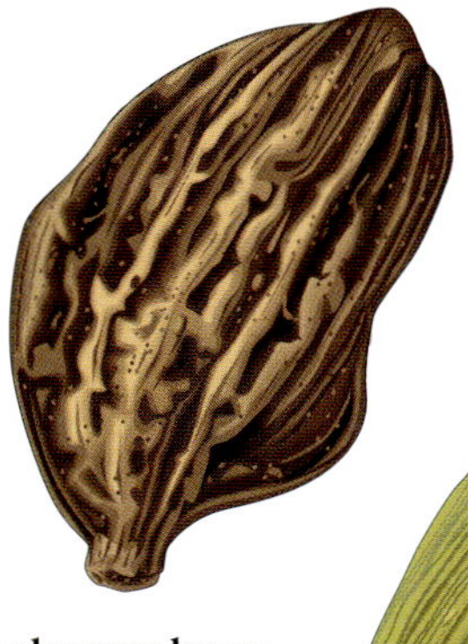

cardamome brune

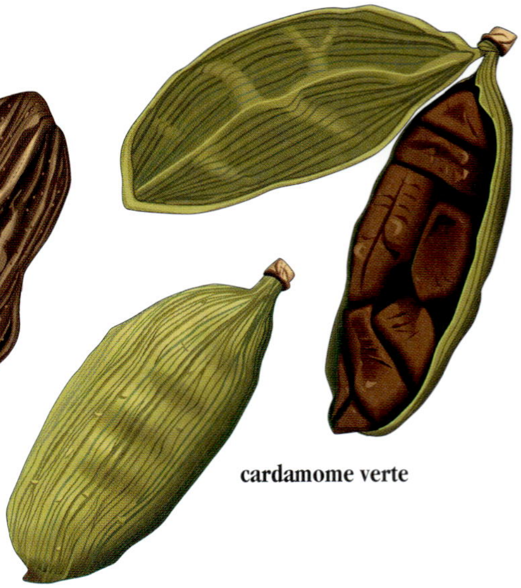

cardamome verte

Utilisation

En Occident, on emploie surtout la cardamome pour parfumer gâteaux, biscuits, compotes de fruits, marinades, charcuteries, vins et liqueurs. En Orient, elle aromatise viandes, poissons, riz, omelettes et desserts. La cardamome est l'un des principaux ingrédients du curry indien. Elle est aussi une des épices de base du garam masala indien. On l'utilise aussi pour parfumer le café en Arabie. En Scandinavie, elle est utilisée pour aromatiser le vin chaud, les compotes et les tartes, ainsi que certaines charcuteries (saucisse, viande hachée). La cardamome peut remplacer le gingembre ou la cannelle dans la plupart des recettes.

Achat

La cardamome se vend en gousses, écossée ou moulue. Il est préférable de l'acheter en gousses et de la moudre au besoin, elle conserve ainsi sa saveur parfumée plus longtemps. Le fait de l'acheter en gousse permet aussi un usage plus étendu (car la cardamome peut être utilisée entière) ; cela évite également les falsifications (il arrive que l'on mélange la cardamome moulue avec d'autres épices moins coûteuses).

Câpre

Capparis spinosa, Capparidacées

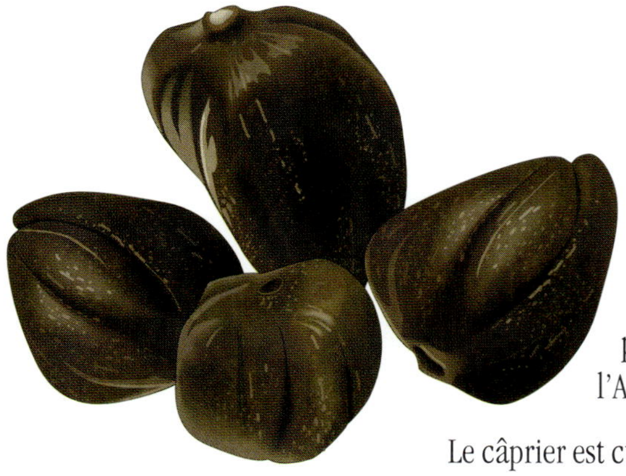

Bouton floral du câprier, arbrisseau épineux vivace et grimpant originaire de la région méditerranéenne. Les câpres sont consommées depuis les temps anciens. Elles servaient déjà à relever les sauces de poissons du temps des Romains. Elles sont mentionnées dans l'Ancien Testament.

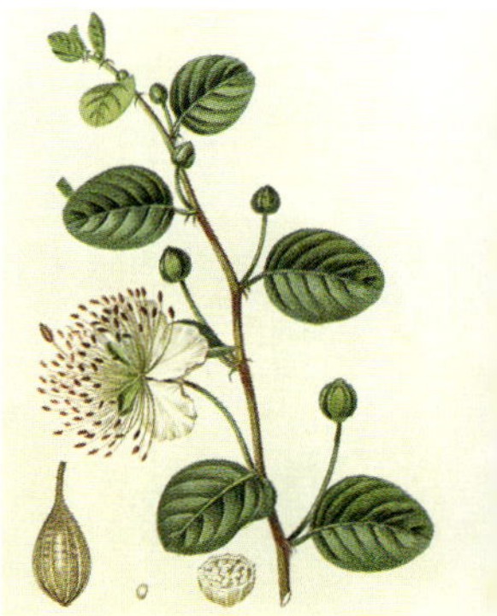

On cueille les boutons floraux avant qu'ils n'éclosent, ils sont alors de couleur vert olive.

Le câprier est cultivé en Europe méridionale et en Afrique du Nord. Il est très décoratif avec ses fleurs magnifiques aux grands pétales blancs teintés de rose et aux longues étamines au pollen violet. Ses tiges ligneuses s'accrochent aux murs et rochers. Le câprier peut atteindre 1 m ; ses petites feuilles vertes de forme ovale sont épaisses, luisantes et touffues. On cueille les boutons floraux avant qu'ils n'éclosent, ils sont alors de couleur vert olive.

Achat

Les câpres sont commercialisées confites au vinaigre, saumurées ou conservées au vin. Plus elles sont petites, plus elles sont coûteuses, et plus leur saveur est délicate et leur arôme prononcé.

Les boutons floraux de capucines, de soucis ou de genêts sont souvent utilisés pour remplacer frauduleusement les câpres et commercialisés sous ce même nom ; ils sont moins coûteux et jusqu'à six fois plus gros.

Utilisation

La saveur aigrelette et amère des câpres relève le parfum de diverses préparations telles que mayonnaises, salades et sauces froides, comme la rémoulade. Les câpres font de plus partie des ingrédients essentiels du steak tartare. Elles aromatisent notamment sauces, hors-d'œuvre, moutarde, sandwichs, pizzas, riz, pâtes alimentaires, viande et volaille (rôties ou braisées), et plus particulièrement poissons et fruits de mer. Pour un maximum de saveur, ajouter les câpres en fin de cuisson.

La combinaison de câpres, d'olives et d'oignons est caractéristique de la cuisine méridionale, comme par exemple la tapenade, purée d'olives relevée de câpres et de filets d'anchois.

Valeur nutritive

Les câpres contiennent de la cappa-rirutine, glucoside amer et irritant qui est tonique et diurétique. Les câpres seraient également apéritives et digestives

Conservation

Les câpres confites se conservent indéfiniment. Placer le contenant entamé au réfrigérateur.

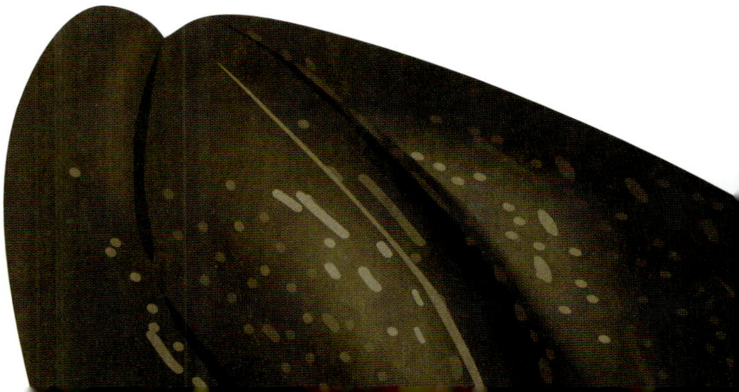

Carvi

Carum carvi, Ombellifères

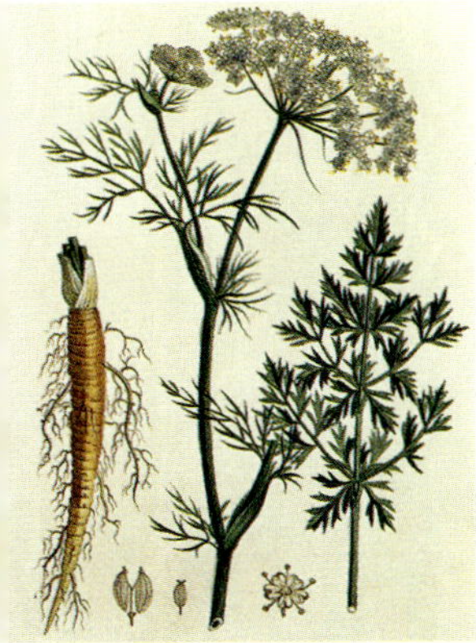

Les feuilles lancéolées sont découpées en de nombreuses lanières très étroites qui ressemblent aux fanes de la carotte.

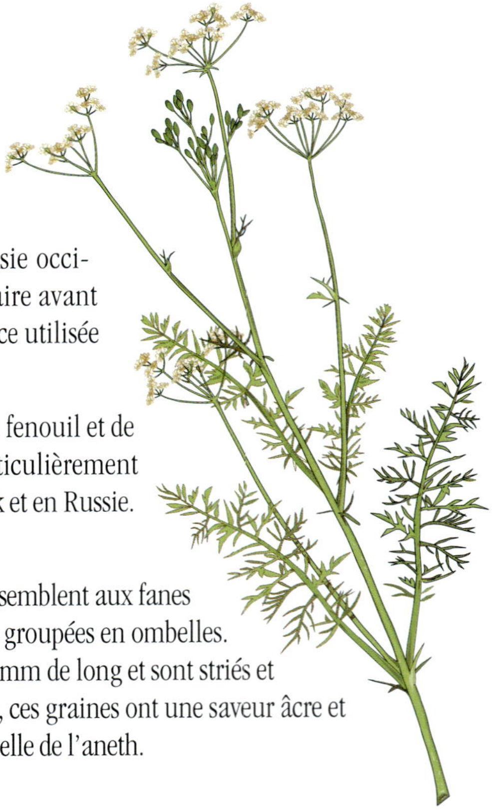

Plante aromatique bisannuelle originaire d'Europe et d'Asie occidentale. Des fouilles archéologiques datant du IIIe millénaire avant notre ère démontrent qu'il s'agirait de la plus ancienne épice utilisée en Europe.

Cette plante, qui mesure de 30 à 60 cm de haut, est très proche du fenouil et de l'aneth avec lesquels elle est souvent confondue. Le carvi est particulièrement apprécié dans les pays arabes, en Inde, en Allemagne, au Danemark et en Russie. Dans la plupart des autres pays, il est souvent méconnu.

Les feuilles lancéolées sont découpées en lanières très étroites qui ressemblent aux fanes de la carotte. De minuscules fleurs blanches, roses ou mauves sont groupées en ombelles. Les fruits (ou graines) de couleur brun jaunâtre mesurent de 5 à 6 mm de long et sont striés et comprimés latéralement comme ceux du cumin. Très aromatiques, ces graines ont une saveur âcre et piquante, moins forte que celle du cumin mais plus prononcée que celle de l'aneth.

Achat

Il est préférable d'acheter les graines entières, elles ont plus de saveur que les graines moulues et se conservent plus longtemps.

Préparation

Écraser et rôtir les graines pour qu'elles dégagent toute leur saveur. Si on veut que leur parfum soit plus délicat, les sauter brièvement dans un corps gras avant de les écraser.

Valeur nutritive

potassium	28 mg
calcium	14 mg
phosphore	12 mg
fer	0,3 mg
zinc	0,1 mg
	par 5 ml (2 g)

Le carvi est dit carminatif, stimulant, vermifuge, antispasmodique et stomachique. Les graines qui assaisonnent souvent des plats lourds en faciliteraient la digestion.

En tisane, mettre 5 g de graines écrasées dans 250 ml d'eau, faire bouillir 2 min, puis laisser infuser 10 min.

Utilisation

En Inde, le carvi accompagne divers plats, tels les currys, les lentilles et le riz. Dans les pays d'Europe de l'Est et en Allemagne, il assaisonne la charcuterie, la choucroute, les ragoûts, le poisson, la salade de pommes de terre, la pâtisserie et la compote de pommes. L'arôme du carvi se développe dans les mets mijotés. Le carvi est confit, décore le pain et aromatise divers fromages (gouda, livarot, munster) ainsi que des boissons, notamment le kummel, le schnaps, l'aquavit et le vespétro.

Avec l'anis, le fenouil et la coriandre, le carvi est une des « quatre semences chaudes » majeures de la pharmacopée ancienne, dont les Arabes sont friands et que l'on retrouve entre autres dans leurs salades, méchouis et brochettes. Les racines de la plante sont comestibles ; on peut les faire bouillir et les employer comme les carottes ou les panais. Les feuilles et les jeunes pousses assaisonnent agréablement potages et salades.

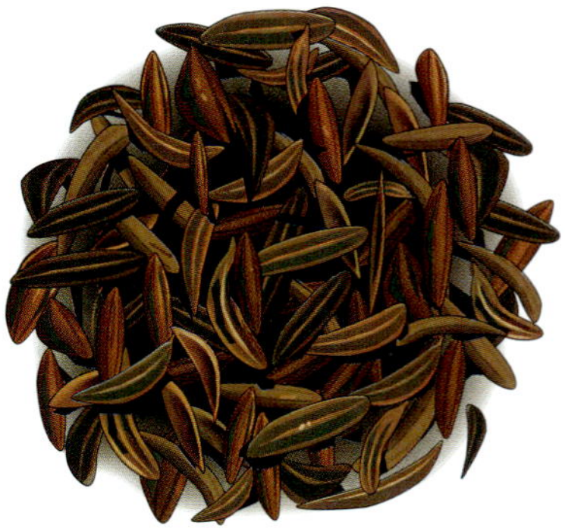

graines de carvi

Safran

Crocus sativus, Iridacées

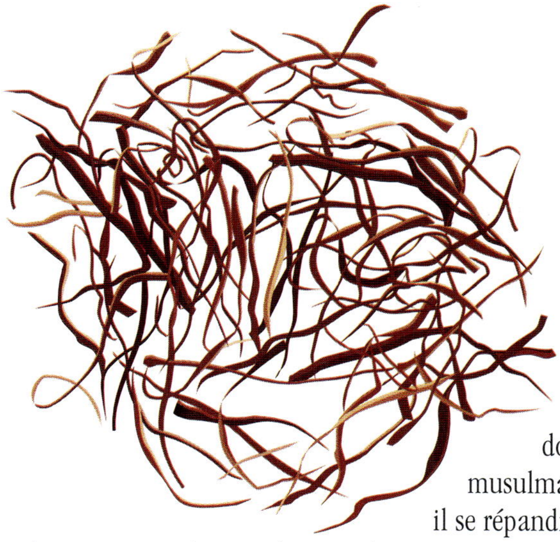

Variété de crocus qui serait originaire d'Asie Mineure, dont les stigmates des fleurs sont utilisés comme assaisonnement et comme colorant. Le safran serait l'épice la plus ancienne de toutes celles que nous utilisons en cuisine. Un papyrus égyptien datant de 1 500 ans avant notre ère fait mention du safran. Il était donc connu des Égyptiens, des Grecs et des Romains. Les musulmans apportèrent le safran en Espagne au VIIIe siècle et, de là, il se répandit en France. C'est grâce aux croisés que l'épice fut réintroduite en Europe à partir du XIe siècle, et ce au contact des Arabes.

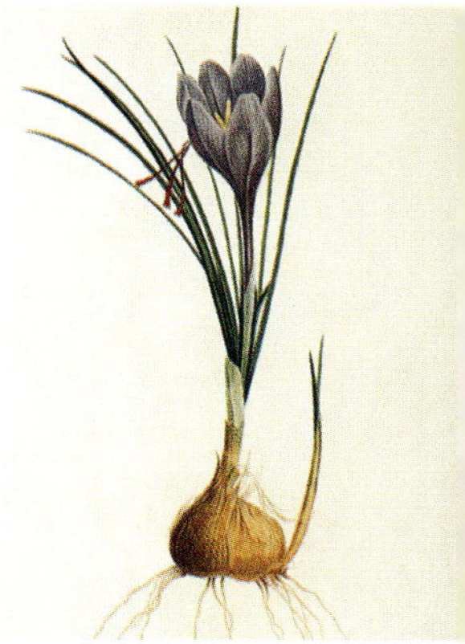

Le safran est une variété de crocus dont les fleurs produisent trois filaments (stigmates) de couleur brun orangé. Ces filaments sont cueillis à la main puis séchés.

Il existe plusieurs variétés de safran, la variété *sativus* étant la plus réputée. Il est aujourd'hui cultivé dans plusieurs régions du monde dont la Grèce, l'Italie, les États-Unis et l'Amérique du Sud.

Le crocus atteint environ 15 cm de haut. Les fleurs violettes veinées de rouge produisent trois stigmates, des filaments de couleur brun orangé. Ces filaments sont cueillis à la main puis séchés. Ils ont une odeur piquante et une saveur chaude et amère. Il faut en moyenne 100 000 fleurs pour obtenir 500 g de safran, ce qui en fait l'épice la plus coûteuse. C'est ce qui explique aussi que le safran est fréquemment falsifié ; on y mêle des fleurs de carthame, des pétales d'arnica et de calendule, ou encore on l'humidifie avec de l'eau ou de l'huile pour en augmenter le poids.

Achat

Se procurer des filaments de safran plutôt que de la poudre, qui est souvent falsifiée. Le meilleur safran est orangé et son odeur est doucement épicée. En vieillissant, le safran dégage une odeur de moisissure.

Préparation

Il est préférable de faire tremper le safran une quinzaine de minutes dans un liquide chaud avant de l'incorporer aux aliments pour obtenir une meilleure répartition du colorant. Se servir d'une petite partie du liquide utilisé dans la recette.

Utilisation

Utiliser le safran avec parcimonie, une petite pincée suffit pour aromatiser et donner une couleur dorée à tout un plat. L'incorporer en début de cuisson. Éviter de le faire revenir dans du beurre ou de l'huile à haute température afin de préserver son arôme. Le safran est un ingrédient important des cuisines arabe et indienne. Il assaisonne et colore potages, ragoûts, riz, currys, couscous, pâtisseries, liqueurs et fromages.

Le safran est indispensable dans la bouillabaisse, la paella et le risotto alla milanese. On le met dans certains desserts au lait et des brioches. Il colore et aromatise volailles, fruits de mer et poissons.

Valeur nutritive

eau	11,9 %
calories	3,1
glucides	0,7 g
potassium	17,2 mg
phosphore	2,5 mg
	par 5 ml (2 g)

On dit le safran carminatif, antispasmodique, digestif, emménagogue, stomachique et stimulant. Le safran contient une substance amère nommée picrocrocine et une huile essentielle parfumée. Son colorant jaune est nommé crocine. Ce colorant est très puissant ; cependant, il ne peut être utilisé en teinturerie, car il est soluble dans l'eau.

Conservation

Placer le safran dans un contenant hermétique et le conserver à l'abri de la lumière, de la chaleur et de l'humidité.

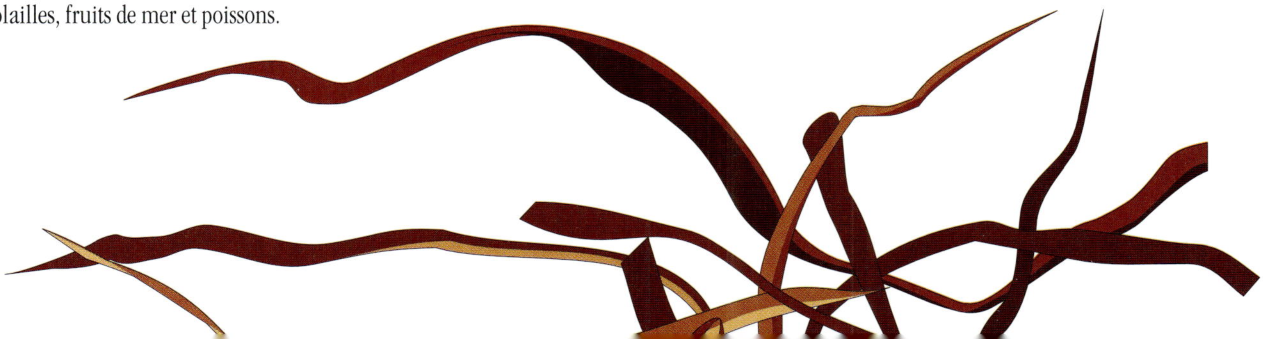

Coriandre

Coriandrum sativum, Ombellifères

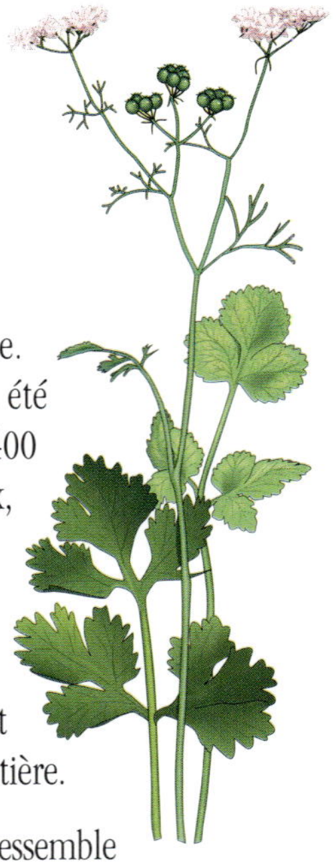

Plante aromatique annuelle ou bisanuelle originaire de la région méditerranéenne. Les graines de coriandre sont parmi les plus anciennes épices connues; elles ont été cultivées en Égypte il y a plus de 3 500 ans. On en retrouve la trace en Grèce vers 1 400 avant notre ère; elle était alors utilisée comme médicament. Les Romains, quant à eux, s'en servaient pour conserver la viande.

Les feuilles de coriandre fraîche dégagent une forte odeur pénétrante rappelant celle de la punaise; le mot «coriandre» est d'ailleurs dérivé du grec *koris* signifiant «punaise». La coriandre est aussi appelée «persil chinois». Cette herbe est très estimée en Amérique latine et en Asie, spécialement en Inde, en Chine et en Thaïlande. Les Thaïlandais utilisent la plante entière.

La coriandre est une proche parente botanique du carvi, du fenouil, de l'aneth et de l'anis. Elle ressemble au persil et ses feuilles sont plates et finement lobées. Sa mince tige fragile peut atteindre 1 m. Ses fruits, qui ressemblent à des graines de plomb, sont ornés de stries minuscules et de rayures longitudinales. Ils renferment une masse globuleuse brunâtre qui se sépare en deux petites sphères. Séchés lorsqu'ils sont de couleur brun ocre, ces fruits dégagent une douce odeur musquée et citronnée.

Utilisation

La coriandre fraîche s'utilise comme le persil et le cerfeuil (qu'elle peut remplacer), tant comme assaisonnement qu'à des fins décoratives. En Orient, on la met notamment dans les salades, les soupes, les sauces et les sandwichs. L'utiliser avec discrétion si on n'est pas familier avec sa saveur, qui peut déplaire, ou à tout le moins étonner. Dans certains pays du Moyen-Orient, la coriandre moulue s'utilise au même titre que le sel comme épice de table.

Les graines de coriandre moulues ou entières assaisonnent une grande variété d'aliments, tels fruits de mer, poissons, riz, charcuteries, omelettes, pommes de terre, fromages, currys, marinades, chutneys, biscuits, gâteaux et pains d'épice. Elles se combinent avantageusement avec d'autres condiments comme le persil, le citron et le gingembre. Les graines de coriandre sont un ingrédient du curry et du garam masala, des mélanges d'épices essentiels à la cuisine indienne. La coriandre entre dans la confection de l'eau de Mélisse et de liqueurs, dont la Chartreuse et l'Izarra, ainsi que dans la fabrication de cacao de qualité inférieure. La racine est délicieuse. Écrasée, elle peut servir de condiment en accompagnement ou en remplacement de l'ail.

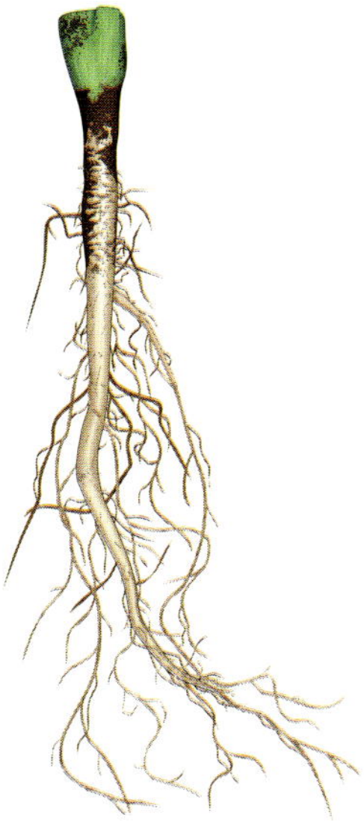

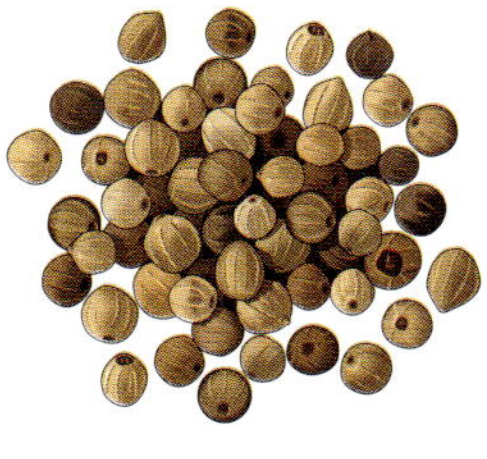

graines de coriandre

Valeur nutritive

	fraîche	*graines*
vitamine A	11 ER	
potassium	22 mg	23 mg
calcium	4 mg	7 mg
phosphore	1,4 mg	7 mg
magnésium	1 mg	6 mg
	par 50 ml (4 g)	**par 5 ml (2 g)**

La coriandre est réputée pour ses propriétés médicinales, on la dit notamment carminative et stomachique. On s'en sert pour soulager rhumatismes, douleurs articulaires, grippe et diarrhée. Mâcher des grains de coriandre neutralise bien l'odeur de l'ail.

En tisane, mettre 1 c. à thé de graines par 250 ml d'eau, laisser bouillir 2 à 3 min, infuser 10 min et prendre après les repas.

Conservation

La coriandre fraîche est très périssable. Elle se conserve plus facilement si ses racines sont encore présentes. Placer les racines dans de l'eau comme un bouquet de fleurs et recouvrir les feuilles d'un sac de plastique, puis réfrigérer, la coriandre devrait se conserver une semaine. Lorsque les racines sont absentes, recouvrir la coriandre d'un linge humide, la mettre dans un sac de plastique perforé puis la réfrigérer. Elle se conservera de 2 à 3 jours.

La coriandre fraîche se congèle facilement car elle n'a pas besoin d'être blanchie. Elle perd cependant sa fermeté; l'utiliser alors sans la décongeler. Les feuilles de coriandre déshydratées perdent considérablement de saveur. Les conserver à l'abri de la lumière du soleil et des insectes. Mettre les graines séchées dans un récipient hermétique et les placer dans un endroit sombre, frais et sec, elles se conserveront pendant 1 an.

Achat

À l'achat de la coriandre fraîche, choisir un produit ferme, croustillant et d'un beau vert. Écarter des feuilles jaunies, brunies ou amollies, qui manquent de fraîcheur. À l'achat des graines séchées, préférer les graines entières, elles ont plus de saveur que les graines moulues qui la perdent rapidement.

Préparation

Laver la coriandre fraîche au dernier moment, car elle est très fragile et perd rapidement sa saveur. La laver rapidement dans de l'eau fraîche en la secouant doucement. Pour réveiller l'arôme de la coriandre séchée, faire macérer les graines une dizaine de minutes dans de l'eau froide, puis les égoutter.

Cumin

Cuminum cyminum, **Ombellifères**

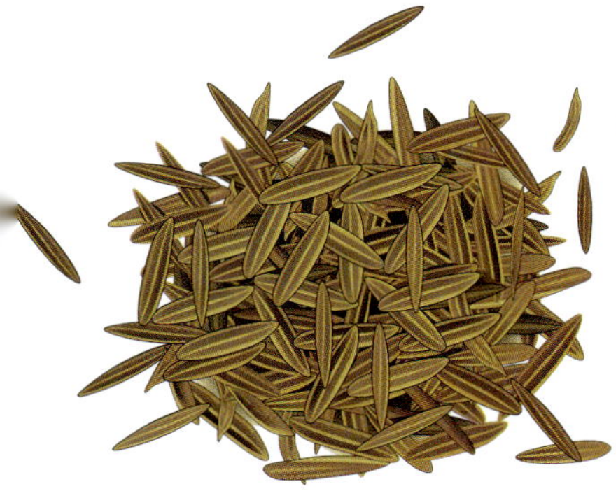

graines de cumin

Plante aromatique annuelle originaire de la région méditerranéenne, le cumin, consommé depuis des millénaires, fut et demeure très prisé des peuples du Moyen-Orient. Il est cité dans la Bible, on en mettait dans la soupe et le pain. En ancienne Égypte, on se servait du cumin en guise de poivre et lors de la momification des rois. Les Romains l'utilisaient pour aromatiser les sauces, conserver les viandes et accompagner le poisson grillé. En Europe, au Moyen Âge, on croyait que le cumin rendait les amoureux fidèles et qu'il empêchait les poules de s'égarer.

La tige fragile et ramifiée du cumin atteint de 30 à 50 cm. Les feuilles découpées en de fines lanières ressemblent à celles du fenouil, une espèce de la même famille. Les fleurs blanches ou rosées donnent chacune deux petites graines brun jaunâtre oblongues, striées, recouvertes de petits poils durs et mesurant de 5 à 6 mm de long. Ces graines sont fréquemment confondues avec celles du carvi, une autre espèce de la même famille. Elles ont une forte odeur et une saveur chaude, légèrement amère et pénétrante qui ne plaît pas toujours. Il faut souvent s'y habituer en les utilisant avec parcimonie.

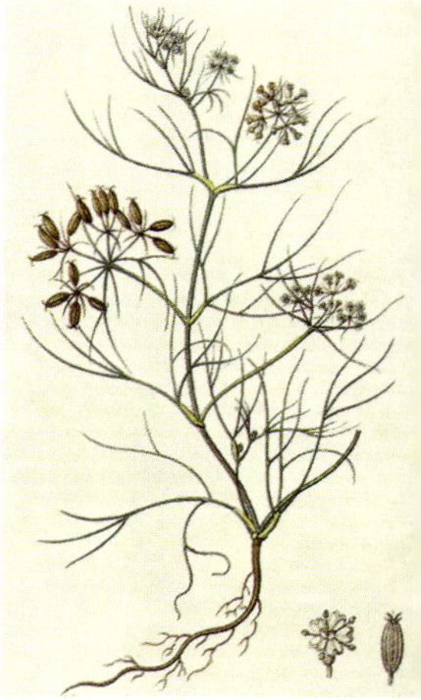

Les fleurs blanches ou rosées donnent des petites graines brunes oblongues et striées, recouvertes de petits poils, à l'odeur forte et à la saveur chaude.

Préparation

Écraser et rôtir les graines pour qu'elles dégagent toute leur saveur. Si on désire que leur parfum soit plus délicat, les sauter brièvement dans un corps gras avant de les écraser.

Utilisation

Les cuisines arabe, indienne et mexicaine font un grand usage du cumin. Il aromatise notamment soupes, légumes, fromages, œufs, riz, légumineuses, saucisses, ragoûts, pâtés, bœuf, marinades, pâtisserie et pain. Le cumin est un des ingrédients de base de l'assaisonnement au chili, du curry et du ras-el-hanout, un mélange d'épices nord-africain. Il est une des épices majeures de la cuisine nord-africaine, où on le nomme « kamoun », et que l'on retrouve dans les tajines et les couscous.

En Europe de l'Est, on l'utilise comme condiment classique du pain, de certaines charcuteries et de quelques fromages.

Les Arabes attribuent une valeur aphrodisiaque à une pâte liquide formée de ses graines broyées, accompagnées de poivre et de miel.

Achat

Il est préférable d'acheter les graines entières, car elles ont plus de saveur que les graines moulues et se conservent plus longtemps.

Valeur nutritive

potassium	38 mg
calcium	20 mg
phosphore	10 mg
magnésium	8 mg
fer	1,3 mg
	par 5 ml (2 g)

On dit le cumin carminatif, diurétique, digestif, vermifuge et sédatif.

En tisane, mettre 1 c. à thé de graines pour 250 ml d'eau, faire bouillir et laisser infuser 10 min.

Mélisse

Melissa officinalis, Labiacées

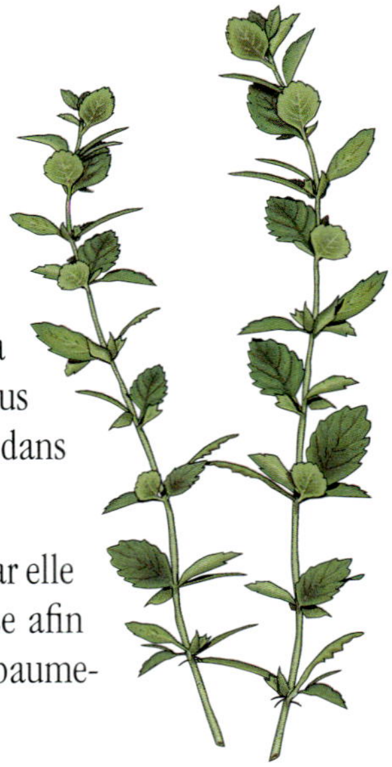

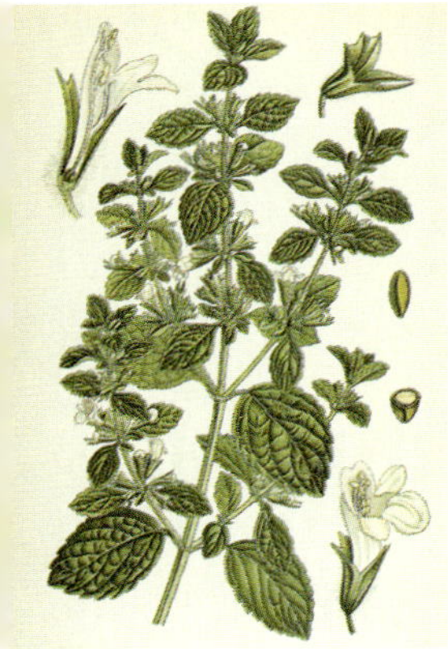

La mélisse, que l'on nomme parfois citronnelle, est cueille avant la floraison pour obtenir un maximum de saveur.

Plante aromatique vivace originaire du sud de l'Europe, la mélisse est apparentée à la menthe et pousse aussi facilement. Elle était cultivée par les Romains, il y a plus de 2 000 ans. Elle est maintenant cultivée dans de nombreux pays, notamment dans toute l'Europe méridionale, en Allemagne et en Asie.

Le mot « mélisse » est dérivé du grec *mellissophyllon* signifiant « feuille à abeilles », car elle attire cet insecte. Depuis les temps anciens, on frotte les ruches avec de la mélisse afin d'empêcher les abeilles d'essaimer. La mélisse est également connue sous le nom de « baume-mélisse » ou « citronnelle », à cause de l'odeur de citron que ses feuilles dégagent.

La mélisse atteint de 30 à 90 cm. Ses feuilles ovales et nervurées, de couleur vert foncé, sont recouvertes de minuscules poils sur la partie supérieure. De petites fleurs blanchâtres ou rosées donnent naissance à de longues graines ovales. On cueille la mélisse avant la floraison pour obtenir un maximum de saveur.

Achat

À l'achat de la mélisse fraîche, choisir de la mélisse aux tiges et aux feuilles fermes, exemptes de taches foncées.

Utilisation

La mélisse s'utilise fraîche ou séchée. Elle accompagne particulièrement bien les aliments âcres. Très prisée dans les pays asiatiques, elle aromatise notamment les currys indiens, les soupes et les sauces. Il faut toutefois ajouter la mélisse au moment de servir car son arôme se volatilise rapidement. La mélisse assaisonne aussi salades composées, omelettes, riz, poissons, farces, pâtisseries à base d'orange ou de citron, salades de fruits, compotes et jus de fruits. Elle entre dans la fabrication de nombreuses liqueurs, dont la Bénédictine et la Chartreuse. Aux Pays-Bas, elle aromatise et adoucit le goût de certaines marinades de harengs et d'anguilles. Les Espagnols s'en servent pour parfumer le lait, les sauces et les potages.

Valeur nutritive

On dit l'huile essentielle de la mélisse carminative, tonique, stomachique, sudorifique, vermifuge, bactéricide, antispasmodique et digestive. Une croyance populaire attribue à la mélisse des pouvoirs de longévité.

En infusion, la mélisse serait efficace contre les maux de tête, les troubles gastriques mineurs, la nervosité et les étourdissements.

Faire bouillir 1 à 2 min 1 c. à thé de feuilles dans 250 ml d'eau, puis laisser infuser 10 min. Une infusion de mélisse prise après un repas aiderait à diminuer la flatulence et les coliques.

Pour obtenir un maximum de bienfaits, il est préférable d'utiliser de la mélisse fraîche en infusion, car l'huile essentielle contenant les principes actifs se volatilise lors de la déshydratation de l'herbe.

Une des composantes de l'huile essentielle de la mélisse est le citral. Cette huile essentielle sert à parfumer divers produits, dont des crèmes désodorisantes, des pommades et des insecticides.

Jonc odorant

Cymbopogon citratus, Graminées

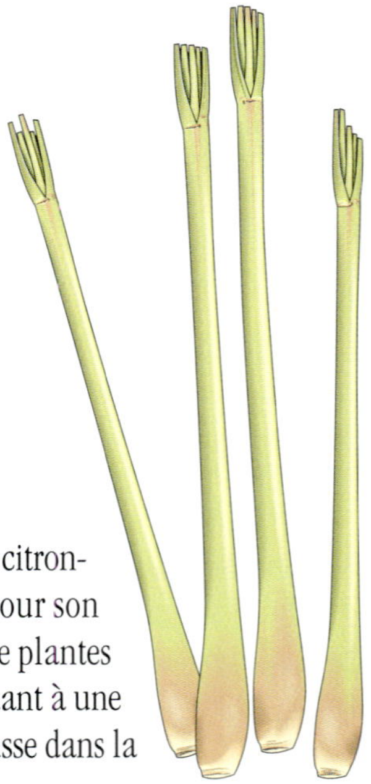

Plante herbacée vivace probablement originaire de Malaisie. Le jonc odorant (ou citronnelle) a une douce saveur citronnée et est cultivé depuis les temps anciens pour son huile essentielle utilisée en parfumerie et en cosmétologie. Une soixantaine de plantes herbacées dégagent une odeur de citron, dont la mélisse, qui appartient cependant à une autre famille.Connu sous l'appellation anglaise de *lemon-grass*, le jonc odorant pousse dans la plupart des pays tropicaux et subtropicaux. Il aide à combattre l'érosion des sols grâce à ses racines tenaces. En Afrique de l'Ouest et en Asie du Sud-Est, il est utilisé pour soigner la malaria, ce qui explique pourquoi on le nomme parfois *fever grass* en anglais.

Les tiges du jonc odorant mesurent environ 60 cm ; elles sont de couleur vert jaunâtre et bulbeuses ; leur base, de couleur crème, constitue la partie la plus tendre. On le cultive aujourd'hui en Afrique, aux États-Unis, en Amérique du Sud, aux Caraïbes et en Australie.

Achat

Le jonc odorant est commercialisé frais, séché ou en conserve. Il est souvent infusé dans des tisanes. À l'état frais, on le choisit avec un bulbe ferme.

Préparation

Peler les tiges puis couper de 6 à 7 cm de tige à partir de la base, cette partie la plus tendre est comestible. L'extérieur des tiges ainsi que la partie supérieure sont trop fibreuses pour être comestibles, mais elles aromatisent bouillons, sauces, soupes, ragoûts, poisson, volaille et tisanes. Les jeter après la cuisson.

Conservation

Conserver le jonc odorant frais emballé individuellement au réfrigérateur. Il se congèle facilement sans blanchiment ; congeler la base et les hauts des tiges séparément.

Utilisation

Le jonc odorant frais est plus savoureux que le jonc odorant déshydraté. Utiliser cette herbe avec modération, surtout au début lorsqu'on n'est pas familier avec sa saveur.

Le jonc odorant se marie bien avec le gingembre, le chili, la noix de coco, l'ail, l'échalote et le piment. Il est particulièrement prisé dans les cuisines du Sud-Est asiatique, assaisonnant une grande variété d'aliments, notamment soupes, légumes, currys, volaille, fruits de mer, poissons et marinades. Il est souvent infusé.

Valeur nutritive

L'huile essentielle du jonc odorant contient du géraniol et du citral qui lui donnent son odeur citronnée.

Sarriette

Satureja hortensis, Labiacées

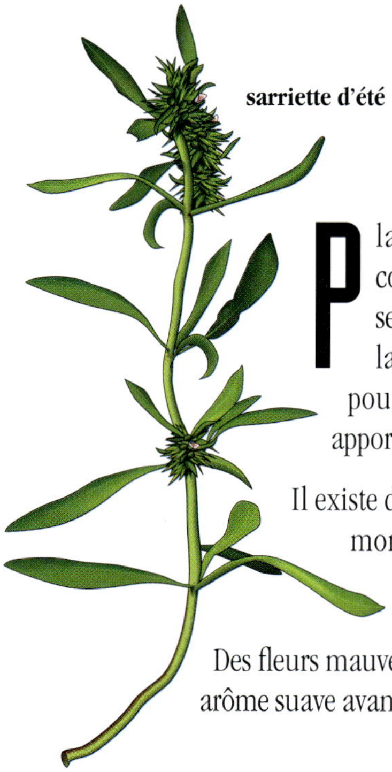

Plante aromatique originaire de la région méditerranéenne, la sarriette est consommée depuis plus de 2 000 ans. Les Romains s'en servaient pour aromatiser les sauces et le vinaigre. Elle a la réputation d'être aphrodisiaque et son nom latin, *satureia*, signifie « herbe à satyre », car ceux-ci se servaient de cette herbe pour accomplir leurs exploits amoureux. Elle est parmi les herbes qui furent apportées par les colons en Nouvelle-Angleterre.

Il existe deux espèces de sarriette, une vivace et une annuelle. La sarriette vivace ou de montagne (*Satureja montana*) et la sarriette annuelle, dite sarriette d'été (*Satureja hortensis*), qui est la plus courante. Elle mesure environ 25 cm de haut. Ses feuilles vertes très odorantes ressemblent à de larges aiguilles. Des fleurs mauve pâle ou blanches apparaissent aux aisselles des feuilles. Celles-ci dégagent un arôme suave avant la floraison, arôme qui rappelle à la fois la menthe et le thym.

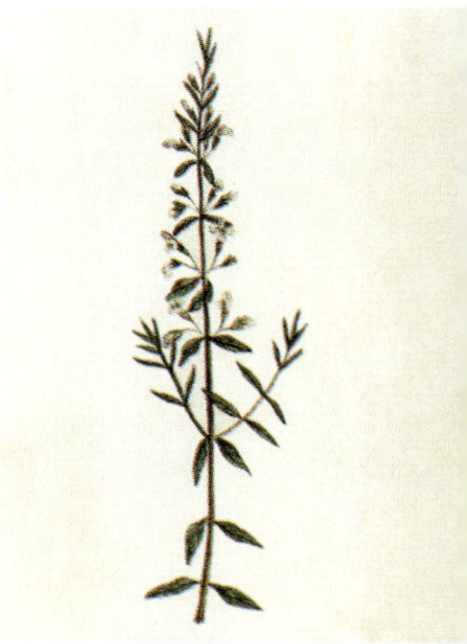

Les feuilles vertes très odorantes de la sarriette ressemblent à de larges aiguilles.

Valeur nutritive

	moulue
calcium	30 mg
potassium	15 mg
vitamine A	7 ER
magnésium	5 mg
phosphore	2 mg
fer	0,5 mg
	par 5 ml (1 g)

On dit la sarriette carminative, antispasmodique, antiseptique, vermifuge, expectorante et stimulante. Cette herbe est souvent associée aux légumineuses, car elle combat la flatulence.

En tisane, mettre 1 c. à thé par 250 ml d'eau et laisser infuser 10 min.

Utilisation

En cuisine, on utilise les feuilles fraîches ou séchées. Lorsqu'elle est séchée, on la trouve soit en parcelles, soit en poudre.

La sarriette ne devrait être ajoutée qu'en fin de cuisson afin de conserver toute sa saveur. En trop grande quantité, cette herbe peut rendre l'aliment amer. Une pincée de sarriette séchée suffit pour parfumer suffisamment. Elle aromatise aussi très bien le vinaigre et les fromages de chèvre. La sarriette rehausse à merveille non seulement les légumineuses, mais aussi les sauces, salades, potages, ragoûts, marinades, viandes, gibiers, farces, pâtés, légumes, vinaigrettes. C'est la compagne idéale du cerfeuil et de l'estragon.

Curry

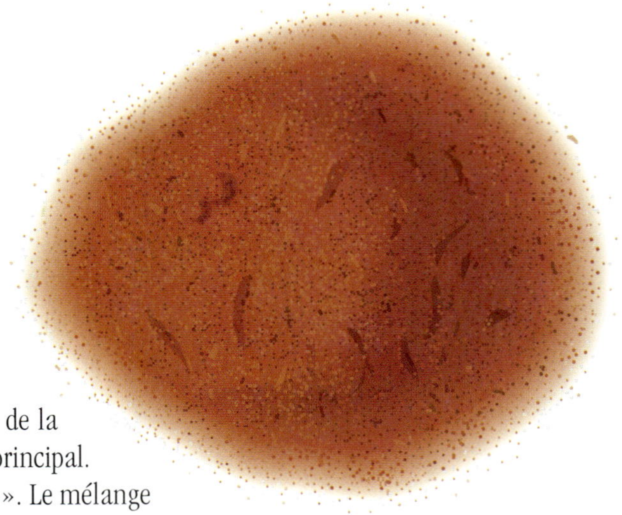

Le mot « curry » désigne un mélange d'épices, ainsi que les mets à base de poisson, de viande, de lentilles ou de légumes que cet assaisonnement agrémente.

Le curry est originaire de l'Inde. Il constitue la base de la cuisine indienne, tant comme épice que comme mets principal. Dans la langue tamoule, le mot *kari* signifie « sauce ». Le mélange d'épices varie selon les régions, les castes et l'usage, ce qui donne lieu à des variations illimitées.

Le curry peut contenir aussi peu que cinq ingrédients ou une cinquantaine, mais il contient plus fréquemment de 15 à 20 ingrédients. Le curry doit presque obligatoirement contenir de la cannelle, de la coriandre, du cumin, du curcuma, du poivre, de la cardamome, du gingembre, de la muscade et du clou de girofle. On lui ajoute, selon la tradition ou l'inspiration du moment du macis, des graines d'anis, du carvi, du fenouil, du fenugrec, du laurier, des graines de pavot, du safran, du piment de Cayenne ou des graines de moutarde. Au Sri Lanka, on lui ajoute du lait de coco; en Thaïlande, de la pâte de crevettes.

La couleur des currys indiens varie du blanc au brun doré, et du rouge en passant par le vert; ces currys peuvent également être liquides, secs ou en poudre. La saveur piquante du curry dépend en grande partie de la quantité de piment ou de poivre utilisée. On trouve des currys doux, semi-piquants, forts et brûlants.

Achat

Le curry est commercialisé en poudre ou en pâte. Plusieurs currys proviennent de l'Angleterre, pays qui a colonisé l'Inde.

Valeur nutritive

La valeur nutritive des currys varie en fonction de la variété et de la quantité des ingrédients utilisés.

Utilisation

Le curry a un usage varié, car il assaisonne aussi bien les plats principaux de viande (poulet, porc, agneau), végétariens (pois chiches, lentilles ou de poissons) que les entrées, les soupes, les légumes, les pâtes alimentaires, le riz, les sauces, la mayonnaise et le beurre.

Avant de l'incorporer à la sauce ou au mets, la poudre de curry doit être chauffée dans un corps gras, afin de bien faire ressortir son arôme.

Conservation

Placer le curry en poudre dans un contenant hermétique et le conserver dans un endroit frais et sec. Conserver le curry en pâte au réfrigérateur lorsque le contenant est entamé.

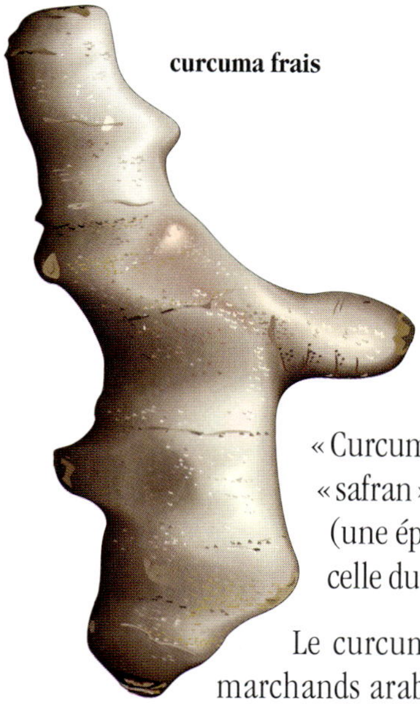

curcuma frais

Curcuma

Curcuma longa, Zingibéracées

Rhizome d'une plante herbacée vivace probablement originaire d'Indonésie et de Malaisie. Le curcuma est apparenté au gingembre. Il est cultivé dans les pays tropicaux notamment en Chine, en Inde, en Indonésie, aux Philippines, à Taïwan, à Haïti, en Jamaïque et au Pérou.

« Curcuma » est un mot d'origine espagnole qui est dérivé de l'arabe *kourkoum* signifiant « safran ». Il arrive d'ailleurs qu'on nomme cette épice « safran des Indes », car le curcuma (une épice de base en Inde) possède une propriété colorante (la curcumine) identique à celle du safran. On essaie parfois de faire passer le curcuma pour du safran.

Le curcuma est consommé depuis des millénaires; il fut introduit en Europe par des marchands arabes. La plante qui rappelle le roseau, peut atteindre 1 m de haut. Les rhizomes noueux sont de couleur jaune or ou jaune citron, selon les variétés. Ils sont rarement commercialisés tels quels, mais plutôt réduits en poudre après avoir été cuits, déshydratés et polis. Le curcuma est une épice fortement aromatique au goût piquant, passablement différente du safran et qui rappelle le gingembre. La saveur du curcuma est plus amère que celle du safran; cette différence est encore plus accentuée par la cuisson qui fait noircir le curcuma. Le curcuma est aussi utilisé comme teinture.

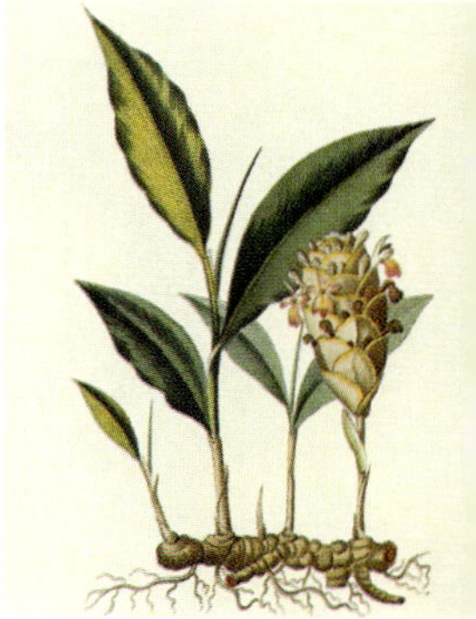

Le curcuma est un rhizome qui ressemble au gingembre et qui est habituellement réduit en poudre après avoir été cuit, déshydraté et poli.

Achat

La couleur du curcuma n'est pas un critère de qualité, car elle varie selon les variétés.

Utilisation

À cause de sa saveur prononcée, utiliser le curcuma avec modération pour éviter qu'il ne masque le goût des autres aliments.

Cette épice est prisée dans le Sud-Est asiatique, où elle colore et assaisonne une grande quantité de plats, notamment soupes, sauces, salades, lentilles, riz, œufs, poissons et crustacés. En Inde, le curcuma est l'un des principaux éléments des currys et du garam massala (des mélanges d'épices), ainsi que des chutneys. Les Anglais, qui ont colonisé l'Inde, ont intégré le curcuma dans leur cuisine; c'est l'un des ingrédients de la sauce Worcestershire.

Le curcuma colore notamment sauces, sirops, certaines liqueurs, la moutarde américaine, marinades, confiseries, beurre, margarines, fromages et graisses alimentaires.

Valeur nutritive

potassium	56 mg
phosphore	6 mg
calcium	4 mg
magnésium	4 mg
fer	0,9 mg
	par 5 ml (2 g)

Dans la médecine chinoise, on utilise le curcuma pour soigner les douleurs aux épaules, les crampes menstruelles et les coliques. On le dit également utile contre la toux, les indigestions et la conjonctivite.

Conservation

Le curcuma doit être conservé à l'abri de la lumière.

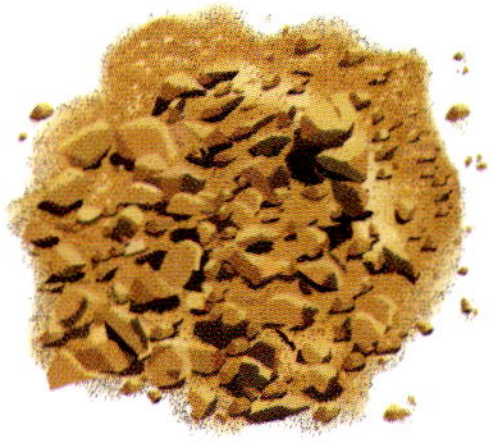

curcuma moulu

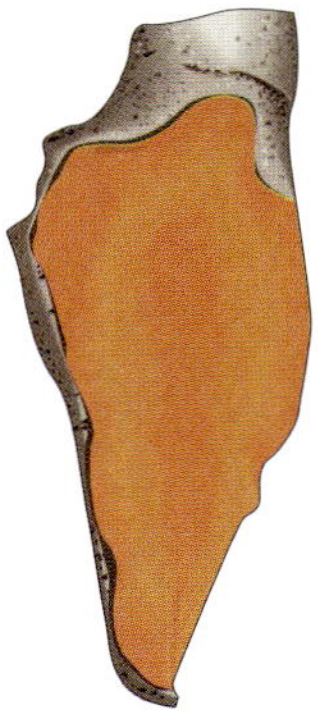

tranche de curcuma

Bourrache

Borago officinalis, Borraginacées

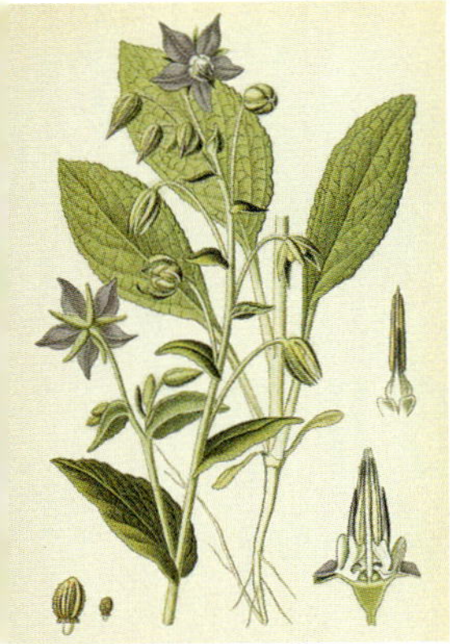

Les feuilles de bourrache se consomment comme légume lorsqu'elles sont jeunes et tendres, avant que le duvet n'apparaisse.

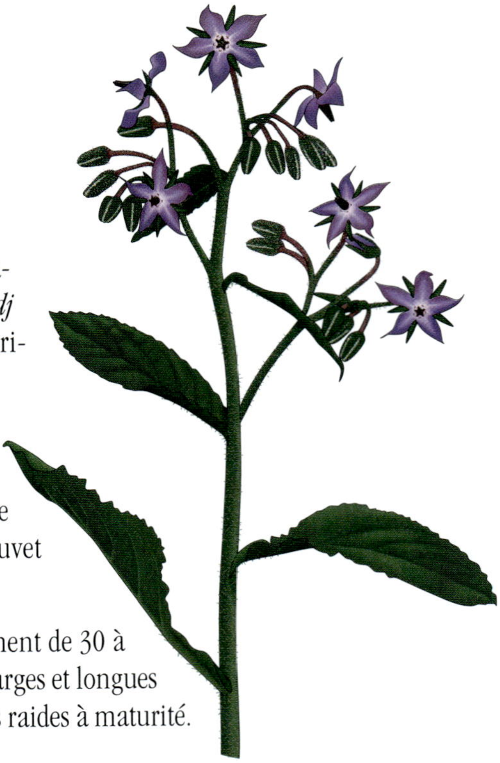

Plante aromatique et médicinale annuelle à fleurs bleues probablement originaire de Syrie. Son nom vient de l'arabe *sabu radj* qui signifie « père de la sueur », à cause des propriétés sudorifiques de la tisane de bourrache.

La bourrache est une habituée des terrains vagues et des bords de route, notamment en Amérique et en Europe ; ses feuilles (le plus souvent utilisées comme condiment) se consomment aussi comme légume, surtout lorsqu'elles sont jeunes et tendres avant que le duvet n'apparaisse.

Le plant de bourrache a de longues tiges qui mesurent généralement de 30 à 45 cm de haut, mais qui peuvent atteindre 1 m en sol propice. Ses larges et longues feuilles ridées, rugueuses et hérissées de longs poils blancs, sont très raides à maturité. Elles possèdent une saveur qui rappelle le concombre.

Valeur nutritive

	cuite
eau	92 %
protéines	2,1 g
matières grasses	0,8 g
glucides	3,6 g
calories	25
	par 100 g

La bourrache est une excellente source de vitamine C, de vitamine A, de potassium et de fer ; elle est une bonne source de magnésium et contient de la riboflavine, du calcium et du phosphore.

La teneur intéressante en mucilage des fleurs fait en sorte qu'elles sont efficaces en infusion contre le rhume et les bronchites. On dit la bourrache diurétique, laxative, dépurative et sudorifique.

Utilisation

La bourrache se mange crue ou cuite. Crues, les jeunes feuilles s'incorporent aux salades, tout comme les feuilles moins tendres si on les fait mariner une trentaine de minutes dans une vinaigrette. La bourrache peut aromatiser yogourt, fromage à la crème ou vinaigrette. Il est préférable d'utiliser les feuilles et les fleurs fraîches, car elles perdent rapidement leur parfum en séchant.

Les fleurs confites peuvent décorer les pâtisseries. Fraîches, on peut les infuser comme la menthe (qu'elles peuvent remplacer) ou les faire macérer dans du vin ou du thé glacé auxquels elles donnent une saveur rafraîchissante.

Cuisson

La bourrache se cuit et s'apprête comme l'épinard, qu'elle peut remplacer dans la plupart des recettes. Cependant, éviter la cuisson à l'eau qui lui fait perdre beaucoup de saveur.

Conservation

La bourrache se conserve au réfrigérateur. La placer dans un sac de plastique perforé et ne la laver qu'au moment de l'utiliser.

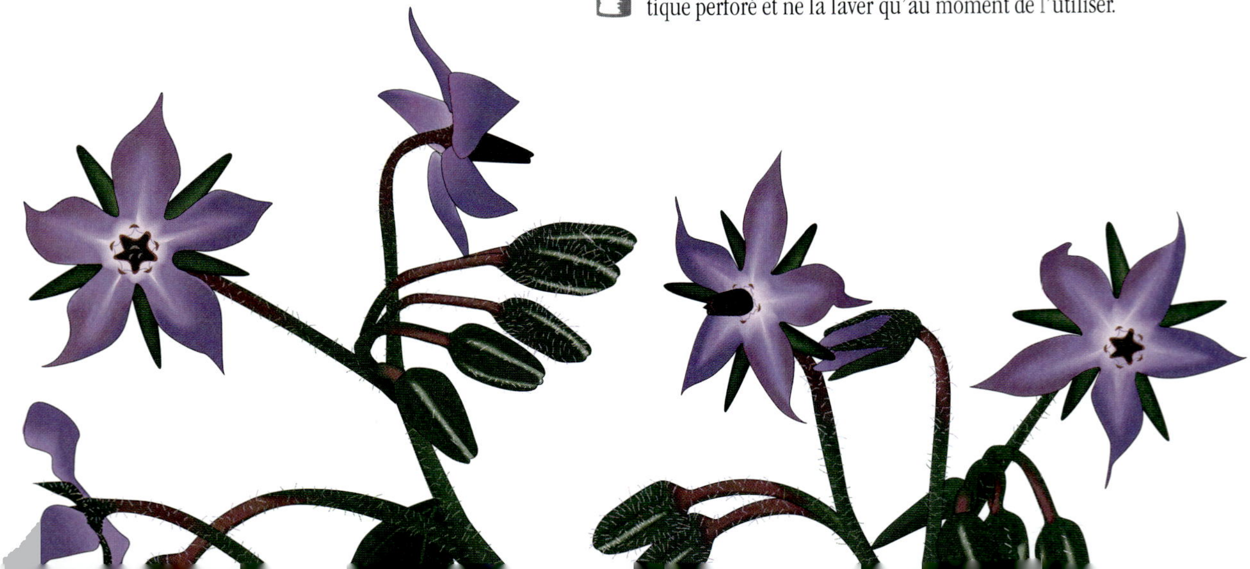

bâtonnets de cannelle

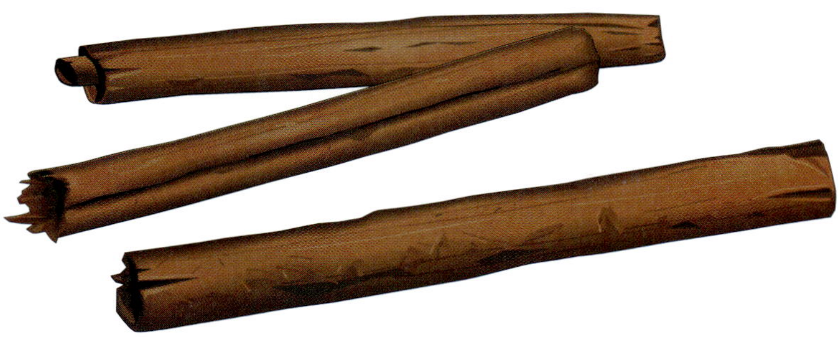

Cannelle

Cinnamomum spp, Lauracées

Écorce séchée du cannelier (arbre de la même famille que le laurier et l'avocatier), la cannelle est l'une des plus anciennes épices connues. On mentionne son existence dans le plus vieux traité de botanique chinois datant d'environ 2 800 avant J.-C. Des papyrus égyptiens, des textes sanscrits et la Bible y font aussi référence.

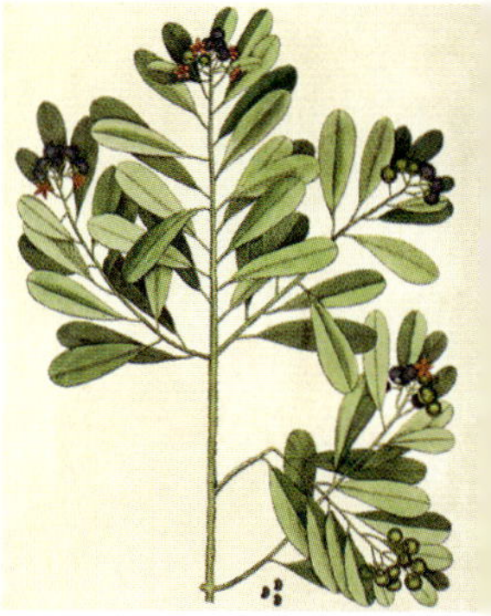

On obtient la cannelle en pratiquant des incisions sur les branches de canneliers et en faisant sécher l'écorce; cette pratique remonte à plus de 4 500 ans.

On obtient la cannelle en coupant des petites branches vieilles de 3 ans sur lesquelles on pratique 2 ou 3 incisions longitudinales. En séchant, l'écorce, dépouillée de son épiderme s'enroule sur elle-même, formant des bâtonnets friables de 7 à 8 cm de long et d'environ 1 cm de diamètre ayant la forme d'un tuyau (*cannella* en italien).

Il existe environ 100 espèces différentes de canneliers aux propriétés aromatisantes plus ou moins semblables. Les deux plus importantes commercialement sont le cannelier de Ceylan et le cannelier de Chine.

Le **cannelier de Ceylan** (*Cinnamomum zeylanicum*), aux feuilles persistantes, peut mesurer de 10 à 13 m de haut; sur les plantations, il est taillé pour ne pas dépasser 2,5 m. Il est cultivé dans plusieurs pays tropicaux, notamment en Inde, aux Seychelles, dans les Caraïbes, à Madagascar et au Brésil. Les grandes feuilles aromatiques coriaces et luisantes sont vert brillant sur le dessus et gris-bleu sur leur face inférieure. La mince écorce lisse et fine d'un brun clair mat est la plus aromatique de toutes. Plus elle est pâle, meilleure est sa qualité.

Le **cannelier de Chine** (*Cinnamomum aromaticum*) atteint 13 m de haut. Cette espèce, retrouvée à l'état sauvage en Indochine, est aussi cultivée en Indonésie et en Asie. L'écorce appelée « casse ou fausse cannelle » a une saveur moins fine, un goût plus piquant et est plus épaisse que celle du cannelier de Ceylan. Elle est moins coûteuse et occupe presque tout le marché nord-américain.

Achat

La cannelle est commercialisée en bâtonnets, en poudre ou en huile essentielle. La cannelle moulue a une saveur plus prononcée que la cannelle en bâtonnets, mais elle s'altère plus rapidement.

Utilisation

La cannelle aromatise divers aliments et friandises, notamment gâteaux, biscuits, tartes aux pommes, beignes, brioches, puddings, crêpes, compotes, yogourts et friandises.

Dans plusieurs régions, notamment l'Europe centrale, l'Italie, l'Espagne et le Canada, son usage est plus diversifié et la cannelle assaisonne soupes, viandes, sauces tomate, légumes, pot-au-feu, couscous, pâtes alimentaires et marinades. Dans les pays anglo-saxons, la cannelle assaisonne traditionnellement les courges cuites au four. En France et dans les pays nordiques, on ajoute la cannelle à du vin chaud. En Orient, on utilise aussi les boutons floraux, les feuilles et les baies déshydratés. La cannelle est utilisée en pharmacie pour aromatiser diverses préparations dont le dentifrice.

Conservation

Conserver la cannelle dans un récipient hermétique, à l'abri de la lumière et de l'humidité.

Valeur nutritive

calcium	28 mg
potassium	11 mg
fer	0,8 mg
	par 5 ml (2 g)

On dit la cannelle antispasmodique, antiseptique, stimulante et vermifuge.

De la cannelle moulue ajoutée à du thé, ou à tout autre liquide, aiderait à soulager les troubles gastriques et à combattre la diarrhée.

En tisane, mettre 1 à 2 g d'écorce pour 250 ml d'eau et laisser infuser 10 minutes.

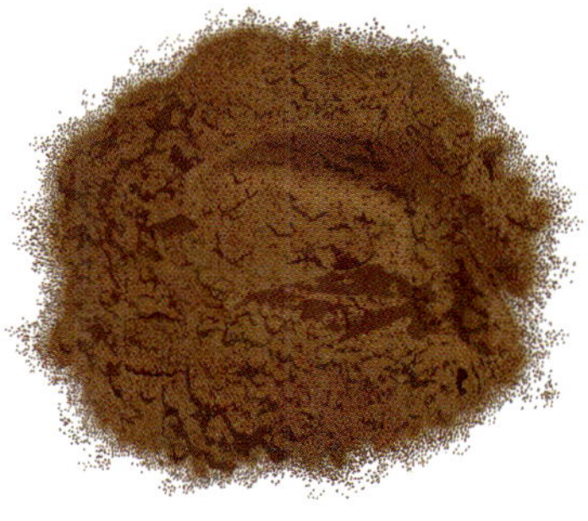

cannelle en poudre

Angélique

Angelica spp, Ombellifères

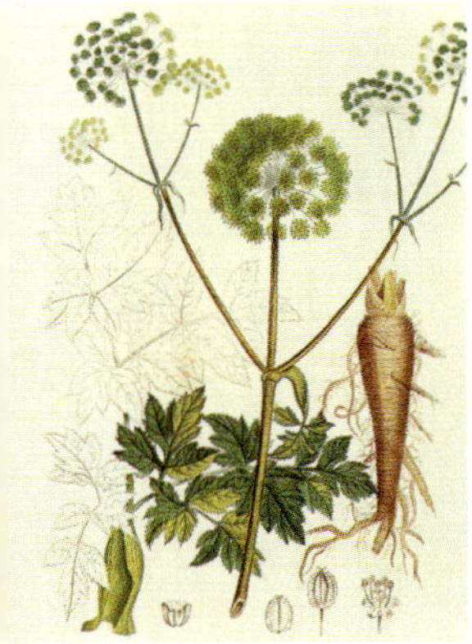

Les tiges et racines de l'angélique sont macérées dans de l'alcool pour confectionner diverses boissons alcoolisées.

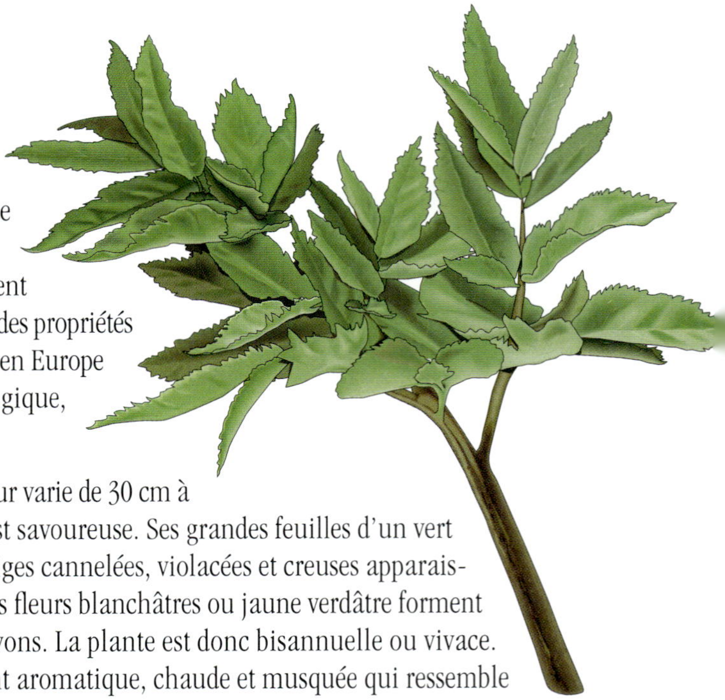

Plante aromatique géante abondante dans le nord de l'Europe d'où elle serait originaire. L'angélique aurait été introduite en Europe par les Vikings. Une espèce voisine pousse dans la partie nordique du continent américain ; elle varie légèrement de forme mais a des propriétés similaires. L'angélique est beaucoup plus utilisée en Europe qu'en Amérique du Nord. Elle est cultivée en Belgique, en Hollande et en Allemagne.

Cette plante ressemble un peu au céleri. Sa hauteur varie de 30 cm à plus de 2 m ; plus elle est développée, plus elle est savoureuse. Ses grandes feuilles d'un vert émeraude sont découpées en dents de scie. Ses tiges cannelées, violacées et creuses apparaissent la deuxième année et ses nombreuses petites fleurs blanchâtres ou jaune verdâtre forment de très larges ombelles comptant de 30 à 40 rayons. La plante est donc bisannuelle ou vivace. Elle dégage une odeur caractéristique, fortement aromatique, chaude et musquée qui ressemble à celle des baies de genièvre.

Valeur nutritive

On dit l'angélique tonique, digestive, apéritive, antispasmodique, expectorante et carminative. On l'emploie contre l'asthme, la bronchite chronique, la toux des fumeurs, les coliques et les migraines nerveuses. On peut en faire un excellent rince-bouche.

Utilisation

L'angélique est très utilisée en pâtisserie où ses tiges confites aromatisent ou décorent principalement gâteaux, pains d'épice, puddings et soufflés. Elle peut assaisonner le poisson ou aromatiser le vinaigre. Ses feuilles crues et hachées ajouteront une note inhabituelle à une salade. Mise à cuire avec des fruits acides, elle les rend plus sucrés.

Les liquoristes se servent de son huile essentielle ou de ses tiges et racines macérées dans de l'alcool pour confectionner diverses boissons alcoolisées tels la Chartreuse, la Bénédictine, la liqueur d'angélique, le gin et l'eau de mélisse.

L'angélique se prépare en tisane ; mettre 1 c. à soupe de racines pour 250 ml d'eau et bouillir 5 min ou mettre 1 c. à soupe de feuilles et de graines, bouillir 5 min, puis laisser infuser 10 min.

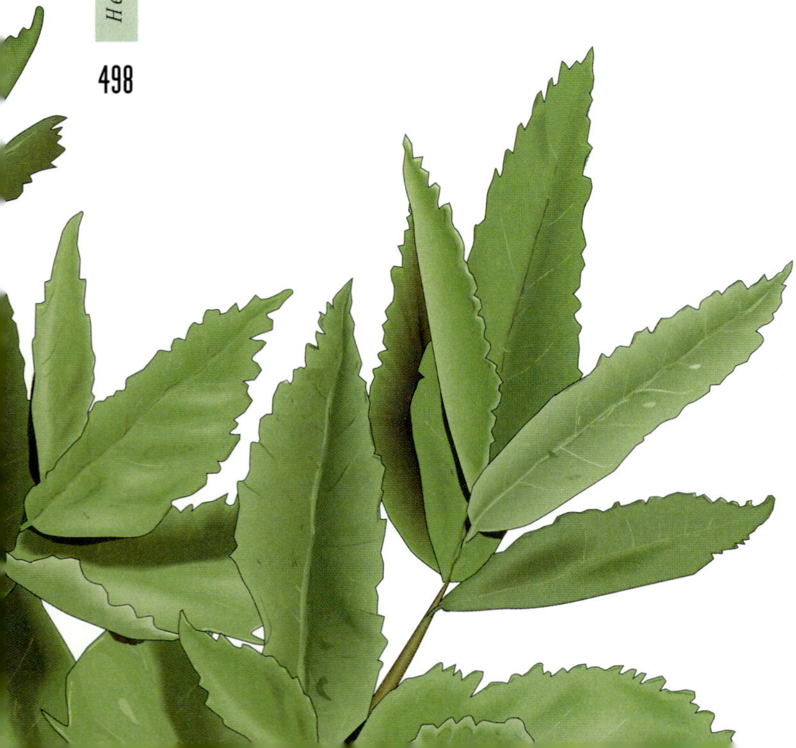

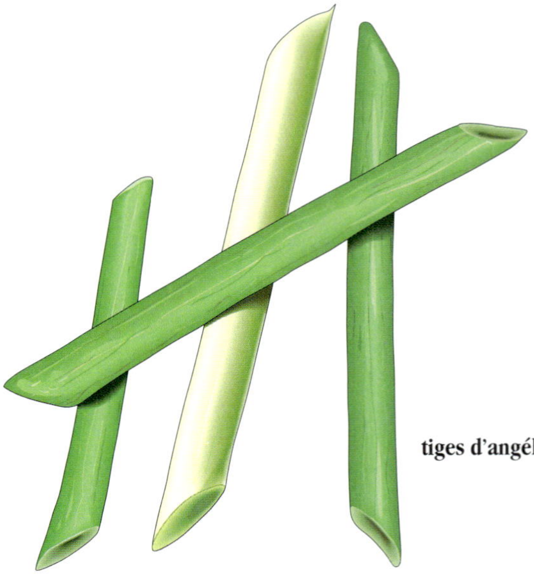

tiges d'angélique

Fenugrec

Trigonella foenum-graecum, Papilionacées

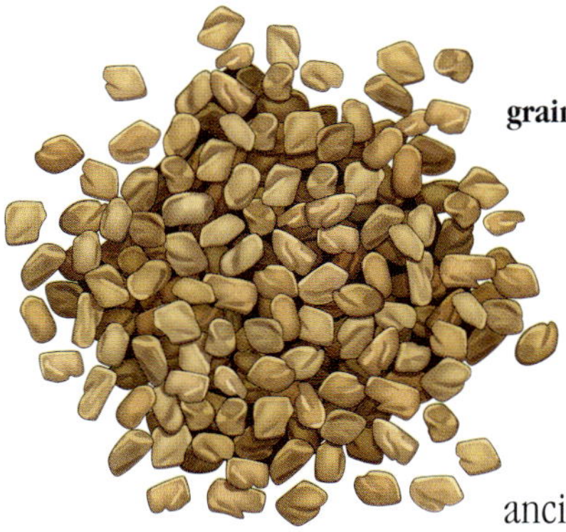

graines de fenugrec

Fruit d'une plante herbacée annuelle originaire d'Europe du sud-est et de l'Inde. Le mot « fenugrec » vient du latin *fenumgraecum* signifiant « foin grec », tandis que le mot latin *trigonella* fait référence à la forme de ses graines. Le fenugrec est connu depuis les temps anciens ; dans l'Antiquité, on l'utilisait plutôt pour ses propriétés médicinales et condimentaires que comme légume. Les Égyptiens s'en servaient pour embaumer les morts et le consommaient comme légume. En Inde, le fenugrec est depuis toujours une composante du curry.

Le fenugrec fait partie de la famille des pois et du trèfle. La plante mesure de 40 à 60 cm. Les fruits, de longues et minces gousses, abritent de 10 à 20 minuscules graines quadrangulaires et légèrement aplaties de couleur jaune brunâtre et de quelques millimètres de long. Plante et graines dégagent une forte odeur épicée.

Les graines ont une saveur aigre-douce ; elles laissent un arrière-goût de caramel et de sirop d'érable. Cet arôme caractéristique ne se développe que lorsque les graines sont grillées ; l'industrie alimentaire se sert du fenugrec pour préparer un arôme artificiel qui imite le sirop d'érable.

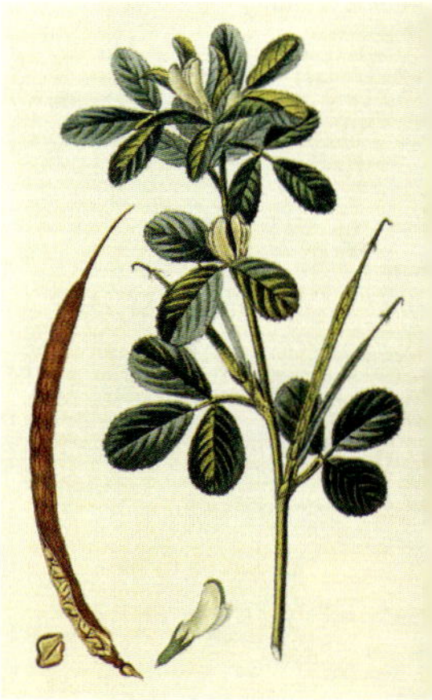

Les fruits, de longues et minces gousses, abritent de minuscules graines légèrement aplaties. Plante et graines dégagent une forte odeur épicée.

Utilisation

Les graines de fenugrec s'utilisent séchées, entières, moulues, concassées ou germées, grillées ou non. Elles sont plus savoureuses lorsqu'elles sont grillées et moulues. On les cuit à la manière du gruau ou on les utilise comme condiment. Elles aromatisent notamment soupes, légumes, fromages, chutneys, cornichons et plats mijotés.

Les graines germées se consomment en salade. Les graines, les feuilles et les jeunes pousses sont employées en tisane ; les feuilles et les jeunes pousses sont consommées comme légumes dans certains pays d'Afrique et en Inde.

Conservation

Placer le fenugrec dans un contenant hermétique et le conserver dans un endroit frais et sec, à l'abri de la lumière.

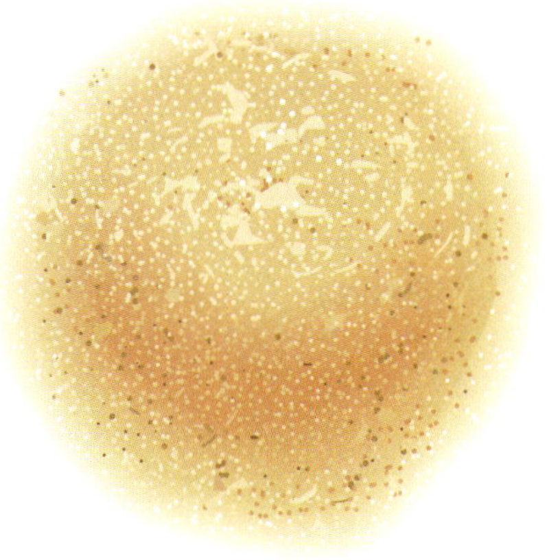

fenugrec moulu

Achat

Le fenugrec est habituellement commercialisé dans les épiceries spécialisées.

Valeur nutritive

eau	7,5 %
protéines	0,9 g
matières grasses	0,2 g
glucides	2,2 g
calories	12
	par 5 ml (4 g)

Les graines sont riches en mucilage (jusqu'à 40 %). On les dit galactogènes, aphrodisiaques, émollientes, stomachiques, apéritives et toniques. On les utilise pour soigner les maux d'estomac, les abcès, ou comme cataplasme émollient. Les feuilles de fenugrec servent d'expectorant, d'émollient, d'astringent et de diurétique.

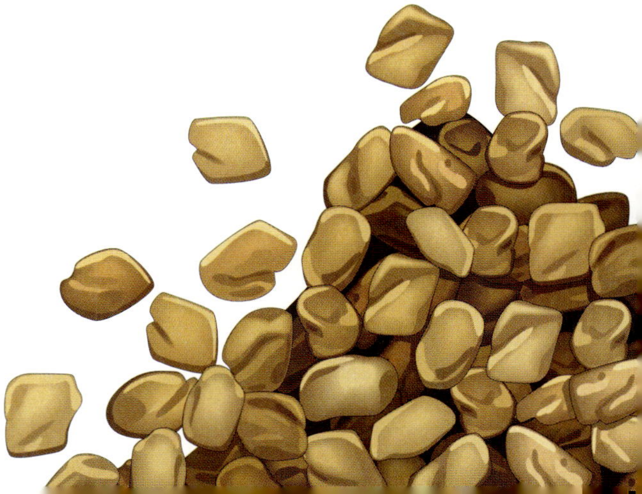

Moutarde

Brassica et *Sinapis spp,* Crucifères

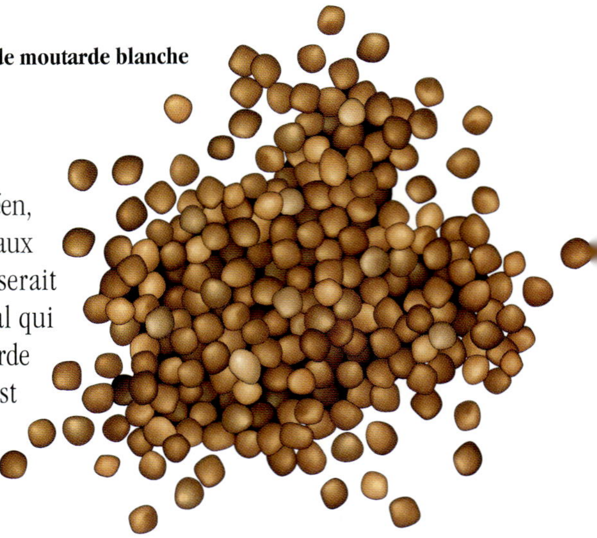

graines de moutarde blanche

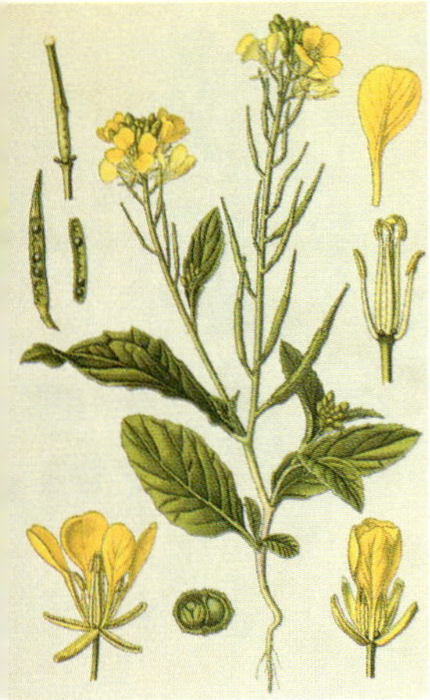

Il existe environ 40 espèces de moutarde ; ce sont les caractéristiques des graines qui les distinguent.

Plante herbacée annuelle originaire du bassin méditerranéen, la moutarde est consommée depuis les temps immémoriaux et est cultivée depuis l'Antiquité. Le mot « moutarde » serait une contraction de *mustum ardens* du latin médiéval qui signifie « moût ardent » à cause du goût piquant de la moutarde qui était préparée à partir de moût de raisin. La moutarde est surtout connue comme condiment, mais c'est aussi une plante aux feuilles comestibles appartenant à la grande famille des choux, les crucifères.

Il existe environ 40 espèces de moutarde dont les plus communes sont la moutarde noire (*B. nigra*), la moutarde blanche (*S. alba*), la moutarde brune (*B. juncea*) et la moutarde sauvage ou sénevé (*S. arvensis*).

La **moutarde noire** (*Brassica nigra*) est une plante annuelle aux feuilles lobées, rudes et poilues, qui mesure environ 1 m. Elle produit de petites fleurs jaunes qui donnent naissance à des graines rouges lisses et arrondies. À maturité, ces graines deviennent noires. Elles ont une saveur extrêmement riche et piquante, plus forte que celle de la moutarde jaune car elles contiennent une forte proportion d'huile essentielle utilisée dans l'industrie alimentaire.

La **moutarde blanche** (*Sinapis alba*) est une plante annuelle qui mesure de 30 à 80 cm de haut. Ses fleurs sont plus grosses que les fleurs de la moutarde noire ; ses graines se distinguent des autres moutardes car elles sont très grandes et de couleur jaune ; elles ont un goût amer moins piquant que celui des autres variétés.

La **moutarde de Chine** ou **moutarde brune** (*Brassica juncea*) est un légume vert très apprécié dans les pays chauds ; ses feuilles très savoureuses vendues fraîches s'utilisent comme l'épinard. Elle serait le résultat d'une hybridation d'un membre de la famille des choux (*B. rapa*) et de la moutarde noire.

Achat

Choisir de la moutarde aux feuilles fraîches, souples et bien colorées. Écarter des feuilles sèches, jaunies ou flétries ainsi que les feuilles aux tiges épaisses et dures car elles sont fibreuses.

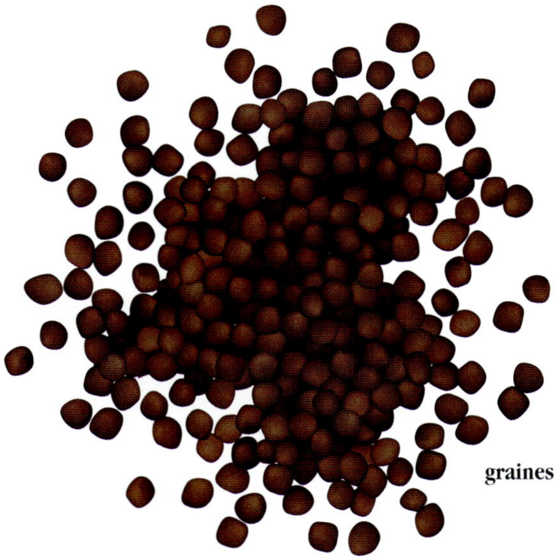

graines de moutarde noire

Préparation

Le procédé de base de préparation de la moutarde condiment consiste à ajouter aux graines un liquide : vin, moût, vinaigre, eau, etc. Ce mélange macère, on broie le tout et on le réduit en une fine pâte. La variété des graines, le liquide ainsi que les assaisonnements utilisés déterminent la couleur et la saveur de la moutarde. La moutarde peut être plus ou moins forte, aromatisée à l'ail, à l'estragon, au paprika, aux fines herbes, au citron, au poivre noir, etc.

La moutarde de Dijon est préparée avec du verjus (suc de raisin) et du vin blanc ; la moutarde de Bordeaux avec du moût (jus) de raisins et la moutarde de Meaux, qui se distingue par le fait que les graines de couleurs différentes sont grossièrement concassées, se prépare avec du vinaigre.

La moutarde américaine se distingue de la moutarde française par son goût plus doux et par le fait qu'elle se prépare à partir de graines noires et blanches, auxquelles on ajoute du curcuma.

Utilisation

Les feuilles de moutarde peuvent être mangées crues ou cuites. Elles s'apprêtent comme l'épinard, qu'elles peuvent remplacer dans la plupart des recettes; leur saveur est plus forte cependant.

Les feuilles de moutarde sont délicieuses dans les soupes ou réduites en purée, surtout lorsqu'on les combine à de la purée de pommes de terre ou de légumineuses, ce qui atténue leur saveur piquante. Éviter de les cuire dans une casserole en aluminium ou en fer car elles noircissent au contact de ces métaux.

Les graines s'utilisent entières, moulues ou transformées en condiment; on en tire aussi une huile fortement aromatique. Entières, les graines peuvent être employées telles quelles ou rôties. En Inde, on les fait revenir dans de l'huile très chaude; elles éclatent alors à la manière du maïs soufflé (les cuire peu de temps car elles brûlent facilement et deviennent amères). On se sert des graines entières pour aromatiser une grande variété d'aliments, notamment marinades, légumineuses, sauces et currys.

La moutarde en poudre peut être ajoutée à de la vinaigrette ou à une mayonnaise; on s'en sert aussi pour assaisonner le jambon à cuire. On peut également la délayer pour en faire une pâte qui a un usage semblable à celui de la moutarde condiment. La moutarde condiment aromatise à peu près tout. Elle accompagne le lapin, le porc, le poulet et certains poissons gras avant leur cuisson. Elle est à la base de plusieurs sauces, chaudes ou froides : vinaigrette, mayonnaise, rémoulade, sauce à la diable, Robert ou Cambridge, entre autres.

La moutarde est appréciée depuis des millénaires comme condiment. Les Romains savaient la préparer et les Byzantins l'utilisaient pour relever leur vinaigrette; au Moyen Âge, elle était présente sur toutes les tables car elle permettait de déguster les viandes, salées pour les besoins de conservation.

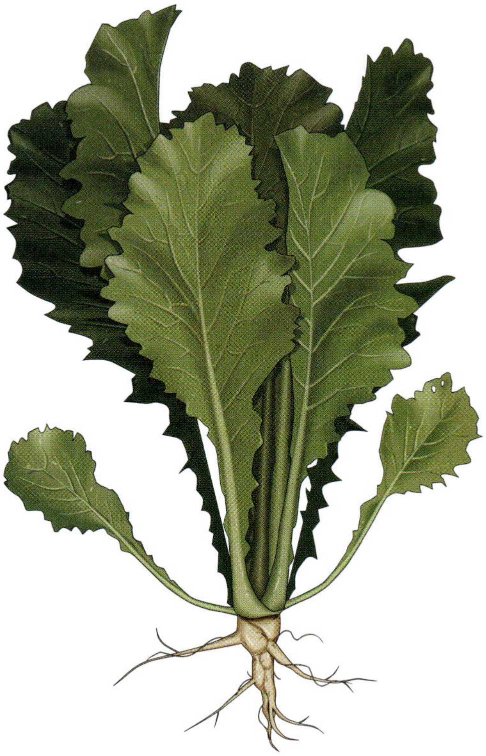

moutarde de Chine ou **moutarde brune**

Valeur nutritive

eau	91 %
protéines	2,7 g
matières grasses	0,2 g
glucides	5 g
fibres	1,1 g
calories	26
	par 100 g

Les feuilles de moutarde sont une excellente source de vitamine C, de vitamine A, de fer et de potassium.

On dit la moutarde apéritive, stimulante, digestive, désinfectante, antiseptique, laxative et vomitive. Elle favorise la sécrétion des sucs gastriques et des glandes salivaires, stimulant l'appétit et facilitant la digestion si elle est utilisée modérément, autrement elle devient irritante.

L'huile de moutarde aurait un effet antibactérien et antifongique puissant. On se sert de la moutarde en bain de pieds ou en cataplasme pour décongestionner les sinus et les poumons, elle soigne entre autres la pneumonie et la bronchite.

La saveur piquante de la moutarde provient de la myrosine et du myronate, deux composants contenus dans les graines de moutarde noire ou brune. Le myronate est absent de la moutarde blanche, ce qui explique pourquoi elle est moins forte.

Les feuilles contiennent des substances qui peuvent provoquer l'augmentation du volume de la glande thyroïde; pour éviter ce problème, il s'agit de les consommer avec modération et de veiller à consommer des aliments qui offrent un bon apport en iode, comme les fruits de mer, les poissons et les algues.

Conservation

La moutarde condiment se conserve au réfrigérateur dans un récipient bien fermé, car elle s'affadit à la température de la pièce. La poudre de moutarde et les graines entières se rangent au sec et à l'abri de la chaleur.

Les feuilles de moutarde sont fragiles. Placées dans un sac de platique perforé et réfrigérées sans être lavées, elles se conservent quelques jours. Elles se congèlent comme l'épinard.

L'huile de moutarde se conserve au réfrigérateur ou dans un endroit frais.

Gingembre

Zingiber officinale, Zingibéracées

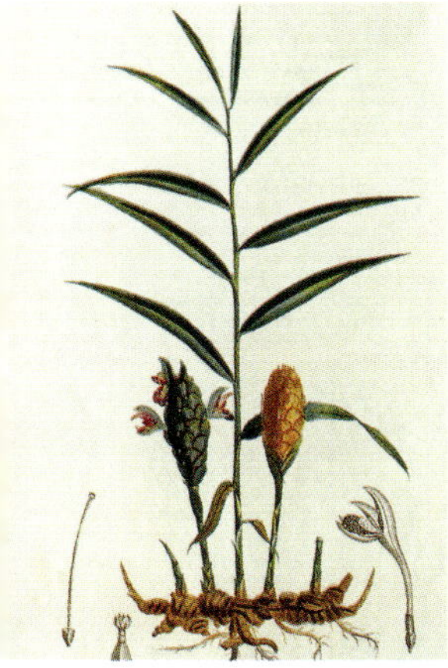

Le gingembre provient de la partie souterraine de la plante (le rhizome) dont la pulpe fortement aromatique est piquante.

Rhizome tubéreux d'une plante vivace originaire d'Asie du Sud-Est, le gingembre est cultivé dans la plupart des pays tropicaux et peut aussi pousser dans les régions chaudes des climats tempérés.

Le gingembre est reconnu pour ses propriétés aromatiques et médicinales depuis les temps anciens. Il est cité dans d'antiques écrits chinois et indiens. Le gingembre était également connu des Grecs ; les Romains l'appréciaient aussi puisqu'ils l'importaient il y a plus de 2 000 ans. Ce n'est que vers la fin du XIIIe siècle que le gingembre fut connu par les Européens. Il devint très recherché en Europe, notamment pour ses vertus aphrodisiaques. En France, il tomba ensuite graduellement dans l'oubli.

La partie aérienne de la plante peut atteindre 1,5 m de haut. La multiplication de la plante s'effectue par la division des rhizomes. Les rhizomes charnus sont de taille et de couleur variables (sable doré, jaune, blanc ou rouge) selon les variétés, fort nombreuses. Leur pulpe fortement aromatique est piquante, poivrée et parfois brûlante. Elle est recouverte d'une mince peau comestible lorsque le rhizome est jeune et frais.

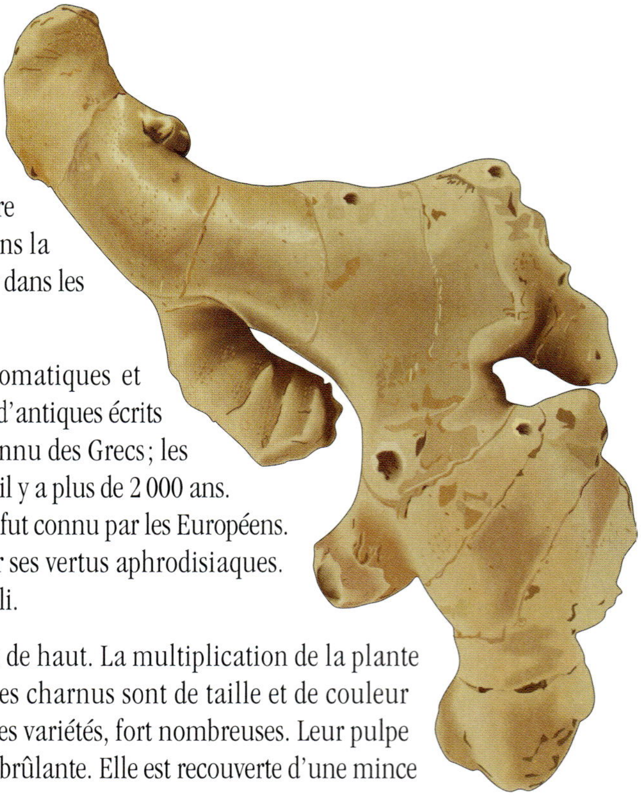

gingembre frais

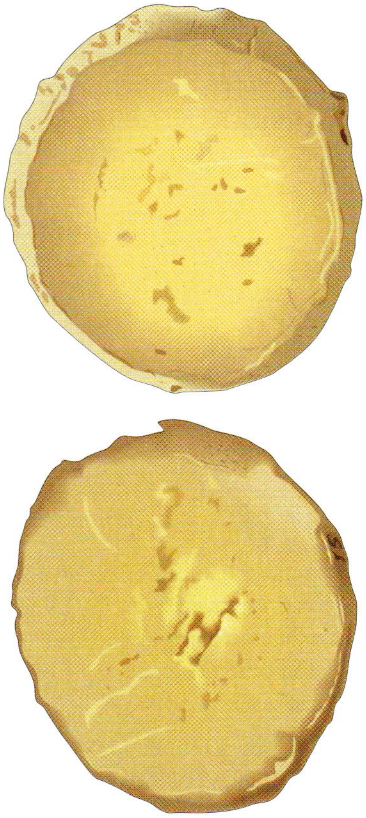

tranches de gingembre frais

Achat

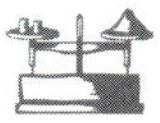

Le gingembre est commercialisé frais, séché ou en conserve ; il est moulu, confit, cristallisé ou tranché finement et mis dans le vinaigre. À l'achat du gingembre frais, choisir un rhizome ferme et non ratatiné, exempt de moisissures.

Utilisation

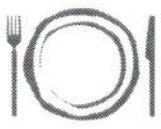

Le gingembre frais est un aliment de base des cuisines asiatiques ; il assaisonne aussi bien des aliments salés que sucrés. Il aromatise entre autres sauces, viande, volaille, poisson, fruits de mer, légumes, riz, tofu, marinades, courts-bouillons, potages, fruits, gâteaux et boissons. On en fait de la confiture et des friandises confites.

Au Japon, le gingembre mariné est un accompagnement classique des sushis et des sashimis. En Occident, le gingembre est plutôt utilisé sous forme moulue pour parfumer les gâteaux, biscuits, pain d'épices et compotes. On utilise notamment l'huile essentielle du gingembre dans la fabrication de bières et de boissons gazeuses (*ginger ale*). Le gingembre moulu entre aussi dans la composition de certains currys. Le gingembre se marie particulièrement bien avec les pommes et les bananes. Le gingembre frais peut difficilement être remplacé par du gingembre séché ou moulu, car la saveur sera beaucoup moins relevée.

Préparation

Le gingembre frais est pelé, tranché, râpé, haché ou coupé en fins bâtonnets.

Cuisson

Comme l'ail, l'intensité de sa saveur change selon le moment où on l'incorpore durant la cuisson. Elle atteindra son maximum si on ajoute le gingembre en fin de cuisson et sera plus discrète s'il est intégré en début de cuisson.

Conservation

Le gingembre frais se conserve au réfrigérateur 2 ou 3 semaines. Ne le peler qu'au moment de l'utiliser. Le gingembre se congèle facilement tel quel. Il peut être pelé et coupé non décongelé. Le gingembre confit se conserve indéfiniment. Le gingembre en conserve doit être réfrigéré lorsque le contenant est ouvert.

Placer le gingembre moulu dans un contenant hermétique et le conserver dans un endroit sombre, frais et sec.

Valeur nutritive

potassium	24 mg
magnésium	3 mg
phosphore	3 mg
	par 5 ml (2 g)

Le gingembre possède diverses propriétés médicinales. On le dit tonique, antiseptique, diurétique, fébrifuge, apéritif, stomachique et aphrodisiaque. Il stimulerait la digestion, combattrait la flatulence et serait efficace contre les rhumes, la toux, le mal des transports et les douleurs rhumatismales. Il peut irriter le système digestif, aussi est-il préférable de l'utiliser avec modération.

En tisane, mesurer environ 1 c. à thé de racine pour 250 ml d'eau et faire bouillir environ 3 min.

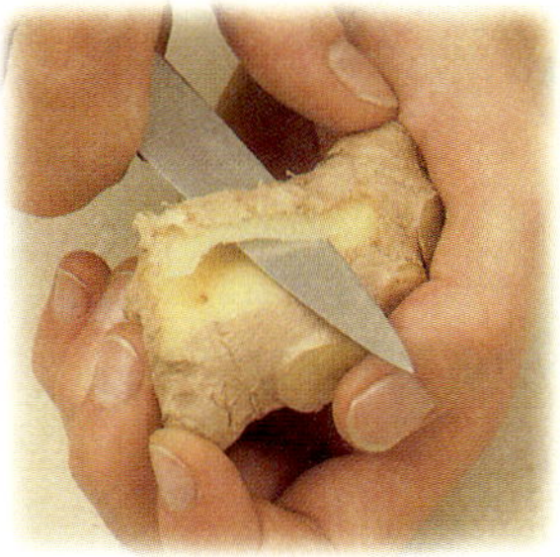

1 *Peler le gingembre frais.*

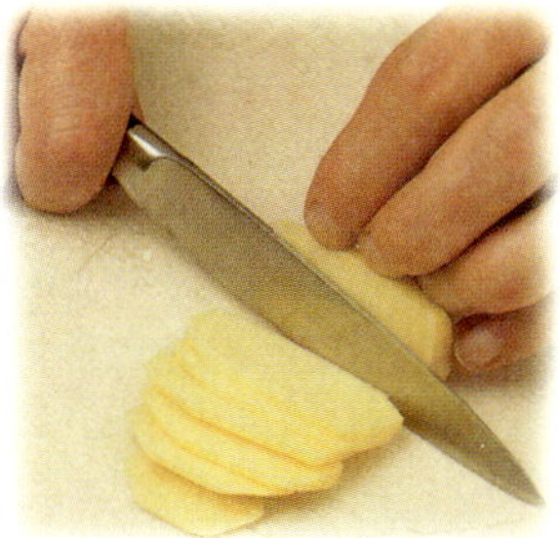

2 *Émincer le gingembre en fines tranches.*

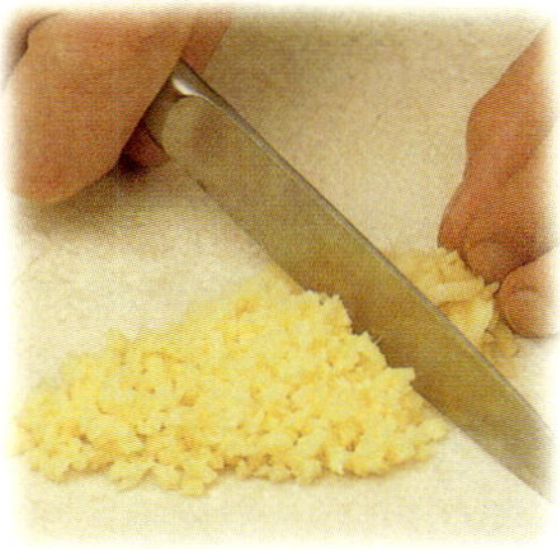

3 *Hacher finement.*

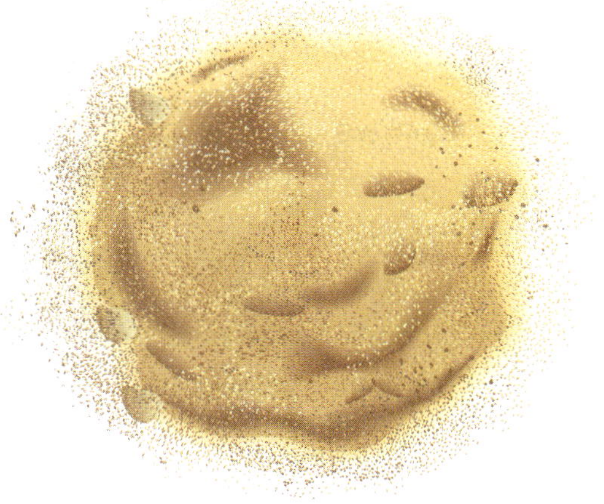

gingembre moulu

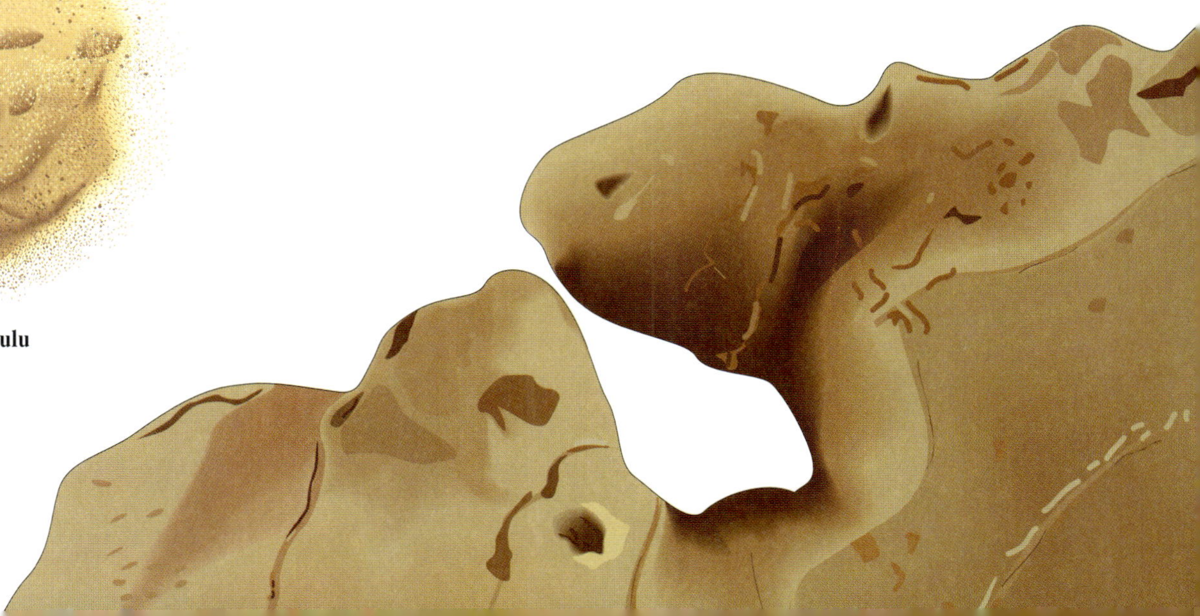

Poivre

Piper nigrum, Pipéracées

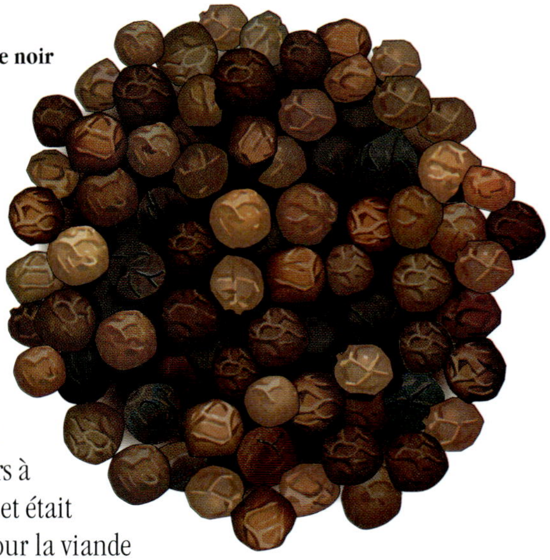

poivre noir

Fruit du poivrier, arbrisseau grimpant originaire de l'Inde, le poivre est consommé depuis des temps immémoriaux. Il a joué un rôle important au long de l'Histoire ; il servit d'offrande aux dieux, d'impôt, de monnaie et de rançon. Lors de la chute de Rome, le poivre servait de monnaie d'échange pour payer les tributs aux envahisseurs barbares. Pendant tout le Moyen Âge, on se servit du poivre comme monnaie, la richesse d'un homme se mesurait alors à ses stocks de poivre. Cette épice rehaussait le goût des aliments et était fort utile pour masquer le manque de fraîcheur, notamment pour la viande faisandée, condition fréquente avant l'invention des méthodes modernes de conservation.

La recherche du poivre incita des explorateurs à prendre la mer et fut à l'origine de la découverte de continents. Le commerce du poivre a contribué à la richesse de grandes cités marchandes européennes et arabes. L'Indonésie et l'Inde sont les deux plus importants producteurs de poivre.

Le poivrier ne pousse que sous les climats tropicaux très chauds et très humides. Il en existe plusieurs centaines d'espèces. Les tiges ligneuses et lisses peuvent atteindre jusqu'à 10 m de hauteur et sont soutenues à l'aide de tuteurs. Le tronc et les tiges sont pourvus de racines aériennes qui peuvent se fixer sur les arbres. Les feuilles ovales en forme de palmes sont vert foncé. Après 3 ou 4 ans, de petites fleurs blanches, regroupées en épis allongés, donnent naissance à des grappes de petits fruits globuleux qui passent du vert au rouge puis au brun en mûrissant. Les grains de poivre vert, de poivre noir et de poivre blanc proviennent de la même plante. En fait, ils correspondent à différents stades de mûrissement.

Le **poivre vert** provient de fruits cueillis lorsqu'ils sont encore verts. Il est peu piquant et légèrement fruité. On le conserve dans une saumure, dans le vinaigre, ou alors séché.

Le **poivre noir** provient de fruits cueillis lorsqu'ils commencent à devenir rouges, à moitié mûrs. Ils sont mis à sécher et deviennent ridés, de couleur noirâtre. Le poivre noir est le plus piquant et le plus aromatique des poivres.

Le **poivre blanc** provient de fruits cueillis très mûrs, complètement rouges. Ces fruits sont mis à tremper dans l'eau salée pendant quelques jours afin de dissoudre l'enveloppe extérieure noirâtre qui recouvre le grain (qui, lui, est blanc à l'intérieur), puis ils sont séchés. Le poivre blanc est plus doux que le poivre noir.

Le **poivre gris** est du poivre noir à peine lavé et possédant encore son enveloppe. Il est assez rare sur le marché et toujours moulu. Il peut aussi consister en un mélange de poivre noir et de poivre blanc. Le poivre gris est plutôt doux. Ces différents poivres contiennent de la pipérine, un alcaloïde, qui leur donne leur saveur particulière.

Le **poivre rose** (ou **poivre rouge**) provient d'une espèce différente (*Schinus molle*), un sous-arbrisseau sud-américain de la famille de l'herbe à poux (anacardiacées). Comme cette dernière, il semble qu'il pourrait causer de l'allergie. C'est une baie déshydratée de saveur délicate, parfumée et légèrement piquante, qui s'altère rapidement.

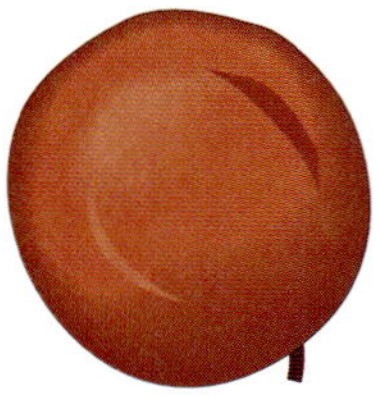

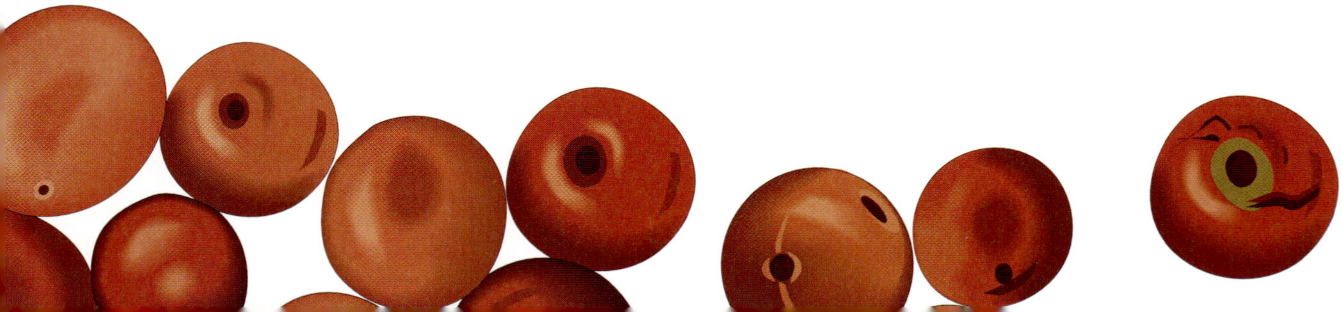

Achat

Le poivre est commercialisé entier, concassé ou moulu, nature ou assaisonné (poivre à l'oignon, à l'ail, au céleri, au citron, etc.). Le poivre vert est vendu saumuré, vinaigré ou séché. Pour obtenir le maximum de saveur, il est préférable d'acheter le poivre en grains et de le moudre au moment de l'incorporer à un mets ou à une préparation. Choisir des grains lourds, compacts, peu friables et d'une coloration uniforme.

Le poivre moulu peut contenir des impuretés, être moisi ou être falsifié, c'est-à-dire avoir été mélangé avec un aromate moins coûteux. L'acheter de préférence dans un endroit où le renouvellement des stocks est rapide pour obtenir un maximum de saveur et d'arôme.

Utilisation

Le poivre est une des épices les plus employées dans le monde. On l'ajoute à presque tous les aliments salés, chauds ou froids : sauces, légumes, viandes, charcuteries, vinaigrettes et même certains desserts. Le poivre blanc assaisonne souvent les aliments où il peut passer inaperçu, tels les sauces blanches, la volaille et le poisson. Les grains entiers aromatisent les marinades, les pâtés, la charcuterie, les fromages et les soupes, les courts-bouillons et les ragoûts. La saveur du poivre s'accentue lorsque les aliments sont congelés.

Valeur nutritive

	poivre noir moulu	*poivre blanc moulu*
potassium	26 mg	2 mg
calcium	9 mg	6 mg
phosphore	4 mg	4 mg
magnésium	4 mg	2 mg
fer	0,6 mg	0,3 mg
		par 5 ml (2 g)

On dit le poivre tonique, stimulant, carminatif et antibactérien. Il contient de la pipérine, un alcaloïde qui irrite la muqueuse de l'estomac, mais qui active la salivation et la production de sécrétions gastriques et qui aide la digestion.

À forte dose, le poivre devient irritant et échauffant.

Cuisson

Le poivre moulu perd de sa saveur et de son arôme s'il cuit pendant plus de deux heures. Ajouter le poivre moulu en toute fin de cuisson afin d'éviter qu'il ne devienne amer.

Conservation

Le poivre entier se conserve indéfiniment à la température de la pièce. La durée de conservation du poivre moulu est de trois mois.

Le poivre vert se conservera une semaine une fois le contenant entamé, sinon pendant un an.

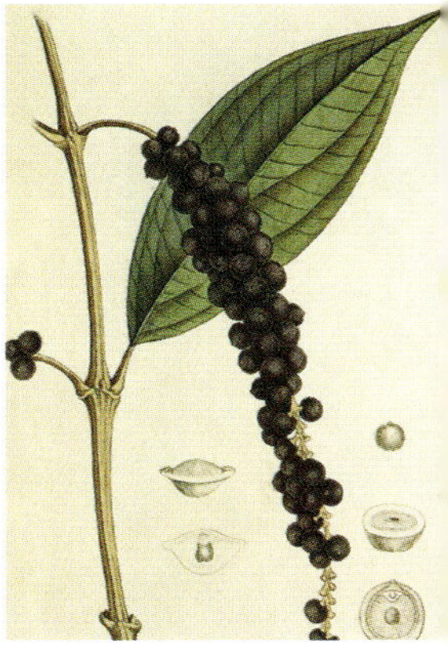

Les grains de poivre vert, de poivre noir et de poivre blanc proviennent de la même plante. Ils correspondent à différents stades de mûrissement.

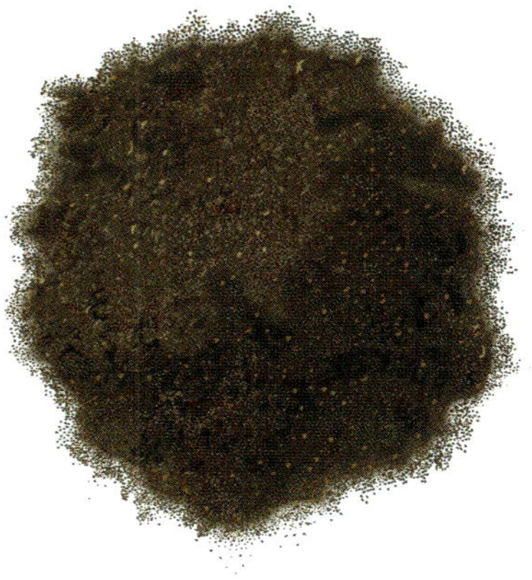

poivre noir moulu

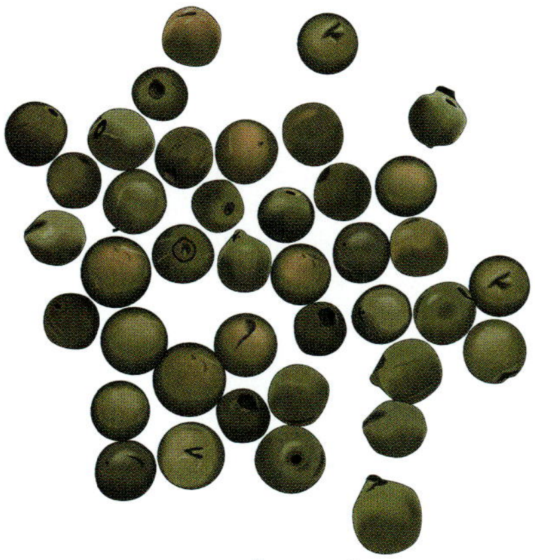

poivre vert

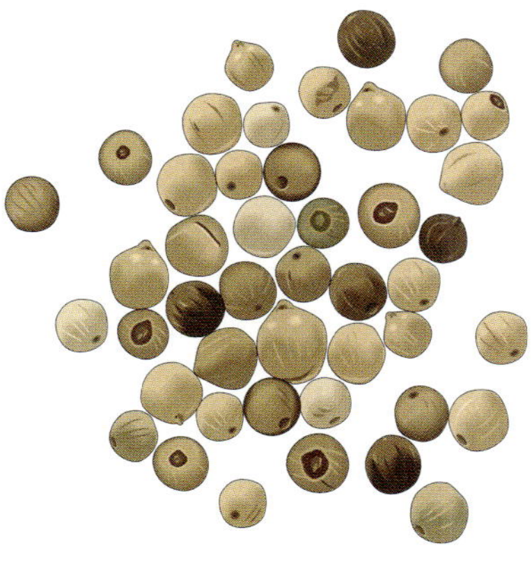

poivre blanc

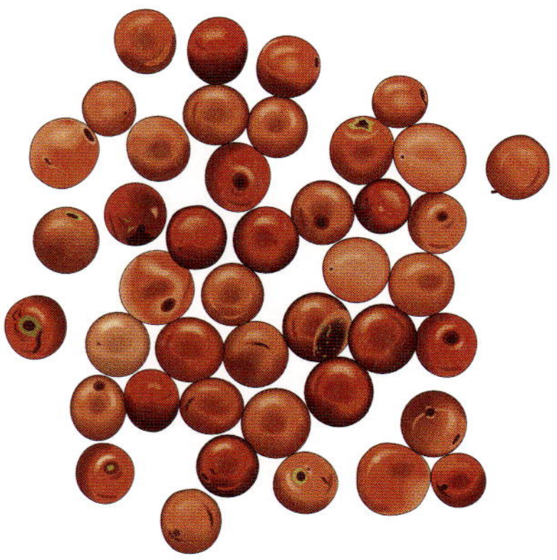

poivre rose

Piment

Capsicum spp, Solanacées

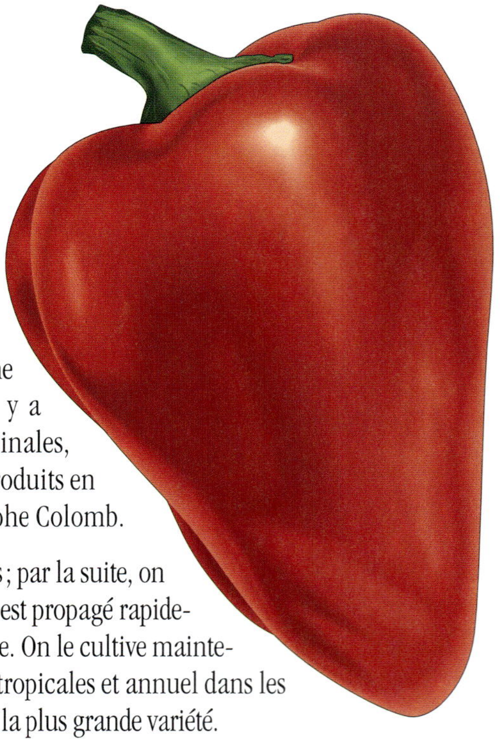

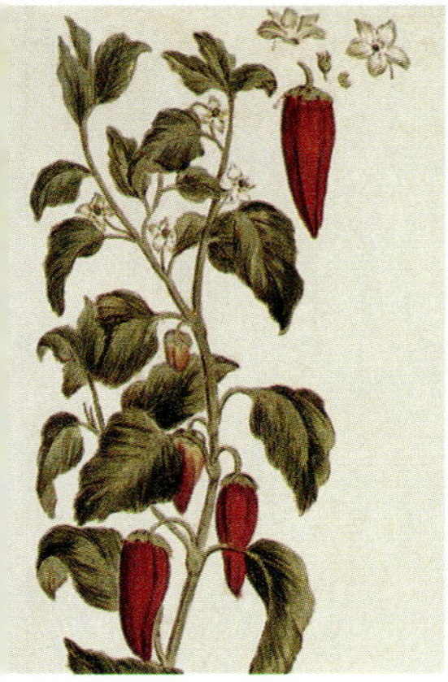

Les piments sont de taille, de forme, de couleur et de saveur différentes. Leur saveur peut être très piquante, brûlante même. Ils sont plus petits et plus pointus que les poivrons (piments doux).

Fruit de plantes originaires d'Amérique du Sud et d'Amérique centrale. Le piment appartient à la grande famille des Solanacées qui comprend notamment l'aubergine, l'alkékenge, la pomme de terre, le tamarillo et la tomate. Ce fut l'une des premières plantes à être cultivées en Amérique du Sud, il y a 7 000 ans. On utilisait les piments pour leurs propriétés médicinales, comme condiment ou comme légume. Les piments ne furent introduits en Europe qu'à la fin du XVe siècle, à la suite des voyages de Christophe Colomb.

À l'origine, la culture du piment n'était faite qu'à des fins décoratives; par la suite, on l'apprécia pour son utilité culinaire. S'adaptant très facilement, il s'est propagé rapidement, surtout grâce à Magellan qui l'introduisit en Afrique et en Asie. On le cultive maintenant sur tous les continents. Le piment est vivace dans les régions tropicales et annuel dans les régions tempérées. C'est au Mexique et aux Antilles que l'on retrouve la plus grande variété.

Le piment est une gousse plus ou moins charnue qui renferme de multiples graines dans sa cavité intérieure. Il pousse sur un plant pouvant atteindre 1,5 m de haut.

Il existe environ dix espèces de piments (*Capsicum frutescens, C. pubescens, C. baccatum, C. annuum*, etc.) de taille, de forme, de couleur et de saveur différentes, dont deux sont plus importantes en cuisine; l'espèce *annuum* et l'espèce *frutescens*. Leur saveur peut être très piquante, brûlante même.

Les piments sont plus petits et plus pointus que les poivrons (piments doux). Ils mesurent généralement de 2 à 15 cm de long et de 1 à 5 cm de diamètre. Ils sont plus abondants dans les pays chauds. Au Mexique seulement, on en dénombre au moins 15 variétés. Certains piments sont verts (Jalapeño, Serrano, Poblano), d'autres sont cuivrés, pourpres ou rouges (Ancho, Cascabel ou piment cerise, piment de Cayenne, Japone, Hontaka, Pasilla), d'autres encore sont jaunes (Carribe, Guero). Certains piments sont tellement forts qu'ils font pleurer lorsqu'on les coupe (Guero, Habanero, Japone).

Le **piment de Cayenne** (*Capsicum frutescens*) est une poudre de piments rouges déshydratés à saveur brûlante. Le piment de Cayenne peut contenir une ou quelques variétés de piments rouges. Il serait originaire des environs de la rivière de Cayenne en Guyane française. C'est une plante vivace qui peut atteindre jusqu'à 1,5 m. Ses fruits plutôt petits ne dépassent pas 4 cm de long, ils sont de forme allongée et mince. Leur couleur rouge se conserve, même lorsqu'ils

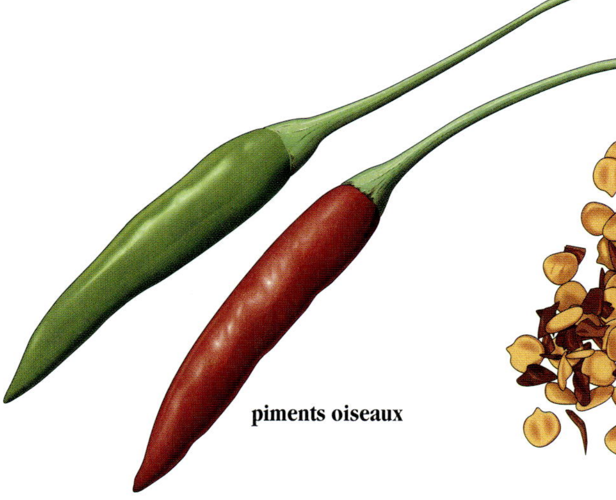

piments oiseaux

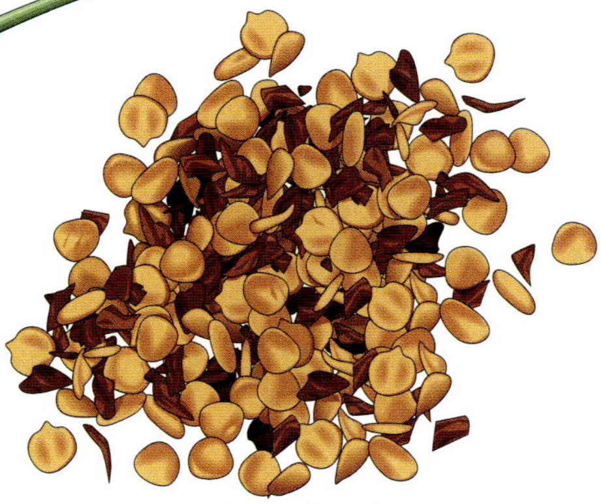

piments broyés

assaisonnement au chili

sont séchés et moulus. Il est inexact de nommer cette épice « poivre de Cayenne », car ce fruit n'appartient pas à la famille des pipéracées, dont fait partie le poivre, mais à la famille des solanacées. Le piment de Cayenne est très utilisé en Amérique latine et en Inde. Il sert à la fabrication de la sauce Tabasco®, de l'assaisonnement au chili et du curry.

Le **paprika** (*Capsicum annuum*) est une poudre de poivrons rouges déshydratés, qui poussent sur un arbuste originaire d'Amérique. Par la suite, le paprika fut cultivé en Hongrie à la fin du XVIe siècle. *Paprika* est d'ailleurs un mot hongrois qui s'est imposé dans plusieurs langues. Cette épice est souvent associée à la cuisine hongroise où elle occupe une place très importante. La couleur et la saveur sont plus ou moins prononcées ; elles varient selon les variétés de poivrons et piments rouges utilisées (habituellement des poivrons mais certains mélanges incluent aussi des piments), et selon qu'on ne moud que la chair, ou la chair ainsi que la tige, le cœur et les graines. Car plus il y aura de graines présentes lors du broyage et du séchage, plus le paprika sera brûlant. Vérifier l'étiquette pour s'assurer de choisir le paprika qui convient.

La **harissa** est un condiment à base de piment, particulièrement apprécié au Moyen-Orient et en Afrique du Nord ; c'est d'ailleurs le condiment national des Tunisiens. La harissa contient une purée de petits piments rouges, du piment de Cayenne, de l'huile, de l'ail et diverses épices pilées dont de la coriandre, des feuilles de menthe, du carvi et parfois plus de vingt autres épices.

L'**assaisonnement au chili** est un mélange d'épices à base de piments déshydratés moulus. Il peut contenir du poivre, du cumin, de l'origan, du paprika, du clou de girofle et de l'ail. Le piquant des piments employés détermine la force de l'aromate. Les termes *chili* ou *chile* ne signifient pas que ces piments sont originaires de ce pays, ils proviennent en fait du Mexique. *Chilli* est le mot que les Aztèques utilisaient pour désigner le piment.

Le **piment tabasco** (*Capsicum frutescens*) est une variété de piment qui a donné son nom à une sauce très piquante. D'origine américaine, cette sauce porte le nom d'un État mexicain. Elle fut inventée et brevetée en Louisiane en 1870 par Edmund McIlhenny. Les piments rouges tabasco sont écrasés, puis placés dans des tonneaux de chêne où ils macèrent trois ans avec du sel. La couleur et l'odeur des piments sont évaluées puis ils séjournent ensuite dans du vinaigre distillé jusqu'à quatre semaines, et sont ensuite filtrés et embouteillés.

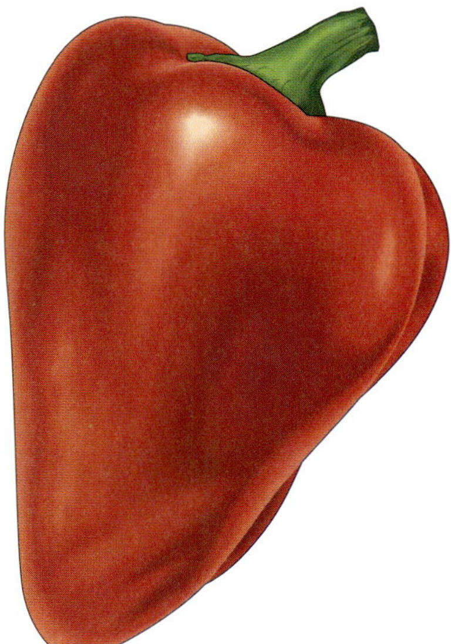

piment paprika

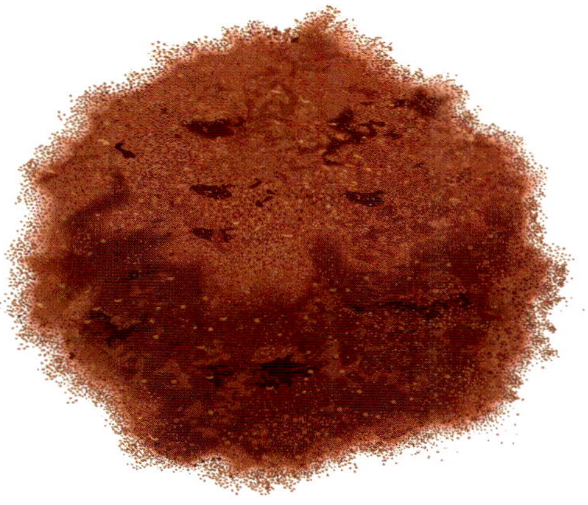

paprika

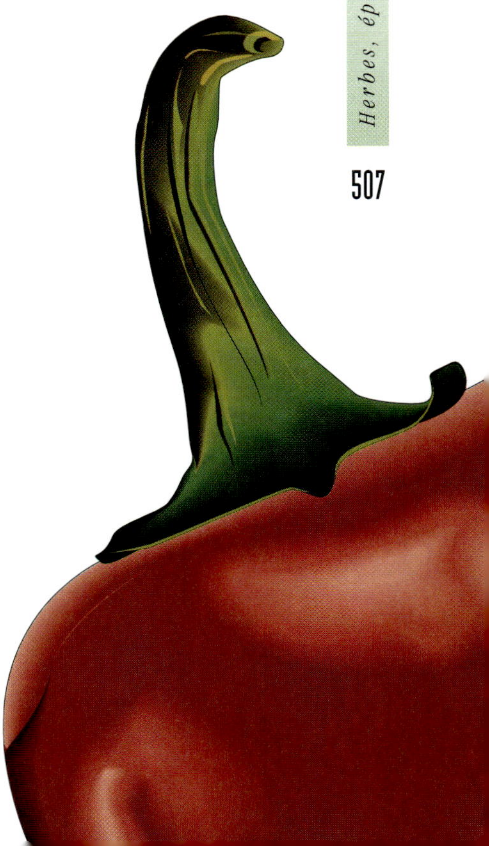

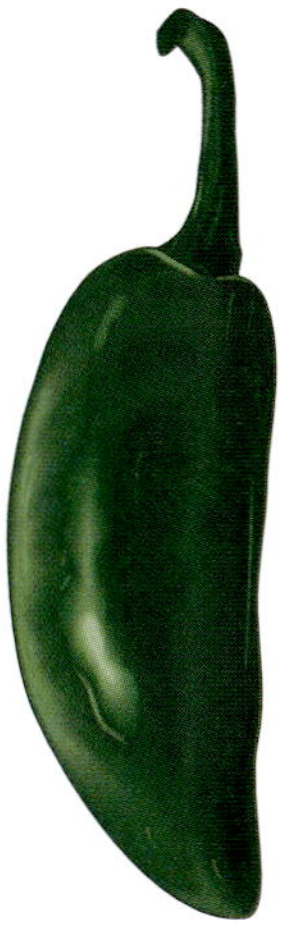

piment Jalapeño

Achat

Les piments secs et entiers sont souvent ridés, ce qui est normal. Choisir des piments frais ou secs bien colorés, avec une pelure lustrée, exempts de taches et de parties amollies. Les piments moulus devront avoir une couleur uniforme et dégager un bon arôme.

Cuisson

Il faut être prudent avec les quantités et les utiliser à petites doses, car leur saveur se développe pendant la cuisson. Une façon « sécuritaire » de pimenter un plat consiste à faire revenir un piment dans l'huile et à utiliser ensuite celle-ci pour cuisiner.

Le paprika ne doit pas être chauffé trop longtemps pour éviter qu'il ne perde son arôme et sa couleur.

piment tabasco

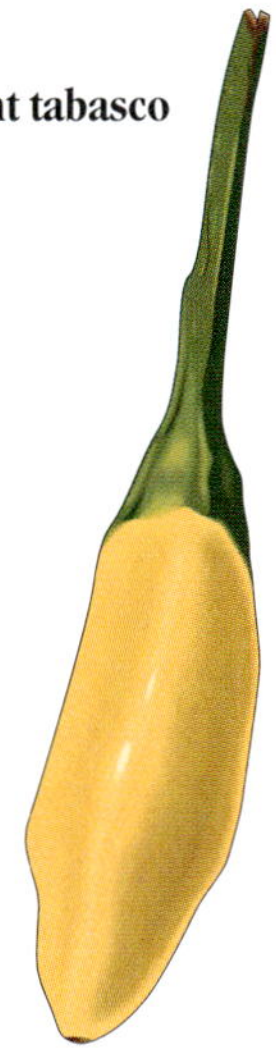

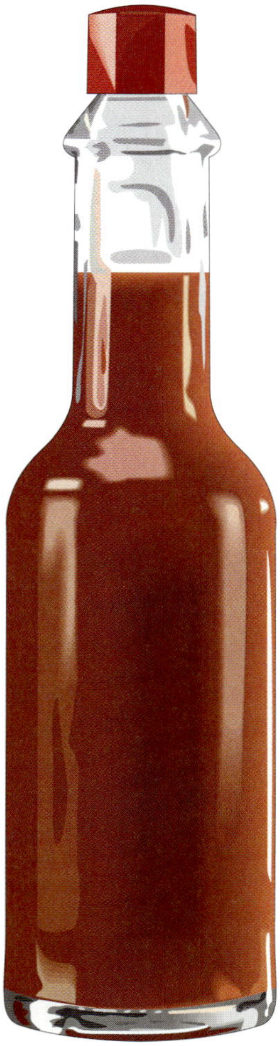

sauce Tabasco®

Préparation

Il faut éviter de se toucher le visage, les lèvres et les yeux lorsque l'on coupe les piments, car cela peut provoquer des irritations. Le simple fait de les manipuler peut faire pleurer à cause de la capsicine qui est très volatile ; se savonner les mains et nettoyer le couteau et la planche à découper à l'eau chaude élimineront la substance irritante. Si la peau des mains est très sensible, porter des gants pour manipuler les piments.

Si l'on désire diminuer le goût brûlant des piments, on doit veiller à ne pas consommer les graines ni les membranes intérieures blanchâtres. On peut aussi mettre les piments à tremper dans de l'eau froide avec un peu de vinaigre pendant environ une heure.

Sauce harissa

250 ML (1 TASSE)

250 g (½ lb) de piments rouges secs
50 g (1½ oz) d'ail
3 c. à soupe de graines de carvi
3 c. à soupe de cumin moulu
80 ml (⅓ de tasse) d'huile d'olive extra vierge
4 c. à thé de sel
3 c. à soupe de graines de coriandre (facultatif)

Cette sauce se conserve au réfrigérateur.

1. Faire tremper les piments dans l'eau tiède environ 1 h ou jusqu'à ce qu'ils ramollissent. Les égoutter, les assécher, les équeuter et épépiner, les couper en dés.
2. Peler l'ail, le dégermer et le hacher finement.
3. Dans un mortier ou au mélangeur, broyer les piments avec les graines de carvi, l'ail, le cumin, la coriandre et le sel, pour obtenir une pâte homogène.
4. Incorporer lentement l'huile jusqu'à ce que la sauce l'ait absorbée totalement.
5. Verser dans un bocal en verre, recouvrir d'huile d'olive, fermer hermétiquement.

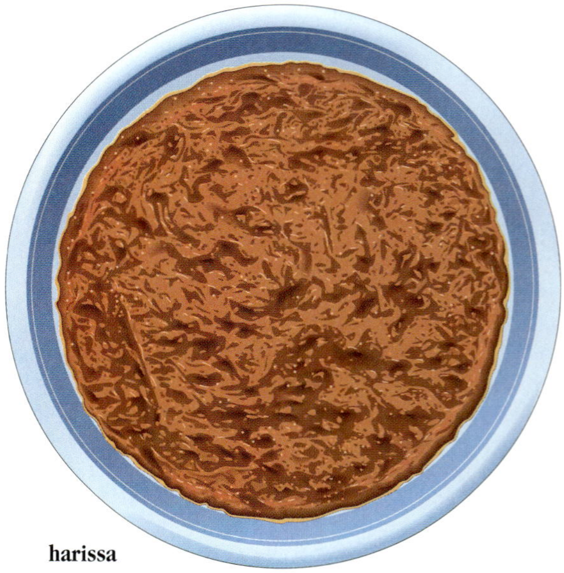

harissa

Utilisation

Le piment est beaucoup plus un condiment qu'un légume. Il est souvent séché, mariné ou cuit, puis mis en purée, forme sous laquelle il s'incorpore plus uniformément aux aliments. Il assaisonne une grande variété d'aliments et entre dans la composition de nombreux condiments. En Chine, on prépare une purée de piments rouges avec du sel et de l'huile que l'on nomme *öt* et qui accompagne de nombreux plats. Le piment moulu entre également dans la composition des poudres de curry et des ketchups.

Le piment de Cayenne s'utilise avec modération car il est très piquant. Une pincée est habituellement suffisante pour assaisonner tout un plat. Le piment de Cayenne aromatise une grande variété de mets, principalement les entrées, les soupes, les sauces au beurre ou à la crème et les plats principaux de crustacés ou à base d'œufs.

Le paprika et l'assaisonnement au chili parfument de nombreux aliments et leur confèrent de la couleur, particulièrement les aliments fades et peu colorés, tels le riz, les pâtes alimentaires, les béchamels, les salades de pommes de terre. Le paprika s'utilise avec les œufs, la volaille, les fruits de mer, la mayonnaise et les trempettes au fromage ou les fromages frais. Il est indispensable à la goulasch, un ragoût de bœuf hongrois.

La harissa est indispensable au couscous. Elle relève le goût de plusieurs autres aliments, notamment potages, salades, viandes, poissons, ragoûts, riz, sauces, mayonnaises et œufs. On l'utilise telle quelle ou délayée dans du bouillon ou de l'huile d'olive et du jus de citron. Il est indiqué de l'utiliser en petite quantité si l'on n'est pas habitué à sa forte saveur.

La sauce Tabasco® aromatise soupes, vinaigrettes, sauces, trempettes, salades composées, haricots, lentilles, ragoûts, viande, volaille et fruits de mer. Une très petite quantité (une à trois gouttes) suffit pour assaisonner tout un plat.

Conservation

Conserver les piments au réfrigérateur sans les laver. Les mettre dans un sac de papier et les placer dans le bac à légumes, ils se garderont environ une semaine.

Les piments se congèlent après avoir été grillés ou blanchis (3 min), puis pelés. Les piments peuvent être marinés ou séchés. Ils sont faciles à déshydrater et se conservent ainsi au moins un an. Placer la poudre de piments dans un récipient hermétique et la conserver dans un endroit sombre, sec et frais.

Le paprika est l'une des rares épices qu'il est préférable de conserver au réfrigérateur car sa saveur, sa couleur et sa valeur nutritive se détériorent rapidement. Le placer dans un récipient hermétique.

Conserver la harissa au réfrigérateur lorsque le contenant est entamé.

La sauce Tabasco® se conserve indéfiniment à la température de la pièce.

Valeur nutritive

	piment frais entier
eau	88 %
protéines	2 g
matières grasses	0,2 g
glucides	9,6 g
fibres	1,8 g
calories	40
	par 100 g

Les piments contiennent plus de vitamine C que les oranges. Toutefois, les quantités utilisées sont souvent minimes et la plupart du temps le piment est cuit, ce qui diminue l'apport en vitamine C. Si on enlève les graines des piments frais, ils contiennent moitié moins de fibres.

La proportion des divers éléments nutritifs est fortement influencée par les variétés. Ainsi les piments rouges contiennent généralement plus de vitamine A et de vitamine C que les piments verts.

La saveur piquante des piments provient de la capsicine, un alcaloïde tellement puissant qu'il est encore décelable à raison de 1 gramme dilué dans 10 000 litres d'eau. Cette substance fait saliver et elle agit sur le système digestif en activant la digestion. Pour atténuer son effet piquant dans la bouche, il est préférable d'ingérer du yogourt, du lait, du pain, du riz cuit, du sucre ou des sucreries, ce qui est beaucoup plus efficace que l'eau, car la capsicine se dissout dans l'huile, et non dans l'eau. Les piments de la variété *frutescens* contiennent jusqu'à 20 fois plus de capsicine que les poivrons.

Il existe une échelle mesurant la tolérance humaine à la puissance des piments, l'échelle Scoville qui compte 300 000 unités. Le Jalapeño est évalué entre 1 500 et 3 000 sur cette échelle; le piment de Cayenne entre 20 000 et 60 000 et la sauce Tabasco®, entre 80 000 et 120 000.

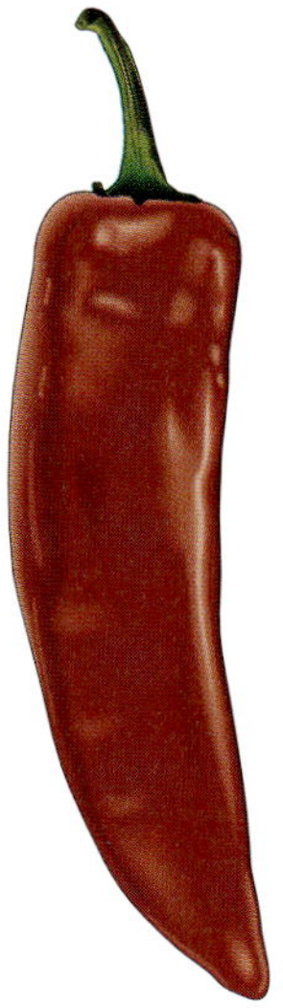

piment Serrano

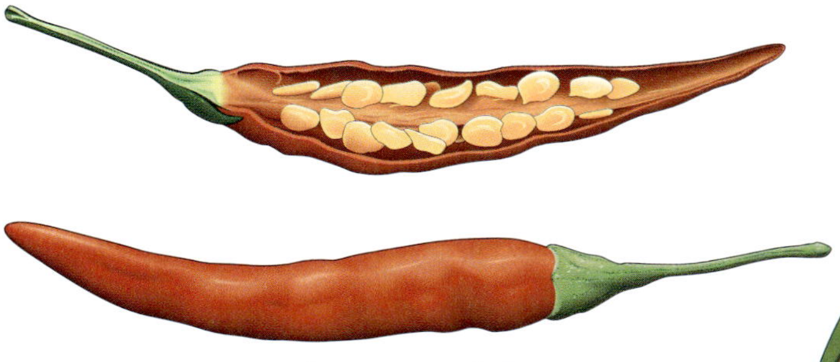

piments rouges frais

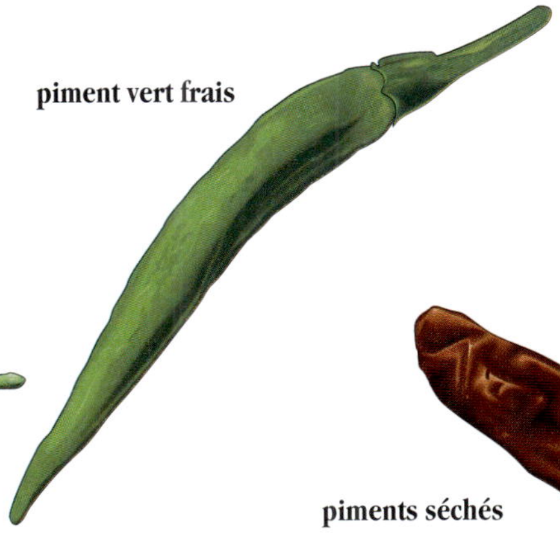

piment vert frais

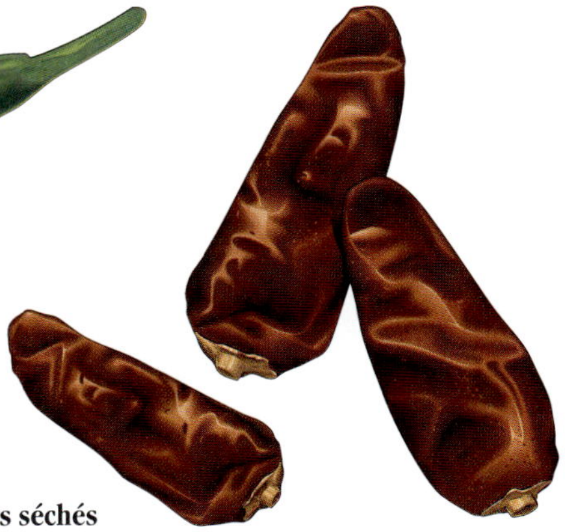

piments séchés

Raifort

Armoracia rusticana, Crucifères

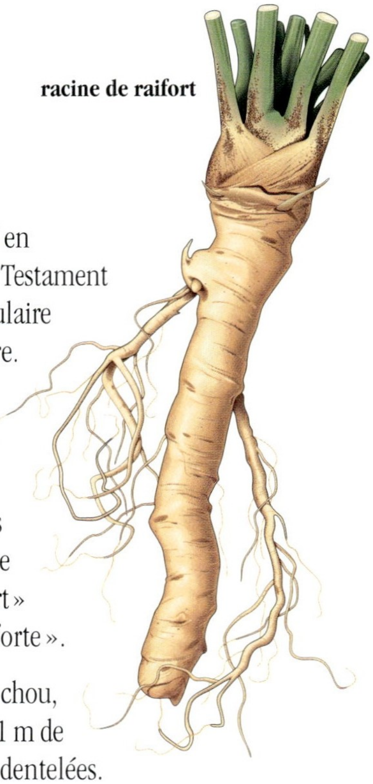
racine de raifort

Plante potagère originaire de l'Europe orientale, le raifort est consommé en Europe depuis les temps anciens. Il est mentionné dans l'Exode de l'Ancien Testament comme faisant partie des herbes amères de la Pâque juive. Il fut d'abord populaire en Europe centrale et en Allemagne, puis en Scandinavie et en Angleterre. D'ailleurs, en France, on nomme souvent le raifort « moutarde des Allemands ». Le raifort était réputé pour ses vertus curatives au Moyen Âge. Ce n'est que depuis la fin du XVIe siècle que le raifort est apprécié pour ses vertus culinaires.

Le raifort contient plus de vitamine C que l'orange, c'est pourquoi les marins anglais et allemands l'utilisaient pour se prémunir contre le scorbut. Le raifort a une forte saveur brûlante dont rend compte sa dénomination française. Le mot « raifort » vient du vieux français *raiz* (du latin *radix*), et de « fort », et signifie « racine forte ».

Le raifort appartient à la grande famille des Crucifères, qui comprend notamment le chou, la moutarde, le navet et le radis. Le raifort est une plante vivace qui peut atteindre 1 m de haut. Elle est dotée d'une racine épaisse d'où émergent des feuilles ondulées et dentelées. Les racines du raifort seront récoltées à la deuxième ou troisième année. Elle doit rester en terre jusqu'à l'automne, ce qui lui donne un goût encore plus piquant. Charnue, la racine du raifort ressemble au panais, tout en étant plus volumineuse et en ayant des protubérances à une extrémité. La racine de raifort peut mesurer jusquà 50 cm de long et de 2 à 7 cm de diamètre. Sa peau brunâtre est rugueuse et plissée ; elle recouvre une chair très ferme, couleur blanc crème. Le raifort contient une huile essentielle semblable à celle de la moutarde qui lui donne son goût piquant et âcre.

Achat

Rechercher des raiforts fermes, exempts de moisissures et de parties molles.

Valeur nutritive

	raifort préparé
protéines	0,2 g
glucides	1,4 g
calories	6
calcium	9 mg
phosphore	5 mg
fer	0,1 mg
	par 15 ml (15 g)

Le raifort serait antiseptique, antigoutteux, antiscorbutique, antispasmodique, antirhumatismal, stomachique, expectorant, cholagogue, diurétique et stimulant. Consommé en quantité, il devient purgatif.

Cuisson

Mieux vaut éviter de cuire le raifort.

Préparation

Laver le raifort puis le peler. Si de la chair verte apparaît lorsqu'on pèle le légume, l'enlever car elle est amère. Il est parfois nécessaire de jeter le cœur d'un gros raifort, lorsqu'il semble très dur et ligneux. Pour empêcher la chair du raifort de noircir au contact de l'air, l'arroser de jus de citron, de vinaigre ou de vinaigrette dès qu'on la coupe ou qu'on la râpe. Utiliser une râpe en acier inoxydable. Lorsqu'on râpe le raifort à l'aide d'un robot de cuisine ou d'un mélangeur, le râper très finement et seulement au moment de le consommer ou de le cuisiner pour obtenir le maximum de saveur.

Utilisation

Le raifort peut être mangé cru, mariné ou cuit. On utilise les feuilles de raifort en salade, mais on se sert de cette plante bien plus comme condiment, que l'on incorpore le plus souvent à des sauces. Il peut facilement remplacer la moutarde. Habituellement râpé, il peut aussi être coupé en dés, en julienne ou en tranches. Haché finement, on peut l'incorporer aux sauces, vinaigrettes, soupes, préparations à sandwichs ; l'utiliser en sauce pour relever le goût des ragoûts, viandes bouillies, poissons fumés et fruits de mer. Le raifort se marie bien également avec les pommes de terre, les betteraves, le céleri, le panais, le thon, les légumineuses, la sauce aux pommes accompagnant les viandes rôties, la charcuterie et les œufs. L'ajouter à de la crème, au yogourt ou à la mayonnaise adoucit sa saveur et donne de délicieuses sauces.

Ses feuilles peuvent être mangées crues ou cuites, comme les feuilles des autres crucifères.

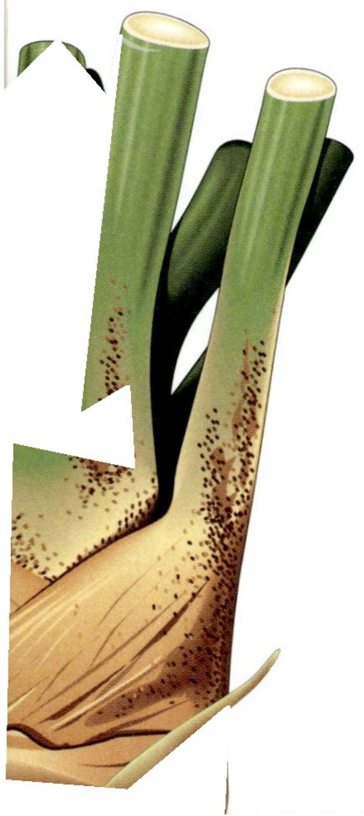

Conservation

Le raifort frais se conserve quelques semaines au réfrigérateur. L'envelopper d'un papier absorbant légèrement humide et d'un sac de plastique, et le placer dans le bac à légumes. Si des taches molles apparaissent ou que la racine amollit, enlever les parties molles et apprêter le raifort immédiatement.

Le raifort se congèle ; râpé, il se transformera en petits flocons faciles à utiliser. On peut aussi le déshydrater. La sauce de raifort préparée se conserve au réfrigérateur. Elle se garde longtemps mais perd graduellement sa saveur tout comme le raifort qui a été congelé. Le raifort se conservera environ 6 mois dans le vinaigre.

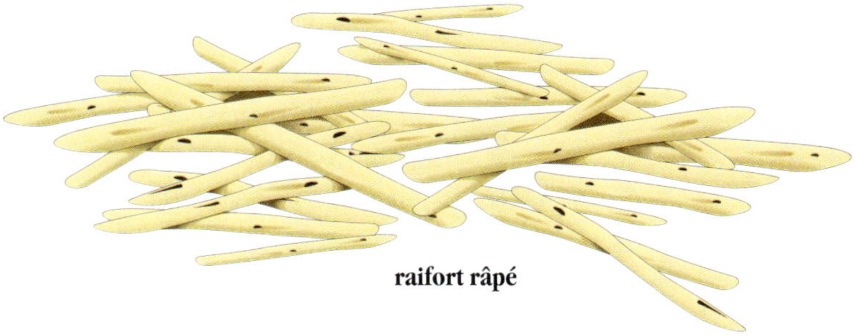

raifort râpé

Pavot

Papaver somniferum, Papavéracées

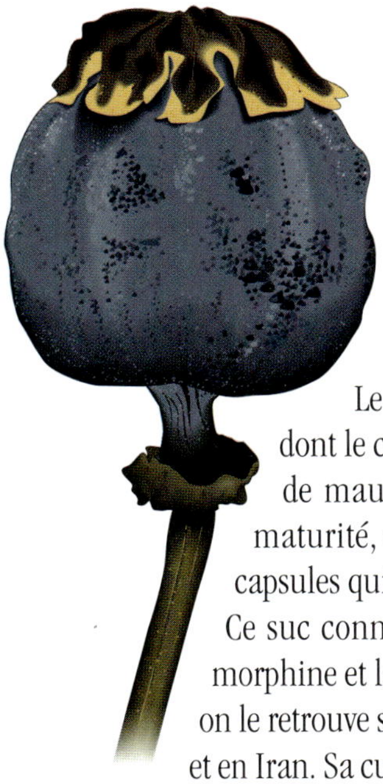

Plante herbacée annuelle qui serait originaire d'Asie Mineure. Le pavot est surtout connu parce qu'on en extrait l'opium. Sa culture était déjà répandue durant l'Antiquité tant chez les Chinois, les Égyptiens, les Grecs que chez les Romains. L'usage du pavot en tant qu'épice pour aromatiser le pain date du IIe siècle de notre ère.

Le pavot fait partie d'une grande famille qui comprend plusieurs espèces ornementales, dont le coquelicot. Il atteint de 30 cm à 1,2 m de haut. Ses grandes fleurs blanchâtres teintées de mauve donnent naissance à de minuscules graines noires bleutées. Cueillies avant maturité, ces graines possèdent de puissantes propriétés narcotiques ; il en est de même des capsules qui n'ont pas atteint leur maturité dont on extrait l'opium sous forme d'un suc laiteux. Ce suc connaît également une utilisation médicale puisqu'il sert notamment à produire la morphine et la codéine. Le pavot est cultivé un peu partout dans les régions tempérées. En Europe, on le retrouve surtout au Danemark, aux Pays-Bas et en France. Il est aussi cultivé en Inde, en Chine et en Iran. Sa culture est interdite aux États-Unis.

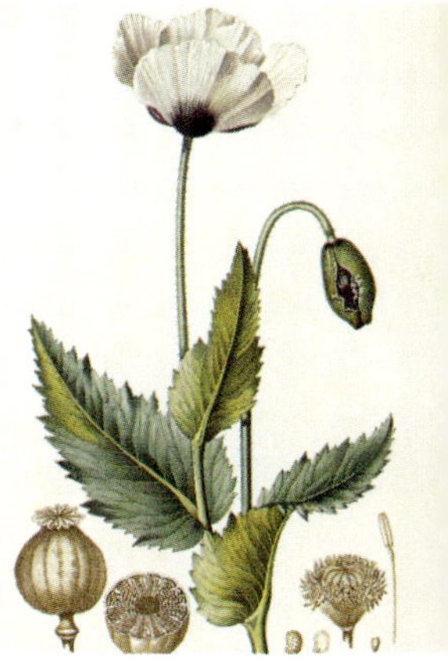

Cueillies avant maturité, les graines possèdent de puissantes propriétés narcotiques ; il en est de même des capsules dont on extrait l'opium.

Achat

On trouve des graines de pavot dans la plupart des épiceries. Les acheter dans un magasin où le renouvellement des stocks est rapide afin d'obtenir le maximum de saveur.

Utilisation

Les graines de pavot de couleur gris-bleu foncé ont une douce saveur de noisette qui s'accroît à la cuisson. On s'en sert notamment pour aromatiser pains, gâteaux, pâtisseries (surtout en Turquie, Égypte et Europe centrale), ainsi que pour les légumes, pâtes alimentaires, salades de pommes de terre, fromages et marinades.

On en extrait une huile comestible dite d'« œillette » qui possède une saveur très fine et que l'on peut utiliser dans les salades pour remplacer l'huile d'olive. Les feuilles s'apprêtent comme les épinards. Moulues, les graines de pavot ont un pouvoir épaississant.

Valeur nutritive

calcium	41 mg
phosphore	24 mg
potassium	20 mg
magnésium	9 mg
zinc	0,3 mg
fer	0,3 mg
	par 5 ml (3 g)

Les graines de pavot perdent leur pouvoir narcotique lorsqu'elles sont mûres. Tandis que les graines et le latex que l'on extrait des capsules encore vertes auraient un effet sédatif, calmant, antispasmodique et hypnotique.

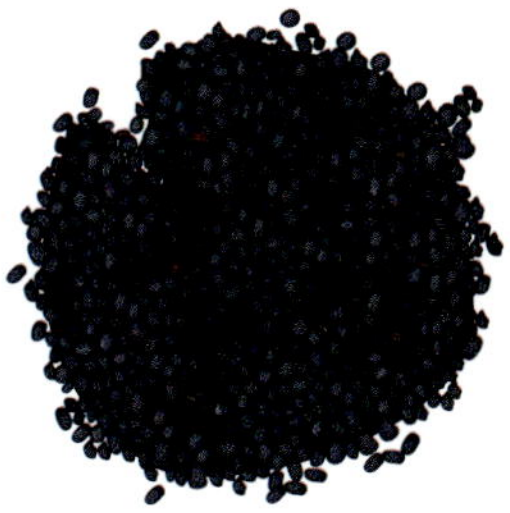

graines de pavot

Tamarin

Tamarindus indica, Légumineuses

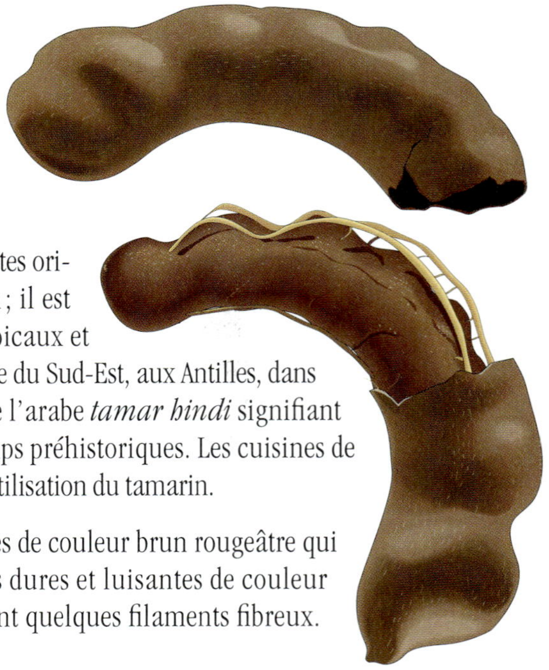

gousses de tamarin

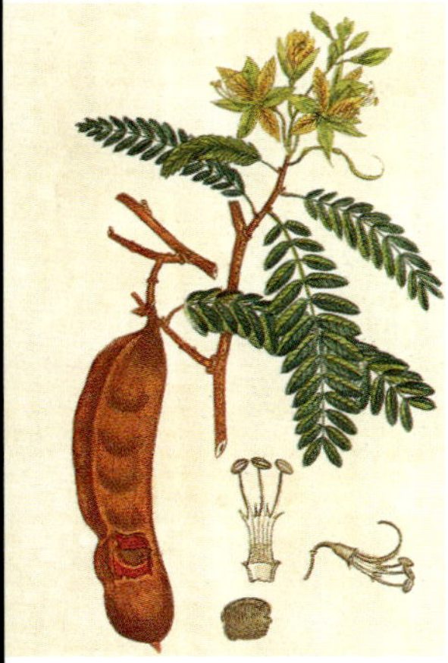

Le tamarin est enfermé dans des gousses cylindriques de couleur brun rougeâtre qui abritent jusqu'à 12 graines; il a une saveur forte et acide.

Fruit du tamarinier, arbre imposant aux feuilles persistantes originaire de l'Inde. Le tamarinier mesure jusqu'à 25 m; il est apparenté au caroubier et pousse sous les climats tropicaux et subtropicaux. On le trouve notamment en Afrique, en Asie du Sud-Est, aux Antilles, dans les pays arabes et dans les Caraïbes. Le mot tamarin vient de l'arabe *tamar hindi* signifiant « datte de l'Inde », pays où ce fruit est cultivé depuis les temps préhistoriques. Les cuisines de plusieurs pays asiatiques et du Moyen-Orient font une grande utilisation du tamarin.

Le tamarin est enfermé dans des gousses presque cylindriques de couleur brun rougeâtre qui mesurent de 10 à 15 cm et qui abritent jusqu'à 12 graines dures et luisantes de couleur cannelle foncé. La pulpe des graines est compacte et contient quelques filaments fibreux. De saveur amère, elle est à la fois sucrée et très acidulée.

Achat

Le tamarin est surtout commercialisé dans les épiceries spécialisées. Il est souvent vendu en pâte instantanée (qu'il suffit de délayer dans un peu d'eau) ou pressé en bloc compact.

Valeur nutritive

	cru
eau	31,4 %
protéines	2,8 g
matières grasses	0,6 g
glucides	62, 5 g
fibres	3 g
calories	239
	par 100 g

Le tamarin est une excellente source de potassium, de magnésium, de thiamine et une bonne source de fer. Il contient du phosphore, de la riboflavine, de la niacine, du calcium et de la vitamine C. Il est aussi une source de fibre.

On dit le tamarin cholérétique et laxatif. Il est utile pour stimuler la sécrétion biliaire.

Conservation

Le tamarin se conserve à la température de la pièce.

Préparation

Mettre à tremper une quinzaine de minutes le tamarin pressé dans de l'eau chaude jusqu'à ce qu'il amollisse et se sépare avec les doigts. Le tamiser pour enlever les fibres.

Tout comme les autres légumineuses, les graines de tamarin doivent tremper toute une nuit et cuire complètement.

Utilisation

Le tamarin s'utilise frais, déshydraté, confit, saumuré, en jus, en pâte ou en sirop. Il sert comme aliment ou comme condiment. On le met dans les soupes, les sauces, les marinades, les ragoûts, les gâteaux et les friandises. Il accompagne viande, gibier et poisson.

La saveur forte et acide du tamarin accentue la saveur des fruits. On se sert du tamarin pour préparer confitures, sorbets, chutneys, boissons et condiments. On en fait des boissons désaltérantes. Les fleurs et les feuilles se consomment comme légume dans les pays producteurs, on les met notamment dans les salades.

On peut remplacer le tamarin par du jus de citron dans la plupart des recettes, mais le résultat est différent. Le jus d'un citron équivaut à 15 ml de pulpe dissoute dans 50 ml d'eau.

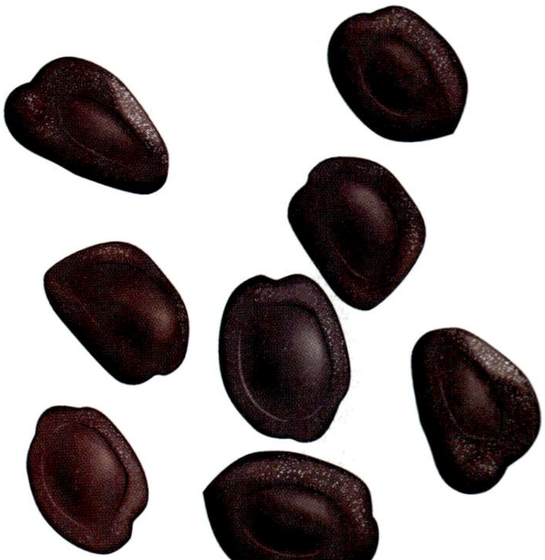

graines de tamarin

Vanille

Vanilla planifolia, Orchidacées

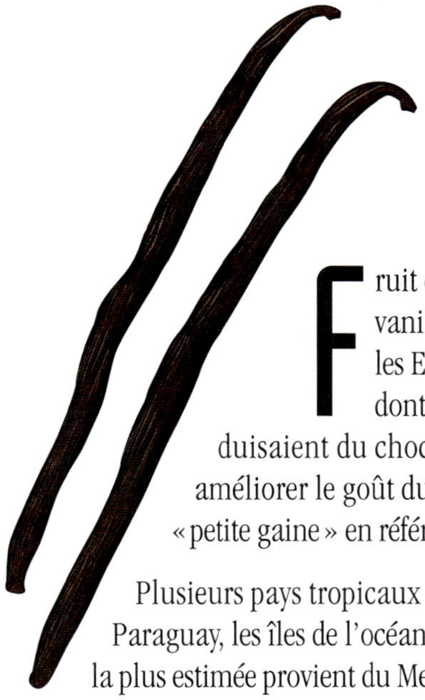

Fruit d'une orchidée grimpante originaire du Mexique ou d'Amérique centrale, la vanille est consommée depuis les temps anciens. Elle fut introduite en Europe par les Espagnols impressionnés par une boisson à base de cacao aromatisée de vanille dont se régalaient les Aztèques. Dès la fin du XVIe siècle, des usines espagnoles produisaient du chocolat à la vanille. Pendant longtemps, en Europe, la vanille ne servit qu'à améliorer le goût du café et du chocolat. Le nom vanille vient de l'espagnol *vanilla* qui signifie « petite gaine » en référence à la forme de la gousse de vanille.

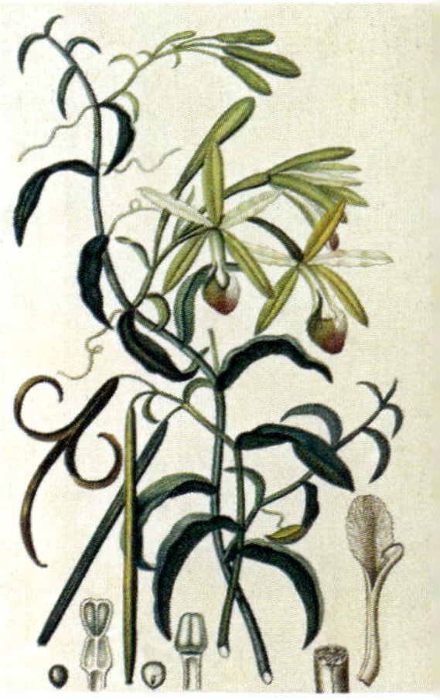

Les fruits, des capsules allongées, ressemblent aux haricots et sont cueillis lorsque leur couleur a passé du vert au jaune doré à maturité.

Plusieurs pays tropicaux cultivent la vanille, dont le Mexique, le Guatemala, l'Ouganda, le Brésil, le Paraguay, les îles de l'océan Indien, l'Indonésie et Madagascar (le plus important producteur). La vanille la plus estimée provient du Mexique.

Il existe une cinquantaine d'espèces de vanilliers. L'espèce *Vanilla planifolia* fournit la véritable vanille. Les vanilliers ont des tiges qui se suspendent aux arbres ou à d'autres supports et qui peuvent monter jusqu'à 30 m de haut pour atteindre la lumière. La première récolte a lieu après 3 ans. Les fruits, des capsules allongées de 10 cm de long, ressemblent aux haricots et sont cueillis lorsque leur couleur a passé du vert au jaune doré à maturité. Ces gousses contiennent une pulpe aromatique et de nombreuses petites graines.

Au moment de la cueillette, les gousses ne dégagent aucune odeur, celle-ci ne se développant qu'après diverses étapes de séchage et de fermentation qui font que la vanille est l'épice la plus coûteuse après le safran. On fait sécher les gousses jusqu'à ce qu'elles deviennent brun foncé, molles et recouvertes d'une pellicule de cristaux de vanilline, substance responsable de la saveur caractéristique de la vanille. La vanilline est également produite synthétiquement à partir de l'eugénol, l'essence du giroflier. Elle remplace souvent la vanilline du vanillier bien qu'elle n'ait pas sa finesse.

Achat

La vanille se vend en gousses, en poudre, en liquide ou en sucre vanillé. En gousse, on la retrouve en tube de verre, bocal ou sachet ; c'est la forme la plus difficile à falsifier. Le produit séché ou liquide n'est pas toujours pur, aussi est-il important de lire attentivement l'étiquette pour s'en assurer. La vanille pure a meilleur goût que la vanille artificielle. Son coût est beaucoup plus élevé.

Utilisation

La vanille parfume notamment tapioca, compotes, crème glacée, yogourts et puddings. Elle est presque indispensable en pâtisserie, elle est également utilisée en confiserie et en chocolaterie. La vanille utilisée en très petite quantité peut relever certains mets salés, notamment soupes de poisson, moules et volailles. On la met aussi dans les boissons (punchs, vins, sangria et chocolat chaud) et on s'en sert en distillerie. L'extrait de vanille liquide n'est souvent qu'une pâle imitation de la véritable vanille. Il perd beaucoup d'arôme à la cuisson. L'ajouter si possible une fois la cuisson terminée.

La vanille en gousse s'utilise telle quelle, réduite en poudre (un mélangeur facilite la tâche) ou hachée finement. Pour aromatiser le lait, un sirop ou des fruits, la gousse de vanille peut être utilisée telle quelle. Il s'agit de la fendre en deux dans le sens de la longueur, de la laisser infuser dans le liquide froid et de l'amener à la température désirée. On peut réutiliser les gousses entières jusqu'à quatre fois. Les retirer en fin de cuisson, les rincer, les éponger puis les ranger jusqu'à la prochaine utilisation.

Valeur nutritive

On dit la vanille tonique, stimulante, digestive et antiseptique.

Conservation

La vanille se conserve à la température de la pièce, dans un endroit sec. Placer les gousses dans un contenant hermétique. Pour obtenir du sucre vanillé, enfouir une gousse ou un fragment de gousse dans le sucre, ce dernier en sera aromatisé.

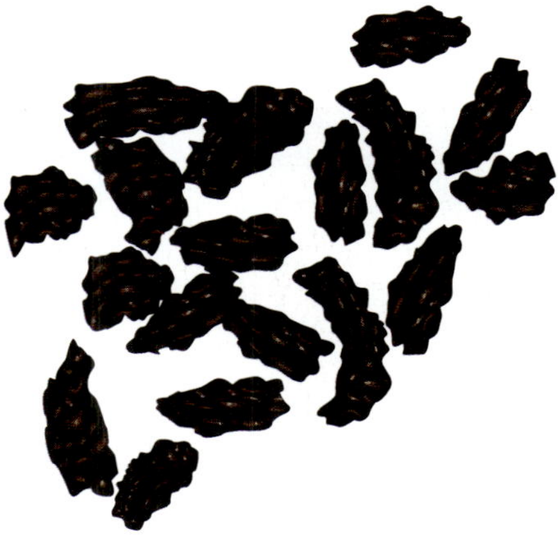

Miso

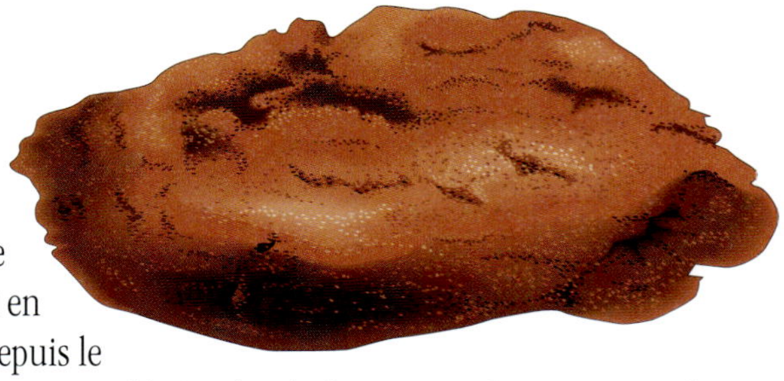

miso de riz

Pâte fermentée habituellement très salée, parfois sucrée quoique plus rarement, faite à partir des haricots de soya, principalement utilisée comme condiment. Le miso est originaire d'Asie ; il est connu en Chine depuis environ 2 500 ans. Au Japon, on le fabrique depuis le VIIe siècle. La fabrication du miso relève d'un art complexe comparable à celui du fromage et du vin en Occident.

« Miso » est un terme japonais ; les Chinois nomment cette pâte *chiang* et les Vietnamiens *chao do*. La diversité des ingrédients et des procédés de fabrication du miso entraîne une grande variété de saveur, de couleur et de texture. Au Japon seulement, on retrouve près de 50 variétés de miso. Le miso de riz y est le plus populaire, à tel point que l'appellation « miso » désigne généralement le miso de riz, à moins de spécification contraire. La popularité actuelle de ce miso s'explique en partie par le fait que le riz fut longtemps réservé à l'aristocratie.

Traditionnellement, on incorpore aux haricots de soya du sel, un ferment (*Aspergillus oryzae*) et, selon le résultat désiré, du riz ou de l'orge. Une lente fermentation s'effectue en plusieurs étapes qui durent de quelques mois à 3 ans ; l'utilisation d'ingrédients exclusivement naturels, donc sans additifs alimentaires (sauf dans quelques cas où l'alcool éthylique sert d'agent de conservation) et sans pasteurisation, rend les misos naturels très savoureux et de texture consistante.

Le miso « rapide » est très peu fermenté, au maximum 3 semaines, parfois 3 jours, ce qui ne permet pas de développer une saveur, un arôme et une coloration de façon aussi complète. Cette méthode diminue aussi la durée de conservation. On incorpore divers additifs, dont des agents de blanchiment, des colorants, du glutamate monosodique, et la fermentation s'effectue dans une atmosphère contrôlée. Puis le miso est pasteurisé afin que soient neutralisés les micro-organismes ; la neutralisation de ces micro-organismes diminue la valeur nutritive du miso. La texture est plus fine et la saveur plus sucrée.

Chaque miso possède une couleur, une texture, une saveur, un arôme et une valeur nutritive caractéristiques. En règle générale, un miso foncé sera plus fermenté, donc plus salé. À l'inverse, un miso pâle a moins fermenté et est plus sucré. L'orge donne généralement un miso plus foncé que le riz et plus pâle que le soya. La texture du miso est plus ou moins humide et plus ou moins lisse.

Il existe aussi une grande variété de misos auxquels on ajoute divers ingrédients (miel, sucre, eau, saké, noix, graines, légumes, fruits de mer, épices, algues, etc.).

Achat

Le miso est habituellement vendu dans un sac hermétique ou commercialisé en vrac, dans des tubes de plastique ou dans des contenants en verre. À l'achat, lire attentivement l'étiquette pour vérifier la composition, si le miso a été pasteurisé et s'il contient des additifs.

Conservation

Conserver le miso à l'abri de l'air ; le miso sucré se conserve au réfrigérateur. Le miso salé peut se garder à la température de la pièce, sauf s'il fait très chaud.

La réfrigération empêche la formation de moisissures qui apparaissent sur le miso non pasteurisé et exempt d'additifs ; celles-ci ne sont pas nocives cependant, il suffit de les enlever.

Valeur nutritive

La valeur nutritive des misos est très variable ; elle dépend des ingrédients et des procédés de fabrication. Le miso de soya est une excellente source de zinc, une bonne source de fer, de riboflavine et d'acide folique, et il contient de la vitamine B_6, de la thiamine et du calcium. Il est aussi une source de fibres.

Le miso non pasteurisé a une grande valeur nutritive. Comme le yogourt et les autres produits fermentés, c'est un aliment vivant. Il renferme des bactéries d'acide lactique (0,5 à 1 %), des enzymes, des levures et divers autres micro-organismes dont les effets bénéfiques sur la santé sont nombreux. Ses protéines sont d'un haut niveau à cause de la richesse des protéines de soya et parce que les protéines des haricots et des céréales se complètent. De plus, la fermentation augmente la teneur en acides aminés limitants, soit la méthionine des haricots de soya et la lysine des céréales (voir *Théorie de la complémentarité*). Les matières grasses sont pour la plupart non saturées. Le processus de fermentation traditionnel agit sur les divers éléments nutritifs et permet de les digérer et de mieux les assimiler.

Les Japonais attribuent au miso des vertus innombrables. À l'instar des Occidentaux qui disent qu'« une pomme par jour éloigne le médecin », ils affirment qu'un bol de soupe de miso par jour a le même effet. Parmi ses nombreuses propriétés médicinales, on dit que le miso est bénéfique pour le système digestif (une boisson ou une soupe au miso aiderait à restaurer la flore intestinale détruite par les antibiotiques), qu'il a la propriété d'aider l'organisme à se débarrasser d'éléments toxiques, dont les métaux lourds, et qu'il protège contre la pollution et les maladies, et ce, grâce à un alcaloïde.

	miso de riz
eau	41 %
protéines	11,8 g
matières grasses	6,1 g
glucides	28 g
fibres	2,5 g
calories	206
	par 100 g

Utilisation

Le miso rehausse la saveur et la valeur nutritive des aliments. Il peut remplacer le sel et le tamari dans la plupart des recettes.

On incorpore le miso dans presque tout (potages, sauces, bouillons, vinaigrettes, pizzas, céréales, pâtes alimentaires, salades composées, légumes, tofu, fruits de mer, viande, volaille, œufs, crêpes, marinades).

Les misos sucrés sont utilisés plus volontiers avec les légumes, les sauces, les pâtes à tartiner, les crêpes et les desserts.

Le miso peut remplacer le café du matin ; la soupe au miso fait partie du déjeuner de la plupart des Japonais. Cet aliment nourrissant est aussi un excellent stimulant dépourvu des effets secondaires du café.

Cuisson

Éviter de cuire le miso puisque la cuisson détruit les micro-organismes qu'il contient. L'ajouter en fin de cuisson lorsque l'ébullition est terminée. De préférence, délayer le miso à part dans une petite quantité de bouillon ou d'eau chaude.

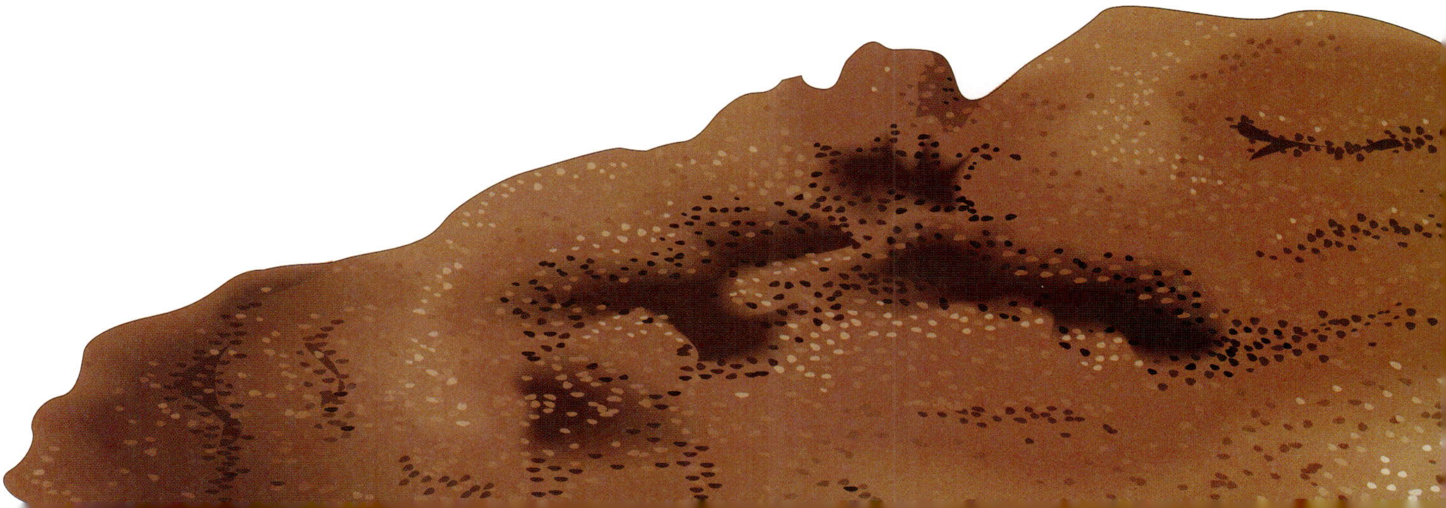

Sauce soya

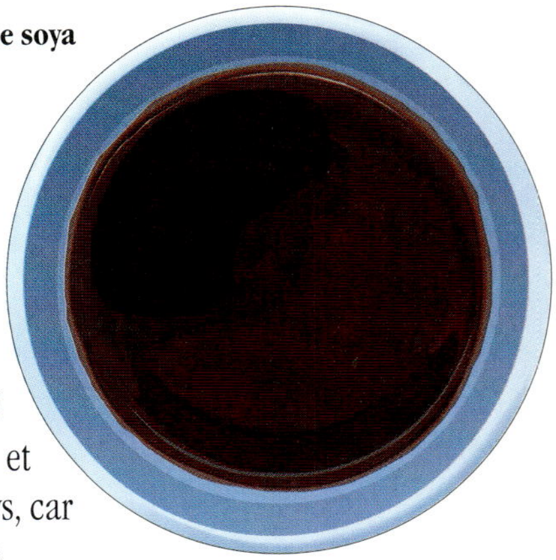
sauce soya

Condiment originaire de Chine où elle est connue depuis plus de 2 500 ans, la sauce soya occupe une place de choix dans les cuisines des pays asiatiques. Le *shoyu* (son appellation en japonais) aurait été introduit au Japon au VIIe siècle par des moines bouddhistes ; *shoyu* et *tamari* sont des mots japonais. Leur usage s'est imposé dans plusieurs pays, car le Japon est un important pays consommateur et exportateur de ces produits.

Traditionnellement, sauce soya, shoyu et tamari désignent le liquide qui se forme lors de la fabrication du miso qui fermente plusieurs mois (voir *Miso*). « Tamari » est d'ailleurs dérivé de *tamaru* signifiant « s'accumuler ».

La **sauce soya** traditionnelle chinoise (ou *chiang-yu*) est fabriquée avec des haricots de soya entiers et une mouture de blé. En Chine, la proportion de haricots de soya est plus grande que la proportion de céréales, tandis qu'au Japon les proportions sont égales.

Le **tamari** est fait exclusivement avec des haricots de soya ou du tourteau de soya (le résidu du pressage des haricots lors de la fabrication de l'huile) ; donc, sans céréale.

Dans le cas de la sauce soya traditionnelle chinoise, les haricots de soya sont cuits et les céréales rôties sont concassées. On leur ajoute un ferment (*Aspergillus oryzae*) et on laisse ce mélange fermenter de 2 à 3 jours ; le mélange obtenu se nomme *koji*; on lui ajoute de la levure et de la saumure et il vieillira de 18 à 24 mois dans des fûts de cèdre. On obtient la sauce soya après filtration et pasteurisation. Cette sauce peut être plus ou moins foncée ; celle-ci a vieilli plus longtemps et on lui a ajouté du caramel ou de la mélasse.

Le tamari et le *shoyu* (sauce soya japonaise) ne séjourneront que de 4 à 6 mois dans d'immenses cuves métalliques. Des additifs sont parfois ajoutés au tamari, tels du glutamate monosodique et du caramel. Le shoyu est de couleur plus claire que la sauce soya chinoise et légèrement sucré. Le tamari, qui est aussi d'origine japonaise, est consistant et foncé.

La sauce soya (chinoise ou japonaise) contient de l'alcool produit lors de la fermentation des céréales tandis que le tamari est dépourvu d'alcool puisqu'il est fabriqué principalement sans céréales. S'il en contient, il s'agit de 2 % d'alcool d'éthyle ajouté en fin de production afin de prévenir le développement de moisissures et de champignons.

La sauce soya que l'on retrouve dans nos supermarchés désigne habituellement un produit synthétique qui est une pâle imitation du produit original. Il n'a ni la même valeur nutritive ni la même saveur. La fermentation est remplacée par l'hydrolysation des tourteaux de soya à l'aide d'acide chlorhydrique bouillant. Le mélange obtenu est ensuite neutralisé au carbonate de sodium, puis on lui ajoute du caramel et du sirop de maïs pour donner couleur et saveur. D'autres additifs peuvent aussi être ajoutés.

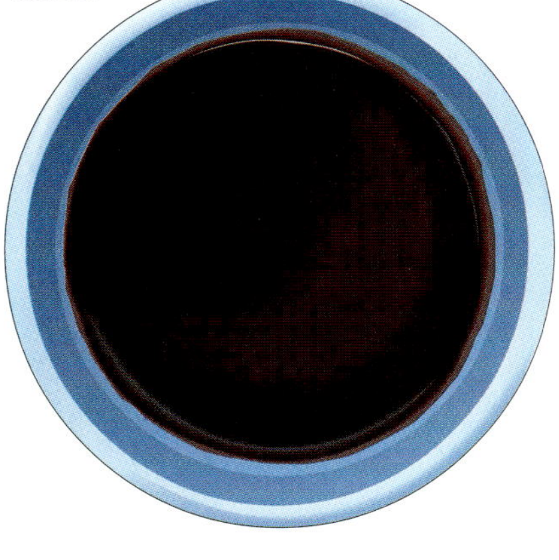
tamari

Utilisation

Le shoyu, le tamari et la sauce soya ont des utilisations variées ; ils peuvent remplacer le sel, conférant aux plats une saveur nouvelle. N'ajouter le shoyu qu'en fin de cuisson, car son alcool s'évapore à la cuisson, diminuant sa saveur. Ces sauces peuvent servir de marinades ou de trempettes et elles assaisonnent et colorent les aliments. Elles sont toutes désignées pour donner du goût au tofu, elles en constituent d'ailleurs l'accompagnement minimal traditionnel. On peut leur ajouter divers ingrédients, tels de l'ail, de l'oignon, du gingembre frais, du vinaigre et de l'huile. Le shoyu, le tamari ou la sauce soya sont l'ingrédient de base de nombreuses sauces, dont la sauce teriyaki et la sauce Worcestershire.

Valeur nutritive

	sauce soya	tamari
eau	71 %	66 %
protéines	0,8 g	1,5 g
glucides	1,2 g	0,9 g
calories	7,5	8,8
		par 15 ml

La plupart de ces condiments sont très salés, car ils renferment environ 6 % de sel (15 ml de tamari contiennent 810 mg de sodium et 15 ml de sauce soya en contiennent 829 mg).

Depuis quelques années, on produit des sauces dont la teneur en sel est moins élevée, afin de répondre aux préoccupations des consommateurs qui désirent diminuer leur consommation de sel. Certaines sauces renferment 479 mg de sodium/15 ml. La soif apparaît souvent après l'ingestion d'aliments assaisonnés avec ces condiments, car le corps humain réagit au surplus de sel par un besoin accru de liquide. Le tamari et le shoyu fabriqués selon les méthodes ancestrales possèdent des propriétés identiques au miso et qui sont dues à la fermentation (voir *Miso*).

Conservation

Le shoyu et le tamari se conservent au réfrigérateur lorsque la bouteille est entamée. La sauce soya (synthétique) se conserve indéfiniment à la température de la pièce.

Vinaigre

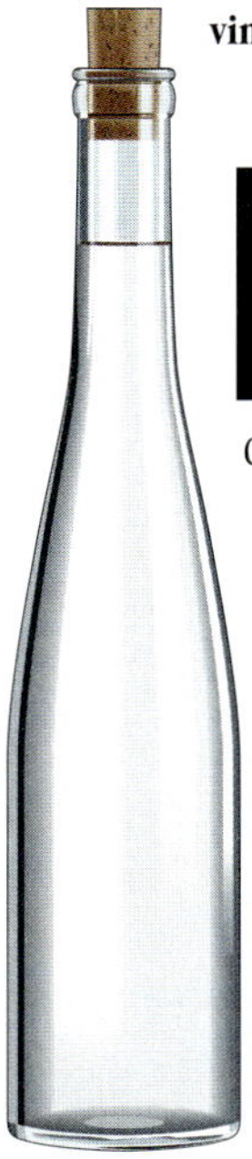
vinaigre de vin blanc

Liquide condimentaire obtenu par l'action de bactéries qui transforment une solution alcoolisée en une solution contenant de 4 à 12 % d'acide acétique. Les matières premières les plus diverses servent à la fabrication du vinaigre : vin, alcool éthylique (vinaigre blanc), cidre, canne à sucre, malt, vin de palme, dattes, oranges, bananes, riz, lait de coco. En fait tous les aliments susceptibles de produire une fermentation alcoolique peuvent être utilisés pour faire du vinaigre. Toutefois, le vin et le cidre sont les meilleurs éléments de base pour le fabriquer.

L'origine du vinaigre est probablement aussi ancienne que celle du vin, car laissé à l'air libre, celui-ci devient rapidement acide. Le mot « vinaigre », qui contient les termes « vin » et « aigre », exprime cette transformation. On mentionne le vinaigre dans la Bible, et l'on sait que les Grecs et les Romains lui attribuaient des propriétés médicinales, les légionnaires buvaient du vinaigre allongé d'eau. Au XIVe siècle, Orléans, qui était un grand centre de transport de vin, devint très tôt un important centre de production du vinaigre. Jusqu'au XVIIe siècle, le vinaigre était un sous-produit de la production de vin et de bière ; ce n'est que par la suite que le vinaigre devint une production à part entière. La corporation des vinaigriers vit le jour à Orléans en 1394 ; aujourd'hui, cette ville est toujours un lieu de production important de vinaigre.

L'obtention du vinaigre est fort simple, car la fermentation de l'alcool se produit spontanément au contact de l'air et en présence de micro-organismes. Elle se concrétise avec l'apparition d'un mince voile gris velouté qui recouvre le liquide. Ce voile s'enfonce petit à petit et se transforme en une masse gélatineuse appelée « mère de vinaigre ». Même s'il se produit naturellement, le vinaigre est le plus souvent fabriqué à partir d'une culture. Le procédé traditionnel et artisanal, dit « à l'ancienne », subsiste encore de nos jours mais il est beaucoup plus rare que le procédé industriel.

Procédé traditionnel ou dit « procédé d'Orléans »

Le vinaigre est produit dans des fûts de chêne où le vin est ajouté à la mère de vinaigre qui reste dans le fût pendant une ou deux générations. Le vin peut fermenter plusieurs semaines, parfois jusqu'à 6 mois, après quoi le vinaigre obtenu est prélevé, filtré et mis en bouteilles. Il s'agit d'un procédé continu ; on prélève le vinaigre par le bas et on ajoute du vin par le haut. Non pasteurisé, ce vinaigre conserve tout son arôme et sa couleur. Il arrive qu'après un certain temps il se reforme de la mère de vinaigre dans la bouteille ; on peut l'y laisser, la filtrer ou même l'utiliser pour fabriquer son propre vinaigre.

PROCÉDÉ INDUSTRIEL

Le liquide est mis dans de vastes cuves métalliques chauffées, munies de générateurs et de pompes. Il est brassé avec des copeaux de hêtre trempés de vinaigre. Cette méthode rapide, dite « allemande », permet d'obtenir en 24 heures un vinaigre sans bouquet. Un autre procédé accélère la transformation de l'alcool en acide acétique : le vin ou l'alcool est brassé continuellement en même temps que de l'air est insufflé ; le vinaigre s'obtient au bout de 3 à 5 jours.

Le liquide est ensuite pasteurisé et parfois distillé, il en résulte un vinaigre clarifié qui a perdu une bonne partie de son bouquet et qui ne contient pas de mère de vinaigre.

Le **vinaigre balsamique** est un vinaigre très renommé, produit selon des procédés millénaires transmis de génération en génération ; le vinaigre balsamique traditionnel de Modène est le plus réputé et est soumis à un contrôle rigoureux de qualité.

Pour sa fabrication, on utilise de préférence du raisin blanc sucré (*Trebbiano*), dont on fait une vendange tardive et dont on prépare le moût. Aux premiers signes de fermentation, on filtre et on cuit à lente ébullition ; on refiltre puis on laisse refroidir avant de le mettre dans des fûts de bois où il fermente, s'évapore et se concentre. On le transvase dans des fûts de bois plus petits, d'essences différentes (chêne, cerisier, mûrier, frêne, châtaigner, etc.). Le vinaigre balsamique est habituellement commercialisé lorsqu'il a vieilli 4 ou 5 ans. Cependant, on retrouve des vinaigres balsamiques de 10 à 40 ans d'âge qui sont d'une finesse et d'une saveur indescriptibles.

Le vinaigre balsamique est de couleur brun foncé, de densité fluide, quelque peu sirupeuse, et d'une acidité peu prononcée, de saveur caractéristique.

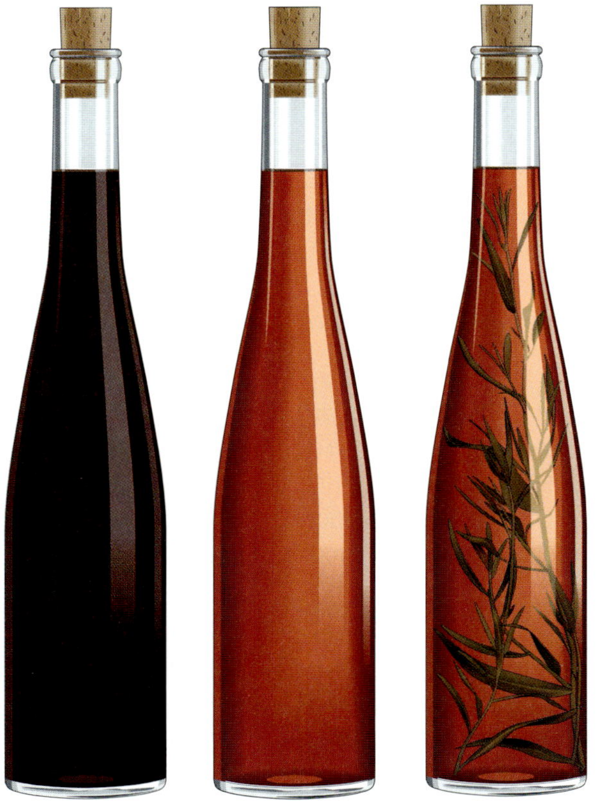

vinaigre de vin

vinaigre balsamique

vinaigre aromatisé

Utilisation

Le vinaigre a un usage varié en cuisine. Il sert de condiment, assaisonnant vinaigrettes, mayonnaises et moutardes. Son action acidifiante est mise à profit pour empêcher l'oxydation des fruits et des légumes (pommes, bananes, aubergines, etc.), pour retarder l'action des enzymes qui détruisent la vitamine C, pour prolonger la durée des aliments en prévenant le développement de bactéries nuisibles par la macération, les marinades et les conserves, et pour donner aux aliments une saveur aigre-douce. Le vinaigre sert aussi pour les marinades de viande, de volaille et de gibier et pour les haricots secs, ces derniers nécessitent l'ajout du vinaigre en fin de cuisson car les ingrédients acides durcissent la peau des légumineuses. Il est utile pour déglacer. On l'emploie pour la cuisson des œufs en le versant dans l'eau, ce qui fait coaguler le blanc.

La plupart des vinaigres sont interchangeables, ce qui permet de composer avec les saveurs. Néanmoins, certains vinaigres ont des utilisations plus spécifiques. C'est le cas du vinaigre blanc, moins parfumé, qui est l'ingrédient idéal des marinades et autres conserves, contrairement aux vinaigres de cidre et de malt qui transmettent beaucoup de couleur et de saveur ; ils s'utilisent bien dans les marinades et les chutneys foncés et épicés. Le vinaigre de cidre apporte une légère saveur de pomme aux aliments.

Les vinaigres de cidre et de vin blanc sont excellents avec le poisson, les crustacés et les coquillages, les fruits et les sauces fines comme la hollandaise et la béarnaise. Le vinaigre de vin rouge ajoute du piquant et relève le goût des aliments un peu fades ; il agrémente très bien le foie de veau et les apprêts de viandes rouges.

Le vinaigre de riz, chinois ou japonais, est généralement doux et assaisonne très bien les crudités ainsi que les soupes et plats aigres-doux.

Le vinaigre balsamique est beaucoup plus un assaisonnement qu'un vinaigre. On le dit fragile, et il ne doit jamais bouillir. Pour les aliments cuits, on l'ajoute un peu avant la fin de la cuisson. On peut l'ajouter sur les aliments chauds (viandes grillées, sauces) avant de servir.

On l'utilise en salade (en remplacement ou en combinaison avec le vinaigre de vin rouge), ou pour assaisonner une grande variété de mets : filet de bœuf, foie gras, poissons, homard et moules. On peut même asperger des fraises coupées d'un filet de vinaigre balsamique et les laisser macérer quelques minutes pour un résultat étonnant.

Préparation

Fabrication maison

Pour faire son propre vinaigre, verser le liquide choisi dans un récipient de bois, de verre ou de grès et le laisser à la température ambiante. On peut commencer avec un mélange de vinaigre non pasteurisé et d'alcool (vin blanc ou rouge, cidre, etc.) (soit 750 ml de vin et 200 ml de vinaigre), mais ce procédé est long (3 à 4 mois). Il est abrégé à 1 mois ou 2 si l'on utilise un mélange de mère de vinaigre. On recouvre ensuite le récipient d'une double épaisseur de mousseline pour laisser passer l'air et on laisse reposer dans un milieu chaud ; il est important d'éviter de déplacer le bocal. Lorsque le vin est devenu du vinaigre, on le filtre et on le met en bouteille.

Si l'on désire conserver la mère de vinaigre pour une utilisation ultérieure, on doit la conserver dans un peu de vinaigre. Lorsque la mère de vinaigre devient trop volumineuse, il faut en enlever une partie dont on se servira pour fabriquer d'autre vinaigre.

On peut aussi déposer des fines herbes au goût dans un bocal stérilisé dans lequel on versera du vinaigre que l'on aura préalablement chauffé. On laisse reposer deux semaines, en remuant à l'occasion ; on filtre en versant dans une nouvelle bouteille stérilisée et on conserve au frais, à l'abri de la lumière.

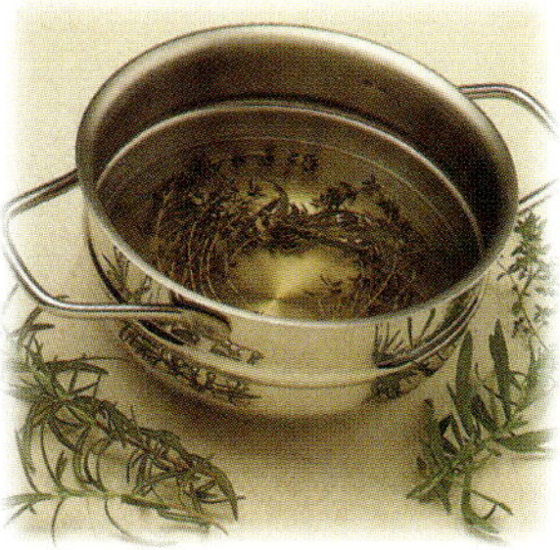

1 *Déposer des branches d'herbes dans une casserole contenant du vinaigre de vin blanc, chauffer doucement puis laisser infuser hors du feu, 30 min.*

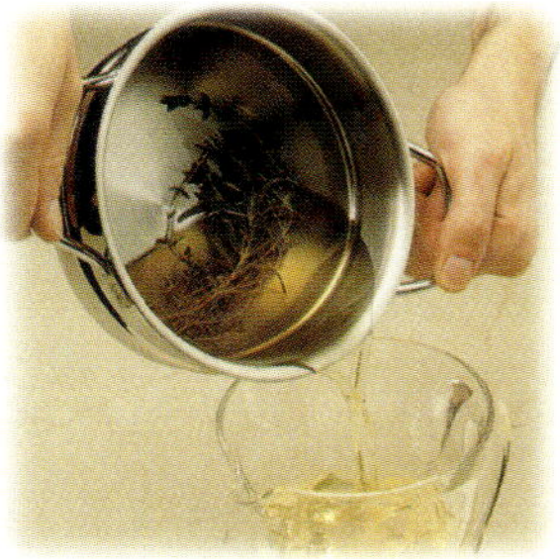

2 *Verser le vinaigre aromatisé dans un pichet en prenant soin de ne pas verser les herbes.*

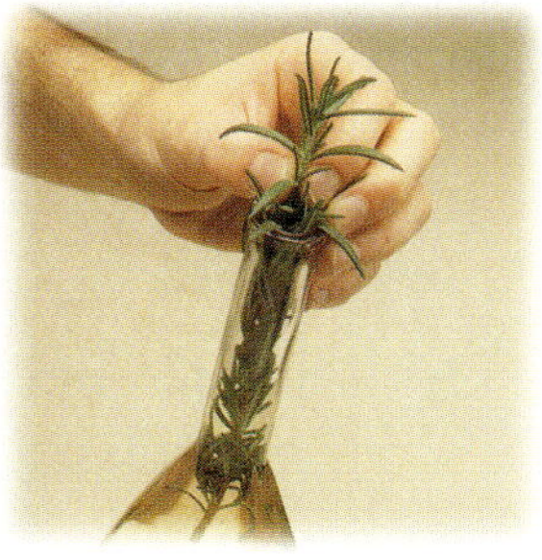

3 *Remplir une bouteille stérilisée du vinaigre aromatisé, puis ajouter une branche d'herbe fraîche.*

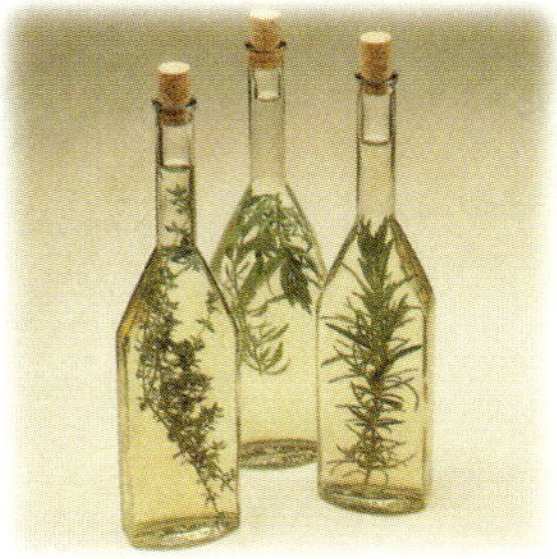

4 *On peut de cette façon préparer des vinaigres aromatisés au thym, à l'estragon, etc.*

Valeur nutritive

Le vinaigre est composé en grande partie d'eau (environ 95 %). Il ne contient ni protéines, ni matières grasses, ni vitamines, très peu de glucides et très peu de calories, soit 2 calories par 15 ml.

Le vinaigre non pasteurisé contient des minéraux en quantité infime, sauf le potassium et le phosphore dont la concentration est plus élevée. Le vinaigre pasteurisé est presque dépourvu de minéraux.

Plus le degré d'acide acétique est élevé, plus le vinaigre est acide ; il contient habituellement entre 4 et 12 % d'acide acétique.

On attribue au vinaigre diverses propriétés médicinales, particulièrement s'il n'est pas pasteurisé. On l'utilise pour soulager blessures, piqûres d'insectes, brûlures, maux de tête et fatigue chronique. On croit qu'il est bénéfique pour le système digestif, favorisant l'appétit et la digestion et permettant d'éviter les gastro-entérites ou de les soigner. En usage interne, on recommande d'en diluer 10 ml dans un verre d'eau, d'y ajouter si désiré un peu de miel et d'en prendre avant chaque repas ou au besoin. Consommé en trop grande quantité, le vinaigre peut irriter les muqueuses. Il est préférable de le remplacer par du jus de citron dans les cas de problèmes digestifs.

Conservation

Le vinaigre se conserve indéfiniment à la température de la pièce ou au frais s'il s'agit de vinaigre maison. Il est toujours comestible même s'il devient brouillé et qu'il s'y forme une mère de vinaigre, on peut le filtrer ou non.

Sel

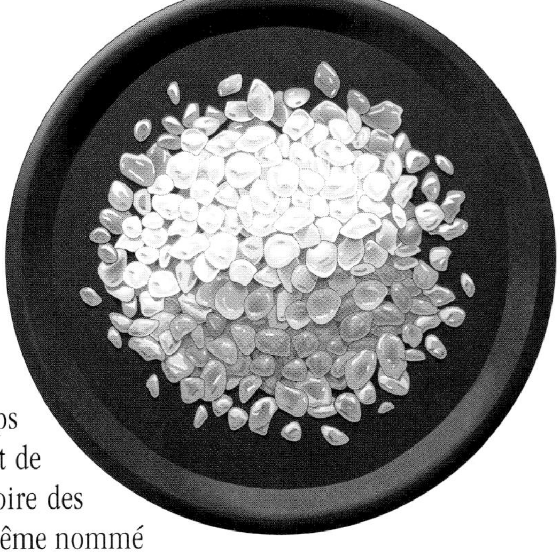

Substance cristallisée, inodore et friable, au goût piquant et soluble à l'eau. Le sel est composé de sodium (40 %) et de chlore (60 %), d'où son nom scientifique de *chlorure de sodium*.

Le sel, comme l'eau, est essentiel au fonctionnement du corps humain ; il est précieux comme condiment et comme agent de conservation des aliments. Associé depuis toujours à l'histoire des sociétés humaines, le sel est important au point qu'on l'a même nommé « or blanc ». Il était et est encore employé comme agent de conservation et comme condiment.

Le sel est réparti inégalement sur la planète et il fut très longtemps, depuis l'Antiquité, un produit de luxe rare, accessible seulement aux nantis. À l'époque des Romains, on s'en servait pour conserver le poisson, les olives, le fromage et la viande, ainsi que pour rétribuer les soldats ; c'est l'étymologie du mot « salaire ». Il fut un prétexte de guerre, les sociétés qui en étaient dépourvues cherchant souvent à s'en assurer un approvisionnement stable. Le commerce du sel contribua au développement de civilisations et permit l'établissement de routes commerciales. Le sel était utilisé dans des rituels religieux notamment chez les Hébreux où on s'en servait à des fins médicinales, usages qui se sont perpétués jusqu'à nos jours. Nombreux sont ceux qui crurent que le sel chassait les mauvais esprits et les démons responsables des maladies. En Chine, le sel fut façonné en tablettes qui portaient le sceau de l'empereur et qui servirent de monnaie. En France, au XIVe siècle, le sel donna lieu à une taxe, la gabelle, qui forçait les gens à acheter chaque année une certaine quantité de sel, dont le commerce était un monopole d'État. Cette taxe, injuste socialement, fut un des éléments déclencheurs de la Révolution française. Elle fut donc abolie en 1790, puis reprise par Napoléon pour ne disparaître qu'après la Deuxième Guerre mondiale.

De nos jours, le sel est abondant et peu coûteux. Encore aujourd'hui, dans de nombreux pays, le sel et le pain sont des symboles d'amitié et d'hospitalité. L'importance du sel se retrouve dans la langue ; le mot « sel » est présent dans diverses expressions telles que « le sel de la terre », « mettre son grain de sel », « une histoire salée », « saler une note ». Les mots « saler » et « salé » sont apparus en français au XIIe siècle avec le mot « sel », du latin *sal*. Ce mot est à l'origine de : « salaire » de *salarium* qui signifie « solde pour acheter du sel » et qui désignait la ration de sel payée aux soldats romains ; « saucisse » du latin *salsus* qui signifie « salé » ; « salami » de *salame* qui signifie « chose salée » en italien ; « saumure », « saler », « salage », « salaison », « salade » et encore « saupoudrer ».

Il existe deux types de sel : le sel gemme et le sel marin.

Le **sel gemme** provient de mines exploitées à partir de gisements de sel apparus naturellement à la suite du retrait de la mer au cours des ères géologiques. Le sel gemme est souvent extrait sous forme de solution obtenue après l'injection d'eau dans des cavités creusées à cette fin. Cette eau qui devient saumurée est ensuite pompée puis chauffée pour qu'elle s'évapore. Le sel qui en résulte est blanc, car il a perdu presque tous les minéraux qu'il contenait à l'exception du chlore et du sodium. Une autre technique consiste à transporter le sel (comme le minerai) à la surface en vue de le raffiner. Le sel raffiné ou sel de table provient du sel gemme après purification par un procédé chimique qui évite l'absorption d'humidité.

Les eaux salées représentent les neuf dixièmes des eaux du globe ; on trouve environ 30 g de sel par litre d'eau de mer.

Le **sel marin** ou sel de mer provient de marais salants, bassins où l'on emprisonne l'eau de mer afin d'y concentrer le sel par évaporation sous l'effet conjugué du soleil et du vent. Il peut aussi provenir de mers intérieures ou de lacs salés (mer Rouge, mer Morte, Grand Lac Salé) qui contiennent une concentration plus élevée de sel.

Le sel de mer est grisâtre car il renferme divers minéraux en quantité infime, entre autres du calcium, du magnésium, du potassium, des bromures et des oligo-éléments. Certains chefs considèrent que sa saveur est plus pure et plus forte que celle du sel gemme. Il arrive cependant que l'on retire ces éléments, car la demande pour ces substances est forte et les industries en obtiennent un meilleur prix en les vendant séparément.

Utilisation

Le sel joue plusieurs rôles en alimentation. Il inhibe l'action de bactéries et de moisissures, ce qui en fait un excellent agent de conservation (charcuteries, marinades, fromages, poissons, etc.). Il stabilise la couleur, la saveur et la texture des aliments (notamment des légumes). Il contrôle le développement des levures (pains, gâteaux, biscuits, etc.). Il cache l'amertume des aliments et en relève la saveur. Il stimule l'appétit. Contrairement à ce que l'on pourrait penser, le sel ne joue pas seulement un rôle d'assaisonnement, en fait on estime que le sel aurait plus de 10 000 usages différents.

Pour diminuer la consommation de sel, il convient de surveiller particulièrement les aliments transformés, ceux que l'on consomme au restaurant, et certains médicaments riches en sel, (laxatifs, analgésiques, antiacides). On doit également :

- éviter les aliments très salés, tels que les potages et bouillons commerciaux ; les viandes fumées, salées et en conserve ; les poissons fumés, salés ou en conserve (anchois, sardines) ; les marinades, choucroutes et algues ; les sauces commerciales (soya, chili, ketchup, moutarde préparée) ; les aliments enrobés de sel (croustilles, craquelins, bretzel, etc.) ; les sels au céleri, à l'ail, à l'oignon, le glutamate monosodique, à moins d'indication sur l'étiquette quant à une faible teneur en sodium, une faible teneur en sel ou une diminution de la teneur en sodium/sel ;
- prévenir l'excès de sel pour la cuisson des aliments ;
- s'abstenir de faire usage de sel à table ;
- rincer les légumes en conserve avant l'usage ;
- lire les étiquettes des produits alimentaires commerciaux qui peuvent renfermer plusieurs substituts du sel, comme le bicarbonate de sodium, le glutamate monosodique, l'alginate de sodium ou le benzoate de sodium, entre autres.

Il est généralement préférable et plus facile de diminuer graduellement sa consommation de sel afin de permettre à nos papilles gustatives de s'y habituer. Une diminution importante peut créer une situation de carence, surtout si l'alimentation était très salée, entraînant l'apparition de divers symptômes dont une sensation de faiblesse générale.

Achat

Le sel est généralement commercialisé sous forme de gros sel, de sel fin, de sel en cristaux et de sel de table. Le sel de table peut comprendre du sel gemme et du sel de mer. Il est très souvent iodé, c'est-à-dire qu'on lui ajoute de l'iodure de potassium, ce qui n'a aucun effet sur sa saveur. Cette pratique est apparue aux États-Unis en 1924 lorsqu'on découvrit qu'une déficience en iode causait le goitre, maladie qui était endémique depuis le début du siècle. Le sel iodé contient 0,01 % d'iodure de potassium.

Le sel est presque toujours traité à l'aide d'additifs (carbonate de magnésium, oxyde de magnésium, silicate de calcium) pour éviter qu'il absorbe de l'humidité et s'agglutine au lieu de rester granuleux.

Le gros sel qui peut être plus ou moins raffiné est employé dans l'industrie alimentaire et dans certaines préparations culinaires, comme le bœuf ou la volaille gros sel, les légumes à faire dégorger, les marinades. On trouve sur le marché plusieurs sels destinés à des emplois plus particuliers, comme le sel attendrisseur, un sel additionné d'enzymes, habituellement de la papaïne, et qui sert à attendrir la viande ; du sel nitrité, contenant un mélange de nitrate de sodium ou de nitrate de potassium et de nitrite de sodium, utilisé particulièrement en charcuterie et en conserverie, et qui agit comme un agent de conservation, ainsi que du sel aromatisé (à l'ail, aux épices, à l'oignon, etc.).

On trouve également sur le marché des succédanés du sel, partiellement ou totalement dépourvus de chlorure de sodium. Celui-ci est souvent remplacé par du chlorure de potassium, substance qui laisse un arrière-goût amer dans la bouche et qui pourrait occasionner des déséquilibres dans l'organisme, surtout lorsqu'elle est consommée en grande quantité.

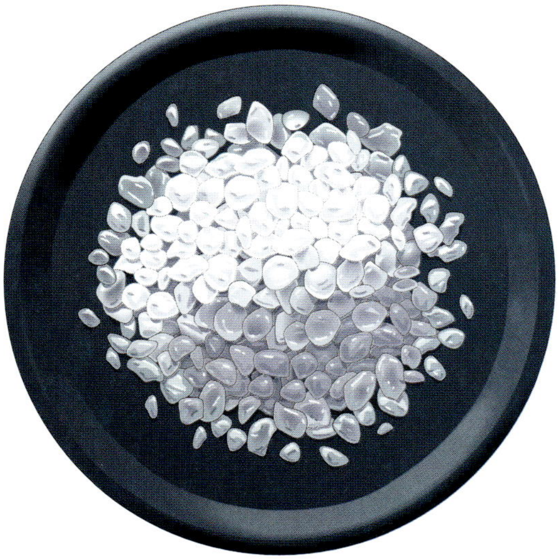

gros sel

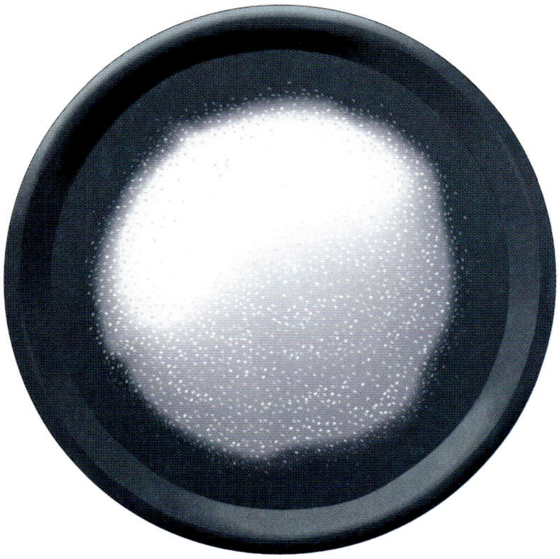

sel de table

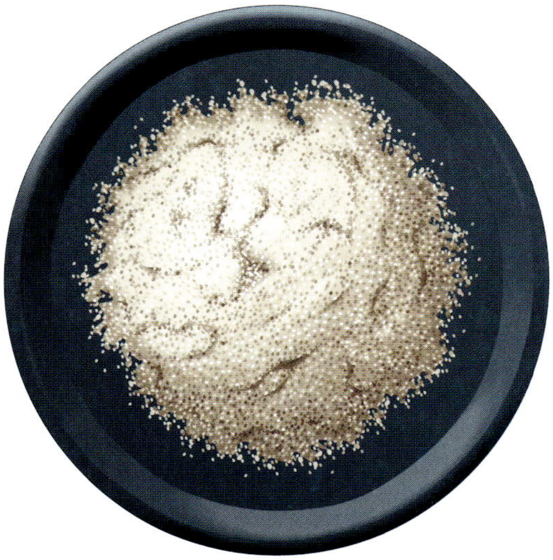

sel de mer

Valeur nutritive

Le sodium remplit de nombreuses fonctions vitales dans le corps humain. Il joue notamment un rôle dans le métabolisme des protéines et des glucides, la transmission d'influx nerveux, la contraction des muscles, la régulation des hormones, la consommation de l'oxygène par les cellules, le contrôle de la formation d'urine et de la sensation de soif et la production des liquides (sang, salive, larmes, sueurs, sucs gastriques, bile). Le sel est également essentiel à la production d'acide chlorhydrique dans l'estomac.

L'ingestion d'aliments très salés fait apparaître la soif car le corps humain réagit au surplus de sel par un besoin accru de liquide. La consommation de sel est très élevée dans les pays industrialisés, la plupart des Américains consomment dix fois plus de sel que l'apport recommandé par les professionnels de la santé. Or, une surconsommation de sel a fréquemment des répercussions négatives sur la santé, contribuant entre autres à l'hypertension et aux maladies cardiovasculaires chez les personnes à risque.

Une forte consommation de sel peut provoquer chez certaines personnes la rétention d'eau, ce qui accroît le rythme cardiaque et peut augmenter la tension artérielle et ainsi conduire à l'hypertension. Il est tout de même souhaitable pour tous de consommer du sel modérément. Une carence en sel n'est pas à craindre, car cet élément est présent dans l'eau potable et dans la plupart des aliments naturels, et ce seul apport est suffisant pour satisfaire les besoins normaux de l'organisme. Toutefois, une personne ayant une alimentation strictement végétarienne et non salée ou une personne souffrant de diarrhée, de vomissements ou de sueur de façon prolongée et importante pourrait avoir une déficience en sel.

La plus grande partie du sel provient des aliments produits par l'industrie alimentaire (77 %). On dit ce sel « invisible » puisque l'on ignore souvent la quantité de sel ajoutée aux aliments ; la capacité de distinguer le degré de salinité des aliments s'émousse en même temps que s'installe l'accoutumance au sel. Moins du quart et même moins du tiers de l'apport total en sodium provient d'un ajout volontaire de sel.

Conservation

Conserver le sel à l'abri de l'air et de l'humidité. Mettre quelques grains de riz cru dans la salière empêche la formation de grumeaux car le riz absorbe l'humidité.

Viandes

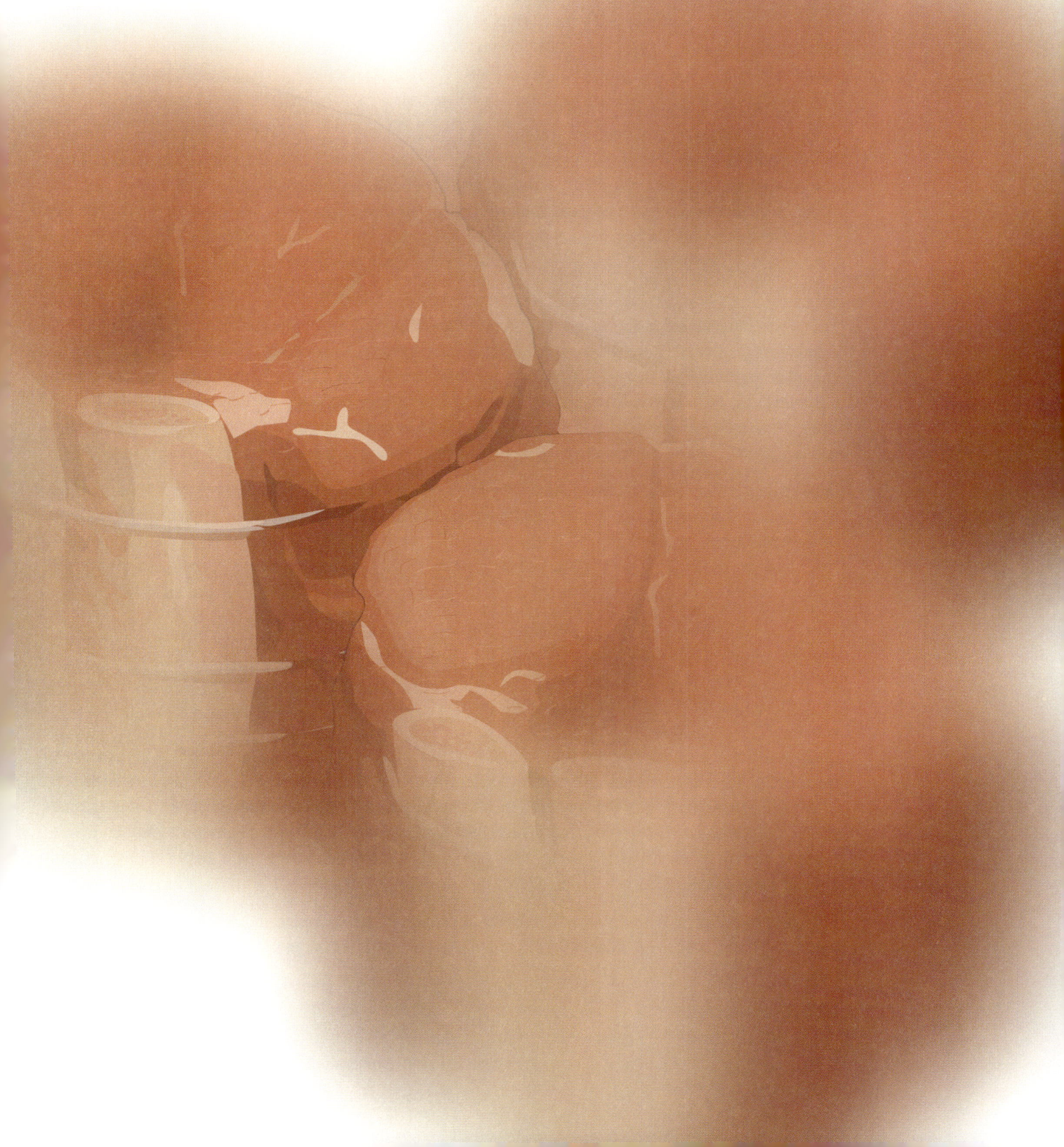

Introduction

La viande est la chair des animaux, principalement des mammifères et des oiseaux, que l'être humain consomme. On distingue la viande rouge (mouton, agneau, bœuf, cheval) la viande blanche (veau, porc, lapin, volaille) et la viande noire (gibier), de même que la viande de boucherie (bœuf, veau, mouton, cheval, porc et abats), la volaille et le gibier. Le mot « viande » a aussi une signification beaucoup plus large, moins en usage de nos jours, désignant toute nourriture nécessaire à la vie. Ce mot est tiré du latin *vivenda* signifiant « ce qui sert à la vie ».

La viande est consommée depuis des milliers d'années. On croit qu'initialement les êtres humains disputaient aux animaux les bêtes que ces derniers avaient tuées. La consommation de viande demeura longtemps sporadique, influencée notamment par les saisons et le succès de la chasse. La viande acquit un statut différent des autres aliments parce qu'elle était ni aussi accessible ni aussi abondante. Le fait qu'elle provenait d'animaux tués à la chasse, une activité réservée aux hommes et dont ils tiraient du pouvoir, fut aussi un facteur déterminant. La viande finit par symboliser la richesse car elle donnait une indication du statut social, les riches pouvant s'en offrir alors que les pauvres s'en passaient. Elle en vint aussi à acquérir la réputation de jouer un rôle prépondérant dans le maintien d'une bonne santé. L'attrait particulier pour la viande s'est perpétué jusqu'à nos jours.

Presque de tout temps, la diète humaine a été constituée principalement de végétaux. Même si la possibilité de consommer de la viande à profusion a existé à certaines époques, à certains endroits et dans des milieux restreints, en Europe par exemple, à la cour et dans la noblesse du Moyen Âge au XVIIe siècle, elle est relativement récente dans l'histoire humaine. Elle a réellement pris de l'ampleur à mesure que des peuples s'industrialisaient, que s'élevait leur niveau de vie et que se développaient les moyens de produire la viande massivement, de la transporter sur de longues distances (chemins de fer, avions) et de la conserver (réfrigération, congélation).

Dans les pays industrialisés, la consommation de viande est aujoud'hui généralement fort différente de celle qui a eu cours durant des millénaires. Il n'est pas rare que la viande apparaisse au menu plusieurs fois par jour, que ce soit le matin, le midi ou le soir.

Achat

En général, de 35 à 65 % du poids de la carcasse d'un animal est constitué de muscles – la chair – sauf si l'animal est très gras. Les muscles sont principalement composés de longues fibres musculaires tendres retenues par des fibres résistantes que l'on nomme « tissu conjonctif ». La tendreté d'une coupe de viande varie selon sa teneur en tissu conjonctif car ce tissu est composé de deux substances qui réagissent différemment à la chaleur : le collagène (blanc) qui se transforme en gélatine en milieu humide sous l'action de la chaleur, et l'élastine (jaune) qui est dure et reste intacte. Plus un muscle aura travaillé fort et longtemps, plus le tissu conjonctif se sera développé, élargi et durci, et plus la viande sera coriace. Toutes les parties de l'animal ne travaillant pas également, la tendreté de la viande varie selon l'endroit d'où provient la pièce. La partie médiane de l'animal comprenant les régions des côtes et de la longe (dos) fournit les coupes les plus tendres; c'est surtout l'arrière de l'animal (cuisse) qui donne les coupes moyennement tendres tandis que les coupes plus coriaces viennent surtout de l'avant (flanc, jarret, poitrine, épaule, collier et bout des côtes).

Plus l'animal est âgé, plus il a développé de tissu conjonctif et donc, moins il est tendre. Acheter la pièce de viande en fonction de l'apprêt auquel on la destine, car il est inutile de payer pour un morceau tendre s'il est mijoté longuement.

Choisir une viande au grain fin, c'est-à-dire ferme et onctueuse au toucher. Le bœuf doit être d'un rouge vif et brillant, le mouton d'un rose foncé, l'agneau d'un rose plus pâle, le porc rosé, et le veau plus ou moins rosé, selon que sa diète contenait du fer (c'est le cas du veau de grain, plus rosé) ou en était exempte (c'est le cas du veau de lait). Écarter une viande flasque et de couleur inhabituelle; elle manque probablement de fraîcheur.

La viande est classifiée d'après des normes gouvernementales qui varient selon les pays. Au Canada, la classification repose sur des critères précis se rapportant à la maturité, à la qualité (définie par la couleur, la texture et la fermeté du maigre et du gras de la carcasse) et au rendement en viande. On classe la viande en catégories identifiées par des lettres de différentes couleurs; il existe des subdivisions à l'intérieur des catégories (A1, A2, etc.). Aux États-Unis, le classement tient compte également de la qualité et du rendement en viande de l'animal et on se sert surtout de mots (Prime, Choice, Standard, Commercial) pour identifier les catégories. En Europe, on fait une distinction entre l'état de la viande (la qualité) et la destination culinaire (identifiée par des catégories, au nombre de 3, indiquées par des chiffres : 1re catégorie, pièces à griller ou à rôtir; 2e catégorie, pièces moins tendres à braiser; 3e catégorie, pièces à bouillir ou à braiser longuement).

Comparer les prix des différentes coupes ne suffit pas pour effectuer l'achat le plus avantageux. Il faut aussi tenir compte du nombre de portions que l'on obtient pour le prix, nombre qui dépend de la quantité d'os, de gras et de cartilages de la coupe. En général, une viande désossée donne plus de portions qu'une viande avec os.

Les carcasses des animaux sont débitées en de nombreuses coupes qui varient selon les espèces. En Amérique du Nord, seulement pour le bœuf, il en existe plus de 25. Les coupes diffèrent également selon les pays. Dans certains pays, les marchands coupent la viande plus sommairement avec des scies électriques plutôt que d'effectuer une découpe minutieuse le long des muscles et des os, qui tient plus compte des multiples variations dans la tendreté de la viande. Cette pratique, plus rapide, est plus économique.

Préparation

Certaines pièces de viande requièrent une préparation plus élaborée dans le but de les attendrir et d'en rehausser le goût, ou pour s'assurer qu'elles ne s'assèchent pas durant la cuisson.

Mariner

Mariner une viande consiste à la laisser reposer quelques heures dans une préparation liquide généralement acidulée (vin, citron...) et aromatisée (huile, herbes, ail, épices...) afin de l'attendrir ou d'en améliorer le goût. L'utilisation d'une marinade ne convient pas au veau. S'assurer de bien couvrir le contenant dans lequel repose la viande et la marinade, et de le garder au réfrigérateur.

Larder

Cette opération consiste à insérer de fines lanières de gras dans la pièce de viande à l'aide d'une aiguille à larder, dans le but de procurer à une pièce maigre le gras nécessaire durant la cuisson afin qu'elle ne s'assèche pas.

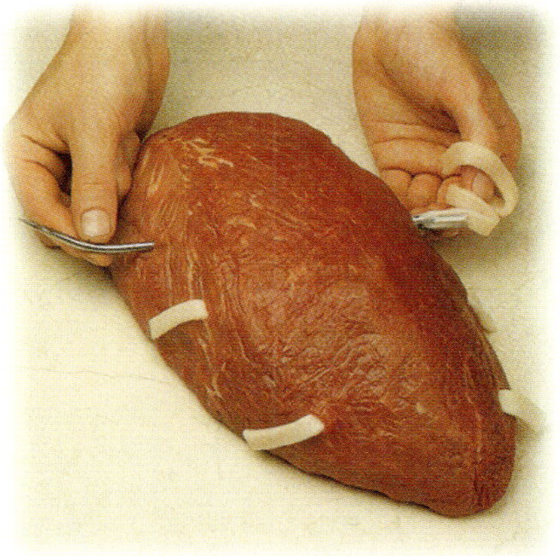

Barder

Cette technique a le même but que le lardage et consiste à recouvrir la pièce à rôtir d'une barde de gras. Le gras s'écoule sur la viande durant la cuisson et l'humidifie.

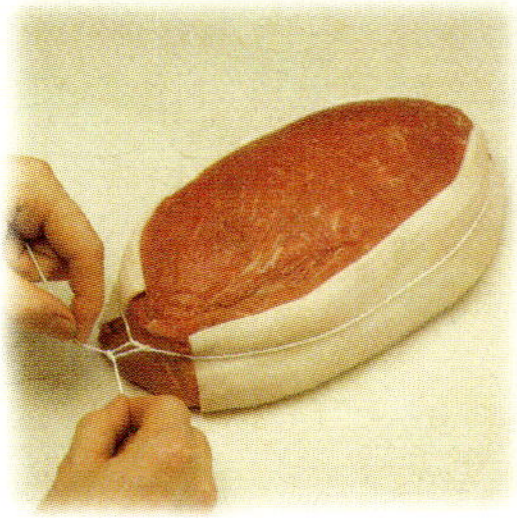

1 *Entourer la pièce de viande d'une barde de gras et nouer une ficelle autour. Faire un nœud à l'extrémité.*

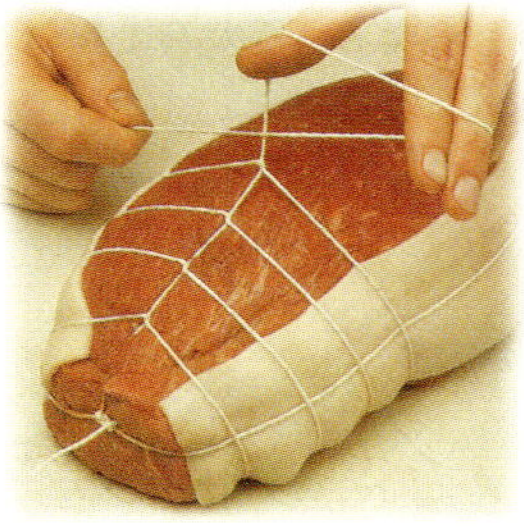

2 *À partir de l'extrémité, faire une boucle autour d'une main et la glisser autour du rôti ; tirer la ficelle de l'autre main pour serrer la boucle. Poursuivre jusqu'à l'extrémité.*

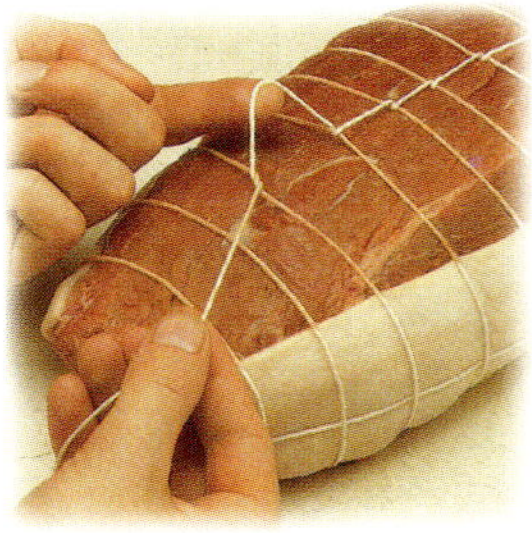

3 *Retourner le rôti et croiser la ficelle sur toute sa longueur.*

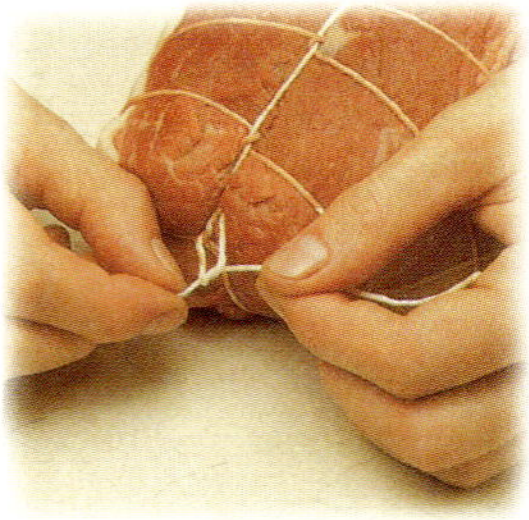

4 *Nouer solidement à l'extrémité.*

Utilisation

La viande est polyvalente. Selon la coupe et le mode de cuisson choisis, elle peut se cuisiner rapidement ou longuement. Elle peut s'apprêter simplement ou de façon élaborée. La viande est habituellement consommée cuite, mais elle est aussi parfois mangée crue (steak tartare, carpaccio – hors-d'œuvre italien). S'assurer alors qu'elle est bien fraîche et provient d'un fournisseur reconnu.

Cuisson

La cuisson peut attendrir ou durcir la viande, selon le degré de chaleur utilisé et la durée de la cuisson. Le secret d'une cuisson réussie consiste à atteindre le juste équilibre entre l'attendrissement de la viande causé par la transformation du collagène en gélatine et le durcissement des fibres musculaires. La chaleur cause la coagulation des protéines de la viande, la transformation du collagène en gélatine et l'écoulement du gras et de l'eau, ce qui entraîne certaines substances nutritives et gustatives. Trop de chaleur peut donc mener à une perte de valeur nutritive et de saveur, à un durcissement et un dessèchement de la chair et à une perte importante de son volume.

La cuisson prolongée au four à basse température est recommandée pour les coupes moins tendres, qui contiennent plus de tissu conjonctif. Elle permet de transformer le collagène de ce tissu en gélatine (surtout en présence de liquide) et donc d'attendrir, sans trop entraîner la coagulation des protéines et le durcissement. Il est toutefois suggéré de ne pas cuire à trop basse température (moins de 150 °C ou 300 °F) afin de s'assurer que le centre de la pièce de viande atteigne rapidement une température suffisante pour détruire les microbes potentiellement présents.

La viande est cuite quand sa température interne atteint un certain degré, lequel diffère selon l'animal. Pour le bœuf et l'agneau, ce degré varie en fonction du goût de chaque personne, ce qui n'est généralement pas le cas pour les autres viandes.

On peut difficilement prévoir avec exactitude le temps de cuisson d'une pièce de viande. Elle dépend d'un grand nombre de facteurs, dont la coupe de la viande, la grosseur de la pièce, sa température initiale et l'efficacité de la source de chaleur. Les coupes tendres demandent moins de cuisson que les coupes dures. Un thermomètre à viande est très utile pour connaître avec précision le degré de cuisson et ce, peu importe les variables affectant la durée de cuisson ; l'insérer au centre de la chair et s'assurer qu'il ne touche ni os ni gras, ce qui fausserait la température. Le placer de façon à pouvoir le lire sans avoir besoin d'ouvrir la porte du four.

Cuire de préférence dans des casseroles épaisses qui conduisent mieux la chaleur. Saler en fin de cuisson ou après plutôt qu'avant, car le sel fait ressortir le jus de la viande, qui perd de la saveur et s'assèche. Saler en début de cuisson n'est indiqué que lorsque l'on désire obtenir une sauce ou un bouillon savoureux, comme dans les bouillis. Faire brunir rôtis, cubes et biftecks moins tendres avant de les cuire à chaleur humide (braisage ou pochage) afin de sceller les jus de la viande à l'intérieur, retourner les morceaux de viande à l'aide d'une pince plutôt que d'une fourchette afin de limiter les pertes de jus à la cuisson.

Pour diminuer l'ingestion de matières grasses, enlever tout le gras visible avant la cuisson, et cuire en utilisant une quantité réduite de corps gras. On peut également dégraisser la sauce en la mettant au réfrigérateur (il se forme alors à la surface une couche de gras facile à enlever), ou en se servant d'un papier absorbant que l'on dépose délicatement sur la sauce et qui s'imbibe de gras (répéter l'opération plusieurs fois si nécessaire).

La viande peut être attendrie mécaniquement avant la cuisson par un outil qui brise les fibres, ou naturellement avec l'aide d'enzymes ou d'un ingrédient acide. Certains fruits contiennent des enzymes qui attendrissent (papaye, kiwi, figue et ananas), on s'en sert tels quels, en tranches ou en morceaux, en jus ou, quand c'est possible, on utilise leurs feuilles ; les attendrisseurs commerciaux sont souvent à base de papaye. L'ingrédient acide peut être du vinaigre, du yogourt, du cidre, du vin, du jus d'agrumes ou de tomates ou de la bière ; il constitue souvent la base d'une marinade dans laquelle la viande est mise à macérer plusieurs heures au réfrigérateur.

Il existe diverses méthodes de cuisson où l'on utilise tantôt la chaleur sèche, tantôt la chaleur humide, ou une combinaison des deux. On peut rôtir, griller, cuire à la poêle, braiser, pocher la viande.

Rôtissage

Mode de cuisson à chaleur sèche, au four ou au barbecue, qui convient aux rôtis tendres et à la volaille. Pour obtenir la viande la moins grasse possible, enlever le gras visible ; enduire très légèrement la viande d'huile, de beurre ou de margarine pour prévenir le dessèchement. Placer la viande sur la grille d'une rôtissoire ou sous le gril du four en déposant dessous un récipient afin de recueillir le jus qui s'écoule. Pour la préparation d'un fond de sauce, déposer la viande directement sur des os ou des parures de viande. Assaisonner. Insérer le thermomètre au centre de la viande. Enfourner dans le four préchauffé à 160 °C (325 °F) environ ; les rôtis mi-tendres ou peu tendres gagnent toutefois à être cuits lentement à 140 °C (275 °F).

Le degré de température varie selon le résultat recherché : une température plus élevée (plus de 200 °C) (400 °F) saisit la viande et permet de sceller les jus à l'intérieur et d'obtenir une couche extérieure plus sèche ; par contre, elle entraîne une plus grande perte de volume.

La cuisson est plus rapide avec une viande peu marbrée, peu épaisse, contenant des os minces et longs, et déjà à la température de la pièce. Les temps indiqués dans les recettes ne sont donc qu'indicatifs et le thermomètre demeure le meilleur guide. Une fois cuite, laisser la viande reposer de 5 à 15 minutes dans le four réglé à la température interne de la viande ou enveloppée dans un papier d'aluminium (côté luisant sur la viande). Cela permet au jus de se répartir uniformément dans la viande et à celle-ci de devenir plus tendre et plus juteuse. Un rôti prêt à servir ou une volaille peuvent rester un bon moment à cette température.

Cuisson au gril

Mode de cuisson à chaleur sèche sous le gril du four ou sur le barbecue qui convient aux biftecks tendres et à la volaille. Si la viande manque de tendreté, la mariner quelques heures au réfrigérateur ou l'attendrir avec un maillet ou un attendrisseur. Inciser le gras de contour de la viande afin d'empêcher celle-ci de gondoler à la cuisson et, si désiré, l'assaisonner (mais ne saler qu'en fin de cuisson). Préchauffer le four à « griller » (*broil*) ou le barbecue à température élevée. Placer la viande à environ 10 à 12 cm de la source de chaleur et la cuire quelques minutes de chaque côté en la retournant lorsque des gouttelettes perlent à la surface (mais pas plus d'une ou deux fois). Laisser la porte du four entrouverte et le couvercle du barbecue ouvert. Ne pas piquer la viande et attendre quelques instants avant de la servir afin que le jus se répartisse mieux.

Cuisson à la poêle

Ce procédé est une variation de la grillade, mais il s'effectue dans une poêle avec une petite quantité de corps gras. Ce mode de cuisson convient aux biftecks tendres ou attendris au préalable, à la viande hachée et à la volaille. Inciser le gras de contour de la viande, faire chauffer un peu de gras dans la poêle (on peut omettre le gras si on utilise une poêle antiadhésive). Assaisonner. Brunir la viande à découvert à feu moyen-fort quelques minutes de chaque côté ; éviter de faire bouillir la viande (feu trop bas) ou de la faire coller (feu trop chaud). Retourner la viande lorsque des gouttelettes perlent à la surface (mais pas plus d'une ou deux fois). Si du gras fond et s'accumule, il est préférable de l'égoutter sinon la cuisson se transforme en friture. Saler en fin de cuisson, si désiré.

Braisage

Mode de cuisson à basse température et à chaleur humide (obtenue par la vapeur qui se dégage du liquide ajouté au four ou sur le feu, qui convient aux biftecks et aux rôtis mi-tendres et peu tendres). La casserole doit être épaisse et munie d'un couvercle hermétique. Plus les morceaux sont coupés petits, plus la cuisson est rapide, mais plus la quantité de jus qui s'écoule de la viande est grande ; on peut les enrober de farine et les faire brunir au préalable afin de réduire l'écoulement au minimum.

Dans un premier temps, dégraisser la viande et l'assaisonner ou la fariner, puis la faire revenir dans un corps gras chaud sur toutes ses faces pour la colorer ; utiliser très peu de corps gras. Si désiré, retirer la viande, égoutter le gras, puis faire revenir rapidement des légumes coupés finement. Déposer la viande sur ces légumes. Assaisonner (saler après la cuisson sauf si la viande est panée ou enfarinée), insérer le thermomètre s'il s'agit d'un rôti, puis ajouter un peu de liquide (bouillon, eau, vin). Cuire à couvert à feu doux ou au four à 160 °C (325 °F). Éviter une cuisson trop longue qui laisse la viande fibreuse et moins savoureuse. Dégraisser le bouillon avant de servir. S'il n'est pas assez concentré, l'amener à ébullition (après avoir enlevé la viande) et le laisser réduire.

Pochage

Ce procédé s'apparente au braisage mais la quantité de liquide y est plus importante ; c'est le pot-au-feu français ou le « bouilli » nord-américain. Ce mode de cuisson convient aux rôtis ou aux morceaux peu tendres. La viande est immergée dans un bouillon aromatique froid ou chaud. La cuisson se poursuit jusqu'à ce que la pièce de viande atteigne la tendreté désirée.

On peut au préalable fariner et faire sauter la viande sur tous ses côtés à feu moyen-vif avant de la plonger dans le liquide foid ou frémissant (cela emprisonne le jus à l'intérieur) ; ne saler qu'en fin de cuisson. Par contre, pour obtenir un bouillon plus riche, saler en début de cuisson, ne pas faire revenir la viande dans un corps gras, et la déposer dans un liquide froid. Écumer ou laisser l'écume pour un liquide moins limpide. Ajouter les assaisonnements désirés et cuire en laissant mijoter doucement ; si désiré, ajouter des légumes une demi-heure avant la fin de la cuisson. Dégraisser avant de servir.

Cuisson au four à micro-ondes

La plupart des viandes peuvent être cuites au four à micro-ondes, en particulier celles qui requièrent une cuisson lente à chaleur humide (les coupes peu tendres). Il est toutefois préférable de rôtir, de griller ou de poêler les viandes tendres dans un four conventionnel ou sur la cuisinière. On peut aussi commencer la cuisson au micro-ondes et la terminer sur la cuisinière ou au four conventionnel. Utiliser des morceaux de taille uniforme et les disposer en cercle à l'intérieur du four, la partie la plus épaisse vers l'extérieur. Cuire la viande à couvert. Réduire la quantité de liquide dans les pot-au-feu car l'évaporation est minime. La plupart des viandes peuvent être cuites à la puissance maximale, mais les viandes peu tendres gagnent à être cuites lentement; elles ont plus de saveur et sont plus tendres. Les gros morceaux peuvent brunir parce que leur temps de cuisson est suffisamment long, mais pas les viandes minces car elles cuisent rapidement. Badigeonner les viandes minces de marinade, de sauce soya, de beurre fondu, de sauce barbecue ou de sauce Worcestershire améliorera leur saveur et leur apparence. Puisque la cuisson au four à micro-ondes est inégale, vérifier la température interne de la viande en plusieurs points.

Valeur nutritive

La composition de la viande dépend de plusieurs facteurs, notamment de l'espèce, de la race, du sexe, de l'âge et de l'alimentation de l'animal. Certains de ces facteurs influencent la teneur en myoglobine (pigment) présente dans la chair et par conséquent, l'intensité de sa couleur rouge. La quantité de certains éléments nutritifs est plus constante que d'autres :

- la partie maigre de la viande (le muscle), crue, contient approximativement 75 % d'eau; la viande maigre en contient plus que la viande grasse;
- 19 % de protéines; la viande grasse en contient moins que la viande maigre;
- 2,5 % de matières grasses; la teneur en matières grasses est fort variable (2 à 10 g/100 g), ce qui a une incidence directe sur le nombre de calories;
- ainsi 100 g de maigre de viande crue peuvent renfermer moins de 110 calories et plus de 200.

La viande est dépourvue de fibres alimentaires et elle contient rarement des glucides, sauf notamment certains abats commme le cœur, les rognons et surtout le foie. Les glucides sont présents sous forme de glycogène. Celui-ci est responsable de la saveur douceâtre de la viande. Il se transforme en acide lactique après l'abattage, acide qui cause la rigidité de la chair après la mort de l'animal.

La viande est une excellente source de certaines vitamines du complexe B, comme la vitamine B_{12} (le bœuf, le veau et l'agneau en particulier) et la niacine (le porc surtout). Elle est également une excellente source de zinc et de potassium et une bonne source de phosphore et de fer, le zinc et le fer étant présents en plus grande quantité dans le bœuf, le veau et l'agneau. Les abats renferment de la vitamine A et ont une teneur élevée en fer. La cuisson laisse intacte la plus grande partie des vitamines et des sels minéraux présents dans la viande.

Les protéines de la viande sont dites complètes, par opposition à celles des végétaux, dites incomplètes. La différence réside dans leur teneur en acides aminés essentiels, des substances que l'organisme humain ne peut fabriquer et doit par conséquent retrouver dans les aliments. Huit des vingt acides aminés sont essentiels chez l'adulte. Or ces acides aminés essentiels sont tous présents dans les protéines de la viande et dans des proportions dites idéales, alors qu'un ou plusieurs d'entre eux se retrouvent en faibles proportions par rapport aux autres dans les végétaux (voir *Théorie de la complémentarité*).

Introduction

Dans les pays occidentaux, on consomme généralement trop de protéines. Selon le *Guide alimentaire canadien pour manger sainement*, une portion de viande veut dire de 50 à 100 g, cuite.

La teneur en matières grasses varie selon les espèces, la partie de l'animal et les méthodes d'élevage. Les viandes faibles en gras (blanc de poulet et de dindon, pintade, filet de porc, intérieur de ronde de bœuf, etc.) contiennent 3 g ou moins de matières grasses/100 g de maigre de viande crue, les viandes modérément faibles en gras (la majorité des volailles et des coupes d'agneau, de bœuf, de veau et de porc), de 3 à 10 g, et les viandes grasses, plus de 10 g. Le gras joue un rôle dans la saveur.

Le gras animal est composé en bonne partie d'acides gras saturés et il contient du cholestérol (environ 45 à 75 mg de cholestérol/100 g de maigre de viande crue, environ 300 mg, 150 mg et 100 mg pour la même quantité de foie, de cœur et de langue, respectivement). Choisir une viande maigre et enlever le gras visible permettent de diminuer l'ingestion de ces substances, dont une trop grande consommation est associée à divers problèmes de santé.

Une viande est généralement agréable à consommer si elle a maturé au moins 48 heures. Le bœuf nécessite une maturation plus longue. En Amérique du Nord, elle dure habituellement de 8 à 14 jours, temps minimal à l'acquisition de tendreté et de saveur agréables.

Conservation

La viande est très périssable. Si elle est laissée à la température ambiante, les bactéries pathogènes s'y développent très rapidement, pouvant la rendre impropre à la consommation. Crue ou cuite, la viande ne devrait jamais être laissée plus de 2 heures à la température ambiante. Elle se conserve quelques jours seulement au réfrigérateur (2 ou 3 jours pour les biftecks, les côtelettes, les mets en casserole et la volaille crue ; de 3 à 4 jours pour les rôtis crus et la viande cuite ; hachée, elle se conserve toutefois 1 jour ou 2). Envelopper la viande crue ou cuite pour éviter son dessèchement et pour empêcher que les jus de viande crue s'écoulent et contaminent d'autres aliments lors de l'entreposage au réfrigérateur.

Divers procédés tels le fumage, le salage, le séchage, la mise en conserve, la lyophilisation, l'irradiation et la congélation visent à prolonger la durée de conservation. Pour obtenir des résultats satisfaisants, la viande utilisée lors de ces procédés doit être de bonne qualité et en bon état.

Le **fumage** consiste traditionnellement à imprégner la viande de fumée produite lors de la combustion de bois résineux ou aromatique (bouleau, pin, sapin, hêtre, châtaignier, noyer, chêne, etc.) de graines ou de plantes aromatiques diverses, comme le romarin et la sauge. Il provoque une dessiccation de la viande et le dépôt en surface de certaines substances qui préviennent le développement de bactéries. Il confère également à la viande une coloration plus foncée et un goût de fumée. Le procédé s'effectue à froid (durant 3 à 4 semaines) ou à chaud (seulement quelques minutes ou quelques heures) et est précédé d'un salage ou d'un saumurage. Aujourd'hui, le fumage artificiel a presque totalement remplacé le fumage naturel ; il est le plus souvent effectué à partir d'un concentré de fumée (fumée d'érable, de noyer, etc.). Les viandes ainsi traitées se conservent de 6 à 7 jours au réfrigérateur ou de 1 à 2 mois au congélateur.

Le **salage** consiste à saler de la viande crue (essentiellement le porc). Il peut être combiné au fumage ou au séchage. Il existe divers procédés, dont le salage dit « à sec », pour lequel du sel est intercalé entre des morceaux plats et peu épais, le salage en saumure, où la viande est immergée dans une solution saline, et le salage par injection où l'on introduit une saumure dans l'articulation qui contient des nitrates ou des nitrites, des additifs controversés. La présence de sel rend l'eau moins disponible à la croissance des microbes et le chlore du sel nuit également à ceux-ci. La viande doit préférablement être dessalée avant cuisson.

Le **séchage**, qui à l'origine s'effectuait au soleil dans les pays où l'air est sec et chaud, peut se pratiquer industriellement par cryodessiccation, un procédé relativement peu utilisé car assez coûteux. Le faible contenu en eau de la viande séchée ne favorise pas la croissance de la plupart des bactéries. Le séchage peut être combiné au fumage et au salage.

La **lyophilisation** (ou cryodessiccation) est un procédé récent qui traite la viande par congélation puis par dessiccation par sublimation, c'est-à-dire en faisant passer l'eau de la viande de l'état de glace à l'état gazeux par un chauffage sous vide. La viande lyophilisée contient moins de 2 % d'eau.

L'**irradiation**, procédé inventé vers 1950, traite par des rayons gamma émis (habituellement par le cobalt 60 ou le césium 137) certains aliments. Les radiations brisent certaines liaisons chimiques dans les organismes qui contaminent la viande, réduisant ainsi le nombre de bactéries pathogènes comme la salmonelle et la trichine. Le procédé est relativement peu utilisé car il soulève des questions quant aux répercussions sur la santé.

La **congélation** conserve la viande en ralentissant l'activité des enzymes et en stoppant la croissance des bactéries responsables de sa détérioration. On doit l'effectuer rapidement pour éviter la formation de gros cristaux de glace qui altèrent la qualité de la viande. Bien envelopper la viande pour prévenir son dessèchement et le rancissement de son gras au contact de l'air. Empaqueter la viande dans des emballages ou des sacs à congélation en séparant biftecks, côtelettes et autres pièces par une double épaisseur de papier ciré ou d'emballage à congélation, afin de pouvoir les utiliser individuellement.

Décongeler la viande lentement, de préférence au réfrigérateur, pour éviter la perte de jus entraînant une diminution de saveur et de valeur nutritive. Ne jamais recongeler une viande totalement dégelée à moins de l'avoir fait cuire au préalable.

La teneur en gras influence la durée de conservation de la viande congelée. Plus une viande est grasse, moins elle se conserve longtemps car le gras rancit rapidement.

Bœuf

Bos, Bovidés

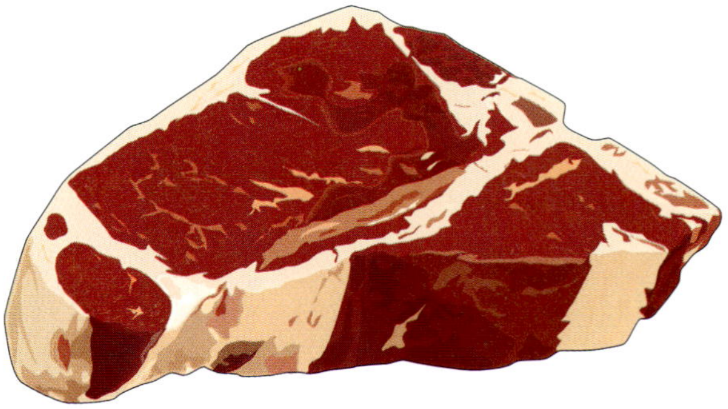

Le bœuf est un bovin mâle châtré. La domestication de ce mammifère remonte au VIIe millénaire en Macédoine, en Crète et en Anatolie. Cette race de bœuf, *Bos primigenius,* plus grand que le bœuf actuel a disparu. Tant sauvage qu'apprivoisé, le bœuf a été vénéré tout au long de l'histoire humaine, et il le demeure encore dans certaines parties du globe, en Afrique noire par exemple. La consommation de bœuf est souvent investie d'un pouvoir symbolique, c'est notamment un signe de prospérité et un gage de santé.

Il existe plusieurs centaines de races de bœufs et un nombre incalculable de croisements. Environ une trentaine de races seulement sont destinées à la consommation humaine à cause de leur rendement élevé en viande et de la qualité de leur chair. En boucherie, le terme « bœuf » désigne indifféremment la viande de génisse, de vache, de taureau, de taurillon, de bœuf ou de bouvillon, même si la tendreté et la saveur sont très variables. L'âge de l'animal et les méthodes d'élevage jouent un rôle déterminant sur la qualité de la viande. Par exemple, plus l'animal a travaillé et est âgé, plus la viande est dure.

Achat

Les découpes du bœuf varient selon les pays et selon les régions d'un même pays, ce qui se répercute sur la nomenclature des pièces. Un fait demeure constant cependant, la carcasse comporte toujours des parties plus tendres que d'autres, parties dites « nobles ». Elles ne représentent qu'environ 30 % de l'animal et sont donc plus rares, plus en demande et plus coûteuses que les parties moins tendres. Les pièces moins tendres, plus économiques, peuvent donner d'aussi bons résultats si elles sont apprêtées adéquatement, c'est-à-dire si elles sont attendries à l'aide d'une marinade, d'un maillet ou d'un attendrisseur ou cuites lentement en milieu liquide.

Le mode de cuisson projeté devrait guider l'achat de bœuf car il est inutile de payer plus cher pour un morceau tendre s'il doit mijoter longuement. À l'inverse, l'achat d'un morceau peu tendre pour une grillade ou un rôtissage ne constitue pas un choix éclairé.

La composition et la teneur en gras du bœuf haché disponible sur le marché sont variables. La meilleure façon de les vérifier et de s'assurer un produit d'une fraîcheur optimale est de hacher la viande soi-même. Le bœuf contenant plus de gras coûte moins cher à l'achat mais a un rendement moindre car une partie du gras s'écoule lors de la cuisson. Le bœuf haché ordinaire (dont la teneur en gras est la plus élevée) peut s'avérer un bon achat, mais à condition que la recette prévoit d'égoutter le gras de cuisson (une sauce tomate à la viande, par exemple). Dans le cas où l'égouttage n'est pas possible (par exemple, un pain de viande), on aura avantage à choisir du bœuf haché plus maigre.

Cuisson

Le bœuf partage avec l'agneau la caractéristique de pouvoir être consommé à divers degrés de cuisson. Il se mange bleu (cru à l'intérieur et légèrement cuit à l'extérieur), saignant, à demi saignant, à point (rosé) ou bien cuit. Souvent, l'intervalle de temps qui sépare deux degrés de cuisson est très court, aussi une certaine vigilance est de mise et l'utilisation d'un thermomètre à viande peut s'avérer fort utile.

Une grande diversité existe pour les températures de cuisson et plusieurs recettes se contredisent. En fait, la température idéale dépend principalement de la coupe choisie. Une température basse est recommandée pour les coupes mi-tendres ou peu tendres, qui contiennent plus de tissu conjonctif. Elle permet de cuire longuement, et ainsi de transformer le collagène de ce tissu dur en gélatine. Une température élevée permet de cuire rapidement les coupes tendres, qui ne requièrent pas d'être attendries.

coupes tendres ***degré de cuisson (four à 160 °C ou 325 °F)***	***temps approximatif de cuisson en minutes/kilo***	***température interne de la viande***
BLEU	25 à 35	52 - 55 °C
SAIGNANT	35 à 40	55 - 60 °C
À POINT	40 à 45	60 - 65 °C
BIEN CUIT	45 à 55	65 - 75 °C

Utilisation

Le bœuf se consomme chaud ou froid et s'apprête de multiples façons. Il fait partie des mets les plus humbles comme des plus raffinés. Il est parfois consommé cru (steak tartare). Le bœuf haché, toutefois, devrait toujours être consommé bien cuit (sans teinte rosée), car il peut être porteur d'une bactérie *E. coki*, dont la toxine peut provoquer un empoisonnement alimentaire et causer de graves problèmes de santé et même entraîner la mort de personnes plus vulnérables, comme les enfants et les personnes âgées. Le bœuf est particulièrement délicieux salé et fumé. Selon certaines recommandations du gouvernement canadien, deux portions de viande (ou substituts) de 50 à 100 g, cuite, suffisent par jour.

Cuisiner la viande à la manière orientale, n'intégrant qu'une quantité modérée de bœuf à des légumes et des produits céréaliers (riz, nouilles, millet, etc.), constitue un excellent moyen de consommer du bœuf de façon équilibrée. On peut hacher le bœuf cru ou cuit, ce qui permet d'utiliser les restes et les parties moins tendres.

Filet de bœuf au four

4 PORTIONS

Filet de bœuf de 750 g (1½ lb)
3 c. à soupe de beurre
1 petite carotte
1 petit oignon
moutarde de Dijon
60 ml (¼ de tasse) de bouillon de bœuf
1 c. à soupe d'herbes de Provence
4 c. à soupe de xérès sec
1 feuille de laurier
poivre du moulin

1. Sortir le filet de bœuf du réfrigérateur 30 min avant la cuisson. Préchauffer le four à 180 °C (350 °F).

2. Couper la carotte en rondelles fines. Émincer l'oignon. Badigeonner le filet de moutarde.

3. Mettre le beurre en parcelles au fond d'un plat à four. Ajouter les carottes et les oignons émincés. Y déposer le filet de bœuf. Le saupoudrer d'herbes de Provence. Poser dessus quelques parcelles de beurre et la feuille de laurier. Poivrer au goût. Mettre au four chaud 40 min pour obtenir une viande saignante. Laisser reposer 10 min dans le four éteint.

4. Déglacer le plat de cuisson et ses légumes avec le xérès. Ajouter le bouillon de bœuf. Amener à ébullition. Laisser réduire pour obtenir une sauce courte.

On peut servir les légumes de cuisson avec la sauce. Accompagner ce filet de bœuf d'un gratin de pommes de terre.

Valeur nutritive

La valeur nutritive du bœuf varie légèrement selon la race de l'animal et les méthodes d'élevage. Elle peut aussi varier considérablement selon la coupe, le mode de cuisson et le dégraissage effectué.

Le bœuf est une excellente source de protéines, de potassium, de zinc et de certaines vitamines du complexe B telles la niacine et la vitamine B_{12}. C'est aussi une bonne source de fer et de phosphore. Elle peut aussi être une source importante d'acides gras saturés et de cholestérol.

Le persillage (filaments de gras qui parsèment le muscle de la viande) contribue à rendre celle-ci plus tendre, plus savoureuse et plus juteuse. Il n'augmente pas de façon significative la teneur en gras de la viande cuite, car il s'égoutte en grande partie à la cuisson. Au Canada, le bœuf de catégorie AAA est celui qui présente le plus haut degré de persillage.

Si l'on désire consommer du bœuf et réduire l'ingestion de matières grasses, on peut :

- choisir des coupes maigres (intérieur de ronde, noix de ronde, surlonge, etc.) et des modes de cuisson requérant peu de gras (rôtissage, grillage, braisage, etc.) ;
- réduire les portions de viande, enlever le gras visible avant de les cuire et ne consommer que le maigre ;
- placer la viande sur une grille dans une rôtissoire, afin de permettre l'écoulement du gras lors de la cuisson ;
- dégraisser la sauce.

Conservation

Le bœuf se conserve au réfrigérateur ou au congélateur. Le bœuf haché se réfrigère 1 à 2 jours, les biftecks, 2 à 3 jours, et les rôtis et le bœuf cuit, 3 à 4 jours.

La viande hachée et la viande cuite se congèlent 2 à 3 mois, et les biftecks et les rôtis, 10 à 12 mois.

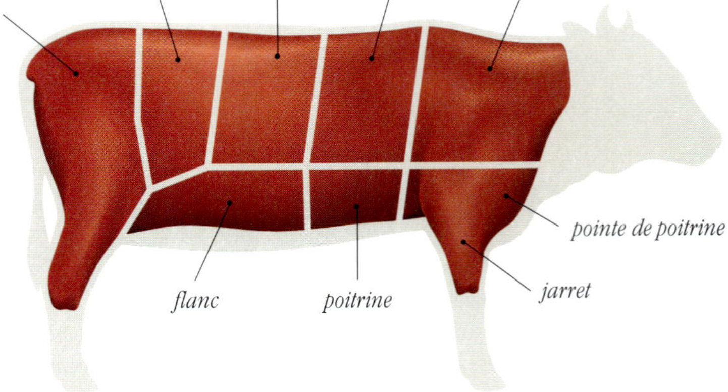

Jarret

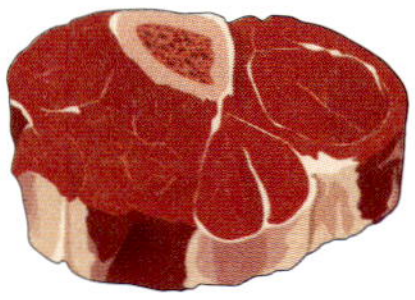
jarret

Épaule

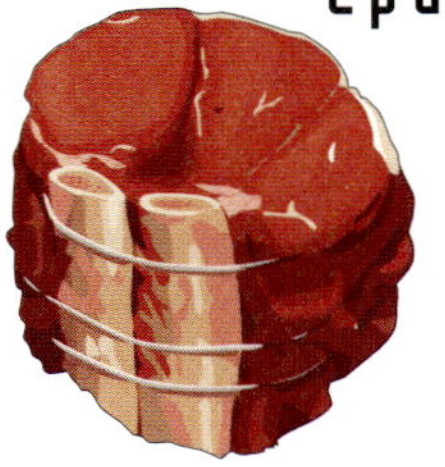
rôti de côtes croisées

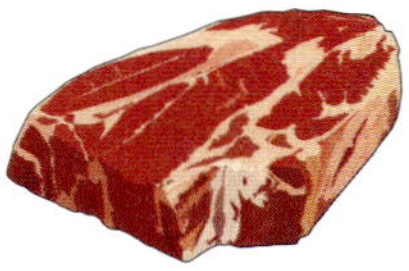
rôti de palette

Pointe de poitrine

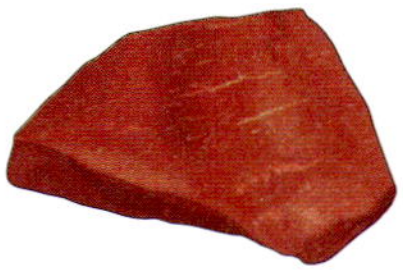
rôti de pointe de poitrine

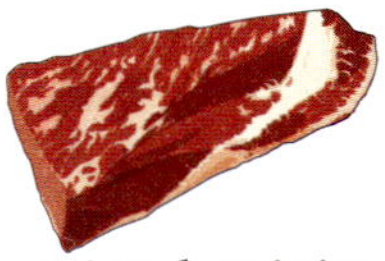
pointe de poitrine

Côte

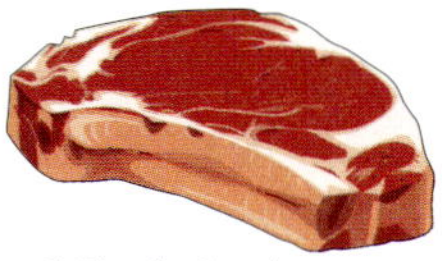
bifteck de côte

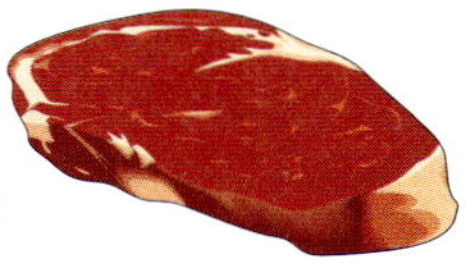
bifteck de faux-filet

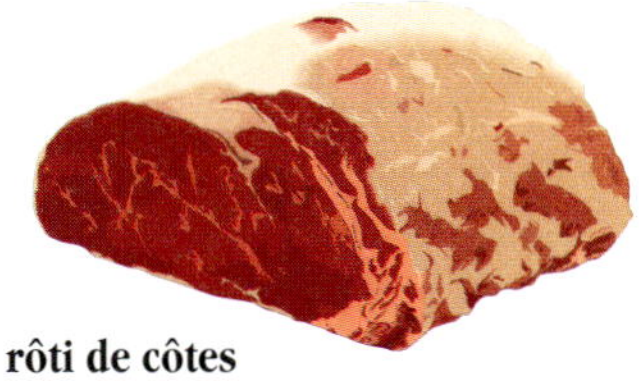
rôti de côtes

Flanc

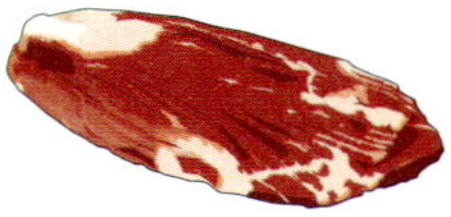
bifteck de flanc

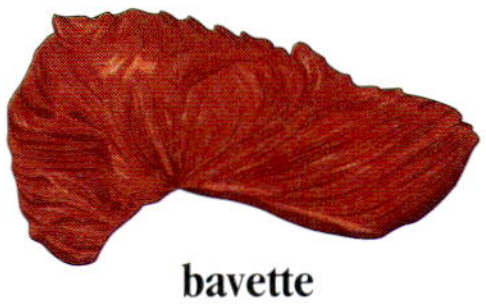
bavette

Surlonge

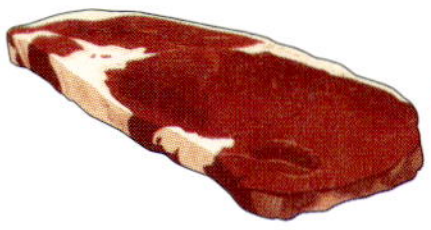
bifteck de haut de surlonge

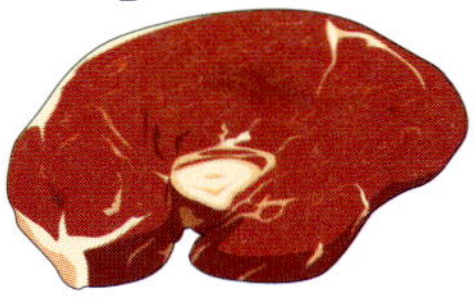
bifteck de surlonge

Longe

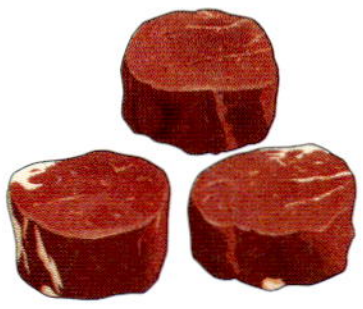
bifteck de filet

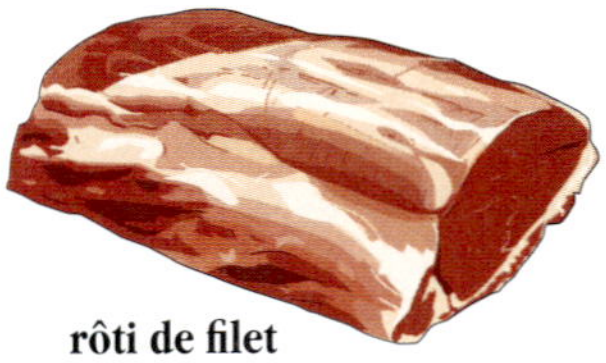
rôti de filet

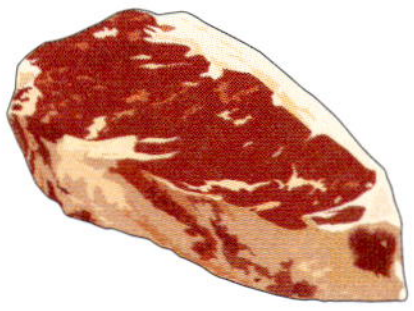
bifteck de contre-filet

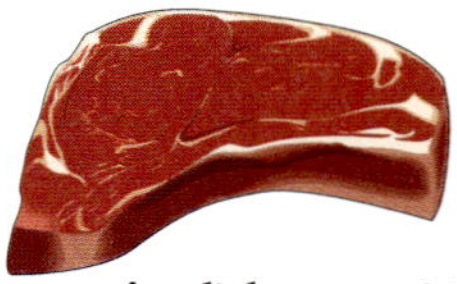
côte d'aloyau

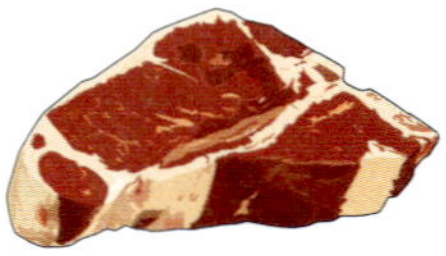
bifteck d'aloyau (petit filet)

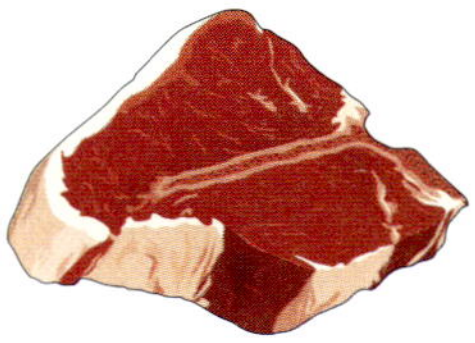
bifteck d'aloyau (gros filet)

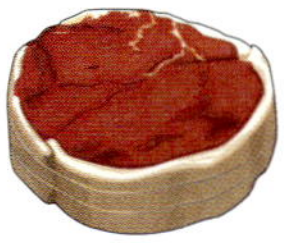
tournedos

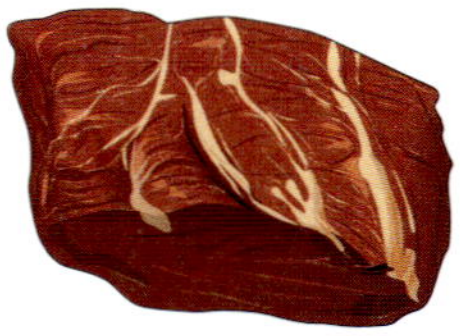
chateaubriand

Cuisse

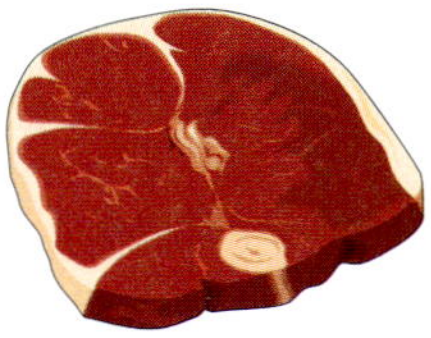
bifteck de ronde

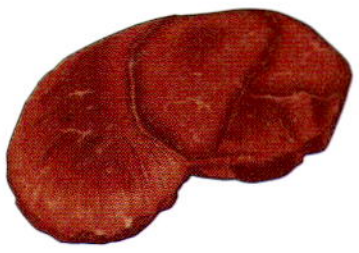
bifteck de pointe de surlonge

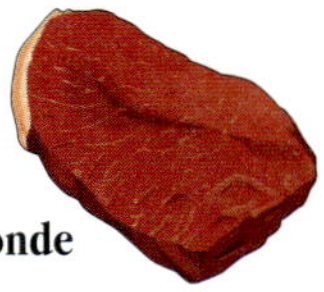
bifteck d'intérieur de ronde

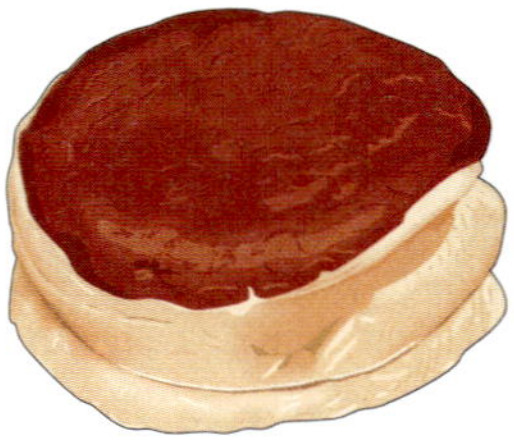
rôti de croupe

Autres

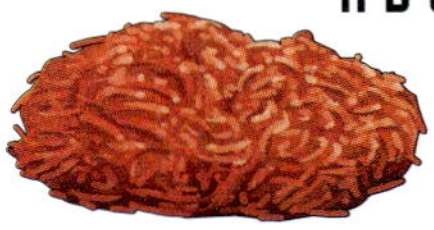
bœuf haché

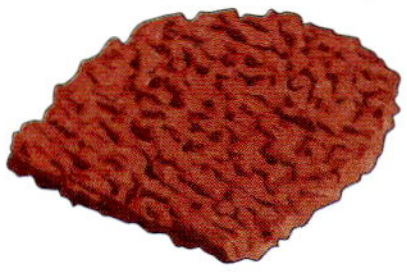
steak attendri

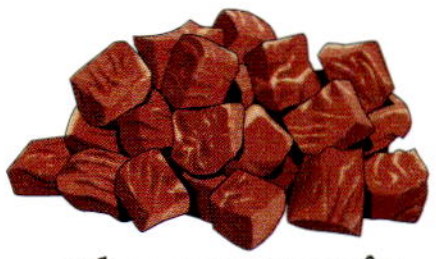
cubes pour ragoût

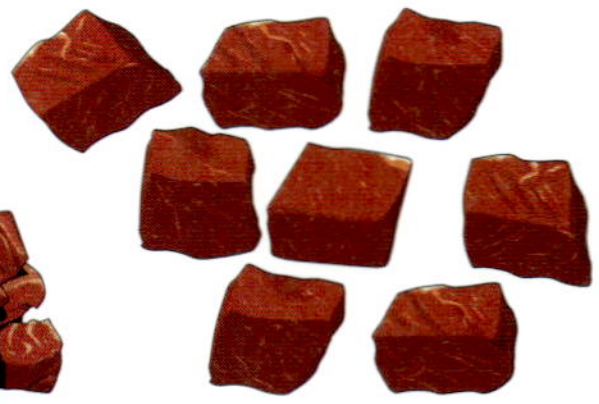
cubes pour brochettes

Veau

Bos, Bovidés

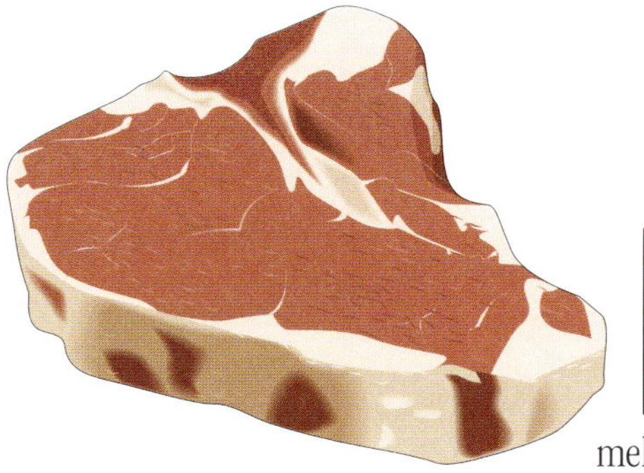

Nom du petit de la vache jusqu'à 1 an. Lorsque l'animal est plus âgé, on nomme le mâle castré « bouvillon » et la femelle n'ayant pas encore mis bas, « génisse ». En boucherie, le veau est généralement abattu entre 4 et 6 mois ; il s'agit surtout de mâles, les femelles étant destinées principalement à la production laitière.

Le veau était apprécié au temps des Romains et a maintenu depuis sa popularité auprès des Italiens ; il entre d'ailleurs aujourd'hui dans de nombreuses préparations.

Manger du veau était autrefois un symbole de richesse, car seuls les plus fortunés pouvaient se permettre de tuer des bêtes peu fournies en chair. On le réservait pour les fêtes, comme en témoignent les écrits relatant le retour de l'enfant prodigue, marqué d'un veau gras.

Dans certaines régions de France, dont la Normandie, on terminait autrefois l'élevage du veau en lui donnant jusqu'à 10 œufs par jour. Le jaune lui colorant la bouche, on disait alors qu'il avait un « palais royal ». On pouvait aussi le nourrir de biscuits trempés dans du lait afin que sa viande soit la plus blanche possible.

Jusqu'à il y a une vingtaine d'années, le veau disponible sur le marché était un animal très jeune (abattu à l'âge de 2 ou 3 semaines) ou, au contraire, un gros veau qui, après avoir brouté dans les champs, était tué l'automne venu. Le premier présentait une chair flasque, presque gélatineuse et peu savoureuse, alors que le second (nommé broutard) offrait une viande beaucoup plus foncée (très rouge) et peu tendre. Depuis, des producteurs se sont spécialisés dans l'élevage du veau et aujourd'hui, on retrouve très peu de ces animaux sur le marché. Le veau disponible est le plus souvent du « veau de lait lourd » ou du « veau de grain ».

Le **veau de lait lourd** est élevé en logette intérieure individuelle et nourri presque exclusivement au lait. La faible teneur en fer de cet aliment permet à la chair du veau de lait lourd de conserver une teinte rose pâle, presque blanche. Il est abattu à l'âge de 4 à 5 mois et sa carcasse pèse alors environ 135 kg. La chair du veau de lait lourd est plus formée que celle du veau très jeune, mais elle demeure très tendre et délicate.

Le **veau de grain** est nourri au lait jusqu'à l'âge de 6 à 8 semaines. De sa logette intérieure individuelle, le veau est alors amené dans un parquet d'engraissement et soumis à une alimentation à base de grains jusqu'à l'âge de 5 à 5 ½ mois. Il est alors abattu. Sa carcasse a un poids d'environ 155 kg. La teneur en fer plus élevée de son alimentation confère à la chair du veau de grain une couleur plus rosée que celle du veau de lait lourd ; elle a également une saveur un peu plus prononcée et est légèrement moins tendre.

Comparativement au très jeune veau d'autrefois, le veau de lait lourd et le veau de grain permettent aujourd'hui au consommateur de bénéficier de pièces de viande plus charnue et de coupes plus diversifiées à prix avantageux.

Utilisation

Le veau peut être apprêté de multiples façons, notamment en escalope ou en grenadin poêlés, en sauté, en rôti, en paupiette et en blanquette. Il entre dans la préparation du veau Marengo (au vin blanc, à la tomate et à l'ail). Il se marie particulièrement bien avec la crème, le fromage, les fines herbes (thym, estragon, romarin, sauge, basilic et autres), les champignons, l'aubergine, les épinards, l'oignon, l'ail, la tomate, les pommes, les agrumes et l'alcool (vin, calvados, madère, cognac et autres). Ses abats sont très recherchés pour leur délicatesse.

Valeur nutritive

	longe crue	*longe rôtie*
protéines	20 g	26 g
matières grasses	3 g	7 g
cholestérol	80 mg	106 mg
calories	116	175
		par 100 g

La valeur nutritive du veau est liée à l'âge, à l'alimentation et aux conditions de vie de l'animal. D'une façon générale, la viande de veau fournit moins de gras et de calories, mais un peu plus de cholestérol que celle du bœuf, du porc ou de l'agneau.

La chair du veau de grain contient plus de fer que celle du veau de lait lourd, ce qui explique sa teinte plus rosée.

Cuisson

Les morceaux de veau provenant des côtes, de la longe (dos) et de la surlonge, tendres, sont excellents rôtis, grillés ou poêlés. Ceux provenant du cuisseau, mi-tendres, se cuisent également à chaleur sèche, surtout s'ils ont été marinés ou attendris au maillet ou avec le manche d'un couteau. Les morceaux du collet, de l'épaule, du flanc, du jarret et de la poitrine sont moins tendres et gagnent donc à être braisés ou mijotés.

La cuisson du veau exige certaines précautions car sa chair étant maigre, elle s'assèche et durcit facilement. Il convient donc de le barder ou de l'enduire de gras, de le cuire à température plutôt douce (140 à 150 °C) (285 à 300 °F), de l'arroser de temps en temps et d'éviter la surcuisson. Le veau est meilleur lorsqu'il est encore légèrement rosé.

Paupiettes de veau

4 PORTIONS

4 escalopes de veau très fines
4 tranches très fines de jambon de Paris
4 tranches fines de gruyère
4 tomates fraîches
4 oignons moyens
2 c. à soupe d'huile d'olive
125 ml (½ tasse) de marsala
1 feuille de laurier
1 c. à soupe de câpres (facultatif)
poivre du moulin

1. Sur chaque escalope, étendre une tranche de jambon de même taille puis couvrir d'une tranche de gruyère. Poivrer. Rouler chaque escalope en paupiette. Ficeler en croix.

2. Ébouillanter les tomates, les éplucher et les épépiner. Les couper en gros quartiers. Éplucher les oignons et les couper en quatre.

3. Dans une cocotte, mettre l'huile à chauffer avec la feuille de laurier. Faire dorer les paupiettes doucement, sans laisser brûler l'huile. Ajouter les oignons, les tomates, les câpres. Verser le marsala. Couvrir. Laisser mijoter 30 min.

Rectifier l'assaisonnement.

Avant de servir, déficeler les paupiettes.

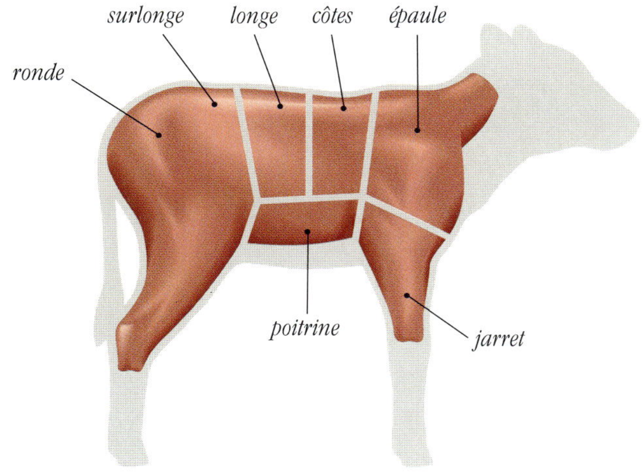

Longe

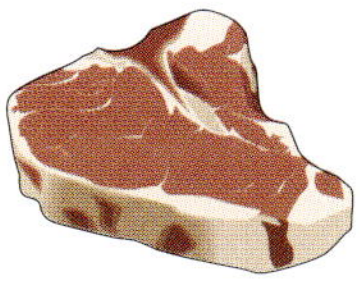
côte de longe

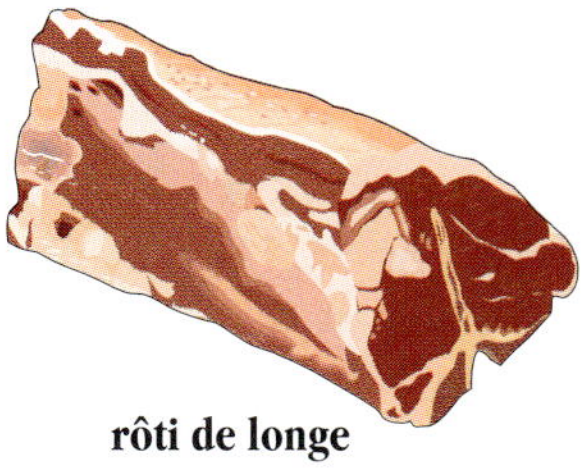
rôti de longe

Ronde

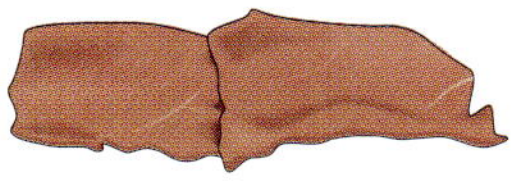
émincé

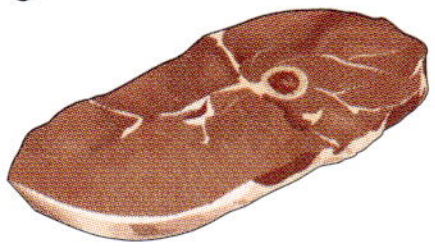
tranche de ronde

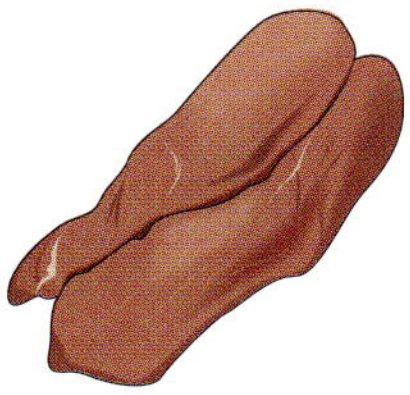
escalope

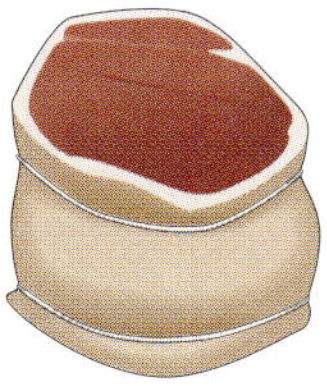
grenadin

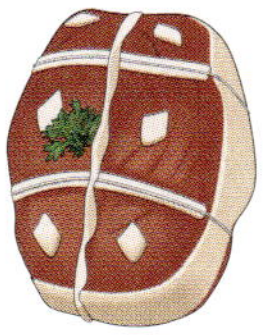
paupiette

Épaule

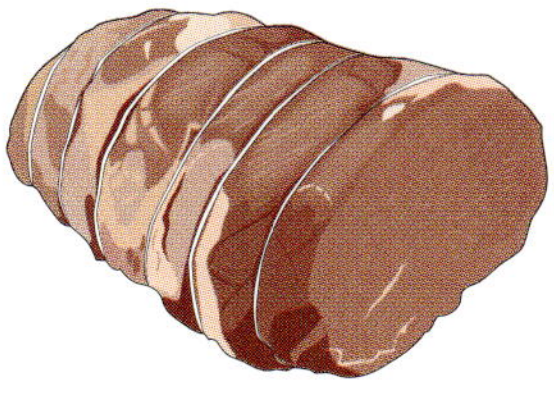
rôti d'épaule désossé

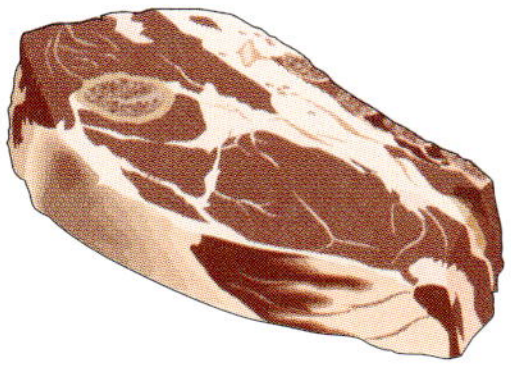
rôti d'épaule

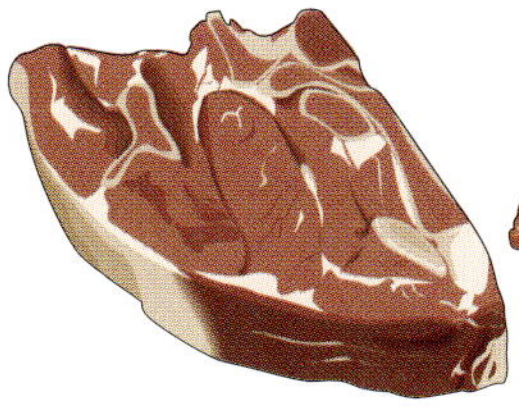
rôti de palette

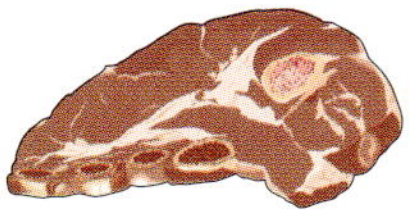
tranche d'épaule

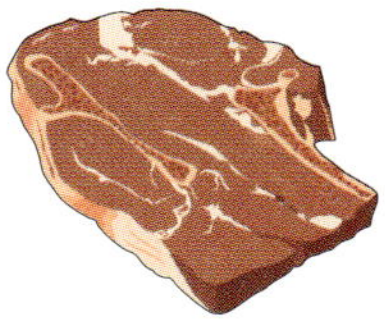
tranche de palette

Côtes

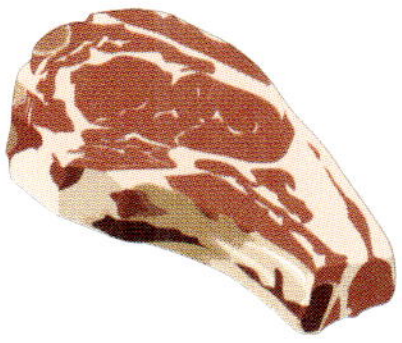
côtelette de côte

Jarret

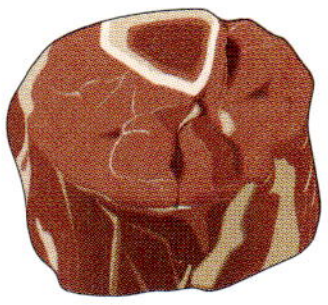
jarret

Poitrine

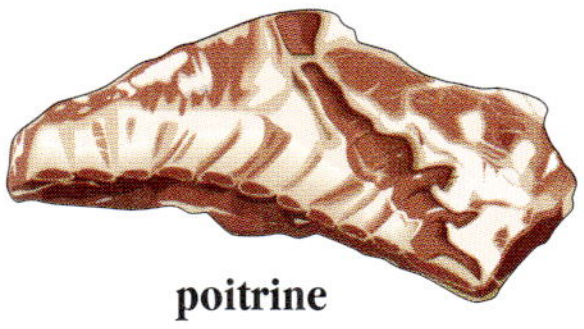
poitrine

Surlonge

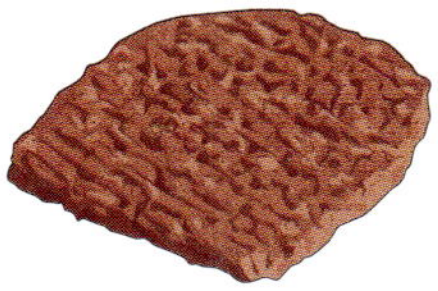
tranche attendrie

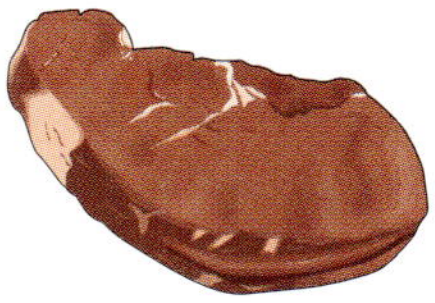
tranche de surlonge

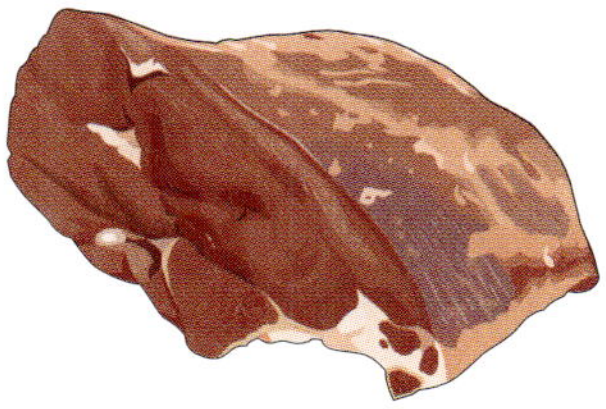
rôti de surlonge

Autres

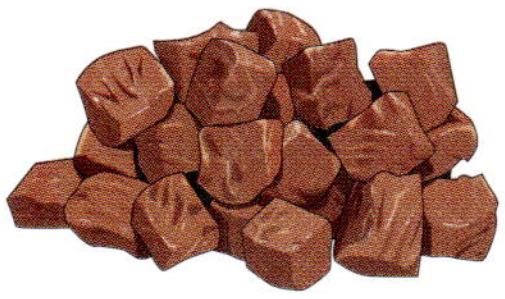
cubes pour ragoût

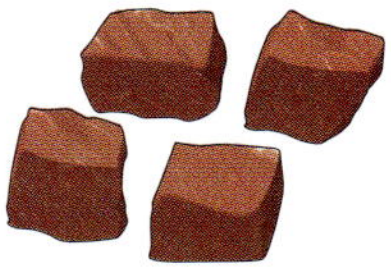
cubes pour brochettes

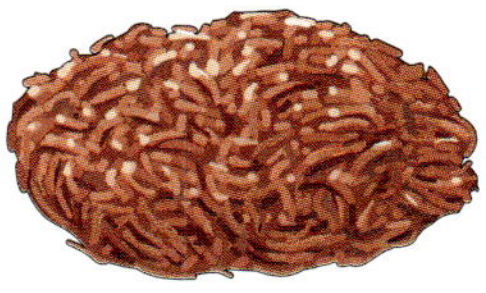
veau haché

Porc

Sus, Suidés

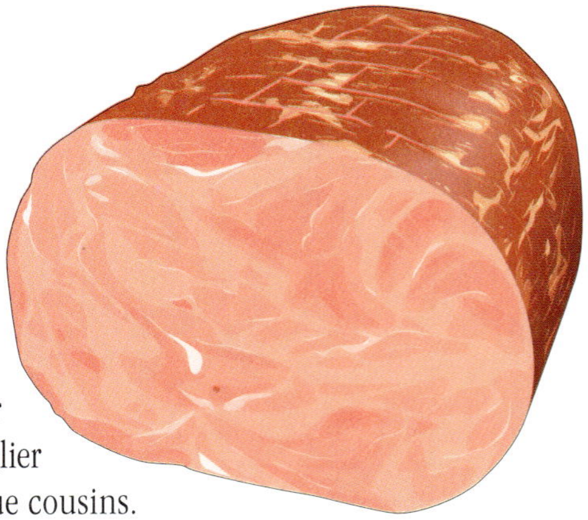

Le porc est un mammifère omnivore au museau se terminant par un groin, élevé pour sa chair et son cuir. Selon l'ancienne école d'histoire naturelle, l'ancêtre du porc serait le sanglier sauvage (*Sus scrofa*), aux défenses plus importantes que le sanglier actuel. Mais on croit aujourd'hui que ces animaux ne seraient que cousins. On nomme le mâle « verrat », la femelle « truie » et le petit « cochonnet », « porcelet » ou « goret ». Un animal de 3 à 4 semaines est nommé « cochon de lait ». Le mot « porc » désigne l'animal ainsi que sa viande.

Le porc occupe depuis toujours une place importante dans l'alimentation humaine. Jusqu'à la dernière guerre mondiale, tuer le cochon était la grande fête des provinces de France. Encore aujourd'hui, cet événement constitue une fête rituelle qui rassemble parents et voisins.

Le porc est prolifique et plus facile à élever que d'autres bêtes de boucherie, car il est paisible et peut se nourrir d'à peu près n'importe quoi. Dans les porcheries, il a longtemps partagé le même espace que ses éleveurs, occupant l'étage inférieur des maisons ou se promenant près des habitations; ces conditions d'élevage existent encore dans certaines parties du monde. Sa valeur provient non seulement du fait qu'il fournit une quantité intéressante de viande, mais que pratiquement toutes ses parties, telles la graisse fondue (saindoux), les oreilles, la soie (les poils), les pattes, les pieds, les entrailles et la queue, sont utilisées soit comme viande fraîche, soit en charcuterie. Autrefois, le porc était souvent perçu comme un éboueur à cause de sa façon de s'alimenter. On croit d'ailleurs que l'interdiction de consommer le porc chez les Juifs et les Musulmans eut pour origine le fait que sa consommation provoquait la maladie. Les anciens Égyptiens, par exemple, croyaient qu'il transmettait la lèpre, et interdisaient l'entrée des temples aux porchers. On ignorait en ce temps-là que la cause de la maladie (la trichinose) était la présence, dans la chair du porc, d'un ver parasite (*trichinella spiralis*) non visible à l'œil nu, qu'une cuisson en profondeur (à température interne de 60 °C) détruit. L'irradiation du porc permet aussi de détruire le parasite. Les principaux symptômes de cette maladie sont : gastro-entérite, fièvre, vomissements, douleurs musculaires, œdème des paupières et maux de tête.

Il existe diverses races de porc, dont la Duroc, la Landrace et la Yorkshire, qui ont donné lieu à de nombreux croisements. La demande d'une viande moins grasse a suscité le développement de races étant de 30 à 50 % moins grasses (tel qu'on peut le mesurer par l'épaisseur du gras dorsal) qu'il y a une trentaine d'années et ce, grâce à la génétique et à de nouveaux modes d'alimentation. Le stress lié au transport et aux conditions d'abattage affecte parfois la qualité de la viande de porc et il arrive en effet qu'elle exsude, c'est-à-dire, dans le langage des bouchers, qu'elle « pisse ». Des efforts de recherche intenses sont actuellement consacrés à ce problème économique important pour les abattoirs.

Utilisation

Le porc se mange chaud ou froid et toujours cuit (légèrement rosé) de façon à détruire la trichine potentiellement présente dans sa chair. Le porc est délicieux apprêté avec des fruits frais ou séchés (marrons, ananas, pommes, oranges, pruneaux, raisins, abricots).

Valeur nutritive

Le porc se distingue par son contenu en thiamine (surtout), en riboflavine et en niacine (des vitamines B), plus élevé que dans les autres viandes. Il est également riche en zinc et en potassium et une bonne source de phosphore.

La valeur nutritive du porc varie en fonction des coupes et selon que l'on inclut ou non le gras visible. Contrairement à la croyance populaire, le maigre de porc cuit n'est pas plus gras ni plus calorique que celui d'autres viandes. Son gras est visible et s'enlève facilement.

Achat

La découpe de la carcasse du porc est probablement celle où l'on note le plus de différences entre l'Amérique du Nord et l'Europe. Les Européens ont une longue tradition qui fut établie avant que le désir de rentabilisation ne prédomine.

La viande de porc la plus tendre provient de la longe (dos), dont on tire des filets, des rôtis et des côtelettes. Celle de la cuisse ou de l'épaule est moins tendre. On en tire également des rôtis, de même que différents morceaux : pieds, jarrets, queue, etc.

On consomme le porc frais, salé ou fumé. Le rôti d'épaule picnic fumé est souvent incorrectement appelé « jambon picnic » car l'appellation « jambon » est réservée aux coupes provenant de la cuisse. Le bacon provient de la longe (bacon de dos) ou du flanc (bacon tranché). Le porc salé de même que le porc gras (bardes et lardons), constitué de graisse dorsale située entre la chair et la couenne, proviennent de l'épaule. Le lard maigre, de la graisse entremêlée de tissu maigre, est pris dans la poitrine. Le saindoux est de la graisse de porc fondue.

Conservation

Le porc se conserve au réfrigérateur ou au congélateur. Le porc haché se réfrigère 1 ou 2 jours, les côtelettes et les saucisses fraîches, de 2 à 3 jours, et les rôtis, les produits de charcuterie (contenant entamé) et la viande cuite, de 3 à 4 jours. Les côtelettes et les rôtis se congèlent de 8 à 10 mois, les saucisses, de 2 à 3 mois, le bacon et le jambon, de 1 à 2 mois, et la charcuterie, 1 mois.

Filets de porc aux pruneaux

4 PORTIONS

2 filets de porc
8 pruneaux dénoyautés
2 c. à café de gingembre moulu
60 ml (¼ de tasse) de beurre
250 ml (1 tasse) de consommé de bœuf
sel et poivre

1. Préchauffer le four à 180 °C (350 °F).
2. Couper les filets dans le sens de la longueur. Insérer les pruneaux dans l'ouverture et la refermer en la recousant.
3. Saler et poivrer les filets. Les saupoudrer de gingembre et les faire dorer au beurre.
4. Placer les filets dans un plat à four, ajouter le consommé, couvrir et laisser cuire 1 h. Durant la cuisson, arroser fréquemment. Ajouter du consommé au besoin.

Cuisson

Toujours cuire le porc, car la cuisson est l'unique moyen de tuer les parasites potentiellement présents dans la chair (mise à part l'irradiation) ; ces parasites sont détruits lorsque la température interne atteint 60 °C. Pour plus de sûreté, cuire jusqu'à 70 °C (la chair est alors légèrement rosée).

Si on juge le porc trop fade, l'assaisonner avant la cuisson ou le mariner. Le poivre vert, la moutarde, l'oignon, l'ail, les jus d'agrumes, la sauce soya et les herbes rehaussent à merveille sa saveur.

Le porc s'assèche et durcit facilement à la cuisson. Il convient donc d'éviter de le surcuire et, si le gras visible est enlevé, de protéger sa chair avec un peu de gras. La cuisson devrait également s'effectuer à feu doux (à 120 °C ou 250 °F au four ou à feu moyen à la poêle ou au barbecue, par exemple) afin que la chair puisse cuire adéquatement sans perdre sa saveur, ses jus et sa tendreté.

Se méfier de la cuisson au four à micro-ondes qui peut cuire le porc inégalement. La prise de la température interne de la viande à différents endroits à l'aide d'un thermomètre est une bonne façon de s'assurer une cuisson parfaite.

Les coupes tendres (provenant principalement de la longe) sont meilleures cuites à chaleur sèche, soit sans ajout de liquide (rôties, grillées, poêlées). Les coupes moins tendres (provenant de l'épaule, de la cuisse ou du flanc) gagnent à être cuites à chaleur humide, ou avec du liquide (braisées, mijotées).

Porc

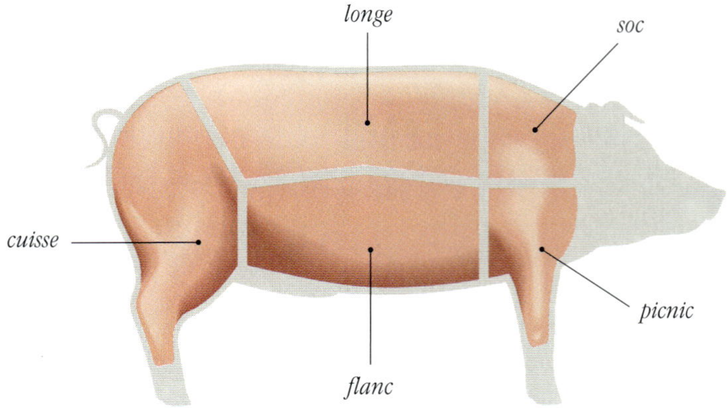

Soc

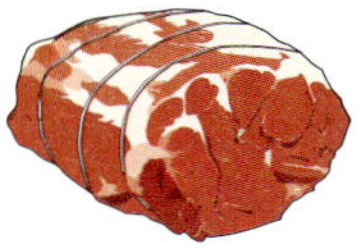
rôti de soc

Picnic

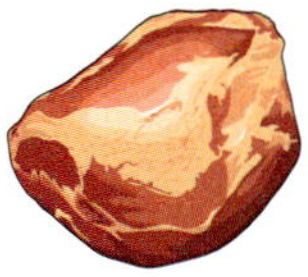
rôti picnic fumé

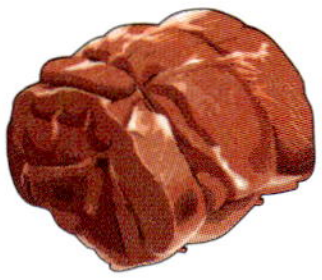
rôti d'épaule picnic

Longe

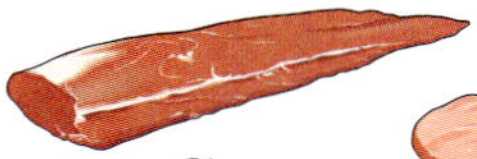
filet

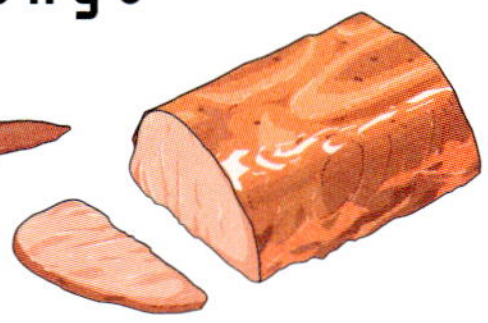
bacon de dos

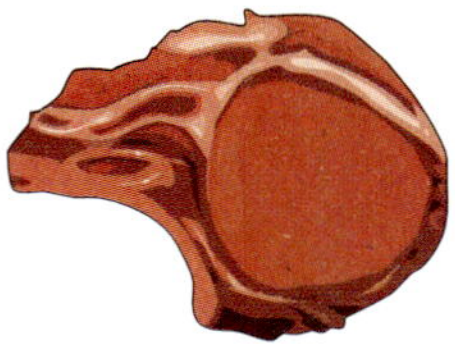
côtelette de longe bout des côtes

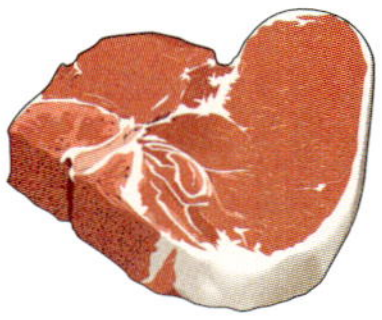
côtelette de longe

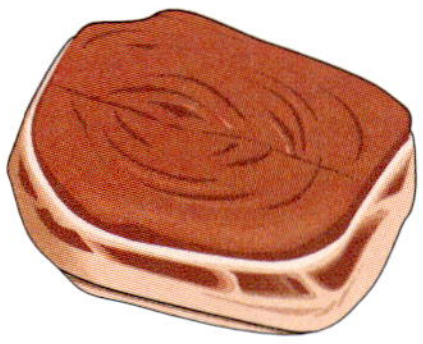
tournedos

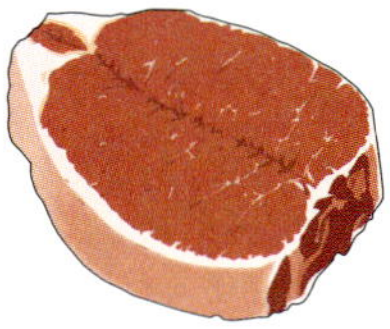
côtelette papillon

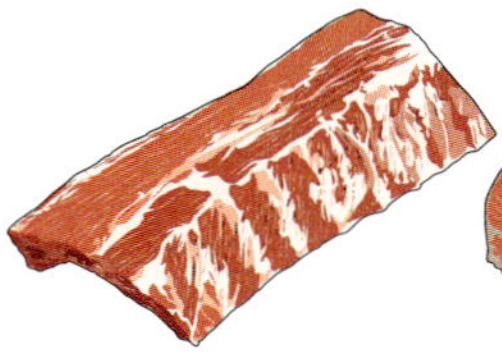
côtes levées de dos

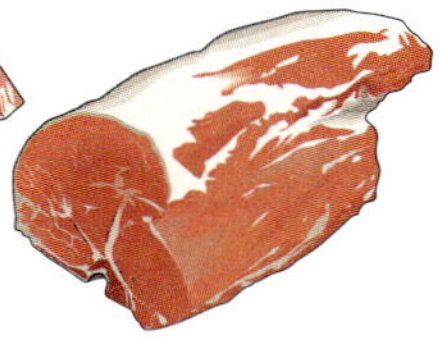
rôti de longe

Flanc

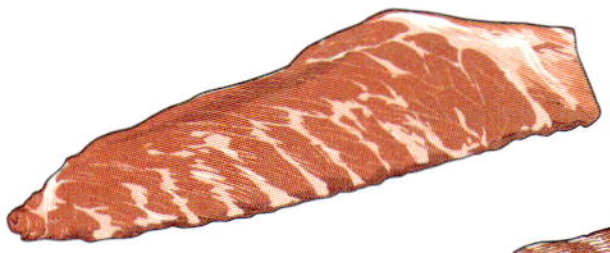
côtes levées de flanc

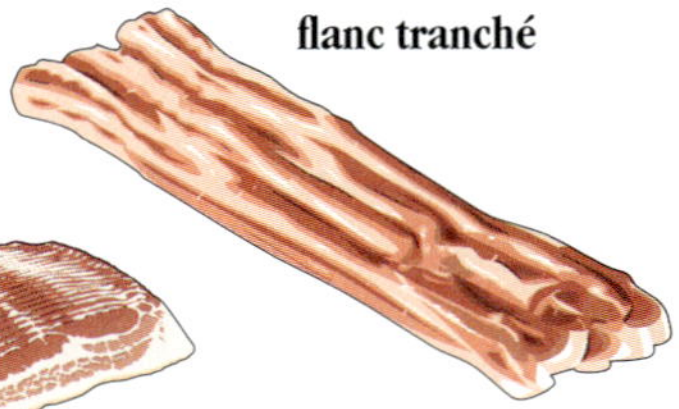
flanc tranché

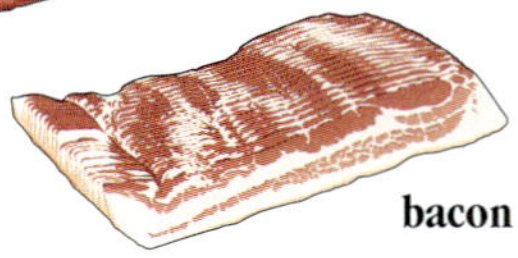
bacon

Cuisse

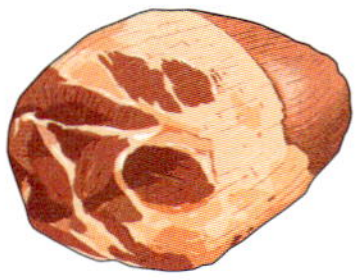
jambon fumé

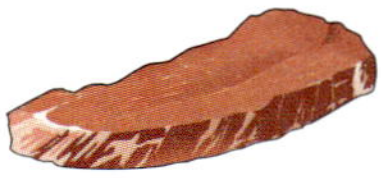
escalope

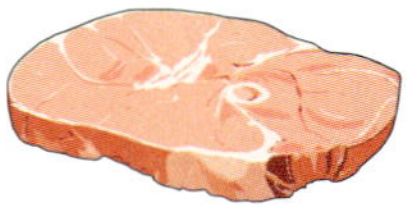
tranche de jambon

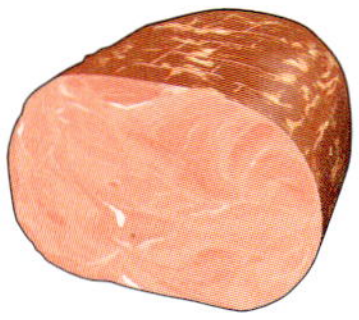
porc fumé désossé

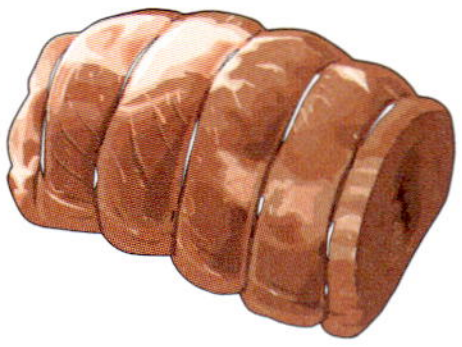
rôti de cuisse

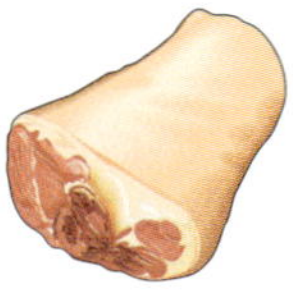
jarret

Autres

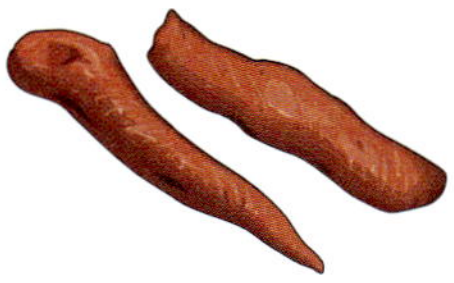
languettes

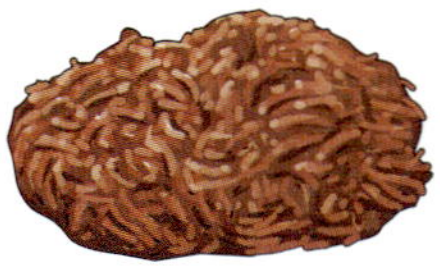
porc haché

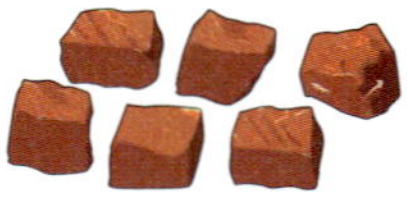
cubes pour brochettes

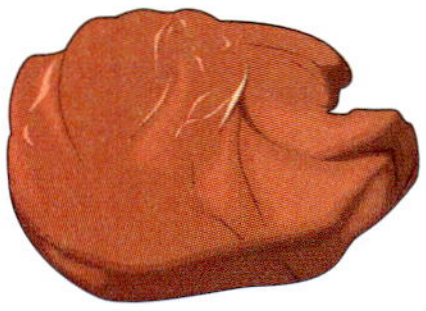
steak de porc

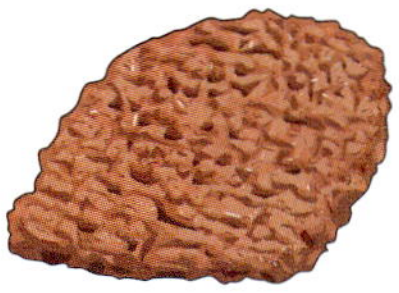
tranche attendrie

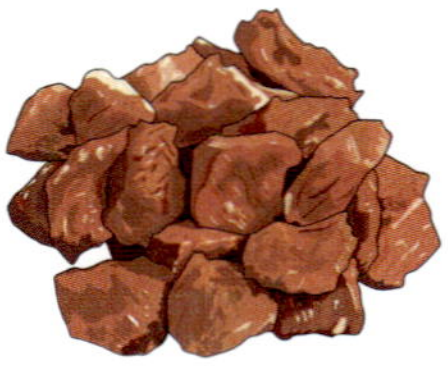
cubes pour ragoût

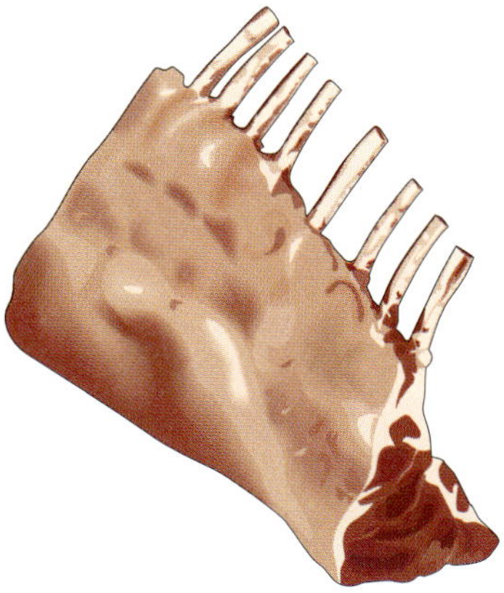

Agneau

Ovis, Ovidés

L'agneau est le petit de la brebis, mammifère ruminant relativement docile ; en boucherie, le terme « mouton » s'applique à la viande du mâle adulte castré, du mâle adulte non castré (bélier) et de la femelle adulte (brebis).

L'élevage du mouton a commencé il y a 13 000 ans en Iran et a longtemps joué un rôle économique important dans les sociétés pastorales où les familles en tiraient fourrure, laine, cuir, viande et lait (avec lequel elles produisaient fromage, beurre et yogourt). Avec la chèvre, le chevreau et le bœuf, le mouton et l'agneau grillés furent les premiers hommages rendus aux divinités. Aujourd'hui encore, l'agneau apparaît souvent comme symbole dans les religions : l'agneau pascal est immolé chaque année par les juifs pour commémorer la sortie d'Égypte ; l'« agneau de Dieu » fait référence à Jésus-Christ dans le christianisme.

La viande d'agneau provient le plus souvent d'un animal âgé de moins de 12 mois (les normes varient selon les pays). Au Québec, on distingue trois catégories d'agneaux : l'agneau de lait, l'agneau lourd et l'agneau léger.

L'**agneau de lait** (ou agnelet) est un animal âgé d'environ 2 mois qui a été nourri presque exclusivement au lait maternel. Sa carcasse, vendue avec la peau, la tête et les abats, pèse environ 14 kg. Sa chair est exceptionnellement tendre et délicate.

L'**agneau lourd** est élevé en bergerie, à l'abri des intempéries. On utilise pour le produire des techniques et des races spécifiques à la production de viande et non de laine. Son alimentation est composée de grains et de fourrage. On le tue le plus souvent entre 3 et 8 mois (toujours avant 12 mois) et sa carcasse pèse plus de 18 kg. Sa chair est tendre et sa saveur, plus accentuée que celle de l'agneau de lait. Il est disponible à l'année.

L'**agneau léger** présente des caractéristiques intermédiaires aux agneaux précédents.

La viande de mouton provient le plus souvent d'élevages adultes ; plus l'animal est âgé, plus la viande est rouge, dure, persillée de gras, et de saveur prononcée.

L'agneau et le mouton se distinguent des autres animaux par la nature de leur gras, nommé « gras dur ». On l'appelle ainsi parce que ce gras fige rapidement dans l'assiette ; ces viandes gagnent donc à être servies sur une assiette très chaude.

Achat

La couleur, la texture et la saveur de la viande dépendent de la race, de l'âge, de l'alimentation et des conditions de vie de l'animal. L'état des os et la couleur du gras et de la chair permettent de distinguer l'agneau du mouton. Les articulations des membres antérieurs sont cartilagineuses chez l'agneau et osseuses chez le mouton, le gras est plus foncé chez le mouton et sa chair est dans les teintes de rouge, tandis que celle de l'agneau est dans les teintes de rose. L'os d'un gigot constitue environ 25 % du poids ; en tenir compte lors de l'achat pour éviter la désagréable surprise de cuire un gigot trop petit pour le nombre de convives. Un gigot de 2,5 à 3 kg sert de 6 à 8 personnes.

Utilisation

Divers assaisonnements avantagent l'agneau et le mouton dont l'ail, la moutarde, le basilic, la menthe, le romarin, la sauge et le zeste de citron, de lime ou d'orange. Cette viande gagne à être marinée, surtout les parties moins tendres (épaule, poitrine, jarret) que l'on destine à une cuisson à chaleur sèche. Le gigot d'agneau est un mets traditionnel du jour de Pâques dans plusieurs pays. Le méchoui, un agneau ou un mouton entier et vidé rôti à la broche sur les braises d'un feu de bois, fait partie des coutumes en Afrique du Nord et dans d'autres pays arabes. La cuisine arabe aime bien aussi incorporer l'agneau ou le mouton dans le couscous.

Valeur nutritive

	gigot d'agneau rôti
protéines	28 g
matières grasses	7 g
cholestérol	100 mg
calories	181
	par 100 g

Plus l'animal est âgé, plus sa chair est grasse et calorifique ; toutefois, une grande partie du gras est visible et peut s'enlever facilement. Le gigot (cuisse), le carré (côtes) et la longe (dos) sont plus maigres que l'épaule.

L'agneau est riche en protéines, en zinc et en vitamines du complexe B, notamment en niacine, en riboflavine et en B_{12}. C'est aussi une bonne source de fer, de potassium et de phosphore.

Cuisson

L'agneau est surtout consommé rôti ou grillé et il offre un maximum de saveur lorsqu'il est légèrement rosé. Comme le bœuf, il peut être mangé saignant (63 °C), à point (68 °C) ou bien cuit (autour de 73 °C). Comme la viande s'assèche et durcit facilement, la cuire à intensité modérée (140 à 160 °C ou 275 à 325 °F) et éviter la surcuisson. Pour rôtir, prévoir environ 65 minutes par kg à 160 °C (325 °F) pour un gigot, un carré ou une épaule, avec l'os, rosé. On cuit très souvent le mouton par braisage ou par pochage afin de l'attendrir. Toutefois, le gigot et le carré peuvent très bien être rôtis et les côtelettes, grillées, surtout s'ils ont été marinés.

Conservation

Bien frais, l'agneau se conserve environ 3 jours au réfrigérateur (1 ou 2 jours s'il est haché). Au congélateur, il se conserve de 8 à 10 mois en morceaux ou, s'il est haché, 2 à 3 mois.

Carré d'agneau

4 PORTIONS

1 carré d'agneau de 8 côtes
125 ml (½ tasse) de vin rouge
1 c. à soupe de romarin
1 c. à soupe de thym
1 c. à soupe d'origan
1 oignon
2 gousses d'ail
moutarde de Dijon
3 c. à soupe de persil plat
160 ml (⅔ de tasse) de bouillon de bœuf
2 c. à soupe de beurre

1. Dans un plat assez grand pour contenir le carré d'agneau, verser le vin, y ajouter le tiers du romarin, du thym, de l'origan, puis l'oignon et l'ail. Y faire mariner le carré d'agneau 2 h, à la température ambiante, en arrosant l'agneau régulièrement. Couvrir le plat d'une pellicule de papier pour emprisonner les arômes.
2. Préchauffer le four à 180 °C (350 °F).
3. Éplucher et hacher l'oignon. Presser l'ail. Ciseler le persil.
4. Retirer le carré d'agneau de la marinade et bien l'essuyer. Le moutarder généreusement, surtout aux extrémités. Le saupoudrer de persil et du reste des fines herbes. Le mettre dans un plat à four. Réserver la marinade.
5. Faire rôtir 35 min pour une viande rosée.
6. Retirer le plat du four. Déposer le carré d'agneau dans un plat de service chaud et le réserver dans le four éteint.
7. Verser le bouillon et la marinade dans le plat de cuisson, faire réduire à feu vif. Hors feu, ajouter le beurre pour épaissir la sauce. Verser autour du carré d'agneau et servir chaud.

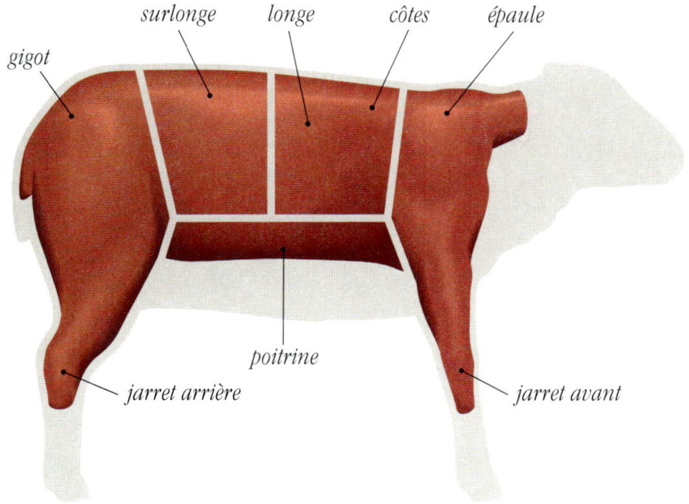

Longe

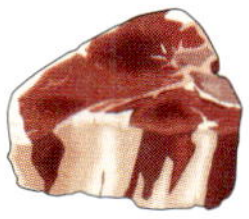
côtelette de longe

Jarret avant

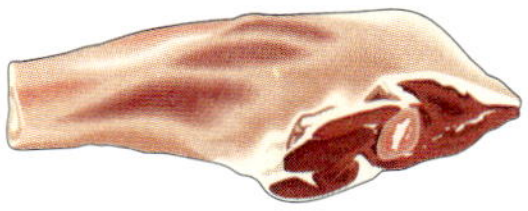
jarret avant

Jarret arrière

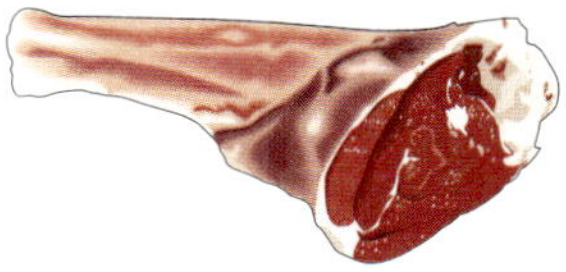
jarret arrière

Gigot

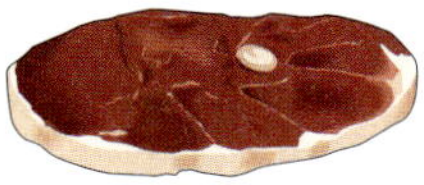
tranche de gigot

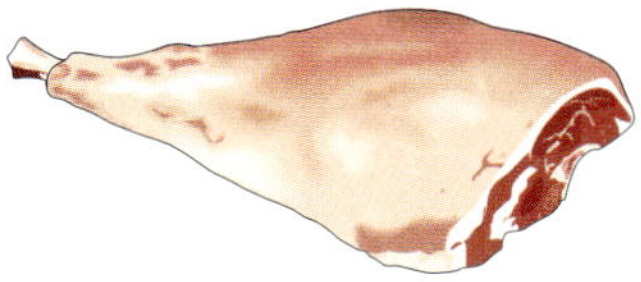
gigot à la française

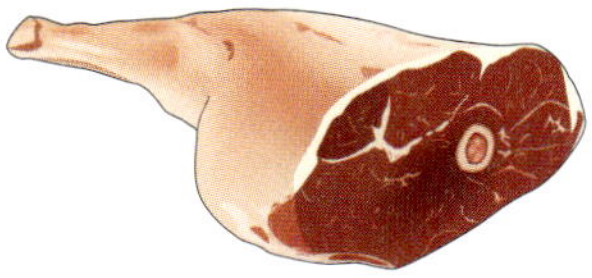
gigot (jarret)

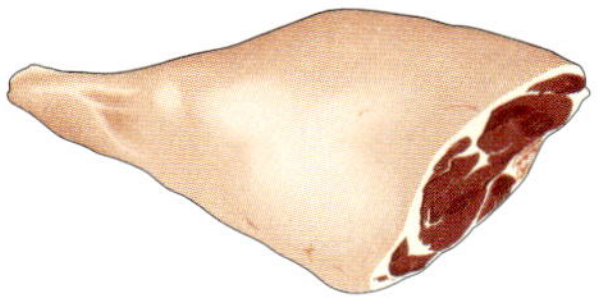
gigot raccourci

Épaule

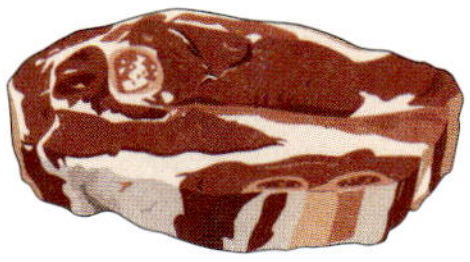
tranche d'épaule

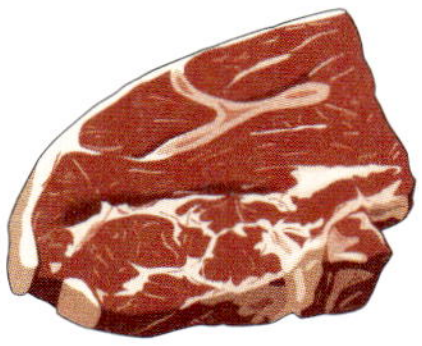
tranche de palette

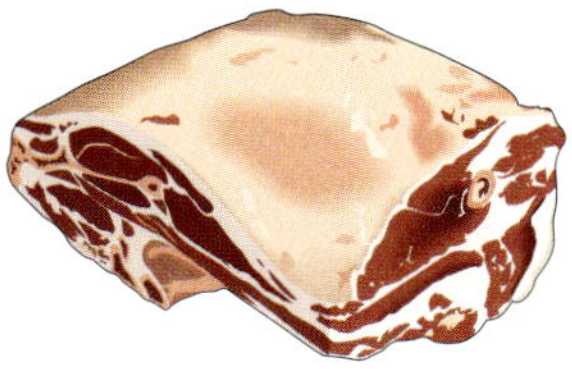
rôti d'épaule

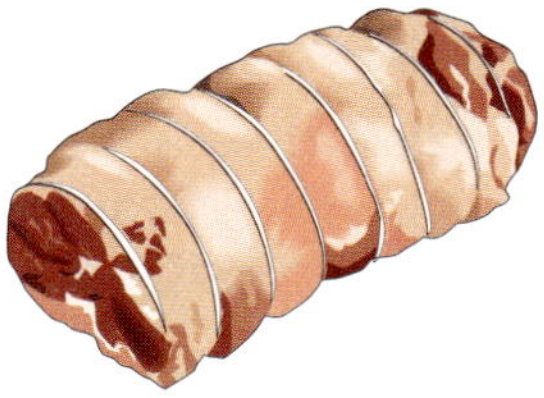
rôti d'épaule désossé

Poitrine

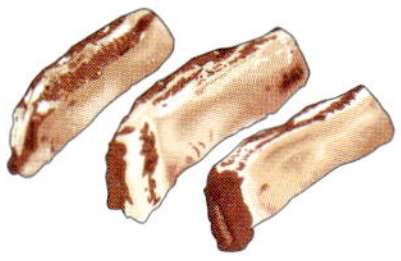
tranches de flanc

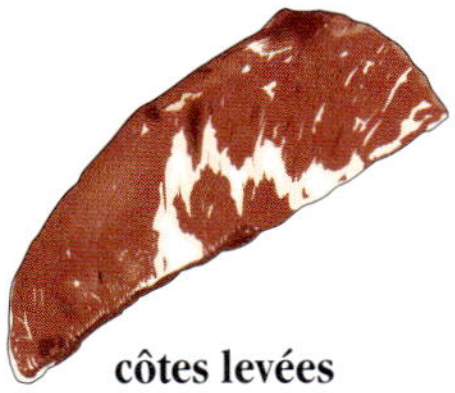
côtes levées

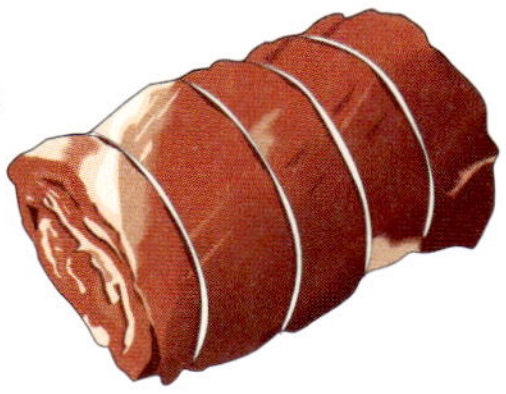
poitrine roulée

Surlonge

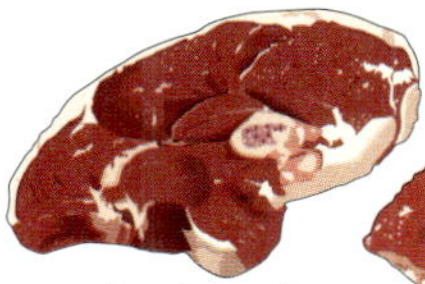
tranche de surlonge

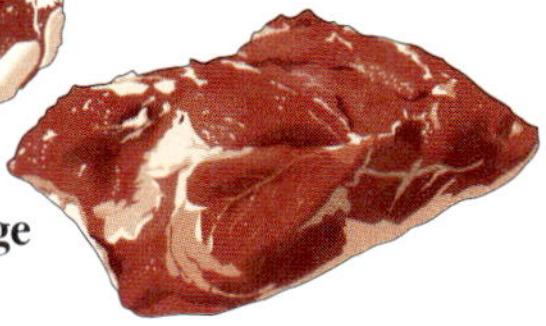
rôti de surlonge désossé

Côtes

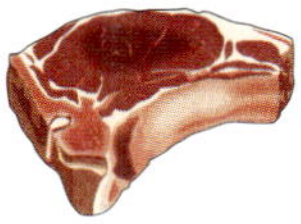
côtelette de côte

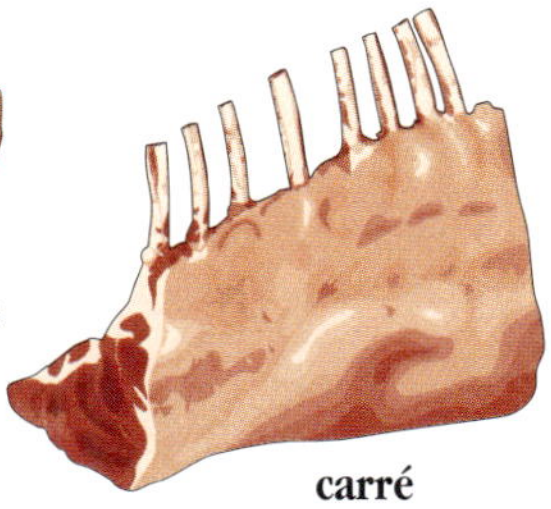
carré

Autres

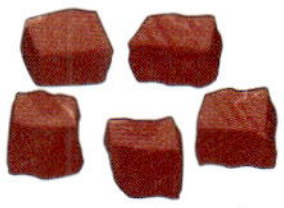
cubes pour brochettes

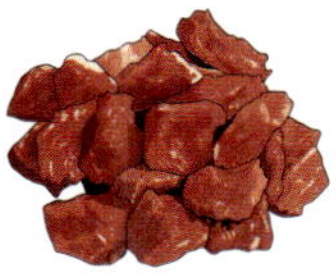
cubes pour ragoût

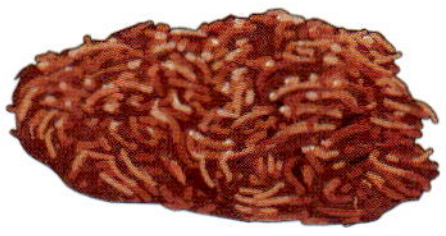
agneau haché

Venaison

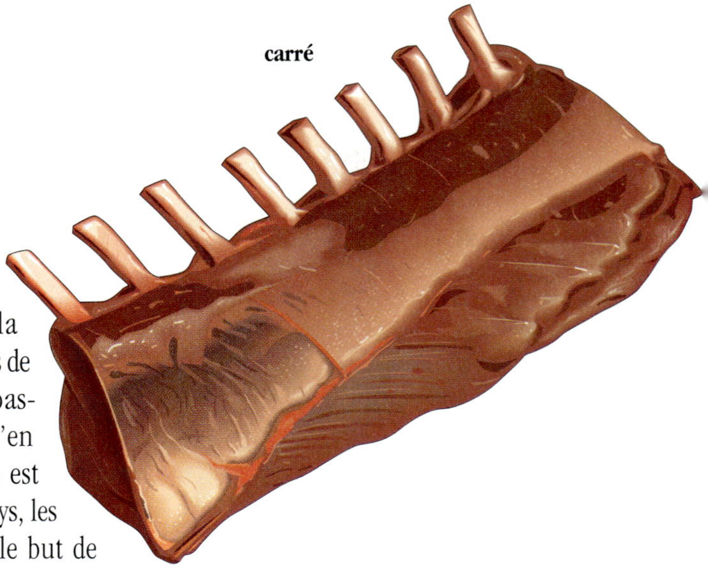

Terme qui désigne la chair du gros gibier à poil, généralement le cerf, le chevreuil, l'orignal, le daim et parfois le sanglier. On doit aux Grecs les premiers traités sur la chasse ; les Romains ont également loué les plaisirs de cette activité, alors que les Gaulois l'aimaient passionnément. Les rois et la noblesse française s'en réservaient le privilège. Aujourd'hui, la chasse est l'objet de réglementations qui varient selon les pays, les espèces et les saisons notamment, et ce, dans le but de protéger les populations animales.

Il faut savoir qu'aujourd'hui le gibier dit « sauvage » n'a souvent de sauvage que le nom, puisque beaucoup d'animaux que l'on trouve chez certains bouchers et que l'on nomme « gibier » proviennent maintenant d'élevage, ce qui permet d'obtenir une viande plus tendre, mais souvent moins sapide, car la diète n'est pas celle du gibier sauvage.

La saveur de la chair de la venaison varie selon l'alimentation de l'animal : fruits sauvages, jeunes pousses, céréales, écorces, etc. Le gibier d'élevage provient souvent d'importation de pays se spécialisant dans la production (Nouvelle-Zélande, États-Unis), ce qui le rend disponible toute l'année

Le chevreuil (*Capreolus capreolus*) et le cerf (*Cervus spp*) sont les plus recherchés des connaisseurs.

Achat

La jeune venaison est de loin la plus savoureuse qui soit ; le chevreuil doit être âgé de moins de deux ans, et seul le cerf de moins de trois ans est comestible. L'évaluation de l'âge de l'animal est une affaire de connaisseur, aussi aura-t-on intérêt à faire confiance à son boucher ou à son fournisseur. Règle générale, le gras d'un jeune animal est plus blanc que celui d'un animal âgé ; la chair est foncée et le grain très fin.

La viande de venaison est habituellement disponible fraîche, dans un emballage sous vide ou congelée.

Préparation

Une pratique très courante consiste à faisander la venaison (et d'autres gibiers), c'est-à-dire à suspendre l'animal récemment abattu dans un endroit frais (0-4 °C), aéré, sec et dépourvu d'insectes, ce qui attendrit la viande et développe son arôme. Généralement, la venaison est faisandée de 4 à 7 jours. Cette pratique n'est pas sans risque, car on note parfois la présence de substances allergisantes ou toxiques (histamine, salmonelle), ainsi que certains troubles digestifs chez le consommateur, si elle n'est pas effectuée dans des conditions adéquates.

Le faisandage n'est pas essentiel si l'on n'apprécie pas particulièrement l'arôme puissant du gibier ou si l'animal est jeune. La venaison que l'on se procure chez le boucher est habituellement vieillie et ne nécessite pas de faisandage.

Traditionnellement, on suggérait de faire mariner la venaison avant la cuisson, souvent pendant quelques jours, afin d'attendrir la chair et de faire disparaître un goût trop prononcé. Aujourd'hui, on réserve l'utilisation d'une marinade pour une bête âgée ; du point de vue gastronomique, c'est une hérésie de mariner la viande d'une jeune bête, car la marinade dénature son fumet.

La seule étape de la préparation dont on ne peut se passer est le bardage de la pièce que l'on destine à la cuisson au four ; la viande de venaison étant très maigre, elle durcira si elle n'est pas cuite convenablement. On élimine le gras visible qui est fort et rance, et on le remplace par une barde de lard, de bacon ou de crépine.

Utilisation

De l'épaule, on tire les morceaux à braiser ou à préparer en ragoût ; du carré proviennent les côtelettes à sauter ou griller, alors que les morceaux de premier choix (filet) proviennent de la selle. Les pièces à rôtir sont tirées du cuissot. Divers assaisonnements et ingrédients avantagent la venaison dont les câpres, les champignons, le poivre, le madère, le vin, le jus de citron et les petits fruits telles les canneberges et cerises. On l'accompagne souvent de purée de pommes de terre ou de marrons. On sert également la venaison en terrine et pâtés.

Cuisson

La viande de venaison étant maigre, il est important de ne pas la surcuire car elle devient rapidement dure et sèche. Les gastronomes s'entendent pour dire que la viande de venaison doit être rosée et juteuse. Saisir la pièce dans une poêle, la déposer dans un plat à four dans un four chaud (175-200 °C) (350-400 °F), et l'arroser aux 15 min. Les morceaux à rôtir sont le cuissot ou la selle. On saute les noisettes, la longe et les côtelettes, alors que l'épaule et les pièces moins tendres gagnent à être braisés. Prévoir de 25 à 35 min par kilo pour une pièce à rôtir de plus de 1,5 kg, et de 35 à 40 min par kilo pour une pièce de moins de 1,5 kg.

Valeur nutritive

	crue
protéines	23 g
matières grasses	2,5 g
calories	120
	par 100 g

La venaison a la particularité d'avoir une chair maigre ; elle est environ 5 fois moins grasse que la viande de bœuf.

Conservation

La venaison se conserve 1 jour ou 2 au réfrigérateur. Les pièces de venaison se congèlent emballées individuellement et se conservent entre 3 et 6 mois. La décongélation s'effectue au réfrigérateur ; compter de 4 à 6 h par kilo.

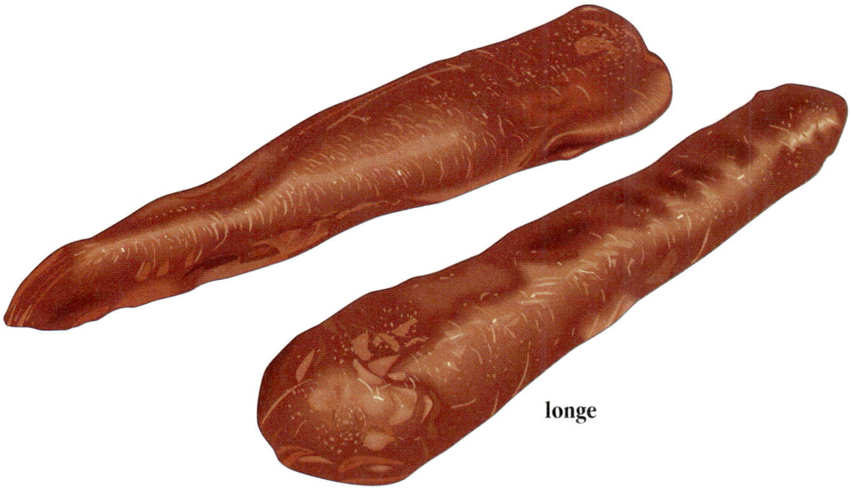

longe

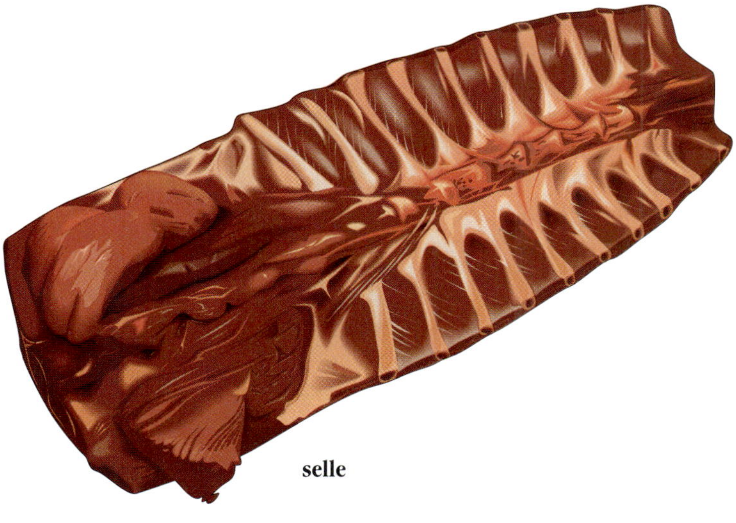

selle

Lapin

Oryctolagus, Léporidés

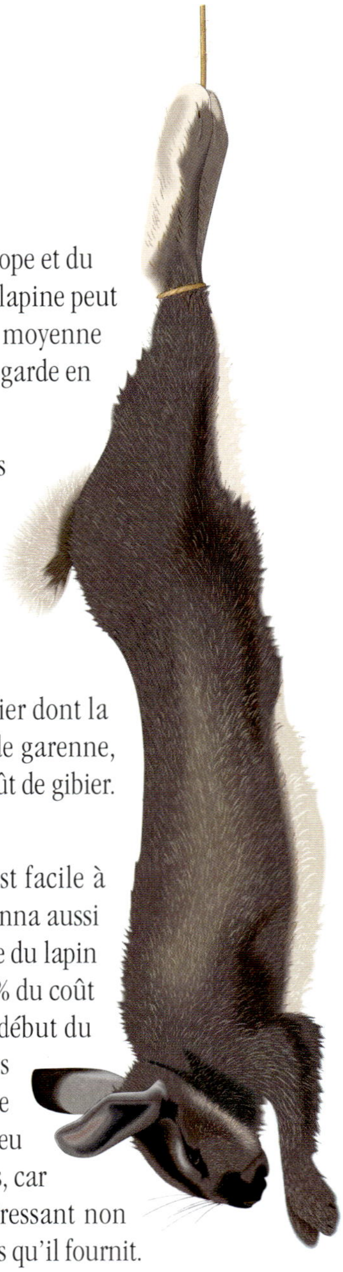

Le lapin est un mammifère à fourrure qui serait originaire du sud de l'Europe et du nord de l'Afrique. Très prolifique, le lapin est un symbole de fécondité ; la lapine peut être fécondée à partir de 4 à 5 mois et elle a des portées de 8 à 9 petits en moyenne (jusqu'à 18) ; en un an et demi, période maximale durant laquelle on la garde en élevage industriel, elle peut donner naissance à une centaine de petits.

Le lapin sauvage peut causer d'immenses dommages aux cultures et d'autres problèmes presque insurmontables lorsqu'on le trouve en grand nombre. En Australie, où le lapin fut introduit en tant qu'animal domestique au XIXe siècle, on estime que la population de lapins sauvages atteint aujourd'hui les 300 millions ; jusqu'à maintenant, les tentatives pour en diminuer le nombre ont échoué dans ce pays dépourvu de carnassiers.

Le lapin est un parent du lièvre, une espèce sauvage considérée comme du gibier dont la chair est plus foncée et de saveur plus prononcée. Le lapin sauvage ou lapin de garenne, probablement l'ancêtre du lapin domestique, a une chair maigre et foncée au goût de gibier. La chair du lapin d'élevage ressemble à celle du poulet.

L'élevage du lapin (cuniculture) est une pratique ancienne car cet animal est facile à domestiquer. Le mot cuniculture est dérivé du latin « cuniculus » (lapin) qui donna aussi « connil » et « couvin », mots qui désignaient le lapin jusqu'au XVe siècle. L'élevage du lapin est relativement coûteux, car la moulée dont on le nourrit représente de 40 à 50 % du coût de production. L'élevage artisanal a longtemps été le seul existant ; depuis le début du XXe siècle, l'élevage industriel s'est imposé. Il permet au lapin d'être engraissé plus vite, de sorte qu'on le tue vers 3 mois et non plus entre 4 à 6 mois comme auparavant. Il pèse alors entre 2,3 et 2,7 kg. Sa chair est un peu plus grasse et un peu plus fade que celle du lapin d'élevage artisanal. Il peut nourrir de 4 à 5 personnes, car la perte lors de la préparation et de la cuisson est minime. Le lapin est intéressant non seulement pour sa chair mais pour sa fourrure aux teintes diverses et pour l'engrais qu'il fournit.

Achat

Le lapin est commercialisé frais ou congelé, entier ou coupé en 4 ou 6 morceaux, selon sa grosseur. Il est presque toujours dépouillé et vidé. S'il est frais et entier, la flexibilité de ses pattes est un signe de fraîcheur. Choisir un lapin à la chair luisante et légèrement rosée, au foie bien rouge et exempt de taches, aux rognons bien visibles, et dont le gras autour est d'un blanc franc.

Préparation

Pour découper le lapin, détacher les 4 pattes, puis sectionner le râble (la partie charnue qui va du bas des côtés à la queue, souvent considérée comme la meilleure) en 2 ou 3 parties. Si désiré, quand le lapin est assez gros, couper les cuisses de derrière en 2 (ce sont les plus charnues).

Avant de cuire le lapin, le laver puis le mettre à tremper quelques heures dans de l'eau fraîche légèrement salée si on veut blanchir la chair et atténuer la saveur.

On ne faisande pas le lapin et le lièvre, car ils s'altèrent rapidement. On peut cependant les mariner, cela humidifie, attendrit et blanchit la chair tout en rehaussant la saveur. Pour attendrir, la marinade doit contenir un ingrédient acide (vin rouge ou blanc, jus de citron, vinaigre) et de l'huile ; on y ajoute légumes et aromates au choix. Le lapin d'élevage naturellement tendre, n'a pas besoin d'être attendri avant la cuisson.

Lapin à la crème

4 PORTIONS

1 lapin en 8 morceaux
250 g (½ lb) de lard entrelardé
4 échalotes
2 oignons
250 g (½ lb) de champignons frais
250 ml (1 tasse) de vin blanc
250 ml (1 tasse) de bouillon de poulet
500 ml (2 tasses) de crème épaisse (35 %)
2 c. à soupe de persil frais
60 ml (¼ de tasse) d'huile de tournesol
fécule
sel et poivre

1. Retirer la couenne du lard. Le couper en lardons. Les faire bouillir 10 min pour les dessaler. Pendant ce temps, émincer les oignons et les échalotes. Ciseler le persil. Égoutter les lardons.

2. Dans une grande poêle, faire revenir les lardons avec 1 c. à soupe d'huile. Réserver dans une cocotte.

3. Dans la même poêle, faire dorer les morceaux de lapin, en ajoutant de l'huile au besoin. Réserver dans la cocotte.

4. Faire revenir les oignons et les échalotes avec le reste de l'huile. Y verser le vin et le bouillon. Assaisonner de sel et de poivre, ajouter le persil. Amener à ébullition tout en déglaçant bien. Verser le tout sur les morceaux de lapin dans la cocotte. Ce mélange doit couvrir à moitié le lapin. Au besoin, ajouter du bouillon de poulet, avec ou sans vin.

5. Amener à ébullition et laisser mijoter à couvert environ 2 h, jusqu'à ce que le lapin soit tendre. Pendant la cuisson, ajouter la crème par petites quantités.

6. Une demi-heure avant la fin de la cuisson, ajouter les champignons entiers ou coupés grossièrement s'ils sont trop gros.

7. Passer le liquide de cuisson. Dans un plat de service, déposer les morceaux de lapin accompagnés des légumes et des lardons. Conserver au chaud. Faire épaissir le liquide de cuisson avec la fécule en laissant mijoter 15 min.

8. Napper le plat de cette sauce et servir avec de petites pommes de terre vapeur ou avec des nouilles.

Utilisation

Le lapin se compare avantageusement au poulet ; comme ce dernier, il supporte un grand nombre de modes de cuisson, et le choix des ingrédients et des assaisonnements qui l'accompagnent est considérable. Le lapin âgé est moins tendre et gagne à être cuit à la chaleur humide (braisé, mijoté) ; il est souvent mis en pâté ou en terrine. Le lièvre s'apprête comme le lapin ; il est souvent accompagné de fruits acides ou de sauce aigre-douce ou corsée, ce qui en atténue le goût.

Cuisson

Le lapin demande un peu plus de soins que le poulet, car sa chair maigre non protégée de peau ou d'une couche de lard, s'assèche facilement. C'est pourquoi on le cuit souvent dans un liquide ou on recommande de le barder ou de le badigeonner de gras avant la cuisson. Il nécessite entre 1 h et 1 h 30 de cuisson. Préférer les températures modérées, soit 160 °C (325 °F).

Si on rôtit ou grille le lapin, l'arroser durant la cuisson.

Valeur nutritive

	rôti
protéines	29 g
matières grasses	8 g
cholestérol	821 mg
calories	197
	par 100 g

Le lapin est riche en protéines, en vitamines du complexe B, en calcium et en potassium. Il est aussi une bonne source de fer et de phosphore.

Conservation

Le lapin et le lièvre frais tués se conservent 1 semaine au réfrigérateur. Frais ou cuits, ils supportent la congélation, qui leur fait perdre cependant un peu de saveur.

Viande hachée

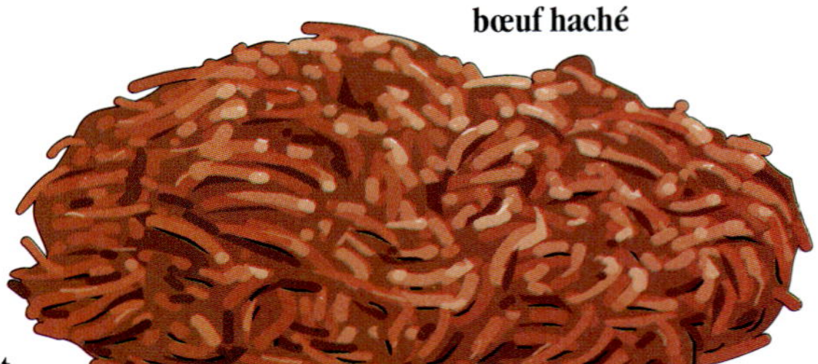

bœuf haché

La viande hachée provient de diverses parties de l'animal (épaule, longe, cuisseau, poitrine). On peut demander au boucher de hacher la viande au moment de l'achat pour plus de fraîcheur, ou hacher soi-même la viande au hachoir ou au robot culinaire, ou se la procurer emballée au comptoir des viandes des grandes surfaces.

Achat

Sur le marché, le contenu en gras de la viande hachée est très variable, ce qui en complique l'achat.

La teneur en gras est habituellement réglementée; au Canada par exemple, la loi exige que le bœuf haché extra-maigre renferme au plus 10 % de gras, le bœuf haché maigre, 17 % ou moins de gras, le bœuf haché mi-maigre, 23 % ou moins de gras et le bœuf haché ordinaire 30 % ou moins. Plus une viande est parsemée de blanc, plus elle contient de gras. La viande de bœuf utilisée pour le steak tartare ne doit pas contenir plus de 5 % de gras.

La couleur de la viande hachée peut être un signe de fraîcheur : une viande moins fraîche a une teinte brunâtre. Au Canada, l'addition de colorants ou d'autres additifs est interdite dans la viande fraîche. Dans le cas de la viande vendue en paquet, il est normal qu'elle soit plus foncée à l'intérieur qu'en surface, car le pigment de couleur de la viande réagit lorsqu'il n'est pas en contact avec l'oxygène de l'air.

Préparation

On peut hacher de la viande crue ou cuite, ce qui permet d'utiliser les restes et les parties moins tendres ou moins appétissantes. Une bonne viande hachée doit être bien fraîche et exempte de cartilage, de tendons et de nerfs.

Le gras joue un rôle dans la saveur, certains affirment qu'une viande maigre a moins de goût qu'une viande grasse. La viande hachée contenant plus de gras coûte moins cher à l'achat qu'une viande hachée maigre, mais elle a un rendement moindre car une partie du gras fond sous l'action de la chaleur.

La meilleure façon de contrôler la qualité, la fraîcheur et la teneur en gras de la viande hachée est de la hacher soi-même.

Cuisson

Il faut toujours veiller à bien cuire la viande hachée, soit jusqu'à ce qu'il n'y ait plus de teinte rosée et que le jus qui s'écoule de la viande soit clair.

Utilisation

La viande hachée peut être cuisinée de multiples façons, aussi bien simplement qu'avec raffinement. Elle constitue un aliment de base dans la cuisine de nombreux pays et se sert de mille et une façons; le hamburger américain, la moussaka grecque, le pain de viande et le steak tartare sont parmi les utilisations les plus connues

Hamburger

4 PORTIONS

750 g (1½ lb) de bœuf haché maigre
8 pains à hamburger
2 oignons
2 tomates
feuilles de laitue
origan
moutarde
relish
sel et poivre

1. Façonner le steack haché en croquettes aplaties, du diamètre d'un pain à hamburger. Saler et poivrer. Garder au frais jusqu'au moment de la cuisson.
2. Couper les tomates en tranches et les oignons en fines rondelles. Les disposer dans un plat de service.
3. Laver et essorer les feuilles de laitue. Les mettre dans un bol.
4. Cuire les croquettes de steak sur le gril du barbecue, en les aromatisant d'origan séché.
5. Retourner à mi-cuisson. Le degré de cuisson de la viande est au goût de chacun. Mettre à griller les pains à hamburger.
6. Quand la viande est cuite, chaque convive prépare son hamburger selon sa fantaisie, avec les ingrédients de son choix.

Les pommes de terre chips accompagnent très bien les hamburgers.

Valeur nutritive

La valeur nutritive de la viande hachée est fortement influencée par sa teneur en gras; plus elle en contient, plus elle est calorifique.

Conservation

La viande hachée est très périssable car les bactéries y prolifèrent rapidement. Elle ne se conserve que 1 jour ou 2 au réfrigérateur et de 2 à 3 mois au congélateur. On prendra soin de bien l'envelopper.

Abats

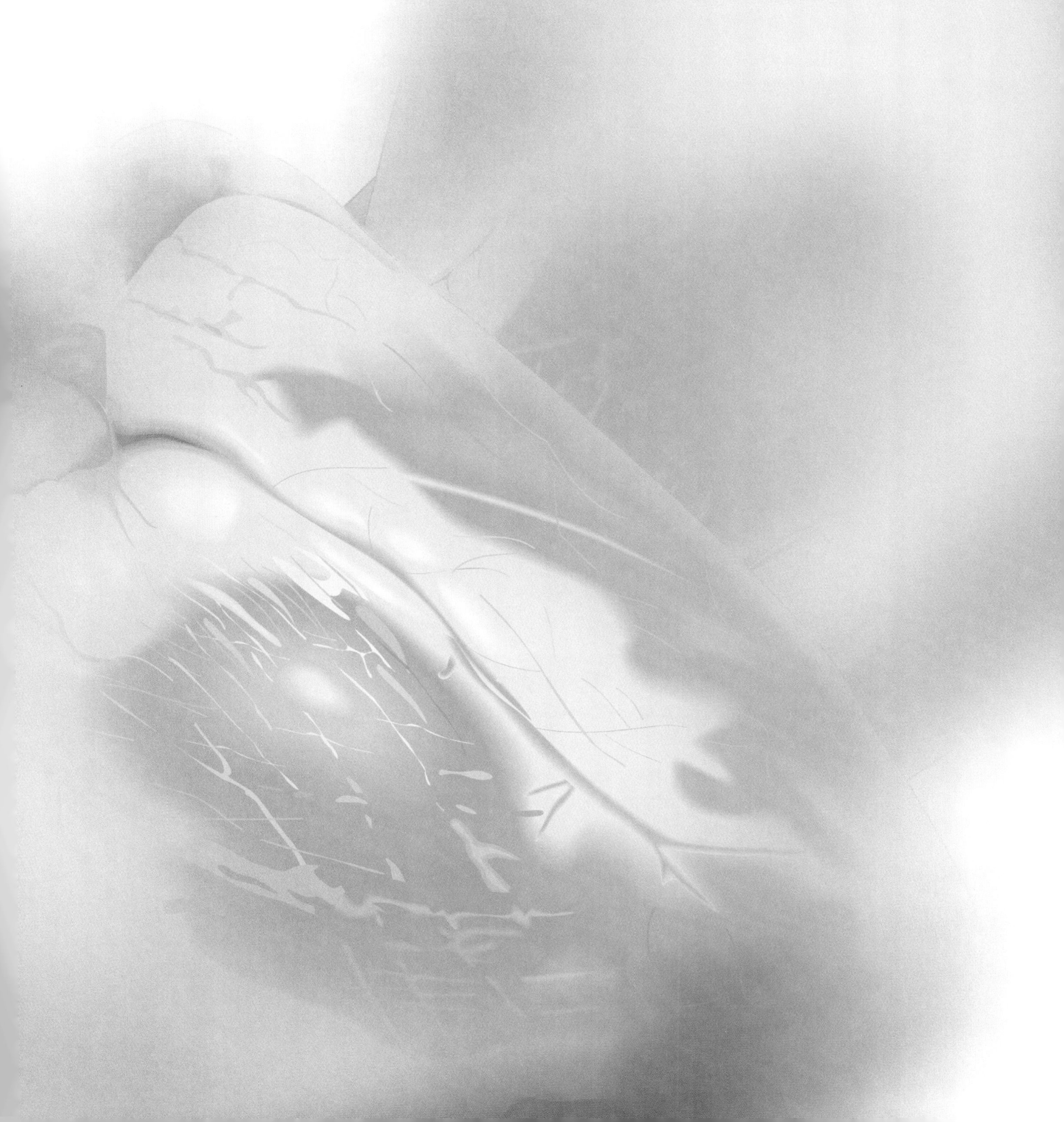

Introduction

Les abats sont les parties comestibles des animaux de boucherie, autres que la viande. On distingue habituellement les abats rouges (cœur, foie, langue, poumons, rate et rognons) des abats blancs (cervelle, mamelle, moelle épinière ou amourettes, testicules ou animelles, pieds, ris, tête et tripes). Certains abats sont plus recherchés (rognons, foie et ris de veau, cervelle, langue et testicules d'agneaux, etc.), ce qui en augmente le prix ; la plupart cependant ne sont guère prisés et coûtent relativement peu.

C'est du porc que provient la plus grande variété d'abats utilisés en cuisine. Du bœuf, on utilise surtout la langue, le foie, les tripes, les pieds et la queue, et du mouton et de l'agneau, la cervelle, les rognons, les animelles et les pieds. Les abats de veau (cervelle, amourettes, rognons, foie et ris, en particulier) sont les plus recherchés étant donné leur délicatesse. Les poumons et la rate servent surtout à alimenter les animaux ; on les mange parfois en temps de disette.

Achat

Toujours s'assurer que les abats sont très frais, car ils sont beaucoup plus périssables que la viande. Ils devraient avoir la couleur, l'odeur et l'apparence caractéristiques de l'abat et ne pas baigner dans une grande quantité de liquide. Allouer environ 125 g, cru, par portion de 90 g cuit (cervelle, foie, rognon, cœur).

Utilisation

On se sert beaucoup des abats en charcuterie ; certains doivent cuire longuement à chaleur humide (braisage, pochage) jusqu'à ce qu'ils soient tendres, tels le cœur et la langue, d'autres se cuisent rapidement à chaleur sèche, notamment le foie, les rognons et la cervelle. La moelle, principalement de bœuf, peut être pochée seule ou dans l'os. Elle peut aussi être mise à fondre comme du beurre et servir à la cuisson de la viande et des légumes.

Valeur nutritive

D'une façon générale, les abats sont riches en fer et, en particulier le foie et les rognons, en vitamine A et en acide folique. Ils contiennent aussi les éléments nutritifs des viandes fraîches. Cela explique pourquoi certains spécialistes de la santé recommandent de les consommer plus souvent. Toutefois, le contenu en cholestérol de la cervelle, du foie et des rognons, notamment, est beaucoup plus élevé que celui des viandes fraîches.

Le foie et les reins filtrent les substances indésirables présentes dans l'organisme de l'animal, de sorte que si celui-ci est exposé à des métaux lourds, à des médicaments ou à certains pesticides, ces organes peuvent contenir des résidus de ces substances. Au Canada, toutefois, des contrôles rigoureux assurent la sécurité alimentaire des abats. De surcroît, la plupart des personnes les consomment en quantités peu élevées ; il n'y a donc pas lieu de s'inquiéter.

Les abats, tels la cervelle, le cœur, le foie, les ris et les rognons, sont des aliments riches en purines, des précurseurs de l'acide urique. Pour cette raison, leur consommation doit être limitée chez les personnes atteintes de goutte, un trouble du métabolisme de l'acide urique.

Conservation

Les abats sont très périssables ; ils ne se conservent qu'un jour ou deux au réfrigérateur. Les apprêter le plus rapidement possible, soit dans les 24 heures suivant l'achat. Les abats se congèlent 3 à 4 mois, mais la congélation altère la saveur, la texture, et l'apparence de la plupart d'entre eux.

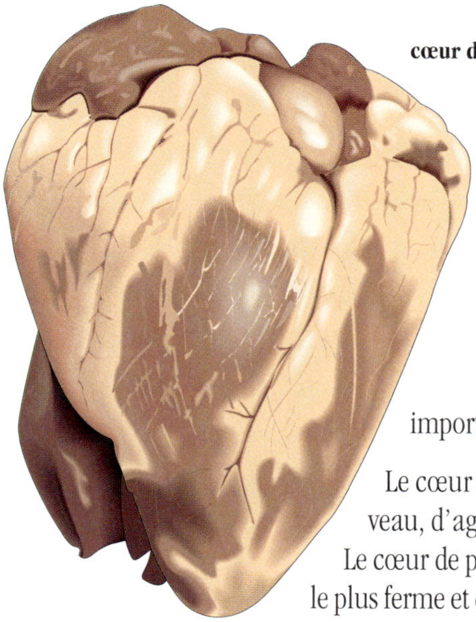

cœur de bœuf

Coeur

Le cœur est un muscle classé parmi les abats rouges. Manger le cœur d'un animal a souvent été un geste chargé de symbolisme; dans les sociétés primitives, on croyait que sa consommation donnait du courage; aujourd'hui, il n'occupe pas une place très importante en cuisine.

Le cœur est plutôt fibreux, mais il peut cependant être excellent. Les cœurs de veau, d'agneau et de poulet sont les plus recherchés, car ils sont petits et tendres. Le cœur de porc est moyennement tendre. Le cœur de bœuf est le plus volumineux, le plus ferme et celui dont la saveur est la plus prononcée.

Achat

Choisir un cœur charnu, d'apparence fraîche et de couleur rouge-brun (agneau et bœuf), rouge vif (porc et poulet) ou rouge pâle (veau). Éviter ceux qui sont gris. Allouer 125 g, cru, par portion de 90 g cuit.

Préparation

Enlever le gras autour du cœur, les membranes et les veines, laver et, si désiré, faire tremper le cœur au moins une heure au réfrigérateur dans de l'eau froide additionnée de 15 ml de vinaigre par litre, pour attendrir, en particulier le cœur de bœuf. Bien rincer puis éponger. Laisser le cœur entier, le trancher ou le couper en morceaux.

Utilisation

Le cœur est souvent cuisiné en ragoût et en casserole. Les Péruviens sont friands des *anticuchos*, des cœurs de bœuf marinés et grillés, souvent cuisinés par des marchands ambulants.

Valeur nutritive

Le cœur est riche en protéines, en fer, en zinc, en cuivre et en vitamines du complexe B, en particulier la niacine et la vitamine B_{12}. C'est aussi une bonne source de phosphore et de potassium.

Le contenu en cholestérol du cœur est plus élevé que celui des viandes fraîches, mais moindre que celui des autres abats tels le foie, les rognons et la cervelle.

Cuisson

Le cœur peut être sauté, grillé, rôti, braisé ou mijoté. Éviter la surcuisson qui le durcit et l'assèche.

Les cœurs de porc et de bœuf, moins tendres, sont particulièrement savoureux lorsqu'ils sont braisés ou mijotés. Le cœur de bœuf braisé entier nécessite de 3 à 4 h de cuisson; voir à ajouter du liquide au besoin. Le cœur entier braisé des jeunes animaux demande de 2 à 3 h de cuisson. Le cœur tranché et sauté est cuit en 5 à 7 min. Servir le cœur légèrement rosé.

Conservation

Le cœur se conserve 1 ou 2 jours au réfrigérateur et 3 à 4 mois au congélateur.

	cœur de bœuf mijoté	*cœur d'agneau braisé*	*cœur de porc braisé*	*cœur de veau braisé*	*cœur de poulet mijoté*
protéines	29 g	25 g	24 g	29 g	26 g
matières grasses	6 g	8 g	5 g	7 g	8 g
cholestérol	193 mg	249 mg	221 mg	176 mg	242 mg
calories	175	185	148	186	185

par 100 g

Foie

foie de veau

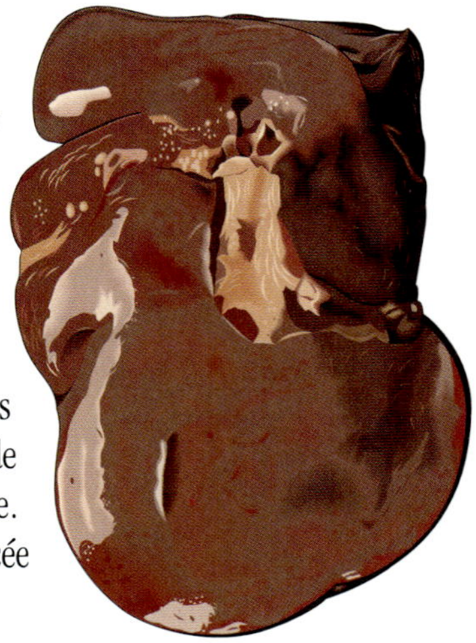

Le foie est un abat rouge comestible tant chez les animaux de boucherie que chez la volaille, le gibier et certains poissons (morue, lotte, raie). Le foie des jeunes animaux est plus tendre et plus savoureux ; le plus recherché est le foie de veau. Les foies d'agneau, de génisse, de volaille et de lapin sont également très appréciés pour leur tendreté et leur saveur délicate. Les foies de bœuf, de mouton, de porc et de volaille ont une saveur plus prononcée et sont plus pâteux après la cuisson.

Achat

La couleur du foie varie de brun rosé à brun rougeâtre selon l'animal et son âge. Choisir un foie luisant, sans odeur forte, et qui ne baigne pas dans une grande quantité de liquide. Allouer environ 125 g cru, par portion de 90 g cuit.

Valeur nutritive

	foie de veau braisé
protéines	22 g
matières grasses	7 g
cholestérol	561 mg
calories	165
	par 100 g

Le foie est un aliment que de nombreux spécialistes de la santé recommandent de consommer régulièrement à cause de sa teneur élevée en protéines, en divers vitamines et sels minéraux, notamment en fer, en vitamine A, en vitamine B_{12} et en acide folique, en vitamine C, en phosphore, en zinc et en cuivre. Étant donné sa teneur élevée en fer, on le prescrit notamment pour prévenir l'anémie.

On tire du foie de morue une huile riche en vitamine D, qui prévient le rachitisme.

Cependant, le foie filtre les substances indésirables présentes dans l'organisme de l'animal, de sorte que si celui-ci est exposé à des métaux lourds, à des médicaments ou à certains pesticides, cet organe peut en contenir des résidus. Au Canada toutefois, des contrôles rigoureux assurent la sécurité alimentaire des abats. Et comme par surcroît la plupart des personnes les consomment en quantités peu élevées, il n'y a pas lieu de s'inquiéter.

Préparation

Enlever la fine membrane qui recouvre le foie pour éviter que la chair ne se déforme à la cuisson, et retirer les conduits.

Faire tremper les foies de bœuf et de porc dans du lait 1 ou 2 h au réfrigérateur, pour en atténuer la saveur. Bien assécher. Couper le foie en tranches d'égales dimensions afin qu'il cuise uniformément.

Utilisation

Le foie est souvent sauté, grillé, poêlé ou mariné ; on l'accompagne habituellement de champignons, de vin, de crème ou d'oignons. Le foie de porc est utilisé surtout en charcuterie (pâtés, terrines). Le foie de morue est souvent fumé.

Foie de veau au bacon

4 PORTIONS

4 tranches de foie de veau de 125 g (¼ lb) chacune
4 tranches de bacon
2 c. à soupe de beurre
2 c. à soupe d'huile de tournesol
125 ml (½ tasse) de bouillon de poulet
1 demi-citron
1 c. à thé de persil frais
farine
sel et poivre

1. Préchauffer le four à 100 °C (200 °F).
2. Saler et poivrer les tranches de foie. Les fariner légèrement.
3. Dans une grande poêle, faire chauffer à feu moyen le beurre et l'huile de tournesol. Y faire cuire les tranches de foie sur chaque face, rapidement, pour que le foie demeure rose à l'intérieur. Réserver au chaud dans un plat de service.
4. Faire rissoler les tranches de bacon dans la poêle pour qu'elles deviennent légèrement croustillantes. Les ajouter aux tranches de foie en réserve.
5. Retirer presque toute la graisse du bacon. Verser le bouillon et laisser réduire de moitié à feu vif. Hors feu, y ajouter le reste du beurre et quelques gouttes de citron. Verser sur les tranches de foie. Décorer de persil ciselé.

Servir avec une purée de pommes de terre.

Cuisson

Le foie ne doit pas être mangé saignant; éviter cependant une cuisson prolongée qui le durcit. Il est plus savoureux s'il est légèrement rosé au centre. Le foie tendre est surtout grillé ou sauté (5 à 8 min).

Utiliser le moins de matières grasses possible pour éviter d'augmenter la teneur en gras. Cuire lentement et dans un peu de liquide le foie moins moelleux.

Conservation

Cuisiner le foie le plus rapidement possible car il est très périssable. Il se conserve 1 jour ou 2 au réfrigérateur ou se congèle 3 à 4 mois.

Langue

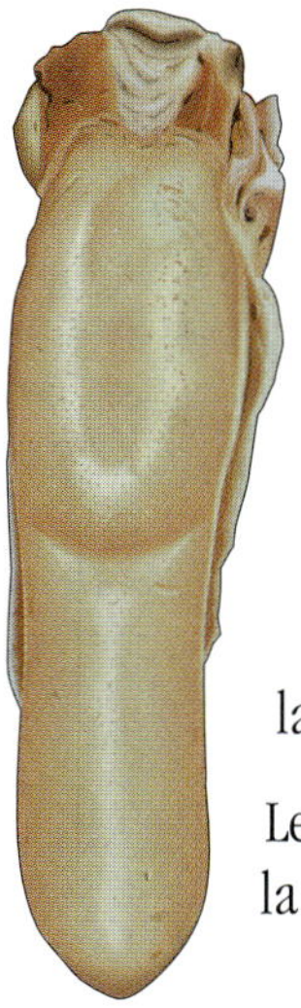

langue de bœuf

La langue est un organe charnu et musculeux de couleur rosée ou grisâtre. Elle est recouverte d'une muqueuse rêche et épaisse qui s'enlève facilement après la cuisson. La langue de bœuf est la plus épaisse et la plus grosse (elle peut peser plus de 2 kg) ; ses papilles sont nombreuses et volumineuses, surtout sur la face supérieure. La langue de veau est la plus tendre, la plus savoureuse et celle qui cuit le plus rapidement. La langue de porc est douce au toucher.

Les langues d'oiseaux sont également comestibles tout comme les langues de certains poissons, dont la morue. La peau de la langue des animaux de boucherie ne se consomme pas.

Préparation

Brosser la langue sous l'eau froide et la mettre à tremper au moins 4 h dans de l'eau froide, ou préférablement 12 h (toute une nuit par exemple), en renouvelant l'eau 2 ou 3 fois.

Cuisson

La langue est souvent pochée puis braisée. La langue de bœuf est pochée 2 h puis braisée 4 h, et les langues de veau, d'agneau ou de porc sont pochées 45 min et braisées 2 h, jusqu'à ce qu'elles soient tendres. Retirer la peau de la langue après la cuisson une fois celle-ci refroidie.

Valeur nutritive

	langue de bœuf mijotée	*langue de porc braisée*	*langue de veau braisée*
protéines	22 g	24 g	26 g
matières grasses	21 g	19 g	10 g
cholestérol	107 mg	146 mg	238 mg
calories	283	271	202
			par 100 g

La langue est riche en vitamine B_{12} et en zinc. Les langues de porc et de bœuf sont riches en fer.

Achat

Choisir une langue sans taches. Allouer 165 à 200 g entière par portion de 90 g cuite.

Utilisation

La langue est aussi panée et frite (une fois cuite), fumée ou marinée. Elle peut se consommer froide. Elle est délicieuse assaisonnée de moutarde, arrosée de vinaigrette ou saumurée. On la met dans les salades et les sandwichs.

Conservation

La langue se conserve 1 ou 2 jours au réfrigérateur. La cuisiner sans délai, car elle s'altère très rapidement, en particulier si elle séjourne longtemps à la température de la pièce dans son liquide de cuisson. La durée de conservation de la langue congelée est de 3 à 4 mois.

Ris

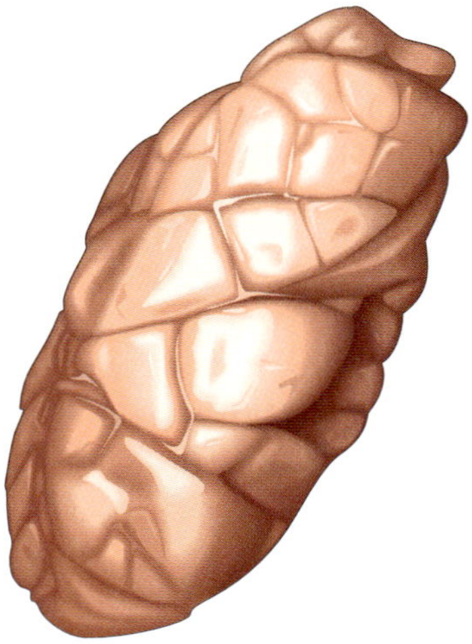

Ris est le nom donné au thymus du veau et de l'agneau, une glande blanchâtre présente seulement chez les jeunes animaux, car elle s'atrophie avec l'âge. Situé à l'entrée de la poitrine, devant la trachée, le thymus comprend deux parties; un lobe central arrondi nommé « ris de cœur » ou « noix », et deux lobes latéraux appelés « ris de gorge ». Ces deux parties sont appelées ris; leur goût est très délicat et ils sont très tendres. Les ris de veau sont les plus appréciés.

Achat

Choisir des ris dodus, lustrés et ayant une bonne odeur, d'un blanc crémeux tirant sur le rose.

Valeur nutritive

protéines	32 g
matières grasses	4 g
cholestérol	469 mg
calories	174
	par 100 g

Braisés, les ris de veau sont riches en protéines, en niacine, en vitamine C, en phosphore et en zinc. C'est un des rares aliments d'origine animale à contenir de la vitamine C.

Les ris sont faciles à digérer étant donné leur faible teneur en matières grasses, s'ils sont cuits dans peu de gras.

Préparation

Laver les ris et les laisser tremper 2 ou 3 h dans de l'eau froide légèrement salée que l'on renouvellera à plusieurs reprises. Les blanchir avant la cuisson pour les raffermir et faciliter ainsi leur manipulation (de 2 à 3 min pour le ris d'agneau et de 7 à 10 min pour le ris de veau). Refroidir et retirer la membrane, les veinules et la graisse qui les recouvrent. Bien assécher.

Cuisson

Les ris peuvent être grillés (6 à 8 min), sautés (3 à 5 min), braisés (30 à 40 min), pochés (20 à 30 min) ou frits (3 à 4 min). On les cuisine en vol-au-vent, en brochettes en feuilletés et en gratin. On les met aussi dans les farces. Éviter une cuisson prolongée qui les assèche.

Conservation

Les ris sont très périssables, les cuisiner le plus rapidement possible après l'achat. Ils se conservent 1 ou 2 jours au réfrigérateur. Ils se congèlent après avoir été blanchis.

Cervelle

cervelle de veau

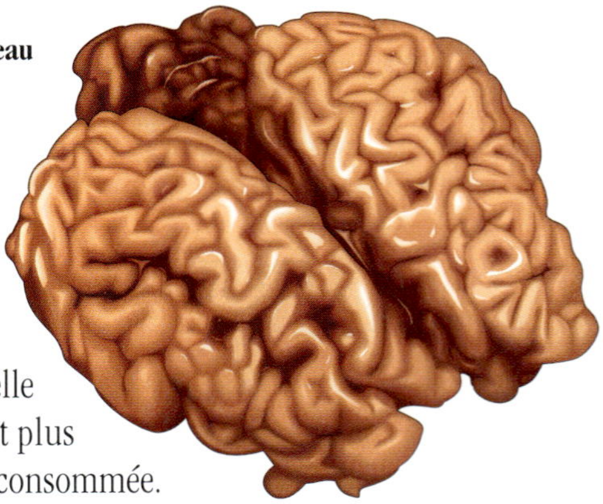

En cuisine, la cervelle est le cerveau des animaux de boucherie. Les cervelles les plus fines et les plus recherchées sont celles de l'agneau et du mouton qui sont très pâles. La saveur de la cervelle de veau, plus colorée, est comparable. La cervelle de bœuf est plus ferme et veinée de rouge, tandis que la cervelle de porc est rarement consommée.

Achat

Choisir des cervelles rose grisâtre, dodues et à l'odeur agréable, exemptes de taches et de caillots de sang. Allouer 125 g de cervelle (crue) par portion.

Préparation

Mettre la cervelle à tremper 30 min dans de l'eau froide salée (½ c. à thé de sel par 500 ml d'eau) que l'on renouvellera quelques fois. Retirer délicatement la fine membrane qui la recouvre, puis blanchir de 15 à 18 min dans de l'eau salée (½ c. à thé de sel par litre d'eau) additionnée de 15 ml de vinaigre ou de jus de citron. Refroidir dans de l'eau froide et bien assécher.

Valeur nutritive

	cervelle de veau braisée	*cervelle d'agneau braisée*
protéines	12 g	13 g
matières grasses	10 g	10 g
cholestérol	3100 mg	2040 mg
calories	136	145
		par 100 g

La cervelle est riche en vitamine B_{12} et en phosphore. Son contenu en cholestérol est très élevé, mais comme elle n'est pas consommée de façon très fréquente, sa consommation ne pose pas de problème pour la plupart des personnes en santé.

Conservation

La cervelle est très périssable, elle se conserve 1 jour ou 2 au réfrigérateur. Si elle n'est pas consommée immédiatement, tremper puis blanchir la cervelle dans de l'eau salée additionnée de vinaigre ou de jus de citron.

Utilisation

La cervelle est souvent cuite entière au court-bouillon (une dizaine de minutes pour les cervelles de mouton et d'agneau et environ 15 min pour la cervelle de veau), tranchée et sautée (3 ou 4 min) ou frite (2 à 3 min).

Les cervelles les plus tendres sont servies telles quelles ou en salade; les autres entrent dans la préparation de gratins, de croquettes, de sauces, de farces, parfois de soupes.

Rognons

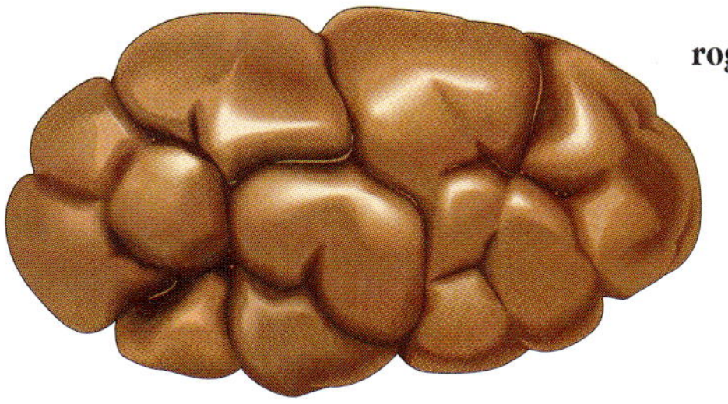

rognons de veau

En cuisine, le rognon est le terme qui désigne le rein des animaux de boucherie. Les rognons de porc et de mouton sont formés d'un seul lobe tandis que ceux du veau et du bœuf en ont plusieurs. Les rognons de veau, d'agneau et de génisse sont tendres et savoureux, car ils proviennent de jeunes bêtes. Les rognons de porc, de mouton et de bœuf ont un goût âcre et prononcé et une texture plus ferme. La couleur des rognons de bœuf et d'agneau est brun foncé, celle des rognons de porc, rouge-brun pâle, et celle des rognons de veau brun plus pâle que celle des rognons de bœuf.

Valeur nutritive

	rognons d'agneau braisés	*rognons de bœuf mijotés*	*rognons de porc braisés*	*rognons de veau braisés*
protéines	24 g	26 g	25 g	26 g
matières grasses	4 g	3 g	5 g	6 g
cholestérol	565 mg	387 mg	480 mg	791 mg
calories	137	144	151	163
				par 100 g

Les rognons sont riches en protéines, en vitamine A (ceux de bœuf), en vitamines B (dont la vitamine B_{12}, la riboflavine, la niacine et, pour les rognons d'agneau et de bœuf, l'acide folique), en fer, en phosphore et en zinc. Ils contiennent relativement peu de matières grasses mais beaucoup de cholestérol.

Achat

Choisir des rognons dodus et fermes, luisants et à la couleur caractéristique de l'animal, sans odeur d'ammoniaque.

Préparation

Retirer la fine pellicule qui entoure les rognons, puis les couper en deux et retirer la graisse et les conduits internes. Pour éliminer l'odeur d'urine qui se dégage parfois des rognons de bœuf, de mouton ou de porc, les ébouillanter brièvement puis les égoutter avant de les cuire, ou encore, les faire tremper 1 heure ou 2 au réfrigérateur dans de l'eau salée (15 ml de sel par litre d'eau), les rincer à l'eau froide et les assécher.

Cuisson

Les rognons les plus tendres peuvent être grillés, sautés ou rôtis; les autres sont meilleurs braisés. Cuire les rognons jusqu'à ce que la couleur rouge au centre disparaisse; éviter la surcuisson qui les rend caoutchouteux.

Utilisation

Les rognons se marient particulièrement bien avec les tomates, les champignons, la moutarde, le jus de citron, la crème, le vin rouge, le madère et le sherry.

Conservation

Les rognons sont très périssables, ils se conservent 1 jour au réfrigérateur. Ils se congèlent, mais on doit les utiliser immédiatement après la décongélation.

Tripes

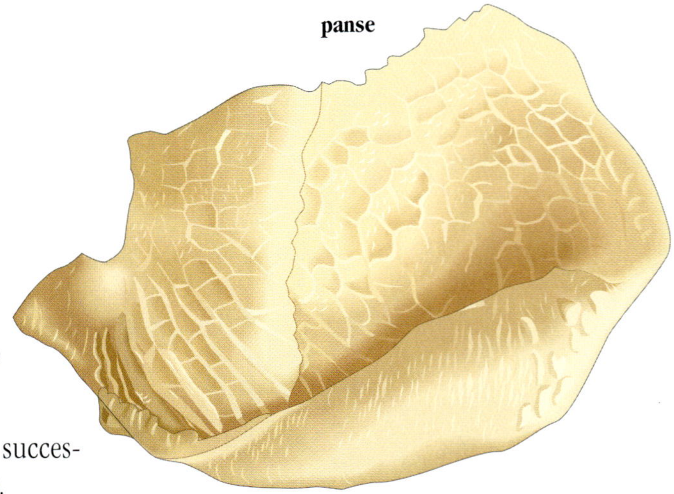

Mets à base d'estomac de ruminants (bœuf, mouton et veau diversement accommodés). Le mot « tripe » désigne également le boyau d'un animal de boucherie.

L'estomac des ruminants comprend 4 poches successives nommées panse, bonnet, feuillet et caillette.

Achat

Les tripes sont le plus souvent vendues blanchies. Choisir des tripes de couleur blanche ou jaune crème (la couleur varie selon le sexe de l'animal) qui ont une bonne odeur.

Valeur nutritive

	tripes de bœuf crues
protéines	15 g
matières grasses	4 g
cholestérol	95 mg
calories	98
	par 100 g

Les tripes sont riches en vitamine B_{12} et en zinc.

Conservation

Les tripes se conservent 1 ou 2 jours au réfrigérateur et 3 à 4 mois au congélateur.

Préparation

Avant de cuire les tripes, les mettre à tremper une dizaine de minutes dans de l'eau froide, les rincer, les brosser pour enlever la graisse et les couper.

Utilisation

Les tripes sont souvent servies accompagnées de pommes de terre; on les cuisine avec une grande variété d'ingrédients, tels pieds de bœuf, de porc ou de veau, tête de porc, lard, légumes, vin, crème et assaisonnements. Le plus commun des apprêts est celui des tripes à la mode de Caen.

On marine souvent le gras-double (morceaux de panses de bœuf échaudés et cuits à l'eau) avant de le griller ou de le frire; on le sert aussi en ragoût, en gratin ou braisé. On peut le braiser une vingtaine d'heures, ce qui le rend très tendre.

Cuisson

Les tripes peuvent être pochées 1 h ou 2, puis sautées ou frites une dizaine de minutes. Elles peuvent aussi être blanchies une quinzaine de minutes puis braisées de 3 à 4 h; bien les cuire, sinon elles restent dures.

Charcuterie

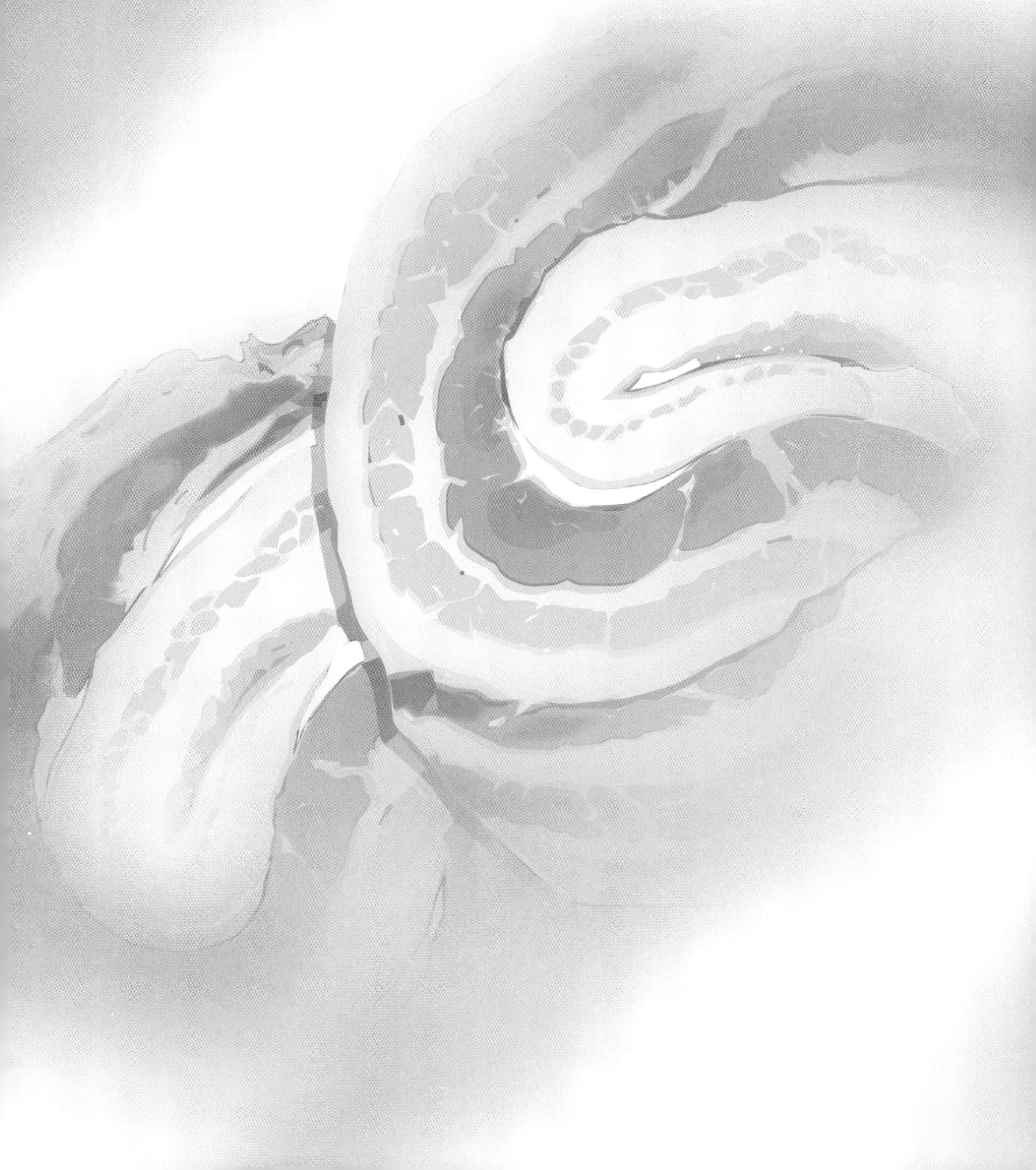

Introduction

Le mot charcuterie désignait à l'origine un produit à base de viande ou d'abats de porc; il a maintenant une signification plus large et désigne aussi les produits préparés avec d'autres viandes; il désigne également l'endroit où l'on vend la charcuterie et l'industrie qui la produit. Ce mot vient de « chaircuitier » (de « chair » et de « cuit »), nom qui désignait au Moyen Âge la personne qui préparait et qui vendait la chair de porc cuite.

Le souci d'utiliser toutes les parties de l'animal, en particulier les moins appréciées comme les intestins, la tête, la gorge, l'œsophage et le sang, a inspiré la création de la plupart des charcuteries. La fabrication de la charcuterie selon des normes précises remonte au temps des Romains; c'est à cette époque, en effet, qu'une loi nommée *porcella* vint définir la façon d'élever, de tuer et de préparer le porc.

Le porc a longtemps constitué la principale source de viande des paysans; dans les pays où les hivers longs et rigoureux rendaient le pâturage rare, on le tuait à la fin de l'automne et la charcuterie (andouille, andouillette, bacon, boudin, cretons, galantine, foie gras, graisse de rôti, jambon, pâtés, saucisse, saucisson, rillettes, tête fromagée, terrines, tourtières) assurait une part importante des provisions pour les mois à venir. Considérée durant des siècles comme une nourriture modeste, la charcuterie acquit ses lettres de noblesse à la fin du XIXe siècle, principalement sous l'influence d'un charcutier parisien célèbre, Louis-François Drone, surnommé le « Carême de la charcuterie ». C'est en partie grâce à lui que la charcuterie fut introduite dans les repas de gala.

Il existe de nombreux procédés de fabrication de la charcuterie. En Europe, il n'est pas rare de voir une région se distinguer par une recette spéciale. Une classification rigoureuse de la charcuterie n'est guère aisée tant la variété des matières premières et des modes de préparation est grande. La viande est généralement traitée afin de se conserver; elle est crue ou cuite, et peut être salée, fumée et séchée. Certains produits sont consommés tels quels (foie gras, saucissons, jambon cuit, rillettes, terrines), d'autres après cuisson (saucisses crues et fumées, bacon et autres).

Utilisation

La charcuterie jouit d'une grande popularité car elle est souvent prête à servir; on la mange très souvent sur du pain ou en sandwich.

Conservation

Conserver la charcuterie au réfrigérateur; bien l'envelopper afin qu'elle ne s'assèche pas et qu'elle n'absorbe pas l'odeur des aliments environnants. La placer dans le compartiment des viandes; sa durée de conservation est d'environ 3 à 4 jours.

Pour un maximum de saveur, sortir la charcuterie du réfrigérateur une quinzaine de minutes avant de la consommer.

Valeur nutritive

Étant à base de viande, la charcuterie contient les éléments nutritifs de celle-ci, mais en quantité réduite. Elle est également plus riche en gras, en cholestérol, en calories et en sodium, et contient souvent des additifs. C'est donc un aliment qu'il est préférable de consommer avec modération.

Jambon

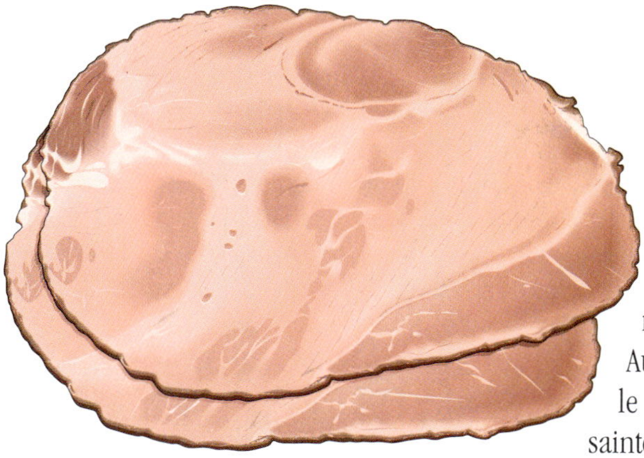

Viande de porc (ou de sanglier ou d'ours) salée et souvent fumée et séchée. Le jambon fut pendant longtemps un mets royal ou réservé aux occasions spéciales. Très estimé sous l'Empire romain, il ne figurait que sur les tables des empereurs. Au Moyen Âge, où l'on était grand consommateur de porc, le jambon était associé aux célébrations de la Semaine sainte, coutume qui s'est transmise jusqu'à nos jours.

Le véritable jambon provient de la fesse de porc. On tire de l'épaule des produits semblables (soc roulé, épaule picnic fumée, etc.), mais qui n'atteignent pas la même saveur ni la même tendreté. Ces morceaux préparés à la façon du jambon ne peuvent d'ailleurs porter la mention « jambon ». Le jambonneau est pris dans le jarret avant ou arrière, juste au-dessous du jambon.

Les jambons sont vendus sous forme de jambons prêts à servir (jambons crus ou jambons cuits) ou de jambons à cuire.

Les **jambons cuits prêts à servir** sont salés par immersion ou plus souvent par injection de saumure, puis cuits dans des cabinets à la vapeur, dans de l'eau ou dans des fumoirs jusqu'à une température interne minimale de 69 °C, ce qui assure la destruction de la trichine et des bactéries pathogènes potentiellement présentes. Ils peuvent être fumés. On peut parfaire la cuisson de ces jambons, si on le désire, et les assaisonner afin de les rendre encore plus tendres et plus savoureux. Certains jambons cuits prêts à servir sont vendus en conserve.

Les **jambons à cuire** subissent une précuisson jusqu'à une température interne minimale de 58 °C, ce qui assure la destruction de la trichine potentiellement présente. Il est cependant nécessaire de poursuivre leur cuisson avant de les consommer.

Les **jambons crus** (ou secs) sont des jambons salés le plus souvent par frottages répétés, puis séchés. Ils peuvent aussi être fumés. On trouve dans cette catégorie les jambons de Bayonne, de Savoie, de Westphalie, des Ardennes, de Corse ou de Parme (jambon cru italien ou prosciutto di Parma). Les appellations « Corse », « Parme » et « Westphalie » sont contrôlées, ce qui garantit une constance dans la qualité.

Les méthodes industrielles modernes de salage et de fumage du jambon permettent de produire un produit fini en aussi peu que 3 ou 4 jours. Par exemple, plutôt que de saler la viande de porc en la faisant macérer plusieurs semaines dans une saumure, puis de la fumer naturellement, on injecte dans la chair une solution à base, notamment, d'eau, de sucre (dextrose, saccharose, sirop d'érable ou autres), de sel, de phosphate de sodium, d'épices, d'érythorbate de sodium et de nitrite de sodium. Le sel prolonge la conservation du produit et lui donne du goût ; le sucre adoucit le goût et permet la caramélisation des surfaces. Le phosphate aide à l'absorption et à la rétention de la saumure et, par conséquent, joue un rôle dans la tendreté du produit. Le nitrite confère à la chair la couleur rosée caractéristique des viandes saumurées, inhibe la croissance de bactéries dont la *Clostridium botulinum* (responsable du botulisme) et contribue également au goût. Son emploi est toutefois controversé, car sous certaines conditions il peut se transformer en nitrosamines, substances réputées cancérigènes. Quant à l'érythorbate, il fixe la couleur du produit. Le jambon est ensuite cuit et fumé à l'aide de fumée naturelle ou de fumée liquide vaporisée à l'intérieur du fumoir. Il est finalement refroidi et réfrigéré.

Préparation

Si désiré, le jambon peut être mis à tremper pour le dessaler. La durée du trempage varie selon la grosseur du morceau et son degré de salinité ; elle peut se prolonger toute une nuit.

Valeur nutritive

	maigre du jambon cuit au four
protéines	25 g
matières grasses	6 g
cholestérol	55 mg
calories	157
	par 100 g

Le contenu en sel du jambon est généralement élevé (entre 1 000 et 1 500 mg de sodium/100 g), de sorte qu'on recommande de le consommer en quantité modérée, surtout aux personnes qui doivent restreindre leur apport en sodium. Le jambon cru (ou sec) est plus gras et plus calorique que le jambon cuit (nommé jambon blanc en Europe). Ne consommer que le maigre aide à réduire l'ingestion de matières grasses et de calories.

Conservation

Le jambon se conserve environ 1 semaine au réfrigérateur. Il se congèle aussi de 1 à 2 mois, mais la congélation entraîne une perte de saveur et le rend plus difficile à trancher.

Utilisation

La cuisson du jambon peut être simple ou élaborée. Le jambon braisé à l'ananas et le jambon cuit en croûte sont des classiques. Le jambon peut être mangé chaud ou froid. Il se sert comme pièce principale d'un repas ou intégré à des mets divers (quiches, omelettes, croquettes, gratins, pâtés, croque-monsieur, salades composées, sandwichs, canapés, terrines, aspics, mousses, farces et autres). L'os sert à la préparation de soupes.

Cuisson

Le jambon peut être rôti, grillé, braisé ou bouilli. Si le jambon est recouvert de couenne, y pratiquer quelques incisions. Pour rôtir le jambon, le cuire à découvert sur la grille d'une rôtissoire dans un four préchauffé à 160 °C (320 °F). Terminer la cuisson lorsque le thermomètre indique une température interne d'environ 67 °C pour le jambon frais (à cuire) (75 °C pour l'épaule picnic) ou de 55 °C pour le jambon déjà cuit. L'os se détache alors facilement de la chair. Laisser ensuite reposer le jambon une dizaine de minutes avant de le servir pour que son jus se répartisse uniformément.

DURÉE DE RÔTISSAGE DU JAMBON À CUIRE

Découpe	*Poids (kg)*	*Durée de cuisson à 160 °C (320 °F)*
Non désossé		
Entier	3,5 à 4,5	3 h 30
Croupe ou jarret entier	2,5 à 3,5	3 h 15 - 3 h 30
Désossé		
Entier	4,5 à 5,5	3 h 30 - 4 h
Demi	2,5 à 3,5	2 h 30 - 3 h 30
Épaule picnic	2 à 3	2 h 30 - 3 h
	3 à 3,5	3 h - 4 h
	3,5 à 4,5	4 h - 4 h 30

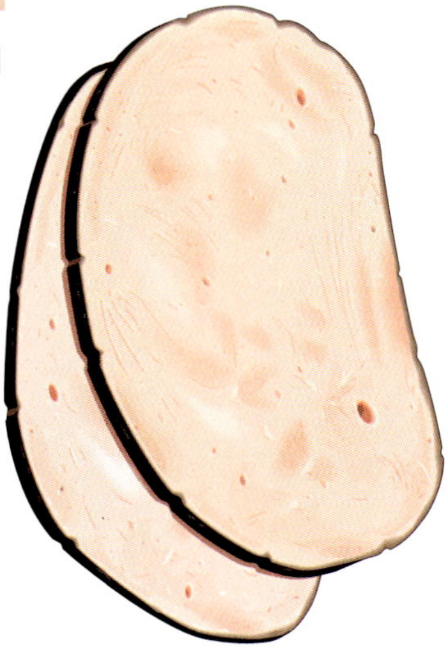

jambon Forêt Noire

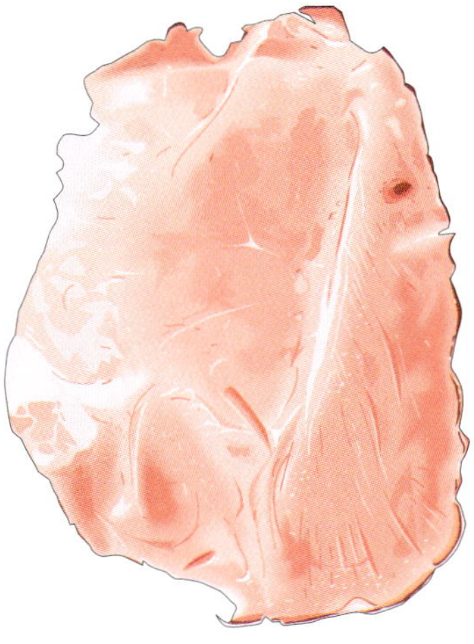

jambon fumé

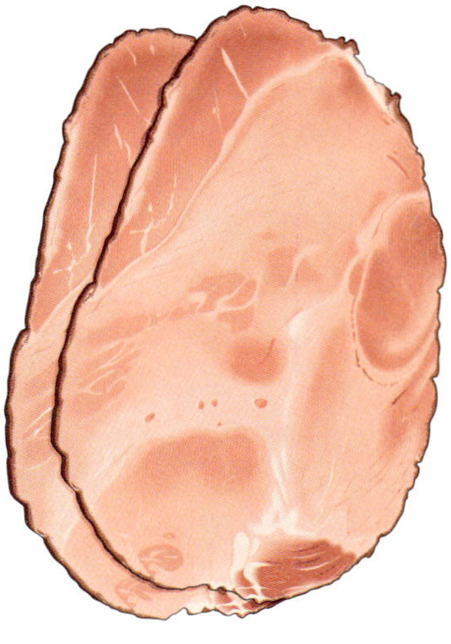

jambon de Paris

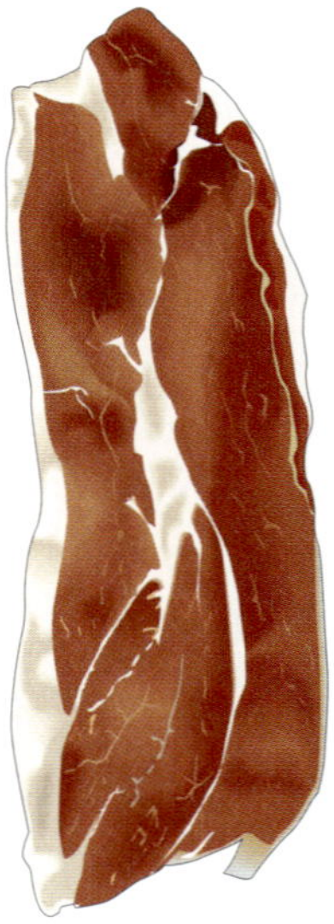

prosciutto

Bacon

bacon américain

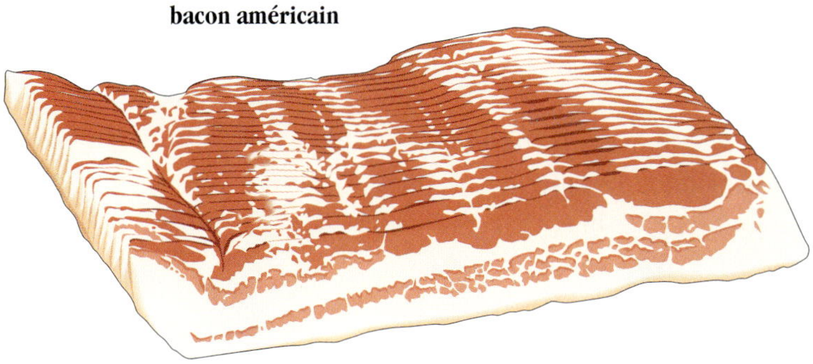

Le bacon est du porc salé, généralement fumé, habituellement vendu en fines tranches, provenant le plus souvent du flanc (bacon tranché) ou de la longe (dos) (bacon de dos) de porc.

Le mot « bacon » est dérivé de *bakko*, un terme du vieux français signifiant « jambon » ; en Europe, le mot « baconique », maintenant désuet, désigna longtemps un grand repas où seuls des plats de porc étaient servis. Le bacon sauté ou grillé fait souvent partie du repas matinal, notamment en Amérique du Nord ; on le sert traditionnellement avec des œufs.

Utilisation

Le bacon se marie bien avec les œufs ; il est souvent mis dans les quiches, les omelettes, les crêpes, les salades et les vinaigrettes.

Il existe des substituts de bacon à base de protéines de soya hydrolysées généralement utilisés sous forme de granules ; ils contiennent divers additifs qui leur confèrent goût et couleur. On les utilise pour aromatiser notamment soupes, salades, vinaigrettes, trempettes et divers autres mets préparés.

Cuisson

Le bacon peut être grillé ou sauté. Il est préférable de le cuire à feu doux ou pendant moins de 10 min en égouttant le gras qui s'accumule, car la cuisson à feu vif accélère la formation des nitrosamines, résultant d'une réaction du gras à la chaleur. Bien égoutter le bacon cuit sur du papier absorbant avant de le servir.

Conservation

Le bacon emballé sous vide se conserve au réfrigérateur jusqu'à la date de péremption indiquée sur l'emballage ; une fois celui-ci ouvert, le bacon se conserve environ 1 semaine au réfrigérateur. Il se congèle aussi 1 à 2 mois mais perd un peu de saveur.

Valeur nutritive

protéines	4 g
matières grasses	6 g
cholestérol	10 mg
calories	72

Deux tranches cuites (12 g)

Le bacon est riche en gras et en sodium (environ 1 600 mg/100 g, cuit) et contient également du nitrite de sodium ; cet additif contribue au goût et à la couleur rose typiques des viandes saumurées. Il inhibe également le développement de bactéries dont le *Clostridium botulinum*, qui peut causer un empoisonnement alimentaire grave. Son utilisation est toutefois controversée car sous certaines conditions, il peut se transformer en nitrosamines, substances réputées cancérigènes.

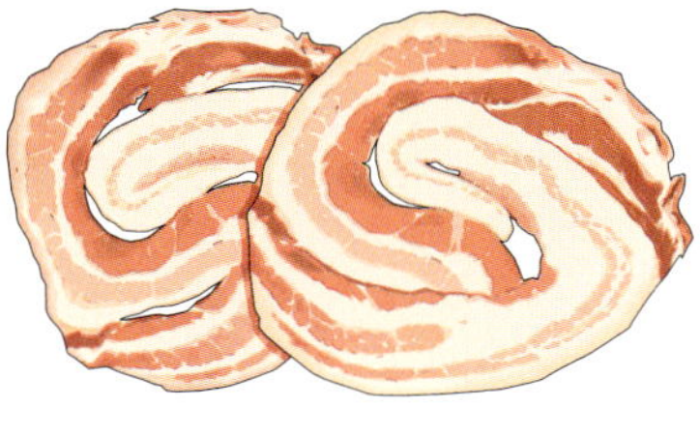

pancetta

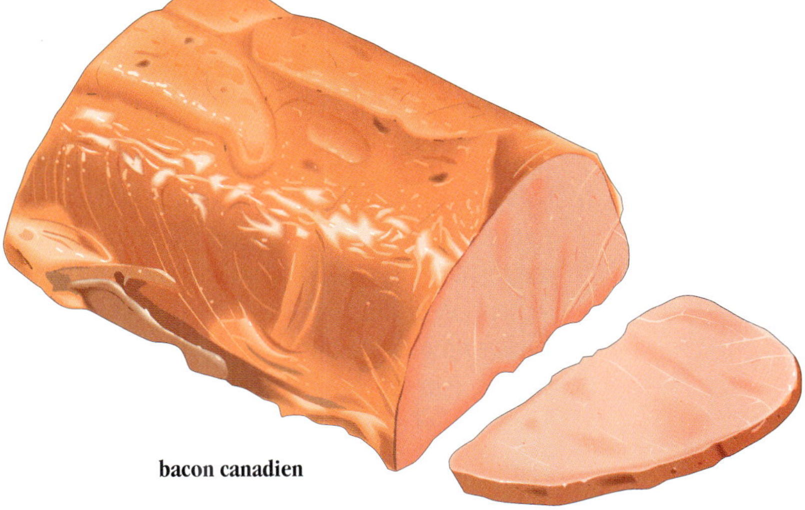

bacon canadien

Saucisse et saucisson

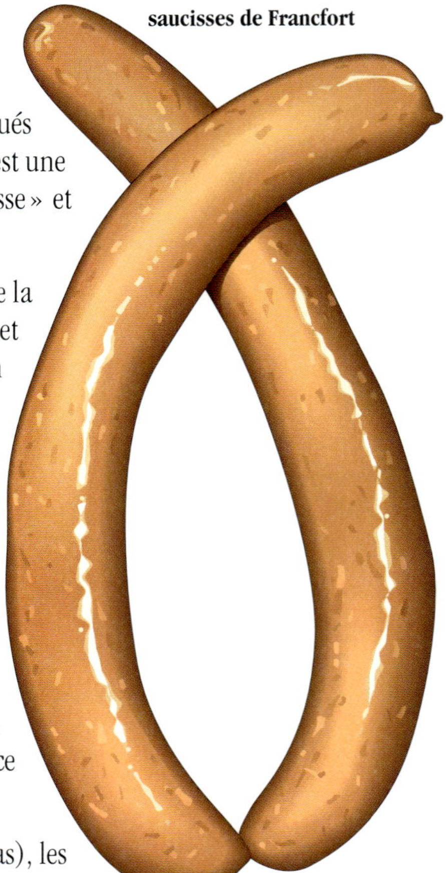

saucisses de Francfort

La saucisse et le saucisson sont des produits de charcuterie constitués d'un boyau rempli de viande hachée assaisonnée. Le saucisson est une grosse saucisse qui peut être crue ou cuite. Les termes « saucisse » et « saucisson » sont dérivés du latin *salsus* signifiant « salé ».

Il semble que les Grecs et les Romains aient contribué à la fabrication de la saucisse et que, en fait, les Allemands, qui s'attribuent la création de cet aliment, aient appris à la fabriquer des Romains. Saucisse et saucisson constituaient autrefois et constituent encore aujourd'hui une bonne façon d'utiliser les parties moins recherchées de l'animal, comme certains abats (qui sont toutefois peu utilisés au Canada et aux États-Unis). Leur popularité s'est perpétuée tout au long des siècles.

Il existe un nombre incalculable de variétés de saucisses et de saucissons ; on en trouve plus de 1 500 en Allemagne seulement. Plusieurs noms de saucisses sont d'ailleurs d'origine allemande. C'est le cas notamment lorsque le nom comprend le suffixe *wurst* signifiant « saucisse » en allemand. Les divers procédés de fabrication, qui diffèrent d'un pays à l'autre, ont une influence sur la composition (et en conséquence sur la saveur et la valeur nutritive) et sur l'aspect de ces produits.

Traditionnellement et encore généralement faits de porc (maigre et gras), les saucisses et saucissons peuvent aussi être fabriqués de bœuf, de veau, d'agneau, de mouton, de cheval, de volaille, d'abats (foie, cœur et panse de bœuf surtout et dans les saucissons cuits en particulier) ou de tofu. Lorsque la viande est désossée mécaniquement, ils peuvent aussi contenir des particules de nerfs, de tendons, de vaisseaux sanguins ou d'os. Les saucisses et saucissons peuvent aussi contenir de l'eau, des agents de remplissage (farine, amidon, poudre de lait écrémé, etc.), des sucres (sucrose, lactose, glucose, etc.), des épices, de la fumée, des agents de conservation (sel, nitrite de sodium, érythorbate de sodium, etc.) et d'autres ingrédients. Ceux-ci, coupés plus ou moins finement selon le résultat recherché, forment ce que l'on appelle l'émulsion, la mêlée ou la farce. Celle-ci est insérée dans une enveloppe (ou boyau) naturelle ou synthétique. Les enveloppes synthétiques à base de collagène (comestibles) ou de cellulose (non comestibles) ont pratiquement remplacé les enveloppes naturelles, faites le plus souvent avec l'intestin d'un animal (porc ou agneau surtout) ou de crépine de porc (membrane veinée de gras, fine et transparente, qui entoure les viscères de l'animal, aussi appelée « coiffe » ou « toilette »). Les enveloppes naturelles servent surtout à la fabrication de produits de spécialité.

On distingue principalement quatre types de produits, soit les saucisses crues, les saucisses cuites, les saucissons secs et les saucissons cuits.

Les saucisses crues, comme leur nom l'indique, sont crues (saucisses longues, saucisses de Toulouse, merguez, crépinettes, chipolatas, saucisses à déjeuner, etc.) ou encore crues étuvées (gendarmes, saucisses de Francfort, cervelas de Lyon, etc.), ces dernières pouvant être fumées et séchées. Avant d'être consommées, les saucisses crues peuvent être grillées, poêlées, bouillies ou frites. Les piquer avec une fourchette avant de les cuire permet au gras qui fond de s'écouler. Commencer la cuisson doucement. Ajouter si nécessaire une petite quantité d'eau en début de cuisson pour éviter que les saucisses ne collent ; l'ajout de matières grasses est inutile puisque les saucisses en perdent sous l'effet de la chaleur. Les saucisses crues étuvées sont habituellement pochées. Les gendarmes toutefois, fortement séchés et fumés, se consomment sans cuisson.

Comme son nom l'indique, la saucisse de Francfort est d'origine européenne (Allemagne). Elle est traditionnellement faite de porc et fumée à froid. On la connaît surtout aujourd'hui en tant que saucisse à hot-dog (ou saucisse fumée), une création américaine qui date du début du XXe siècle.

En plus de retailles de viande (bœuf, porc, poulet, dinde, mouton) et de viande séparée mécaniquement, la saucisse fumée peut contenir des sous-produits de porc ou de bœuf tels que peau, gras, foie, estomac, sang et plasma sanguin. Elle renferme aussi de l'eau, des agents de remplissage (souvent de la farine, des protéines de soya et de l'amidon), du sel, des édulcorants (sirop, sucre, etc.), des aromates et des additifs.

La fabrication des saucisses fumées est hautement mécanisée. Les viandes sont mélangées puis hachées, coupées ou broyées. On leur ajoute le reste des ingrédients et on mélange le tout pour en faire une pâte fine ; cette pâte est versée dans un poussoir mécanique qui remplit des enveloppes de cellulose reliées entre elles, formant une chaîne ininterrompue de saucisses. Ces dernières sont acheminées vers l'unité de cuisson, habituellement un fumoir, où elles acquièrent leur saveur caractéristique. Une fois cuites, les saucisses sont refroidies, pelées, puis empaquetées sous vide et réfrigérées. Bien que ces saucisses soient cuites, il est souhaitable de les cuire à nouveau avant de les consommer.

Les saucisses cuites (cervelas de Strasbourg, saucisses cocktail, saucisses viennoises, etc.) l'ont habituellement été à la vapeur. Elles peuvent aussi être fumées.

Le saucisson sec est un produit cru, salé, fermenté (sous l'effet d'un étuvage) et séché. Il peut aussi être fumé. La fermentation est un procédé naturel au cours duquel les bactéries lactiques transforment les sucres ajoutés au produit en acide lactique ; la stabilité et la longue durée de conservation de ces produits sont dues à leur faible teneur en eau, à leur niveau d'acidité et à leur contenu élevé en sel. En général, le saucisson sec contient environ 35 % d'eau et le saucisson demi-sec, de 45 à 50 %.

La consistance de l'émulsion varie de fine à grossière. Lorsqu'elle est fine, le saucisson a un aspect relativement homogène tandis que lorsqu'elle est grossière, on peut voir les morceaux de viande, le gras et les épices. Dans la première catégorie, on retrouve notamment certains salamis et le pepperoni, et dans la seconde, le saucisson de montagne, le saucisson de ménage et la rosette.

Le saucisson cuit a seulement subi une cuisson. Il n'est ni séché ni fermenté. Il peut néanmoins être fumé. Comme dans le cas du saucisson sec, son émulsion peut être composée de viandes diverses, ce qui influence sa consistance, sa saveur et sa couleur. La mortadelle est souvent classée avec les saucissons cuits, qui comprennent notamment les saucissons de Paris, de Cambridge, de Lyon, de Bologne, de foie et de langue.

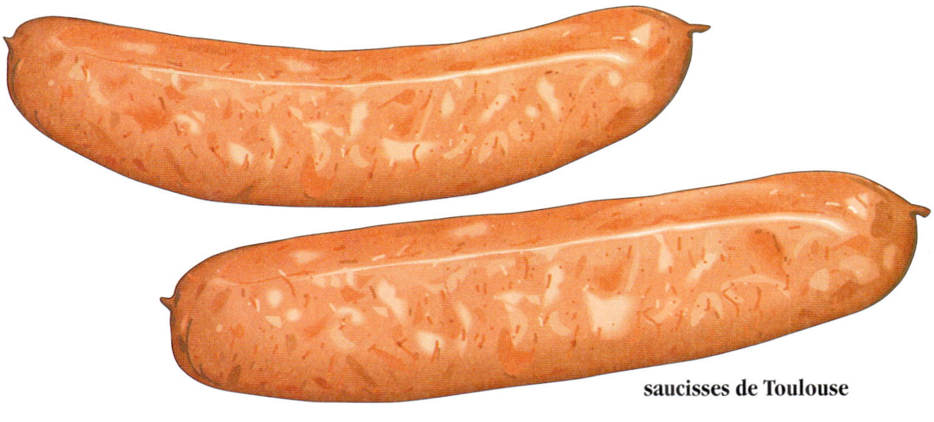

saucisses de Toulouse

Saucisse et saucisson

Achat

À l'achat, choisir des saucisses et saucissons lisses, non poisseux et de couleur uniforme. Le saucisson sec doit être très ferme, dégager un bon arôme et être recouvert d'une fleur (petits points blancs de la taille d'une tête d'épingle). Vérifier la date de péremption inscrite sur l'emballage des produits sous vide.

Utilisation

Les sauces, comme la sauce anglaise Worcestershire, les ketchups, la moutarde, les chutneys et les marinades accompagnent très bien la saucisse. L'habitude de servir la saucisse avec de la moutarde remonterait d'ailleurs aux Grecs et aux Romains.

Plusieurs saucissons sont généralement servis coupés en de fines tranches. On les sert en hors-d'œuvre ou comme mets principal. Ils garnissent canapés et sandwichs.

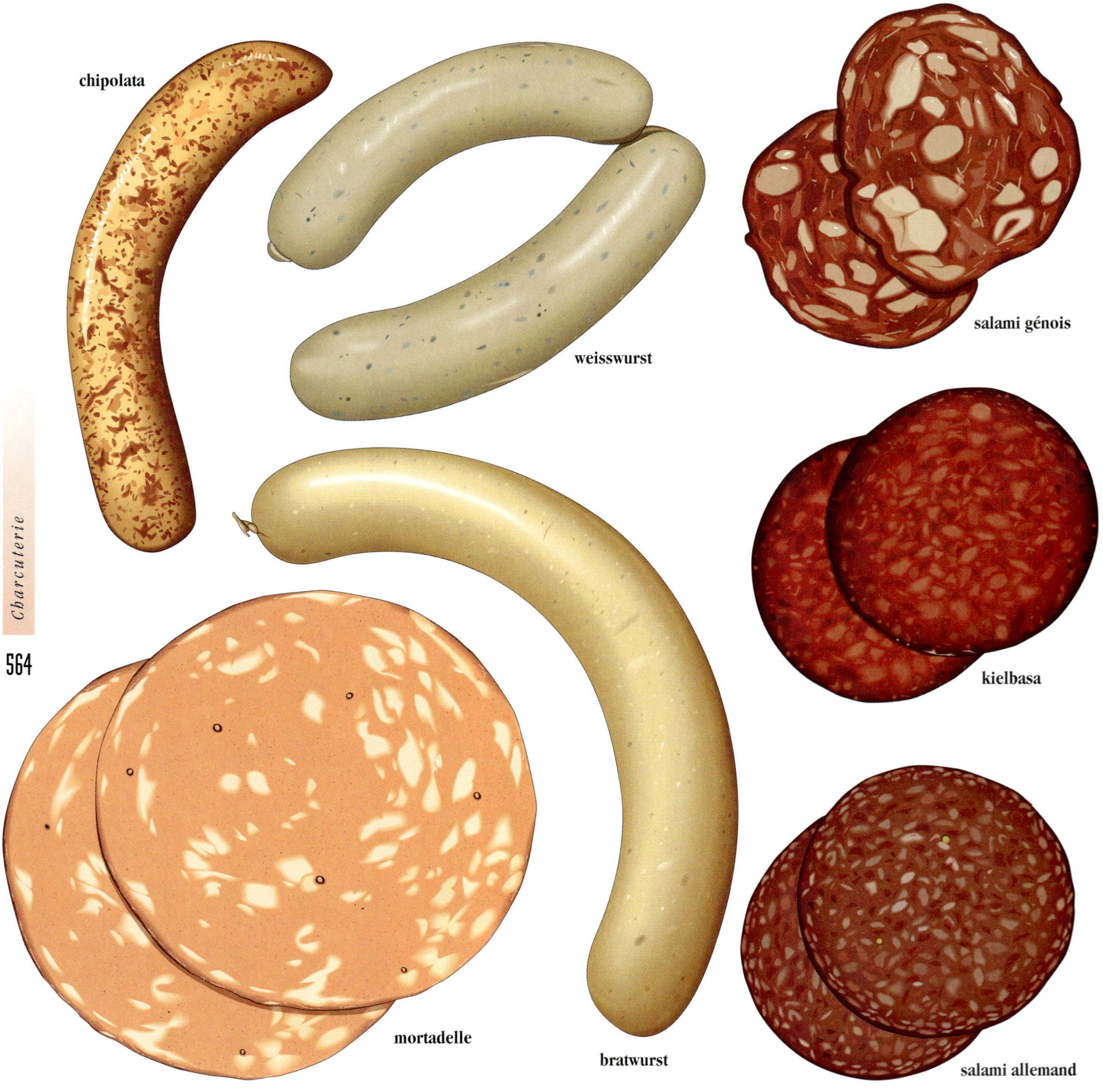

Valeur nutritive

	salami de porc sec	*saucisson de Bologne*	*saucisse fumée de bœuf et de porc*	*saucisse de porc frais cuite*
protéines	23 g	15 g	11 g	20 g
matières grasses	34 g	20 g	29 g	31 g
cholestérol	79 mg	59 mg	50 mg	83 mg
calcium	407 mg	247 mg	320 mg	369 mg
sodium	2260 mg	1184 mg	1120 mg	1294 mg
				par 100 g

La valeur nutritive des saucisses et saucissons varie selon les ingrédients utilisés et leur proportion. Ce sont en général des aliments gras, calorifiques et salés qui contiennent moins de protéines que la viande, et des additifs. Parmi ceux-ci, le nitrite de sodium est ajouté pour empêcher le développement de certaines bactéries dont le *Clostridium botulinum*, qui peut causer un empoisonnement alimentaire grave (botulisme) ; cet additif contribue également au goût et à la couleur rose caractéristiques des viandes saumurées. Son emploi est toutefois controversé, car sous certaines conditions il peut se transformer en nitrosamines, substances réputées cancérigènes. Quant aux saucisses fumées (saucisses à hot-dog), l'eau et les matières grasses comptent pour près des trois quarts de leur poids.

Conservation

Les saucisses crues ou cuites se conservent environ 3 jours au réfrigérateur et elles supportent 2 à 3 mois de congélation. Les congeler telles quelles si l'emballage est scellé ; sinon, bien les envelopper.

Les saucissons secs entiers peuvent se conserver jusqu'à 3 mois dans un endroit frais et sec. Lorsqu'ils sont à point, entamés ou achetés tranchés, les réfrigérer et les consommer dans les 3 à 5 jours suivants. Les couvrir et les tenir éloignés des aliments à forte odeur. Les saucissons cuits tranchés se réfrigèrent également 3 à 5 jours.

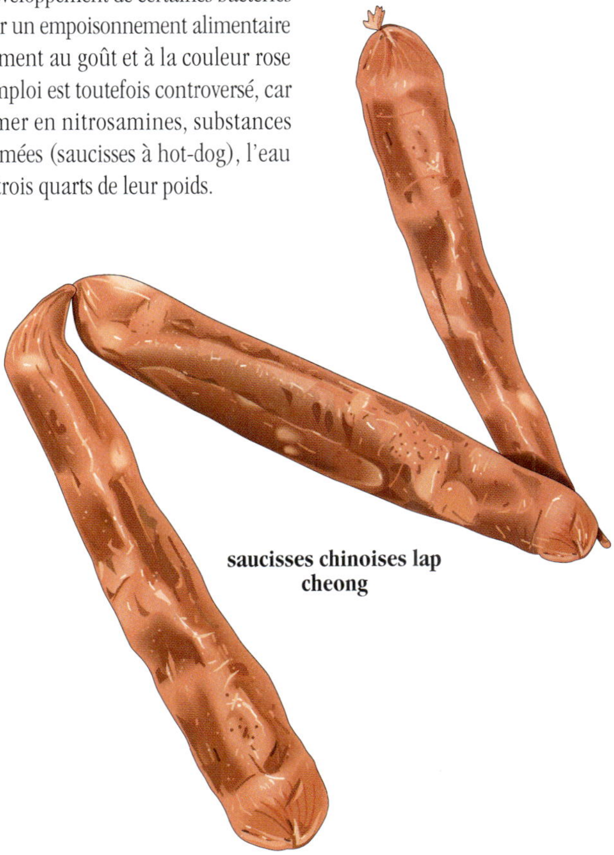

saucisses chinoises lap cheong

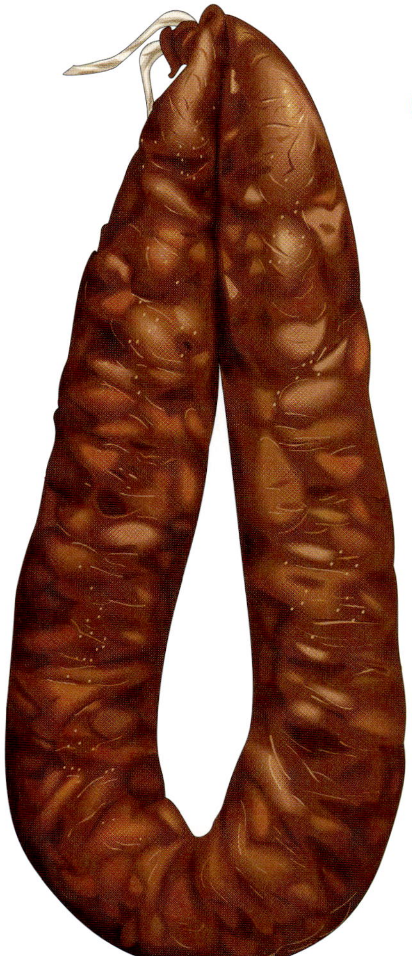

pepperoni

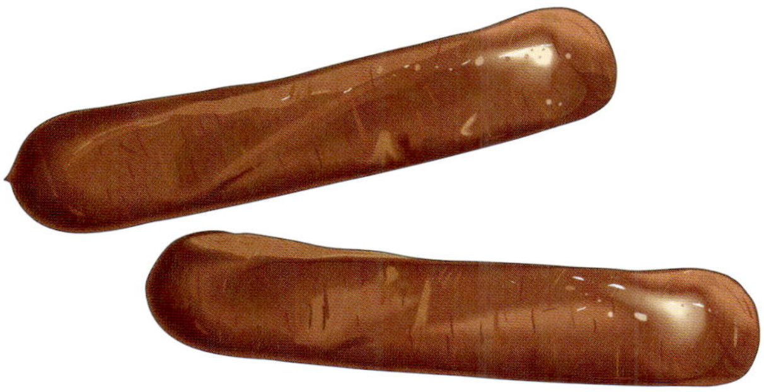

saucisses merguez

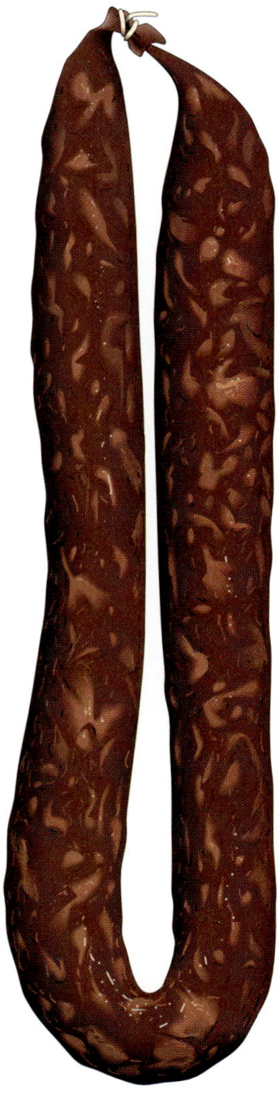

chorizo

Andouille

andouillette

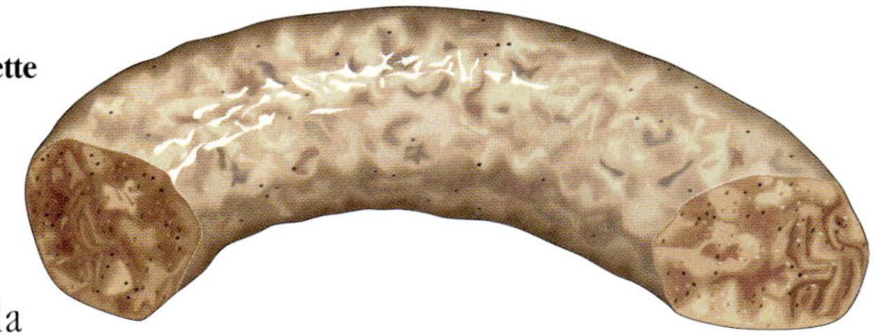

L'andouille est une charcuterie cuite, à base du tube digestif de porc ou de veau, à laquelle on peut ajouter la tête, le cœur, la poitrine ou la gorge de l'animal. Les boyaux sont coupés en lanières puis introduits dans une partie de l'intestin. L'andouille est ficelée, séchée, fumée à froid, puis cuite dans un bouillon ou à la vapeur. Elle peut aussi être d'abord fumée, puis ficelée et bouillie dans de l'eau ou un court-bouillon. L'andouille mesure de 25 à 30 cm de long et l'andouillette de 10 à 15 cm. L'andouillette est parfois enrobée de chapelure, de gelée ou de saindoux.

Valeur nutritive

protéines	10 g
matières grasses	29 g
cholestérol	143 mg
calories	303
	par 100 g

L'andouille mijotée est grasse et calorique.

Conservation

Cette charcuterie se conserve 3 à 4 jours au réfrigérateur.

Utilisation

L'andouille se mange froide, habituellement coupée en fines rondelles, en guise de hors-d'œuvre. L'andouillette se mange grillée ou poêlée, traditionnellement servie avec de la moutarde et accompagnée de légumineuses (haricots rouges ou lentilles), de choucroute, de chou rouge ou de pommes de terre frites.

Rillettes

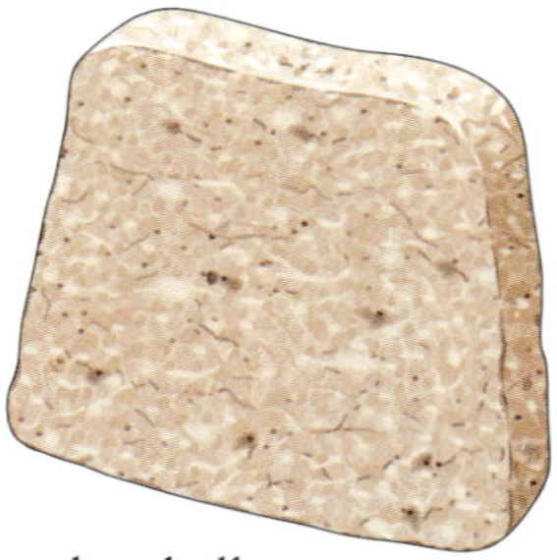

Les rillettes sont une préparation faite de viande cuite doucement dans de la graisse jusqu'à l'obtention d'une consistance onctueuse. Elle est ensuite versée dans des pots, refroidie et recouverte de graisse (saindoux, graisse d'oie ou autre). Traditionnellement à base de porc ou d'oie, les rillettes peuvent être faites de lapin, de volaille, de canard, de veau ou de poisson. Diverses parties de l'animal sont utilisées dont le cou, la poitrine et la cuisse.

Valeur nutritive

	bœuf, poulet, dinde
protéines	16 g
matières grasses	19 g
calories	280
	par 100 g

Utilisation

Les rillettes sont toujours consommées froides, généralement sur canapés, en sandwichs ou avec du pain grillé.

Conservation

Non entamées, les rillettes se conservent plusieurs semaines au frais. Entamées, elles sont très périssables et ne se conservent que quelques jours.

Foie gras

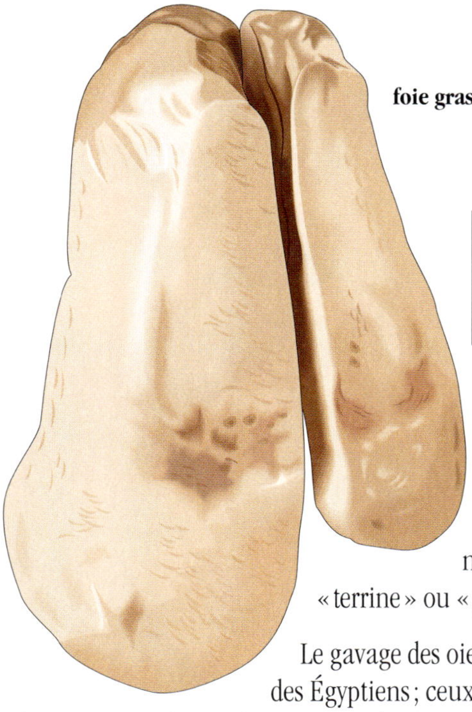

foie gras d'oie

Le foie gras est le foie de l'oie ou du canard qui a été hypertrophié par gavage, c'est-à-dire par une suralimentation à laquelle a été soumis le volatile ; préparé et cuit avec grand soin, il est considéré comme un mets gastronomique. La dénomination « foie gras » est réglementée dans plusieurs pays, notamment en France (le plus grand pays producteur et consommateur), afin d'éviter la confusion et les falsifications. La dénomination « foie gras » désigne un produit qui contient au moins 20 % de foie gras de canard ou d'oie. Si le produit contient des foies et de la chair d'autres animaux, la dénomination « foie gras » est accompagnée d'un autre mot, tel « pâté », « terrine » ou « galantine ».

Le gavage des oies et des canards est une pratique très ancienne qui remonte au temps des Égyptiens ; ceux-ci avaient observé que les oies sauvages se constituaient des réserves d'énergie sous forme de graisse qu'ils emmagasinaient dans le foie en absorbant de grandes quantités de nourriture au moment des migrations. On sait aussi que les Grecs gavaient les oies avec du froment écrasé mélangé à de l'eau, et que les Romains se servaient de figues. De nos jours, on utilise surtout une bouillie à base de maïs, de saindoux, de fèves et de sel. Le foie d'oie atteint en moyenne de 700 à 900 g et le foie de canard de 300 à 400 g. Le gavage a ses opposants qui dénoncent le sort que l'on fait subir aux animaux nourris de force. Les procédés de fabrication du foie gras sont variés : en France, on utilise de plus en plus le gavage par pistons ; on rend également les oies boulimiques en détruisant le centre de régulation de la faim, ce qui accélère la prise de poids et facilite le gavage.

Utilisation

Le foie gras est commercialisé cru ou prêt à consommer. On le met au réfrigérateur la veille, puis on ouvre le contenant une heure avant de servir, tout en le laissant au frais. On découpe ensuite le foie gras en tranches à l'aide d'un couteau dont la lame a été passée sous l'eau chaude ; on le mange à la fourchette ou sur du pain grillé.

Cuisson

Le foie gras cru tranché est sauté au plus 30 s dans très peu de beurre ; on peut ensuite déglacer au madère ou au cognac.

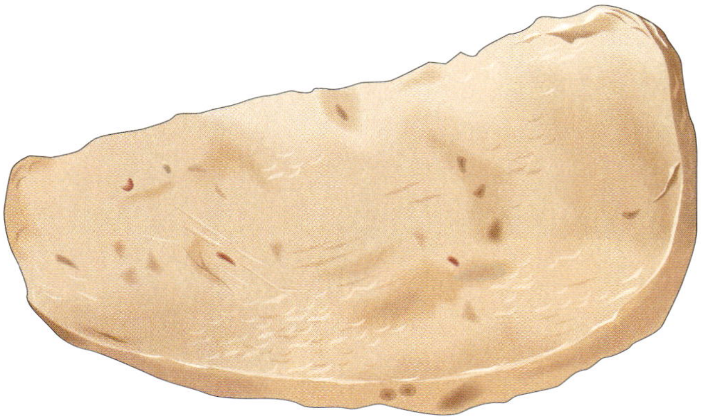

Valeur nutritive

	pâté de foie gras
protéines	11
matières grasses	44 g
calories	462
	par 100 g

La valeur nutritive du foie gras et des produits dérivés varie selon les ingrédients utilisés : foies d'animaux non gavés incluant le porc, le veau et la dinde, viandes, bardes, assaisonnements, truffes, alcool, sucre, blancs d'œufs et divers additifs. Ce sont presque toujours des aliments gras et calorifiques que l'on consomme généralement avec modération.

Conservation

Le foie gras est périssable et se conserve de 3 à 4 jours au réfrigérateur lorsque le contenant est entamé. Bien l'envelopper afin d'éviter qu'il ne sèche et n'absorbe le goût des aliments environnants.

Boudin

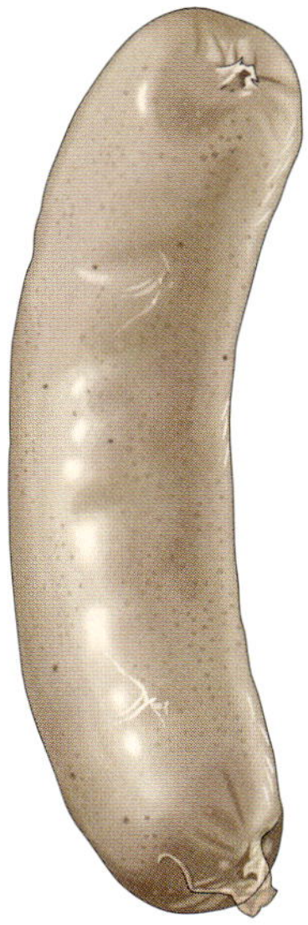

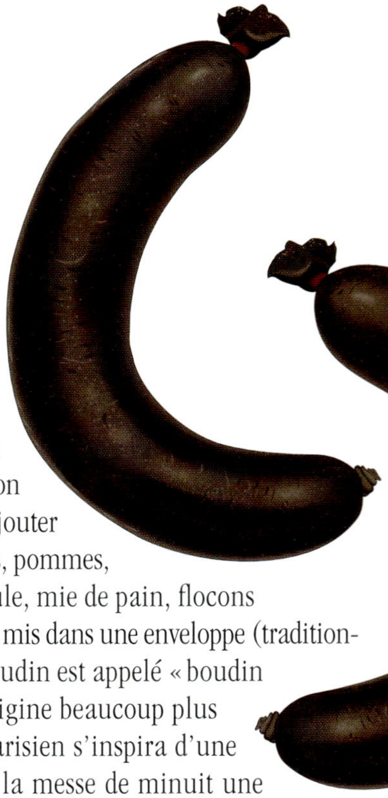

Charcuterie cuite à base de sang et de gras de porc assaisonnés et introduits dans un boyau. Le sang de bœuf, de veau ou de mouton peut aussi être utilisé. Le boudin serait l'une des plus anciennes charcuteries connues ; on en trouve mention dans des textes qui datent de plus de 5 000 ans. Il en existe un nombre incalculable de variétés ; on dit même qu'en France il y a autant de boudins que de charcutiers, car on peut faire varier les proportions de sang et de gras et y ajouter les ingrédients de son choix (oignons, épinards, raisins, pommes, pruneaux, châtaignes, lait, crème, eau-de-vie, semoule, mie de pain, flocons d'avoine, œufs, épices, fines herbes, etc.). Le mélange est mis dans une enveloppe (traditionnellement les boyaux de l'animal), puis poché. Ce boudin est appelé « boudin noir » afin de le distinguer du « boudin blanc », d'origine beaucoup plus récente. Car, c'est au Moyen Âge qu'un charcutier parisien s'inspira d'une coutume de Noël qui consistait à consommer après la messe de minuit une bouillie à base de lait, et imagina d'y incorporer œufs, viande blanche, lard gras et assaisonnements, et de loger ce mélange dans des boyaux d'animal : le « boudin blanc » était né ! Encore aujourd'hui, on le nomme « boudin à la parisienne » et on le vend surtout au temps de Noël.

Valeur nutritive

protéines	15 g
matières grasses	35 g
cholestérol	120 mg
calories	378
	par 100 g

Le boudin est riche en fer et en vitamine B_{12}, et contient une quantité relativement élevée de sodium (environ 700 mg par 100 g). Consulter la liste des ingrédients pour savoir s'il contient des additifs.

Utilisation

Le boudin noir est habituellement coupé en tranches, puis poêlé, poché ou grillé une dizaine de minutes. Il est souvent servi avec des pommes ou une purée de pommes de terre. Le boudin blanc est généralement poêlé doucement, grillé, poché ou cuit au four, ou en papillotes.

Conservation

Le boudin se conserve de 3 à 4 jours au réfrigérateur. Il s'altère rapidement, aussi doit-on le consommer sans délai.

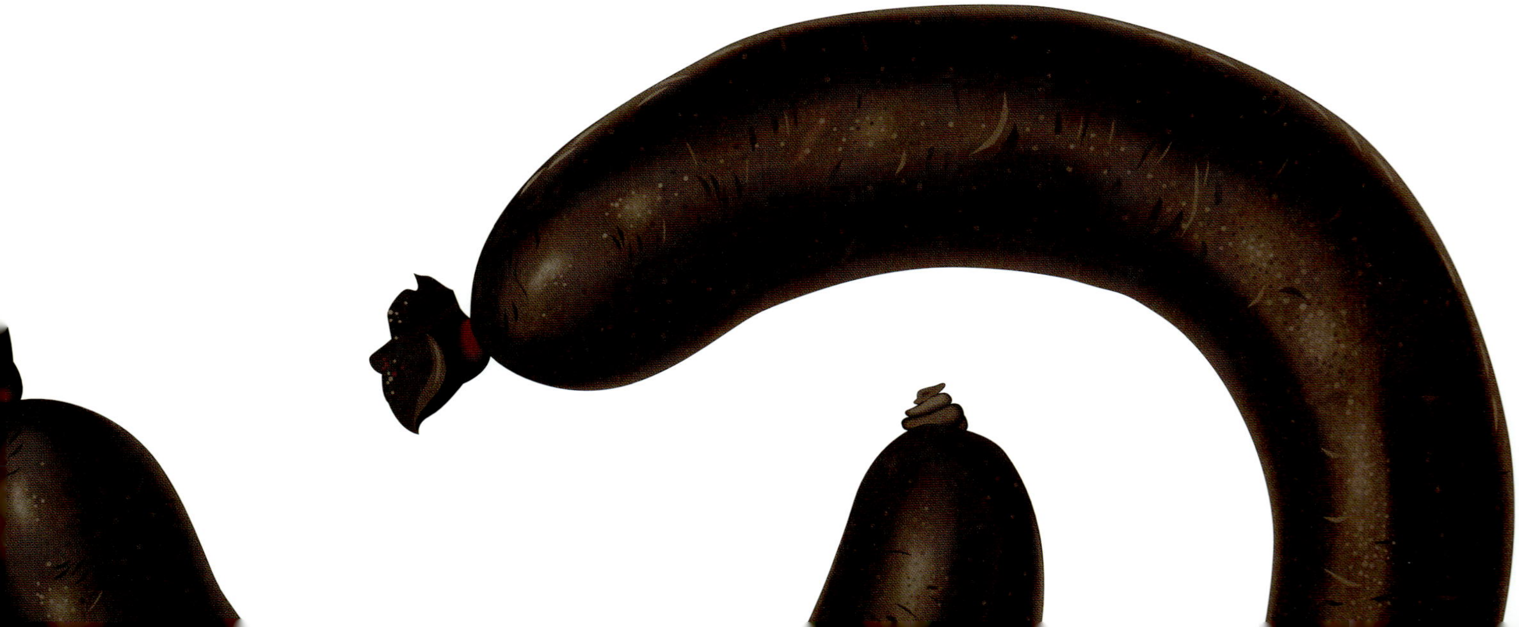

Volaille

Introduction

Le mot « volaille » est dérivé du latin *volatilia* signifiant « oiseaux » et désigne les oiseaux de basse-cour (canard, dinde, poule, poulet, pigeon, coquelet, oie, pintade). En cuisine, le mot a un usage plus spécifique et désigne la chair de poulet ou de poule ; les autres oiseaux sont nommés expressément dans les recettes.

La plupart de ces volatiles sont domestiqués depuis fort longtemps. Certains sont parfois élevés dans des buts très précis : l'oie pour son foie que l'on transforme en foie gras, le canard, également pour le foie gras mais aussi pour les magrets, la poule pour ses œufs, et d'autres volatiles pour leur chair. Le poulet est le plus populaire car il est économique à produire, agréable au goût et il peut être apprêté de multiples façons. Tous ces volatiles sont commercialisés toute l'année, depuis qu'ils sont produits de façon industrielle.

Le risque de contamination par la salmonelle est un aspect important à considérer lors de la préparation de volaille. La salmonelle est une bactérie qui, comme d'autres microbes, cause chaque année des malaises à un trop grand nombre de personnes. Au Canada, de 1970 à 1991, 8 500 cas d'empoisonnement alimentaire causés par cette bactérie (salmonellose) ont été rapportés en moyenne chaque année. À ce nombre s'ajoutent les cas non signalés par négligence ou par ignorance.

Les symptômes de la salmonellose (douleurs abdominales, fièvre, diarrhée, vomissements, frissons, maux de tête) apparaissent généralement entre 12 et 24 heures après l'ingestion de l'aliment contaminé et durent environ 2 ou 3 jours. La maladie peut être plus grave chez les personnes plus vulnérables, comme les enfants et les personnes âgées.

La salmonelle se loge fréquemment dans les intestins de la volaille, et peut se répandre sur sa surface lors de l'abattage. On retrouve aussi cette bactérie dans la viande, les poissons, les œufs et les produits laitiers. Dans la plupart des cas, on évite les problèmes liés à la salmonellose grâce à certaines précautions forts simples lors de l'entreposage, de la décongélation, de la manipulation et de la cuisson.

Achat

Les volailles sont classifiées par catégories selon des normes qui diffèrent d'un pays à l'autre. Ces catégories servent généralement à déterminer l'apparence extérieure du volatile, mais non la qualité de la chair, qui est influencée notamment par l'âge. Un volatile à qui il manque une aile ou une cuisse, moins bien conforme ou dont la peau présente une décoloration ou une déchirure, est aussi savoureux qu'un volatile entier, mais il est classé dans une catégorie moins coûteuse. Il s'avère toutefois un excellent achat pour la préparation de mets où son apparence importe moins ; salades, sandwichs, casseroles, etc.

La volaille est vendue fraîche ou congelée, crue ou cuite. La dinde et le poulet sont disponibles non seulement entiers, coupés en moitiés ou en quarts ou en morceaux, mais aussi notamment en morceaux et morceaux désossés, (filets, escalopes, rôtis, etc.). En règle générale, la volaille est moins coûteuse entière, et plus elle est grosse, plus son rendement en chair est élevé. Fraîche, la choisir charnue, à la peau souple, humide et intacte, exempte de duvet et de plaques foncées ou sèches. Surgelée, écarter une volaille desséchée et dont l'emballage est givré ou endommagé ou contient de la glace rosée, indice qu'il y a eu décongélation puis recongélation.

Selon la sorte de volaille, ses parties et le fait qu'elle soit désossée ou non, on obtient de 2 à 8 portions de 90 g de chair cuite environ par kilogramme de volaille crue, telle qu'achetée.

Préparation

La volaille peut être consommée dès qu'elle est tuée puisque sa chair n'a pas besoin de vieillir. On la consomme toujours cuite. Avant de la cuire, vérifier si des plumes sont encore présentes. Si c'est le cas, brûler les plumes ou le duvet avec la flamme du gaz, de l'alcool, d'une chandelle ou d'une allumette, ou les enlever à l'aide d'une pince ou en les brossant. Rincer l'intérieur et l'extérieur de la volaille, puis assécher. Si désiré, frotter la peau avec du citron afin que la chair reste blanche lors de la cuisson. Enlever la glande uropygienne située à la base du croupion (extrémité postérieure du corps de l'oiseau), qui donne une saveur amère. Cette glande produit une huile utilisée par la volaille pour lisser ses plumes ; elle est généralement absente des volailles éviscérées disponibles sur le marché. On peut aussi enlever le bréchet (l'os en forme de V, également nommé fourchette), ainsi la chair de la poitrine sera plus facile à couper.

La volaille cuit plus rapidement si elle est en morceaux ou en crapaudine, c'est-à-dire entière mais aplatie.

La volaille étant souvent porteuse de salmonelle, sa manipulation et sa cuisson exigent certains soins :

• travailler la volaille sur un espace restreint afin de limiter les risques de contamination ;

• avant de l'entreposer, la retirer de son emballage et jeter celui-ci ; retirer les abats de la cavité et les entreposer séparément ; essuyer le volatile avec un linge humide ;

• envelopper la volaille de papier ciré ou de papier d'aluminium, sans serrer, et réfrigérer 2 à 3 jours au plus ;

• dégeler complètement la volaille ; la cuire ensuite dans les 24 à 48 heures ;

• ne pas cuire la volaille à basse température (moins de 60 °C ou 150 °F) car elle doit atteindre une température interne de 60 °C le plus rapidement possible. À ce degré de cuisson la salmonelle est détruite. On devrait régler le four à 160 °C (325 °F) et utiliser un thermomètre à viande. Cuire jusqu'à ce que la température interne prise dans la partie la plus charnue de la cuisse ou de la poitrine atteigne 85 °C (77 °C pour une dinde non farcie) ;

• bien se laver les mains suite à la manipulation de la volaille et nettoyer à fond à l'eau chaude savonneuse tous les ustensiles et les surfaces qui ont été en contact avec la volaille et son emballage ; veiller particulièrement à laver le couteau et la planche à découper avant de les utiliser pour couper tout autre aliment, surtout si cet aliment est prêt à être consommé (viande cuite ou tout autre aliment qui sera consommé sans cuisson) ;

• éviter de laisser la volaille crue ou cuite à la température de la pièce pour une longue période (plus de 2 heures) ;

• ne pas recongeler une volaille dégelée avant de l'avoir fait cuire.

Ne farcir la volaille qu'au moment de la cuire, jamais le jour précédent car la farce fournit un milieu propice au développement des bactéries. Éviter de tasser la farce car elle gagne en volume à la cuisson. Immédiatement après le repas, retirer les restes de farce de la volaille et les réfrigérer à part dans un contenant fermé jusqu'à 3 jours. On peut aussi les congeler de 3 à 4 semaines.

Il est préférable de dégeler complètement la volaille avant de la cuire, surtout la dinde entière, afin qu'elle soit bien cuite jusqu'au centre.

On peut décongeler la volaille de plusieurs façons, la décongélation au réfrigérateur étant la plus sécuritaire, et celle à la température de la pièce, la moins recommandée.

La décongélation au réfrigérateur permet de limiter la perte de jus de la chair et la prolifération de bactéries ; c'est la méthode la plus longue cependant (prévoir 11 heures par kg). Laisser la volaille dans son emballage et percer quelques trous sous le dos pour que le liquide s'écoule.

Si l'on désire décongeler la volaille au four à micro-ondes, la laisser entière dans son emballage (retirer l'attache de métal, s'il y a lieu) et percer l'emballage afin que le liquide puisse s'écouler. Placer la volaille sur un support et cuire au tiers de la puissance maximale, de 20 à 24 min par kg ou selon le temps indiqué par le fabricant. Lorsque la volaille est dégelée à moitié, retirer le sac de plastique et couvrir le dessus de la volaille avec du papier d'aluminium pour éviter qu'elle ne cuise.

La décongélation par trempage dans l'eau froide s'effectue en laissant la volaille dans son emballage et dans l'eau froide. Renouveler l'eau plusieurs fois afin de la maintenir bien froide.

La décongélation à la température de la pièce est la méthode la moins recommandée car l'extérieur de la volaille décongèle avant l'intérieur et atteint rapidement la température ambiante.

Utilisation

La volaille se consomme chaude ou froide, mais toujours cuite. Elle s'apprête de multiples façons. La volaille froide est délicieuse dans les salades et les sandwichs.

Cuisson

Le mode de cuisson peut avoir une influence sur la teneur en matières grasses. Si désiré, enlever la peau et le gras avant la cuisson, ou piquer la peau afin que le jus s'écoule à la cuisson.

Rôtissage

Ce mode de cuisson convient autant aux volailles entières que dépecées (cuisses, poitrines, pilons, demies, quarts) et peut s'effectuer au four conventionnel ou au four barbecue. Enduire la peau d'une mince couche d'huile, de beurre ou de margarine fondue afin d'éviter le dessèchement lors de la cuisson. Ficeler la volaille (la brider) si on veut qu'elle conserve sa forme. Insérer le thermomètre à viande au centre de la partie la plus charnue de la poitrine ou de la cuisse. Préchauffer le four à 160 °C (325 °F). Placer la volaille sur la grille d'une rôtissoire, poitrine (ou peau, s'il s'agit d'une partie de volaille) vers le haut. Recouvrir de papier d'aluminium, côté brillant vers la peau. Enfourner. Retirer le papier d'aluminium 30 min avant la fin de la cuisson pour laisser dorer la volaille. Arroser la peau du jus de cuisson à l'occasion.

Cesser la cuisson lorsque le thermomètre inséré dans la poitrine ou la cuisse indique une température de 85 °C (77 °C pour une dinde non farcie et 82 °C pour une dinde farcie). Les jus sont alors limpides et clairs (non rosés) et la cuisse se détache facilement.

La chair d'une volaille peut devenir rougeâtre autour des os lors de la cuisson. Cette coloration survient lorsque les pigments contenus dans les os de la volaille migrent dans la chair. Ce phénomène, qui n'influence aucunement la qualité et le goût de la volaille, est plus fréquent chez les jeunes volatiles car leurs os sont plus poreux.

La chair de la volaille âgée (une poule à bouillir, par exemple) est ferme et a une saveur prononcée. On cuit souvent la volaille jeune et tendre par rôtissage ou par grillage. Ces modes de cuisson donnent un volatile à la peau croustillante.

Grillage

Ce mode de cuisson convient aux morceaux de volaille. Il s'effectue sur le gril du four barbecue réglé à feu moyen ou au four conventionnel, à 160 °C (325 °F). Il demande plus de soin que le rôtissage car la chair peut facilement s'assécher ou carboniser et la peau s'enflammer. Ne pas mettre la volaille trop près de la source de chaleur (à moins de 10 ou 12 cm), éviter de la piquer, l'arroser et la retourner quelques fois durant la cuisson.

Laisser reposer la volaille cuite quelques minutes pour que son jus se répartisse uniformément; elle sera plus juteuse et tendre.

Cuisson au four à micro-ondes

La cuisson au four à micro-ondes donne de bons résultats avec la volaille car sa chair est composée de fibres musculaires courtes. La volaille y cuit plus rapidement que dans le four conventionnel. Par contre, sa peau ne rôtit pas. Pour améliorer son apparence, l'enduire de sauce à brunir, de beurre fondu ou de margarine assaisonnés de persil ou de paprika, de sauce barbecue, de sauce soya ou de sauce Worcestershire.

Pour une cuisson uniforme, décongeler la volaille complètement avant la cuisson, recouvrir le bout des ailes, l'os de la poitrine et les os des cuisses avec du papier d'aluminium, et trousser la volaille en rapprochant les membres près du corps et en les attachant.

Percer la peau de la volaille entière et la placer sur un support pour rôtir convenant au micro-ondes afin que le gras s'égoutte lors de la cuisson. Disposer les morceaux en rayons, les parties plus épaisses à l'extérieur du plat, en s'assurant qu'ils ne se touchent pas. Cuire selon le temps suggéré par le fabricant. Enlever le jus qui s'accumule. Tourner les morceaux ou la volaille entière au moins une fois en cours de cuisson. À l'aide du thermomètre à viande, vérifier la température interne de la volaille en plusieurs points, après la période d'attente.

Valeur nutritive

La volaille a un contenu en protéines équivalant à celui des animaux de boucherie. La teneur en matières grasses de sa chair est très variable selon les espèces (le canard et l'oie sont plus gras que la caille, le poulet, le faisan, la pintade et la dinde), les parties de l'animal (la chair de la poitrine est légèrement plus maigre que celle des cuisses, et la peau est très grasse) et les méthodes d'élevage. Elle est moins élevée chez les oiseaux sauvages que domestiques.

Les matières grasses des volailles sont moins saturées et davantage polyinsaturées que celles des animaux de boucherie. Une partie du gras est intramusculaire, une autre est logée dans la peau et une autre est localisée sous la peau, où elle forme une masse jaunâtre qui peut représenter jusqu'à 2,5 % du poids du poulet. L'eau absorbée par la volaille lors de la transformation peut aussi représenter un certain pourcentage de son poids à l'achat. En effet, après l'échaudage, la plumaison et l'éviscération, la volaille est refroidie par immersion dans l'eau glacée ou à l'air froid. De l'eau pénètre dans la volaille lorsqu'elle est refroidie à l'eau. Au Canada, la réglementation permet jusqu'à 8 % du poids en eau pour le poulet congelé, et jusqu'à 12 % pour le poulet frais. Le refroidissement à l'air est toutefois de plus en plus utilisé.

La poitrine est généralement plus tendre, plus sèche et de saveur plus délicate que la cuisse, surtout dans le cas des gros volatiles. Elle est aussi généralement plus appréciée, ce qui n'est pas sans causer des surplus de viande brune, surtout depuis que plusieurs établissements de restauration rapide ont mis à leurs menus divers produits à base de blanc de poulet. Au Canada, on développe actuellement les marchés d'exportation afin de récupérer la viande brune.

Conservation

La volaille fraîche est périssable car elle offre aux bactéries un milieu idéal pour leur prolifération (nourriture, humidité et faible taux d'acidité). La retirer de son emballage, l'essuyer avec un linge humide et retirer les abats de la cavité. La déposer ensuite sur une assiette et la couvrir, sans serrer, de papier ciré ou de papier d'aluminium, réfrigérer et cuire dans les 2 ou 3 jours suivants.

Une volaille décongelée (l'étiquette en fait mention) doit être cuite dans les 24 heures.

La durée de congélation de la volaille entière achetée congelée est de 12 mois, de la volaille découpée (achetée congelée), 6 mois, et de la volaille cuite, 1 ou 2 mois sans sauce ni bouillon.

Dinde

Meleagris gallopavo, Gallinacés

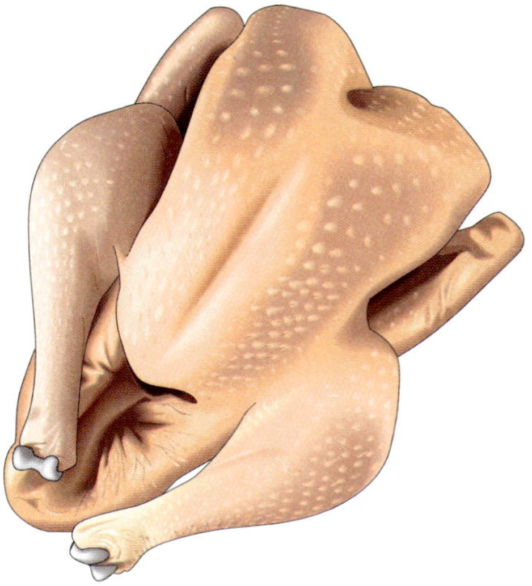

La dinde est la femelle du dindon, un oiseau de basse-cour dont la tête et le cou, de couleur rouge violacé, sont dépourvus de plumes et présentent plusieurs excroissances. Originaire d'Amérique du Nord, la dinde fut introduite en Europe par les Espagnols. Ceux-ci, se croyant en Inde lorsqu'ils la découvrirent au Mexique, lui donnèrent le nom de « poule d'Inde ». À cette époque, le mot dinde désignait une pintade originaire d'Afrique de l'Ouest.

Aux États-Unis et au Canada, la dinde farcie est le mets traditionnel de l'Action de grâces et de Noël, depuis qu'en novembre 1620 elle servit de repas aux colons affamés du *Mayflower*, à leur arrivée dans l'actuel État du Massachusetts. On la sert accompagnée de gelée ou de confiture de canneberges, une variété d'airelles rouges.

En Europe, la dinde fut d'abord servie sur les tables royales. Elle se tailla une place de plus en plus importante dans la cuisine de plusieurs pays, et finit même par remplacer l'oie de Noël, notamment en Angleterre. Les jésuites furent les premiers à introduire la dinde en France où ils en firent l'élevage intensif. On prit l'habitude de nommer la dinde « jésuite », terme encore utilisé de nos jours.

La dinde sauvage a peu de chair, contrairement à la dinde d'élevage devenue charnue à la suite de nombreux croisements. La dinde domestiquée peut peser jusqu'à environ 18 kg. Sur le marché, dinde et dindon se retrouvent de plus en plus sous l'appellation « dindon » (ou « jeune dindon »).

Au Canada, selon les besoins des utilisateurs, ils sont tués entre 12 et 16 semaines. Leur poids éviscéré varie de 3 à 8 kg et parfois plus. Pour le producteur, le dindonneau est le petit de la dinde âgé de 1 à 2 jours. Pour le cuisinier, il s'agit du dindon.

La chair de la dinde est moins fine et plus sèche que celle du poulet. Plus l'animal est gros, moins il est savoureux.

Cuisson

Décongeler la dinde complètement avant de la cuire, cela permet une cuisson plus uniforme et favorise la destruction complète des bactéries pathogènes (les salmonelles) potentiellement présentes. La décongélation idéale s'effectue au réfrigérateur, dans l'emballage original ; prévoir environ 11 h par kilo. On peut aussi dégeler l'oiseau dans l'eau froide (prévoir 3 h par kilo) ou au four à micro-ondes (voir *Introduction*) en suivant les directives du fabricant.

Il n'est pas prudent de cuire la dinde à basse température, soit à moins de 150 °C (300 °F), car les bactéries pathogènes ne sont pas complètement détruites. La température idéale est de 160 °C (325 °F).

La meilleure façon de s'assurer d'une cuisson parfaite consiste à utiliser un thermomètre à viande. L'insérer au centre de la partie la plus charnue de la poitrine ou de la cuisse. La température interne de la poitrine doit être de 72 °C et celle de la cuisse de 77 °C.

	Poids (kg)	***Durée de cuisson pour rôtir (h)***
Dinde entière	1,8 - 3	3 h - 3 h 30
	3,0 - 3,5	3 h 30 - 4 h
	3,5 - 4,5	4 h - 4 h 30
	4,5 - 5,5	4 h 30 - 5 h
	6,5 - 7	5 h 30 - 6
	8 - 9	5 h 45 - 6 h 30
	9 - 11	6 h 15 - 7h
Demi-dinde	2	2 h 30 - 3 h
	4	4 h - 4 h 30
	6	4 h 30 - 5 h
Quart de dinde	2	3 h - 3 h 30
	3	3 h 30 - 4 h
Pilons (6 morceaux)	1,5	1 h 30 - 1 h 45
Cuisses (6 morceaux)	2	1 h 30 - 1 h 45
Ailes (8 morceaux)	2	1 h 15 - 1 h 30
Demi-poitrine	1	1 h 45 - 2 h

Valeur nutritive

	chair crue (blanc et brun)	*avec la peau*	*chair blanche et brune rôtie*	*avec la peau*
protéines	22 g	20 g	29 g	28 g
matières grasses	3 g	8 g	5 g	10 g
cholestérol	65 mg	68 mg	76 mg	82 mg
calories	119	160	170	208

par 100 g

La dinde est riche en protéines, en niacine, en vitamine B_6, en zinc et en potassium. C'est aussi une bonne source de vitamine B_{12} et de phosphore.

La dinde a presque deux fois plus de chair blanche que de brune. La chair blanche est moins grasse, moins humide et généralement plus appréciée. Environ 40 % du poids de la volaille entière est comestible. Ainsi, on obtient environ 400 g de viande cuite pour chaque kilo de dinde crue, dont 250 g peuvent se servir tranchés.

Escalopes de dinde au citron

4 PORTIONS

4 escalopes de dinde minces
2 c. à soupe de beurre
2 c. à soupe d'huile d'olive
1 c. à soupe de farine
180 ml (¾ de tasse) de consommé de bœuf
8 rondelles de citron
2 c. à soupe de beurre ramolli
1 c. à soupe de jus de citron
sel et poivre blanc

1. Saler, poivrer, fariner légèrement les escalopes. Dans une poêle, sur feu moyen, faire chauffer le beurre et l'huile d'olive. Faire dorer les escalopes environ 2 min de chaque côté pour bien les saisir. Les réserver au chaud.

2. Rejeter la graisse contenue dans la poêle. Ajouter les ¾ du consommé de bœuf en grattant le fond de la poêle. Y remettre les escalopes et les garnir de rondelles de citron. Couvrir. Laisser mijoter 10 min.

3. Disposer les escalopes sur un plat de service et réserver au chaud.

4. Ajouter au jus de la poêle le reste du consommé de bœuf. Faire réduire jusqu'à l'obtention d'un liquide sirupeux. Ajouter le jus de citron. Remuer. Hors feu, incorporer le beurre ramolli. Verser cette sauce sur les escalopes.

Achat

Ces volatiles sont généralement trop gros pour les besoins actuels des consommateurs. L'industrie de la dinde a mis au point toute une gamme de découpes et de produits transformés. On trouve maintenant entre autres de la dinde désossée, découpée en pièces (poitrine, cuisse, pilons, etc.), hachée, coupée en escalopes ou en cubes, façonnée en rôti (que l'on nomme également roulé) ou incorporée à toute une gamme de produits transformés (saucisse, saucisson, pastrami, salami, Kiel, Kolbassa). La dinde désossée peut être vendue sans peau, peut ne contenir que de la viande blanche ou un mélange de viande blanche et brune ; elle peut aussi être cuite et fumée ou aromatisée à la saveur de jambon. Prêts à cuire ou à servir, ces produits sont surtout vendus congelés ; la liste des ingrédients nous renseigne sur leur composition.

La dinde est aussi vendue farcie ou injectée de corps gras. L'injection de gras dans les chairs peut augmenter le poids de 3 %. La dinde injectée de corps gras coûte plus cher et le mélange utilisé contient une forte proportion de matières grasses saturées (souvent de la margarine d'huile de copra). L'ajout de ce gras n'est pas essentiel à l'obtention d'une dinde savoureuse. On peut obtenir de très bons résultats en cuisant la dinde à des températures modérées,160 °C (325 °F), et en l'arrosant durant la cuisson.

Utilisation

La dinde est traditionnellement rôtie, souvent farcie. Elle peut cependant se cuisiner de multiples autres façons. Elle s'apprête comme le poulet, qu'elle peut remplacer dans la plupart des recettes. Comme le poulet, elle est délicieuse froide, notamment dans les salades, les aspics et les sandwichs.

Oie

Anser anser, Anatidés

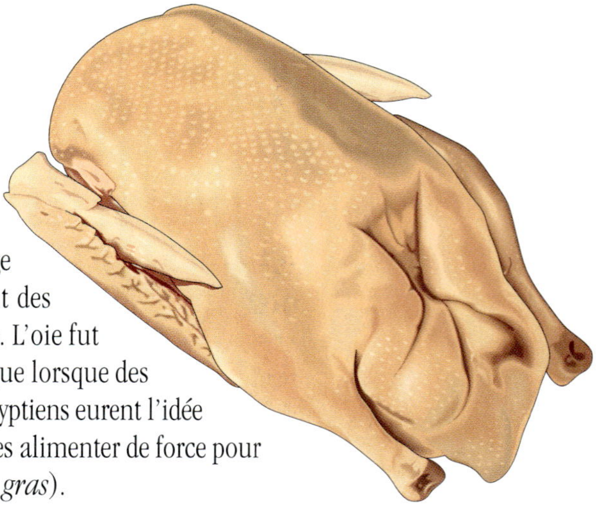

L'oie est un oiseau palmipède au long cou et au large bec. Depuis toujours, les oies sauvages forment des volées migratoires qui font la joie des chasseurs. L'oie fut probablement domestiquée à l'époque néolithique lorsque des petits d'oies sauvages furent capturés et engraissés. Les Égyptiens eurent l'idée de gaver les oies et les canards d'élevage, c'est-à-dire de les alimenter de force pour obtenir un foie surchargé de graisse, le foie gras (voir *Foie gras*).

Les oies s'accouplent toute leur vie avec le même partenaire, et elles demeurent longtemps sans se reproduire si un des partenaires vient à mourir. Tuer l'oie lors du solstice d'hiver est une tradition qui existait en Europe et en Asie centrale. Au Moyen Âge, la viande d'oie était la plus populaire après celle du porc. Elle est beaucoup moins consommée maintenant lors des célébrations de fin d'année ou de fêtes ; elle a été détrônée par la dinde. L'oie rôtie, farcie ou non, demeure une tradition en Allemagne, en Angleterre, en Europe centrale et en Scandinavie.

Il existe de nombreuses espèces d'oies aux tailles variables. Certaines races petites sont élevées pour leur chair tendre et savoureuse ; on les tue en général lorsqu'elles pèsent entre 3 et 5 kg. D'autres sont élevées pour leur foie gras ; elles atteignent alors de 10 à 12 kg (et leur foie, en moyenne de 400 g à 1 kg).

Achat

Choisir une oie à la chair rose ou rouge clair, à la poitrine rebondie et aux pattes claires et lisses. Plus l'oie est âgée, plus ses pattes sont velues et rouges, plus son bec est rigide et plus sa chair est ferme et sèche. Allouer 500 g de chair crue par personne.

Cuisson

Pour que l'oie soit moins grasse, piquer la peau à plusieurs endroits avant la cuisson, la placer sur la grille d'une rôtissoire et la retourner à mi-cuisson. Dégraisser la sauce. Pour rôtir une oie, prévoir environ 30 min de cuisson par kilo à 160 °C (320 °F).

Utilisation

L'oie se cuisine comme les autres volailles. L'oie sauvage, dont la chair est plus ferme, offre une saveur maximale lorsqu'elle est braisée ou apprêtée en pâtés. Les apprêts de la dinde et du canard conviennent particulièrement bien à l'oie. En Europe, l'oie farcie aux marrons et accompagnée de pommes ou servie avec de la choucroute est un classique. La chair de l'oie âgée ou très grosse est transformée en confits, en pâtés et en rillettes, ou elle est cuisinée en ragoût, en civet, ou braisée. Les farces et les garnitures aux fruits conviennent bien à la chair grasse de l'oie.

On tire de l'oie de la graisse (substance blanchâtre pâteuse à l'air ambiant) que l'on utilise comme le beurre. Les connaisseurs aiment bien s'en servir pour dorer des pommes de terre.

Valeur nutritive

	chair crue	***chair crue avec la peau***	***chair rôtie***	***chair rôtie avec la peau***
protéines	23 g	16 g	29 g	25 g
matières grasses	7 g	34 g	13 g	22 g
cholestérol	84 mg	80 mg	96 mg	91 mg
calories	160	370	238	305

par 100 g

L'oie a une valeur nutritive qui se rapproche de celle du canard. Elle est toutefois plus grasse que ce dernier.

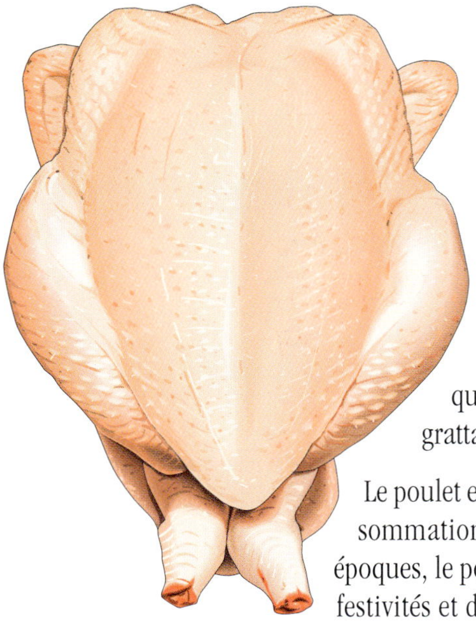

Poulet

Gallus gallus, Gallinacés

Petit de la poule, mâle ou femelle, âgé de 4 mois ou plus. Ce volatile fut domestiqué dans la vallée de l'Indus, fleuve d'Asie méridionale, il y a plus de 4 000 ans. On le retrouve en Grèce au ve siècle avant notre ère. Il est facile à élever et peu exigeant quant à sa nourriture, car il peut s'alimenter de déchets de table ou en grattant le sol.

Le poulet est aujourd'hui consommé presque partout dans le monde. Cette consommation a connu des fluctuations tout au long de l'histoire. À certaines époques, le poulet fut considéré comme un mets de luxe figurant aux menus des festivités et des repas dominicaux, tandis qu'à d'autres périodes il tomba dans l'oubli. Jamais cependant le poulet n'a été aussi populaire que depuis les débuts de l'aviculture industrielle, après la Seconde Guerre mondiale. Grâce notamment à de nouvelles méthodes d'élevage et à la génétique, on peut obtenir rapidement et en plus grand nombre des poulets aux caractéristiques améliorées (la masse musculaire par exemple). L'intérêt pour le poulet s'est aussi accru lorsque des recherches démontrèrent qu'il possède certains avantages pour la santé par rapport à la viande rouge.

Le poulet est rarement consommé avant 6 semaines, car sa chair n'est pas suffisamment formée. On trouve sur le marché le « poulet à griller », tué à 7 semaines environ et pesant entre 1,2 et 1,8 kg (éviscéré), et le « poulet à rôtir », tué à l'âge de 10 semaines et pesant plus de 2 kg. Le « poulet de Cornouailles » est issu d'un croisement entre une poule White Rock et un poulet Cornish ; il pèse 700 g à 1 kg, éviscéré.

Certains poulets sont dits « de grain » (« fermiers » ou « de marque » en Europe). Dans l'esprit de certains consommateurs, ces poulets sont élevés d'après les méthodes ancestrales, en liberté, et sans recevoir de médicaments. Or, la réalité est souvent tout autre.

Dans certains pays, et au Québec notamment, aucune réglementation ne régit l'appellation « poulet de grain », de sorte que tous les poulets peuvent recevoir ce nom, car tous sont principalement nourris de grains (blé, orge, maïs, etc.) et sont produits selon des techniques d'élevage semblables. Les poulets étiquetés « de grain » coûtent en moyenne 30 % plus cher, ce qui peut s'expliquer par certains facteurs, parmi lesquels : l'emploi d'une moulée sans produits d'origine animale (de coût plus élevé), la durée plus longue de l'élevage avec une moulée 100 % végétale, et un refroidissement effectué à l'air (plus coûteux), plutôt qu'à l'eau lors de l'abattage.

Certains poulets « de grain » sont en effet refroidis à l'air, plutôt qu'à l'eau. Ils n'absorbent donc pas d'eau contrairement aux poulets refroidis à l'eau qui en absorbent 3 à 5 %. Les poulets refroidis à l'air perdent ainsi moins d'eau à la cuisson, de sorte que leur prix est en réalité moins élevé qu'il n'y paraît. Le refroidissement à l'air assèche la peau et lui donne une coloration plus sombre, recherchée par les consommateurs. Une alimentation riche en carotène provoque également une coloration de la volaille.

Achat

Le prix du poulet doit tenir compte des pertes lors de la préparation (os, gras, peau) et de la cuisson (eau, gras). Il est donc préférable de comparer en considérant le prix par portion plutôt que le prix par kilo. Le prix au kilo d'un poulet entier est habituellement inférieur à celui des morceaux. Un gros poulet constitue un meilleur achat qu'un plus petit, car la proportion de chair par rapport aux os est plus élevée.

Allouer un poulet entier pour 3 portions de 90 g, cuit, et 320 g d'ailes, 220 g de cuisses ou de pilons, et 200 g de poitrines par portion.

Valeur nutritive

	chair crue	*avec la peau*	*chair rôtie*	*avec la peau*
protéines	21 g	19 g	29 g	27 g
matières grasses	3 g	15 g	7 g	14 g
cholestérol	70 mg	75 mg	89 mg	88 mg
calories	119	215	190	239
				par 100 g

D'une façon générale, la chair crue de poulet contient moins de matières grasses et autant de cholestérol que le maigre des animaux de boucherie.

Le poulet est riche en protéines, en niacine et en vitamine B_6. Il est aussi une bonne source de vitamine B_{12}, de zinc, de phosphore et de potassium.

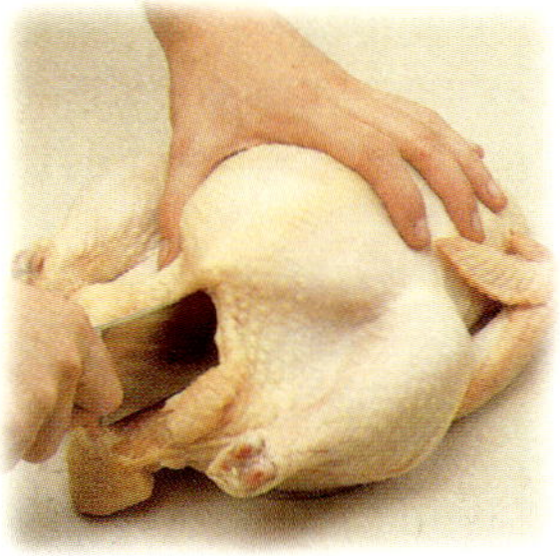

1 *Insérer un couteau de chef tranchant dans la cavité de la volaille et découper le long de la colonne vertébrale.*

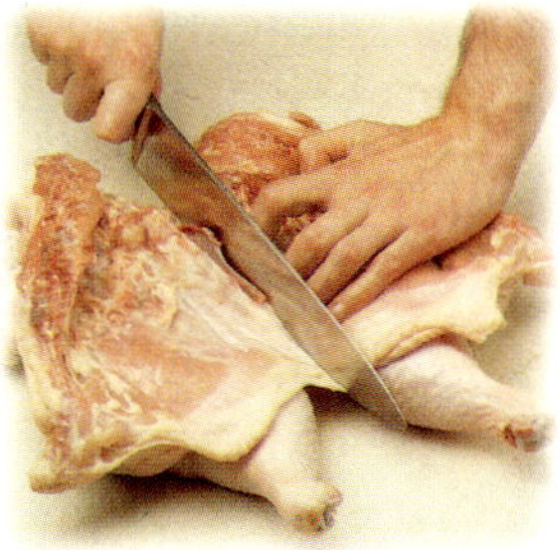

2 *Retourner et ouvrir la volaille. Découper le long du bréchet.*

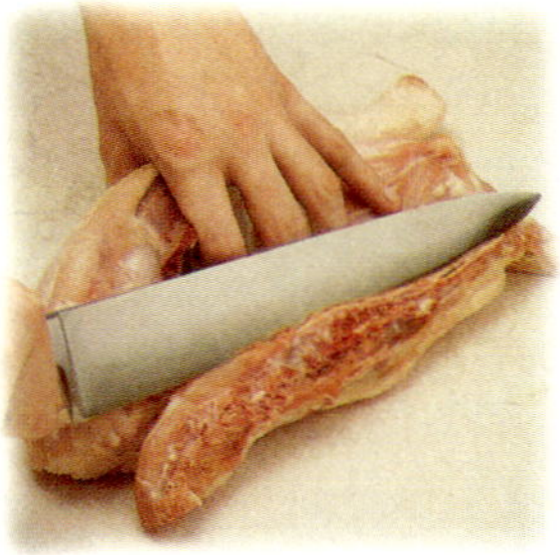

3 *Couper ensuite la colonne vertébrale de la moitié à laquelle elle est rattachée, et jeter.*

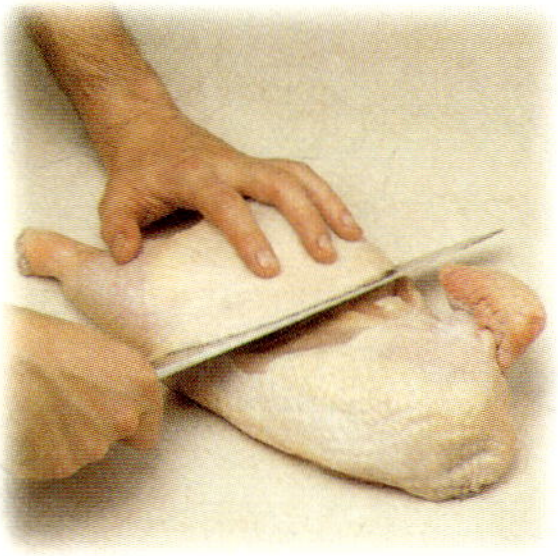

4 *Poser la moitié à plat sur la surface de travail et insérer la lame du couteau entre la cuisse et la poitrine.*

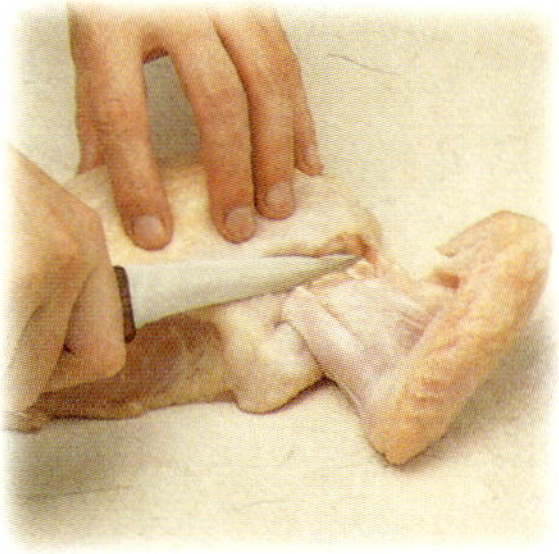

5 *Insérer la pointe d'un couteau au niveau de l'articulation et couper autour afin de détacher l'aile.*

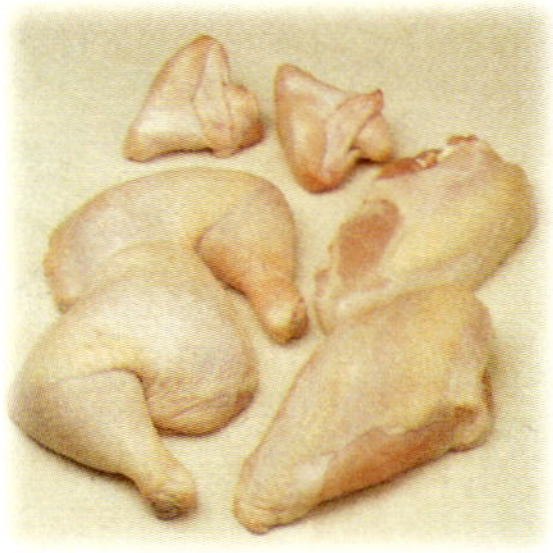

6 *On obtient ainsi les 6 morceaux : 2 ailes, 2 cuisses et 2 demi-poitrines.*

Poulet rôti au four

4 PORTIONS

1 poulet de 1,5 kg (3 lb)	*60 ml (¼ de tasse) de beurre*
1 petit oignon	*1 c. à soupe de moutarde sèche*
1 carotte	*estragon et thym au goût*
1 branche de céleri	
sel et poivre	

1. Préchauffer le four à 190 °C (375 °F).
2. Éplucher l'oignon et le couper en deux. Peler la carotte, parer la branche de céleri et couper l'un et l'autre en bâtonnets.
3. Saler et poivrer la cavité du poulet. Y mettre les légumes et les fines herbes. Ficeler l'ouverture ou la fermer à l'aide d'une broche à brider.
4. Ramollir le beurre à la fourchette et y incorporer la moutarde sèche. En badigeonner le poulet.
5. Mettre le poulet au four, sans couvrir. Compter 25 min de cuisson par 500 g (par livre).
6. Pour la sauce : retirer le poulet du plat de cuisson et réserver dans le four éteint. Dégraisser le jus de cuisson. Le déglacer en ajoutant quelques cuillérées à soupe d'eau chaude, de bouillon de poulet ou de vin blanc, au goût. Gratter le fond du plat avec une spatule de bois pour bien récupérer les sucs du poulet.

Utilisation

Le poulet se consomme aussi bien chaud que froid, mais toujours préalablement cuit. Tous les modes de cuisson lui conviennent et il peut être accompagné d'une multitude d'ingrédients et d'assaisonnements. Le poulet est délicieux rôti, grillé ou sauté. Le mariner quelques heures ou le farcir le rendent plus savoureux. Étant donné leur jeune âge, tous les poulets sont tendres et se cuisent donc très bien à chaleur sèche.

Poule

Gallus gallus, Gallinacés

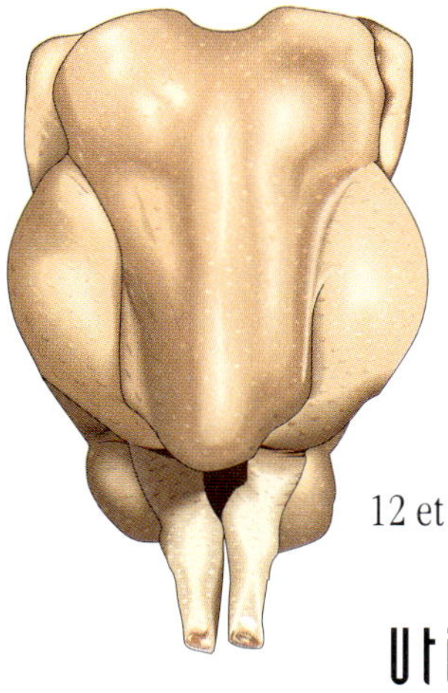

Femelle du coq. Le mot poule désigne également la femelle de divers autres gallinacés. Dans ce cas, il est suivi d'un autre terme : poule faisane, poule des bois (gélinotte) et poule d'eau (échassier des roseaux). La poule est élevée pour la ponte et n'est tuée que lorsqu'elle ne pond plus d'œufs, habituellement entre 12 et 24 mois. Elle pèse de 1,5 à 3 kg et elle est meilleure lorsqu'elle pèse moins de 2 kg.

Utilisation

La chair de la poule est toujours ferme et un peu grasse. Elle nécessite une cuisson lente et prolongée à la chaleur humide, qui l'attendrit. Elle permet de cuisiner d'excellentes soupes et ragoûts. On peut la rôtir après l'avoir braisée environ 1 h dans très peu de liquide.

Valeur nutritive

	poule bouillie sans la peau	*poule bouillie* avec la peau
protéines	39 g	27 g
matières grasses	12 g	19 g
cholestérol	83 mg	79 mg
calories	237	285
		par 100 g

La poule est riche en protéines et en niacine et est une bonne source de vitamine B_6, de phosphore, de zinc et de potassium.

Chapon

Gallus gallus, Gallinacés

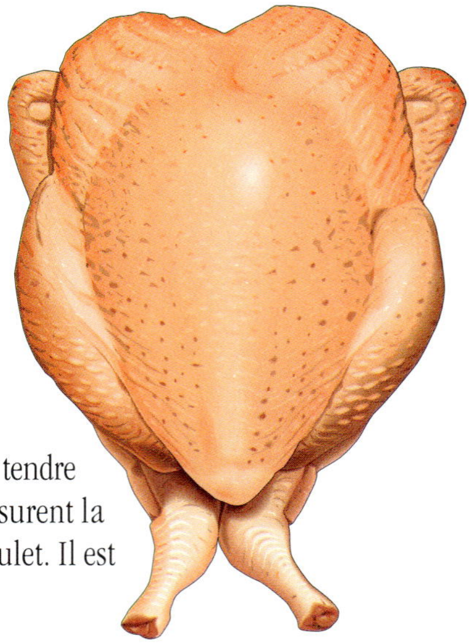

Le chapon est un coq qui a été châtré et engraissé. Cette technique, pratiquée depuis l'Antiquité, fut inventée par les Romains. Lente et coûteuse, elle est encore utilisée en Europe mais rarement en Amérique du Nord.

Le chapon devient deux fois plus gros que le jeune poulet, mais sa chair reste tendre et succulente, car il se forme dans les muscles des couches de graisse qui assurent la tendreté. Il contient une plus grande proportion de chair blanche que le poulet. Il est particulièrement savoureux lorsqu'il pèse autour de 4 kg.

Valeur nutritive

	cru (chair et peau)
protéines	19 g
matières grasses	17 g
cholestérol	75 mg
calories	234
	par 100 g

Utilisation

Le chapon est habituellement cuisiné simplement afin de ne pas masquer la délicatesse de sa chair. Il est généralement rôti, farci ou non.

Pintade

Numida meleagris, Phasianidés

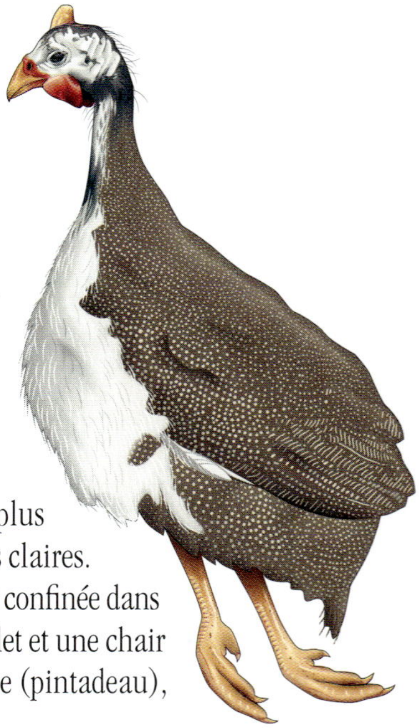

Volatile omnivore au plumage sombre et au cri perçant originaire d'Afrique, la pintade était connue des Égyptiens, des Grecs et des Romains. Ceux-ci la nommaient « poule de Numidie » ou « poule de Carthage », d'après les régions d'où elle provenait. Les Européens la désignent encore parfois sous le nom de « faisan de Bohême », car les Tziganes la remirent à l'honneur vers le XIVe siècle.

Il existe plus de 20 races de pintades, dont plusieurs ont été domestiquées. La plus courante est la *Numida meleagris* au plumage gris argenté parsemé de taches claires. La pintade est difficile à domestiquer cependant, car elle ne pond pas si elle est confinée dans un endroit restreint. La pintade domestiquée a la taille d'un petit poulet et une chair légèrement musquée. Elle est particulièrement savoureuse jeune (pintadeau), lorsqu'elle pèse moins d'un kilo.

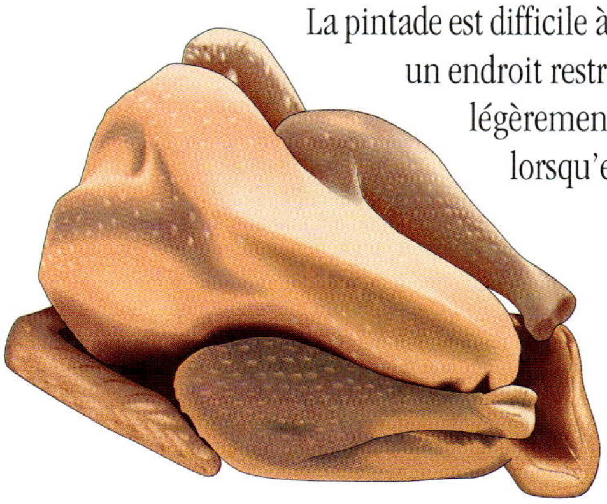

Utilisation

La pintade est généralement rôtie ou braisée. Elle se cuisine comme le faisan, la perdrix et le poulet, qu'elle peut remplacer.

Cuisson

La chair maigre de la pintade s'assèche facilement à la cuisson. On recommande de la badigeonner de gras ou de la barder avant de la cuire, et de l'arroser souvent en cours de cuisson. Pour rôtir, prévoir 1 h à 1 h 30 à 190 °C (375 °F). L'arroser souvent en cours de cuisson.

Valeur nutritive

	chair crue	*avec la peau*
protéines	21 g	23 g
matières grasses	3 g	7 g
cholestérol	63 mg	74 mg
calories	110	158
		par 100 g

La pintade est maigre et peu calorifique.

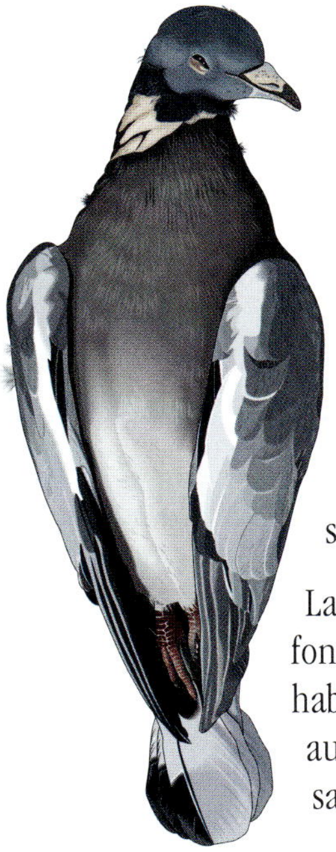

Pigeon

Columba spp, Gallinacés

Le pigeon est un oiseau aux ailes courtes et larges, au bec grêle et au plumage attrayant qui se nourrit de graines; il s'accouple toute sa vie avec le même partenaire et demeure longtemps sans se reproduire si un des partenaires vient à mourir. Le pigeon sauvage est présent sur les cinq continents et certaines espèces sont domestiquées. Sa domestication date de 1 500 ans avant notre ère, en Grèce.

La chair du pigeon sauvage est appréciée depuis les temps anciens; elle est plus maigre, plus foncée et de saveur plus prononcée que celle du pigeon domestique. Le pigeon d'élevage est habituellement tué très jeune, vers 4 semaines, avant qu'il ne commence à voler; il pèse alors autour de 350 g et sa chair est très tendre. On tue le pigeon très souvent par étouffement; sa peau et sa chair sont alors teintées par le sang qui n'a pas pu s'écouler.

Utilisation

Le pigeon se sert traditionnellement accompagné de petits pois. S'il est cuit entier, on peut le servir tel quel, sans le découper.

Achat

Allouer un pigeon par personne.

Cuisson

Le pigeon se cuit comme les autres volailles. Il est fréquemment rôti, sauté ou grillé lorsqu'il est jeune et tendre. S'il est adulte, la cuisson à la chaleur humide (braisage, pochage) donne de meilleurs résultats. Saisir le pigeon de 10 à 20 min entre 220 et 250 °C (425 et 480 °F), puis terminer la cuisson à 170 °C (340 °F). Le foie ne contenant pas de fiel, on peut le laisser à l'intérieur du volatile durant la cuisson.

Valeur nutritive

	chair crue	*avec la peau*
protéines	18 g	19 g
matières grasses	8 g	24 g
cholestérol	90 mg	95 mg
calories	142	294
		par 100 g

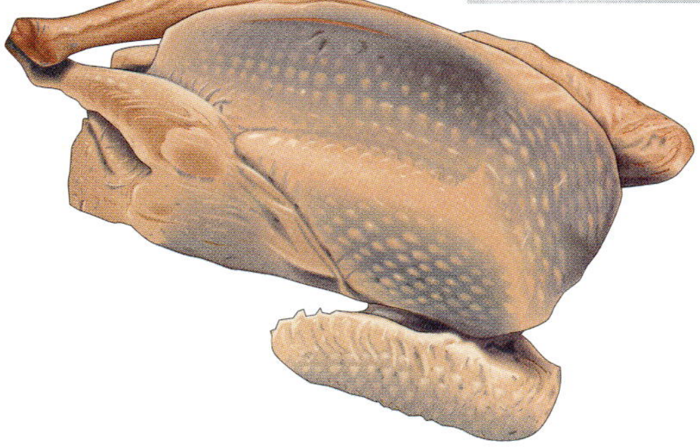

Caille

Coturnix spp et *Colinus spp,* Gallinacés

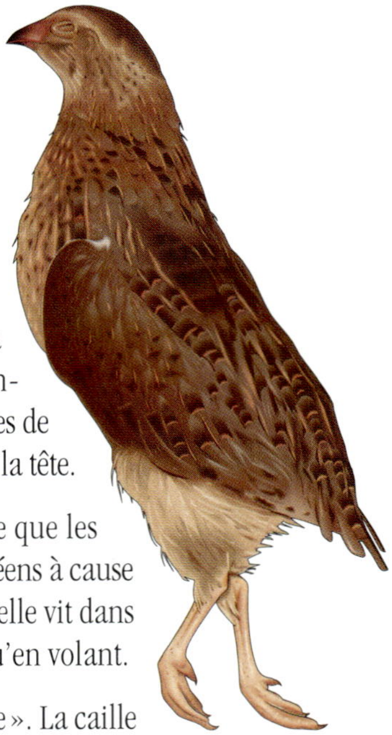

Petit oiseau migrateur qui serait originaire d'Asie ou d'Afrique, et qui serait apparu en Europe il y a plus de 10 000 ans. Les Égyptiens faisaient déjà l'élevage de la caille, facile à garder en captivité. Cette pratique s'est maintenant répandue un peu partout dans le monde. Il existe environ 200 espèces de cailles, le plus petit des Gallinacés. Certaines ont une touffe de plumes (huppe) sur la tête.

La caille américaine (*Colinus virginianus*) est une espèce voisine plus grosse que les cailles européennes. Ce volatile fut nommé caille par les premiers émigrants européens à cause de sa ressemblance avec les cailles européennes. La caille est facile à capturer car elle vit dans les champs et les prairies des plaines et préfère fuir le danger en courant plutôt qu'en volant.

La caille est un volatile rondelet qui a inspiré l'expression « rond comme une caille ». La caille domestiquée pèse entre 150 et 300 g. Sa chair est délicate et savoureuse. Les œufs de caille, souvent beiges tachetés de brun, sont comestibles malgré le fait qu'ils soient minuscules (ils pèsent environ 10 g).

Achat

Allouer 2 à 3 cailles par personne.

Valeur nutritive

	chair crue	*avec la peau*
protéines	22 g	20 g
matières grasses	5 g	12 g
cholestérol	70 mg	76 mg
calories	134	192
		par 100 g

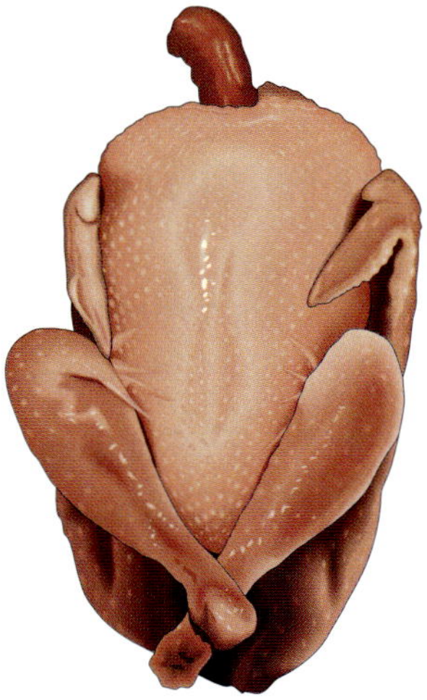

Utilisation

La caille peut être préparée en pâté ou en terrine. Les os, petits et délicats, peuvent être mangés, particulièrement lorsque la caille est bien cuite. Les raisins, les cerises, les olives, les pruneaux et le citron accompagnent très bien la caille.

Les œufs sont généralement consommés cuits durs. Ils sont souvent servis en amuse-gueule ou utilisés à des fins décoratives. Les œufs de caille sont reconnus pour leur saveur fine et leur texture moelleuse et crémeuse ; les cuisines chinoises et japonaises leur font une place de choix.

Cuisson

La caille constitue un mets délicat si l'on prend soin de ne pas laisser la chair sécher durant la cuisson. Elle est rôtie, braisée (avec des raisins), cuite en casserole ou grillée. La caille est cuite en 20 ou 25 min.

Conservation

La caille fraîche est périssable. La conserver au réfrigérateur en la plaçant à l'endroit le plus froid. La cuire le plus tôt possible, soit dans les 2 ou 3 jours.

Faisan

Phasianus colchicus, Gallinacés

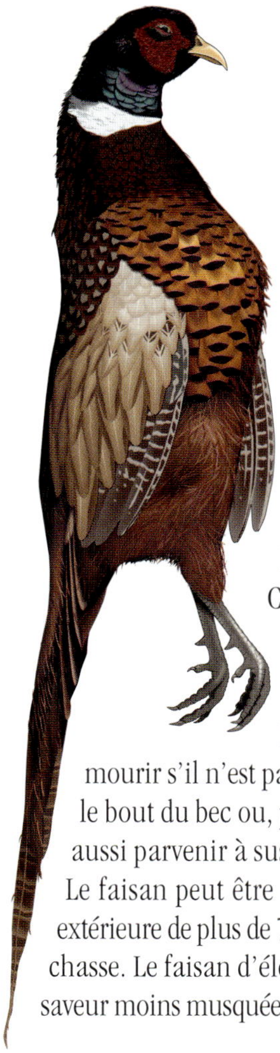

Oiseau omnivore au plumage magnifique tirant souvent sur le roux et parsemé de noir. Le faisan est originaire d'Asie et fut introduit en Europe par les Romains. Depuis toujours, cet oiseau fait la joie des chasseurs, le mâle surtout, particulièrement recherché pour la beauté de son plumage éclatant et de sa longue queue. Au Moyen Âge, la chasse au faisan était réservée à la noblesse. Depuis, elle a contribué à réduire considérablement les populations. L'élevage du faisan remédie partiellement à ce phénomène de dépopulation.

Le faisan fut introduit pour la première fois aux États-Unis en 1790, mais sans succès. Ce n'est qu'en 1881 que l'oiseau s'adapta aux conditions nord-américaines, en Oregon. Le faisan sauvage n'a pas pu s'acclimater au Canada, l'hiver y étant trop rigoureux. On y chasse tout de même le faisan d'élevage.

Élever le faisan est une entreprise difficile, car l'oiseau est sensible au stress et se laisse mourir s'il n'est pas heureux. Le cannibalisme est un problème fréquent que l'on contrôle en leur coupant le bout du bec ou, plus rarement, en munissant les volatiles de lunettes aveuglantes. Les éleveurs doivent aussi parvenir à susciter la ponte toute l'année, ponte qui ne s'effectue naturellement qu'au printemps. Le faisan peut être élevé en captivité dans un poulailler intérieur ou dans une volière (une vaste cage extérieure de plus de 750 m^2). Le faisan de volière a un plus beau plumage et un certain nombre est destiné à la chasse. Le faisan d'élevage est plus charnu et plus lourd que le faisan sauvage; sa chair est plus grasse et sa saveur moins musquée. Tué entre 18 et 25 semaines, le faisan d'élevage pèse alors entre 800 g et 1,2 kg.

Préparation

La coutume veut que l'on faisande ce volatile (c'est-à-dire qu'on le suspende afin que s'effectue un commencement de décomposition des protéines, ce qui attendrit la chair et lui confère du fumet) de 4 à 12 jours, selon la saison. Cette pratique est moins souvent observée maintenant, surtout si le faisan est jeune et élevé; on se contente de le cuire 48 heures après qu'il a été tué.

Conservation

Le faisan frais est périssable. Le conserver au réfrigérateur en le plaçant à l'endroit le plus froid. Le cuire le plus tôt possible, dans les 2 ou 3 jours.

Cuisson

Jeune, le faisan est généralement rôti. Parce que sa chair est plutôt sèche, on l'agrémente souvent d'une farce humide (ne l'introduire dans la volaille qu'au moment de la cuisson, car elle constitue un milieu propice au développement de bactéries). On peut aussi le barder (l'envelopper de tranches de gras) ou le badigeonner de gras. Le faisan âgé est plus sec et moins tendre. Il gagne à être rôti, recouvert de bardes, cuit en cocotte, ou préparé en terrine ou en pâté. Le vin et l'alcool conviennent particulièrement bien à la cuisson de ce volatile. Pour rôtir, prévoir de 1 h à 1 h 30 à 190 °C (375 °F). L'arroser souvent en cours de cuisson.

Achat

Allouer un faisan pour 2 personnes, ou, s'il est farci, 3 ou 4 personnes.

Valeur nutritive

	chair crue	*avec la peau*
protéines	24 g	23 g
matières grasses	4 g	9 g
cholestérol	66 mg	71 mg
calories	133	181
		par 100 g

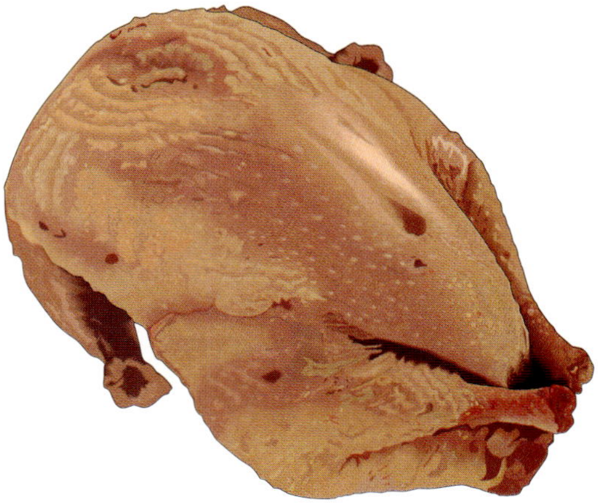

Canard

Anas platyrhynchos, Anatidés

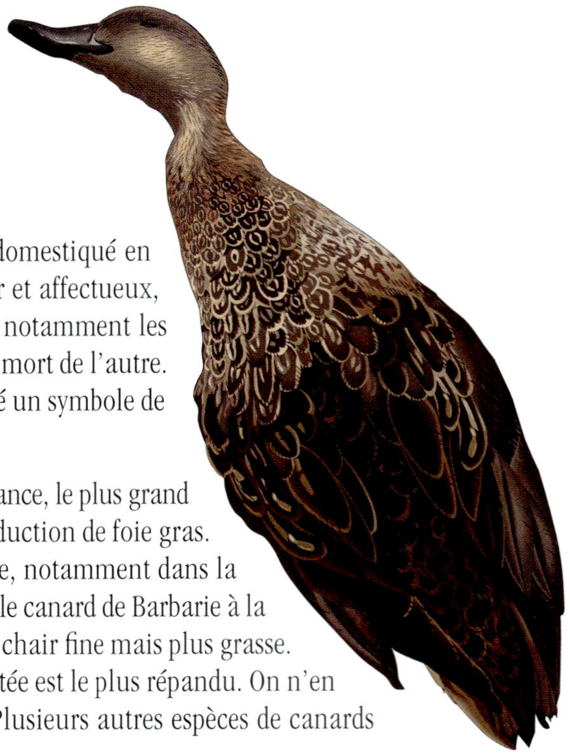

Le canard est un oiseau palmipède qui aurait été domestiqué en Chine il y a plus de 4 000 ans. Facile à apprivoiser et affectueux, le canard suit facilement ses maîtres, ce qui ravit notamment les enfants. Le canard vit en couple et est affecté par la mort de l'autre. En Chine, à cause de cette particularité, il a longtemps été un symbole de fidélité conjugale.

Le canard est très estimé en Europe, particulièrement en France, le plus grand pays producteur européen, à cause notamment de la production de foie gras. Il occupe une place importante dans la cuisine asiatique, notamment dans la cuisine chinoise. Parmi les canards d'élevage, on retrouve le canard de Barbarie à la chair ferme d'un goût prononcé et le canard nantais à la chair fine mais plus grasse. Parmi les espèces sauvages, le colvert à la chair très réputée est le plus répandu. On n'en consomme habituellement que les cuisses et les filets. Plusieurs autres espèces de canards sauvages sont très appréciées en gastronomie.

Il existe environ 80 espèces de canards, ce qui a une influence sur la quantité de chair, la saveur (plus ou moins musquée), et la valeur nutritive (particulièrement la teneur en matières grasses) de celle-ci. Le marché offre généralement des canards âgés de 7 à 12 semaines qui pèsent entre 2 et 3 kg, et dont la chair est tendre. En restauration, le terme « caneton » s'applique aux sujets de moins de 2 mois. Le canard est habituellement saigné ou décapité, mais il arrive qu'il soit tué par étouffement, comme le canard rouennais ; le sang se répartit alors dans la chair qui prend une teinte noirâtre, d'où le nom de « canard au sang ». Ce procédé accentue la saveur mais favorise le développement de bactéries, c'est pourquoi il s'effectue juste avant la cuisson.

Achat

Le canard offre un rendement en viande peu élevé. Allouer 500 à 750 g de chair crue par personne.

Utilisation

Le canard est souvent cuisiné avec des fruits telles les oranges, les cerises et les pommes, car leur acidité convient bien à sa chair grasse. Le canard à l'orange est une recette française classique. Le canard est aussi fréquemment servi accompagné de marrons. En Chine, le canard laqué est une recette traditionnelle qui demande plusieurs heures de préparation. Elle consiste à enduire le canard d'une sauce aigre-douce et à le rôtir.

Les œufs de canard, relativement peu consommés en Occident, sont fort appréciés des Asiatiques. Ils sont consommés durs ou cuisinés, car ils contiennent souvent des bactéries qu'il est nécessaire de détruire par la cuisson.

On apprécie aussi le canard pour son foie gras, que certains jugent supérieur à celui de l'oie. Les filets du canard donnent des « magrets » que l'on grille, poêle ou fume.

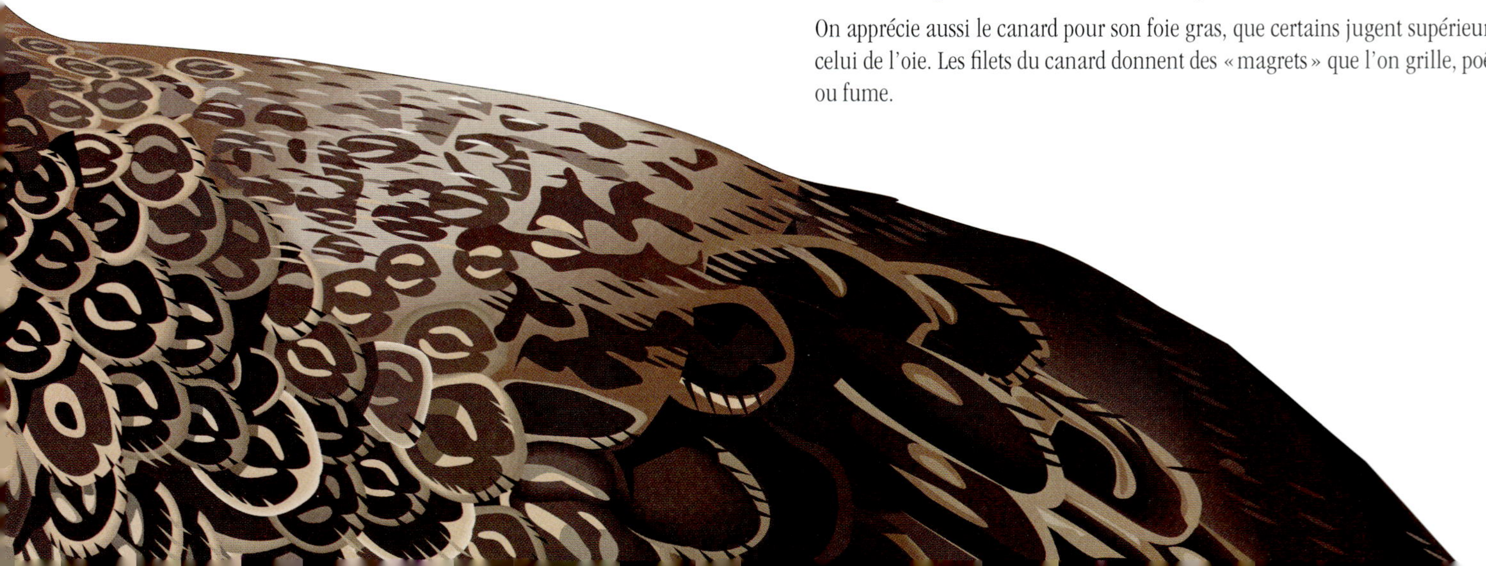

Canard à l'orange

4 PORTIONS

1 canard de 1,5 kg (3 lb)
2 oranges
½ c. thé de sel
½ c. à thé de curry
3 c. à soupe de beurre
250 ml de jus d'orange
2 c. à soupe de cointreau
1 c. à soupe de miel
persil ou cresson
sel et poivre

1. Préchauffer le four à 220 °C (425 °F).

2. Préparer le canard pour la cuisson :

Avec un couteau zesteur, peler une orange et réserver le zeste. Couper la pulpe en morceaux.

Mélanger le sel et le curry. Ajouter les morceaux d'orange. Placer ce mélange dans la cavité du canard et bien la fermer. Attacher les cuisses et les ailes du canard à la carcasse.

Faire fondre 2 c. à soupe du beurre, placer le canard dans un plat à four et le badigeonner du beurre fondu.

3. Faire rôtir le canard en deux étapes, 1 heure au total (20 min par 500 g) : d'abord faire dorer le canard 20 min, puis l'arroser du mélange de jus d'orange, miel et cointreau. Poursuivre la cuisson à 180 °C (350 °F). Arroser le canard du jus de cuisson toutes les 10 min.

4. Pendant la cuisson, faire blanchir le zeste d'orange, égoutter, réserver. Éplucher la dernière orange et la couper en tranches.

5. À la fin de la cuisson, retirer le canard de la lèchefrite, le détacher, le couvrir d'un papier aluminium, le placer dans un plat de service chaud et remettre au four éteint.

6. Dégraisser le jus de cuisson. L'amener à ébullition. Faire réduire en déglaçant bien le fond du plat. Saler et poivrer. Ajouter le reste du beurre, le zeste d'orange, les tranches d'orange et poursuivre l'ébullition jusqu'à ce que la sauce ait belle consistance. Retirer les tranches d'orange, passer la sauce au tamis fin. Vérifier l'assaisonnement. Couler la sauce dans une saucière chaude.

7. Présenter le canard dans un plat de service chaud, entouré de tranches d'orange et décoré de bouquets de persil ou de cresson.

Valeur nutritive

	chair	**chair et peau rôties**
protéines	24 g	19 g
matières grasses	11 g	28 g
cholestérol	89 mg	84 mg
calories	201	337
		par 100 g

La valeur nutritive du canard varie selon les méthodes d'élevage et la race. La chair crue du canard sauvage contient environ 30 % moins de matières grasses que celle du canard domestiqué. Cette différence s'atténue toutefois à la cuisson, car il y a perte de gras.

Le canard est riche en fer et en vitamines du complexe B. Il peut être difficile à digérer, surtout si l'on consomme la peau.

Cuisson

Le rôtissage convient bien au canard. Il permet de réduire la teneur en gras du volatile, surtout si l'on prend soin de piquer la peau à différents endroits à l'aide d'une fourchette avant la cuisson, et si on le place sur la grille d'une rôtissoire. Prévoir de 20 à 25 min de cuisson par 500 g à 160 °C (320 °F). Le gras en fondant rend la peau croustillante et dorée. Les très gros canards, moins tendres, sont souvent cuisinés à la chaleur humide (braisés) ou transformés en pâtés, en ballottines et en cassoulets.

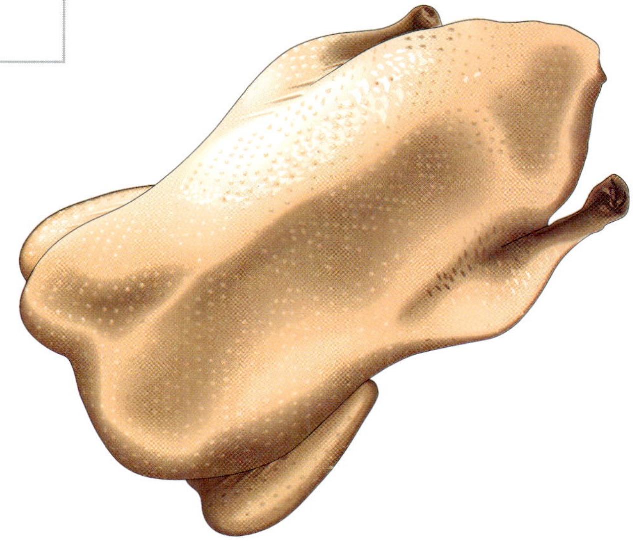

Œuf

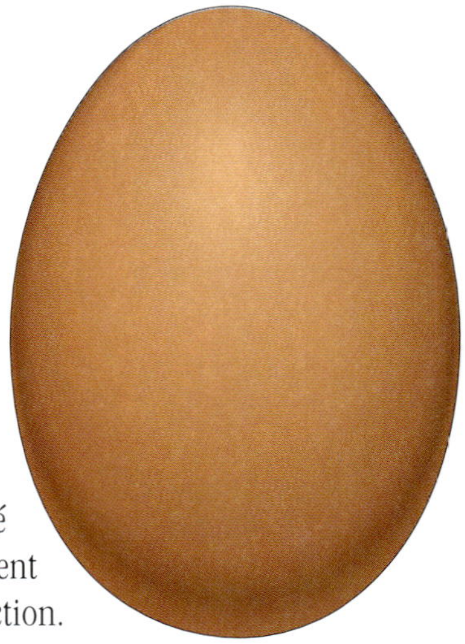

Corps organique de taille variable dont le but est d'assurer la reproduction de l'espèce; il contient le germe d'un embryon et des réserves alimentaires. L'œuf est pondu par les femelles de plusieurs espèces animales, notamment par les oiseaux et les reptiles (caille, cane, dinde, oie, perdrix, autruche, crocodile, tortue, etc.). L'usage habituel du mot «œuf» désigne l'œuf de poule; s'il s'agit d'autres espèces, leur nom est alors mentionné. L'œuf n'a pas toujours été consommé aussi couramment que maintenant; les méthodes modernes d'aviculture permettent depuis quelques années de répondre aux besoins de consommation et de reproduction.

Depuis les temps reculés, l'œuf est un symbole de fertilité. Il est depuis longtemps l'objet de cultes, tant païens que religieux, dont l'influence se fait sentir encore aujourd'hui. Ainsi, dès l'Antiquité on colorait les œufs. Cette coutume existait en particulier chez les Égyptiens, les Chinois, les Perses et les Grecs; on l'observe encore aujourd'hui notamment chez les Ukrainiens. L'œuf était rare à la fin de l'hiver (moment où les poules pondaient très peu); la reprise de la ponte coïncidait avec le retour du printemps, deux événements qui donnaient lieu à une fête. Les chrétiens, qui fêtent Pâques à cette époque, y associèrent l'œuf. Cet aliment étant considéré comme gras, il était interdit d'en consommer durant le Carême; on devait donc attendre à Pâques pour le faire.

L'œuf est constitué de quatre parties principales, soit la coquille, les membranes, le blanc et le jaune.

La **coquille** est l'enveloppe poreuse et fragile qui protège l'œuf; elle est faite de multiples orifices minuscules laissant passer l'air, l'humidité et les odeurs; c'est une barrière contre les microbes, qui permet aussi de conserver l'humidité. Une coquille d'œuf moyen peut compter de 6 000 à 8 000 pores. La coquille représente de 9 à 12 % du poids total de l'œuf; elle est composée principalement de carbonate de calcium (94 %), de carbonate de magnésium (1 %), de phosphate de calcium (1 %) et de matières organiques (4 %). La couleur de la coquille dépend de la race des poules, c'est un facteur génétique qui est sans effet sur la valeur nutritive ou la saveur des œufs. L'épaisseur relève de facteurs héréditaires et de l'alimentation des poules; plus une poule est bonne pondeuse, plus sa coquille est mince. Comme les poules pondant des œufs blancs sont plus prolifiques que les poules à œufs bruns, les coquilles des œufs blancs sont souvent plus fragiles. On enduit fréquemment la coquille d'une couche d'huile minérale inodore afin de boucher partiellement les pores. Cela minimise les pertes d'humidité, prolonge la fraîcheur et empêche la pénétration d'odeurs, c'est pourquoi il est inutile de laver les œufs avant de les utiliser.

La **membrane** coquillière est constituée de 2 ou 3 fines couches de fibres protéiques qui adhèrent presque à la coquille et qui servent de protection contre des éléments indésirables (moisissures, bactéries). À un des bouts de l'œuf loge la chambre à air; lors de la ponte, cette chambre est inexistante, l'œuf étant totalement habité par son contenu. Au moment du refroidissement, l'œuf se contracte et il se forme une poche d'air à son extrémité arrondie. La taille de la chambre à air est fonction des conditions d'entreposage, soit le degré d'évaporation, d'humidité et de chaleur environnante; en fait, une déshydratation ou une perte d'humidité entraîne une augmentation du volume de la chambre à air. Elle fournit donc une indication quant à la fraîcheur de l'œuf, car plus elle est grande, plus l'œuf est pondu depuis longtemps, il est donc moins frais.

L'**albumen**, que l'on nomme couramment «blanc», est composé de 87 % d'eau et de 12,5 % d'albumine, substance faisant partie du groupe des protéines. Il constitue les deux tiers de l'œuf. Les chalazes, disposées de part et d'autre du jaune, sont des filaments d'albumine opaques et tordus, qui ont pour fonction de maintenir le jaune au centre. Plus l'œuf est frais, plus le blanc est dense et ferme autour du jaune. Le blanc se solidifie entre 62-65 °C (144-149 °F).

Le **jaune** est constitué de plusieurs couches superposées d'une matière appelée «vitellus», alternativement de couleur jaune clair et jaune foncé. Le jaune est protégé par une membrane transparente (membrane vitelline). À la surface du jaune des œufs non fécondés se trouve un disque germinal qui se présente comme une petite tache pâle de forme irrégulière. La couleur globale d'un jaune d'œuf peut être plus ou moins foncée, et varie selon l'alimentation de la poule ; une diète riche en blé produit des jaunes très pâles tandis qu'une alimentation où le maïs domine donne un jaune plus foncé. Le jaune contient environ 50 % de solides, autour de 16 % de protéines et environ 30 % de lipides. Le jaune coagule entre 65-70 °C (150-158 °F).

Après la ponte, les œufs sont acheminés dans une chambre d'emballage où leur qualité tant externe qu'interne est contrôlée. Les œufs fêlés sont mis de côté et les autres sont placés devant une source lumineuse intense afin que soient vérifiées notamment la position du jaune et la taille de la chambre à air ; ils sont ensuite lavés, calibrés, puis emballés.

Achat

S'assurer que la coquille des œufs est intacte. Préférer les œufs réfrigérés, car ils demeurent frais plus longtemps. Lors de l'achat des œufs il est important de vérifier la date de péremption inscrite sur l'emballage. Cette date limite de fraîcheur n'est valable que si les œufs sont conservés dans les conditions adéquates (sous 4 °C avec 70-80 % d'humidité). L'œuf laissé à la température de la pièce se détériore sept fois plus rapidement que dans des conditions adéquates d'entreposage. La date limite est fixée par le producteur à environ 14 à 21 jours après leur empaquetage.

Les œufs sont classés selon des critères qui diffèrent pour chaque pays. Au Canada, les œufs vendus en épicerie sont des œufs de catégorie A. Un œuf de catégorie A a une coquille propre, non fêlée et de forme normale. Son blanc doit être ferme, le jaune centré à l'intérieur de l'œuf. La chambre à air doit être logée dans le gros bout de l'œuf et de petite taille. Les œufs de catégorie B sont surtout utilisés en pâtisserie ou pour la fabrication industrielle de produits à base d'œufs. Quant aux œufs de catégorie C, ils sont transformés en œufs liquides congelés ou en poudre, qui serviront ensuite à la fabrication de pâtisseries, mayonnaise, etc.

En ce qui concerne la taille de l'œuf, il existe également des normes établies pour le classement selon le poids, qui est déterminé par le poids à la douzaine. Ainsi l'œuf « petit » doit peser au moins 42 g ; le « moyen », 49 g ; le « gros », au moins 56 g et « l'extra gros », au moins 64 g. L'œuf « pee wee », le plus petit, doit peser au moins 42 g et le plus gros, le « jumbo », au moins 70 g.

Omelette nature

6 œufs
2 c. à soupe de beurre
sel et poivre

1. Casser les œufs dans un bol. Assaisonner de sel et de poivre. Battre légèrement à la fourchette.

2. Dans une poêle, faire fondre le beurre. Lorsqu'il est bien chaud, y verser les œufs battus. Les laisser prendre, sur feu vif, quelques minutes. Mélanger avec une fourchette pour que l'omelette cuise à fond.

3. Lorsque l'omelette est cuite, c'est-à-dire un peu sèche sur les bords mais encore crémeuse au centre, retirer du feu. Replier l'omelette en deux et la faire glisser dans un plat. Servir aussitôt.

Des fines herbes ciselées (persil, cerfeuil, ciboulette, estragon) peuvent être incorporées au moment où on bat les œufs.

Préparation

Il peut arriver, en cassant des œufs, d'avoir la désagréable surprise de découvrir un œuf pourri. Pour éviter qu'il ne vienne gâcher les œufs déjà cassés ou la préparation à laquelle on le destinait, casser chaque œuf à part dans un bol et l'ajouter aux autres ou à la préparation au fur et à mesure.

Il est recommandé d'utiliser des œufs légèrement tièdes s'ils sont mis à cuire dans de l'eau chaude (sinon ils risqueraient de craquer), pour monter le blanc en neige (trop froid, le blanc monte moins) et pour faire de la mayonnaise (les ingrédients qui composent une mayonnaise doivent tous être à la température ambiante).

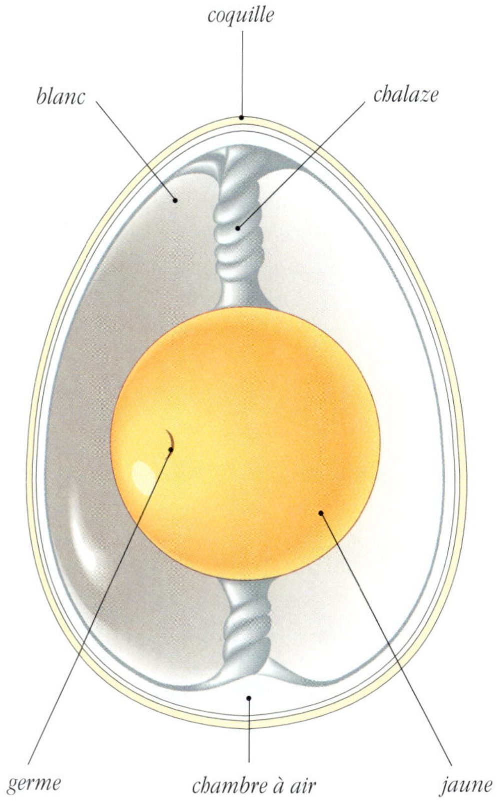

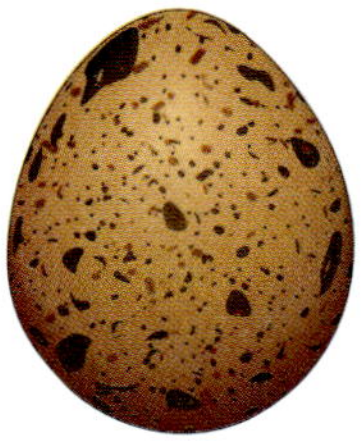

œuf de caille

Utilisation

L'œuf se consomme tel quel ou est incorporé à d'autres aliments (crêpes, quiches, gâteaux, pâtisseries, crème glacée, boissons). On l'utilise tant pour épaissir et lier les aliments que pour les rendre onctueux (sauces, soupes, farces, flans, crème pâtissière, crème anglaise, puddings, purée, croquettes, pâtes alimentaires). On l'emploie aussi pour dorer les aliments (pains de viande, chapelure, pains, brioches, tartes), on l'émulsionne (mayonnaise, sauces) et on le monte en neige (mousses, meringues, soufflés). On conseille de ne jamais ajouter des œufs directement dans un liquide chaud (soupe, crème anglaise, crème pâtissière, etc.), surtout des jaunes, car ils coaguleront et formeront des grumeaux. Il s'agit alors de réchauffer lentement les œufs et d'y incorporer une partie du mélange chaud en les battant. Verser cette préparation dans le restant du liquide chaud également en battant, puis terminer la cuisson. Une cuisson trop rapide ou une cuisson trop longue font tourner les crèmes (crème anglaise, crème pâtissière), elles deviennent granuleuses, aussi est-il préférable de les cuire dans un bain-marie qui assure une cuisson à une température constante. Si la crème est cuite dans une casserole, il faut la retirer du feu dès qu'elle est prise et refroidir la casserole aussitôt en la plongeant dans l'eau froide.

Des œufs fêlés ou tachés ne devraient jamais être consommés crus car ils peuvent contenir des micro-organismes nocifs que seule la cuisson permettrait de détruire. Pour vérifier la fraîcheur des œufs, les mettre dans de l'eau froide, ceux qui manquent de fraîcheur flotteront, car leur chambre à air est plus grande que celle des œufs frais, qui se déposeront au fond du récipient.

Cuisson

À cause de sa haute teneur en eau (75 %) et en protéines (13 %), il est préférable de cuire l'œuf peu de temps et à basse température. Une cuisson prolongée effectuée à une température trop élevée rend l'œuf caoutchouteux.

Œuf à la coque, œuf mollet, œuf dur

Œufs cuits à l'eau dans leur coquille. Le procédé est identique dans les trois cas, seul varie le temps de cuisson qui détermine le degré de cuisson ou la fermeté de l'œuf.

Un œuf dont le blanc commence à coaguler et dont le jaune est encore liquide est dit « à la coque ». Un œuf dont le blanc est solide tout en ayant un jaune encore coulant est dit « mollet », tandis qu'un œuf dont le blanc et le jaune sont fermes est dit « cuit dur ».

Peu importe la méthode de cuisson utilisée, il vaut mieux que les œufs soient à la température de la pièce lorsqu'on les plonge dans l'eau. On peut aussi faire un trou avec une épingle ou un instrument conçu à cet effet dans la partie arrondie de l'œuf, cette ouverture permet à l'air de s'échapper et empêche l'œuf de se fêler. La cuisson peut débuter à l'eau froide ou à l'eau chaude. L'ajout d'une pincée de sel ou de 15 ml de vinaigre permet de limiter les dégâts si l'œuf craque, ainsi le blanc coagule immédiatement au bord de la coquille qu'il scelle, ce qui évite que l'œuf ne se répande.

• Début de cuisson à l'eau froide : déposer l'œuf dans une casserole et verser suffisamment d'eau froide afin de le recouvrir complètement. Saler ou vinaigrer l'eau. Chauffer le tout jusqu'à ce que l'eau soit frémissante. À partir de ce moment, il faut compter 3 min pour l'œuf à la coque, 3 à 4 min pour un œuf mollet, et 7 à 10 min pour un œuf dur.

Retirer immédiatement les œufs de l'eau chaude. Quand l'œuf cuit dur est prêt, le passer immédiatement sous l'eau froide pour arrêter la cuisson et prévenir la formation d'un cerne noirâtre ou verdâtre autour du jaune, et pour qu'il soit plus facile à écaler. Pour l'écaler, tapoter l'œuf doucement afin de craqueler la coquille et enlever cette dernière sous l'eau froide.

• Début de cuisson à l'eau chaude : remplir la casserole de suffisamment d'eau pour recouvrir les œufs, amener l'eau à ébullition, saler ou ajouter du vinaigre. Déposer délicatement l'œuf dans l'eau frémissante puis minuter : de 3 à 4 min pour l'œuf à la coque, de 7 à 9 min pour l'œuf mollet; de 10 à 15 min pour l'œuf dur.

Passer l'œuf dur sous l'eau froide.

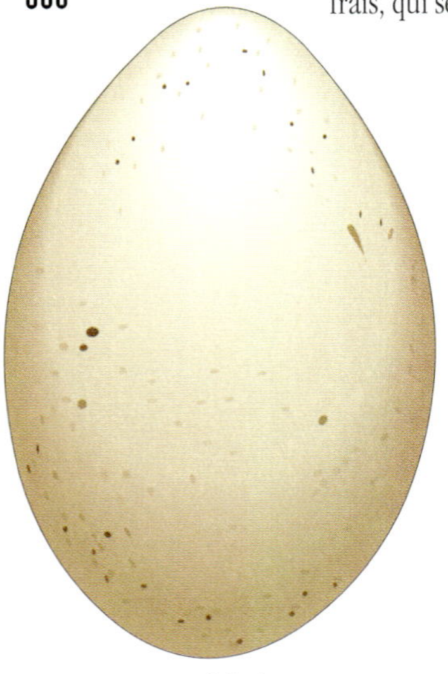

œuf d'oie

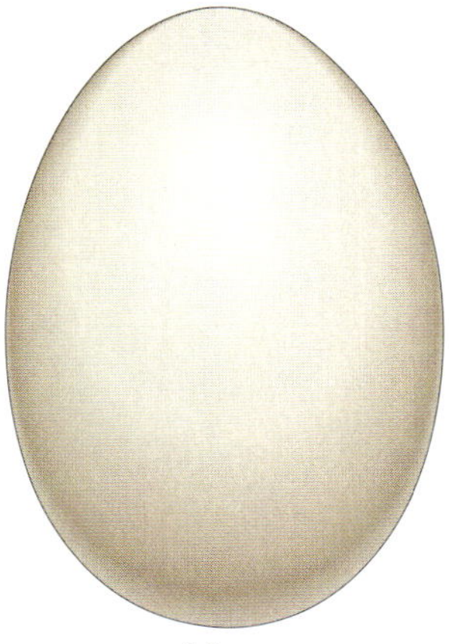

œuf de cane

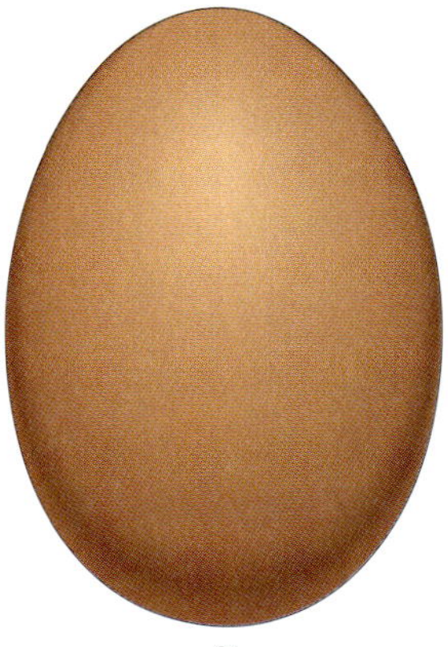

œuf brun

œuf blanc

Des œufs fraîchement pondus cuits durs sont plus difficiles à écaler car le blanc adhère encore à la coquille ; le blanc se détache plus facilement de la coquille après 3 ou 4 jours. Les œufs très frais exigent un temps de cuisson un peu plus long ; des œufs trop vieux seront moins savoureux et auront tendance à flotter. Il faut éviter à tout prix l'ébullition à gros bouillons mais plutôt cuire l'œuf à l'eau frémissante, la coquille risque moins de casser et le blanc ne devient pas caoutchouteux. L'eau de cuisson refroidie peut servir pour arroser les plantes car elle est riche en éléments nutritifs.

Œuf poché

Œuf sans coquille cuit dans un liquide bouillant vinaigré (30-50 ml/l). Il s'agit de permettre la coagulation rapide du blanc pour éviter qu'il ne se répande. Il est important de ne pas saler l'eau de cuisson car le sel favorise la séparation du blanc et du jaune. Casser l'œuf dans un petit bol et le verser d'un coup et le plus près possible de l'eau bouillante. Par la suite on diminue l'intensité et on laisse pocher environ de 3 à 5 min dans une eau frémissante ; le blanc sera alors ferme et le jaune encore moelleux. Retirer l'œuf à l'aide d'une écumoire, l'égoutter quelques instants ou le déposer sur un linge, puis le servir rapidement.

Selon la dimension de la casserole, il est possible de cuire de deux à quatre œufs en même temps. L'œuf poché peut aussi être consommé froid.

Œuf brouillé

Œuf légèrement battu, c'est-à-dire délayé pour que le jaune soit crevé, auquel on ajoute des assaisonnements au goût ; l'ajout d'un peu de lait permet d'obtenir un œuf plus onctueux. On cuit les œufs brouillés dans une poêle épaisse contenant un corps gras à chaleur douce et constante, et en remuant constamment avec une cuillère de bois, pendant 6 à 10 min, selon la quantité. Généralement, on suggère deux œufs par personne. Lorsque l'œuf commence à prendre, on peut lui ajouter des légumes, des champignons, du fromage, du jambon, de la volaille ou des fruits de mer. Ne saler et poivrer qu'en fin de cuisson.

Œuf sur le plat ou œuf au miroir

L'œuf sur le plat est cuit à feu doux dans une poêle de petite taille, ou au four avec très peu de matières grasses, dans un petit plat individuel. L'instrument doit être petit pour éviter que le blanc ne s'étale trop. Les œufs sont prêts lorsque le blanc est ferme et le jaune, liquide et brillant. À la cuisson, le jaune se couvre d'une mince pellicule translucide qui le fait miroiter, d'où le nom d'œuf au miroir. Si l'on désire éviter ce miroitement, il suffit de couvrir les œufs d'une feuille de papier aluminium lors de la cuisson.

Œuf frit

L'œuf frit est plongé dans l'huile chaude (arachide ou maïs) et y cuit environ une minute ; on ramène le blanc sur le jaune afin que celui-ci ne cuise pas trop. L'œuf est prêt lorsque le blanc commence à dorer ; on l'égoutte et on le dépose alors sur un papier absorbant, avant de le servir sur une rôtie.

Œuf filé

Œuf ou blanc d'œuf battu en omelette, que l'on plonge dans un liquide bouillant en le passant d'abord dans une fine passoire. Les minces filaments qui s'échappent de la passoire figent instantanément au contact du liquide chaud. Cette préparation est très utilisée pour garnir des potages.

Omelette

Œufs battus assaisonnés de sel et de poivre et cuits à la poêle, auxquels on peut incorporer des fines herbes au moment où on les bat. On peut aussi préparer une garniture (légumes, viande, fromage) qui sera cuite au préalable et que l'on dépose sur l'omelette avant de la plier : c'est l'omelette classique que l'on cuit à feu vif et qui demeure baveuse à l'intérieur. L'omelette plate consiste en œufs battus qui lieront des ingrédients plus consistants : (pomme de terre, jambon, oignon, poivron). On la cuit doucement et on doit la retourner pour la dorer des deux côtés.

L'omelette peut être consistante (telle la frittata italienne et la tortilla espagnole), baveuse et farcie (à la française) ou légère (comme les foo yung chinois) où l'œuf sert surtout à lier la garniture. On cuit l'omelette dans une poêle qui sert de préférence uniquement à cet usage.

Blancs d'œufs en neige

Des œufs montés en neige sont des blancs d'œufs à la température de la pièce fouettés jusqu'à ce qu'ils deviennent épais et mousseux. Les blancs battus peuvent augmenter jusqu'à huit fois leur volume, particulièrement si on les bat dans un bol en cuivre car il se produit une interaction entre une protéine abondante dans le blanc (conalbumine) et le cuivre. Cette interaction donne une mousse ferme et volumineuse.

Monter des blancs en neige exige certaines précautions. Pour bien les réussir, on doit :

- utiliser des blancs qui sont à la température de la pièce et se servir d'ustensiles bien propres ;
- éviter d'utiliser des ustensiles en plastique car ils retiennent les graisses, et tout corps gras réduit le pouvoir moussant des blancs d'œufs ; utiliser de préférence un bol en cuivre et ne pas utiliser de récipient en aluminium ;
- veiller à ce qu'aucune trace de jaune ne soit mêlée au blanc. Parce que le jaune est constitué d'environ 35 % de matières grasses, une seule goutte fait passer le volume de 135 ml à 40 ml. Par précaution, il est préférable de séparer les œufs dans un bol à part et de ne transvider le blanc que s'il est intact ;
- ajouter une pincée de sel ou de crème de tartre au début, ce qui rend la mousse plus ferme. Le sucre sera ajouté lorsque les blancs commencent à se transformer. Les blancs sont à point lorsque le mélange est assez ferme pour former des pointes. Prendre soin de ne pas battre trop longuement, car cela détruit l'élasticité ;
- procéder délicatement en intégrant des ingrédients aux blancs en neige afin que l'air accumulé reste dans les blancs.

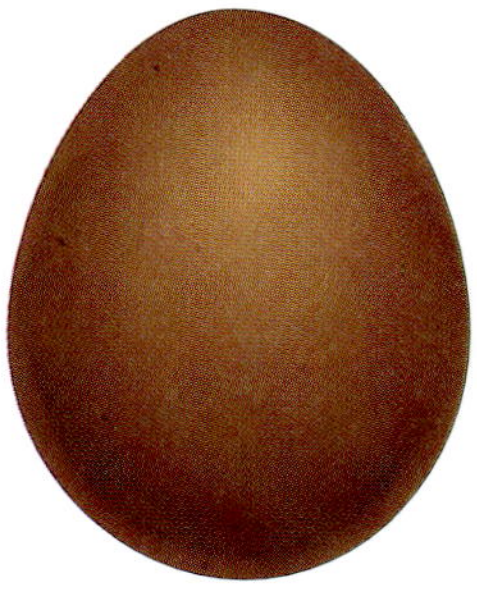

œuf de faisane

	gros œuf
protéines	6,3 g
matières grasses	5 g
glucides	0,6 g
calories	75
	50 g

Conservation

Les œufs laissés à la température de la pièce perdent en une journée autant de fraîcheur qu'en une semaine dans des conditions adéquates d'entreposage (sous 4 °C avec 70-80 % d'humidité). Les œufs se conservent plus d'un mois au réfrigérateur, dans leur emballage ou placés dans un contenant fermé, qui permet de réduire la perte d'humidité et de prévenir l'absorption des odeurs et des saveurs d'autres aliments. La porte du réfrigérateur, malgré l'usage généralisé, n'est pas l'endroit indiqué, car l'ouverture de la porte entraîne des variations de température. Placer les œufs la pointe en bas pour éviter que la chambre à air ne soit comprimée et afin que le jaune demeure bien centré ; éviter de laver les œufs car cela enlève leur pellicule protectrice et favorise la pénétration des germes. Essuyer les œufs souillés avec un linge sec. Les restes de blancs et de jaunes crus peuvent être entreposés au réfrigérateur dans un contenant fermé (ils s'y conserveront 4 jours). Les blancs d'œufs et les œufs entiers légèrement battus peuvent être congelés tels quels environ 4 mois. Les jaunes se conservent au réfrigérateur pendant 4 jours s'ils sont recouverts d'eau froide, ce qui les empêche de sécher ; les égoutter avant de les utiliser. Les jaunes peuvent se congeler seuls ou battus avec le blanc. Ne pas congeler l'œuf entier car sa coquille éclate sous l'effet du froid.

Les œufs entiers cuits durs peuvent être conservés jusqu'à une semaine au réfrigérateur.

Valeur nutritive

L'œuf a une grande valeur nutritive, ce qui n'est pas étonnant puisqu'il sert à reproduire la vie. Il n'existe aucune différence de valeur nutritive entre l'œuf à coquille blanche et l'œuf à coquille brune. La quantité totale des éléments nutritifs varie selon la taille du jaune et de l'œuf. Les protéines contenues dans l'œuf sont dites « complètes » car elles renferment les huit acides aminés essentiels. Ceux-ci sont essentiels à l'organisme puisqu'il ne peut les fabriquer lui-même ; ils doivent donc être fournis par l'alimentation. Puisque l'œuf contient les huit acides aminés essentiels et dans des proportions équilibrées, l'œuf est utilisé comme référence pour évaluer la teneur en protéines des autres aliments et la qualité de ces protéines.

L'œuf est considéré comme une excellente source de protéines de haute qualité. Les matières grasses sont composées de 32 % d'acides gras saturés, 38 % d'acides gras monoinsaturés et 14 % d'acides gras polyinsaturés, et on retrouve environ 5 % de cholestérol, soit 213 mg dans un gros œuf. L'œuf contient plusieurs vitamines et minéraux. Un œuf de 50 g est riche en vitamine B_{12} ; c'est une bonne source de riboflavine, et il contient de la vitamine D, de l'acide folique, de l'acide pantothénique, du phosphore, du zinc, du fer et du potassium

Les éléments nutritifs de l'œuf se répartissent inégalement entre le blanc et le jaune. Le blanc fournit un peu plus de la moitié des protéines et la plus grande partie du potassium et de la riboflavine. Le jaune contient les vitamines A et D, la plupart des autres vitamines et minéraux, les trois quarts des calories et la totalité des matières grasses.

Le blanc d'œuf peut parfois causer des allergies alimentaires, c'est pourquoi on ne recommande pas d'introduire le blanc d'œuf dans l'alimentation de l'enfant de moins d'un an. Cru, le blanc d'œuf contient de l'avidine, une protéine qui se lie à la biotine, vitamine dont elle bloque l'absorption ; il est cependant peu probable que cela cause une carence en biotine, car cette dernière est disponible dans plusieurs autres aliments, et une alimentation très riche en blanc d'œuf est plutôt inusitée. De plus, l'avidine est inactivée par la chaleur. Le blanc d'œuf renferme aussi des protéines qui inhibent la trypsine, un enzyme gastrique sécrété par le pancréas. Cette inhibition de la trypsine n'a lieu que s'il y a une grande consommation de blanc d'œuf cru, ce qui est inusité, et comme pour l'avidine, la trypsine est inactivée par la chaleur.

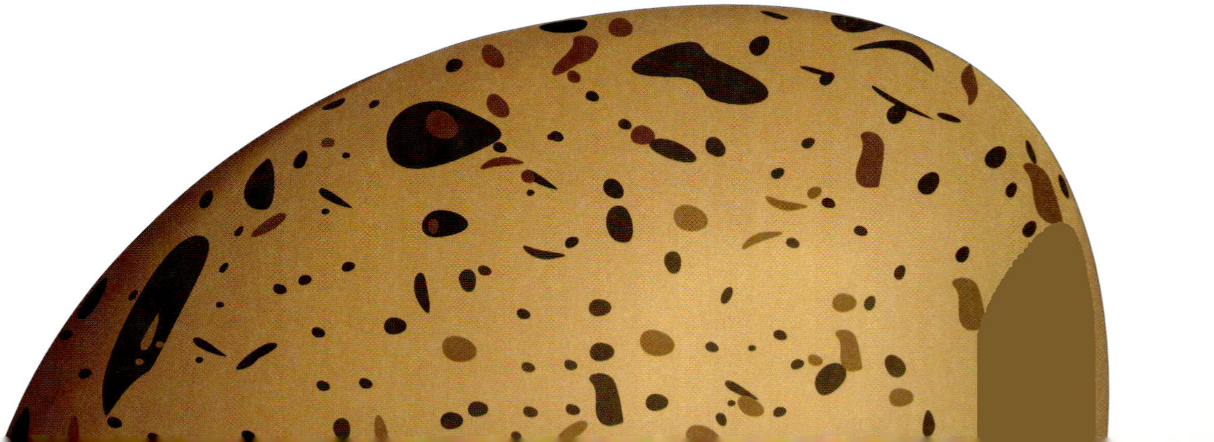

Produits laitiers

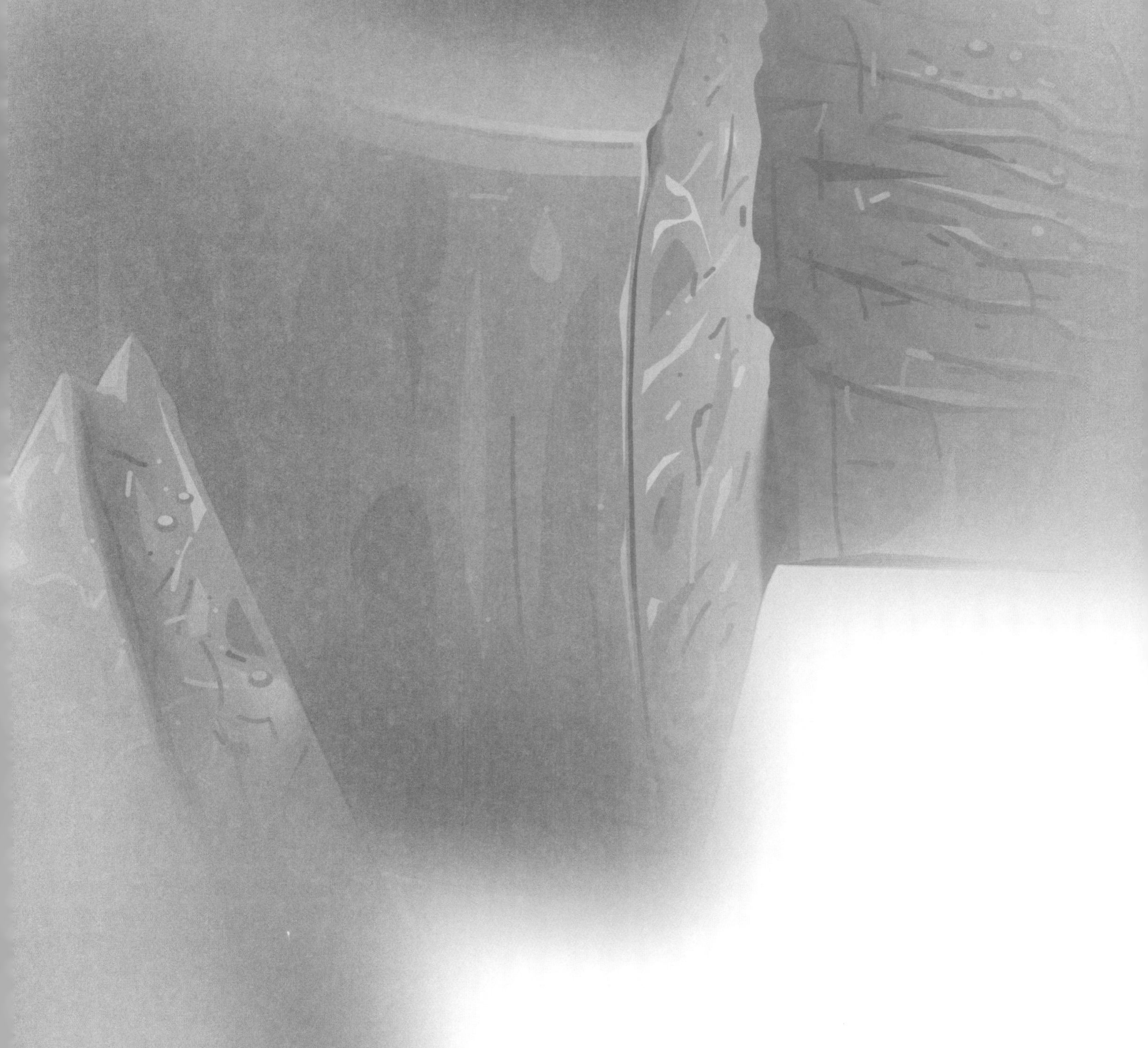

Lait

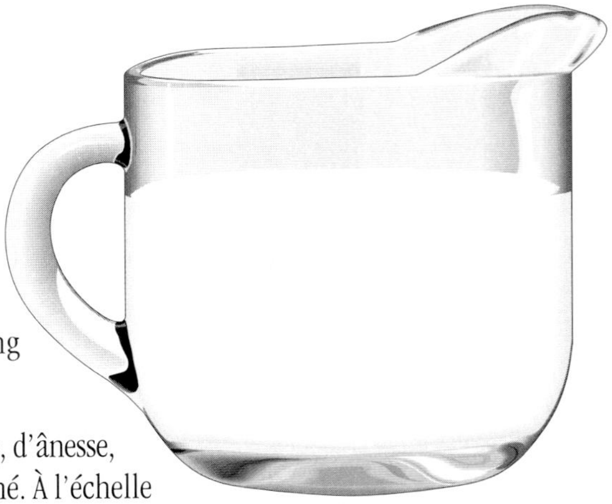

Le lait est le liquide sécrété par les glandes mammaires des mammifères femelles en vue de nourrir les nouveau-nés. Les êtres humains considèrent le lait des animaux comme un aliment qu'ils peuvent consommer tout au long de leur vie.

Le lait de vache est le plus utilisé, mais le lait de brebis, de chèvre, d'ânesse, de jument, de zébu, de bufflonne et de renne est aussi consommé. À l'échelle mondiale, seulement 8,6 % de la production de lait provient des bufflonnes, chèvres et brebis. À certaines époques, le lait de divers animaux (brebis, zébu, ânesse, bufflonne) fut considéré comme sacré. Aujourd'hui, le terme « lait » sans aucune désignation de l'espèce animale fait référence au lait de vache.

La consommation de lait de vache et des produits laitiers est courante dans plusieurs pays, notamment au Canada, aux États-Unis, dans l'ouest et le nord de l'Europe, en Australie et en Nouvelle-Zélande. La consommation de lait est beaucoup moins fréquente en Asie et en Afrique.

La capacité de digérer le lactose (glucide contenu dans le lait des mammifères) après la première enfance est une adaptation génétique chez les populations qui consomment du lait. Cette adaptation est plus ou moins réduite chez les Orientaux, les Africains et les Américains de descendance africaine, les Amérindiens et les Inuits. De plus, une grande partie des personnes originaires d'Afrique du Nord et du Moyen-Orient ne digèrent pas ou digèrent mal le lactose.

Cette incapacité à digérer le lactose est causée par une déficience en lactase, un enzyme généralement présent dans le système digestif et qui transforme le lactose en une substance assimilable dans l'intestin. Ces personnes peuvent souffrir de divers maux moins de deux heures après l'ingestion du lait, notamment de douleurs abdominales, de diarrhée, de flatulence, de ballonnements, de nausées et de crampes. Certaines personnes sont cependant asymptomatiques lorsqu'elles consomment de petites quantités de lait, par exemple 250 ml.

Les malaises apparaissent rarement lors de l'ingestion de yogourt et de fromage affiné, car le lactose est décomposé ou hydrolysé dans le yogourt, et il est presque absent du fromage. Toutefois, les fromages cottage, à la crème et fondus contiennent une certaine quantité de lactose pouvant provoquer des symptômes plus ou moins importants.

Pour ce qui est du lait, il semblerait que le lait entier soit mieux toléré que le lait écrémé. Un lait dont la teneur en lactose a été réduite de 50 % n'entraînerait pas de symptômes d'intolérance chez la plupart des adultes ne digérant pas le lait. On trouve sur le marché des laits dont la teneur en lactose a été réduite de 90 %.

Le **lait pasteurisé** est chauffé sous le point d'ébullition pour détruire la plupart des bactéries pathogènes, ce qui augmente la durée de conservation, il est ensuite refroidi rapidement.

La pasteurisation, qui fut inventée par Louis Pasteur, célèbre chimiste et microbiologiste français, permet de prolonger la conservation du lait et consiste à porter le lait à une température de 62,8 °C pendant 30 min ou à 72,8 °C pendant 16 s et ce pour les produits laitiers contenant 3,25 % de matières grasses et moins. Cette dernière température et la durée de pasteurisation correspondent à la pasteurisation à haute température et de courte durée.

La température et la durée de la pasteurisation peuvent donc varier. Dans la pasteurisation à haute température et de plus courte durée, le lait est chauffé à 89 °C pendant 1 s, puis il est rapidement refroidi à 4 °C. Cette méthode favorise la conservation de la saveur et de la couleur ainsi que de la teneur en nutriments thermosensibles telles la thiamine, la vitamine B_{12} et la lysine. La pasteurisation entraîne tout de même une légère perte, généralement de moins de 10 %, de certaines vitamines hydrosolubles.

Le **lait homogénéisé** est du lait contenant du gras qui est passé sous pression à travers de très petites ouvertures, ce qui fractionne les globules gras en de très petites particules qui demeurent en suspension dans le liquide et ne peuvent s'agglomérer à la surface du lait.

Le **lait micro-filtré** ou **ultra-filtré**. Il s'agit d'un procédé de filtration effectué sur le lait avant une pasteurisation minimale qui permet d'éliminer 99,9 % des bactéries que l'on retrouve dans le lait. Le lait non traité par ce procédé est déjà exempt de bactéries à 99,4 %. La microfiltration augmente la durée de conservation du lait sans diminuer la valeur nutritive.

Le **lait cru** est du lait non traité. La vente du lait cru est illégale au Canada, dans plusieurs États américains et dans de nombreux pays d'Europe, car les autorités considèrent que sa consommation présente un risque important pour la santé. Effectivement, le lait peut facilement être contaminé. La consommation de lait cru est très risquée car le lait est un milieu propice à la multiplication bactérienne et sa consommation peut entraîner certaines maladies comme la tuberculose ou la salmonellose. La pasteurisation permet de détruire la presque totalité des bactéries pathogènes.

Le **lait entier** contient généralement 3,5 % de matières grasses. S'il n'est pas homogénéisé, les matières grasses remontent à la surface et forment une couche de crème. Cette couche de crème est absente dans le lait homogénéisé, car la matière grasse est en suspension dans le lait. Ce lait est enrichi de vitamine D.

Le **lait partiellement écrémé** contient 1 ou 2 % de matières grasses. Il a presque la même valeur nutritive que le lait entier, à l'exception des matières grasses, ce qui entraîne une diminution de la valeur énergétique. Son goût est légèrement moins riche que celui du lait entier. On lui ajoute de la vitamine A pour compenser les pertes survenues avec le retrait des matières grasses. Il est également enrichi en vitamine D.

Le **lait écrémé** contient un maximum de 0,3 % de matières grasses. On y ajoute de la vitamine A pour compenser les pertes survenues avec le retrait des matières grasses. Il est également enrichi en vitamine D.

Le **lait UHT** subit une pasteurisation particulière, soit un traitement thermique à des températures très élevées ou ultra-haute température (UHT). On chauffe le lait entre 132 °C et 150 °C pendant quelques secondes (2 à 6), on le refroidit à la température ambiante puis on l'emballe de façon aseptique. La stérilisation détruit tous les organismes présents dans le lait, soit les bactéries pathogènes et celles qui provoquent la coagulation, tout en laissant presque intacts la plupart des éléments nutritifs, seule la vitamine C subit une diminution mais le lait n'est pas considéré comme une source de vitamine C. La saveur du lait UHT ne fait pas l'unanimité chez les consommateurs, car on peut lui trouver une légère saveur de « lait cuit » et un goût plus riche.

Le lait UHT est conditionné dans des contenants aseptiques scellés ; il peut se conserver dans son emballage à la température de la pièce pendant 3 mois. Une fois l'emballage ouvert, on doit le consommer dans les jours suivants ; il est plus périssable, étant plus vulnérable au développement de colibacilles. Il est donc préférable de le consommer plus rapidement que les autres laits (24 à 36 h), car il est plus difficile de déceler s'il est impropre à la consommation étant donné qu'il ne caille pas et que ni son odeur ni son goût ne se détériorent.

Le **lait concentré** est du lait entier, partiellement écrémé ou écrémé, dont environ 60 % de l'eau a été évaporée sous vide. Le lait est d'abord évaporé puis homogénéisé, refroidi rapidement, additionné de vitamines et de stabilisants, mis dans un contenant (boîte, tube ou berlingot), et stérilisé. Le lait concentré contient au moins 7,5 % de matières grasses et pas moins de 25,5 % de solides du lait. Il a une coloration un peu plus foncée que le lait ordinaire et une saveur caramélisée dues à une réaction entre les protéines et le lactose lorsqu'ils sont exposés à la chaleur élevée.

Afin de conserver la viscosité du lait concentré au cours de son entreposage, on lui ajoute des stabilisants (tels le phosphate disodique, le citrate de sodium ou le chlorure de calcium) ; tandis que l'ascorbate de sodium est utilisé comme agent de conservation. Il est nourrissant et énergétique (182 calories/125 ml pour le lait entier,123 calories pour le lait demi-écrémé et 106 calories pour le lait écrémé) car tous ses éléments nutritifs sont plus concentrés. Il est enrichi de vitamine D et de vitamine C. S'il s'agit de lait partiellement écrémé ou écrémé, il doit être enrichi de vitamine A.

Ne pas acheter le lait concentré si la boîte est bombée.

Le lait concentré caille peu à la cuisson et il permet de préparer des sauces et des puddings épais. On peut le fouetter s'il est entier et très froid, mais seulement avant de le servir car il s'affaisse rapidement. Parce que son goût est plus sucré, diminuer quelque peu la quantité de sucre suggérée dans les recettes.

Le **lait concentré sucré** est à peu de chose près du lait entier concentré auquel on a ajouté du sucre sous forme de saccharose, dextrose, glucose, solides de glucose, lactose ou de leur mélange. Tout comme le lait concentré, on a retiré 60 % d'eau. Il contient de 40 à 45 % de sucre (et renferme pas moins de 8 % de matières grasses et pas moins de 28 % de solides du lait. Il contient également des agents stabilisants. La pasteurisation de ce lait s'effectue avec l'évaporation ; aucune stérilisation n'est ensuite effectuée, car le sucre et la température élevée d'évaporation la rendent inutile. À l'exception du fer et de la vitamine C, presque disparus, tous les éléments nutritifs sont concentrés. Ce lait est particulièrement calorique (519 calories/125 ml) et riche en matières grasses. L'ajout de vitamine D est optionnel mais l'ajout de vitamine A est obligatoire.

Le lait concentré sucré sert à la préparation de multiples desserts, de friandises et de garnitures à gâteaux. Diminuer la quantité de sucre suggérée dans les recettes si on désire rendre la préparation un peu moins énergétique.

Le lait concentré sucré épaissit et caramélise lorsqu'il est bouilli de 2 à 3 h. Le faire bouillir dans sa boîte de conserve scellée et n'ouvrir celle-ci que lorsque la préparation est refroidie, pour éviter les risques de brûlures. Ce lait caramélisé est délicieux dans les desserts.

Les **laits aromatisés** sont des laits auxquels on a ajouté un ingrédient qui leur confère de la saveur. Le plus connu des laits aromatisés est sans doute le lait au chocolat. Il existe plusieurs autres laits aromatisés dont les laits maltés, les laits à saveur de fruits ou de vanille et les boissons au lait contenant du jus de fruits. Le lait partiellement écrémé et aromatisé doit contenir entre 0,3 % et 3 % de matières grasses.

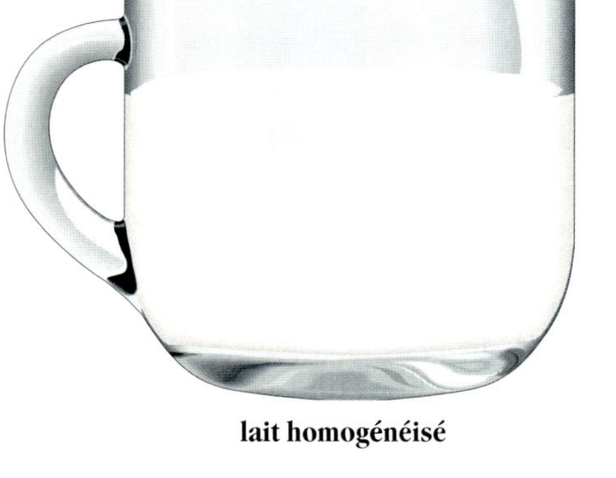

lait homogénéisé

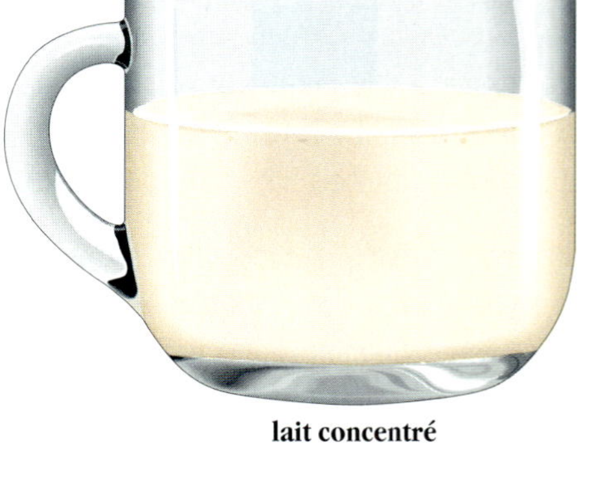

lait concentré

La valeur nutritive des laits aromatisés dépend en grande partie du lait utilisé, pour ce qui est de la teneur en matières grasses et de la quantité de sucre ajoutée. Le lait malté, qui contient de l'orge et du blé moulu, peut être vendu nature, aromatisé ou déshydraté.

La plupart des laits aromatisés sont fabriqués avec le procédé UHT (ultra-haute température). Compte tenu des ingrédients que renferme le lait au chocolat, ce dernier doit subir une sérieuse pasteurisation, soit un minimum de 30 min à 74,4 °C ou 25 s à 81,1 °C ; on peut même atteindre les conditions de stérilisation.

Le **lait en poudre** est du lait déshydraté qui contient un maximum de 2,5 % d'humidité pour le lait entier et de 4 % pour le lait écrémé.

On produit surtout de la poudre de lait écrémé, car elle se conserve plus facilement que la poudre de lait entier, dont les matières grasses s'oxydent si la poudre n'est pas scellée sous vide. Comme le lait frais, il doit être enrichi de vitamines A et D, exception faite du lait entier qui n'a pas à être enrichi de vitamine A. Un emballage non entamé de poudre de lait peut se conserver jusqu'à 1 an à la température de la pièce, et jusqu'à 1 mois lorsque le contenant est entamé. Ce dernier se conservera plus longtemps s'il est placé dans un pot de verre au réfrigérateur.

Généralement, le lait est chauffé jusqu'à ce qu'il atteigne une concentration de 35 % de solides ; il est ensuite déshydraté.

La poudre de lait entier contient un minimum de 26 % de matières grasses ; la poudre de lait semi-écrémé en contient 9,5 % et la poudre de lait écrémé, 0,8 %.

Préparer le lait en suivant les instructions indiquées sur l'étiquette ; il faut habituellement mélanger de 100 à 125 ml de poudre par 500 ml d'eau pour la poudre non instantanée et 325 ml de poudre instantanée à 950 ml d'eau pour obtenir 1 litre de lait. Délayer la poudre de lait non instantanée dans un mélangeur ou dans de l'eau tiède. On obtient 10 litres de lait reconstitué avec 1 kg de poudre de lait.

La poudre de lait n'est pas une matière inerte, elle peut être contaminée par des bactéries (staphylocoque et salmonelle) qui occasionnent souvent des dérangements intestinaux. La plupart des gouvernements réglementent la mise en marché du lait en poudre. Au Canada par exemple, la vente du lait en poudre en vrac est illégale, car le risque de contamination est trop grand.

On peut utiliser la poudre de lait non instantanée telle quelle dans les recettes pour en augmenter la valeur nutritive ou pour accroître la viscosité (sauces, puddings). Ainsi 3 c. à soupe de poudre de lait écrémé équivalent à une portion de 250 ml de lait, ce qui permet d'augmenter facilement l'apport en calcium et en protéines. Ne pas se servir de poudre instantanée pour cet usage, car elle ne se dissout plus lorsqu'elle est ajoutée à des ingrédients secs, qui deviennent grumeleux. La poudre de lait instantanée s'incorpore facilement à l'eau, aux céréales et aux boissons.

La poudre de lait peut remplacer la crème fouettée puisqu'elle s'émulsifie lorsqu'elle est battue : 175 ml de poudre battus avec 125 ml d'eau glacée et 15 ml de jus de citron pour rendre la mousse plus stable donnent environ 1 litre de lait fouetté. Ne le battre qu'au moment de servir car il s'affaisse rapidement.

Reconstitué, le lait en poudre peut être utilisé comme tout autre lait et doit de plus être conservé avec les mêmes précautions. La poudre de lait écrémé est souvent utilisée comme solide de lait pour la fabrication de produits de boulangerie, de soupes, de viandes préparées, de confiserie et de produits laitiers.

Achat

Le lait de vache est surtout commercialisé pasteurisé, homogénéisé et dans certains cas stérilisé, entier, partiellement écrémé, écrémé, concentré, aromatisé ou en poudre. La vente du lait cru est surtout autorisée en Europe dans les villes de moins de 20 000 habitants.

Cuisson

La cuisson du lait doit s'effectuer selon certaines règles si on désire en protéger la valeur nutritive, la saveur et la consistance. De plus, il est important de souligner que le lait « brûle » très facilement.

Il est préférable de chauffer le lait à feu lent, si possible au bain-marie, car il renverse rapidement dès que l'ébullition est atteinte, et il colle facilement au fond de la casserole, formant un précipité qui tend à roussir.

Une peau se forme à la surface du lait quand il est chauffé sans couvercle ou sans être brassé (ou après la cuisson lorsqu'il refroidit) ; les protéines du lait coagulent non seulement sous l'effet de la chaleur mais aussi lorsqu'elles viennent en contact avec un ingrédient acide ou des enzymes. Pour éviter la coagulation lorsqu'une substance acidulée est ajoutée, combiner de la fécule de maïs à une des deux parties, puis cuire doucement.

L'homogénéisation change les propriétés de cuisson du lait. Ainsi, le lait homogénéisé coagule plus rapidement ; le temps de cuisson est plus long car la chaleur prend plus de temps pour pénétrer les particules de gras, et le produit obtenu possède une texture et une saveur plus douces et plus onctueuses.

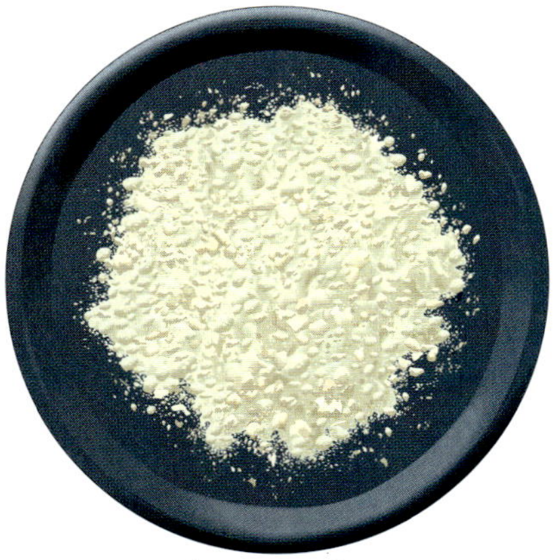

lait en poudre

Valeur nutritive

Le goût riche du lait provient des matières grasses qui sont parmi les graisses alimentaires les plus facilement digestibles à cause de la finesse de leur émulsion. Elles comptent pour 49 % des calories du lait entier. Les matières grasses sont composées de 62 % d'acides gras saturés, de 29 % d'acides gras monoinsaturés et de 3,7 % d'acides gras polyinsaturés. Dans le cas du lait écrémé, les proportions sont quelque peu différentes : 60 % d'acides gras saturés, 24 % d'acides gras monoinsaturés et 4 % d'acides gras polyinsaturés. Le lait contient également un acide gras essentiel, l'acide linoléique.

Les protéines du lait sont excellentes. Elles représentent 38 % des solides non gras du lait. Parmi celles-ci, la caséine représente 82 % des protéines du lait ; on ne la trouve que dans le lait et c'est elle qui donne la couleur blanche caractéristique au lait. Le lactosérum ou petit-lait (qui est le liquide résiduel de l'extraction du gras et de la caséine du lait) représente 18 % du contenu en protéines.

La caséine caille lorsqu'elle est mise en contact avec un ingrédient acide. Les lactoglobulines et les lactalbumines coagulent à la chaleur et forment la peau du lait bouilli. Tous les acides aminés essentiels sont présents dans le lait dans des proportions adéquates pour bien jouer leur rôle. La lysine est particulièrement abondante, ce qui fait du lait un bon complément des aliments qui en sont peu pourvus, telles les céréales, les noix et les graines (voir *Théorie de la complémentarité*).

Le lactose est presque le seul glucide présent dans le lait (97 % des glucides) ; c'est un disaccharide composé de deux monosaccharides, le glucose et le galactose qu'on trouve uniquement dans le lait. C'est le moins sucré des sucres, son pouvoir sucrant équivaut à 1/16 de celui du sucrose. Il compte pour 30 à 56 % des calories, selon les types de lait. De plus, il faciliterait l'absorption du calcium et augmenterait celle du magnésium, du phosphore et du zinc.

Le lait est riche en calcium, en phosphore et en potassium. Le sodium y est présent en quantité moyenne. C'est un des rares aliments à fournir autant de calcium. Le rapport calcium/phosphore ainsi que le lactose du lait favorisent l'absorption intestinale du calcium.

Le lait renferme aussi une bonne quantité de riboflavine, une vitamine du complexe B et est également riche en vitamine B_{12}. Il y a très peu de vitamine D dans le lait. En Amérique du Nord et dans plusieurs pays d'Europe, on ajoute au lait liquide de la vitamine D et de la vitamine A, afin notamment de prévenir le rachitisme. Au Canada, tous les types de lait doivent être enrichis en vitamine D ; le lait partiellement écrémé et le lait écrémé doivent aussi être enrichis de vitamine A ; tandis que le lait concentré doit l'être en vitamine C. Toutefois cet enrichissement en vitamines D, A et C n'est pas requis lorsqu'on utilise le lait comme ingrédient pour la fabrication d'autres produits comme le fromage ou le yogourt. Le lait est également une bonne source de magnésium et de zinc, mais est une faible source de fer.

Le bêta-carotène est le pigment responsable de la coloration jaunâtre du lait, plus notable dans le beurre, car le procédé de fabrication de ce dernier concentre le carotène, accentuant ainsi la couleur.

Le lait de vache a ses partisans et ses opposants. Les partisans affirment qu'il est un aliment indispensable parce qu'abondant, peu coûteux et très nourrissant, étant aussi une excellente source de protéines, de vitamines et de minéraux. Son apport en calcium est particulièrement apprécié, on souligne notamment le fait qu'il assure une bonne formation des dents, favorise la croissance des os et joue un rôle dans la prévention de l'ostéoporose, l'hypertension, et possiblement, du cancer colo-rectal et de l'hypercholestérolémie. De plus, on considère que pour l'ensemble de la population, il y a plus de risque de faibles apports en calcium, riboflavine et vitamine D et vitamine B_{12} si les produits laitiers ne font pas partie de l'alimentation quotidienne. Il est important de souligner que même si les os cessent de croître au début de la trentaine, les cellules osseuses sont constamment renouvelées tout au long de notre vie. Le calcium agit également sur le fonctionnement des cellules du cœur, des nerfs et des muscles.

Les opposants soutiennent que ce lait est fait pour nourrir les veaux, des animaux qui croissent rapidement et qui atteignent des tailles imposantes (environ 35 kg à la naissance et environ 160 kg à six mois), des caractéristiques qui ne s'appliquent pas aux êtres humains. Ils font remarquer que le lait est prévu pour nourrir les nouveau-nés et que les animaux adultes dans la nature ne se nourrissent pas de lait.

Une autre source d'inquiétude pour les opposants aux produits laitiers est l'utilisation d'une hormone stimulant la production laitière des vaches de 10 à 20 %. Connue scientifiquement sous le nom de sometribove (rb ST), cette hormone est communément appelée somatotropine bovine (BST). La Food and Drug Administration (F.D.A.) des États-Unis a approuvé en novembre 1993 l'utilisation de cette substance controversée. Aujourd'hui plus de 25 pays autorisent l'utilisation de cette hormone, dont les États-Unis. Au Canada, elle est encore à l'étude. En 1994, la Communauté économique européenne en a banni l'utilisation jusqu'en 1999, le temps de pousser plus avant les recherches sur ses effets.

Selon plusieurs chercheurs, l'hormone somatotropine bovine (BST) ne présenterait aucun danger pour le consommateur, car elle est détruite et rendue biologiquement inactive par le système digestif humain. Il s'agit d'une hormone produite par recombinaison génétique (c'est l'équivalent biologique de l'hormone naturelle qui contrôle la lactation) ; elle est donc produite naturellement par la vache, il n'y a alors aucune différence entre le lait de vaches traitées ou non traitées ; il est impossible de la dépister. De plus, ce traitement n'a aucune influence sur la valeur alimentaire du lait ; toutefois, on ne peut affirmer avec certitude qu'il n'y a aucun effet imprévu ; il semble que cela soit peu probable à la lumière des nombreux examens qu'a subis cette hormone et des données obtenues jusqu'à maintenant.

En ce qui a trait à l'augmentation de mammite (inflammation du pie) chez les vaches traitées, qui conduirait à une hausse de l'utilisation d'antibiotiques (et donc à la possibilité de résidus dans le lait), l'effet de la somatotropine serait moindre que celui d'autres variables, comme l'âge de l'animal ou la saison. De plus, la loi canadienne sur les aliments et les drogues interdit la présence de résidus médicamenteux vétérinaires dans le lait et autres produits laitiers. Le lait des vaches traitées aux antibiotiques doit être jeté pendant une période variant selon l'antibiotique prescrit. L'utilisation de pesticides organochlorés est également interdite en agriculture.

	3,25 % m.g.	*2 % m.g.*	*1 % m.g.*	*écrémé*
protéines	8,5 g	8,6 g	8,5 g	8,8 g
matières grasses	8,6 g	5,0 g	2,7 g	0,5 g
glucides	12,0 g	12,4 g	12,3 g	12,6 g
cholestérol	35 mg	19 mg	10 mg	5 mg

par 250 ml

Utilisation

Le lait occupe une place importante dans la cuisine de plusieurs pays, particulièrement des pays occidentaux. On s'en sert comme boisson ou on le cuisine. Il entre dans la composition d'une multitude d'aliments, notamment de soupes et potages, de sauces telle la béchamel, de crêpes, de gâteaux, de pâtisseries, de desserts tels flans, crème anglaise, crèmes cuites ou entremets, de purée et de certains plats cuisinés. On le transforme en yogourt et en fromage.

On peut remplacer des produits laitiers riches en matières grasses par des produits écrémés dans la plupart des recettes.

Conservation

La chaleur, l'oxygène et la lumière altèrent la valeur nutritive du lait. Leurs effets combinés détruisent grandement les vitamines. La riboflavine est très sensible à la lumière : jusqu'à 90 % de la vitamine peut être détruit en deux heures. Après une heure d'exposition à la lumière, 20 à 30 % de la vitamine A sera détruit. Il faut donc voir à réfrigérer le lait le plus rapidement possible, l'acheter préférablement dans un contenant opaque, et bien refermer le contenant après usage.

Ne jamais remettre du lait versé en trop dans le contenant original car il contaminerait le tout; le conserver à part dans un récipient fermé. Le lait se conserve une dizaine de jours au réfrigérateur, mais sa conservation sera plus courte s'il séjourne pendant de longues périodes à la température de la pièce, comme durant les repas.

Le lait en poudre reconstitué devient aussi périssable que le lait frais et se conserve également au réfrigérateur.

La poudre de lait se conserve environ 6 mois à la température de la pièce lorsque l'emballage est scellé. Même s'il est considéré comme étant stable, il peut subir des changements de goût, d'apparence et de valeur nutritive s'il est entreposé à des températures supérieures à 20 °C. Ces re-marques s'appliquent également au lait UHT.

Conserver la poudre de lait au frais et à l'abri de l'air et de la lumière lorsque le contenant est ouvert, car laissée à l'air libre elle absorbe facilement l'humidité, devient grumeleuse et moins savoureuse.

Lait de chèvre

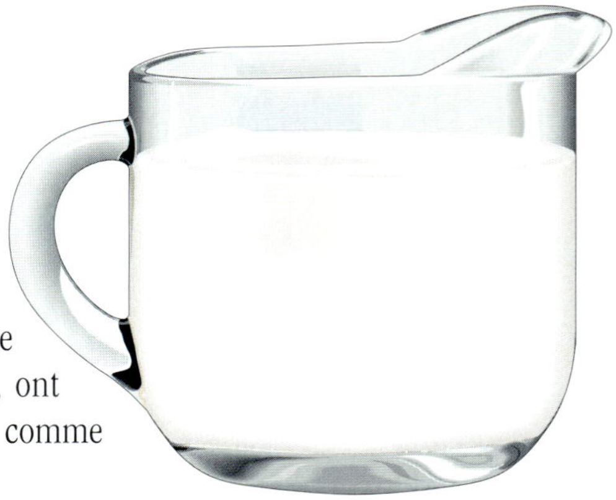

Lait plus blanc que le lait de vache et dont la saveur est plus prononcée. Ce lait est consommé par les êtres humains depuis les temps préhistoriques. Le lait de chèvre n'a pas besoin d'être homogénéisé car ses globules gras, de très petit diamètre, ont tendance à rester en suspension plutôt qu'à se précipiter en surface comme dans le cas du lait de vache.

	lait de chèvre entier
eau	87 %
protéines	9,2 g
matières grasses	10,7 g
glucides	11,5 g
cholestérol	29 mg
sodium	128 mg
calories	177
	par 250 ml

Achat

Le lait de chèvre est habituellement disponible dans les magasins d'alimentation naturelle.

Valeur nutritive

Les matières grasses du lait de chèvre contiennent un peu moins de cholestérol que celles du lait de vache entier et les proportions d'acides gras sont sensiblement les mêmes. La meilleure digestibilité des matières grasses du lait de la chèvre s'expliquerait par la différence importante de composition de ses matières grasses et de celles du lait de vache. Les matières grasses du lait de chèvre présentent une plus forte teneur en acides gras à chaîne courte. Elles sont émulsifiées très finement, ce qui donne un caillé à texture très fine.

Le lait de chèvre est riche en potassium, en calcium et en phosphore ; il est une bonne source de riboflavine et il contient de la vitamine A, du magnésium, de la niacine, de l'acide pantothénique, de la thiamine, du zinc, de la vitamine B_{12}, de la vitamine B_6 et du cuivre. L'enrichissement du lait de chèvre n'est pas obligatoire ; par contre, s'il est fortifié, il doit contenir entre 35 et 45 UI de vitamine D et entre 140 et 300 UI de vitamine A par 100 ml, suivant la réglementation.

Utilisation

Le lait de chèvre s'utilise comme le lait de vache auquel il peut souvent être substitué. On le boit tel quel et on s'en sert pour cuisiner ; on le transforme en fromage, en yogourt et en beurre. Le lait de chèvre est par contre plus instable que le lait de vache à la chaleur.

Babeurre

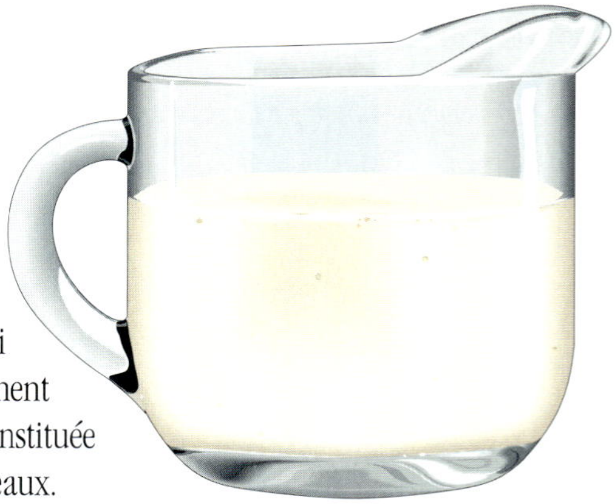

Le babeurre est le liquide blanchâtre au goût aigrelet qui se sépare de la crème lors de la fabrication du beurre. Il est aussi appelé « lait de beurre ». Il a une consistance qui rappelle légèrement la crème ; au repos, il se sépare en deux couches, la plus légère constituée de lactosérum, la plus lourde faite de caséine coagulée en de fins grumeaux.

Aujourd'hui, contrairement au procédé traditionnel de la fabrication du beurre, on obtient le babeurre en ajoutant une culture bactérienne à du lait écrémé ou partiellement écrémé. Une partie du sucre naturel du lait, le lactose, est transformée en acide lactique, ce qui donne le goût aigrelet au lait de beurre. Le babeurre obtenu possède donc la même saveur que le babeurre traditionnel.

Achat

Vérifier la date de péremption écrite sur l'emballage pour s'assurer de la fraîcheur du produit.

Utilisation

Le babeurre est un émulsifiant naturel très utilisé en boulangerie, en pâtisserie et dans la confection de crème glacée ; il entre notamment dans la fabrication de pains et de gâteaux, souvent sous forme de poudre. Le babeurre en poudre présente des propriétés émulsionnantes importantes, étant donné sa richesse en phospholipides, et possède aussi une saveur agréablement riche. On le met dans la soupe et certains fromages. On peut l'incorporer à des fruits passés au mélangeur pour obtenir de délicieuses boissons rafraîchissantes. Il est excellent pour préparer des sauces fraîches additionnées d'herbes aromatiques et de jus de citron.

On peut remplacer le babeurre (et le lait sur) dans la plupart des recettes par du lait frais (250 ml) auquel on ajoute 10 ml de vinaigre.

Conservation

Le babeurre non entamé se conserve une quinzaine de jours au réfrigérateur. Entamé, il se conserve environ 1 semaine. Bien refermer le contenant.

Valeur nutritive

protéines	8,6 g
matières grasses	2,3 g
glucides	12,4 g
cholestérol	9 mg
sodium	272 mg
	par 250 ml

Le babeurre a une valeur nutritive semblable au lait écrémé ou partiellement écrémé dont il provient. C'est une excellente source de potassium, de vitamine B_{12}, de calcium, de riboflavine et une bonne source de phosphore. Il contient du zinc, du magnésium, de l'acide pantothénique, de la niacine, de la thiamine, de l'acide folique et de la vitamine B_6. Riche en acide lactique et en azote, il est pauvre en matières grasses. C'est un aliment qui convient bien aux personnes souffrant de troubles digestifs.

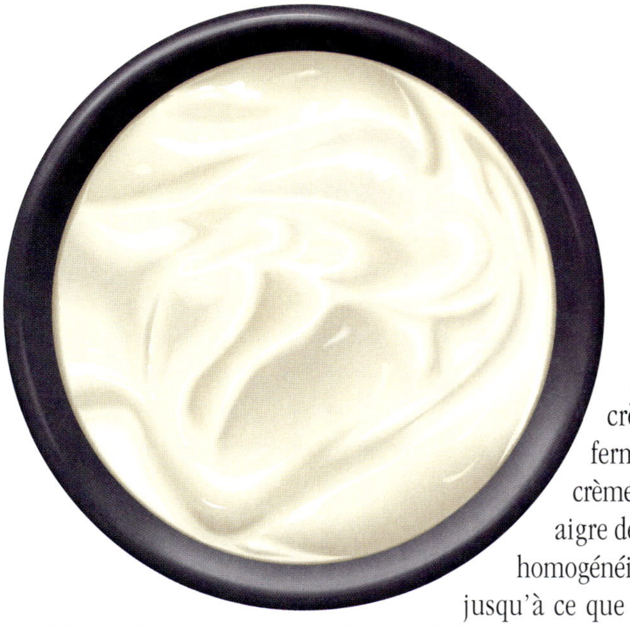

Crème aigre

La crème aigre (ou crème sure dans l'étiquetage au Canada) est de la crème dont la saveur est acide. La crème non pasteurisée devient aigre lorsqu'elle manque de fraîcheur. De nos jours, la crème aigre est fabriquée à partir de crème pasteurisée fermentée par une culture bactérienne. On peut parler de crème aigre de culture ou de crème aigre acidifiée. La crème aigre de culture est fabriquée à partir de crème pasteurisée, homogénéisée et ensemencée avec le *Streptococcus lactis* à 22 °C jusqu'à ce que l'acidité atteigne au moins 0,5 %. La crème aigre acidifiée est le résultat de l'acidification de la crème pasteurisée à l'aide de bactéries productrices d'acide lactique.

La crème est mise à fermenter de 12 à 14 heures, à la manière du yogourt ; elle est parfois stabilisée à l'aide d'additifs (gélatine, alginate de sodium, carraghénine) et peut contenir des solides de lait ou de petit-lait, du babeurre et du sel. Sa texture est épaisse, uniforme et lisse.

Crème aigre

Achat

Vérifier la date de péremption écrite sur l'emballage.

Préparation

On peut fabriquer de la crème aigre à la maison en ajoutant du babeurre (30 ml) à de la crème fraîche (500 ml) qu'on laisse surir au moins 24 heures à la température de la pièce, sans y toucher. Cette crème se conservera jusqu'à 3 jours au réfrigérateur.

Cuisson

Lorsqu'on ajoute de la crème aigre dans des aliments chauds, l'incorporer en fin de cuisson et réchauffer doucement sans bouillir, sinon elle risque de tourner.

Conservation

La crème aigre se conserve de 2 à 3 semaines au réfrigérateur. Il n'est pas recommandé de congeler la crème aigre, car elle se sépare en décongelant.

Utilisation

La crème aigre confère un goût acidulé aux aliments. Elle est très utilisée dans les cuisines allemande, anglo-saxonne et russo-polonaise; elle assaisonne notamment soupes, trempettes, sauces, chou farci, goulasch, pains et gâteaux. La sauce smitane, classique accompagnement du gibier, d'origine russe et le bortsch d'Europe orientale sont des utilisations typiques de la crème aigre ou crème sure. Aux États-Unis, la pomme de terre cuite au four ne saurait se passer d'une touche de crème aigre. Lorsqu'on ajoute de la crème aigre dans des aliments chauds, l'incorporer en fin de cuisson et réchauffer doucement sans bouillir, sinon elle risque de tourner.

On peut remplacer la crème aigre par du yogourt nature dans la plupart des recettes, ce qui permet de diminuer l'apport de calories et de matières grasses. Lorsque le yogourt est trop liquide, l'épaissir avec de la poudre de lait.

Valeur nutritive

	crème aigre à 14 % m.g.	*crème aigre à 18 % m.g.*
eau	78,1 %	74 %
protéines	0,8 g	1,0 g
matières grasses	4 g	5,2 g
glucides	1,2 g	1,2 g
cholestérol	12 mg	12 mg
		par 30 ml

Les matières grasses de la crème aigre sont composées à 63,5 % d'acides gras saturés. Les matières grasses de la crème aigre de culture à 18 % sont composées à 62,7 % d'acides gras saturés.

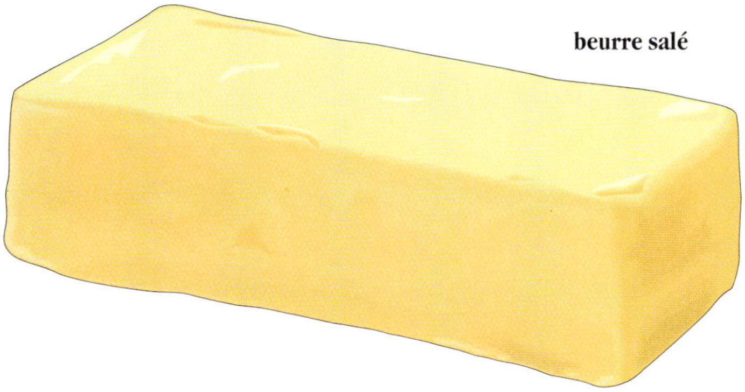

beurre salé

Beurre

Le beurre est la substance grasse et onctueuse obtenue par le barattage de la crème. Le barattage est le procédé qui permet de séparer les matières grasses du liquide (la partie aqueuse qui reste est nommée babeurre). Il faut en moyenne 10 litres de lait pour fabriquer 500 g de beurre. Il faut tout d'abord séparer le lait de la crème puis la baratter ; en fait, seules les matières grasses du lait deviennent du beurre.

On peut fabriquer le beurre non seulement avec du lait de vache mais aussi avec le lait d'autres mammifères, tels les laits de chèvre, d'ânesse, de jument, de bufflonne et de chamelle. Ces beurres à saveur plus prononcée sont surtout produits en Asie, en Afrique et dans certaines régions d'Amérique du Sud ; la plupart sont produits artisanalement. Le mot « beurre » désigne également des substances onctueuses et riches en matières grasses extraites de divers végétaux ; dans ce cas, on en précise la provenance (beurre d'arachide, beurre de cacao, beurre d'amande, beurre de noix de coco). Dans l'Antiquité, le beurre fut utilisé dans les cérémonies religieuses et comme médicament, on s'en servait notamment comme cataplasme contre les infections de la peau et les brûlures. Les anciens Grecs et les Romains utilisaient très peu le beurre en cuisine ; ils s'en servaient surtout comme remède, particulièrement comme cicatrisant. Indépendamment de son origine, ils appelaient le beurre *buturum*, qui signifie « fromage de vache ». Le beurre n'apparut en Italie de même qu'en France qu'à partir du XVe siècle. Au Moyen Âge, le beurre de fabrication fermière et artisanale était vendu sur les marchés, conservé dans des pots de grès et recouvert d'eau salée. Dans les cuisines du Maghreb et d'Arabie, on utilise le beurre clarifié, le *smeun*, afin de pouvoir conserver cette matière grasse dans un climat chaud. Aujourd'hui, la production de beurre est tellement importante que plusieurs pays ont d'énormes surplus.

Préparation

Mesurer le beurre n'est pas toujours une tâche facile dans les pays où les recettes sont conçues en volume et non au poids, comme au Canada et aux États-Unis. Une façon de faciliter l'opération consiste à mesurer le beurre dans de l'eau :

- si on veut mesurer 125 ml de beurre, il s'agit de mesurer 125 ml d'eau dans une tasse à mesurer puis d'ajouter du beurre jusqu'à ce que le niveau de l'eau atteigne 250 ml, puis de jeter l'eau et d'égoutter le beurre. Il peut être pratique de savoir que 500 g de beurre équivalent à 500 ml de beurre.

On peut « clarifier » le beurre, c'est-à-dire le débarrasser de son petit-lait (c'est l'équivalent du *ghee* de la cuisine indienne), il devient limpide comme l'huile et peut supporter la friture :

- il s'agit de faire fondre le beurre à feu très doux ; il se séparera alors en trois couches : une couche de mousse qui se forme à la surface ; le gras pur au centre (un liquide jaune et épais) ; et le petit-lait en dessous au fond de la casserole ;
- on écume ensuite la mousse à la surface avec une cuillère, et on verse lentement le beurre dans une mousseline ou on prend tout simplement soin de laisser le dépôt liquide au fond de la casserole.

On peut aussi réfrigérer le beurre ; une fois solidifié, le beurre clarifié forme une croûte tandis que le dépôt reste liquide ; on n'a qu'à le mettre de côté.

Placer le beurre clarifié maison au réfrigérateur, il se conservera environ 2 mois, et 3 mois au congélateur. Le beurre clarifié industriel peut être laissé à la température de la pièce.

Conservation

Le beurre absorbe facilement les odeurs et peut acquérir une coloration prononcée causée par la déshydratation s'il est mal emballé, ce qui affecte aussi sa saveur. Il peut aussi se couvrir de moisissures ou de taches dues à l'apparition de bactéries ou de champignons. S'il est conservé trop longtemps à la température de la pièce, il développera un goût rance. Bien le couvrir ou préférablement le conserver dans son emballage original, le tenir éloigné des aliments qui peuvent lui conférer un mauvais goût, et le réfrigérer. Les emballages utilisés pour le beurre le protègent contre la lumière et l'oxydation, l'absorption d'odeurs, l'évaporation et le développement de couleurs anormales. On peut le garder au réfrigérateur, il se conservera 8 semaines dans le cas du beurre non salé et 12 semaines dans le cas du beurre salé, s'ils sont dans leur emballage original. Une fois entamé, le beurre doit être consommé avant 3 semaines.

Le beurre se congèle, mais perd légèrement de la saveur s'il est congelé plus de 6 mois. La congélation peut aussi accentuer le goût salé du beurre.

Utilisation

Le beurre occupe une place de choix dans la cuisine de plusieurs pays, car il confère une saveur inégalée aux aliments. On le retrouve notamment dans les sauces (beurre manié, roux, sauce béarnaise, sauce hollandaise), la pâtisserie (crème au beurre, pâtes feuilletées), les crèmes et les potages. Il est l'ingrédient de base de la cuisine, on l'utilise sur le pain, les canapés, les toasts et les sandwichs.

On peut ajouter divers ingrédients au beurre froid ; on obtient le « beurre composé » qui sert pour assaisonner grillades, poissons, escargots, fruits de mer, canapés, légumes et potages. Le beurre est d'abord travaillé en pommade à l'aide d'une cuillère ou d'une spatule de bois. Des ingrédients, tels ail, échalote, persil, raifort, caviar, moutarde, roquefort, sardines, cresson, citron et amandes sont hachés très finement ou mis en purée ; certains sont cuits jusqu'à ce que l'eau qu'ils contiennent soit évaporée. On ajoute ensuite les ingrédients choisis, on mélange le tout, on modèle le beurre en rouleau puis on l'enveloppe pour le réfrigérer ou le congeler.

Le beurre fouetté ne devrait pas remplacer le beurre ordinaire pour les recettes ni le beurre allégé, car ce dernier contient beaucoup plus d'eau que le beurre ordinaire. On l'utilise seulement pour tartiner.

Cuisson

Le beurre brûle à une température plus basse que l'huile et la margarine, c'est pourquoi il faut éviter de le chauffer à feu vif. On peut l'utiliser en combinaison avec de l'huile, ainsi il se décomposera moins rapidement (chauffer l'huile d'abord puis ajouter le beurre).

Le beurre est plus digestible frais que fondu, alors qu'il est encore sous sa forme d'émulsion. Il se prête mal aux cuissons à haute température, car ses matières grasses se décomposent entre 120 et 130 °C (250 et 275 °F). Le beurre ainsi chauffé brunit et il se dégage alors de l'acroléine, substance indigeste et toxique susceptible d'élever le taux de cholestérol sanguin.

Valeur nutritive

	beurre allégé	***beurre fouetté***	***beurre non salé***	***beurre salé***
protéines	0,4 g	0,1 g	traces	traces
matières grasses	3,9 g	7,8 g	8,2 g	8,2 g
glucides	0,6 g	traces	traces	traces
cholestérol	12 mg	21 mg	22 mg	22 mg
sodium	69 mg	79 mg	82 mg	2 mg

par 10 g

Le beurre fouetté, le beurre salé et non salé contiennent tous de la vitamine A.

Le beurre ordinaire contient 80 à 82 % de matières grasses, qui sont évidemment d'origine animale, 14 à 16 % d'eau, 0 à 4 % de sel. Les matières grasses sont constituées à 62 % d'acides gras saturés et elles contiennent 22 mg de cholestérol/10 g. Le beurre est un aliment calorique fournissant 72 calories/10 g. Son contenu en protéines, en glucides, en vitamines et en minéraux est infime, exception faite de la vitamine A ainsi que du sodium qui est ajouté et qui atteint 2 % dans le beurre salé et 1 % dans le beurre demi-sel. Le beurre non salé ne contient pas de sel.

Le beurre fouetté renferme légèrement moins de calories (69 calories/10 g) et de matières grasses (7,8 g /10 g) que le beurre ordinaire.

Le beurre allégé contient deux fois moins de matières grasses et de calories que le beurre ordinaire, 46 % moins de cholestérol et 25 % moins de sel. Le beurre hypocalorique doit contenir un maximum de 39 % de matières grasses. Il peut contenir des agents émulsifiants, des stabilisants, des agents de conservation, du sel et du colorant alimentaire. On obtient un beurre à la consistance plus molle.

Le beurre est un aliment controversé, défendu par les uns, particulièrement les producteurs, qui vantent le naturel de son contenu, décrié par les autres, qui dénoncent son contenu en acides gras saturés et en cholestérol. Les fabricants d'huile et de margarine constituent la majorité des opposants. Il faut noter que c'est la consommation totale de matières grasses qui importe et non pas la consommation d'un seul type de matières grasses. On devrait donc consommer le beurre modérément, car il constitue une source importante de matières grasses, d'acides gras saturés et de cholestérol.

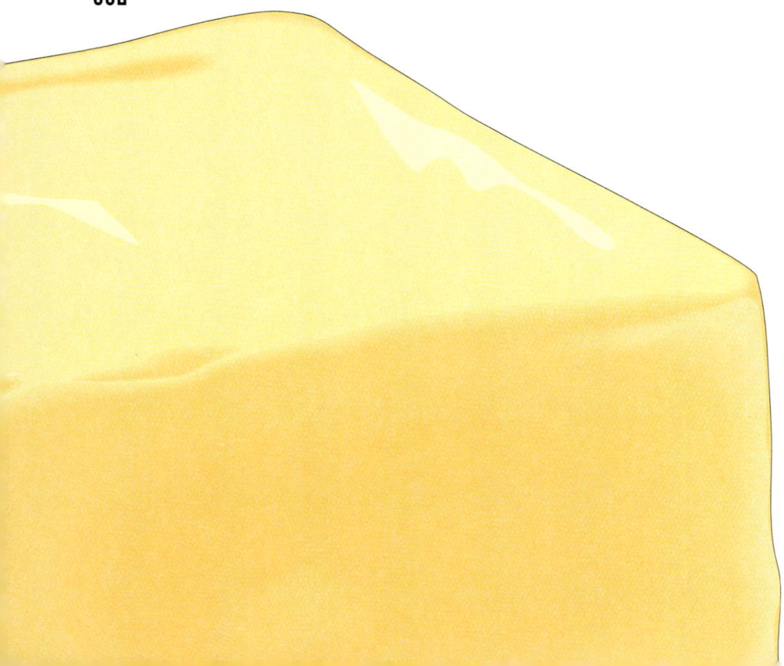

Crème

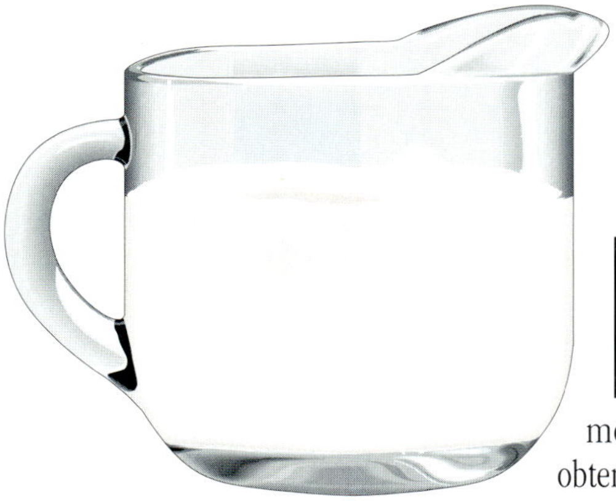

La crème est la matière grasse du lait qui remonte à la surface du lait non homogénéisé obtenue lors de la première étape de fabrication du beurre. Les standards américains exigent que le contenu de la crème en matières grasses soit d'au moins 18 %. En Europe, le terme « crème » est réservé au produit obtenu à partir de lait de vache contenant au moins 30 % de matières grasses. Jusqu'à la fin du XIXe siècle, on obtenait la crème en laissant reposer le lait pendant 24 heures dans un endroit frais ; on recueillait à la louche le gras concentré à la surface. De couleur blanc jaunâtre et de consistance onctueuse, la crème est maintenant obtenue par centrifugation. Il faut 9 litres de lait pour obtenir 1 litre de crème.

Pour être fouettée, la crème doit contenir au moins 30 % de matières grasses ; les minuscules bulles d'air produites lors du battage rendent la crème légère, elle double de volume et forme des pics fermes. Lorsqu'on ajoute du sucre et de la vanille à la crème fouettée, on obtient la crème Chantilly, du nom du château, en France, où cette crème fut inventée par le célèbre chef Vatel.

La crème est commercialisée sous divers noms selon sa teneur en matières grasses. La concentration en matières grasses est variable puisque chaque pays édicte ses normes.

Au Canada, la crème à fouetter contient entre 32 et 40 % de matières grasses. On retrouve également la crème épaisse ou crème champêtre qui ne contient que 15 % de matières grasses tout en possédant la consistance de la crème à 35 % de matières grasses et que l'on peut fouetter.

Aux États-Unis, on fait une distinction entre la crème à fouetter plus légère contenant pas moins de 30 % et pas plus de 36 % de matières grasses et la crème à fouetter épaisse qui ne contient pas moins de 36 % de matières grasses. En Europe, cette crème est appelée « crème épaisse » et contient au moins 30 % de matières grasses ; elle est crue, pasteurisée ou stérilisée UHT.

La crème plus légère, appelée aussi « crème de table » est plus liquide et contient entre 15 et 18 % de matières grasses. En Europe, cette crème s'appelle « crème fleurette » et contient entre 12 et 30 % de matières grasses.

La crème à café renferme 10 % de matières grasses. La crème moitié-moitié est mélangée avec du lait puis pasteurisée et parfois homogénéisée, et renferme de 10,5 à 18 % de matières grasses.

La double crème contient environ 40 % de matières grasses.

La crème déshydratée en contient de 40 à 70 %.

Succédanés de crème

On trouve sur le marché des crèmes fabriquées artificiellement. Elles sont vendues déshydratées ou congelées, sous forme liquide ou en canette pressurisée. Ces produits, qui comprennent des crèmes à café et des crèmes fouettées, sont faits à partir de graisses végétales ou animales hydrogénées comme l'huile de noix de coco et l'huile de palmiste ou l'huile de soya partiellement hydrogénée, d'édulcorants (sucre, glucose) et d'additifs. Ces derniers ont principalement pour but d'agir comme agents modificateurs de la texture, ils aident les aliments à conserver la consistance désirée. On compte dans cette catégorie les émulsifs, les gélifiants, les stabilisants et les épaississants. On retrouve également des colorants et des arômes artificiels. Ces substances sont présentes en nombre et en quantité qui varient selon le procédé de fabrication.

Les succédanés de la crème et les colorants à café sont pratiques mais leur valeur nutritive est discutable, car ils sont presque tous dépourvus de vitamines et contiennent très peu de minéraux. Ils sont plus riches en acides gras saturés que les produits qu'ils remplacent et leurs matières grasses sont hydrogénées. L'hydrogénation est un procédé qui permet le durcissement des huiles mais entraîne la transformation des acides gras polyinsaturés. Ces acides se comportent alors comme des acides gras saturés augmentant ainsi le cholestérol sanguin, et contribuant à hausser les risques de maladies cardio-vasculaires.

Achat

La crème est vendue pasteurisée après avoir été homogénéisée et, dans certains cas, stérilisée normalement ou stérilisée selon le procédé « Ultra Haute Température » (UHT). La crème doit subir des traitements thermiques plus sévères car elle contient plus de bactéries que le lait dont elle provient. Elle est donc chauffée à un minimum de 65,6-68,3 °C pendant 30 min ou à 76,7-79,4 °C pendant 16 s. La crème doit également être homogénéisée afin de prévenir la séparation du sérum et de la matière grasse, et d'augmenter la viscosité. Seules les crèmes légères et de table sont homogénéisées. La crème à fouetter ne l'est pas, car les globules de gras ont été liquéfiés lors de la pasteurisation.

Vérifier la date de péremption écrite sur l'emballage.

Utilisation

La crème est très utilisée en cuisine, car elle confère aux aliments une saveur et une texture difficilement égalables. Elle est incorporée notamment dans le café, la vinaigrette, les potages, les sauces, les omelettes, les terrines, les desserts, la confiserie et les digestifs. La crème cède souvent la place au yogourt et au lait depuis que le consommateur se préoccupe de diminuer son absorption en matières grasses et en calories. Toutefois, il est intéressant de savoir que, à volume égal, la crème à 35 % de m.g. ou moins fournit moins de calories que le beurre, la margarine ou l'huile.

Fouettée, la crème décore et enrichit pâtisseries, soufflés, tartes, glaces, charlottes, bavarois, sauces et fruits. Elle est indispensable pour confectionner le vacherin ainsi que les choux à la crème.

Surie, la crème peut quand même être utilisée, surtout pour la cuisson. Elle ne donne pas de résultats aussi intéressants que la crème aigre commerciale cependant, car sa saveur est plus aigre, ses acides lactiques ayant été altérés par la pasteurisation.

Préparation

Il vaut mieux battre la crème au dernier moment à moins de la conserver au réfrigérateur, car la chaleur tend à la défaire. Utiliser de préférence des ustensiles refroidis; les mettre 30 min au réfrigérateur ou les placer au congélateur si le temps manque. N'incorporer des ingrédients (sucre, vanille) que lorsque la crème commence à mousser. Une fois fouettée, la crème peut tenir quelques heures. Une crème fouettée qui commence à jaunir risque de tourner en beurre.

Cuisson

Dans les potages et les plats mijotés, il vaut mieux ajouter la crème en fin de cuisson seulement pour éviter l'apparition de grumeaux indésirables; il ne faut pas non plus que la préparation bouillonne par la suite.

Valeur nutritive

	crème de table 15 % m.g.	*crème à fouetter 35 % m.g.*
eau	77,5 %	59,6 %
protéines	0,8 g	0,6 g
matières grasses	4,6 g	10,6 g
glucides	1,2 g	0,8 g
cholestérol	16 mg	38 mg
		par 30 ml

La crème à fouetter (35 % de m.g.) contient de la vitamine A. La crème est énergétique car elle est plutôt riche en matières grasses. Ses matières grasses sont composées à 62 % d'acides gras saturés; étant d'origine animale elles renferment du cholestérol. Selon sa teneur en gras, la crème contient de 10 à 38 mg de cholestérol/30 ml.

Conservation

La crème fraîche est un aliment très périssable, sauf lorsqu'elle est dans un emballage stérile et qu'elle a été pasteurisée et stérilisée ou traitée à haute température (UHT). Comme le lait, elle constitue un milieu privilégié au développement de bactéries et elle s'altère quand elle est exposée à la chaleur et à la lumière. La conserver au réfrigérateur, il s'agit alors de la consommer avant la date de péremption. La crème UHT non entamée se conserve jusqu'à 45 jours à la température de la pièce. Entamée, elle est aussi périssable que les autres produits laitiers et doit être réfrigérée. Conserver la crème fouettée au réfrigérateur. elle gardera sa consistance quelques heures. Il n'est pas recommandé de congeler la crème car sa texture a tendance alors à devenir granuleuse et sa saveur se modifie. De plus, il est impossible de la fouetter par la suite.

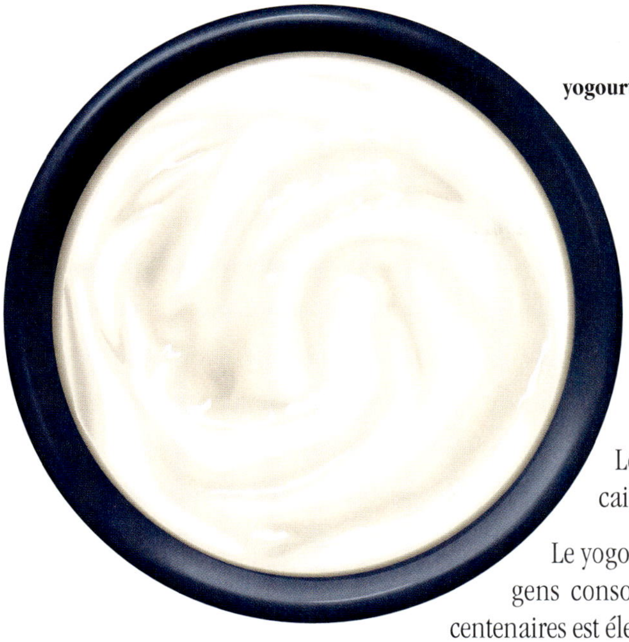

yogourt nature

Lait qui a fermenté sous l'action de ferments lactiques. Le mot « yogourt » (« yoghourt » ou « yaourt ») vient de *yoghurmak*, mot turc signifiant « épaissir » ; le mot « yogourt » est couramment utilisé en Amérique du Nord, tandis qu'en Europe, on emploie plutôt le mot « yaourt ». Le yogourt est en fait la version moderne du « lait caillé » d'autrefois.

Le yogourt serait originaire de Bulgarie. Dans ce pays où les gens consomment du yogourt régulièrement, le nombre de centenaires est élevé. Au début du siècle, Metchnikoff, un collaborateur de Pasteur, découvrit les deux ferments lactiques utilisés pour la fabrication du yogourt, soit *Streptococcus thermophilus* et *Thermobacterium bulgaricus*.

Le caillage du lait fut sûrement découvert par hasard ; il s'est révélé un précieux procédé de conservation, son origine remonterait au tout début de l'agriculture. Dans plusieurs parties du monde (en Grèce, en Turquie, en Mongolie, en Inde, au Moyen-Orient et dans certaines parties d'Asie), la consommation du yogourt fait partie de la tradition. Depuis des siècles, il est couramment consommé dans les Balkans, en Turquie et en Asie, mais ce n'est que depuis les années 20 que sa consommation devint courante en Europe de l'Ouest. Sa commercialisation, qui remonte à la première moitié du XXe siècle, connut peu de succès au début car le goût aigre du yogourt déroutait. Les ventes du yogourt se sont mises à croître lorsqu'on aromatisa le produit de fruits et de jus de fruits. En Amérique du Nord où l'adhésion fut plus lente, on connaît aujourd'hui un essor important de la consommation de yogourt. Ainsi, au Québec, la consommation est passée de 162 800 hectolitres en 1975 à 868 700 hectolitres en 1992, pour une moyenne de 3,7 litres par personne. Les Européens demeurent toutefois les plus grands consommateurs de yogourt, la consommation par tête varie de 12 à 20 kg par année.

Le yogourt se prépare avec du lait (lait de vache, de chèvre, de brebis, de soya) dans lequel on incorpore des ferments qui convertissent une partie du lactose (le principal glucide du lait) en acide lactique. Ces ferments, différents de ceux qui donnent le fromage, sont deux bactéries, *Lactobacillus bulgaricus* et *Streptococcus thermophilus*, dont l'action simultanée produit plus d'acide lactique que chacune d'elles prise séparément. Au début de la fermentation, ce sont surtout les *streptococcus* qui agissent, ils acidifient le lait, puis laissent progressivement la place aux *lactobacillus*, plus résistants en milieu acide. Idéalement, on devrait utiliser les deux bactéries en proportions égales. Il arrive souvent que le yogourt commercial contienne moins de *Lactobacillus bulgaricus*, car cette bactérie est acidifiante et donne un yogourt plus aigre.

Le lait coagule lorsqu'une quantité suffisante d'acide lactique est produite. D'autres transformations biologiques s'effectuent en parallèle, ce qui rend entre autres les protéines plus facilement assimilables. L'action des bactéries est optimale à une température se situant entre 40 et 50 °C. Lorsque le yogourt a suffisamment fermenté, il suffit de le refroidir pour arrêter le travail des bactéries. Contrairement au fromage, le yogourt n'est pas égoutté.

Qu'il soit nature, brassé ou ferme, le mélange de base des yogourts demeure essentiellement le même : un volume déterminé de lait entier ou partiellement écrémé est enrichi légèrement d'un extrait sec, soit de la poudre de lait entier ou écrémé, soit du lait concentré par évaporation. L'ajout de stabilisants (gélatine ou pectine) se fait lors du préchauffage du produit. Ce dernier subit ensuite une homogénéisation suivie d'une hyperpasteurisation et ce, afin d'obtenir une texture épaisse et onctueuse. Le mélange est ensuite refroidi à 44-46 °C pour être ensemencé avec le

Lactobacillus bulgaricus et le *Streptococcus thermophilus*. La période d'incubation dure de 2 à 6 h selon le degré d'acidification voulu. Les yogourts sont ensuite réfrigérés à 4 °C, ce qui ralentit l'action bactérienne et assure une conservation d'environ 1 mois.

La fabrication commerciale donne un yogourt plus ferme et moins susceptible d'expulser le lactosérum, le liquide jaunâtre qu'on trouve parfois à la suface des yogourts naturels. Ce liquide ou sérum n'affecte pas la qualité du yogourt, mais il est jugé indésirable par les fabricants et les consommateurs.

Il existe toute une gamme de yogourts, dont le yogourt ferme (le plus ancien), le yogourt brassé (procédé inventé en Suisse) et divers produits comme le yogourt glacé, le yogourt à boire, et le yogourt déshydraté.

Le **yogourt ferme** a l'aspect d'une gelée compacte. Il est fermenté à même le contenant, puis refroidi ; s'il est aromatisé avec des produits naturels ou artificiels, ces derniers sont déposés au fond.

Le **yogourt brassé** est mélangé après la fermentation et le refroidissement, ce qui rend le produit homogène et lisse ; des agents solidifiants, telles la carraghénine ou la gélatine, sont souvent ajoutés. Le yogourt brassé est aromatisé avec des produits naturels ou artificiels.

Le **yogourt à boire** ou **boisson au yogourt** est fabriqué à partir de lait fermenté additionné de sirop à saveur de fruits ou de sucre et de fruits et se veut un substitut aux boissons gazeuses ; le **yogourt glacé** est semblable à la crème glacée.

Il faut noter que plusieurs de ces produits ont été pasteurisés ou traités à ultra-haute température (UHT), ce qui inactive les bactéries et fait disparaître les bienfaits de la fermentation. De plus, plusieurs contiennent des additifs, ainsi on trouve dans le yogourt glacé de la gomme à base de cellulose modifiée, de la gomme de guar, du polysorbate 80, de la carraghénine, des mono et diglycérides, du sorbate de potassium, des colorants et des arômes artificiels.

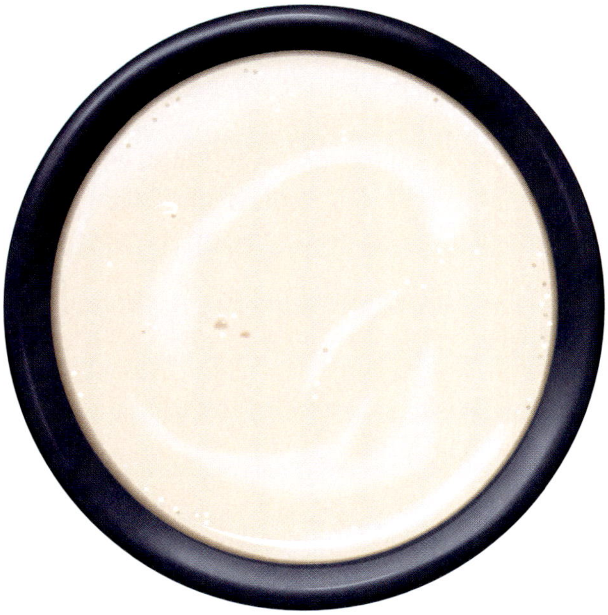

kéfir

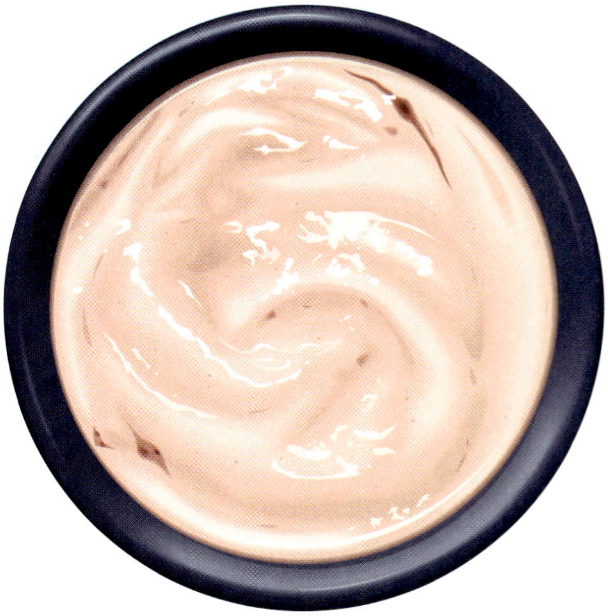

yogourt aux fruits

Le yogourt n'est qu'une des nombreuses formes que prend le lait fermenté, il existe également le lait caillé, le kéfir et le koumis.

Le **lait caillé** est du lait qui a fermenté à la température de la pièce sans l'ajout de culture bactérienne, seulement par l'action de la flore lactique présente dans le lait. La chaleur active cette flore qui produit de l'acide lactique, ce qui entraîne le caillage du lait. Le lait caillé se sépare en deux parties distinctes : le caillé et le lactosérum. Il est consommé tel quel après avoir été brassé ou après égouttage.

Autrefois très populaire, le lait caillé a presque disparu maintenant car la pasteurisation et l'homogénéisation du lait détruisent en partie la flore lactique, ce qui rend moins facile la fabrication du caillé. Cette fermentation devient impossible avec du lait stérilisé ou avec du lait UHT. Le lait caillé est très périssable, il doit être consommé le plus tôt possible et conservé au réfrigérateur.

Le **kéfir** ou **képhir** est du lait entier ou partiellement écrémé, fermenté par l'action combinée de plusieurs espèces de bactéries et de levures, ce qui le rend légèrement gazeux et alcoolisé avec une saveur piquante et quelque peu amère. Le taux d'alcool est généralement de 1 % mais il peut atteindre jusqu'à 2 %. Le kéfir serait originaire du Caucase ; cette boisson est bien connue en Europe de l'Est, en Russie et au Moyen-Orient. La Russie produit du kéfir de façon industrielle.

Les ferments du kéfir sont constitués d'un mélange de levures (*Saccharomyces kefir* et *Candida kefir*) et de diverses bactéries (telles que *Lactobacillus caucasicus*, *L. casei*, *Streptococcus lactis* et *Streptococcus diacetilactis*). Cette association de micro-organismes forme un zooglé, c'est-à-dire qu'ils forment des grains gélatineux pouvant être séparés du lait après la fermentation et ce, par simple tamisage. Les bactéries effectuent une fermentation d'acide lactique qui donne un goût aigre semblable à celui du yogourt, tandis que les levures transforment une partie du lactose en gaz carbonique et l'autre partie en alcool. Le kéfir est plus ou moins liquide, onctueux et alcoolisé, selon sa durée de fermentation. Il mousse et pétille de façon semblable à la bière. Le kéfir peut être préparé avec des fruits déshydratés ou du citron, mais la culture utilisée est alors différente.

La préparation du kéfir est simple : le lait à une température de 20-22 °C est additionné des grains de kéfir et laissé à fermenter à la température de la pièce de 1 à 2 jours. La fermentation est plus rapide quand la température se situe autour de 22 °C. Traditionnellement, on ensemence le lait avec les minuscules grains de kéfir de couleur jaune (rares sur le marché), qui deviennent blanchâtres lorsqu'ils sont mis en contact avec le lait. On les récupère après chaque utilisation et on les conserve à 4 °C pendant environ 10 jours. Des cultures de kéfir lyophilisées sont également disponibles, leur période de conservation est pratiquement illimitée. On utilise aussi une culture en poudre ou du kéfir d'une préparation précédente, faite depuis moins d'un mois. Le kéfir s'utilise comme le yogourt.

Le kéfir se conserve au réfrigérateur et il est plus périssable que le yogourt. Lorsqu'il a suri, il peut encore servir, surtout pour la cuisson. Le kéfir est délicieux servi glacé et garni de feuilles de menthe, ou bien versé sur des fruits. On peut le boire ou le consommer comme le yogourt.

Le **koumis** ou **koumys** ressemble au kéfir, mais il est plus alcoolisé puisqu'il contient jusqu'à 2,5 % d'alcool. Il est fabriqué avec du lait de jument, d'ânesse ou de vache. Sa saveur rappelle parfois le vin blanc. Courante dans les steppes russes et en Asie depuis fort longtemps, cette boisson fut très appréciée du temps des Tartares, des Cosaques et des Russes, soit du XIIIe au XIXe siècle. On le consomme traditionnellement en Asie centrale.

Achat

Vérifier la date de péremption lors de l'achat afin d'acheter le yogourt le plus frais possible. Après la date mentionnée, le yogourt est encore comestible tant qu'il a bon goût, qu'il n'y a pas apparition de moisissures ou de bulles, signe de fermentation. La formation de liquide n'est pas un signe de détérioration.

Utilisation

Le yogourt se consomme tel quel et peut être cuisiné. Ses possibilités d'utilisation sont vastes et on ajoute le yogourt aussi bien aux mets salés que sucrés (soupes, salades, viande, volaille, poisson, riz, pâtes alimentaires, pains, gâteaux, tartes, brioches, entremets, boissons). Le yogourt est notamment utilisé comme ingrédient de base dans plusieurs soupes chaudes ou froides ainsi que pour la préparation de sauces froides pour les brochettes grillées ; on s'en sert pour mariner la viande, la volaille et le gibier, qu'il attendrit.

Le yogourt est un ingrédient important dans la cuisine de plusieurs pays, notamment au Moyen-Orient et en Inde. Dans la cuisine indienne, il accompagne les currys et est à la base des *raïtas*, fruits ou légumes baignant dans du yogourt aromatisé servis du début à la fin du repas et appréciés pour leur fraîcheur.

Nature, le yogourt remplace la crème, tant liquide, fouettée qu'aigre, et il peut être ajouté à la mayonnaise ou à la vinaigrette, diminuant la teneur en calories et en matières grasses. Lorsqu'on l'emploie à la place de la crème dans les préparations nécessitant une cuisson, il est nécessaire de le stabiliser en lui ajoutant un peu de fécule de maïs, car la cuisson le décompose. Le réchauffer 1 h ou 2 à la température de la pièce avant de l'incorporer aux plats chauds et, si possible, l'ajouter à la toute fin de la cuisson pour éviter qu'il n'atteigne le point d'ébullition.

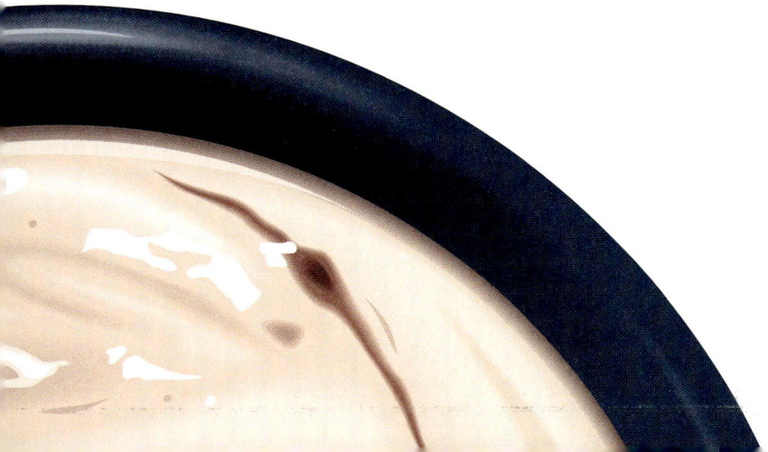

Préparation

La fabrication maison du yogourt est facile, économique et permet d'obtenir du yogourt exempt de sucre ajouté et contenant des vitamines A et D.

Tout d'abord, il faut laver soigneusement les ustensiles et bien les rincer à l'eau très chaude ou les stériliser.

On chauffe ensuite le lait à 85 °C pendant 30 min environ, après lui avoir ajouté 3 à 5 % de poudre de lait écrémé. Le lait frais de départ peut être entier, partiellement écrémé ou même UHT.

La teneur en matières grasses et en solides du lait influence la texture, la saveur et la valeur nutritive du yogourt. Du lait entier donne un yogourt plus ferme, plus savoureux, plus gras et plus énergétique qu'un yogourt fait de lait écrémé. L'ajout de poudre de lait (3 à 8 c. à soupe par litre de lait) épaissit le yogourt, le rend plus crémeux et augmente sa valeur nutritive.

Lorsque le lait a atteint le point d'ébullition, ajouter si désiré de la gélatine ou de la pectine (5 ml par litre de lait). La faire gonfler complètement dans un peu de lait avant de l'incorporer (la gélatine est superflue si une culture déshydratée est utilisée car le yogourt obtenu est ferme).

L'usage d'un thermomètre permet de contrôler l'ébullition et de connaître le moment exact de l'ajout du ferment.

Refroidir le lait jusqu'à 44-46 °C puis ensemencer avec un ferment ou une culture déshydratée (lyophilisée), du yogourt commercial nature (de 30 à 75 ml par litre de lait) contenant encore des bactéries vivantes mais ne contenant ni amidon ni gélatine et le plus frais possible, ou du yogourt maison préparé depuis 5 jours au plus.

Afin de minimiser les risques de contamination, prendre soin (avant de consommer le yogourt) de prélever la quantité nécessaire au prochain ensemencement.

Le yogourt fait avec une culture déshydratée est plus crémeux, plus épais et moins acide qu'un yogourt fait avec un yogourt commercial ; en outre, il conserve ces qualités plus longtemps et on peut l'utiliser plus d'une fois pour refaire du yogourt. Après environ 1 mois ou après 3 productions, le yogourt est dégénéré, on doit alors se servir d'un nouveau ferment.

Éviter de remuer le yogourt en cours de coagulation, sinon il se sépare et devient aqueux. On le laisse donc incuber pendant 4 à 6 h à une température constante d'au moins 42 °C.

La température d'incubation du yogourt est un élément crucial. La température idéale se situe entre 40 et 46 °C. La multiplication des bactéries est impossible au-dessus de 46 °C car la chaleur détruit les bactéries et empêche la coagulation ; elle est plus lente sous 40 °C, où une température trop basse prolonge le temps de coagulation et rend le yogourt plus aigre.

L'emploi d'une yaourtière est pratique mais non essentiel. Toute source de chaleur constante à l'abri de courants d'air remplit la même fonction. On peut faire incuber le yogourt dans un four préchauffé à 50 °C (120 °F) ou un four muni d'une ampoule qui fournit la chaleur nécessaire. On peut aussi se servir d'une bouteille isolante (thermos) préalablement réchauffée, d'un plat ou d'une poêle à frire remplis d'eau chaude et recouverts d'un linge épais afin que la chaleur se conserve, ou d'un récipient enveloppé d'une couverture et placé dans un four éteint, sur un radiateur ou près d'une source de chaleur faible mais constante.

Lorsque le yogourt est coagulé, c'est-à-dire que la texture et le goût désirés sont atteints, le réfrigérer immédiatement pour arrêter l'action des bactéries. L'ajout de fruits ou autres ingrédients se fera au moment de consommer.

Si le yogourt n'épaissit pas, plus d'un facteur peuvent en être la cause : une culture trop vieille, une température trop haute ou trop basse, le temps d'incubation trop court ou une faible teneur en extraits secs (poudre de lait). Remettre un ferment, ajouter si désiré de la poudre de lait et incuber à nouveau.

Si le yogourt est sur ou que le sérum se sépare, l'incubation peut avoir été trop longue ou le refroidissement trop lent. Réincorporer le sérum au yogourt en le battant (la préparation sera cependant plus liquide).

Le yogourt maison peut se conserver 3 semaines au réfrigérateur.

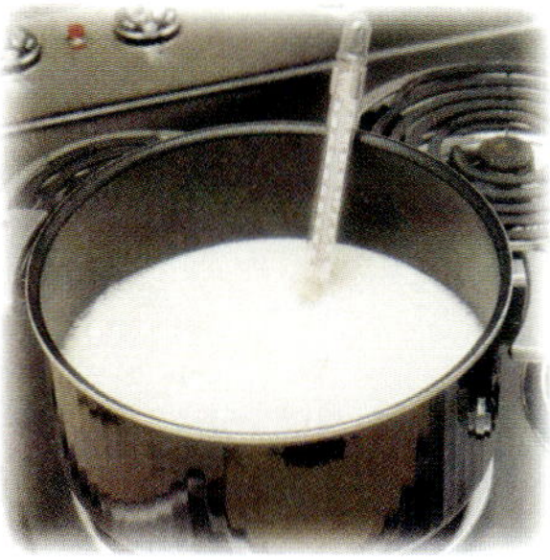

1 *Chauffer le lait à 85 °C pendant 30 min environ.*

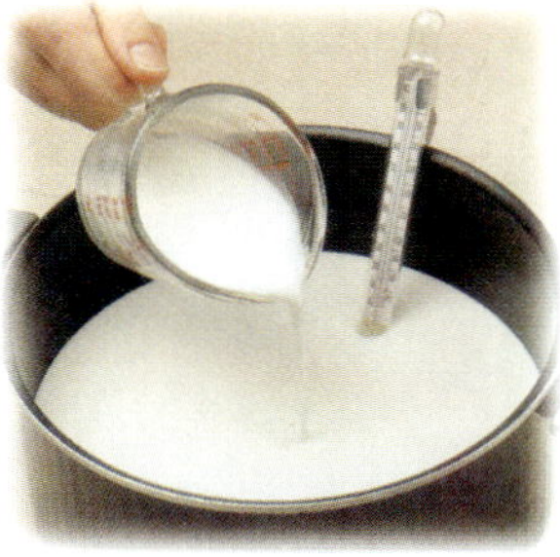

2 *Refroidir le lait jusqu'à 44-46 °C puis ensemencer avec un ferment.*

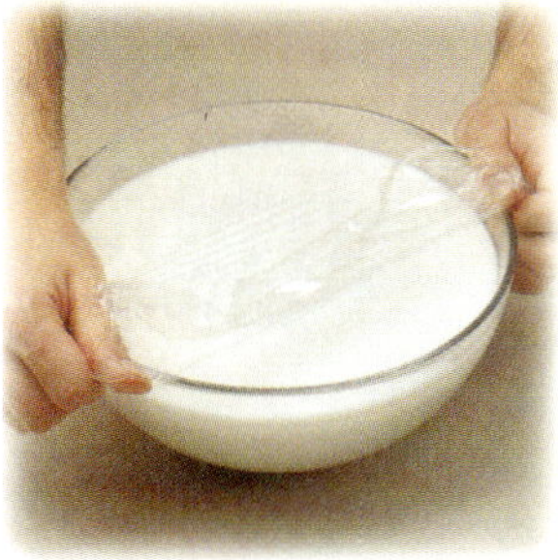

3 *Verser le contenu dans un récipient, couvrir d'un film alimentaire et garder au chaud de 4 à 8 h. Lorsque la texture et le goût désirés sont atteints, réfrigérer 12 h avant de le consommer.*

Valeur nutritive

Le yogourt est une excellente source de protéines, de calcium, de phosphore, de potassium et de vitamines A et B. La valeur nutritive du yogourt nature non sucré équivaut à peu de chose près à celle du lait qui entre dans sa préparation avec, en plus, les présumés bienfaits dus à la fermentation. Il ne faut pas oublier que contrairement au lait de consommation, le lait utilisé comme ingrédient lors de la fabrication du yogourt n'est pas nécessairement enrichi de vitamines A, D et C.

La valeur nutritive des yogourts commerciaux connaît de grands écarts, la teneur en matières grasses, en glucides et en calories est particulièrement variable. Certains yogourts contiennent jusqu'à 10 % de matières grasses, soit beaucoup plus que le lait entier qui n'en contient en moyenne que 3,4 %. Pour ce qui est de la teneur en cholestérol du yogourt, elle varie entre 7,5 et 12,5 mg pour les versions nature et aromatisées. La teneur en glucides est généralement de 7 % pour le yogourt nature et atteint de 11 à 18 % pour les yogourts aux fruits, ce qui les rend énergétiques (habituellement entre 79 et 144 calories/125 g). Des yogourts contiennent des additifs alimentaires (stabilisants, épaississants, arômes, colorants), additifs plus ou moins essentiels, et certains en sont dépourvus.

De nombreuses propriétés médicinales sont attribuées au yogourt; non seulement croit-on qu'il favorise la longévité s'il est consommé régulièrement (cette théorie n'a toutefois pas encore été prouvée), mais on dit qu'il serait bénéfique pour le système digestif, restaurant entre autres la flore intestinale après un traitement aux antibiotiques; il aiderait à prévenir le cancer et, pris avant le coucher, favoriserait le sommeil. D'autres recherches sont toutefois nécessaires avant d'affirmer que certains produits laitiers comme le yogourt pourraient assurer une protection contre le cancer.

On s'en servirait aussi pour soigner les vaginites; la bactérie *L. acidophilus* serait l'agent actif et curatif. Mais pour exercer son effet thérapeutique, la culture acidophile doit être vivante et ce ne sont pas tous les yogourts qui contiennent des cultures actives, puisque le yogourt est souvent pasteurisé après l'addition des cultures, ce qui les rend inactives.

Le yogourt est plus digestible que le lait, il se solubilise dans l'estomac trois fois plus rapidement, soit en près d'une heure. Il contient des bactéries qui facilitent la digestion du lactose. Il n'a pas encore été démontré clairement qu'un produit laitier serait supérieur à un autre du point de vue de l'absorption et de la rétention du calcium par l'organisme. De plus, il y a peu de données jusqu'à maintenant démontrant que les matières grasses du yogourt soient mieux absorbées que celles contenues dans le lait non fermenté.

Conservation

Laisser le yogourt le moins longtemps possible à la température de la pièce et le conserver au réfrigérateur, il s'y conservera pendant 2 à 3 semaines.

Il semble que le froid de la congélation n'affecte pas les ferments du yogourt. La durée de conservation idéale du yogourt une fois congelé est de 1 mois. La décongélation lente du yogourt au réfrigérateur est préférable à la décongélation à la température de la pièce.

Les ferments déshydratés du yogourt se conservent 6 mois à la température de la pièce, 12 mois au réfrigérateur et 18 mois au congélateur.

Tzatziki

4 PORTIONS

500 ml (2 tasses) de yogourt nature
1 concombre moyen
2 gousses d'ail
1 c. à soupe d'huile d'olive
3 c. à soupe de persil plat
1 c. à soupe d'aneth frais
sel et poivre

1. Peler le concombre. Le couper en deux dans la longueur et l'épépiner. Le râper grossièrement. Éplucher l'ail et le presser. Ciseler le persil et l'aneth.
2. Mélanger tous les ingrédients. Assaisonner au goût. Mettre à rafraîchir au moins 1 h pour que les arômes se mêlent.

Servir en trempette ou comme accompagnement de poisson grillé.

Crème glacée

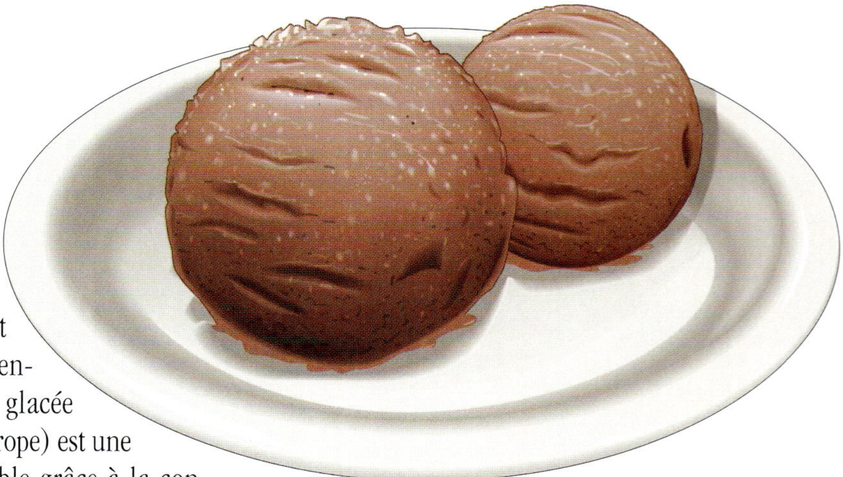

La crème glacée est une préparation sucrée et parfumée à base de produits laitiers solidifiés sous l'effet de la congélation. On aurait tendance à croire que la crème glacée (appelée également glace en Europe) est une invention récente rendue possible grâce à la congélation. C'est loin d'être le cas, car on fabriquait des glaces en Chine bien avant notre ère. D'abord refroidis par la neige ou la glace, ces aliments le furent ensuite à l'aide d'un mélange d'eau et de salpêtre qu'on faisait ruisseler sur le contenant rempli de la préparation à refroidir. Les Arabes furent les premiers à connaître ce procédé chinois et se mirent par la suite à préparer des *charbâts*, boissons faites de sirops refroidis par de la neige ; ce mot est d'ailleurs à l'origine du terme « sorbet ».

L'Europe connut les glaces au XIIIe siècle grâce à Marco Polo qui rapporta le secret chinois de sa fabrication en Italie après un voyage en Chine. Les produits glacés furent d'abord réservés aux tables royales. Peu avant le XXe siècle, on retrouvait des marchands de glaces ambulants dans les rues. Leur succès fut immédiat et cette popularité s'est perpétuée jusqu'à nos jours. Aux États-Unis, par exemple, on a produit 4,9 milliards de litres de crème glacée en 1988.

La crème glacée traditionnelle contient du lait, de la crème, du sucre, des arômes naturels et des œufs (pas toujours cependant). La préparation est battue après un début de congélation pour arrêter la formation de cristaux de glace, ce qui permet d'obtenir un produit léger et onctueux. Au Canada, pour être qualifié de « crème glacée », un produit doit contenir au moins 10 % de gras ou 8 % s'il y a addition de cacao, sirop de chocolat, fruits ou noix. Si un produit contient moins de matières grasses, on le nomme « dessert laitier ».

La crème glacée industrielle est généralement faite à partir d'un mélange de crème, de lait ou de lait évaporé (ou des deux) additionné des solides du lait sans gras. Elle comprend aussi du sucre, des émulsifiants, des stabilisateurs, des essences et des colorants, parfois naturels, mais le plus souvent artificiels. Les solides du lait peuvent provenir le plus souvent du lait écrémé, concentré ou en poudre ; mais ils peuvent aussi provenir du lactosérum concentré ou en poudre ou même de concentrés protéiques de même origine. La crème glacée contient de 16 à 24 % de solides du lait. Le sucre peut être présent sous forme de sucrose ou de dérivés de sirop de maïs (dextrose, maltose, dextrine).

Une quantité optimale de sucre doit entrer dans la fabrication de la crème glacée (14 à 16 %), ce qui contribue à obtenir une saveur riche et délicate. Le sucre favorise aussi la formation de petits cristaux de glace, qui empêche la crème glacée d'être collante et dure. Le jaune d'œuf, un émulsifiant naturel grâce à son contenu en lécithine qui contribue à l'homogénéisation de la crème glacée, est presque toujours remplacé par des émulsifiants moins coûteux (mono et diglycérides, dérivés de polyoxyéthylène, lécithine). Des agents modificateurs de la texture ou stabilisants (carraghénine, gomme de guar, carboxyméthylcellulose, mousse d'Irlande) assurent la conservation de la consistance désirée ; ils minimisent la formation de trop gros cristaux de glace et empêchent la crème glacée de fondre trop rapidement à la température de la pièce. Ces additifs peuvent par le fait même prolonger la durée de conservation.

En fabrication commerciale, le lait entrant est d'abord condensé, s'il est liquide, pour en retirer le surplus d'eau, puis on lui ajoute les matières solides, le sucre et divers additifs. Le mélange est ensuite pasteurisé. L'ajout de fruits, de noix, de raisins, de bonbons et autres produits se fait avant la pasteurisation. Celle-ci s'effectue à une température de 70 à 85 °C durant 2 à 20 s, car le mélange est épais et visqueux, et une plus grande chaleur est nécessaire pour détruire les bactéries. La pasteurisation peut aussi s'effectuer à UHT, soit 100 à 130 °C durant 1 à 40 s.

Le mélange est ensuite homogénéisé afin d'uniformiser et de stabiliser l'émulsion. Puis on congèle le mélange tout en lui insufflant de l'air. Le produit est congelé à une température se situant entre -5 et -6 °C qui est atteinte rapidement pour assurer la formation de nombreux et petits cristaux de glace.

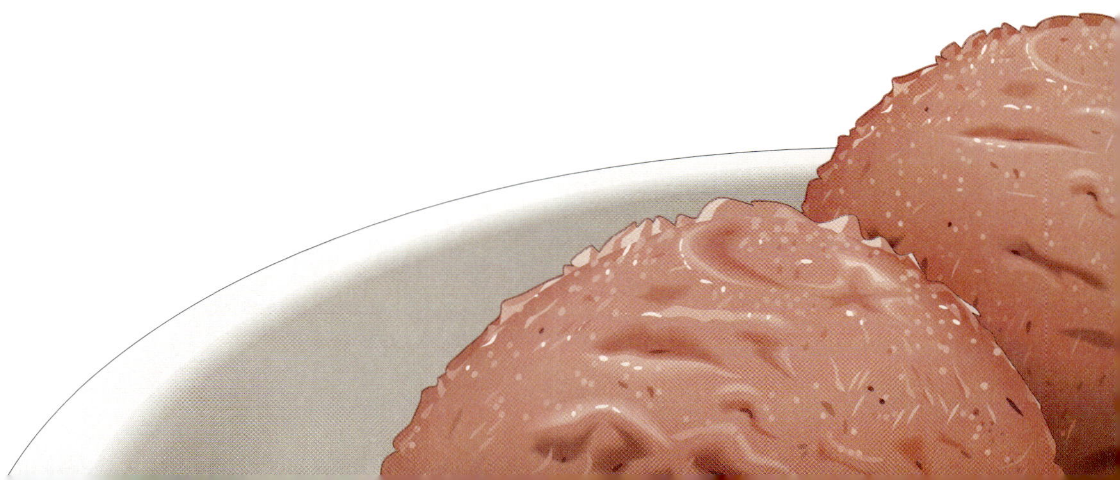

Le rendement est l'augmentation de volume d'un produit glacé par ajout d'air. Le volume peut augmenter de 80 %; par exemple pour 1 000 litres de mélange, on obtient 1 800 litres de crème glacée. Dans les pays où la crème glacée se vend au volume et non au poids, et où la quantité d'air permise n'est pas réglementée, comme au Canada, les fabricants peuvent faire varier la teneur en air; les consommateurs ignorent la proportion réelle de crème glacée qu'ils obtiennent. La crème glacée qui contient moins d'air est donc plus nourrissante. On peut avoir une idée de la teneur en air en pesant la crème glacée; un litre de crème glacée non insufflée pèse environ 500 g. Une fois l'air introduit dans le mélange, la crème glacée est mise dans des contenants puis la congélation se poursuit; elle doit durcir très rapidement.

Achat

Choisir des contenants fermement congelés et exempts de givre. Il est préférable d'acheter les produits glacés dans un magasin où l'écoulement des stocks est constant afin de s'assurer d'un maximum de saveur et de fraîcheur. Lire l'étiquette si l'on désire éviter les additifs alimentaires, car certains produits en sont exempts, et d'autres en contiennent moins que la moyenne.

Conservation

Éviter de laisser inutilement les produits congelés à la température de la pièce, car ils perdent de la saveur et contiennent plus facilement des cristaux de glace s'ils sont recongelés. Il est préférable de placer le contenant de crème glacée dans la partie la plus froide du congélateur où la température est la plus constante. On doit veiller à toujours fermer le contenant hermétiquement pour éviter la formation de cristaux de glace.

La crème glacée se conserve environ 1 mois au congélateur.

Valeur nutritive

Une portion moyenne fournit environ 15 ml de sucre. La crème glacée molle contient de 2 à 3 % moins de sucre. La crème glacée renferme divers sels minéraux et vitamines.

La crème glacée à la vanille à 11 % de m.g. est une bonne source de vitamine B_{12}; elle contient du potassium, de la riboflavine, du calcium, du zinc, de la vitamine A, du phosphore et de l'acide pantothénique.

La crème glacée à la vanille à 16 % de m.g. contient de la vitamine B_{12}, de la vitamine A, du potassium, de la riboflavine, du calcium, du zinc et du phosphore.

Le lait glacé à la vanille mou est une excellente source de vitamine B_{12}; une bonne source de potassium et de riboflavine; il contient du calcium, du phosphore, de l'acide pantothénique et du magnésium.

Le lait glacé à la vanille ferme est une bonne source de vitamine B_{12}; il contient du potassium, de la riboflavine, du calcium, du phosphore et de l'acide pantothénique.

Le sorbet à l'orange contient du potassium, du zinc et du calcium.

Il existe de nombreuses préparations congelées autres que la crème glacée, dont le lait glacé, le yogourt glacé, le sorbet, le granité et le tofutti.

Le **lait glacé** contient moins de matières grasses que la crème glacée, il doit contenir entre 2 et 7 % de matières grasses. Le lait glacé est fait d'un mélange pasteurisé de crème, de lait ou d'autres produits laitiers sucrés. Son contenu en sucre est par contre presque aussi élevé sinon plus, car les matières grasses ont une influence sur la texture et la saveur, le contenu en sucre doit donc être plus élevé afin de préserver la texture du produit. Le lait glacé peut donc être légèrement moins onctueux et moins savoureux, il contient environ la moitié de gras de la crème glacée, et est plus dense car moins d'air lui a été insufflé.

Le **sorbet** est traditionnellement fait avec du jus ou de la purée de fruits. Il peut aussi être à base de vin, de liqueur, d'alcool ou d'infusion, puis il est additionné d'un sirop de sucre. Il est très peu ou pas battu; il ne contient pas de jaune d'œuf ni matière grasse, mais peut renfermer du blanc d'œuf battu en meringue à l'italienne et que l'on incorpore lorsque le sorbet est pris. Le sorbet peut également contenir du lait ou solides du lait, substances qui retardent la cristallisation et favorisent l'obtention de cristaux plus fins. Le sorbet commercial n'est souvent qu'un mélange d'eau et de solides du lait (environ 5 %) aromatisé artificiellement, qui contient jusqu'à 2 fois plus de sucre que la crème glacée, et qui a un contenu en calories intermédiaire entre le lait glacé ferme et la crème glacée.

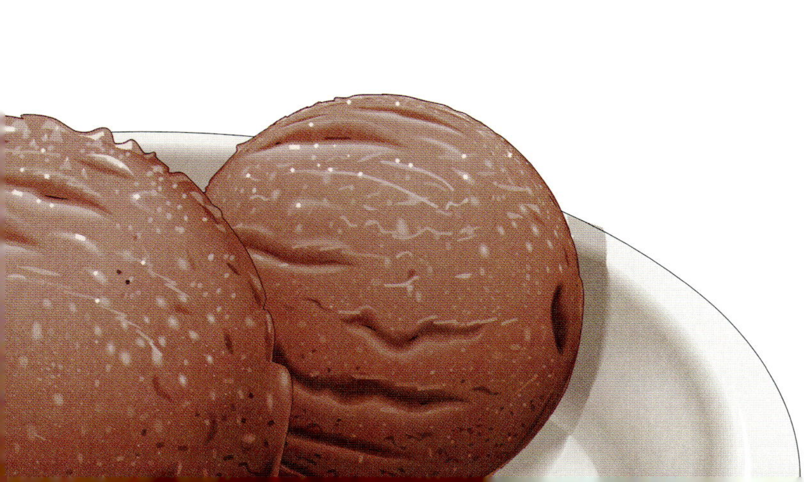

Le **granité** est une sorte de sorbet à l'italienne fait d'un sirop peu sucré parfumé de fruits, de liqueur ou de café; il ne contient pas de meringue à l'italienne. Congelé à moitié, avant qu'il ne devienne trop dur, le granité a une texture granulée (qui a inspiré son appellation) ; on le sert en « trou normand » ou en rafraîchissement.

Le **tofutti** ou **tofu glacé** est un produit à base de lait de soya auquel on ajoute de l'huile végétale et du sucre. Ce produit est donc dépourvu de lactose et de cholestérol, car il ne contient que des gras d'origine végétale. Sa teneur en calories est toutefois aussi élevée que celle de la crème glacée puisque le tofu glacé contient plus de matières grasses. Le tofutti fut créé aux États-Unis en 1981 après plusieurs années de recherche. Son inventeur, David Mintz, voulait rendre accessible aux Juifs suivant les préceptes kasher (qui interdisent la consommation de produits laitiers et de viande au même repas) un aliment semblable à la crème glacée mais exempt de produits laitiers. Le tofutti, par la même occasion, fait le bonheur des nombreuses personnes intolérantes au lactose (le principal glucide du lait).

Comparé à la crème glacée, le tofutti renferme très peu d'acides gras saturés et est exempt de cholestérol. Le tofutti contient deux fois moins de protéines que la crème glacée et autant de calories, car le deuxième ingrédient en importance est le sucre (le tofutti à consistance ferme est plus sucré que le mou). Il contient des arômes naturels ou artificiels, des protéines de soya isolées, de la lécithine de soya et, comme la crème glacée, plusieurs stabilisants.

Utilisation

La crème glacée et les autres produits congelés sont consommés en desserts et en collation. S'ils sont trop durs, les laisser quelques instants au réfrigérateur pour les amollir quelque peu.

La crème glacée est souvent nappée de sauce au caramel ou au chocolat ou battue (*milk-shake*). Elle accompagne fréquemment gâteaux, tartes, crêpes, gaufres, fruits et biscuits. Elle peut être garnie de fruits frais ou en conserve, ou encore de coulis de fruits.

La crème glacée peut aller au four sans fondre, comme dans l'omelette norvégienne ou le gâteau alaska, pourvu qu'elle soit totalement recouverte de meringue, car les blancs d'œufs forment une barrière empêchant la pénétration de la chaleur.

	crème glacée à la vanille 11 % m.g.	*crème glacée à la vanille 16 % m.g.*	*lait glacé à la vanille (mou)*	*lait glacé à la vanille (ferme)*	*sorbet à l'orange*
eau	61 %	57 %	69,6 %	68 %	66 %
protéines	3,5 g	3,5 g	4,9 g	3,8 g	1,1 g
matières grasses	11 g	16 g	2,6 g	4,3 g	2,0 g
glucides	23,6 g	22,4 g	21,8 g	22,7 g	30,4 g
cholestérol	44 mg	61 mg	12 mg	14 mg	7,3 mg

par 100 g

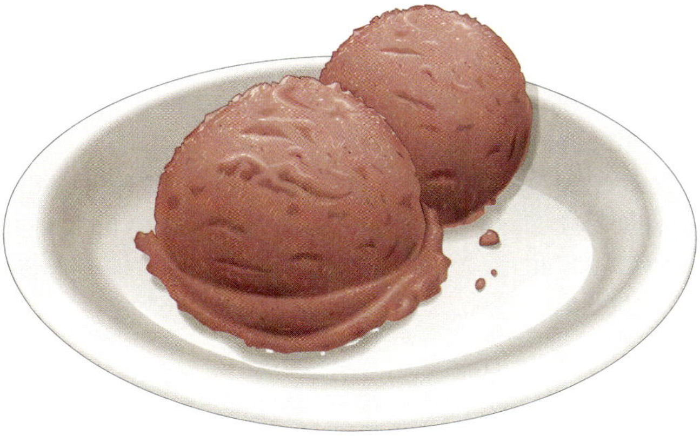

sorbet

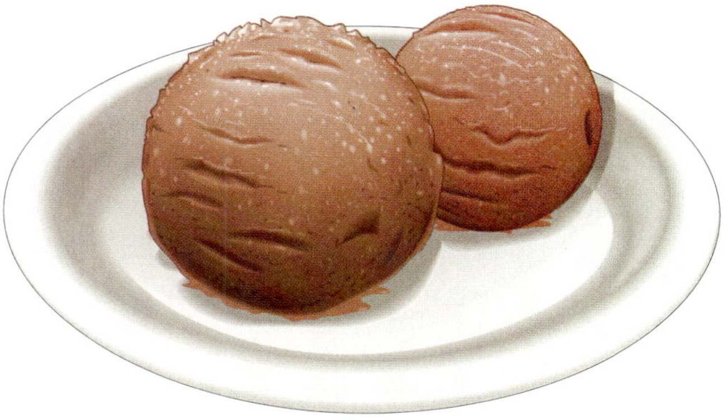

crème glacée

Fromage

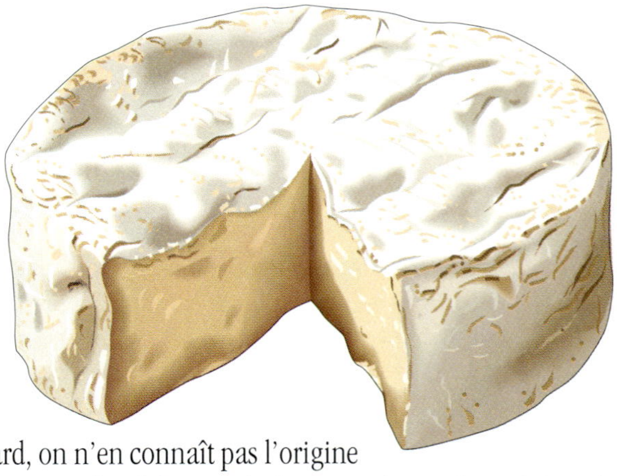

Produit obtenu par la coagulation et l'égouttage du lait, de la crème ou de leur mélange. Il faut généralement 11 kg de lait pour obtenir 1 kg de fromage.

La découverte du fromage fut probablement le fait du hasard, on n'en connaît pas l'origine précise mais on sait, grâce à des découvertes archéologiques, qu'il se fabrique du fromage depuis les origines de l'élevage, il y a environ 10 000 ans. La « découverte » ou « l'invention » du fromage serait le résultat de l'observation de la coagulation du lait laissé à la température ambiante, coagulation qui est accélérée par la chaleur. L'égouttage du caillé dans un moule permet d'obtenir le fromage. Une légende raconte qu'un nomade transportant du lait dans une poche faite de l'estomac d'un mouton aurait découvert en cours de route que le lait avait caillé.

Le lait et le fromage étaient la nourriture des dieux et héros dans la mythologie. Dans la Rome antique, les fromages de chèvre et de brebis étaient des aliments quotidiens ; les Romains développèrent des variétés de fromage à pâte dure tels le parmesan et le pecorino ; la fabrication du fromage atteignit un haut degré de sophistication et les Romains diffusèrent cette connaissance dans leur empire. À la suite de la chute de l'Empire romain et des invasions barbares, les monastères bénédictins et cisterciens devinrent d'importants centres de fabrication de fromages tout au long du Moyen Âge. Plusieurs fromages portent des noms évoquant une telle origine (saint-paulin, pont-l'évêque, livarot, limburger, munster).

Plus d'un millier de variétés de fromages sont répertoriés à travers le monde et la France à elle seule en compte pas moins de 350. La qualité, la valeur nutritive et les caractéristiques du fromage varient selon de multiples facteurs, notamment le type de lait utilisé (de vache, de chèvre, de brebis, de jument, de renne, de yack, de bufflonne), le procédé de fabrication et les préférences locales. Pour les connaisseurs, l'uniformisation des méthodes de production, incluant la pasteurisation presque systématique du lait, banalise trop souvent la saveur des différents fromages, au profit toutefois de règles d'hygiène strictes sur la prolifération des micro-organismes. La pasteurisation détruit les bactéries pathogènes présentes dans le lait ; on sait par ailleurs que ces organismes ne survivent pas plus de 60 jours dans le fromage si le lait n'a pas subi une pasteurisation préalable. Dans certains pays, comme le Canada, les fromages mis en vente sans un affinage d'au moins 2 mois doivent être faits de lait pasteurisé.

La fabrication du fromage comporte 4 étapes principales, soit la coagulation (ou caillage) du lait, la mise en forme du caillé, le salage et l'ensemencement, puis l'affinage.

La **coagulation** (le caillage) est la phase de formation du caillé, lorsque la caséine (protéines contenues dans le lait) coagule sous l'action de ferments ou de présure. La présure est un enzyme que l'on extrait de la caillette (le quatrième estomac) de jeunes ruminants ; maintenant rare et coûteuse, elle est remplacée soit par la pepsine bovine ou porcine, ou plus souvent, par des cultures bactériennes. La fraîcheur, l'acidité naturelle et la température du lait sont des facteurs qui influencent la coagulation ; ainsi le manque de fraîcheur augmente l'acidité du lait, qui coagule plus facilement. Lors de la fabrication industrielle du fromage, le lait est pasteurisé afin que soient détruits les germes pathogènes, et pour neutraliser les ferments lactiques afin d'obtenir une uniformité du produit.

L'**égouttage** consiste à retirer l'eau (le petit-lait ou lactosérum) du caillé et à le rendre plus ferme. La quantité de lactosérum retenue dans le caillé suite à l'égouttage déterminera la fermeté et la texture du fromage. À ce stade, tous les fromages sont des pâtes fraîches, non fermentées et non affinées. L'égouttage peut être accompagné de découpage ou « décaillage », de malaxage, de pressage ou de cuisson selon les types de fromage. C'est lors de l'égouttage que le caillé est moulé.

Le **salage** agit comme antiseptique, freine le développement des micro-organismes, favorise la bonne conservation du fromage, accélère le séchage et la formation d'une croûte. Le salage peut être fait en surface (salage à sec) ou par bain de saumure. L'étape du salage dure en moyenne de deux à quatre jours. Certains fromages sont ensemencés de moisissures afin d'obtenir une croûte fleurie (brie, camembert) ou le persillage des fromages bleus (roquefort, gorgonzola). Le développement de moisissures peut également se faire dans des conditions spécifiques d'entreposage. La pâte est ensuite affinée.

L'**affinage** (ou maturation) est la période pendant laquelle la pâte se transforme sous l'action biochimique de la flore bactérienne contenue dans le fromage. C'est l'étape cruciale où se développent la consistance, l'odeur, la saveur et, si désiré, la croûte (les fromages à pâte fraîche ou les fromages fondus ne sont pas affinés). Le lactose se transforme en acide lactique et les protéines sont brisées en acides aminés. Un certain nombre de conditions sont nécessaires afin que le fromage mûrisse convenablement. L'affinage s'effectue à une température et à une humidité qui varient selon le type de fromage. La température a un effet direct sur l'activité microbienne et enzymatique ; ainsi il existe des températures optimales de maturation de divers types de fromages : entre 8 et 10 °C pour les pâtes molles, 10 et 12 °C pour les pâtes demi-fermes et jusqu'à 20 °C pour les pâtes fermes. L'affinage peut être plus ou moins long (de 24 heures à 3 ans dans le cas de certains parmesans) ; plus l'affinage est long, moins la pâte a conservé d'humidité, et plus le fromage est dur et de saveur prononcée.

La classification des fromages est complexe et peut tenir compte de divers facteurs. Ils sont généralement classés selon leur fermeté qui varie selon le degré d'humidité. Les pâtes dures contiennent aussi peu que 30 % d'humidité tandis que les pâtes molles ou fraîches peuvent en contenir jusqu'à 80 %. On retrouve donc les fromages frais (ou non affinés), les fromages affinés à pâte molle, à pâte demi-ferme, à pâte ferme, à pâte persillée ; les fromages fondus ; les succédanés de fromages et les fromages de chèvre.

Les **fromages frais** (non affinés) ont coagulé sous l'action des ferments lactiques et non par l'ajout de présure. Ils ne sont ni affinés, ni fermentés mais seulement égouttés (cottage, ricotta, mascarpone, fromage à la crème, petit suisse, quark). Faits de lait pasteurisé, écrémé, partiellement écrémé, entier ou enrichi de crème ou de lait partiellement écrémé mélangé à du lactosérum pour le ricotta, ils ne sont pas vieillis et doivent être consommés rapidement. Les fromages frais contiennent jusqu'à 80 % d'eau. Ils sont généralement maigres (entre 0,1 et 13 % de matières grasses) et peu énergétiques. Ils deviennent gras et énergétiques lorsqu'ils sont fabriqués avec de la crème (jusqu'à 30 % de matières grasses dans le cas du fromage à la crème). Plusieurs contiennent des additifs, notamment des colorants, des agents épaississants et des agents de conservation. Les fromages frais sont lisses, crémeux ou granuleux, de saveur douce ou légèrement acidulée. On les utilise principalement en pâtisserie et dans des entremets. Ils sont disponibles nature ou assaisonnés de légumes, de fruits ou d'épices. Leur durée de conservation est plutôt courte, environ 1 semaine, et varie selon la teneur en eau et les conditions d'entreposage.

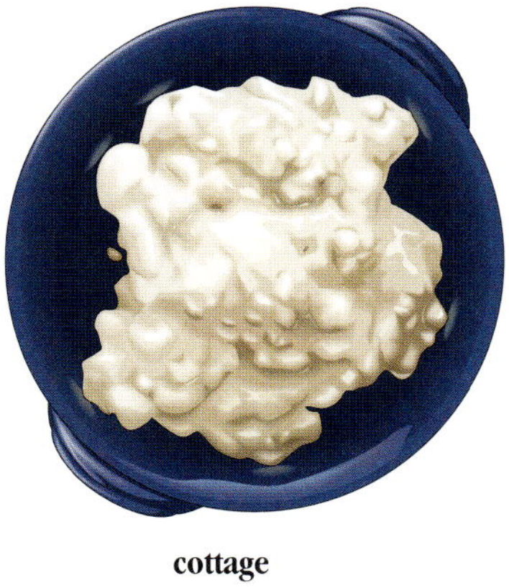

cottage

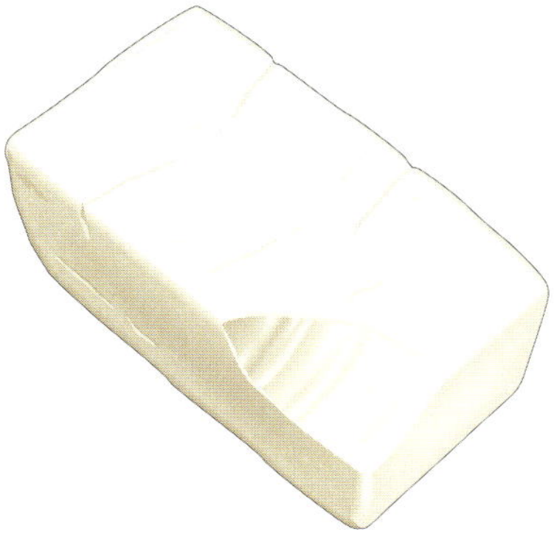

fromage à la crème

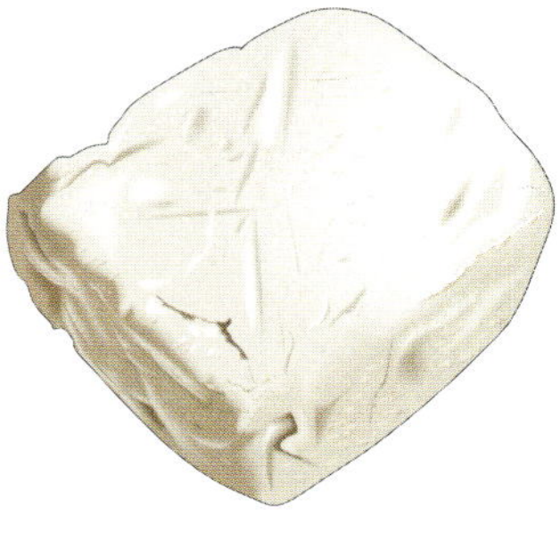

ricotta

Les **fromages à pâte filée non affinée** sont obtenus par le pétrissage et l'étirement du caillé qui baigne jusqu'à l'obtention de la consistance désirée. Ce procédé leur donne une texture souple. Dans cette catégorie, on trouve la mozzarella, le scarmoza, le provolone, les bocconcini et le caciotta. La mozzarella est surtout utilisée pour gratiner les pizzas et les pâtes.

Les **fromages à pâte molle** sont des fromages affinés durant une période relativement courte, égouttés et moulés, mais non pressés et non cuits. Le taux d'humidité varie entre 50 et 60 % et les matières grasses représentent 20 à 26 % du poids du fromage. Ils acquièrent une croûte plus ou moins veloutée. Ils subissent une fermentation importante qui va de la surface de la pâte vers l'intérieur. Ils sont très peu utilisés en cuisine car ils perdent beaucoup de saveur lorsqu'ils sont chauffés.

Les fromages à pâte molle se répartissent en 2 catégories définies par l'aspect de la croûte :

- les **fromages à croûte fleurie** sont recouverts d'une mince couche de duvet blanc ou moisissure, d'aspect velouté (camembert, brie, brillat-savarin, coulommiers) ; cette croûte fleurie est comestible mais devrait être enlevée si son goût est trop prononcé ;

- les **fromages à croûte lavée** sont des fromages soumis à des lavages de saumure légère qui ont pour but de maintenir l'humidité, la souplesse de la pâte et de la croûte et d'éliminer certains ferments (munster, pont-l'évêque, livarot, bel paese, époisses). Ces fromages ont une saveur délicate et un parfum intense. Pour assurer un taux d'humidité interne convenable et une fermentation adéquate, ces fromages sont placés en atmosphère humide, près de 90 % d'humidité, et à une température tempérée entre 12 et 15 °C. L'affinage de certains de ces fromages se termine par un trempage dans un alcool, comme le vin ou la bière.

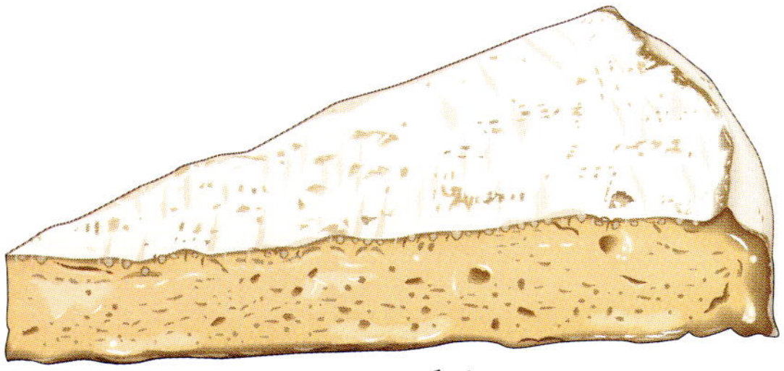

brie

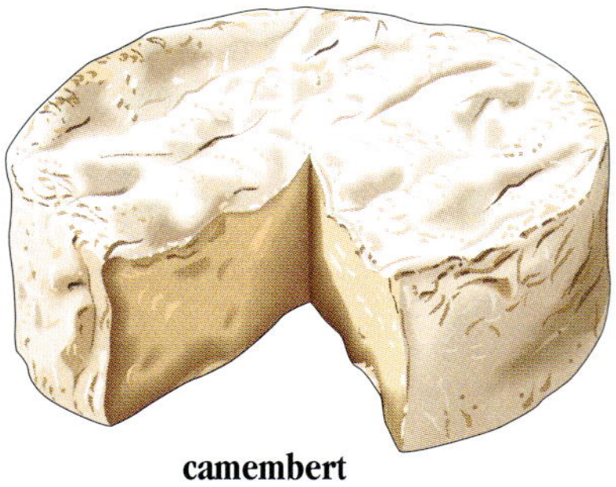

camembert

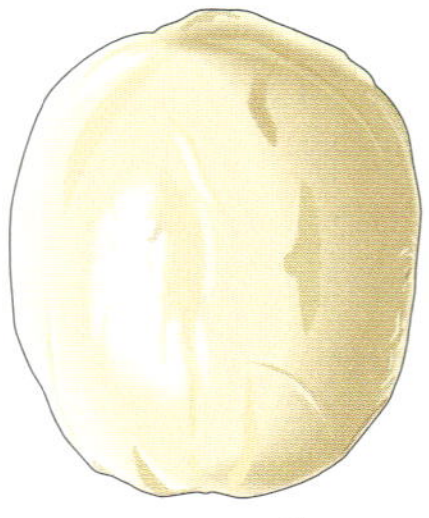

mozzarella

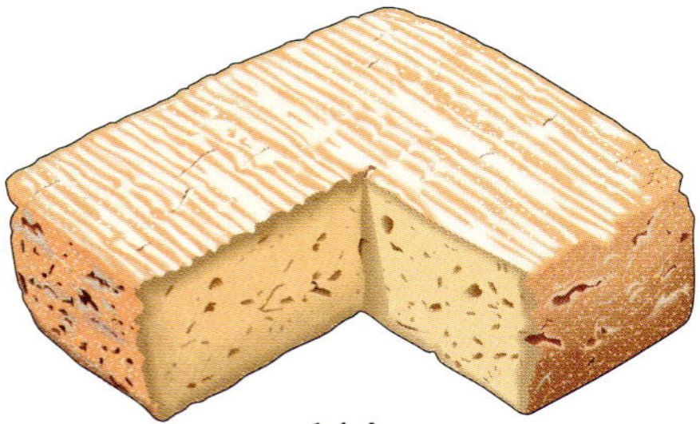

pont-l'évêque

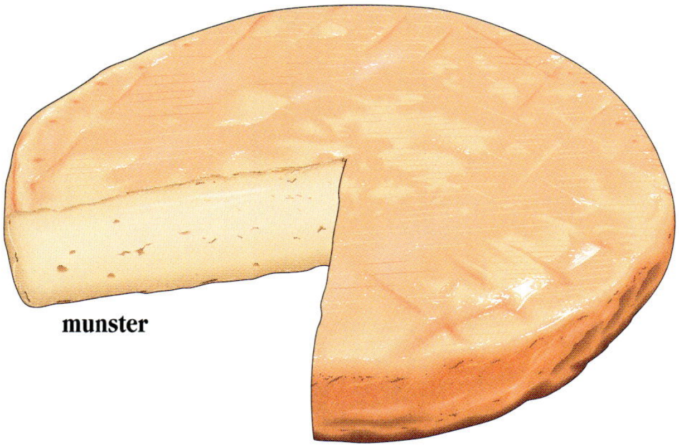

munster

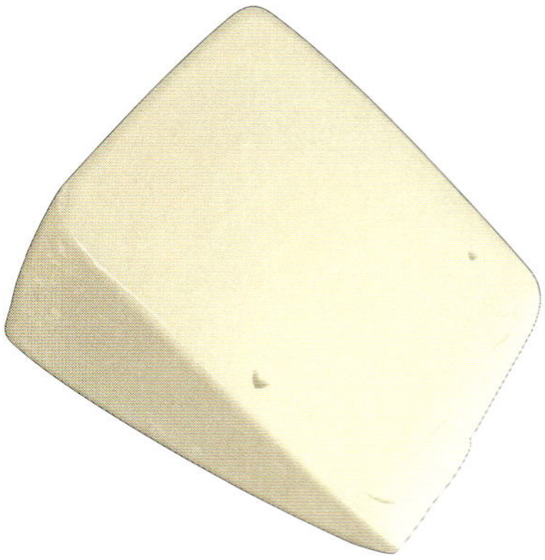

bel paese

Les **fromages à pâte demi-ferme** sont des fromages à pâte pressée non cuite qui subissent une période d'affinage assez longue en atmosphère fraîche (7-10 °C) et très humide (90 %). Le caillé est réduit en petits grains, puis pressé et ensuite démoulé et trempé dans une saumure. Les fromages à pâte demi-ferme (cheddar, cantal, reblochon, gouda, édam, fontina, saint-nectaire, morbier, tommes, tilsit, monterey jack) ont une consistance dense et une pâte de couleur jaune pâle.

Les **fromages à pâte ferme** (ou dure) sont des fromages à pâte pressée et cuite, c'est-à-dire dont le caillé est chauffé pendant moins d'une heure afin de l'affermir, ce qui formera une pâte compacte après le pressage. Ces fromages (gruyère, emmenthal, jarlsberg, comté, raclette, beaufort, parmesan, romano) sont ornés ou non d'une croûte résistante, qui est parfois enduite d'huile pour réduire la déshydratation, ou lavés et raclés, ce qui favorise la maturation de la pâte. Leur longue fermentation qui dure généralement de 4 à 12 mois active l'action des bactéries. Dans certains cas, il y a formation de gaz carbonique qui ne peut s'échapper de la pâte, entraînant la formation de trous (yeux), de grosseur et en nombre variables, propres à chaque variété de fromage. La texture de la pâte est généralement ferme mais peut être parfois très granuleuse comme dans le cas du parmesan et du romano. Certaines meules de ces fromages pèsent entre 40 et 130 kg.

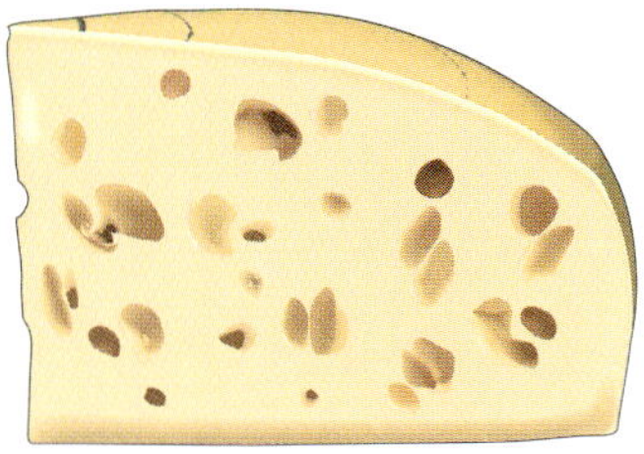

emmenthal

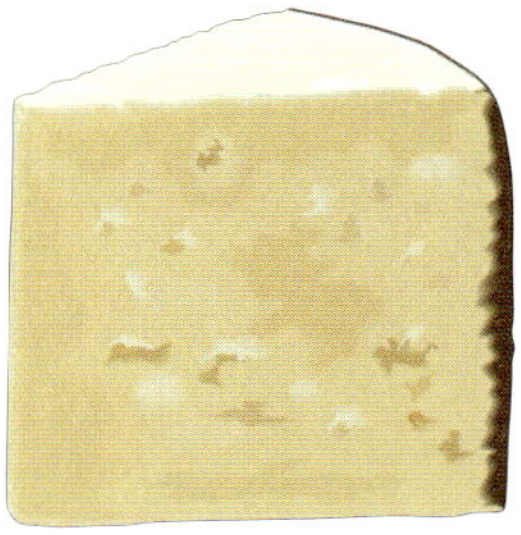

romano

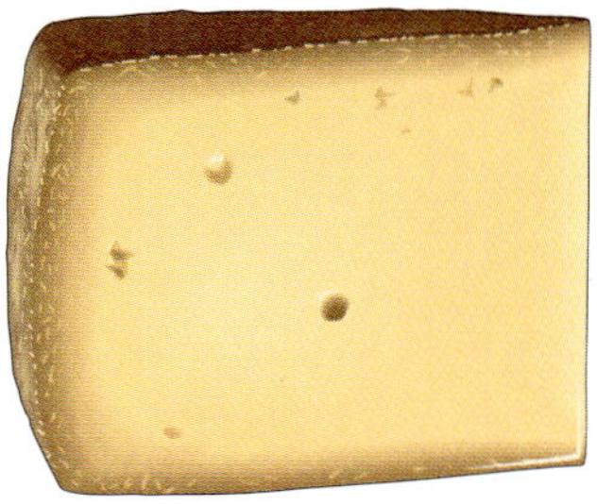

raclette

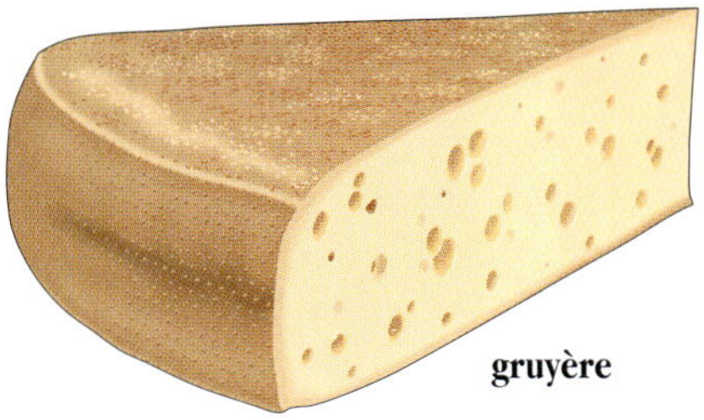

gruyère

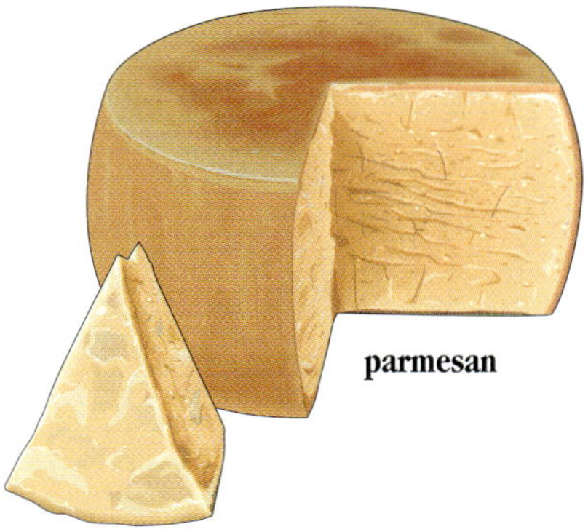

parmesan

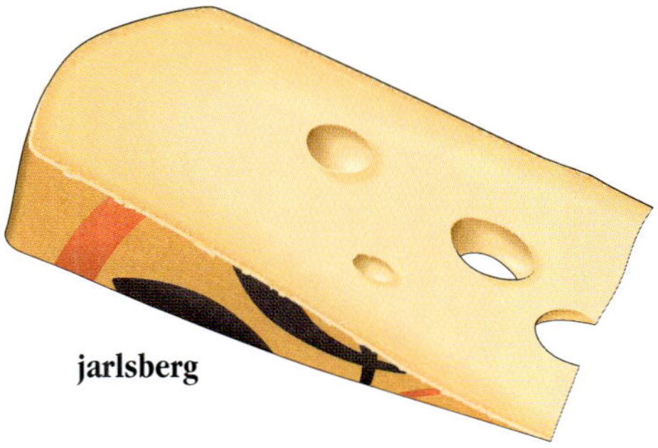

jarlsberg

edam

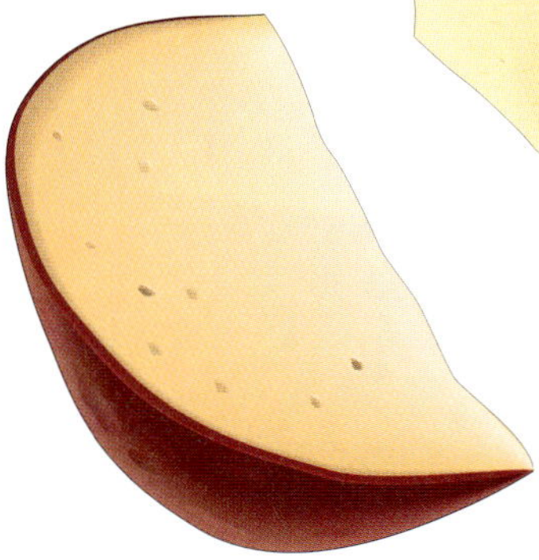

cheddar

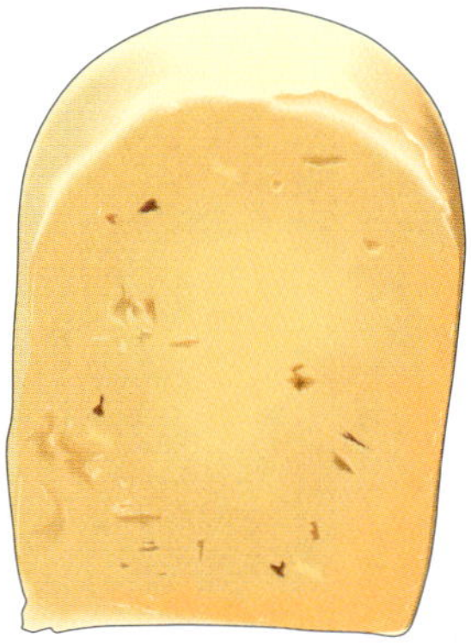

monterey jack

gouda

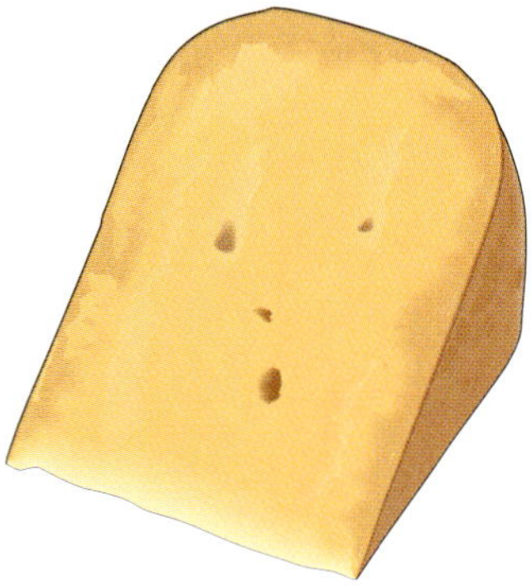

Les **fromages à pâte persillée** (bleus) sont des fromages ni cuits ni pressés, dont le caillé est d'abord réduit en morceaux, moulé, égoutté, salé, puis ensemencé de moisissures telles que *Penicillium roqueforti* ou *P. gorgonzola* déposées dans la pâte à l'aide de longues aiguilles. La fermentation s'effectue de l'intérieur vers l'extérieur. Tout un réseau de veinures bleu-vert se constitue sous l'action des moisissures, réseau qui se densifie avec le temps. Ces fromages (roquefort, gorgonzola, bleu de Bresse, bleu danois, stilton) ont un goût poivré, fort et piquant et leur texture est habituellement friable

Les **fromages fondus** (à pâtes recuites) sont des fromages fabriqués à partir d'un ou de plusieurs fromages à pâte pressée, cuite ou non, refondus, additionnés de lait, crème ou beurre; ces fromages ont l'avantage de se conserver longtemps. On ajoute à la pâte, selon le produit, des agents stabilisateurs, des émulsifiants, du sel, des colorants, des édulcorants (sucre, sirop de maïs) et des assaisonnements (herbes, épices, fruits, noix, kirsch). On obtient une texture plus ou moins molle et élastique et une saveur peu prononcée. En Amérique du Nord, ces fromages sont surtout faits à base de cheddar tandis qu'en Europe l'emmenthal et le gruyère prédominent.

Les fromages fondus portent des noms différents selon la quantité de fromage qu'ils contiennent (fromage fondu, préparation de fromage fondu, fromage à tartiner).

Les **succédanés de fromage** sont des simili-fromages parfois composés d'un seul constituant du lait, soit la caséine, auquel on ajoute des émulsifiants (phosphate disodique, citrate de sodium), des arômes et des colorants artificiels. On incorpore aussi certains ingrédients naturels (soya, maïs) auxquels on fait subir des transformations à leur structure moléculaire.

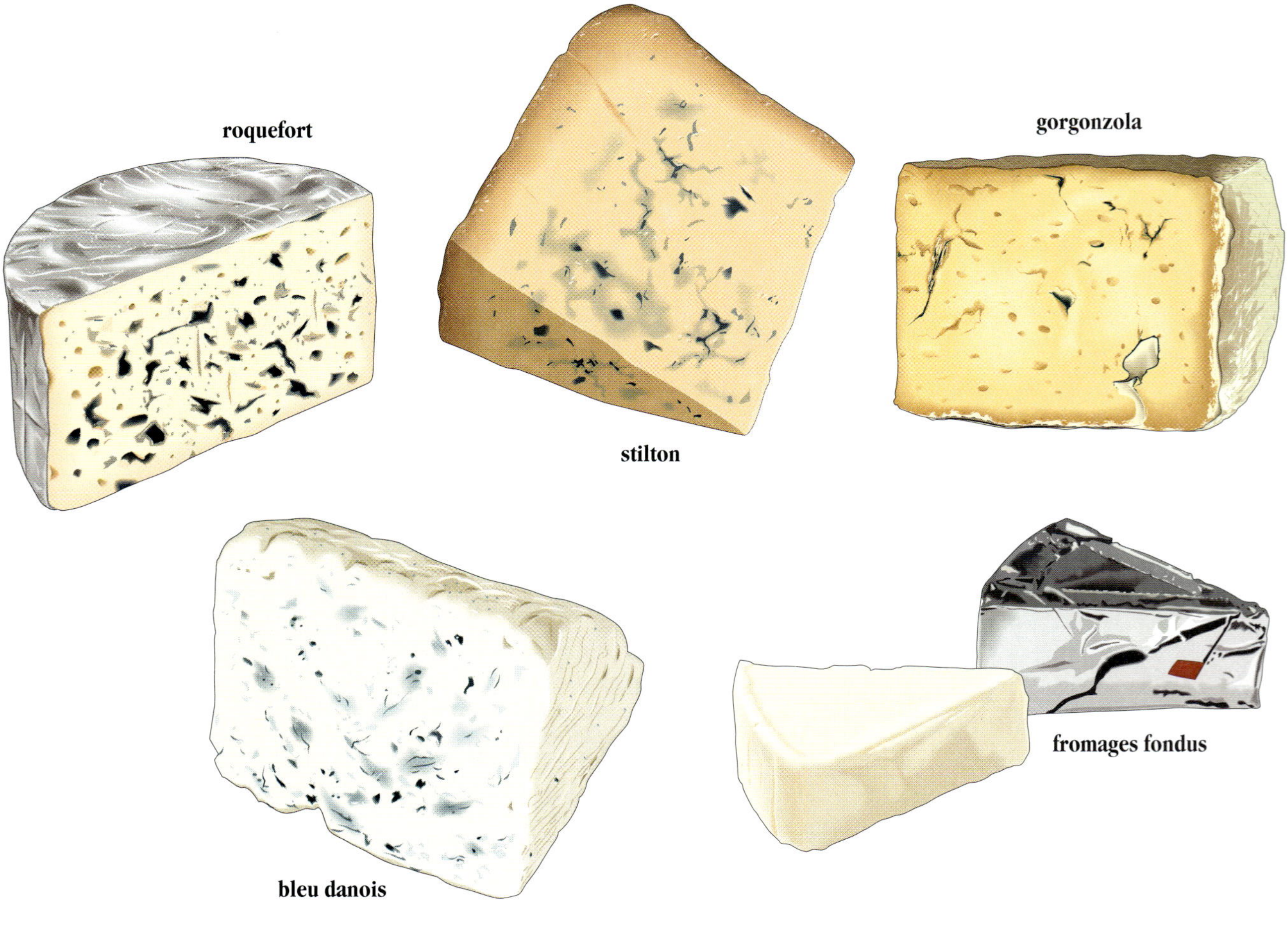

Les **fromages de chèvre** sont des fromages à pâte molle et à croûte naturelle et peuvent être fabriqués à 100 % de lait de chèvre (pur chèvre) ou être mélangés à du lait de vache (mi-chèvre s'il contient au moins 25 % de lait de chèvre). Ces fromages présentent une pâte fraîche, ou une pâte molle à croûte fleurie, et à l'occasion une pâte dure. Ils sont plus blancs que le fromage de vache et de saveur plus prononcée. Le fromage de chèvre est généralement humide et lisse ; l'intensité de sa saveur dépend de la race et de l'alimentation de l'animal, de la saison et des procédés de fabrication. Les fromages de chèvre sont souvent très salés, afin de prolonger leur durée de conservation. Aujourd'hui, la plupart sont fabriqués à partir d'un mélange de lait de chèvre et de lait de vache, ce qui les rend doux et crémeux. Certains fromages de chèvre portent des noms évocateurs (chabichou, crottin de Chavignol, Valencay, chevrotin). Dans cette catégorie on trouve le feta, fabriqué à partir de lait de brebis, de vache, ou d'un mélange avec du lait de chèvre.

Achat

Vérifier la date de péremption qui figure sur l'emballage et écarter les fromages laissés à la température de la pièce. Rechercher les caractéristiques particulières de la catégorie à laquelle le fromage appartient. Certains défauts facilement identifiables permettent de repérer les fromages à éviter.

Les fromages à pâte molle doivent être mous à l'intérieur comme à l'extérieur, ils sont à point lorsque la pâte est crémeuse, homogène et de couleur uniforme, remplissant pleinement la croûte qui doit être moelleuse, non sèche et non craquelée. Éviter les fromages dont le centre est massif, ferme et d'un blanc crayeux, indiquant un manque de maturation. Un fromage passé possède une croûte poisseuse, sa coloration peut être foncée, ou alors, il dégage une odeur d'ammoniaque. Une croûte dure et une pâte sèche trahissent un fromage mal conservé.

Les fromages à pâte demi-dure ne doivent être ni desséchés ni trop friables, la pâte près de la croûte ne doit pas être plus foncée, signe que le fromage a été mal conservé. Leur saveur ne doit pas être rance ni piquante.

Les fromages à pâte dure doivent être de couleur et de consistance uniformes et avoir une croûte ferme. Éviter les fromages desséchés ou bombés, pâteux ou trop granuleux, et dont la croûte est fissurée, signes qu'ils ont été mal conservés. Leur saveur ne devrait être ni trop salée, ni trop amère.

Les fromages bleus doivent avoir des veines plus ou moins abondantes, selon les variétés, veines réparties uniformément dans la pâte. Cette pâte, habituellement blanchâtre, ne doit pas être friable, ni trop sèche ni trop salée.

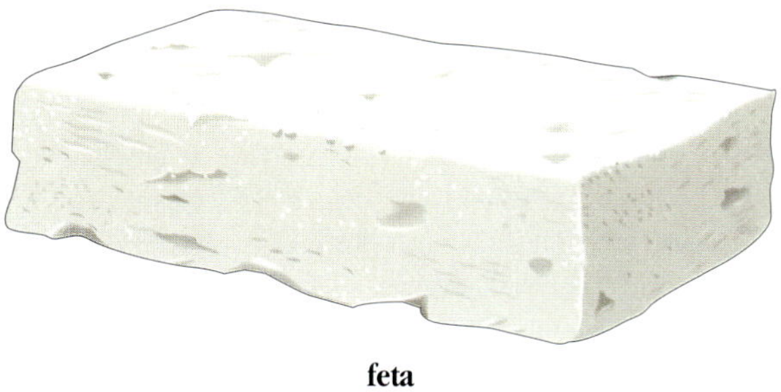

feta

Préparation

Seuls les fromages à pâte dure se râpent. Le fromage froid se râpe plus facilement que le fromage laissé à la température de la pièce. Une fois râpé, on pourra le conserver environ une semaine au réfrigérateur.

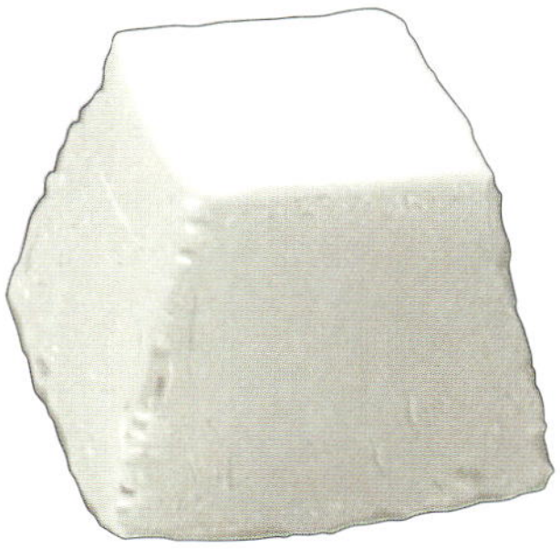

chèvre frais

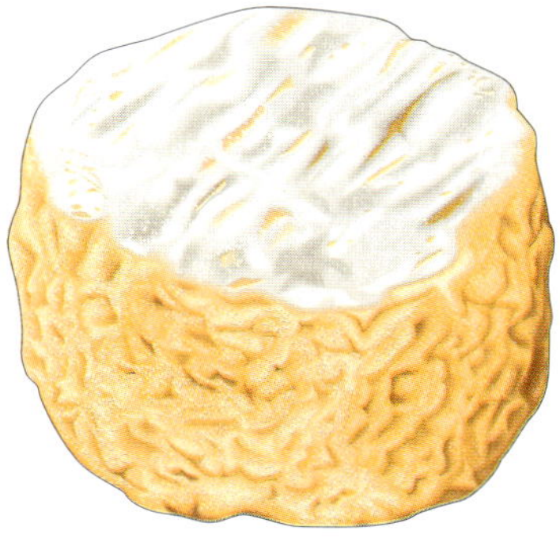

crottin de Chavignol

Conservation

Les fromages humides se conservent moins longtemps que les fromages fermes, la période de conservation est reliée principalement au taux d'humidité.

• Les fromages frais et les pâtes persillées ne se conservent qu'une semaine à 10 jours et doivent être réfrigérés dans un emballage ou un contenant hermétique.

• Les fromages à pâte molle se conservent peu de temps une fois qu'ils ont atteint leur maturation.

• Les fromages demi-fermes peuvent se conserver plusieurs semaines au réfrigérateur s'ils sont bien enveloppés d'un film alimentaire.

• Les fromages durs se conservent deux semaines au réfrigérateur ou au frais s'ils sont bien enveloppés de papier ciré ou aluminium.

Tous les fromages peuvent se conserver au réfrigérateur. Bien les envelopper dans une feuille de plastique ou d'aluminium et les placer à l'endroit le moins froid (certains, dont les fromages à pâte molle, subissent une perte de saveur s'ils sont entreposés à des températures inadéquates). On peut aussi conserver les fromages à une température oscillant entre 10 et 12 °C. Les fromages affinés en surface (croûte fleurie, croûte lavée) ne doivent pas être emballés sous vide ou hermétiquement.

Les fromages sont plus savoureux si on les retire du réfrigérateur au moins 30 min avant de les consommer. Éviter de les laisser séjourner longuement à l'air ambiant car ils se dessèchent et peuvent se contaminer.

Si de la moisissure s'est développée à la surface d'un fromage ferme, retirer 1 à 2 cm autour des moisissures par mesure de sécurité, et recouvrir d'un autre papier d'emballage. Il est préférable de jeter les fromages frais et à pâte molle qui comportent des moisissures, car il y a risque d'empoisonnement.

La congélation est possible mais non souhaitable, puisqu'elle diminue la saveur des fromages, et presque tous deviennent plus friables. Les congeler de préférence en segments ne dépassant pas 2 cm d'épaisseur et ne pesant pas plus de 500 g. Les fromages secs supportent mieux la congélation que les fromages humides (les pâtes fraîches ne se congèlent pas). Bien emballé, le fromage se conserve congelé de 2 ½ à 3 mois. Décongeler les fromages au réfrigérateur pour limiter le changement de texture et réserver ce fromage aux plats cuisinés.

Chèvre chaud au mesclun

4 PORTIONS

170 g (6 oz) de mesclun
4 petits fromages de chèvre mi-secs
8 tranches de pain baguette
4 c. à soupe d'huile d'olive
2 c. à soupe de vinaigre de vin blanc
1 gousse d'ail

Le mesclun est un mélange de jeunes laitues diverses que l'on trouve déjà préparé dans les bonnes épiceries, ou que l'on peut préparer soi-même selon l'inspiration du moment et les ingrédients que l'on a sous la main.

1. Frotter les tranches de pain avec la gousse d'ail pelée. Les faire dorer au four chaud à 200 °C (400 °F) sur les deux faces.
2. Préparer la vinaigrette : mettre le sel et le poivre dans un bol, verser le vinaigre et délayer. Ajouter l'huile et bien mélanger.
3. Diviser les fromages en deux rondelles égales. Placer un demi-chèvre sur chaque tranche de pain. Mettre au four sous le gril jusqu'à ce que le fromage commence à ramollir. Laisser dorer légèrement.
4. Arroser la salade de mesclun de vinaigrette et remuer. La servir avec les chèvres chauds.

Utilisation

Le fromage se consomme au repas ou en collation et il est utilisé abondamment en cuisine, comme ingrédient de base ou comme condiment, soit pour farcir, recouvrir des viandes ou légumes ou soit comme ingrédient principal d'un dessert. Il s'apprête aussi bien avec les mets salés (salades, sauces, soupes, croquettes, pizzas, pâtes alimentaires, crêpes, soufflés, fondues, raclette, croque-monsieur, omelettes) que sucrés (gâteaux, tartes, beignets) ; c'est surtout le fromage frais qui est employé en pâtisserie. Le fromage étant généralement salé, il importe d'en tenir compte lors de l'assaisonnement du plat, particulièrement dans le cas des fromages bleus dont le goût salé s'accentue à la cuisson. Ne pas craindre de remplacer un fromage par un autre du même genre, comme par exemple du gruyère et de l'emmenthal par de l'édam, du brick ou du jarlsberg. Le fromage peut également être servi à la fin d'un repas ou sous forme de dégustation où le meilleur partenaire d'un bon nombre de fromages demeure le vin.

Cuisson

Le fromage fond plus facilement à la cuisson s'il est émietté, râpé ou coupé finement. Ajouté à une sauce, on le cuit doucement jusqu'à ce qu'il fonde, en évitant l'ébullition qui a pour effet de séparer les protéines de la matière grasse. Les fromages à pâte dure tels que parmesan, emmenthal et gruyère supportent mieux les températures élevées, notamment pour gratiner. Retirer le fromage dès qu'il a fondu.

Fromage	type	apparence	texture	saveur	type de lait	commentaires
COTTAGE	pâte fraîche	blanc	petits grains ou crémeuse	douce, laiteuse	vache, écrémé ou avec crème	Ce fromage contient peu de gras et est le plus facile à fabriquer. Le fromage cottage en crème contient de la crème, et au moins 4 % de m.g.
FROMAGE À LA CRÈME (États-Unis)	pâte fraîche	blanc	onctueuse, malléable	douce, acide et fraîche	lait et crème ou crème	Plus de 30 % de m.g.
RICOTTA (Italie)	pâte fraîche	blanc	souple et humide	douce, fraîche et légèrement sucrée	petit-lait de lait de vache	La ricotta s'utilise dans les plats farcis de la cuisine italienne (cannelloni) ; il contient jusqu'à 10 % de m.g.
MOZZARELLA (Italie)	pâte filée	blanc	semi-molle à ferme	douce, légèrement salée	vache ou bufflonne	Spongieux lorsque frais, mais devient rapidement caoutchouteux. C'est le fromage à pizza par excellence.
CAMEMBERT (France)	pâte molle à croûte fleurie	jaunâtre à l'intérieur, croûte blanche fleurie	onctueuse, crémeuse	douce à piquante	vache	Doit son nom à Camembert, village français où l'on produit ce fromage depuis plus de deux siècles.
BRIE (France)	pâte molle à croûte fleurie	jaune à l'intérieur, croûte blanche fleurie	crémeuse lorsque mûr	douce à piquante	vache	Provient de la région de Brie, près de Paris.
BEL PAESE (Italie)	pâte molle à croûte lavée	jaune à l'intérieur, croûte brune ou grisâtre	moelleuse	très douce, fruitée	vache	Ce fromage devient piquant si la croûte a fermenté.
MUNSTER (Alsace)	pâte molle à croûte lavée	blanchâtre, avec surface orangée	molle, onctueuse, parsemée de petits « yeux »	douce, légèrement salée	vache	Odeur puissante et pénétrante. Créé au XVIIe siècle.
PONT-L'ÉVÊQUE (France)	pâte molle à croûte lavée	jaunâtre à l'intérieur, croûte dorée ou orangée	souple, mais ne coule pas	goût prononcé	vache	Du nom d'une ville normande ; la croûte ne doit pas être poisseuse.
CHEDDAR (Angleterre)	pâte pressée mi-ferme	blanchâtre à orange foncé	ferme	douce à piquante en vieillissant	vache	Originaire de la ville de Cheddar. C'est le premier fromage produit de façon industrielle ; un grand nombre de variétés sont produites dans les pays anglo-saxons.
ÉDAM (Pays-Bas)	pâte pressée mi-ferme	pâte jaune ou orange, surface orangée ou rouge	mi-ferme, élastique	veloutée	vache, partiellement écrémé	Ressemble au cheddar et au gouda. Il contient moins de gras que le gouda car on utilise du lait partiellement écrémé.

Fromage	*type*	*apparence*	*texture*	*saveur*	*type de lait*	*commentaires*
GOUDA (Pays-Bas)	pâte pressée mi-ferme	pâte jaune, croûte paraffinée	mi-ferme à ferme, petits trous	neutre lorsque jeune	vache	Originaire de Gouda, près de Rotterdam, aux Pays-Bas.
HAVARTI (Danemark)	pâte mi-ferme	pâte blanc jaunâtre	souple et fondante, petits « yeux » irréguliers	douce à aigre	vache	Le nom provient d'une ferme du Danemark.
MONTEREY JACK (États-Unis)	pâte pressée mi-ferme	pâte ivoire, surface cirée	mi-ferme, moelleuse	douce	vache	Originaire du comté de Monterey, en Californie ; semblable au cheddar et au colby.
JARLSBERG (Norvège)	pâte ferme	pâte jaune, surface cirée	ferme, gros « yeux »	sucrée, à saveur de noisette	vache	Un fromage qui ressemble aux fromages suisses, de saveur moins prononcée et plus sucrée.
EMMENTHAL (Suisse)	pâte ferme	pâte jaune, surface dure et sèche	ferme, gros « yeux »	douce et sucrée ; peut être plus prononcée selon l'affinage	vache	Le nom vient de la ville d'Emmenthal en Suisse.
GRUYÈRE (Suisse)	pâte ferme	blanchâtre à jaune ivoire	ferme, petits « yeux » dispersés	mi-sucrée, douce à robuste	vache	Les « yeux » résultent de l'action des bactéries *Propionibacterium shermanii* qui produisent des bulles de gaz et qui donnent une saveur douce.
ROMANO (Italie)	pâte ferme	pâte blanchâtre, surface brun-noir	sèche, granuleuse	piquante	vache, brebis ou chèvre, ou un mélange de ceux-ci	Également nommé *Pecorino Romano* en Italie, ce qui indique qu'il est fait de lait de chèvre.
PARMESAN (Italie)	pâte ferme	pâte jaune, croûte très dure brune ou noircie	dure, granuleuse	forte	vache, écrémé	Vendu en meule ou râpé, il est appelé parmigiano-reggiano en Italie, noms des provinces italiennes où il fut créé il y a 1 500 ans.
ROQUEFORT (France)	pâte persillée	blanc crémeux, marbrures ou points bleus	crémeuse	forte, légèrement poivrée	chèvre	Provient de Roquefort, région de France.
BLEU (France, Danemark)	pâte persillée	blanc crémeux, veines bleues	friable, semi-molle	piquante, un peu poivrée	vache	On lui injecte une moisissure spéciale *Penicillium roqueforti* qui lui donne sa couleur et sa saveur distinctes.
GORGONZOLA (Italie)	pâte persillée	blanc crémeux, marbrures ou points bleus	semi-molle, friable	piquante	vache	La version italienne du bleu (voir *Bleu*).
CHÈVRE	pâte fraîche, pressée ou non	pâte blanche, surface qui se couvre parfois de moisissures	pâte molle, plus dure en mûrissant	acquiert un goût prononcé avec l'âge	chèvre	Certains chèvres sont roulés dans des herbes aromatiques.
FETA (Grèce)	pâte molle	blanc, ne développe pas de croûte	friable	piquante, salée	brebis, chèvre ou vache	Fromage national grec, conservé dans de la saumure.

Sucre, cacao et caroube

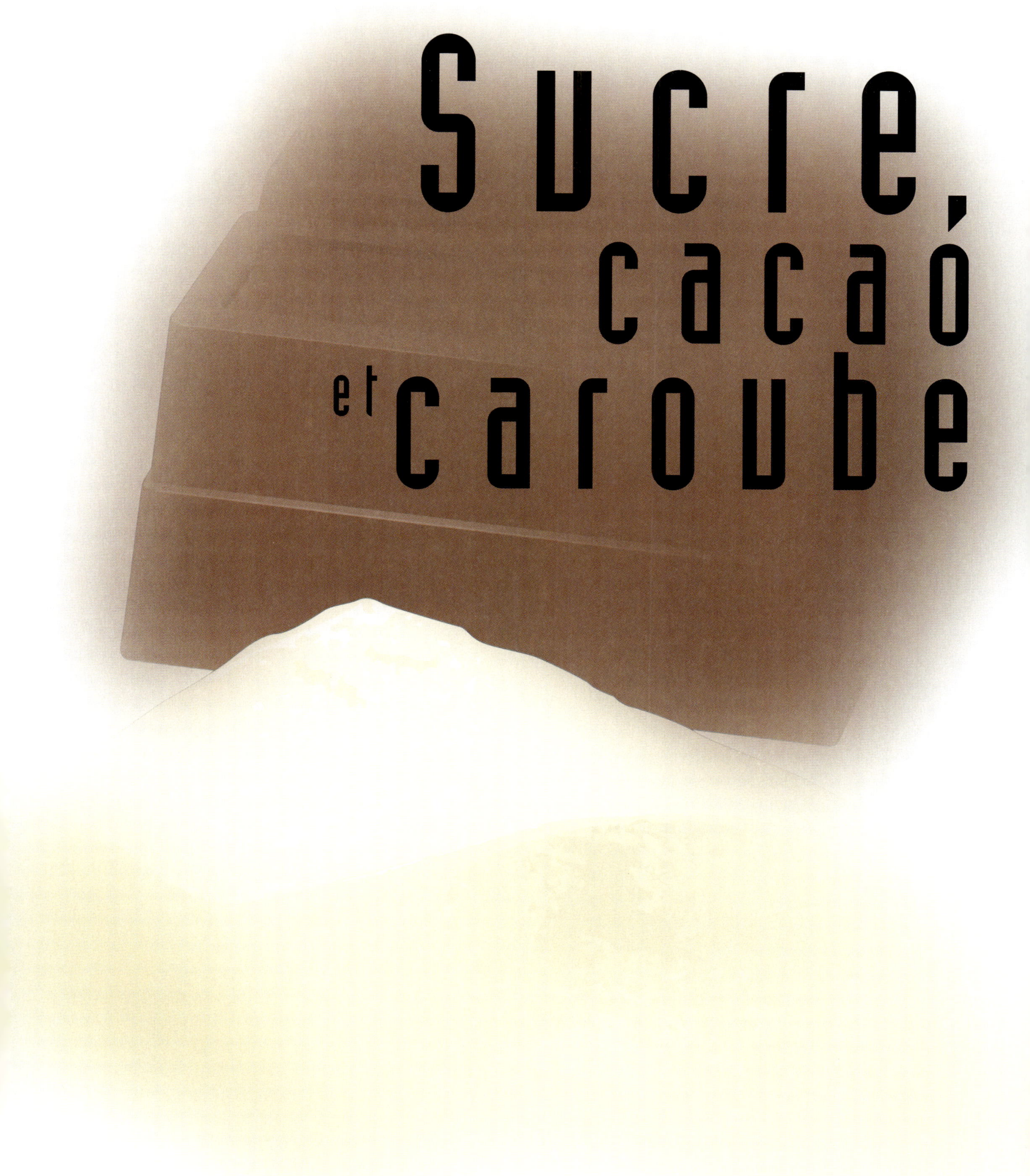

Sucre

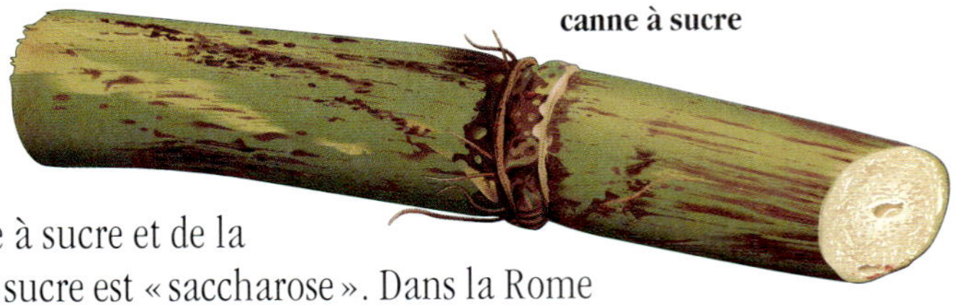
canne à sucre

Le sucre est une substance soluble dans l'eau de saveur douce; il est extrait de la canne à sucre et de la betterave sucrière. Le nom scientifique du sucre est « saccharose ». Dans la Rome antique, on le désignait sous le nom de *saccharum*. Les mots des langues européennes qui le désignent (*zucchero* en italien, *sugar* en anglais, *azúcar* en espagnol et *Zucker* en allemand) ont comme racine commune le mot sanscrit *sakara* qui signifie « grain ».

La **canne à sucre** (*Saccharum officinarum*) pousse dans les régions tropicales, elle est originaire de l'Inde ou de Nouvelle-Guinée. Aujourd'hui les grands producteurs de canne à sucre sont le Brésil, l'Inde, Cuba, la Chine, le Pakistan et le Mexique. La production mondiale de canne à sucre en 1990 était d'un milliard de tonnes métriques. Environ les trois cinquièmes de la production mondiale de sucre raffiné proviennent de la canne à sucre. C'est une plante fragile qui demande des soins particuliers dont un apport en eau et en engrais. Cette grande graminée vivace peut mesurer de 2 à 7 m de haut et environ 5 cm de diamètre. Elle est cueillie de 8 à 16 mois après son apparition selon le climat; la récolte est maintenant généralement mécanisée, mais dans plusieurs pays elle se fait à la main à l'aide d'une machette. On coupe la canne au ras du sol; après la récolte, de nouvelles pousses apparaîtront.

Les glucides de la canne à sucre logent dans la moelle des tiges; ils contiennent de 12 à 15 % de saccharose. Une tonne de canne à sucre fournit environ 125 kilos de sucre.

La **betterave sucrière** (*Beta vulgaris spp*) est une parente de la betterave consommée comme légume (Chénopodiacées), elle est originaire d'Europe. C'est une grosse racine bulbeuse bisannuelle qui peut croître sous les climats nordiques, pèse en moyenne 800 g et contient de 15 à 20 % de saccharose. Elle est récoltée de 20 à 30 semaines après le semis. La production de sucre de betterave représente environ deux cinquièmes de la production mondiale de sucre raffiné. Aujourd'hui, les pays grands producteurs de betterave à sucre sont la Russie, la France, l'Allemagne, les États-Unis, la Pologne et la Chine.

Pendant des millénaires, le seul édulcorant (produit sucrant) connu en Occident fut le miel. Ce dernier était utilisé par tous les peuples de l'Antiquité, que ce soit les Chinois, les Indiens, les Égyptiens, les Grecs et les Romains. La culture de la canne à sucre avait déjà cours en Inde il y a environ 2 500 ans; Grecs et Romains n'utilisaient le sucre de canne qu'à des fins médicinales.

Du Moyen Âge aux temps modernes, le sucre demeurait pour les Européens un médicament ou une denrée de luxe et exotique, réservée aux nantis. Les Arabes auraient développé le raffinage et l'exploitation de la canne à sucre sur une grande échelle, faisant connaître la culture de la canne à sucre ou son commerce dans les pays qu'ils conquirent. Les Espagnols eurent le monopole de la distribution du sucre de canne du VIIIe siècle au IXe siècle en Europe; à partir de l'an 900, Venise devint un centre important de diffusion de sucre.

Les Européens découvrirent le sucre de canne principalement lors des croisades. La puissance économique des grands ports de la Méditerranée est attribuable au commerce des épices, principalement à celui du sucre. Au XVe siècle, la découverte des Amériques et la présence des Européens aux Indes orientales et dans les îles de l'océan Indien devaient marquer le début d'une grande expansion de la culture sucrière; les Antilles notamment furent et demeurent encore aujourd'hui un important centre de production. Cette expansion contribua par le fait même à la baisse du prix du sucre, donc à une augmentation notable de sa consommation. On ne prêta attention au potentiel de la betterave sucrière qu'à la fin du XVIIIe siècle, ce qui entraîna l'expansion relative de la culture de la betterave sucrière en France, en Autriche, en Hongrie et en Russie. La culture intensive de la canne à sucre aux Antilles exigeait une main-d'œuvre abondante qui fut principalement composée d'esclaves africains.

En réponse au blocus anglais sur le sucre en provenance des Antilles, Napoléon ordonna la culture de betterave sucrière sur les terres françaises; en 1811, le Français Delessert mit au point la première usine rentable de transformation de la betterave sucrière, et il fut décoré par l'empereur. En moins de deux ans, quelque 300 usines de betteraves à sucre furent mises en exploitation. La consommation du sucre devait connaître par la suite un essor considérable.

Les habitudes alimentaires concernant l'ingestion de sucre se sont considérablement modifiées au cours du XXe siècle. La consommation de sucre a atteint un niveau encore jamais égalé. Alors que pendant des siècles la quantité de sucre consommée annuellement par personne se situait sous les 2 kg, elle approche (ou dépasse parfois) les 50 kg durant la deuxième moitié du XXe siècle dans plusieurs pays industrialisés. Aux États-Unis, en 1990, la consommation annuelle de sucre par tête, peu importe la source, était de 63 kg, la majeure partie de ce sucre provenant du sucre raffiné. Depuis le début des années 80, la consommation de sucre raffiné tend à diminuer; des études récentes évaluent la consommation annuelle de sucre par tête à 19,5 kg au Canada.

Le sucre est souvent « invisible », car on le consomme sans en déceler la présence. On estime ainsi qu'entre 75 et 80 % du sucre ingéré provient des aliments transformés; en France, on estime que plus de la moitié du sucre consommé l'est de manière indirecte. Le sucre est ajouté à certains aliments dans lesquels on ne s'attend pas à en trouver; c'est le cas des charcuteries, des pizzas, de la sauce soya, des bouillons en cubes, des sauces, du beurre d'arachide et de la mayonnaise.

CHIMIE ALIMENTAIRE

Une centaine de substances sucrées ont été identifiées en chimie alimentaire (glucose, fructose et maltose, notamment). On les regroupe sous le terme de « glucides » ou d'« hydrates de carbone ». Les glucides sont composés de carbone (C), d'hydrogène (H) et d'oxygène (O) ; ils forment une des trois classes d'aliments essentiels au bon fonctionnement du corps humain avec les protéines et les gras.

Il n'y a pas que les aliments sucrés qui contiennent des glucides, les céréales, les pâtes alimentaires, les légumes, les fruits et en fait la plupart des aliments renferment des proportions plus ou moins importantes de glucides naturels. Le miel, le sirop d'érable, le sirop de maïs, le sucre et la mélasse en sont presque exclusivement constitués.

Parmi les formes principales de glucides, on trouve les sucres simples, les sucres complexes, les fibres et les alcools de sucre ou polyols : le sorbitol, le mannitol et le xylitol.

Chaque source fournit des glucides qui diffèrent essentiellement par la taille de leurs molécules et par leur facilité d'assimilation par l'organisme. Les glucides fournissent de l'énergie. Ils sont convertis en glucose qui est utilisé par le cerveau, la moelle épinière, les nerfs périphériques et les globules rouges.

Les **sucres simples** sont divisés en monosaccharides et en disaccharides.

Les **monosaccharides** sont composés d'une seule molécule de sucre. Ils ne sont donc pas décomposables en d'autres sucres, c'est pourquoi ils sont directement assimilables; ils sont solubles dans l'eau et sont susceptibles de fermenter sous l'action de levure pour donner de l'alcool. Les monosaccharides incluent le glucose, le fructose, le galactose et le mannose.

Les **disaccharides** sont formés de deux monosaccharides et ont une molécule d'eau en moins. Ils sont également solubles dans l'eau. Les disaccharides les plus courants sont le sucrose, le lactose et le maltose. C'est le sucrose qui compose le sucre de table.

Les sucres simples peuvent être isolés sous une forme cristalline.

Le **glucose** (ou **dextrose**) est le monosaccharide le plus abondant dans la nature, il est présent notamment dans les fruits, les céréales, le miel, les noix, les fleurs et les feuilles. C'est aussi la forme principale sous laquelle les autres glucides sont convertis et utilisés par l'organisme humain.

Le glucose présent dans le sang sert de combustible à l'organisme pour maintenir la température corporelle et pour fournir l'énergie nécessaire aux processus vitaux. Après un repas, le foie transforme le glucose en glycogène, substance qu'il met en réserve. Entre les repas, le foie se charge de retransformer le glycogène en glucose et d'en assurer la concentration dans l'organisme à une proportion d'environ 0,1 %.

Le **fructose** (ou **levulose**) est un monosaccharide qui se trouve sous une forme naturelle dans les fruits (2 à 7 %), le miel (40 %) et divers autres aliments. C'est le plus sucré de tous les sucres, son pouvoir sucrant étant une fois et demie plus élevé que celui du sucre de table (sucrose) et il est environ trois fois plus sucré que le glucose. On raffine le fructose sous forme cristalline et sous forme de sirop. En cristaux, le fructose est pur. On retrouve également un sirop de maïs à forte teneur en fructose qui est obtenu par un traitement enzymatique du sirop de maïs ; les enzymes transforment une partie du glucose en fructose. D'une manière générale, toute solution de sucre chauffée en présence d'un acide ou additionnée d'enzymes entraînera le bris de la molécule de sucre en glucose (dextrose) et en fructose (lévulose) ; ce mélange s'appelle « sucre inverti ».

Le **sucre inverti**, tout comme le sirop de maïs, résiste à la cristallisation et possède la propriété de retenir l'humidité, ce qui fait en sorte qu'ils sont tous les deux appréciés dans l'industrie de la confiserie et de la boulangerie. On les utilise aussi dans les friandises, les conserves et les glaçages. Le sucre inverti n'est vendu que sous forme liquide, il est aussi plus sucré que le sucrose.

Le **sucrose** (ou **saccharose**) est un disaccharide composé de glucose et de fructose. Le sucrose est présent dans toutes les plantes faisant de la photosynthèse. Il est particulièrement abondant dans la canne à sucre, la betterave à sucre et le sirop d'érable. C'est le sucre blanc commun ou sucre de table.

Le **lactose** est un disaccharide composé de glucose et de galactose. Il est présent seulement dans le lait (de 5 à 8 % dans le lait humain et de 4 à 6 % dans le lait de vache). Le lactose est converti en acide lactique par la flore intestinale ; l'acide lactique a la propriété d'inhiber la croissance de bactéries pathogènes. Le lactose ne cristallise pas et est utilisé comme additif alimentaire dans plusieurs produits alimentaires, comme rehausseur de goût entre autres.

Le **maltose** est un disaccharide composé de deux molécules de glucose. Il ne se trouve pas dans les aliments à l'état naturel. Le maltose est créé lors de l'hydrolyse de l'amidon sous l'action de l'enzyme diastase que l'on retrouve dans le malt. Le maltose est couramment utilisé par l'industrie alimentaire, qui l'incorpore notamment à la bière, au pain, aux aliments pour enfants et aux substituts de café.

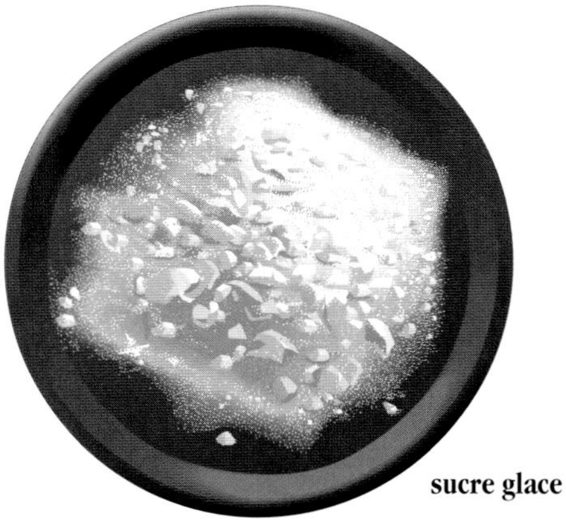

sucre glace

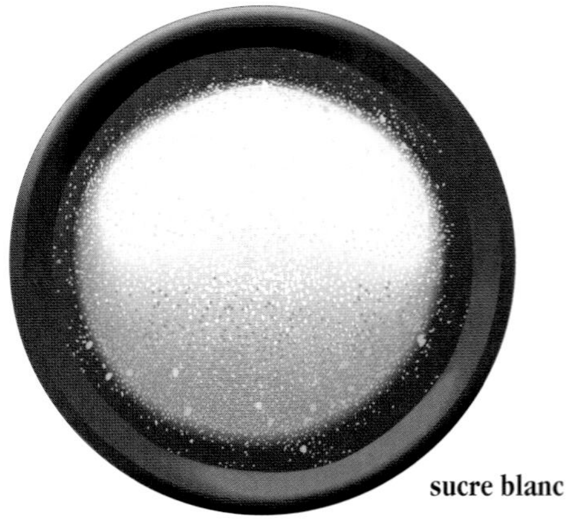

sucre blanc

Les **sucres complexes** (polysaccharides ou glucides complexes) comprennent notamment l'amidon et les fibres alimentaires. Ils sont constitués d'au moins trois molécules de sucres simples liées entre elles de façon complexe. Les molécules qui en résultent sont évidemment plus grosses que celles des sucres simples. L'**amidon** est insoluble dans l'eau et il ne peut pas être extrait sous une forme cristalline; on parle plutôt de formation de gel appelé « empois ». Les grains d'amidon se gonflent dans l'eau jusqu'à 30 fois leur volume. La molécule d'amidon peut cependant être « brisée » par hydrolyse en des molécules de sucres simples, soit le maltose (ce qui implique l'addition d'une molécule d'eau). Seuls les aliments d'origine végétale contiennent de l'amidon et plus particulièrement les céréales, légumineuses, racines et tubercules. L'amidon est en fait l'aliment de réserve de la plante qui sert à nourrir le germe. Cette forme de glucide ralentit l'augmentation des taux de glucose et d'insuline dans le sang. De plus, une grande consommation de glucides complexes serait liée à une diminution du taux de cholestérol sanguin total.

Les **fibres** des polysaccharides incluent la cellulose, les hémi-celluloses, les substances pectiques et la lignine. Les sécrétions digestives produites par le système digestif humain ne peuvent pas décomposer la totalité des fibres, en particulier la cellulose et la lignine, car il ne possède pas les enzymes nécessaires, contrairement aux ruminants. Par contre, le corps humain a tout de même besoin des fibres, notamment pour régulariser la fonction gastro-intestinale et prévenir la constipation. Une alimentation riche en fibres est un facteur important dans la diminution de l'incidence de maladies coronariennes et de certains cancers (cancer du côlon). En Amérique du Nord, l'ingestion de fibres est généralement déficiente, ainsi moins de la moitié de l'apport recommandé est consommé.

La cellulose provient essentiellement des légumineuses et des légumes, alors que la pectine est abondante dans les pommes et dans les agrumes.

Les hémi-celluloses, pour leur part, constituent le principal composant des fibres des céréales et ont pour effet de diminuer la durée du transit intestinal.

Les substances pectiques sont généralement solubles dans l'eau et se trouvent dans les agrumes, les pommes, les courges, les choux. Elles ont pour effet de retarder le transit intestinal, ce qui entraîne le ralentissement de l'absorption du glucose; elles réduisent aussi le taux de cholestérol sanguin.

La pectine n'est pas hydrolysable en sucres simples par le corps humain. Contrairement aux autres polysaccharides, elle est soluble et devient gélatineuse au contact d'un liquide. Les graines sont riches en mucilages, substances qui renferment des substances pectiques qui ont la propriété de gel et de rétention d'eau. On les retrouve principalement dans les légumineuses, l'avoine et l'orge; elles procurent les mêmes effets que les substances pectiques.

Quant à la lignine, elle n'est pas un glucide mais elle est un élément de base de certaines parois végétales; elle fait partie des fibres insolubles et procure les mêmes effets que ces dernières.

CUEILLETTE ET RAFFINAGE

Le procédé d'extraction du sucre de la canne à sucre et de la betterave sucrière est sensiblement le même, exception faite que la canne à sucre est broyée alors que la betterave sucrière est tranchée.

La canne à sucre est cueillie encore verte et débarrassée de ses feuilles qui sont laissées dans le champ afin de servir de paillis pour la prochaine récolte. Elle est parfois brûlée avant la cueillette pour que disparaissent les feuilles.

Après la cueillette, la canne à sucre est immédiatement coupée en tronçons appelés « billettes » ; celles-ci sont entassées dans des wagons qui sont dirigés vers la raffinerie où elles sont écrasées puis passées dans des cylindres qui en extraient le jus (vesou) de couleur noirâtre, dont on tire le sucre. Le résidu (bagasse), constitué d'écorce, de moelle et de fibres, est principalement utilisé comme combustible à l'usine.

Le jus de canne subit ensuite divers traitements, soit l'affinage, la clarification, la décoloration et la cristallisation. Il est notamment bouilli afin d'être concentré, puis il est épuré, généralement avec de la chaux et du gaz carbonique (la chaux prévient également la fermentation du jus). L'affinage a pour but de laver les cristaux de sucre pour séparer les couches de mélasse des impuretés contenues dans le sucre brut tout en entraînant un minimum de dissolution des cristaux eux-mêmes.

L'épuration s'effectue parfois à l'aide de phosphates solubles ou d'anhydride sulfureux. La clarification a pour but d'extraire les impuretés présentes avec ou dans les cristaux de sucre et ce, par un processus de dissolution. Ce processus prépare aussi les cristaux pour la décoloration. Le sirop, qui est d'un jaune plus ou moins foncé, est décoloré à l'aide de charbon d'os afin de produire des cristaux de sucre blanc. La décoloration extrait les dernières impuretés encore présentes, ainsi que la mélasse. La cristallisation est la dernière étape qui transforme le sirop décoloré en cristaux de sucre pur. Elle s'effectue par évaporation ou par séparation à l'aide de centrifugeuse. Le sirop cristallisé, appelé masse cuite, contient environ 50 % de cristaux, le reste, nommé « eau mère », est liquide. Le processus par séparation isole les cristaux de l'eau mère, ce liquide prend alors le nom d'« égout pauvre ». Une mince pellicule reste sur les cristaux qui sont alors pulvérisés d'eau chaude (clairçage), ce qui les fait fondre légèrement et donne un liquide nommé « égout riche ».

La mélasse est le sirop de sucre obtenu lors du dernier stade de cristallisation ; il est impossible ou économiquement non rentable d'extraire d'autres cristaux de sucre par le procédé de cristallisation. À la troisième extraction, on parle alors de mélasse noire, un produit secondaire de la canne à sucre. Le sucre clarifié et décoloré, donc raffiné, est ensuite séché à l'air chaud puis calibré et empaqueté.

La betterave à sucre est découpée en lanières (cossettes), puis on en extrait le jus par un procédé de diffusion où de l'eau chaude circule parmi les lanières (le jus de la canne à sucre peut également être extrait par diffusion). L'eau devient de plus en plus sucrée et prend une couleur bleu noirâtre. Les résidus de cossettes, lorsqu'ils sont vidés de sucre, sont utilisés pour nourrir le bétail. Le jus de la betterave à sucre subit un traitement semblable à celui de la canne à sucre.

Plusieurs produits résultent du raffinage du jus de canne et du jus de betterave dont le sucre brut, la cassonade, le sucre blanc, le sucre glace, la mélasse et le sucre liquide.

Le **sucre brut** est le résultat de la première extraction. Il est recouvert d'une mince pellicule de sirop et peut contenir des impuretés (terre, débris de plantes, fragments d'insectes, moisissures, bactéries, cire). C'est un produit qui contient de 96 à 99 % de sucrose. Le sucre brut provenant de la betterave à sucre est de couleur jaunâtre, celui de la canne à sucre est de couleur brunâtre.

Une partie du sucre brut est vendue telle quelle mais la majorité sera raffinée pour obtenir le sucre blanc granulé. Il est peu (ou pas) disponible sur le marché ; sa vente est interdite aux États-Unis à moins qu'il n'ait été débarrassé des impuretés. Le sucre brut peut être partiellement raffiné et vendu en pain, on le nomme sucre « turbinado » ou « demerara » ; il contient alors environ 95 % de sucrose. La présence de minéraux y est infime et insignifiante du point de vue nutritionnel.

La **cassonade**, autrefois nommé sucre roux, consiste en de fins cristaux peu raffinés encore recouverts d'une mince couche de mélasse. La cassonade n'est fabriquée qu'à partir de la canne à sucre, étant donné le goût prononcé de la mélasse du sucre de betterave.

De nos jours, la cassonade est presque toujours du sucre blanc auquel on a ajouté de la mélasse et parfois une saveur et une couleur artificielles. Un de ces colorants, le colorant caramel, n'est en fait que du sucre brûlé. La cassonade est pâle ou foncée selon la quantité de mélasse encore présente, la cassonade foncée a une saveur plus prononcée que la cassonade pâle. Ces sucres sont interchangeables dans la plupart des recettes. La cassonade contient de 91 à 96 % de sucrose.

Le **sucre blanc** (ou sucre de table, sucre semoule, sucre granulé) est le sucre courant que l'on connaît bien. Il est constitué de cristaux de sucre pur séché obtenus après un raffinage total. Il contient 99,9 % de sucrose et est dépourvu de vitamines et de sels minéraux.

Le **sucre glace** que l'on nomme « sucre en poudre » sous l'influence de l'anglais, au Québec, est du sucre blanc pulvérisé auquel on ajoute environ 3 % de fécule de maïs afin d'empêcher la formation de grumeaux.

La **mélasse** est un résidu du raffinage du sucre qui provient de la canne, la mélasse de betterave étant amère et d'odeur prononcée. La couleur et la teneur en sucre de la mélasse sont variables, car elles dépendent du nombre d'extractions qu'elle a subies. La mélasse de première extraction est pâle et très sucrée ; celle de deuxième extraction, dite mélasse de table, est plus foncée et modérément sucrée ; la mélasse de troisième et dernière extraction est noire (black-strap), moins sucrée et de saveur prononcée ; c'est celle qui contient le plus d'éléments nutritifs. La mélasse contient 35 % de sucrose et 20 % de glucose et de fructose

La mélasse peut être utilisée pour la production d'alcool et de levure, pour la consommation humaine et pour la fabrication de rhum.

Le **sucre liquide** est un sirop de sucre sous forme de solution claire contenant un sucre hautement raffiné. On utilise le sucre liquide dans les aliments en conserve, la confiserie, la pâtisserie, la crème glacée, etc.

Le **sucre inverti** est un saccharose hydrolisé sous l'action d'un acide ; on ne le vend que sous forme liquide et il est plus sucré que le saccharose. Il est composé de glucose (ou dextrose) et de fructose (ou levulose) et a la propriété de retenir l'humidité et d'empêcher la cristallisation. Il est utilisé à profusion par l'industrie alimentaire, notamment dans les confiseries, les pâtisseries, les boissons gazeuses et les sirops de table.

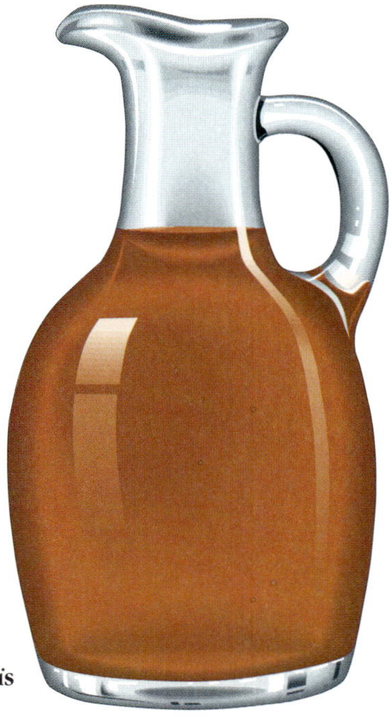

sirop de maïs

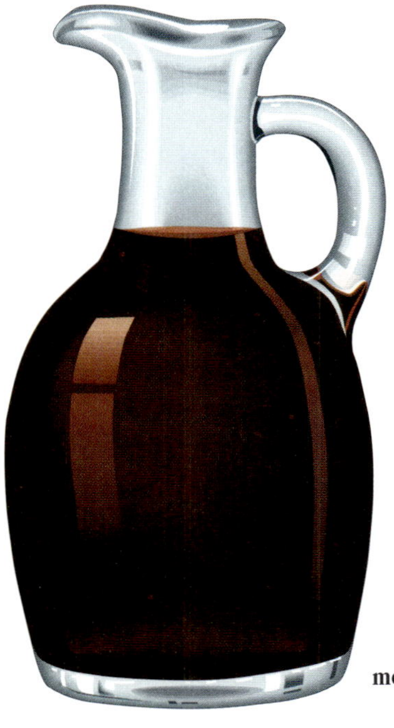

mélasse

Utilisation

Le sucre raffiné a de multiples usages en cuisine. On s'en sert notamment pour modifier la texture des aliments, pour relever leur saveur, pour adoucir les aliments au goût acide ou aigrelet, pour nourrir la levure (lors de la fabrication du pain par exemple) et comme moyen de conservation.

Le sucre est indispensable pour confectionner divers aliments, notamment meringues, crèmes glacées, sorbets, sirops et friandises. Le sucre est également utilisé comme condiment car il rehausse la saveur des autres aliments (légumes glacés, jambon glacé, mets à l'aigre-doux). Il est sans contredit un des ingrédients principaux de la pâtisserie et de la confiserie.

Si l'on désire diminuer sa consommation de sucre, on peut :

• réduire progressivement le sucre jusqu'à l'éliminer complètement dans les aliments où il n'est pas essentiel, dans le café et le thé par exemple, la vinaigrette, les jus, le yogourt et sur les pamplemousses ;

• camoufler la diminution du sucre à l'aide d'épices, comme la cannelle, le gingembre, la muscade, ou le remplacer tout simplement par des fruits qui confèrent un bon goût naturellement sucré aux céréales, aux muffins ou aux biscuits ;

• diminuer le sucre de moitié dans la plupart des recettes de gâteaux, muffins, pains rapides, pâtisseries et autres desserts qui demandent plus de 175 ml (⅔ de tasse) ;

• lire attentivement les étiquettes, en général les suffixes « ose » indiquent la présence de sucre ; se méfier si plusieurs appellations du sucre se retrouvent sur une même liste d'ingrédients, l'aliment contient sûrement trop de sucre ;

• le sucre consommé sur du pain à grain entier ou avec un produit laitier devient compatible avec une alimentation équilibrée et permet de réduire les calories vides du thé ou de la boisson gazeuse sucrée ;

• si l'on diminue de façon notable la consommation de sucre, certains symptômes telles l'irritabilité et la fatigue peuvent se manifester ; le corps vit alors une période de sevrage qui ne dure habituellement qu'une semaine.

Valeur nutritive

La valeur nutritive du sucre est très limitée. Le sucre ne contient ni protéines, ni matières grasses, ni fibres et il est dépourvu de vitamines et de minéraux. Il est composé essentiellement de glucides et fournit 4 calories par gramme ou 16 calories par c. à thé pour le sucre granulé ou 9 calories par c. à thé pour le sucre glace.

Le sucre et les aliments très sucrés sont souvent qualifiés d'aliments « à calories vides » à cause de leur carence en éléments nutritifs. Une surconsommation de sucre, particulièrement le saccharose, serait un phénomène déterminant dans l'apparition de la carie dentaire. C'est pourquoi il serait recommandé de se brosser les dents après avoir consommé des aliments sucrés ou collants susceptibles d'adhérer à l'émail des dents.

Pour ce qui est d'établir un lien entre la consommation de sucre et le développement d'une intolérance au glucose, le niveau actuel de la consommation de sucre ne constitue pas un facteur de risque. De plus, il n'y a pas de preuves concluantes reliant les sucres alimentaires et le développement de maladies coronariennes ou l'obésité ou des changements de comportements chez l'enfant.

Comme le sel, le sucre a un pouvoir de rétention des liquides, c'est pourquoi on peut ressentir la soif après l'ingestion d'aliments sucrés.

Conservation

Les divers sucres peuvent se conserver indéfiniment s'ils sont à l'abri des insectes et de l'humidité. Les placer dans des récipients hermétiques et dans un endroit frais et sec.

La mélasse peut moisir si elle est gardée dans un endroit chaud et humide, il faut donc la conserver dans un lieu sec et frais. On peut aussi la placer au réfrigérateur, ce qui l'épaissira cependant et la rendra difficile à verser.

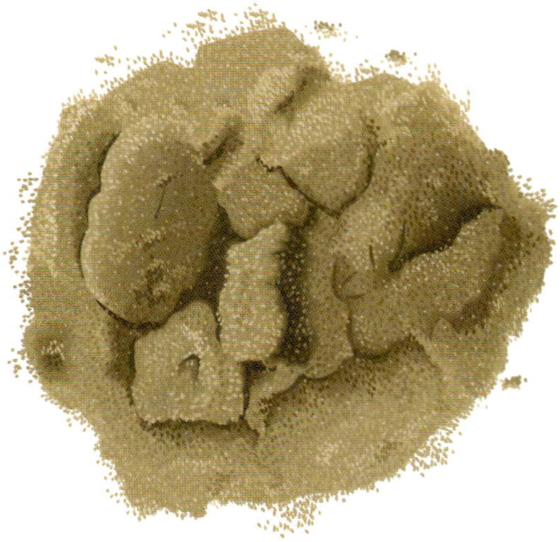

cassonade

Sucres artificiels

cyclamate

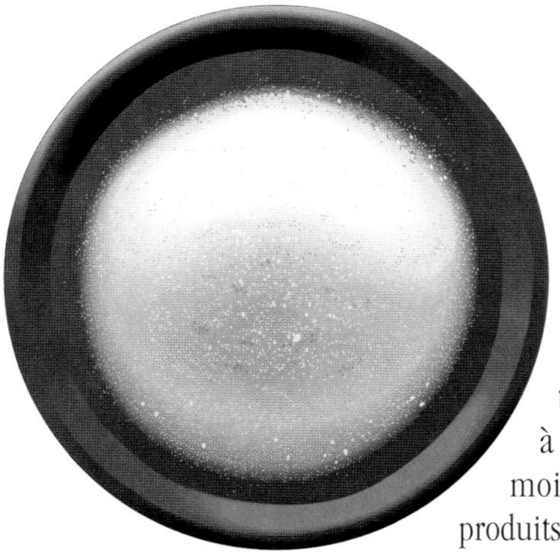

Les sucres artificiels sont des édulcorants de synthèse au pouvoir sucrant élevé utilisés pour remplacer le sucre, car ils sont dépourvus de calories ou en contiennent très peu. L'utilisation d'édulcorant à haut pouvoir sucrant remonte à 1879 avec la découverte de la saccharine. Son utilisation a dominé le marché pendant près de 60 ans puis les cyclamates sont apparus dans les années 50 et 60 pour enfin être surpassés aujourd'hui par l'aspartame. Au début du siècle, la recherche en édulcorants de synthèse visait à obtenir une substance aux qualités similaires au sucre, mais à moindre coût. Aujourd'hui, cette recherche a pour but de créer des produits à teneur réduite en calories.

Dans plusieurs pays, certains sucres artificiels font l'objet de restrictions ou sont interdits, car leur inocuité sur la santé n'a pas encore été prouvée. Les édulcorants de synthèse sont considérés comme des additifs alimentaires au sens de la *Loi canadienne sur les aliments et les drogues*, car ce sont des produits de synthèse qui n'existent pas à l'état naturel dans les aliments. Au Canada, seul l'aspartame peut être utilisé comme additif alimentaire. La saccharine est encore homologuée comme additif alimentaire et utilisée comme tel aux États-Unis, alors qu'au Canada la saccharine et les cyclamates ne peuvent être utilisés comme additifs alimentaires mais peuvent être vendus comme édulcorants de table.

Les principaux sucres artificiels sont la saccharine, les cyclamates, l'aspartame et le sucralose.

La **saccharine** fut découverte par un chercheur allemand en 1879. C'est un dérivé du goudron de la houille ; elle ne contient aucune calorie et son pouvoir sucrant est de 300 à 500 fois supérieur à celui du sucre. De plus, la saccharine ne favorise pas la carie. L'usage de la saccharine est restreint au Canada depuis 1978 après que des recherches eurent démontré qu'elle causait le cancer de la vessie chez les rats. On interdit donc alors la vente d'aliments contenant de la saccharine, mais la vente libre de saccharine sous forme d'édulcorant de table fut autorisée. Dans divers pays, dont les États-Unis, l'usage de la saccharine comme additif alimentaire est permis, car à la suite d'un tollé venu de l'industrie des boissons gazeuses, de fabricants et de consommateurs, le Congrès américain a décidé d'appliquer un moratoire de deux ans empêchant la Food and Drug Administration (FDA) de bannir l'usage de la saccharine, moratoire qui a été régulièrement renouvelé depuis. La FDA envisage de ne plus demander l'interdiction de l'usage de la saccharine, car on remet en cause certaines conclusions d'études antérieures quant aux effets potentiellement cancérigènes de cet édulcorant.

Les **cyclamates** sont un produit dérivé du benzène et furent découverts accidentellement en 1937 par un universitaire américain lorsque la cigarette qu'il avait déposée par mégarde sur un dérivé de l'acide cyclohexylsulfamique, une poudre cristalline, produisit une agréable saveur sucrée. Dépourvus de calories, les cyclamates possèdent un pouvoir sucrant équivalant à 30 fois celui du sucre ; de plus, ils ne provoquent pas la carie dentaire.

Les cyclamates furent fréquemment utilisés en combinaison avec la saccharine, ce mélange permettait de rehausser leur saveur sucrée respective, d'améliorer leur stabilité et leur durée de conservation et de masquer l'amertume de la saccharine. Les États-Unis et le Canada ont restreint l'usage des cyclamates en 1969, puis l'ont interdit en 1970, autant dans les aliments que comme édulcorant de table et ce, à la suite de recherches qui jetèrent des doutes sur son innocuité ; des tests effectués sur des rats avaient causé le cancer de la vessie tandis qu'un sous-produit du cyclamate entraînait l'atrophie des testicules. La Direction générale de la protection de la santé au Canada a révisé sa position en 1978. Les cyclamates sont vendus dans environ 40 pays dont le Canada et la France, où il sont utilisés seulement comme sucre de table. Les cyclamates sont disponibles comme édulcorant de table sous forme de comprimés, de poudre, de cubes ou liquide.

Aux États-Unis, le fabricant et l'industrie alimentaire font régulièrement des pressions pour que soient levées les restrictions, arguant que le caractère nocif des cyclamates n'a jamais été prouvé de façon satisfaisante, car diverses études tendent à démontrer leur innocuité. La question demeure encore en suspens ; le gouvernement américain a établi que si les recherches ne prouvent pas sans contredit que les cyclamates sont cancérigènes, elles ne réussissent pas non plus à démontrer qu'ils ne sont pas susceptibles de causer le cancer ou des problèmes génétiques. Il maintient donc l'interdit, mais la FDA est à réévaluer les cyclamates.

L'**aspartame** fut découvert aux État-Unis en 1969 lors de recherches effectuées sur des médicaments contre les ulcères. L'aspartame résulte de la combinaison de deux acides aminés, l'acide aspartique et l'acide phénylalanine (on lui ajoute parfois du glucose ou du lactose). À poids égal, il contient autant de calories que le sucre, soit 4 calories par gramme, mais son pouvoir sucrant étant environ 180 fois plus élevé, il faut donc beaucoup moins d'aspartame pour arriver au même résultat que le sucre. De plus, l'aspartame ne provoque pas la carie dentaire et ne laisse aucun arrière-goût. Par contre, on ne peut l'utiliser pour la cuisson car il perd alors tout son pouvoir sucrant.

L'aspartame est l'objet de controverse depuis sa création. Son approbation par la FDA en 1981 nécessita plusieurs années. L'usage de l'aspartame est permis au Canada depuis 1981. En fait l'aspartame est le seul édulcorant dont l'utilisation comme additif alimentaire a été approuvée autant aux États-Unis qu'au Canada. Malgré tout, on continue de se préoccuper de l'innocuité de l'aspartame autant dans le milieu scientifique que dans les médias.

La dose journalière admissible (DJA) (à vie) a été établie à 40 mg/kg de poids corporel, ce qui correspond pour une personne de 60 kg à consommer chaque jour 16 canettes de 10 onces de boissons gazeuses diététiques. La seule contre-indication à l'aspartame officiellement reconnue concerne les personnes souffrant de phénylcétonurie, une maladie héréditaire du métabolisme relativement rare dans laquelle se produit une accumulation de phénylalanine dans le sang, un des principaux composants de l'aspartame ; cette accumulation peut provoquer des lésions au cerveau. La difficulté, c'est qu'environ 2 % de la population (près de 4,5 millions de personnes aux États-Unis seulement) sont porteurs d'un des deux gènes qui causent la maladie sans en présenter les symptômes. Ces personnes peuvent avoir une capacité réduite de métaboliser la phénylalanine mais l'ignorer ; elles risquent donc d'être affectées par l'augmentation du taux de phénylalanine dans leur sang. Toutefois, les concentrations de phénylalanine ne sont que légèrement plus élevées que la normale et ne sont donc pas considérées comme étant neurotoxiques.

Les femmes enceintes ignorant leur condition verront leur placenta concentrer la phénylalanine, exposant ainsi le fœtus à des concentrations plus élevées que celles du sang maternel. C'est pourquoi celles-ci ne devraient pas consommer plus de 40 mg d'aspartame par kg de poids corporel par jour. De plus, il serait conseillé d'éviter les édulcorants à haut pouvoir sucrant durant la grossesse, car ces aliments peuvent remplacer des aliments à haute teneur en éléments nutritifs beaucoup plus bénéfiques.

Aux États-Unis, plusieurs personnes ont rapporté avoir été affectées de divers symptômes après l'ingestion d'aliments sucrés à l'aspartame.

L'aspartame fut d'abord autorisé dans les aliments secs en 1981, puis dans les boissons gazeuses en 1983, malgré le fait qu'il est peu stable dans ces boissons qui sont acides, ce qui altère relativement rapidement sa composition chimique ; après 3 mois, le pouvoir sucrant a diminué de 80 %. En fait l'aspartame est permis dans les céréales, les boissons, les desserts et la gomme à mâcher. La décomposition de l'aspartame entraîne, outre la perte de son pouvoir sucrant, la formation de méthanol, une substance nocive pour la santé.

L'usage de l'aspartame ne cesse de croître. Cette substance entre dans une multitude de produits dont des médicaments, des vitamines et une quantité impressionnante d'aliments, notamment céréales, jus, biscuits, puddings, gâteaux, pâtisseries, tartes, crème glacée, yogourt, vinaigrette, gommes et friandises. En 1992, 4 200 produits différents étaient sucrés à l'aspartame aux États-Unis. Plus il y a de produits qui en contiennent, plus il devient difficile de l'éviter et plus la dose ingérée peut augmenter. Toutefois les données disponibles jusqu'à maintenant indiquent que la consommation d'aspartame est bien inférieure à la dose journalière admissible et ce, dans tous les segments de la population canadienne.

Plusieurs chercheurs recommandent aux femmes enceintes et aux enfants de moins de 6 ans d'éviter l'aspartame; plusieurs études concluent également que même chez les enfants, la consommation modérée de boissons contenant cet édulcorant ne comporte aucun risque. Pour la population en général, on conseille d'en limiter l'ingestion particulièrement pour les personnes qui y seraient sensibles.

Le **sucralose**, dernier-né des édulcorants de synthèse, a été découvert après plusieurs années d'expérimentation en 1976 en Grande-Bretagne; il est fabriqué à partir de sucre ordinaire et de chlore. En 1991, il reçut l'approbation de Santé Canada; le Canada fut d'ailleurs le seul pays à en autoriser l'utilisation. Cet édulcorant possède le goût sucré du sucre, mais son pouvoir sucrant est 600 fois plus élevé. Il est également stable à l'entreposage et à l'exposition à la chaleur et n'est pas cariogène.

Au Canada, on autorise son utilisation dans les céréales, les boissons, les desserts, la gomme à mâcher et les confiseries, les pâtisseries et produits de boulangerie entre autres. Étant donné son pouvoir sucrant élevé, une très petite quantité est nécessaire; le sucralose doit donc être mélangé à une poudre de féculent pour être mesuré. Les calories du sucralose proviennent donc de ce féculent. La dose journalière admissible (DJA) est de 9 mg/kg de poids corporel, soit l'équivalent de quatre sachets par jour; il est commercialisé sous forme de granules et en sachets.

Jusqu'à maintenant, après plusieurs études, les scientifiques estiment que le sucralose est inoffensif pour la santé humaine, tout comme les produits de l'hydrolyse du sucralose. Jusqu'en 1995, aucune étude n'avait analysé l'effet à long terme du sucralose chez les diabétiques.

L'usage d'édulcorants de synthèse soulève plusieurs questions, dont celle de l'influence sur l'obésité de la consommation d'aliments sucrés artificiellement. Il semble que la consommation d'aliments sucrés artificiellement contribue peu à la réduction du taux d'obésité. Ces aliments peuvent aider les personnes qui surveillent leur poids en leur permettant de consommer des aliments sucrés, mais ce n'est qu'une solution de facilité alors qu'il serait préférable d'adopter de meilleures habitudes alimentaires. En fait, les aliments sucrés sans sucre ne font qu'entretenir le goût du sucre.

Miel

miel liquide

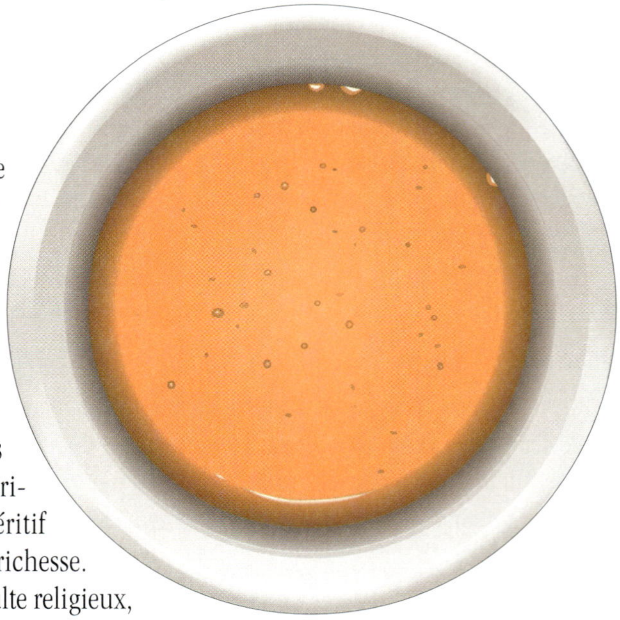

Le miel est une substance sucrée, utilisée par les êtres humains depuis les temps anciens, fabriquée à partir du nectar des fleurs par les abeilles qui en emploient une partie pour se nourrir. L'apiculture est pratiquée depuis le VIIe siècle avant notre ère.

En Occident, le miel fut pendant des millénaires le seul édulcorant connu, alors qu'en Orient on cultivait la canne à sucre. Tout au long de l'histoire, une mythologie s'est développée autour du miel, soulignant ses nombreuses propriétés médicinales (le miel serait purificateur, antiseptique, tonifiant, sédatif, fébrifuge, apéritif et digestif) et l'érigeant en symbole de vie et de richesse. À l'origine, le miel était rare et fut d'abord réservé au culte religieux, aux nantis et à des utilisations médicinales. On s'en servait entre autres pour vénérer les dieux, pour baptiser, pour nourrir les animaux sacrés, pour soigner, pour embellir la peau, pour embaumer les morts et comme tribut. Dans les préparations culinaires, l'utilisation du miel dénotait un certain raffinement; son usage en cuisine relevait du privilège. Le miel a longtemps servi d'agent de conservation pour les fruits et a peu à peu cédé sa place au sucre; depuis le Moyen Âge, le miel est réservé aux confiseries et à une utilisation médicinale en Europe.

La production du miel par les abeilles est fascinante. D'abord, les abeilles récoltent le nectar à l'aide de leurs pièces buccales adaptées; elles lèchent le nectar des fleurs et le projettent jusqu'au jabot (une poche située dans le tube digestif) où le nectar et la salive de l'abeille s'accumulent. Une transformation du nectar en miel s'opère par l'action enzymatique de la salive et du suc gastrique qui convertit le sucrose du nectar en glucose et en fructose. Ce nectar est alors déposé par les abeilles dans les alvéoles de la ruche pour être ensuite ventilé à grands battements d'ailes afin de diminuer le taux d'humidité entre 14 et 20 % ; cette ventilation peut prendre jusqu'à 20 minutes. Le miel est alors prêt à être consommé.

La provenance du nectar fait varier les proportions de glucose et de fructose qui influencent ainsi la consistance du miel. Environ 5 litres de nectar sont nécessaires pour obtenir 1 litre de miel; un seul litre de nectar représente entre 20 000 et 100 000 voyages pour l'abeille. Une colonie d'abeilles (30 000 à 60 000) peut entreposer près d'un kilo de miel par jour.

La quantité et la qualité du miel sont déterminées par des facteurs géographiques, saisonniers et botaniques. Les abeilles ont tendance à récolter une seule sorte de nectar, ce qui contribue à la production de miels distincts, de saveur spécifique. Toutefois, il est important de souligner que les appellations « miel de trèfle » ou autres ne sont pas contrôlées dans tous les pays, y compris au Canada.

Il existe une très grande variété de miels; certains sont faits à partir du nectar d'une seule variété de fleur, tandis que d'autres sont mélangés; on nomme ces miels « toutes fleurs » (les abeilles ont butiné plusieurs espèces de plantes, ou alors le producteur a combiné plus d'une variété de miel). L'origine florale du nectar influence la couleur du miel, sa saveur et sa viscosité. La couleur du miel varie du blanc au presque noir, en passant par les teintes de brun, de roux et de blond. La saveur varie autant que la couleur; règle générale, plus le miel est foncé, plus sa saveur est prononcée. Parmi les miels les plus courants, les miels de trèfle, de colza et de luzerne sont pâles et de saveur modérée, le miel de bruyère est roux et de saveur forte, tandis que le miel d'acacia est très doux, transparent et liquide.

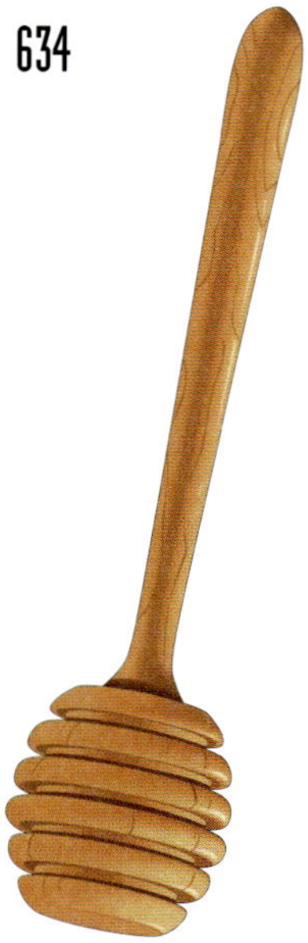

Achat

Le miel est commercialisé liquide ou crémeux et souvent pasteurisé afin de détruire les levures présentes et d'ainsi éviter que le miel ne fermente. Le miel crémeux est obtenu par l'addition de miel finement cristallisé, ce qui amorce la cristallisation du miel liquide. Ce miel aura une texture fine. À l'achat, s'assurer que le miel est pur à 100 % en lisant l'étiquette. Cette appellation fait référence au fait qu'il ne s'agit que de miel et non au fait qu'il n'a pas subi de pasteurisation.

Préparation

Le miel a tendance à se cristalliser à la température de la pièce (le froid accélère la cristallisation), mais il redevient liquide si on chauffe le contenant dans de l'eau chaude une quinzaine de minutes. Il n'est pas conseillé de chauffer le miel au four à micro-ondes, car cela augmente la teneur en hydroxyméthyl furfural (HMF) qui en modifie le goût.

Baklava

6 PORTIONS

500 g (1 lb) de feuilles de pâte « filo »
500 ml (2 tasses) d'amandes
60 ml (¼ de tasse) de sucre
375 ml (1½ tasse) de beurre fondu

Pour le sirop:
750 ml (3 tasses) de sucre
250 ml (1 tasse) de miel
500 ml (2 tasses) d'eau
½ c. à thé de girofle en poudre
1 c. à soupe de jus de citron
1 c. à thé de cannelle en poudre

1. Préchauffer le four à 180 °C (350 °F).
2. Concasser finement les amandes.
3. Dans un petit bol, mélanger les amandes concassées, le sucre et la cannelle.
4. Dans un moule beurré, poser 6 feuilles de pâte superposées, chacune badigeonnée de beurre fondu. Étaler une quantité du mélange sec sur cette pâte. Recouvrir de 2 autres feuilles de pâte badigeonnées de beurre et recouvertes aussi du mélange sec. Continuer ainsi en couches alternées d'égale épaisseur jusqu'à épuisement du mélange. Terminer par une couche de 6 feuilles de pâte. Avec un couteau, entailler la dernière couche en formant des losanges. Faire cuire au four environ 1 h ou jusqu'à ce que la pâte soit dorée.
5. Préparer le sirop : dans une casserole, dissoudre le sucre dans l'eau. Ajouter le miel, la cannelle, le girofle et porter à ébullition. Laisser bouillir le sirop 10 min. Ajouter le jus de citron.
6. Laisser refroidir le baklava dans son moule. Verser dessus le sirop chaud et laisser reposer 2 h. Lorsqu'il est complètement refroidi, le couper en losanges pour servir.

Utilisation

Le miel entre dans une variété presque infinie de mets tant sucrés (pâtisseries, gâteaux, flans, crèmes, yogourts, biscuits, bonbons, nougats, sirops, pain d'épice et baklava grec), que salés (poulet, charcuterie, agneau, canard, couscous). On le met sur les tartines, dans le thé, le café et les tisanes. On l'utilise pour préparer des sauces aigres-douces.

Le miel se mesure plus facilement quand il est tiède et si on le verse dans un récipient huilé (l'huile l'empêche de coller). Il est l'élément de base de l'hydromel, boisson obtenue par la fermentation alcoolique du miel additionné d'eau. L'hydromel peut également être distillé ou être transformé en vinaigre. Le miel entre également dans la fabrication d'une multitude de produits non alimentaires, notamment de médicaments et de produits de beauté.

Il n'est pas conseillé de donner du miel à un enfant de moins d'un an, une toxine, *Clostridium botulinum*, pouvant y être présente. Ce type de botulisme ne se produit pas chez les enfants âgés de plus d'un an ni chez les adultes.

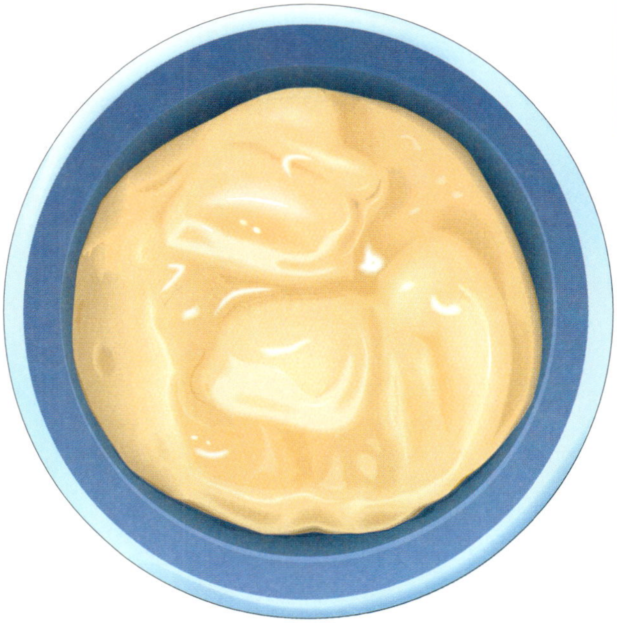

miel crémeux

Valeur nutritive

eau	14 à 20 %
protéines	0,3 à 0,5 %
glucides	76 à 80 %

Les glucides du miel contiennent en moyenne 5 % de saccharose, 25 à 35 % de glucose, 35 à 45 % de fructose et 5 à 7 % de maltose. À volume égal, le miel renferme plus de calories que le sucre : 5 ml de miel donnent 64 calories et 15 ml de sucre, 48 calories ; tandis qu'à poids égal il en contient moins : 21 g (15 ml) de miel donnent 64 calories et 21 g (25 ml) de sucre, 84 calories. Cette différence provient de son contenu en eau.

Le miel ne contient que des traces de vitamines et de minéraux ; du point de vue nutritionnel, le seul avantage qu'il détient sur le sucre est son pouvoir sucrant plus élevé ; on le consomme donc en quantité moindre.

Cuisson

Dans une recette, on peut remplacer 250 ml de sucre par 200 ml ou 150 ml de miel et réduire la quantité de liquide de 50 ml (le miel possède un pouvoir sucrant plus élevé que le sucre). Il s'agit alors de surveiller le temps de cuisson et de diminuer la température de cuisson de 15 °C (25 °F) car le miel tend à faire brunir plus rapidement les aliments. Le miel peut remplacer une partie ou tout le sucre dans les confitures et les gelées ; cela agira peu sur la consistance et la couleur mais modifiera quelque peu la saveur.

Conservation

Le miel se conserve presque indéfiniment bien scellé et placé dans un endroit frais et sec car son pH acide et sa teneur élevée en sucre le rendent inhospitalier pour les micro-organismes. Le froid épaissit le miel et le cristallise, tandis qu'une température élevée change sa saveur et peut affecter sa couleur, la rendant plus foncée. Le miel se congèle.

Sirop d'érable

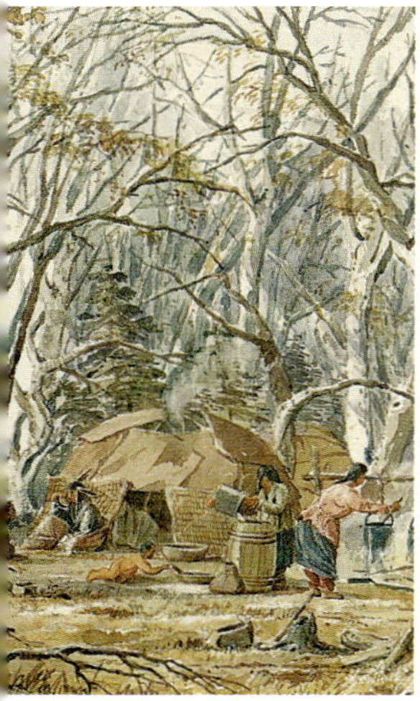

Les Français qui s'établirent en Amérique s'étonnaient de voir les Indiens entailler les érables et récolter la sève pour en fabriquer un sirop.

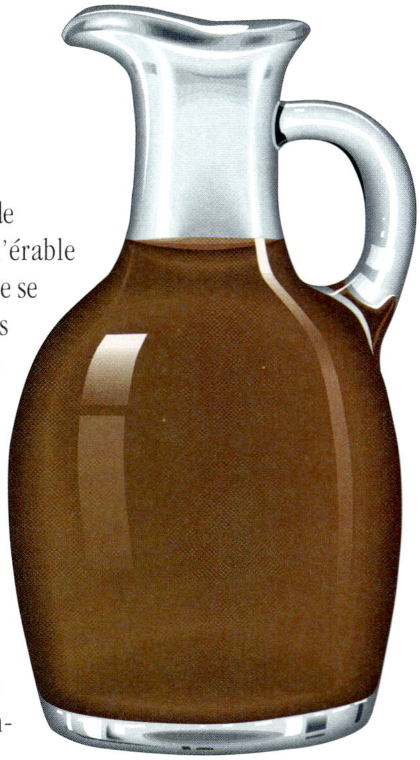

Le sirop d'érable est un édulcorant obtenu par la réduction de la sève de certaines espèces d'érables (l'érable à sucre, *Acer saccharum*, l'érable rouge, *Acer rubrum*, et l'érable noir, *Acer nigrum*). Ces arbres ne se retrouvent qu'en Amérique du Nord, principalement au Québec, dans l'État de New York et au Vermont qui sont de très importants centres de production du sirop d'érable (acériculture). Le Canada, plus précisément le Québec, produit annuellement plus de 80 millions de litres de sirop d'érable et les États-Unis, 12 millions.

La sève est recueillie à la fin de l'hiver, en période de dégel, lorsque les journées sont chaudes et les nuits froides et avant l'apparition des bourgeons, soit de janvier à avril. Ce procédé ancien était connu des Indiens et étonna les Français qui s'établirent en Amérique. Les autochtones entaillaient les arbres quand la sève commençait à monter, ils suspendaient des récipients aux arbres pour la recueillir, puis ils condensaient la sève en sirop.

Deux méthodes étaient utilisées pour condenser la sève : on plongeait des pierres brûlantes dans la sève qui épaississait par évaporation (le sirop était foncé) ou on faisait geler la sève à plusieurs reprises, en enlevant la glace qui se formait sur le sirop, lequel devenait progressivement plus épais au fil des nuits (le sirop était plus transparent). Les Indiens se servaient du sirop d'érable à la fois comme médicament et comme aliment.

Aujourd'hui, la récolte s'effectue toujours en incisant l'arbre, mais s'industrialise peu à peu ; on utilise souvent un système de tubes qui aspirent la sève et qui l'amènent directement à l'endroit où elle est bouillie, la « cabane à sucre ». Cette technique augmente la quantité d'eau d'érable recueillie tout en diminuant les coûts de main-d'œuvre. Un érable productif peut donner entre 60 et 160 litres de sève par saison.

Plusieurs facteurs mal connus, dont les conditions climatiques, déterminent la quantité de sève que produit un arbre. Un réchauffement le jour et un gel de nuit contribuent à augmenter le volume de la coulée.

La sève est un liquide transparent presque sans goût ; elle contient de 4 à 10 % de sucre, principalement du sucrose. Il faut généralement de 30 à 40 litres de sève pour obtenir un litre de sirop. Comparativement à la sève, le sirop contient alors 66,5 % de sucre.

La conversion de l'eau en sirop représente une dépense énergétique considérable ; c'est un des facteurs qui contribuent au prix élevé du sirop d'érable. Un procédé récent, l'osmose inversée, remplace progressivement l'ancien ; la sève subit une première concentration avant d'être évaporée par ébullition et il ne faut plus que 10 litres de liquide pour obtenir 1 litre de sirop.

Achat

Les gouvernements légifèrent pour éliminer les fraudes. La réglementation québécoise définit des normes quant à la couleur du sirop d'érable ; elle a établi cinq classes de couleur ainsi que deux catégories ; l'appellation « sirop d'érable » ne peut apparaître que sur des produits purs à 100 %.

La qualité du sirop d'érable est déterminée par la densité et la couleur. Un sirop peu dense sera instable et aura tendance à fermenter et à surir, tandis qu'un sirop trop dense cristallisera plus facilement. Les saveurs diffèrent autant que les couleurs.

Utilisation

La sève d'érable est transformée en sirop, en tire, en sucre (dur ou mou) et en beurre. Le sirop a l'usage le plus diversifié, on s'en sert notamment pour fabriquer des desserts variés, aussi bien pour remplacer le sucre que pour donner une saveur caractéristique (tarte au sirop d'érable, soufflé, mousse, gâteaux). On l'utilise pour cuire le jambon et les œufs, pour sucrer thé, café et tisanes, pour arroser crêpes et gaufres. On le mange seul ou sur du pain, tout comme le sucre d'érable.

On consomme la tire d'érable surtout durant la saison des sucres et principalement à la cabane à sucre où on la verse encore chaude sur de la neige, ce qui la fait durcir immédiatement.

Pour remplacer le sucre par du sirop d'érable, réduire la quantité de liquide de la recette de 115 ml par 250 ml de sirop utilisés.

Valeur nutritive

	sirop d'érable
eau	34 %
glucides	32,5 g
	par 50 g (40 ml)

Le sirop d'érable contient moins de calories que le miel à quantité égale. Il renferme plus de minéraux que le miel et ceux qui sont présents (calcium, fer, phosphore et potassium) sont légèrement plus concentrés.

Conservation

Le sirop d'érable non entamé se conserve dans un endroit frais et sec et doit être réfrigéré une fois que le contenant est ouvert. Même si des moisissures n'apparaissent qu'en surface, il est préférable de jeter tout le contenant de sirop d'érable car des toxines nocives peuvent se développer à l'intérieur, et certaines de ces toxines sont thermorésistantes.

La cristallisation du sirop d'érable au fond et sur les parois du contenant, c'est-à-dire l'apparition de cristaux durs et transparents due au fait qu'une partie du sucrose se sépare et durcit, peut être causée par une falsification ou un long entreposage, surtout si le sirop a subi une cuisson prolongée.

Le sirop d'érable se congèle tout comme le beurre, le sucre et la tire d'érable (le sirop reste liquide mais se verse difficilement, car il est trop épais ; il redevient liquide lorsqu'il est décongelé).

Caroube

Ceratonia siliqua, Légumineuses-Césalpiniacées

poudre de caroube

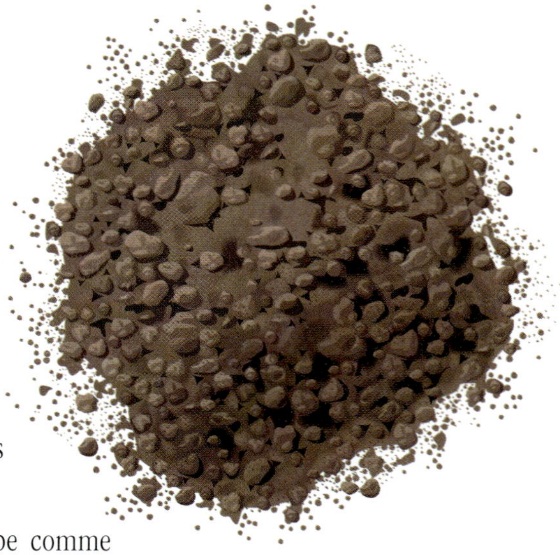

Fruit du caroubier, arbre aux feuilles persistantes vraisemblablement originaire de Syrie et cultivé depuis l'Antiquité ; il se serait ensuite répandu dans la région méditerranéenne. Le mot « caroube » vient du mot arabe ***kharrub*** qui signifie « gousse ».

Le caroubier est apparenté au tamarinier ; on le connaît parfois sous le nom de « pain de saint Jean », car une légende raconte que Jean-Baptiste se serait nourri de ses graines avec du miel lors de sa traversée du désert.

L'industrie alimentaire utilise abondamment la caroube comme substitut du cacao et comme additif, pour ses propriétés stabilisantes, liantes et gélifiantes. La caroube sert aussi de succédané de café et de nourriture pour les animaux. Elle fut un aliment populaire en Europe jusqu'au début des années 20, puis elle tomba plus ou moins dans l'oubli. La caroube réapparut massivement sur le marché au début des années 80, notamment en Amérique du Nord, lorsque l'industrie alimentaire l'utilisa pour remplacer le cacao devenu rare et coûteux à la suite d'une pénurie.

Le caroubier peut vivre 100 ans ; il croît sous les climats chauds et atteint jusqu'à 12 m de haut. Cet arbre décoratif a des feuilles assez grandes qui sont coriaces, vertes et luisantes en surface. Les petites fleurs rougeâtres regroupées en grappes donnent naissance à des fruits, de longues gousses brunes aplaties, qui mesurent de 10 à 30 cm de long. Elles renferment une pulpe sucrée et juteuse, au sein de laquelle s'aligne une rangée de 3 à 10 graines luisantes, dures, plates et de couleur brun rougeâtre. La culture du caroubier s'est étendue à plusieurs parties du monde ; cet arbre pousse notamment au Mexique, dans le sud des États-Unis, aux Indes, en Afrique du Sud, en Australie et au Proche-Orient.

Le caroubier fournit deux produits bien distincts, soit la poudre de caroube, semblable au cacao, obtenue à partir des gousses et la gomme de caroube obtenue à partir des graines de caroube contenues dans la gousse. La caroube est commercialisée sous forme solide (poudre, brisures) ou liquide (sirop). On obtient la poudre de caroube par le séchage, la torréfaction et la mouture de la gousse après avoir enlevé les graines.

Contrairement au cacao, la caroube ne contient pas de théobromine, un excitant semblable à la caféine. La caroube étant très sucrée, il n'est pas nécessaire d'ajouter de sucre lorsqu'on l'utilise à la place du cacao. Toutefois, la saveur de la caroube gagne à être relevée, soit par de la cannelle ou de la menthe.

Le degré de torréfaction altère la couleur et la saveur ; plus il est élevé, plus la caroube est foncée et plus elle perd de sa saveur. La caroube solide, le sirop et les brisures sont faits à partir de la poudre. Quant aux graines contenues dans les gousses et qui sont recouvertes d'une enveloppe brune très étroite, elles contiennent un endosperme blanc et translucide qui fournit la gomme de caroube. Celle-ci agit comme épaississant.

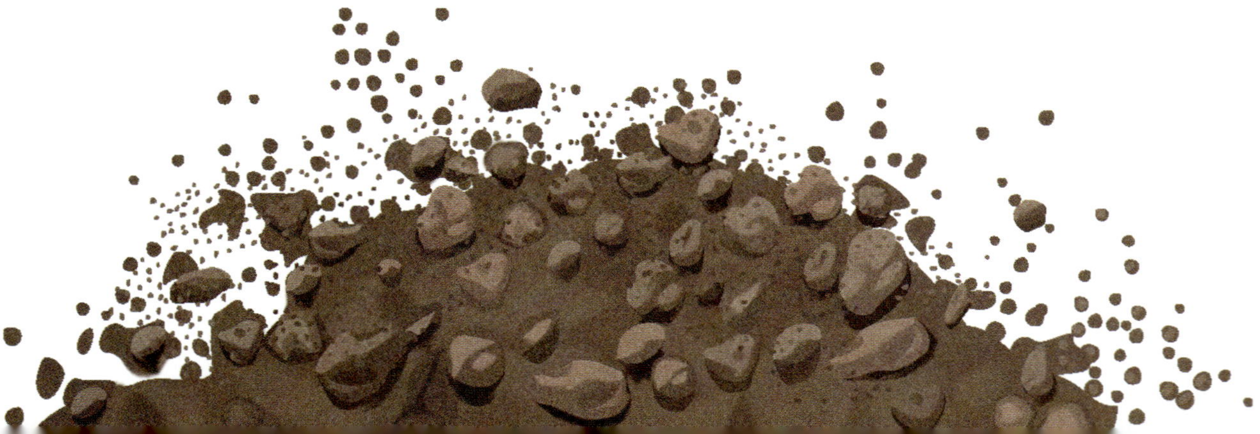

Achat

La caroube s'achète généralement dans les magasins d'alimentation naturelle.

Utilisation

La caroube s'utilise comme le cacao et le chocolat, on la met notamment dans les gâteaux, les biscuits, les boissons et les confiseries. On l'emploie telle quelle ou combinée avec le cacao ou le chocolat. On peut substituer pour chaque part de cacao, 1 ½ à 2 parts de caroube en poids dans la plupart des recettes. Il est toutefois préférable d'ajouter des ingrédients à saveur forte afin de rehausser son goût.

Lorsque la poudre de caroube remplace le cacao, diminuer d'environ le quart la quantité de sucre dans la recette, car cette poudre est plus sucrée que la poudre de cacao.

La caroube est moins soluble que le cacao. Une certaine quantité demeure en suspension dans les liquides, donnant une consistance moins limpide et créant un dépôt au fond du récipient; délayer d'abord la caroube avec de l'eau chaude permet de mieux la dissoudre. La caroube fond à une température plus basse que le chocolat et se liquéfie plus vite, ce qui peut être gênant pour la préparation de mousses, par exemple.

Muffins aux brisures de caroube

8 À 12 MUFFINS

250 ml (1 tasse) de gruau
80 ml (⅓ de tasse) de sucre
250 ml (1 tasse) de lait
60 ml (¼ de tasse) d'huile végétale
1 œuf
250 ml (1 tasse) de farine de blé entier
3 c. à thé de levure chimique
180 ml (¾ de tasse) de brisures de caroube
1 c. à thé de zeste d'orange
1 pincée de sel

1. Préchauffer le four à 200 °C (400 °F). Beurrer les moules.
2. Dans un grand bol, mélanger le gruau, le sucre, le lait, l'huile, l'œuf légèrement battu et le sel.
3. Dans un petit bol, mélanger la farine et la levure chimique.
4. Ajouter le mélange farine et levure chimique aux autres ingrédients. À l'aide d'une spatule de bois, mêler grossièrement, le temps d'incorporer la farine. Ajouter les brisures de caroube et le zeste d'orange.
5. Verser rapidement la pâte, à la cuillère, dans 8 alvéoles, pour obtenir de gros muffins ou dans 12, pour des muffins moyens.
6. Faire cuire au four 15 min.

Valeur nutritive

	poudre de caroube
eau	3,6 %
protéines	1,4 g
matières grasses	0,2 g
glucides	26,7 g
fibres	3,7 g
	par 75 ml (30 g)

La poudre de caroube renferme beaucoup moins de protéines et de matières grasses que le cacao. Son contenu en vitamines et en minéraux est aussi différent, ainsi elle est beaucoup moins riche en phosphore, en potassium et en fer, mais elle est deux fois plus riche en calcium.

La poudre de caroube est une source élevée de fibres. Elle renferme des tannins mais pas de caféine ni de théobromine; elle n'est pas allergène et se digère facilement.

La valeur nutritive des produits à base de caroube dépend des ingrédients qui les composent puisqu'on leur incorpore notamment du sucre (on en ajoute parfois plus que dans le chocolat) et de l'huile végétale.

Conservation

Conserver la caroube dans un récipient hermétique afin qu'elle soit à l'abri de l'humidité et qu'elle ne devienne pas grumeleuse.

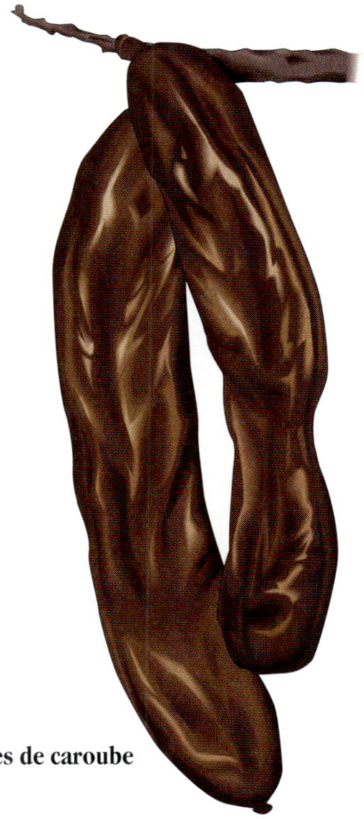

gousses de caroube

Cacao

Theobroma cacao, Malvacées

graines de cacao

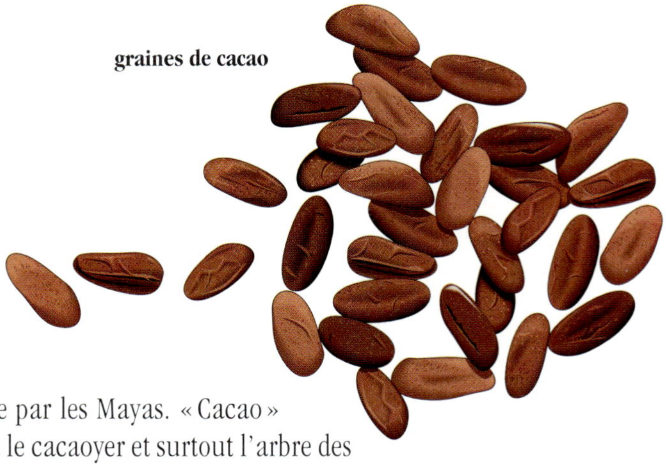

Produit extrait de la fève du cacaoyer (ou cacaotier), arbre originaire d'Amérique tropicale. Le cacao est l'ingrédient de base du chocolat.

Le mot « cacao » est dérivé de la langue parlée par les Mayas. « Cacao » viendrait de *cacahuaquchtl*, mot qui désignait le cacaoyer et surtout l'arbre des dieux mayas. « Chocolat » serait dérivé de *tchocoatl*, nom d'une boisson chocolatée très appréciée des Aztèques et signifiant « eau amère ». Cette boisson faite avec les fruits séchés contenait également du piment, du musc, du miel, de la vanille, et il était épaissi et coloré avec du jus de rocou, ce qui donnait une boisson de la couleur du sang.

Le cacaoyer est cultivé depuis plus de 3 000 ans. Son fruit occupa une place importante chez les Mayas et par la suite chez les Toltèques puis chez les Aztèques, ils l'utilisaient autant comme tribut que comme aliment. Ainsi 100 fèves permettaient d'acheter un esclave. Ces peuples lui attribuaient diverses propriétés dont celle d'être aphrodisiaque. Selon la légende aztèque, c'est à Quetzalcoatl, dieu de la forêt, que l'on doit l'Arbre, le *cacahuaquchtl*; cet arbre donnait fortune et force. Ainsi, lorsque Cortez débarqua au Mexique, on lui présenta des montagnes de cacao alors qu'il espérait de l'or. Le conquistador rapporta donc le cacao en Espagne en 1527, et on remplaça les épices et les parfums par de la vanille, du sucre et de la crème. Cortez sema des cacaoyers dans plusieurs pays, notamment dans les Caraïbes, dans les îles de l'Afrique de l'Ouest et à Trinidad. Cette culture importante de cacaoyer créa un monopole du commerce du cacao par l'Espagne qui dura presque un siècle. En 1737, le grand botaniste Carl von Linné classa le cacaoyer sous le genre *theobroma*, signifiant « nourriture divine ».

Le cacao gagna l'Afrique vers 1822. Les plus grands pays producteurs sont maintenant de ce continent (Côte d'Ivoire, Ghana, Cameroun et Nigeria) ainsi que de l'Amérique du Sud (Brésil et Équateur).

L'apparition sur le marché de la première tablette de chocolat (noir) remonte à 1847. La firme anglaise *Fry and Sons* a la paternité de cette innovation, ayant eu l'idée de mélanger du beurre de cacao, de la liqueur de chocolat et du sucre.

La Suisse, spécialisée dans la production de chocolat, devint reconnue pour l'excellence de son chocolat. Aux États-Unis, la hausse du développement du cacao et du chocolat est due à Milton Snavely Hershey qui ouvrit une usine en Pennsylvanie en 1888. La Suisse demeure encore le pays où la consommation de chocolat par habitant est la plus élevée ; en 1994, elle était de 10,9 kg par personne. Les Belges, quant à eux, dégustent 7,8 kg de chocolat par an ; les Anglais 7,5 kg et les Allemands 7 kg.

Il existe une vingtaine d'espèces de cacaoyers généralement divisés en deux groupes : les cacaoyers qui produisent du cacao de qualité supérieure et qui poussent surtout en Amérique du Sud ; et les cacaoyers qui donnent un bon rendement mais du cacao de qualité ordinaire et qui est surtout destiné à l'industrie, il provient de l'Afrique.

À maturité, le cacaoyer atteint sa taille maximale d'environ 8 m et produit alors des feuilles, fleurs et cabosses à longueur d'année. Ses longues feuilles mesurent jusqu'à 30 cm de long et de 7 à 12 cm de large. D'abord rose pâle, elles deviennent vert très foncé à maturité, elles sont alors brillantes et prennent l'aspect du cuir. Le cacaoyer pousse seulement dans les climats tropicaux humides, dans la ceinture équatoriale. Les principaux pays cultivant le cacaoyer sont la Côte d'Ivoire, le Brésil, la Malaisie, le Ghana, le Nigeria et l'Indonésie.

Le cacaoyer fleurit continuellement, mais les fleurs sont plus abondantes deux fois dans l'année. Ses petites fleurs de couleur rose, jaune, blanc, rouge brillant ou safran clair teinté de rose selon les espèces, croissent en petites touffes sur le tronc et les branches basses. Un total de 30 à 40 fleurs seront pollinisées durant l'année.

Le fruit, appelé cabosse, est une baie plus ou moins oblongue mesurant jusqu'à 30 cm de long et de 7 à 13 cm de large. Sa surface lisse ou verruqueuse durcit à mesure que le fruit mûrit et change de couleur, devenant jaune, vermillon, rouge ou dans différents tons de vert selon les espèces. Ces cabosses sont recueillies à l'aide d'un couteau. La cabosse renferme une pulpe mucilagineuse rosâtre qui abrite de 30 à 40 graines (fèves) roses ou pourpre pâle. Ces graines peuvent mesurer jusqu'à 2,5 cm de large ; elles sont composées d'une amande, d'un tégument et d'un germe. Seules les amandes sont consommées et uniquement après traitement car elles sont très amères. Le procédé comporte plusieurs étapes : la fermentation, le triage, la torréfaction, le refroidissement, le concassage et le broyage.

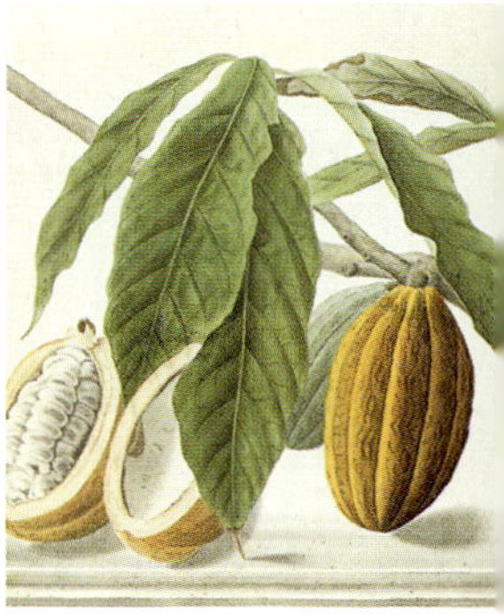

Le fruit, appelé cabosse, est une baie qui abrite de 30 à 40 graines (fèves) contenant des amandes qui sont consommées uniquement après un traitement, car elles sont très amères.

La fermentation provoque une modification de la composition des graines. Elle dure généralement de 3 à 9 jours à une température pouvant atteindre 50 °C, ce qui tue les bactéries et active les enzymes responsables de la production des substances donnant la saveur caractéristique de chocolat ; après la fermentation, les fèves sont ensuite séchées au soleil jusqu'à l'obtention de 6 à 8 % d'humidité.

Le triage sépare les corps étrangers (roches et débris de toutes sortes) et permet le calibrage des fèves, tandis que la torréfaction, une étape très importante, transforme une partie des tannins, réduisant l'amertume et permettant le développement de la saveur de la fève, ce qui éventuellement déterminera la saveur et la couleur du produit final ; selon l'usage prévu et la variété de fève, la torréfaction peut être plus ou moins importante. On procède ensuite au refroidissement.

Le concassage permet de débarrasser les fèves de leurs coques pour les mettre au jour, en les broyant entre des cylindres d'acier à une température élevée (entre 50 °C et 70 °C). La pâte obtenue se nomme pâte de cacao, liqueur de chocolat ou masse de chocolat ; elle est composée d'environ 53 % de beurre de cacao, matière grasse jaune pâle.

On obtient la poudre de cacao en pressant la masse de chocolat afin d'en extraire le beurre de cacao ; la pâte obtenue (tourteau) est refroidie, broyée puis tamisée. La poudre de cacao peut contenir de 10 à 25 % de matières grasses.

Le procédé hollandais consiste à extraire le beurre de cacao de la fève puis à le saponifier, ce qui le rend soluble et ce, par l'addition de composés chimiques alcalins tels que carbonate ou hydroxyde de sodium, potassium ou magnésium, à la liqueur de chocolat avant le pressage. Ce procédé appelé aussi procédé de solubilisation a été inventé par Van Houten en 1828, il donne un cacao plus foncé et plus amer.

FABRICATION DU CHOCOLAT

La fabrication du chocolat est un art complexe, car le sucre et le cacao ont des propriétés physiques dissemblables qui rendent ardue l'obtention d'une pâte homogène.

La fabrication du chocolat comporte plusieurs étapes ; on mélange d'abord la masse de chocolat (pâte de cacao) à du sucre et du beurre de cacao ; après le chauffage et l'agitation (conchage) qui donne à la pâte une texture moelleuse, puis le refroidissement ou tempérage qui amène le cacao à une température de cristallisation, on obtient le chocolat.

Il existe divers produits chocolatiers définis selon leur teneur en cacao et les ingrédients qu'on leur ajoute. La réglementation des dénominations en fonction de leur composition relève des gouvernements et chaque pays édicte ses normes.

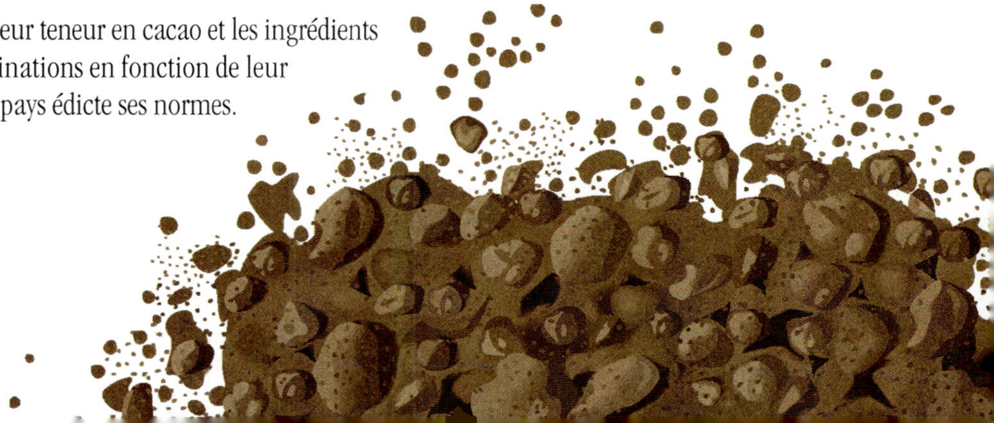

Le **chocolat non sucré** ou pâte de cacao est la masse de chocolat solidifiée sans addition de sucre ou de solides du lait. On l'utilise chez les chocolatiers et les confiseurs pour la cuisson; sa saveur amère, chocolatée, mais non sucrée le rend non comestible tel quel.

Le **chocolat noir** comprend le chocolat amer et le chocolat mi-sucré; ils contiennent entre 35 et 70 % de pâte de cacao ainsi que du beurre de cacao, du sucre et parfois des émulsifiants. Ces chocolats se mangent nature ou s'utilisent en cuisine.

Le **chocolat au lait** renferme une certaine quantité de poudre de lait, du sucre et des aromates (vanille) sont mélangés au beurre de cacao, ce qui donne du chocolat de saveur douce et de texture onctueuse; il ne doit cependant pas être utilisé en cuisine car les solides du lait qu'il contient brûlent à la cuisson.

Le **chocolat blanc** ne contient pas de masse de chocolat; il est fait à partir de beurre de cacao auquel on incorpore du lait concentré ou du lait en poudre, du sucre et de l'essence de vanille. Ce chocolat a une saveur plus douce et une texture plus crémeuse que le chocolat brun. Il est peu utilisé en confiserie.

On fabrique aussi de nombreux substituts de chocolat, quelques-uns contiennent une certaine quantité de cacao, les autres en sont dépourvus. On leur ajoute divers additifs afin d'imiter la couleur, la texture et la saveur du véritable chocolat.

Achat

Le chocolat de qualité a une odeur agréable, est de couleur brune ou brun foncé, il est luisant et se brise en laissant une cassure nette et mate, exempte de petites bulles éclatées ou de points blancs; il fond uniformément dans la bouche ou immédiatement au contact de la chaleur de la main. Un chocolat tendre et moelleux contient plus de beurre de cacao qu'un chocolat dur et cassant. Écarter le chocolat terne, grisâtre, blanchâtre ou cristallisé, il manque de fraîcheur, a été gardé dans de mauvaises conditions ou renferme du gras autre que du beurre de cacao. Toutefois une apparence blanchâtre à la surface du chocolat, signe qu'il a été soumis à des variations de température, n'altérera pas son goût.

Si possible, vérifier la composition du chocolat pour s'assurer qu'il s'agit de véritable chocolat et non d'un succédané.

Préparation

La poudre de cacao a une haute teneur en amidon, ce qui la rend difficile à délayer. La mélanger tout d'abord avec un liquide froid (s'il est chaud, il se formera des grumeaux) ou l'additionner de sucre qui sépare les particules d'amidon; on peut aussi l'incorporer après l'avoir tamisée.

Utilisation

Le cacao et le chocolat parfument une grande variété d'aliments (gâteaux, tartes, puddings, biscuits, sauces, glaçages, crème glacée, mousses, flans, pains, bonbons, sirops, lait, boissons, digestifs). Le gâteau de la Forêt-Noire et la Sachertorte sont des spécialités à base de chocolat.

Le chocolat en tablette peut contenir divers ingrédients : arachides, amandes, noisettes, caramel, cerises, biscuits, nougat, pâte de fruits, alcool. On trouve également les truffes et les œufs de Pâques moulés.

Dans certains pays, en Espagne et au Mexique par exemple, on cuisine le chocolat avec des mets salés. Le chocolat assaisonne des sauces qui nappent fruits de mer, poulet, canard, lapin et dinde, dont le célèbre mole poblano, un ragoût de dinde au chocolat amer, piment et sésame.

La fondue au chocolat, originaire de la Suisse, est préparée à partir de chocolat aux amandes, au nougat et au miel que l'on fait fondre et dans lequel on incorpore de la crème et un soupçon d'alcool. On trempe ensuite fruits frais, morceaux de pain et biscuits secs dans ce délicieux chocolat.

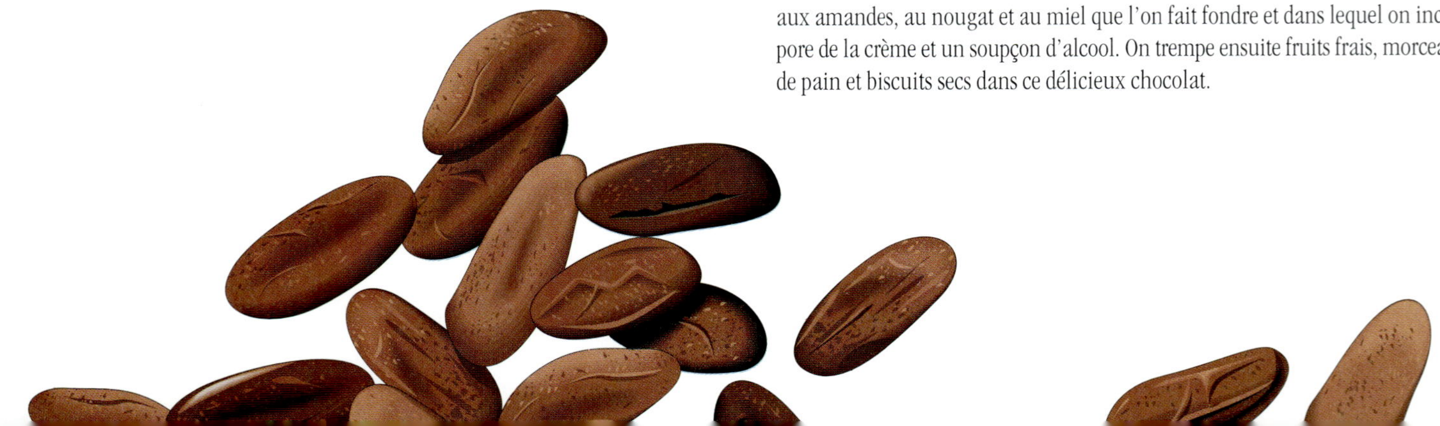

Cuisson

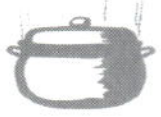

La cuisson augmente la digestibilité et la saveur du cacao, car elle transforme l'amidon.

Lorsqu'on désire faire fondre du chocolat pour l'intégrer à une préparation, il importe de respecter quelques règles simples mais essentielles : la température du chocolat ne doit jamais excéder 50 °C (120 °F) pour ne pas altérer sa saveur, et il ne doit jamais y avoir d'eau (ne serait-ce qu'une gouttelette) en contact avec le chocolat, ce qui le rendrait grumeleux.

On utilise habituellement un bain-marie que l'on chauffe doucement à découvert et dans lequel on dépose le chocolat cassé en morceaux, que l'on remue constamment lorsqu'il commence à fondre. Il faut veiller à ce que le chocolat ne cuise pas trop et à le brasser continuellement. Retirer le chocolat lorsque la température atteint 45 °C (115 °F).

Fondue au chocolat

6 PORTIONS

250 g (8 oz) de chocolat à cuire
125 ml (½ tasse) de crème épaisse (35 %)
2 c. à soupe de kirsch ou de rhum
fruits frais
gâteau

Chaque convive pique à la fourchette un morceau de fruit ou de gâteau et le trempe dans la fondue au chocolat.

1. Couper en morceaux de la taille d'une bouchée des fruits frais : banane, poire, orange, pamplemousse, ananas, pommes. Tailler, de la même manière, des morceaux de gâteau, type gênoise.

2. Dans un bain-marie, faire fondre le chocolat, cassé en petits morceaux, sur un feu très doux.

3. Verser cette sauce dans un caquelon à fondue placé sur un réchaud de table. Ajouter la crème et le rhum ou le kirsch. Mélanger.

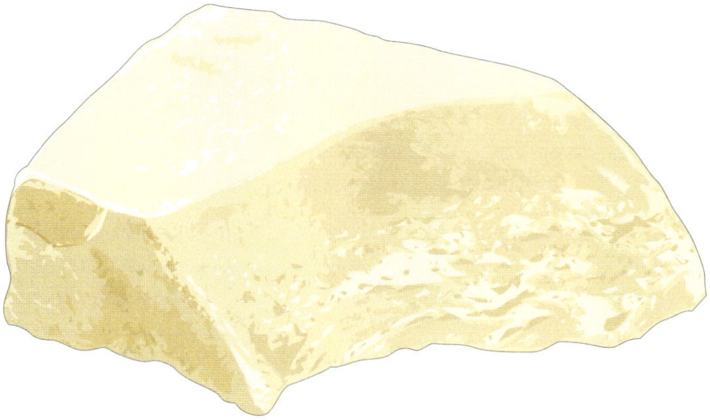

chocolat blanc

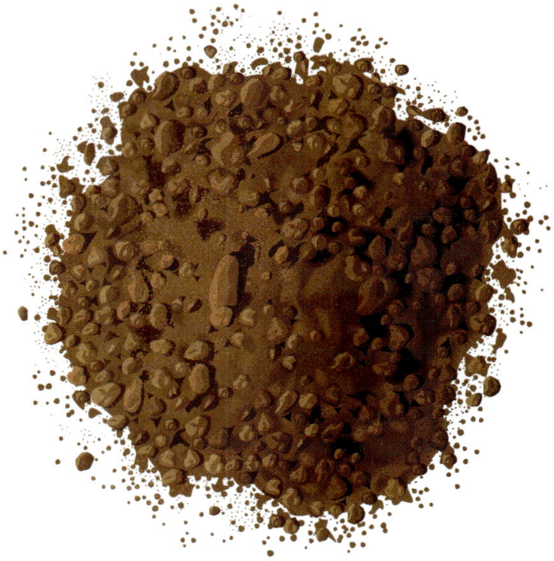

poudre de cacao

	cacao en poudre
protéines	5,4 g
matières grasses	7,8 g
glucides	15,6 g
fibres	12,0 g
	par 90 ml (30 g)

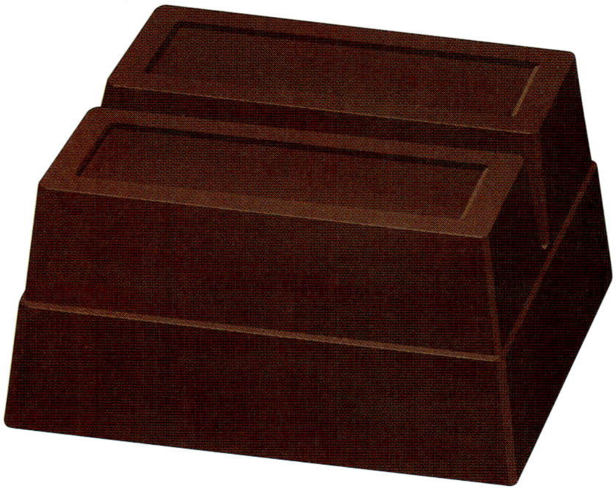

chocolat au lait

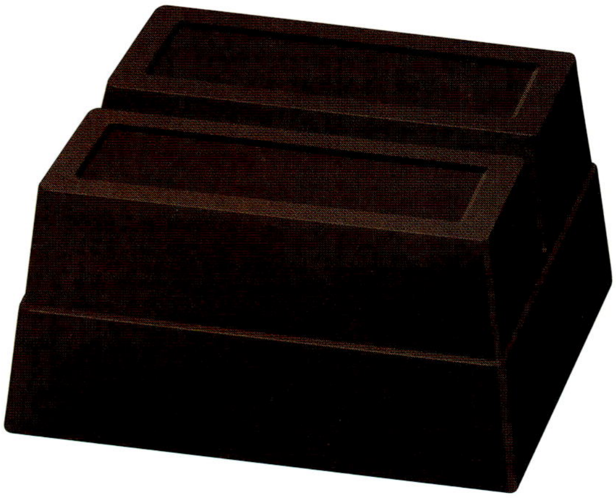

chocolat noir

Valeur nutritive

L'amande ou fève de cacao renferme diverses substances dont des protéines, des matières grasses (beurre de cacao), des glucides, des xanthines (caféine et théobromine), des tannins, de la cellulose, de l'acide oxalique, des minéraux en petites quantités, notamment du phosphore, du potassium et du fer, et des vitamines A et B en quantité négligeable. Le cacao traité avec le procédé hollandais voit son contenu en potassium augmenter.

Le cacao et le chocolat contiennent entre 10 et 20 % de protéines.

Le chocolat contient environ 50 % de matières grasses et le cacao de 10 à 22 %, selon le pourcentage de beurre de cacao qu'on en a extrait. L'industrie retire fréquemment ce gras (utilisé en cosmétique notamment) et le remplace souvent par du beurre de coco ou de l'huile de palme.

Le cacao en poudre et le cacao en poudre à faible teneur en gras sont tous les deux d'excellentes sources de cuivre, potassium, vitamine B_{12} et fer ; de bonnes sources de phosphore ; ils contiennent de la riboflavine, acide pantothénique, niacine et thiamine ainsi que des traces de calcium et de vitamine B_6. Ils sont des sources très élevées de fibres. Le nombre de calories varie cependant selon la composition du chocolat.

Cacao et chocolat contiennent des excitants, soit de la théobromine et de la caféine. Ainsi, 30 g (90 ml) de cacao contiennent 617 mg de théobromine et 72 mg de caféine alors que 30 g de chocolat au lait fournissent 51 mg de théobromine et 7,5 mg de caféine. Un carré de chocolat non sucré (30 g) contient 351 mg de théobromine et 59 mg de caféine alors que le semi-sucré (30 mg) ne contient que 138 mg de théobromine et 18 mg de caféine. La quantité de ces excitants est moindre que dans le café, ce qui en diminue l'intensité, mais leurs effets demeurent les mêmes.

Il est faux de croire que le fait de consommer du chocolat avant un exercice physique procurera plus d'énergie, car les muscles utilisent l'énergie emmagasinée dans le corps depuis au moins 18 heures et ce, sous forme de glycogène. Il est même conseillé d'éviter les aliments sucrés avant un exercice.

Le chocolat contient du phényléthylamine, une substance chimique qui agit sur les neurotransmetteurs du cerveau. Il s'agit d'une bio-amine, semblable aux amphétamines, qui est responsable de l'état d'euphorie de la personne amoureuse.

Conservation

Le chocolat se conserve à la température de la pièce (environ 18 °C) ; on peut le conserver plusieurs mois s'il est bien enveloppé à l'abri de l'humidité et de la chaleur et si la température demeure constante. On peut aussi mettre le chocolat au réfrigérateur ou même au congélateur, mais il peut en résulter l'apparition d'une trace blanchâtre due au beurre de cacao qui fait surface, ce qui n'altère en rien la saveur et disparaît lorsqu'on fait fondre le chocolat. Éviter l'humidité autant pour la cuisson que pour la conservation du chocolat.

Graisses et huiles

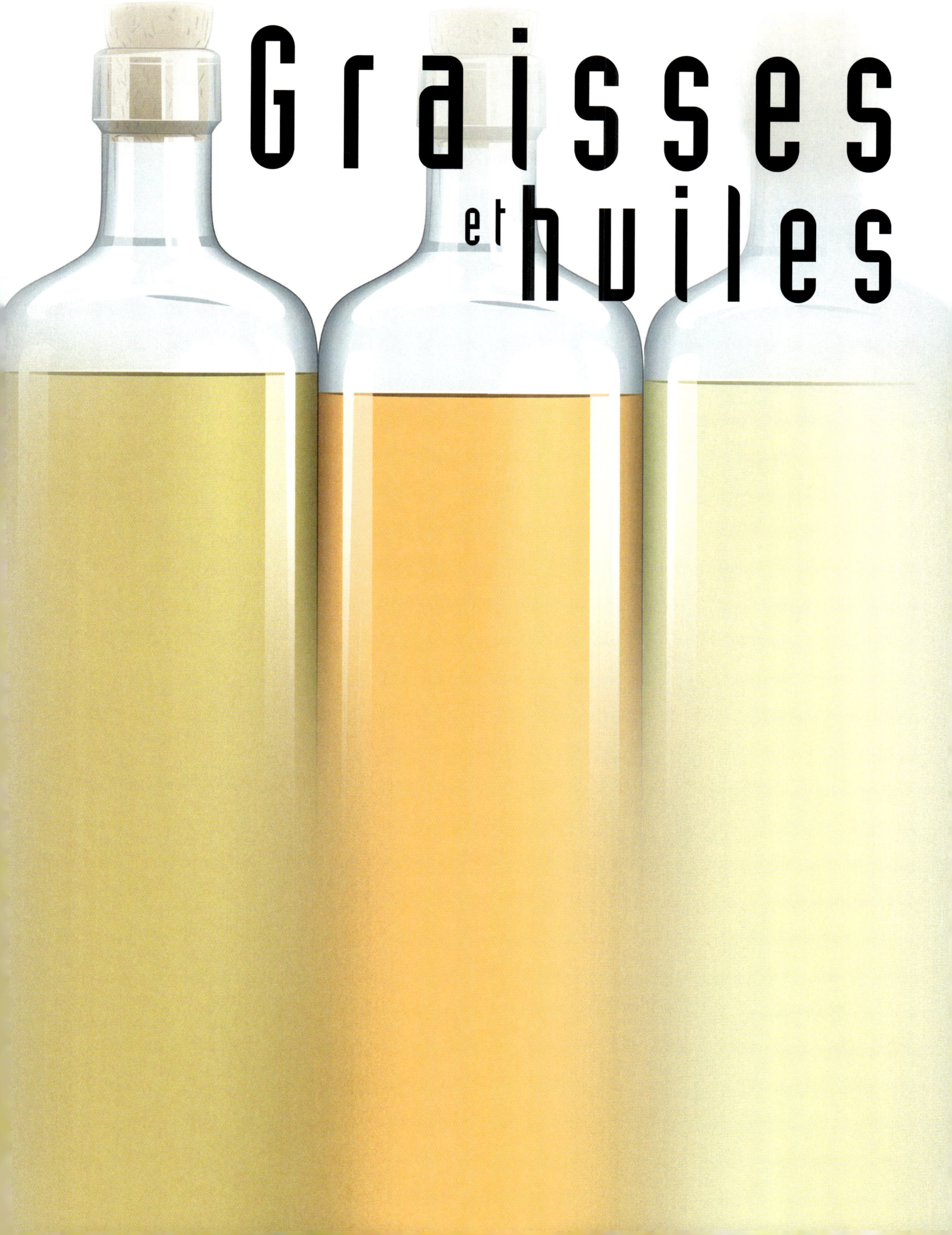

Margarine

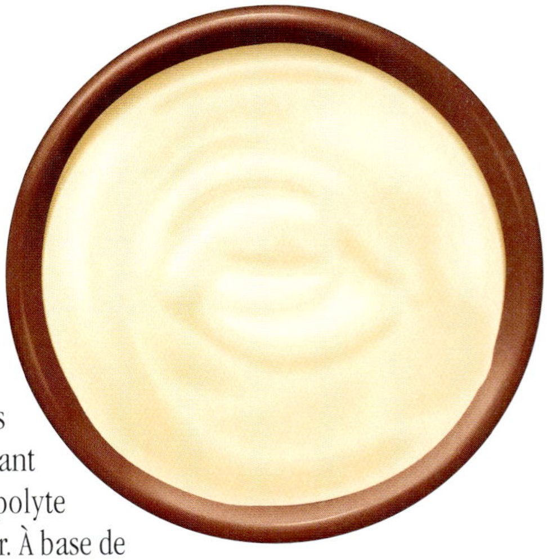

Substance élaborée en France en 1869 pour remplacer le beurre qui était rare et coûteux à l'époque, à la suite d'un concours lancé par Napoléon III. Ce produit devait se conserver sans rancir ni dégager d'odeur forte, et il devait de plus être peu coûteux. Le mot margarine vient du grec *margaron* signifiant « comme la perle ». C'est l'inventeur du produit, le chimiste Hippolyte Mège-Mouriès, qui l'aurait ainsi nommé, s'inspirant de sa couleur. À base de graisse de bœuf, la margarine fut commercialisée à partir de 1872. Par la suite, on chercha le moyen d'exploiter les corps gras d'origine tropicale et on découvrit le moyen d'élever le point de fusion des corps gras végétaux tout en les rendant plus résistants au rancissement par hydrogénation.

La margarine fut d'abord faite avec du suif raffiné, puis on se servit d'huiles végétales après la découverte du procédé retardant l'oxydation de ces huiles, ainsi que du procédé d'hydrogénation utilisé dès le début du XXe siècle (procédé qui transforme les huiles liquides en matières grasses plus ou moins solides), ce qui contribua à l'essor des margarines.

La margarine est généralement composée de gras d'origine végétale utilisé seul ou combiné (les plus utilisés sont l'huile de soya, de maïs, de tournesol, d'arachide, de carthame, de palme, de palmiste et de colza), mais elle peut également contenir du gras d'origine animale (suif, saindoux et huile de poisson). Actuellement, la plupart des margarines vendues en Amérique du Nord sont à base d'huile végétale ou d'un mélange d'huiles végétales. Le gras animal et certaines huiles, telles l'huile de coprah, l'huile de palme et l'huile de palmiste sont fortement saturés naturellement, c'est pourquoi des fabricants utilisent de petites quantités de ces huiles pour obtenir la texture désirée plutôt que d'utiliser le processus d'hydrogénation ; ces margarines ne sont donc pas hydrogénées. En Europe, le terme *margarine* s'applique à toute substance alimentaire qui présente l'aspect du beurre et qui est préparée en vue de la même utilisation que ce dernier.

La margarine ne connut pas un succès instantané : elle remplaça graduellement le beurre tant pour l'utilisation domestique que dans les institutions, les restaurants et l'industrie alimentaire, diminuant de façon notable les ventes du beurre. Le bas prix et la mise en marché qui la présentait comme meilleure pour la santé que le beurre expliquent cette popularité. Au Canada, depuis 1987, les margarines doivent présenter une couleur différente de celle du beurre afin de bien distinguer les deux produits. En 1990, chaque Canadien consommait en moyenne 5,8 kg de margarine contre 3,4 kg de beurre.

Afin de la commercialiser efficacement, l'accent est mis sur le fait que la margarine contient des acides gras polyinsaturés, acides gras que l'on considère comme bénéfiques pour la santé. Cependant, une partie de l'huile contenue dans la plupart des margarines est hydrogénée. L'hydrogénation consiste à ajouter des atomes d'hydrogène aux molécules d'acides gras, ce qui solidifie les huiles, élève leur point de fusion, retarde le rancissement et améliore la consistance des aliments fabriqués avec des gras hydrogénés. L'hydrogénation transforme cependant la nature et la structure des acides gras, qui passent de leur forme naturelle « cis » à une nouvelle forme « trans », forme présente naturellement en petites quantités dans le lait et le beurre. Cette modification change le comportement global de l'acide gras polyinsaturé ; ce dernier dans une forme « trans » agit sensiblement comme un acide gras saturé, et de ce fait augmente le mauvais cholestérol et diminue le bon cholestérol (voir *Corps gras*). Il est toutefois impossible de connaître la quantité d'acides gras « trans » que contient une margarine car la mesure de ces acides gras exige une technologie très coûteuse et imprécise. Cependant, un bon indice est la consistance du produit ; plus une margarine est dure, plus elle est hydrogénée, plus elle contient d'acide gras « trans ».

L'hydrogénation a introduit dans la chaîne alimentaire des acides gras « trans » sans qu'on sache exactement comment ils étaient métabolisés et quels étaient leurs effets sur la santé. À la fin des années 60, des recherches démontrèrent que les acides gras « trans » avaient une structure chimique similaire aux acides gras saturés. Par la suite, d'autres recherches confirmèrent que les acides gras « trans » auraient sensiblement les mêmes effets d'augmentation du mauvais cholestérol que les acides gras saturés. Il est important toutefois de préciser qu'on retrouve sur le marché des margarines molles contenant moins de 10 % d'acides gras « trans » ainsi que des margarines molles à base de graisses non-hydrogénées. Ces margarines non-hydrogénées ainsi que celles contenant moins de 10 % d'acides gras « trans » ont un potentiel d'élévation du cholestérol sanguin plus faible que celui du beurre et que celui des margarines dures.

Les personnes qui désirent restreindre leur consommation de gras total, de gras saturé et de cholestérol alimentaire devraient utiliser une margarine molle pauvre en acides gras saturés et en acide gras « trans » plutôt que le beurre.

Valeur nutritive

Comme le beurre, la margarine est un aliment riche en matières grasses et en énergie, qu'il est préférable de consommer modérément. Elle renferme la même quantité de gras et de calories que le beurre, soit 11 g de matières grasses et 100 calories/15 ml selon la variété de margarine. Contrairement au beurre, la margarine faite exclusivement d'huile végétale est dépourvue de cholestérol.

La margarine ordinaire contient 82 % de matières grasses et 16 % d'eau. Il existe des margarines diététiques dont le contenu en matières grasses est moins important (environ 40 %) et le contenu en eau plus abondant (55 à 59 %).

Toute une gamme d'autres ingrédients entre en proportions variables dans la fabrication de la margarine dont des solides du lait tel le babeurre, des colorants végétaux, des agents de conservation, des émulsifiants, des antioxydants, des agents aromatisants, des édulcorants, de l'amidon modifié et du sel. Considérée comme un substitut du beurre, la margarine est obligatoirement enrichie de vitamines A et D.

Le sel sert à améliorer la saveur et à prolonger la fraîcheur. Il peut être remplacé par plusieurs autres substances, tels le chlorure de potassium, le benzoate de sodium, le carbonate de potassium ou leur être combiné et ce, en tant qu'agent de conservation ou de rajusteurs de pH. Les antioxydants BHT (hydroxytoluène butylé) et BHA (hydroxyanisol butylé) retardent le rancissement et protègent la saveur. Les émulsifiants, les mono et diglycérides, l'alginate de sodium et la lécithine empêchent la séparation de l'eau et des corps gras et diminuent les éclaboussures lorsque la margarine est chauffée. Le sucre sert à ce que les aliments puissent brunir lorsqu'on les fait revenir à la poêle.

Conservation

La margarine se conserve au réfrigérateur ou au congélateur. S'assurer que le contenant est hermétique ou envelopper la margarine, car elle absorbe les odeurs des aliments. Ne pas l'exposer à la chaleur.

Achat

La margarine peut être dure, molle, liquide ou fouettée, salée ou non salée. Il existe des margarines ordinaires, des margarines à tartiner et des margarines diététiques. Afin de connaître la composition en acides gras d'une margarine, il est préférable d'en choisir une affichant un tableau d'« information nutritionnelle ». Préférer aussi une margarine molle à une margarine dure, cette dernière a été beaucoup plus hydrogénée que la première et contient donc plus d'acides gras saturés et « trans ». Lire la liste des ingrédients sur l'étiquette lorsqu'on recherche une margarine non hydrogénée ou qui est le moins hydrogénée, donc ayant un pourcentage d'huile liquide élevé.

Utilisation

Puisque leur contenu en eau est élevé, les margarines diététiques ne conviennent pas à la cuisson, on ne les emploie que pour tartiner.

La margarine ordinaire a une utilisation plus vaste et peut se substituer au beurre dans presque toutes les recettes ainsi que pour la cuisson ; les résultats ne sont pas toujours identiques cependant au point de vue de la saveur. Comme le beurre, elle n'est pas adaptée pour la grande friture. Pour éviter que la margarine brunisse et brûle à la cuisson, utiliser de préférence un produit exempt de poudre de lait ou de lactosérum.

Corps gras

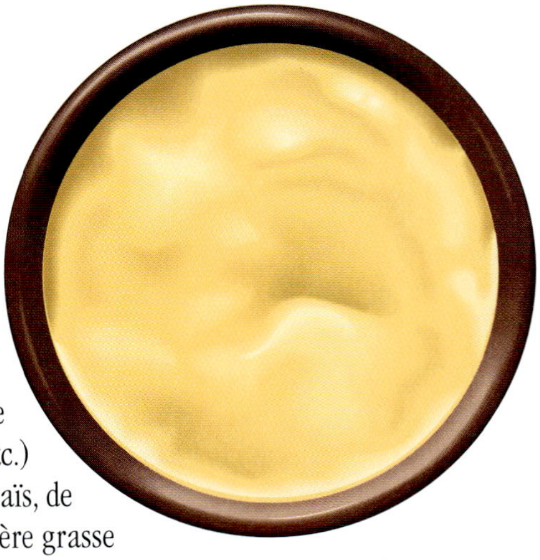

ghee

En alimentation, on désigne généralement par « corps gras » les substances liquides ou solides dont on se sert pour cuire les aliments, les assaisonner, les lier, les émulsionner ou les conserver. Ces corps gras sont d'origine animale (beurre, graisse de porc — lard et saindoux —, graisse de bœuf, suif, graisse d'oie, etc.) ou végétale (graisse végétale, la plupart des margarines, huile de maïs, de tournesol, de noix, etc.), ainsi que le shortening qui est une matière grasse à base de plusieurs huiles végétales parfois additionnées de graisses animales et rendue solide par hydrogénation.

Utilisation

De tout temps le gras a fait partie de l'alimentation humaine. En effet, les matières grasses et les huiles sont connues et utilisées par l'humanité depuis le début des temps. L'homme les utilisait dans l'alimentation pour fabriquer des savons, pour la lubrification, comme combustible pour s'éclairer et se chauffer et comme cosmétique et médicament. Il y a eu une évolution dans les habitudes de consommation des matières grasses; la consommation de gras est maintenant devenue excessive et source de maladies cardiovasculaires. C'est pourquoi il est suggéré de diminuer le gras total de l'alimentation en choisissant des produits laitiers moins gras, des viandes maigres et des aliments préparés avec peu de gras.

On a cru longtemps qu'on pouvait remplacer les aliments riches en graisses saturées (beurre, viande rouge, fromage, etc.) par des aliments contenant surtout des acides gras insaturés (huile et margarine polyinsaturées, viande blanche, etc.) sans se préoccuper de la consommation globale des matières grasses. Or il s'avère que la quantité de matières grasses ingérées et plus particulièrement celle des gras saturés doit être prise en considération avant toute chose. On s'est aussi aperçu que les acides gras polyinsaturés n'étaient pas aussi bénéfiques pour la santé qu'on le croyait. On a également découvert que les acides gras monoinsaturés seraient aussi bénéfiques sinon plus que les acides gras polyinsaturés, donc que l'huile d'olive riche en gras monoinsaturés, par exemple, serait intéressante à incorporer dans l'alimentation quotidienne.

Pour les personnes actives et qui présentent un équilibre énergétique (apport versus dépense), la consommation quotidienne de gras ne devrait pas représenter plus de 35 % de l'apport total en énergie (alors que l'apport moyen se situe autour de 40 % au Canada). Les personnes sédentaires ne devraient pas consommer plus de 30 % de leur apport en énergie sous forme de gras. Il n'est toutefois pas toujours facile de diminuer son ingestion de gras puisque dans environ 60 % des cas celui-ci provient de sources qu'on pourrait qualifier d'« invisibles ». En effet, dans de nombreux aliments préparés par l'industrie alimentaire ou apprêtés dans les restaurants, une part importante des calories provient des matières grasses. Pour diminuer la consommation de gras, voici donc quelques conseils :

- réduire les portions de viande, choisir des viandes maigres ou dont le gras peut s'enlever facilement avant la cuisson : la ronde, le flanc, le faux-filet ou le surlonge dans le bœuf; la longe, l'épaule ou le filet dans le porc; l'escalope, la côtelette ou la cuisse dans le veau ainsi que la volaille, la viande chevaline et le gibier;
- utiliser une poêle antiadhésive afin de cuire les viandes en ajoutant peu ou pas de gras;
- opter pour des produits laitiers à faible teneur en gras : vérifier l'étiquette mentionnant le pourcentage de matières grasses (% m.g.) et opter pour les fromages contenant moins de 20 % m.g.;
- choisir des aliments préparés selon des modes de cuisson demandant peu de gras tels que la cuisson au four, au gril, à la vapeur ou au micro-ondes;
- éviter les sources de gras hydrogénés : margarines dures, shortenings, fritures, craquelins, biscuits, mélanges à gâteaux, grignotines, simili-fromages, croustilles. Opter pour une margarine non hydrogénée, riche en acides gras polyinsaturés et monoinsaturés;
- diversifier les gras dans l'alimentation, choisir une huile végétale pressée à froid ou non, un peu de beurre et une margarine non hydrogénée. Éviter autant que possible les aliments riches en huiles tropicales comme les biscuits, certains produits de boulangerie et certaines céréales.

Avant toute chose, il faut s'assurer de bien lire sur les étiquettes la liste des ingrédients, le tableau d'information nutritionnelle et la teneur en gras de l'aliment. Il ne faut pas oublier que seuls les aliments d'origine animale contiennent du cholestérol et qu'une mention « léger » sur un aliment n'en fait pas nécessairement un aliment moins gras. Par exemple, une huile d'olive « légère » n'aura que le goût de léger alors que la mention « sans cholestérol » sur une huile végétale est quelque peu abusive. D'autre part, les beurres et margarines « légers » contiennent vraiment la moitié des calories des produits ordinaires mais ne peuvent être utilisés pour la cuisson, leur contenu en eau étant très élevé. On les réserve alors pour tartiner le pain ou autre.

En conclusion, le fait de diminuer la consommation de gras « ajoutés » constitue la manière la plus simple et la plus efficace de gérer la consommation de gras en général dans l'alimentation. De plus, une réduction de l'apport en matières grasses dans l'alimentation doit nécessairement s'accompagner d'une diminution des graisses saturées afin d'obtenir l'effet escompté sur les facteurs de risque de maladies coronariennes, car les acides gras saturés sont l'élément le plus hypercholestérolémiant.

Substitut de gras

Afin d'aider les consommateurs à maintenir leur apport en matières grasses autour de 30 %, l'industrie tente de trouver des substances pouvant jouer le rôle du gras, calories et cholestérol en moins. Il y a quelques années, au Canada et aux États-Unis, on autorisait l'usage d'un substitut de gras; il s'agit d'un mélange de protéines d'œufs et de lait qui est cuit de manière à transformer les protéines en particules sphériques minuscules. Au goût, on retrouve la sensation d'onctuosité typique des matières grasses. Pour l'étiquetage, on l'indique sous la mention de « micro-particules de protéines ». Ce substitut ne fournit que 1 ou 2 calories par gramme, contrairement à 9 pour les matières grasses. Elles se digèrent et s'assimilent comme les autres protéines. Pour l'instant ce substitut n'est utilisé que par l'industrie, particulièrement par l'industrie de la crème glacée et comme agent épaississant et modificateur de texture dans les desserts congelés. Ce substitut ne supporte cependant pas les températures très élevées, il ne peut donc être utilisé pour la friture.

Dans la même veine, on a créé aux États-Unis un substitut de gras par manipulation de la molécule de gras; il s'agit de huit acides gras attachés à une molécule de sucre. Ce substitut aurait les mêmes propriétés sur le plan du goût, de la texture et de l'apparence que le gras et résisterait à la friture; il n'apporterait aucune calorie ni cholestérol, mais nuirait à l'absorption de la vitamine E.

Ces substituts de gras pourraient aider à réduire la consommation de matières grasses, mais contrairement au gras, ils ne contribuent pas au phénomène de satiété pour apaiser l'appétit. De plus, les aliments renfermant ces substituts de gras ne contiennent pas nécessairement beaucoup moins de calories car certains additifs et ingrédients utilisés peuvent faire augmenter leur valeur énergétique.

Valeur nutritive

En nutrition, le terme « corps gras » est souvent utilisé comme synonyme de matières grasses ou de lipides. On peut dire que tous les lipides ne sont pas des gras mais que tous les gras sont des lipides. Comme les glucides, les lipides sont composés de molécules de carbone, d'hydrogène et d'oxygène que l'on retrouve en proportions différentes, soit une plus grande quantité de carbone et d'hydrogène; les matières grasses sont deux fois plus énergétiques (9 calories par g) que les glucides et les protéines (4 calories par g). Toutefois, comme les glucides et les protéines, elles fournissent de l'énergie et de la chaleur et contribuent à la formation de la graisse corporelle. Les matières grasses sont importantes pour le maintien de la santé; en effet, elles sont une source d'énergie, elles fournissent plus de calories que tout autre élément nutritif. Toutes les cellules du corps (sauf les globules rouges et les cellules du système nerveux central) utilisent les acides gras directement comme source d'énergie.

Les graisses alimentaires donnent du goût aux aliments et transportent les vitamines liposolubles, soit les vitamines A, D, E et K. Sans aucune matière grasse dans l'alimentation, ces vitamines deviennent inefficaces dans l'organisme. De plus, les graisses nous fournissent deux types de matières grasses que le corps humain ne peut fabriquer; on les nomme acides gras essentiels, soit l'acide linoléique et l'acide alpha-linolénique. Ces acides gras sont particulièrement présents dans les gras polyinsaturés. On considère toutefois que seul l'acide gras linoléique est un acide gras essentiel. Néanmoins, l'acide linolénique joue aussi un rôle important dans l'organisme.

Les acides gras essentiels permettent un fonctionnement harmonieux entre autres des systèmes circulatoire et immunitaire. Ils contribuent également au développement de chaque cellule.

Dans la catégorie de l'acide gras essentiel alpha-linolénique, on retrouve les acides gras oméga-3 des poissons. Ce type de gras aurait un effet bénéfique sur les maladies inflammatoires chroniques, telle l'arthrite rhumatoïde, ainsi que sur le système immunitaire et sur l'incidence d'athérosclérose et de maladies cardiovasculaires. Le rôle primordial des acides gras essentiels pour le maintien d'une bonne santé est bien établie, mais seules de petites quantités sont nécessaires.

Une grande consommation de matières grasses peut avoir des répercussions sur la santé, notamment élever le taux de cholestérol sanguin chez les individus vulnérables et contribuer au développement de l'obésité.

Les matières grasses sont métabolisées lentement car elles ralentissent la vidange gastrique, ce qui fait que la digestion s'étale sur une plus grande période.

Les acides gras (des lipides réduits à leur forme la plus simple) sont des molécules formées de chaînes plus ou moins longues d'atomes de carbone, auxquelles est rattachée une quantité variable d'atomes d'hydrogène et d'oxygène. Chaque acide gras est caractérisé par la longueur de sa chaîne de carbone et par la quantité d'hydrogène qu'elle porte. La structure de cette chaîne de carbone peut comporter ou non une double liaison entre les atomes de carbone. On distingue donc 3 types de combinaisons soit :

- les acides gras saturés, qui ne comportent que des liaisons simples, aucune liaison double entre les atomes de carbone; ils portent autant d'hydrogène qu'ils le peuvent et ne peuvent donc pas recevoir d'autres atomes d'hydrogène;
- les acides gras monoinsaturés, qui possèdent une seule liaison double entre deux atomes de carbone, ceux-ci peuvent alors recevoir chacun un atome d'hydrogène supplémentaire; cette structure est souple comparativement à la structure des gras saturés, très rigides;
- les acides gras polyinsaturés sont porteurs de plusieurs liaisons doubles, ce qui entraîne une très grande souplesse et aussi une plus grande vulnérabilité de cette structure; les acides gras polyinsaturés s'oxydent facilement et rapidement, rendant ainsi la matière grasse rance.

Hydrogénation

L'hydrogénation s'effectue sur les huiles constituées en grande partie d'acides gras polyinsaturés qui sont liquides à la température de la pièce (plusieurs graisses animales, surtout composées d'acides gras saturés, sont solides à cette même température). C'est un procédé par lequel on ajoute de l'hydrogène dans la structure moléculaire de gras insaturés. Cela a pour effet d'entraîner la saturation des liens insaturés des acides gras et donc de solidifier les huiles, d'élever leur point de fusion, de retarder le rancissement et d'améliorer la consistance des aliments fabriqués avec des gras hydrogénés. Le shortening tout végétal est obtenu par l'hydrogénation complète de l'huile pour la rendre solide tandis que le shortening pur peut contenir des graisses animales ou végétales. L'hydrogénation a par contre d'autres effets : ainsi, elle change la configuration des acides gras, qui passent de leur forme naturelle « cis », leur forme initiale, à une nouvelle forme « trans », une forme inhabituelle. Les acides gras devenus « trans » agissent comme les acides gras saturés, ils augmentent donc le cholestérol sanguin, en particulier les LDL, le « mauvais » cholestérol, et diminuent les HDL, le « bon » cholestérol.

Cholestérol

Le cholestérol est une substance grasse que l'on trouve normalement dans le sang et que l'on trouve également dans les aliments d'origine animale; contrairement aux lipides, le cholestérol ne fournit pas d'énergie. Le cholestérol joue un rôle dans la synthèse de la bile, des hormones surrénales et de la reproduction; c'est un élément important de la myéline qui enveloppe les nerfs pour les protéger et c'est un précurseur de la vitamine D, entre autres. Le corps humain, principalement le foie, fabrique près de 80 % du cholestérol dont il a besoin, le reste (20 %) provient des aliments d'origine animale. Le cholestérol joue un rôle important dans le fonctionnement et le développement du système nerveux.

Une réduction de la consommation de gras saturés et de cholestérol est recommandée depuis qu'on les associe aux maladies cardiovasculaires, à l'obésité et à divers cancers, dont celui du côlon et du sein. Toutefois, il n'existe aucune preuve jusqu'à maintenant qui permette d'affirmer que le risque de cancer diminuerait par la seule restriction de l'apport en gras à 30 % de l'énergie, ou par la seule modification du type de gras consommé. Le cholestérol et les lipides sont particulièrement mis en cause dans le développement de l'athérosclérose, qui consiste en une accumulation de dépôts de gras sur les parois des artères coronaires, provoquant la sclérose, c'est-à-dire l'épaississement et le durcissement du tissu artériel, pouvant diminuer sérieusement le flot sanguin. Ces problèmes avec le cholestérol sanguin surviennent lorsque le sang en contient trop; à ce moment, le risque de maladies coronariennes augmente plus rapidement. Le facteur ayant le plus grand effet sur le cholestérol sanguin est une consommation excessive de gras, particulièrement de gras saturés.

Lorsqu'il est question de « bon » et de « mauvais » cholestérol, on parle de moyen de transport car, pour accomplir son travail dans l'organisme, le cholestérol a besoin d'aide. Pour se déplacer dans le sang, le cholestérol doit se lier à des protéines spécialisées, les lipoprotéines. On retrouve deux types de lipoprotéines, les lipoprotéines à basse densité ou LDL, de l'anglais *Low Density Lipoproteins*; et les lipoprotéines à haute densité ou HDL, de l'anglais *High Density Lipoproteins*.

Les LDL acheminent le cholestérol du foie jusqu'aux cellules et lorsque la quantité de cholestérol transportée est excessive, le surplus adhère aux parois internes des artères; les LDL méritent donc leur surnom de « mauvais cholestérol ».

Les HDL sont considérées pour leur part comme des éboueurs spécialisés, elles ramassent l'excès de cholestérol, s'attaquent au cholestérol collé aux artères et ramènent le tout au foie chargé de l'éliminer par la bile. L'action nettoyante des HDL leur a valu le surnom de « bon cholestérol ».

Les triglycérides sont une autre substance grasse que l'on trouve dans le sang. Ils augmentent avec l'excès d'alcool, de gras et de sucre dans l'alimentation. Leur influence comme facteur de risque de maladies coronariennes est tout de même moins importante que celle des LDL.

La notion de « bon » et de « mauvais » cholestérol ne s'applique qu'au cholestérol sanguin. Par contre les aliments contiennent plusieurs sortes de gras qui influencent différemment le « bon » et le « mauvais » cholestérol sanguin. En effet les trois types d'acides gras agissent différemment sur l'organisme. Les aliments contiennent un mélange de ces acides gras dans des proportions différentes mais avec une prédominance de l'un ou de l'autre. Par exemple, on dit que les viandes et les produits laitiers sont riches en gras saturés, tandis que l'huile d'olive et les amandes sont riches en gras monoinsaturés et que l'huile de tournesol contient beaucoup de gras polyinsaturés.

Les acides gras saturés ont tendance à augmenter le taux de cholestérol sanguin des personnes vulnérables et qui en consomment beaucoup. On les trouve principalement dans les aliments d'origine animale et exceptionnellement dans les huiles tropicales (l'huile de palme et de noix de coco par exemple). Ce type de gras est solide à la température ambiante.

Les acides gras monoinsaturés offrent une protection du « bon » cholestérol (les HDL) allant même jusqu'à les augmenter. Les gras monoinsaturés diminuent le « mauvais » cholestérol (les LDL) sans toutefois baisser le « bon » cholestérol (les HDL). On trouve ces gras dans l'huile d'olive et de canola, les amandes, l'huile de noisette, l'avocat. Ils sont liquides à la température de la pièce et sont plus résistants à l'oxydation que les acides gras polyinsaturés.

Les acides gras polyinsaturés abaissent le taux de « mauvais » cholestérol (les LDL) mais également celui du « bon » cholestérol (les HDL). Ce type de gras est aussi très riche en acides gras essentiels; on le retrouve principalement dans les huiles végétales (maïs, soya, germe de blé, carthame, tournesol, sésame, entre autres). La famille des gras polyinsaturés inclut également les gras de poisson communément appelés les oméga-3 qui rendent le sang plus fluide, ce qui prévient la formation de caillots. Il serait donc recommandé de consommer de 2 à 3 portions de poissons riches en oméga-3 par semaine, comme le maquereau, le hareng, le thon et le saumon. Il est toutefois trop tôt pour recommander la consommation de suppléments d'huile de poisson.

saindoux

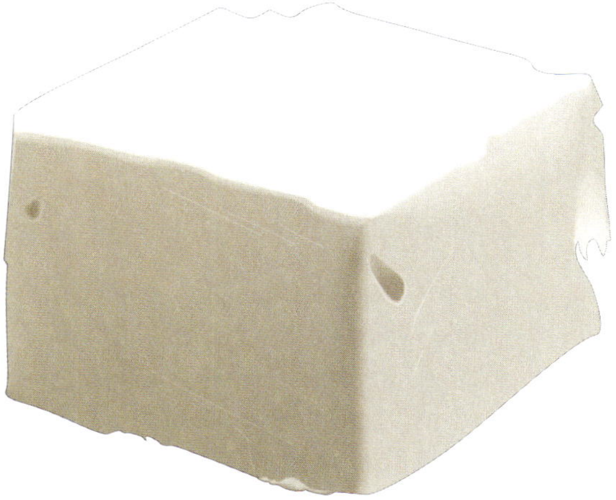

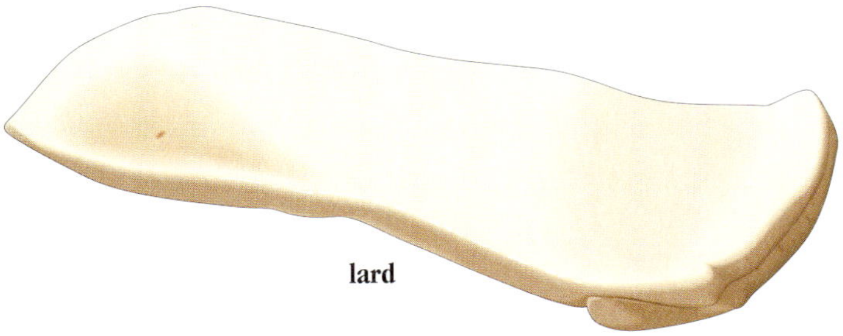

lard

Huile

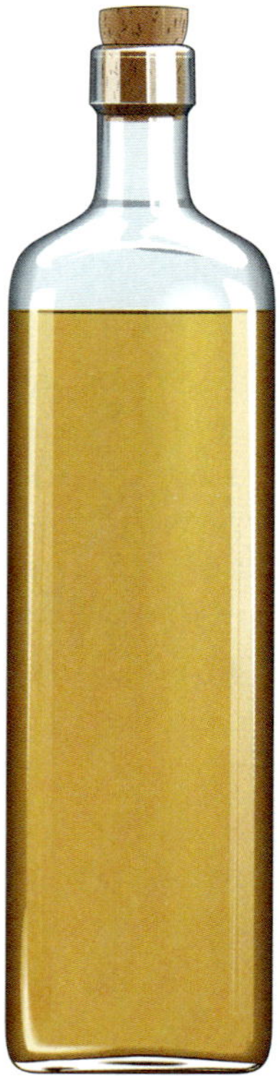

L'huile est une matière grasse onctueuse, insoluble dans l'eau et généralement liquide à la température de la pièce. L'huile est utilisée depuis les temps anciens. La première matière grasse utilisée par l'homme primitif fut la graisse fondue des carcasses d'animaux. L'olivier était cultivé en Méditerranée il y a 6 000 ans. L'huile n'avait pas que des utilisations alimentaires, on s'en servait également notamment pour s'éclairer. Les premières huiles à être pressées furent probablement l'huile de sésame et l'huile d'olive. À l'échelle mondiale, les huiles les plus importantes aujourd'hui sont l'huile de soya, l'huile de palme et l'huile de colza (canola). La culture et l'usage d'une huile en particulier varient d'un pays à l'autre. Ainsi au Canada, il s'agit principalement de l'huile de colza ; en Europe on préfère les huiles de colza, de tournesol, de soya et d'arachide, tandis que les pays de la ceinture du Pacifique utilisent surtout les huiles de palme et de soya.

En alimentation, on se sert surtout d'huiles végétales obtenues des légumineuses (soya, arachide), des graines (tournesol, colza, citrouille), des céréales (maïs), des fruits (olive, palme, noix, noisette, pépins de raisin, amande douce) et du coton. Il existe aussi des huiles animales (ex. : de baleine, de flétan, de morue, de phoque) surtout considérées comme suppléments alimentaires, et des huiles minérales (des hydrocarbures) dont seule l'huile de paraffine est comestible (elle ne doit jamais être chauffée) mais indigeste.

L'extraction de l'huile végétale fut longtemps effectuée de façon artisanale ; elle est maintenant réalisée de façon industrielle, à grande échelle. Peu importe la matière de base utilisée, la fabrication de l'huile débute toujours par le nettoyage et le décorticage, suivis du pressage qui varie selon le type d'huile, et le raffinage, pour les huiles dites commerciales.

La première étape de l'extraction proprement dite consiste à nettoyer et à décortiquer certaines des matières oléagineuses (arachides, graines de tournesol, amandes, noisettes, par exemple). On procède ensuite au broyage qui transforme la substance en pâte qui subira alors une extraction mécanique par pressage à froid ou à chaud.

Le **pressage à froid** s'effectue à l'aide de presses hydrauliques à une température maximale de 60 °C. Il fut longtemps le seul procédé utilisé. L'extraction à froid doit se faire avec des graines ou fruits contenant au moins 30 % de matières grasses pour être rentable. Les graines doivent avoir été cultivées selon les principes de la culture biologique ; l'extraction mécanique doit se faire de manière à ne pas élever la température à plus de 60 °C et l'huile est ensuite décantée et filtrée avant d'être embouteillée dans une bouteille opaque. Les huiles pressées à froid ne subissent pas de raffinage supplémentaire. Il faut souligner que la mention « pressé à froid » ne fait l'objet d'aucune définition légale et que les huiles dites « pressées à froid » peuvent ne pas l'être.

Lorsque l'on parle d'huile de « première pression », on fait référence à l'huile obtenue lors de la première extraction ; l'huile « extra-vierge » désigne une huile de première pression qui contient moins de 1 % d'acidité, alors que l'huile « vierge » est une huile de première pression qui peut contenir jusqu'à 3 % d'acidité. L'huile « fine » est un mélange des deux. L'appellation 100 % pure ne fait pas référence à la première ou à une seconde pression ; cette dénomination précise seulement que l'huile provient d'une seule source, et donc qu'elle n'est pas le résultat d'un amalgame d'huiles diverses. Elle provient souvent d'une deuxième pression. Si le pressage à froid est moins courant, c'est qu'il laisse environ un tiers d'huile dans les résidus, alors que l'utilisation de la chaleur diminue les pertes à environ 5 % et que l'ajout d'un solvant l'abaisse jusqu'à 1 %. Le solvant le plus couramment utilisé est une solution d'hexane (hexane, acétone et eau).

Le **pressage à chaud** s'effectue mécaniquement par le passage de la pâte dans des presses à vis chauffées à une température se situant entre 80 °C et 120 °C. L'huile ainsi obtenue est de l'huile brute (aussi appelée huile crue, huile non raffinée et parfois huile naturelle), et le résidu est nommé tourteau de pression ; il sera traité ultérieurement avec un solvant pour en extraire l'huile encore présente. L'huile brute pressée à chaud ne peut être utilisée telle quelle ; elle doit subir une longue série de traitements tels le dégommage, le raffinage ou neutralisation, la décoloration, parfois l'hydrogénation, le fractionnement, la désodorisation et le traitement contre l'oxydation.

Le **dégommage** vise à retirer des acides gras libres, de petites quantités de protéines, des phospholipides et autres substances qui contribuent à l'instabilité et à la production de mousse et de fumée lors de grande friture.

Le **raffinage** ou **neutralisation** consiste à ajouter une substance alcaline (souvent de la soude caustique) à l'huile dégommée, afin de transformer les acides gras libres de l'huile en savon, extrait par centrifugation.

La **décoloration** a pour but de retirer les pigments présents dans l'huile crue.

L'**hydrogénation** consiste à ajouter de l'hydrogène au niveau des liens insaturés ; ce qui prévient l'oxydation et qui convertit les huiles liquides en shortenings fluides ou solides. Plus le degré d'hydrogénation augmente, plus la fermeté et la saturation de la matière grasse augmente (voir *Corps gras*).

Le **fractionnement** a pour but d'éviter la cristallisation des huiles lorsqu'elles sont à des températures fraîches, comme au réfrigérateur. On retire les cristaux par filtration après refroidissement de l'huile.

La **désodorisation** produit une huile à saveur neutre qui ne transmet pas de saveur spécifique aux aliments ; ce procédé élimine les restes de substances susceptibles de faire rancir l'huile, ce qui prolonge sa durée de conservation durant l'entreposage après son emballage.

Le **traitement contre l'oxydation** consiste habituellement en l'ajout d'antioxydants synthétiques qui préviennent l'oxydation aussi longtemps que le contenant demeure scellé. L'oxydation est une réaction chimique qui s'effectue au niveau des liaisons insaturées des acides gras. C'est une réaction qui a lieu quand un corps gras non saturé entre en contact avec l'oxygène. Un antioxydant naturel, la vitamine E, est toutefois présent dans l'huile et les matières grasses végétales. Il y en a plus dans l'huile pressée à froid que dans l'huile pressée à chaud ; les huiles ne sont protégées contre l'oxydation que jusqu'à ce que les antioxydants naturels soient épuisés, par la suite les acides gras commencent à se détériorer. C'est pourquoi les huiles pressées à froid doivent être conservées avec encore plus de soin que les huiles raffinées. Dans des conditions adéquates d'entreposage, l'oxydation s'effectue à un rythme très lent. Cependant, lorsqu'elle débute, elle s'effectue rapidement et donne un goût âcre à l'huile qui doit être jetée.

Les huiles non raffinées sont plus foncées que les huiles raffinées et leur saveur est plus prononcée ; il ne faudrait pas confondre cette saveur et ce goût avec celui du rancissement. Le raffinage agit sur la nature et sur la quantité des acides gras, sur la teneur en vitamines et en minéraux ainsi que sur la couleur, la saveur et les qualités de cuisson de l'huile. À cet effet, après le raffinage on ajoute un antioxydant (vitamine E ou additif) si la teneur en vitamine E n'est pas suffisante pour protéger l'huile contre l'oxydation. Et contrairement aux huiles raffinées, les huiles pressées à froid contiennent plusieurs substances tels des acides gras libres, des pigments, susceptibles de favoriser l'oxydation. D'autre part, une huile hydrogénée peut perdre jusqu'à 50 % de ses acides gras polyinsaturés, ce qui diminue son acide gras linoléique, acide essentiel que le corps ne peut fabriquer.

Achat

Le marché offre une très grande variété d'huiles, raffinées ou pressées à froid. Certaines sont exemptes d'additifs, les autres en contiennent quelques-uns. Leur nombre varie d'une marque à l'autre ; il faut consulter la liste des ingrédients qui apparaissent sur l'étiquette. Dans le cas des huiles pressées à froid, il vaut mieux vérifier s'il y a une date de pressage ou de péremption sur l'étiquette.

Conservation

Conserver l'huile à l'abri de l'air, de la lumière et de la chaleur dans un endroit frais. Le contenant devrait être étanche, étroit et profond. S'il s'agit d'huiles pressées à froid, le contenant doit être opaque ou foncé et de petit format. Ces dernières doivent être conservées au réfrigérateur, elles s'y conserveront un an, mais seulement quelques mois après l'ouverture. L'huile de lin ne se conserve que quelques mois avant son ouverture et que quelques semaines après. Une huile pressée à froid conservée au réfrigérateur aura tendance à se solidifier et à former des amas blanchâtres comme des « flocons », ce qu'on appelle le floconnage. Ce phénomène n'altère aucunement la qualité ni le goût de l'huile qui redevient liquide à la température de la pièce.

Utilisation

L'huile végétale a plusieurs usages. Elle remplace souvent le beurre, aussi bien pour faire revenir certains aliments que pour en confectionner un grand nombre (sauces, gâteaux, muffins, biscuits). Elle change parfois la saveur et la texture des aliments cependant.

L'huile est l'ingrédient principal de la vinaigrette. L'usage de l'huile de noix pour une vinaigrette laisse un goût très agréable. De même l'huile de sésame utilisée dans les mets asiatiques a une saveur très caractéristique.

L'huile entre dans les marinades qui attendrissent la viande, la volaille, le poisson et le gibier. Elle devrait s'utiliser parcimonieusement pour badigeonner les aliments grillés ou cuits au barbecue. Elle sert d'agent de conservation, recouvrant notamment de l'ail en purée, des tomates séchées et des fines herbes.

L'huile s'émulsifie lorsqu'elle est battue, c'est de cette façon qu'on obtient la mayonnaise. Pour une émulsion efficace, les ingrédients qui composent la mayonnaise doivent tous être à la température de la pièce. Choisir une huile au goût peu prononcé afin de ne pas masquer la saveur de l'œuf et du vinaigre (ou du jus de citron).

Pour diminuer l'apport des matières grasses, cuire à la vapeur au lieu de rissoler, de frire ou de sauter les aliments. On peut aussi remplacer l'huile par du bouillon, de la sauce tamari, du jus de tomates.

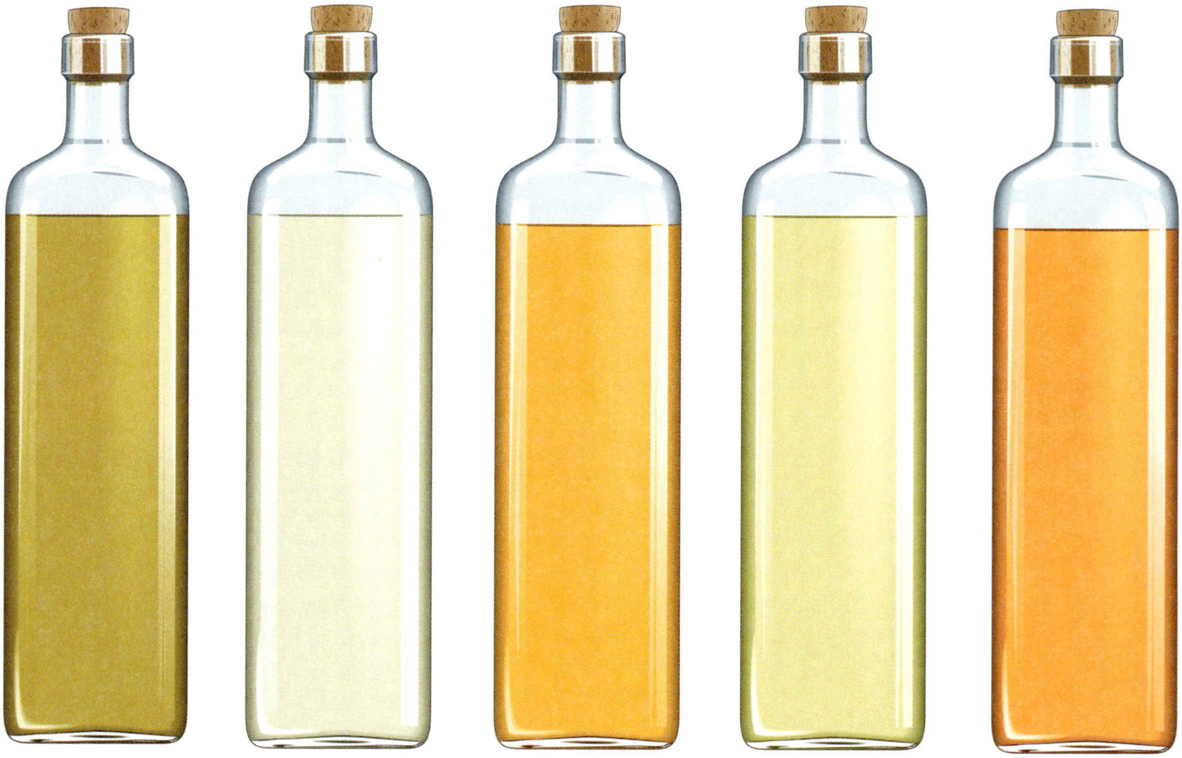

huile d'olive **huile d'arachide** **huile de sésame** **huile de tournesol** **huile de maïs**

sorte d'huile	acides saturés g/100 g	acides monoinsaturés g/100 g	acides polyinsaturés g/100 g	point de fumée	oxydation	usage	remarques
ARACHIDE	16,9	46,2	32	élevé 230 °C	lente	tout	supporte forte chaleur
CARTHAME	9,1	12,1	74,5	élevé plus de 220 °C	très rapide	surtout à froid	non raffinée : couleur jaune ambré foncé, douce saveur de noisette ; raffinée : jaune très pâle, saveur neutre
COLZA (CANOLA)	7,2	55,5	33,3	moyen	lente	tout	dégage odeur désagréable à haute chaleur, car riche en acide linolénique
COPRAH (NOIX DE COCO)	86,5	5,8	1,8	élevé	très lente	tout	très utilisée dans l'industrie alimentaire
MAÏS	12,7	24	58,7	170 °C si non raffinée 230 °C si raffinée	moyenne lente	tout	non raffinée : couleur ambre à or foncé, souvent saveur de maïs soufflé ; raffinée : ambre pâle
NOIX	9,1	22,8	63,3		rapide	à froid seulement	goût marqué
PALME	49,3	37	9,3	200-210 °C	lente	à froid cuisson	non raffinée : couleur jaune ou verte, saveur prononcée, supporte forte chaleur mais odeur tenace
OLIVE	13,5	73,7	8,4	élevé	lente	tout	très utilisée dans l'industrie alimentaire
PÉPINS DE RAISIN	9,6	16,1	69,9		rapide	à froid seulement	goût marqué
SÉSAME	14,2	39,7	41,7	plus de 230 °C	moyenne	table	à haute chaleur, dégage odeur désagréable
SOYA	14,4	23,3	57,9	plus de 230 °C	moyenne	table cuisson	non raffinée : saveur et couleur prononcées, riche en vitamine B raffinée : blanchâtre, saveur plus douce
TOURNESOL	10,1	45,2	40,1	210-220 °C	très rapide	surtout à froid	non raffinée : couleur ambre, saveur prononcée, raffinée : blanchâtre, saveur neutre

Valeur nutritive

L'huile est dépourvue de protéines et de glucides. Elle contient des matières grasses et des vitamines (A, D et E), et elle fournit de l'énergie. Les huiles végétales sont dépourvues de cholestérol.

Composées principalement de matières grasses, toutes les huiles sont énergétiques car les matières grasses fournissent beaucoup plus de calories que les protéines et les glucides, soit 9 calories par gramme (les protéines et les glucides fournissent 4 calories par gramme). Toutes les huiles ont la même valeur énergétique : 15 ml d'huile fournissent 122 calories et contiennent 14 g de lipides.

Chaque huile renferme une combinaison de plusieurs acides gras dans des proportions qui lui sont propres. Les acides gras peuvent être saturés, monoinsaturés ou polyinsaturés. Les acides gras monoinsaturés et polyinsaturés sont considérés meilleurs pour la santé que les acides gras saturés (voir *Corps gras*). Ainsi, il est recommandé de consommer avec modération des huiles qui ont une forte teneur en acides gras monoinsaturés ou polyinsaturés, et de limiter au minimum l'usage des huiles contenant une grande part d'acides gras saturés.

L'huile de palme et l'huile de noix de coco sont surtout composées d'acides gras saturés et sont solides à la température ambiante (tout comme les graisses animales). La plupart des huiles végétales (d'arachide, de carthame, de colza, de maïs, de lin, de noix, de sésame, de soya, de tournesol) sont constituées en grande partie d'acides gras polyinsaturés et sont liquides à la température de la pièce. L'huile d'olive, l'huile de colza (canola), l'huile d'arachide et l'huile de noisette sont surtout composées d'acides gras monoinsaturés. On a longtemps cru que les acides gras polyinsaturés étaient meilleurs pour la santé. Des recherches récentes indiquent que les acides gras monoinsaturés seraient plus bénéfiques, ce qui explique pourquoi la consommation de l'huile d'olive est de plus en plus souvent recommandée. Parmi les huiles recommandées, on retrouve les huiles à forte teneur en acides gras monoinsaturés telles que l'huile de canola qui contient aussi des acides gras oméga-3 (voir *Corps gras*), l'huile d'olive et l'huile d'arachide que l'on conseille toutefois d'utiliser avec modération. Parmi les huiles à forte teneur en acides gras polyinsaturés, on retrouve l'huile de maïs, l'huile de carthame, l'huile de soya, l'huile de tournesol et l'huile de sésame qui possède une saveur bien distinctive.

Cuisson

Certaines huiles ne supportent pas la chaleur dont l'huile de noix, l'huile de lin et les huiles de carthame, de maïs et de soya pressées à froid. De façon générale, il est préférable de ne pas trop faire chauffer les huiles pressées à froid à chaleur directe et de les réserver pour les vinaigrettes ; la plupart supportent très bien la chaleur indirecte comme pour la cuisson des produits de boulangerie.

Éviter de chauffer l'huile à une température trop élevée qui risque de l'entraîner au-delà du point de fumée, c'est-à-dire au moment où apparaît une mince couche de fumée au-dessus de l'huile et où cette dernière commence à se décomposer et produit des susbtances toxiques irritantes pour les voies respiratoires et le système digestif, indice que l'huile peut prendre feu incessamment. La nature des acides gras de l'huile détermine le point de fumée, ce qui indique les possibilités d'utilisation. Ainsi, plus une huile a un point de fumée élevé, plus elle est résistante à la chaleur. C'est pourquoi une huile adéquate pour la friture devrait posséder un point de fumée supérieur à 218 °C. L'huile de tournesol, l'huile d'arachide et l'huile de canola respectent ce critère. Les acides gras polyinsaturés ne supportent pas bien les hautes températures ni les fritures répétées, ils s'oxydent et se détériorent, produisant des substances toxiques.

Parce que le point de fumée est variable, il devrait être indiqué sur le contenant ; c'est cependant rarement le cas. Toute friture abaisse le point de fumée et détériore l'huile, qui devient impropre à la consommation suite à un nombre plus ou moins élevé de fritures, nombre qui varie selon la nature de l'huile. Certaines conditions doivent être remplies afin que l'huile soit réutilisée sans danger :

- ne pas dépasser le point de fumée, c'est-à-dire maintenir la température en deçà de 195 °C pour plus de sûreté ;
- filtrer l'huile (filtre à café, mousseline) après usage afin de retirer les particules d'aliments ou autres ;
- conserver l'huile dans un contenant opaque et hermétique dans un endroit frais ;
- ne pas utiliser l'huile à plus de 5 à 7 reprises ;
- éviter l'utilisation d'ustensiles en cuivre, en bronze ou en laiton qui peuvent favoriser la détérioration de l'huile par oxydation, utiliser de préférence l'acier inoxydable ;
- jeter toute huile qui a fumé, qui est trop foncée, qui a une odeur rance, qui ne bouillonne pas lorsqu'on ajoute les aliments, ou qui mousse.

Le fait d'ajouter de l'huile fraîche dans une huile qui a déjà servi n'améliorera pas la qualité de celle-ci. Égoutter ou bien essorer les aliments avant de les frire afin d'éviter les éclaboussures d'huile bouillante.

Le thermomètre à cuisson est un outil précieux, il permet de connaître précisément la température à laquelle on doit plonger les aliments, de contrôler la chaleur durant la cuisson, et d'éviter d'atteindre le point de fumée ; le thermostat de la friteuse contrôle également la chaleur. Ne pas cuire une trop grande quantité d'aliments à la fois car la température de l'huile baisse lorsque les aliments sont ajoutés ; ceux-ci absorberont alors plus de gras et ne seront pas aussi savoureux. C'est pourquoi il est préférable de cuire de petites portions d'aliments afin d'obtenir une cuisson bien dorée à l'extérieur et cuite à point à l'intérieur.

Ingrédients pour la cuisson

Arrow-root

Maranta arundinacea, Marantacées

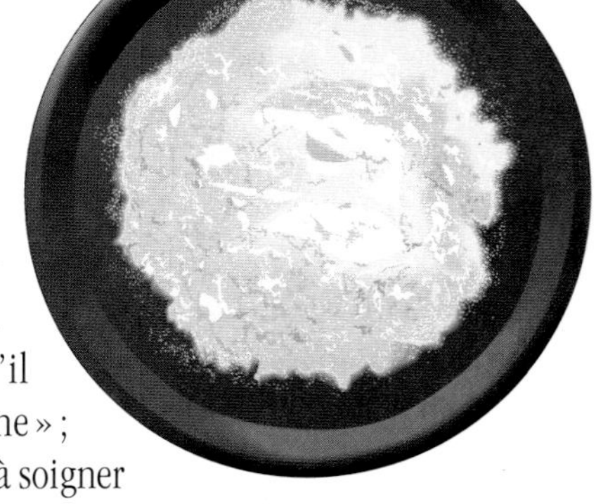

Fécule extraite originairement de la maranta, racine tubéreuse probablement originaire d'Amérique du Sud. Le mot « arrow-root » en est venu graduellement à désigner aussi l'amidon tiré de diverses autres espèces de rhizomes, telles les variétés *Zamia, Curcuma* et *Musa*. Emprunté à l'anglais, ce mot signifie « racine (*root*) à flèche (*arrow*) ». Les étymologistes ne s'entendent pas sur son origine. Certains croient qu'il dérive de *araruta*, mot d'un dialecte indien signifiant « racine à farine » ; d'autres avancent qu'il fut inspiré par une pratique autochtone consistant à soigner les blessures des flèches empoisonnées avec cette substance ; d'autres enfin l'attribuent à une coutume qui consistait à enduire les flèches de certaines fécules faites à partir d'espèces vénéneuses.

L'arrow-root est produit dans divers pays, notamment en Amérique du Sud, en Inde, au Mexique et aux États-Unis. Les racines de la maranta mesurent de 20 à 30 cm de long et de 2,5 à 3 cm de diamètre. Ces rhizomes sont moulus, mélangés avec de l'eau, filtrés, puis séchés et réduits en une fine poudre blanche qu'on utilise de la même façon que la fécule de maïs ou la farine, qu'elle peut d'ailleurs remplacer. Il en faut deux fois moins que la farine pour obtenir le même résultat. Contrairement à la fécule de maïs, l'arrow-root laisse la transparence aux liquides clairs et ne modifie pas le goût d'une sauce s'il ne cuit que brièvement. Il est également utilisé dans la fabrication d'aliments à faible teneur en protéines pour les personnes ayant des problèmes de foie ou de reins ainsi que certaines allergies.

Valeur nutritive

protéines	0,3 g
matières grasses	0,1 g
glucides	88,1 g
	par 100 g

L'arrow-root se digère aisément.

Utilisation

L'arrow-root épaissit soupes, sauces, puddings, crèmes et flans. Le délayer dans un peu de liquide froid avant de l'incorporer dans une préparation chaude. On le met dans les gâteaux et les biscuits, particulièrement les biscuits pour nourrissons.

Conservation

L'arrow-root se conserve à l'abri des insectes à la température de la pièce.

Levure chimique

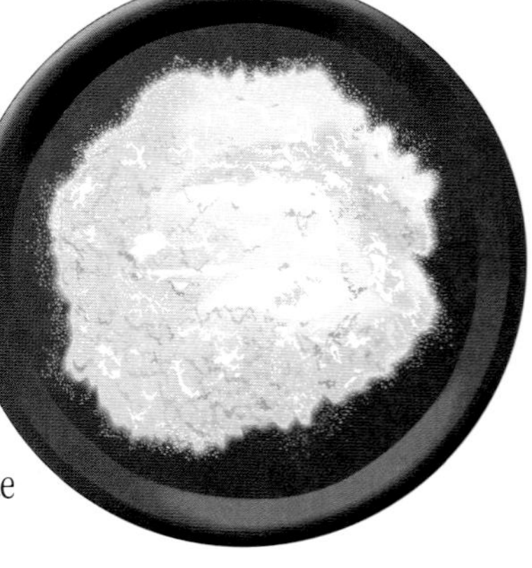

Fine poudre blanche qui réagit au contact d'un liquide et de la chaleur, formant du gaz carbonique qui fait lever la pâte. Elle consiste en un mélange de sels alcalins et de sels acides. Elle peut être composée notamment :

• de phosphate monocalcique, de bicarbonate de sodium, de sulfate d'aluminium et de sodium et de fécule de maïs ;

• de sulfate d'aluminium et de sodium, de carbonate de calcium, de phosphate monocalcique et de bicarbonate de sodium ;

• de phosphate monocalcique anhydreux et de bicarbonate de sodium ;

• de bicarbonate de sodium, de sulfate de calcium, de phosphate monocalcique, de fécule de maïs et de sulfate d'aluminium et de sodium.

Levure chimique

La levure chimique fut inventée vers la fin du XIXe siècle, peu après le bicarbonate de sodium. La première utilisation de levure chimique a eu lieu vers 1790 aux États-Unis. Cette levure chimique plutôt brute laissait un arrière-goût amer. Vers 1835, on développa la première levure chimique à base de crème de tartre ; il s'agissait d'un mélange de bicarbonate de sodium et de crème de tartre, cette dernière était obtenue à partir des résidus des barils de vin. Cette levure chimique fut commercialisée en 1850. À la fin du XIXe siècle, les sels d'acides de phosphate monocalcique et sulfate de sodium d'aluminium ont remplacé la crème de tartre.

La levure chimique est plus efficace que le bicarbonate de sodium car elle agit à une température plus basse et elle ne laisse pas d'arrière-goût, sauf si on en abuse. On trouve sur le marché de la levure chimique à action rapide, de la levure chimique à action lente, de la levure chimique à double action et de la levure chimique à faible teneur en sodium.

La **levure chimique à action rapide** contient du phosphate monocalcique monohydrate. Elle agit dès qu'elle entre en contact avec un liquide produisant du gaz carbonique. Près de 90 % de son action s'effectue en quelques minutes, il est donc nécessaire de travailler la pâte rapidement et de la cuire dès que tous les ingrédients sont incorporés pour qu'elle conserve le gaz produit et qu'elle lève bien. Cette levure chimique est utilisée pour les gâteaux des anges, les craquelins, les beignes et les pâtes à pizza, entre autres.

La **levure chimique à action lente** est à base de phosphate monocalcique anhydreux, de phosphate de sodium et d'aluminium ou de sulfate de sodium et d'aluminium. Le phosphate se présente sous forme de minuscules particules recouvertes d'une substance insoluble qui retarde son action. La production maximale de gaz s'effectue dans le four sous l'effet de la chaleur. Comme la production de gaz est presque inexistante hors du four chaud, la pâte peut se conserver au réfrigérateur jusqu'au lendemain.

La **levure chimique à double action** contient deux acides qui agissent à des vitesses différentes : l'un agissant surtout à la température de la pièce et ce très rapidement, soit le phosphate monocalcique monohydrate ; l'autre agissant lentement et seulement dans le four, soit le phosphate d'aluminium et de sodium ou le sulfate d'aluminium et de sodium, ce qui peut être utile autant pour les gâteaux des anges ou les beignes que pour les pâtes devant être réfrigérées avant la cuisson.

La **levure chimique à faible teneur en sodium** contient des sels de potassium au lieu des sels de sodium ; elle est destinée aux personnes qui doivent restreindre leur consommation de sodium.

Utilisation

La levure chimique s'utilise pour faire lever gâteaux, puddings, muffins, crêpes, gaufres et biscuits. On ajoute habituellement 1½ c. à thé de levure chimique par 250 ml de farine (environ 130 g). Tamiser la levure chimique avec la farine et le sel. Il serait important de souligner que la quantité de levure chimique à utiliser pour les gâteaux en haute altitude nécessite des ajustements. On diminue de 0,5 ml par 5 ml de levure chimique à 1000 m ; et de 1 à 2 ml par 5 ml à 2000 m d'altitude.

Conservation

La levure chimique se conserve à la température de la pièce, à l'abri de l'humidité et de la chaleur. Elle peut perdre de son pouvoir levant avec le temps. Afin de savoir si elle est encore efficace, il suffit de verser 50 ml d'eau chaude sur 1½ c. à thé de levure chimique ; si la levure est bien fraîche, elle formera beaucoup de bulles, sinon elle sera peu active ou ne présentera aucune réaction.

Préparation

On peut fabriquer de la levure chimique à la maison en combinant :

- 2 parties de crème de tartre ;
- 1 partie de bicarbonate de sodium ;
- 1 partie de fécule de maïs ou d'arrow-root.

Par exemple, pour préparer 1 c. à thé de levure chimique, on mélange ½ c. à thé de crème de tartre avec ¼ de c. à thé de bicarbonate de sodium et, si on désire garder ce mélange, on ajoute ¼ de c. à thé de fécule de maïs qui a pour but d'absorber l'humidité et ainsi de prévenir une réaction prématurée entre les sels alcalins et acides de la levure.

Crème de tartre

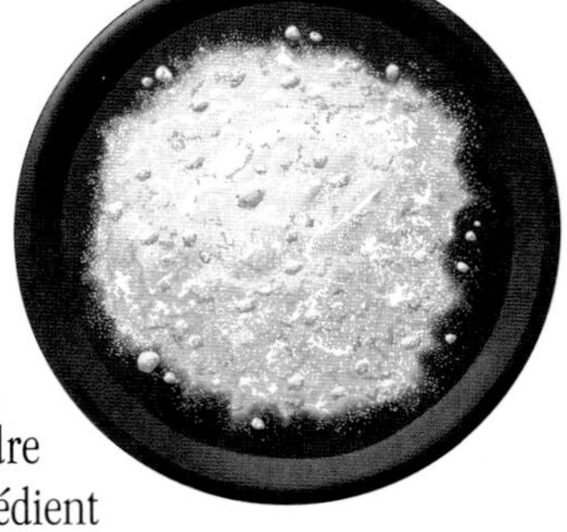

Fine poudre blanche employée comme agent levant, le tartre est un sous-produit de la fabrication du vin. Des cristaux contenant du bitartrate de potassium se forment sur les parois des barils où le vin fermente. L'acide tartrique que l'on trouve dans les produits de fermentation du jus de raisin a été isolé pour la première fois sous forme de sel de potassium, soit la crème de tartre. Les cristaux sont moulus, purifiés, déshydratés et moulus à nouveau en une poudre appelée crème de tartre. La crème de tartre est depuis longtemps (vers 1835) un ingrédient de la levure chimique avec le bicarbonate de sodium. Elle réagit rapidement en présence du bicarbonate de sodium, au contact d'un liquide, faisant lever la pâte rapidement. Cette pâte perd cependant du volume en peu de temps si elle n'est pas enfournée immédiatement, aussi les fabricants ont développé des levures chimiques où la crème de tartre est remplacée par des substances à action plus lente, dont du phosphate monocalcique.

Utilisation

La crème de tartre est souvent utilisée pour stabiliser les blancs d'œufs battus dans les gâteaux des anges, les gâteaux éponges, les gâteaux mousseline, les meringues et les soufflés, et pour empêcher la cristallisation du sucre en confiserie. On s'en sert aussi dans les omelettes et les biscuits.

Conservation

Conserver la crème de tartre à la température de la pièce, à l'abri de la chaleur et de l'humidité.

Préparation

On peut préparer sa propre levure chimique. Pour obtenir 50 ml, on mélange :

- 2 c. à soupe de crème de tartre;
- 2 c. à thé de bicarbonate de sodium ou de bicarbonate de potassium (ce dernier est dépourvu de sodium, ce qui en fait un produit intéressant pour les personnes devant surveiller leur consommation de sel; on le trouve en pharmacie).

Valeur nutritive

La crème de tartre contient du potassium, soit 3,8 % de son poids, soit 0,11 g de potassium/3 g de crème de tartre. Une certaine quantité est perdue à la cuisson cependant.

Bicarbonate de sodium

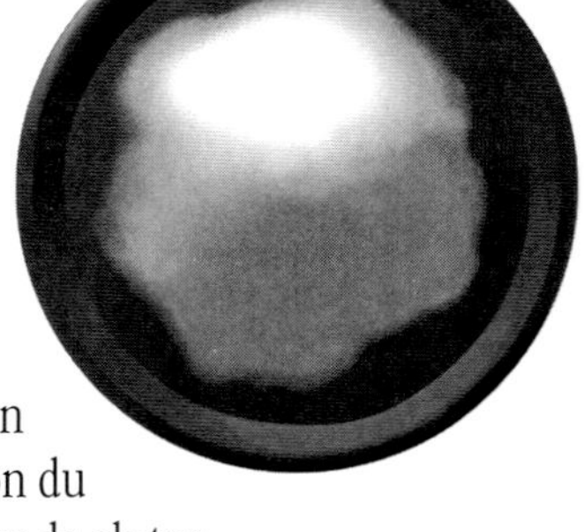

Le bicarbonate de sodium est une fine poudre blanche constituée d'un mélange de sels alcalins qui fait lever la pâte. Il est utilisé couramment depuis le milieu du XIXe siècle. Le bicarbonate de sodium chambarda les habitudes culinaires car il facilitait la levée de la pâte. Il contribua à l'essor de la fabrication commerciale de gâteaux, de biscuits et de beignes. De plus, l'utilisation de bicarbonate de sodium a permis de diversifier les ingrédients pour la fabrication du pain et de la pâtisserie, car il était alors possible d'utiliser des farines contenant moins de gluten ainsi que d'incorporer noix, germe de blé, fromage ou raisins secs, par exemple. Au Canada, les francophones nomment souvent incorrectement cette substance « soda à pâte », calque de l'anglais *baking soda*.

On obtint d'abord le bicarbonate de sodium en traitant de la cendre de soude au gaz carbonique. Le procédé de fabrication le plus courant consiste aujourd'hui à introduire de l'eau saumurée dans d'énormes réservoirs contenant de l'ammoniac; le mélange est ensuite mis en contact avec du gaz carbonique, ce qui crée le bicarbonate de sodium. Cette substance insoluble se précipite au fond des réservoirs, elle est ensuite filtrée, lavée à l'eau froide, séchée, puis moulue en une fine poudre.

Le bicarbonate de sodium ne contient que du sodium, soit 1370 mg par 5 ml (5 g) ; il se décompose en carbonate de sodium, en eau et en gaz carbonique lorsqu'il est dissous dans l'eau et chauffé, ce qui fait lever la pâte; mais ces résidus de carbonate de sodium sont plutôt indésirables car ils laissent un arrière-goût amer. L'utilisation d'un ingrédient acide transformera complètement le bicarbonate de sodium en gaz carbonique et en eau, sans résidus de carbonate de sodium. La pâte dans laquelle on incorpore le bicarbonate de sodium doit donc préférablement contenir un degré d'acidité suffisant.

Mélasse, miel, malt, fruits ou jus de fruits, chocolat, cacao, jus de citron, yogourt, crème aigre, babeurre ou vinaigre sont les ingrédients les plus couramment utilisés pour ajouter de l'acidité à la pâte. Il arrive que le carbonate de sodium laisse malgré tout un arrière-goût aux aliments, car il est plutôt stable et nécessite une chaleur élevée pour se décomposer.

Si une recette demande du lait sur ou du babeurre que l'on n'a pas sous la main, on peut les remplacer par 250 ml de lait et 8 ml de crème de tartre, ou 250 ml de lait et 15 ml de vinaigre ou de jus de citron.

Selon le type de recette, on peut également remplacer 2 c. à thé de levure chimique par 2 ml de bicarbonate de sodium et 250 ml de mélasse, ou par 6 ml de crème de tartre et 2 ml de bicarbonate de sodium. La proportion de bicarbonate de sodium et d'ingrédient acide à utiliser est très importante. Ainsi si on utilise 2 ml de bicarbonate de sodium, on doit l'associer à 250 ml de babeurre, de lait sur, ou de yogourt, ou à 1 c. à soupe d'un ingrédient acide (jus de citron ou vinaigre).

Utilisation

Le bicarbonate de sodium est souvent utilisé lorsque des fruits sont incorporés à la pâte car il en neutralise l'acidité. Il est habituellement intégré aux ingrédients secs. Le tamiser pour s'assurer qu'il est bien incorporé et qu'il n'est pas granuleux sinon on le retrouvera sous forme de taches jaunâtres lorsque l'aliment est cuit, et cette portion de l'aliment aura une saveur désagréable.

Lorsqu'il y a utilisation d'un ingrédient acide, le bicarbonate de sodium devrait être incorporé aux ingrédients secs, puis l'ingrédient acide ne devrait être ajouté qu'à la fin, juste avant de mettre la pâte à cuire. Autrement il y aurait une trop grande perte de gaz carbonique responsable de la levée du produit. Le bicarbonate de sodium ne devrait donc jamais être dissous dans le lait de beurre ou dans tout autre ingrédient acide liquide.

Cuisson

Le bicarbonate de sodium est parfois ajouté à l'eau de cuisson des légumes et des légumineuses car il protège la couleur des légumes et diminue le temps de cuisson des légumineuses. Toutefois, cette pratique entraîne une perte de valeur nutritive et donne facilement des légumes détrempés et trop cuits, le bicarbonate agissant rapidement sur la cellulose, qu'il amollit.

Conservation

Le bicarbonate de sodium se conserve à la température de la pièce, à l'abri de l'humidité.

Levure

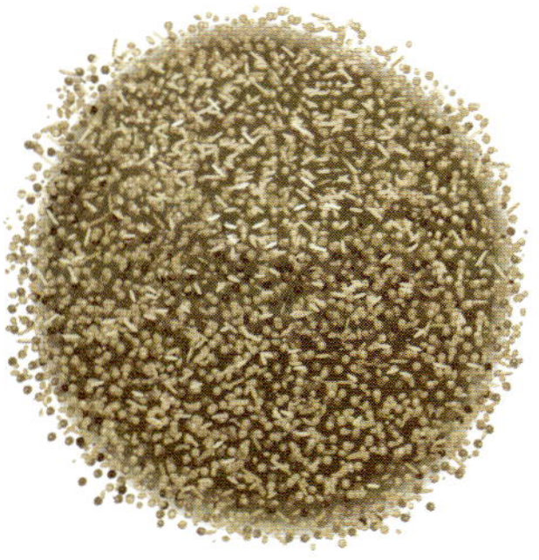

Champignon microscopique généralement unicellulaire que l'on utilise principalement dans la fabrication du pain. On connaît plus de 350 espèces de levures regroupées en 39 genres. La levure *Saccharomyces cerevisiae* est la plus fréquemment employée; on la nomme également « levure de bière » (elle provient de la fermentation de la bière) ou « levure de boulanger ». La levure ne doit pas être confondue avec la levure chimique, substance constituée de plusieurs ingrédients utilisée pour faire lever gâteaux, biscuits, crêpes, gaufres, muffins et puddings (voir *Levure chimique*).

Le champignon se développe rapidement au contact d'une solution sucrée, ou avec les sucres de l'amidon de la farine, transformant le sucre en alcool et en gaz carbonique. En présence d'oxygène, les levures transforment les sucres en eau et en gaz carbonique; alors qu'en l'absence d'oxygène, elles produisent de l'alcool et du gaz carbonique car l'oxydation est incomplète. La fermentation alcoolique est connue depuis les temps anciens mais on ne commença à utiliser la levure de bière pour la fabrication du pain qu'en 1665. Louis Pasteur, le célèbre chimiste et microbiologiste français, commence l'étude de la levure en 1857; il découvre qu'elle est responsable de la fermentation alcoolique et qu'il s'agit d'un micro-organisme vivant capable de se reproduire.

Lorsque la levure est ajoutée à de la farine riche en gluten, le gaz carbonique demeure emprisonné dans le gluten, ce qui fait lever la pâte. L'alcool s'évapore durant la cuisson et les bulles de gaz restent emprisonnées dans la pâte, formant des alvéoles et donnant un produit léger.

La levure est aussi consommée comme supplément alimentaire : la levure de bière est habituellement sèche, elle ne fermente pas et est un sous-produit de la production de la bière; elle est utilisée principalement comme supplément riche en vitamine B et en protéines (un minimum de 35 %) de bonne qualité, tandis que la levure torula (*Torulopsis utilis*) est cultivée spécifiquement comme supplément alimentaire pour l'homme et les animaux. Elle a meilleur goût que la levure de bière (cette dernière a un goût très prononcé).

Ces levures aliments sont totalement dépourvues de pouvoir de fermentation, les cellules ayant été détruites par la chaleur.

Achat

La levure vivante est commercialisée fraîche et compressée, ou séchée. La levure sèche est une levure individuelle ou un mélange de plusieurs levures et est obtenue soit comme sous-produit de fermentation soit par culture spéciale. La levure compressée est généralement vendue au poids et doit contenir 70 % d'humidité.

La levure séchée est régulière ou à action rapide. Dans le commerce, on la retrouve en grains ou en poudre. Vérifier la date de péremption inscrite sur l'étiquette.

La levure utilisée comme supplément alimentaire est vendue en poudre ou sous forme de comprimés.

Conservation

La levure fraîche et compressée se conserve au réfrigérateur au maximum 1 semaine. Périmée, elle perd de son pouvoir et devient de couleur brunâtre. Elle ne doit pas être conservée au réfrigérateur car cela détruit les ferments.

La levure séchée a une durée de conservation plus longue, pouvant se garder près d'un an. La réfrigérer ou la conserver dans un endroit frais.

La levure utilisée comme supplément alimentaire se conserve à la température de la pièce.

Utilisation

La levure fraîche et compressée et la levure séchée s'utilisent de façon identique. Elles agissent mieux entre 25 et 28 °C. Plus la température est fraîche, plus la levure prend de temps à lever, tandis qu'une température trop élevée (plus de 54 °C) la détruit.

La levure utilisée comme supplément alimentaire ne s'emploie pas comme agent levant. On délaye cette poudre dans du jus, de l'eau ou du bouillon, ou on l'incorpore aux soupes, ragoûts, pains et salades. Ne commencer qu'avec une petite quantité, surtout avec la levure de bière, afin de s'habituer à son goût.

Valeur nutritive

La levure a une grande valeur nutritive : elle est riche en protéines, en vitamines (notamment du complexe B), en minéraux, en oligoéléments et en enzymes. Trente millilitres de levure de bière en poudre ou de levure torula contiennent 5 g de protéines, 3 g de glucides et 23 calories. Les levures de bière et torula sont particulièrement riches en vitamines du complexe B, en fer et en acide folique, en potassium et en phosphore; de la vitamine B_{12} peut également être ajoutée. Elles contiennent 5 g de protéines par 30 ml, ce qui en fait un supplément de protéines entre les repas.

La levure torula sèche est une excellente source de protéines de haute qualité (50 à 62 % de protéines), de minéraux et de vitamine B incluant la vitamine B_{12}. La levure torula est insipide, contrairement à la levure de bière qui a un goût amer.

La levure étant riche en phosphore, il est préférable d'augmenter ou de maintenir l'ingestion de calcium, car une trop grande absorption de phosphore par rapport à celle du calcium peut perturber l'homéostasie du calcium.

Éviter de consommer de la levure active comme supplément alimentaire; celle-ci appauvrit l'organisme car elle se nourrit de vitamines du complexe B.

Café, thé et tisanes

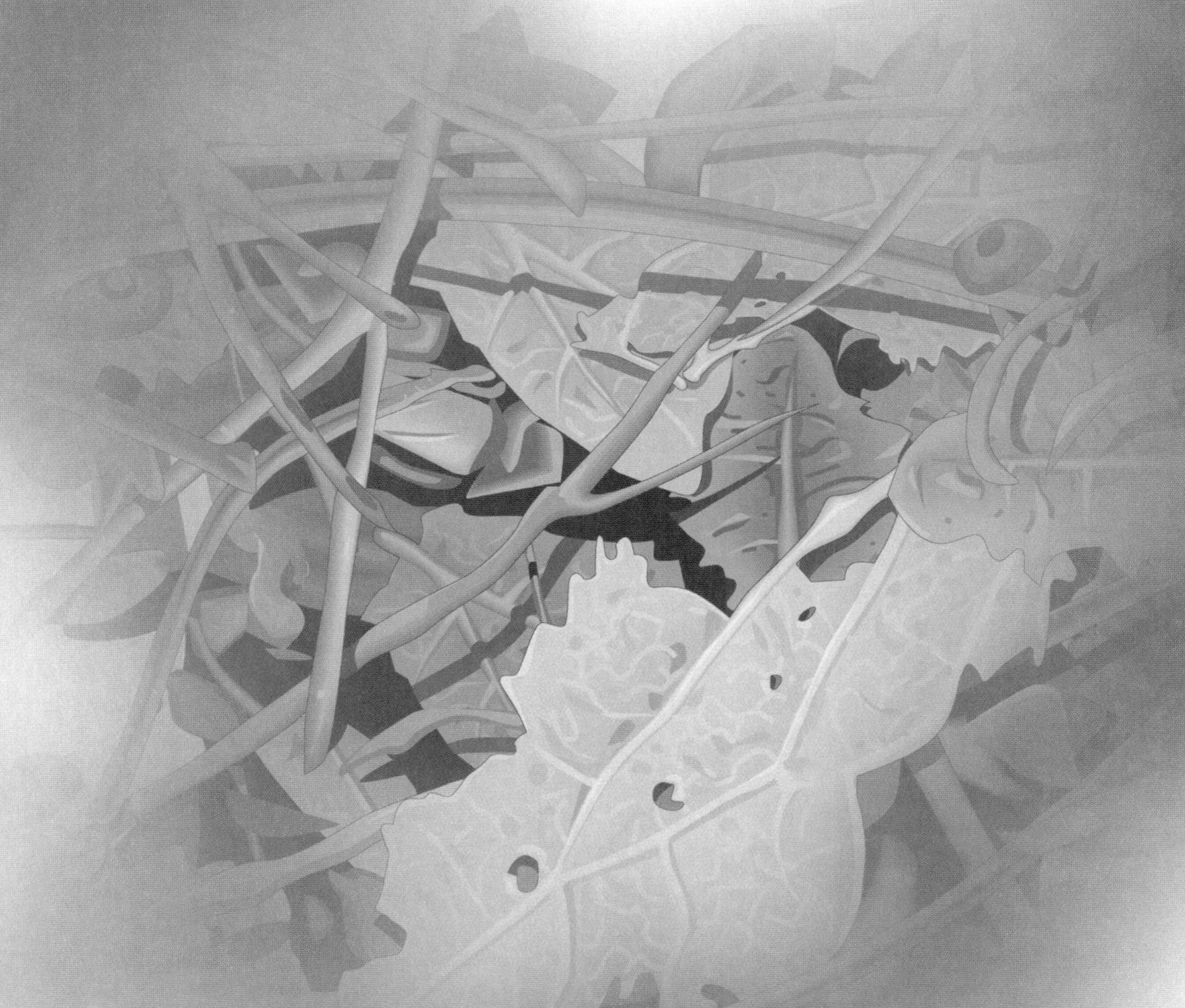

Thé

Camellia sinensis, Théacées

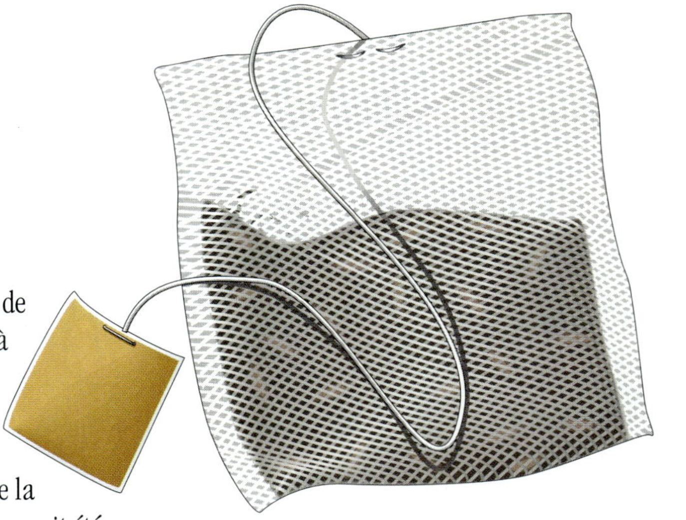

Feuilles séchées du théier, arbre touffu à feuillage persistant qui peut atteindre 10 m de haut à l'état sauvage, mais que l'on taille à des proportions plus modestes (1,5 m) pour en faciliter la cueillette. Le théier serait originaire d'une région comprenant le Tibet, l'ouest de la Chine et le nord de l'Inde. L'origine exacte de la culture du thé demeure incertaine, on croit qu'il aurait été découvert par un empereur chinois il y a plus de 4 500 ans. On tire des feuilles du théier une boisson d'origine très ancienne et qui est plus populaire mondialement que le café; le thé est la boisson la plus consommée après l'eau. L'origine de la découverte de cette boisson se confond avec les débuts de la civilisation chinoise et donne lieu à plusieurs légendes. La plus connue la situe en l'année 2374 av. J.-C.; le souverain régnant, Chen-nung, aurait mis de l'eau à bouillir pour se désaltérer et ce, à l'ombre d'un arbuste. Sous l'effet d'un vent léger, quelques feuilles sèches tombèrent dans l'eau chaude. Goûtant l'eau, il fut étonné par la saveur et l'arôme qu'elle avait acquis. En Chine, le thé ne devint une boisson populaire que vers le VIe siècle. Auparavant, on le mâchait, puis vers l'an mille, des feuilles sèches moulues étaient délayées dans l'eau bouillante. Le Japon fit aussi du thé sa boisson rituelle. La culture du thé se répandit à Java et à d'autres régions tropicales et subtropicales. Le thé fut introduit en Europe au XVIIe siècle par les Hollandais. Les Français et les Anglais en prirent connaissance. En Angleterre, le thé devint une véritable institution et au XVIIIe siècle, toutes les classes de la société arrêtaient leurs activités deux fois par jour pour prendre le thé.

En Amérique du Nord, la forte immigration anglaise et irlandaise rendit le thé fort populaire jusqu'en 1773, année où eut lieu ce que l'on nomma le « Boston Tea Party », lorsque des colons en colère contre les taxes imposées par la métropole prirent d'assaut des navires chargés de thé et balancèrent sa cargaison à la mer.

L'Angleterre demeure encore aujourd'hui le plus grand pays consommateur de thé; il est aussi particulièrement populaire dans les pays anglo-saxons en général, dont l'Australie et la Nouvelle-Zélande ainsi que dans le monde arabe, grand amateur du thé sucré à la menthe, et en Russie. Les plus grands pays producteurs sont notamment l'Inde, la Chine, Sri Lanka, le Kenya, l'Indonésie, la Turquie et la Russie.

Les feuilles persistantes et vert brillant du théier sont charnues, légèrement poilues, de forme elliptique et partiellement dentelées; elles sont parsemées de glandes huileuses contenant une huile essentielle. Les meilleurs thés sont produits à de hautes altitudes, là où le plant pousse lentement et dans un climat plus frais. Une fois l'an naissent de petites fleurs blanches semblables aux camélias et faiblement parfumées, vendues à fort prix. Le théier produit des feuilles de thé pendant presque cent ans.

On regroupe les théiers en trois variétés principales, originaires respectivement de Chine, d'Indochine et d'Inde; ces variétés ont donné naissance à un nombre incalculable de sous-variétés.

La cueillette des feuilles de thé dans les plantations appelées jardins peut avoir lieu jusqu'à 20 ou 30 fois par année et s'effectue traditionnellement à la main; elle est de plus en plus remplacée par une cueillette mécanique cependant. On ne récolte que les jeunes feuilles à l'extrémité des branches. Les meilleurs thés proviennent du bourgeon et des deux feuilles qui le suivent; on cueille aussi la troisième, la quatrième et parfois la cinquième feuille, ce qui donne des thés moins fins. Le bourgeon terminal est appelé « pekoe », terme dérivé du chinois *pa ko* signifiant « duvet blanc », car il est recouvert d'un mince duvet sur sa face inférieure quand il commence à se dérouler pour former une feuille. Le terme « pekoe » ne désigne donc pas une variété de thé mais bien la partie d'où il provient. Les feuilles de thé subissent divers traitements préalables à la consommation. Selon le procédé utilisé, on obtient du thé noir (fermenté), du thé oolong (semi-fermenté) et du thé vert (non fermenté).

La préparation du **thé noir** comporte cinq étapes, soit le flétrissage, le roulage, la fermentation humide, la dessiccation et le triage. Le flétrissage vise à enlever l'excès d'humidité des feuilles par évaporation, afin qu'elles perdent leur fermeté et leur rigidité. Le roulage sert surtout à détruire les membranes intérieures des feuilles, ce qui agit sur la composition du thé en permettant la libération et le mélange des composants afin de permettre la fermentation. La fermentation dans un milieu humide a pour but de développer l'arôme du thé noir et de lui donner sa couleur cuivrée ; sa durée dépend des résultats recherchés. La dessiccation a pour but principal de mettre un terme à la fermentation et de retirer l'humidité ; le triage permet de séparer les feuilles selon leur qualité. Sri Lanka, l'Inde et la Chine fournissent les principaux thés noirs. Les thés des Indes particulièrement parfumés comprennent le darjeeling, très fruité.

Le **thé oolong** provient de Taiwan ; il n'est qu'à demi fermenté. Il est à mi-chemin entre le thé noir et le thé vert quant à ses caractéristiques. La saveur de ses feuilles de couleur brun-vert est plus riche que celle du thé vert mais plus délicate que celle du thé noir. Le thé oolong produit durant l'été est le plus réputé.

Le **thé vert** est produit sans fermentation, il est chauffé quelques minutes à la vapeur afin que ses enzymes soient inactivés pour prévenir la décoloration et la fermentation, puis il est roulé et desséché comme le thé noir. On le torréfie dès qu'il est cueilli. Le thé vert est plus astringent que le thé noir, car ses tannins sont moins oxydés. Longtemps le plus consommé, il a maintenant perdu sa suprématie au profit du thé noir, qui accapare plus de 98 % de la production mondiale. Le thé vert est particulièrement estimé en Chine, au Japon et dans les pays musulmans.

Outre ces trois catégories de thé, il existe du thé parfumé, du thé soluble et du thé décaféiné.

Le **thé parfumé** est composé de feuilles aromatisées aux épices, aux écorces d'orange, à la bergamote ou aux fleurs (jasmin, gardénia, rose, lotus, cannelle, menthe, etc.). Ainsi, le thé earl grey est parfumé à l'essence de bergamote.

Le **thé soluble** est obtenu par infusion du thé, puis par évaporation de l'eau par séchage, ce qui donne une poudre de thé. Ce procédé, très populaire aux États-Unis depuis la seconde moitié du XXᵉ siècle, existe depuis beaucoup plus longtemps, en particulier au Japon.

Le **thé décaféiné** ou **déthéiné** est un thé dont une partie de la caféine (appelée aussi théine) a été enlevée à la suite d'un traitement afin que son effet soit moindre. La teneur en caféine du thé décaféiné est cependant très variable et il n'est pas rare qu'elle soit presque aussi élevée que celle du thé ordinaire.

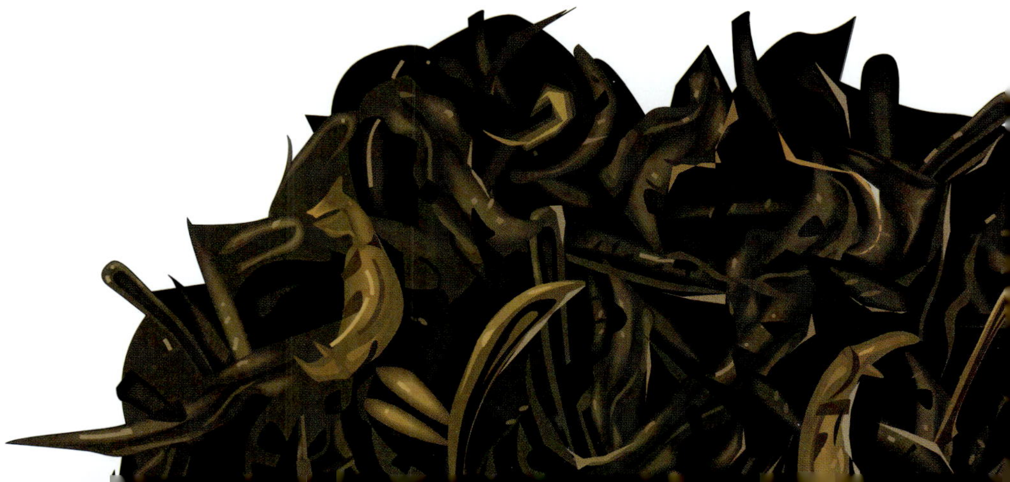

Achat

Acheter le thé dans un endroit où le renouvellement de la marchandise est rapide afin que les feuilles soient savoureuses. L'achat du thé en vrac est presque toujours plus économique que l'achat du thé en sachet; de plus, ce thé est souvent meilleur car les feuilles sont complètes. Dans les sachets, on ne met pas les plus belles feuilles et ils renferment en outre de la poudre et de la poussière de feuilles ainsi que des débris de branches.

Utilisation

Comme avec le café, on peut se servir du thé pour aromatiser certains aliments, particulièrement les sorbets et les pâtisseries. Des pruneaux et autres fruits secs trempés dans du thé froid acquièrent une saveur très agréable. Le thé vert sert à aromatiser les nouilles soba.

Le thé a en outre de multiples emplois non culinaires, tels les soins de la peau et des cheveux, le polissage de la verrerie, des miroirs et des planchers vernis.

Préparation

La préparation du thé a subi des transformations au cours des âges; il fut un temps où l'on faisait bouillir le thé; on l'a aussi battu puis on en vint à l'infuser; c'est cette dernière méthode qui est la plus courante de nos jours.

Il est facile de préparer du bon thé en suivant quelques règles simples. Réchauffer la théière en l'ébouillantant juste avant d'y mettre le thé. Pour obtenir un thé moyennement corsé, y jeter 5 ml de thé par tasse désirée plus 5 ml pour la théière ou y mettre les mêmes proportions s'il s'agit de sachets; verser l'eau et laisser infuser de 3 à 5 min puis retirer le thé après avoir pris soin de brasser une fois à la cuillère afin que les composants aromatiques se répartissent. La température de l'eau joue un rôle capital ainsi que le temps d'infusion. Une eau qui a bouilli trop longtemps devient plate et donne un thé médiocre. Il vaut mieux la verser avant qu'elle n'atteigne le point d'ébullition, lorsqu'elle est encore frémissante. Du temps d'infusion dépendent l'âcreté de la saveur et la teneur en théine; plus il est court, plus le thé est doux et moins il contient de théine. Le temps varie de 3 à 5 min; pour préparer un thé plus fort, mieux vaut augmenter la quantité de thé plutôt que de prolonger le temps d'infusion. Pour préparer une seule tasse de thé, il est plus pratique d'utiliser une boule à infuser.

Le thé est bien connu comme boisson chaude que l'on boit telle quelle ou agrémentée de sucre, de lait, de citron, d'orange, d'une goutte de vanille, d'extrait d'amande, de clou de girofle, et suivant des traditions bien différentes, tant au niveau de la préparation que de la dégustation, selon les pays. Il peut aussi se boire froid; les Nord-Américains sont particulièrement friands de cette boisson, qui est aussi vendue en mélange instantané déjà sucré, aromatisé et qui contient souvent divers additifs. On prépare le thé froid en laissant infuser 3 min deux fois plus de thé que pour le breuvage chaud; retirer ensuite les sachets ou les feuilles de thé, puis sucrer et aromatiser avec des rondelles de citron ou d'autres fruits. Le thé peut devenir légèrement brouillé sous l'action des tannins quand il refroidit, surtout si on le met encore chaud au réfrigérateur; l'ajout d'un peu d'eau bouillante lui rend sa limpidité. On peut aussi laisser infuser le thé avec de l'eau froide, en mettant de 8 à 10 sachets pour un litre d'eau et en plaçant le récipient au réfrigérateur pendant au moins 6 heures.

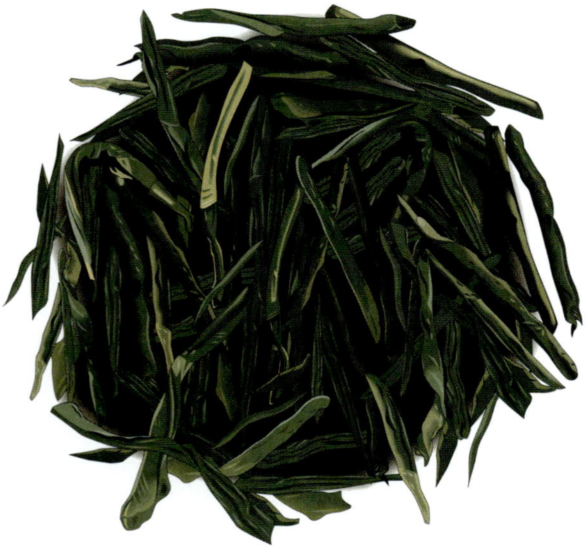

thé vert

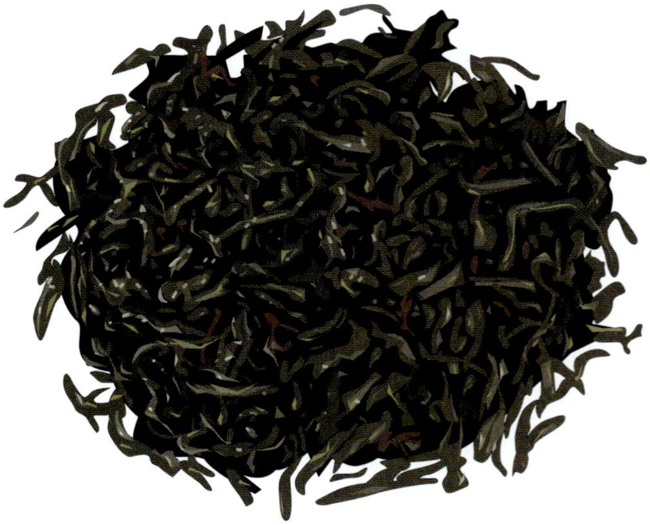

thé noir

Valeur nutritive

Le thé renferme plusieurs substances dont les plus importantes sont la caféine, des huiles essentielles, des enzymes, des tannins et des composés phénoliques. Il ne fournit que 2 à 3 calories par 180 ml (6 oz), nature. Il contient du potassium et du magnésium.

La théine est identique à la caféine ; c'est un alcaloïde de la famille des méthylxanthines. Deux autres méthylxanthines, présentes en faible dose, se retrouvent dans le thé, soit la théophylline et la théobromine. La teneur du thé en caféine varie selon le type de feuilles utilisées et le temps d'infusion ; plus l'infusion se prolonge, plus le taux de caféine est élevé.

Les feuilles de thé renferment plus de caféine (de 2,5 à 4,5 %) que les grains de café (1 à 2 %) ; toutefois, la quantité de feuilles utilisée pour le thé est moindre, ce qui fait que la teneur en caféine d'une tasse de thé est moins importante. Le thé est un stimulant qui a plusieurs effets sur l'organisme (voir *Café*). Il faciliterait notamment la digestion. Il semble cependant qu'il ait moins de répercussions négatives que le café car l'action de la théine est atténuée par d'autres nutriments du thé.

Contrairement à la caféine pure, l'absorption de thé entraîne une légère chute de tension artérielle. Selon certaines recherches japonaises et des études épidémiologiques effectuées durant les années 80, le thé vert serait une protection naturelle pour lutter contre le cancer. Une consommation de 5 tasses de thé vert par jour protégerait contre les accidents cérébro-vasculaires. Cependant, d'autres recherches sont nécessaires afin de confirmer ou d'infirmer ces résultats.

Les tannins du thé, comme ceux du café, diminueraient l'absorption du fer que l'on retrouve dans les légumes, les fruits, les céréales, les noix, les œufs et les produits laitiers. On dit du thé qu'il est l'ennemi du fer et que son action défavorable serait plus prononcée que celle du café. Si l'infusion dure plus de cinq minutes, les tannins seront concentrés et conféreront au thé un goût amer. L'habitude d'ajouter du lait au thé a une action bénéfique sur les tannins, car cela les neutralise.

Conservation

Le thé se conserve à l'abri de l'air, de la chaleur (à moins de 30 °C) et de la lumière. L'idéal est d'utiliser une boîte métallique hermétique qui le protège de l'humidité et des odeurs. Il est moins fragile que le café et peut se garder jusqu'à 18 mois, quoiqu'il soit préférable de ne pas dépasser 6 mois. Les thés chinois peuvent se conserver jusqu'à 3 ans.

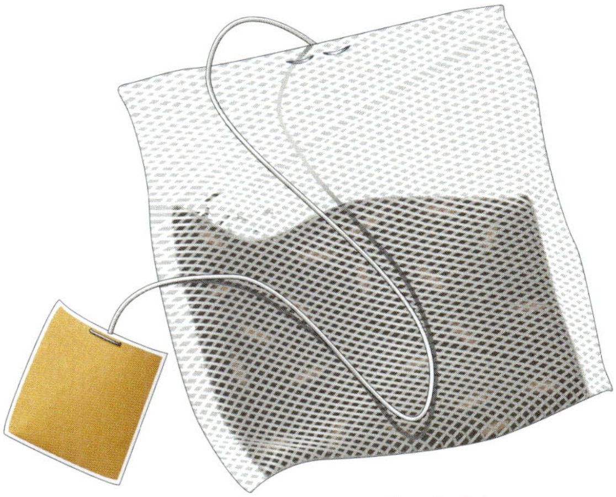

sachet de thé

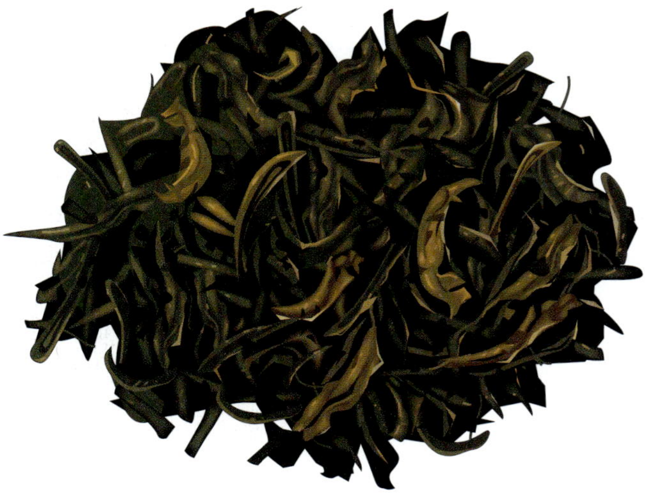

thé oolong

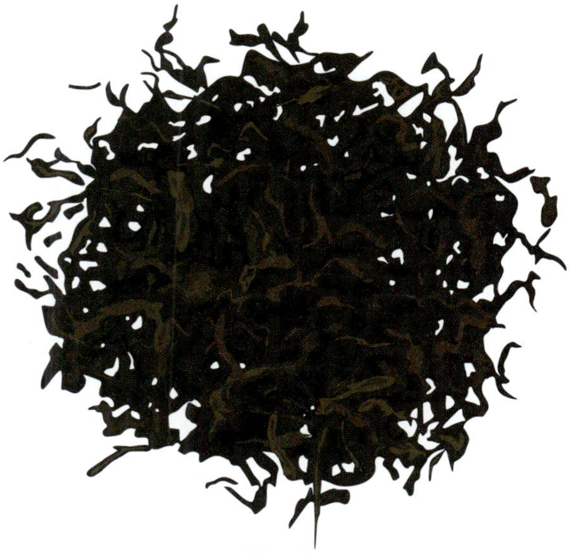

thé earl grey

Tisane

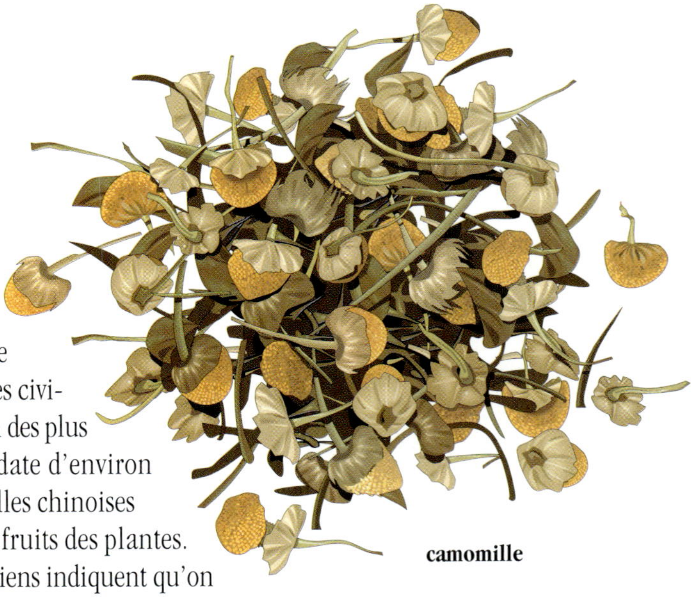

camomille

Connue depuis l'Antiquité, la tisane consistait alors en une infusion d'orge. Le terme tisane s'applique aujourd'hui aux infusions de plantes médicinales ou non. Presque toutes les civilisations ont fait un usage médicinal des plantes. Un des plus anciens recueils chinois de plantes médicinales date d'environ 4 700 ans. Les ordonnances médicales traditionnelles chinoises utilisaient racines, tiges, écorce, feuilles, fleurs et fruits des plantes. Des inscriptions sur des tombes et des temples égyptiens indiquent qu'on en faisait aussi usage 3000 ans avant notre ère.

L'usage de nombre de plantes médicinales s'est perpétué jusqu'à nos jours car elles possèdent effectivement une action médicale grâce à leur composition chimique ; d'autre part, on utilise certaines plantes encore aujourd'hui sans qu'on puisse toutefois en identifier le principe actif.

Les tisanes sont des infusions chaudes ou parfois froides de feuilles ou de fleurs séchées de plantes comestibles. On peut également infuser les graines et les racines de certaines plantes ou herbes aromatiques.

Achat

À l'achat de tisanes, il est prudent de s'assurer que les mélanges ne contiennent que des plantes non toxiques. Pour plus de sûreté, il est préférable d'acheter des produits dont les ingrédients sont indiqués sur l'emballage. Étant donné l'engouement des dernières années au sujet des tisanes, la Food and Drug Administration des États-Unis a publié une liste de plantes dont l'utilisation est interdite dans les aliments, les boissons et les médicaments. Au Canada, la Direction générale de la protection de la santé oblige les fabricants à prouver la valeur thérapeutique avérée de leurs produits. Les herbes et les produits d'herboristerie vendus dans un but thérapeutique doivent avoir été testés et enregistrés avant d'être commercialisés. Il est donc prudent à l'achat de tisanes et de produits d'herboristerie de bien lire les étiquettes pour en connaître les composants. On devrait, dans tous les cas, faire preuve de prudence si l'on cueille soi-même des plantes et des herbes ou si l'on pratique une auto-médication. L'identification de la variété recherchée et la connaissance de la composition chimique et des propriétés pharmacologiques sont essentielles.

En général, les tisanes vendues dans le commerce se composent de produits connus et inoffensifs. Au Canada, il est interdit d'écrire des propriétés médicinales sur l'étiquette.

Préparation

La préparation d'une tisane est simple ; il suffit de verser de l'eau bouillante sur le produit afin d'en extraire les principes actifs. On mesure habituellement 1 c. à soupe d'herbes séchées ou 2 c. à soupe d'herbes fraîches pour 400 à 500 ml (2 tasses) d'eau frémissante. Il est préférable d'utiliser de l'eau froide que l'on amène à ébullition.

Le temps d'infusion varie selon la taille et la partie de la plante utilisée ; généralement, environ 5 min d'infusion suffisent. On devrait couvrir la préparation pendant l'infusion afin d'en préserver les principes actifs.

Utilisation

Il est possible de faire sécher soi-même des plantes odorantes pour ensuite les infuser. Il s'agit d'attacher les tiges, les feuilles ou les fleurs et de les suspendre dans un endroit aéré, à l'abri de la lumière, de 2 à 3 semaines. Lorsque la plante est sèche, on l'effeuille et on la conserve dans un contenant hermétique.

Le plus souvent, les tisanes se boivent chaudes, mais certaines plus fruitées telles que l'églantier ou la verveine odorante sont délicieuses froides. Elles se consomment nature ou légèrement additionnées de sucre ou de miel, ou encore citronnées.

Parmi les variétés de tisanes les plus courantes, on trouve le tilleul, la verveine, la menthe, la camomille ou la sauge, notamment.

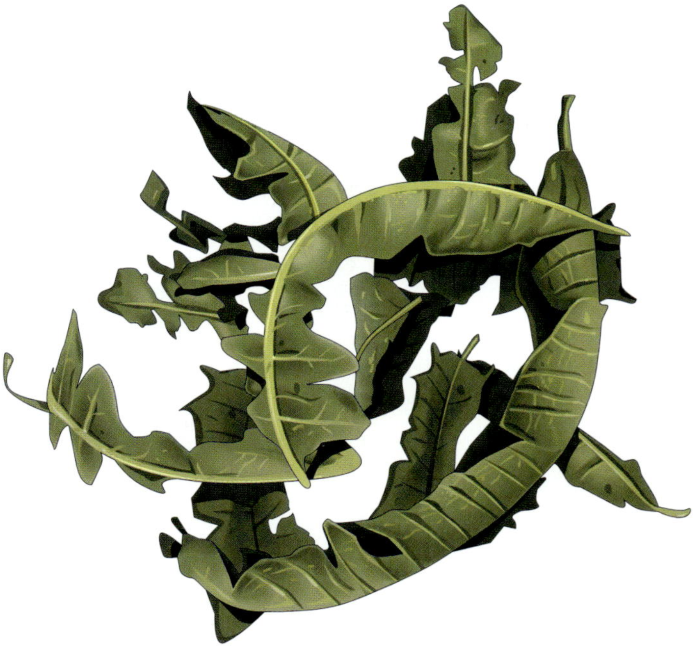

verveine

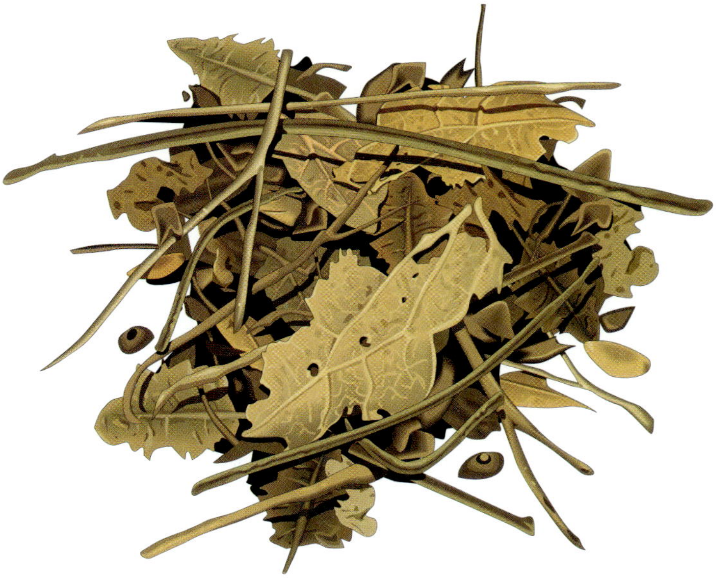

tilleul

Valeur nutritive

Peu de recherches existent quant à la valeur nutritive des tisanes ; on sait toutefois qu'elles renferment peu de calories et, parfois, des traces de vitamine C. Contrairement au thé et au café, les tisanes ne contiennent ni tanin ni caféine.

On attribue aux tisanes des vertus apaisantes, digestives, toniques ou curatives. Toutefois, on ne peut affirmer qu'elles soient des potions magiques ou nécessairement bénéfiques pour la santé. Cependant il est bien connu que certaines variétés de plantes contiennent des substances possédant des effets sur l'organisme mais ces effets ne provoquent pas les mêmes réactions chez tous les individus.

De façon générale, une tisane de camomille serait efficace contre les névralgies et aurait des propriétés relaxantes ; une tisane de mélisse serait efficace contre les palpitations, les migraines, les règles douloureuses, les indigestions et les troubles du sommeil. La tisane de romarin serait bénéfique pour le foie, la circulation sanguine et les migraines ; le thym aurait un effet antiseptique et expectorant, la verveine serait digestive, et la violette aurait des propriétés expectorantes, sudorifiques et diurétiques et aiderait à soigner la bronchite et les rhumatismes. La bourrache, la marjolaine, le thym et la sauge font d'excellentes tisanes aux effets supposément toniques, tandis que la bergamote, le fenouil, l'aneth, la mélisse et le romarin posséderaient des effets calmants et relaxants.

Conservation

Les tisanes se conservent 6 mois au frais dans des contenants hermétiques.

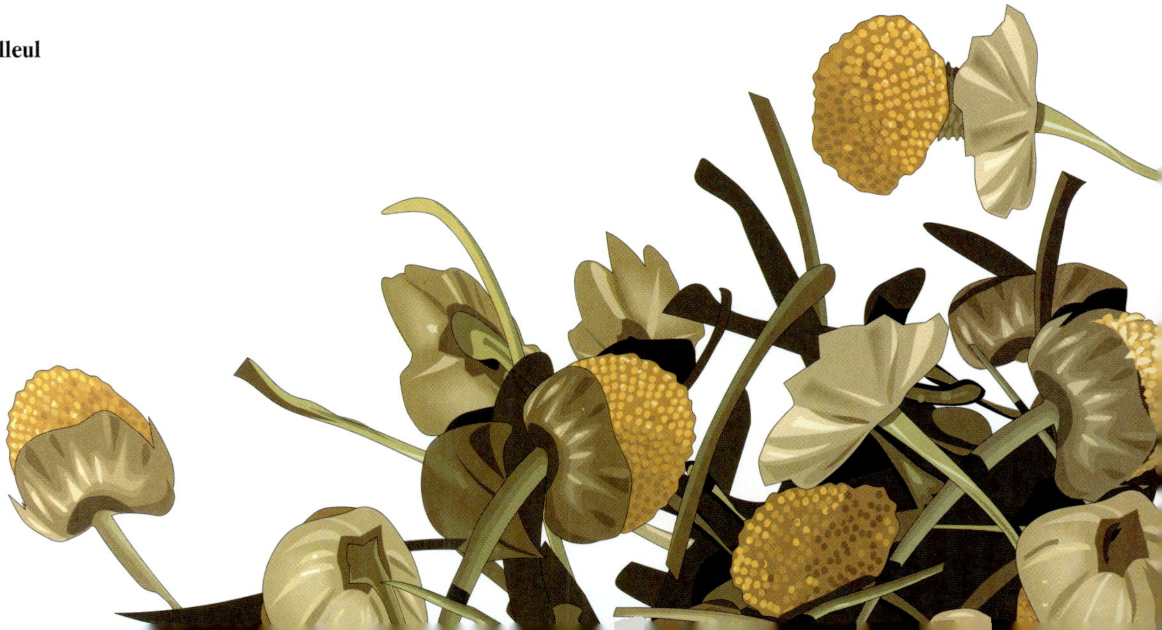

Café

Coffea spp, Rubiacées

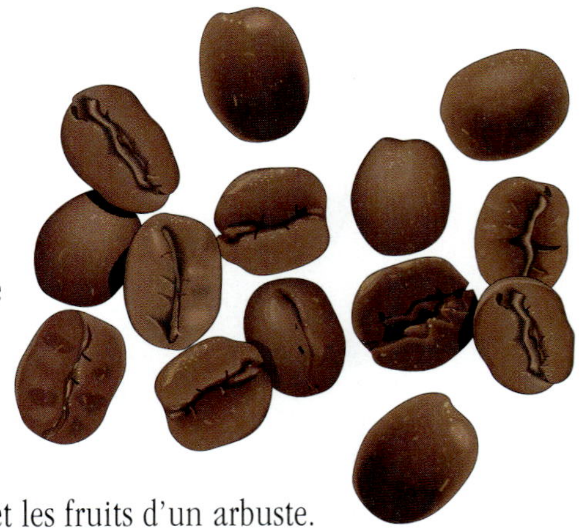

Grain du caféier, arbuste aux feuilles persistantes qui serait originaire des hauts plateaux de l'Éthiopie et de l'Afrique tropicale. Les grains de café servent à préparer une boisson dont l'origine est incertaine et qui donne lieu à plusieurs légendes. Une version fait remonter la découverte du café vers 850 et la situe en Abyssinie, l'actuelle Éthiopie. Un berger aurait noté que ses chèvres étaient excitées après avoir mangé les feuilles et les fruits d'un arbuste. Il aurait apporté une branche de l'arbuste à un moine qui prépara une boisson à partir des graines recueillies. Étonnés par l'effet exaltant du liquide, les moines attribuèrent la paternité de cette boisson à une divinité. Une autre légende raconte que le moine, après avoir observé l'agitation des chèvres qui consommaient des baies, aurait eu l'idée de faire bouillir les grains afin d'obtenir une potion qui l'aiderait à demeurer éveillé les nuits de prières. Le mot café provient probablement de l'arabe *qahwah*, tandis que certains linguistes affirment qu'il provient du mot *Kaffa*, du nom de la province d'Éthiopie où il fut découvert.

Les Arabes auraient commencé à cultiver le caféier en 1575. Ils ont longtemps monopolisé le commerce du café, allant même jusqu'à ne vendre que des grains bouillis afin qu'on ne puisse pas les faire germer. La première brèche dans ce monopole eut lieu en 1615 grâce aux Vénitiens qui ramenèrent un plant de café dans leur pays. Par la suite, les Hollandais lancèrent la culture du café au Ceylan, à Java, à Sumatra, et à Bali, notamment. La France commença la culture du café en Martinique au début du XVIIIe siècle ; les Espagnols l'introduisirent aux Philippines et en Amérique latine durant ce siècle Cela fut le prélude à l'expansion phénoménale de la culture du café dans le monde et à sa consommation comme boisson. Aujourd'hui, le café est une denrée très répandue et son importance commerciale est telle qu'elle occupe le second rang derrière le pétrole dans les échanges mondiaux. Le prix du café est coté en bourse. Il sert parfois de monnaie à la Banque mondiale et les pays producteurs l'échangent aux pays riches contre une aide extérieure. L'Organisation internationale du café regroupe près de 98 % des producteurs ; ce regroupement a pour but de prévoir des contingents d'exportation et une fourchette minimale et maximale des prix. Le Brésil est le premier producteur mondial de café suivi de la Colombie, de l'Indonésie, du Mexique, du Vietnam et de la Côte d'Ivoire, notamment.

Le caféier peut atteindre selon les variétés de 4 à 6 m de hauteur. Toutefois, on rabat les espèces cultivées à environ 4 m pour en faciliter la cueillette. Le caféier ne commence à produire des fruits qu'entre sa cinquième et sixième année. Ses fleurs blanches donnent naissance à des fruits rouge foncé à pleine maturité, de forme ovoïde, que l'on nomme « cerise ». Mesurant entre 1 et 2 cm de longueur, ces fruits abritent deux graines de couleur vert pâle recouvertes d'une membrane coriace, la parche, contenant entre 1 et 2 % de caféine selon les espèces. Les grains sont encore et toujours cueillis manuellement, car leur maturation n'est pas uniforme et la cueillette mécanique ne donne pas encore de résultats satisfaisants. Les caféiers produisant à longueur d'année, on trouve sur une même branche des fleurs, des cerises de café vertes et des cerises rouges. La cueillette dure en moyenne 3 mois. Le caféier maintenu aux dimensions d'un petit arbuste conserve une forte productivité pendant plus de 30 ans.

Les fruits sont nettoyés ; les graines sèches sont libérées de leurs enveloppes (peau, pulpe et parche). Ce café vert est ensuite séché au soleil ou dans des séchoirs, puis trié et calibré pour la mise en sacs. Les grains décortiqués seront ensuite torréfiés dans les pays consommateurs.

Il existe environ une cinquantaine de variétés du genre Coffea, mais seulement deux variétés occupent le gros du marché, soit la *Coffea arabica* la plus ancienne et la plus connue (environ 75 % de la production) et la *Coffea robusta* (environ 25 % de la production). Chaque variété de café possède un goût, un arôme et des caractéristiques, telle la teneur en caféine, qui lui sont propres. Ainsi, les grains de l'arabica sont passablement gros et allongés et traversés d'un sillon légèrement sineux. Ce café au goût doux, fin et parfumé est l'un des plus appréciés ; son taux de caféine est peu élevé, 1 % seulement. L'espèce arabica est surtout cultivée en Arabie, en Éthiopie, en Inde, au Brésil, au Mexique et en Colombie. On le trouve également dans quelques régions montagneuses d'Asie et d'Afrique, notamment au Kenya. Les grains de la variété robusta sont plus courts, plus ronds et leurs sillons, droits. Ces grains ont un goût moins raffiné et une saveur plus âcre que ceux de l'arabica et leur teneur en caféine est plus élevée, soit 2 %. Appelé « robusta » parce qu'il est produit par des plants plus résistants aux maladies et à la chaleur que la variété arabica, ce café, cultivé principalement en Afrique, est moins coûteux. Le café est nommé d'après la variété, le lieu de culture (Brésil, Colombie, Java, Moka, etc.) ou le port d'où il a été expédié. Toutefois, ces appellations ne sont pas exclusives, et le café peut provenir d'autres parties du globe.

Le café commercialisé sur le marché international est vert, donc non torréfié, car il peut ainsi se conserver plusieurs années sans perte de saveur. Certains cafés sont conservés en entrepôt pour les faire vieillir, ce qui améliore leurs qualités. Avant d'effectuer la torréfaction, procédé capital qui permet à la saveur et à l'arôme du café d'émerger, on procède à la sélection et au mélange des différentes variétés et sortes de café. La sélection consiste à débarrasser le café des dernières impuretés, et des graines immatures ou fermentées. On procède ensuite au mélange qui a pour but d'améliorer et de maintenir la constance de la qualité d'un lot à l'autre et ce, afin que le consommateur retrouve un café au même goût.

Lors de la **torréfaction**, les grains sont rôtis à sec à haute température dans des fours cylindriques. Ils sont ensuite immédiatement refroidis afin que soit minimisée la perte des substances aromatiques. On les enrobe souvent d'une mince pellicule de résine, de gomme arabique ou de sucre, ce qui les rend brillants et préserve la saveur. La torréfaction provoque toute une série de transformations du grain :

• la coloration passe du gris verdâtre à une gamme de brun dont l'intensité dépend de la température atteinte et de la durée de la torréfaction ; le changement de couleur amené par la torréfaction est dû à la caramélisation des sucres : plus la torréfaction est longue, plus le café sera foncé ;

• les grains gonflent jusqu'à 60 % de leur volume initial tout en perdant de 15 à 20 % de leur poids sous forme d'eau. Il se forme de l'anhydride carbonique et du caramel qui donnent au café l'arôme caractéristique de la torréfaction. Le développement de cafféol (huiles essentielles volatiles) ainsi que de certains acides gras se déposant à la surface des grains, leur donne leur allure luisante et est responsable de la saveur et de l'arôme du café ;

• la teneur en caféine est chimiquement stable à la torréfaction ;

• la durée de la torréfaction augmente l'amertume du café mais en diminue l'acidité. La couleur des grains torréfiés correspond à la durée de torréfaction ; les grains bruns sont torréfiés moins longuement que les grains mi-noirs et noirs.

Le **café instantané** consiste en une poudre de café à laquelle il suffit d'ajouter de l'eau pour reconstituer immédiatement la boisson. Les grains qui donneront le café instantané sont généralement de qualité moindre, souvent de la variété robusta. On place les grains de café torréfiés et moulus dans des percolateurs et on en extrait une solution de café qui est ensuite déshydratée. La poudre obtenue contient plusieurs des composantes du café absentes de la boisson ordinaire, composantes qui sont loin de contribuer à la qualité de la saveur. La poudre peut être vendue telle quelle, mais elle est généralement agglomérée. Ce procédé consiste à la façonner en particules plus grosses à l'aide d'eau ou de vapeur, en vue d'imiter la texture du café frais moulu. Le café instantané est parfois aromatisé à l'aide d'un extrait de café concentré.

Une autre méthode de séchage, le séchage à froid ou lyophilisation, produit un café instantané plus savoureux ayant une structure cristalline. La solution de café issue du percolateur est rapidement congelée, puis l'eau en est expulsée sous vide. Cette méthode est moins fréquente car elle est plus coûteuse, mais elle conserve toutes les qualités aromatiques du café employé.

Le café instantané n'est pas aussi savoureux que le café infusé, mais il est très populaire parce qu'il est simple et rapide à préparer.

Le **café décaféiné** est du café dont on a retiré la majeure partie de la caféine. Les grains de café sont traités avant la torréfaction. L'un des premiers procédés utilisés consiste à utiliser des solvants tels le chlorure de méthylène, l'acétate d'éthyle et le dioxyde de carbone. Ces substances sont considérées comme des additifs alimentaires ; elles sont très volatiles et s'éliminent rapidement. La décaféination chimique consiste à extraire la caféine par contact direct du grain avec le solvant. Les grains sont d'abord humidifiés à l'eau et à la vapeur jusqu'à ce qu'ils atteignent un certain taux d'humidité afin de les ramollir et d'ouvrir leurs pores. Ils sont ensuite plongés dans divers bains de solvants puis ils sont égouttés, passés à la vapeur afin d'évaporer le solvant, puis séchés à l'air chaud et torréfiés. Afin d'obtenir un café décaféiné à 97 %, ce procédé doit être répété jusqu'à 24 fois. Parfois on moud les grains immédiatement. La torréfaction fait disparaître toute trace de solvant utilisé.

La méthode suisse à l'eau de décaféination dite naturelle est beaucoup moins répandue cependant car elle est plus coûteuse ; les grains sont mis à tremper dans de l'eau chaude afin d'amener la caféine en surface. Les grains sont alors séchés, torréfiés puis moulus. Selon la *Loi fédérale sur les aliments et drogues* du Canada, le pourcentage de décaféination doit figurer à la suite des mots « décaféiné à ».

Le **succédané de café** est une substance exempte de caféine qui sert à préparer des boissons dont le goût s'apparente à celui du café. Le succédané le plus fréquemment utilisé est la chicorée ; de l'orge et du seigle lui sont souvent mélangés. Le café additionné de chicorée est plus amer, dense et noir que le café pur. On utilise la racine de chicorée que l'on fait sécher et rôtir pour ensuite la moudre, ce qui donne un produit semblable au café moulu.

Décaféiné ou nature, le café torréfié doit être emballé sans délai, car il est très fragile et perd ses arômes volatiles. De plus, l'humidité et l'oxygène oxydent les graines. L'emballage sous vide protège le café moulu durant environ 3 mois. L'emballage pressurisé s'effectue avec un récipient métallique dans lequel on fait le vide ; cette méthode permet de conserver le café jusqu'à 3 ans.

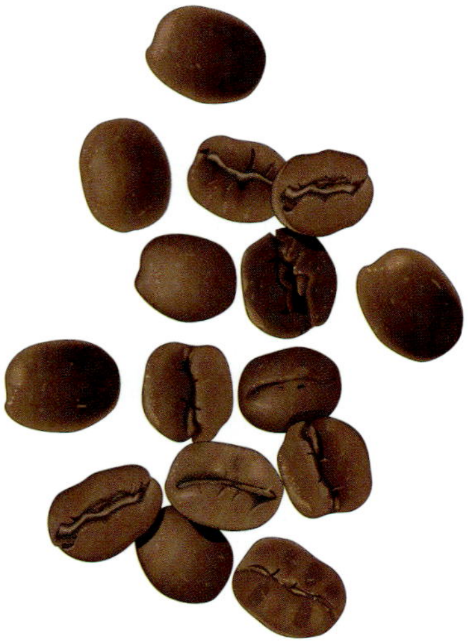

grains torréfiés

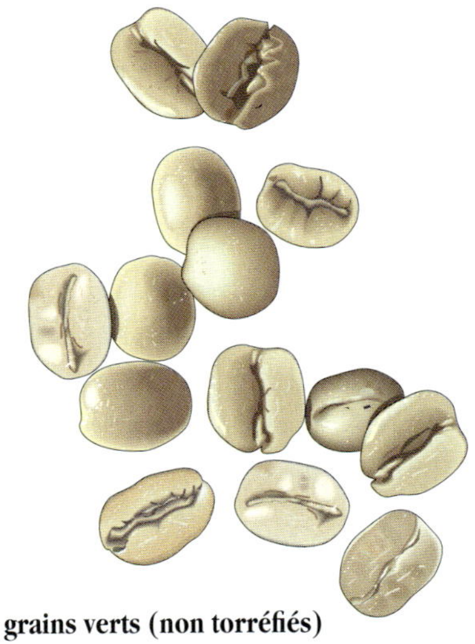

grains verts (non torréfiés)

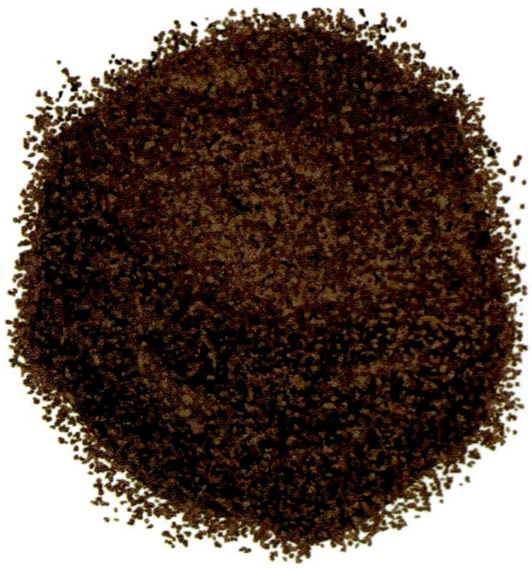

grains moulus

Achat

Le café perd rapidement son arôme et sa saveur, surtout s'il est moulu et placé dans un récipient non hermétique, aussi est-il préférable de l'acheter dans un empaquetage sous vide et dans un magasin où le volume de vente est important. L'achat d'une petite quantité qui répondra aux besoins immédiats est conseillé.

Spécifier le type de cafetière auquel le café est destiné pour obtenir la mouture appropriée, car une mouture trop fine donne du café âcre et une mouture trop grosse du café sans saveur. Acheter le café en grains et le moudre seulement lors de la préparation permet d'en tirer le maximum de saveur.

Préparation

La préparation du café peut être très simple, si on utilise du café instantané, ou moins simple, si l'on fait son propre mélange de diverses variétés, si l'on moud son café pour convenir aux différents types de cafetière, etc.

La **macération** consiste à placer le café en présence d'eau, froide ou chaude pendant un certain temps, puis à se débarrasser du marc de café (résidu après infusion). Le café turc ou grec et les cafetières à piston Mélior ou Bodum utilisent cette méthode.

La **percolation** consiste à faire passer de l'eau dans le café, soit par gravité soit par pression. Cette méthode est utilisée avec les cafetières Moka et espresso. La quantité de café moulu nécessaire pour obtenir une tasse de café dépend de la mouture, de la variété de café et du goût recherché ; selon la force désirée, on calcule de 1 à 3 cuillérées à soupe de café pour 180 ml d'eau.

La mouture du café varie selon la cafetière utilisée, car chaque procédé exige une mouture particulière. Plus la mouture est fine, plus le café est fort et plus il a de saveur ; plus il est économique aussi, car une mouture fine nécessite moins de café par volume d'eau. Il existe divers modèles de cafetières qui fonctionnent selon des principes différents, notamment la cafetière filtre, la cafetière à pression, le percolateur, la cafetière Bodum (ou Mélior) et l'ibrik.

La **cafetière-filtre**. Il existe plusieurs variantes de ce procédé qui consiste à verser de l'eau bouillante sur du café placé dans un filtre, eau qui s'égoutte ensuite lentement. Un panier conique dans lequel on place un filtre de papier ou de tissu et du café moulu pas trop finement est déposé au-dessus d'un contenant. Une mouture trop fine aura pour effet de boucher les pores du papier et empêchera l'eau de s'égoutter tandis qu'une mouture grossière donnera un café insipide.

La **cafetière à pression** fonctionne à la vapeur, c'est-à-dire que l'eau est poussée sous une forte pression à travers le café pendant 20 à 30 s. La cafetière comporte 2 compartiments superposés : une base munie d'une valve dans laquelle on verse l'eau, et une partie supérieure qui se visse à la base et où se loge l'eau après avoir remonté sous forme de vapeur en infusant le café finement moulu qu'elle contient. On place la cafetière sur la source de chaleur, on amène à ébullition et on réduit l'intensité. On retire la cafetière lorsque cesse le bouillonnement. Ce type de cafetière produit un café très dense qui concentre son goût et ses arômes.

La **cafetière Moka** ou **Cona** est une cafetière italienne composée de 3 parties hermétiques et superposées : la base contenant l'eau, le centre qui fait office de filtre et dans lequel on met le café et le haut qui recueille le café fini. L'eau est entraînée du bas vers le haut par la pression qui se crée à l'intérieur de la machine.

Le **percolateur** fonctionne par « lessivage » du café. Il donne un café plus ou moins savoureux et souvent amer. Le café moulu moyennement est déposé dans un récipient placé au sommet d'un petit cylindre dans lequel monte de l'eau portée à ébullition. Cette eau arrose le café puis retombe en s'égouttant lentement ; comme le processus se répète de 7 à 10 min, le café risque de bouillir, avec comme conséquence une perte d'arôme et une grande extraction des tannins.

La **cafetière à piston** (Bodum ou Mélior) est en verre, pourvue d'un piston que l'on presse pour retenir le marc ; le café est infusé puis filtré. On verse d'abord de l'eau bouillante dans la cafetière pour la chauffer ; on jette cette eau et on met le café moulu finement ; on ajoute de l'eau bouillante et on remue une fois puis on laisse infuser 5 minutes. On presse le piston juste avant de servir. Cette cafetière donne un café riche ayant beaucoup de corps et dont la force varie selon la quantité d'eau utilisée.

L'**ibrik** est une cafetière à base large et de forme conique servant à préparer le café turc, un café très corsé qu'il vaut mieux siroter si on ne veut pas avaler le marc (beaucoup d'amateurs consomment aussi le marc). Jeter du café moulu en poudre extrêmement fine dans de l'eau frémissante avec une quantité presque égale de sucre et porter à ébullition trois fois en ajoutant un peu d'eau froide à chaque fois ; en dernier lieu on ajoute quelques gouttes d'eau froide pour précipiter le marc au fond et on sert le café brûlant aussitôt dans de petites tasses sans le filtrer.

Pour les amateurs, la préparation d'un bon café est un art régi par des règles bien précises dans le but d'extraire le maximum de caféine et de substances responsables de l'arôme et du goût, tout en limitant l'extraction des tannins. Les Finlandais consomment en moyenne plus d'un litre de café par jour, tandis que les Américains consomment un peu moins de la moitié de cette quantité et les Canadiens, seulement 450 ml par jour.

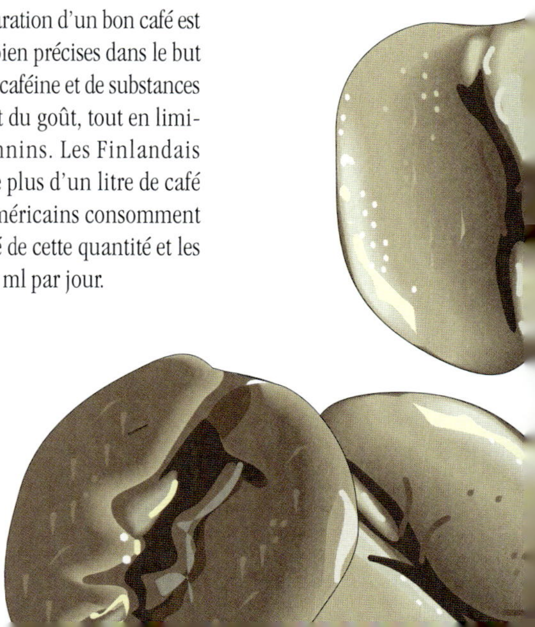

Pour préparer un bon café, il faut :

• moudre le café au dernier moment;

• utiliser de l'eau fraîche qui n'a pas été chauffée et la laisser frémir (90 à 95 °C) en évitant l'ébullition, car elle perd ainsi de l'oxygène et devient plate; éviter l'eau trop calcaire, trop chlorée ou goûtant le soufre ou le fer, car ces goûts se transmettront au café;

• minuter le temps d'infusion car la concentration de tannins augmente s'il se prolonge; une infusion de 2 min est considérée suffisante si la température se situe entre 85 et 95 °C et si l'eau entre en contact avec toute la mouture en même temps;

• ne pas laisser bouillir le café ni le réchauffer; la température d'infusion devrait se situer entre 85 et 95 °C afin d'extraire le maximum des substances solubles sans toutefois extraire une trop grande quantité des substances responsables de l'amertume;

• ne pas utiliser de cafetières ni de tasses en métal qui altèrent le goût du café; le servir dans une tasse de grès ou de faïence car elle conserve plus la chaleur que le verre;

• bien laver la cafetière pour enlever l'huile laissée par le café, huile qui peut rancir et transmettre un goût désagréable au café; bien la rincer pour faire disparaître toute trace de savon.

Utilisation

Le café peut être bu nature ou agrémenté de sucre, de lait, de crème, d'alcool, de grains de cardamome, de poudre de chocolat, de cannelle. Il est très utilisé en confiserie et en pâtisserie pour confectionner divers desserts, notamment : gâteaux moka, éclairs, glaçage et crème glacée ainsi que le café liégeois. Il s'agit d'un entremets glacé composé de café mélangé avec de la crème et le tout, glacé. Pour que les aliments dans lesquels on l'ajoute aient plus de goût, on le prépare très fort en diminuant de moitié la quantité d'eau habituelle.

Le café sert aussi en distillerie où il aromatise diverses liqueurs.

Valeur nutritive

Sur la plan nutritif, le café est pauvre en protéines, en glucides et en matières grasses. Les grains de café renferment une centaine de substances dont les plus importantes sont la caféine, des tannins (dont l'acide chlorogénique), des huiles et des matières azotées. La caféine est un stimulant qui fait partie des xanthines, comme la théobromine présente dans le thé et le cacao. Ses effets sur l'organisme sont nombreux et variés; elle est entre autres diurétique, elle stimule le système nerveux central et le système respiratoire, elle dilate les vaisseaux sanguins, elle accélère le rythme cardiaque, elle accroît le travail des muscles striés et retarde la fatigue cérébrale et musculaire. La caféine augmente la vigilance durant les périodes de fatigue. Des personnes habituées à un apport élevé de caféine peuvent éprouver des symptômes de sevrage après un temps d'abstinence. Elles peuvent éprouver des maux de tête, de l'irritabilité, des tensions musculaires et de la nervosité; ces symptômes disparaissent avec l'ingestion de caféine.

La quantité maximale de café à ingérer quotidiennement varie selon la variété de café, le mode de préparation, la tolérance personnelle (les personnes qui boivent rarement du café sont particulièrement sensibles à la caféine et ont de plus fortes réactions que les personnes habituées) et de l'ingestion ou non d'autres substances contenant de la caféine, tels le thé (thé fort de 78 à 108 mg de caféine par 180 ml), le cacao, des boissons gazeuses (colas) (28 à 64 mg de caféine par cannette de 355 ml) et certains médicaments, notamment les diurétiques, les analgésiques et plusieurs médicaments contre le rhume. Une tasse moyenne de café ordinaire (180 ml) contient de 108 à 180 mg de caféine avec du café filtre, de 72 à 144 mg avec du café au percolateur, de 60 à 90 mg avec du café instantané et moins de 6 mg avec du café décaféiné instantané. On conseille toutefois de limiter la consommation de café à l'équivalent de 4 tasses par jour.

Les études effectuées jusqu'à maintenant quant à l'effet de la caféine sur la santé ne concluent pas que l'ingestion de caféine soit liée à l'hypertension, au cancer ou à certaines malformations congénitales. Toutefois, la modération dans la consommation de caféine est recommandée au cours de la grossesse et de l'allaitement, car la caféine traverse le placenta et se retrouve dans le lait maternel. L'effet de la caféine sur le sommeil est indéniable. La qualité du sommeil est affectée durant les 4 premières heures après l'ingestion de café.

Conservation

La conservation du café est délicate puisque la perte de saveur commence dès la torréfaction et devient plus importante lorsque le café est moulu. Placer le café à l'abri de l'air et de la lumière, idéalement dans un contenant en verre opaque et hermétique. Le conserver au réfrigérateur ou au congélateur. À la température de la pièce, le café moulu se conserve bien pendant 7 à 10 jours, sinon le mettre au congélateur où il se conservera jusqu'à un mois. Les grains de café non moulus peuvent se conserver plusieurs mois au réfrigérateur.

Glossaire

abaisse
Pâte amincie à l'aide d'un rouleau à pâtisserie.

additifs
Substances que l'on ajoute aux aliments pour en améliorer la durée de conservation, la saveur, la texture et l'aspect.

amidon
Glucide d'origine végétale qui augmente de volume à la chaleur humide.

antiarthritique
Qui prévient l'arthrite.

antiseptique
Qui prévient ou arrête l'infection.

arroser
Verser un liquide (matière grasse, jus...) sur un aliment durant la cuisson afin qu'il ne se déssèche pas.

béarnaise
Sauce à base d'œuf, de beurre fondu, de vin, de vinaigre, d'estragon et d'échalote que l'on sert avec le poisson, la viande ou les œufs.

béchamel
Sauce blanche de base faite à partir d'un roux (beurre-farine) auquel on ajoute du lait et d'autres assaisonnements, au goût.

blanchir
Cuire brièvement (1 à 2 minutes) un aliment à l'eau bouillante. L'aliment blanchi est habituellement refroidi à l'eau courante et égoutté. Cette action a pour but d'éliminer l'âcreté, d'attendrir ou de rehausser la couleur de l'aliment.

bordelaise
Sauce brune faite d'une réduction de vin rouge ou blanc, de moelle, d'échalote, de poivre et d'herbes et qui accompagne les grillades.

bouillir
Plonger un aliment dans un liquide à 100 °C (212 °F). « Amener à ébullition » consiste à chauffer un liquide jusqu'à ce que des bulles éclatent à la surface.

bouquet garni
Fines herbes, le plus souvent du thym, du persil et du laurier, que l'on ficèle ou que l'on enveloppe d'une mousseline et que l'on ajoute aux soupes ou aux sauces pour en rehausser la saveur.

braiser
Cuire doucement et longuement un aliment à couvert dans peu de liquide.

carminatif
Qui a la propriété de faire expulser les gaz intestinaux.

chapelure
Pain émietté et tamisé, employé pour paner.

cholagogue
Qui a la propriété de faciliter l'évacuation de la bile.

chutney
Condiment aigre-doux composé de fruits ou de légumes cuits dans du vinaigre, des épices diverses et du sucre.

coagulation
Processus par lequel une substance liquide ou semi-liquide se transforme en masse solide ou semi-solide par chauffage ou l'ajout d'un ingrédient acide.

corail
Partie de l'estomac qui se trouve dans la carapace de certains crustacés et que l'on incorpore à des sauces.

coulis
Fine purée liquide chaude ou froide de fruits, de légumes ou de crustacés.

court-bouillon
Préparation liquide aromatisée, vinaigrée ou acidulée, que l'on prépare parfois à l'avance, servant à cuire le poisson, les crustacés ainsi que certains abats et certaines viandes.

cuire à blanc
Cuire certains aliments à vide, sans garniture, et sans colorer (croûte de tarte).

cuire à l'étuvée (ou à l'étouffée)
Cuire lentement et doucement dans leur jus ou grâce à l'eau qu'ils contiennent, certains aliments à couvert.

cuire à la vapeur
Cuire un aliment en le plaçant au-dessus d'une eau bouillante ou frémissante, à couvert, dans le but d'en préserver toutes les qualités nutritives et organoleptiques.

darne
Tranche d'un gros poisson coupée à cru, perpendiculairement à l'arête centrale.

déglacer
Mouiller (au vin, à l'alcool, au bouillon, à l'eau...) après la cuisson les sucs caramélisés qui se trouvent au fond du récipient, afin de les dissoudre et d'en faire une sauce ou un jus.

dégorger
Saupoudrer certains légumes de sel, pour éliminer une partie de leur eau et de leur amertume, et les rendre plus digestes.

dépuratif
Qui purifie l'organisme, en favorisant l'élimination des toxines et des déchets organiques.

dessaler
Débarrasser un aliment du sel qu'il contient, habituellement par immersion dans l'eau.

diurétique
Qui favorise la sécrétion urinaire.

ébarber
Couper et enlever les nageoires d'un poisson cru.

écaler
Dépouiller des noix ou des œufs de leur enveloppe ou de leur coquille.

écosser
Dépouiller de leur enveloppe les graines de certaines plantes, principalement les légumineuses.

émincer
Couper en tranches minces des fruits, des légumes ou de la viande.

emménagogue
Qui provoque ou régularise le flux menstruel.

émollient
Qui amollit ou adoucit les tissus enflammés.

émulsionner
Agiter ou battre au fouet pour lier un élément non miscible avec une matière grasse afin d'obtenir un mélange temporairement homogène et stable (mayonnaise, vinaigrette, etc.).

essence
Substance aromatique concentrée.

évider
Prélever la chair ou le cœur de fruits ou de légumes.

expectorant
Qui favorise le rejet par la bouche des sécrétions provenant des voies respiratoires.

fanes
Tiges et feuilles que l'on laisse sur un légume à la récolte.

farcir
Garnir d'une composition l'intérieur d'un poisson, d'une volaille, d'un légume, etc.

fermentation
Processus par lequel une denrée se transforme sous l'action d'enzymes produits par des microorganismes.

frire
Cuire un aliment dans un corps gras chaud.

fumage
Action d'exposer des aliments à la fumée dans le but de les conserver.

galactogène
Qui favorise la sécrétion du lait.

garam massala
Mélange d'épices indien qui connaît une infinité de variations, comprenant habituellement de la cannelle, du laurier, des graines de cumin, des graines de coriandre, des graines de cardamome, des grains de poivre noir, des clous de girofle et de la muscade.

gélatine
Substance protéinique inodore et sans goût extraite de tissus animaux formant une gelée épaississante et stabilisatrice lorsqu'on la chauffe.

gratiner
Cuire au four une préparation afin d'en dorer la surface en la saupoudrant de fromage, de panure ou de chapelure.

hollandaise
Sauce à base de jaunes d'œufs, de beurre et de jus de citron servie tiède avec des œufs, des légumes ou du poisson.

infusion
Préparation liquide composée d'une substance végétale sur laquelle on verse de l'eau bouillante afin d'en dissoudre les arômes et principes actifs.

julienne
Nom donné au taillage de légumes ou de viande en filaments minces plus ou moins fins.

laxatif
Qui a la propriété de purger.

marinade
Mélange de vin, de vinaigre, d'huile, d'épices et d'autres condiments, dans lequel on fait macérer du poisson ou de la viande pour les attendrir et les aromatiser avant la cuisson.

mayonnaise
Préparation composée d'huile, d'œufs, et de condiments variés (moutarde, sel, vinaigre, ail, etc.) que l'on bat à la température de la pièce pour obtenir l'émulsion de l'huile et du jaune d'œuf.

meringue
Gâteau léger ne contenant aucun corps gras, fait d'un mélange de blancs d'œufs battus en neige et de sucre, que l'on cuit au four.

mirepoix
Préparation composée de légumes (carottes, céleri, oignons) taillés en dés, aromatisés d'herbes (thym, laurier) et d'autres épices et servant de garniture aromatique.

monder
Séparer (un fruit, une noix, une graine) de son enveloppe.

mouiller
Ajouter un élément liquide à une préparation.

mousseline
Tissu de coton, fin et léger, servant à passer certains ingrédients ou à envelopper des ingrédients que l'on désirera récupérer dans une préparation.

paner
Enrober un aliment de mie de pain ou de chapelure.

papillote
Papier sulfurisé ou d'aluminium beurré ou huilé dont on enveloppe certains aliments durant la cuisson pour leur conserver tout leur arôme.

passer
Faire s'écouler au travers d'une mousselline d'une passoire ou d'un chinois, une préparation quelque peu liquide.

paupiette
Mince tranche de viande ou de poisson roulée et farcie.

pectine
Substance contenue dans de nombreux fruits employée comme agent épaississant et émulsionnant par l'industrie alimentaire. Elle permet notamment de faire prendre les confitures.

phyllo (pâte)
Pâte à patisserie composée de nombreuses feuilles très minces faite d'un mélange d'œuf et d'eau.

pocher
Cuire des aliments dans un liquide frémissant, très souvent un court-bouillon.

point de fumée
Température à laquelle un corps gras se détériore, dégage de la fumée et risque de prendre feu.

ragoût
Mets composé de morceaux de viande, de poisson ou de légumes cuits en sauce.

rancissement
Oxydation des corps gras par l'oxygène de l'air qui les détériore et altère leur goût et leur qualité nutritionnelle.

reminéralisant
Qui apporte à l'organisme les minéraux qui lui manquent.

réserver
Mettre un aliment ou une préparation en attente en vue d'une utilisation ultérieure.

rôtir
Exposer un aliment à la chaleur directe d'un four, d'un feu de bois ou d'un gril.

roux
Mélange de farine et de beurre que l'on cuit et qui sert d'élément de liaison de base à une sauce ou à un potage.

saisir
Exposer rapidement à feu vif, le plus souvent dans un corps gras brûlant, un aliment.

sashimi
Poisson cru en tranches fines, que l'on consomme en entrée, généralement accompagné de wasabi ou de gingembre.

saumure
Préparation liquide fortement salée (additionnée parfois d'aromates divers) dans laquelle on met des aliments (olives, poissons, etc.) pour les conserver.

sauter
Cuire rapidement et à feu élevé à la poêle des aliments tendres dans une petite quantité de gras.

soufflé
Mets salé ou sucré composé d'une pâte légère à base de blancs d'œufs battus en neige et qui lève à la cuisson.

stomachique
Qui favorise la digestion.

sushi
Préparation composée de poisson cru ou cuit de mollusques ou de crustacés recouverte de riz assaisonné et enroulée dans une feuille d'algue séchée.

tonique
Se dit d'un aliment qui fortifie ou qui stimule l'organisme.

verjus
Jus extrait de raisins cueillis verts entrant dans la composition de la moutarde de Dijon.

vermifuge
Qui est propre à favoriser l'expulsion des vers intestinaux.

vinaigrette
Sauce de base habituellement composée d'huile, de vinaigre, de sel, de poivre et de divers aromates, qui sert à assaisonner la salade ou les crudités.

wasabi
Condiment de couleur verte au goût très piquant préparé à partir de la racine d'une plante originaire de l'Asie et que l'on nomme également « raifort japonais ».

zeste
Partie superficielle et colorée de l'écorce des agrumes.

Index

Les termes en MAJUSCULES renvoient à une entrée principale, les termes en *italiques* désignent un mot anglais et les termes en **gras** se rapportent à une recette.

C

Les termes en MAJUSCULES renvoient à une entrée principale, les termes en *italiques* désignent un mot anglais et les termes en **gras** se rapportent à une recette.

Les termes en MAJUSCULES renvoient à une entrée principale, les termes en *italiques* désignent un mot anglais et les termes en **gras** se rapportent à une recette.

Les termes en MAJUSCULES renvoient à une entrée principale, les termes en *italiques* désignent un mot anglais et les termes en **gras** se rapportent à une recette.

Les termes en MAJUSCULES renvoient à une entrée principale, les termes en *italiques* désignent un mot anglais et les termes en **gras** se rapportent à une recette.

Les termes en MAJUSCULES renvoient à une entrée principale, les termes en *italiques* désignent un mot anglais et les termes en **gras** se rapportent à une recette.

Q

R

S

Les termes en MAJUSCULES renvoient à une entrée principale, les termes en *italiques* désignent un mot anglais et les termes en **gras** se rapportent à une recette.

T

U

V

W

Y

Z

Les termes en MAJUSCULES renvoient à une entrée principale, les termes en *italiques* désignent un mot anglais et les termes en **gras** se rapportent à une recette.

Bibliographie sélective

OUVRAGES DE RÉFÉRENCE

BENNION, Marion. *The Science of Food*, San Francisco, Harper & Row, 1980, 598 p.

BOIVIN, Gilles. *Lexique des légumes*, Cahiers de l'Office de la langue française, Montréal, Publications du Québec, 1992, 59 p.

BRAULT-DUBUC, Micheline et Liliane CARON-LAHAIE. *Valeur nutritive des aliments*, Saint-Lambert (Québec), Société Brault-Lahaie, 1994, 255 p.

COURTINE, R.J. *Larousse gastronomique*, Paris, Librairie Larousse, 1984, 1142 p.

COYLE, Patrick L. *The World Encyclopedia of Food*, New York, Facts on File, 1982.

CROTEAU, Clément. *Lexique des fruits*, Cahiers de l'Office de la langue française, Montréal, Publications du Québec, 1991, 51 p.

DAIGNAULT-GÉLINAS, Monique. *Manuel de nutrition clinique*, 2e éd., Corporation professionnelle des diététistes du Québec, 1991.

ENSMINGER, Audrey H. *et al. Foods and Nutrition Encyclopedia*, 2e éd., Boca Raton (Floride), CRC Press, 1994, 2 vol., 2415 p.

GRIFFITHS, Mark. *Index of Garden Plants*, The Royal Horticultural Society, Portland, Timber Press, 1994, 1234 p.

Harper's Review of Biochemistry, 20e éd., États-Unis, Lange Medical Publications,1985, 718 p.

Larousse de la Cuisine, Paris, Larousse, 1990, 800 p.

Larousse des cuisines du monde, Paris, Librairie Larousse, 1993, 544 p.

OCDE. *Dictionnaire multilingue des poissons et produits de la pêche*, 1984, 367 p.

PENNINGTON, J.A.T. *Bowes & Church's Food Values of Portions Commonly Used*, 6e éd., Philadelphie, J.B. Lippincott Company, 1994, 483 p.

Present Knowledge in Nutrition, Nutrition Reviews', 5e éd., États-Unis, The Nutrition Foundation, 1984, 900 p.

ROGERS, J.O. *What food is that ? and How Healthy is it ?*, Toronto, Stewart House, 1990, 480 p.

SOUCI, S.W., W. FACHMANN et H. KRAUT. *La composition des aliments. Tableaux des valeurs nutritives 1989/90*, 4e éd., Stuttgart, Wissenschaftliche Verlagsgesellschaft mbH, 1989, 1028 p.

OUVRAGES SPÉCIALISÉS

ABBOTT, R. Tucker. *American Seashells. The Marine Mollusca of the Atlantic and Pacific Coasts of North America*, 2e éd., Toronto, Van Nostrand Reinhold Company, 1974, 663 p.

ARASAKI, Seibin et Taruko. *Les légumes de mer. Comment être et paraître en forme*, Paris, Guy Trédaniel Éditions de La Maisnie, 1985, 220 p.

BIRCH, J.J. et K.J. PARKER. *Sugar : Science and Technology*, Londres, Applied Science Publishers Ltd, 1979, 475 p.

BOISVERT, Clothide. *Nouvelles saveurs de la mer : La cuisine et les algues*, Paris, Éditions Albin Michel, 1993, 114 p.

BOURGEOIS, Paulette. *La magie de la pomme de terre*, Éditions Héritage, 1991, 64 p.

BRAULT-DUBUC, Micheline et Liliane CARON-LAHAIE. *Le compte-cholestérol*, Montréal, Éditions de l'Homme, 1989, 135 p.

BRETON, Marie. *Bien manger sans se serrer la ceinture*, Montréal, Éditions de L'Homme, 1993, 375 p.

BRODY, Jane. *The Seafood Handbook*, Rockland (Maine), Seafood Business, 1989, 160 p.

CARPER, Jean. *Les aliments et leurs vertus*, Montréal, Éditions de l'Homme, 1994, 543 p.

CHERNET, Daniel. *Levures, algues et ferments*, Paris, Retz, 1990, 157 p.

CLÉMENT, J. *La santé par les fruits et les légumes*, Montréal, Dezclez, 1981, 184 p.

COAD, B.W. *Guide des poissons marins de pêche sportive de l'Atlantique canadien et de la Nouvelle-Angleterre*, Éditions Broquet, 1993, 400 p.

D'AMOURS, Yvan. *Activité physique, santé et maladie*, Montréal, Éditions Québec/Amérique, 1988, 253 p.

D'AMOURS, Yvan. *Le point sur l'alimentation et la santé*, Montréal, Gaëtan Morin éditeur, 1990, 137 p.

DAHLSTRÖM, Preben et J. Muus BENT. *Guide des poissons d'eau douce et pêche*, 3e éd., Neuchâtel (Suisse), Delachaux et Niestlé S.A., 1981, 242 p.

DELMAS, Jacques. *Les champignons et leur culture*, La Maison Rustique, s.d.

DEVAUX, Simone. *La cuisine aux herbes*, Paris, Éditions J'ai lu, 1989, 141 p.

DIEUDONNÉ, Marie-Paule et Pascal. *Les nouveaux aliments — soja-algues*, Colmar, Éditions SAEP, 1991, 95 p.

DLOUHÀ, Jana, Miloslav RICHTER et Pavel VALICEK. *Les fruits*, Paris, Gründ, 1995, 223 p.

DOUCET-LEDUC, Hélène. *Échec à la contamination des aliments*, Modulo Éditeur, 1993, 147 p.

DOUCET-LEDUC, Hélène. *La contamination des aliments*, Modulo Éditeur, 1991, 248 p.

DUMAIS *et al. Science et technologie du lait : principes et applications*, Fondation de technologie laitière du Québec inc., 1984, 532 p.

ELLIOT, Rose. *The Complete Vegeterian Cuisine*, New York, Pantheon Books, 1988, 352 p.

ENSRUD, Barbara. *Le guide des fromages*, Éditions Optimum internationales, 1982, 165 p.

FONTAINE, Pierre-Henry. *Sous les eaux du Saint-Laurent*, Vanier (Québec), Les Éditions du plongeur, 1992.

FRAPPIER, Renée. *Guide de l'alimentation saine et naturelle*, Montréal, Éditions Asclépiade, 1990, tome 2, 348 p.

FRASER, Margaret *et al. Cuisine micro-ondes*, Éditions Trécarré, 1990, vol. 2, 184 p.

GAYRAL, P. *Les algues : morphologie, cytologie, reproduction, écologie*, Paris, Doin éditeurs, 1975, 164 p.

GEISTDOERFER, Patrick. *Poissons des mers d'Europe*, Guide Point vert, Hatier, 1983, 125 p.

GENEST, Françoise. *Guide pratique de l'alimentation*, Collection Protégez-vous, 1992, 125 p.

GENEST, Lyse et Monique LE ROUZÈS. *Les fibres de la santé*, Éditions Québécor, 1990, 267 p.
HEINERMAN, John. *The Complete Book of Spices : their Medical, Nutritional and Cooking Uses*, États-Unis, Keats Publishing, 1983, 183 p.
HILLMAN, Howard. *Kitchen Science : A Compendium of Essential Information for Every Cook*, New York, Houghton Mifflin Company, 1981, 263 p.
HODGES, Anne. *Le livre du chocolat*, Paris, M.A. Éditions, 1989, 80 p.
HOFFMANN, G. *The Chemistry and Technology of Edible Oils and Fats and their High Fat Products*, Academic Press Ltd, 1989, 384 p.
HOWARTH, A. Jan. *Délices de la mer et du Canada*, Montréal, Lidec inc., 1983, 286 p.
JACOBSON, Micheal F. *et al.*. *Safe Food. Eating Wisely in a Risky World*, Los Angeles, Center for Science in the Public Interest et Living Planet Press, 1991, 234 p.
KYBAL, Jan. *Plantes aromatiques et culinaires*, Paris, Gründ, 1981, 223 p.
LABENSKY, Sarah et Alan M. HAUSE. *On Cooking ; techniques from expert chefs*, New Jersey, Prentice-Hall, Inc, 1995, 1080 p.
LA MÈRE MICHEL. *Le Grand livre des fines herbes*, Guy Saint-Jean Éditeur inc., 1987, 230 p.
LAMBERT-LAGACÉ, Louise et Michelle LAFLAMME. *Bons gras mauvais gras*, Montréal, Éditions de l'Homme, 1993, 172 p.
LAMBERT-LAGACÉ, Louise. *Le défi alimentaire de la femme*, Montréal, Éditions de l'Homme, 1988, 248 p.
LAWSON, Harry. *Foods Oils and Fats Technology, Utilization, and Nutrition*, États-Unis, Chapman & Hall, 1995, 339 p.
LINDSAY, Anne. *Au goût du cœur*, Éditions du Trécarré, 1991, 250 p.
MABEY, Richard. *The New Age Herbalist*, New York, Macmillan Publishing Co., 1988, 288 p.
MALLOS, Tess. *Fèves, Haricots et autres légumineuses : comment les apprêter et les cuisiner*, Montréal, Éditions de l'Homme, 1982, 196 p.
MATTEAU, Hélène. *Les mots de la faim et de la soif*, Montréal, Éditions de l'Homme, 1990, 207 p.
MAURO, Frederic. *Histoire du café*, Éditions Desjonquères, 1991, 249 p.
NANTET, Bernard. *Le goût du fromage*, Paris, Flammarion, 1994, 255 p.
OLNEY, Richard et Jacques GANTIÉ. *Saveurs des terroirs de Povence*, Paris, Éditions Robert Laffont, 1993, 256 p.
PERROT, Émile et René PARIS. *Les plantes médicinales*, France, Presses Universitaires de France, 1974, vol. 1 -2, 245 p.
PHILLIPS, Roger et Martyn RIX. *The Random House Book of Vegetables*, New York, Random House, 1993, 270 p.
POMERLEAU, René. *Flore des champignons au Québec*, Montréal, Éditions La Presse, s.d.
RÉDACTEURS DES ÉDITIONS TIME-LIFE. *Les boissons*, Éditions Time-Life, Amsterdam, 1982, 176 p.
REIX, Alain. *Poissons ; techniques et saveurs*, Lucerne, Dormonval, 1991, 251 p.
RICHARDSON, Julia. *Fruits et légumes exotiques du monde entier*, Éditions Héritage , 1990, 256 p.
SABATIER, Patrick Pierre. *La pomme de terre c'est aussi un produit diététique*, Paris, Éditions Robert Laffont, 1993, 275 p.
SMITH, Allan K. « Soybeans : Chemistry & Technology », dans *Proteins*, États-Unis, Avi Publishing Company, 1980, vol. 1, 470 p.
Sophie Grigson's Ingredients book, Londres, Reed Consumer Books Limited, 1993,192p.
SOUTH, G. Robin et Alan WHITTICK. *Introduction to Phycology*, Oxford, Blackwell Scientific Publications, 1987, 341 p.
STADELMAN, William J. et Owen J. COTTERILL. *Egg Science and Technology*, 2e éd., AVI Publishing Company Inc., 1977, 323 p.
SWAHN, J.O. *Les épices*, Paris, Gründ, 1993, 208 p.
TOUSSAINT-SAMAT, Maguelonne. *Histoire naturelle et morale de la nourriture*, Paris, Bordas, 1987, 590 p.
TRÉMOLLIÈRES *et al.* *Les bases de l'alimentation*, Paris, Éditions ESF, 1984, tome 1, 57 p.
TYLER, Varro E. *The Honest Herbal : A sensible Guide to the Use of Herbs and Related Remedies*, 3e éd., États-Unis, Pharmaceutical Product Press, 1993, 375 p.
VALNET, Jean. *Aromathérapie : Traitement des maladies par les essences des plantes*, Paris, Librairie Maloine S.A., 1964, 389 p.
VALNET, Jean. *Phytothérapie : traitement des maladies par les plantes*, 5e éd., Paris, Maloine S.A. Éditeur, 1983, 942 p.
VALNET, Jean. *Traitement des maladies par les légumes, les fruits et les céréales*, 8e éd., Paris, Maloine S.A. Éditeur, 1982, 527 p.
WHITEHEAD, P.J.P. *et al.* *Poissons de l'Atlantique du Nord-Est et de la Méditerranée*, Paris, UNESCO, 1986, 3 vol., 1473 p.
WILLIAM, Anne. *Cuisine Succès : l'école de la cuisine*, Paris, Librairie Larousse, 1991, 528 p.

PUBLICATIONS D'ORGANISMES GOUVERNEMENTAUX ET SPÉCIALISÉS

AGRICULTURE CANADA.
Ce qu'il faut savoir sur les œufs.
Haricots, pois et lentilles, publication 1 555, 1981, 18 p.
La congélation des aliments, 1978, 38 p.
La mise en conserve de fruits et légumes du Canada, 1981, 41 p.
Les légumes frais canadiens, publication 1 476, 1982, 42 p.
Les produits laitiers maison, mai 1983.
Edible and Poisonous Mushrooms of Canada, 1979, publication 1 112, 326 p.
L'irradiation des aliments.
La congélation des aliments, 1986, publication 892, 38 p.

Bibliographie sélective

CENTRE D'INFORMATION SUR LE BŒUF. *Bœuf Canada, un choix supérieur — Votre guide pour du bœuf de première qualité.*
Découpe du bœuf, charte.
La structure du bœuf.

COMMITTEE ON SCIENTIFIC AND VERNACULAR NAMES OF MOLLUSKS OF THE COUNCIL OF SYSTEMATIC MALACOLOGISTS. *Common and Scientific Names of Aquatic Invertebrates from the United States and Canada : Mollusks*, Bethesda (Maryland), American Fisheries Society, 1988, Special Publication 16, 277 p.

COMMITTEE ON THE NAMES OF DECAPOD CRUSTACEANS OF THE CRUSTACEAN SOCIETY. *Common and Scientific Names of Aquatic Invertebrates from the United States and Canada : Decapod crustaceans*, Bethesda (Maryland), American Fisheries Society, 1989, Special Publication 17, 77 p.

CONSEIL CANADIEN DU MIEL. *La miellée*, Fédération des apiculteurs du Québec, été 1994.

CONSOMMATION ET AFFAIRES COMMERCIALES CANADA. *Guide sur l'étiquetage nutritionnel*, gouvernement du Canada, 1991.

DIRECTION GÉNÉRALE DE LA PROTECTION DE LA SANTÉ, GOUVERNEMENT DU CANADA,
La manipulation de la volaille... en toute sécurité, Ottawa, 1985, feuillet H49 -15/7.
La salubrité des aliments, c'est votre affaire, Ottawa, gouvernement du Canada, 1983, 18 p.

ENVIRONNEMENT CANADA, *Poisson et Fruits de mer*, n° 2.

FÉDÉRATION DES PRODUCTEURS DE BOVINS DU QUÉBEC et AGRICULTURE, PÊCHERIES ET ALIMENTATION QUÉBEC, *Le renouveau du veau*, 1989, 15 p.

FÉDÉRATION DES PRODUCTEURS DE PORCS DU QUÉBEC, *Les différents modes de cuisson du porc du Québec.*

FÉDÉRATION DES PRODUCTEURS DE VOLAILLES DU QUÉBEC. *La petite encyclopédie du poulet québécois*, 1994. 105 p.

LAMOUREAUX, Gisèle *et al.* « Plantes sauvages printanières », dans *La documentation québécoise*, Québec, Éditeur officiel du Québec, 1975, 247 p.

MINISTÈRE DE L'AGRICULTURE, DES PÊCHERIES ET DE L'ALIMENTATION, GOUVERNEMENT DU QUÉBEC,
Caractéristiques à observer lors de l'achat des poissons et fruits de mer, carte de renseignements.
Principales espèces de poissons pêchées commercialement au Québec.
Teneur en gras et en cholestérol des produits de la pêche, carte de renseignements.

MINISTÈRE DES TERRES ET FORÊTS, « Petite flore forestière du Québec », dans *La documentation québécoise*, Québec, Éditeur officiel du Québec, 1974, 216 p.

MONGEAU, Estelle, *Le rôle des produits laitiers dans l'alimentation des Canadiens*, Conseil de recherches agro-alimentaires du Canada, juillet 1995, 104 p.

OFFICE CANADIEN DE COMMERCIALISATION DU DINDON, *La dinde au gril.*
La dinde au menu du jour, 28 p.
Recommandations sur la température interne de cuisson du dindon, Fédération des producteurs de volailles du Québec, 1994.

PÊCHES ET OCÉANS CANADA. Série *Le monde sous-marin.* Ottawa, gouvernement du Canada.
Produits de la pêche du Canada. Région du Pacifique, 1985, 35 p.
Fish and Seafood for the Microwave, Ottawa, 1985, 18 p.
Le Grand Brochet, Plan d'action Saint-Laurent dans la collection « Espèces en difficulté dans le Saint-Laurent ».
Poissons et fruits de mer en une leçon, Ottawa, 1985, 18 p.

Produits de la pêche du Canada. Région de l'Atlantique, Ottawa, 1985, 51 p.
Produits de la pêche du Canada. Région des eaux douces, Ottawa, 1985, 16 p.
Les mollusques du Québec et leur contrôle Ottawa, 1985.

BUREAU LAITIER DU CANADA. *Les fabriquants de mythes attaquent.*
L'ABC des produits laitiers, mai 1983.
Nos fromages par goût et par cœur, 1987, 72 p.
Guide pratique des produits laitiers, mai 1993.

SANTÉ CANADA.
Le Guide alimentaire pour manger sainement, Ottawa, 1992.
Loi et règlements des aliments et drogues, Ottawa, s.d.
À propos des sulfites, publication 1 992.
Botulisme et conserve maison, 1976.
Dictionnaire de poche sur les additifs alimentaires, 1990, 31 p.
Nutrition durant la grossesse, 1986, 139 p.
Questions et réponses sur les additifs alimentaires, 1983, 21 p.
Recommandations sur la nutrition, Rapport du Comité de révision scientifique, 1990, 223 p.

SCOTT, W.B. ET A. H. LEIM. *Poissons de la côte atlantique du Canada*, Office des recherches sur les pêcheries du Canada, 1972, bulletin 155, 530 p.

SCOTT, W.B. et E.J. CROSSMAN. *Poissons d'eau douce du Canada*, Ottawa, Office des recherches sur les pêcheries du Canada, Service des pêches et des sciences de la mer, Environnement Canada, 1974, bulletin 184, 1 026 p.

SCOTT, W.B. et M.G. SCOTT. *Atlantic Fishes of Canada*, University of Toronto Press en collaboration avec le ministère des Pêches et Océans et le Centre d'édition du gouvernement du Canada, 1988, 731 p.

PÉRIODIQUES

Essentiel, Nutrition Action, Québec Science, Protégez-vous, Journal of the American Dietetic Association, Diététique en Action, Le Point INN.